健康照护师职业培训系列教材

总策划　秦银河　何振喜

总主编　王社芬　皮红英

U0879521

常见疾病的健康教育

主　编　李榕彬　鲍莲华

中国科学技术出版社

·北　京·

图书在版编目（CIP）数据

常见疾病的健康教育／李榕彬，鲍莲华主编．—北京：中国科学技术出版社，2019.2
健康照护师职业培训系列教材／王社芬，皮红英主编
ISBN 978－7－5046－8232－1

Ⅰ.①常…　Ⅱ.①李…②鲍…　Ⅲ.①常见病—健康教育—职业培训—教材
Ⅳ.①R441

中国版本图书馆 CIP 数据核字（2019）第 033501 号

《常见疾病的健康教育》

主　编　李榕彬　鲍莲华

副主编　侯新蕊　孙　静

编　者　李榕彬　鲍莲华　侯新蕊

孙　静　王　爽　曹　晶

杨　英　高　敏　盛秀峰

陈彦瑾

序一

随着我国老龄人口增多，老龄化人群带来的健康养老问题日益突出，加上二孩政策的出台、家庭人口结构的变化，仅仅依靠家庭成员照料老人、孩子和孕产妇往往力不从心。由于经济社会发展进步，健康养老与家政服务多样化、差异化和个性化的需求越来越多，对健康照护的需求日益迫切。

健康照护师关系到家庭成员和人民群众的健康福祉，关系到家庭和社会的和谐安宁。培养健康照护师的意义在于，既适应了当今社会发展的需求，创造了一种新的就业模式，又符合我国老龄化不断加剧的国情。作为健康照护师，不仅要具有良好的职业道德、法律意识和人文素养，而且还要具有老年人护理、孕产妇照护及婴幼儿看护的能力，达到综合型、技能型、实用型的职业标准。

中国研究型医院学会联合北京恒盛春天家政服务有限公司，组织中国人民解放军总医院、北京协和医院等单位的医学和护理专家，共同构建了一套健康照护师培训课程体系，明确了培训目标，建立了教学大纲，编写了培训教材，制订了教学计划，形成了培训模式。这种新型的职业教育模式是一种新的尝试，拓展了职业教育的范围和类型，得到了政府机构、贫困地区及社会各界的广泛好评。应该说，健康照护师就业模式，既对脱贫攻坚具有强烈的政治意义，又对增进家庭福祉具有广泛的社会意义。

衷心希望健康照护师能够敬业奉献、尊老爱幼、服务优质，衷心期望社会各界对健康照护师理解尊重、关心关怀、扶持帮助，衷心期盼健康照护职业成为温暖人心、受人尊敬、不可或缺的新型职业！

中国研究型医院学会名誉会长 秦银河

2018年10月18日

序二

护理是一门科学，也是一门艺术。护理工作伴随着人的出生直到老年临终。随着社会的变革，人们观念的改变，护理的内涵在逐步扩大。护理工作的对象不仅只有患者，还包括亚健康人群甚至健康人群；护理工作的范围在逐步延伸，越来越多的护理工作正在由医院内延伸到医院外的家庭及社区。

目前，全国护理人员仍然紧缺，护士的工作场所多是在医院及社区医疗机构，走进家庭开展护理工作的甚少。随着我国人口的老龄化，生育政策的放宽，婴孩数量的增多，目前仍以家庭养老为主的养老模式，给家庭带来了新的压力。社会、家庭对健康照护师的需求日益彰显，促使健康照护师这一新型职业兴起与发展起来，培养出高素质、技能型、实用型以及受服务对象欢迎和让服务对象满意的健康照护师很有必要。

由中国研究型医院学会组织知名医院的护理专家研发《健康照护师职业培训系列教材》、研究确定健康照护师的培训模式是一次改革与创新。培训内容包括基础照护知识与技能、医学基础知识、妇儿护理知识与技能、老年护理知识与技能、中医基础护理知识与技能、运动与康复护理知识与技能、常见疾病的健康教育、常见伤口造口及管道护理知识与技能。这些知识与技能对健康照护师非常适用，比较全面和系统，通过3—6个月的培训，集中授课、实际操作和实地见习，使健康照护师的职业道德、行为规范、家庭一般护理技能、沟通交流技巧、常见疾病家庭护理技能、中医初步养生保健、老年看护能力、孕产妇及婴幼儿照护能力等综合素质有全面的提升，能承担起家庭成员的专业照护、健康指导、沟通交流等任务。

希望健康照护师培训工作能扎实推进，注重内涵建设，形成专业特色，不断发展壮大，为家庭和社会输送合格满意的健康照护师，解除有家庭成员需要照护的家庭的后顾

之忧，减轻被照护者的身心负担，提高家庭健康幸福指数。

预祝健康照护师事业蓬勃发展！

中华护理学会理事长 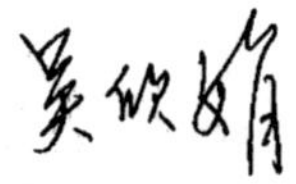

2018 年 10 月 18 日

前　言

健康照护师是一种新型职业，已成为社会普遍认可与需求的职业。为了与国际健康照护标准接轨，使健康照护师培训达到专业化、知识化、规范化，让健康照护师真正成为健康生活的照护者、康复运动的帮助者、常见疾病的健康教育者、沟通交流的心理安抚者，我们编写了《健康照护师职业培训系列教材》。本系列教材共有 8 个分册，分别为《基础照护知识与技能》《医学基础知识》《妇儿护理知识与技能》《老年护理知识与技能》《中医基础护理知识与技能》《运动与康复护理知识与技能》《常见疾病的健康教育》《常见伤口造口及管道护理知识与技能》。

本系列教材按照社会与家庭对健康照护师的知识、能力的需求编写，遵循培训高素质、技能型、实用型的专业健康照护师的标准编写，力求做到创新、适用。根据本系列教材培训的健康照护师，可以胜任医院住院患者床旁专业照护，协助护士照护患者；可以胜任养老机构老年人的专业照护，处理老年人常见问题；可以胜任家庭成员专业照护，走进家庭，在侧重照护分娩后产妇、婴幼儿或老年人的同时，也可为其他家庭成员的常见健康问题，提供基本的专业护理帮助与指导，避免家庭成员稍有不适即感恐慌，避免不必要的医院就医，徒增体力上的消耗和经济上的负担。

本系列教材在编写过程中突出了理论与实践技能的结合，渗透了编者多年丰富的临床护理经验，运用通俗易懂的语言，以图文并茂的形式呈现，可作为住院患者照护、养老机构及家庭照护职业培训的教材，也可作为健康照护师的阅读工具书。由于编写体系及内容的创新，编写时间紧张，难免有不妥之处，敬请广大读者提出宝贵意见，待重印时改进，使本系列教材与时俱进，渐臻完善。

编者

2018 年 10 月 18 日

目录

第三章 消化系统常见疾病

第四章 内分泌系统常见疾病

第五章 血液系统常见疾病

第九章 骨骼系统常见疾病

第十章 血管外科常见疾病

第十一章 口腔科常见疾病

第十二章 耳鼻喉科常见疾病

第十三章 眼科常见疾病

第十四章 皮肤科常见疾病

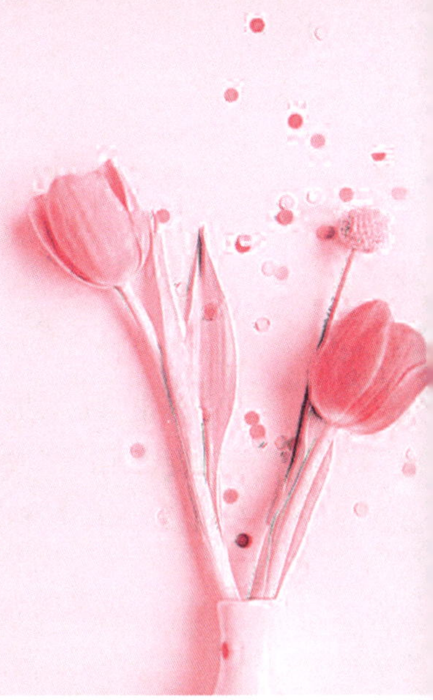

第一章
心血管系统常见疾病

第一节　心血管系统疾病常见症状

一、胸痛

（一）临床表现

胸痛的常见诱发因素：过度的体力活动、情绪激动、寒冷、饱餐、吸烟等。

胸痛发作时伴随紧缩、压榨、堵塞感、烧灼感，可放射至左肩、左臂内侧达无名指和小指，以及颚、咽或下颌部。胸痛发作时患者被迫停止原有的动作，会出现面色苍白、出冷汗、心率增快等症状。持续数分钟，一般3—5分钟，休息或含服硝酸甘油后1—5分钟内缓解。

（二）居家护理

1. 病情观察　胸痛发作时应监测患者脉搏、血压、呼吸的变化；了解疼痛的部位、性质、范围、放射性、持续时间、诱因及缓解方式。

2. 对症护理　胸痛发作时，应停止活动、休息，测量脉搏、血压，舌下含服硝酸甘油，3—5分钟后观察胸痛缓解情况。如症状未缓解或加剧，伴随血压、心率变化应立即送往医院救治。

3. 心理护理　症状发作及时给予患者言语安慰，使其解除紧张心理，减轻发作时的恐惧感。

二、心悸

（一）临床表现

心悸指自觉心慌不安、心跳剧烈，且不能自主。常伴有胸闷不适，气短乏力，头晕甚至喘促，出冷汗或晕厥。常由情绪刺激、惊恐紧张、疲劳过度、饮酒饱食诱发。健康人在剧烈运动、精神高度紧张或高度兴奋时也会感觉到心悸，这属于正常情况。

（二）居家护理

1. 病情观察　心悸发作时观察心率、血压、呼吸的变化情况及有无其他症状。

2. 对症护理　心悸发作时，应立即停止活动，测量脉搏、血压。如症状未缓解或加剧，伴随血压、心率变化应立即送往医院救治。

3. 心理护理　症状发作时给予患者安慰以解除其紧张、焦虑心理。

三、心源性晕厥

（一）临床表现

心源性晕厥是指由于心排血量骤减、中断或严重低血压，引起脑供血不足，出现短暂意识丧失。其发作较突然，与体位无关。心脏供血暂停 3 秒以上可发生近乎晕厥，5 秒以上可发生晕厥，超过 10 秒可出现抽搐，称阿斯综合征。当心率低于 40—60 次/分或高于 160—180 次/分时也可发作晕厥。

（二）居家护理

1. 病情观察　晕厥发作时密切观察患者心率、血压，了解患者晕厥前有无不适主诉，有无先兆表现。

2. 对症护理　晕厥发作时，立即观察患者有无意识，给予平卧，触摸颈动脉以确定有无搏动，测量血压、氧饱和度，如果没有心跳，立即给予平卧心外按压，同时呼叫医生给予抢救。

3. 心理护理　症状发作时给予患者安慰以解除其紧张焦虑心理。

四、心源性水肿

（一）临床表现

心源性水肿为逐渐形成，首先表现为尿量减少，体重增加。水肿出现部位先从身体的下垂部位开始，首先出现下肢凹陷性水肿，以踝部最为明显，逐渐发展为全身水肿。伴有右心衰竭和静脉压升高的其他症状和体征，如心悸、气喘、颈静脉怒张、肝肿大，甚至有胸、腹水等。

（二）居家护理

1. 健康教育　休息有助于增加肾血流量，提高肾小球滤过滤，促进水钠排出，减轻水肿。轻度水肿者应限制活动，重度水肿者卧床休息，有胸水或腹水者宜采取半卧位。

2. 对症护理　判断患者水肿程度，水肿患者卧床休息时，抬高双下肢以促进血液回流减轻水肿。注意保护水肿部位皮肤，减少磕碰。饮食上给予低盐、高蛋白、易消化饮食。准确记录液体出入量，根据病情适当限制液体摄入量，保持液体出入量平衡。

3. 心理护理　症状发作及时给予患者安慰以解除其紧张、焦虑心理。

第二节　原发性高血压

一、病种简介

原发性高血压是最常见的心血管疾病，指病因未明、以体循环动脉血压升高为主要表现的临床综合征，通常简称为高血压。高血压是多种心、脑血管疾病的重要病因和危险因素。

（一）病因

1. 原发性高血压病因

（1）遗传因素：可能存在主要基因显性遗传和多基因关联遗传。

（2）环境因素：高盐、低钾、低钙、高蛋白饮食；高饱和脂肪酸饮食；饮酒。精神应激压力大、精神紧张、焦虑、视觉刺激、噪声。

（3）其他因素：肥胖、避孕药、阻塞性睡眠呼吸暂停综合征。

2. 诊断标准　《中国高血压防治指南》（2018 年修订版）的高血压标准为≥130/

80 毫米汞柱（17.33/10.66 千帕），取代以前≥140/90 毫米汞柱（18.66/12.00 千帕）的高血压标准。具体如下：

正常：<120/80 毫米汞柱（16.00/10.66 千帕）；

血压升高：120—129/<80 毫米汞柱（16.00—17.20/<10.66 千帕）；

第一级高血压：130—139/80—89 毫米汞柱（17.33—18.53/10.66—11.87 千帕）；

第二级高血压：≥140/90 毫米汞柱（18.66/12.00 千帕）；

高血压危象：≥180/120 毫米汞柱（24.00/16.00 千帕）。

（二）临床表现

症状：高血压起病大多隐匿，早期大多无明显症状，只是体格检查或因其他疾病就医时才发现。高血压患者可有头晕、头痛、耳鸣、心悸、视力模糊、鼻出血等症状，随着病情发展血压持续升高，可出现心、脑、肾、眼底等器质性功能损害。

（三）常见并发症

1. 脑血管并发症　最常见出血性或缺血性脑卒中、高血压脑病等。
2. 心脏并发症　高原性心脏病、急性左心衰、冠心病。
3. 肾脏并发症　高血压肾病、慢性肾衰。
4. 其他　眼底改变、视力及视野异常、鼻出血、主动脉夹层。

（四）治疗原则

1. 综合治疗　高血压治疗应非药物治疗措施和药物治疗措施结合使用。低危患者应改变不良生活方式，观察 6 个月后无效再决定是否使用降压药。中危患者在病情允许下，积极改善生活方式，同时观察血压，控制危险因素，适当使用降压药。高危患者应立即就医，按医嘱使用正规口服药物并控制危险因素。

2. 非药物治疗　低盐饮食、戒烟、限酒、合理饮食和适当体育运动、减重等，适用于各级高血压。

3. 药物治疗　遵医嘱给予降压药物治疗，注意观察用药效果和不良反应，定时测量血压，观察血压变化，有异常情况及时到医院就医。

二、一般护理措施

（一）居住环境

保持环境安静、舒适，良好的睡眠对保持血压的稳定非常重要。

（二）饮食护理

以低盐、低脂肪饮食为原则，每日食盐量不超过 6 克。少食含胆固醇高的食物，如动物的内脏、鸡蛋黄等。多食含钾多的食物，如韭菜、红枣、香蕉等。这样既可保证营养，又可促进肠蠕动，保持大便通畅。戒烟、避免过度饮酒。肥胖者需适当控制进食量，控制体重。

（三）症状护理

1. 头痛、头昏

（1）改变体位时动作要缓慢。

（2）血压不稳定或加重时必须卧床休息。

（3）保持环境安静，避免紧张及环境刺激加重头痛。

（4）监测血压，发现血压变化时立即同医生联系给予处理。

2. 恶心、呕吐

（1）创造安静环境，减少精神刺激。

（2）充分休息，保障睡眠。

（3）采取坐位或卧位，头偏向一侧，避免呕吐物呛入呼吸道发生窒息。呕吐后协助患者清洁口腔。

（4）按医嘱使用止吐药。

3. 意识失常　如患者出现意识不清的情况，立即协助患者卧床，测量心率、心律、血压，及时呼叫救护车送至医院进行救治。

4. 心理护理　通过交谈、陪伴等方式减轻患者的焦虑，让患者通过听音乐、闲聊、看轻松的书和电视节目等消遣方式缓解精神压力。

（四）测量血压注意事项

（1）测量血压前安静休息 15 分钟，最好选用符合计量标准的水银柱式血压计测量，测量方法正确。

（2）老人、糖尿病患者及出现直立性低血压（体位性低血压）情况者，应加测站立位血压。

三、健康教育

（一）常用药物的作用和不良反应观察

1. 利尿药　适用于高血压早期或轻型高血压患者。如双氢克尿噻、呋塞米（速尿）等，主要不良反应有低钾血症、高钙血症、高血糖和高脂血症等。另外，对肾功能减退的患者有不利影响，可引起血尿素氮和肌酐的增高，故肾功能不全者慎用。

2. β－受体阻滞药　普萘洛尔、美托洛尔、阿替洛尔和比索洛尔等，适用于心率偏快、心功能良好伴冠心病心绞痛的轻中型高血压患者。不良反应是可能导致心动过缓，诱发支气管哮喘、高血糖、高脂血症等。

3. α－受体阻滞药　如哌唑嗪、特拉唑嗪等，适用于伴有肥胖、高脂血症及肾功能不良的高血压患者。常见不良反应为体位性低血压，尤其是首剂服药时容易发生，因此首次服药时应在临睡前药量减半服用，并注意尽量避免夜间起床。

4. 钙拮抗药　硝苯地平片、氨氯地平（络活喜），适用于合并肾功能不全或糖尿病的高血压患者。均可产生面部潮红、头痛、心跳加快、踝部水肿等不良反应。

5. 血管紧张素Ⅱ受体拮抗剂　氯沙坦（科素亚）、缬沙坦（代文）等，目前尚未发现有明显的不良反应，可有轻度头晕、恶心等，偶可致高钾血症。

6. 中枢性降压药　适用于肾功能减退、肾性高血压或妊娠期高血压患者，甲基多巴、可乐定等均引起眩晕、体位性低血压及性功能减退等。

7. 复方降压制剂　如复降片（复方降压片）、北京降压0号，内含利血平可引起嗜睡、乏力、鼻塞、胃出血、性功能障碍等不良反应，溃疡病患者慎用。

（二）饮食护理

1. 限制盐　对于严重高血压者，每日严格限制在1克的盐可降低血压。每日限制至4—5克的盐可控制轻微高血压。

2. 均衡饮食　摄取低热量或中等热量的均衡饮食，以控制体重。补充优质蛋白质如瘦肉、豆类等，可适当多食鱼类蛋白。

3. 饮食限制　避免食用刺激性饮料，如咖啡、浓茶、可乐等，限制饮酒。

（三）运动康复指导

增加有氧运动，如散步、太极拳等，一般每周3—5次，每次30—45分钟。

（四）心理护理

（1）鼓励患者表达自身感受，教会患者放松的方法，如冥想等。

（2）鼓励患者家属和朋友给予患者关心和支持，鼓励患者增强信心。

（3）解释高血压治疗的长期性、依从性的重要性，同时告诉患者一般预后良好。

第三节 冠 心 病

一、病种简介

冠心病是冠状动脉性心脏病的简称，是一种很常见的心脏病，指因冠状动脉狭窄、供血不足而引起的心肌功能障碍和（或）器质性病变，故又称缺血性心肌病。

（一）病因

1. 冠心病的危险因素　冠心病的危险因素包括可改变的和不可改变的两种。可改变的危险因素有：高血压，血脂异常，超重/肥胖，高血糖/糖尿病，不良生活方式如吸烟、不合理膳食、缺少体力活动、过量饮酒，以及社会心理因素。不可改变的危险因素有：性别、年龄、家族史。此外，冠心病也与感染等有关。冠心病的发作与季节变化、情绪激动、体力活动增加、饱食、大量吸烟和饮酒等有关。

2. 诊断标准

（1）临床表现：心绞痛是冠心病的主要临床症状。根据心绞痛发作的部位、性质、诱因、持续时间、缓解方式等特点和伴随症状便可鉴别心绞痛和心肌梗死。

（2）心电图：心电图是冠心病诊断中最早、最常用和最基本的诊断方法。

（3）冠状动脉造影：此法是目前冠心病诊断的“金标准”。可以明确冠状动脉有无狭窄，狭窄部位、程度、范围等，并可据此指导采取进一步治疗措施。

（4）心肌酶学检查：是鉴别急性心肌梗死和冠心病的直接方法。

（二）临床表现

1. 症状

（1）典型胸痛：因体力活动、情绪激动等诱发。突感心前区疼痛，多为发作性绞痛或压榨痛，也可为胸前区闷胀感。疼痛从胸骨后或心前区开始，向上放射至左肩、臂，甚至小指或无名指。休息或含服硝酸甘油可缓解。胸痛放射部位也可涉及颈部、下颌、牙齿、腹部等。

（2）猝死：约有1/3患者首次发作冠心病表现为猝死。

（3）其他：可伴有全身症状，如发热、出汗、恶心、呕吐等。

2. 体征　患者可出现心音减弱、心包摩擦音、心律失常。

（三）常见并发症

（1）心律失常：是急性心肌梗死最常见的并发症，尤其室性心律失常居多。

（2）心力衰竭及心源性休克。

（四）治疗原则

冠心病可采用抗缺血治疗、抗血小板与抗凝治疗、他汀类药物的应用及冠状动脉血管重建治疗。

二、一般护理措施

（一）居住环境

提供良好休养环境，保持室内良好温湿度、环境安静。

（二）病情观察

（1）注意观察患者胸痛的部位、性质、持续时间及缓解方式。
（2）密切监测生命体征及心电图变化。
（3）观察有无心律失常、不稳定型心绞痛、急性心肌梗死的发生。

（三）心绞痛发作护理

心绞痛发作时应立即停止活动，卧床休息，给予硝酸甘油片 0.5 毫克舌下含化，1—2分钟起效，或硝酸异山梨酯 5—10 毫克舌下含化，2—5 分钟起效。硝酸甘油主要有头痛、血压下降、面红及心悸等不良反应。有条件者可给予持续低流量吸氧。

三、健康教育

（一）常用药物的作用和不良反应观察

1. 硝酸酯类　是最常用的治疗心绞痛的药物，通过扩张冠状动脉增加心肌的血液供应，能有效地缓解心绞痛。常用的有硝酸甘油、硝酸异山梨酯（消心痛）、单硝酸异山梨酯（长效心痛治 -20，异乐定）等。此类药物的不良反应是会引起头痛，青光眼患者不宜使用。

2. β - 受体阻断剂　阿替洛尔（氨酰心安）、美托洛尔（美多心安），通过降低心率和心肌收缩力，使心肌耗氧量降低来治疗心绞痛，心率缓慢和有肺部疾病的患者应慎用。

3. 钙拮抗剂　如硫氮卓酮型，具有解除冠状动脉痉挛、减慢心率的作用，用于治疗变异性心绞痛和其他类型的不稳定型心绞痛。

4. 抗血小板药物　包括阿司匹林肠溶片、硫酸氢氯吡格雷片等。通过抗血小板聚集以及抑制凝血因子，防止血栓形成，降低冠心病和再梗死发生率。这类药物不良反应是有出血的可能。

5. 抗凝药　肝素钠为代表，在出现不稳定型心绞痛时应用，但应用时间不宜过长，注意有发生出血的可能。

6. 中成药　常用的有速效救心丸、复方丹参滴丸等。不良反应少，主要观察血压及出血倾向。

（二）饮食护理

低盐、低脂、高维生素和易消化饮食，保持排便通畅，避免用力排便。

（三）康复指导

1. 用药指导　指导患者正确用药，学会观察药物疗效和不良反应。指导患者随身携带硝酸酯类药物以备发作时急救，警惕心肌梗死发生。

2. 健康生活指导　患者生活要有规律，保证充足的睡眠和休息。指导患者摄入低热量、低脂、低胆固醇、低盐食物，戒烟限酒。适当运动，控制体重，减轻精神压力。

（四）心理护理

专人守护，给予患者心理安慰，增加其安全感以缓解焦虑和恐惧。

第四节　急性心肌梗死

一、病种简介

急性心肌梗死是指在冠状动脉病变的基础上，发生冠状动脉血供急剧减少或中断，使相应的心肌严重而持久地急性缺血导致心肌坏死。

（一）病因

1. 病因　血管内粥样硬化斑块破裂、出血，血栓形成和动脉持续性痉挛。

2. 诊断标准　急性心肌梗死诊断主要依照临床评估、体格检查、实验室检查、血清心肌酶学诊断以及影像学诊断等几方面综合评估判定。

（二）临床表现

1. 疼痛　疼痛为最早出现的症状，伴有烦躁不安、出汗、恐惧、有濒死感。

2. 心律失常　以室性期前收缩最多，常为室颤先兆。

3. 低血压和休克　主要为心排血量急剧下降所致。

4. 心力衰竭　主要是急性左心衰竭。

5. 胃肠道症状　恶心、呕吐等，与迷走神经刺激有关。

6. 全身症状　发热、白细胞增高、血沉增快等。

（三）常见并发症

1. 心律失常　①室性心律失常，如心室颤动（室颤）或持续多形性室速。②心房颤动（房颤）发生可诱发或加重心力衰竭。③房室传导阻滞。

2. 心源性休克　表现为四肢湿冷、尿量减少或精神状态改变。

3. 心力衰竭　临床上常表现呼吸困难，严重时可端坐呼吸，咯粉红色泡沫痰。窦性心动过速、肺底部或全肺野啰音及末梢灌注不良。

4. 常见机械并发症　乳头肌功能失调或断裂，心脏破裂，室壁瘤形成、栓塞、再梗死等。

（四）治疗原则

早期、快速和完全地开通梗死相关动脉是改善心肌梗死患者预后的关键。

1. 一般处理　所有心肌梗死患者都应立即给予吸氧和心电、血压和血氧饱和度监测，及时发现和处理心律失常、血液动力学异常和低氧血症。

2. 再灌注治疗　①溶栓治疗；②介入治疗；③冠状动脉搭桥手术。

3. 其他药物治疗　包括抗心肌缺血治疗和营养心肌等治疗。

二、一般护理措施

1. 休息与活动　急性心肌梗死患者早期应绝对卧床休息1—3天。休息可解除患者的焦虑，减慢心率、降低血压，减少心肌耗氧。要防止便秘，急性心肌梗死患者早期用力解大便，可增加心脏负担，故发病后1—3天应在床上使用便器，之后可在床旁使用便盆。病情轻且无心律失常、休克或心力衰竭等并发症的患者于3—6天内，先在床上活动四肢关节，自己翻身，每日做几次深呼吸，然后取半卧位、坐位，有利于防止坠积性肺炎、静脉血栓形成和肺栓塞、压疮等不良后果。对于病情严重、有并发症的患者，卧床休息时间需相应延长，直至并发症得到控制，病情稳定7—10天后，再按上述活动，原则上逐步增加活动量。

2. 吸氧、止痛　若条件许可，家里可配吸氧机。

3. 心理护理　向患者解释病情和治疗情况，与患者建立良好的护患关系。

4. 饮食　急性期饮食以二高三低一优（高维生素、高纤维素、低脂、低胆固醇、低盐、优质蛋白）及少量为原则。在最初数日内，以流质饮食为主，随病情好转逐渐改为半流质饮食，选择清淡、易消化的食物。每日少量多餐，禁烟酒。高脂血症或糖尿病患者更需低脂、低糖饮食。待能起床活动，饮食可接近常人。

5. 排便　保持大便通畅，必要时应用缓泻剂。

6. 输液　控制输液速度和液体总量。

三、健康教育

（一）常用药物的作用和不良反应观察

1. β－受体阻滞剂　有利于缩小心肌梗死面积，减少复发性心肌缺血、再梗死、心室颤动及其他恶性心律失常，对降低急性期病死率有肯定的疗效。口服美托洛尔，从低剂量开始，逐渐加量。若患者耐受良好，2—3 天后换用相应剂量的长效控释制剂。

2. 硝酸酯类　可能出现头痛、反射性心动过速和低血压等不良反应，并且会引起青光眼患者眼压升高。

3. 他汀类药物　服用此类药物期间注意定期复查肝功能及肌肉溶解情况。

（二）饮食护理

低胆固醇、低动物脂肪、低热量、低糖类饮食，多吃蔬菜、水果，保持大便通畅。

（三）运动康复指导

心肌梗死度过急性期后，根据心功能逐渐增加活动量，3 个月内不宜剧烈活动。应劳逸结合，避免情绪波动。1 月后可进行心脏康复评估，根据心肌耗氧量科学制订活动计划。

（四）心理护理

心肌梗死患者需要入住监护室。指导患者不要过度紧张、焦虑，放松心情，好好配合治疗，给予心理安慰。

第五节 慢性心功能不全

一、病种简介

慢性心功能不全即慢性心力衰竭（心衰）。美国心脏协会把心衰定义为一种复杂的临床综合征。心脏结构和功能的异常损害了心室充盈和泵血功能，在临床上主要表现为气促、疲劳和体液潴留，最终损害了患者的工作能力和生活质量。

（一）病因

慢性心功能不全是心肌本身的疾病，是弥漫性心肌损害及心脏代谢障碍等引起的疾病。另外，心室负荷过重和心室舒张充盈受限引起的心包疾患、二尖瓣狭窄、肥厚型心肌病等均可引起心力衰竭。

（二）临床表现

1. 症状　慢性心功能不全常见体循环淤血的表现，如纳差、恶心、呕吐、腹胀、上腹胀痛、黄疸、夜尿增多等。

2. 体征　颈静脉充盈，肝脏肿大。

（三）常见并发症

（1）心律失常：左心室扩大和左心室射血分数降低的患者常伴有室性心动过速，而所有的快速室性心律失常患者猝死率很高。

（2）急性左心功能不全。

（3）肺部感染。

（四）治疗原则

1. 病因治疗　去除或限制病因，消除诱因。

2. 一般治疗　休息、限盐、限水。

3. 基础治疗　强心、利尿、扩冠。

4. 治疗进展　血管紧张素转换酶抑制剂、β－受体阻滞药、血管紧张素 II 受体阻滞剂、安装永久起搏器。

二、一般护理措施

1. 休息与活动　避免劳累、情绪波动、精神紧张、饱餐、感冒等诱发因素。限制体力活动，保证充足的睡眠。根据心功能情况决定休息原则。轻度心衰者（心功能2级）可适当活动，增加休息时间；中度心衰者（心功能3级）应限制活动，增加卧床休息时间；重度心衰者（心功能4级）应绝对卧床休息，待病情好转后，活动量可逐渐增加以不出现心力衰竭症状为限。

2. 自我监测病情变化　坚持自我监测病情变化，及时、正确地识别心衰的危险因素，并做出相应处理，可有效避免病情恶化，从而减少住院频数。主要包括每日监测血压、心率，自测脉搏；监测运动耐量；监测夜间呼吸情况；注意有无头晕、发绀等情况等。

3. 饮食　限制钠和水的摄入；宜少量多餐，进食易消化、高纤维的食物，预防便秘的发生。

4. 口腔和皮肤　注意口腔及皮肤的清洁，伴有水肿时加强皮肤护理，防止感染及发生压疮。衣服应宽松，盖被不宜太厚重，以减少憋闷感。

5. 呼吸　保持呼吸道通畅，如家庭有条件自备制氧机，给予持续低流量吸氧。

6. 用药　遵医嘱服用抗心衰药物，注意观察药物作用及不良反应。

7. 记录　准确记录24小时液体出入量，必要时每天测量体重。

8. 心理护理　急性心衰发作时患者有濒死恐惧感，要关心安慰患者，给予适当的心理支持，使其有安全感，发作严重立即呼叫急救车送至医院。

三、健康教育

（一）常用药物的作用和不良反应观察

1. 利尿剂　常用药物有呋塞米、螺内酯（安体舒通）。螺内酯属于保钾利尿剂，快速、强效，服药期间注意观察电解质、血压等情况。

2. 扩血管类药物　常用药物有硝酸甘油片、单硝酸异山梨缓释片（长效和短效）、尼可地尔片等。用药期间注意观察患者血压，有无头晕不适症状，预防跌倒等意外事件。

3. 强心剂　加强心肌收缩力。主要为洋地黄类药物，常用地高辛片。此类药的治疗剂量和中毒剂量非常接近，极易引起洋地黄中毒。

（二）饮食护理

低钠、低盐、低热量、易消化饮食为宜。应少量多餐，避免过饱。控制钠盐摄入，一般限制在每日 5 克以下，禁用腌制食品。中度心衰的患者，每日盐的摄入量为 3 克；重度者控制在 1 克以内。

（三）运动康复指导

休息可以降低心率，减少心肌耗氧量，但是适度的运动锻炼对患者是有利的。慢性心力衰竭患者运动量以不出现气喘、胸闷，运动后心率不超过静息时的 30% 为佳。根据患者的心功能为患者制订活动计划，心功能 2 级患者，可在室内轻微活动，保证睡眠时间；心功能 3 级患者，以休息、限制活动量为宜，可在床边活动，亦可缓慢步行 3—5 圈/次；心功能 4 级患者，应卧床休息，可坐位或半坐位，床上活动下肢或做下肢肌肉收缩锻炼，按摩下肢肌肉，减少和预防下肢深静脉血栓形成。

（四）心理护理

随时掌握患者的身体和心理状态，使患者保持良好的心理状态，对生活产生积极乐观的态度。可以让患者多听一些舒缓的音乐，改善患者情绪。

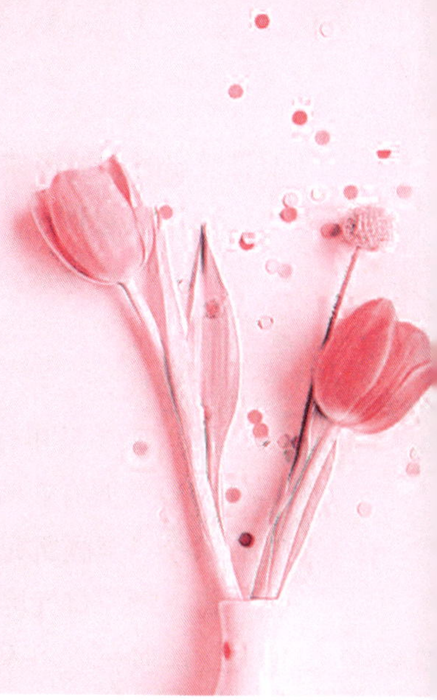

第二章 呼吸系统常见疾病

第一节 呼吸系统疾病常见症状护理

一、咳嗽与咳痰

（一）临床表现

咳嗽分为干性咳嗽和湿性咳嗽。干性咳嗽即刺激性咳嗽，指咳嗽而无痰或痰量甚少。湿性咳嗽常由肺部炎症、过敏、肺水肿、肿瘤、理化刺激等引起，咳嗽伴有痰液。痰量常提示病变程度。痰的不同性状可提示不同的病原体感染。

咳痰的临床表现多种多样，应注意痰液的颜色、气味、黏稠度及有无分层。铁锈色痰多见于大叶性肺炎；白色泡沫痰或黏液样痰多见于慢性支气管炎；黄脓色痰多见于呼吸道细菌感染性疾病；脓痰量多且臭，静止后呈分层状，多见于支气管扩张；粉红色泡沫样痰多见于肺水肿。

（二）居家护理

1. 咳嗽

（1）注意咳嗽的性质、出现时间及音色。急性发作的刺激性干咳多由上呼吸道炎症引起；长期晨起咳嗽多见于慢性咽炎或吸烟者；带金属音的咳嗽，常见于支气管腔狭窄或受压所致，应警惕肺癌的可能；变换体位时的咳嗽，常见于支气管扩张、肺脓肿等。

（2）保持室内空气新鲜，温湿度适宜，避免灰尘和烟雾刺激。

（3）咳嗽伴有脓痰者应注意漱口，随时清除口腔异味，保持口腔清洁。痰液黏稠不易咳出时，要多饮水，遵医嘱做雾化吸入或口服化痰药。

（4）注意休息。

（5）注意饮食，避免进食辛辣食物，以免刺激引起咳嗽。应给予高蛋白、高维生素食物。

2. 咳痰

（1）深呼吸和有效咳嗽：适用于神志清醒、一般状况良好、能够配合的患者。

（2）掌握有效咳嗽的方法：患者尽可能采取坐位，先进行深而慢的呼吸5—6次，其后深吸气至膈肌完全下降，屏气3—5秒，继而缩唇，缓慢地通过口腔将肺内气体排出。再深吸一口气屏气3—5秒，身体前倾，从胸腔进行2—3次短促有力的咳嗽，同时收缩腹肌，或用手按压上腹部，帮助痰液排出。也可让患者取俯卧屈膝位，借助膈肌、腹肌收缩，增加腹压，咳出痰液。

（3）经常变换体位，有利于痰液的咳出。如胸部有伤口可用双手或枕头轻压伤口两侧，避免咳嗽时牵拉伤口而引起疼痛。

（4）胸部叩击，适用于久病体弱、长期卧床、排痰无力者。禁用于未经引流的气胸、肋骨骨折、有病理性骨折史、咯血、低血压及肺水肿的患者。方法：患者取侧卧位或在他人协助下取坐位，叩击者双手手指弯曲并拢，使掌侧呈杯状，以手腕力量从肺底自下而上、由外向内、迅速而有规律地叩击胸壁，每分钟120—180次。

二、呼吸困难

（一）临床表现

1. 吸气性呼吸困难　特点为吸气困难，伴有干咳，重者可出现吸气时胸骨上窝、锁骨上窝和肋间隙明显凹陷，即“三凹征”。主要见于急性喉炎、喉头水肿、喉癌、喉与气管有异物等。

2. 呼气性呼吸困难　呼气费力，呼气时间延长，常伴有哮鸣音，主要见于慢性阻塞性肺疾病、支气管哮喘等。

3. 混合性呼吸困难　吸气与呼气均感费力。主要见于肺部疾病。

（二）居家护理

1. 环境与休息　提供安静舒适、空气洁净的环境，适宜的温湿度。重度呼吸困难时宜取半坐卧位或端坐卧位，尽量减少活动，避免不必要的谈话，以减少耗氧量。

2. 呼吸指导　教会患者有效的呼吸技巧，改善呼吸困难的情况，如缩唇呼吸运动和腹式呼吸训练，均能增加呼吸运动力量和效率。

3. 屏住呼吸技巧　指导患者活动时屏住呼吸。如肺气肿患者应在弯腰之前正常吸气，弯腰系鞋带或捡东西时则进行呼气，以免发生气喘；在病情许可的情况下，有计划地逐渐增加运动量，病情好转后，可让患者下床活动。

4. 口腔　注意口腔卫生，张口呼吸者应每日口腔护理2—3次。

三、咯血

（一）临床表现

咯血是指喉部以下的呼吸道或肺部组织出血经口腔咯出。分类：小量咯血，即每日咯血量小于100毫升；中等量咯血，即每日咯血量在100—500毫升；大量咯血，即每日咯血量500毫升以上，或一次性咯血大于300毫升。咯血时血液自口、鼻涌出，常可阻塞呼吸道，患者会突感胸闷难受，有烦躁不安、端坐呼吸、气促发绀或咯出血块等表现，造成窒息或严重失血危及生命，小量咯血有时仅痰中带血。咯血当时，可在出血部位听到湿性啰音。如咯血伴发热，多见于肺结核、肺炎、支气管肺癌等，咯血伴皮肤黏膜出血，可见于血液病（如白血病、血小板减少性紫癜）、流行性出血热等。

（二）居家护理

1. 环境　为患者提供安静、舒适的环境，保持室内空气清新洁净，减少刺激。咯血时要严格卧床休息，头偏向一侧。若已知病灶，则取患侧卧位，以免血液流入健侧肺部，应尽量减少说话、翻身。

2. 病情观察　密切观察有无窒息先兆，如果有咯血一定要将血全部吐出，否则易诱发喉头痉挛，出血不畅，造成呼吸阻塞、窒息。一旦出血窒息，应立即取头低足高位，轻拍背部利于血块排出，气道通畅后，若患者自主呼吸未恢复，应行人工呼吸。

3. 饮食　大咯血患者暂禁食，小量咯血或大量咯血停止后进少量凉或温的流质食物为宜，多饮水，多食纤维食物，保持大便通畅，避免饮用浓茶、咖啡、酒等刺激性饮料。

4. 心理护理　注重心理护理，咯血患者会异常紧张，应守在患者床旁，使其放松情绪有利于止血。被血污染的被服、衣物、用具应及时更换或移去，咯出的血及时倒掉，减少对患者的不良刺激。

5. 用药　对烦躁不安者可用镇静剂，如地西泮。

四、胸痛

（一）临床表现

胸痛主要由胸部疾病、少数由其他部位的病变所致。呼吸系统疾病常见于胸膜炎、自发性气胸、肺炎、肺癌、胸膜肿瘤、支气管炎等。胸膜炎为尖锐刺痛或撕裂痛，且在深呼吸和咳嗽时加重；肺癌多为胸部闷痛或隐痛；胸痛伴咳嗽、咳痰或呼吸困难常见于肺炎、肺结核、自发性气胸等；还有其他原因引起的胸痛。

（二）居家护理

1. 环境　保持室内清洁、空气流通及适宜的温湿度。

2. 休息　保证充足、高质量的睡眠，卧床休息，体位舒适，如为胸膜炎所致者，采取患侧卧位可减轻疼痛。

3. 饮食　进食清淡、易消化的高热量、高蛋白、高维生素食物。

4. 呼吸指导　指导患者在咳嗽或深呼吸时，用手指按压疼痛部位以减轻疼痛。活动后胸痛呼气末用宽胶布固定患侧胸廓，减轻呼吸幅度，缓解胸痛，剧烈疼痛时口服止痛药物。

5. 用药　若疑为心绞痛者，可舌下含服硝酸甘油或硝苯地平 5—10 毫克。

6. 其他　经上述紧急处理后疼痛仍未缓解时，应速送医院急救。

第二节　急性上呼吸道感染

一、病种简介

（一）病因

急性上呼吸道感染有 70%—80% 由病毒引起，主要包括鼻病毒、流感病毒（甲、乙、丙）、副流感病毒、呼吸道合胞病毒、腺病毒、埃可病毒、柯萨奇病毒、麻疹病毒、风疹病毒等。细菌感染占 20%—30%，可直接或继发于病毒感染后发生。病原菌以口腔定植菌溶血性链球菌最为多见，其次为流感嗜血杆菌、肺炎链球菌和葡萄球菌等，偶见革兰阴性杆菌。

（二）临床表现

根据病因和临床表现不同，可分为不同类型。

1. 普通感冒　普通感冒俗称“伤风”，又称急性鼻炎或上呼吸道卡他，多由鼻病毒引起，其次为冠状病毒、副流感病毒、呼吸道合胞病毒、埃可病毒、柯萨奇病毒等。起病较急，潜伏期1—3天不等。主要表现为鼻部症状，如打喷嚏、鼻塞、流清水样鼻涕，也可表现为咳嗽、咽干、咽痒或灼热感，甚至鼻后滴漏感。发病同时或数小时后可有打喷嚏、鼻塞、流清水样鼻涕等症状。2—3天后鼻涕变稠，常伴咽痛、流泪、味觉减退、呼吸不畅、声嘶等。一般无发热及全身症状，或仅有低热、不适、轻度畏寒、头痛。体检可见鼻腔黏膜充血、水肿、有分泌物，咽部轻度充血。并发咽鼓管炎时可有听力减退等症状。脓性痰或严重的下呼吸道症状提示合并鼻病毒以外的病毒感染或继发细菌性感染。如无并发症，5—7天可痊愈。

2. 急性病毒性咽炎或喉炎

（1）急性病毒性咽炎：多由鼻病毒、腺病毒、流感病毒、副流感病毒以及肠道病毒、呼吸道合胞病毒等引起。临床特征为咽部发痒或有灼热感，咳嗽少见，咽痛不明显。当吞咽疼痛时，常提示有链球菌感染。流感病毒和腺病毒感染时可有发热和乏力。腺病毒咽炎可伴有眼结合膜炎。体检可见咽部明显充血水肿，颌下淋巴结肿大且触痛。

（2）急性病毒性喉炎：多由鼻病毒、甲型流感病毒、副流感病毒及腺病毒等引起。临床特征为声嘶、讲话困难、咳嗽时疼痛，常有发热、咽痛或咳嗽。体检可见喉部水肿、充血，局部淋巴结轻度肿大和触痛，可闻及喉部的喘鸣音。

3. 急性疱疹性咽峡炎　常由柯萨奇病毒A引起，表现为明显咽痛、发热。病程约1周，多于夏季发作。儿童多见，偶见于成年人。体检可见咽充血，软腭、悬雍垂、咽及扁桃体表面有灰白色疱疹及浅表溃疡，周围有红晕，以后形成疱疹。

4. 急性咽结膜炎　主要由腺病毒、柯萨奇病毒等引起。临床表现有发热、咽痛、畏光、流泪，体检可见咽及结合膜明显充血。病程4—6天，常发生于夏季，儿童多见，游泳者易于传播。

5. 细菌性咽－扁桃体炎　病原体多为溶血性链球菌，其次为流感嗜血杆菌、肺炎球菌、葡萄球菌等。起病急，有明显咽痛、畏寒、发热（体温可达39℃以上）。体检可见咽部明显充血，扁桃体肿大、充血，表面有黄色脓性分泌物，颌下淋巴结肿大、压痛，肺部无异常体征。

（三）常见并发症

急性上呼吸道感染如未及时、恰当治疗，部分患者可并发急性鼻窦炎、中耳炎、气管－支气管炎。以咽炎为表现的上呼吸道感染中，部分患者可继发溶血性链球菌感染引起的风湿热、肾小球肾炎，少数患者可并发病毒性心肌炎，应予以警惕。

（四）治疗原则

上呼吸道感染目前尚无特殊抗病毒药物，通常对症处理，注意休息、忌烟、多饮水，保持室内空气流通，防治继发细菌感染，口服清热解毒制剂。如有白细胞增高可考虑使用抗生素。

二、一般护理措施

1. 病情观察　观察体温、咽痛、咳嗽的变化。

2. 环境与休息　患者注意个人卫生和休息，保持室内温度、相对湿度适宜和空气流通。症状较轻者应适当休息。病情较重或年老者以卧床休息为主。

3. 用药　遵医嘱用药，注意观察药物的疗效与不良反应，如有不适及时就医。

4. 饮食　选择清淡、富含维生素、易消化的食物，增加饮水量。

5. 口腔　进食后漱口或按时给予口腔护理，防止口腔感染。

6. 感染预防　上呼吸道感染患者一般具有传染性。注意隔离患者，减少探视。患者咳嗽或打喷嚏时，避免对着他人，并用双层纸巾捂住口鼻。患者使用的餐具、痰盂等用具应按规定每日消毒。

三、健康教育

（一）常用药物的作用和不良反应观察

1. 离子通道 M2 阻滞剂（金刚烷胺和金刚乙胺）　只对甲型流感病毒有效，使用时可引起中枢神经系统和胃肠不良反应。中枢神经系统不良反应有神经质、焦虑、注意力不集中和轻微头痛等，其中金刚烷胺较金刚乙胺的发生率高。胃肠道不良反应主要表现为恶心和呕吐，这些不良反应一般较轻，停药后大多可迅速消失。

2. 神经氨酸酶抑制剂　对甲、乙型流感病毒均有很好的治疗作用，耐药发生率低。目前有 2 个品种，即奥司他韦和扎那米韦。中国目前只有奥司他韦被批准临床使用。奥司他韦不良反应少，一般为恶心、呕吐等消化道症状，也有腹痛、头痛、头晕、失眠、咳嗽、乏力等不良反应的报道。扎那米韦吸入后最常见的不良反应有头痛、恶心、咽部不适、眩晕等。

通常不需要抗菌药物治疗。如有细菌感染，可根据病原菌选用敏感的抗菌药物。常选青霉素、第一代和第二代头孢菌素、大环内酯类或氟喹诺酮类。

（二）饮食护理

宜选择清淡、富含维生素、易消化的食物，并保证足够热量。发热者应适当增加饮水量，使患者饮水量达到 1.5—2 升，给予富含维生素的食物，避免摄入刺激性食物和饮料。

（三）康复指导

指导患者生活规律、劳逸结合，坚持规律且适当的体育活动，如健身操、太极拳、跑步等，以增强体质，提高机体抵抗力。保持室内空气流通，避免受凉、过度疲劳等感染的诱发因素。高发季节少去人群密集的公共场所。

（四）心理护理

及时给予患者心理疏导，为其身心康复提供支持。

第三节 支气管哮喘

一、病种简介

支气管哮喘简称哮喘，是由多种细胞（如嗜酸性粒细胞、肥大细胞、T 淋巴细胞、中性粒细胞、平滑肌细胞、气道上皮细胞等）和细胞组分参与的管道慢性炎症性疾病。主要特征包括气道慢性炎症，气道对多种刺激因素呈现的高反应性，广泛多变的可逆性气流受限以及随病程延长而导致的一系列气道结构的改变，即气道重构。

（一）病因

1. 遗传因素　哮喘是一种具有复杂性、多基因遗传倾向性的疾病。

2. 变应原　哮喘最重要的激发因素可能是吸入变应原。

（1）室内变应原：屋螨是最常见、危害最大的室内变应原，是哮喘在世界范围内的重要发病因素。最常见的室外变应原为花粉和草粉。

（2）职业性变应原：最常见的有谷物粉、面粉、木材、饲料等。

（3）药物及食物添加剂：阿司匹林和一些非皮质激素抗炎药是药物所致哮喘的主要变应原。

3. 促发因素　大气污染、吸烟、呼吸道病毒感染、围生期胎儿环境不良、其他剧烈运动、气候转变、吸入冷空气及精神因素亦可诱发哮喘。

（二）临床表现

1. 典型的哮喘表现　为发作性的喘息、气急、胸闷或咳嗽等症状，少数患者可能以胸痛为主要。这些症状经常在患者接触烟雾、香水、油漆、灰尘、宠物、花粉等刺激性气体或变应原之后发作。夜间和（或）清晨症状也容易发生或加剧。

2. 症状特点　为可逆性气道阻塞症状，通常是发作性的，多数患者可自行缓解或经治疗缓解。

3. 体征　典型的体征是呼气哮鸣音，与呼吸困难同时出现和消失。

（三）常见并发症

（1）肺炎、肺不张、阻塞性肺气肿、肺大泡、慢性肺源性心脏病。

（2）呼吸衰竭。

（3）纵膈气肿、气胸。

（四）治疗原则

1. 抗炎治疗　是哮喘治疗的首要原则，包括支气管舒张剂和特异免疫疗法。支气管舒张剂可缓解气道阻塞症状。对于较危重的急性发作增加氧气疗法及糖皮质激素全身用药。

2. 吸入治疗　是哮喘治疗的主要方式。

二、一般护理措施

1. 病情观察　观察患者症状，如呼吸困难、发绀、血氧饱和度及生命体征。如有异常立即通知医生及时处理。

2. 卧床休息　协助患者选择舒适的半卧位或坐位，以减少疲劳。

3. 吸氧　家庭有条件应吸氧，氧流量 1—3 升/分钟。

4. 应用解痉药物　如氨茶碱、沙丁胺醇（舒喘灵）等松弛支气管平滑肌药物。

5. 加强心理护理　支气管哮喘是一种心身疾病，哮喘患者常有过分依赖性、幼稚、希望别人特殊照顾、情绪化等性格缺陷，故当情绪激动、紧张或不愉快时易引起哮喘发作。

6. 饮食　禁食易过敏食物，如鱼、虾、蟹类食物。饮食以清淡可口、营养丰富的流质或半流质为主，多饮水，多吃水果和新鲜蔬菜。

7. 出汗护理　急性发作期间，出汗应予及时擦拭，更换内衣，防止受凉感冒。

8. 环境　保持室内通风和适当温度、相对湿度。

三、健康教育

（一）常用药物的作用及不良反应观察

1. 短效 β2 受体激动剂　如万托林气雾剂及雾化液、特布他林（喘康速）气雾剂、盐酸异丙肾上腺素气雾剂，作用为舒张支气管，起效快，持续时间短（4—6 小时），用于哮喘发作的急救。不良反应有心悸、手抖、肌肉颤动，长期应用会引起 β2 受体功能下调和气道反应性增高。甲状腺功能亢进、心脏病患者慎用，不宜长期应用。

2. 长效 β2 受体激动剂　如沙美特罗，作用为舒张支气管，抗炎，与吸入糖皮质激素有协同作用。持续时间长达 12 小时。福莫特罗起效快，可用作急救。不良反应有心悸、手抖、肌肉颤动。不良反应较短效 β2 受体激动剂小。应与糖皮质激素联合应用于中、重度患者。

3. 抗胆碱药　如爱全乐气雾剂、雾化液，作用为舒张支气管，起效较快。主要用于哮喘急救，对心脏影响小。不良反应有加快心率，男性排尿困难，加重青光眼，痰液黏稠。对阿托品类药物过敏的患者禁用；青光眼患者慎用；前列腺肥大患者慎用；严重心律失常者慎用。

4. 茶碱类　如氨茶碱、茶碱缓释片，作用为舒张支气管，抗炎。应与糖皮质激素等药联合应用。不良反应有恶心、食欲不振，失眠，心动过速、心率失常，惊厥，血压骤降。茶碱的治疗剂量与中毒剂量非常接近，不要超量应用。茶碱缓释片每次 1—2 片，每日 2 次；长期服药者应定期抽血检测茶碱血药浓度。

5. 糖皮质激素

（1）吸入型糖皮质激素：如普米克都保、辅舒酮气雾剂、舒利迭，作用为抗炎，降低气道高反应性，控制症状，改善肺功能，是治疗哮喘的主要药物。不良反应有咽部疼痛，咽部真菌感染。全身不良反应小，表现为体重增加，血糖增高，骨质疏松。用后漱口，并将漱口水吐掉。

（2）口服糖皮质激素：如泼尼松，作用较吸入型糖皮质激素强，适用于哮喘急性发作期、重度哮喘、不会使用吸入装置的人群。不良反应有长期服用可导致体重增加、血糖增高、骨质疏松、降低免疫力、低钾血症等。应尽量避免长期应用。

（二）饮食护理

（1）严格避免带有刺激性的食物，如各种酒料等，最好禁用辣椒、胡椒、八角、茴香等刺激性强的调料和佐料。

（2）尽量避免进食可以诱发支气管哮喘发作的油菜花、黄花菜、虾皮、虾米、螃蟹、新鲜稻米，放置时间过久的陈菜、咸菜，腐败和发霉的食品等。

（3）提供清淡、易消化、足够热量的饮食，避免硬、冷、油煎食物，不宜食用鱼、蟹等。

（4）危重哮喘者暂禁食。

（三）康复指导

避免诱发因素，避免精神刺激和剧烈运动，避免过度换气动作，避免接触刺激性气体，保证充足的睡眠，嘱患者卧床休息，恢复体力，保持精神愉快。

（四）心理护理

发作期要陪伴、安慰患者，减轻其紧张、恐惧心理。缓解期鼓励患者参加体育锻炼和社会活动。

第四节　肺　心　病

一、病种简介

慢性肺源性心脏病（简称“肺心病”）是中老年人常见的一种心脏病，是由于各种疾病引起肺脏的结构和功能异常，导致肺循环阻力增高，右心肥大的病变。最后常常导致呼吸衰竭和心力衰竭。

（一）病因

（1）支气管、肺疾病，以慢性支气管炎症并发阻塞性肺气肿最为多见，其次为支气管哮喘、支气管扩张、重症肺结核、肺尘埃沉着病、慢性弥漫性肺间质纤维化、结节病、过敏性肺泡炎、嗜酸性肉芽肿等。

（2）胸廓运动障碍性疾病，较少见。

（3）肺血管疾病罕见，原因不明的原发性肺动脉高压症也可发展成肺心病。

（二）临床表现

1. 肺、心功能代偿期（包括缓解期）　此期主要是慢性阻塞性肺疾病（简称“慢阻肺”）的表现，如慢性咳嗽、咳痰、气急，活动后心悸、呼吸困难、乏力和劳动耐力下降。体检可有明显肺气肿特征，听诊呼吸音减弱，偶有干、湿性啰音，下肢轻微水肿，下午明显，次晨消失。

2. 肺、心功能失代偿期（包括急性加重期）　出现呼吸衰竭，呼吸困难、发绀明显，甚至出现嗜睡、昏迷、抽搐等肺性脑病的表现。心力衰竭以右心衰竭为主，表现为明显倦怠、乏力、尿少，下肢乃至全身浮肿。

（三）常见并发症

（1）肺性脑病，是由于呼吸功能衰竭所致缺氧、二氧化碳潴留而引起精神障碍、神经系统症状的一种综合征。

（2）酸碱失衡及电解质失常。

（3）心律失常，多表现为房性早搏及阵发性室上性心动过速。

（4）消化道出血。

（5）弥散性血管内凝血。

（四）治疗原则

积极控制感染，通畅呼吸道，改善呼吸功能，纠正缺氧和二氧化碳潴留，控制呼吸及心力衰竭，积极处理并发症。

1. 急性加重期

（1）控制感染，参考痰菌培养及药物敏感试验选择抗生素。常用的有青霉素类、氨基糖苷类及头孢类抗生素。原则上选用窄谱抗生素为主，选用广谱抗生素时必须注意可能继发真菌感染。

（2）保持呼吸道通畅，吸氧，纠正缺氧和二氧化碳潴留。

（3）控制心力衰竭。

（4）控制心律失常。

2. 缓解期　缓解期治疗采用中西药结合的综合措施，着重增强体质，预防感冒，去除诱发因素，减少或避免急性加重的发生，改善心肺功能。

二、一般护理措施

1. 饮食　平时宜多食萝卜、梨、枇杷、冬瓜、西瓜等新鲜蔬菜、水果，有助于养肺清痰。必须戒烟，忌食辛辣、肥肉、酒类等刺激性和不易消化的食物。

2. 环境和休息　按时休息，慎防劳累过度。保持居室清洁温暖、空气流通。注意季节变化，及时增减衣被，预防呼吸道感染。

3. 运动　可进行耐寒锻炼、呼吸锻炼，可选择慢跑、简化太极拳、广播体操、球类等运动保健方法。

4. 消除有害物　消除有害烟雾、粉尘和有害气体对呼吸道的刺激。

三、健康教育

（一）常用药物的作用及不良反应观察

1. 控制呼吸道感染　一般首选青霉素，对溶血性链球菌、肺炎链球菌等具有良好抗菌作用。不良反应以皮肤过敏（荨麻疹、药疹等）和血清病样反应较多。

2. 解痉平喘　氨茶碱，对呼吸道平滑肌有直接松弛作用。不良反应为恶心、胃部不适、呕吐、食欲减退，也可见头痛、烦躁、易激动、心律失常、心率增快。

3. 控制心力衰竭　适当使用小剂量、短疗程、作用缓和的利尿剂和强心苷类药物。

（二）饮食护理

少量多餐，摄入充足的热能、蛋白质及富含维生素的食物。为减轻液体潴留，患者每日液体摄入量应限制在前一日出量的基础上加500毫升。

（三）运动护理

每天有计划地进行锻炼，如散步、慢跑、打太极拳等，以不感到疲劳为宜。加强呼吸运动锻炼，如腹式呼吸锻炼，具体做法是：患者取立位（可坐或仰卧），一手放前胸，一手放腹部，深吸气伴随腹肌放松（即鼓肚子），使膈肌下降，然后缩唇成鱼口状尽量向外呼气，同时腹肌收缩（即收肚子）使膈肌上升，以增加呼气量。吸气与呼气的时间比为1∶(2—3)，做到深吸缓呼，吸气用鼻，呼气用口，呼气时将口唇缩拢如吹口哨样或鱼口状。每日锻炼2次，每次10—20分钟，可以使膈肌活动度增加，达到改善呼吸功能的目的。

（四）心理护理

肺心病患者常为老年人，其性情固执，加之病程长，且易反复发作，患者存在悲观、忧虑心理，易对康复失去信心，要耐心倾听患者的心声，安慰患者，做好解释工作，鼓励他们树立战胜疾病的信心，消除悲观失望心理，同时与患者亲属保持良好的沟通，共同配合治疗。

第五节　自发性气胸

一、病种简介

自发性气胸是指在没有创伤或人为的因素下，肺组织和脏层胸腔自发破裂，或胸膜下肺大疱自发破裂，使肺及支气管内气体进入胸膜腔所致的气胸。可分为原发性和继发性两种。前者发生于无基础肺疾病的健康人，后者发生于有基础疾病的患者。自发性气胸为内科急症，男性多于女性。

（一）病因

自发性气胸以继发于肺部基础疾病为多见，其次是原发性自发性气胸。

1. 继发性自发性气胸　肺结核、慢性阻塞性肺疾病、艾滋病合并卡氏肺孢子菌感染、肺癌、肺脓肿等肺部基础疾病可引起细支气管的不完全阻塞，形成肺大疱破裂。

2. 原发性自发性气胸　多见于瘦高体形的男性青壮年，常规 X 射线检查除可发现胸膜下大疱外，肺部无显著病变。胸膜下大疱的产生原因尚不清楚，可能与吸烟、瘦高体形、非特异性炎症瘢痕或先天性弹力纤维发育不良有关。航空、潜水作业时无适当防护措施或从高压环境突然进入低压环境也可发生气胸。抬举重物、用力过猛、剧咳、屏气甚至大笑等都可成为促使气胸发生的诱因。

（二）临床表现

1. 胸痛　部分患者可能有抬举重物、用力过猛、剧咳、屏气或大笑等诱因存在，多数患者发生在正常活动或安静休息时，偶有在睡眠中发生的。患者突感一侧针刺样或刀割样胸痛，持续时间较短，继而出现胸闷、呼吸困难。

2. 呼吸困难　严重程度与有无肺基础疾病及肺功能状态、气胸发生速度、胸膜腔内积气量及压力 3 个因素有关。若气胸发生前肺功能良好，尤其是年轻人，即使肺压缩 80% 也无明显呼吸困难。如原有严重肺功能减退，即使小量气胸，也可出现明显呼吸困难，患者不能平卧或取被迫健侧卧位，以减轻呼吸困难。大量气胸，尤其是张力性气胸时，由于胸膜腔内压骤增、患侧肺完全压缩、纵隔移位，可迅速出现呼吸循环障碍，表现为烦躁不安、挣扎坐起、表情紧张、胸闷、发绀、冷汗、脉速、虚脱、心律不齐，甚至出现休克、意识丧失和呼吸衰竭。

（三）常见并发症

脓气胸、血气胸、纵隔气肿、皮下气肿及呼吸衰竭等为自发性气胸常见并发症。

（四）治疗原则

治疗原则是受累肺尽早复张、消除病因、缓解症状，减少复发。

二、一般护理措施

（一）症状护理

环境舒适安静，卧床休息，避免用力、剧烈咳嗽和屏气；气急、发绀者给予吸氧；必要时遵医嘱给予支气管扩张剂或止咳药物；保持大便通畅，防止排便用力。

（二）排气疗法护理

气胸量大于 20%，或虽然气胸量不到 20% 但患者症状明显，或经休息或观察气胸延迟吸收，均应予以气胸穿刺抽气。

1. 紧急排气　紧急时，可迅速将无菌针头从患侧锁骨中线第 2 肋间穿刺进入，一般加用三通，然后连接 50 毫升注射器或气胸箱抽气。护理上注意紧急排气，患者病情重，常伴有烦躁不安、恐惧、呼吸困难等症状，要加强心理疏导，守护身旁增强其安全感；给予持续心电监护、严密观察病情及熟练配合抢救工作。

2. 胸腔闭式引流护理　保持引流管固定、密闭、通畅和无菌。

（1）引流管的护理：妥善固定胸腔引流管，避免扭曲受压；搬动患者和更换引流瓶前，用两把止血钳夹紧引流管，防止管道滑脱、漏气或引流液逆流入胸腔等意外发生。

（2）水柱的观察：检查引流系统有无漏气、是否密闭，保持长玻璃管在液面下 3—4厘米。随时观察水柱波动情况及气泡的多少。水柱上下波动，表明导管通畅，若水柱波动不明显，请患者做深呼吸或咳嗽再行观察。

（3）引流瓶的护理：妥善放置引流瓶，防止倾倒。瓶内存放生理盐水或蒸馏水 500 毫升，液平面应低于引流瓶出口平面 60 毫升。每天更换引流瓶及瓶内液体，换瓶时注意连接管和接头的消毒，更换液体后标记液平面，以便于观察和记录引流量。及时更换渗湿的敷料，严格无菌操作。

（4）鼓励患者深呼吸和做吹气练习，促进肺复张。

（5）观察和记录：记录引流液的量、颜色、性状和水柱的波动情况。

（6）拔管护理：持续 1—2 天液面无气体逸出可夹管，观察 24 小时无呼吸困难症状，提示肺复张，可考虑协助拔管。拔管后应注意观察伤口有无出血、皮下有无气肿等异常情况。

三、健康教育

（一）常用药物的作用和不良反应观察

气胸发生缓慢且积气量少的患者，不需要特殊处理，胸腔内积气一般可在 1—2 周内自行吸收，必要时再行抽气。大量气胸患者进行胸膜腔穿刺或胸腔闭式引流术，排除积气，使肺尽早膨胀。有感染者可应用青霉素、先锋必素等。开放性气胸可以用直接黏合作用类医用粘胶剂，同时注意观察患者的生命体征变化。

（二）饮食护理

给予高蛋白、高热量、高维生素、易消化的饮食，多进富含粗纤维食物，防止便秘，禁辛辣刺激性食物，戒烟酒。

（三）康复护理

鼓励患者行肺功能锻炼，每 2 小时进行 1 次深呼吸、咳嗽（但应避免持续剧烈咳嗽）和吹气球练习，协助患者经常更换体位，病情允许可协助患者在床上坐起或下地走路，以促进受压萎陷的肺扩张，加速胸腔内气体排出，促进肺尽早复张。指导患者避免气胸诱发因素：避免抬举重物、用力过猛、剧烈咳嗽、屏气、用力排便，甚至大笑等。气胸痊愈后的 1 个月内，不进行剧烈运动，如打球、跑步等。

（四）心理护理

自发性气胸患者由于肺扩张能力下降、疼痛、缺氧等，容易产生焦虑、紧张心理，因此应该多关心患者，尽量陪伴在患者身边，尤其是在严重呼吸困难期间，允许患者提问和表达焦虑紧张情绪，同时告知患者有关疾病的知识及治疗方法，以及疼痛产生的原因，消除患者对治疗和疾病本身的恐惧，增加患者的信心。

第三章
消化系统常见疾病

第一节　消化系统疾病常见症状护理

一、恶心与呕吐

（一）临床表现

恶心为上腹不适、紧迫欲呕吐的感觉，并伴有自主神经功能失常的表现，如皮肤苍白、头晕、出汗、血压下降等。持久而剧烈的呕吐可引起失水、电解质失常、代谢性碱中毒及营养障碍等。

（二）居家护理

1. 病情观察　观察恶心呕吐发生的时间、频率、原因或诱因、与进食的关系等。

2. 呕吐时的护理　呕吐时应坐起或侧卧，头偏向一侧，以免误吸。呕吐完毕漱口，更换污染衣物、被褥，开窗通风去除异味。坐起、站立时动作应缓慢，以免发生直立性低血压。

3. 应用放松技术　常用深呼吸、转移注意力等放松技术，减少呕吐的发生。深呼吸法：用鼻吸气，然后张口慢慢呼气，反复进行。转移注意力：通过与患者交谈，或让患者倾听轻松的音乐、阅读喜爱的文章等转移其注意力。

4. 心理护理　尽量放松精神，避免因精神紧张诱发呕吐。

二、吞咽困难

（一）临床表现

吞咽困难是指食物从口腔至胃、贲门运送过程中受到阻碍而产生的咽部、胸骨后或剑突部位的黏着、停滞、梗塞或疼痛感的症状。器质性疾病所致的吞咽困难必须与假性吞咽困难相区别，后者并无食管梗阻的基础病变，患者仅诉咽部、胸骨后有团块样堵塞感，但往往不能明确指出具体部位，且进食流质或固体食物均无困难，这类患者常伴有神经官能症的其他症状。吞咽困难是食管癌最常见症状，对任何有吞咽困难者，必须要及早明确是否为癌所致。

（二）居家护理

1. 进食环境　患者应在一个安静、明亮的房间中进食，食物放在患者前面的桌面上，食物的颜色和味道可增加食欲。

2. 正确的进食姿势

（1）仰卧位：患者取躯干 30 度仰卧位，头部前屈，偏瘫侧肩用枕头垫起，护理人员位于患者的健侧，食物最好放在一个横过床上的可调节桌子上。

（2）坐位：患者端坐于桌前，躯干伸直，头颈部处于竖直位，患侧手放于前面的桌子上。

3. 食物的选择　食物开始以半流质为宜，还应兼顾其色香味。

4. 食物的量及进食的速度　减少每次吞咽的量，刚开始时 3—5 毫升，以后酌情增加，并减慢进食的速度。

5. 口腔卫生　每次进食后应清洁牙齿和口腔，教会或帮助患者刷牙。

6. 观察和记录　观察患者有无发热、呼吸、咳痰、夜间咳嗽等情况，并记录患者经口摄取食物的次数和总量。

三、腹痛

（一）临床表现

腹痛多由腹内组织或器官受到某种强烈刺激或损伤所致，也可由胸部疾病及全身性疾病所致。

1. 腹痛的性质和程度　腹痛的性质与病变所在脏器及病变的性质有关，如绞痛常表示空腔脏器梗阻；胀痛常为内脏包膜张力增大，系膜的牵拉或空腔器官胀气扩张所致。疼痛的程度有时和病变严重程度相一致，但由于个体差异，有时疼痛的程度并不反映病变的程度。

2. 腹痛部位　通常疼痛所在部位即为病变所在部位，但有一些病变引起的疼痛放射至固定的区域，如急性胆囊炎可放射至右肩胛部和背部，阑尾炎引起的疼痛可由脐周转移至右下腹。

3. 伴随症状　腹痛伴随发热提示炎症、结缔组织病、恶性肿瘤等；伴呕吐提示食管、胃或胆道疾病；呕吐量多提示有胃肠梗阻；伴腹泻提示肠道炎症、吸收不良、胰腺疾病；伴休克，同时有贫血提示腹腔脏器破裂（如肝或脾破裂或异位妊娠破裂），心肌梗死、肺炎也可有腹痛伴休克；伴尿急、尿频、尿痛、血尿等，表明可能有泌尿系感染或结石；伴消化道出血，如为柏油样便或呕血提示消化性溃疡或胃炎等；如为鲜血便或暗红色血便，常提示溃疡性结肠炎、结肠癌、肠结核等。

（二）居家护理

1. 疼痛监测　观察记录患者腹痛的部位、性质及程度，发作的时间、频率，持续时间，以及相关疾病的其他临床表现。如果疼痛性质突然发生改变，且经一般对症处理疼痛不仅不能减轻，反而加重，需警惕某些并发症的出现，如消化性溃疡穿孔引起弥漫性腹膜炎等。观察非药物性和（或）药物止痛治疗的效果。

2. 非药物性缓解疼痛的方法　这是对慢性疼痛的主要处理方法。具体方法如下。

（1）指导式想象：如回忆一些有趣的往事可转移对疼痛的注意。

（2）分散注意力：如数数、谈话、深呼吸等。

（3）行为疗法：如放松技术、冥想、音乐疗法、生物反馈等。

（4）局部热疗法：除急腹症外，对痉挛性或肌肉劳损性疼痛局部可应用热水袋进行热敷达到止痛效果。

（5）针灸止痛：根据不同疾病和疼痛部位选择针疗穴位。

四、腹泻与便秘

（一）临床表现

腹泻是指排便次数明显超过平日习惯的频率，粪质稀薄，水分增加，常伴有排便急迫感及腹部不适或失禁等症状。正常成人中每日排成形粪便1—3次；少部分人每2—3日排便1次。

便秘是指粪便在大肠内通过速度较正常者迟缓，或停滞在大肠内，其特征为排便次数减少、粪便干硬、排便困难并需用力、排便后有不尽感等。

（二）居家护理

1. 腹泻的居家护理

（1）观察腹泻发生的时间，起病原因、诱因，病程长短；粪便的形状、次数、量、气味和颜色；有无腹痛及疼痛的部位，有无里急后重、恶心呕吐、发热等伴随症状；有无口渴、疲乏无力等失水表现。

（2）肛周皮肤：因排便频繁及粪便刺激，易引起肛周皮肤糜烂。排便后应用温水清洗肛周皮肤，保持清洁干燥，必要时涂无菌凡士林或鞣酸软膏以保护肛周皮肤，促进损伤处愈合。

（3）正确采集新鲜粪便标本做显微镜检查，必要时做细菌学检查。

（4）饮食：进食以少渣、易消化食物为主，避免生冷、多纤维、味道浓烈的刺激性食物。急性腹泻应根据病情给予禁食或流质饮食等。

（5）服药指导：腹泻的治疗以病因治疗为主，应用止泻药时，注意观察患者排便情况。

2. 便秘的居家护理

（1）观察排便情况：排便次数、间隔时间、排便难易度、粪便形状、腹部饱胀感、残便感及有无出血等。

（2）影响排便的因素：年龄、性别、情绪、压力、饮食结构、运动量、药物使用、生活习惯、生活方式及环境因素等。老年人便秘的发病率高，与老年人食量和体力活动减少、胃肠道功能下降有关；婴儿进食太少时，消化后液体吸收，余渣少，可使粪便干燥。养成每天定时排便习惯。

（3）增加每天液体摄入量到 3000 毫升（有心脏及肾脏疾病等除外），早餐前 30 分钟喝 1 杯温开水，以刺激排便。

（4）饮食：一般无肠道疾病者，采用高纤维食物；有肠道疾病者采用温和或低渣饮食。

（5）服药：不随意用泻药，如有发热、恶心或腹痛时禁用泻药，以防止肠蠕动变慢；如有粪便秘结者，可酌情用生理盐水及甘油灌肠。

五、呕血与便血

（一）临床表现

消化道出血经口腔呕出，称为呕血，呕血的颜色取决于出血量的多少及血液在胃内停留时间的长短。出血量多并在胃内停留时间较短，则血呈鲜红色或暗红色，出血量少并在胃内时间较长，血液内血红蛋白与胃酸作用，形成亚铁血红蛋白，故呈咖啡色或黑褐色。

血液从肛门排出，粪便颜色呈鲜红、暗红或柏油样（黑便），均称为便血。便血多见于下消化道出血。便血的颜色取决于消化道出血的部位、出血量与血液在胃肠道停留的时间。便血伴有皮肤、黏膜或其他器官出血现象者，多见于血液系统疾病及其他全身性疾病，如白血病、弥散性血管内凝血等。

（二）居家护理

1. 一般护理　安静卧床；保温，防止着凉或过热，不用热水袋保温，防过热使周围血管扩张，血压下降；避免不必要的搬动；呕血时应立即将患者头偏向一侧，以免血液呛入气管引起窒息。去除各种诱因，如过度疲劳、紧张、情绪激动等。

2. 饮食　在呕血和休克的情况下应禁食。待出血症状缓解后，溃疡病患者应给牛奶、蛋糕或豆浆等富含蛋白质的流质饮食，以后再改变饮食种类和增加食量。食管下端静脉曲张破裂出血患者，下三腔管的患者，出血停止 24 小时后从胃管内注入流质饮食，有意识障碍的患者，应给予无蛋白质饮食。长期便血者可致贫血，应多食含铁丰富的食物，如牛肉、肝、蛋黄、豆制品、菠菜、油菜、海带等。

3. 口腔　做好口腔和皮肤的护理，因出血患者口腔有腥臭味，应每日 3 次清洗口腔。

4. 严密观察病情

（1）注意测量体温、脉搏、血压的变化，如发热，可给物理降温，记录 24 小时出入水量、尿比重。

（2）注意呕吐物及粪便的性状、量及颜色，呕血及便血的颜色。

（3）如有出血性休克，可按休克患者常规护理。如出现意识模糊或烦躁不安时，应置床档，防止坠床。

5. 心理护理　患者便血后常会紧张不安，产生恐惧心理，及时倒去血便，减少不安情绪，同时安慰和关心患者，消除其焦虑、恐惧等心理。让其安静，说明安静和休息有利于止血，以免因精神紧张导致反射性血管扩张，加重出血。

6. 病情观察　观察出血是否停止或继续出血，观察患者的症状和体征，特别是脉搏、血压反复测定均已正常，粪便颜色转为正常，提示出血停止。如反复便血，由黑便转为鲜红色，黑便或暗红色便次数增多且变成稀薄，由柏油样便或暗红色便转为鲜红色便，肠鸣音亢进，提示继续出血或再出血，必须及时采取积极措施。

7. 预防并发症护理　频繁便血会引起肛门皮肤黏膜糜烂，便后应及时用软纸擦干，保持肛门皮肤干燥，必要时局部涂抗生素软膏或鞣酸软膏。对肛裂、痔引起便血者可用高锰酸钾坐浴，以改善局部血液循环，促进炎症吸收。

六、黄疸

（一）临床表现

黄疸是高胆红素血症的临床表现，即血中胆红素浓度增高使巩膜、皮肤、黏膜以及其他组织和体液发生黄染的现象。

（二）居家护理

1. 伴随症状　伴有发热、乏力、恶心、呕吐、食欲下降等多为病毒性肝炎；伴有寒颤、高热、头痛、腰背四肢疼痛多为急性溶血；伴有右上腹痛、寒颤、高热多为化脓性梗阻性胆管炎；伴有上消化道出血、腹水可见于肝硬化；伴有肝区疼痛，肝大且质地坚硬、表面不平多见于肝癌。

2. 观察病情　注意有无鼻出血、牙龈出血、皮下血肿等表现；有无腹胀、腹泻等消化道症状；有无因皮肤瘙痒引起的皮肤破损；溶血性黄疸有无少尿等肾功能改变。

3. 观察黄染情况　观察皮肤、黏膜和巩膜有无黄染以及黄染的程度和范围，确定真性黄疸，真性黄疸应与假性黄疸相鉴别。当进食过多的胡萝卜、南瓜、橘子等可致血中胡萝卜素增加而引起皮肤黄染，但一般以手掌、足底、前额及鼻部等处明显，而巩膜和口腔黏膜无黄染；长期服用米帕林、呋喃类等含黄色素的药物也可引起皮肤黄染，严重时可出现巩膜黄染，但其特点是近角膜缘处巩膜黄染最明显。

4. 观察尿、粪、皮肤情况　注意观察尿、粪的颜色及皮肤的色泽，是否伴有瘙痒等。一般皮肤、黏膜黄染的程度与血胆红素的升高成正比。黄疸的颜色较深，呈暗黄色，伴皮肤瘙痒，为胆汁淤积性黄疸的特征；黄疸的颜色变浅，瘙痒减轻，则提示梗阻减轻。溶血性黄疸时尿呈酱油色；肝细胞性和胆汁淤积性黄疸时尿色加深如浓茶样。胆汁淤积性黄疸时粪便颜色变浅或呈白陶土样。

5. 皮肤　促进皮肤舒适，保持皮肤完整性，沐浴时使用中性无刺激性香皂及温水清洗，沐浴后抹上润滑液，保持皮肤湿润。修剪指甲并磨平，必要时可戴上棉布手套，穿棉质、柔软舒适的衣物，室内保持凉爽的温度。

6. 心理护理　减轻焦虑，维护患者形象，倾听其主诉，多与患者交谈、听音乐、看书报等。

七、腹水

（一）临床表现

病理状态下导致腹腔内液体量增加超过 200 毫升时称为腹水，也称腹腔积液。正常状态下，人体腹腔内有少量液体（一般少于 200 毫升），对肠道蠕动起润滑作用。产生腹水的病因很多，比较常见的有心血管病、肝脏病、腹膜病、肾脏病、营养障碍、病恶性肿瘤腹膜转移卵巢肿瘤、结缔组织疾病等。

（二）居家护理

1. 卧床休息　保持环境安静、舒适，尚能下床活动者，应按时做轻微活动，以增强体力和消化能力。大量腹水影响呼吸者应卧床休息，取半卧位。

2. 饮食护理　有腹水或肾功能障碍者应控制钠盐摄入，每天摄入食盐少于 1 克，少尿时少饮水。若同时用脱水剂者应注意进食柑橘、西瓜汁等含钾离子食物。粥汤、藕粉、饼干可调配供给，以增进患者食欲，保证营养成分摄入。

3. 心理护理　对患者关心、体贴，生活上多加照顾，精神上多加安慰，以树立、加强治疗疾病的信心，使疾病早日康复。

4. 皮肤及口腔护理　保持床铺平整干燥，因臀部、阴囊、下肢、足踝部水肿，可用棉垫垫起，长期卧床的患者，每 2 小时翻身 1 次，身体受压部位给予热敷和按摩，以促进血液循环，预防褥疮发生。进餐前后注意口腔护理。

5. 大量腹水护理　患者高度腹胀难受时，使用利尿药效果不明显时，可协助医生适当放腹水，以改善肾脏排泄功能，放腹水后应注意心率、血压以及神志的改变。

6. 记录　准确记录 24 小时出入液体量，每日测量腹围 1 次，并记录。用利尿剂时应观察药物不良反应，及时检查血中电解质酸碱平衡。

7. 观察并发症　密切观察有无并发症的发生，如肺部、皮肤、泌尿道感染。

第二节　慢性胃炎

一、病种简介

慢性胃炎指不同病因引起的各种慢性胃黏膜炎性病变，是一种常见病，其发病率在各种胃病中居首位。常见的有慢性浅表性胃炎、慢性糜烂性胃炎和慢性萎缩性胃炎。

（一）病因

（1）幽门螺杆菌感染、病毒或其毒素致病。

（2）长期饮烈性酒、浓茶、浓咖啡等刺激性物质，可破坏胃黏膜保护屏障而发生胃炎。

（3）有些药物如保泰松、吲哚美辛（消炎痛）及水杨酸盐、洋地黄等可引起慢性胃黏膜损害。

（4）口腔、咽部慢性感染。

（5）胆汁反流，胆汁中含有的胆盐可破坏胃黏膜屏障。

（6）X 射线照射胃部，可引起胃黏膜损害，产生胃炎。

（7）环境变化，如气候变化，人若不能在短时间内适应，就可引起支配胃的神经功能失常，使胃液分泌和胃的运动不协调，产生胃炎。

（8）长期精神紧张，生活不规律。

（9）其他病变的影响，如尿毒症、溃疡性结肠炎等均可引起慢性胃炎。

（二）临床表现

（1）病程迁延，进展缓慢，多数患者常无症状或有程度不等的消化不良症状，如上腹不适，餐后较为明显，无规律性上腹隐痛、食欲不振、嗳气、反酸、恶心和呕吐等。

（2）严重患者，尤其患自身免疫性胃炎者可有厌食、贫血、消瘦、舌炎、腹泻等症状。

（3）体检时上腹部可有轻压痛。

（三）常见并发症

（1）胃出血：慢性胃炎出血并不少见，以黑便为主要表现，若出血量大时，可突然吐血，重者头晕、心慌、眼黑、大汗甚至休克等。

（2）贫血：慢性胃炎大量失血后伴有两种贫血，即巨幼红细胞贫血和缺铁性贫血。

（3）胃溃疡。

（4）胃癌前期。

（四）治疗原则

大部分慢性浅表性胃炎可逆转，少部分可转为慢性萎缩性胃炎。慢性萎缩性胃炎随年龄逐渐加重，但轻症亦可逆转。因此，对慢性胃炎治疗应及早从慢性浅表性胃炎开始，对慢性萎缩性胃炎也应坚持治疗。治疗原则为积极去除病因，联合药物治疗。

二、一般护理措施

1. 休息　根据病情轻重安排休息，同时观察腹痛部位、性质、呕吐物与大便的色与量。

2. 心理护理　安慰和帮助患者，消除忧虑、恐惧心理。

3. 饮食护理　以高热量、高蛋白、高维生素、易消化为基本饮食原则，注意饮食卫生，纠正不良卫生习惯，宜少量多餐，定时定量、细嚼慢咽，忌暴饮暴食及餐后从事重体力劳动，避免吃刺激性食物，少吃或不吃烟熏、腌制食物，减少食盐摄入量，多吃蔬菜、水果。

4. 遵医嘱正确用药　使用胃动力药，纠正贫血药，解痉、抑酸药物，抗幽门螺杆菌药物，并注意药物的不良反应。

三、健康教育

（一）常用药物的作用和不良反应观察

1. 改善消化不良　胃酸缺乏的患者配合给予1%稀盐酸、胃蛋白酶合剂。服用时宜用吸管放至舌根部咽下，避免接触牙齿，服后用温开水漱口。高胃酸的患者常服用制酸剂如氢氧化铝凝胶、解痉药如雷尼替丁等以缓解疼痛。

2. 保护胃黏膜　有胆汁反流者服用硫糖铝防止反流。硫糖铝在餐前1小时与睡前服用效果最好。如患者需同时使用制酸药，制酸药应在硫糖铝服前半小时或服后1小时给予。

3. 促进胃排空　甲氧氯普胺（胃复安）及多潘立酮具有刺激胃窦蠕动、促进胃排空的作用，药物应在饭前服用，不宜与阿托品等解痉剂合用。

4. 抗菌药物　铋剂应在餐前半小时服下，胶体次枸橼酸铋能使牙齿变黑，应用吸管吸入；铋剂可能引起便秘，使大便和舌苔呈灰黑色，口中带氨味等，停药后自行消失。服用阿莫西林和甲硝唑会引起较明显的全身乏力，胃肠道反应如恶心、呕吐和腹泻等，甲硝唑还可引起口腔金属味、舌炎和排尿困难等不良反应，应密切观察，并劝导患者按疗程坚持治疗。

（二）饮食护理

1. 规律饮食　定时定量，少食多餐，勿过饥过饱。年老体弱、胃肠功能减退者，每日以4—5餐为佳，每餐六七成饱为好。

2. 多食营养丰富的食物　吃富含蛋白质、维生素的食物，有利于胃黏膜修复。优选富含优质蛋白质的食物，可选瘦肉、鸡肉、蛋、鱼肉、虾等。多吃新鲜蔬菜、水果及富含维生素C的其他食物。维生素C可以阻断生成硝胺，有利于减少癌变。也可以适当喝鲜果汁、蔬菜汁补充维生素。

3. 食用易消化的食物　慢性胃炎患者应给予少渣、质软饮食，如主食可用粥、面条、软米饭等。烹调方法宜蒸、煮、烩、烧等，少用煎、炸、炒的方式。

（三）运动康复指导

尽可能保持生活规律，避免过度劳累。当病情缓解时，进行适当身体锻炼，增强抗病能力。

1. 散步 散步是一种适合中老年慢性胃炎患者的运动疗法。散步时，机体的整个内脏器官都处于微微的颤动状态，加之配合有节奏的呼吸，可使腹部肌肉有节奏地前后收缩，横膈肌上下运动，对胃肠说来，可以起到一种有益的按摩作用，可以刺激消化液的分泌、胃肠的蠕动，增强消化吸收功能。

2. 一分钟运动

（1）仰卧位，双膝关节稍屈至舒适位置，两手置于脐上，使小腹回收，同时用脚尖支撑，臀部稍抬起，然后放下臀部，腹部鼓起，如此做腹部一鼓一瘪的腹式呼吸运动，反复做 10 次。

（2）平躺于床上，双手置于枕后，双膝屈曲，同时向左侧倒，还原，再向右侧倒，反复做 10 次。

3. 太极拳 太极拳可以促进腹腔的血液循环，改善胃部的营养状况，增加胃肠的蠕动。长期坚持打太极拳，可促进慢性胃炎患者炎症逐渐消失。

4. 早晨运动 宜在起床后到室外空气新鲜的地方进行运动。早晨锻炼以做徒手操、打太极拳为最好，还可以做引体向上 10 分钟，然后做仰卧起坐、俯卧撑等。冬季可慢跑、做徒手操。早晨运动不宜过久，运动量也不能太大，动作不要太复杂，以防过度疲劳。

5. 其他时间的运动 午饭前后不宜剧烈运动，可饭后适当散步；晚饭后 20 分钟锻炼和临睡前 10 分钟活动可安排轻柔和缓的健身运动，如散步、打太极拳等，避免剧烈活动。

（四）心理护理

1. 减轻焦虑 提供安全舒适的环境，减少患者的不良刺激，避免患者与其他有焦虑情绪的患者或亲属接触，指导其散步、听音乐等转移注意力的方法。

2. 心理疏导 安慰患者，讲解可能的发病原因、疾病经过和转归，说明经过正规治疗病情是可以逆转的。

3. 放松指导 指导患者进行自我调节放松，缓解焦虑和不稳定情绪，配合治疗。

第三节 肝 硬 化

一、病种简介

肝硬化是一种由不同病因引起的慢性进行性、弥漫性肝病。其特点为广泛的肝细胞变性坏死、纤维组织增生、正常肝小叶结构被破坏和假小叶形成，致使肝内循环失常、肝细胞营养障碍，导致肝脏逐渐变形、变硬而成为肝硬化。

（一）病因

（1）病毒性肝炎：目前在中国，病毒性肝炎尤其是慢性乙型、丙型肝炎，是引起肝硬化的主要因素。

（2）酒精中毒：长期大量酗酒，是引起肝硬化的因素之一。

（3）营养失调：食物中长期缺乏蛋白质、维生素、胆碱等以及慢性炎症性肠病，可引起营养不良和吸收不良，降低肝细胞对疾病的抵抗力，成为肝硬化的直接或间接病因。

（4）工业毒物或药物可致肝硬化。

（5）循环障碍：慢性充血性心力衰竭、慢性缩窄性心包炎，可使肝内长期淤血缺氧，引起肝细胞坏死和纤维化，称淤血性肝硬化，也称心源性肝硬化。

（6）乙肝造成肝损害，并可导致肝硬化。

（7）毒素的毒性损害肝细胞，导致肝硬化。

（8）血吸虫病可致肝硬化。

（9）免疫失常：自身免疫性慢性肝炎进展为肝硬化。

（10）原因不明：部分肝硬化原因不明，称为隐源性肝硬化。

（二）临床表现

1. 代偿期　症状较轻，常缺乏特异性，可有轻度乏力、食欲减退、消化不良、恶心、呕吐、右上腹隐痛和腹泻等症状。体征不明显，肝脏常肿大，部分患者伴脾大，并可出现蜘蛛痣和肝掌。肝功能检查多在正常范围或有轻度异常。

2. 失代偿期　有肝功损害及门脉高压综合征。

（1）全身症状：乏力、消瘦、面色晦暗、尿少、下肢水肿。

（2）消化道症状：食欲减退、腹胀、胃肠功能失常甚至吸收不良综合征。

（3）出血倾向及贫血：齿龈出血、鼻衄、紫癜、贫血。

（4）内分泌障碍：蜘蛛痣、肝掌、皮肤色素沉着、女性月经失调、男性乳房发育、腮腺肿大。

（5）低蛋白血症：双下肢水肿、尿少、腹腔积液、肝源性胸腔积液。

（6）门脉高压：脾大、脾功能亢进、食管－胃底静脉曲张、腹壁静脉曲张。

（三）常见并发症

1. 肝性脑病　是肝硬化患者最常见的死亡原因之一。

2. 上消化道出血　肝硬化患者上消化道大量出血大多数由于食管－胃底静脉曲张破裂。

3. 感染　肝硬化患者由于脾功能亢进、机体免疫功能减退而抵抗力降低，易并发各种感染如支气管炎、肺炎、结核性胸膜炎、胆道感染等。

4. 原发性肝癌　原发性肝癌多发生在肝硬化的基础上，有下列情况时考虑并发肝癌的可能性。

（1）在积极治疗下，病情仍迅速发展与恶化。

（2）进行性肝大。

（3）无其他原因可解释的肝区痛。

（4）血性腹水的出现。

（5）无其他原因可解释的发热。

（6）甲胎蛋白持续性或进行性增高。

（7）B 超或放射性核素肝扫描检查发现占位性病变。

5. 肝肾综合征　其特征为少尿或无尿、氮质血症、低血钾与低血钠。

6. 门静脉血栓形成　约 10% 结节性肝硬化可并发门静脉血栓形成。

（四）治疗原则

1. 病因治疗　消除病因。

2. 饮食治疗　应给予高蛋白质食物，可以减少体内蛋白质分解，促进肝脏蛋白质的合成，维持蛋白质代谢平衡，有利于恢复肝细胞功能，稳定病情。

3. 改善肝功能和抗肝纤维化　按照肝炎的治疗原则给予中西药结合治疗。

4. 一般药物治疗　根据病情需要补充多种维生素，护肝药物；中药可达到活血化瘀、理气功效。

5. 并发症治疗　积极防治并发症。

二、一般护理措施

1. 病情观察　监测患者生命体征，出现心悸、头晕等出血前兆时，应及时通知医生进行抢救。注意观察患者意识变化，以便及时发现有无肝性脑病发生。观察患者粪便的颜色和性质，如出现黑便应及时送检。

2. 休息与活动护理　指导患者适当卧床休息，保证充足的睡眠。病情允许者，可参加轻松的活动，但要避免过度劳累。

3. 饮食护理　指导患者进食高蛋白、高热量、富含维生素、易消化的食物，少食多餐，忌酒，避免进食粗糙、坚硬、油炸、辛辣刺激性食物。对于肝功能损害者，应限制蛋白质的摄入。

4. 用药护理　遵医嘱给予患者保肝药、利尿药，观察药物不良反应，遵医嘱补充电解质。

5. 皮肤护理　有黄疸者，容易产生皮肤瘙痒，应叮嘱患者勿抓挠皮肤，以防破溃感染。对于有腹水和下肢水肿的患者，应指导其穿宽松的衣服，避免皮肤破溃。

6. 心理护理　肝硬化患者往往产生焦虑、紧张、恐惧心理，严重者可影响疾病的治疗。应加强与患者和家属的沟通，安慰、鼓励患者，减轻患者的心理负担。

三、健康教育

（一）常用药物的作用和不良反应观察

1. 利尿剂　使用利尿剂时应注意维持水、电解质和酸碱平衡，利尿速度不宜过快，以每日体重减轻不超过 0.5 千克为宜。

2. 保护肝细胞、促进肝细胞再生的药物，维生素类药物　B 族维生素有阻止脂肪肝发生、保护肝细胞的作用，临床上常用的有复合维生素 B 等药物。维生素 C 和维生素 E 可以防止有害因素对肝细胞的氧化作用，起到保护肝脏的作用。

3. 促进肝脏解毒的药物　常用于肝脏功能损害较重的患者。肝硬化患者常有转氨酶增高和黄疸，经常应用降低转氨酶和消退黄疸的药物。

4. 治疗肝硬化病因的药物　如抗病毒、治疗肝纤维化的药物、减轻胆汁淤积的药物、治疗酒精性肝损伤的药物等。

（二）饮食护理

1. 饮食治疗原则　高热量、高蛋白、高维生素、易消化饮食，并根据病情变化及时调整。蛋白质来源以豆制品、鸡蛋、牛奶、鱼、鸡肉、瘦猪肉为主。血氨升高时应限制或禁食蛋白质，待病情好转后再逐渐增加摄入量，并应选择植物蛋白，如豆制品，因其含蛋氨酸，芳香氨基酸和产氨氨基酸较少。

2. 维生素　食用新鲜蔬菜和水果，如番茄、柑橘等富含维生素 C 的食物，日常食用以保证维生素的摄取。

3. 限制水钠　有腹水者进水量限制在每天 1000 毫升左右，限制食盐的摄入量。有水肿或轻度腹水的患者应给予低盐饮食，每日摄入的盐量不超过 2 克，限制高钠食物，如咸肉、酱菜、含钠味精、挂面等；含钠较少的食物有粮谷类、瓜茄类、水果等。严重水肿时宜用无盐饮食，钠应限制在 500 毫克左右。禁食含钠较多的食物，蒸馒头时不要用碱，可改用鲜酵母发面。限钠饮食常使患者感到淡而无味，可适量添加柠檬汁、食醋等，以增进食欲。

4. 避免损伤曲张静脉　食管 – 胃底静脉曲张者应食菜泥、肉末、软食，进餐时细嚼慢咽，咽下的食团宜小且表面光滑，切勿混入糠皮、硬屑、鱼刺、甲壳等，以防损伤曲张的静脉导致出血。

5. 营养支持　遵医嘱给予静脉补充营养，如高渗葡萄糖液、复方氨基酸、清蛋白或新鲜血。

（三）运动康复指导

睡眠应充足，生活起居有规律。代偿期患者无明显精神、体力减退，可参加轻工作，避免过度劳累。失代偿期患者以卧床休息为主，卧床时应尽量取平卧位，可适当抬高下肢。阴囊水肿者将其用托带托起。过多的躺卧易引起消化不良、情绪不佳，应视病情适量活动，活动量以不加重疲劳感和其他症状为度。

（四）心理护理

肝脏与精神情志的关系密切。情绪不佳、精神抑郁、暴怒激动均可影响肝的功能，加速病变的发展。心情开朗，振作精神，保证良好的心态，对治疗充满信心，对生活充满希望，不轻易动怒，大动肝火。

第四节　消化道溃疡

一、病种简介

消化性溃疡主要指发生于胃和十二指肠的慢性溃疡，是一种多发病、常见病。溃疡的形成有各种因素，其中酸性胃液对黏膜的消化作用是溃疡形成的基本因素。绝大多数的溃疡发生于十二指肠和胃，故又称胃、十二指肠溃疡。

（一）病因

（1）黏液、碳酸氢盐屏障抵御能力减弱，胃肠黏膜受到侵蚀。

（2）幽门螺杆菌感染是消化性溃疡的主要病因。

（3）胃酸－胃蛋白酶对消化道黏膜的自身消化作用是溃疡形成的最终条件。

（4）非甾体类抗炎药，如阿司匹林、吲哚美辛、布洛芬、双氯芬酸钠等，可引起胃、十二指肠黏膜损伤，长期口服可诱发消化性溃疡。

（5）吸烟可增加胃酸、胃蛋白酶的分泌，抑制胰腺分泌碳酸氢钠，影响溃疡的愈合。

（6）应激，长期的精神紧张、焦虑或情绪波动大的人群易患消化性溃疡。

（7）胃排空延缓和胆汁反流、胃肠肽的作用、遗传因素、药物因素、环境因素和精神因素等，都和消化性溃疡的发生有关。

（二）临床表现

1. 主要症状　上腹痛为主要症状，性质多为灼痛，多位于中上腹，可偏右或偏左。一般为轻至中度持续性痛。疼痛常有典型的节律性。腹痛多在进食或服用抗酸药后缓解。部分患者无上述典型表现的疼痛，而仅表现为无规律性的上腹隐痛或不适。可伴有反酸、嗳气、上腹胀等症状。

2. 其他症状与体征　除中上腹疼痛外，尚可有唾液分泌增多、烧心、反胃、嗳酸、嗳气、恶心、呕吐等其他胃肠道症状。食欲多保持正常，但偶可因食后疼痛发作而惧食，以致体重减轻。

（三）常见并发症

1. 出血　消化道出血是消化性溃疡最常见的并发症，轻者表现为黑便，重者可伴有呕血。

2. 穿孔　腹部检查可表现为腹肌紧张呈板状腹，并有压痛及反跳痛，肝浊音界消失，X 射线透视可见膈下游离气体。

3. 幽门梗阻　溃疡活动期，周围组织炎症水肿或幽门痉挛，为暂时性梗阻，随着炎症的好转，梗阻症状可缓解或消失；溃疡反复发作，瘢痕形成、瘢痕组织挛缩引起持久性幽门梗阻，内科治疗无效，通常需手术治疗。

4. 癌变　1%—2% 的患者可发生癌变。

（四）治疗原则

1. 一般治疗　生活规律，戒烟、酒，避免过度劳累和精神紧张。服用非甾体类抗炎药者尽可能停用，未用者告诫其慎用。

2. 药物治疗　治疗消化性溃疡的药物，可分为抑制胃酸分泌的药物和保护胃黏膜的药物两大类，常与根除幽门螺杆菌治疗配合使用。

3. 根除幽门螺杆菌治疗　根除幽门螺杆菌不但可促进溃疡愈合，而且可预防溃疡复发。凡有幽门螺杆菌感染的消化性溃疡，均应予以根除幽门螺杆菌治疗，一般联合用药。

4. 外科手术指征

（1）大量出血经内科治疗无效。

（2）急性穿孔。

（3）瘢痕性幽门梗阻。

（4）胃溃疡癌变。

（5）严格内科治疗无效的顽固性溃疡。

二、一般护理措施

1. 休息　活动期溃疡大便隐血试验阳性患者，应卧床休息1—2周。

2. 腹痛护理　指导患者使用松弛术、局部热敷、针灸、理疗等方法，必要时给予镇痛药物。

3. 饮食护理　定时定量，少食多餐，细嚼慢咽。应以清淡、易于消化、富有营养的饮食为主，避免粗糙、过冷、过热、刺激性食物或饮料。

4. 其他　发生急性穿孔和瘢痕性幽门梗阻时，做好术前准备。

三、健康教育

（一）常用药物的作用和不良反应观察

消化性溃疡的治疗一般需要较长时间，患者必须坚持长期服药，才能达到最佳疗效。

1. H2受体拮抗剂　药物应在餐中或餐后即刻服用，也可一天的剂量夜间一顿服。

2. 胃黏膜保护剂　在酸性环境中起保护胃、十二指肠黏膜的作用，故不宜与碱性药合用（碳酸氢钠）。如硫糖铝为白色乳状混悬液，应在餐前1小时服用，服用前摇匀；胶体铋剂在酸性环境下起作用，故在餐前0.5小时服用。常见便秘，少见恶心、眩晕口干、消化不良等症状。

3. 抗酸药　中和胃酸，达喜、碳酸钙应嚼碎，餐后30分钟至1小时服用。避免与牛奶同服。氢氧化铝凝胶等应在餐后1小时或睡前服用。

4. 抗胆碱能药及胃动力药　如吗丁啉、西沙必利等应在餐前1小时及睡前1小时服用。

5. 抑酸药　具有最强的抑制胃酸分泌作用。如奥美拉唑、兰索拉唑、泮托拉唑应空腹或餐前服用。不良反应较少。

6. 康复新　保护创面，修复各类溃疡及创面。饭后半小时服用，不良反应小，目前暂无明显不良反应。

7. 根除幽门螺杆菌治疗　如三联治疗方法，即奥美拉挫或枸橼酸铋钾 + 克拉霉素 + 阿莫西林或甲硝唑，遵医嘱服用，疗程为 10—14 天。

（二）饮食护理

宜选用营养丰富、清淡、易消化的食物，定时进餐，少量多餐。进餐时应细嚼慢咽，不宜过快过饱。每天 5—6 餐，以牛奶、稀饭、面条等偏碱性食物为宜。忌食辛辣、过冷、油炸、浓茶等刺激性食物及饮料，要戒烟酒，睡前不宜进食。

（三）运动康复指导

溃疡活动期或有上消化道出血等并发症时应卧床休息。缓解期，鼓励适当活动，如散步、打太极等，注意劳逸结合，避免过度劳累和精神紧张。

（四）心理护理

精神紧张、情绪激动或过分忧虑，可引起自主神经功能失常，不利于食物消化和溃疡的愈合。要及时与患者沟通，解除思想顾虑，使其保持愉悦的心情，减轻患者的心理负担，促进溃疡的愈合。

第五节　慢性胆囊炎

一、病种简介

慢性胆囊炎是由急性或亚急性胆囊炎反复发作，或长期存在的胆囊结石所致的胆囊功能异常，约 25% 的患者存在细菌感染，其发病基础是胆囊管或胆总管梗阻。根据胆囊内是否存在结石，分为结石性胆囊炎与非结石性胆囊炎。非结石性胆囊炎是由细菌、病毒感染或胆盐与胰酶引起的慢性胆囊炎。

（一）病因

（1）慢性结石性胆囊炎与急性胆囊炎一样，胆囊结石可引起急性胆囊炎反复小发作。

（2）伴有结石的慢性萎缩性胆囊炎又称瓷瓶样胆囊，结石引起的炎症刺激，导致胆囊壁钙化而形成，多见于65岁以上的女性患者。

（3）黄色肉芽肿样胆囊炎少见。

（二）临床表现

慢性胆囊炎的临床表现颇不一致，但以胆区疼痛为主要症状。病情呈慢性迁徙过程，有轻重交替、反复发作的特点。

（1）出现右上腹钝痛、胀痛、坠痛或不适感。

（2）出现嗳气、反酸、腹胀、胃部烧灼感等消化不良症状。

（3）恶心、厌油腻食物或进食高脂肪食物后症状加重。

（4）右肩、右肩胛区或右背部疼痛不适，这是由于胆囊炎症或与周围之粘连牵涉到右膈神经或右侧肋间神经而出现的反射性疼痛。

（5）部分可出现胆绞痛。

（三）常见并发症

（1）急性阻塞性化脓性胆管炎：为胆囊炎常见并发症之一，表现为发热、腹痛、黄疸三联征，严重时出现休克。

（2）细菌性肝脓肿：表现为右上腹胀痛，寒颤、高热、大汗淋漓、全身乏力。

（3）胆道出血：表现为右上腹剧烈绞痛、吐血（或解黑大便），严重者可发生休克。

（4）中毒性休克：表现为右上腹疼痛、黄疸、高热、寒颤、神昏、烦躁不安、面色苍白、四肢冰冷、血压下降。

（5）胆源性胰腺炎。

（6）消化道胆瘘。

（7）胆囊坏死穿孔。

（四）治疗原则

1. 一般治疗　卧床休息，给易消化的流质饮食，忌油腻食物，严重者禁食、胃肠减压，静脉补充营养、水及电解质。

2. 解痉、镇痛药物治疗　阿托品0.5毫克，或山莨菪碱（654－2）5毫克肌注；硝酸甘油0.3—0.6毫克舌下含化；哌替啶（杜冷丁）镇痛，不宜用吗啡。

3. 抗菌治疗　最好根据细菌培养及药敏试验结果选择抗生素。

4. 利胆　曲匹布通（舒胆通）、消炎利胆片或清肝利胆口服液口服，发作缓解后可应用。

5. 外科治疗　发生坏死、化脓、穿孔、嵌顿结石者，应及时外科手术切除胆囊。

二、一般护理措施

1. 饮食护理　采取非手术治疗的急性胆囊炎患者，指导其清淡饮食，忌油腻食物。

（1）注意控制脂肪的摄入：脂肪能促使病变的胆囊收缩而引起剧烈疼痛，发作期严加控制，每日脂肪供给量应低于40克或直接禁食。待病情好转后，可适量进食。

（2）注意饮水量：胆囊炎患者每日的饮水量，不少于1500毫升。

（3）糖类的供给：胆囊炎患者需给予充足的碳水化合物补充，每日可供给300—350克的碳水化合物流质饮食。

（4）维生素的供给：胆囊炎患者要供给丰富的维生素，特别是B族维生素、维生素C等的补充。病情严重且拟急诊手术的患者予以禁食和胃肠减压，以减轻腹胀和腹痛。

2. 病情观察　密切观察患者体温、脉搏、呼吸、血压、神志的变化。观察腹部症状、体征的改变；了解腹痛的部位、性质、程度、放射部位、体位改变及与饮食的关系；观察黄疸的变化、食欲情况、大便色泽；观察使用镇痛药的疗效；观察有无并发症的发生，如穿孔、出血、急性胰腺炎等。

3. 减轻疼痛或控制疼痛　根据疼痛的程度和性质，采用非药物或药物的方法。

4. 并发症的预防及护理　严密监测患者生命体征及腹痛程度、性质和腹部体征变化。若腹痛进行性加重，且范围扩大，出现压痛、反跳痛、肌紧张等，同时伴有寒战、高热的症状，提示胆囊穿孔或病情加重。一旦发生胆囊穿孔，应及时报告医师，并配合做好紧急手术的准备。

5. 皮肤护理　胆囊炎患者因胆盐刺激而致皮肤瘙痒，可用热水擦洗或止痒涂剂擦涂。重症患者卧床时应注意预防褥疮。

三、健康教育

（一）常用药物的作用和不良反应观察

1. 急性胆囊炎

（1）解痉、镇痛：可使用阿托品肌内注射，硝酸甘油舌下含化、口服或注射哌替啶（杜冷丁）等，以解除痉挛和疼痛。

（2）抗菌治疗：抗生素使用是为了预防菌血症和化脓性并发症，通常以氨苄西林（氨基苄青霉素）、克林霉素（氯林可霉素）和氨基醣苷类联合应用，或选用第二代头孢霉素如头孢孟多（头孢羟唑）或头孢呋辛治疗。抗生素的更换应根据血培养、手术时的胆汁培养和胆囊壁的细菌培养，以及药物敏感试验的结果而定。

（3）利胆药物：50% 硫酸镁口服（有腹泻者不用），去氢胆酸片口服，胆酸片口服。

2. 慢性胆囊炎

（1）利胆药物：可口服 50% 硫酸镁、去氢胆酸片等。

（2）驱虫疗法：针对病因进行驱虫。

（3）溶石疗法：如为胆固醇结石引起者，可用鹅去氧胆酸溶石治疗。

（二）饮食护理

（1）急性发作胆绞痛时应予禁食，可由静脉补充营养。

（2）慢性或急性发作缓解后，可改为清淡流质饮食或低脂、低胆固醇、高碳水化合物饮食。

（3）提供丰富的维生素，尤其是维生素 A、维生素 C、B 族维生素以及维生素 E 等。选择鱼、瘦肉、奶类、豆制品等含优质蛋白质且胆固醇含量相对不太高的食物，控制动物肝、肾、脑或鱼等食品摄入。

（4）适量摄入膳食纤维和中药茶，可刺激肠蠕动，预防胆囊炎发作。保证新鲜蔬菜、水果的供给，绿叶蔬菜可提供必要的维生素和适量纤维素。酸奶、山楂、糙米等食物也对患者有益。

（5）大量摄入水有利于胆汁稀释，每日可饮入 1500—2000 毫升。

（6）少量多餐，可反复刺激胆囊收缩，促进胆汁排出，达到引流目的。

（7）忌用刺激性食物和酒类。忌食辣椒、咖喱、芥末等具有强烈刺激性的食物，忌酒及咖啡、浓茶。

（8）合理烹调，宜采用煮、软烧、卤、蒸、烩、炖、焖等烹调方法，忌用熘、炸、煎等。高温油脂中，含有丙烯醛等裂解产物，可刺激胆道，引起胆道痉挛急性发作。

（9）食物温度适当，过冷过热的食物都不利于胆汁排出。

（三）运动康复指导

（1）急性发作期卧床休息，慢性期可根据病情轻重适当参加体育活动或工作，但不可过量。

（2）恢复期要注意锻炼，恢复期病情较轻的胆囊炎患者，可进行简单、轻松的工作或动量小的体育活动，如打太极拳、练太极剑、散步、做广播体操等。

（四）心理护理

提供疾病的相关知识，告诉患者本病的病因病理及治疗方法，消除患者的思想顾虑，使其积极配合治疗和护理。

第六节　急性阑尾炎

一、病种简介

急性阑尾炎是外科常见病，排在各种急腹症的首位。转移性右下腹痛及阑尾点压痛、反跳痛为其常见临床表现。其临床表现为持续伴阵发性加剧的右下腹痛、恶心、呕吐，多数患者白细胞和中性粒细胞计数增高。右下腹阑尾区（麦氏点）反跳痛，则是该病重要体征。急性阑尾炎一般分四种类型：急性单纯性阑尾炎、急性化脓性阑尾炎、坏疽及穿孔性阑尾炎和阑尾周围脓肿。

（一）病因

1. 梗阻　阑尾为一细长的管道，仅一端与盲肠相通，一旦梗阻可使管腔内分泌物积存、内压增高，压迫阑尾壁阻碍远侧血运。在此基础上管腔内细菌侵入受损黏膜，易致感染。梗阻为急性阑尾炎发病的基本因素。

2. 感染　主要为阑尾腔内细菌所致的直接感染。

3. 其他　可因腹泻、便秘等胃肠道功能障碍引起内脏神经反射，导致阑尾肌肉和血管痉挛，产生阑尾管腔狭窄、血供障碍、黏膜受损，细菌入侵而致急性炎症。

（二）临床表现

1. 腹痛　典型的急性阑尾炎初期有中上腹或脐周疼痛，数小时后腹痛转移并固定于右下腹。早期阶段为一种内脏神经反射性疼痛，故中上腹和脐周疼痛范围较弥散，常不能确切定位。但无典型的转移性右下腹疼痛并不能排除急性阑尾炎。

2. 胃肠道症状　单纯性阑尾炎的胃肠道症状并不突出。在早期可能由于反射性胃痉挛而出现恶心、呕吐。阑尾坏疽穿孔可致排便次数增多。

3. 发热　一般只有低热，无寒战，化脓性阑尾炎一般亦不超过38℃。高热多见于阑尾坏疽、穿孔或已并发腹膜炎。

4. 压痛和反跳痛　腹部压痛是壁腹膜受炎症刺激的表现。阑尾压痛点通常位于麦氏点，即右髂前上棘与脐连线的中、外1/3交界处。随阑尾解剖位置的变异，压痛点可相应改变，但关键是右下腹有一固定的压痛点。肥胖或盲肠后位阑尾炎的患者，压痛可能较轻，但有明显的反跳痛。

5. 腹肌紧张　阑尾化脓即有此体征，坏疽穿孔并发腹膜炎时腹肌紧张尤为显著。

但老年或肥胖患者腹肌较弱，须同时检查对侧腹肌进行对比，才能判断有无腹肌紧张。

（三）常见并发症

1. 腹腔脓肿　是阑尾炎未经及时治疗的后果。在阑尾周围形成的阑尾周围脓肿最常见。

2. 内、外瘘形成　阑尾周围脓肿如未及时引流，少数病例脓肿可向小肠或大肠内穿破，亦可向膀胱、阴道或腹壁穿破，形成各种内瘘或外瘘，此时脓液可经瘘管排出。

3. 化脓性门静脉炎　急性阑尾炎时阑尾静脉中的感染性血栓，可沿肠系膜上静脉至门静脉，导致化脓性门静脉炎症。临床表现为寒颤、高热、肝肿大、剑突下压痛、轻度黄疸等。

（四）治疗原则

1. 非手术治疗

（1）当急性阑尾炎处在早期单纯性炎症阶段时，可用抗生素抗感染治疗。一旦炎症消退，阑尾能恢复正常。当急性阑尾炎诊断明确，有手术指征，但患者周身情况或客观条件不允许，也可先采取非手术治疗，延缓手术。若急性阑尾炎已合并局限性腹膜炎，形成炎性肿块，也应采用非手术治疗，使炎性肿块吸收，再考虑择期阑尾切除。

（2）一般治疗主要为卧床休息、禁食，给予水、电解质静脉输入等。

（3）抗生素应用，阑尾炎绝大多数属混合感染，遵医嘱应用抗生素治疗。

（4）对症处理，如镇静、止吐、必要时放置胃减压管等。

2. 手术治疗　原则上急性阑尾炎，除黏膜水肿型可以保守治疗后痊愈外，都应采用阑尾切除手术治疗。

二、一般护理措施

1. 休息与环境　患者应卧床休息，可采取半卧位以缓解腹壁张力，缓解疼痛。待情况转好，可适当下床活动，活动量不宜过大。保持环境安静整洁，温湿度适宜，患者床单位及服装整洁。

2. 病情观察　严密观察患者基本生命体征及伤口的情况，及时更换伤口敷料。

3. 饮食护理　待肛管排气、肠蠕动恢复后，给予清淡宜消化的流质饮食。待患者情况逐渐好转可过渡到普食，忌食辛辣刺激的食物。

4. 用药护理　遵医嘱给予相应的药物，给药时向患者讲解药物的作用和用法用量，要看患者服下后再离开。

5. 对症护理　根据病情采取适当护理措施。

6. 心理护理　关注患者心理状况，经常与患者沟通，了解其心理情况，以便较早发现问题、解决问题。

三、健康教育

（一）常用药物的作用与不良反应观察

腹痛未确诊时，禁服止痛剂、禁服泻药、禁止灌肠。有效应用抗生素，常用的药物有氨苄青霉素、甲硝唑和左氧氟沙星，效果都很好。注射使用前需做过敏试验，预防过敏反应发生。

（二）饮食护理

给予流质饮食，如牛奶、豆浆、米汤、肉汤等，或半流质饮食，如粥、稀软面条等。禁止饮酒，忌食生、冷、辛辣食品，少食油炸及不易消化食物，不暴饮暴食，适量饮水。

（三）运动康复指导

（1）阑尾手术后，第一天就可以下床活动。这样有利于促进肠道的活动，预防肠粘连。同时可增进血液循环，加速伤口愈合。一般情况下出院后 1—2 周即可恢复正常的工作及生活。但 1 个月内应避免做使腹内压增加的剧烈活动。

（2）适量运动：患者不宜做大动作运动或大量运动，这些均会导致急性阑尾炎疾病恶化，此外患者工作时不要久坐，工作间隙可以适当做点运动，从而有效避免出现肠粘连。

（3）避免过度疲劳：过度疲劳会导致身体抗病能力下降，导致急性阑尾炎症状的加重，患者应保证每天有充足的睡眠，建议晚上 10 点之前上床睡觉。

（四）心理护理

阑尾炎患者往往出现恐惧、紧张、焦虑情绪，加强与患者及家属的沟通，耐心地满足患者居家休养时的需求，缓解其心理压力，促使患者早日康复。

第七节　肠　梗　阻

一、病种简介

肠梗阻指肠内容物在肠道中通过受阻。为常见急腹症，可因多种因素引起，起病初，梗阻肠段先有解剖和功能性改变，继而发生体液和电解质的丢失，肠壁循环障碍、坏死和继发感染，最后可致毒血症，休克、死亡。

（一）病因

1. 肠外原因　粘连与粘连带压迫，可引起肠折叠扭转而造成梗阻。先天性粘连带较多见于小儿；腹部手术或腹内炎症产生的粘连是成人肠梗阻最常见的原因，但少数病例可无腹部手术及炎症史。肠扭转常为粘连所致，肠外肿瘤或腹块压迫也可引起肠梗阻。

2. 肠管本身原因　先天性狭窄和闭孔畸形；炎症肿瘤吻合手术及其他因素所致的狭窄；肠套叠在成人较少见，多因息肉或其他肠管病变引起。

3. 动力性肠梗阻病因　麻痹性肠梗阻，常见于腹部大手术后，腹膜炎、腹部外伤或其他全身性代谢失常所致；痉挛性肠梗阻，见于肠道炎症及神经系统功能失常导致的肠管暂时性痉挛；血管性肠梗阻，由肠系膜动脉栓塞或血栓形成和肠系膜静脉血栓形成引起。

（二）临床表现

肠梗阻的症状，主要表现为呕吐、腹痛、腹胀和停止排气排便。另外，肠梗阻患者还会出现水、电解质以及酸碱平衡的失常。如果是绞窄性肠梗阻或肠坏死，还可能出现腹膜炎、胃肠出血以及休克等症状。

（三）常见并发症

1. 肠膨胀　当患者出现机械性肠梗阻时，梗阻部位以上的肠腔因积液积气不能排出而膨胀，而肠段对梗阻发生的一个最先反应就是增强蠕动，引起肠绞痛、肠壁充血水肿、通透性增加。肠管内压力继续增高，可使肠壁血流阻断，使单纯性肠梗阻变为绞窄性肠梗阻。严重的肠膨胀甚至可使横膈抬高，影响患者呼吸和循环功能。

2. 体液和电解质丢失　肠梗阻发生后可引起呕吐。高位小肠梗阻导致呕吐频繁，身体内大量水分和电解质被排出体外。如梗阻位置在幽门或十二指肠上段，导致呕吐过多胃酸，患者可出现脱水和低氯低钾性碱中毒。如梗阻部位在十二指肠下段或空肠上段，会导致身体内重碳酸盐丢失严重。低位肠梗阻呕吐较高位肠梗阻少见。

3. 感染和毒血症　如果肠梗阻转变为绞窄性，容易发生缺血性坏死、脓毒血症。严重的腹膜炎和毒血症是导致肠梗阻患者死亡的主要原因。

（四）治疗原则

肠梗阻治疗方法取决于梗阻的原因、性质、部位、病情和患者全身情况。不论采取何种治疗方法，都以纠正肠梗阻所引起的水、电解质和酸碱平衡的失调，行胃肠减压，改善梗阻部位以上肠段的血液循环，控制感染为治疗目的。

（1）纠正脱水、电解质丢失和酸碱平衡失调。

（2）胃肠减压：通过胃肠插管减压，可引出吞入的气体和滞留的液体，解除肠膨胀，避免吸入性肺炎，减轻呕吐，改善由于腹胀引起的循环和呼吸窘迫症状，在一定程度上能改善梗阻以上肠管的淤血、水肿和血液循环。手术患者采取胃肠减压，可减少手术操作困难，增加手术的安全性。

（3）控制感染和毒血症：肠梗阻时间过长或发生绞窄时，肠壁和腹膜常有多种细菌感染（如大肠杆菌、梭形芽孢杆菌、链球菌等），遵医嘱采用抗革兰阴性杆菌为重点的广谱抗生素静脉滴注治疗。

（4）解除梗阻、恢复肠道功能：对一般单纯性机械性肠梗阻，尤其是早期不完全性肠梗阻等可作非手术治疗。早期肠套叠、肠扭转引起的肠梗阻，亦可在严密观察下先行非手术治疗。

（5）外科手术。

二、一般护理措施

1. 心理护理　肠梗阻患者存在不同程度的紧张、焦虑等情绪。应针对患者心理特点，动态地给予心理指导，及时与患者沟通，耐心解释肠梗阻的原因、治疗方法和预后，以消除其恐惧心理，使其积极配合治疗和护理。

2. 胃肠减压护理　患者出现恶心、呕吐，遵医嘱指导其禁食，留置胃肠减压管，以减轻肠腔上段的压力。定期冲洗引流管，保持通畅，防止堵塞，定时检查引流瓶内的负压，注意观察引流液的量及颜色。禁食期间给予补液，以保证营养补充及维持电解质平衡，待肠梗阻缓解、肛门排气后，可开始进少量流质。

3. 体位护理　生命体征稳定者取半卧位，有利于膈肌下降，减轻腹胀对呼吸、循环系统的影响。重症患者平卧，头转向一侧，以防呕吐物吸入气管，导致窒息和吸入性肺炎。术后患者，应鼓励其早下床活动，以促进胃肠道功能恢复。

4. 病情观察 严密观察患者腹痛、腹胀、呕吐及腹部体征情况，定时测量并记录体温、脉搏、呼吸、血压等，若患者症状与体征不见好转或反有加重，应考虑有肠绞窄可能。确诊为绞窄性肠梗阻，应及早手术治疗。

5. 疼痛护理 若无肠麻痹或肠绞窄，遵医嘱应用阿托品类抗胆碱药物，解除胃肠道平滑肌痉挛缓解腹痛。若患者为不完全性、痉挛性肠梗阻，可适当顺时针轻柔按摩腹部。还可热敷腹部，针灸双侧足三里穴，以促进肠蠕动恢复。

三、健康教育

（一）常用药物的作用与不良反应观察

1. 补充水分及电解质 要以补充液体为主，对于严重的缺水患者，合理补充水分及电解质，有助于改善肠绞窄。

2. 抗生素药物治疗 若出现了单纯性肠梗阻，可不使用抗生素进行治疗；对于绞窄性肠梗阻患者，需要用药物方法进行控制，避免造成细菌感染，肠管坏死。一般可选用头孢类、灭滴灵等。

3. 解痉剂的应用 确定无肠绞窄后，可应用阿托品、山莨菪碱（654－2）等抗胆碱类药物，以解除胃肠道平滑肌的痉挛，抑制胃肠道腺体的分泌，使患者腹痛得以缓解。但不可随意应用止痛剂，以免影响病情观察。

4. 采取营养支持治疗 主要是进行静脉补充营养，在输液过程中要控制输液速度，切忌随意加快输液速度。

（二）饮食护理

（1）制定循序渐进的饮食计划：在禁食、胃肠减压期间，每天抽吸胃管数次以保持通畅，观察记录引流的量和性质，注意恶心、呕吐的频率，胃液中如有黄色胆汁，说明有肠液反流。

（2）持续胃肠减压的患者，如出现腹痛缓解、腹胀减轻、肠鸣音恢复正常、开始排气，说明梗阻缓解，可暂停胃肠减压、留置胃管，24 小时后如病情稳定，可经胃管分次注入温生理盐水 50—80 毫升，无明显腹痛、腹胀症状后，可试进等渗肠内营养液，1 天后患者无腹胀、腹痛及呕吐症状，逐步增加进食量，减少静脉营养药剂量，逐渐过渡到半流质至普食。

（3）宜吃清淡有营养、流质的食物，如米汤、菜汤、藕粉、蛋花汤、面片等。

（4）食用容易消化、促进排便的食物，如海带、猪血、胡萝卜、山楂、菠萝、木瓜等；多吃富含纤维素的食物，如各种蔬菜、水果、糙米、全谷类及豆类，可帮助排便、预防便秘。

（5）吃富含蛋白质及铁质的食品，如瘦肉、鱼虾、动物血、动物肝肾、蛋黄、豆制品以及大枣、绿叶菜、芝麻酱、蛋及奶制品等。

（6）选用植物性油脂，禁食肥肉、内脏、鱼卵、奶油等胆固醇高的食物。

（三）运动康复指导

平时运动不要过于剧烈，否则可能会加重疼痛，饭后可以散步，以慢步走为主。在恢复期间患者也会出现腹胀情况，此时应适当减少饮食，通过运动来缓解腹胀症状，也可采用胃肠减压方法来缓解严重的腹胀，吃容易消化的粥类，以帮助消化。

（四）心理护理

发生粘连性肠梗阻时，患者面对的是非手术治疗还是手术治疗的疑虑，对长时间的禁食和胃肠减压不能接受，心理上对手术缺乏信心。做护理操作前应向患者介绍治疗相关知识，做好心理疏导与解释工作，增强患者信心，促使其配合治疗，以最佳的心理状态接受治疗。

第八节　急性胰腺炎

一、病种简介

急性胰腺炎是多种病因导致胰酶在胰腺内被激活后，引起胰腺组织自身消化、水肿、出血甚至坏死的炎症反应。病变程度轻重不等，轻者以胰腺水肿为主，临床多见，病情常呈自限性，愈后良好，又称为轻症急性胰腺炎。少数重者胰腺出血坏死，常继发感染、腹膜炎和休克等多种并发症，病死率高，称为重症急性胰腺炎。

（一）病因

本病病因迄今仍不十分明了，胰腺炎的病因与过多饮酒、胆管内的胆结石等有关。

1. 梗阻因素　由于胆道蛔虫、壶腹部结石嵌顿、十二指肠乳头缩窄等导致胆汁反流。

2. 乙醇（酒精）因素　长期饮酒者容易发生胰腺炎。

3. 血管因素　胰腺的小动、静脉急性栓塞、梗阻，发生胰腺急性血循环障碍而导致急性胰腺炎。

4. 外伤　胰腺外伤使胰腺管破裂、胰腺液外溢以及外伤后血液供应不足，发生急性重型胰腺炎。

5. 感染因素 急性胰腺炎可以因各种细菌感染和病毒感染引起。

6. 代谢性疾病 可与高钙血症、高脂血症等病症有关。

7. 其他因素 如药物过敏、遗传等。

（二）临床表现

急性水肿型胰腺炎主要症状为腹痛、恶心、呕吐、发热，而出血坏死型胰腺炎可出现休克、高热、黄疸、腹胀以致肠麻痹、腹膜刺激征以及皮下出现淤血斑等。

一般症状如下。

（1）腹痛：为最早出现的症状，往往在暴饮暴食或极度疲劳之后发生，多为突然发作，位于上腹正中或偏左。疼痛为持续性进行性加重，似刀割样。疼痛向背部、胁部放射。若为出血坏死性胰腺炎，发病后短暂时间内即转为全腹痛、急剧腹胀，很快出现轻重不等的休克。

（2）恶心、呕吐：发作频繁，起初吐出物呈胆汁样，病情进行性加重，很快进入肠麻痹，吐出物为粪样。

（3）黄疸：急性水肿型胰腺炎出现较少，约占1/4；急性出血型胰腺炎出现黄疸的较多。

（4）脱水：急性胰腺炎的脱水主要由肠麻痹、呕吐所致，而重型胰腺炎在短时间内即可出现严重的脱水及电解质失常。出血坏死型胰腺炎，发病后数小时至十几小时即可呈现严重的脱水现象，无尿或少尿。

（5）发热：由于胰腺大量炎性渗出，以致胰腺的坏死和局限性脓肿等，可出现不同程度的体温升高。若为轻型胰腺炎，一般体温在39℃以内，3—5天即可下降。而重型胰腺炎，则体温常在39—40℃，常出现谵妄、持续数周发热不退，并出现毒血症的表现。

（6）皮肤颜色改变：少数出血坏死型胰腺炎，胰液以及坏死溶解的组织沿组织间隙到达皮下，溶解皮下脂肪，使毛细血管破裂出血，使局部皮肤呈青紫色，有的可融成大片状，在前下腹壁，亦可在脐周出现。

（7）压痛及腹肌紧张：轻型水肿型胰腺炎在上腹部深处有压痛，少数前腹壁有明显压痛。急性重型胰腺炎，由于大量胰腺组织溶解、坏死、出血，前、后腹膜均被累及，全腹肌紧、压痛，全腹胀气，并可有大量炎性腹水，可出现移动性浊音。肠鸣音消失，出现麻痹性肠梗阻。

（8）呼吸困难：由于渗出液的炎性刺激，可出现胸腔反应性积液，以左侧为多见，可引起同侧肺不张，出现呼吸困难。

（9）腹部隆起：有些患者在上腹可以看到一隆起性包块，触之有压痛，包块的边界不清。

（三）常见并发症

1. 局部并发症

（1）胰腺脓肿：常于起病2—3周后出现。此时患者高热伴中毒症状，腹痛加重，可扪及上腹部包块，白细胞计数明显升高。穿刺液为脓性，培养有细菌生长。

（2）胰腺假性囊肿：多在起病3—4周后形成。体检常可扪及上腹部包块，大的囊肿可压迫邻近组织产生相应症状。

2. 全身并发症　常有急性呼吸衰竭、急性肾衰竭、心力衰竭、消化道出血、胰性脑病、败血症及真菌感染、高血糖等并发症。

（四）治疗原则

1. 非手术治疗　防止休克，改善微循环、解痉、止痛，抑制胰酶分泌，抗感染，营养支持，预防并发症的发生，加强监护等。

2. 手术治疗　虽有局限性区域性胰腺坏死、渗出，无感染而全身中毒症状不十分严重的患者，不需急于手术。若有感染则应予以相应的手术治疗。

二、一般护理措施

1. 心理护理　患者由于对疾病缺乏认识会产生焦虑、恐惧等心理反应。安慰、关心患者，向患者讲解急性胰腺炎相关知识，缓解其恐惧、焦虑的情绪，使其积极配合治疗。

2. 疼痛护理　伴有疼痛时，卧床休息，取舒适体位，避免衣服过紧。

3. 发热护理　一般发热时，卧床休息，减少耗氧量，保持口腔清洁，保持皮肤清洁、干燥。高热时，可物理降温或遵医嘱药物降温。

4. 病情观察　观察患者生命体征及血清淀粉酶、尿淀粉酶的变化；观察患者腹痛情况；观察患者呕吐物的量及性状，判断失水程度。注意患者神志、尿量、血压的变化，若出现尿量减少、神志改变、出冷汗、皮肤苍白等情况，应立即通知医生进行抢救。

5. 饮食护理　禁食数日，病情好转后，先进食少量低脂流质食物，而后逐步增加进食量，避免过早进食使病情复发。病情严重者，应给予全胃肠外营养。

三、健康教育

（一）常用药物的作用与不良反应观察

（1）抑制胰腺分泌：禁食及胃肠减压，可减少胰腺分泌。

（2）应用抑制胃酸药物，以保护胃黏膜及减少胰腺分泌。

（3）应用生长抑素及类似物，在急性胰腺炎早期，能迅速控制病情、缓解临床症状，使血淀粉酶快速下降，减少并发症，提高治愈率。

（4）抑制胰酶活性、减少胰酶合成：乌司他汀为一种蛋白酶抑制药，可以抑制各种胰酶，抑制炎性介质的释放，减轻炎症。

（5）腹痛时，遵医嘱给予山莨菪碱或哌替啶注射液，不选用吗啡，以免影响呼吸。

（6）抗生素应用：用之前需做过敏试验，用药期间注意观察有无不良反应。

（二）饮食护理

（1）急性期绝对禁食，必要时胃肠减压，禁食能使胰液分泌减少，胃肠减压可使胃中酸性胃液及原有食物不再刺激胰腺分泌，减轻胰腺负担。限制饮水量，口渴可含漱或湿润口唇。禁食期间静脉补液保持电解质平衡。

（2）治疗期间应禁食，至血、尿淀粉酶检验结果正常，腹痛、恶心呕吐等症状消失后，逐渐进食无脂流食—低脂流食—低脂半流食—低脂普食。即从小量无脂流食开始，如米汤，可少量多次。1—2 天后，无不适时改成食入低脂流质食物，如猪肝汤、豆浆、猪腰汤、蛋清汤等。然后，改为低脂半流食，再过渡到低脂低蛋白普食。每类饮食过渡 1—2 天，食品应以无刺激性、少油腻、易消化为原则，忌油腻，避免暴饮暴食和酗酒。

（3）恢复期急性胰腺炎忌饮酒。大量饮酒可刺激胰腺大量分泌胰液，再次引起胰腺炎。

（4）急性胰腺炎忌暴食，尤其是避免进食大量高脂肪和高蛋白餐，防止加重胰腺炎。应给予低脂清淡饮食。

（5）积极治疗胆管炎、结石等疾病。由于胆道与胰管有共同的开口，如果胆汁排泄不畅，可使胆汁逆流入胰管而引起胰腺炎。

（6）胰腺炎患者，应给予高热量、低脂肪、易消化吸收的食品，如各种粥类、蔬菜、水果，以保证人体对维生素及矿物质的需要。

（7）忌食油腻食物，油腻食物不易消化，并能促进胆汁分泌，而胆汁又能激活胰腺中的消化酶，可使病情加重。因此，含脂肪较多的食物，如肥肉、花生、芝麻、油酥点心、油炸食品等应禁止食用。

（8）病情好转，逐步增加进食量和食物种类，但不宜饱食，以免病情复发。

（三）运动康复指导

（1）胰腺炎恢复期，可以适量运动，运动不宜太剧烈。适宜的运动为散步、慢走、慢跑、打太极拳、做健身操、骑自行车等。

（2）打太极拳时，注重意气运动，以心行气，疏通经络，平衡阴阳气血，以提高阴阳自和能力，即西医所说的抗病康复能力和免疫力。

（3）慢跑时，全身肌肉要放松，呼吸要深长，缓缓而有节奏，可两步一呼、两步一吸，亦可三步一呼、三步一吸。宜用腹部深呼吸，即吸气时鼓腹，呼气时收腹。慢跑时步伐要轻快，双臂自然摆动。慢跑的运动量以每天跑20—30分钟为宜。

（四）心理护理

与患者建立互相信赖的关系，做好患者和家属的解释和安慰工作，稳定患者情绪，收集患者相关信息，观察患者情绪反应，了解患者对急性胰腺炎的恐惧程度，给予患者同情、理解和关心。向患者和家属讲解有关急性胰腺炎的疾病知识，使其了解急性胰腺炎的预后，稳定情绪，主动配合治疗和护理。

第九节　痔　　疮

一、病种简介

人体直肠末端黏膜下和肛管皮肤下静脉丛发生扩张和屈曲所形成的柔软静脉团，称为痔，又名痔疮、痔疾等。医学所指痔疮包括内痔、外痔、混合痔，是肛门直肠底部及肛门黏膜的静脉丛发生曲张而形成的一个或多个柔软的静脉团的一种慢性疾病。

（一）病因

关于痔的病因主要有两种学说。首先是静脉曲张学说，认为痔是直肠下段黏膜下和肛管皮肤下的静脉丛淤血、扩张和屈曲所形成的静脉团。然而，目前广为接受的理论是肛垫下移学说，认为痔原本是肛管部位正常的解剖结构，即血管垫，是齿状线及以上1.5厘米的环状海绵样组织带。只有肛垫组织发生异常并合并有症状时，才能称为痔，才需要治疗，治疗目的是解除症状，而非消除痔体。痔的诱发因素很多，其中便秘、长期饮酒、进食大量刺激性食物和久坐久立是主要诱因。

（二）临床表现

1. 便血　为主要表现，便血的性质可为无痛、间歇性、便后鲜血，便时滴血或手纸上带血，便秘、饮酒或进食刺激性食物后加重。

2. 坠胀感　单纯性内痔无疼痛，仅有坠胀感，可出血，发展至脱垂，合并血栓形成、嵌顿、感染时才出现疼痛。

3. 疼痛　外痔平时无特殊症状，发生血栓及炎症时可有肿胀、疼痛。

（三）常见并发症

1. 血栓性静脉炎　痔静脉丛扩张和回流受阻时可形成血栓，患者感觉局部疼痛，排便、行走和坐下等时疼痛加重。

2. 坏死　痔核嵌顿于肛门外，由于一系列的病理改变使局部代谢产物积聚进一步加重了肛门局部水肿，加重了痔核的嵌顿，这是一种恶性循环，所以内痔嵌顿日久必然出现坏死。

3. 感染　痔核嵌顿后多有不同程度的感染，患者出现里急后重、肛门坠胀感等症状。

4. 贫血　因痔疮失血而导致缺铁性贫血，早期常感觉易疲劳。

5. 便秘　便秘加重痔疮，痔疮又加重便秘。

6. 肥胖　痔疮患者因为肛门组织血管肿胀常有刺痛感、行动不便。此外，三餐不均衡，饮食不健康，不仅导致了痔疮，肥胖也随之而来。

7. 妇科炎症　一些年轻女性，因为痔疮引起肛周脓肿，肛周部位的感染进而影响到阴道部位，甚至造成其他的妇科炎症感染。

8. 直肠癌　由于痔疮和直肠癌的发病部位相似，90% 以上的直肠癌病例在初期被误诊为痔疮。

（四）治疗原则

（1）药物治疗：轻症患者可用马应龙麝香痔疮膏、槐芩软膏、肤痔清软膏、氯己定（洗必泰）等外用药。除了以上列举的药物以外也可选择其他药物治疗。

（2）中医针灸治疗。

（3）手术疗法。

二、一般护理措施

（1）休息和活动：患者可以保持日常生活和活动。避免久坐，否则易导致会阴部充血，加重痔疮症状。

（2）便血和疼痛的观察，合并有疼痛患者给予对症处理，便血量多时，及时建立静脉通道，做好输血准备。

（3）饮食护理：饮食以营养丰富、易消化为宜，忌辛辣刺激，戒烟酒，多食新鲜蔬菜、水果。保持大便通畅，不可用力排便，以防加重出血和痔核脱出或嵌顿。

（4）保持肛门周围干燥清洁，便后及每晚睡觉前清洗肛周，勤换内衣。

三、健康教育

（一）常用药物的作用与不良反应观察

使用痔疮膏时，为避免痔疮膏遭到粪便的污染，在便后清洗肛门后再使用。清洗肛门最好用淡盐水，因为淡盐水的高渗作用可以缓解痔疮引起的水肿。对于外痔，用高锰酸钾溶液、清热解毒类中药等坐浴，治疗痔疮引起的局部炎症效果是很好的。软膏可能会污染内裤，为了干净卫生，部分软膏的包装内会附有卫生护垫。将护垫粘贴在内裤上，可以避免污染衣物。如果软膏没有附带卫生护垫，可以将药棉叠成大小合适的方块状贴在肛门处。孕妇禁用痔疮膏，痔疮膏内含有的麝香、冰片会对胎儿的发育不利，甚至引起流产。

（二）饮食护理

饮食宜清淡，少食辛辣、煎炒、油炸、烈酒等不消化和刺激性食物。多食水果，蔬菜等富含膳食纤维食物，尤其是香蕉、蜂蜜类润肠通便食物，多饮水。忌辛辣刺激，戒烟酒。

（三）运动康复指导

平时应多做户外运动或体育锻炼，可有效促进肠胃蠕动。最好每天进行 2 次提肛运动，可预防痔疮的发生。

1. 提肛运动　全身放松，用力夹紧臀部及大腿，配合吸气，舌舔上腭，同时肛门向上提收，像忍大便的样子。提肛后稍闭气不呼，然后配合呼气，全身放松。每日早晚 2 次，每次 10 下。

2. 举骨盆运动　仰卧屈膝，使脚跟靠近臀部，两手放在头下，以脚掌和肩部作支点，使骨盆举起，同时提收肛门，放松时骨盆放下。熟练后配合呼吸，提肛时吸气，放松时呼气，每日可做 1—3 次，每次 20 下。

3. 爬行运动　每天早晚各爬行 50 米，每次 5 米，分 10 次做完。爬行时身体处于俯卧姿势，静脉回流不会受阻，肛门压力低，静脉壁不会变薄，可以预防和治疗痔疮。

（四）心理护理

为患者创造良好的休息环境，解除其顾虑，消除其紧张或抑郁情绪，使其愉快配合治疗。

第四章
内分泌系统常见疾病

第一节 低血糖的护理

低血糖为内分泌系统疾病常见症状。

（一）临床表现

低血糖呈发作性，时间及频率随病因不同而异，临床表现可归纳为以下两个方面。

1. 自主交感神经过度兴奋表现　低血糖发作时交感神经和肾上腺髓质释放肾上腺素、去甲肾上腺素和一些肽类物质，表现为出汗、颤抖、心悸、紧张、焦虑、饥饿、软弱无力、面色苍白、心率加快、四肢冰凉、收缩压轻度升高等。

2. 脑功能障碍表现　低血糖时中枢神经的表现可轻可重。初期表现为精神不集中，思维和语言迟钝，头晕、嗜睡、视物不清、步态不稳，可有幻觉、躁动、易怒、行为怪异等精神症状，甚至出现昏迷、各种反射消失。如果低血糖持续得不到纠正，常不易逆转甚至死亡。

（二）居家护理

（1）出现低血糖症状，应立即停止活动，卧床休息，先测血糖，确定是否为低血糖，确定后应进食含糖食物，如半杯甜果汁、半杯糖水、3—5 块饼干、2—3 块糖果，或进食牛奶、鸡蛋、肉类等蛋白质类食物，快速升高血糖。

（2）15 分钟后再测指尖血糖，如血糖仍低，或低血糖症状未能减轻，应再次进食。低血糖症状消除，但距离下一餐还有 1 小时以上，则应再次进食，如 1 杯牛奶、5—6 块低脂甜饼干、一片面包、一个馒头等。

（3）出现神志不清、突发昏迷等严重情况，应及时将患者送往医院，及时注射葡萄糖。

（4）心理护理：稳定患者情绪，出现低血糖给予安慰解除患者紧张、焦虑心理。及时向患者解释发生低血糖的原因和应急处理措施，减轻患者心理恐惧。

第二节 糖 尿 病

一、病种简介

糖尿病是一组以高血糖为特征的代谢综合征，是由于体内胰岛素分泌缺陷或其生物学作用障碍而引起的糖类、蛋白质、脂肪和水电解质代谢失常，常并发全身微血管、大血管病变，并可导致心、脑、肾、神经、眼睛及足等器官的慢性功能损害。糖尿病分为 1 型糖尿病、2 型糖尿病、妊娠糖尿病、特殊类型糖尿病，其中 90% 以上糖尿病为 2 型糖尿病。

（一）病因

1. 1 型、2 型糖尿病病因

（1）1 型糖尿病：①遗传因素；②环境因素，如病毒感染、化学因素、饮食因素；③自身免疫因素。

（2）2 型糖尿病：①遗传因素，如具有易感基因；②环境因素，如肥胖、慢性应激。

2. 诊断标准　糖尿病的诊断一般不难，空腹血糖大于或等于 7.0 毫摩尔/升，和（或）餐后 2 小时血糖大于或等于 11.1 毫摩尔/升即可确诊。

（1）1 型糖尿病：发病年龄轻，大多 <30 岁，起病突然，多饮、多尿、多食、消瘦症状明显，血糖水平高，不少患者以酮症酸中毒为首发症状。单用口服药无效，需用胰岛素治疗。

（2）2 型糖尿病：常见于中老年人、肥胖者，常伴有高血压、血脂异常、动脉硬化等疾病。起病隐袭，早期无任何症状，或仅有轻度乏力、口渴，血糖增高不明显者需做糖耐量试验才能确诊。

（二）临床表现

典型症状：多饮、多尿、多食、体重减轻。

（1）一般情况：体力减退、精神萎靡、疲乏、易感冒、工作能力下降。

（2）心血管系统：心悸、气促、心动过缓或心动过速、心前区不适。

（3）泌尿系统：尿频、尿糖阳性、夜尿增多。

（4）生殖系统：女性可并发月经稀少、闭经，男性患者以阳痿和性欲减退常见。

（5）精神系统：忧虑、急躁、情绪不稳或抑郁、失眠、多梦、易惊醒。

（6）消化系统：多表现为食欲亢进、易饥、体重下降，病情较重者食欲不振、纳差、恶心、呕吐、腹胀。

（三）常见并发症

1. 糖尿病急性并发症　糖尿病酮症及酮症酸中毒，非酮症高渗性糖尿病昏迷，乳酸酸中毒昏迷，急性感染包括泌尿系统感染、呼吸道炎症、败血症等。

2. 糖尿病慢性并发症

（1）糖尿病大血管病变：心血管病变（冠心病、心肌梗死）、脑血管及下肢血管病变。

（2）糖尿病微血管病变：糖尿病视网膜病变、糖尿病肾病。

（3）糖尿病神经病变：以周围神经病变最常见，通常为对称性。患者常出现肢端感觉异常，如袜子或手套状分布，伴麻木、针刺感等。

（4）糖尿病足：世界卫生组织将糖尿病足定义为下肢远端神经异常和不同程度的周围血管病变相关的足部感染、溃疡和深层组织破坏。主要临床表现为足部溃疡与坏疽。

（四）治疗原则

强调早期治疗和个体化控制目标与综合治疗；纠正代谢失常，维持良好生活质量，保障儿童正常发育；防止急性代谢失常并发症；预防和延缓慢性并发症。目前尚无根治糖尿病的方法，但通过治疗可以控制糖尿病。主要包括 5 个方面：饮食治疗、运动治疗、药物治疗、糖尿病患者自我监测血糖和健康教育。

二、一般护理措施

1. 全面评估患者情况　包括身高、体重、营养状况、健康史、家族史、身体状况、生命体征，以及神志、精神状态。

2. 低血糖护理　低血糖时立即监测血糖水平，嘱患者卧床休息，注意保暖，遵医嘱给予含糖食品。

3. 心理护理　防止患者出现紧张、焦虑、抑郁、恐惧的心理。

4. 糖尿病酮症酸中毒护理　迅速建立静脉通道，补充生理盐水及胰岛素，根据血糖情况遵医嘱调整胰岛素的滴速。

观察患者意识状态、神志、呼吸、血压的变化，并做好记录。嘱患者严格卧床休息，平卧时头偏向一侧。每2小时监测血糖一次，注意血气、电解质的变化。暂禁食或吃些流质饮食、多饮水。心理护理，防止患者出现紧张、恐惧的心理。

5. 口腔和皮肤护理　加强口腔护理和皮肤护理，酌情应用抗生素，避免感染。

6. 糖尿病足护理　糖尿病足坏疽可分为湿性坏疽、干性坏疽、混合性坏疽。糖尿病足的病因复杂，为周围神经病变、血管病变、感染的共同作用所致。

（1）糖尿病足分级：依据糖尿病足的严重程度，经典的分级方法为瓦格纳分级法，将糖尿病足分为6级，即0—5级。

0级：目前没有溃疡，但有发生足溃疡危险因素，如周围神经和自主神经病变、周围血管病变、足畸形、失明或视力严重减退。

1级：表面溃疡，临床上没有感染，这类患者的溃疡如处理得当，均能痊愈。

2级：有较深的溃疡，常合并软组织炎，这类患者如果处理得当，一般也能避免截肢。

3级：感染影响到骨组织。

4级：局限性坏疽，一般为足趾的坏疽，这些患肢经过截趾后，足功能一般能保留。

5级：全足坏疽，这些患者的截肢水平相对要高。

（2）糖尿病足的预防及护理：①指导患者每天检查足部情况，选择白色袜口、宽松舒适的棉袜，选择宽大、使脚能完全伸直、可稍活动的鞋子。②每晚睡前用温水泡脚，水温37—38℃，浸泡时间5分钟，洗脚时不宜擦洗，以免擦伤皮肤，洗净后用柔软且吸水性强的毛巾轻柔、彻底擦干，尤其是趾间，再以润肤油涂擦。③每天仔细检查足背、足底、足跟部，尤其是足趾缝间有无红肿、水泡、擦伤，足跟部有无裂口、红肿。④修剪趾甲时应细心、平剪，不宜过短，以防损伤甲沟皮肤，引起甲沟炎或引起感染。

三、健康教育

（一）常用药物的作用与不良反应观察

1. 口服药物治疗

（1）磺脲类药物：2型糖尿病患者经饮食控制、运动、降低体重等治疗后，疗效尚不满意者均可用磺脲类药物。主要降糖机制是刺激胰岛素分泌，对有一定胰岛功能者疗效较好。对一些发病年龄较轻、体形不胖的糖尿病患者在早期也有一定疗效。但对肥胖者使用磺脲类药物时，要特别注意饮食控制，使体重逐渐下降，与双胍类或

α－葡萄糖苷酶抑制剂降糖药联用较好。

禁忌证：①严重肝、肾功能不全；②合并严重感染，创伤及大手术期间，临时改用胰岛素治疗；③糖尿病酮症、酮症酸中毒期间，临时改用胰岛素治疗；④糖尿病孕妇，妊娠高血糖对胎儿有致畸形作用，早产、死产发生率高，故应严格控制血糖；⑤对磺脲类药物过敏或出现明显不良反应。

（2）双胍类降糖药：主要降血糖机制是增加外周组织对葡萄糖的利用，增加葡萄糖的无氧酵解，减少胃肠道对葡萄糖的吸收，降低体重。

适应证：①肥胖型 2 型糖尿病，单用饮食治疗效果不满意者；②2 型糖尿病单用磺脲类药物效果不好，可加双胍类药物；③1 型糖尿病用胰岛素治疗病情不稳定，用双胍类药物可减少胰岛素剂量；④2 型糖尿病继发性失效改用胰岛素治疗时，可加用双胍类药物，能减少胰岛素用量。

禁忌证：①严重肝、肾、心、肺疾病，消耗性疾病，营养不良，缺氧性疾病；②糖尿病酮症，酮症酸中毒；③伴有严重感染、手术、创伤等应激状况时暂停双胍类药物，改用胰岛素治疗；④妊娠期。

不良反应：最常见胃肠道反应，恶心、呕吐、食欲下降、腹痛、腹泻，发生率为 20%，在餐中或餐后服药可减少不良反应。

（3）α－葡萄糖苷酶抑制剂：1 型和 2 型糖尿病均可使用，可以与磺脲类、双胍类或胰岛素联用。主要不良反应有腹痛、肠胀气、腹泻、肛门排气增多。

（4）胰岛素增敏剂：有增强胰岛素作用，可改善糖代谢。可以单用，也可与磺脲类、双胍类或胰岛素联用。有肝脏病或心功能不全者不宜应用。

（5）格列奈类胰岛素促分泌剂：瑞格列奈、那格列奈餐前即刻口服，每次主餐时服，不进餐不服。

2. 胰岛素制剂　胰岛素制剂有动物胰岛素、人胰岛素和胰岛素类似物。根据作用时间分为短效、中效和长效胰岛素，并已制成混合制剂，如诺和灵 30R、优泌林 70/30。胰岛素治疗的最大不良反应为低血糖。注射胰岛素后一定要进食，注意监测血糖，防止低血糖反应。

（二）运动治疗

增加体力活动可改善机体对胰岛素的敏感性，降低体重，减少身体脂肪量，增强体力，提高工作能力和生活质量。运动的强度和时间长短应根据患者的健康状况而定，找到患者运动量适合和感兴趣的项目。运动形式可多样，如散步、快步走、做健美操、跳舞、打太极拳、跑步、游泳等。

（三）饮食治疗

饮食治疗是各种类型糖尿病治疗的基础，一部分轻型糖尿病患者单用饮食治疗就可控制病情。

总热量需要根据患者的年龄、性别、身高、体重、体力活动量、病情等综合因素来确定。首先计算每个人的标准体重。标准体重（千克）=身高（厘米）-105或标准体重（千克）=［身高（厘米）-100］×0.9；女性的标准体重应再减去2千克。也可根据年龄、性别、身高查表获得。

控制总热能，把一天的热能分配到一日3餐中，饥饿时可增加蔬菜和豆制品。严格限制含糖多的食品，如各种食糖、甜点心、饼干、各种含糖的饮料等，限制含糖多的水果等，避免升高血糖。限制含胆固醇高的食物，如动物脑髓、鱼子、蟹黄等。多食含膳食纤维多的食物，如粗粮，蔬菜如藕、芹菜、韭菜、大白菜及含糖少的水果，有利于降低血糖。限制食盐，每日不超过6克。忌用煎炸食物，炒菜选用植物油。

（四）心理护理

糖尿病是典型的心身疾病，向患者说明心理社会因素，即情绪、精神压力对疾病的影响。告知患者糖尿病虽是终身疾病，但是能被控制好的疾病，只要积极配合治疗，血糖就会得到良好的控制，可以延缓或减少并发症的发生和发展，不会使患者致盲、致残，寿命与正常人一样。

第三节 甲状腺功能亢进

一、病种简介

甲状腺功能亢进是由多种因素导致甲状腺激素分泌过多引起的以神经、循环、消化系统兴奋性增高和代谢亢进为主要表现的一种临床综合征。

（一）病因

1. 自身免疫　病因和发病机制不明，但公认与甲状腺的自身免疫反应有关。

2. 遗传因素　同卵双生相继发生甲状腺功能亢进者达30%—60%，异卵双生仅为3%—9%，甲状腺功能亢进亲属中患另一免疫性甲状腺病的比率均高于一般人群。

3. 精神因素　部分甲状腺功能亢进患者在临床症状出现前有明显的精神刺激或创伤史。

4. 感染因素　如病毒或细菌感染。

（二）临床表现

1. 高代谢综合征　疲乏无力、易饿、多食而消瘦。怕热多汗、皮肤温暖潮湿，可伴有低热，危象时可有高热。

2. 精神、神经系统症状　神经过敏、多言多动、紧张多虑、焦躁易怒、不安、失眠、思想不集中、记忆力减退；有时有幻觉，甚至表现为亚躁狂症或精神分裂症；偶有寡言抑郁、神情淡漠；也有伸手、眼睑、伸舌细微震颤等。

3. 心血管系统症状　可有心悸、胸闷、气短。心率增快，重者有心房纤颤、心脏扩大和心力衰竭。收缩压升高，舒张压降低，脉压增大。

4. 消化系统症状　常有食欲亢进、多食、消瘦；老年甲状腺功能亢进患者可有食欲减退、厌食；因甲状腺激素促使胃肠蠕动加快，消化吸收不良出现腹泻。

5. 运动系统症状　多数患者有肌无力及肌肉萎缩，甲状腺功能亢进患者可伴骨密度降低。

6. 生殖系统症状　女性常有月经减少或闭经，男性有阳痿，偶有男子乳腺发育等。

7. 局部症状　甲状腺肿大多数呈弥漫性、对称性肿大，可随着吞咽动作上下移动，肿大程度与甲状腺功能亢进轻重无明显关系，偶有震颤，听诊有血管杂音。

8. 眼部表现　甲状腺功能亢进引起的眼部改变大致可分为浸润性突眼和非浸润性突眼两种。主要表现有明显的自觉症状、畏光、流泪、复视、视力减退、眼部肿痛、上眼睑挛缩、眼裂增宽、上眼睑移动滞缓、瞬目减少和凝视、眼神惊恐。

（三）常见并发症

1. 甲状腺功能亢进危象　是甲状腺毒症病情加重的一个综合征，严重危及生命。

2. 甲状腺功能亢进性心脏病　心跳速率增加，使蛋白质异化速率增加，致使心脏肌肉的强度减弱，而造成心肌衰竭。

3. 甲状腺眼病　临床分为非浸润性突眼和浸润性突眼。

4. 甲状腺功能亢进慢性肌病　少数患者表现肢体远端无力，个别患者有吞咽困难。

5. 白细胞减少症　由于药物过敏或毒性反应，少数患者可见到血中细胞下降，主要是中性粒细胞减少。

（四）治疗原则

甲状腺功能亢进治疗有 4 种方法：一般治疗、抗甲状腺药物治疗、放射碘治疗和手术治疗。

1. 一般治疗　应予适当休息，避免紧张、劳累，保持乐观情绪。注意补充足够热量和营养，包括糖、蛋白质、B 族维生素等，禁食含碘食物、浓茶、咖啡等。

2. 药物治疗　抗甲状腺药物有两种——咪唑类和硫氧嘧啶类，代表药物分别为甲巯咪唑（又称他巴唑）和丙基硫氧嘧啶（又称丙嘧）。药物治疗适合甲状腺功能亢进孕妇、儿童，以及甲状腺轻度肿大的患者，治疗一般需要1—2年，治疗中需要根据甲状腺功能情况增减药物剂量。

3. 放射碘治疗和手术治疗　都属于破坏性治疗，甲状腺功能亢进不容易复发。

二、一般护理措施

1. 评估患者情况　包括健康史及其相关因素、身体状况、生命体征，以及神志、精神状态、行为能力等。

2. 甲状腺功能亢进危象护理

（1）迅速建立静脉通道，纠正休克和脱水等电解质失调。

（2）保持呼吸道通畅，平卧位时头偏向一侧，呼吸困难者给予氧气吸入并保暖。

（3）遵医嘱应用丙基硫氧嘧啶、激素、镇静剂等药物。

（4）加强心理护理，解除患者的紧张、恐惧等心理活动。

（5）高热患者应迅速降温，多饮水，及时补液。

（6）嘱患者绝对卧床休息、注意安全护理。

3. 浸润性突眼护理

（1）高枕卧位，限制食盐摄入，适量使用利尿剂。

（2）带深色眼镜，减少光线和灰尘的刺激。

（3）睡前涂抗生素眼膏，眼睑不能闭合者覆盖纱布或眼罩。

（4）遵医嘱用0.5%甲基纤维素或0.5%氢化可的松溶液滴眼，可防止眼部局部刺激。

（5）每日做眼球运动以锻炼眼肌，改善眼肌功能。

4. 情绪亢奋的护理

（1）减少不良刺激，合理安排生活，保持居室安静和轻松的气氛。

（2）限制探视人员。

（3）精神紧张、不安、失眠较重者遵医嘱给予镇静剂，帮助患者合理安排作息时间，白天适当活动，保证夜间充足睡眠。

（4）避免精神紧张和注意力过度集中。

（5）加强患者的心理护理，多与患者沟通交流。

5. 高代谢症状护理

（1）给予高热量、高糖类、高蛋白、高维生素饮食，以补充消耗，满足高代谢需要。成人每日总热量应在12556千焦（3000千卡）以上，蛋白质每日1—2克/千克体重，膳食中可以各种形式增加奶类、蛋类、瘦肉类等优质蛋白以纠正体内负氮平衡。

主食应足量，每日 6 餐或一日 3 餐间加点心。每日饮水 2000—3000 毫升，补偿因腹泻、大量出汗及呼吸加快丢失的水分。

（2）并发水肿心衰者给低盐高蛋白饮食，肝肾功能受损者限制蛋白的摄入，血糖升高者给予糖尿病饮食、注意少食多餐。

（3）忌食生冷食物，减少食物中粗纤维的摄入，可改善排便次数增多症状。慎用卷心菜、花椰菜、甘蓝等可致甲状腺肿食物。

6. 药物护理　常用药物有甲巯咪唑、丙硫氧嘧啶甲状腺片和碘剂。掌握药物的不良反应，主要有粒细胞减少、肝功能损害。应指导患者按时按量规则服药，不可自行减量或停药。定期监测肝功能、血常规。

三、健康教育

（一）常用药物的作用与不良反应观察

药物不良反应主要是白细胞减少、肝功能损害和皮疹。因此长期服用药物患者需定期查血常规、肝功能等项目。糖皮质激素的应用很广泛，不良反应有向心性肥胖、骨质疏松、胃肠道出血、肝肾功能损害。

（二）饮食护理

甲状腺功能亢进患者在服药期间饮食上应注意：禁忌辛辣食物，如生葱、生蒜；禁忌海味，如海带、海虾、带鱼；禁忌浓茶、咖啡、烟酒；保持心情平静、避免劳累。

（三）运动康复护理

患甲状腺功能亢进初期，症状较轻。在抗甲状腺药物治疗的时候，应该参加一些力所能及的体育活动，这样做对于甲状腺功能亢进病情的恢复有益而无害。但体育活动的安排要适当，譬如，一般的散步，活动量不大的健身体操，非竞赛性的乒乓球、羽毛球、游泳等活动都可以参加，而消耗体力较多的跑步、带有比赛性质的体力活动不合适。

（四）心理护理

甲状腺功能亢进是一种常见的心身疾病。在护理甲状腺功能亢进患者时，除减轻患者躯体的痛苦和不适外，还要重视心理护理，增强患者心理调节能力，消除患者的负面心理，以配合治疗护理，早日康复。

第四节 甲状腺功能减退

一、病种简介

甲状腺功能减退症（甲减）是由于甲状腺激素缺乏，机体代谢活动下降所引起的临床综合征，成人后发病的称为成人甲状腺功能减退，重者表现为黏液性水肿，因其昏迷者称为黏液水肿性昏迷。胚胎期或婴儿期发病者，严重影响大脑和身体生长发育，成为痴呆侏儒，称呆小病或者克汀病。

（一）病因

1. 甲状腺发育异常　常见于甲状腺缺如或甲状腺发育不全，多有家族倾向。

2. 甲状腺病变　甲状腺病变导致甲状腺激素分泌不足。

3. 下丘脑病变　下丘脑功能减退引起促甲状腺释放激素减少，导致促甲状腺激素、甲状腺激素减少。

4. 垂体前叶功能减退　如产后垂体坏死萎缩、肿瘤压迫、手术或放射损伤、各种感染及颅内血管病变等引起垂体前叶功能减退，导致促甲状腺激素及甲状腺激素分泌减少。临床常见于席汉病及西蒙病。

5. 其他　如甲状腺手术切除过多，放射性碘治疗后甲状腺萎缩，以及抗甲状腺药物治疗过量等，阻碍甲状腺激素的合成。

（二）临床表现

1. 一般表现　怕冷，皮肤干燥、少汗、粗厚、泛黄、发凉，毛发稀疏、干枯，指甲脆、有裂纹，疲劳、嗜睡、记忆力差、智力减退、反应迟钝，轻度贫血。

2. 特殊面容　颜面苍白而蜡黄，面部浮肿，目光呆滞，眼睑松肿，表情淡漠，少言寡语，吐词含混。

3. 心血管系统　心率缓慢，心音低弱，心脏扩大，常伴有心包积液，也有久病后心肌纤维肿胀，黏液性糖蛋白（过碘酸希夫染色阳性）沉积以及间质纤维化，称甲状腺功能减退性心肌病变。患者可出现明显脂代谢失常，呈现高胆固醇血症、高甘油三酯血症和高 β－脂蛋白血症，常伴有动脉粥样硬化症，冠心病发病率高于一般人群。

4. 消化系统　患者食欲减退，便秘腹胀。

5. 肌肉与关节系统　常感肌肉疼痛、僵硬，关节疼痛、活动不灵，有强直感，受冷后加重，如慢性关节炎，偶见关节腔积液。

6. 内分泌系统　男性阳痿，女性月经过多，久病不治者亦可闭经。

（三）常见并发症

1. 黏液水肿性昏迷　多见于年老、长期未治疗者，大多在冬季寒冷时发病，临床表现为嗜睡、低温、心动过缓、血压下降、反射减弱或消失。

2. 甲状腺功能减退性心脏病　心包积液、心肌肥大、心动过缓、心音低钝、心排血量减低。

（四）治疗原则

1. 一般治疗　补充铁剂、维生素 B_{12}、叶酸等。

2. 替代治疗　甲状腺素替代治疗。

3. 黏液水肿性昏迷治疗　静脉补充甲状腺素治疗。患者清醒后改为口服维持治疗。

二、一般护理措施

1. 了解患者情况　了解健康史及相关因素，如身体状况、生命体征、神志变化等。

2. 黏液水肿性昏迷的护理

（1）立即建立静脉通道，观察甲状腺素替代治疗效果。

（2）给氧，保持呼吸道通畅，必要时进行气管插管或气管切开。

（3）持续静滴氢化可的松 200—300 毫克/天，待患者清醒后逐渐减量。

（4）监测生命体征和动脉血气分析变化，记录 24 小时液体出入量。

（5）保温，患者基础代谢率降低，加盖棉被，足以保暖。

（6）酌情选用抗生素防止肺部及泌尿系感染。

3. 激素替代治疗护理

（1）用药指导：起始剂量为甲状腺片 20 毫克/天或左旋甲状腺素 25 毫克/天，以后每 1—2 周增加一次剂量直至维持剂量。一般患者维持剂量为甲状腺片 40—80 毫克/天，左旋甲状腺素 50—150 毫克/天。达到维持量的指标是临床症状改善，甲状腺功能检测指标恢复正常。

（2）配合治疗：需要终身替代治疗者，要坚持按时服药，不可任意减量或增量。否则可能导致心血管疾病，如心肌缺血、梗死或充血性心力衰竭。

（3）自我监测：如服用甲状腺素过量，出现多食消瘦、脉搏 >100 次/分钟、心律失常、体重减轻、发热、大汗、情绪激动等情况时及时报告医生。如出现低血压、心动过速、体温 $<35℃$，应及时就医。

三、健康教育

（一）常用药物的作用与不良反应观察

1. 胍乙啶　用药过后比较严重的不良反应是导致患者低血压、眩晕甚至晕厥、小便失禁以及发生皮炎等现象。严重的不良反应可导致急性充血性心力衰竭和高血压危象。

2. 甲巯基咪唑　治疗甲减疾病常用的药物发生不良反应概率为 5% 左右。常见的不良反应是用药过敏，用药之前要判断自己是否对此种药过敏。

3. 其他　在治疗甲状腺功能减退的过程当中，有些药物可引起患者短暂记忆力减退，有些药会引起身体浮肿及眼睑浮肿。

（二）饮食护理

（1）饮食以多维生素、高蛋白、高热量为主。不宜过食生冷食物。

（2）补充适量碘，可食用加碘盐。

（3）供给高蛋白饮食：每人每天蛋白质量至少 120 克，才能维持人体蛋白质平衡，故应补充必需氨基酸，供给足量蛋白质，改善病情。

（4）限制富含脂肪和胆固醇的饮食：甲状腺功能减退患者有高脂血症，使原发性甲状腺功能减退更明显，应给低脂饮食，并限制富含胆固醇的食物。

（三）运动康复指导

甲状腺功能减退患者由于体力差、水肿等因素会出现全身乏力、懒言少动的表现，日常生活中应加强锻炼，增强甲减患者的抵抗力和产热量，但要注意防止运动过于剧烈。晨起锻炼，应当尽量推迟早起锻炼时间，避免受寒。

（四）心理护理

对患者给予同情、理解、关心、体贴、帮助，告诉患者不良的心理状况不利于疾病的恢复。解除患者的紧张情绪，使其更好地配合治疗和护理。

第五节　更年期综合征

一、病种简介

女性更年期综合征是指妇女在绝经期或其后，因卵巢功能逐渐衰退或丧失，以致雌激素水平下降所引起的，以自主神经功能失常、代谢障碍为主的一系列症状。更年期综合征多发生于45—55岁。一般在绝经过渡期月经失常时，这些症状已经开始出现，可持续至绝经后2—3年。

男性更年期综合征：男性更年期是指男性由中年期过渡到老年期的一个特定时期，即以男性体内激素水平、生化环境、心理状态变化由盛至衰为基础的过渡期。如果此时变化过程过于激烈，对多器官系统的功能造成不良影响，并降低生活质量，将会表现出一定的身心异常症状或（和）体征，同时可伴有血清睾酮水平降低，此称男性更年期综合征。

（一）病因

1. 女性更年期综合征　生理上的变化有卵巢功能衰退，分泌雌激素减少，排卵逐渐减少并失去周期性，直至停止排卵；垂体分泌促卵泡激素和促黄体素过多，雌激素的靶器官如阴道、子宫、乳房、尿道等结构和功能改变。

2. 男性更年期综合征　现在认为，雄激素缺乏是产生男性更年期综合征的主要原因。

（二）临床表现

1. 月经失常　月经失常为绝经前表现形式。月经失常分为3种类型：一是月经间隔时间长，行经时间短，经量减少，然后慢慢停经；二是月经不规则，行经时间长，经量多，甚至表现为阴道大出血，也有淋漓不断，然后逐渐减少直至停经的；三是突然停经。绝经是进入更年期的重要指标之一。

2. 更年期先兆　妇女进入更年期之前一般都有某些症状。如感到胸部、颈部及脸部突然有一阵热浪向上扩展的感觉，同时上述部位的皮肤发红，伴有出汗，月经前发生乳房胀痛、情绪不稳定、失眠多梦、头痛、腹胀、肢体浮肿等经前期紧张症状；可出现烦躁、焦虑、多疑等情绪精神方面的改变。

男性更年期的症状不如女性明显，临床研究资料不多，多有性情改变、烦躁、焦虑、多疑、易怒等表现。

（三）常见并发症

1. 生殖系统　性征退化和性器萎缩。

2. 皮肤黏膜　干枯、多皱、毛发脱落、色素沉着和产生老年斑，易发皮肤病。

3. 心血管系统　包括高血压、动脉硬化和冠心病，栓塞性疾病发生率随绝经后年龄增长而增高。

4. 精神、神经系统　更年期妇女易患精神抑郁症，有健忘、强迫观念、偏执、情感倒错、情绪不稳、迫害妄想、焦虑、多疑、感觉异常、自觉无能和厌世感。

5. 肿瘤易发倾向　与免疫监视功能减退和衰老有关。据统计妇科肿瘤的发生率随年龄增长而升高，宫颈癌、宫体癌、卵巢癌发病高峰均处于40—60岁。

6. 泌尿系统　尿频、尿急、尿失禁，尿道黏膜脱垂、尿道肉阜、肾下垂、肾盂—输尿管积水，尿潴留及感染。

7. 骨骼肌肉系统　骨关节（腕、肘、肩、髋和腰）、韧带、肌肉萎缩、酸痛、功能障碍、骨质疏松症和易发骨折。

8. 高脂血症　表现为胆固醇、低密度脂蛋白、甘油三酯、极低密度脂蛋白增高，而高密度脂蛋白和高密度脂蛋白2降低，易致动脉粥样硬化和高血压。

9. 糖尿病倾向　内分泌失常所致。

10. 水肿　由于甲状腺功能低下引起黏液性水肿、血管神经性水肿或低蛋白血症、营养不良性水肿。

11. 免疫功能减退　易并发感染和肿瘤。

（四）治疗原则

1. 女性更年期综合征治疗原则　一般轻症不必服药治疗，症状较重者可遵医嘱使用雌激素替代治疗。用雌激素治疗前，应详细询问病史、家族史，进行全身检查，着重对乳房、盆腔及直肠进行检查。测血压，化验血、尿常规，并做阴道及宫颈涂片检查。用药过程中定期随访和复查。

2. 男性更年期综合征治疗原则　男性更年期综合征治疗应该遵循个体化的原则。应该采取以心理调节为主，配合合理营养、体育锻炼、适度性生活及药物等综合方法。

二、一般护理措施

1. 心理护理　更年期患者注意精神护理和心理调适，对烦躁不安、血压不稳、易怒的患者，应对其关心体贴，给予安慰和开导。

2. 饮食护理　避免偏食；清淡为主，营养均衡，补充维生素D；不吃刺激性食物，忌暴饮暴食。

3. 生活护理　保持正常的生活规律，保持大便通畅，早睡早起，有劳有逸。

4. 用药护理　女性使用雌激素替代治疗者，遵医嘱用药，定时随访和复查。

三、健康教育

（一）常用药物的作用与不良反应观察

告知患者不能自行服用雌激素制剂，应遵医嘱用药并定期检查，若出现子宫出血，必须及时就诊。

（二）饮食护理

（1）摄入适量蛋白质，更年期随着性腺退化，其他组织器官也逐渐退化，饮食上应选用优质蛋白质，如牛奶、鸡蛋、瘦肉、鱼类家禽类及豆制品。

（2）低脂饮食，最好食用植物油，如玉米油、豆油、花生油等。

（3）宜清淡饮食，限制食盐的摄入量，每日食盐量在 6 克以下。

（4）糖类不宜多吃。

（5）多吃新鲜绿色蔬菜、水果，尤其是含胡萝卜素、无机盐和膳食纤维素的蔬菜、水果，如小白菜、芹菜、大枣、山楂等，能增加血管的韧性，促进血胆固醇的排除，预防动脉粥样硬化、冠心病。

（6）选用钙丰富的食物，牛奶和豆制品是钙的良好来源，含高钙的食物，如虾米皮、海带、紫菜、海藻等，可预防骨质疏松。

（7）禁忌刺激性食物，如酒、浓茶、咖啡等，避免加重更年期患者不稳定情绪。

（三）运动康复指导

建立规律的生活制度，保持正常睡眠。白天适当体育锻炼，如散步、打太极拳等有助于晚上入睡。多参加社交活动及文娱活动，陶冶情操。

（四）心理指导

指导患者正确认识更年期心身反应，保持精神愉快。熟悉有关更年期的生理知识，正确对待和注意保健，多数人是可以顺利度过的。切忌孤独，避免无病呻吟，提高自己的自我调节和自我控制情绪的能力，避免因不稳定情绪加重生理反应。

第五章
血液系统常见疾病

第一节　血液系统疾病常见症状护理

一、贫血

（一）临床表现

贫血是一种症状，指在单位体积血液中，红细胞数、血红蛋白含量及红细胞比体积低于正常值，其中以血红蛋白含量低于正常值最重要。主要是由急性及慢性失血、红细胞生成不足或减少、红细胞破坏过多等原因引起。最早出现的症状为头晕、乏力、低热、困倦等；最突出的体征是面色苍白。

主要症状表现为以下几个方面。

1. 一般表现　疲乏、困倦、软弱无力为贫血最常见和最早出现的症状，可能与骨骼肌氧的供应不足有关。皮肤黏膜苍白是贫血最突出的体征。检查以睑结膜、口唇与口腔黏膜、舌质、甲床及手掌等部位的结果较为可靠。

2. 神经系统表现　由于脑组织缺血、缺氧，患者常出现头昏、头痛、耳鸣、眼花、失眠、多梦、记忆力下降及注意力不集中等症状，严重贫血可出现昏厥。

3. 呼吸系统表现　多见于中度以上贫血的患者，主要表现为呼吸加快以及不同程度的呼吸困难。

4. 心血管系统表现　心悸、气促，活动后明显加重。

5. 消化系统表现　患者可有食欲不振、恶心、胃肠胀气、腹泻、便秘、舌炎和口腔黏膜炎等。

6. 泌尿生殖系统　由于肾脏、生殖系统缺氧，部分患者可出现轻度蛋白尿及尿浓缩功能减退，表现为夜尿增多。女性贫血患者可发生月经失调，表现为闭经、月经过少，偶有月经过多；男性患者可出现性功能减退。

7. 其他　严重贫血者，部分患者可出现低热。由于贫血，患者创口愈合较慢，容易并发各种感染。偶见眼底苍白及视网膜出血。

（二）居家护理

1. 合理休息与活动　应根据贫血的程度、发生发展的速度及基础疾病等，制订休息与活动计划，逐步提高患者的活动耐力水平。轻度贫血者，无须太多限制活动，但要注意休息，避免过度疲劳。中度贫血者，增加卧床休息时间，但若病情允许，应鼓励其生活自理，活动量应以不加重症状为度，学会在活动中自我监控。

2. 饮食照护　贫血患者应给予高蛋白、高维生素、易消化的食物，以加强营养，改善患者的全身状况。多吃绿色蔬菜和含铁量高的食物，如蛋黄、牛肉、肝、肾、海带、豆类等。贫血者要多吃一些维生素 C 及富含维生素 C 的食物，有助于铁的吸收。不要饮茶，因为茶叶中的鞣酸会阻碍铁质的吸收。

3. 其他　胃酸缺乏的贫血患者，如萎缩性胃炎和胃切除术后，遵医嘱可适当口服些稀盐酸，帮助铁的吸收。

二、出血

（一）临床表现

出血主要是由血小板数目减少及其功能异常，毛细血管脆性增加或通透性增加，血浆中凝血因子缺乏以及循环血液中抗凝血物质增加引起。常见于血液系统疾病，如特发性血小板减少性紫癜、急性白血病、再生障碍性贫血、过敏性紫癜与血友病等；非血液系统疾病或某些急性传染病也可有出血情况。

患者多表现自发性出血或轻度受伤后出血不止。出血部位可遍及全身，以皮肤、牙龈及鼻腔出血最为多见。此外，还可发生关节腔、肌肉和眼底出血。内脏出血多为重症，可表现为消化道出血（呕血、便血）、泌尿道出血（血尿）及女性生殖道出血（月经过多）等，严重者可发生颅内出血而导致死亡。血管脆性增加及血小板异常所致的出血多表现为皮肤黏膜瘀点、瘀斑；凝血因子缺乏引起的出血常有关节腔出血或软组织血肿。

（二）居家护理

为了避免增加出血的危险或加重出血，根据出血部位的不同应做好预防及处理。

1. 皮肤出血的预防与护理　避免人为的皮肤损伤而导致或加重出血。保持床单平整，被褥衣裤轻软；注意避免肢体的碰撞或外伤。沐浴或清洗时避免水温过高和过于用力擦洗皮肤；勤剪指甲，以免抓伤皮肤，减少细菌的传播，养成良好的卫生习惯。

2. 鼻出血的预防和护理　①防止鼻黏膜干燥而出血，保持室内相对湿度在50%—60%，秋冬季可局部使用液体石蜡或抗生素软膏。②避免人为诱发出血，勿用力擤鼻，以防止鼻腔内压力增大导致毛细血管破裂出血或渗血；避免用手抠鼻痂和外力撞击鼻部。③少量出血时，可用棉球或明胶海绵填塞压迫止血，无效者立即就医紧急处理。

3. 口腔、牙龈出血的预防与护理　为防止牙龈和口腔黏膜损伤而导致或加重局部出血，平时应用软毛牙刷刷牙，忌用牙签剔牙；尽量避免食用煎炸、带刺或含骨头的食物、带壳的坚果类食品以及质硬的水果（如甘蔗）等；进食时要细嚼慢咽，避免口腔黏膜损伤。牙龈渗血时，可用棉球或干净的纸巾局部压迫止血，并及时用流动的冷水冲洗口腔内陈旧血块，以免滋生细菌引起口臭而影响食欲和情绪。

4. 关节出血或深部组织血肿的预防与护理　减少活动量，避免过度负重和易致创伤的运动。一旦发生出血，应立即停止活动，卧床休息；关节腔出血者宜抬高患肢并固定于功能位，深部组织出血者要注意测量血肿范围，局部可用冰袋冷敷，以减少出血，同时可采用局部压迫止血。

5. 内脏或消化道出血　大量呕血及便血时，患者表现出烦躁不安、头晕、口渴、出冷汗、脉搏细弱、血压下降，应紧急就医，并保持每15—30分钟测脉搏、呼吸、血压一次，观察记录呕血和便血的量及性质。少量出血可进食温凉饮食，大量出血时应禁食，同时积极配合医生的治疗。

6. 眼底及颅内出血的预防及护理　保证充足的睡眠、避免情绪激动、剧烈咳嗽和过度用力排便等；伴有高血压者需监测血压。若突发视野缺损或视力下降，常提示眼底出血。应尽量卧床休息，减少活动，避免揉擦眼睛，以免加重出血。若突然出现头痛、视力模糊、呼吸急促、喷射性呕吐甚至昏迷，双侧瞳孔变形不等大、对光反应迟钝，则提示有颅内出血，应及时送往医院救治。

三、发热

（一）临床表现

发热是血液病患者的常见症状，具有持续时间长、热型不一、一般抗生素治疗效果不理想的特点。主要原因是白细胞数减少和（或）功能缺陷、免疫抑制剂的应用，以及贫血或营养不良等致机体抵抗力下降，继发各种感染，而且感染不易控制。感染部位常见于呼吸道、泌尿道、口腔黏膜及肛周皮肤，并常可发生败血症。

此外，肿瘤细胞所产生的内源性致热因子，如肿瘤坏死因子也是导致血液病患者、恶性肿瘤患者持续发热的原因。常见的疾病有再生障碍性贫血、白血病和淋巴瘤。

(二) 居家护理

为避免引起血液病患者发热及较好地控制体温，护理时应注意以下几点：

1. 休息　卧床休息，采取舒适的体位，减少机体消耗，必要时可吸氧。维持室温在20—24℃，相对湿度55%—60%，并经常通风换气。患者宜穿透气、棉质衣服，若有寒战应给予保暖。

2. 补充营养及水分　鼓励患者进食高热量、高维生素、营养丰富的半流质或软食。指导患者摄取足够的水分以防止脱水，每天至少2000毫升。

3. 降温　高热患者可给予物理降温，如冰敷前额及大血管经过的部位，如颈部、腋窝和腹股沟；伴出血者禁用酒精擦浴，以防局部血管扩张而进一步加重出血。必要时，遵医嘱给予药物降温。降温过程中，要密切监测患者体温与脉搏的变化，及时更换衣物，保持皮肤清洁、干燥，防止受凉，并观察患者降温后的反应，避免发生虚脱。

4. 心理护理　持续发热的患者及家属，常会焦虑和不安，首先应向他们解释发热的原因，及时对症处理，并到医院就医。

第二节　急性白血病

一、病种简介

急性白血病是造血干细胞的恶性克隆性疾病，发病时骨髓中异常的原始细胞及幼稚细胞（白血病细胞）大量增殖并广泛浸润肝、脾、淋巴结等髓外脏器。根据细胞形态学和细胞化学分类，目前国际通用的是法、美、英白血病协作组分类法，将急性白血病分为急性淋巴细胞白血病和急性非淋巴细胞白血病或急性髓系白血病。

(一) 病因

(1) 放射因素：放射线与白血病发生关系密切。患病的风险与接触放射线的年龄和射线剂量相关。最危险的年龄为10岁以下和50岁以上。

(2) 化学因素：苯致白血病作用已经确定，抗癌药中的烷化剂也可引起继发性白血病，特别是在淋巴瘤或免疫系统缺陷患者中多见，乙双吗啉致白血病作用报道甚多，该药是亚乙胺的衍生物，具有极强的致染色体畸变的作用。氯霉素、保泰松亦可能有致白血病作用。

(3) 病毒因素。

（4）遗传因素。

（二）临床表现

白血病起病急缓不一，起病隐袭和数周至数月内逐渐进展，或起病急骤。临床症状和体征由骨髓衰竭或白血病细胞浸润所致。

1. 贫血　常为白血病的首发症状，半数患者就诊时即有重度贫血。常见面色苍白、疲乏、困倦和软弱无力，呈进行性发展。

2. 发热　发热是急性白血病最常见的症状，50% 以上的患者以发热起病。

（1）继发感染：是导致白血病患者死亡最常见的原因之一。主要表现为持续高热甚至超高热，可伴畏寒、寒战及出汗等。

（2）肿瘤性发热：与白血病细胞高代谢状态及其内源性致热源物质的产生等有关。主要表现为持续低至中度发热，可有高热。常规抗生素治疗无效，但化疗药物可使患者体温下降。

3. 出血　几乎所有的急性白血病患者都有不同程度的出血，主要原因是血小板减少，血小板功能异常，凝血因子减少，白血病细胞浸润、感染，以及细菌毒素对血管的损伤。出血可能发生于全身部位，以皮肤淤点、淤斑、鼻出血、牙龈出血和女性患者月经过多或持续阴道出血较为常见。急性早幼粒细胞白血病常伴有弥散性血管内凝血而出现全身广泛出血，是急性白血病亚型中出血倾向最为明显的一种。

4. 器官和组织浸润的表现　浸润是指白血病细胞广泛而无控制地异常增生，除累及造血系统外，还可向全身各组织器官浸润。

（三）常见并发症

1. 感染　白血病造成正常白细胞减少，尤其是中性粒细胞减少，同时化疗等因素亦可导致粒细胞的缺乏，使患者易发生严重的感染或败血症。

2. 肠功能衰竭　治疗白血病的化疗药物、放疗手段影响肠胃功能，而导致肠胃功能衰竭、营养缺乏，可发生肺炎、肠炎等并发症。

3. 高尿酸血症　白血病患者因大量白血病细胞的核酸分解，可使尿酸排出量增加数十倍。当患者接受化疗、放疗等治疗时，出现高尿酸血症，进而引起肾小球广泛损伤和尿路结石，可导致少尿、无尿。

4. 出血　白血病患者由于白血病细胞恶性增生，血小板明显减低，易引起呼吸道、消化道、泌尿系出血，尤其是颅内出血。

5. 肺部疾患　由于白血病患者正常成熟中性粒细胞减少，免疫功能降低，常常导致肺部感染。此外，白血病细胞浸润可阻塞肺部小血管、支气管而发生呼吸困难、呼吸窘迫综合征，胸片可呈现毛玻璃状或粟粒网状。

6. 电解质失衡　白血病也可引起人体电解质失衡。

（四）治疗原则

1. 化疗　化疗是治疗急性白血病的主要手段，也是造血干细胞移植的基础。化疗可分为诱导缓解和缓解后治疗两个阶段。

（1）诱导缓解：是急性白血病治疗的起始阶段。主要通过联合化疗，迅速、大量杀灭白血病细胞，恢复机体正常造血功能，使患者在尽可能短的时间内获得完全缓解，即患者的症状和体征消失，外周血象和骨髓象中相关系列的原始细胞与幼稚细胞之和 <5%。患者能否获得完全缓解，是急性白血病治疗成败的关键。

（2）缓解后治疗：是完全缓解治疗的延续阶段，缓解后治疗主要是通过进一步的巩固与强化治疗，彻底消灭残存的白血病细胞，防止病情复发，对延长完全缓解期和无病存活期、争取治愈起到决定性作用。

2. 对症支持治疗

（1）高白细胞血症的紧急处理：当白细胞过高时，不仅会增加患者的早期死亡可能性，而且会增加髓外白血病的发病率和复发率，还可发生白细胞淤滞症，表现为呼吸窘迫、低氧血症、头晕、言语不清、反应迟钝、中枢神经系统出血及阴茎异常勃起。一旦出现可使用血细胞分离机，单采清除过高的白细胞，同时给予化疗药物和水化，并预防出现高尿酸血症、酸中毒、电解质平衡失常和凝血异常等并发症。

（2）防治感染：如出现发热，应及时查明感染部位及查找出病原菌，及时使用有效抗生素。

（3）改善贫血：严重贫血者给予吸氧，输浓缩红细胞，维持血红蛋白 >80 克/升。但白细胞淤滞症时不宜立即输红细胞，以免进一步增加血液黏稠度。

（4）防治出血：血小板低者遵医嘱输浓缩血小板悬浆。

（5）防治尿酸性肾病：应叮嘱患者多饮水或静脉补液，以保证足够尿量；碱化尿液和口服别嘌呤醇，以促进尿酸排泄和抑制尿酸结晶于肾内的生成和沉积。

（6）纠正水、电解质及酸碱平衡失调。

3. 中枢神经系统白血病的防治　需进行药物鞘内注射治疗或脑 – 脊髓放疗。常选药物为氨甲蝶呤、阿糖胞苷等，同时可应用一定量的激素以减轻药物刺激引起的蛛网膜病变。

4. 骨髓移植　自体骨髓移植是在白血病获得缓解后利用自己的骨髓在大剂量放、化疗后进行移植。应争取在第一次缓解期进行，从完全缓解到自体骨髓移植的间隔时间以 6 个月以上为佳。

二、一般护理措施

1. 观察基本体征　观察体温、脉率，注意检查口腔、鼻腔、皮肤有无出血，观察血象、骨髓象变化，以及肺部等感染征象。

2. 保证休息、活动和睡眠　应根据患者体力，活动与休息交替进行，以休息为主。

3. 化疗不良反应的护理

（1）静脉炎及组织坏死的预防和护理

1）合理选用静脉：反复多次化疗者，最好采用中心静脉或深静脉留置导管供注射使用。

2）避免药液外渗：某些化疗药物，如柔红霉素、氮芥、阿霉素等多次静脉注射可引起静脉炎，因此药物静脉注射速度要慢。静脉注射后要用生理盐水冲洗静脉，以减轻其刺激。拔针后要局部按压数分钟，达到止血和预防药液外渗的目的。

3）化疗药液外渗的处理：立即停止输注，边回抽边退针，不宜立即拔针；局部使用生理盐水加地塞米松多处皮下注射，范围需大于渗漏区域，或遵医嘱应用拮抗剂。

4）静脉炎的处理：发生静脉炎的血管禁止静脉注射，患处勿受压。使用喜辽妥等药物外敷，鼓励患者多做肢体活动，以促进血液循环。

（2）骨髓抑制：在化疗中必须定期查血象、骨髓象，初期为每周两次，出现骨髓抑制的患者要根据病情随时进行；每次疗程结束后要复查骨髓象，以便观察疗效及骨髓受抑制情况。

（3）消化道反应：恶心、呕吐、食欲不振等反应程度与化疗药物的种类有关。良好的休息和进餐环境及合适的进餐时间可缓解患者的不适感，应选择在胃肠道症状较轻的时间进食，避免化疗前后 2 小时内进食，当出现恶心、呕吐时应暂缓或停止进食，及时清除呕吐物，保持口腔清洁。

（4）预防感染：加强口腔护理、会阴护理，做好保护性隔离，防止交叉感染。

三、健康教育

（一）常用药物的作用与不良反应观察

1. 干扰核酸生物合成的药物　如阿糖胞苷、环胞苷、甲氨喋呤，用于各种急性白血病、脑膜白血病，是化疗中效果最佳、普遍使用的品种。主要不良反应为消化道反应、肝功能异常、骨髓抑制、唾液腺肿大等。

2. 干扰转录过程和阻止 DNA 合成的药物　柔红霉素是治疗各种急性白血病的重

要药物，对急淋的效果更好；多柔比星，与柔红霉素同机理，但疗效更好，可治疗各种急性白血病，已作为治疗急淋的首选药。主要不良反应为消化道反应、心脏毒性等。

3. 抑制蛋白质合成与功能的药物　如长春新碱、长春地辛、高三尖杉酯碱等是治疗急慢性白血病的有效药。主要不良反应为末梢神经炎、消化道反应、骨髓抑制等。

（二）饮食护理

给予高热量、富含蛋白质与维生素、适量膳食纤维、清淡、易消化饮食。以半流质为主，少量多餐。避免进食高糖、高脂、产气过多和辛辣的食物，并尽可能满足患者的饮食习惯或对食物的要求，以增加食欲，进食后适量活动。

（三）运动康复指导

急性白血病患者的康复锻炼可由简到繁，由轻微运动逐渐加大运动量，根据患者的承受能力，指导其逐步坚持运动，使其能适应生活需要。运动可以从料理自己的简单生活开始，然后视体力再增加运动量。

（四）心理护理

不同年龄、性别、职业、文化程度、病情及化疗反应不同，心理反应也不同，多数患者表现为忧郁、焦虑、烦躁、悲观、消极、恐惧的心理。应关心患者，耐心向患者介绍化疗的目的、意义、可能引起的不良反应，并说明这些反应是暂时的，待停药后可恢复正常，鼓励患者树立战胜疾病的信心。

第三节　再生障碍性贫血

一、病种简介

再生障碍性贫血简称再障，是一种由多种病因所致的造血干细胞数量减少和（或）功能衰竭引起的一类贫血，又称骨髓造血功能衰竭症。临床主要表现为骨髓造血功能低下，进行性贫血、感染、出血和全血细胞减少。

（一）病因

尽管约半数以上的患者发病原因尚未明确，但是大量临床观察与调查结果发现，再障的发生可能和下列因素有关。

1. 药物及化学物质　为再障最常见的致病原因。已知有抗癌药、氯霉素、磺胺药、保泰松、苯巴比妥、阿司匹林、抗癫痫药等，其中氯霉素最多见。化学物质以苯及其衍化物最为常见，这类化学物品的致病作用与剂量有关，只要达到足够的剂量，任何人都有发病的危险，长期接触者或一次性大剂量接触者危险性更大。

2. 物理因素　长期接触各种电离辐射，如X射线、γ射线及其他放射性物质，可阻碍DNA的复制而抑制细胞的有丝分裂，使造血干细胞的数量减少，对骨髓微循环和基质有损害。

3. 病毒感染　风疹病毒、EB病毒、流感病毒以及肝炎病毒均可引起再障。

4. 遗传因素　再障可由遗传引起。

5. 其他因素　少数阵发性睡眠性血红蛋白尿、系统性红斑狼疮、慢性肾衰竭等疾病均可演变成再障。

（二）临床表现

再障主要临床表现为进行性贫血、出血、感染。多无肝、脾、淋巴结肿大。重型再障和非重型再障的具体表现：非重型再障多呈慢性发病，重型患者可由非重型再障进展而来或呈急性发病。患者就诊时多呈中度至重度贫血。粒细胞明显减少时，患者易发生感染并出现不同程度的发热。除皮肤黏膜表浅感染外，严重粒细胞减少者可发生深部感染，如肺炎和败血症。以细菌感染最为常见，亦可见真菌感染。患者有出血倾向，主要由血小板减少所致。常见皮肤黏膜出血，如出血点、鼻衄、齿龈出血、血尿及月经过多等。严重者可发生颅内出血，其是再障的主要死亡原因之一。再障还有淋巴结和肝脾肿大。

（三）常见并发症

1. 出血　血小板减少所致出血常是患者就诊的主要原因，表现为皮肤淤点和淤斑、牙龈出血和鼻出血。年轻女性可出现月经过多和不规则阴道出血。严重内脏出血如泌尿道、消化道、呼吸道和中枢神经出血，且多在病程晚期。患者出现严重鼻出血、视物不清、头痛、恶心呕吐，常是致命性颅内出血先兆表现。

2. 贫血　红细胞减少所致贫血常为逐渐发生，患者出现乏力、活动后心悸、气短、头晕、耳鸣等症状。患者血红蛋白浓度下降较缓慢，少数患者因对贫血适应能力较强而症状可较轻，贫血严重时合并贫血性心脏病。

3. 感染　白细胞减少所致感染为最常见并发症。轻者可以有持续发热、体重下降、食欲不振，严重者可发生败血症，感染多加重出血而导致死亡。

（四）治疗原则

1. 支持疗法　加强保护措施，预防感染；避免诱发或加重出血；去除一切可能导致骨髓损伤或抑制的因素，如避免再次接触放射性物质、苯及其衍生物，停用或禁用有骨髓抑制作用的药物。

2. 对症治疗

（1）控制感染：对于感染性高热患者，应反复多次进行患者血液、分泌物和排泄物的细菌培养及药物敏感试验，并根据结果选择敏感的抗生素。对于重症患者，为控制病情，防止感染扩散，多主张早期、足量、联合用药。长期应用广谱抗生素易继发二重感染或导致肠道菌群失调，若发生真菌感染还需同时进行抗真菌治疗。必要时可输注白细胞混悬液。

（2）控制出血：除应用一般止血药外，还可根据患者具体情况选用不同的止血药物，对于出血严重、内脏出血（如消化道出血、颅内出血等）或有内脏出血倾向者（如血小板 $<20\times10^9$/升，且并发感染），可输注同血型浓缩血小板、新鲜冷冻血浆。

（3）纠正贫血：对于重症或重度贫血（血红蛋白 <60 克/升）伴明显缺氧症状者，可考虑输注浓缩红细胞。但多次输血会影响其日后造血干细胞移植的效果。因此要严格掌握输血指征，尽量减少输血次数，有条件者于再障确诊后要及早进行白细胞抗原配型，有利于寻找骨髓移植的供者，同时也有助于选择合适的献血员。

二、一般护理措施

1. 预防感染　密切观察患者体温。出现发热提示有感染存在，应寻找与常见感染灶相关的症状或体征，如咽痛、咳嗽、咳痰、尿路刺激征、肛周疼痛等，并配合医生做好相关实验室检查的标本采集工作，特别是血液、尿液、粪便与痰液的细菌培养及药敏试验。

（1）呼吸道感染的预防：保持居室内空气清新、物品清洁，定期使用消毒液擦拭室内家具、地面。秋冬季节要注意防止受凉。限制来访人数及次数，避免到人群聚集的地方或与上呼吸道感染的患者接触。粒细胞绝对值 $\leqslant0.5\times10^9$/升者，应给予保护性隔离，并向患者及家属解释其必要性。

（2）口腔感染的预防：由于口腔黏膜和牙眼出血，使细菌易在口腔内滋生、繁殖而继发感染，须加强口腔护理，督促患者养成进餐前后、睡觉前、晨起后用生理盐水、氯己定或朵贝液交替漱口的习惯，若口腔黏膜已发生溃疡，可增加漱口次数，并局部用维生素 E 或溃疡膜等涂敷。若并发感染，宜加用 2.5% 制霉菌素或碳酸氢钠液含漱。

（3）皮肤感染的预防：保持皮肤清洁、干燥，勤沐浴、更衣和更换床上用品。勤剪指甲，蚊虫叮咬时应正确处理，避免抓伤皮肤。肌内、静脉内等各种损伤性穿刺时，局部要严格消毒。女患者尤其要注意会阴部的清洁卫生，适当增加局部皮肤的清洗频率。

（4）肛周感染的预防：睡前、便后用 1∶50000 高锰酸钾溶液坐浴，每次 15—20 分钟。保持大便通畅，避免用力排便而诱发肛裂增加局部感染。

2. 加强营养支持　鼓励患者多进食高蛋白、高热量、富含维生素的清淡食物，必要时遵医嘱静脉补充营养素，以满足机体需要。对已有感染或发热的患者，若病情允许，应鼓励其多饮水，补充机体丢失的水分和有助于增加细菌毒素的排出。

3. 治疗配合　遵医嘱输注浓缩粒细胞悬液，增强机体的抗感染能力。遵医嘱正确应用抗生素、免疫抑制剂、雄激素等药物。为确保有效的血药浓度，给药时间和剂量要准确，注意药物疗效及其不良反应的观察与预防。

4. 休息与活动　为避免增加出血的危险或加重出血，应做好出血患者的活动指导。若出血仅局限于皮肤黏膜且较为轻微者，原则上无须太多限制；若血小板计数 $<50\times10^9$/升，应减少活动，增加卧床休息时间；严重出血或血小板计数 $<20\times10^9$/升者，必须绝对卧床休息，协助做好各种生活护理。保持排便通畅，排便时不可过于用力，以免腹压骤增而诱发内脏出血，尤其颅内出血。便秘者可使用开塞露或缓泻剂促进排便。

5. 心理护理　首先与患者及其家属建立相互信任的良好关系，注意观察患者的情绪反应，鼓励患者讲出自己所关注的问题，及时给予有效的心理疏导。帮助患者认识不良心理状态对疾病康复的不利影响。如病情允许，鼓励患者自我护理，适当进行户外活动，增强对外界的适应能力。同时鼓励患者与亲人多交谈，争取社会支持系统的帮助，减少孤独感，增强康复的信心，积极配合治疗。

三、健康教育

（一）常用药物的作用与不良反应观察

1. 免疫抑制剂　抗胸腺细胞球蛋白和抗淋巴细胞球蛋白具有抑制 T 淋巴细胞或非特异性自身免疫反应的作用，可用于重型再障的治疗。环孢素可选择性地作用于异常 T 淋巴细胞，解除骨髓抑制，是再障治疗的一线药物，适用于各种类型的再障，与抗胸腺细胞球蛋白或抗淋巴细胞球蛋白合用可提高疗效，被认为是重型再障非移植治疗的一线方案。抗胸腺细胞球蛋白和抗淋巴细胞球蛋白治疗过程中可出现超敏反应、出血加重、血清病以及继发感染等，应加强病情观察，做好保护性隔离，预防出血和感染。

2. 促进骨髓造血

（1）雄激素：为目前治疗非重型再障的常用药。其作用机制是刺激肾脏产生更多的促红细胞生成激素，并直接作用于骨髓，促进红细胞生成。长期应用还可促进粒细胞系统和巨细胞系统细胞的增生。常用丙酸睾酮 50—100 毫克肌内注射，每天或隔天

1次，疗程至少4个月或口服十一酸睾酮（安雄，40毫克，每天3次）、司坦唑醇（康力龙，2毫克，每天3次）。遵医嘱应用丙酸睾酮。丙酸睾酮为油剂，不易吸收，局部注射常可形成硬块，甚至发生无菌性坏死。故需采取深部、缓慢、分层肌内注射，注意注射部位的轮换，经常检查局部有无硬结，一旦发现须及时处理，如局部理疗等。长期应用雄激素类药物可对肝脏造成损害，用药期间应定期检查肝功能。

（2）造血细胞因子：主要用于重型再障。单用无效，多作为一种辅助性药物，在免疫抑制治疗时或之后应用，有促进骨髓恢复的作用。常用药物包括粒细胞集落刺激因子、粒－吞细胞集落刺激因子、促红细胞生成激素和白细胞介素－3，疗程以3个月以上为宜。

3. 造血干细胞移植　包括骨髓移植、脐血输注及胎肝细胞输注等，主要用于重型再障。最佳移植对象是年龄<40岁、未接受输血、未发生感染者。

（二）饮食护理

（1）加强饮食营养，进食易消化、高蛋白、高维生素、低脂食物，可适当食用大枣山药粥、甲鱼汤、排骨汤等；有出血倾向者，宜进食无渣半流食。

（2）饮食上要避免辛辣、刺激、过冷、过硬食物，尤其要禁食海鲜。

（三）运动康复指导

充足的睡眠与休息可减少机体的耗氧量；适当的活动可调节身心状况，提高患者的活动耐力，但过度运动会增加机体耗氧量，甚至诱发心衰。睡眠不足、情绪激动则易于诱发致命性的颅内出血。因此，必须指导患者根据病情的变化做好休息与活动的自我调节。

（四）心理护理

患者常可出现焦虑、抑郁甚至绝望等负面情绪，这些负面情绪可影响患者的康复信心以及配合诊疗与护理的态度和行为，从而影响疾病康复或治疗的结果及其预后。因此，必须使患者及其家属认识负面情绪的危害，指导患者学会自我调整，学会倾诉；家属要善于理解和支持患者，学会倾听；必要时应寻求有关专业人士的帮助，避免意外发生。

第六章 风湿免疫系统常见疾病

第一节　风湿免疫系统疾病常见症状护理

一、关节疼痛与肿胀

（一）临床表现

风湿性疾病有很多累及关节，疼痛与压痛、关节痛往往是最早的症状，多呈对称性、持续性疼痛，时轻时重，并伴有压痛。关节肿胀多因关节腔内积液或关节周围软组织炎症引起，凡受累的关节均可呈梭形肿胀，特别是近端指间关节。

（二）居家护理

1. 病情观察　观察关节疼痛与肿胀的部位、性质、程度，有无其他伴随症状。

2. 休息与体位　疾病急性活动期，除关节疼痛外，常伴有发热、乏力等全身症状，应卧床休息，以减轻体力消耗，保护关节功能，避免脏器受损，但不宜绝对卧床。限制受累关节活动，保持功能位，如膝下放一平枕，使膝关节保持伸直位；足下放护足板，避免垂足。

3. 药物应用　遵医嘱给予镇痛抗炎药物局部应用。

二、关节僵硬与活动受限

（一）临床表现

1. 关节僵硬　病变关节静止不动后出现较长时间（1 小时）的僵硬，如胶黏样感觉活动受限，尤其是早晨更为明显，活动后症状减轻，称为晨僵，出现在95%以上的类风湿关节炎患者。晨僵持续时间与关节的炎症程度成正比，是观察本病活动性的指标之一，但有一定的主观性。

2. 关节功能障碍　按程度可分四级：1级功能状态完好，能完成平常任务无碍；2级能从事正常活动，但有1个或多个关节活动受限；3级只能胜任一般职业性任务或自理生活中的一部分；4级大部分或完全丧失活动能力，需要长期卧床或依赖轮椅，很少或不能生活自理。

（二）居家护理

1. 病情观察　观察关节僵硬与活动受限的程度，晨僵的持续时间及其发作前驱症状和有无其他伴随症状。

2. 晨僵护理　鼓励患者早晨起床后行温水浴，或用热水浸泡僵硬的关节，继之活动关节。夜间睡眠戴弹力手套保暖，可减轻晨僵程度。晨僵持续时间长且疼痛明显者，可服用消炎止痛药物。

3. 关节功能锻炼　症状基本控制后，鼓励患者及早下床活动，必要时提供辅助工具，如手杖、扶车，协助患者行走，行走时穿弹性好且防滑合适的鞋，预防跌倒和骨折。肢体锻炼由被动活动向主动活动渐进，活动强度应以患者能耐受为度。可做肢体屈伸、散步、手部抓握、提举等活动，也可采用日常活动训练，如穿脱衣服、洗脸、进食、如厕等。还可配合热疗、红外线、推拿、按摩等，以增加局部血液循环，松弛肌肉，活动关节，一方面减轻疼痛，另一方面保护关节功能。

第二节　痛　　风

一、病种简介

痛风是一种由于嘌呤生物合成代谢增加，尿酸产生过多或因尿酸排泄不良而致血中尿酸升高，尿酸盐结晶沉积在关节滑膜、滑囊、软骨及其他组织中引起的反复发作性炎性疾病。

（一）病因

血液中尿酸长期增高是痛风的病因关键所在。人体尿酸主要来源于两个方面：

（1）人体细胞内蛋白质分解代谢产生的核酸和其他嘌呤类化合物，经一些酶的作用而生成内源性尿酸。

（2）食物中所含的嘌呤类化合物、核酸及核蛋白成分，经过消化与吸收后，经一些酶的作用生成外源性尿酸。

如尿酸生成过多，肾脏排泄尿酸发生障碍，使尿酸在血液中聚积，产生高尿酸血症。高尿酸血症如长期存在，尿酸将以尿酸盐的形式沉积在关节、皮下组织及肾脏等部位，引起关节炎、皮下痛风结石、肾脏结石或痛风性肾病等一系列临床表现。

（二）临床表现

1. 急性痛风性关节炎　发病前没有任何先兆。轻度外伤、暴食高嘌呤食物或过度饮酒、手术、疲劳、情绪紧张均可诱发痛风急性发作。常在夜间发作的急性单关节或多关节疼痛通常是首发症状。疼痛进行性加重，呈剧痛。体征类似于急性感染，有肿胀、局部发热、红及明显触痛等。局部皮肤紧张、发热、有光泽，外观呈暗红色或紫红色。大趾的跖趾关节累及最常见（足痛风），足弓、踝关节、膝关节、腕关节和肘关节等也是常见发病部位。全身表现包括发热、心悸、寒颤、不适及白细胞增多。痛风初期，发作多见于下肢，甚至出现肾损害，威胁患者身体健康。

2. 慢性痛风性关节炎　痛风石是痛风特征性损害，多发于耳郭，也可见于足趾的第一关节处，小的像芝麻，大的如鸡蛋，可引起轻度慢性炎症反应，组织破坏。

3. 肾脏病变　临床可有蛋白尿、血尿，进而发生高血压、氮质血症等肾功能不全表现，高尿酸血症期还可出现尿酸性尿路结石，发病率为40%。

4. 累及部位　痛风开始几次发作通常只累及一个关节，一般持续数日，以后可同时或相继侵犯多个关节，若未经治疗可持续数周，最后局部症状和体征消退，关节功能恢复。无症状间歇期长短差异很大，随着病情的进展愈来愈短。

（三）常见并发症

病程较长的患者有1/3可发生肾脏并发症，肾损害有3种形式。

1. 尿酸性肾石病　有10%—25%的痛风患者可发生尿酸性肾石病。部分患者甚至是以尿酸性肾石病作为首发症状而就诊。细小的泥沙样结石容易随尿液排出，患者可无任何症状，较大的结石常引起肾绞痛和血尿。并发尿路感染者，可有尿频、尿急、尿痛等尿路刺激症状或腰痛。

2. 痛风性肾病　早期常表现为间歇性的蛋白尿。一般病程进展较为缓慢。随着病情发展，蛋白尿逐渐转变为持续性，肾脏浓缩功能受损，出现夜尿增多、等张尿等。晚期则可发生慢性肾功能不全，表现为水肿、高血压、血尿素氮和肌酐升高，最终患者可因肾功能衰竭而死亡。

3. 急性肾功能衰竭　大量尿酸盐结晶堵塞在肾小管、肾盂及输尿管内，引起尿路梗阻，导致患者突然出现少尿甚至无尿，如不及时处理可迅速发展为急性肾功能衰竭，甚至引起死亡。

4. 高甘油三酯血症　约75%的痛风患者有高甘油三酯血症，主要表现为极低密度脂蛋白升高。饮食、肥胖、饮酒影响痛风患者的高甘油三酯血症。

5. 痛风与心脑血管病　痛风患者中25%—50%有高血压；在未进行治疗和进行治疗的高血压患者中，并发高尿酸血症者分别为1/3与2/3。高脂血症、动脉粥样硬化和冠心病可加重高尿酸血症和痛风。限制饮食、饮酒，减轻体重，正确治疗原有疾病，可得到较好控制。

6. 痛风与糖尿病　痛风伴发2型糖尿病屡有报告。可能与肥胖、饮食及饮酒等诱因有关。

（四）治疗原则

治疗原则为饮食控制、药物治疗结合运动疗法。对于晚期有关节畸形并失去关节功能的患者，可做关节置换或滑膜切除手术，以改善关节功能。

二、一般护理措施

1. 病情观察　观察关节疼痛、僵硬的部位、性质，关节肿胀和活动受限的程度，晨僵的持续时间及其发作前驱症状和伴随症状。

2. 适当休息与活动　急性活动期，除关节疼痛外，常伴有发热、乏力等全身症状，应卧床休息，以减轻体力消耗，保护关节功能，避免脏器受损，但不宜绝对卧床。限制受累关节活动，保持功能位，如膝下放一平枕，使膝关节保持伸直位；足下放护足板，避免垂足。同时应尽早进行关节功能锻炼。

3. 药物应用　遵医嘱应用解热镇痛药物，用药期间注意观察药物的作用和不良反应。

三、健康教育

（一）常用药物的作用与不良反应观察

常用药物有：①非甾体抗炎药，用于初患或轻症患者，可减轻关节的肿痛发热，但不能阻止类风湿关节炎病变的炎症进程。②慢作用抗风湿药，可以改善病情，临床诊断明确后应尽早采用慢作用抗风湿药与非甾体抗炎药联合应用的方案。③肾上腺糖皮质激素。

1. 非甾体抗炎药　这种药能抑制前列腺素合成，消炎作用迅速，是本病不可缺少的非特异性的对症治疗的药物。常用药物为肠溶阿司匹林，还可选用吲哚美辛、布洛芬等。各种非甾体抗炎药物至少需服用两周方能判断疗效，不宜同时服用两种，因非甾体抗炎药物可引起不同程度的胃肠道、肾脏、肝脏等不良反应。为减轻消化道反应，应在饭后服药。

2. 慢作用抗风湿药　起效时间长，有控制病情进展的可能，同时又有抗炎作用，多与非甾体抗炎药联合应用。常用药物有甲氨蝶呤、雷公藤、青霉胺、环磷酰胺、环孢霉素 A 等。用药期间可出现口腔溃疡、恶心、骨髓抑制等不良反应，应注意血象的变化。

3. 肾上腺糖皮质激素　抗炎作用强，能快速缓解症状，但不能根本控制疾病，停药后易复发。常用药物为泼尼松，每日 30—40 毫克，症状控制后递减至每日 10 毫克维持。患者不能自行增减剂量或停药，应在医生的指导下逐渐减量。密切观察药物的疗效及不良反应。

（二）饮食护理

1. 低嘌呤饮食　为减少体内尿酸来源，痛风患者每日蛋白质供给量为 1.5 克/千克体重，每日食入嘌呤量 100—150 毫克。

2. 多饮水　以清水为主，饮水量以保证每日尿量 >2 升为宜。

（三）运动康复指导

症状基本控制后，鼓励患者及早下床活动，必要时提供辅助工具。肢体锻炼由被动活动向主动活动渐进，活动强度应以患者能耐受为度。养成良好的生活方式和习惯，每天有计划地进行锻炼，保护关节功能，防止关节废用、萎缩。

（四）心理护理

（1）与患者接触中态度和蔼，解释问题耐心，采取心理疏导、鼓励等方法做好心理护理。帮助患者认识不良心态对康复的不利，长期的情绪低落会造成机体内环境失衡，引起食欲不振、失眠等症状，使机体抵抗力下降而加重病情。

（2）激发患者对家庭、社会的责任感，鼓励其自强。对已经发生关节畸形致残的患者，要鼓励患者发挥健康肢体的作用，尽量做到生活自理或参加力所能及的工作。给有手术指征者提供可靠的医疗信息，建议外科手术治疗，以提高生活质量。

（3）让患者了解疾病的基本知识，强调虽然病程较长且进展缓慢，但合理治疗和功能锻炼可以避免或延缓致残。介绍疗效显著的患者，并与之交谈以达到相互学习、相互鼓励目的，消除悲观心理。

（4）督促家属亲友给患者物质支持和精神鼓励，参与患者的生活护理或肢体功能锻炼。亲人的关心会使患者获得情感上的支持，从而增强战胜疾病的信心。

第三节　类风湿性关节炎

一、病种简介

类风湿性关节炎是一种以累及周围关节为主的多系统性炎症性自身免疫性疾病。其特征性的表现为对称性、周围性、多个关节慢性炎性病变。可表现为受累的关节疼痛、肿胀、功能下降，病变呈持续、反复发作过程。基本病理改变为慢性滑膜炎导致关节软骨和骨的破坏。本病可见于任何年龄，其中以35—50岁多见，男女患者之比为1∶3。

（一）病因

一般认为某些可疑病原体（细菌、病毒、支原体）感染人体，在某些诱因（寒冷、潮湿、疲劳、感染、创伤、精神刺激等）作用下，侵及滑膜和淋巴细胞，引发自身免疫反应，产生一种自身抗体免疫球蛋白M，称类风湿因子。类风湿因子作为一种自身抗原与体内变性的免疫球蛋白M发生免疫反应，形成抗原抗体复合物沉积在滑膜组织上，激活补体，产生多种过敏因素，引起关节滑膜炎症，使软骨和骨质破坏加重。

（二）临床表现

1. 全身表现　起病缓慢，在明显的关节症状前多有一段乏力、全身不适、发热、食欲减退、手足发冷等全身症状。

2. 关节症状

（1）晨僵：出现在95%以上的患者。早晨起床后病变关节僵硬明显，持续时间多超过1小时，活动后症状减轻。

（2）关节肿痛：关节疼痛常是最早症状，多发生在腕、掌指关节、近端指关节，多呈对称性、持续性的钝痛或胀痛，关节炎性肿大而附近肌肉萎缩，关节呈梭形如梭状指。

（3）关节畸形和功能障碍：多见于较晚期的患者。因关节及周围组织病变，使关节不能保持正常位置，出现手指关节半脱位，如尺侧偏斜、屈曲畸形、天鹅颈样畸形等，同时引起该关节功能障碍。

3. 关节外表现

（1）类风湿结节：是本病较特异的皮肤表现，多位于前臂伸面、肘鹰嘴附近、枕、跟腱等处皮下，结节直径数毫米至数厘米不等，质硬、无压痛，对称性分布，提示病情活动。

（2）类风湿血管炎：可发生在任何部位，是关节外损害的基础。肢体末端动脉炎可表现为甲床裂片样出血，病情较重者可累及多个脏器。

（3）其他：部分患者可出现口、眼干燥和贫血等。

（三）常见并发症

1. 类风湿结节　见于15%—20%的患者，多见于前臂常受压的伸侧面，如尺侧及鹰嘴处。在皮下摸到软性、无定形、活动小结或固定于骨膜的橡皮样小结。血清类风湿因子强阳性者皮下类风湿结节更常见。

2. 类风湿性血管炎　类风湿性血管炎是本病的基本病变，除关节及关节周围组织外，全身其他处均可发生血管炎。表现为远端血管炎、皮肤溃疡、周围神经病变、心包炎，以及其他脏器如心、肺、肠道、脾、胰、肾病变和淋巴结、睾丸病变等。

3. 类风湿性心脏病　心脏受累，心肌、瓣膜环或主动脉根部类风湿性肉芽肿形成，或者心肌、心内膜及瓣环淋巴细胞浸润或纤维化等。

4. 类风湿性肺病　慢性纤维性肺炎较常见，有发热、呼吸困难、咳嗽及胸痛。

5. 肾脏损害　可见多种不同的肾脏损害。

6. 眼部表现　葡萄膜炎是幼年性类风湿性关节炎的常见病变，成人类风湿性关节炎常引起角膜炎。

7. 费尔蒂综合征　是一种严重的类风湿性关节炎，常引起脾脏肿大、中性粒细胞减少、血清类风湿因子阳性率高、抗核抗体阳性。

8. 干燥综合征　是一种慢性炎症性自身免疫性疾病。主要侵犯泪腺和大小唾液腺等，导致腺体被破坏和分泌减少或缺乏，临床表现为以眼和口腔黏膜为主的干燥症群。

9. 消化道损害　常致消化不良。

（四）治疗原则

本病治疗原则包括早期治疗、联合用药、治疗方案个体化和功能锻炼。治疗目的是控制炎症、缓解症状、控制进展、保持关节功能和防止骨破坏及关节畸形。

二、一般护理措施

1. 休息与体位　急性活动期、发热及内脏受累的患者应卧床休息，以减少体力消耗，保护关节功能，避免脏器受损。限制关节活动，保持关节功能位。为了干预僵硬和不能移动，不宜绝对卧床休息。症状缓解后鼓励患者及早下床活动，防止关节僵硬和肌肉萎缩。

2. 饮食护理 给予富含蛋白质和维生素的清淡、易消化饮食，贫血患者增加含铁食物。

3. 病情观察 观察关节疼痛、肿胀和活动受限的变化，晨僵、关节畸形的进展或缓解的情况。有无胸痛、心前区疼痛、腹痛、消化道出血、头痛、发热、咳嗽、呼吸困难等关节外症状。一旦出现，提示病情严重，应及时就医。

4. 对症护理 保持关节功能位，可使用矫形支架和夹板，维持肘、腕呈伸展位；足底置护足板以防足下垂；对晨僵肢体戴手套保暖，起床后用热水浸泡或洗温水浴，以减轻晨僵程度和尽快缓解症状；鼓励患者在可以耐受的范围内积极进行主动或被动锻炼，以保存关节的活动功能，加强肌肉的力量和耐力；关节局部热敷、按摩、热水浴、温泉浴、红外线超短波或短波透热疗法，以增加局部血液循环，使肌肉松弛，减轻疼痛，消除关节僵硬。

5. 用药护理 慢作用抗风湿药常见的不良反应有胃肠道反应、脱发、肝损害、肾毒性、骨髓抑制、出血性膀胱炎及性腺的毒性等，用药期间应严密观察，及时监测血象及肝功能等。

三、健康教育

（一）常用药物的作用与不良反应观察

指导患者遵医嘱服药，不能自行增减剂量或停药。

1. 非甾体抗炎药 主要有消炎镇痛、退热消肿作用，常用阿司匹林。这类药可以引起消化道症状，如食欲不振、上腹不适感甚至溃疡出血等，应向患者交代清楚，这些药必须在饭后30分钟内服用以减轻不良反应。

2. 慢作用抗风湿药 青霉胺、金制剂，可以引起恶心、呕吐等消化道反应，长期服药应定期检查肝肾功能；甲氨蝶呤、环磷酰胺，不良反应是引起骨髓抑制，致白细胞、血红蛋白、血小板减少，应注意观察患者眼睑色泽，如有贫血现象及时通知医生。

3. 激素类药物 应在医生指导下服用小剂量维持治疗，不宜长期大剂量服用，易引起消化系统溃疡、骨质疏松等。

（二）饮食护理

饮食上给予富含维生素和蛋白质、低脂肪、清淡、易消化的食物；如有水肿或血压高并发症时，需要适当控制水分和盐的摄入；有贫血者，注意多摄入富含铁的食物等。

（三）运动康复指导

急性期注重卧床休息和畸形预防，采用短时间制动法，如石膏托、支架等，使关节休息，减轻炎性反应。稳定期注重体能训练、日常生活活动训练、畸形矫正和关节活动度训练。在关节全范围活动前，先做小量准备运动，可配合卧位、坐位、立位活动。运动前可热敷关节，运动后可冷敷。运动由简单到复杂、由少到多，循序渐进，按照病变关节的生理功能进行锻炼。开始时先从被动活动逐步转为主动活动，或两者结合进行，以主动活动为主促进关节功能恢复。同时教会患者做关节屈伸、左旋、右旋及旋转运动，自我按摩，促进局部血液循环。

（四）心理护理

向患者及家属介绍本病基本知识、疗效及预后，说明尽早接受正规治疗的重要性。介绍日常生活中应避免的各种诱发因素。建立长期战胜疾病的信心，避免不良情绪对疾病的影响。

第七章
神经系统常见疾病

第一节　神经系统疾病常见症状护理

一、头晕

头晕通常被描述为头晕目眩，是一种脑缺血、缺氧或少见于低血糖的症状，也可能是某种特异性的神经系统疾病。

（一）临床表现

头晕是临床最常见的症状之一，是一种主观感觉，患者感觉头晕晕乎乎，伴有位置觉不平衡，走路不稳或漂浮感。轻者可感觉一过性的头晕，走路不稳；严重者可在体位改变时突然感到天翻地覆，不敢睁眼，伴恶心、想吐或者呕吐，试图保持一种体位来减轻症状。头晕多与体位改变有关，可以在卧位转头时，也可以在站立或者走路转身时发作，有时将头回到原位症状即可消失，有时要持续几分钟或者几小时，有时可反复发作。

一般将头晕分为急性（＜1—2 个月）和慢性（＞1—2 个月）两种。晕厥通常是由于前庭系统问题；晕厥前症状是指患者感到头晕，或似乎要晕倒，或像要死去一样的感觉，一般是由于脑低灌注；位置觉失衡是一种不平衡的感觉或站立不稳，多伴有头部症状，自感要摔倒，通常是由于自身感受系统的异常。

（二）居家护理

1. 疾病知识指导　头晕症的病程长，常反复发作，要查找病因，向患者讲解疾病的病因、临床表现、治疗和护理方案，取得患者的配合。

2. 护理知识指导　平时生活起居要有规律，坚持适当的体育锻炼和运动，注意劳逸结合。对行动不便、卧床患者需加强皮肤护理，保持床铺清洁、干燥，定时翻身，预防压疮。发作时如出现呕吐，应及时清理呕吐物，防止误吸；头晕严重时，额头部可放置冷毛巾或者冰袋，减轻症状；发作时消化功能降低，故应给予清淡、易消化的半流食；在改变体位时动作宜慢，需专人陪护，保持体位的舒适。

3. 安全知识指导　发作时应尽量取卧位，避免搬动；保持安静，不要惊慌，尽量少与患者说话、少探望；经常发作的患者，应避免重体力劳动，尽量避免单独外出；扭头或者仰头动作不宜过急，幅度不宜过大，防止诱发发作或跌倒。

4. 功能锻炼指导　适当用温热水洗颈部、肩部，促进血液循环；正确合理使用护颈用品；指导患者做颈部体操及肩背部的肌力锻炼；避免转颈过猛，防止突然前倾后伸动作；指导患者进行穴位按摩。

5. 心理指导　指导患者掌握深呼吸的方法，保持心情愉快、情绪稳定，避免精神紧张和过度操劳。关心体贴患者，主动、热情地和患者交流，让患者以积极的心态接受治疗，树立战胜疾病的信心。

二、头痛

头痛是临床常见的症状，通常将局限于头颅上半部，包括眉弓、耳轮上缘和枕外隆突连线以上部位的疼痛统称头痛。其病因繁多，神经痛、颅内感染、颅内占位病变、脑血管疾病和颅外头面部疾病，以及全身疾病如急性感染、中毒等，均可导致头痛。

临床上根据头痛起病方式可分为：①急性头痛，常见蛛网膜下腔出血和其他脑血管疾病、脑膜炎或脑炎等；②亚急性头痛，常见颞动脉炎、颅内肿瘤等；③慢性头痛，常见偏头痛、紧张型头痛、丛集性头痛、药物依赖性头痛等。

（一）临床表现

头痛是临床上常见的症状之一，也是某些全身性严重疾病的早期信号。应及时查找致病因，及时治疗。引起头痛的病因大致可分为原发性和继发性两大类。

1. 原发性头痛　常见于偏头痛、紧张型头痛、丛集性头痛。

（1）偏头痛：典型的偏头痛在头痛发作前先有视觉症状，表现为视物模糊、眼前闪光、暗点，甚至可出现眼前锯齿物缺损等视觉先兆。在安静休息、睡眠后或服用止痛药后头痛可缓解，但常反复发作，患者多有家族病史。

（2）紧张型头痛：多见于青、中年，儿童也可患病，男、女无差别。病初症状较轻，以后渐渐明显加重。紧张型头痛的临床特征是头部呈钝痛，无搏动性，头痛位于顶、颞、额及枕部，有时上述几个部位均有疼痛，头痛程度属轻度或中度，不因体力活动而加重，常诉头顶重压发紧或头部带样箍紧感，另在枕颈部发紧僵硬，转颈时尤为明显，无畏光或畏声。少数患者伴有轻度烦躁或情绪低落。查体包括神经系统检查无阳性体征。颅周肌肉如颈枕部肌肉、头顶部及肩上部肌肉常有压痛，有时轻轻按揉，患者感到轻松舒适。脑部电子计算机断层扫描（CT）或磁共振成像（MRI）应无异常，不伴有高血压及明显的五官科等疾病。

（3）丛集性头痛：①临床特点为某段时期内频繁出现短暂发作性、极剧烈的难以忍受的单侧头痛。症状可突然停止，也可缓慢缓解。疼痛多固定于一侧三叉神经第一支的分布区，即一侧眼球深部、眼眶及眶周、额部和颞部，可放射至鼻、颊、上颌骨、上腭、牙龈和牙齿，少数可放射至耳、枕部和颈部，甚至整个半侧头部。疼痛剧烈难忍为持续性钻痛、撕裂牵拉痛、绞痛、烧灼痛、尖锐刺痛、压迫痛等，一般无搏动感。约80%患者每次发作都在同一侧。缓解期时症状完全缓解，一般数月甚至数年。10%—15%的患者为慢性丛集性头痛，病程超过1年，无缓解期或其间的缓解期小于1个月。明确的触发因素是饮酒，其他可能的触发因素有强烈气味（各种溶剂气味、油漆味、烟草味、香水味等）、硝酸甘油、组胺、抑郁、应激、创伤等。但是，这些触发因素只在发作时期起触发加重的作用；而在缓解期时，这些触发因素则完全不起作用。②发作常具有周期性，分为年周期节律和日周期节律。日周期节律多见，头痛常固定在每天的某些时刻发作，多在夜间，尤其是入睡后1—2小时。③绝大多数患者头痛发作时伴有自主神经症状。自主神经症状表现为副交感神经兴奋和交感神经抑制。头痛侧出现流泪、结膜充血、鼻充血、鼻塞、鼻溢、头面部变红或苍白、头面部流汗、瞳孔缩小、上睑下垂、头面部水肿（眼睑、眶周、颊部、牙龈、上腭等）、疼痛处皮温下降（眶上区多见）、头面部皮肤痛觉过敏或异常性疼痛等症状，还可有全身性症状，如心动过缓、眩晕、共济失调、晕厥、血压升高、胃酸增多等。④绝大多数患者头痛发作时有情绪与行为反应，如不安、坐卧不宁、激越、攻击性增强、捶头、砸物、头撞墙等。⑤患者发作前多无先兆，约50%的患者有畏光、恶心或畏声，约30%的患者有嗅觉恐怖或呕吐。

2. 继发性头痛　常见于高血压性头痛、脑血管病性头痛、颞动脉炎等。

（1）高血压性头痛：头痛常在清晨醒来时较重，位于后枕部或前额部，呈钝痛、胀痛或搏动性跳痛，伴有头痛发蒙的感觉，控制好血压就可以缓解头痛。

（2）脑血管病性头痛：出血性脑病，如脑出血、蛛网膜下腔出血等常可以引起剧烈的头痛、呕吐、肢体偏瘫或颈项强直等，重者很快进入昏迷，甚至死亡。

（3）颞动脉炎：除头痛以外，在患者颞动脉（太阳穴处）部位可触及条索状增粗变硬的血管，并有明显的压痛。患者可伴有全身不适、乏力、低热、全身肌肉酸痛僵硬、体重下降、患侧眼睛视力下降等症状。

（4）颅内肿瘤引起的头痛：患者晨起前头痛症状明显，在用力或者低头时加重，是一种持续性、逐渐性加重的头痛。

（5）颈椎病引起的头痛：头痛是以后枕及上颈部为主，活动颈部时加重，同时可伴有上肢麻木、酸痛、无力等症状。

（6）全身性疾病或中毒引起的头痛。

（7）药物性头痛。

（二）居家护理

1. 头痛的评估

（1）病情评估：患病急、突发性头痛不伴有发热，但进展迅速并出现恶心、呕吐及意识障碍表现，多为神经系统疾病所致，如脑出血、蛛网膜下腔出血等；头痛发展缓慢且进行性加重，伴有颅内压增高症状者，应警惕是否有颅内占位性病变或者中毒性疾患；缓慢发生的头痛不伴有颅内压增高表现，多见于肌紧张性头痛及各种病灶性头痛。

（2）时间的评估：头痛发作快、持续时间短，多为功能性疾病的表现，如血管性偏头痛；慢性、持续性头痛多为夜间颅压高于日间颅压，晨起头痛加重，多为颅内占位性病变。额窦或筛窦炎症时，夜间分泌物储积，晨起头痛也会加重。神经性头痛持续时间较短，仅数秒或数十秒，如三叉神经痛；头痛持续 2—3 小时或 1—2 天，多为偏头痛；持续多日的头痛是脑肿瘤、硬膜下血肿的表现。

（3）性质的评估：发作性、点击性剧痛多为三叉神经痛；咽后部发作性疼痛并向耳后及枕后放射为吞咽神经痛；搏动性跳痛，常见于高血压、血管性头痛及某些感染性疾病。

（4）程度的评估：剧烈头痛常见于三叉神经痛、偏头痛；中度头痛见于脑肿瘤、慢性炎症等；轻度头痛多为眼源性、鼻源性、齿源性疾病所致。

2. 护理知识指导　平时生活起居要有规律，坚持适当的体育锻炼和运动，注意劳逸结合。轻度头痛，一般不用休息，可服用止痛片；剧烈头痛，须卧床休息。保持环境安静，室内光线要柔和；头痛患者在饮食上应注意减少巧克力、乳酪、酒、咖啡等容易诱发疼痛的食物，应吃清淡食物，禁止辛辣刺激、生冷的食物。

3. 安全知识指导　头痛发作时，严密观察患者的神志、瞳孔、精神状态，注意检查头部是否有外伤，让患者卧床休息，家属陪伴，防止坠床、摔跤。

4. 心理指导　提供安静、舒适、光线暗淡、温度适宜的休息环境，播放轻音乐，指导患者调整心态，保持正常睡眠。对于紧张、焦虑和恐惧感的患者，可进行支持、暗示、认识调整指导或自我放松训练等心理干预。

三、抽搐与惊厥

抽搐俗称“抽风”，表现为全身或局部骨骼肌群异常的不自主收缩，并引起关节运动，多为全身性、对称性，若伴有意识丧失者则称为惊厥，是神经系统常见疾病的症状，发病时常伴有意识障碍。

（一）临床表现

1. 抽搐的类型

（1）全身性抽搐：为全身骨骼肌收缩，如癫痫大发作表现为强直－阵挛性抽搐，破伤风则是持续强直性抽搐。

（2）局限性抽搐：为躯体或颜面某一局部的连续性抽动。如局限性运动性癫痫常表现为口角、眼睑、手或足等的反复抽搐；若抽搐自一处开始，即自一侧拇指开始，渐延及腕、臂、肩部，则为杰克逊癫痫。而手足搐搦症则呈间歇性四肢（以上肢手部最显著）强直性肌痉挛，典型者呈“助产士”手。

2. 抽搐伴随的症状　癫痫大发作常伴有意识丧失和大小便失禁；破伤风有角弓反张、牙关紧闭、苦笑面容和肌肉剧烈疼痛；感染性疾病常伴全身感染中毒症状；脑肿瘤常伴有颅内高压及局部脑功能障碍症状；心血管和肾脏病变、内分泌及代谢失常等均有相应的临床征象。

（二）居家护理

抽搐发作时危及生命，及时发现、及时处理尤为重要，并要做好一系列急救及护理措施。

1. 查找病因　疾病常反复发作，查找并避免诱因，预防发作。

2. 发作时的护理　发作时，立即将患者置于平卧位或侧卧位，头偏向一侧，切忌用力按压患者抽搐肢体，以防骨折和脱臼，将压舌板或开口器置于患者口腔一侧上下臼齿之间，防止舌、口唇和颊部咬伤，如有义齿应取出。解开衣扣、裤带，用棉垫或软垫对易受伤的部位进行保护；及时清除口腔分泌物与呕吐物，保持呼吸道通畅；有条件可备好简易负压吸引器。抽搐严重及发绀患者，应及时给予吸氧治疗。危及生命者，立即联系医院救援。

3. 观察病情　观察患者抽搐发作时的意识状态，如有无心率增快、血压升高、呼吸减慢或者暂停、瞳孔散大、牙关紧闭、大小便失禁等并做好记录。观察并记录发作的类型、频率与持续时间。观察抽搐发作停止后患者意识完全恢复时间，有无疼痛、疲乏及行为异常等。必要时给予镇静剂治疗，注意观察用药效果。发作间歇期房间宜安静，光线柔和、稍暗。

4. 其他　必须专人陪护，加床挡保护，移走可能伤害患者的物品，必要时使用约束带保护。避免患者独自外出，禁止患者做危险的活动或职业。

5. 心理指导　指导患者深呼吸，保持心情舒畅、情绪稳定，避免情绪激动，家人应关心患者，营造温馨的环境，主动与患者沟通交流，使患者积极配合治疗。

四、意识障碍

意识障碍是多种原因引起的一种严重的脑功能失常，为临床常见症状之一。意识障碍系指人们对自身和环境的感知发生障碍，或人们赖以感知环境的精神活动发生障碍的一种状态。

（一）临床表现

1. 觉醒度改变

（1）嗜睡：为意识障碍的早期表现，患者经常入睡，能被唤醒，醒来后意识基本正常，停止刺激后继续入睡。

（2）昏睡：患者处于较深睡眠，一般外界刺激不能被唤醒，不能对答，较强烈刺激可有短时意识清醒，醒后可简短回答问题，当刺激减弱后很快进入睡眠状态。

（3）昏迷：意识活动完全丧失，对外界各种刺激或自身内部的需要不能被唤醒。按刺激反应及反射活动等可分三度。①浅昏迷，随着活动消失，对疼痛刺激有反应，各种生理反射（吞咽、咳嗽、瞳孔对光反射等）存在，体温、脉搏、呼吸多无明显改变；②中度昏迷，对外界一般刺激无反应，强烈疼痛刺激可见防御反射活动，呼吸节律失常，可见周期性呼吸或中枢神经性过度换气；③深度昏迷，反射活动完全消失，全身肌肉松弛等。

2. 意识内容改变

（1）意识模糊：患者的时间、空间及人物定向明显障碍，思维不连贯，经常答非所问，最突出的表现为出现错觉，幻觉较少见，情感淡漠。

（2）谵妄状态：对客观环境的认识能力及反应能力下降，注意力不集中，定向力障碍，话语增多，思维不连贯，多伴有睡眠失常。

3. 昏迷状态　起初是昏迷的患者，在长短不一的时间后逐渐发展为意识状态改变中的某一种。这种行为主要包括：闭锁综合征、意志缺乏症、持久性植物状态、紧张症、假昏迷等。一旦患者出现睡眠—觉醒周期，真正的昏迷就不再存在。这些状态与真性昏迷的鉴别，对使用恰当的治疗及预后是非常重要的。

（二）居家护理

（1）意识障碍是多种原因引起的一种严重的脑功能失常，应查找病因，讲解疾病的病因、临床表现、治疗和护理方案，取得家属的配合。

（2）给予适当的卧位，颅内压高者采取头高位 15—30 度，以降低颅内压；平卧位时，头偏向一侧，防止呕吐，保持呼吸道通畅。定时翻身扣背，加强皮肤护理，对大小便失禁、频繁呕吐的患者应及时更换床单、衣服，保持皮肤的干燥，防止肺部感染及皮肤压疮。保持口腔清洁。注意营养和水电解质平衡，可给予鼻饲，逐渐给予高蛋白、高热量、高维生素饮食。

（3）患者意识障碍，必须 24 小时家属陪伴，防止跌倒坠床的发生。躁动、癫痫的患者，应注意给予适当的约束，发作期防止舌咬伤、坠床和碰撞，癫痫的患者发作时应将患者头偏向一侧，清理口腔分泌物防止误吸。

（4）长期昏迷卧床的患者，应保持关节功能位，进行适当的被动活动，防止足下垂和踝关节外旋；协助或帮助患者床上运动，防止肌肉松弛。

（5）意识障碍患者经常有记忆力和情感障碍。要经常评估患者的情绪和情感，以及环境和情景中引起患者情绪或情感变化的因素。以利于避开刺激原。当患者能耐受时，鼓励其参加小组活动，观察患者能否正确地表达自己的需求及对周围人的信任度。减少患者的发病率，提供保护性看护。

第二节　脑　出　血

一、病种简介

脑出血是指脑动脉、静脉或毛细血管破裂导致的脑实质内出血。脑出血分为原发性和继发性脑出血 2 种。原发性脑出血是在动脉硬化的基础上，脑动脉破裂导致的脑实质内出血，高血压病导致的脑动脉硬化引起的脑出血又称为高血压动脉硬化性脑出血或高血压性脑出血，其占原发性脑出血的 80% 以上；继发性脑出血系某种原发性血管病变所致的脑出血。

（一）病因

1. 高血压伴细小动脉硬化　脑出血中 90% 的患者患有高血压。

2. 颅内动脉瘤　主要是先天性动脉瘤，少数是动脉硬化性动脉瘤和外伤性动脉瘤。

3. 脑血管脉畸形　因血管壁发育异常，易发生破裂出血。

4. 其他疾病　如血液病、结缔组织病、脑肿瘤、脑血管畸形等。

（二）临床表现

1. 意识障碍　轻者躁动不安、意识模糊不清，严重者多在半小时内进入昏迷状态，眼球固定于正中位，面色潮红或苍白，大汗，尿失禁或尿潴留等。

2. 头痛与呕吐　神志清或轻度意识障碍者可述头痛，呕吐多见，多为喷射性，呕吐物为胃内容物，多数为咖啡色。

3. 大脑强直与抽搐　如出血量大，破入脑室和影响脑干上部功能时，可出现阵发性去皮质性强直发作（两上肢屈曲、两下肢伸直，持续几秒或几分钟不等）或大脑强直性发作（四肢伸直性强直）。少数患者可出现全身性或部分性痉挛癫痫发作。

4. 呼吸与血压　患者一般呼吸较快，病情重者呼吸深而慢，病情恶化时转为快而不规则，呈潮式呼吸或叹息样呼吸等。血压突然升高，可达 26.67/16.00 千帕（200/120 毫米汞柱）及以上。血压不稳和逐渐下降是循环中枢功能衰竭征象。

5. 体温　出血后即刻出现高热，是丘脑下部体温调节中枢受损害征象；还可出现感染热、吸收热。

6. 瞳孔　早期双侧瞳孔可时大时小，如病灶侧瞳散大，对光反射迟钝或消失，是小脑幕切迹疝形成的征象；双侧瞳孔逐渐散大，对光反应消失，是双侧小脑幕切迹全疝或深昏迷的征象；两侧瞳孔缩小或呈针尖样，提示脑桥出血。

（三）常见并发症

脑出血常见并发症有肺炎、脑疝、褥疮、泌尿道感染、胃及十二指肠出血、下肢静脉血栓形成等。

（四）治疗原则

脑出血的治疗主要是积极降低颅内压，以降低死亡率和致残率，适当早期功能锻炼，以利于恢复。

1. 降低颅内压　主要是靠用脱水剂、稳定细胞膜或手术去除血肿。

（1）甘露醇是降低颅内压最有效的脱水剂，且可以促进大量代谢产物排出。注意观察尿量、心脏功能及电解质情况。

（2）呋塞米（速尿）：如患者心功能不全或肾功能衰竭，不宜用甘露醇者或甘露醇应用后仍不足以降低颅内压者，则应用或加用呋塞米。

（3）白蛋白：主要是通过提高血液胶体渗透压达到脱水效果。

（4）糖皮质激素：在脑出血的急性期限应用糖皮质激素不仅可以减轻缺血性脑水

肿，还可以增强患者的应激能力。

（5）手术治疗：当脑出血严重致颅内压过高，内科脱水治疗效果不佳，可能危及生命时应及时进行手术治疗。

2. 降血压治疗　脑出血患者绝大多数伴有不同程度的高血压，降血压治疗不宜将血压降至过低，使血压降至病前水平即可。

3. 止血　脑出血患者可应用止血药，如6－氨基酸、止血芳酸、卡巴克络（安络血）、酚磺乙胺（止血敏）等。

4. 抗感染　对于严重瘫痪、意识障碍和球麻痹者，在发病时应积极使用抗生素防治感染。

5. 降温治疗　体温超过38℃以上者，应积极降温。

二、一般护理措施

1. 一般情况处理　急性期应遵医嘱绝对卧床休息，严格控制探视人员，保持安静；翻身时注意保护头部，动作轻稳，以免加重出血。抬高床头15—30度，减少脑部血流量，减轻脑水肿。如有瘫痪，患侧肢体要保持肢体功能位。教会照料者正确摆放、变换患者体位。大便时不可用力过度和憋气，防止加重脑出血。不能进食者，应留置胃管给予鼻饲。

2. 保持呼吸道通畅　昏迷患者头偏向一侧，防止呕吐物反流至气管造成窒息或吸入性肺炎。及时清理呼吸道分泌物，必要时吸痰。

3. 预防褥疮发生　定时翻身，保持皮肤清洁干燥。呼吸无规律者不宜频繁更换体位，可采用垫气垫床、软枕，勤擦洗等方法。

4. 监测体征　严密监测生命体征、瞳孔和意识状态的变化并记录。

5. 观察脑疝前驱症状　如观察有无头痛、呕吐、血压升高、脉搏加快、呼吸不规则、意识障碍加重、一侧瞳孔散大等。发现异常情况，及时通知医师处理。

6. 发现脑疝前驱症状　及时遵医嘱使用脱水剂。使用脱水剂要保证快速输入，以达到脱水、降颅压的作用。并要注意水、电解质平衡和肾功能。

7. 保持水电解质及酸碱平衡　施护时注意观察。

8. 病情稳定后　可给予神经细胞营养剂。

9. 早期康复治疗　脑出血病情稳定者，应尽早开展康复治疗，以利于神经功能障碍恢复。

三、健康教育

（一）常用药物的作用与不良反应观察

1. 高渗脱水剂　常用药物为甘露醇、甘油果糖、高渗盐水，其作用为迅速提高血浆渗透压，使脑组织脱水、减轻脑水肿，降低颅内压。常见不良反应为水电解质失常导致低钠、低氯、低钾血症；其次为肾功能损害，引起肾功能不全、血尿等，甘露醇应用时快速静脉输注会诱发和加重心衰、肺水肿，老年患者应用应谨慎，在应用过程中如未注意适当补液会导致过度脱水、血容量不足、低血压等不良反应。

2. 利尿脱水剂　常用药物为呋塞米、托拉塞米等，利尿作用强，导致血液浓缩，使脑组织脱水并降低颅内压，减轻脑水肿。不良反应为导致严重的水电解质失常，如低钠、低氯、低钾血症等，还可以引起高血糖、高尿酸血症，故糖尿病、痛风患者慎用，肝功能不全者应用较大剂量脱水利尿剂可诱发肝昏迷，严重肾功能衰竭的患者禁用。

3. 降压药物的使用及不良反应的观察　见高血压患者用药。

（二）饮食护理

昏迷、吞咽困难患者应予鼻饲流食，防止误吸引起肺部感染。对尚能进食者喂食不宜过多过急，注意一口量，同时给予鼓励性语言，遇呕吐、反呛时暂停进食，抬高床头。能进食者，吃些易消化吸收的流食或半流食，病情平稳后可吃普食。限制盐的摄入量，每日食盐应控制在2—5克，多食富含膳食纤维的食物，每天保证充足的进水量，防止便秘用力，加重脑出血。

（三）运动康复指导

1. 脑出血1周内　以被动活动为主，按摩和被动活动瘫痪肢体，以促进血液循环，预防和减轻肌肉挛缩，维持关节及韧带活动度。按摩痉挛性肢体手法要轻，以降低神经肌肉兴奋性，使痉挛的肌肉放松。弛缓性瘫痪按摩手法应适当加重，以刺激神经活动兴奋性。每次按摩5—10分钟，每日2次。教会患者床上自主性被动活动；强化偏瘫患者刺激，尽量将物品摆在患侧，家属与其交谈时尽量坐在患者的患侧。

2. 脑出血1周后　患者生命体征平稳时，应鼓励其在床上进行康复训练，瘫痪肢体功能训练时，指导患者用意念对患肢发出冲动，使瘫痪肢体的肌肉收缩。反复训练，促进神经传导功能恢复，达到上肢可举起、下肢可站立和行走。

3. 生活自理能力训练　可指导患者用健肢替代患肢的方法，如右侧肢体瘫痪时，可练习用左手吃饭、写字、取物；穿上衣时先穿患肢再穿健肢，脱衣时则相反。训练患者用一只手穿脱鞋、袜、衣裤，使用拐杖及习步车辅助行步等。

4. 语言训练　失语患者应进行语言训练，从单字、单词发音，再到讲短句、短语。

（四）心理护理

向患者及家属初步介绍疾病病因及影响病情因素、治疗目的及用药注意事项，告知精神紧张、情绪激动及外界不良刺激可诱发脑出血，使患者及家属对疾病有一个较全面的了解，配合治疗、护理工作。此类患者多有焦虑、抑郁、易激动等心理特点，家庭成员要多关心、理解，细心观察各方面的变化，帮助患者建立恢复自理能力的信心。

第三节　脑　栓　塞

一、病种简介

脑栓塞是指脑动脉被异常的栓子阻塞，使其远端脑组织发生缺血性坏死，出现相应的神经功能障碍。栓子以血栓栓子为主，占所有栓子的90%；其次有脂肪、空气、癌栓、医源物体等。脑栓塞发生率占急性脑血管病的20%，占全身动脉栓塞的50%。

（一）病因

（1）心源性脑栓塞：为心内膜和瓣膜产生的栓子脱落造成的脑栓塞，心源性脑栓塞占所有脑栓塞的60%—80%。

（2）非心源性脑栓塞：是指心脏以外血管来源的栓子造成的脑栓塞。

动脉粥样硬化斑块性栓塞：主动脉或颈动脉粥样硬化斑块及血栓块脱落成栓子，发生脑动脉栓塞。

脂肪栓塞：常见于长骨骨折或手术、脂肪挤压伤等。

空气栓塞：常见于大静脉穿刺、肺叶手术、潜水减压、人工气胸等空气进入静脉引起。

癌栓塞：癌细胞进入血管，到脑动脉发生栓塞。

医源性栓塞：在越来越多的血管内介入性诊断和治疗中，有时因质量或技术问题，导管脱落，进入脑动脉，造成栓塞。

（3）不明原因性脑栓塞。

（二）临床表现

（1）2/3 患者在动态下突然发病，1/3 患者在夜间睡眠中发病。大多无前驱症状，突然发病，常在数秒或数十秒内症状达高峰。少部分患者由于反复栓塞在几天内呈阶梯式进展恶化。

（2）患者在发病时有短暂意识障碍、头痛、头晕及抽搐；80% 的栓塞发生在颈内动脉系统，其临床表现为失语、眼球凝视麻痹、面瘫、肢体瘫痪、感觉障碍。

（3）椎基底动脉动系统发生者，表现为复视、口舌麻木、眩晕、共济失调、交叉性瘫痪、意识障碍等。

（三）常见并发症

（1）脑梗死出血。

（2）肺部感染、尿路感染、褥疮。

（3）下肢静脉血栓及肺栓塞：由于卧床引起下肢静脉血栓形成，血栓脱落导致肺动脉栓塞。

（4）水、电解质失常：低钠血症、低钾血症。

（5）心肌梗死：可能由于脑梗死应激反应导致，可出现心律失常、心力衰竭，甚至死亡。

（6）肾功能不全：主要是药物的不良反应，及与基础病有关。

（四）治疗原则

积极调整血压、改善侧支循环、减轻脑水肿、防治出血和治疗原发病。

1. 调整血压　脑梗死急性期血压应维持在发病前患者年龄应有的稍高水平，不应用降血压药物，以免减少脑血流灌注量加重梗死。

2. 溶栓治疗　适用于超早期患者及进展性卒中。应在发病 3—12 小时内给药，最佳时间在 3 小时内给药。尿激酶是最早应用的溶栓药物，治疗越早，预后越好。

3. 抗凝治疗　主要适用于进展型脑梗死、心源性脑梗死、有症状颅内和颅外动脉夹层瘤或动脉狭窄而不宜溶栓治疗者。常用药物有肝素、低分子肝素、华法林等，一般用 2—3 周，不主张常规抗凝治疗。

4. 抗血小板聚集治疗　常用药物有阿司匹林和噻氯匹定。大多数缺血性脑梗死患者应在脑梗死后 24—48 小时给予阿司匹林，但在急性期和溶栓治疗 24 小时内不应使用抗血小板聚集药。

5. 改善脑代谢和脑功能　常用药物有吡拉西坦、都可喜、1,6 二磷酸果糖、小牛血提取物等。

6. 改善微循环　常用药物有低分子右旋糖酐、血塞通、醒脑静、银杏叶提取物等。

7. 预防和治疗脑水肿　应用甘露醇、甘油果糖、呋塞米、白蛋白等。

二、一般护理措施

1. 卧床休息　急性期卧床休息1—2周，保持病房安静。对意识障碍患者采取侧卧位或平卧位偏向一侧，及时清理呼吸道分泌物，可应用口咽管预防舌后坠，保持呼吸道通畅。

2. 吸氧　低流量吸氧1—2升/分。

3. 观察体征　观察意识、瞳孔、言语、生命体征变化，备好急救物品和药品，做好气管插管准备。

4. 饮食护理　维持水、电解质平衡，24—48小时不能进食者应鼻饲。能自行进食者，观察吞咽、进食效果（量和速度），给患者提供充足的用餐时间；不能经口进食时遵医嘱留置胃管，并做好鼻饲护理。

5. 药物治疗护理　严格遵医嘱应用抗凝溶栓药，监测出凝血时间，观察皮肤、黏膜、消化道有无出血；应用血管扩张药物应观察患者有无头部胀痛、颜面部发红、血压降低等变化；应用脱水药物要选择粗直血管，必要时留置套管针，避免药物外渗并检测排尿情况，准确记录液体出入量，监测水、电解质变化。

6. 言语沟通障碍和肢体活动障碍护理　对言语障碍患者要尊重并鼓励其表达意愿，可用手势提示法、图片法等交流。要在生活上给予照顾，建立舒适体位，协助定时翻身、叩背、洗漱、如厕或床上大小便、沐浴等；脱衣服时先脱健肢再脱患肢，穿衣服时先穿患肢再穿健肢；防止跌倒、烫伤等安全护理。

三、健康教育

（一）常用药物的作用与不良反应观察

1. 溶栓药　如尿激酶、瑞替普酶等。尿激酶，急性梗死6小时内应用。

常见不良反应为表浅部位出血，如皮肤、黏膜和血管穿刺部位出血、瘀斑，也可为内脏出血，如消化道出血、咯血、尿血、腹膜后出血、脑出血等，严重出血患者可死亡。

2. 抗凝血药　防治血管内栓塞或血栓形成的疾病，预防中风或其他血栓性疾病。常用的抗凝血药包括肝素、华法林、阿司匹林、双嘧达莫等。常见不良反应有自发性出血，偶见不良反应有恶心、呕吐、腹泻、瘙痒性皮疹过敏反应及皮肤坏死、肝肾功能损害。

3. 抗血小板药 可使血液的黏稠度下降，减少血栓形成。应用抗血小板药，也是抗凝治疗的一种。阿司匹林、双嘧达莫、低分子右旋糖酐及某些中药如丹参、川芎、毛冬青等，都具有抗血小板的作用。这类药物的出血不良反应很少，可长期使用。

（二）饮食护理

（1）忌高脂肪、高热量食物：防止血脂进一步增高、血液黏稠度增加、动脉硬化斑块形成。忌食肥肉、动物内脏等，少食花生等含油脂多、胆固醇高的食物；忌用或少用全脂乳、奶油、蛋黄、动物油。不宜采用油炸、煎炒、烧烤烹调。

（2）忌烟、忌酗酒，忌生、冷、辛辣刺激性食物。

（3）低盐，忌食过多酱油、咸菜等。

（4）高纤维饮食，增加植物蛋白摄入，多食水果和蔬菜，有利于降低血脂。

（三）运动康复指导

指导偏瘫患者正确摆放体位：平卧位时抬高床头30—60度，保持肢体功能位。患侧卧位时患侧上肢前伸，与躯干呈30—90度，健侧上肢可放在身上，患侧下肢呈屈曲位，健腿由枕头支撑。健侧卧位时患侧上肢放在胸前并由枕头支撑、肩关节屈曲约90度并肩胛骨前伸，肘关节伸直，患侧下肢向前屈髋屈膝并完全由枕头支撑。及早进行康复锻炼。在床上进行主动和被动活动，可由健侧上肢带动患侧上肢活动；指导其尽量做力所能及的事情，不要过多依赖家人。家属与其交谈时尽量坐在患者的患侧。

（四）心理护理

让患者知道心理因素对疾病转归和康复会起到很重要的作用。要细心观察患者，及时发现患者的心理问题，进行针对性沟通，以解除患者思想包袱。帮助患者减轻和克服消极悲观心理，保持良好的心情，以主动、积极、健康的心态战胜疾病。

第八章
泌尿系统常见内科疾病

第一节　泌尿系统疾病常见症状护理

一、水肿

（一）临床表现

水肿为肾脏疾病常见的临床症状。最突出的体征多从下肢部位开始，常为全身性、体位性和凹陷性，是患者就诊的常见原因，严重者可出现胸腔、腹腔和心包积液。

（二）居家护理

1. 病情观察　监测生命体征，尤其是血压、体温；准确记录 24 小时尿量；定期测量患者体重；观察水肿的消涨情况；观察有无胸腔、腹腔、心包积液及并发症的发生；注意用药后的疗效及不良反应。

2. 休息　严重水肿的患者应卧床休息，下肢水肿者可抬高下肢，阴囊水肿者可用吊带托起。水肿减轻后可下床活动，但应避免劳累。

3. 饮食　给予低盐、低脂、高热量、高维生素、富含可溶性纤维的饮食。

低盐饮食：食盐摄入量 <2 克 / 天，避免进食含钠多的食物，如腌制食品、罐头食品、啤酒、汽水、味精、面包、豆腐干等。低脂饮食：少食油腻类食物，增加富含可溶性纤维的食物，以控制高脂血症。给予正常量的优质蛋白，当肾功能不全时，应根据病情调整蛋白质的摄入量。水的摄入视水肿程度和尿量而定：每天尿量大于 1000 毫升以上，不需严格限水；尿量小于 500 毫升或有严重水肿者，需要限制水的摄入，

每天液体入量不应超过前一天24小时的尿量加上不显性失水量（约500毫升）。

4. 预防感染　保持病房环境清洁，定时开窗通风换气，定期空气消毒，保持室内温湿度适宜，尽量减少探访人次，限制上呼吸道感染者探访。加强全身皮肤、口腔和会阴部的护理，防止皮肤和黏膜损伤；指导其加强营养和休息，增强机体抵抗力，注意天气变化，预防感冒。

5. 水肿护理　患者应穿柔软、宽松的衣裤，注意经常变换体位，防止压疮发生；水肿患者皮肤菲薄，易发生破损而感染，协助患者皮肤清洗时勿用力，避免损伤皮肤。严重水肿者应避免肌注，以防感染。注意观察皮肤有无红肿、破损、化脓等情况发生。

6. 心理护理　向患者讲解心情愉快的重要性，嘱其保持乐观情绪，积极配合治疗。

二、尿路刺激征

（一）临床表现

1. 尿频　排尿次数增多而每次尿量减少，常由泌尿和生殖道炎症、膀胱结石、前列腺增生等引起。

2. 尿急　有尿意即迫不及待地要排尿且难以自控，但尿量却很少。多见于下尿路急性炎症或膀胱容量显著缩小。

3. 尿痛　排尿时感到尿道疼痛，亦为炎症表现。

（二）居家护理

1. 环境与休息　保持环境清洁、安静、光线柔和，维持居室合适的温度和相对湿度，使患者能充分休息。

2. 饮食护理　在无禁忌证的情形下，嘱患者尽量多饮水，起到冲洗尿道的作用。同时应摄入清淡、易消化、营养丰富的食物。

3. 皮肤护理　要及时换洗衣物和床铺。内衣裤应为吸汗且透气性好的棉质，且应宽松、干净。定期做好会阴部的清洁。

4. 病情观察　监测体温变化，对高热患者注意做好降温和生活护理。如患者经治疗后高热不退、腰痛加剧，及时就诊，遵医嘱留取尿标本进行送检。

5. 用药护理　向患者解释有关药物的作用、用法、疗程及其不良反应；强调必须按时、按量用药，不可擅自换、减、停药；交代患者口服复方磺胺类药期间要注意多饮水，减少磺胺结晶的形成，以防阻塞肾小管。

6. 心理护理　鼓励患者表达内心的感受，向患者解释此病的起因和预后，以减轻其紧张、恐惧等不良心理反应。

三、尿失禁

（一）临床表现

尿失禁指患者排尿失去自我意识控制，尿液不自主地流出。

（二）居家护理

（1）了解尿失禁的原因，患者病情、意识、自理能力、合作程度，了解患者治疗及用药情况。

（2）皮肤护理：注意保持皮肤干燥，经常用温水清洗会阴部皮肤，勤换内衣和床单、尿垫。预防压疮发生。

（3）病情允许指导患者多饮水，每天白天 2000 毫升，促进排尿反射。评估膀胱充盈度、有无腹痛、有无腹胀及会阴部皮肤情况；了解患者有无尿管、尿路造口等。

（4）指导患者进行骨盆底肌肉锻炼，增强排尿控制能力。方法：患者取坐或站立位，试做排尿或排便动作，先慢慢收紧盆底肌肉，再缓慢放松，每次 10 秒，连续 10 次。每日进行数次，以不疲劳为宜。

（5）长期尿失禁的患者，可进行导尿术留置导尿管，给予导尿或外用接尿器等处理。

（6）必要时去医院查尿常规、血常规、电解质等。

四、尿潴留

（一）临床表现

急性尿潴留，常见于膀胱颈部以下尿路严重梗阻，突然不能排尿，使尿液滞留于膀胱内。慢性尿潴留，常见于膀胱颈部以下尿路不完全梗阻，起病缓慢，表现为膀胱充盈、排尿困难，可不引起疼痛或仅感轻微不适。

（二）居家护理

（1）提供隐蔽排尿环境：关闭门窗，屏风遮挡，使视觉隐蔽，以保护患者自尊；适当调整治疗、护理时间，使患者安心排尿。

（2）调整体位和姿势：协助患者取适当体位，病情允许应尽量以习惯姿势排尿，如扶助患者坐起或抬高上身。对需绝对卧床休息或某些手术的患者，事先应有计划地训练其床上排尿，以避免术后不适应排尿姿势的改变而造成尿潴留，增加患者痛苦。

（3）诱导排尿：利用条件反射，如听流水声，或用温水冲洗会阴，以诱导排尿。也可针刺中极、曲骨、三阴交穴等刺激排尿。

（4）按摩、热敷：可解除肌肉紧张，促进排尿。但不要用力过度，以防膀胱破裂。

（5）解释和安慰，消除其焦虑和紧张情绪。

（6）经上述措施处理无效时，可根据医嘱采用导尿术。

第二节 泌尿系统感染

一、病种简介

泌尿系统感染又称尿路感染，是肾脏、输尿管、膀胱和尿道等泌尿系统各个部位感染的总称。可分为上尿路感染和下尿路感染。上尿路感染主要是肾盂肾炎，下尿路感染主要是膀胱炎。本病以女性多见。

（一）病因

本病多为细菌直接引起的尿路炎症，致病菌以大肠杆菌最常见，约占70%以上；其次依次是变形杆菌、产气杆菌、粪链球菌、铜绿假单胞菌和葡萄球菌；偶见厌氧菌感染。

（二）临床表现

1. 急性膀胱炎　约占尿感的60%，患者主要表现为尿频、尿急、尿痛，伴有耻骨弓上不适。一般无全身感染，尿中有白细胞，约30%有血尿。

2. 急性肾盂肾炎　起病急，常有寒战、高热、头痛、食欲减退、恶心呕吐、血白细胞升高等。血培养可阳性，一般无高血压和氮质血症。泌尿系统表现可有或无尿频、尿急、尿痛等尿路刺激症状，多数伴腰痛、肋脊角压痛或（和）叩击痛。

3. 无症状细菌尿　又称隐匿型尿感，即患者有真性细菌尿，但无尿感症状。

（三）常见并发症

1. 肾乳头坏死　严重的肾盂肾炎伴有糖尿病或尿路梗阻时，可出现败血症、急性肾衰竭等。

2. 肾周围脓肿　常由严重的肾盂肾炎直接扩散而来，患者多有尿路梗阻等易感因素。

（四）治疗原则

1. 一般治疗　对症治疗、多饮水、调整生活方式等。

2. 抗菌药物治疗　根据药敏试验选择抗菌药物治疗，是尿路感染的主要治疗方法。

3. 手术治疗　酌情切除感染病灶。

4. 中医治疗　遵医嘱。

二、一般护理措施

1. 合理休息　急性发作时应增加休息与睡眠，为患者提供安静、舒适环境。疼痛明显时应卧床休息，嘱患者少站立或弯腰。尿频者提供床边小便用具。患者体温超过39℃时可采用冰敷、酒精擦浴等措施进行物理降温。

2. 病情观察　密切观察患者的体温、脉搏、呼吸、血压、尿量、尿液性状等变化，尤其是体温的变化；观察尿路刺激征、腰痛的情况，有无伴随症状；观察有无高热持续不退或体温升高，伴腰疼加剧等，一旦出现常提示肾周脓肿、肾乳头坏死等并发症，应及时就诊。

3. 生活指导　指导患者保持良好的生活习惯，学会正确清洁外阴的方法，注意劳逸结合，饮食营养均衡，增强机体抵抗力。

4. 正确留取尿标本　尿细菌培养标本采集方法：在应用抗生素之前或停用抗生素5天后留取尿标本。取清晨第一次尿液（保证尿液在膀胱内停留6—8小时），弃掉前段尿，取清洁、新鲜的中段尿送检。留取尿标本时严格无菌操作，充分清洗会阴部，消毒尿道口，再留取中段尿，及时送检。

三、健康教育

（一）常用药物的作用与不良反应观察

治疗泌尿系统感染常用磺胺类药物，口服可引起恶心、呕吐、厌食等胃肠道反应，经肾脏排泄时易析出结晶，还可引起粒细胞减少等，服用时应多饮水以减少磺胺结晶的形成和减轻尿路刺激征；或口服碳酸氢钠，以碱化尿液、增强疗效。

（二）饮食护理

给予高蛋白、高维生素和易消化的清淡饮食，鼓励患者多饮水，每日饮水量不少于2000毫升，增加尿量，以冲洗膀胱、尿道、促进细菌和炎性分泌物排出，减轻尿路刺激症状。

（三）运动康复指导

急性发作期注意增加休息时间，缓解期逐渐缓慢增加活动量。

（四）心理护理

应向患者解释本病的特点及规律，说明紧张情绪不利于尿路刺激征的缓解，指导患者放松心态、转移注意力，消除紧张情绪及恐惧心理，积极配合治疗。对反复发作、迁延不愈的患者，应与患者分析其原因，让患者知道造成疾病久治不愈的根源所在，共同制订护理计划，克服急躁情绪，保持良好心态，树立战胜疾病的信心。

第三节　急性肾小球肾炎

一、病种简介

急性肾小球肾炎，简称急性肾炎，是一组以急性肾炎综合征为主要临床表现的肾脏疾病，以急性起病，出现血尿、蛋白尿、水肿和高血压为特征，并可伴有一过性肾功能损害。可发生于多种病原微生物如细菌、病毒以及寄生虫感染后，但大多数为链球菌感染后肾小球肾炎。

（一）病因

（1）细菌最常见的是 A 组溶血性链球菌中的致肾炎菌株，其细胞壁所带的抗原蛋白属 M 型。

（2）流行性感冒病毒、腮腺炎病毒等感染可导致急性肾炎。

（3）其他真菌、钩端螺旋体和疟原虫也可引起急性肾炎。

（二）临床表现

（1）本病好发于儿童，高峰年龄为 2—6 岁。

（2）发作前常有前驱感染，潜伏期 7—21 天，皮肤感染者潜伏期较呼吸道感染者长。

（3）典型的链球菌感染后肾小球肾炎临床表现为突发性血尿、蛋白尿、水肿、高血压。

（4）病情轻重不一，轻者可无明显临床表现，常表现为镜下血尿，重者出现少尿型急性肾功能衰竭。

（5）本病多为自限性，绝大多数患者于2—4周内出现利尿消肿、肉眼血尿消失、血压恢复正常。少数患者轻度镜下血尿和微量白蛋白迁延6—12个月。

（三）常见并发症

1. 循环充血状态　水钠潴留、血容量衰竭直至肺水肿。

2. 高血压脑病　血压（尤其是舒张压）急剧增高，一般儿童较成年人多见。

3. 急性肾功能衰竭　急性肾炎患儿相当部分于急性期有程度不一的氮质血症，但进展为急性肾功能衰竭者仅为极少数。

（四）治疗原则

以休息和对症治疗为主，同时应纠正各种病理生理改变，防治并发症，保护肾脏功能，以利于疾病自然恢复。

二、一般护理措施

（1）病情观察：密切观察患者血压、水肿及尿的颜色、性质、量的变化，以及体温、脉搏、呼吸、血压、神志变化，发现异常及时就医。

（2）水肿及高血压患者给予低盐饮食。

（3）水肿的护理：限制水及液体入量，一般为前一日尿量再加500毫升（500毫升/24小时）。浮肿明显者给无盐饮食，浮肿减轻后，给低盐饮食，盐摄入量不超过2克/日。准确记录24小时液体出入量，监测体重、血压。

（4）做好皮肤护理，宜衣着宽松，避免局部长时间受压及拖、拉等动作，保持皮肤的完整性。

三、健康教育

（一）常用药物的作用与不良反应观察

1. 降压药　服药期间密切监测血压，注意血压波动情况，调药期间注意预防跌倒。

2. 利尿剂　服用利尿药期间注意观察液体出入量、患者水肿消退情况，定期监测电解质。

3. 抗炎药物　服药期间注意观察药物不良反应、炎症指标消退情况。

（二）饮食护理

水肿、高血压患者应限制入水量，低盐饮食，小于 2 克/日，适当限制蛋白质的摄入量，提供优质蛋白。提供清淡、易消化的高热量、高蛋白的流质或半流质饮食。

（三）运动康复指导

肉眼血尿消失、水肿消退及血压恢复正常前应卧床休息。急性期过后指导患者适当锻炼身体，增强体质，减少上呼吸道及皮肤感染是预防的主要措施。

（四）心理护理

患者感到厌烦及焦虑时，应给予关怀、倾听诉说，并能适当地解释与指导。

第四节 慢性肾功能衰竭

一、病种简介

慢性肾功能衰竭简称慢性肾衰，是由多种慢性疾病引起肾脏损害和进行性恶化的结果，使机体在排泄代谢废物和调节水、电解质、酸碱平衡等方面出现失常的临床综合征。慢性肾衰的终末期，人们往往又称为尿毒症。

（一）病因

（1）肾小球病变：原发性与继发性肾小球肾炎（如 IgA 肾病、局灶节段性肾小球硬化症、糖尿病肾病、高血压肾小动脉硬化、狼疮性肾炎等）。

（2）肾小管间质病变：慢性肾盂肾炎、慢性尿酸性肾病、梗阻性肾病、药物性肾病等。

（3）肾血管病变。

（4）遗传性肾病：如多囊肾、遗传性肾炎等。

（二）临床表现

1. 水、电解质和酸碱平衡失常　以代谢性酸中毒和水钠平衡失常最为常见。

2. 各系统功能失常

（1）消化系统：是尿毒症最早和最常出现的症状。初期以厌食和腹部不适为主诉，以后出现恶心、呕吐、腹泻、舌炎、口有尿臭味和口腔黏膜溃烂，甚至有消化道大出血等。

（2）心血管系统：动脉粥样硬化、高血压、心肌病、心包炎、心律失常以及心功能不全。

（3）呼吸系统：早期可出现肺活量降低、限制性通气障碍和氧弥散能力下降，当伴有代谢性酸中毒时可出现气促。进入尿毒症期则可出现尿毒症肺、尿毒症性胸膜炎，肺部感染发生率明显增高。

（4）神经系统：早期表现为功能抑制，如淡漠、疲乏、记忆力减退。病情加重可出现记忆力、判断力、定向力及计算力障碍，最后可发展为嗜睡或昏迷。

（5）血液系统：贫血；出血，表现为皮下瘀斑、紫癜、鼻出血和牙龈出血，腹膜后、胃肠道甚至颅内出血。

（6）骨骼、肌肉系统：晚期常有肌病，表现为严重肌无力，以近端肌肉受累为主。可有举臂或起立困难、企鹅样步态等表现。可有骨痛、自发性骨折、关节炎和关节周围炎以及肌腱断裂等改变。儿童常有肾脏发育迟缓及佝偻病表现，成人发生骨质疏松、骨软化、纤维性骨炎。

（7）皮肤变化：有皮肤瘙痒、溃疡及软组织坏死。

（8）免疫系统：机体免疫功能异常，防御机制低下，患者特别容易合并感染。

（9）内分泌系统：出现继发性甲状旁腺功能亢进，甲状腺功能异常，性腺功能异常，泌乳素、胰岛素水平异常等。

（三）常见并发症

1. 消化系统并发症　表现为厌食、恶心、呕吐、腹胀、呕血或便血等。

2. 血液系统并发症　由于肾功能急剧减退，使促红细胞生成素减少，引起贫血。

3. 电解质失常、代谢性酸中毒　可出现高血钾症、低钠血症和严重的酸中毒，是肾功能不全最危险的并发症之一。

4. 感染　是最常见、最严重的并发症之一。

5. 心血管系统并发症　包括心律失常、心力衰竭、心包炎、高血压等。

6. 神经系统并发症　表现有头痛、嗜睡、肌肉抽搐、昏迷、癫痫等。

（四）治疗原则

（1）原发病和诱因治疗。

（2）营养治疗。

（3）控制心血管并发症；纠正水、电解质及酸碱平衡失常；纠正贫血。

（4）控制感染。

（5）清除肠道有毒物质，中医中药治疗。

（6）替代治疗，腹膜透析、血液透析、肾移植。

二、一般护理措施

1. 少尿期　绝对卧床休息，注意肢体功能锻炼。预防感染，做好口腔及皮肤护理，一切处置严格执行无菌操作。

2. 多尿期　以安静卧床休息为主，嘱患者多饮水或遵医嘱及时补液和补充钾、钠等，防止脱水、低钾和低钠血症的发生。

3. 恢复期　控制及预防感染，注意清洁护理。

4. 皮肤瘙痒　可用热水擦浴，切忌用手搔伤皮肤。

5. 对症护理

少尿期：应严格限制液体进入量，按医嘱准确输入液体。饮食上注意既要限制液体入量又要适当补充营养，原则是低钾、低钠、高热量、高维生素及适量的蛋白质。

多尿期：供给足够热量和维生素，蛋白质可逐日加量，以保证组织的需要，给予含钾多的食物。

恢复期：给予高热量、高蛋白饮食。鼓励逐渐恢复活动，防止出现肌肉无力现象。

6. 病情观察

少尿期：严密观察病情变化，监测水、电解质平衡，按病情做好各种记录。观察患者有无嗜睡、肌张力低下、心律不齐、恶心、呕吐等情况，如有以上情况立即就医。

多尿期：注意观察血钾、血钠的变化及血压的变化。

恢复期：观察用药不良反应，定期遵医嘱复查肾功能。

三、健康教育

（一）常用药物的作用与不良反应观察

降压药：具体用药和剂量严格遵医嘱执行，用药过程中定期监测血肌酐和血钾，以便早期发现高血钾和肾功能恶化，并及时停药。在用药过程中需严密监测血压。

抗心力衰竭药：应用利尿剂，注意监测出入量和电解质；应用血管扩张剂，注意监测血压、灌注情况，注意防跌倒；应用洋地黄制剂，因疗效欠佳且容易导致蓄积中毒，应慎用；血液净化治疗效果较好，若无禁忌证尽早进行透析治疗。

（二）饮食护理

慢性肾功能衰竭行透析治疗者原则上不必限制蛋白质的摄入。未行透析者应采用高热量低蛋白饮食，并以优质动物蛋白为主。含钾食物应根据体内血钾水平进行调节，应避免高钾血症。低钾血症应补充含钾高的食物，如红枣、鲜蘑菇、卷心菜、柑橘、柠檬、香蕉等。对无水肿和无少尿者应补充足够水分，保证每日尿量在 1500 毫升以上。无高血压和水肿者不必严格限制钠盐，须补充足够的维生素。

（三）运动康复指导

少尿期应以卧床休息为主，逐渐增加活动量。注意观察患者骨骼疼痛症状，协助做全关节运动及阻抗训练。

（四）心理护理

患者思想负担重，使患者失去安全感和信心，应对患者加强解释工作，增加其战胜疾病的信心，积极配合治疗和护理。

第五节　前列腺增生

一、病种简介

前列腺增生是引起中老年男性排尿障碍最为常见的一种良性疾病。主要表现为组织学上的前列腺间质和腺体成分的增生，解剖学上的前列腺增大、尿动力学上的膀胱出口梗阻和以下尿路症状为主的临床症状。

（一）病因

前列腺增生发生的具体机制尚不明确。

（二）临床表现

起初症状不明显，随着时间的推移，症状逐渐加重，梗阻为最主要的症状。

1. 尿频　早期表现为尿频，尤其是夜尿次数明显增多，随着梗阻加重，白天也可出现尿频。

2. 排尿困难　增生的前列腺压迫尿道，使尿道变长、弯曲、变窄，阻力增加，出现不同程度的排尿困难，表现为排尿等待，排尿时间延长，尿线细而无力，并继而出现尿潴留。

3. 血尿　是覆盖在增生组织上的黏膜静脉破裂所致。出血量不等，为间歇性，多数出现在排尿后；偶有大量出血，凝血块可造成急性尿潴留。

4. 其他症状　可合并泌尿系感染、膀胱结石；合并肾功能损害时可出现贫血、血压增高等。

（三）常见并发症

1. 血尿　可引起镜下或肉眼血尿，是老年男性血尿常见原因之一；偶有大量出血，血块充满膀胱，不能自行排尿而需急症处理。

2. 泌尿系统感染　下尿路梗阻易导致泌尿系统感染，发生膀胱炎时，尿急、尿频、排尿困难等症状加重，且伴有尿痛。继发上尿路感染时，出现发热、腰痛及全身中毒症状，肾功能会进一步受到损害。

3. 膀胱结石　下尿路梗阻特别是有残余尿时，尿液中小的晶粒在膀胱内停留时间延长，形成结石，膀胱结石的发生率可达10%以上。

4. 肾功能损害　下尿路梗阻未得到合理治疗，出现肾功能不全症状，如食欲不振、贫血、血压升高、嗜睡或意识障碍等。

（四）治疗原则

1. 无临床症状，无残余尿者需随诊。

2. 药物治疗　通过药物治疗达到抗雄激素、抗雌激素分泌旺盛，缩小前列腺，缓解梗阻的目的。

3. 透药疗法、射频和微波治疗　都是热疗方法，不能根治，适合于早期增生体积较小的患者或不能耐受手术的老年患者。

4. 手术治疗　是主要的治疗方法。适应症为：下尿路存在梗阻症状，残余尿量60毫升以上；尿动力学改变明显；多次发生尿潴留、尿路感染、肉眼血尿或并发膀胱结石；引起上尿路积水和肾功能损害。

二、一般护理措施

（1）有尿潴留情况及时插尿管引流尿液，观察尿量、次数。

（2）避免或减少咖啡因、乙醇、辛辣物摄入。乙醇和咖啡具有利尿和刺激作用，可以引起尿量增多、尿频、尿急等症状。

（3）合理的液体摄入：适当限制饮水可以缓解尿频症状，注意液体摄入时间，例如夜间和出席公共社交场合前限水。但每日水的摄入不应少于1500毫升。

（4）优化排尿习惯：伴有尿不尽症状的患者可以采用放松排尿、二次排尿和尿后尿道挤压等。

（5）对肢体或智力有缺陷的患者提供必要的生活辅助。

（6）保证患者的休息，减轻焦虑的心情，可给予镇静安眠药物。

三、健康教育

（一）常用药物的作用与不良反应观察

（1）5α－还原酶抑制剂：采用5α－还原酶抑制剂可以对增生予以一定的抑制。常见不良反应有勃起功能障碍、射精异常、性欲低下和其他如男性乳房女性化、乳腺痛等。

（2）α－受体阻滞剂：常用药有高特灵等。服药期间注意观察有无头晕、头痛、乏力、困倦、体位性低血压等情况。

（3）M受体拮抗剂：托特罗定、索利那新是目前临床常用药物，其他药物还有奥西布宁等。不良反应包括口干、头晕、便秘、排尿困难和视物模糊等。

（4）抗雄激素药：近年发现此类药物可以加重血液黏滞度，增加心脑血管栓塞发生率。故服药期间注意观察有无心血管系统症状发生。

（5）植物制剂及中药等。

（二）饮食护理

清淡饮食，禁食刺激性食物。

（三）运动康复指导

该病患者不影响活动。应指导患者每日进行精神放松训练，伴有尿急症状的患者可以分散尿意感觉，把注意力从排尿的欲望中转移开。同时进行膀胱训练，对伴有尿频症状的患者可以鼓励患者适当憋尿，以增加膀胱容量和排尿间歇时间。

（四）心理护理

主动倾听患者或家属所提出的问题，介绍检查、治疗的目的及可能出现的问题，解除患者的紧张心理。

第六节　泌尿系统结石

一、病种简介

泌尿系统结石简称尿石，是指在泌尿系统内因尿液浓缩沉淀形成颗粒或成块样聚集物，包括肾结石、输尿管结石、膀胱结石和尿道结石，为常见病，好发于青壮年，近年来发病率有上升趋势。

（一）病因

（1）原因不明、机制不清的尿结石称为原发性尿石。

（2）代谢性尿石，这类结石最多见，是由于体内或肾内代谢失常而引起，如甲状腺功能亢进、特发性尿钙症引起尿钙增高、痛风的尿酸排泄增加。

（3）继发性或感染性结石，主要为泌尿系统的细菌感染。

（二）临床表现

发病突然，剧烈腰痛，疼痛多呈持续性或间歇性，并沿输尿管向髂窝、会阴及阴囊等处放射；出现血尿或脓尿，排尿困难或尿流中断等。

（三）常见并发症

（1）血尿。

（2）感染。

（3）尿路损伤及梗阻。

（四）治疗原则

1. 碎石　体外碎石不用开刀，创伤小，痛苦少，在体外就可以将体内的结石击碎，击碎的结石大如绿豆，小如细沙，可随尿液排出体外。体外冲击波碎石机可以治疗肾结石、输尿管结石、膀胱结石等，为首选治疗方法。较大结石或有并发症的患者需要腔内镜手术治疗。

2. 溶石　适合溶石治疗的结石有尿酸结石、胱氨酸结石和感染性结石。开展静脉滴注乳酸钠溶解尿酸结石等。

二、一般护理措施

1. 缓解疼痛

（1）观察：观察患者疼痛的部位、性质、程度、伴随症状有无变化及与生命体征的关系。

（2）休息：发作期患者应卧床休息。

（3）镇痛：指导患者采用分散注意力、深呼吸等非药物性方法缓解疼痛，不能缓解时，遵医嘱应用镇痛药物。

2. 保持尿路通畅

（1）多饮水、多活动：鼓励非手术治疗患者大量饮水，病情允许时，适当做跳跃和其他体育运动，以促进结石排出。手术治疗后患者均可出现血尿，嘱患者多饮水，以免形成血块堵塞尿路。

（2）体位：结石位于中肾盏、肾盂、输尿管上段者，碎石后取头高脚低位，上半身抬高。左肾结石取右侧卧位，右肾结石取左侧卧位，同时叩击肾区，利于碎石由肾盏进入输尿管。巨大肾结石碎石后可因短时间内大量碎石突然充填输尿管而发生堵塞，引起“石街”和继发感染，严重者引起肾功能改变。因此，碎石后应采取患侧卧位，以利结石随尿液逐渐排出。

（3）观察排石效果：观察尿液内是否有结石排出，每次排尿于玻璃瓶或金属盆内，可看见或听到结石的排出。用纱布过滤尿液，收集结石碎渣作分析；定期摄腹部平片观察结石排出情况。

3. 并发症的观察、预防和护理

（1）血尿：观察血尿变化情况。遵医嘱应用止血药物，肾实质切开者，应卧床2 周，减少出血机会。

（2）感染：注意患者生命体征、尿液颜色和性状及尿液检查结果。鼓励患者多饮水，可起到内冲刷作用，也有利于感染的控制。做好伤口及引流管的护理，应保持通畅。有感染者，遵医嘱应用抗菌药物控制感染。

三、健康教育

（一）常用药物的作用与不良反应观察

1. 控制高尿酸尿及高尿酸血症的药物　常见不良反应为皮疹伴寒战发烧，还可诱发急性痛风等。

2. 碱化尿液药物　碱化尿液是溶解和预防尿酸结石的关键。尿液碱化溶石的方法包括口服、静脉和局部灌注法三种。

（二）饮食护理

（1）根据结石的成分调节饮食结构，预防结石形成。

（2）尿酸结石应采用低嘌呤饮食，膀胱酸结石应采用低蛋氨酸饮食。水果、蔬菜能使尿液转为碱性，对防止尿酸和胱氨酸结石较好，肉类食物使尿呈酸性，对防止感染结石较好。

（3）对磷酸结石采用低钙、低磷饮食，含钙肾结石宜避免高钙、高盐、高草酸、高动物蛋白、高动物脂肪及高糖饮食。

（4）采用高膳食纤维饮食，坚持大量饮水，保持尿量在2000—3000毫升/天，预防结石发生。

（三）运动康复指导

平时要多活动，如散步、慢跑等。体力好的时候还可以原地跳跃，有利于预防泌尿系统结石复发。

（四）心理护理

结石发作疼痛时，指导患者不要过度紧张、焦虑，及时就医。

第九章
骨骼系统常见疾病

第一节　骨科疾病常见症状护理

一、功能障碍

（一）临床表现

关节各种活动不能达到正常的活动范围，用力活动关节时有僵硬和疼痛感，活动困难。

（二）居家护理

1. 指关节屈伸活动训练　手指关节屈曲活动受限时，可用手指勾橡皮筋、做手指抓握练习。用手指背反拨橡皮筋，可练习手指的伸展动作。

2. 掌指和腕关节活动练习　掌指和腕关节活动障碍时可做下列动作。

（1）用双手指交叉，翻过来使掌心向前，用力伸展掌指及腕关节。

（2）将手掌扶于桌面，用健手掌下压掌指关节，同时用力使腕关节背伸。

3. 前臂内外旋的练习　简便易行的锻炼方法是，以患手握榔头的木柄，外旋时使榔头向外倾倒，内旋时使之向内翻倒。

4. 肘关节伸屈功能锻炼　可通过两个滑轮，一手握手柄，拉或放松重锤，以锻炼肘关节的伸、屈功能。

5. 肩关节功能锻炼　肩关节上举障碍时，可采取手爬墙锻炼，开始将患肢手指按在适宜高度的墙面上，然后以手指逐步上移至肩关节上举的最高点。这样每天练习并升高上举的高度，可改善肩关节的活动度。

二、关节畸形

（一）临床表现

导致关节畸形的原因很多，可能与类风湿性关节炎、骨性关节炎、痛风性关节炎等有关，应及时去医院就诊，对症治疗。关节畸形可见于：

1. 类风湿关节炎　初期以关节滑膜渗出性病变为主，随着病变发展转为慢性，同时滑膜渗出性变化发展成为增殖性、肉芽肿性病变，关节活动范围减小，病变逐渐加重使关节发生畸形。

2. 银屑病关节炎　本病最易累及远端指（趾）间关节，早期可见关节周围软组织肿胀，晚期受累关节发生半脱位或强直，远端指间关节可出现屈曲畸形。

3. 强直性脊柱炎　由于炎症逐渐发展，纤维化，局部骨化、骨质疏松、肌肉萎缩，造成胸椎后凸畸形。

4. 骨关节炎　最常见于远端指间关节增粗，局部有“骨刺”形成和结节样改变，而致关节畸形，可使指端向一侧偏斜。

5. 痛风　血液尿酸增高，形成痛风石。病情发展到慢性关节炎时，痛风石沉积增多，关节组织破坏，纤维及骨质增生，以致关节畸形。

6. 假痛风　当该病急性反复发作进入慢性期，则滑膜增厚，引起关节轻度屈曲挛缩导致畸形。

7. 结核性关节炎　结核杆菌侵入关节组织引起特异性炎症，晚期可见关节畸形。

（二）居家护理

治疗关节畸形，需早日确诊原发病，对症治疗。关节畸形是类风湿性关节炎的典型症状，要加强对类风湿性关节炎的预防。

1. 加强锻炼，增强身体素质　经常参加体育锻炼，如做保健体操、打太极拳、散步等，对关节畸形的改善大有好处。坚持体育锻炼的人，身体强壮，抗病能力强，很少患病，其抗御风寒湿邪侵袭的能力一般比没经过体育锻炼者强。

2. 避免风寒湿邪侵袭　要防止受寒、淋雨和受潮，关节处要注意保暖，不穿湿衣、湿鞋、湿袜等。夏季暑热，不要贪凉、暴饮冷饮等。秋季气候干燥，天气转凉，要防止受风寒侵袭。冬季寒风刺骨，注意保暖最重要。

3. 注意劳逸结合　饮食有节、起居有常、劳逸结合是强身保健的主要措施。临床上，有些类风湿性关节炎患者的病情虽然基本控制，处于疾病恢复期，但往往由于劳累而重新加重或复发，所以要劳逸结合，活动与休息要适度。

第二节 骨　　折

一、病种简介

骨的完整性或连续性发生部分或完全中断即为骨折。

（一）病因

1. 直接暴力　如压砸、撞击、火器伤等引起的骨折。
2. 间接暴力　如从高处坠下足部着地引起脊椎骨折。
3. 肌肉牵拉作用　如投掷物品用力不当引起肱骨结节撕脱骨折。
4. 疲劳性骨折　如长途行军导致第 2、第 3 跖骨骨折。
5. 病理性骨折　如骨肿瘤、骨结核、骨髓炎等发生的骨折。

（二）临床表现

1. 全身表现

（1）休克：较大骨折或多发性骨折，可因大量出血和剧烈疼痛，引起失血性休克和神经性休克，如骨盆骨折及大腿骨折。

（2）发热：一般骨折没有发热，当骨折有大量出血后血液被吸收可引起低热，开放性骨折感染可有发热。

2. 局部表现

（1）一般表现：疼痛、压痛、肿胀、淤斑、功能障碍等。

（2）骨折专有体征：畸形、假关节活动（反常活动）、骨擦音或骨擦感。

（三）常见并发症

1. 早期并发症

（1）休克：骨折如出血量较大易引起失血性休克。

（2）血管损伤：如肱骨髁上骨折可损伤肘窝部的血管肱动脉，股骨下 1/3 及胫骨上 1/3 骨折可损伤腘动脉。

（3）神经损伤：肱骨干骨折可损伤桡神经，肘关节周围骨折可损伤尺神经、正中神经，腓骨胫骨骨折可损伤腓总神经，脊椎骨折可引起脊髓损伤。

（4）内脏损伤：颅骨骨折，引起脑损伤。肋骨骨折可损伤肺、肝、脾。骨盆骨折可损伤膀胱、尿道和直肠等。

（5）骨筋膜室综合征：为骨筋膜室内压力增高，使软组织血循环障碍，肌肉、神经急性缺血而出现的一系列早期症状。常见于前臂和小腿骨折，主要表现为肢体剧痛、肿胀、指（趾）呈屈曲状活动受限、局部肤色苍白或发绀，常由骨折血肿、组织水肿或石膏管过紧引起。

（6）脂肪栓塞：骨折端血肿张力大，使骨髓腔内脂肪微粒进入破裂的静脉内，可引起肺、脑血管栓塞，病情危急甚至突然死亡。

（7）感染：开放性骨折易造成化脓性感染和厌氧菌感染，以化脓性骨髓炎多见。

2. 晚期并发症

（1）关节僵硬：患肢长期固定，发生纤维性粘连及关节囊和周围肌肉挛缩所致。

（2）骨化性肌炎：关节附近骨折，骨膜剥离形成骨膜下血肿，处理不当血肿扩大、机化并在关节附近软组织内骨化，严重影响关节活动。

（3）愈合障碍：整复固定不当、局部血液供应不良可引起延迟愈合或不愈合。

（4）畸形愈合：整复不好或固定不牢发生错位愈合。

（5）创伤性关节炎：发生在关节内骨折易引起创伤性关节炎。

（6）缺血性骨坏死：如股骨颈骨折时的股骨头坏死。

（7）缺血性肌挛缩：如发生在前臂掌侧即为“爪形手”畸形。

（四）治疗原则

1. 复位　复位是骨折治疗的首要步骤。

（1）按复位程度分

1）解剖复位：两骨折端接触面（对位）和两骨折端在纵轴线上的关系（对线）完全良好，恢复正常的解剖关系。

2）功能复位：两骨折端对位欠佳，但对线基本良好，愈合后肢体功能恢复正常。

（2）复位方法

1）手法复位：是在麻醉下，应用手法进行复位，又称闭合复位，是闭合性骨折最常用的复位方法，如手法得当，效果好、损伤小，没有带来感染的危险。

2）切开复位：应用手术切开骨折部位，在直视下将骨折复位。

3）持续牵引复位：对部分骨折行持续牵引复位，同时也有固定作用。如颈椎骨折、大腿骨折等。

2. 固定

（1）手法复位与外固定：常用方法有小夹板固定或石膏绷带固定。

1）小夹板固定：主要适用于四肢长骨的较稳定骨折，固定范围不包括骨折处的上下关节，利于早期功能锻炼。但有固定不牢的可能，易使骨折移位、不愈合、畸形愈合，若捆扎过紧影响肢体血运、发生远端缺血。

2）石膏绷带固定：可按肢体形状塑形，干固后，固定可靠，固定范围大，不易发生再移位，但不利于功能锻炼。

（2）持续牵引：皮牵引和骨牵引。

（3）切开复位与内固定。

3. 功能锻炼　是骨折治疗的重要阶段，是功能恢复的重要保证，固定后即可开始功能锻炼。功能锻炼的原则是动静结合，主动为主，被动为辅，循序渐进。

（1）早期：伤后1—2周。此期锻炼的目的是促进血液循环，消除肿胀，防止肌肉萎缩。以患肢肌肉的舒缩运动为主，骨折部位的上、下关节保持不动。

（2）中期：损伤2—3周后。此期锻炼的目的是防止肌肉萎缩和关节僵硬，以骨折处上、下关节运动为主。

（3）晚期：损伤6—8周后。此期骨折已经临床愈合，锻炼的目的是促进关节活动和肌力恢复，以重点关节为主的全面功能锻炼，可辅以理疗和药物。

二、一般护理措施

1. 促进神经循环功能的恢复

（1）预防和纠正休克：根据医嘱输液、输血；及时处理出血，保持血压在正常范围。

（2）保暖：注意室温和躯体保暖，以改善微循环。

（3）取合适体位，促进静脉回流：休克患者取平卧位；患肢肿胀时，遵医嘱用枕头或悬吊牵引抬高患肢，使之高于心脏水平，以促进静脉回流和减轻水肿。但若疑有骨筋膜室综合征发生时，则避免患肢高于心脏水平，以免局部血供受影响。患肢制动后，固定关节于功能位。

（4）加强观察：观察患者的意识、体温、脉搏、血压、呼吸、尿量和末梢循环，如毛细血管充盈时间、患肢骨折远端脉搏情况、皮温和色泽、有无肿胀及感觉和运动障碍。

2. 减轻疼痛

（1）药物镇痛：按医嘱给予镇痛药物，注意观察药物效果及有无不良反应发生。

（2）物理方法止痛：骨折以后在最初3天内，局部可以冰敷、抬高伤肢等方法减轻伤肢水肿和减轻疼痛。伤后48—72小时如果受伤局部无持续出血、肿胀，可利用热敷促进受伤部位尽快消肿、止痛。

3. 预防感染

（1）监测患者有无感染症状和体征：定时测量体温和脉搏。体温增高，提示有感染发生。若骨折处疼痛减轻后又进行性加重或呈搏动性疼痛，皮肤红、肿、热，伤口有脓液渗出或有异味时，应警惕继发感染，应及时就医。

（2）加强伤口护理：严格按无菌技术清洁伤口和更换敷料，保持敷料干燥。

（3）合理应用抗菌药物：遵医嘱及时合理应用抗菌药物。

（4）体位：无禁忌者可经常变更卧姿，预防压疮和坠积性肺炎的发生。

4. 指导功能锻炼

（1）肌等长舒缩练习和关节活动：与患者一起制订适宜的锻炼和康复计划。伤后1—2周，除医嘱要求制动的患者外，术后6小时应开始股四头肌的等长收缩练习。采用早期功能锻炼可增加肢体活动性和预防并发症，有助于损伤部位功能的恢复。

tens法则，即收缩股四头肌10秒，休息10秒，收缩10次为一组，重复10次，每天3—4次。身体其他各部位的关节、肢体亦应进行功能锻炼。鼓励下肢骨折患者每3小时用吊架锻炼一次。伤后2周，指导患者活动骨折部位上、下的关节。

（2）行走锻炼：患肢外固定的患者，疼痛减轻后可早期进行患肢的行走锻炼，行走时护士应提供安全保护。先指导患者在平地上行走，然后上下楼梯。

1）拐杖的应用：拐杖是常用的助行器械。应指导患者使用拐杖，如拐杖应加垫，以防滑和避免损伤腋部；当手握把柄时，屈肘不超过30度。用拐杖者，要求上肢有足够的肌力、身体平衡和协调能力，患者每日2—3次用拐杖行走，行走时，患肢不负重。

2）助行器的应用：助行器常用于老年人，以提供支持和保持平衡。

3）手杖的应用：当患肢仅需轻微的支持时，可用手杖，直手杖提供的支持最小，四脚手杖因支撑面积大，支持力大。手杖用于患侧，顶部应与股骨大转子平行。

（3）练习深呼吸：长时间卧床的患者需练习深呼吸，增加肺活量。

三、健康教育

（一）常用药物的作用与不良反应观察

合理用药，对需用药物治疗的患者，应讲解用药目的、方法、药物剂量、可能出现的不良反应及注意事项等，取得患者配合，同时预防患者乱用不科学的土方、秘方等，以免影响治疗，延长病程。

（二）饮食护理

骨折患者不必忌口，对饮食没有什么特殊限制，可进食高蛋白、高热量、富含维生素、高钙、易消化的食物，以利于骨折的愈合，注意不要吸烟，以免吸烟影响伤口愈合能力和骨折愈合。骨折早期常有大便秘结，卧床患者更多见，宜多食含膳食纤维多的蔬菜，吃些香蕉、蜂蜜等促进排便的食物。卧床患者易发生尿路感染和尿路结石，宜适当多饮水以利尿。

（三）运动康复指导

告知患者在家继续功能锻炼的方法和意义。向患者和家属详细说明有关夹板、石膏或外固定器械的应用和护理知识，如夹板、石膏或外固定器械的保护、清洁、使用的方法及可能发生的问题。指导患者使用轮椅、步行辅助物，提高患者自我照顾的能力。指导家属如何协助患者完成各项活动。

（四）心理护理

应根据患者的病情适时做好心理疏导，解除疑虑，讲解同种疾病康复病例，向患者介绍疾病的发展过程及预后知识，消除不健康意识，树立战胜疾病的信心，使其身心处于接受治疗的最佳状态。

第三节　椎间盘突出

一、病种简介

椎间盘突出是指由于椎间盘变性、纤维环破裂、髓核组织突出刺激和压迫马尾神经或神经根所引起的一种综合征，是腰腿痛最常见的原因之一。

（一）病因

1. 椎间盘退行性变　随年龄增长，纤维环和髓核水分减少，弹性降低，椎间盘变薄，易于脱出。

2. 损伤　反复弯腰、扭转、承重等慢性积累伤，是椎间盘突出的主要诱发因素，腰部急性损伤也可造成椎间盘突出，如提取重物或暴力撞击。

3. 遗传因素　小于20岁的青少年患者中约32%有阳性家族史。

4. 妊娠　妊娠期盆腔、下腰部组织充血明显，各种结构相对松弛，而腰骶部又较平时承受更大的重力，增加了椎间盘损伤的机会。

（二）临床表现

1. 症状

（1）腰痛：最先出现的症状常为腰部急性剧痛或慢性隐痛。

（2）坐骨神经痛：绝大部分患者是L 4－5、L 5—S 1椎间盘突出，故会发生坐骨神经痛。疼痛从下腰部向臀部、大腿后方、小腿外侧足背或足外侧放射，并可伴麻木感。咳嗽、排便或打喷嚏时因腹压增高，疼痛加剧。

（3）马尾神经受压综合征：可出现大小便和性功能障碍。

2. 体征

（1）压痛：在相应病变椎体间隙，棘突旁侧 1 厘米处有深压痛、叩痛，并可引起下肢放射痛。

（2）脊柱变形和活动受限：约 60% 的患者脊柱正常生理弯曲消失，呈现腰椎侧凸、前凸或后凸，腰部活动受限。

（3）直腿抬高试验及加强试验阳性：患者仰卧、伸膝、被动抬高患肢，抬高至 60 度以内时，即出现坐骨神经放射痛，为直腿抬高试验阳性。缓慢放下患肢，待放射痛消失后再被动背屈患侧小腿关节以牵拉坐骨神经，若又出现放射痛，称为加强试验阳性。

（4）感觉、肌力和腱反射改变：受压神经支配的相应部位出现异常或麻木，肌力减退，部分患者表现为膝反射或跟腱反射减弱或消失。

（三）常见并发症

椎间盘突出如果不能及时接受治疗，腰部会表现时常剧痛，影响患者正常行走，还可出现以下一些并发症。

1. 中央型突出　常导致膀胱直肠症状（大小便失禁）、不完全性双下肢瘫痪。

2. 手术治疗

（1）感染。

（2）血管损伤。

（3）神经损伤。

（4）脏器损伤：如输尿管、膀胱、回肠、阑尾等损伤。

（5）腰椎不稳：在行腰椎间盘切除术的一部分患者中，坐骨神经痛消失而腰痛持续存在，其中一些原因是腰椎不稳，表现在腰椎前屈时出现异常活动。

（6）脑脊液瘘或脊膜假性囊肿。

（四）治疗原则

1. 非手术治疗　首次发作、症状较轻的患者可采用非手术疗法缓解症状。

（1）卧床休息：急性期让患者绝对卧硬板床休息，一般卧床 2—6 周或至症状缓解。卧床时保持适当体位可减轻椎间盘受压。

（2）骨盆牵引：骨盆牵引可增加脊椎间隙宽度，减轻对椎间盘的压力和对神经的压迫，改善局部循环和水肿。

（3）药物治疗：目的为止痛、减轻水肿粘连及肌痉挛。

用于镇痛，常用的有阿司匹林及布洛芬等；皮质类固醇为长效抗炎药，可用于硬膜外封闭或局部注射。

（4）物理治疗

1）局部按摩及热疗：促进血液循环，缓解肌痉挛，促进无菌性炎症消退，使髓核复位。但中央型椎间盘突出者不宜推拿。

2）经皮电神经刺激疗法：将电极放在疼痛部位的皮肤表面，将电流输入体内，通过刺激神经达到减轻疼痛的作用。

2. 手术治疗　对诊断明确、症状严重、经严格非手术治疗无效或有马尾神经受压症状者应考虑手术治疗。

二、一般护理措施

1. 非手术治疗及手术前护理

（1）绝对卧硬板床休息：卧位时椎间盘承受的压力较立位时减少 50%，卧位可减轻对神经的压迫，缓解疼痛。卧床 3 周后，可戴腰围下床活动。

（2）卧位：抬高床头 20 度，膝关节屈曲，放松背部肌肉，增加舒适感。

（3）牵引：保持有效牵引，注意患者体位、牵引力线和重量，维持反牵引，及防止压疮。

（4）活动和功能锻炼：教会患者正确坐起、下床；指导患者未固定关节的全范围活动及腰背肌的锻炼，主动活动为主，可辅以按摩；避免弯腰、长期站立或上举重物，以免引起腰肌痉挛。

（5）术前常规准备：训练正确翻身、床上排便及术后功能锻炼。

2. 术后护理

（1）一般护理：①搬运。3 人搬运，托起肩背部、腰臀部和下肢，平稳同步行动，保持身体线平直。②卧位。术后平卧 24 小时，禁翻身，以压迫止血，持续卧床 1—3 周。③翻身。术后 24 小时后可翻身，采取 2 人翻身法翻身。

（2）病情观察：①观察生命体征，并记录。②观察患者下肢皮肤颜色、温度、活动和感觉。③观察引流液颜色、性质和量，注意有无脑脊液漏出及活动性出血，如有出血、渗液增多或疼痛加剧，下肢感觉和运动障碍加重，及时报告医师处理。引流管一般 24—48 小时取出。④观察切口敷料有无渗湿并及时更换，注意渗液量及性质。

（3）并发症的预防：术后并发症主要有肌肉萎缩和神经根粘连，手术后 1 周开始腰肌和臀肌等长收缩锻炼，预防肌肉萎缩，病请允许时协助患者做直腿抬高活动，预防神经根粘连。

三、健康教育

（一）常用药物的作用和不良反应观察

治疗腰椎间盘突出的药物主要有：消炎镇痛药、营养神经药、活血化瘀药等，用药途径为内服、外用和静脉滴注等。

1. 口服消炎镇痛类药物　布洛芬（芬必得）、双氯芬酸钠（英太青）、吲哚美辛（消炎痛）等，对于疼痛难以忍受、不能平卧、不能入睡者，可减轻疼痛症状，改善生活质量。此类药物常见的不良反应是胃肠道反应。

2. 营养神经药物　维生素 B_1、维生素 B_{12}、谷维素等。谷维素的不良反应为有胃部不适、恶心、呕吐、口干、乳房肿胀、皮疹、油脂分泌过多、脱发、体重增加等，停药或减量后可减轻或消失。推荐剂量的维生素 B_1 无毒性，过量使用可出现头痛、疲倦、烦躁、食欲缺乏、腹泻、浮肿。维生素 B_{12} 摄入过多可导致叶酸的缺乏等，不建议长期服用。

3. 口服活血化淤类药物　活血止痛胶囊、三七伤药片、云南白药胶囊、万通筋骨片等，对腰椎间盘突出的治疗有一定的辅助作用。超量服用可发生中毒反应，主要表现为头痛、心慌、呕吐、胸部灼痛、口舌与四肢麻木，甚至低血压、心律失常、心动过缓、房室传导阻滞等症。

4. 外敷、患部涂抹的药物　双氯芬酸钠软膏（扶他林软膏）、青鹏软膏等。此类药物偶可出现局部不良反应，如丘疹、皮肤发红、水肿、瘙痒、小水泡、大水泡或鳞屑等。若出现哮喘发作等严重过敏反应，应停药及时就诊。

5. 膏药　如壮骨膏、伤湿止痛膏、通络祛痛膏、云南白药膏等。局部有破损者，不可将膏药直接贴在破损处，以免发生化脓性感染。凡是含有麝香、乳香、红花、没药、桃仁等活血化瘀成分的膏药，孕妇均应禁用。如果贴膏药后局部皮肤出现丘疹、水疱，自觉瘙痒剧烈，说明对此膏药过敏，应立即停止贴敷，进行抗过敏治疗。

（二）饮食护理

宜摄入高热量、高蛋白、高维生素及果胶成分丰富的食物，以保证营养，增强体质，提高组织修复、抗感染能力，预防便秘。

（三）运动康复指导

制订康复计划和锻炼项目，坚持有规律的锻炼，指导患者做医疗体操，以增加腰背肌的力量。

（1）仰卧平躺在地板或床上，收缩腹部和臀部肌，骨盆向前倾斜，使背部平贴在地板上，保持 3 秒钟，重复数次。

（2）以背部躺在硬垫上，将脚向地板方向压，收缩腹部肌，上身卷曲离开地板，保持 3 秒钟，重复数次。

（3）以背部躺在硬垫上，屈膝抬向胸部，手放在膝关节周围，臀部离开地板，保持 3 秒钟，重复数次。

（4）挺直坐在地板或硬垫上，一腿伸直，另一腿膝部弯曲并向直腿的脚趾方向伸展，两侧交替进行，重复数次。

（5）站直，屈髋屈膝，蹲下，挺直背部、伸直膝部站直，重复数次。

（四）心理护理

由于本病腰腿疼痛、感觉异常，病程较长，严重影响肢体生理功能，导致生活能力下降，心理负担沉重，患者易产生抑郁情绪。对患者予以开导，并提示预后较好，以增强治疗的信心。对拟行人工椎间盘置换的患者，告知该手术的优点是保持脊柱的稳定性和运动功能等，以使患者对手术充满信心，从而积极配合治疗。

第四节　骨性关节炎

一、病种简介

骨关节炎为一种退行性病变，系由于增龄、肥胖、劳损、创伤、关节先天性异常、关节畸形等诸多因素，引起的关节软骨退化损伤、关节边缘和软骨下骨反应性增生，又称骨关节病、退行性关节炎、老年性关节炎、肥大性关节炎等。临床表现为缓慢发展的关节疼痛、压痛、僵硬、关节肿胀、活动受限和关节畸形等。

（一）病因

根据有无局部和全身致病因素，将骨关节炎分为原发性和继发性两大类。

1. 继发性骨关节炎

（1）机械性或解剖学异常致髋关节发育异常，股骨头骨骺滑脱、股骨颈异常、多发性骨骺发育不良、陈旧性骨折、半月板切除术后、关节置换术后、急慢性损伤。

（2）炎症性关节疾患，如化脓性关节炎、骨髓炎、结核性关节炎、类风湿关节炎、血清阴性脊柱关节病。

（3）代谢异常，如痛风、高雪病、糖尿病、软骨钙质沉着症。

（4）内分泌异常，如肢端肥大症、性激素异常、甲状旁腺功能亢进、甲状腺功能减退伴黏液性水肿、肾上腺皮质功能亢进。

（5）神经性缺陷如周围神经炎、脊髓空洞症、沙尔科关节病。

2. 原发性骨关节炎　其病因尚不清楚，可能与高龄、女性、肥胖、职业性过度使用等因素有关。

（二）临床表现

1. 关节疼痛　常发生于晨间，活动后疼痛反而减轻，但如活动过多，疼痛又可加重。

2. 关节僵硬　常出现在早晨起床时或白天关节长时间保持一定体位后。

3. 关节肿胀　早期为关节周围的局限性肿胀，随病情进展可有关节弥漫性肿胀、滑囊增厚或伴关节积液。后期可在关节周围触及骨赘。

4. 关节摩擦音　由于关节软骨破坏，关节表面粗糙出现关节活动时骨摩擦音(感)、捻发感。病情严重者可有肌肉萎缩及关节畸形。

（三）常见并发症

骨关节炎并发肢体关节活动障碍，严重时会产生肢体内翻及屈曲挛缩畸形，最后出现关节病残。膝内翻的人，平时站立和走路时，都是腿外侧肌肉用力，内侧用不上力，形成腿部肌肉轮廓线弯曲，还可以导致骨坏死。

（四）治疗原则

本病主要的治疗方法是减少关节的负重和过度的大幅度活动，延缓病变进程。

（1）肥胖患者应减轻体重，减少关节的负荷。

（2）可用拐杖或手杖，以求减轻下肢关节的负担。理疗及适当的锻炼可保持关节的活动范围，必要时可使用夹板支具及手杖等，对控制急性期症状有所帮助。

（3）消炎镇痛药物可减轻或控制症状，但应慎用且不宜长期服用。软骨保护剂，如硫酸氨基葡萄糖具有缓解症状和改善功能的作用，长期服用可延迟疾病的进展。

（4）晚期病例，可行人工关节置换术。

二、一般护理措施

1. 休息　是发作时主要的治疗方式。关节炎症状消除应尽快恢复受累关节锻炼。

2. 指导锻炼　每天进行关节的伸展运动非常重要，把有计划的运动作为治疗的一种方法，有可能使膝髋关节骨关节炎静止不发展，甚至发生逆转。应保持休息和锻炼之间的平衡，日间每4—6小时要休息一下，以便软骨能吸收关节液中的水分和营养。

3. 生活护理　由于骨关节炎与肥胖、缺钙、维生素 A 和维生素 D 缺乏有关，在饮食起居上要注意宣教以下内容。

（1）适当增加户外活动锻炼，尽量避免长期卧床休息。

（2）进高钙食品，必要时补充钙剂，蛋白质的摄入要有限度，增加多种维生素摄入，如维生素 A、维生素 B_1、维生素 B_{12}、维生素 C 和维生素 D 等。

（3）超体重者宜控制饮食，减轻体重以利于减轻关节负重。

（4）注意关节保暖，尤其是老年人。

4. 一般护理　注意保护病变关节，避免受伤、受凉或过度活动。疼痛肿胀明显时要休息，待疼痛减轻时可适当活动，避免病变关节过度负重。如膝部骨性关节炎，应减少蹲屈活动，以防止关节负重过度，加重关节损伤；应坐位或卧位主动活动关节。

5. 正确使用药物　可口服对因治疗骨关节炎的氨基葡萄糖类药物，不滥用镇痛药，尤其对于有高血压、肝或肾功能受损患者应谨慎用药，以防发生不良反应。

三、健康教育

（一）常用药物的作用与不良反应观察

1. 单纯止痛药物　美国风湿病学会将乙酰氨基酚（扑热息痛）列为治疗骨关节炎的首选药物。轻至中度的关节疼痛使用镇痛药有效。应避免过分镇痛导致关节过度使用，加重退变。

2. 非甾体类药　布洛芬、双氯芬酸、乐松、优妥、西乐葆、万络、莫比可等为常规用药，可消除关节疼痛和僵硬，能抑制炎症反应。以消化道、肾脏、凝血功能和中枢神经系统不良反应最为常见。

3. 关节腔内注射药物　关节内注射透明质酸钠（玻璃酸钠）作为治疗骨关节炎一种新的补充疗法，效果良好。一般需要每周关节内注射 1 次，连续 5 周。

4. 外用药物　膏药类、软膏类、敷贴类、喷雾类。

（二）饮食护理

应多吃含蛋白质、钙质、胶原蛋白类的食物，如奶制品、豆制品、鸡蛋、鱼虾、海带、黑木耳、鸡爪、猪蹄、羊腿、牛蹄筋等。这些食物既能补充蛋白质、钙质，防止骨质疏松，又有助于生长软骨及关节的润滑液，还能补充雌激素，使骨骼、关节更好地进行钙质的代谢，减轻关节炎的症状。

（三）运动康复指导

以主动而不负重活动为主，先作增强肌力练习，再逐渐练习增加关节活动。

1. 直腿抬高　患者取仰卧。患膝伸直位抬高30—40厘米，足跟抬到健侧足尖高度，股四头肌用力收缩，尽量维持在这一体位，坚持不住时放下休息，从抬起腿到放下为1次，每组做10—15次，上、下午各一组，直腿抬高能坚持1分钟。

2. 股四头肌（大腿前方肌肉）等长收缩锻炼　将膝关节用力伸直，坚持、放松，每次练习5—10分钟，上、下午各练1次。

（四）心理护理

关节炎患者，因为病情影响学习、工作和家庭生活，需要患者家人的理解、体贴及帮助。患者要保持积极、健康、快乐的心态，相信自己一定能够好起来，减少病痛带来的痛苦。

第十章
血管外科常见疾病

第一节　血管外科疾病常见症状护理

一、肢体疼痛

（一）临床表现

1. 早期症状　为患肢发凉、怕冷、麻木和疼痛等。

2. 间歇性跛行　当患者行走一段路程后，出现小腿和足部胀痛、抽痛等，休息片刻后症状可以迅速缓解，再行走后疼痛又复现，称为间歇性跛行。随着病情加重，行走距离逐渐缩短。

3. 静息痛　病情继续发展，动脉缺血进一步加重，疼痛加重、剧烈，即使休息时疼痛也不能缓解，称为静息痛，夜间症状尤其明显，患肢下垂可稍减轻。

4. 组织缺血性坏死　多表现为足趾干性坏死，合并感染时，表现为湿性坏死。

5. 其他　约40%患者有下肢游走性浅静脉炎表现。

（二）居家护理

1. 保持环境舒适安静　减少强光、噪声等不良刺激，温湿度适宜，空气流通，有利于减轻患者疼痛。

2. 减少局部疼痛刺激　更换体位等有时可得到良好的效果，将疼痛部位摆放在舒适的位置，防止不当姿势造成肌肉、韧带或关节牵扯而引起的疼痛。

3. 预防疼痛　在疼痛发生前告诉患者缓解疼痛的方法，如深呼吸、咳嗽或翻身起床时按压伤口，以防牵扯引起伤口疼痛。

4. 观察患者疼痛反应 包括面色、表情、姿势、体位等，以确定疼痛程度，耐心听取患者的主诉，了解疼痛的性质、部位、程度、持续时间等。

5. 做好心理护理，提高患者的痛阈 对患者对疼痛的耐受力给予肯定，不能对行为过激或不加克制的患者表示反感。可让患者聆听舒缓优美的音乐，或给予治疗性的触摸、催眠疗法等。向患者解释主观意念对疼痛的影响，有效控制或减轻疼痛。

二、患肢形态、色泽、温度改变

（一）临床表现

周围血管疾病常因肢体血液循环差，导致肢体苍白，肢体感觉障碍，并有皮肤温度改变。当动脉严重缺血时肢体可出现感觉丧失、无法自主活动等情况。动脉阻塞性疾病，血流量减少，皮温降低；静脉阻塞性疾病，由于血液淤积，皮温高于正常；动静脉瘘，局部血流量增多，皮温明显升高。

（二）居家护理

（1）观察患者肢体皮肤色泽、温度、感觉及功能等情况，发现异常及时就医。

（2）缺血急性期制动，稳定后鼓励患者逐渐下地活动。

（3）清淡饮食，少量多餐，戒烟、忌辛辣刺激性食物。肥胖者积极参加体育锻炼，减轻体重。

（4）遵医嘱适当服用活血化瘀中药或抗凝药物。

（5）保持大便通畅，多食富含膳食纤维和润肠通便的食物，如芹菜、韭菜、蜂蜜、香蕉，必要时用开塞露、麻仁软胶囊等，避免因排便困难引起腹压增高，影响静脉回流。

第二节 下肢静脉曲张

一、病种简介

下肢静脉曲张分为单纯性和继发性两种。单纯性下肢静脉曲张由隐－股静脉瓣膜功能不全引起，亦称为原发性大隐静脉曲张；继发性下肢静脉曲张则是深静脉病变导致深静脉压增高，破坏隐－股静脉和交通支静脉瓣膜，而引起浅静脉曲张。单纯性下肢静脉曲张多见于大隐静脉，也有大、小隐静脉同时发病的，单纯小隐静脉曲张较少见。下肢静脉曲张发病率随年龄增长而升高，国外统计女性患者多于男性，我国男性发病率高。

（一）病因

长时间站立或坐位，体型高大和肥胖，妊娠和腹压增高，遗传和习惯性便秘等，可能与下肢浅静脉曲张有关。

（二）临床表现

（1）患者久立、久坐或行走后患肢沉重，酸胀或胀痛，易疲劳，平卧休息或抬高患肢后症状可减轻，有晨轻暮重的特点，病情轻者可无明显不适。

（2）下肢浅静脉曲张，甚至迂曲成团，站立时明显，平卧时消失。病情严重者可出现患肢轻度肿胀，但多局限于踝部和足背部。病情长者足靴区可出现皮肤瘙痒、色素沉着、皮下组织硬结、湿疹甚至溃疡。

（3）曲张静脉易并发浅静脉炎，出现局部红、肿、热、痛，可扪及红肿的索条，有压痛。

（三）常见并发症

1. 血栓性静脉炎　曲张静脉内的血流缓慢，易发生血栓性静脉炎。

2. 湿疹　多位于足靴区，严重瘙痒，局部渗液，易继发葡萄球菌或链球菌感染。

3. 慢性溃疡　为最常见的并发症。多发生在小腿下端前内侧和足踝部。

4. 急性出血　由曲张静脉破裂引起，出血很难自行停止，必须紧急处理，即抬高患肢，加压止血，如有明显破裂的静脉清晰可见，可予缝扎止血。

（四）治疗原则

1. 保守治疗　适用于妊娠期妇女，病变轻、不愿手术或不能耐受手术的患者。

（1）抬高患肢，避免长时间站立、坐位和习惯性便秘等。

（2）对于需要长时间站立、坐位者和妊娠期妇女，可以穿循序减压弹力袜治疗。

（3）药物治疗：药物可以减轻下肢水肿、改善微循环及预防血栓形成。

2. 手术治疗　是本病的根治方法。

3. 其他　硬化剂注射治疗。

二、一般护理措施

1. 体位与活动　嘱患者劳逸结合，适当参加户外运动，避免过度活动或做重体力劳动，多卧床休息，抬高患肢 30—40 度，促进下肢静脉回流，减轻患肢症状。

2. 病情观察　严密观察疼痛部位、颜色及感觉，注意观察药物疗效及不良反应。

3. 曲张部位皮肤护理 保持患肢局部皮肤清洁、干燥，防感染；避免使用刺激性强的碱性肥皂或沐浴液洗澡，以免加重病情。

4. 下床活动或外出时 此时穿弹力袜或使用弹力绷带，减轻患肢症状，避免外伤损伤皮肤，伤及血管。

三、健康教育

（一）常用药物的作用与不良反应观察

1. 静脉活性药物 作用机制为增加静脉张力，降低血管通透性，促进淋巴和静脉回流和提高肌泵功能。常用静脉活性药物包括黄酮类、七叶皂苷类、香豆素类，主要用于解除患者的下肢沉重、酸胀不适、疼痛和水肿等临床表现。服用此类药物期间注意观察出血倾向。

2. 其他药物治疗

（1）纤维蛋白分解药物：改善局部血液循环，逆转皮肤损害，尤其对脂性硬皮病的炎症反应和组织硬化的效果较好。

（2）前列腺素 El：降低皮肤病变的炎症反应，抑制血小板聚集和改善肢体微循环作用。

（3）活血化瘀中药，不能过量食用。

（4）非甾体抗炎药物，如阿司匹林、对乙酰氨基酚、布洛芬等，有良好的抗炎消肿和止痛作用。用药期间注意监测凝血功能，有无出血倾向。

（二）饮食护理

鼓励患者进食高营养、高蛋白、高维生素食物，以增强机体抵抗力。有下肢慢性溃疡者，可多进食薏米、山药、冬瓜、西瓜、丝瓜、苦瓜、黄瓜、绿豆等有清热解毒利湿作用的食物。

（三）运动康复指导

嘱患者避免站立过久或长时间行走，宜卧床休息，抬高患肢 30—40 度，使患肢位置高于心脏水平，有利于静脉血、淋巴回流，从而减轻患肢水肿，减轻下肢静脉内压力。

（四）心理护理

向患者讲解相关疾病的成因及发病特点、治疗方法和疾病恢复过程，帮助患者树立战胜疾病的信心，使患者能积极主动配合治疗和护理。鼓励患者散步、看报纸杂志、看电视节目、听音乐、与病友交谈，以便分散对疾病的注意力，消除恐惧、焦虑心理。

第三节　下肢静脉血栓

一、病种简介

深静脉血栓形成是血液在深静脉内不正常凝结引起的静脉回流障碍性疾病，多发生于下肢；血栓脱落可引起肺动脉栓塞。两者合称为静脉血栓栓塞症，病重时严重影响生活质量甚至导致患者死亡。

（一）病因

深静脉血栓形成的主要原因是静脉壁损伤、血流缓慢和血液高凝状态。

（二）临床表现

深静脉血栓形成主要表现为患肢突然肿胀、疼痛、软组织张力增高；活动后加重，抬高患肢可减轻，静脉血栓部位常有压痛。发病1—2周后，患肢可出现浅静脉显露或扩张。血栓位于小腿肌肉静脉丛时，霍曼综合征和尼霍夫综合征呈阳性（患肢伸直，足突然背屈时，引起小腿深部肌肉疼痛，为霍曼综合征阳性；压迫小腿后方，引起局部疼痛，为尼霍夫综合征阳性）。

严重的下肢深静脉血栓形成患者可出现股白肿甚至股青肿。股白肿为全下肢明显肿胀、剧痛，股三角区、腘窝、小腿后方均有压痛，皮肤苍白，伴体温升高和心率加快。股青肿是下肢深静脉血栓形成最严重的情况，由于髂股静脉及其侧支全部被血栓堵塞，静脉回流严重受阻，组织张力极高，导致下肢动脉痉挛，肢体缺血。临床表现为患肢剧痛，皮肤发亮呈青紫色，皮温低伴有水疱，足背动脉搏动消失，全身反应强烈，体温升高，如不及时处理，可发生休克和静脉性坏疽。

静脉血栓一旦脱落，可随血流进入并堵塞肺动脉，可引起死亡。深静脉血栓形成慢性期可发生血栓后综合征。主要症状是下肢肿胀、疼痛，体征包括下肢水肿、色素沉着、湿疹、静脉曲张，严重者出现足靴区的脂性硬皮病和溃疡。

（三）常见并发症

肺栓塞：下肢深静脉血栓形成后，如果栓子脱落，随血液到达肺动脉，可引起肺栓塞，可致患者猝死。

（四）治疗原则

早期治疗以抗凝、溶栓治疗为主。长期治疗行抗凝、活血化瘀、理疗等治疗，以防止血栓蔓延和（或）血栓复发。

二、一般护理措施

1. 严密观察深静脉的症状　对长期卧床患者应经常观察双下肢肤色、温度、肿胀程度及感觉，必要时测量双下肢同一平面的周径，发现异常及时就医。

2. 一般护理　抬高患肢 20—30 度，膝关节屈曲 15 度。注意保暖，床上活动时应避免动作过大，禁止患肢按摩，避免用力排便，以防血栓脱落。

3. 溶栓护理　溶栓治疗主要用尿激酶。溶栓时应严密监测凝血功能，患肢不能过冷过热，以免部分溶解血栓脱落，造成肺栓塞。用药后 2 小时观察患肢色泽、温度和脉搏强度，注意有无消肿起纹。每日定时用皮尺精确测量并与健侧肢体对照，病情加剧者立即向医生汇报。溶栓后患者在翻身、床上活动时不宜太剧烈，防止坠床和跌伤，注意在饮食中添加蔬菜，防止便秘。

4. 预防肺栓塞的护理　在采取深静脉血栓预防措施的同时，应密切观察患者有无肺栓塞三联征的表现，即呼吸困难、胸痛、咳血；如有上述症状，立即给予紧急处理，鼻导管和面罩吸氧，呼叫医生。

三、健康教育

（一）常用药物的作用与不良反应观察

应用溶栓、抗凝、活血化瘀等药物，促进静脉血液回流，减轻患肢肿胀和疼痛。共同不良反应均有出血，要严密观察患者有无出血倾向，如注射点青紫、鼻衄、齿衄、尿血、黑便等。

（二）饮食护理

低脂饮食，宜清淡，忌辛辣刺激性食物。肥胖者积极参加体育锻炼，减轻体重。保持大便通畅，多食膳食纤维丰富的食物，避免因排便困难引起腹压增高，影响静脉回流。

（三）运动康复指导

下肢深静脉血栓形成急性期，患者绝对卧床休息 4 周，患肢抬高 30 度，非急性期可室内轻体力活动。

（四）心理护理

指导患者不要过度紧张焦虑，疼痛时遵医嘱给予对症处理。向患者详细介绍本病发病原因、临床表现及治疗方法，取得患者配合。

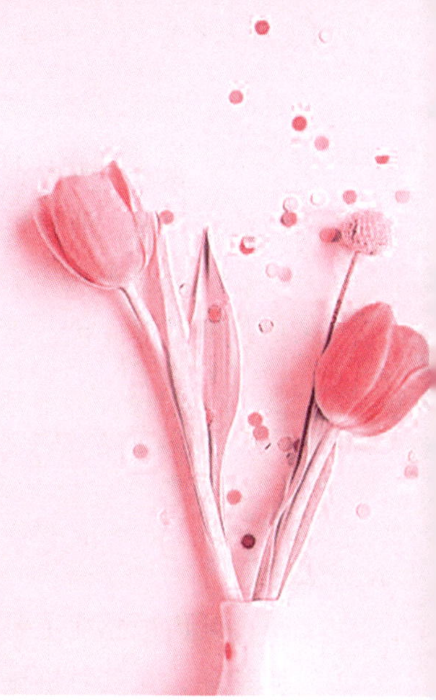

第十一章
口腔科常见疾病

第一节　口腔科疾病常见症状护理

一、牙龈出血

（一）临床表现

牙龈出血可分为被动性出血和主动性出血（自发出血）。被动性出血：主要表现为在刷牙、进食、吸吮时，牙龈毛细血管破裂出现渗血，血量少，多在唾液中可见有血丝或所吃食物上及牙刷毛中有血液染色，经过冷水含漱后可自行停止。主动性出血（自发出血）：指轻微刺激可引起牙龈大量出血，或者无任何刺激时牙龈出血，出血范围广泛，量多且不易止住，此情况与患者全身健康状况有关。

（二）居家护理

牙龈出血原因很多，须找出原因，进行有效的防护。

1. 补充营养　如为缺乏维生素 C 引起，遵医嘱服用维生素 C 片剂，饮食上多吃一些富含维生素 C 的食品，如绿色蔬菜，满足牙龈的矿物质和维生素需求。不要吃辛辣和煎炸的食品，注意戒烟戒酒，煎炸和辛辣食品容易引起口腔发炎。

2. 停用牙签　如果牙龈出血，停用牙签；牙缝如有异物，最好用牙刷慢慢清除。

3. 更换牙刷　使用硬毛牙刷或刷牙时用力过度会导致牙龈出血，应换用软毛牙刷。

4. 消炎　口腔长期不清洁，牙龈容易发炎导致出血。发现牙龈有红肿、化脓之类情况，需要去牙科治疗。

5. 洗牙　坚持早晚刷牙，预防细菌繁殖。牙龈出血严重患者，建议去牙科进行牙齿清洗护理，消除牙龈上面的细菌和牙石。

6. 检查肝脏　如果牙龈出血，不是由以上原因引起，而且伴随疲倦、厌油荤、胃口差等反常症状，建议去医院检查肝功能。

二、牙齿敏感症

（一）临床表现

牙齿敏感症主要表现为刺激痛，当刷牙、吃硬物、酸、甜、冷、热等刺激时均引起酸痛，尤其对机械刺激最敏感。用尖锐的探针在牙面上滑动，可找到一个或数个过敏区。

（二）居家护理

1. 养成良好的刷牙习惯　避免“拉锯式”的横刷牙，以免导致牙颈部楔状缺和牙根暴露，产生牙本质过敏。刷牙时应选用牙刷毛较软、刷头较小的保健牙刷，可以选用脱敏牙膏，促进牙齿表面再矿化，减轻牙齿敏感的症状。

2. 减少碳酸饮料的摄入，进食酸性食物后不要马上刷牙　牙齿刚刚被酸性物质腐蚀过，如果立刻刷牙，摩擦作用会带走牙齿表面更多的矿物质，使牙齿脱矿更加严重。正确的方法是，用清水或茶水漱漱口。如果有夜磨牙的习惯应及时到医院就诊进行矫治。避免吃过冷或过热的食物，减少对牙髓的刺激。

3. 牙本质过敏症　如因楔状缺损造成，要及时补上患牙。对小而深的敏感点可做充填。如果是因为磨损造成的，则应进行脱敏治疗。多食用促进牙齿矿化和防龋的食物。牛奶中丰富的钙和磷有助于牙齿的再矿化。茶叶中的氟对再矿化和防龋都有很好的效果，茶叶中的鞣酸可提高牙神经对刺激的抵抗力，从而降低牙神经的敏感性。

第二节　智齿冠周炎

一、病种简介

智齿冠周炎是指第三磨牙（又称智齿）牙冠周围的软组织炎症。常发生于18—25岁的青年，是常见口腔疾病之一。主要症状为牙冠周围软组织肿胀疼痛。如炎症影响咀嚼肌，可引起不同程度的张口受限，如波及咽侧则出现吞咽疼痛，导致患者咀嚼、进食及吞咽困难。病情重者尚可有周身不适、头痛、体温上升、食欲减退等全身症状。

（一）病因

智齿是牙列中最后萌出的牙，多于18—25岁萌出，因萌出位置不足，可导致智齿萌出不全而异位或阻生，牙冠部分外露于牙龈之外，部分被牙龈覆盖。牙龈与牙体之间形成一个狭窄较深的盲袋，容易积存食物碎屑和细菌，一般刷牙漱口难以清洗干净；加之冠部牙龈易因咀嚼食物而损伤，形成溃疡。当全身抵抗力下降时、便可引起牙冠周围组织炎症。

（二）临床表现

在急性炎症初期，患者仅感患处轻微胀痛不适，当咀嚼、吞咽、开口活动时疼痛加重。如病情继续发展，局部可呈自发性跳痛，并可放散至同侧的头面部。炎症侵及咀嚼肌时，可引起不同程度的开口受限。检查可见龈瓣红肿糜烂，有明显触痛，压迫龈袋可有脓液溢出。全身可出现不同程度的畏寒、发热、头痛、大便秘结等症状。慢性智齿冠周炎临床上多无明显症状，仅有患处轻微压痛不适。

（三）常见并发症

全身症状：畏寒、发热、头痛、大便秘结，白细胞总数明显升高，中性粒细胞、白细胞比例上升，急性冠周炎进一步加重可引起邻近组织器官或筋膜间隙的感染。常见的智齿冠周炎的并发症还会引起骨膜下脓肿、面颊瘘、咬肌间隙、口底间隙、咽旁间隙感染、扁桃体周围脓肿。

（四）治疗原则

1. 全身治疗　根据病情选用抗菌药物或内服清热、解毒的中药进行治疗。

2. 局部治疗　每日可用1%—3%过氧化氢溶液及生理盐水或其他灭菌溶液冲洗盲袋，然后点入3%碘甘油。另给复方硼砂液或呋喃西林液等含漱，一日多次。早期还可局部理疗、外敷中药以助炎症吸收。针刺疗法可有镇痛、改善张口等作用。如脓腔形成，可切开引流。

3. 患牙处理　急性炎症消退后，应对病源牙做进一步处理，以防复发。

二、一般护理措施

（1）保持口腔清洁，用高渗盐水或含漱剂漱口，每日数次。

（2）保持充分的睡眠，避免受凉、劳累、熬夜，适量运动，提高机体免疫力，以免继发感染。

（3）冠周炎盲袋处理，用3%过氧化氢和生理盐水冲洗，局部蘸干，将碘酚或碘甘油送入龈袋内，每日一次，疗效良好，脓肿形成时应切开引流。

（4）如需全身应用抗生素者，应做好服药指导。

（5）合理饮食，进食高热量、高蛋白、高维生素、易消化的流质与半流质饮食，避免辛辣刺激、油炸煎烤类食物，避免抽烟喝酒。

（6）多吃蔬菜、水果等富含维生素和膳食纤维的食物，特别是富含B族维生素的食物，如瘦肉、肝、蛋黄、糙米及绿叶蔬菜等。

（7）病灶牙，遵医嘱拔除，防止复发。

三、健康教育

（一）常用药物的作用与不良反应观察

1. 全身治疗　根据病情选用抗菌药物或内服清热解毒的中药进行治疗。

（1）炎症较轻的患者，可口服磺胺类药物，如磺胺6－甲氧嘧啶，首次口服1克，以后每日0.5—1克。不良反应有轻度恶心、食欲不振、过敏性皮疹、白细胞减少等。服用磺胺类药物应多饮水。

（2）螺旋霉素：螺旋霉素对金黄色葡萄球菌、溶血性链球菌、肺炎球菌、白喉杆菌等有较强的抗菌活性。不良反应主要有恶心、呕吐、口干和食欲减退等。

（3）中、重度炎症：遵医嘱肌内注射青霉素或头孢拉定。注射前须做过敏试验，用药过程中注意观察不良反应。

（4）甲硝唑：广泛用于厌氧菌感染的治疗，消化道反应最为常见，包括恶心、呕吐、食欲不振、腹部绞痛，一般不影响治疗。

（5）轻度冠周炎可用中药治疗。

2. 局部治疗　盲袋冲洗涂药，用温热生理盐水、1%—3%过氧化氢溶液或局部盲袋冲洗，再用2%碘酊或1%碘甘油涂入。冲洗时，应将弯针头伸入盲袋深部缓慢冲。本法具有较好的消炎、镇痛、清洁作用，是治疗冠周炎的有效方法。局部用药还有甲硝唑、替硝唑、氯林可霉素等抗生素的药膜及其他制剂。

（二）饮食护理

注意饮食，增加营养，多吃富含B族维生素、维生素C的食物，勿多吃糖果等甜食。注意养成早晚刷牙、饭后漱口的习惯。智齿冠周炎忌食辛辣刺激性的食物，油炸煎烤、燥热性的食物，肥腻、荤腥、过甜的食物，酸涩、坚硬的食物，忌抽烟、喝酒。

（三）运动康复指导

（1）适当锻炼，平时多做些户外运动，增强机体抗病能力。

（2）保证充足睡眠，避免过度劳累及熬夜。

（3）适量运动，安排一些有意义的活动，如做健身操、打太极拳等，提高机体免疫力，以免继发感染。

（四）心理护理

向患者讲解冠周炎的发病原因及早期治疗的重要性，消除患者恐惧、焦虑的情绪。提供良好的休息环境，保证环境安静，保证充足的睡眠，少熬夜，避免受凉，增强机体抵抗力。

第三节 腮 腺 炎

一、病种简介

腮腺是涎腺（唾液腺）中最大的腺体，位于两侧面颊近耳垂处，腮腺肿大以耳垂为中心，可以发生在一侧或两侧。病因为感染性、免疫性、阻塞性及原因未明性炎症肿大等。最常见的为感染引起的腮腺炎，多为细菌性和病毒性。细菌性腮腺炎主要表现为发热、腮腺局部红、肿、热、痛，白细胞计数增多，病变进入化脓期，挤压腮腺可见脓液自导管口流出。病毒性腮腺炎，最常见的为流行性腮腺炎，还可见其他病毒感染引起的腮腺炎。流行性腮腺炎是由腮腺病毒感染引起的呼吸道传染病，其特征为腮腺的非化脓性肿胀，常可引起脑膜脑炎、睾丸炎、卵巢炎、胰腺炎等并发症，病后可获持久免疫力。

（一）病因

1. 感染性

（1）急性细菌性腮腺炎（化脓性腮腺炎）：是由细菌感染引起的，主要为金黄色葡萄球菌，其次为链球菌。

（2）病毒性腮腺炎：常见腮腺炎病毒，还可见单纯疱疹病毒、柯萨奇病毒、甲型流感病毒等。腮腺炎病毒感染引起流行性腮腺炎最常见。

2. 免疫性　如干燥综合征、米库利奇病等可引起慢性自身免疫性腮腺炎。

3. 堵塞　主要腮腺管及分支堵塞继而引起细菌感染，多见于涎腺结石、黏液栓及较少见的肿瘤，多为良性肿瘤。

4. 病因未明　慢性非特异性腮腺炎、复发性儿童腮腺炎、变性型涎腺肿大症等，极少由某些药物引起。

（二）临床表现

1. 化脓性腮腺炎　常为单侧受累，双侧同时发生者少见。炎症早期，症状轻微或不明显，腮腺区轻微疼痛、肿大、压痛。导管口轻度红肿、疼痛。随病程进展，可出现发热，寒战，单侧腮腺疼痛、肿胀，腮腺及表面皮肤局部红、肿、热、痛。当病变进入化脓期挤压腮腺可见脓液自导管口流出。

2. 流行性腮腺炎　最常见。流行性腮腺炎为传染性疾病，传染源为患者和隐性感染者，传播途径为呼吸道飞沫和密切接触。临床起病急，常有发热、头痛、食欲不佳等前驱症状。数小时至1—2天后体温可升至39℃以上，出现唾液腺肿胀，腮腺最常受累，肿大一般以耳垂为中心，向前、后、下发展，边缘不清，轻度触痛，张口咀嚼及进食酸性饮食时疼痛加剧，局部皮肤发热、紧张发亮但多不红，通常一侧腮腺肿胀后2—4日累及对侧。不典型病例，可始终无腮腺肿胀，而以单纯睾丸炎、脑膜脑炎的症状出现。

3. 自身免疫性腮腺炎　多见于慢性自身免疫性疾病，如干燥综合征、IgG4相关性疾病等，除反复发生的腮腺肿大，尚有其他腺体、关节、脏器累及和损伤。

（三）常见并发症

1. 睾丸炎　儿童患腮腺炎，如果治疗不彻底常会在成年后出现生殖系统并发症。由于腮腺炎病毒好侵犯成熟的生殖腺体，故在青春期后期的成人患者较为多见。睾丸炎的发病率占男性成人患者的14%—35%，13—14岁以后发病率明显增高。常见于腮肿后一周左右，突发高热、寒战、睾丸肿痛伴剧烈触痛，重者阴囊皮肤显著水肿，鞘膜腔内有黄色积液，病变大多侵犯一侧，急性症状3—5日，全程10日左右。病后1/3—1/2的病例发生不同程度的睾丸萎缩。由于病变常为单侧，即使双侧也仅部分曲精管受累，故很少导致不育症。

2. 卵巢炎　发生率占成年女性患者的5%—7%。症状较轻，不影响受孕。主要表现为骤起畏寒、发热，下腹部或腰骶部疼痛，月经周期失调，严重者可触及肿大的卵巢，伴有压痛，不影响生育力。

3. 神经系统并发症　腮腺炎病毒可通过血脑屏障进入脑组织，引起神经系统的并发症。脑膜炎或脑膜脑炎发病率为5%—25%，局部地区可高达35%。腮腺肿前6天或肿后2周内出现，一般多在1周内发生。临床表现为急性高热伴剧烈头痛、呕吐、嗜睡或意识障碍，脑膜刺激征阳性等，脑脊液检查均呈病毒性脑炎或脑膜炎的改变。

一般预后良好，个别重者可致死亡。

4. 多发性神经炎、脊髓炎　较为少见，在腮腺炎后1—3周发生，预后良好。肿大的腮腺可能压迫面神经引起暂时性面神经麻痹。

5. 耳聋　表现为呕吐、眩晕、耳鸣等症状。虽然发病率很低（约1/15000），但可成为永久性和完全性耳聋，所幸多发生于单侧（75%），故仍能保留一定的听力。

6. 胰腺炎　腮腺炎并发胰腺炎的发生率为5%，在儿童少见。

7. 心肌炎　有4%—5%的腮腺炎患者可发生心肌炎。

8. 肾炎　腮腺炎病毒可直接损害肾脏引起肾炎，轻者尿中有少量蛋白，重症与急性肾小球肾炎的表现相同。

（四）治疗原则

1. 化脓性腮腺炎

（1）针对病因治疗，纠正水、电解质及酸碱失衡。

（2）选用有效抗菌药物，应用大剂量青霉素或第一、第二代头孢菌素类等抗革兰阳性球菌的抗生素，并从腮腺导管口取脓液进行细菌培养及药敏试验，根据药敏试验结果调整敏感抗生素。

（3）保守治疗，炎症早期可用热敷、理疗、外敷等方法。碳酸氢钠溶液、口泰等漱口剂有助于炎症控制。

（4）内科保守治疗无效、发展至化脓时需切开引流。

2. 流行性腮腺炎

（1）隔离患者，卧床休息直至腮腺肿胀完全消退，接触者一般检疫3周。注意口腔清洁，避免酸性食物，保证液体摄入量。

（2）对症治疗为主，抗生素无效。可试用利巴韦林，有报告用干扰素者似有疗效。

（3）肾上腺皮质激素治疗，尚无肯定效果。

（4）氦氖激光局部照射治疗流行性腮腺炎，对止痛、消肿有一定效果。

（5）男性成人患者，在本病早期应用已烯雌酚，以防止睾丸炎发生。

（6）中药治疗。

二、一般护理措施

1. 减轻疼痛

（1）保持口腔清洁，预防继发感染。经常用温盐水漱口，不会漱口的幼儿应帮助其多饮水。

（2）做好饮食护理，应给予富有营养、易消化的半流质或软食。忌用酸、辣、硬、干燥的食物，否则可引起唾液分泌增多，排出受阻，腺体肿痛加剧。

（3）腮腺局部冷敷，使血管收缩减轻炎症充血程度及疼痛。

（4）用如意金黄散调茶水或食醋敷于患处，防止干裂引起疼痛。

2. 降温

（1）定时监测体温，观察生命体征的变化，高热可采用头部冷敷、温水或醇浴进行物理降温或服用适量退热剂。

（2）保证休息、限制活动量以减少并发症，发热伴有并发症者应卧床休息至热退。

（3）鼓励患儿多饮水，以利汗液蒸发散热，发热早期可给予利巴韦林、干扰素或板蓝根抗病毒治疗。

3. 病情观察　脑膜脑炎多于腮腺肿大后 1 周左右发生，如出现持续高热、剧烈头痛、呕吐、颈强直、嗜睡、烦躁或惊厥，应密切观察及早发现。

4. 预防感染传播　采取呼吸道隔离至腮腺肿大完全消退止。对其呼吸道的分泌物及其污染的物品应进行消毒，餐具及洗漱用品应专用，勤通风、勤晒被子。

5. 隔离护理　做好隔离、用药、饮食、退热等护理，保持全身皮肤清洁、干燥，及时擦干汗液，避免感冒受凉，一旦出现严重症状，立即就诊。

三、健康教育

（一）常用药物的作用与不良反应观察

腮腺炎主要以抗病毒为主，发热早期可给予利巴韦林、干扰素或板蓝根抗病毒治疗。

1. 利巴韦林　主要严重不良反应是溶血性贫血；全身不良反应包括疲倦、头痛、虚弱、乏力、胸痛、发热、寒战、流感等症状。消化系体统不良反应包括食欲减退、胃部不适、恶心、呕吐、轻度腹泻、便秘、消化不良等；肌肉骨骼系统症状有肌肉痛、关节痛；神经系统症状有眩晕、失眠、情绪化、易激惹、抑郁、注意力障碍、神经质等；呼吸系统症状有呼吸困难、鼻炎等；皮肤附件系统出现脱发、皮疹、瘙痒等。另外还观察到味觉异常、听力异常表现。

2. 干扰素　不良反应主要是发热、疲乏、肌痛、头痛等流感样症状。其次是轻度骨髓抑制。一般对肝肾功能无影响，少数有氨基转移酶、血肌酐升高。

3. 板蓝根　长期服用容易苦寒伤胃，出现一系列消化道反应，在临床上出现较多的有胃痛、恶心、呕吐、腹泻等症状。

（二）饮食护理

（1）给予富有营养、易消化的半流质或软饭，如面条、面汤、稀饭或水果汁等，饮食易清淡。

（2）多饮温开水、淡盐水，保证充足的水分，以利于体内毒素的排出。

（3）忌进食硬而干燥、辛辣刺激性的食物，不吃肥甘厚味的食物及不易咀嚼碎的食物，以减轻吞咽困难，防止腺体肿胀加剧。

（4）忌进食酸、辣、甜等食物和饮料，减少腮腺分泌、减轻疼痛。

（5）发作期间最好不要吃鱼、虾、蟹等发物。

（6）注意口腔卫生，进餐后用生理盐水或温开水漱口。

（三）运动康复指导

（1）预防腮腺炎，平时注意加强体育锻炼，多做户外活动，如慢走、做广播体操、打太极拳等，增强抗病能力。

（2）在腮腺炎流行时，多开窗通风，尽量少去公共场所如网吧、电影院、娱乐场所等。

（3）病发期间至腮腺消肿之前应采取相应的隔离措施，与家人分开居住，以免增加传染性。要卧床休息，不可过于劳累。

（四）心理护理

（1）给予患者充分理解与同情，鼓励患者表达自身的感受，教会其自我放松的方法。

（2）保持乐观的情绪，经常和患者沟通，了解患者的需求，耐心解答各种问题，消除紧张的情绪，使其配合治疗和护理。

（3）进行有针对性的心理护理，鼓励患者家属和朋友给予患者关心和支持。

（4）创造安静的休息环境，保持患者良好的精神状态，减少激惹情绪的发生。

第四节　口腔溃疡

一、病种简介

口腔溃疡俗称“口疮”，是一种常见的发生于口腔黏膜的溃疡性损伤病症。口腔溃疡发作时疼痛剧烈，局部灼痛明显，严重者还会影响饮食、说话；可并发口臭、慢性咽炎、发热、淋巴结肿大等症状。

（一）病因和分类

口腔溃疡的发生是多种因素综合作用的结果，包括局部创伤、精神紧张、食物、药物、营养不良、激素水平改变及维生素或微量元素缺乏。系统性疾病、遗传、免疫及微生物在口腔溃疡的发生、发展中可能起重要作用。口腔溃疡分为良性和恶性 2 种。

1. 根据溃疡愈合的时间判断　良性口腔溃疡一般仅需数天至数周就可以愈合。恶性口腔溃疡则呈进行性发展，数月甚至一年多都不愈合。

2. 根据溃疡面的形态判断　良性口腔溃疡一般形态比较规则，呈圆形、椭圆形或线条形，边缘整齐，与周围组织分界清楚，溃疡面的基底部较平滑，触之柔软，疼痛明显。恶性口腔溃疡形态多不规则，其边缘隆起呈凹凸不平状，与周围组织分界不清，溃疡面的基底部不平整，呈颗粒状，触之硬韧，和正常黏膜有明显的区别，疼痛不明显。

3. 根据病程规律判断　良性口腔溃疡经常反复发生。恶性口腔溃疡常不会复发，而一旦发病就迟迟不愈合。

4. 根据对药物的敏感程度判断　良性口腔溃疡在应用消炎防腐类药物治疗后效果明显，愈合较快。恶性口腔溃疡患者若应用此类药物进行治疗，疗效常不明显。

5. 根据全身情况判断　良性口腔溃疡患者较少出现全身症状，颈部淋巴结不肿大，或虽肿大但不硬、不粘连。恶性口腔溃疡患者则相反，可出现发热、颈部淋巴结肿大、食欲不振、消瘦、贫血、乏力等表现。

（二）临床表现

1. 复发性阿弗他性口炎　又称复发性口腔溃疡、复发性口疮。灼痛是其突出特征，故冠以“阿弗他”名（希腊文为“灼痛”之意）。外观为单个或多个大小不一的圆形或椭圆形溃疡，表面覆盖灰白或黄色假膜，边界清楚，周围黏膜红而微肿。具有周期性、复发性、自限性的特征，年龄不拘，女性较多，一年四季均能发生，10 天左右自愈。

2. 贝赫切特综合征　其口腔黏膜损害症状和发生规律与复发性溃疡类似，除此之外，本病累及多系统多脏器，眼、生殖器、皮肤病损是其主要临床特征，有反复性生殖部位溃疡、皮肤结节性红斑、毛囊炎。严重者可发生关节、小血管、神经、消化、呼吸、泌尿等多系统损害。

3. 创伤性溃疡　与机械性刺激、化学性灼伤或者热冷刺激有密切关系，其发病部位和形态与机械刺激因子相符合。无复发史，去除刺激后溃疡很快愈合。

4. 癌性溃疡　老年人多见，形态多不规则，其边缘隆起呈凹凸不平状，与周围组织分界不清，呈颗粒状，触之硬韧，和正常黏膜有明显的区别，疼痛不明显。

5. 单纯疱疹 好发于婴幼儿，早期以成簇的小水疱为主要表现，疱破后会融合成较大的糜烂面或不规则的溃疡。复发与诱因有明确关系，复发前常伴有咽喉痛、乏力等前驱症状，发病期间多伴有明显全身不适。

6. 放射性口炎 有放射线暴露史，出现上述急、慢性口腔损害是其特征。

7. 结核性溃疡 多伴有肺结核的体征和症状。

（三）常见并发症

口腔溃疡可并发口臭、慢性咽炎、便秘，并有头痛、头晕、恶心、乏力、烦躁、发热、淋巴结肿大等全身症状。

（四）治疗原则

对于口腔溃疡的治疗，以消除病因、增强体质、对症治疗为主，治疗方法应坚持全身治疗和局部治疗相结合，中西医治疗相结合，生理和心理治疗相结合。需要引起注意的是，经久不愈、大而深的舌头溃疡，有可能是一种癌前病损，必要时做活检以明确诊断。

二、一般护理措施

1. 口腔护理

（1）评估患者口腔卫生、饮水能力、机体状况、口腔黏膜改变，测定口腔 pH 值及进行口腔内分泌物细菌学培养。

（2）每日观察口腔黏膜的颜色、性质，注意有无新的溃疡，溃疡的大小、颜色、有无出血等。

（3）保持口腔清洁，吃完食物随时漱口，可用淡盐水或茶水漱口，保持口腔湿润，也可用 0.2% 氯己定液漱口，有利于其治疗。

（4）选择合理的口腔护理工具，对康复期无口腔溃疡的清醒患者，鼓励使用无刺激性的牙膏及软毛刷。有溃疡者，停止使用牙刷，以防进一步损伤口腔黏膜，改用消毒棉球。

（5）生活能自理的患者，早晚刷牙，饭后用漱口液漱口。生活不能自理、意识不清的患者，每日帮助其口腔护理 4 次，可用开口器撑开口腔，由内向外、由上向下擦洗，动作轻柔，以免损伤口腔黏膜。

2. 饮食护理

（1）合理饮食，补充维生素及微量元素，给予高蛋白、高热量、高维生素的半流或软食，忌酸辣、过热、粗糙等刺激溃疡面的食物，少食多餐，进食速度适中，以免刺激和损伤黏膜而诱发疼痛。

（2）根据病情，鼓励患者多饮水，禁食禁水者，可经常湿润口腔，避免口腔干燥。

3. 药物应用护理

（1）正确地进行局部用药，溃疡局部用药时，先进行口腔清洁，除去口腔内残渣污物。局部涂抹药物困难者，用喷撒药粉器将药物均匀喷洒于口腔溃疡面上，以达到治疗目的。

（2）口腔溃疡疼痛、进食困难时，用0.5%盐酸达克罗宁液用棉签涂布溃疡面，以缓解口腔溃疡疼痛引起的进食困难。

（3）采用10%硝酸银烧灼溃疡，协助隔离唾液，压舌，切勿使药液超出溃疡面，以免伤及周围正常黏膜。

（4）遵医嘱用药，了解药物的作用和不良反应，如出现不良反应及时就医。

三、健康教育

（一）常用药物的作用与不良反应观察

1. 甲硝唑含漱液　早晚刷牙后含漱，一次15—20毫升，一日2—3次，连续5—10天为1个疗程。甲硝唑广泛用于厌氧菌感染的治疗，用后可有食欲不振、口腔异味、恶心、呕吐、腹泻等反应，偶见有头痛、头晕、失眠、抑郁、皮疹、荨麻疹、白细胞减少，停药后可迅速恢复。长期应用可引起念珠菌感染。

2. 氯己定含漱液　氯己定含漱液为抗菌药物，可用于口腔黏膜溃疡的辅助治疗，偶可引起接触性皮炎，高浓度溶液有刺激性，长期使用氯己定含漱液可使牙齿着色，舌苔变黑，味觉失调。一般牙膏中均含有阴离子表面活性剂，与氯己定可产生配伍禁忌，使用氯己定含漱液后需间隔30分钟后再可刷牙。

3. 溶菌酶含片　有抗菌抗病毒作用和消肿止血作用。

4. 甲硝唑口颊片　用于牙龈炎、牙周炎、口腔溃疡的治疗，黏附于黏膜患处，一次1片，一日3次。饭后用，临睡前加用1片。使用期间，不得饮酒或喝含酒精的饮料。

5. 西地碘含片　有较强的杀菌作用。有轻度刺激感，口含后偶见口干、胃部不适、头晕和耳鸣（发生率约2%），对碘过敏者禁用。

6. 地塞米松粘贴片　具有很强的抗炎作用，可促进溃疡愈合。外用贴敷于溃疡处，每处1片，一日总量不得超过3片，连续使用不得超过1周。频繁应用可引起局部组织萎缩，继发真菌感染等。对口腔内有真菌感染者禁用。

7. 口服维生素类药物　溃疡发作时给予维生素C片口服，促进病损愈合。

（二）饮食护理

（1）合理调配饮食，应给予高蛋白、高热量、高维生素的半流质或软食，经常食用能补充雌激素的天然食物，如大豆、洋葱等，这样才能维持体内雌激素的正常分泌。

（2）多吃富含维生素 B_1、维生素 B_2、维生素 C 的新鲜水果和蔬菜，如番茄、茄子、胡萝卜、白菜、菠菜等。

（3）多食含锌食物，以促进创面愈合，如肝脏、瘦肉、花生、核桃等。

（4）多饮水，每天至少要饮 1000 毫升水，可清理肠胃，防治便秘，有利于口腔溃疡的恢复。

（5）避免和去除局部刺激性因素，避免吃太硬、太烫、太冰或纤维太粗的食物，以免刺激伤口，加重疼痛。不吃太酸咸、太辛辣的食物，以免刺激黏膜，禁止吸烟喝酒。

（三）运动康复指导

（1）加强体育锻炼，多做户外活动，使自己有较强的抗病能力，改善体质。

（2）保持生活起居规律，不熬夜，减少对身体的伤害；保持心情舒畅，注意休息，劳逸结合，避免因过度劳累而导致身体免疫力下降，导致再一次复发。

（3）进行有意义的活动，培养广泛的兴趣爱好，如做健身操、打太极拳等，陶冶人的情操，改善心理活动，利于恢复。

（四）心理护理

向患者介绍疾病的病程及治疗的目的，让其了解本病有自限性，不经治疗 7—10 天溃疡也会自愈，减轻焦虑的情绪。让患者调整生活节奏，保持乐观的情绪，不要生气，工作压力不要太大。

第十二章
耳鼻喉科常见疾病

第一节　耳鼻喉科疾病常见症状护理

一、鼻塞

（一）临床表现

鼻塞是指鼻道受到病毒感染的血管肿胀而造成阻塞的情况。它是上呼吸道感染最常见的症状。常见的病变有：鼻腔肿瘤及息肉阻塞鼻腔的呼吸通道；鼻咽部肿瘤以及增殖体肥大；外伤后致鼻中隔偏曲；鼻腔的特异性感染的分泌物阻塞等。另外一种最常见的症状就是鼻炎鼻窦炎，临床表现为：眼睛发红发痒及流泪，鼻痒，鼻涕多，多为清水涕，感染时为脓涕，鼻腔不通气，耳闷，打喷嚏（通常是突然和剧烈的）。

（二）居家护理

最好能避开人多车多的地方，保持家居清洁、少养猫狗等是减少敏感的方法。还要多做运动，强健身体，使自己不易感冒或得鼻炎；合理饮食，平日不吃易引起过敏的食物。

二、鼻出血

（一）临床表现

鼻出血是临床常见的症状之一，可由鼻部疾病引起，也可由全身疾病所致。鼻出血多为单侧，少数情况下可出现双侧鼻出血；反复鼻出血可导致贫血。

出血部位多数发生于鼻中隔前下部的易出血区，有时可见喷射性或搏动性小动脉出血，常见于少年儿童、青年人鼻出血。少数少量出血可自止或自行压迫后停止。

中老年人的鼻出血，常常与高血压和动脉硬化有关，出血部位多见于鼻腔后部，出血一般不易止血，出血常迅速流入咽部，从口中吐出。局部疾患引起的鼻出血多发生于一侧鼻腔，而全身疾病引起者，可能两侧鼻腔交替或同时出血。

（二）居家护理

1. 一般处理　首先对紧张、恐惧的患者和家属进行安慰，使之镇静，以免患者因精神因素引起血压升高、出血加剧，及时测血压、脉搏，必要时予以补液，维持生命体征平稳。如患者已休克，则应先针对休克进行急救。询问病史时，要询问是一侧还是两侧出血，出血的速度和出血量，过去有无反复鼻出血，此次出血有无诱因，有无其他伴随症状等。

2. 对于老年患者或出血较多的患者　注意有无失血性贫血、休克及心脏损害等情况。出血量较大的患者，亦应同时检测血型并备血，根据失血量多少予以补液、输血治疗。有高血压的积极降压治疗，对老年患者血压不可降得过快，以免血栓形成。

3. 填塞止血　可鼻腔填塞及后鼻孔填塞止血。

4. 吸氧　必要时给予吸氧。

5. 饮食护理　注意患者营养，予以高热量、易消化饮食。

6. 寻找出血点　根据具体情况，进行鼻腔局部和全身检查。检查鼻腔时清除鼻腔内凝血块，应用1%麻黄素及地卡因充分收缩并麻醉鼻黏膜，尽可能找到出血部位，有效压迫止血；有条件的最好在鼻内镜下寻找出血点，并实施止血治疗。

7. 鼻腔止血方法

（1）指压法：患者可用手指捏紧双侧鼻翼或将出血侧鼻翼压向鼻中隔10—15分钟，也可用手指横行按压上唇部位，同时冷敷前额和后颈部。此方法适用于出血量少且出血在鼻腔前部的患者，患者在家中发生鼻出血可采取此方法。

（2）局部止血药物：适用于较轻的鼻腔前段出血，此方法简单易行，患者痛苦较小。在出血区域用棉片浸以1%麻黄素、1‰肾上腺素或凝血酶，紧塞鼻腔数分钟至数小时，可达到止血目的。

（3）烧灼法：常用的有化学药物烧灼和物理烧灼（包括电烧灼、激光烧灼和微波烧灼等）。位于鼻中隔前下方的出血，在充分收缩和麻醉鼻黏膜后，出血部位明确可见，可用卷棉蘸少许30%—50%硝酸银或30%三氯醋酸烧灼出血点，压在出血点处片刻直至局部形成白膜。

（4）前鼻孔填塞术：前鼻活动性出血剧烈或出血部位不明确时可应用。

8. 应用药物　适当应用全身止血药物，如凝血酶、氨基己酸、酚磺乙胺等。

9. 心理护理　情绪紧张的患者，适当应用镇静药物，心理治疗对于减轻患者的紧张、焦虑情绪，防止再度出血，亦有很大作用。

三、声音嘶哑

（一）临床表现

声音嘶哑又称声嘶，是喉部（特别是声带）病变的主要症状，多由喉部病变所致，也可因全身性疾病所引起。声带息肉、声带小结、慢性喉炎患者多有过度发音，如长时间讲话、高声喊叫、长时间啼哭的病史，或者用声不当，就会出现持续性声嘶，而声带小结和声带息肉多表现为持续性声嘶。伴有喉痛、吞咽痛，在感冒发热后出现，可能为急性咽喉炎。严重的喉痛，长时间不愈，还要考虑喉结核或者恶性肿瘤的可能。声音发哑甚至刺耳，伴有喉部阻塞感，咳嗽，痰中带血，伴有颈部包块，年龄较大的患者要警惕喉癌的可能。

（二）居家护理

（1）不用嗓过度。不尖叫、不在嘈杂的区域高声讲话。如果感觉嗓子发干或者说话声嘶停止讲话。讲话的声音要保持正常，不过高或过低，低声讲话也不利于保护嗓子。

（2）变声期、月经期、妊娠期，注意声带休息。

（3）大量喝水，避免饮用酒精和咖啡，避免酒、辛辣食物刺激。

（4）不吸烟，吸烟能增加患喉癌的风险。

（5）不过多地清嗓子，以防损伤声带。觉得喉咙难受，可小口地饮水或是吞咽。如果必须不停地清嗓子，需找医生检查一下，排除反流性疾病、过敏症等。

（6）感冒或感染导致嗓音嘶哑时，尽量不讲话或少讲话。

四、咽痛

（一）临床表现

咽痛是咽部常见症状，主要由咽部疾病引起，也可是咽部邻近器官或全身疾病在咽部的表现。咽痛的典型症状，包括咽后壁烧灼样疼痛，特别在吞咽时，可有颈部压痛，伴有打喷嚏和咳嗽、声嘶、流鼻涕、轻度发热、疲劳。

（二）居家护理

（1）饮食调养：以清淡易消化饮食为宜，再辅助清爽去火、柔嫩多汁的食品摄入。如橘子、广柑、菠萝、甘蔗、鸭梨、苹果等。多喝水，忌食烟、酒、姜、椒、芥、蒜及一切辛辣食物。

（2）保持室内合适的温度和相对湿度，空气新鲜，是防治慢性咽痛的有效措施。早晨、饭后及睡觉前漱口、刷牙，保持口腔清洁。防治口鼻疾病，消除炎性病灶。

（3）尽量少说话，选用口含片含服，以消炎止痛，采取听音乐等方式，分散注意力以缓解疼痛。

（4）遵医嘱全身使用抗生素，必要时使用解热镇痛药。

（5）进食温度适宜软食或流质饮食，多饮水，加强营养并保持大便通畅。

（6）观察患者体温变化，局部红肿及疼痛程度，有无扁桃体肿大，体温过高者给予物理降温。

（7）养成良好生活习惯，睡眠充足，劳逸结合，根据气候变化及时增减衣物，防止受凉及劳累过度。加强身体锻炼，提高机体抵抗力。

第二节　中　耳　炎

一、病种简介

中耳炎是累及中耳（包括咽鼓管、鼓室、鼓窦及乳突气房）全部或部分结构的炎性病变，好发于儿童。可分为非化脓性及化脓性两大类。非化脓性者包括分泌性中耳炎、气压损伤性中耳炎等，化脓性者有急性和慢性之分。

（一）病因

（1）急性中耳炎是中耳黏膜的急性化脓性炎症，由咽鼓管途径感染。感冒后咽部、鼻部的炎症，向咽鼓管蔓延，引起中耳炎。常见的致病菌是肺炎球菌、流感嗜血杆菌等。

（2）鼻涕中含有大量的病毒和细菌，如果两侧鼻孔都捏住用力擤，则压力迫使鼻涕向鼻后孔挤出，到达咽鼓管，引发中耳炎。

（3）游泳时应避免将水咽入口中，以免水通过鼻咽部进入中耳引发中耳炎。外伤所致的鼓膜穿孔，禁止滴任何水样液体，以免影响创口愈合。可用消毒棉球堵塞外耳道，以免感染诱发中耳炎。

（4）婴幼儿仰卧位吃奶时，由于幼儿咽鼓管比较平直，且管腔较短，内径较宽，奶汁可经咽鼓管呛入中耳，引发中耳炎。

（5）吸烟，包括吸二手烟，也会引起中耳炎。

（6）长时间用耳机听摇滚类的大分贝的音乐，容易引起慢性中耳炎。

（二）临床表现

1. 化脓性中耳炎

（1）急性化脓性中耳炎，是由化脓性细菌感染引起的中耳炎症，其症状主要是耳痛、流脓。小儿的全身症状比成人明显，可有发热、呕吐等。严重的并发症有颅内并发症，如脑膜炎、脑脓肿等。其他并发症有迷路炎、面神经麻痹等。

（2）慢性化脓性中耳炎，是指中耳黏膜、骨膜或深达骨质的慢性化脓性炎症。本病在临床上较为常见，常以耳内间断或持续性流脓、鼓膜穿孔、听力下降为主要临床表现，严重时可引起颅内、颅外的并发症。

临床症状：①全身症状轻重不一，可有怕冷、发热、乏力、食欲减退。②耳痛，耳深部疼痛，逐渐加重。鼓膜穿孔流脓后，耳痛顿减。③耳流脓，是本病的主要症状。④听力减退及耳鸣。⑤耳聋轻重不一，因多是单耳发病，易被忽视。

2. 非化脓性中耳炎

（1）听力下降。

（2）耳痛。

（3）耳内闷胀感或闭塞感。

（4）耳鸣。一般不重，可为间歇性，当头部运动、打呵欠或擤鼻时可闻及气过水声。

（5）耳镜检查，鼓膜紧张部内陷。

（三）常见并发症

（1）耳鸣、听力下降：耳朵长期被炎症刺激，会出现耳鸣的症状。

（2）局部组织器官脓肿。

（3）面瘫与迷路炎：面神经距中耳腔很近，若损伤它，就会引起口眼歪斜。如果炎症向内侵犯，进入内耳会引起迷路炎，导致眩晕和恶心、呕吐等。

（4）颅内并发症：由于中耳腔距头颅比较近，中耳炎如果没有得到及时的治疗，脓液就会腐蚀骨头，从而导致脑脓肿以及脑膜炎等颅内并发症。

（四）治疗原则

（1）积极治疗上呼吸道感染性疾病，如慢性鼻窦炎、慢性扁桃体炎。

（2）药物治疗，单纯型中耳炎以局部用药为主，可用抗生素水溶液或抗生素与类固醇激素类药物混合液，如0.25%氯霉素液、氯霉素可的松液、氧氟沙星滴耳液等，治疗中耳炎及外耳道炎等。

（3）局部用药注意事项

1）用药前：先清洗外耳道及中耳腔内脓液，可用3%双氧水或硼酸水清洗，后用棉花签拭净或以吸引器吸尽脓液方可滴药。

2）脓液多时用水剂，量少时可用硼酸酒精。

（4）鼓膜穿孔影响听力，可行鼓膜修补术或鼓室成形术。

二、一般护理措施

（1）经过治疗的中耳炎患者，仍要定期检查，了解听力改善程度。

（2）均衡饮食与生活习惯，减少烟、酒及辛辣刺激性食物，减少去传染感冒的场合，预防鼻、咽及耳咽管健康，防止中耳炎的恶化。

（3）有感冒发生，尤其是有鼻塞时，要及早治疗，以免加重中耳炎病情。

（4）慢性中耳炎有耳膜穿孔者，要防止不洁的水经外耳道进入中耳，造成发炎的加重，必要时可用耳塞塞住耳道来预防，若水进入耳朵时，可用吹风机吹干，或侧跳使水分流出，避免挖耳朵使其再受伤害。

（5）有胆脂瘤的患者，经过手术治疗，要注意是否有再发现象、恶臭的耳漏、听力递减或前述各项并发症的产生。

（6）保持周围环境安宁，不可运动过度，不能吹奏笛子及气球，饭后漱口保持口腔卫生，尽量用鼻子呼吸，睡觉侧躺时将病耳朝下，擤鼻涕时不可过猛。适当运动有助于鼻道耳咽管畅通，维持中耳的排泄与通气功能。

（7）养成良好的卫生习惯，遵医嘱用药，不擅自停药中止治疗，以免病情转为慢性或产生不良反应。

三、健康教育

（一）常用药物的作用与不良反应观察

西药医治中耳炎，主要是以局部用药为主，可用抗生素、激素类药物混合液、外用滴耳液来治疗。药物治疗主要是通过抗菌、排脓、消肿来达到治疗中耳炎的目的，但疗效局限于中耳炎急性发作期的患者。对于慢性中耳炎患者，药物无法根治。

（二）饮食护理

饮食清淡，多食用富含维生素和高质量蛋白质的食物和补充各种矿物质，不吃生冷、刺激性食物，多饮水。适当摄入含维生素 D 多、含锌和铁丰富的食物，多吃富含维生素 C、维生素 E 的蔬菜。

（三）运动康复指导

急性中耳炎患者要避免剧烈运动，剧烈运动有可能导致耳朵疼痛，防止震动过大引起耳道里炎症扩散，影响恢复。

（四）心理护理

指导患者不过度紧张，保持乐观的情绪，与患者沟通，了解患者的需求，耐心解答各种问题，消除紧张的情绪，使其树立战胜疾病的信心，配合治疗和护理。

第四节　慢性咽炎

一、病种简介

慢性咽炎为咽黏膜、黏膜下及淋巴组织的慢性炎症。弥漫性咽部炎为上呼吸道慢性炎症的一部分；局限性咽部炎症则多为咽淋巴组织炎症。本病病程长，症状容易反复发作。秋冬和冬春季节发病率比较高，且容易反复发作。慢性咽炎的发生与职业有关，在空气污染严重的地方工作、教师、歌唱演员等容易患慢性咽炎。

（一）病因

急性咽炎的反复发作，是导致慢性咽炎的主要原因。

（1）咽部邻近的上呼吸道病变：如鼻腔、鼻窦、鼻咽部的慢性炎症，可因炎性分泌物经后鼻孔倒流至咽部刺激咽部黏膜。慢性扁桃体炎，可直接蔓延至咽后壁，引起慢性咽炎；口腔炎症如果不能得到及时控制，也可导致慢性咽炎。

（2）气候及地域环境变化：温度和相对湿度的变化、空气质量差、烟酒刺激、辛辣刺激性食物、粉尘、有害气体及放射性照射等也是导致慢性咽炎的原因。

（3）职业因素：大量用声者，如教师、歌唱演员易患本病。

（4）全身因素：消化不良，胃食管反流，心脏病，慢性支气管炎，支气管哮喘，风湿病，肝、肾疾病等，也可引发慢性咽炎。

（5）过敏因素：季节变化，药物、工作环境中的化学刺激物及食物等过敏原都可以引起变应性咽炎。

（二）临床表现

慢性咽炎多见于成年人，儿童也可出现。全身症状均不明显，以局部症状为主。各型慢性咽炎症状大致相似，如咽部不适感、异物感、咽部分泌物不易咯出、咽部痒感、烧灼感、干燥感或刺激感，还可有微痛感。咽部分泌物少且不易咳出者常表现为习惯性的干咳及清嗓子咳痰动作，若用力咳嗽或清嗓子可引起咽部黏膜出血，造成分泌物中带血。

（1）慢性单纯性咽炎，可见咽黏膜慢性充血，表面有少量黏稠分泌物。

（2）慢性肥厚性咽炎，检查可见咽后壁多个颗粒状滤泡隆起，呈慢性充血状，有时融合为一体，表面可见黄白色渗出物。

（3）慢性萎缩性咽炎或慢性干燥性咽炎，附有干痂，伴有口臭。检查见咽黏膜干燥，可覆盖脓性干痂，病变延续到咽鼓管可引起耳鸣、听力减退，蔓延到喉部，可引起声音嘶哑。

（4）反流性咽喉炎，检查同慢性单纯性及肥厚性咽炎，咽喉反流可能伴有声带小结、声带息肉而出现声嘶。

上述症状常在用嗓过度、气候突变、环境温度及相对湿度变化时加重，尤其以萎缩性及干燥性咽炎为著。

（三）常见并发症

（1）慢性咽炎患者若感染向上蔓延，波及耳、鼻，可导致急性鼻炎、鼻窦炎，急性中耳炎。

（2）慢性咽炎的致病菌及毒素侵入血液循环，则可引起全身的慢性咽炎并发症，如急性肾炎、脓毒血症、风湿病等。

（3）慢性咽炎向下发展，可侵犯喉、气管等下呼吸道，引起急性喉炎、气管炎、支气管炎及肺炎。

（4）严重慢性咽炎的并发症，可导致声带增粗、变厚、开始变狭、声音嘶哑、有息肉小结节增生，长期得不到有效的治疗，严重者有癌变可能。

（四）治疗原则

1. 去除病因　积极治疗引起慢性咽炎的原发病。

2. 生活方式改变　适当体育锻炼、正常作息、清淡饮食、保持良好的心理状态，通过增强自身整体免疫力，提高咽部黏膜局部功能状态。

3. 局部治疗

（1）慢性单纯性咽炎，常用复方硼砂、呋喃西林溶液等含漱，保持口腔、咽部的清洁；或含服碘喉片、薄荷喉片等治疗咽部慢性炎症的喉片。

局部可用复方碘甘油、5% 的硝酸银溶液或 10% 的弱蛋白银溶液涂抹咽部，有收敛及消炎作用；超声雾化可以缓解慢性咽炎的症状；一般不需要抗生素治疗。

（2）慢性肥厚性咽炎，治疗较困难，可以参照慢性单纯性咽炎。除上述方法外，超声雾化疗法、局部紫外线照射及透热疗法，对肥厚性咽炎也有辅助作用。

（3）萎缩性及干燥性咽炎，一般处理同慢性单纯性咽炎。可服用或咽部局部涂抹小剂量碘剂，以促进黏膜上皮分泌增加；超声雾化治疗也可减轻干燥症状。服用维生素 A、维生素 B_2、维生素 C、维生素 E，可促进咽部黏膜上皮组织增长。

（4）慢性变应性咽炎，避免接触可能的过敏原，应用抗组胺类药物或肥大细胞稳定剂，局部或短期内全身应用糖皮质激素及免疫调节剂等。

（5）慢性反流性咽炎，避免食用促进胃酸分泌的食物，如巧克力、辛辣刺激的食物等来减少咽喉部反流情况，以减少对咽部黏膜的刺激。

二、一般护理措施

（一）保持室内适宜的温度和相对湿度

居室温度（18—20℃为宜）和相对湿度（40%—60% 为宜）适宜、空气新鲜是防治慢性咽炎的有效措施，居室空气干燥及过冷、过热，都可影响咽部的防御功能，造成咽部感觉异常，日久而成慢性咽炎。

（二）预防鼻咽部疾病、龋病

减少烟、酒、粉尘及有害气体的刺激，纠正张口呼吸的不良习惯，以预防鼻咽部疾病、龋病。

（三）饮食调养

（1）以清淡、易消化饮食为宜，禁食姜、辣椒、蒜、芥等辛辣刺激食物；多食新鲜水果、蔬菜等。

（2）食用富含胶原蛋白或弹性蛋白的食物，如猪蹄、猪皮、鱼类、豆类，利于咽部黏膜损伤部分的修复。

（3）多摄入富含 B 族维生素的食物，如动物肝脏、瘦肉、豆类、新鲜水果、绿色蔬菜，利于清除呼吸道黏膜炎症。

（4）少吃或不吃煎炸食物，如油条、炸糕等。

（5）经常食用生津食疗饮品，如将百合、绿豆加清水适量煮热，加入冰糖饮用，每日 1 剂。

三、健康教育

（一）常用药物的作用和不良反应观察

（1）如果患者只是单纯的咽喉痛，没有发热、咳嗽等现象，则没有必要使用抗生素，只需选择口服的含片即可，适当休息、多喝水，同时局部配合使用含漱液及含片等。

（2）治疗慢性咽炎的含片种类较多，使用比较广泛。这些含片基本都有消炎、收敛、润咽和溶解分泌物的作用，对咽炎有一定的缓解和治疗效果。使用含片时需注意如下几点：含片作用因人而异，哪种含片最适用，可根据自己的经验体会选用；含片的抗菌消炎作用非常有限，若伴有发热等全身症状，光用含片是不够的，其仅作为辅助用药；含片对某些人可能引起过敏反应，尤其是碘制剂类，含用时若发生咽部肿痛、面部肿胀、气急、皮肤发痒等，应立即停用并请医生处理；儿童不宜使用含片，尤其是5岁以下小儿，以免呛入气管。

（二）运动康复指导

加强身体锻炼，增强体质，积极治疗咽部周围器官的疾病。指导患者适量运动，增强体质，提高免疫力。

（三）心理护理

慢性咽炎病程长，症状容易反复发作，患者易产生不良情绪，唯恐会转化成癌症。心理负担加重，可诱发患者经常将注意力集中于咽部，咽部异物感就会越发严重，若反复发作易形成恶性循环。

此时应指导患者自我减压，合理安排生活，保持心情舒畅，避免烦恼郁闷，防止不良情绪加重病情。

第五节　突发性耳聋

一、病种简介

突然发生的听力损失称为突发性耳聋，简称突聋。这种耳聋大多为突然发生的、原因不明的感音神经性聋，许多疾病都可引起突聋（目前病因不明，主要学说为病毒感染学说和内耳供血障碍学说），临床上本病多见于中年人，男、女两性的发病率无明显差异。

（一）病因

（1）病毒感染学说：如腮腺炎病毒、巨细胞病毒、疱疹病毒等引起。

（2）内耳供血障碍学说：迷路动脉是供应内耳血液的唯一动脉，特发性突聋可因迷路动脉外部变异或栓塞形成出血、血管痉挛等引起。

（3）情绪紧张、工作压力大引起。

（二）临床表现

突发性耳聋病前，大多无明显的全身不适，但多数患者有过度劳累、精神抑郁、焦虑状态、情绪激动、受凉或感冒史，约1/3患者在清晨起床后发病。

（1）听力下降：可为首发症状，听力一般在数分钟或数小时内下降至最低点，少数患者听力下降较为缓慢，在3天以内可达到最低点。

（2）耳鸣：为始发症状，患者发生单耳耳鸣，音调很高，同时或相继出现听力迅速下降，经治疗听力可提高，但耳鸣可长期不消失。

（三）常见并发症

突聋常见并发症为眼球震颤。

（四）治疗原则

本病虽有自愈倾向，但切不可等待观察或放弃治疗，治疗一般可在初步筛查后（24小时内）开始。

（1）10%低分子右旋糖酐500毫升静脉滴注5—7天，可增加血容量，降低血液黏度，改善内耳微循环。

（2）血管扩张剂应用。

（3）抗血栓形成剂和纤维溶栓剂治疗。

（4）改善内耳代谢药物及维生素应用，如都可喜、三磷酸腺苷二钠、辅酶A等。

（5）糖皮质激素治疗，如地塞米松10毫克，1次/日，3日以后递减。

（6）配合吸氧治疗。

（7）通过以上治疗无效时，可进行鼓室内注射甲强龙3—4天/次，20毫克/次，治疗2—3周。

二、一般护理措施

1. 心理护理　分析患者目前病情状态，有针对性地讲解治疗、护理计划，详细宣教情绪、饮食、休息与突发性耳聋的关系。

2. 治疗期间的护理

（1）治疗期间，患者应该在安静、整洁的休养环境下休息，避免噪声，少接听手机，避免使用耳机，勿做剧烈运动和超负荷的体力劳动。

（2）低盐、低脂、清淡饮食，多吃富含维生素的食物，禁烟、酒。

（3）有效进行混合氧治疗。向患者介绍吸氧知识，给予面罩吸入95%的氧气，每次15分钟，3次/日。治疗时有时出现耳痛，要及时处理，治疗前要积极处理上呼吸道感染情况。

3. 治疗末期的护理

（1）对于治疗有效的患者，应进行积极有效的健康教育，即如何保持治疗效果，预防突聋的再次发生。应避免噪声刺激，高于90分贝的噪声有损于内耳，不要长时间在高噪声区逗留。

（2）气温变化时，应注意保暖，食用暖性食物及饮料，同时需要锻炼身体，增强抵抗能力，每日搓耳郭80—100次。

（3）养成良好的生活习惯，勿剧烈呕吐、咳嗽，用力擤鼻、挖耳。避免食用高脂肪饮食，戒烟、酒，保持心情舒畅，避免过度紧张、劳累。

三、健康教育

（一）常用药物的作用与不良反应观察

指导患者服药，掌握治疗耳聋药物的适应证。使用改善微循环扩血管类药物，应控制滴速，如发生头晕、胸闷等不适应立即报告医生给予对症处理。用药期间，观察有无出血情况，如有出血倾向应立即停药。严重高血压，肝、肾功能不全，妇女月经期，手术后，凝血功能障碍者等忌用。

（二）饮食护理

宜食用低盐、低脂、清淡食物，多喝淡茶，多吃富含维生素的食物，禁烟、酒。

（三）运动康复指导

（1）指导患者保持良好的生活习惯，避免过度劳累、情绪激动，远离噪声环境。

（2）坚持锻炼身体，防止受凉引起上呼吸道感染。

（3）积极治疗因病毒引起的呼吸道感染及全身性疾病，预防或减轻耳聋发作。

（4）教会患者观察听力的改变、适应耳鸣的技巧。如进行耳鸣的习服训练，有计划地进行音乐调节疗法，以减轻或适应耳鸣的不适。

（四）心理护理

（1）做好疾病知识的教育：给患者、家属讲解疾病的病因、病情发展及预后等，以解除其顾虑，积极配合治疗和康复。

（2）建立有效的语言沟通方式：患者听力下降明显，中、重度者更为严重，沟通起来较为不便。应鼓励患者提高沟通理解能力，消除孤独、无助的感觉。轻度患者沟通时可用大声、缓慢的语速，词语简单明了，切忌表现急切、不耐烦的表情，避免损伤患者自尊心，影响疾病康复。中、重度者，因听力状态较差，可选择使用手语、纸、笔等工具进行沟通，注意个性化心理护理。

第六节　变态反应性鼻炎

一、病种简介

变态反应性鼻炎又称过敏性鼻炎，系鼻部变态反应性疾病，是特应性个体接触致敏原后由免疫球蛋白 E 介导的介质（主要是组胺）释放并有多种免疫活性细胞和细胞因子等参与的鼻黏膜慢性炎症反应性疾病，以鼻痒、喷嚏、鼻分泌亢进、鼻黏膜肿胀等为主要特点。过敏性鼻炎是呼吸道变态反应常见的表现形式，有时和支气管哮喘同时存在。本病临床常分为常年性过敏性鼻炎和季节性过敏性鼻炎，后者又称为“花粉症”。

（一）病因

1. 遗传因素　过敏性鼻炎患者具有特应性体质，通常显示出家族聚集性，已有研究发现某些基因与变应性鼻炎相关联。

2. 过敏原暴露　多来源于动物、植物、昆虫、真菌或职业性物质，变应原主要分为吸入性变应原和食物性变应原。吸入性过敏原是变应性鼻炎的主要原因。

3. 螨　最主要的螨为屋尘螨、粉尘螨等。屋尘螨以人类皮屑为食，并主要生活在床垫、床底、枕头、地毯、家具及绒毛玩具中。在热（20℃以上）且潮湿（相对湿度大于 80%）的环境中繁殖最快。

4. 花粉　花粉的致敏能力随季节、地理位置、温度和植物种类而变化。大多数花粉致敏者患有结膜炎。

5. 动物皮屑　动物的皮屑及分泌物携带致敏原，猫、狗变应原在室内尘土和家具装饰中广泛存在。

6. 真菌　霉菌向室内、外环境中释放变应原性孢子，湿热环境中生长迅速。

7. 蟑螂　变应原见于其粪便及甲壳中，颗粒较大，不在空气中播散。

8. 食物　对于婴儿多数是由牛奶和大豆引起的。

（二）临床表现

1. 喷嚏　常有阵发性喷嚏连作，少则3—5个，多则十几个或数十个，多在晨起、夜晚或接触致敏原后立刻发作。

2. 鼻涕　为大量清水样鼻涕，患者每天擤鼻十余次或更多，重者鼻涕常如水自流。

3. 鼻塞　程度轻重不一，发作时鼻塞常很重，缓解时鼻塞可消失。

4. 鼻痒　多数患者有鼻痒。

5. 嗅觉减退　由于鼻黏膜水肿明显，部分患者还有嗅觉减退。

6. 发作期　可伴有眼痒、耳痒、暂时性耳鸣、听力减退、头痛，或伴有其他变态反应性疾病的相应症状（如哮喘、荨麻疹、腹痛、泄泻等）。

（三）常见并发症

1. 中耳炎　当咽鼓膜黏膜肿胀和水肿达到一定程度时，可导致咽鼓管阻塞、中耳腔积液，并出现传音性耳聋，这就是过敏性中耳炎。此病不化脓，故不会导致鼓膜穿孔和耳流脓。其致敏物与过敏性鼻炎一致，但过敏性鼻炎并发过敏性中耳炎并不常见。

2. 鼻窦炎　几乎所有过敏性鼻炎患者均有不同程度的过敏性鼻窦炎，受侵的鼻窦常为双侧、全鼻窦。

（四）治疗原则

1. 避免接触变应原

（1）减少室内尘螨数量；维持居住空间相对湿度至60%以下，但过低（如低于30%—40%）会造成不适；清扫地毯；清洗床上用品、窗帘，螨变应原溶于水，水洗纺织品可清除其中的大部分变应原；使用有滤网的空气净化机、吸尘器等。

（2）花粉致敏季节，应规避致敏原。

（3）对动物皮毛过敏患者，应避免接触皮毛。

2. 免疫治疗　应采用标准化变应原疫苗。

（1）适应证：主要用于常规药物治疗无效的变应性鼻炎患者。

（2）禁忌证：①哮喘发作期；②患者正使用β－受体阻断剂；③合并其他免疫性疾病；④妊娠期妇女；⑤患者无法理解治疗的风险性和局限性。免疫治疗可能出现局部和全身不良反应。

3. 外科治疗　其适应证为经药物或免疫治疗鼻塞症状无改善，有明显体征，影响生活质量；鼻腔有明显的解剖学变异，伴有功能障碍；合并慢性鼻－鼻窦炎、鼻息肉，药物治疗无效。外科治疗不作为常规治疗变应性鼻炎的方法。

二、一般护理措施

1. 避免、减少过敏原　所有卧具（床垫、被褥、枕头）用不透气外套密封，每1—2周用60℃以上热水烫洗；不使用羽绒和蚕丝制作的衣被，不使用毛毯；室内不铺设地毯；毛绒玩具容易成为螨的滋生地，不要在床上摆放；不在家中养狗、猫、家禽、鸟类等宠物；定期用杀虫剂杀死蟑螂；室外变应原以花粉多见，应尽量减少各种花粉吸入；室内不养花；室内不堆放容易产生霉变的木材或其他废弃物；腐败的植被中存在较多真菌孢子，故除草时需注意；保持室内空气干燥。

2. 远离有害刺激和污染空气　严格禁烟、禁酒，避免被动吸烟；忌用辛辣食物；注意防寒保暖，随气温变化及时增减衣被；防止受凉感冒，感冒易诱发鼻炎发作或与鼻炎相互加重症状；尽量减少温差。

三、健康教育

（一）常用药物的作用与不良反应观察

1. 抗组胺药　传统的抗组胺药，如氯苯那敏（扑尔敏）因其中枢抑制作用，对从事精密机械操作和司乘人员、高空作业人员应慎用或不用。而新型的抗组胺药，近年来临床广泛应用，西替利嗪（每次10毫克，每天1次）、氯雷他定（每次10毫克，每天1次），克服了传统抗组胺药的中枢抑制作用，但亦有一些严重并发症如心功能障碍等。

2. 肥大细胞稳定剂　色甘酸钠，每日喷鼻4次，每次10毫克，或2%色甘酸钠水溶液滴鼻。主要缺点是起效慢，需提前1—2周用药，且维持时间短。

3. 减充血剂　可滴鼻或口服1%麻黄碱滴鼻剂、尔可安等，能有效缓解鼻充血。如使用不当，可引起药物性鼻炎、中枢兴奋和血压升高等。

4. 皮质类固醇　具有抗变态反应、抗炎作用，能明显减轻各种炎症反应，缓解鼻变态反应，包括鼻塞症状。鼻内皮质类固醇是治疗变应性鼻炎最有效的药物，其疗效超过抗组胺药、减充血剂和色甘酸钠，日益成为第一线治疗药物。对其他药物治疗无反应或不能耐受鼻用药物的重症患者，可采用口服糖皮质激素进行短期治疗。

（二）饮食护理

1. 不吃刺激性食物　辣椒、芥末等辛辣食物，容易刺激呼吸道黏膜，加重鼻腔黏膜的肿胀，造成通气和引流不畅，使鼻塞更加严重。

2. 少吃冷饮　因为过冷的食物会降低免疫力，并造成呼吸道过敏，极有可能造成过敏性鼻炎。

3. 少吃烹炸食品及海鲜　牛肉、含咖啡因饮料、巧克力、柑橘汁、玉米、乳制品、燕麦、牡蛎、花生、鲑、草莓、香瓜、番茄等，过敏性鼻炎患者最好少吃。牛奶、鸡蛋、虾、蟹类食物容易引起过敏反应，患有过敏性疾病时应避免食用。

4. 少吃特殊处理或加工精制的食物　避免人工色素特别是黄色五号色素、香草醛、苯甲醛等食物添加物，这类食物对过敏性鼻炎患者可成为过敏原。

（三）运动康复指导

加强锻炼，增强体质，可采取散步、慢跑、打太极拳、做体操等；冷水洗脸能增强机体对气候温差等变化的适应能力，使皮肤经常受到刺激，增加局部血液循环以保持鼻腔呼吸道通畅；热水（42—45°C）泡脚 20—30 分钟，可提高鼻黏膜表面温度，减轻鼻腔对抗原攻击的早期反应，鼻腔热蒸汽吸入也可。

（四）心理护理

工作、生活、情感等因素变化，免疫功能也可能出现相应的变化，过敏性鼻炎的症状也会波动；过度生气、忧郁、烦恼等精神刺激都会诱发或加重病情。调节生活状态，尽量使自己处于一种积极向上的精神状态中，提高免疫功能，保持身心愉快。

第十三章
眼科常见疾病

第一节　眼科疾病常见症状护理

一、眼睛干燥

（一）临床表现

眼睛干燥综合征（干眼症）又称干燥性角膜结膜炎，是指任何原因引起的泪液质和量异常或动力学异常导致的泪膜稳定性下降，并伴有眼部不适，导致眼表组织病变为特征的多种疾病的总称。

主要表现为：由于眼泪的减少或泪腺功能的下降，患者可出现眼睛发干、发涩、发红、发痒、易疲乏、晨起眼屎多、畏光、异物感、烧灼感、眼刺痛、眼睑痉挛、眨眼时眼睫毛和眼球发生粘连等，并伴有头痛、烦躁、疲劳、注意力不集中等症状，如果不加以预防或治疗，症状加重可引起角膜上皮细胞变性脱落，发生器质性病变，使视力严重受损，甚至失明。

干眼症为中老年人的常见病，近年来呈年轻化的趋势，尤其是学校假期过后。主要原因是长时间使用电脑、看电视、看手机。调查证实，每天在电脑前工作 3 小时以上的人群中，有 31.2% 的人患有干眼症。

干眼症的自我检测：如果在日常生活中眼睛感觉异常，应检查是否患干眼症。如眼睛爱疲劳吗？眼睛有异物感吗？眼睛怕光吗？眼睛有些刺痛？眼睛有灼热感？眼干涩吗？可以持续睁开眼睛 10 秒钟以上不眨眼吗？一旦得了眼病，除注意休息外，还要及时治疗，以免病情加重。

（二）居家护理

1. 眼睛保护 切忌“目不转睛”。要经常眨眼，至少要保证4—5次/分。眼睛靠泪腺供给水分，通过眨眼，可使泪水分散到眼角膜，保持眼睛舒服。在空调房里对着电脑每工作1小时就要休息5—10分钟，还要经常眨眼，以减少眼球暴露于空气中的时间，避免泪液蒸发。可用热毛巾敷眼，每天1—2次，每次热敷10—15分钟。注意个人卫生，勤洗手，不用手揉眼。应在医生或专业人士的指导下选择人工泪液型眼药水。对于伴有眼痒的干眼症患者，最好到医院接受正规检查，以排除春季卡他性结膜炎。开封后的眼药水，通常1个月之后就不能再用。滴用眼药水的时候，药瓶的瓶口不要接触眼睑和睫毛，以免污染瓶内的眼药水。点眼药水时应扒开下眼睑，滴到下结膜囊里，每次1—2滴为宜。佩戴隐形眼镜的时候尽量不使用眼药水。

2. 生活习惯 保持良好的生活习惯，睡眠充足，不熬夜。休息时，要活动颈部和肩部肌肉，因为颈部肌肉僵直也会影响视力。长期从事电脑操作的人，姿势和距离很重要。眼睛与电脑屏幕尽量保持在60厘米以上距离，且应调整椅子的高度，使屏幕的上端略低于眼水平线10—20厘米，让视线能保持向下约30度，这样的角度可以使颈部肌肉放松，使眼球表面暴露于空气中的面积减到最低。打字时选用较大的字号，保持电脑荧屏清晰平稳。如果本来泪水分泌就少，眼睛容易干涩，在电脑屏幕前就不适合使用隐形眼镜，要戴框架眼镜。佩戴隐形眼镜的人，最好使用透氧程度高的品种。避免浓妆，慎用化妆品和染发剂。

3. 居室环境 不要正面对着空调机的风口，避免座位上有气流吹过，在座位附近放置茶水，以增加周边的相对湿度。注意电脑的摆放位置与亮度。电脑不要放在阳光直射的地方，以防止强光照到屏幕上后再反射到眼睛；显示器的亮度应调节到最大亮度的一半，以能看清内容但比周围物体稍暗为宜。避免接触烟尘，戒烟或远离吸烟人群。

4. 饮食注意 多吃富含维生素A的食物，如鱼类、动物肝脏、豆制品、牛奶、核桃、番茄、胡萝卜、南瓜、大白菜、空心菜、鸡蛋、杧果、香蕉、柚子、柑橘等，以防止和缓解角膜干燥、视力下降。养成喝茶的习惯，尤其是优质的绿茶、乌龙茶与铁观音，它们可有效地预防电脑辐射对人体的伤害，并预防干眼症。

5. 中医辨证 中医认为干眼症属于“白涩症”。中药方中的麦冬、石斛、枸杞子、菊花、熟地黄、芍药、豆蔻、天花粉、半夏等均可用来配方进行干眼症的治疗。具体如何用药，还应因人而异。也可以中医针灸的方法刺激眼周相关穴位，能够畅通经络、调和气血、通关利窍、调整阴阳，促进改善眼部的血液循环，以达到缓解干眼症症状的目的。还可用沙参、麦冬、菊花、生地、草决明各等量混合，每次取10克，沸水冲泡代茶饮，能减轻眼睛干燥。

二、视物模糊

（一）临床表现

视物模糊指看东西模糊不清。引起视物模糊的原因有很多种，可以是多种眼科疾病，也可以是屈光不正，例如近视、远视、散光等，也可能是其他全身疾病引起的并发症。

1. 炎症　是引起视物模糊最常见的原因。

（1）感染性：由细菌、病毒、衣原体、真菌、寄生虫等引起的角膜炎、角膜溃疡、虹膜睫状体炎、脉络膜炎、眼内炎、全眼球炎、眼眶蜂窝织炎等。

（2）非感染性：泡性角膜基质炎、葡萄膜炎（包括虹膜睫状体炎、脉络膜炎）、交感性眼炎等。

2. 屈光不正

（1）近视：看近处清楚，看不清远处物体。

（2）远视：轻度的远视看远处清楚、看近处不清楚，较高度的远视看远看近都不清楚。

（3）散光：非常轻微的散光，例如 50 度以下，一般不会引起视物模糊，但 75 度以上的散光，一般会出现看远看近都不清楚，有重影，不同方向的线条清晰度不一致，夜间视力或暗视力更差，常有眯眼、斜颈习惯，容易引起视觉疲劳，长时间阅读容易引起头疼。

（4）老视：是指近距离出现阅读和视觉困难，老视眼与其他几种屈光不正的区别是，它与年龄和自身眼睛的调节力有关，40 岁左右可以出现老视。

3. 斜视、弱视　遵医嘱治疗。

4. 眼外伤　眼球穿孔伤、钝挫伤、爆炸伤、化学烧伤、辐射伤等。

5. 青光眼　应及时就医。

6. 各种眼病所致的后遗症　角膜瘢痕、瞳孔膜闭、瞳孔闭锁、玻璃体混浊等。

7. 全身循环障碍和代谢障碍以及遗传性疾病。

8. 视网膜病变　高血压性视网膜病变、糖尿病性视网膜病变、肾炎性视网膜病变、妊娠高血压综合征性视网膜病变、血液病性视网膜病变、视网膜色素变性、黄斑变性、缺血性视神经病变等各种眼底病变、白内障。视网膜血管病和视网膜脱离、视网膜动脉阻塞、视网膜静脉阻塞、中心脏浆液性脉络膜视网膜病变、视网膜血管炎、视网膜脱离等。

9. 老年性和变性病变　老年性白内障、角膜变性、老年性黄斑变性。

10. 肿瘤　眼内肿瘤、眼眶肿瘤或侵及眼球的眼睑肿瘤等。

11. 其他 心脑血管疾病、神经性病变、慢性病并发症等。

12. 眼睛疲劳 用眼不卫生或眼部营养不良、严重维生素 A 缺乏等。

（二）居家护理

1. 及时就医 出现视物模糊应及时到医院检查，在医生指导下对症治疗，以免病情加重。

（1）炎症：在医生指导下使用眼药水。点眼药水前应洗手；先点无炎症眼，后点有炎症眼，避免交叉感染。

（2）屈光不正：可以通过专业验光检查做出诊断，并可选择不同类型的眼镜或屈光手术加以矫正。

（3）家族中有人患黄斑变性的 50 岁以上的人，或患有糖尿病、高血压及动脉硬化的人均应定期检查眼底。

2. 生活习惯

（1）减少紫外线照射，阳光强烈时出门最好打遮阳伞、戴遮阳帽和遮阳镜等。选戴遮阳镜时，要注意选择确实具有防紫外线功能的眼镜，镜片颜色以淡灰色为好。

（2）注意用眼卫生，平时注意劳逸结合，不要长时间连续看书、看电视、看电脑，定时做眼睛保健操，重视加强户外体育锻炼。

（3）吸烟与黄斑变性的发生有重要关系，须戒烟。

（4）定时监测血糖、血压、血脂等，并做好记录。

3. 饮食注意

（1）黄斑变性的发生与高血压、高血脂、眼底血管硬化等密切相关，高血压、高血脂患者，平时宜采取低脂、低盐、低糖饮食，少吃富含胆固醇的食品（肥肉、动物内脏、家禽皮等）。

（2）老年人饮食品种宜多样化，做到营养均衡。适当多吃一些富含维生素 A、维生素 C 的蔬菜、水果，如胡萝卜、南瓜、番薯、花椰菜、菠菜、紫甘蓝、茄子、哈密瓜、蓝莓、黑莓、樱桃、草莓、葡萄、红色石榴、柑橘等。

（3）适当补充蛋白质，如瘦肉、禽肉、动物的肝脏、鱼虾、奶类、蛋类、豆类等，它们含有丰富的蛋白质。

4. 中医辨证 研究表明运用穴位按摩能疏通经络，达到通络明目的作用，可解除眼部疲劳，治疗和预防眼部疾病。可取太阳穴（位于头部侧面，耳郭前面，前额两侧，眉梢和外眼角中间向后一横指凹陷处）、睛明穴（位于眼部内侧，内眼角稍上方凹陷处）、四白穴（位于面部，瞳孔直下，当眶下孔凹陷处）、丝竹空（位于面部，当眉梢凹陷处）等穴，双手同时沿顺时针、逆时针方向按摩，每个穴位每次按摩 30—60 秒后换其他穴位按摩。病情较轻者，每日 1 次即可。

第二节　白　内　障

一、病种简介

白内障指晶状体浑浊。任何影响眼内环境的因素，如衰老、物理损伤、化学损伤、手术、肿瘤、炎症、药物（包括中毒）以及某些全身性代谢性或免疫性疾病，都可导致晶状体浑浊。此外，晶状体或眼球的发育异常以及某些先天性综合征，都可以导致晶状体的形成异常而致白内障。本节重点介绍年龄相关性白内障的护理。

年龄相关性白内障，即老年性白内障，此类白内障多见于50岁以上的中、老年人，随年龄增加其发病率也升高，通常为双眼先后发病。

（一）病因

该病发病原因较为复杂，可能是环境、营养、代谢和遗传等多种因素对晶状体长期综合作用的结果。流行病学研究，紫外线照射，过量饮酒，吸烟，妇女生育多，某种全身性疾病如糖尿病、高血压、动脉硬化、精神病，以及机体外伤等与白内障的形成有关。

（二）临床表现

1. 症状　渐进性、无痛性视力下降。早期患者常出现眼前固定不动的黑点，可出现单眼复视或多视屈光改变等表现；注视灯光可有虹视现象。光线通过部分浑浊的晶状体时产生散射，干扰视网膜上成像，可出现畏光和眩光。

2. 体征　肉眼、聚光灯、裂隙灯显微镜下，可见晶状体浑浊并定量。不同类型的白内障具有其特征性的浑浊表现。

（1）初发期：未累及瞳孔区一般不影响视力。

（2）膨胀期或未成熟期：晶状体浑浊继续加重，呈不均匀灰白色，视力明显下降，眼底看不清，皮质吸水肿胀，体积增加，将虹膜推移向前，前房变浅，可诱发急性闭角型青光眼。

（3）成熟期：晶状体完全浑浊至乳白色，患者视力降至眼前手动或光感眼底不能窥入。此期为最佳手术期。

（4）过熟期：晶状体内水分继续丢失，体积缩小，囊膜皱缩，表面出现钙化点或胆固醇结晶，前房加深，虹膜震颤，晶状体纤维分解液化，核下沉，视力可突然提高。

（三）常见并发症

手术前晶状体膨胀（眼压高），手术后角膜水肿，术后低眼压，脉络膜脱离，人工晶体脱离，后囊膜混浊，眼内炎。

（四）治疗原则

老年性白内障早期病程发展缓慢且不影响视力时，可试行药物治疗。当白内障发展到影响正常工作和生活时，或视力低于0.1—0.3时，手术是唯一的治疗方法。

二、一般护理措施

1. 评估患者一般状况　包括体温、脉搏、呼吸、血压、神志、健康史、精神状况等，有无糖尿病、高血压等原发病，全身皮肤情况。

2. 评估生活状况及自理程度　患者是否神志清醒，有无语言障碍，四肢活动情况。生活是否能自理。

3. 评估视力　评估视力下降程度。

4. 评估眼部周围组织情况　有无面部疥肿、副鼻窦炎、化脓性中耳炎和扁桃体炎。

5. 做好术前准备　保持术眼卫生，保持心情舒畅，告知患者不要焦虑，按照约定时间前往医院。

6. 观察术后情况　术后患者，注意观察眼部情况，有无分泌物及疼痛，观察充血及切口愈合情况。

7. 术后预防性保护措施

（1）注意休息，避免眼睛疲劳。

（2）3个月内避免低头动作、弯腰动作和重体力劳动。

（3）避免突然起身或坐起。

（4）预防或避免剧烈咳嗽，保持大便通畅。

（5）换药及点眼药时动作轻柔，避免按压眼球。

（6）避免眼外伤，术后1—3天内术眼加盖眼罩，避免受压或碰伤。

（7）白内障囊外摘除后3个月复查及验光配镜。

（8）教会患者出院后局部用药方法，向患者说明出院后复查、随访的时间及意义，取得患者的积极配合，定期复查。出院后2—3月内应有3次回院复查，告知患者复查地点及联系方式。

三、健康教育

（一）常用药物的作用与不良反应观察

（1）术后严格遵医嘱使用抗生素及糖皮质激素，2 周后开始使用免疫抑制剂，真菌感染患者禁忌激素类药物。注意观察糖皮质激素的不良反应，如口服泼尼松、滴眼用典必殊滴眼液，不可随意减量或突然停药，以防引起反跳现象。对讲解的内容要求患者及家属复述，并给予必要补充。

（2）教会患者家属滴眼药水的方法，眼药水一般都是无菌包装，滴眼药水以前一定要洗手，在打开瓶盖之后，要注意不能用手直接接触瓶口。开瓶之后，第一滴药水应挤掉，不要使用。

（3）滴眼药水时，可以躺在床上或者沙发上，也可以坐在椅子上，但头要后仰。用手指轻轻拉开下眼睑，眼睛往上看，把眼药水滴在下眼睑的沟槽（结膜囊）里面，或者点到白眼珠（结膜）上面。千万不要把眼药水直接点在黑眼珠（角膜）上。点完后还要用手轻轻拉一下上眼皮，闭眼睛休息 5 分钟，可以使眼药水均匀地涂抹在眼睛表面。

（4）如果同时应用两种以上的药水，应该先点一种，过 5 分钟左右，再用另外一种，保证药水充分利用。

（二）饮食护理

饮食宜清淡、易消化，注意饮食习惯，多吃大枣、番茄、橘子、苹果、葡萄、西瓜、猕猴桃等富含维生素 C 的蔬菜、水果，少进食坚硬、辛辣的食物，保持大便通畅。

（三）运动康复指导

（1）做好患者安全教育，指导患者预防跌倒。教会患者使用盲杖，穿防滑的鞋子，出行有家属陪同，将用物放置于患者方便取到的位置，鼓励患者寻求帮助。

（2）根据患者情况协助洗漱、进食等，做好生活护理，保证安全。

（3）床位置固定，高低适宜，需要时安装床栏。将常用物品定位放置，方便患者取用。提供充足的光线，通道无障碍物。厕所安装防滑垫、扶手等，并教会患者使用。

（4）术后 1 个月内嘱患者多卧床休息，头部不可过多活动，不要用力闭眼；避免低头、弯腰，防止碰撞术眼；避免重体力劳动和剧烈运动。

（5）嘱患者注意避免紫外线照射及风沙的刺激，在户外活动时应戴防护镜；让患者能够正确认识到自身存在着受伤的危险因素，能采取预防性的保护措施避免受伤。

要注意眼部卫生，避免刺激。

（四）心理护理

嘱患者保持心情舒畅，避免情绪激动。对合并有糖尿病、高血压、心脑血管疾病的患者，指导其注意控制血糖、血压，消除患者紧张情绪。

第三节　青　光　眼

一、病种简介

青光眼是一组威胁视神经视觉功能，主要与眼压升高有关的临床综合征或眼病，即眼压超过了眼球内组织，尤其是视网膜神经所能承受的限度，将带来视力损害。如不及时采取有效的治疗，视野可以全部丧失终至失明。青光眼性失明，就目前的治疗手段无法使其逆转而恢复。

临床上通常将青光眼分为原发性、继发性和发育性三大类。原发性青光眼是主要的青光眼类型，一般为双侧性，但双眼的发病可有先后，严重程度也常有不同。依据不同的解剖结构和发病机制，传统上将原发性青光眼分为闭角型青光眼和开角型青光眼两类。原发性闭角型青光眼是我国最常见的青光眼类型，其男女发病比例为1∶3；多发生在40岁以上，50—70岁者最多。

（一）病因

由于前房角被周边虹膜组织机械性阻塞，导致房水流出受阻，造成眼压升高的一类青光眼，称原发性闭角型青光眼。

（二）临床表现

1. 症状　闭角型青光眼可分为急性、亚急性和慢性。常可见到这些类型的联合存在，一般患者有急性或亚急性发作，可见单眼或双眼有深的视乳头凹陷，慢性闭角型青光眼可有无症状或间歇性发作的房角关闭。

2. 体征　闭角型青光眼在发生房角闭塞时，眼前部有明显充血。其临床过程分为六期。

（1）临床前期：凡一眼曾有过急性发作，另眼虽无发作史，但具有浅前房和窄房角等解剖特点，迟早都有发作的可能；有急性闭角型青光眼家族史，浅前房和窄房角，没有青光眼发作史，但激发试验阳性者均属临床前期。

（2）前驱期（先兆期）：患者有轻度眼痛，视力减退，虹视并伴有轻度同侧偏头痛，鼻根和眼眶部酸痛和恶心。眼部检查可有轻度睫状充血、角膜透明度稍减退、前方稍变浅、瞳孔略开大、眼压轻度增高。

（3）急性发作期：起病急，房角大步或全部关闭，眼压突然升高。患者有剧烈眼痛，视力极度下降及同侧偏头痛，甚至恶心、呕吐、体温升高、脉搏加快等。球结膜成睫状充血或混合性充血，并有结膜水肿。

（4）间歇期：青光眼急性发作后，经药物治疗或自然缓解，房角重新开放，眼压和房水流出恢复正常，使病情得到暂时缓解。

（5）慢性期：由急性发作期症状没有全部缓解迁延而来，当房角圆周1/2—2/3发生粘连时，房水排出受阻，眼压继续升高。

（三）常见并发症

虹膜睫状体炎，白内障，葡萄膜炎，视神经萎缩。

（四）治疗原则

降低眼压，及时手术解除瞳孔阻滞，扩大房水引流途径，挽救视力功能。

二、一般护理措施

1. 全身状况　掌握体温、脉搏、呼吸、血压、神志、健康史、精神状况等，有无糖尿病、高血压等原发病，全身皮肤情况。

2. 神志情况　了解是否神志清醒，有无语言障碍，四肢活动情况，生活是否能自理。

3. 视力情况　掌握视力下降程度，结膜是否有充血，角膜是否透明，对光反射灵敏度，晶体浑浊程度，眼压范围，泪道是否通畅（泪囊眼）。

4. 了解眼部周围组织情况　有无面部疥肿，副鼻窦炎、化脓性中耳炎和扁桃体炎。

5. 术前护理

（1）遵医嘱行抗生素眼液点眼。

（2）做好患者心理护理，解除其恐惧心理。根据患者的顾虑给予有针对性的健康教育。

（3）术前保持大便通畅。

6. 术后护理

（1）观察眼部情况，有无分泌物及疼痛，观察充血及切口愈合情况。

（2）加强预防性保护措施：①限制头部活动，避免低头或弯腰动作。②避免突然起身或坐起。③保持情绪稳定，避免劳累及情绪激动；保持大便通畅；戒烟、酒、浓茶、咖啡及辛辣刺激性食物，避免一次大量饮水。④预防或避免剧烈咳嗽。

（3）换药及点眼药时动作轻柔，掌握滴眼药水、涂眼药膏及眼球按摩的方法，强调坚持用药的重要性，避免按压眼球。

（4）避免眼外伤，术后1—3天内术眼加盖眼罩，避免受压或碰伤。

（5）遵医嘱应用抗生素。

（6）注意用眼卫生，勿用力揉擦双眼，不在暗处逗留过久，不宜过久阅读，少看电视，注意休息，避免眼睛疲劳，最好不要佩戴墨镜。

（7）检测视力恢复情况。对视力下降明显者，应学会生活自理的方法，使其适应视力现状。

（8）每周回院复查1次，视具体情况连续复查1—4个月，如出现眼痛、视力下降或碰撞术眼时，应立即回院检查。

三、健康教育

（一）常用药物的作用与不良反应观察

（1）缩瞳药（1%—2%）毛果芸香碱眼药水，在发作期应频繁滴眼（每10—15分钟1次）。滴药后需压迫泪囊区皮肤，避免经鼻黏膜吸收中毒。

（2）0.5%噻吗心胺眼药水，为房水生成抑制剂，应严格遵医嘱滴用，每日2次，每次1滴，滴用过量可引起心动过缓。

（3）氮酰胺，为磺胺类排钾利尿药，服用后可出现手脚、口周围麻木，少数患者有少尿、血尿、结石、过敏表现，服用前应询问患者有无过敏史及泌尿系统疾病史。

（4）高渗脱水剂，20%甘露醇一般需在半小时内滴完250毫升，患者如有心、脑、肾血管功能不全，应严密观察血压、脉搏及呼吸变化，以防发生意外。

（二）饮食护理

饮食宜清淡，易消化，注意饮食习惯，多吃大枣、番茄、橘子、苹果、葡萄、西瓜、猕猴桃等富含维生素C的蔬菜水果，少进食坚硬、辛辣的食物，保持大便通畅。

（三）运动康复指导

（1）做好患者的安全教育，指导患者如何预防跌倒。教会患者使用盲杖，穿防滑的鞋子，出行有家属陪同，将用物放置于患者方便取到的位置，鼓励患者寻求帮助。

（2）根据患者情况协助洗漱、进食等，做好生活护理，保证安全。

（3）床位置固定，高低适宜，需要时安装床栏。将常用物品定位放置，方便患者取用。提供充足的光线，通道无障碍物。厕所安装防滑垫、扶手等，并教会患者使用。

（4）术后一个月内嘱患者多卧床休息，头部不可过多活动，不要用力闭眼；避免低头、弯腰，防止碰撞术眼；避免重体力劳动和剧烈运动。

（四）心理护理

教会患者自我放松的方法，对合并有糖尿病、高血压、心脑血管疾病的患者，指导患者注意控制血糖、血压消除患者紧张情绪。针对个体情况进行心理护理，多举成功病例，鼓励患者家属和朋友给予患者关心和支持，鼓励患者增强其信心。

第十四章 皮肤科常见疾病

第一节 皮肤瘙痒的护理

皮肤瘙痒是皮肤科疾病常见症状。

（一）临床表现

1. 全身性瘙痒症 多见于成人，瘙痒常从一处开始，逐渐扩展到全身。常为阵发性，尤以夜间为重，严重者呈持续性瘙痒伴阵发性加剧，饮酒、咖啡、茶、情绪变化、辛辣饮食刺激、机械性搔抓、温暖被褥甚至某种暗示都能促使瘙痒的发作和加重。常继发抓痕、血痂、色素沉着，甚至出现湿疹样变、苔藓样变、脓皮病以及淋巴管炎和淋巴结炎。

（1）老年性瘙痒症：多发于老年人，常以躯干最痒，多因皮脂腺功能减退、皮肤干燥等因素所致，女性患者可能是绝经后综合征的一种表现。

（2）冬季瘙痒症：多见于成年人，儿童也可发病。多发生于秋末和冬季气温急剧变化时，患者常在进入温暖的室内或睡前脱衣时，便开始瘙痒。

（3）夏季瘙痒症：常以湿热为诱因而引起瘙痒，夏日汗液增多可使瘙痒加重。

2. 局限性瘙痒症

（1）肛门瘙痒症：多见于中年男性，患蛲虫病的儿童也可患病。瘙痒一般局限于肛门及其周围皮肤，有时可蔓延至会阴和阴囊。因经常搔抓致使肛门皮肤肥厚，亦可呈苔藓样变或湿疹样变等继发性损害。

（2）阴囊瘙痒症：瘙痒主要局限于阴囊，有时也可累及阴茎、会阴和肛门。由于不断搔抓，引起苔藓样变、湿疹样变及继发感染等。

（3）女阴瘙痒症：瘙痒常发生于大、小阴唇。因不断搔抓，阴唇部常有皮肤肥厚及浸渍，阴蒂及阴道黏膜可有红肿及糜烂。

（二）居家护理

出现皮肤瘙痒的情况时，应当规律自己的生活，保持良好的情绪以及合理的饮食，这对于皮肤的护理有重要的意义。适当补充维生素及微量元素，禁忌吃刺激性食物，避免挠抓瘙痒部位皮肤，防止皮肤破溃。一旦出现破溃感染迹象，及时就医。

第二节　湿　　疹

一、病种简介

湿疹是由多种内、外因素共同作用引起的一种变态反应性炎性皮肤病，临床特征是对称发生、皮疹多形、剧烈瘙痒和反复发作。急性期以红斑、丘疹、糜烂、渗液为主；亚急性期以浸润性斑片和丘疹为主；慢性期以肥厚性苔藓病变为主，瘙痒明显反复发作。

（一）病因

（1）某些类型的湿疹与遗传有关。

（2）某些湿疹与微生物的感染有关。

（3）与情绪有关：湿疹的产生与精神心理因素有关，可由郁闷、疲劳、忧虑、紧张、情绪激动、失眠等神经精神因素引起。

（4）与物理因素有关：由日光、紫外线、寒冷、潮湿、干燥、摩擦等物理因素所引起。

（5）其他：慢性肠胃疾病、慢性酒精中毒、肠寄生虫以及新陈代谢障碍、内分泌失调等因素皆是湿疹发生的原因。

（二）临床表现

1. 急性湿疹　皮损初为多数密集的粟粒大小的丘疹、丘疱疹或小水疱，基底潮红，逐渐融合成片，由于搔抓，丘疹、丘疱疹或水疱顶端抓破后呈明显的点状渗出及小糜烂面，边缘不清。如继发感染，可形成脓疱、脓痂、毛囊炎、疖等。自觉剧烈瘙痒。好发于头面、耳后、四肢远端、阴囊、肛周等，多对称分布。

2. 亚急性湿疹　急性湿疹炎症减轻后，皮损以小丘疹、结痂和鳞屑为主，仅见少量丘疱疹及糜烂，剧烈瘙痒。

3. 慢性湿疹　常因急性、亚急性湿疹反复发作不愈而转为慢性湿疹；也可开始即为慢性湿疹。表现为患处皮肤增厚、浸润，棕红色或色素沉着，表面粗糙，覆鳞屑，或因抓破而结痂，自觉瘙痒剧烈。常见于小腿、手、足、肘窝、腘窝、外阴、肛门等处。病程不定，易复发，经久不愈。

（三）常见并发症

湿疹的并发症，除了常见的金黄色葡萄球菌皮肤感染外，比较少见的有单纯疱疹病毒感染、疣或是传染性斑块。

（四）治疗原则

一般防治原则：寻找诱因，如工作环境、生活习惯、饮食、嗜好、思想情绪等，以及有无慢性病灶和内脏器官疾病。

内服疗法：选用抗组胺药止痒，必要时两种药物配合或交替使用。泛发性湿疹，可口服或注射糖皮质激素，但不宜长期使用。

外用疗法：急性湿疹，局部采用生理盐水、3% 硼酸或 1∶2000—1∶10000 高锰酸钾溶液冲洗、湿敷，炉甘石洗剂收敛、保护。亚急性、慢性湿疹，应用合适的糖皮质激素霜剂如地奈德乳膏、焦油类制剂或免疫调节剂，如他克莫司软膏、吡美莫司软膏。继发感染者加抗生素制剂。

二、一般护理措施

（1）了解皮肤状况：如浸润程度，有无丘疹、水疱、大疱、渗液或继发感染，有无腐烂、结痂及鳞屑，境界清楚否，有无苔藓化及色素减退或色素沉着等，确定病损属于何期（急性、亚急性或慢性）。

（2）保持居室环境清洁、安静，室内空气新鲜、流通，温湿度适宜。

（3）避免刺激，告知患者瘙痒和接触刺激性物品，是引起湿疹长期不愈最重要的因素，须严格禁止，瘙痒时应及时用止痒药，轻轻拍打患处，禁忌挠抓，以防皮肤破溃。避免接触过敏原，外出注意防晒。

（4）清淡饮食，不吃刺激性食物及容易诱发过敏的食物。

（5）保持皮肤、衣物清洁干净，勤更换衣物，防止交叉感染。

三、健康教育

（一）常用药物的作用与不良反应观察

1. 全身治疗　西药以止痒抗过敏为主，可选用抗组胺类药物，如钙剂。含皮质激素的药物外搽湿疹疗效是肯定的，对轻症或范围小的湿疹可以选择；对面积大的湿疹或反复发作的湿疹，如果频繁、大量或长期使用含皮质激素的药物，会有全身或局部不良反应。

2. 应用外用药物　应用外用药物时，注意观察用药局部情况有无改善，个别患者首次应用有加重过敏现象，应警惕。遵医嘱用药，注意涂抹部位范围、时间、次数等，勿过量应用。对激素类药物注意逐渐停药。

（二）饮食护理

饮食宜清淡、易消化，多食水果、蔬菜，禁忌辣及发物之品。禁烟、酒。忌食刺激性食物、易引起过敏的食物。多吃富含维生素和矿物质的食物。

（三）运动康复指导

根据自身情况可做些有氧运动如散步、打太极拳等提高机体抵抗力。

（三）心理护理

保持心情愉快，不要过度焦虑，积极主动地配合医生进行治疗。对患者讲解湿疹性皮肤病的护理知识、影响因素等。治疗服药后会出现一些不良反应，如服用一些药物，患者会出现口干、皮肤干燥等症状，这时应采取相应措施，让患者多喝水，尽量减轻他们的不良反应。

第三节　带状疱疹

一、病种简介

带状疱疹是由水痘－带状疱疹病毒引起的急性感染性皮肤病。对此病毒无免疫力的儿童被感染后发生水痘。部分患者被感染后成为带病毒者而不发生症状。由于病毒具有亲神经性，感染后可长期潜伏于脊髓神经后根神经节的神经元内，当抵抗力低下、劳累、感染、感冒时，病毒可再次生长繁殖，并沿神经纤维移至皮肤，使受侵犯的神经和皮肤产生强烈的炎症。皮疹一般有单侧性和按神经节段分布的特点，有集簇性的疱疹组成，并伴有疼痛；年龄愈大，神经痛愈重。本病好发于成人，春秋季节多见，发病率随年龄增大而呈显著上升。

（一）病因

人是水痘－带状疱疹病毒的唯一宿主。病毒经呼吸道黏膜进入血液形成病毒血症，发生水痘或呈隐性感染，以后病毒可长期潜伏在脊髓后根神经节或者颅神经感觉神经节内。当机体受到某种刺激（如创伤、疲劳、恶性肿瘤或病后虚弱等）导致机体抵抗力下降时，潜伏病毒被激活，沿感觉神经轴索下行到达所支配区域的皮肤内复制产生水疱，受累神经发生炎症、坏死，产生神经痛。本病愈后可获得较持久的免疫，故一般不会再发。

（二）临床表现

1. 典型表现　发疹前可有轻度乏力、低热、纳差等全身症状，患处皮肤自觉灼热感或者神经痛，触之有明显的痛觉敏感，持续 1—3 天，亦可无前驱症状即发疹。好发部位依次为肋间神经、颈神经、三叉神经和腰骶神经支配区域。患处常首先出现潮红斑，很快出现粟粒至黄豆大小的丘疹，簇状分布而不融合，继之迅速变为水疱，疱壁紧张发亮，疱液澄清，外周绕以红晕，各簇水疱群间皮肤正常；皮损沿某一周围神经呈带状排列，多发生在身体的一侧，一般不超过正中线。神经痛为本病特征之一，可在发病前或伴随皮损出现，老年患者常较为剧烈。病程一般 2—3 周，水疱干涸、结痂脱落后留有暂时性淡红斑或色素沉着。

2. 特殊表现

（1）眼带状疱疹：系病毒侵犯三叉神经眼支，多见于老年人，疼痛剧烈，可累及角膜形成溃疡性角膜炎。

（2）耳带状疱疹：系病毒侵犯面神经及听神经所致，表现为外耳道或鼓膜疱疹。膝状神经节受累同时侵犯面神经的运动和感觉神经纤维时，可出现面瘫、耳痛及外耳道疱疹三联征，称为拉姆齐－亨特综合征。

（3）带状疱疹后遗神经痛：带状疱疹常伴有神经痛，在发疹前、发疹时以及皮损痊愈后均可发生，但多在皮损完全消退后或者 1 个月内消失，少数患者神经痛可持续超过 1 个月以上，称为带状疱疹后遗神经痛。

（4）其他不典型带状疱疹：与患者机体抵抗力差异有关，可表现为顿挫型（不出现皮损，仅有神经痛）、不全型（仅出现红斑、丘疹而不发生水疱即消退）、大疱型、出血型、坏疽型和泛发型（同时累及 2 个以上神经节产生对侧或同侧多个区域皮损）；病毒偶可经血液播散产生广泛性水痘样疹并侵犯肺和脑等器官，称为播散型带状疱疹。

（三）常见并发症

（1）并发细菌感染：若带状疱疹病损发生于特殊部位，例如眼部，则可能导致严重后果，继发细菌性感染后，可引起全眼球炎，甚至脑膜炎，病后出现视力下降、失明、面瘫等后遗症。

（2）疱疹后遗神经痛：头部带状疱疹多在头前部，即三叉神经第一支分布区，可造成脱发及永久性瘢痕。带状疱疹皮肤损害愈合后，疼痛仍可持续一段时间。部分老年患者神经痛可持续数月或年余，严重影响睡眠和情绪，疼痛程度较重，持续时间较长者，可导致精神焦虑、抑郁等表现。

（3）可能诱发角膜炎、角膜溃疡、结膜炎。

（4）引发内耳功能障碍：发生在耳郭、耳道的带状疱疹，会出现内耳功能障碍症状。患者表现为头晕目眩、恶心、呕吐、听力障碍、眼球震颤等。

（5）引发病毒性脑炎和脑膜炎。

（四）治疗原则

（1）药物疗法：抗病毒药物应用。

（2）神经阻滞：重度疼痛，药物难以控制时应考虑用直接有效的感觉神经阻滞疗法。

（3）神经毁损：射频温控热凝术行神经毁损是治疗最为直接有效的方法。

二、一般护理措施

（一）疼痛护理

分散注意力缓解疼痛，保持环境整洁、安静，取舒适卧位防止局部刺激，操作时轻柔、迅速、集中。针对病因进行相应的止痛，及时遵医嘱应用止痛药。及时观察患者疼痛程度，夜间影响睡眠时可遵医嘱应用睡觉药。

（二）皮肤护理

（1）保护皮肤：防止疱疹受压，取侧卧位，翻身或坐起时动作轻缓小心；修剪指甲，避免搔痒。

（2）大疱处理：水疱较大不易吸收时，遵守无菌操作原则，行疱液抽吸，碘消毒穿刺周围 5 厘米，使用无菌空针抽吸疱液，再以碘附棉签压迫疱壁进行消毒，保持干燥。

（3）破溃皮肤处理：破溃处皮肤每日以碘附消毒 5—6 次，保持局部干燥，渗液多时，先以 1∶5000 呋喃西林或康复新液湿敷 20—30 分钟，待干，再以碘伏消毒。

三、健康教育

（一）常用药物的作用与不良反应观察

抗病毒药物用于治疗单纯疱疹病毒感染、免疫缺陷者初发和复发性黏膜皮肤感染的治疗以及反复发作病例的预防，也用于单纯疱疹性脑炎、带状疱疹、免疫缺陷者水痘的治疗。常见的不良反应为注射部位的炎症或静脉炎、皮肤瘙痒或荨麻疹、皮疹、发烧、轻度头痛、恶心、呕吐、腹泻、蛋白尿、血液尿素氮和血清肌酐值升高，以及肝功能异常如血清氨基转移酶、碱性磷酸酶、乳酸脱氢酶、总胆红素轻度升高等。

（二）饮食护理

带状疱疹患者应保持清淡合理的饮食，多吃一些容易消化的食物，补充维生素和膳食纤维，多吃一些新鲜蔬菜、水果。带状疱疹患者应多喝水，补充水分和排毒。

（三）运动康复指导

（1）注意休息，劳逸结合：不可过度劳累，选择空气良好的地方进行体育锻炼，增强体质，养成良好的生活习惯。

（2）运动强度：一般以运动时无不适，活动后稍出汗，呼吸稍增快，无迅速出现疲劳为度。

（3）运动时间：可每天下午进行有氧运动，每次至少半小时。

（4）运动方式：根据自己的兴趣爱好，选择适合自己的运动，如慢跑、散步、打太极拳等。

（四）心理护理

指导患者保持平和情绪，不过度焦虑，给患者讲解带状疱疹的相关知识，使其树立信心，更好地配合治疗。鼓励家属多陪伴给予情感支持。

主要参考文献

[1] 林果为，欧阳仁荣，陈珊珊，等. 现代临床血液病学. 上海：复旦大学出版社，2013.

[2] 赵凤军，胡晓铃，田瑞芳. 专科护理必备：血液科临床护理. 北京：军事医学科学出版社，2013.

[3] 冷亚美，刘霆，王颖莉. 血液科护理手册. 2 版. 北京：科学出版社，2015.

[4] 丁淑贞，郝春燕. 临床护理一本通：血液科临床护理. 北京：中国协和医科大学出版社，2016.

[5] 王瑞静，马春霞，秦莹. 血液系统疾病护理. 郑州：河南科学技术出版社，2017.

[6] 林果为，王吉耀，葛均波. 实用内科学. 15 版. 北京：人民卫生出版社，2017.

[7] 陈文明，黄晓军. 血液病学. 北京：科学出版社，2012.

[8] 沈悌，赵永强. 血液病诊断及疗效标准. 4 版. 北京：科学出版社，2018.

[9] 葛均波，徐永健. 内科学. 9 版. 北京：人民卫生出版社，2018.

[10] 全国卫生专业技术资格考试用书编写专家委员会. 全国卫生专业技术资格考试指导护理学（中级）. 北京：人民卫生出版社，2017.

[11] 陈孝平，汪建平，赵继宗. 外科学. 9 版. 北京：人民卫生出版社，2018.

[12] 胥少汀，葛宝丰，徐印坎. 实用骨科学. 3 版. 北京：人民军医出版社，2005.

[13] 李乐之，路潜. 外科护理学. 5 版. 北京：人民卫生出版社，2014.

健康照护师职业培训系列教材

总策划　秦银河　何振喜

总主编　王社芬　皮红英

运动与康复护理知识与技能

主　编　张雅静

中国科学技术出版社

·北　京·

图书在版编目（CIP）数据

运动与康复护理知识与技能/ 张雅静主编 . —北京：中国科学技术出版社，2019. 2
健康照护师职业培训系列教材 / 王社芬，皮红英主编
ISBN 978 – 7 – 5046 – 8232 – 1

Ⅰ. ①运… Ⅱ. ①张… Ⅲ. ①运动系统疾病—护理学—职业培训—教材②康复医学—护理学—职业培训—教材 Ⅳ. ①R47

中国版本图书馆 CIP 数据核字（2019）第 033500 号

《运动与康复护理知识与技能》

主　编　张雅静

副主编　季衍丽　王　欢

编　者　张雅静　季衍丽　王　欢
　　　　严　晓　刘　璐　王巧红
　　　　薛云娜　张立杰　尹春宇

序一

随着我国老龄人口增多，老龄化人群带来的健康养老问题日益突出，加上二孩政策的出台、家庭人口结构的变化，仅仅依靠家庭成员照料老人、孩子和孕产妇往往力不从心。由于经济社会发展进步，健康养老与家政服务多样化、差异化和个性化的需求越来越多，对健康照护的需求日益迫切。

健康照护师关系到家庭成员和人民群众的健康福祉，关系到家庭和社会的和谐安宁。培养健康照护师的意义在于，既适应了当今社会发展的需求，创造了一种新的就业模式，又符合我国老龄化不断加剧的国情。作为健康照护师，不仅要具有良好的职业道德、法律意识和人文素养，而且还要具有老年人护理、孕产妇照护及婴幼儿看护的能力，达到综合型、技能型、实用型的职业标准。

中国研究型医院学会联合北京恒盛春天家政服务有限公司，组织中国人民解放军总医院、北京协和医院等单位的医学和护理专家，共同构建了一套健康照护师培训课程体系，明确了培训目标，建立了教学大纲，编写了培训教材，制订了教学计划，形成了培训模式。这种新型的职业教育模式是一种新的尝试，拓展了职业教育的范围和类型，得到了政府机构、贫困地区及社会各界的广泛好评。应该说，健康照护师就业模式，既对脱贫攻坚具有强烈的政治意义，又对增进家庭福祉具有广泛的社会意义。

衷心希望健康照护师能够敬业奉献、尊老爱幼、服务优质，衷心期望社会各界对健康照护师理解尊重、关心关怀、扶持帮助，衷心期盼健康照护职业成为温暖人心、受人尊敬、不可或缺的新型职业！

中国研究型医院学会名誉会长 秦银河

2018 年 10 月 18 日

序二

护理是一门科学，也是一门艺术。护理工作伴随着人的出生直到老年临终。随着社会的变革，人们观念的改变，护理的内涵在逐步扩大。护理工作的对象不仅只有患者，还包括亚健康人群甚至健康人群；护理工作的范围在逐步延伸，越来越多的护理工作正在由医院内延伸到医院外的家庭及社区。

目前，全国护理人员仍然紧缺，护士的工作场所多是在医院及社区医疗机构，走进家庭开展护理工作的甚少。随着我国人口的老龄化，生育政策的放宽，婴孩数量的增多，目前仍以家庭养老为主的养老模式，给家庭带来了新的压力。社会、家庭对健康照护师的需求日益彰显，促使健康照护师这一新型职业兴起与发展起来，培养出高素质、技能型、实用型以及受服务对象欢迎和让服务对象满意的健康照护师很有必要。

由中国研究型医院学会组织知名医院的护理专家研发《健康照护师职业培训系列教材》、研究确定健康照护师的培训模式是一次改革与创新。培训内容包括基础照护知识与技能、医学基础知识、妇儿护理知识与技能、老年护理知识与技能、中医基础护理知识与技能、运动与康复护理知识与技能、常见疾病的健康教育、常见伤口造口及管道护理知识与技能。这些知识与技能对健康照护师非常适用，比较全面和系统，通过3—6个月的培训，集中授课、实际操作和实地见习，使健康照护师的职业道德、行为规范、家庭一般护理技能、沟通交流技巧、常见疾病家庭护理技能、中医初步养生保健、老年看护能力、孕产妇及婴幼儿照护能力等综合素质有全面的提升，能承担起家庭成员的专业照护、健康指导、沟通交流等任务。

希望健康照护师培训工作能扎实推进，注重内涵建设，形成专业特色，不断发展壮大，为家庭和社会输送合格满意的健康照护师，解除有家庭成员需要照护的家庭的后顾

之忧，减轻被照护者的身心负担，提高家庭健康幸福指数。

预祝健康照护师事业蓬勃发展！

中华护理学会理事长 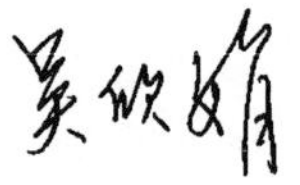

2018 年 10 月 18 日

前　言

健康照护师是一种新型职业，已成为社会普遍认可与需求的职业。为了与国际健康照护标准接轨，使健康照护师培训达到专业化、知识化、规范化，让健康照护师真正成为健康生活的照护者、康复运动的帮助者、常见疾病的健康教育者、沟通交流的心理安抚者，我们编写了《健康照护师职业培训系列教材》。本系列教材共有 8 个分册，分别为《基础照护知识与技能》《医学基础知识》《妇儿护理知识与技能》《老年护理知识与技能》《中医基础护理知识与技能》《运动与康复护理知识与技能》《常见疾病的健康教育》《常见伤口造口及管道护理知识与技能》。

本系列教材按照社会与家庭对健康照护师的知识、能力的需求编写，遵循培训高素质、技能型、实用型的专业健康照护师的标准编写，力求做到创新、适用。根据本系列教材培训的健康照护师，可以胜任医院住院患者床旁专业照护，协助护士照护患者；可以胜任养老机构老年人的专业照护，处理老年人常见问题；可以胜任家庭成员专业照护，走进家庭，在侧重照护分娩后产妇、婴幼儿或老年人的同时，也可为其他家庭成员的常见健康问题，提供基本的专业护理帮助与指导，避免家庭成员稍有不适即感恐慌，避免不必要的医院就医，徒增体力上的消耗和经济上的负担。

本系列教材在编写过程中突出了理论与实践技能的结合，渗透了编者多年丰富的临床护理经验，运用通俗易懂的语言，以图文并茂的形式呈现，可作为住院患者照护、养老机构及家庭照护职业培训的教材，也可作为健康照护师的阅读工具书。由于编写体系及内容的创新，编写时间紧张，难免有不妥之处，敬请广大读者提出宝贵意见，待重印时改进，使本系列教材与时俱进，渐臻完善。

编者

2018 年 10 月 18 日

目　录

第四章 骨关节运动与康复

第五章　运动损伤后的康复护理

第一章
运动与康复绪论

运动康复是新兴的体育、健康和医学交叉结合的学科，主要研究运动与康复的关系。现代医疗技术水平的进步，挽救了更多的危、急重症患者，也使许多慢性疾病患者的症状得以缓解。但随之而来的是这些患者会遗留不同程度的功能残疾，严重影响其生活质量，同时给社会及家庭带来很大的负担。如何帮助他们最大限度地恢复功能是一个亟待解决的问题。

古语说得好，“流水不腐，户枢不蠹”。这揭示了一个真理，即“用进废退”。有研究显示，制动从3—5天开始，关节囊结缔组织会发生纤维化，由弹性纤维变成致密纤维，活动受到限制，也叫关节挛缩，包括关节囊、关节周围韧带及肌肉挛缩，呈强直状态，造成机体运动功能障碍。因此，运动在机体康复及健身防病中有着不可替代的重要作用。

第一节　运动与健康

一、运动学简介

运动学是从几何学的角度描述和研究物体位置随时间的变化及其规律的力学分支学科。人体运动科学是研究体育运动与人的机体的相互关系及其规律的学科群，包括运动解剖学、运动生理学、运动生物力学、运动生物化学、运动康复学及运动医学等学科。

二、运动与健康的密切关系

1. 增加免疫力　运动后体温上升1℃，就会暂时提高免疫力5—6倍，有助于改善慢性疾病，如肺炎、支气管炎、哮喘、过敏性疾病等。

2. 有利于人体骨骼、肌肉的生长　运动可以促进骨和肌肉的合成代谢和重建，增强骨强度和肌肉强度，减少骨量丢失，达到预防和治疗骨质疏松的目的。

3. 增强各系统功能　增强心肺功能，促进肠蠕动，改善循环系统、呼吸系统、消化系统的功能状况，降低冠心病、高血压、便秘等疾病的发病率。

4. 促进生长发育　有利于人体的生长发育，提高抗病能力，增强机体的适应能力。

5. 运动可以降低血糖和血脂　肌肉运动会使体温上升，促进糖和脂肪消耗，对糖尿病和高脂血症有预防及改善的作用。

6. 运动可以降低发生脑卒中的风险　经常运动的人比不运动的人发生脑卒中的风险低63%。同时，运动可以改善神经系统的调节功能，使人及时做出协调、准确、迅速的反应，减少跌倒的发生。

7. 可有效增强体质　延缓进入衰老期。

8. 改善生理和心理状态　调节紧张情绪，有助睡眠，恢复体力和精力。

9. 保持健康的心态　增进沟通交流，更好地融入社会。

第二节　有氧运动与无氧运动

一、有氧运动

有氧运动是指人体在氧气充分供应的情况下进行的体育锻炼，即在运动过程中，人体吸入的氧气与需求相等，达到生理上的平衡状态。有氧运动的特点是强度低、有节奏、不中断和持续时间长。

（一）适用人群

需要减肥、缓解压力、解除亚健康及预防心血管疾病的人群。

（二）常见有氧运动方式

1. 游泳（图 1－1）

（1）功效：游泳能有效保护膝关节。冷水环境下游泳消耗热量更多，减肥效果更好。

（2）适宜人群：膝关节受损、体重严重超标人群。

（3）运动周期：每周 3—4 次，每次 30—60 分钟。

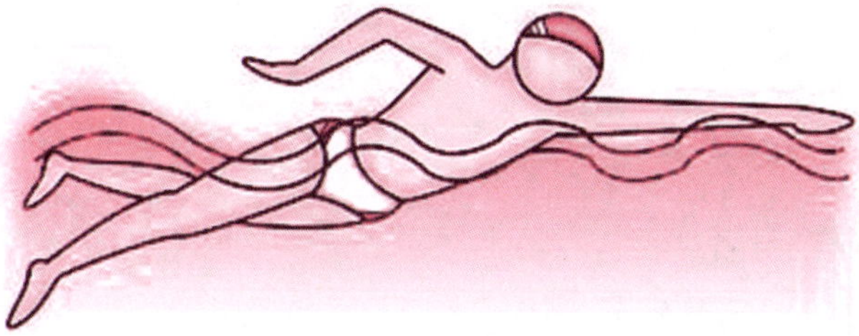

图 1－1 游泳

2. 慢跑

（1）功效：慢跑可提高睡眠质量，改善肺功能和心功能。慢跑还可以缓解紧张和焦虑情绪，有益健康。

（2）适宜人群：肥胖患者。

（3）运动周期：每周 3—4 次，每次 40—60 分钟。

3. 骑自行车

（1）功效：可提高心肺功能，锻炼下肢肌力和增强全身耐力。

（2）适宜人群：颈椎病、腰椎间盘突出人群。

（3）运动周期：每周 3—4 次，每次 40—60 分钟。

4. 其他方式 步行、快走、慢跑、竞走、滑冰、打太极拳（图 1－2）、跳健身舞、跳绳、做韵律操，球类运动包括篮球、足球等。

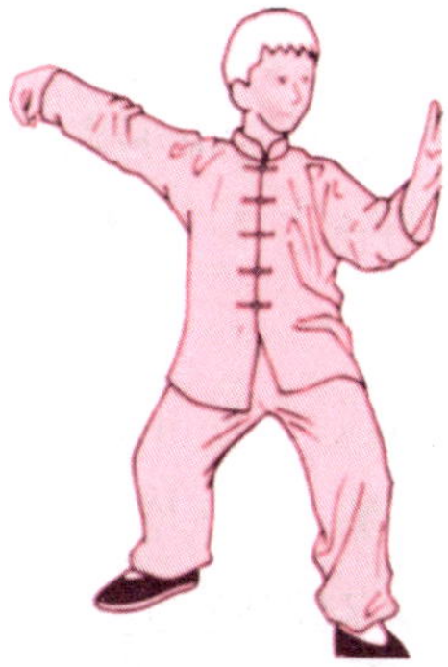

图 1－2 打太极拳

二、无氧运动

人体运动是需要能量的。在做速度过快或爆发力过猛的运动时，机体在瞬间需要大量的能量，人体内的糖类、蛋白质和脂肪来不及氧化分解，能量需求来自无氧酵解。在此过程中产生的大量丙酮酸、乳酸，会使人感到疲乏、肌肉酸痛、呼吸与心率加快等，这种状态下的运动就是无氧运动。无氧运动能够增强肌肉力量，提高机体的适应能力。

（一）适用人群

肥胖人群及专业健身者。

（二）常见无氧运动方式

1. 深蹲　背部呈弓形，臀部向后坐，重量落在脚后跟。蹲的深度如下图（图 1－3）。蹲与起的速度不宜过快。

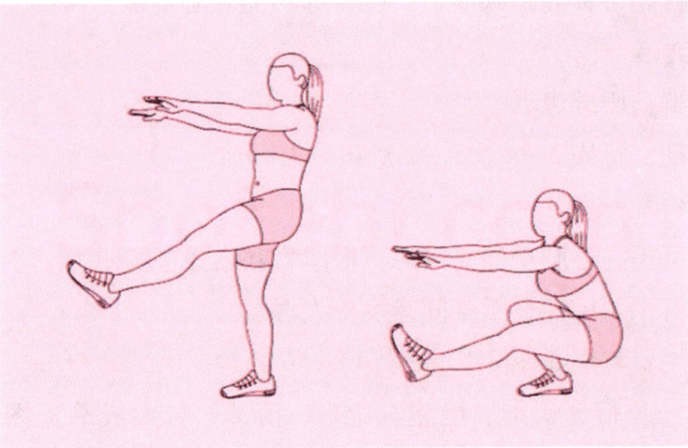

图 1－3　深蹲

2. 俯卧撑　双手按地，两手间距与肩部同宽，腰腿伸直（图 1－4）。然后，开始曲臂，保证身体平行下降，躯干与臀部、下肢呈挺直状态。待身体快要接触到地面的时候撑起恢复到起初姿势为一个动作。

注意：做此运动时要注意量力而行，防止出现肌肉拉伤、肌肉酸痛等不良反应。对于初练者来说，每天 20—30 个为宜，逐渐增加数量。

3. 平板支撑俯卧（图 1－5）　双肘弯曲支撑地面，肩膀和肘关节垂直于地面，双脚着地，身体离开地面，躯干伸直，头部、肩部、胯部和踝部保持在同一平面，腹肌收紧，盆底肌收紧，脊柱延长，眼睛看向地面，保持均匀呼吸。每组保持60秒，每次训练4组，组与组之间间歇不超过20秒。

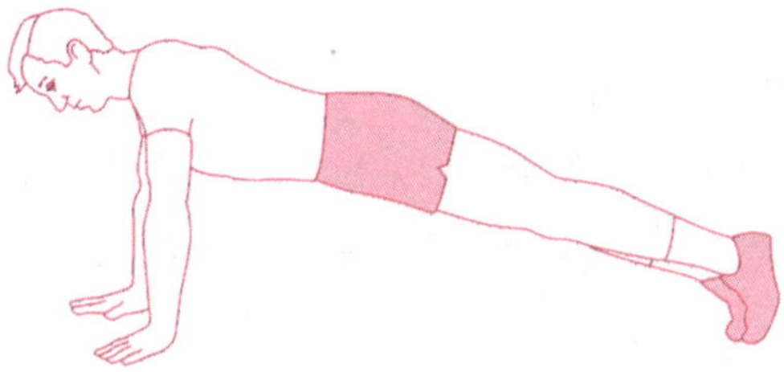

图1－4 俯卧撑

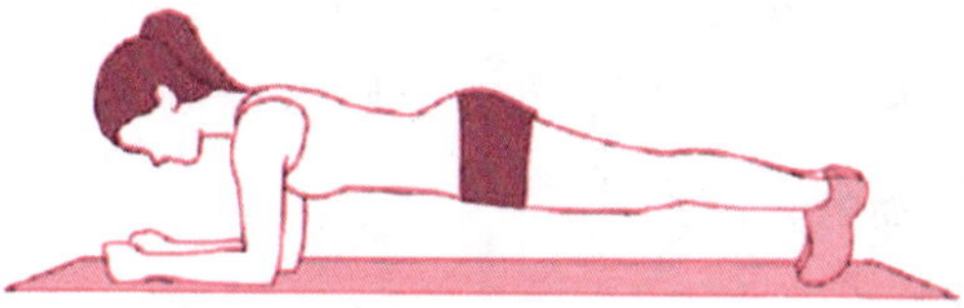

图1－5 平板支撑

4. 其他运动方式 如举重、跳高、跳远、投掷、短跑、拔河、潜水等。

第三节 适量运动

一、概述

适量运动是指运动者根据个人的身体状况、场地、器材和气候条件，选择适合的运动项目和运动量。适量运动是保持脑力和体力协调，预防、消除疲劳，防止亚健康、延年益寿的一个重要因素。

二、适量运动的标准

（一）运动量判断标准

1. 睡眠 睡眠1小时记0.85分。

2. 静止活动 包括工作、阅读、吃饭、看电视、坐车等。这些活动的运动量低。将这些活动的时间加起来，每小时记1.5分。

3. 步行 悠闲缓慢的散步，每小时记3分；快步走，每小时记5分。

4. 体育活动　慢跑每小时记6分；快跑每小时记7分；游泳、滑冰每小时记8分；各种球类运动和田径运动每小时记9分；骑自行车每小时记4分；做体操、跳舞每小时记3分。

5. 家务劳动　每小时记5分。

以上的分数加起来，总分数在45分以下，说明运动量不够；总分数45—60分，说明运动量合适；总分数超过了这个限度，说明活动量已经过度。

（二）运动强度判断标准

自我感觉是掌握运动强度的重要指标，包括轻度呼吸急促、感到心跳加快、周身微热、面色微红、津津小汗，这表明运动适量；如果有明显的心慌、气短、头晕、大汗、疲惫不堪，表明运动超量。如果你的运动始终保持在“面不改色心不跳”的程度，那就说明你的锻炼还需要再加点量。

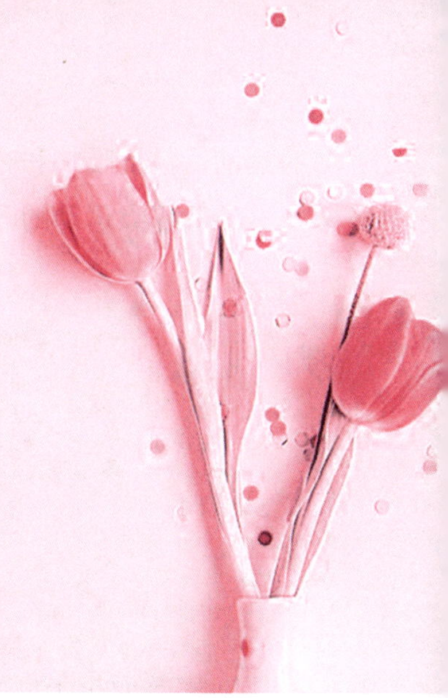

第二章 呼吸运动与康复

第一节　呼吸运动基本知识

一、呼吸运动

（一）定义

呼吸运动是呼吸肌收缩舒张引起胸廓节律性扩张与缩小的过程，也是为肺与外界进行气体（主要为氧气和二氧化碳）交换提供原动力的过程，是改善呼吸功能，促进血液循环，减轻心脏负担的一种运动。呼吸运动包括外呼吸和内呼吸。

外呼吸指血液与外界空气之间的气体交换过程，包括肺通气与肺换气，即吸入氧气，呼出二氧化碳的过程。健康成年人安静呼吸时每分钟 16—18 次，儿童每分钟 20—30 次，每次吸入或呼出气体约为 500 毫升。

内呼吸指组织细胞与毛细血管血液之间的气体交换过程。

（二）方式

呼吸运动有胸式呼吸与腹式呼吸两种方式。前者以肋间肌活动为主，表现为胸壁的起伏；后者以膈肌活动为主，表现为腹壁的起伏。

一般成年女子以胸式呼吸为主，婴儿及男子则多以腹式呼吸为主。

（三）基本过程

呼吸运动（图 2－1）是由于呼吸肌的舒缩而造成胸腔有规律的扩大与缩小相交替

的运动，包括吸气和呼气两个过程。

参加呼吸运动的呼吸肌主要有膈肌、肋间外肌、肋间内肌和腹壁肌等。

呼吸运动过程
- 吸气
  - 肋间外肌收缩—肋骨上提 → 胸廓扩大、气压降低 → 肺被动扩张
- 呼气
  - 肋间外肌舒张—肋骨下降 → 胸廓缩小、气压升高 → 肺被动回缩

图 2－1　呼吸运动过程

（四）正常实施呼吸运动的要素

1. 完整而扩张良好的胸廓（图 2－2）　胸廓具有一定的弹性和活动性，起着支持和保护胸腹腔脏器避免外力损伤的作用。其特点是横径大于前后径，形状近似圆锥形。

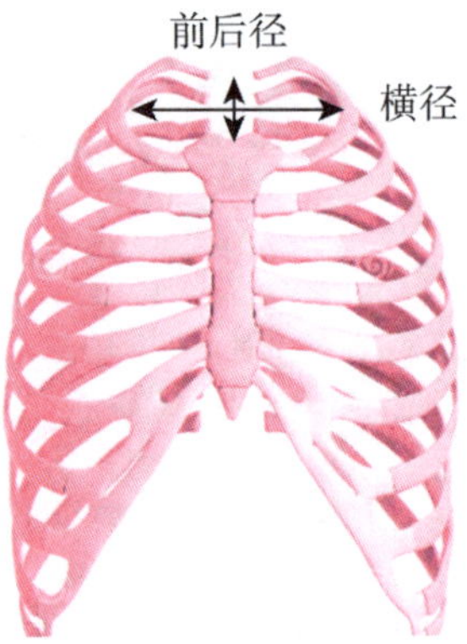

图 2－2　胸廓

胸廓的形状有明显的个体差异，这与年龄、性别、健康状况及生活条件有关。新生儿的胸廓呈桶状；老年人的胸廓因肋骨钙化，弹性减小，运动减弱，胸廓不塌，呈长扁形。成年人的胸廓可分为扁平形、圆柱形及圆锥形。

2. 健全的呼吸肌　呼吸肌并不直接作用于肺和支气管，而是通过改变胸腔容积，使胸腔内压产生相应变化，从而导致肺泡扩张和回缩，驱动气体出入，参与呼吸运动。

3. 畅通的气道　气道通畅性通常以呼吸气体的流量来反映。气体流量与气道管径成正比，气道管径越大，流量越通畅；反之，气道痉挛、狭窄或堵塞，则气道管径变小，气体流量减慢。

4. 富有弹性的肺组织（图 2－3）及与之相匹配的肺血循环（图 2－4）　肺是以支气管反复分支形成的支气管树为基础构成的，是人体的呼吸器官，位于胸腔，左右各一。左肺有 2 叶，右肺有 3 叶。

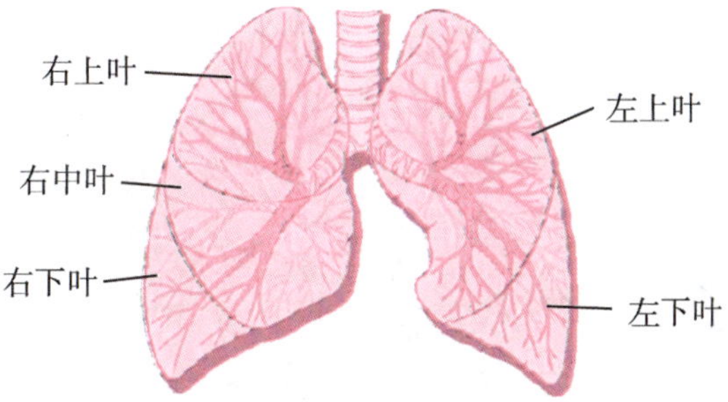

图 2－3　肺组织解剖图

肺泡是肺部气体交换的主要部位。吸入的氧气和体内代谢产物二氧化碳通过肺泡与组织进行交换，满足机体需要。肺泡内的表面活性物质，使细胞不易萎缩，且吸气时又较易扩张。弹性纤维包绕肺泡，使肺泡具良好弹性。患慢性支气管炎或支气管哮喘时，肺泡长期处于过度膨胀状态，会使肺泡的弹性纤维失去弹性并遭破坏，形成肺气肿，影响呼吸功能。

血液循环是循环于心和肺之间的肺动脉和肺静脉。所有静脉血都必须在肺内毛细血管网进行气体交换，才能携带新鲜氧气成为蕴藏丰富能量的动脉血。

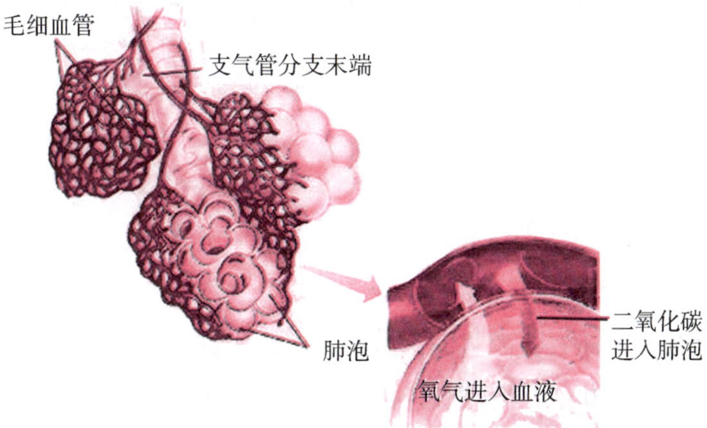

图 2－4　肺泡与血液循环

5. 调节灵敏的呼吸中枢与神经传导系统（图 2－5）　呼吸中枢是指中枢神经系统内产生呼吸节律和调节呼吸运动的神经细胞群。呼吸中枢分布在大脑皮质、延髓和脊髓等各级部位，参与呼吸节律的产生和调节，共同实现机体的正常呼吸运动。

（五）影响因素

1. 环境因素　在一定温度范围内，温度升高，呼吸强度也随之增强。随着氧气浓度的增加，呼吸强度增强。完全无氧气时进行无氧呼吸，而二氧化碳的浓度增加对呼

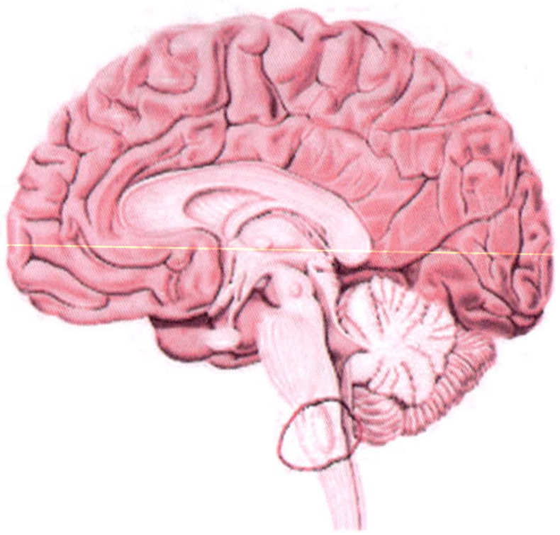

图2－5　呼吸中枢与神经传导系统

吸作用具有抑制作用。

2. 生理因素

（1）年龄越小，呼吸频率越快，儿童比成年人、老年人稍快。

（2）同龄女性呼吸频率比男性稍快。

（3）运动时呼吸频率加快，休息和睡眠时呼吸减慢。

（4）激动、悲伤、害怕、紧张、愤怒等强烈情绪变化可刺激呼吸中枢，致呼吸加快或屏气。

3. 疾病因素　炎症、各种肺部疾病，如哮喘、气管炎、支气管炎、慢性阻塞性肺疾病、肺源性心脏病、肺结核等可使呼吸加快。

二、主要呼吸肌与功能

呼吸肌指与呼吸运动有关的肌肉，包括肋间肌、膈肌、腹壁肌、胸锁乳突肌、背部肌群、胸部肌群等。其中，吸气肌包括膈肌、肋间外肌，呼气肌包括肋间内肌、腹壁肌。

（一）膈肌

膈肌（图2－6）为主要的呼吸肌，位于胸腹腔之间。收缩时，膈穹隆下降，胸腔容积扩大，以助吸气；松弛时，膈穹隆上升恢复原位，胸腔容积减少，以助呼气。

神经损伤或麻痹导致膈肌活动减弱或丧失，显著影响呼吸，甚至危及生命。慢性支气管炎或其他呼吸疾病可以因为肺气肿和呼吸困难，造成膈肌疲劳和衰竭，引起严重呼吸功能障碍，甚至呼吸衰竭。因此，膈肌训练是呼吸康复最重要的内容之一。

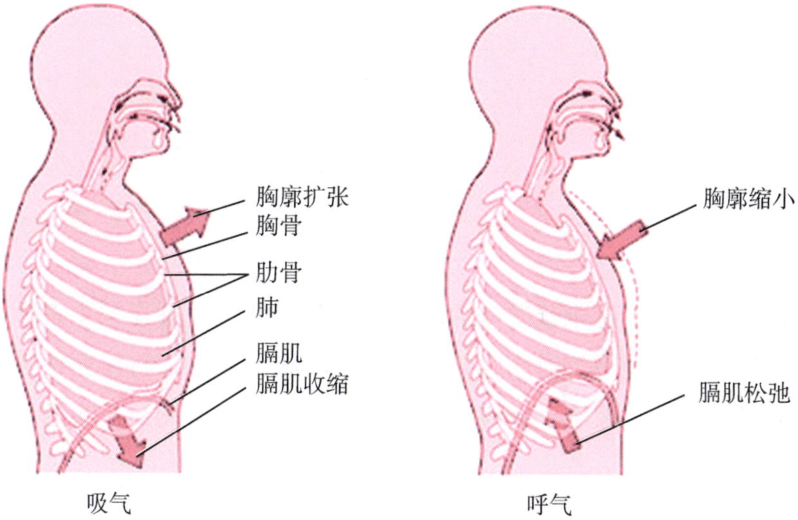

图 2－6 膈肌

（二）腹肌

腹肌是人体结缔组织组成中的重要部分，包括腹直肌、腹外斜肌，腹内斜肌和腹横肌。

腹式呼吸是靠腹肌和膈肌收缩而进行的一种呼吸，关键在于协调腹肌和膈肌在呼吸运动中的活动。吸气时放松腹肌，膈肌收缩，位置下移，腹壁隆起；呼气时收缩腹肌，膈肌松弛，回复原位，腹部凹陷。深呼吸或剧烈运动时，必须要用力呼气以增加肺活量，此时腹肌起主要作用。

脊髓损伤者由于腹肌麻痹，运动能力和呼吸能力均会受到限制。长期呼吸系统疾病也会使腹肌产生疲劳，影响呼吸运动。

（三）肋间肌

肋间肌为主要的呼吸辅助肌，分为肋间内肌和肋间外肌。平静呼吸时不起主要作用，只有在深呼吸时才起作用。肋间外肌收缩使胸廓向上、向外扩张，胸廓的前后径变长，帮助吸气。肋间内肌收缩使肋骨下降，帮助呼气。长期的肋间肌运动将促使胸廓发生扩大畸形，形成肺气肿患者特有的桶状胸。

（四）其他辅助呼吸肌

用力吸气时，除了膈肌、肋间外肌的收缩，胸锁乳突肌、背部肌群（竖脊肌）、胸部肌群（胸大肌、胸小肌）等发生收缩，参与扩张胸廓。

第二节 呼吸功能锻炼

一、定义

呼吸功能锻炼是肺部感染预防和护理中的重要措施。通过指导患者学会呼吸控制并运用有效呼吸模式，使吸气时胸腔扩大，呼气时胸腔缩小，将浅而快的呼吸改变为深而慢的有效呼吸。通过锻炼，能够有效促进膈肌、胸腔运动，提高通气量，改善呼吸功能。

二、目的

通过呼吸功能锻炼尽可能恢复有效的腹式呼吸，改善呼吸功能；清除气道内分泌物，减少气道刺激因素，保持呼吸道卫生；采取多种措施，防治并发症；提高患者心肺功能和全身机能，尽可能恢复活动能力。

三、作用

通过呼吸功能锻炼对呼吸运动的控制和调节来改善呼吸功能；改善氧气的吸取和二氧化碳的排出；改善胸廓和肺组织的顺应性；放松过度紧张的辅助呼吸肌以减轻呼吸困难的症状。

四、适应证

主要适用于急性或慢性肺疾病，如肺炎、肺不张、肺栓塞、急性呼吸窘迫综合征、慢性阻塞性肺疾病等；因手术或外伤所造成的胸部或肺部疾病，如肺不张、肺挫伤等；支气管痉挛或分泌物滞留造成的继发性气道阻塞；中枢神经系统损伤后肌无力；严重骨骼畸形如脊柱侧弯等。

五、呼吸功能评定

呼吸功能评定包括主观症状和客观检查两大类。

（一）主观症状

主观症状按日常生活中出现气短、气促症状，分成以下六级。

0 级：虽存在有不同程度的呼吸功能减退，但活动如正常人，日常生活不受影响，无气短、气促症状。

1 级：一般劳动时出现气短，但平常尚未出现气短。

2 级：平地步行不气短，速度较快或登楼、上坡时出现，同行的同龄健康人不感到气短而自己有气短。

3 级：慢走不及百步出现气短。

4 级：讲话或穿衣等轻微动作时有气短。

5 级：安静时也有气短，无法平卧。

（二）客观检查

1. 肺活量　是指在最大吸气后尽力呼气的气量。肺活量存在较大的个体差异，受年龄、性别、体形、运动锻炼、呼吸肌强弱以及肺和胸廓弹性等因素的影响。一般男性高于女性，成年男子肺活量约为 3500 毫升，女子约为 2500 毫升。运动锻炼可使肺活量增加，常用作评价人体素质的指标。

肺活量正常值可根据身高和年龄进行推算：

男性 = ［27.63 －（0.112 × 年龄）］ × 身高（厘米）

女性 = ［21.78 －（0.101 × 年龄）］ × 身高（厘米）

2. 肺活量的测定　采用时间肺活量测定法，即最大吸气后用力做最快速度呼气，直至呼完为止。同时分别记录第 1、2、3 秒末呼出的气量。

正常人应分别呼出其肺活量的 83%、96% 和 99%。患阻塞性肺疾病者往往需要 5—6 秒或更多时间才能呼出全部肺活量。

3. 具体检查方法　在深吸气后，对准气量筒进口用力将气吹至肺量筒内，可重复数次，取其最高值，由专业人员检测。

六、锻炼方法

（一）深呼吸

1. 定义　胸腹式呼吸联合进行，可以排出肺内残余气体及其他代谢产物，吸入更多的新鲜空气，以供给各脏器所需的氧分，提高或改善脏器功能。

2. 深呼吸的作用　深呼吸可以使人的胸部、腹部的相关肌肉、器官得以较大幅度的运动，促进人体与外界的气体交换，能较多地吸入氧气，呼出二氧化碳，使血液循环得以加强。同时，可以使心跳减慢，血压降低，解除疲惫，放松情绪，转移人在压抑环境中的注意力，缓解焦虑情绪。

3. 训练方法

（1）坐在一个没有扶手的椅子上：两脚平放，并使大腿与地板平行，背部伸直，手放在大腿前部。

（2）用鼻子自然地深吸气：先使腹部膨胀，想象着空气充满了腹部，然后使胸部膨胀，达到极限后，屏气几秒钟。

（3）通过鼻子缓慢地呼气：呼气时，先收缩胸部，再收缩腹部，尽量排出肺内气体。

（4）呼出时间比吸入时间长。

（5）在连续的呼吸中，完全扩张胸部和肺部，感觉胸部正缓慢上升，想象空气正在腹部和胸部间向各个方向扩张。

（6）保持节奏舒缓，整个训练过程身体放松。

（7）反复进行吸气、呼气，每次3—5分钟，每日进行2—3次。

4. 注意事项　深呼吸的同时也可以主动咳嗽几下，是积极的保健动作，可促使肺部清洁、增强免疫力、保护呼吸道不受损伤。咳嗽是一种保护性反射动作，能清除呼吸道内异物或分泌物。具体方法：每天起床后、午休或睡前，在空气清新处做深呼吸运动。深吸气时缓慢抬起双臂，然后主动咳嗽，使气流从口、鼻中喷出，再双臂下垂。如此反复8—10遍，尽量将呼吸道内的分泌物排出。

（二）缩唇呼吸

1. 定义　缩唇呼吸指吸气时用鼻子吸气，呼气时嘴呈缩唇状，施加一些抵抗，慢慢呼气的方法（图2－7）。

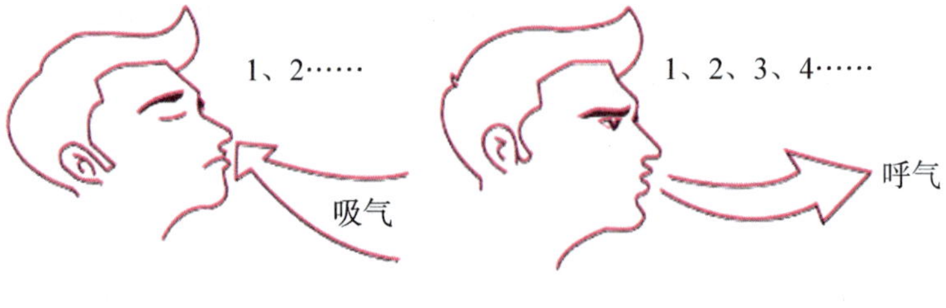

图2－7　缩唇呼吸

2. 缩唇呼吸的作用　有利于肺泡内气体排出，使下一次吸气时吸入更多的新鲜空气；改善肺功能；减轻肺泡过度充气，延缓肺泡破裂（肺气肿）的发生；锻炼膈肌功能。

3. 训练方法

（1）取端坐位，双手扶膝，全身放松。

（2）经鼻深吸气。吸气时让气体从鼻孔进入，这样吸入肺部的空气经鼻腔黏膜的吸附、过滤、湿润、加温可以减少对咽喉、气道的刺激，并有防止感染的作用。

（3）每次吸气后不要忙于呼出，宜稍屏气片刻再进行呼气。

（4）呼气时，舌尖放在下颌牙齿内底部，舌体略弓起靠近上颌硬腭、软腭交界处，以增加呼气气流的阻力，缩拢口唇呈“吹口哨”状，使气体通过缩窄的口形徐徐将肺内气体轻轻吹出，每次呼气持续4—6秒。

（5）吸气和呼气的时间比以1:2或1:3为宜。

（6）按照以上的方法每天练习3—4次，每次15—20分钟，吸气时默数1、2，呼气时默数1、2、3、4，就能逐渐延长呼气时间，降低呼吸频率。

4. 注意事项

（1）根据机体耐受情况选择合适的练习时长。

（2）呼气时缩唇大小程度由患者自行选择调整，不要过大或过小。

（3）告知患者在练习过程中出现任何不适，立即停止练习。

（三）腹式呼吸

1. 定义　腹式呼吸又称膈式呼吸（图2－8），指吸气时让腹部凸起，呼气时腹部凹陷的呼吸方法，主要是靠腹肌和膈肌收缩来进行。

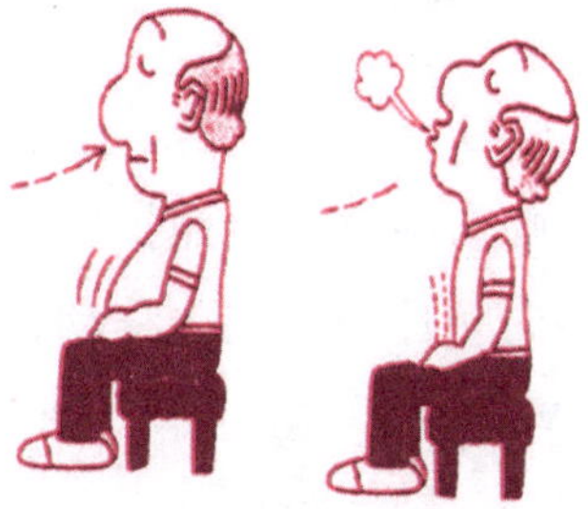

图2－8　腹式呼吸

2. 腹式呼吸的作用　扩大肺活量，改善心肺功能；减少肺部感染，尤其是降低患肺炎的可能；改善腹部脏器的功能，改善脾胃功能，有利于舒肝利胆，促进胆汁分泌；通过降腹压来降血压，对高血压患者有好处；安神益智。

3. 训练方法

（1）取仰卧或舒适的坐姿，放松全身。

（2）观察自然呼吸一段时间。

（3）右手放在腹部肚脐，左手放在胸部。

（4）吸气时，最大限度地向外扩张腹部，胸部保持不动。

（5）呼气时，最大限度地向内收缩腹部，胸部保持不动。

（6）循环往复，保持每一次呼吸的节奏一致，体会腹部的一起一落。

4. 注意事项

（1）呼吸要深长而缓慢，避免用力呼气或呼气过长，以免发生喘息、憋气、支气管痉挛。

（2）用鼻吸气，用口呼气。

（3）一呼一吸掌握在 15 秒钟左右，即深吸气（鼓起肚子）3—5 秒，屏息 1 秒，然后慢呼气（回缩肚子）3—5 秒，屏息 1 秒。

（4）每次 5—15 分钟。

（5）身体状态好的人，屏息时间可延长，呼吸节奏尽量放慢加深。身体状态差的人，可以不屏息，但气要吸足。

（6）每天练习 1—2 次，坐式、卧式、走式、跑式皆可，练到微热微汗即可。

（7）腹部尽量做到鼓起缩回 50—100 次。呼吸过程中如有口津溢出，可徐徐下咽。

（8）如有呼吸困难或胸闷憋气等不适症状应暂停练习。

（四）部分呼吸法

1. 定义　部分呼吸法是对特定的肺部组织进行扩张训练，特别是对肺不张、肺炎、肺部术后疼痛以及胸部肌肉过度紧张引起的部分肺组织换气能力低下所进行的。

2. 分类

（1）下部胸式呼吸法（图 2－9）：此呼吸法主要在一侧或两侧进行。指导的要点：①采取半卧位。②健康照护师双手放在被照护者前胸下方的肋骨外侧，让被照护者意识集中在此。③在吸气时手向肋骨的外侧方移动，指导被照护者对抗健康照护师

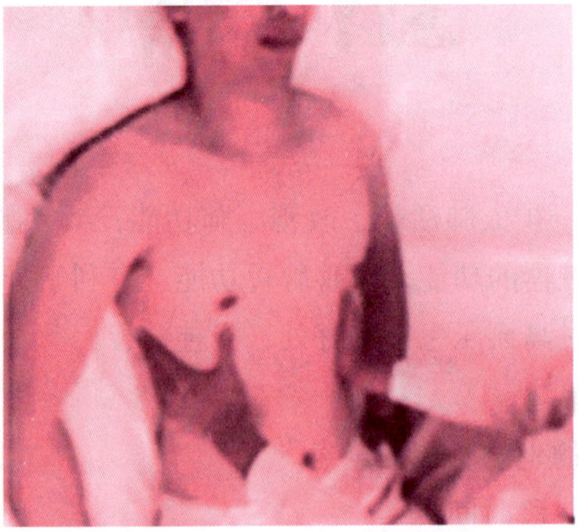

图 2－9　下部胸式呼吸法

的手使下部胸廓扩张。④在呼气时健康照护师的手向内侧移动并轻压肋骨辅助呼气。⑤在吸气前对肋骨进行快速的牵张。⑥指导被照护者自行训练。

（2）后肺底区呼吸法（图 2－10）：①训练时，采取关节轻度屈曲的前倾俯卧位。②健康照护师的双手放在被照护者后背部下方肋骨上。③—⑥训练方法同下部胸式呼吸法。

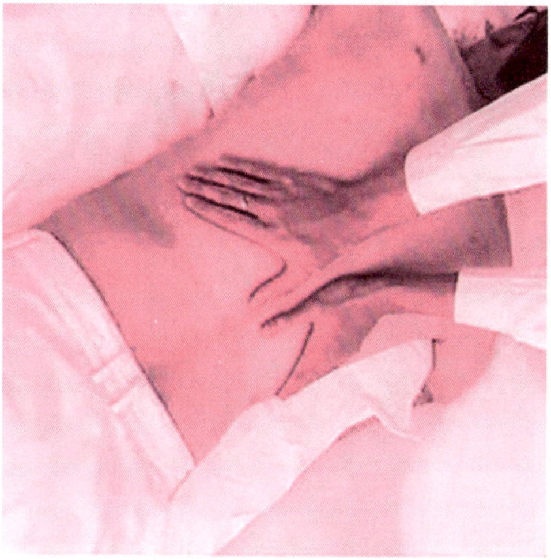

图 2－10　后肺底区呼吸法

（3）右中叶和左中叶的呼吸法（图 2－11）：①训练时采取半卧位。②健康照护师双手放在被照护者的 3—6 前肋。③—⑥训练方法同下部胸式呼吸法。

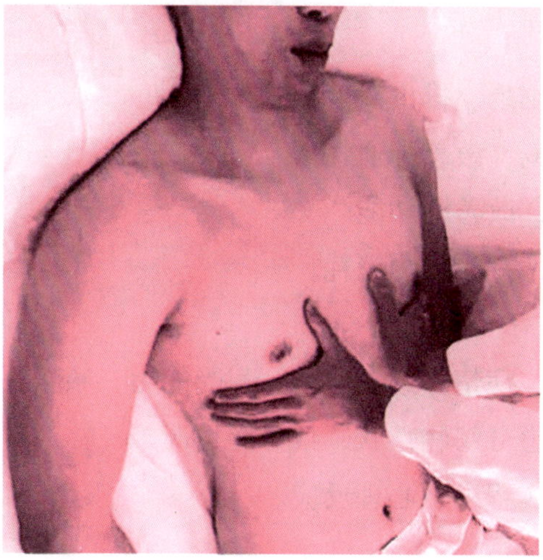

图 2－11　右中叶和左中叶的呼吸法

（4）肺尖部的呼吸法（图 2－12）：①训练时采取坐位。②健康照护师双手放在被照护者锁骨下方。③—⑥训练方法同下部胸式呼吸法。

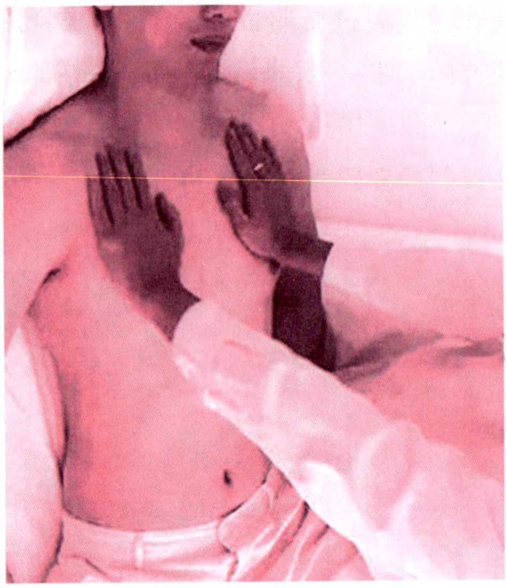

图 2－12　肺尖部的呼吸法

第三节　有效排痰法

一、有效咳嗽法

【目的】

（1）清除呼吸道分泌物，排出痰液。

（2）保持呼吸道通畅，改善肺通气。

（3）减少反复感染，改善肺功能。

（4）避免无效咳嗽，减少体力消耗。

【评估】

（1）被照护者年龄、病情、意识状态、耐受能力、咳嗽反射。

（2）被照护者呼吸道分泌物性状，口鼻腔情况。

（3）被照护者的合作程度、心理反应。

【禁忌证】

（1）咯血、年老体弱不能耐受者。

（2）脑出血急性期（7—10 天），颅内动脉瘤或动脉畸形，颅内手术后 7 天以内。

（3）有活动性出血、咯血、低血压、肺水肿、心血管疾病不稳定以及近期有急性心肌梗死、心绞痛史者。

（4）未引流的气胸、近期有肋骨骨折或严重骨质疏松、脊柱损伤者。

（5）胸壁疼痛剧烈，肿瘤部位，肺栓塞。

【操作步骤】

（1）健康照护师洗手。

（2）告知被照护者有效咳嗽的目的。

（3）协助被照护者采取舒适和放松的体位，一般采取坐位或半坐卧位。

（4）指导被照护者缓慢深吸气，吸气时腹肌扩张上抬。

（5）短暂闭气，关闭声门 3 秒，增加胸膜腔内压。

（6）张口迅速打开声门，用力收腹将气体排出，同时引发爆破性咳嗽 2—3 声（图 2－13）。

（7）停止咳嗽，缩唇将余气尽量呼出。

（8）再缓慢深吸气，重复以上动作，连续做 2—3 次。

（9）休息和正常呼吸几分钟后再重新开始，必要时结合叩背咳痰训练。

（10）协助被照护者排出痰液，观察痰液的颜色、性质及量。

（11）清洁面部，保持体位舒适。

（12）肺部听诊。

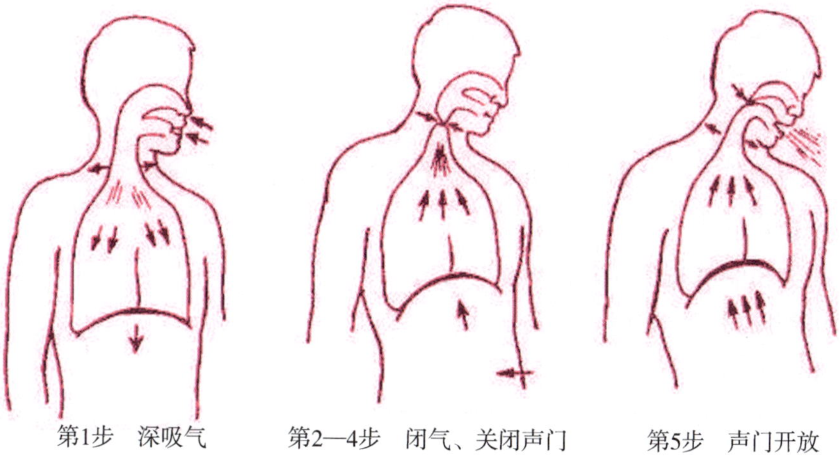

图 2－13　有效咳嗽法

【注意事项】

（1）避免阵发性咳嗽，连续咳嗽 3 声后应注意平静呼吸片刻。

（2）有脑血管破裂、栓塞或血管瘤病史者应避免用力咳嗽。

（3）合理选择有效咳嗽训练的方式、时间和频率。

（4）有效咳嗽训练一般情况下安排在进餐前 1—2 小时或餐后 2 小时，持续鼻饲者咳嗽训练前 30 分钟应停止鼻饲。

（5）腹部有伤口，应采取相应的措施，避免或减轻因咳嗽而加重伤口的疼痛。可轻轻按压伤口部位，以抵抗咳嗽引起伤口局部的牵拉和疼痛。

（6）咳嗽后注意心率，有无缺氧，观察呼吸。如果心率每分钟增加 20 次，出现喘息、缺氧应暂缓咳嗽，给予吸氧。

（7）保持环境舒适、洁净，室内通风每日 1—2 次，每次 15—30 分钟。室温 18—25℃、相对湿度 50%—60% 为宜。

（8）适当多饮水，每日 1500 毫升以上，维持呼吸道黏膜的湿润，并降低痰液黏稠度。

二、胸部叩击法

【目的】

（1）使滞留在呼吸道内的分泌物松动。

（2）清除呼吸道分泌物，通过叩击背部使气道中分泌物易于排出。

（3）保持呼吸道通畅，改善通气及呼吸功能。

【适应证】

（1）有潜在的发生呼吸道并发症危险的卧床患者。

（2）手术后预防呼吸道并发症。

【禁忌证】

（1）骨质疏松、多发肋骨骨折、肺挫伤、皮下气肿、肺大泡。

（2）不稳定的头颅、脊髓损伤。

（3）凝血机制障碍、活动性出血存在。

（4）可疑肺结核、肺癌。

（5）主诉胸痛。

（6）支气管痉挛。

（7）室壁瘤、主动脉瘤。

（8）近期放置过经静脉或经皮起搏器者。

【评估】

（1）被照护者的意识、生命体征、既往史、明确有无禁忌证。

（2）被照护者的配合程度、耐受情况、皮肤情况，有无出血点、皮下感染。

（3）听诊肺部呼吸音，并触诊确定痰液较明显区域。

（4）听诊法（图 2－14）：肺部听诊可采取坐位或卧位。听诊一般由肺尖开始，自上而下，由前胸到两侧和背部，并且要左右对比。听诊时，应作平静呼吸，必要时深呼吸或咳嗽几声后立即听诊。

通过听诊了解痰鸣音或湿啰音的部位，增加局部拍背时的力度和时间。

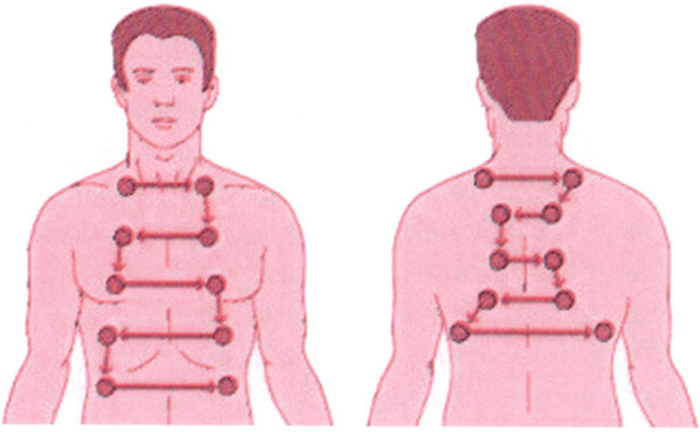

图 2－14　肺部听诊法

【操作前准备】

（1）健康照护师洗手，戴口罩。

（2）必要时关闭门窗。

（3）物品准备：纸巾、听诊器、毛巾（必要时）。

【操作步骤】

（1）说明此操作的目的及操作中可能出现的不适，以取得理解和配合。

（2）选择舒适的体位，通常情况下，坐位姿势比较理想。如果身体不耐受或者因某些治疗的限制（如进行机械通气时），也可以选择侧卧位。

（3）进行肺部听诊，以明确判断痰液聚集的位置，给予针对性的叩击。

（4）叩击部位用薄毛巾或者其他保护物包盖以保护皮肤。

（5）采取正确的手势（图 2－15），一般选择用右手（依据被照护者的体位而定），拇指紧贴食指的第一个指关节，四指指腹并拢，掌指关节屈曲 120 度，使掌侧呈杯状。

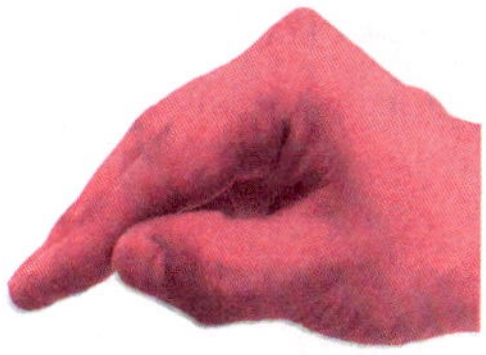

图 2－15　叩击正确手势

（6）叩击方法（图 2－16），叩击时指腹与大小鱼际着落，手掌根部离开胸壁 3—5 厘米，手指尖部离开胸壁 10—15 厘米，利用手腕力量，从肺底自下而上、由外向内、迅速而有节律地叩击，频率100—200次/分，避开肩胛及脊柱。叩击时发出空而深的声响。

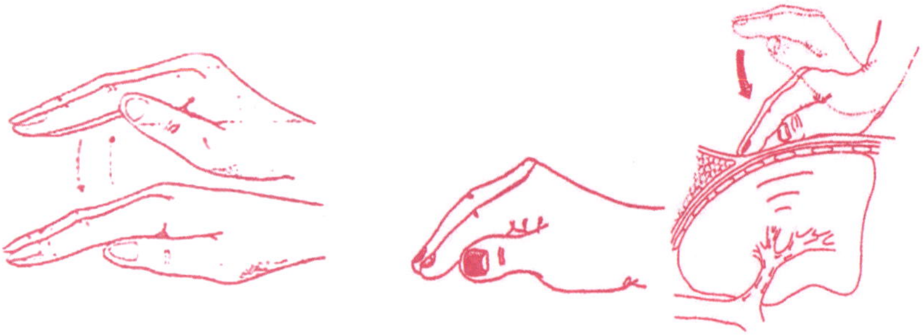

图2-16　叩击方法

① 单手叩击法（图2-17）：右手手指合拢成杯状，手臂有规律地均匀地自背部第10肋下缘处开始向上叩击左侧肺部。

② 双手叩击法（图2-18）：双手手指合拢成杯状，依靠手腕力量双手轮流有节奏地叩击腋前线至腋后线（或痰液较明显）的肺区。

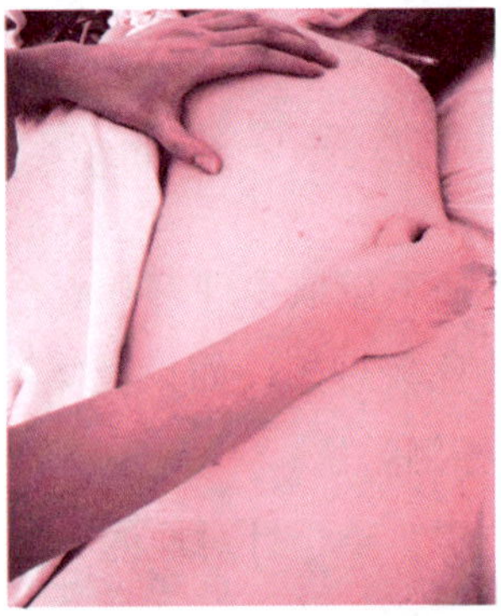

图2-17　单手叩击法

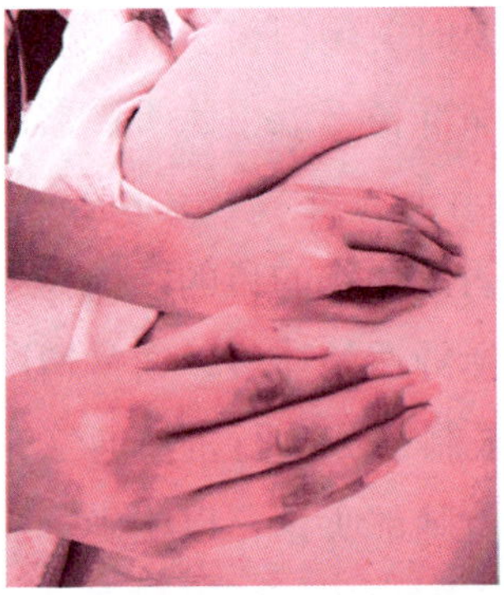

图2-18　双手叩击法

（7）叩击完毕后，鼓励有效咳嗽，协助排痰。

（8）听诊肺部呼吸音及干湿啰音变化，评估效果。

（9）清洁面部，做好口腔护理，协助采取舒适体位。

（10）记录排痰的效果及排出的痰液的性质、颜色及量。

（11）洗手。

【注意事项】

（1）叩击前确认无禁忌证。

（2）叩击时用单层薄纱布覆盖胸廓部位，避免直接叩击引起局部组织发红，但覆盖物不宜过厚，以免降低叩击效果。

（3）叩击部位避开脏器部分（如腰部的肾）和骨突部位（如脊柱、肩胛骨、胸骨）以及衣服拉链、纽扣等。

（4）每次叩击15—20分钟，进食饮水前1—2小时完成或者进餐后2小时、饮水30分钟之后进行。注意被照护者的反应，以免发生呕吐引起窒息。

（5）叩击力度要适中，以被照护者不感觉疼痛为宜。

（6）叩击频率要快，100—200次/分，使黏在气管壁上的痰液容易脱落。

（7）叩击过程中密切观察病情、生命体征及呼吸情况。

三、体位引流法

【目的】

（1）使患肺处于高位，其引流支气管的开口向下，促使痰液借重力作用，顺体位引流至气管咳出。

（2）保持气道通畅。

【评估】

（1）评估病情、意识状态。

（2）年老体弱、呼吸功能不全、有明显呼吸困难的发绀者，无法耐受所需的体位者，近1—2周曾有大咳血史，严重心血管疾病、胸廓或脊柱骨折、严重骨质疏松者禁忌做此操作。

（3）评估执行活动能力、意愿、认知。

（4）明确湿啰音集中的部位。

（5）明确X射线胸片提示的炎症所在的肺叶及肺段。

【体位的选择】

根据病变部位采取不同姿势作体位引流（图2－19）。具体引流体位如下。

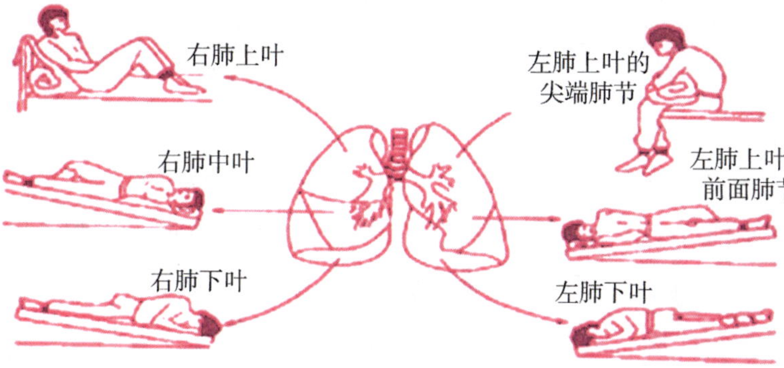

图2－19 体位引流法

（1）半坐卧位或坐位——右肺上叶。

（2）左侧卧位，头低脚高位——右肺中叶。

（3）左侧俯卧位，头低脚高位——右肺下叶。

（4）端坐位，躯干前倾——左肺上叶的尖端肺节。

（5）右侧卧位，头低脚高位——左肺上叶的前面肺节。

（6）右侧俯卧位，头低脚高位——左肺下叶。

【操作前准备】

（1）健康照护师洗手，戴口罩。

（2）关闭门窗。

（3）用物准备：①痰杯、漱口水、纱布、听诊器。②枕头、软垫等协助体位摆放的用具、垃圾桶。③必要时准备吸引器及吸痰用物。

【操作步骤】

（1）解释体位引流的目的并取得配合。

（2）备齐用物至床旁。

（3）听诊湿啰音部位。

（4）根据湿啰音集中的部位及 X 射线胸片提示，协助被照护者取有效引流体位。

（5）协助被照护者用痰杯接引流出的痰液。

（6）指导被照护者间歇深呼吸并用力咳痰。

（7）观察被照护者病情、生命体征、呼吸情况，若出现呼吸困难、发绀等情况应立即停止引流。

（8）清洁被照护者面部。

（9）协助被照护者取舒适的体位，听诊肺部湿啰音的情况，询问被照护者需要，给予相关知识宣教。

（10）观察引流痰液的颜色、量及性状。

（11）处理用物。

（12）洗手，记录。

【注意事项】

（1）引流应在饭前进行，一般在早晚进行，因饭后易致呕吐。

（2）说服被照护者配合引流治疗，引流时鼓励被照护者适当咳嗽。

（3）引流过程中注意观察被照护者病情变化，有无咯血、发绀、头晕、出汗、疲劳等情况，如有上述症状应随时终止体位引流。

（4）引流体位不宜刻板执行，必须采用被照护者既能接受，又易于排痰的体位。

（5）引流后应清洁口腔，减少感染机会。

（6）痰液较稠时，引流前应先雾化吸入。

（7）每日3—4次，每次15—30分钟。

（8）头低脚高位，一般根据情况，床尾抬高角度在30度左右，老年人或体弱者慎重选择。

第四节 家庭肺功能康复护理

一、定义

肺康复是一项综合的干预治疗措施。它包括运动训练、健康教育和行为改变，以此改善慢性阻塞性肺疾病患者躯体和心理功能，提高被照护者健康促进行为的长期依从性，增强被照护者的运动能力及自主性，促成长期健康行为。

尽管医院肺康复项目康复效益显著，但由于资源短缺和费用昂贵，仅有少数患者能够获得这种康复治疗，加之交通费用和便利性等方面的问题，导致患者的依从性进一步下降。

家庭肺康复作为一种简单有效、经济可行的康复方式，具有时空方面的便捷性，且康复内容简单易学，便于掌握，可以帮助被照护者在家中进行自我康复训练。近年来，家庭肺康复成为慢性阻塞性肺疾病患者肺康复发展的新趋势。

二、目的

减轻呼吸困难症状，提高运动耐力，改善生活质量，增加参与社会活动的能力，改善身心状态，并长期坚持健康增进行为。

三、肺功能康复适应人群

肺功能康复适用于呼吸困难、运动耐力减退和活动受限的呼吸残疾或障碍的人群。包括以下几类疾病。

1. 慢性呼吸系统疾病　慢性阻塞性肺疾病、间质性肺疾病、支气管扩张、支气管哮喘、肺癌（任何阶段）、肺减容术（术前术后）、肺移植（术前、术后）、肺动脉高压、囊性肺间质纤维化。

2. 继发性呼吸功能障碍　神经—肌肉疾病、肌病、心功能不全、精神异常。

四、呼吸功能障碍评定方法

（一）运动前的评价

1. 评估潜在的需求（吸氧）。
2. 评价合并症（心律失常、心肌缺血、骨骼肌肉病变）。
3. 鉴别导致运动受限的因素。
4. 确保运动安全。

（二）6 分钟步行实验

6 分钟步行试验是一种对中、重度心肺疾病患者功能状态的运动试验。具体方法如下。

1. 每次试验应在一天中的相同时间进行。

2. 试验前被照护者在起点旁坐椅子休息至少 10 分钟，核查有无禁忌证，测量脉搏和血压（有条件时测血氧饱和度）。

3. 让被照护者站起，用博格指数评分（表 2－1）评价患者运动前呼吸困难和全身疲劳情况。

表 2－1　博格指数评分表

0.5 分	非常非常轻微的呼吸困难或疲劳，几乎难以察觉
1 分	非常轻微的呼吸困难或疲劳
2 分	轻度的呼吸困难或疲劳
3 分	中度的呼吸困难或疲劳
4 分	略严重的呼吸困难或疲劳
5 分	严重的呼吸困难或疲劳
6—8 分	非常严重的呼吸困难或疲劳
9 分	非常非常严重的呼吸困难或疲劳
10 分	极度的呼吸困难或疲劳，达到极限

注：此量表一般配合 6 分钟步行试验应用。试验开始前让被照护者阅读量表并说出呼吸困难级别，运动后重新评价呼吸困难的级别。

4. 计时器设定到 6 分钟。

5. 请被照护者站在起步线上，一旦开始行走，立即起动计时器。被照护者在区间内尽自己体能往返行走，行走中不要说话，不能跑跳，折返处不能犹豫。健康照护师不能伴随被照护者行走。允许被照护者必要时放慢速度，但监测人员要鼓励被照护者尽量继续行走。监测人员每分钟报时 1 次，每分钟重复说：“您做得很好，坚持走下去，您还有几分钟。”如患者中途需要休息，可以说：“如果需要，您可以靠在墙上休息一会，但一旦感觉可以走了就请继续行走。”

6. 6 分钟时试验结束前 15 秒告知被照护者：“试验即将结束，听到停止后请原地站住。”结束时标记好停止的地点，祝贺被照护者完成了试验。试验结束后用 Borg 分级评价被照护者的呼吸困难和全身疲劳情况，并询问被照护者感觉不能走得更远的最主要原因。如提前终止试验，则要被照护者立即休息并记录提前终止的地点、时间和原因。

7. 记下计数器记录的圈数，统计患者总步行距离，四舍五入精确到米。监测并记录被照护者血压、心率，有条件者测血氧饱和度，认真填写记录表。

五、家庭肺功能康复方案

（一）运动锻炼

运动锻炼是综合性肺康复方案的基石，不仅是改善慢性阻塞性肺疾病（慢阻肺）患者肌肉功能和运动耐力最好的方法，而且能间接缓解劳力性呼吸困难，减少情绪失调，改善心血管功能等。

1. 步行锻炼

（1）作用：步行锻炼是一种主要针对中度、重度或极重度慢性阻塞性肺疾病患者的最常见、最简便易行的有氧运动锻炼方式。步行锻炼不仅能从中得到精神上的愉快感，而且还有助于降低人体内胆固醇的含量，降低血压，并能起到减肥、助睡眠、增强精力和体力等功效。中等强度的运动可以增强心血管系统的功能，改善慢性阻塞性肺疾病患者的身体功能和运动耐受性，延缓疾病进展，提高生存质量。

（2）运动量选择：小强度运动可以缓解症状，较大强度运动可以显著提高身体功能，每周至少 3—5 次，每次持续 20—30 分钟。锻炼者的运动量为：①10 分钟步行体力评价表（表 2－2）；②弱体力者的步行量（表 2－3）；③较弱体力者的步行量（表 2－4）；④中等体力者的步行量（表 2－5）；⑤良好体力者的步行量（表 2－6）；⑥优秀体力者的步行量（表 2－7）。

表 2－2　10 分钟步行体力评价表

级　别	体力等级	时间（分钟）	步行距离（米）
1	优秀	10	1200 以上
2	良好	10	1000—1199
3	中等	10	800—999
4	较弱	10	600—799
5	弱	10	600 以下

表 2－3　弱体力者的步行量

周　次	步　行　量
1—2	用每分钟 50 米的速度，步行 10 分钟，每天 2 次
3—5	用每分钟 50 米的速度，步行 10 分钟，每天 3 次
6—8	用每分钟 55 米的速度，步行 10 分钟，每天 2 次
9—10	用每分钟 60 米的速度，步行 10 分钟，每天 3 次
11—12	用每分钟 60 米的速度，步行 10 分钟，每天 2 次

表 2－4　较弱体力者的步行量

周　次	步　行　量
1—2	用每分钟 60 米的速度，步行 10 分钟，每天 2 次
3—5	用每分钟 64 米的速度，步行 10 分钟，每天 2 次
6—8	用每分钟 65 米的速度，步行 15 分钟，每天 2 次
9—10	用每分钟 70 米的速度，步行 10 分钟，每天 2 次
11—12	用每分钟 70 米的速度，步行 15 分钟，每天 2 次

表 2－5　中等体力者的步行量

天数/周	步　行　量
2	用每分钟 70 米的速度，步行 10 分钟，每天 2 次
3	用每分钟 75 米的速度，步行 10 分钟，每天 2 次
3	用每分钟 75 米的速度，步行 10 分钟，每天 2 次
2	用每分钟 80 米的速度，步行 10 分钟，每天 2 次
2	用每分钟 80 米的速度，步行 15 分钟，每天 2 次

表 2－6　良好体力者的步行量

天数/周	步　行　量
2	用每分钟 80 米的速度，步行 15 分钟，每天 2 次
3	用每分钟 85 米的速度，步行 10 分钟，每天 2 次
3	用每分钟 85 米的速度，步行 15 分钟，每天 2 次
2	用每分钟 90 米的速度，步行 10 分钟，每天 2 次
2	用每分钟 90 米的速度，步行 15 分钟，每天 2—3 次

表 2－7　优秀体力者的步行量

天数/周	步　行　量
2	用每分钟 90—100 米的速度，步行 10 分钟
3	用每分钟 100—120 米的速度，步行 10 分钟
3	用每分钟 120—140 米的速度，步行或慢跑 15 分钟
2	用每分钟 140 米的速度，慢跑 15 分钟
2	用每分钟 150 米的速度，慢跑 15—20 分钟

（3）注意事项：步行运动时，要注意姿势和动作要领，全身放松，抬头挺胸收腹，眼视前方，两臂自然摆动，步伐稳健，身体重心落在脚掌前部，呼吸自然。时间一般以清晨和傍晚较佳。冬季时，老年人宜选择在上午 10 点左右，地点选择在公园或者林荫道等环境幽静、空气新鲜处。

在运动过程中，如感觉身体有些不适，暂时停止运动进行观察。出现胸闷伴随绞痛、呼吸非常困难、恶心、眩晕、脉搏显著加快应停止运动。老年人应根据自身身体状况，选择中低强度的运动。

（4）运动后的整理活动很重要：可以是轻松的散步或徒手体操，持续时间 5—10 分钟。

2. 骑自行车

（1）作用：自行车是克服心肺功能疾病的最佳运动工具之一。腿部运动能促进血液流动，防止动脉硬化，预防下肢血栓形成等，还可提高心肺功能，增加神经系统的敏捷性。

（2）运动量的掌握：骑自行车锻炼的运动量，主要取决于车速。车速可根据每分钟蹬车的次数来决定。一般在骑车几分钟后，应停一下，在 1—2 秒计数脉率，以便掌握运动量。如果脉率过快，说明运动量过大，应减慢车速；如脉率过慢，则应增加车速。开始进行骑固定自行车锻炼时，一般进行 10—20 分钟，然后逐渐增加锻炼时间。最初几天，可能会感到下肢肌肉酸痛，但坚持数天后便可消失。以后可逐渐地将锻炼时间延长到 30 分钟或更长些。

（3）注意事项：进行骑自行车锻炼时，要注意正确的骑车姿势。首先要调整好自行车座的高度和把手等。踩踏脚板时，脚的位置一定要恰当，用力要均匀。如果脚的位置不当，力量分布不均匀，就会使踝关节和膝关节发生疼痛。此外，还应经常更换手握把手的位置，注意一定的节奏，可采取快骑与慢骑交替进行。

注意：当一个人的脉率大于最大脉率（220－年龄）×65%时为脉率增快。一般情况下，正常中年人步行时的脉率在 110—150 次/分。

3. 游泳　是一种安全有效、无不良反应的有氧运动锻炼方式。

（1）作用：①游泳对心血管系统的改善有相当重要的作用，可以促进血液循环，收缩压有所下降，血管的弹性也有所提高。②提高肺活量。游泳促使呼吸肌发达，胸围增大，肺活量增加，而且吸气时肺泡开放更多，换气顺畅，对健康极为有利。③提高呼吸系统的功能。由于胸腔和腹腔在水中受到的压力增大，这就迫使呼吸肌用更大的力量进行呼吸，提高呼吸系统的功能。④改善肌肉系统的能力。游泳是一项全身参与的运动，能够提高许多肌肉的力量和协调性。⑤增强抵抗力。

（2）注意事项：①慢性阻塞性肺疾病患者应根据自身疾病的情况选择锻炼的强度及频率，在疾病的急性期禁忌游泳。②下水前要先做准备活动，热身10—15分钟，活动关节及各部位肌肉。③忌空腹游泳。空腹时游泳，会造成身体血糖过低，特别是糖尿病患者，发生低血糖昏迷的危险性更大。因此，游泳者要在游泳之前，适当地补充一些水果、牛奶、糖果之类的食物。④游泳时间不宜过长，一般不应超过1.5—2小时。⑤游泳后，可以通过补充运动饮料、放松训练等方式恢复体力。

（二）抗阻运动锻炼

1. 定义　是一种对抗阻力的运动，主要目的是训练人体的肌肉。

2. 适应证与禁忌证

（1）适应证：慢性阻塞性肺疾病，如慢性支气管炎、肺气肿、哮喘和囊性纤维症、脊髓损伤等。

（2）禁忌证：病情不稳定、呼吸衰竭、训练时可导致病情恶化的其他临床情况、严重的认知缺陷及影响记忆和依从性的精神疾病等。

3. 作用　抗阻运动锻炼对慢性阻塞性肺疾病患者肌肉力量和强度的改善具有更大的潜力，并且很少引起呼吸困难，更容易被慢性阻塞性肺疾病患者接受。

4. 方法

（1）哑铃运动：哑铃站姿前平举时，手臂向上发力时吸气，放松还原时呼气。

（2）扩胸运动：将手臂抬高，两手平举成一水平线，双手握拳摆在胸前，两手不能分开，并试着将胸大肌用力，使手臂往上抬高。手臂往上抬时要吐气，放松时要吸气。

（3）推墙：站立，身体倾斜向墙上靠，双手推离墙面，保持脚部离墙的距离。

（4）坐站练习：坐在椅子的边缘，然后站立，重复练习，尽量不使用手臂支撑。

（5）下蹲练习：站立，双脚与肩同宽，双腿弯曲，膝盖不超过90度，重复练习。

（6）蹬腿练习：坐位，将弯曲的双腿伸直至膝盖水平位置。

（7）弓步练习：双腿大步分开站立，后腿伸直，前腿弯曲至大腿与地面平行，交替双腿练习。

（8）其他：太极拳、仰卧起坐、跳绳等。

5. 锻炼原则　老年慢性阻塞性肺疾病患者上肢运动耐力差，可通过做上肢体操锻炼胸大肌、胸小肌等辅助呼吸肌群。锻炼时应根据自身的情况选择合适的运动项目。

（三）呼吸肌训练

1. 腹肌的锻炼

（1）仰卧起坐（图2－20）：将双手放在头下，仰卧，抬起上半身或者仰卧举双腿至胸前。要求不停歇连续做30—50次。

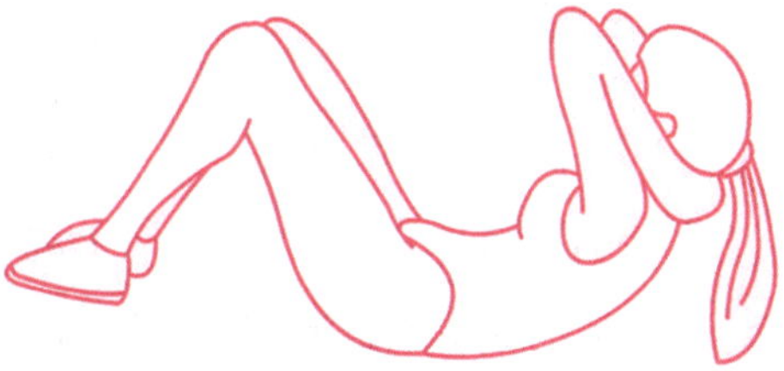

图2－20　仰卧起坐

注意：手臂不要用力抱头避免对颈椎造成压力，也可将双手放在耳侧或交叉放在胸前。

（2）团身起坐

1）仰卧卷腹（图2－21）训练部位：腹直肌上部。仰卧，大腿与小腿保持90度，双脚打开与肩部同宽，双手交叉搭在肩部。呼气时头部、肩胛骨抬离地面，吸气还原。

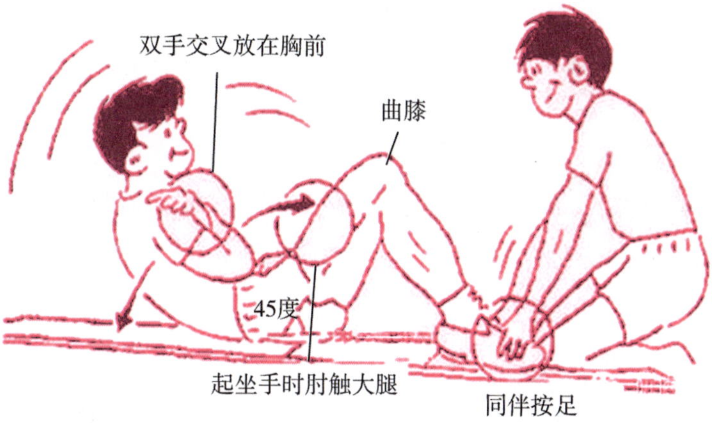

图2－21　仰卧卷腹

2）仰卧侧卷腹（图2－22）训练部位：腹内斜肌，腹外斜肌。仰卧，大腿与小腿保持90度，双脚打开与肩部同宽，双手交叉搭在肩部。呼气时头部、肩胛骨抬离地面，同时转体，右侧肩转向左膝位置。注意：手臂不要用力抱头避免对颈椎造成压力，同时抬起时控制肌肉用力，动作不要过分僵硬。

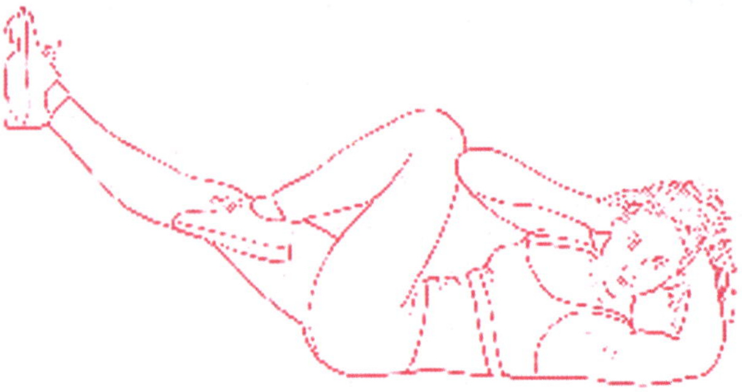

图 2－22　仰卧侧卷腹

3）反向卷腹（图 2－23）训练部位：腹直肌下部。仰卧，双脚并拢抬起膝关节垂直于骨盆上方，双手放于身体两侧。身体向前上方卷动抬离地面，腰椎下半部分抬离地面。注意：腰椎不能过分离开地面避免对腰椎产生过大的压力。

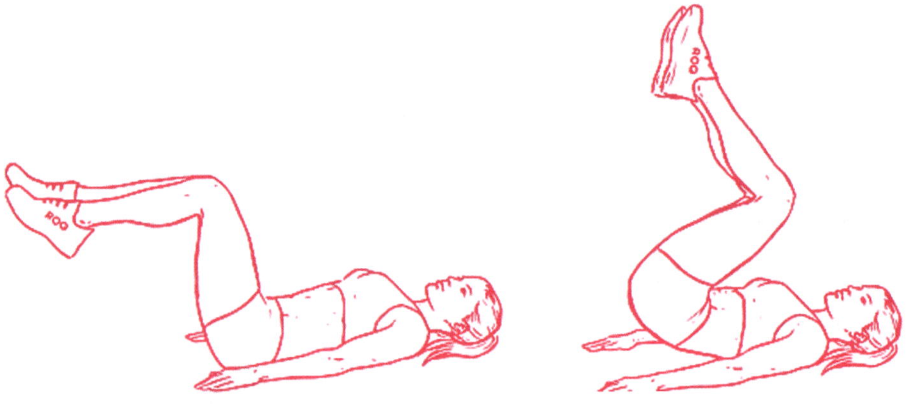

图 2－23　反向卷腹

4）平板支撑（图 2－24）训练部位：腹横肌。俯卧，小臂和脚尖接触地面，挺胸，收腹，沉肩，保持头部、背部、臀部和脚跟在同一直线上。注意身体的稳定性，腰椎不要过分向下沉。

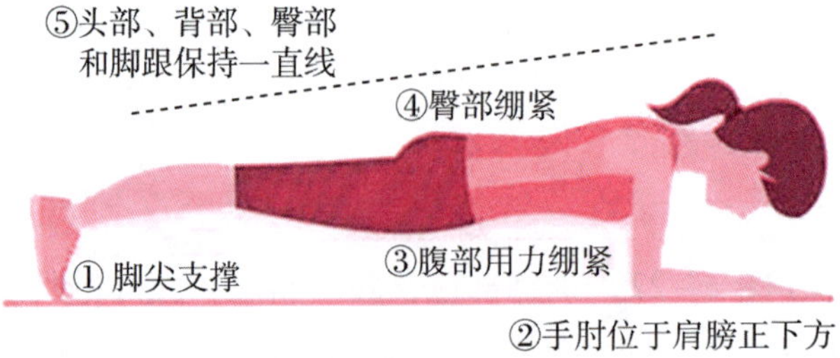

图 2－24　平板支撑

2. 呼吸训练器　呼吸训练器是一种安全可靠、操作简单的呼吸训练器。

（1）作用：加强呼吸道功能，有助于进行有效的咳嗽排痰。改善呼吸肌耐力、肺活量，有效促进肺部扩张，改善及预防肺部膨胀不全与并发症。

（2）适应证：避免腹部及胸部术后呼吸形态改变；慢性阻塞性肺疾病患者术后；通气功能障碍者。

（3）操作方法：①调整为坐姿，保持上半身直立方式进行训练，并尝试使自己处于最舒服的使用状态，如果可行，请背靠椅子或床头，并可使用枕头、毛巾置放于手术伤口之下。②将呼吸训练器垂直平放于与眼同高的位置。③嘴唇含住咬嘴后平缓的调整呼吸。④含住咬嘴缓慢吐气到底后，再以最大力量且快速持续均匀吸气，使训练器内的球体升起，并于吸气后屏气 3—5 秒维持球体上升状态。⑤如黄色球在顶端停留 2 秒，则容积为 900 × 2 = 1800 毫升，如绿球在顶端停留 1 秒，则容积为 1200 × 1 = 1200 毫升，停留 2 秒，则容积为 1200 × 2 = 2400 毫升。⑥松开咬嘴缓缓地将气体排出，在每次深呼吸后调整呼吸，每次可进行 10—15 次呼吸训练，若想咳痰，先按住伤口，深呼吸后即可咳出。

（4）注意事项：①使用前，检查并清洁训练器。②将管路与训练器接口连接，并确定无漏气。③需在清醒时练习，若感到头脑眩晕或疲惫，则暂时停止使用，休息一下即可。④单一患者使用，避免交叉感染，咬嘴及管路使用后以温水清洗并干燥避污。⑤使用过程出现不适，应立即停用。

（四）呼吸体操

1. 平稳呼吸　坐位，两手叉腰，背部靠在椅背上，肩带及全身肌肉放松，平稳地进行呼吸练习。

2. 静力性呼吸　坐位，一手放胸前，一手放胸后，作腹式呼吸，即吸气时挺腹，呼气时收腹。

3. 躯干动力性呼吸（图 2 - 25）　坐位，自然吸气，呼气时躯干前倾，双手自然下垂。

4. 加压呼吸　坐位，两臂上举吸气，两手叉腰，大拇指朝后，其余四指压住肋骨底部，躯干前倾呼气。

5. 压胸呼吸（图 2 - 26）　坐位，吸气时两臂外展，呼气时两臂相抱靠至胸廓压胸低头。

6. 肢体动作性呼吸（图 2 - 27）　坐位，两手侧平举吸气，一腿向腹部屈曲，两手围抱呼气。

7. 行走呼吸　走两步吸气 1 次，再走 5 步呼气 1 次。

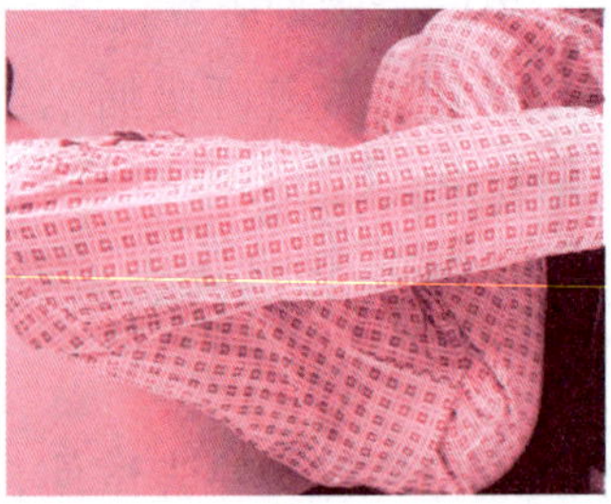

图 2－25　躯干动力性呼吸

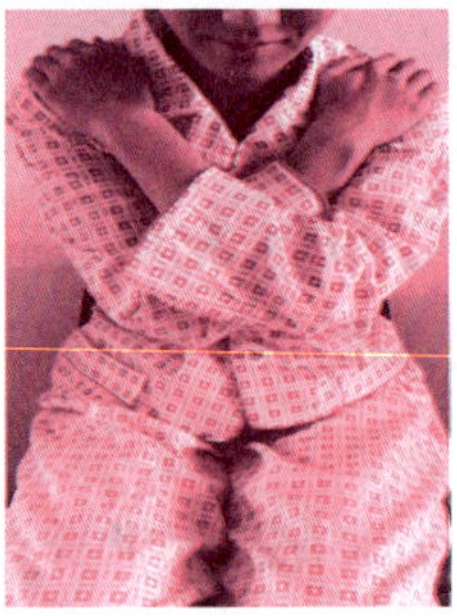

图 2－26　加压呼吸

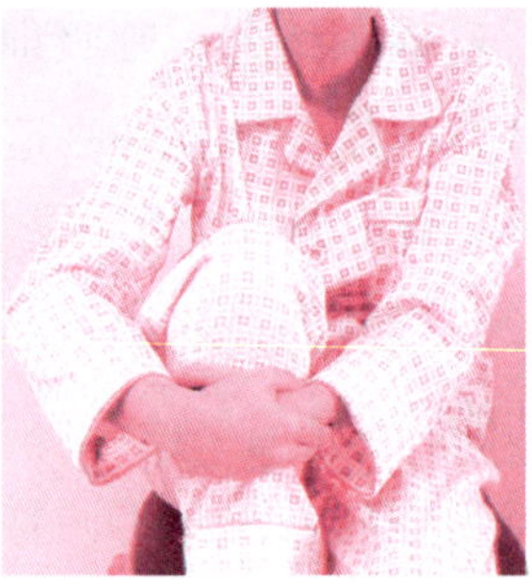

图 2－27　肢体动作性呼吸

第三章
心功能与运动康复

冠心病是一种常见的心脏病，是指因冠状动脉狭窄、供血不足而引起的心肌功能障碍和（或）器质性病变，故又称缺血性心肌病。早期主要表现为体力活动、情绪激动后突感心前区疼痛，多为发作性绞痛或压榨痛，也可为憋闷感。有时向上放射至左肩、臂，甚至小指和无名指，休息或含服硝酸甘油可缓解。如胸痛性质发生变化、进行性加重，以至于稍事体力活动或情绪激动甚至休息或熟睡时亦可发作，持续时间延长，去除诱因或含服硝酸甘油不能缓解，应尽快就医。

冠心病的发生与冠状动脉粥样硬化狭窄（图 3－1）的程度和支数有密切关系。运动对冠心病可起到预防和辅助治疗作用，但冠心病患者的运动要听从医生的指导，遵循个体化原则。

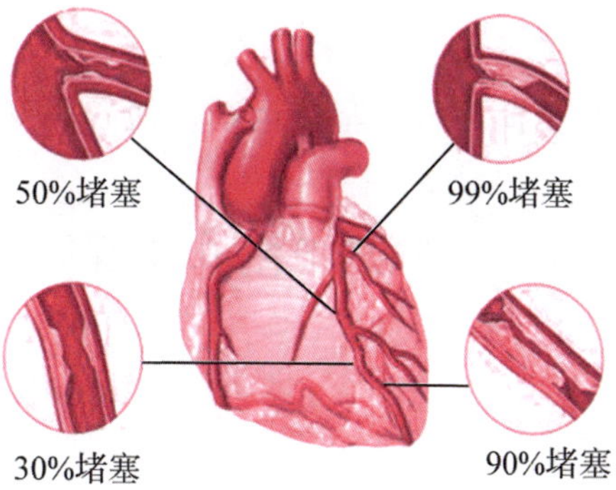

图 3－1　冠状动脉狭窄

第一节　运动康复对冠心病的益处

导致冠心病的危险因素有很多，包括血脂异常、高血压、高血糖等。运动对于血压、血脂和血糖的调控有积极作用。缺少运动的人脂质代谢失常发生的可能性高，从而导致血液中低密度脂蛋白和极低密度脂蛋白容易增高。

一、改善心脏功能

（一）改善心率

（1）心率：是运动强度的监测指标，会随着运动强度的增大而增快。运动强度保持在一定范围，心率也会在一定范围内稳定。

（2）运动可减慢心率：尤其是有氧耐力训练能够使得静息状态下的心率减慢，这和长期接受训练的运动员平静心率较低的机理一样，是生理性的心动过缓。另外，在同等的运动强度下心率也会较慢。

（二）改善心肌供血

1. 适量运动可扩张冠状动脉，增加心肌供血。
2. 运动能促进心脏侧支循环形成。

（三）改善心脏收缩功能

（1）运动能够增加心脏负荷，长期坚持运动可使心肌变得肥厚，从而使收缩能力更强。

（2）运动可使心室腔扩大、心室的充盈更好，这样每次心脏搏动输出的血液就更多，效率也更高。

二、降低血脂水平

（1）适度的运动既能促进能量消耗，降低总胆固醇、甘油三酯、低密度脂蛋白水平，又能使具有保护血管作用的高密度脂蛋白增高。

（2）运动疗法通常以中等强度运动为主，如散步、慢跑、游泳、骑自行车等。每周至少 3 次。每日 1 次，每次 30—40 分钟效果更好。

（3）全面地改善血脂状况需要 6 个月，因此运动贵在坚持。可以先选择强度较小的运动，逐步提高运动强度。

三、控制血压

（1）高血压患者经过长期运动锻炼，收缩压可以下降 2%，舒张压降低 1%，基础血压越高者下降越明显。

（2）运动强度应缓和，宜选择步行、慢跑、骑车、游泳以及慢节奏的体操、太极拳等有氧运动。

四、改善冠心病发展及预后

尽管对于冠心病患者而言，运动伴有一定的风险，但是在医师指导下进行合理的心脏康复运动并不会增加心血管意外发生的风险，合理的心脏康复运动反而会降低冠心病患者的病死率。有研究发现接受心脏康复的急性心肌梗死患者 1 年内的死亡风险降低 45%。

五、降低血糖

（1）适当的运动可增加机体组织对胰岛素的敏感性，从而增加血中葡萄糖被肌肉等组织的利用，使血糖降低。

（2）运动锻炼的近期效果是可以降血糖，远期效果是可以减少降糖药物的用量。

（3）最适合的运动是有氧运动。

（4）运动选择餐后 30 分钟—2 小时为宜，这时血糖较高，不易发生低血糖，同时还要避免在胰岛素或口服降糖药作用最强的时候进行运动。

（5）运动时建议随身带几块糖果或者饼干，及时应对低血糖的发生。

六、控制体重

1. 体重指数计算公式

体重指数 = 体重（千克）/身高^2（米^2）

健康标准：体重指数为 18.5 以下为体重不足；18.5—23 为健康；23—25 为超重；25—30 为肥胖；30 以上为严重肥胖。

2. 宜选择中等强度运动　运动时间要足够长，每次锻炼一般不少于30分钟。运动的方式可根据自己的条件、爱好选择，如走路、慢跑、游泳等。

七、改善精神和心理状态

长期失眠、紧张、焦虑等不良精神状态能增加冠心病发病风险。冠心病患者由于疾病原因容易出现焦虑、抑郁、失眠等症状，不利于疾病的康复。

（1）每周在自然环境下运动1次，可以改善抑郁和焦虑症状，锻炼越多，受益越大。

（2）运动能提高其康复的信心，更加坚定自己可以从事正常的日常活动。

（3）运动可改善睡眠质量。运动能够促进深度睡眠，迅速缓解疲劳，使睡眠进入一个良性循环。

八、提高运动能力

（1）心脏康复的核心内容是运动锻炼，最主要的目标就是提高运动能力。

（2）运动可同时提高骨骼肌系统、心血管系统、呼吸系统三者能力，使机体运动能力综合提高。

第二节　冠心病患者运动康复注意事项

一、运动原则

（一）个体化原则

（1）根据个人身体状况及个人目标意愿制订运动方案。

（2）最好由专业医师制订个体化康复方案，以保证康复训练的科学性、安全性、有效性。

（3）在保证安全基础上，还要根据兴趣和文化差异等选择容易接受的训练方式。

（二）循序渐进原则

（1）在运动时需避免运动负荷过重或过快，以免增加运动负荷。

（2）运动康复是一个长期过程，随着训练效应的积累可以根据个体的情况逐步增加运动的强度、时间。

（三）持之以恒原则

（1）心脏康复训练需要持续一定的时间才能获得显著的效果，很多情况下训练一个月甚至更长时间后才能看到评估结果的提高。

（2）停止运动训练后，训练的有益效应也会有所消退。因此，心脏康复训练往往需要长期坚持，最好是维持终身。只有当运动成为习惯时，心脏康复才真正达到目的。

（四）主动参与原则

常常遇到这样一类被照护者，他会说某某医师说冠心病需要心脏康复，要不然就会有很多的不良后果；或者说我的爱人非得让我过来进行心脏康复。这是一种非常不好的心理状态，也不利于疾病的康复。鼓励被照护者积极主动参与到运动康复中，这样才能达到最好的康复疗效。

（五）全面康复原则

尽管运动是心脏康复的核心内容，但是运动是建立在病情稳定的基础之上。因此，合理用药、改变不良生活习惯、控制其他并发症等也是保证运动能够顺利实施的重要保障。

二、运动过程中常见的风险

（1）对冠心病患者来说，首要的运动风险就是心血管意外的发生，如心绞痛发作、心肌梗死、心力衰竭、心律失常、血压异常甚至猝死等。

（2）运动还可能造成韧带肌肉拉伤和骨关节受损等其他损害。

三、运动中的注意事项

运动固然对冠心病患者有好处，但运动不当带来的危害也屡见不鲜。因此，冠心病患者在运动时，必须注意以下问题。

（一）运动时机

无不适感，心率和血压稳定、精力充沛时可进行运动，避免在大量进餐、喝浓茶、咖啡及起床后立即运动。

（二）运动时间

运动时间的选择具有特殊性，宜在下午进行，上午6—12点容易出现心绞痛、心肌梗死、猝死等意外事件。运动时应避开恶劣的天气，如寒冷、大风、炎热、干燥、阴雨、雾霾及温度过高等天气。

（三）运动前后

（1）运动前进行充分的准备活动及水分的补充，避免完全凭主观感觉及盲目过量运动。

（2）避免情绪激动、精神紧张。

（3）监控血压、心率、血糖。

（4）注意保暖，适时加减衣物，如需洗澡应在休息15分钟后进行，水温应在40℃以下。

（四）运动不适

运动过程中若出现胸痛、乏力、呼吸困难、头晕、眼花、面色苍白、协调障碍等症状时要立即停止运动，情况严重时需及时就医处理。建议随身携带心脏急救药物。

四、运动损伤的预防

（一）选择适合自己的运动项目和健身方式

（1）根据年龄、性别、肌肉力量、关节灵活程度及疾病情况选择。

（2）避免短跑、篮球、乒乓球等运动项目，以免因心脏负荷过重和情绪波动诱发心血管意外。

（二）做好充分的热身活动

每次运动前要充分活动各个关节、肌肉，使各个关节在各个方向上都得到最大限度的活动以增加关节的柔韧性和灵活度，热身运动以10分钟为宜，冬季可稍长些，约15分钟。

（三）遵循科学的运动方法

运动应循序渐进，先易后难，先从小强度运动开始，逐步加量。除了一般有氧运动，我们还需要适当的无氧运动以增强肌肉力量，保持运动的协调性和稳定性。

（四）加强自我保护意识与能力

（1）遇到急性运动损伤后，如急性肌肉、韧带、关节等软组织拉伤、扭伤时（受伤后的24—48小时），基本处理原则是：保护、适当负重、冰敷、加压包扎、抬高患肢。

（2）紧急处理后到医院就诊，以便进行后续的理疗或药物治疗。

第三节　冠心病患者运动量控制

一、适宜的运动项目

（1）在医生指导下制定个体化运动处方。

（2）运动处方的内容包括运动形式、强度、时间、频率及运动中的注意事项。

（3）运动处方并非一成不变，在运动康复的过程中，随着自身情况及运动能力的变化，运动处方也需要进行适应性调整。

二、运动强度

1. 心率　冠心病患者以中等强度的运动较为适宜，有效心率为最大心率的50%—70%。

最大心率＝220－年龄，即有效心率＝（220－年龄）×（50%—70%）。

2. 自我感知劳累程度　适合的运动强度表现为运动时稍稍出汗，轻度呼吸加快但不影响对话，运动次日起床时感觉舒适，无持续的疲劳或其他不适。

三、运动时间

（1）冠心病患者运动时间（不包括准备和放松的时间）在开始阶段可稍短，每次20分钟，以后随机体对运动的逐步适应，运动时间可逐渐延长至30—60分钟。

（2）每次运动应有5—10分钟的准备活动，运动后至少有5分钟的放松活动。

（3）运动中保持有效心率的时间必须有10—30分钟。

（4）对于年龄小、病情轻、体力好的患者，可采用较大强度、短时间的运动，而对于老年人和肥胖者，可采用强度小、持续时间长的运动。

四、运动频率

建议每周运动3—5次，如果每一次的运动量较大，可间隔一两天，但不要超过3天，如果每次运动量较小而同时患者身体允许，每天坚持1次运动最为理想。

五、运动过程中需要警惕的症状

冠心病患者常常由于病情变化或者私自加大运动量等原因导致运动中出现不适症状，当出现下列症状时应停止运动，休息不能缓解时应及时就医。

（一）常见症状

（1）进行性胸痛、胸闷，胸、臂、颈肩、下颌、左上肢内侧等部位出现酸痛感、灼烧感、紧缩感或胀痛感。

（2）无力、气短、呼吸困难、面色苍白或发绀。

（3）关节痛、肌肉酸胀感明显、疲劳感特别严重。

（4）头晕目眩、视物模糊、眼前黑蒙。

（5）走路或站立不稳、运动不协调、缺血性跛行等。

（二）处理

出现以上症状都可能是心脏负荷过重或者身体难以承受的信号，应当引起足够的重视，立即休息或者减少运动量，当症状难以缓解甚至加重，或者反复出现以上症状时，应及时就医。

第四节　冠心病患者适宜的康复运动方式

一、散步

（一）散步的益处

散步对于冠心病患者而言是一种非常安全有效的运动形式，其运动量不大但效果却很明显。

（1）经常散步可调节血液循环系统和呼吸系统功能，防止肌肉萎缩，保持关节灵活性。

（2）散步能提高机体代谢率，有助于体内多余脂肪的消耗，减少动脉粥样硬化。

（3）散步有助于消除疲劳，轻快的步行可以缓和神经肌肉的紧张，是治疗情绪紧张的一个理想的“解毒剂”。

（二）强度

（1）运动量要根据自己的身体情况，本着循序渐进的原则进行，一般慢步为2.5—4千米/小时，中等速度步行为4—5千米/小时，快步为5—6千米/小时。

（2）一般采取中等步速，每次步行30分钟左右，步行过程中可根据体力情况休息1—2次；每次3—5分钟，如果情况允许最好每日散步1—2次，长期坚持。

（三）散步过程中的注意事项

（1）散步前应多喝些水，锻炼时最好选择在空气清新、景色优美、场地平整宽敞的地方进行。

（2）散步时要做到肌肉放松，挺胸抬头，步伐从容和缓，防止摔跤。

（3）饭后应休息30分钟之后再进行。

二、慢跑

（一）慢跑的益处

（1）慢跑可提高血液供氧，进行轻松的慢跑运动时所供给的氧气较静坐时可多8—12倍。练慢跑的老年人，最大吸氧量高于不锻炼的同龄老人。

（2）慢跑运动可使心肌增强、增厚，具有锻炼心脏、保护心脏的作用。

（3）慢跑还能消耗体内多余的热量、增强肌肉耐力、促进体内排毒，减轻心理压力，防治骨质疏松、高血压、慢性支气管炎、消化道溃疡等疾病。

（二）强度

（1）在医师指导下根据自身情况慎重选择。

（2）病情较轻、平时活动量较大者，可快步行走，在不引起心绞痛发作的基础上，逐渐试行慢跑。

（3）体质弱者，可由散步过渡到慢跑。也可采取慢跑与步行交替的方法进行，这种锻炼将耐力与强度相结合，比较适合。

（4）频率，隔日1次向每日1次过渡，每次持续30—40分钟。应以不喘粗气、不觉难受、不感头晕，最高心率为120次/分左右为宜。

（5）老年冠心病患者应在有监护的情况下采取此种锻炼方法，以免发生意外。

（三）注意事项

（1）慢跑锻炼前要做好准备活动，防止心血管意外以及肌肉、关节、韧带的扭伤。

（2）慢跑时穿运动鞋和宽松衣物，保持上下肢放松，身体前倾，幅度应以自然、舒适为好。

三、爬梯练习

（一）爬梯的益处

爬梯一般不需要特殊场地及设备，经常爬梯能提高下肢关节和肌肉的功能，有利于促进血液循环、改善心肺功能、促进组织器官的新陈代谢、去脂减肥、降压降糖、调节大脑皮质功能、提高人体免疫抗病能力。研究显示，每日爬5层楼梯的人，其心脏病的发病率比乘电梯的人低25%。

（二）爬梯疗法

（1）正确姿势是腰微向前倾，腿脚稍抬高，两臂自然左右摆动，不抓扶手，节奏均匀有力地用左右脚攀登每一个台阶。

（2）爬楼梯时，应以慢速、中等强度为宜，以不感到费力和紧张为好。可爬停相间，每1—2层在楼梯转弯的平台上稍停片刻，每天可锻炼1—2次，每次持续时间可控制在10—15分钟，以感觉周身发热、微微出汗即可。

（三）注意事项

（1）由慢到快、由少到多地循序渐进，不要急于求成。

（2）锻炼前一定先要进行准备活动以防扭伤，平时可适当进行下肢肌肉的力量训练以为爬梯训练做基础。

（3）此锻炼不宜在早晨、饭后或临睡前进行，下午4—5点进行为好。

（4）对于下肢关节有病变及平衡能力较差者应在家属的陪同下进行。

四、游泳

（一）游泳

对于冠心病患者而言，在水中游泳体力消耗会比较大，游泳的水温多在30℃以下，由于冷水对人体的物理、化学刺激作用，血管会发生收缩舒张变化，加重心脏负荷、诱发心绞痛等意外发生。应根据自身情况和医生建议，慎重选择。

（二）注意事项

（1）游泳前最好到医院进行系统的心肺功能评估。游泳时不要单独进行。

（2）由于体温、水温有差异，必须做好入水前的准备活动。

（3）游泳的速度、距离、时间要量力而行，一开始可先进行水中行走姿势控制练习，在水中的时间 40—60 分钟即可。

（4）游泳前要熟悉游泳环境，避免在空腹或饱食后游泳，防止意外发生。

（5）对于病情不稳定的冠心病患者，不宜游泳。

五、骑车

（一）骑车

自行车既是交通工具又是很好的健身器材，骑车能锻炼人体的下肢力量，增强心肌收缩力，使血管壁的弹性增强，肺活量增加。推荐室内功率自行车，一般先从 30 瓦开始进行训练，每次训练 30 分钟左右，随后根据自身情况逐渐增加运动量和时间，对于运动能力较差者还可采用间歇式的运动方法，即骑 3—5 分钟后可休息 2 分钟，随后继续反复进行。

（二）风险

1. 上下自行车时跌倒　患有冠心病的被照护者一般年龄偏大，运动的协调能力下降，上下普通自行车时容易出现困难。

2. 安全事故　室外路况复杂，且伴随着刮风、下雨、下雪、大雾等影响骑车安全的因素，容易紧张，易发生安全事故。推荐在室内功率自行车上进行骑车练习，运动量更容易把握，也更为安全。

（三）注意事项

没有室内运动条件的，如需进行骑车运动应尽量选择在空旷平整的路段进行，如遇上恶劣自然气候或身体不适时，则尽量避免骑车外出。

第五节　特殊情况下的冠心病患者的运动方式

一、急性心肌梗死患者的运动

（一）运动时机

（1）目前认为，只要无活动禁忌，应尽早进行康复活动。

（2）长期卧床会导致运动能力急速下降、血容量减少、血液流速降低、血液黏稠度增高及血管调节能力减退，影响康复效果。

（二）康复运动方案

早期康复活动应在医护人员的指导下，健康照护师的陪同下进行，并要强调个体化原则，一般早期可以进行的项目可参考以下方案。

（1）第1—2天卧床休息，被动变换体位，被动活动所有肢体关节。醒时即行踝屈伸或活动手指，并进行两次10分钟的腹式呼吸训练（见第二章第二节）。

（2）第3—4天可主动变换体位，在辅助下尝试坐起。

（3）第5天起可自行尝试坐起，床边洗漱、进食等活动。

（4）第6天起可坐起，在床边主动活动肢体，并使用床边便桶。

（5）第8天可在床边站立15分钟左右，轻微活动肢体，每天3次。

（6）第9天可尝试在床边走动，第10天可在室内活动，尝试步行50米左右。

（7）第11天可增加80米。此后的活动量可逐渐增加，但一定注意循序渐进，坚持锻炼。

（8）增减运动量的选择可以参考心率，如果在训练过程中并无不适，运动时心率增加小于10次/分，则可以在次日增加运动量，心率增加在20次/分左右，则可维持相同运动，若心率增加大于20次/分或出现任何不适则减少运动量或停止运动。

二、心力衰竭患者的运动

心力衰竭患者的运动一般选择在稳定期进行，心功能1—3级者可进行运动康复，主要目的在于尽可能减轻临床症状、提高运动能力。

（一）心功能评定

1 级：有心脏病病史，但活动量不受限制，平时一般活动不引起疲乏、心悸、呼吸困难或心绞痛。

2 级：体力活动受到轻度的限制，休息时无自觉症状，但一般体力活动下可出现疲乏、心悸、呼吸困难或心绞痛。

3 级：体力活动明显受限，一般活动即引起上述的症状。

4 级：不能从事任何体力活动，休息状态下出现心衰症状，体力活动后加重。

（二）运动选择

1. 心功能 1 级　可进行慢速地爬楼梯，步速在 7.2—8 千米/小时的步行，车速在 14.5—16 千米/小时的骑自行车、游泳等运动。

2. 心功能 2 级　可进行步速在 4.8—6.4 千米/小时的步行，车速在 10—13 千米/小时的骑自行车，太极拳和较轻松的健美操等运动，活动时心率增加一般不超过 20 次/分。

3. 心功能 3 级　可进行静气功、腹式呼吸、放松疗法等训练，同时还可做不抗阻力的四肢活动，活动时心率增加一般不超过 10—15 次/分。

（三）运动强度

（1）运动初始时间可控制在 5—10 分钟，逐渐可增加至 30—40 分钟。

（2）若运动强度增大时可选择间歇性的运动方式，每运动 2—5 分钟后休息 1—2 分钟，然后再继续同等强度下的运动，以此循环进行，该方法既能保证运动强度，又不会产生疲劳不适，达到很好的锻炼效果。

注意：心力衰竭者的心力储备有限，还常常有肺部感染、下肢水肿等并发症。因此，在进行运动时一定要量力而行，避免引起不适或加重症状。

三、冠心病患者外出运动

（一）外出运动的好处

（1）旅游可以开阔视野，增加知识，陶冶性情，增添乐趣，对身心健康十分有益。

（2）根据自己的健康状况，选择好合适的活动范围和项目，做好充足的准备，以避免意外的发生。

（二）外出旅游时注意事项

（1）旅游前可进行一次全面体检，根据专科医生意见确定病情是否能够进行长途旅游。

（2）旅游时最好携带自己的病情简介，心电图及冠心病急救用药，如硝酸甘油、速效救心丸等，旅游途中应有人陪伴，如有不适，应立即就近医院诊治。

（3）选择好旅游时节，应尽量选择在春末、夏初或秋季，避免因寒冷或酷暑诱发冠心病发作。

（4）旅游地点应选择在环境优美、空气新鲜、人员较少的地方，避免爬山、漂流等运动量较大或较为刺激的运动项目。

（5）旅游时应避免过度疲劳、饱餐和情绪激动，每日活动时间不超过 6 小时，保证充足的睡眠时间，如遇到刮风、炎热或湿度过大、阴雨等情况，应及时进行自我调整。

（6）选择安全、平稳的交通工具，以火车为宜，少乘飞机或长途汽车等，最好不坐夜车，以免影响休息，途中每 1—2 小时活动一下腿部。旅馆应选择安静、舒适的地方，不应离医院太偏远，以免发生意外时寻医不便。

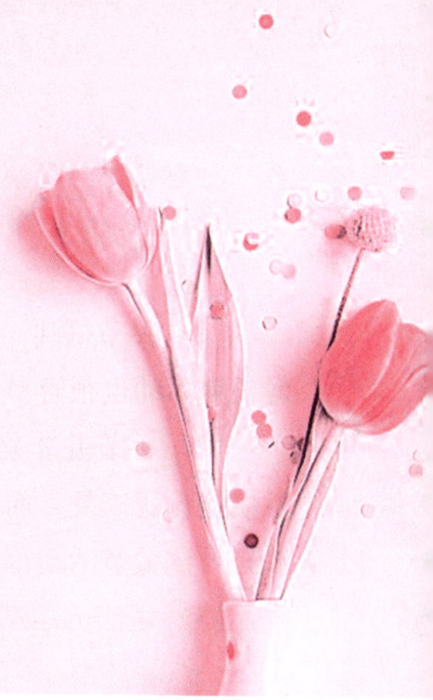

第四章
骨关节运动与康复

第一节　运动在骨关节疾病康复中的作用

一、运动有利于增强肌肉力量

（1）肌肉力量指肌肉收缩时所能产生的最大力量。肌力的大小主要取决于肌肉的收缩方式、收缩速度、关节角度等。

（2）适度运动可增加肌肉收缩的爆发力、增加关节活动的灵活性，同时可改善心态，增强自信。因此，经常运动的人往往有较强的肌肉力量。

二、运动有利于骨骼生长

多运动是儿童和青少年长高的生理需要。研究证明，坚持运动的儿童、青少年与不运动或缺少运动的同龄人相比，胸围、肺活量、握力分别增加 5—8 厘米、500—1500 毫升、4.6—5.7 千克，坚持锻炼有助于儿童和青少年的生长发育。

三、运动有利于防治骨质疏松

骨质疏松症是老年人，尤其是老年妇女最常见的代谢性骨病。绝经期妇女每周坚持 3 小时的运动，总体钙增加。但是运动过度致闭经者，骨量丢失反而加快。

四、运动有利于提高关节活动的灵活性

（1）关节好比“金属机械装置”。如果频繁使用必然会磨损、消耗，缩短寿命，但长期不动也很容易生锈坏掉，灵活性也会变差。

（2）关节并非是简单的骨头，它是由肌肉、软骨等组成的“复合结构生命体”，不仅能自我修复，而且有独特的运行机制。一旦长期不动，腿部肌肉的力量会下降，势必导致关节活动范围变大，影响关节的稳定性。

（3）适当的运动对关节炎患者大有帮助。预防骨关节炎，关键在于合理运动。

五、运动有利于提高身体柔韧性

（1）柔韧性是身体健康素质的重要组成部分，它是指身体各个关节的活动幅度以及跨过关节的韧带、肌腱、肌肉、皮肤等组织的弹性伸展能力。

（2）经常做伸展练习可以保持肌腱、肌肉及韧带等软组织的弹性。柔韧性得到充分发展后，人体关节的活动范围将明显加大，关节灵活性也将增强。这样做动作更加协调、准确、优美，同时在体育活动和日常生活中可以减少由于动作幅度加大、扭转过猛而产生的关节、肌肉等软组织的损伤。

第二节　运动功能评定

一、肌力评定

肌力评定是运动系统功能评定的基本内容之一，用以评价神经肌肉系统功能损害的范围及程度，并作为选择肌力练习方法、负荷量评价训练效果的基础。常用徒手肌力检查方法评定，该方法操作简单，易掌握。检查时，让患者处于不同的受检位置，然后让患者采用受试肌肉或肌群在减重、抗重力或抗阻力的状况下做指定动作，并使动作达到最大的活动范围。根据完成动作的情况，按肌力分级标准来评定肌力的级别。

徒手肌力检查法通常采用6级分级法。各级肌力的具体标准如下（表4－1）。

表 4-1 肌力分级标准

级别	名称	标　　准	肌力
0	零	无肌肉收缩	0%
1	微缩	有轻微收缩，但不能引起关节活动	10%
2	差	在减重状态下能做关节全范围运动	25%
3	可	能抗重力，不能抗阻力	60%
4	良好	能抗部分阻力	75%
5	正常	抗充分阻力运动	100%

二、关节活动度评定

骨的连接分直接连接和间接连接两类。具有关节面、关节囊和关节腔等结构。

（一）人体的轴与面

1. 解剖学姿势　人体直立、头正、颈直，两眼目视前方，双侧上肢在体侧自然下垂，手掌朝向前方，双足并拢足趾朝向前方。

2. 轴　分垂直轴（又称纵轴）、矢状轴、冠状轴。

3. 面　分矢状面、冠状面、水平面。

4. 方位　以解剖学姿势为基础，用规定的方位术语说明某一种解剖结构与其他结构的位置关系（表4-2）。

表 4-2 人体方位术语

方　　位	定　　义
上	接近头顶
下	接近足底
前（腹侧）	接近身体前面（腹面）
后（背侧）	接近身体后面（背面）
内侧	接近正中
外侧	远离正中
近侧（端）	接近躯干侧（肢体）
远侧（端）	远离躯干侧（肢体）
桡侧	桡骨侧
尺侧	尺骨侧
胫侧	胫骨侧（小腿）
腓侧	腓骨侧（小腿）

（二）正常关节活动度

1. 肩关节（图 4－1）

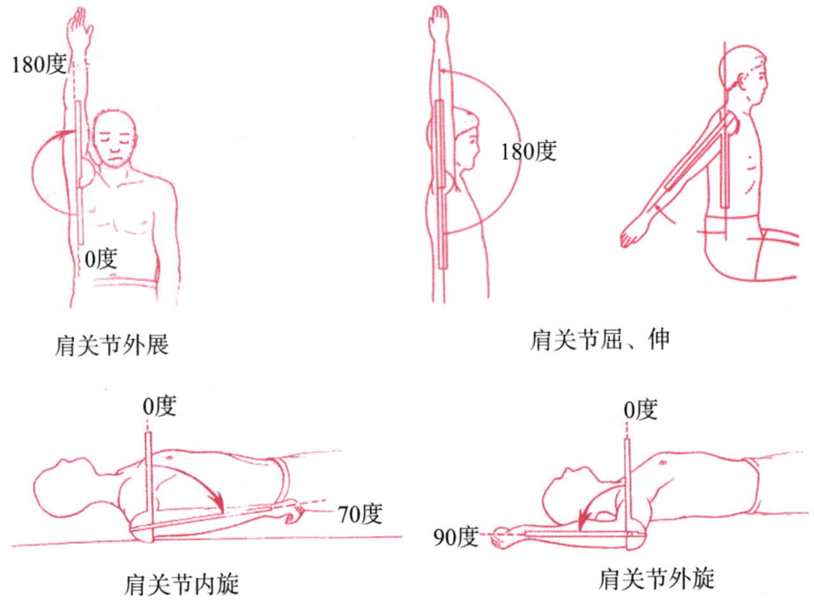

图 4－1　肩关节活动度

2. 肘关节（图 4－2）

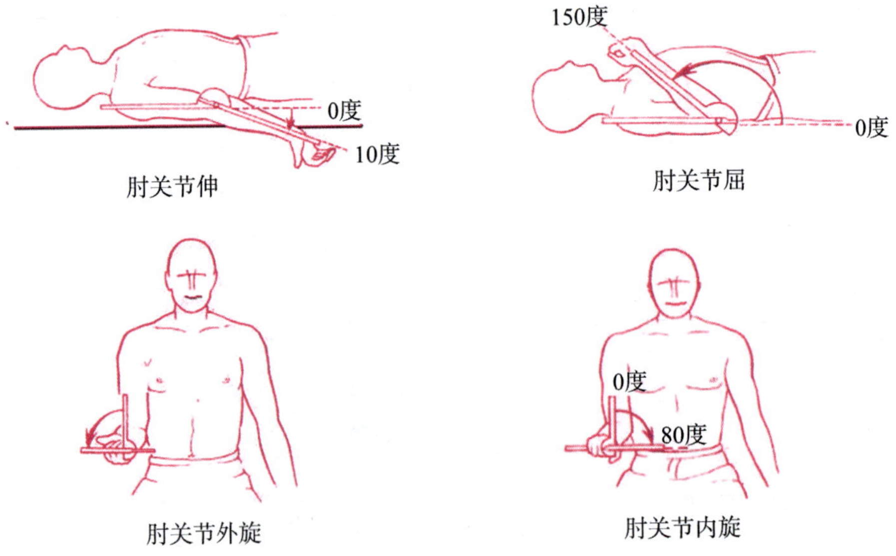

图 4－2　肘关节活动度

3. 腕关节（图 4 - 3）

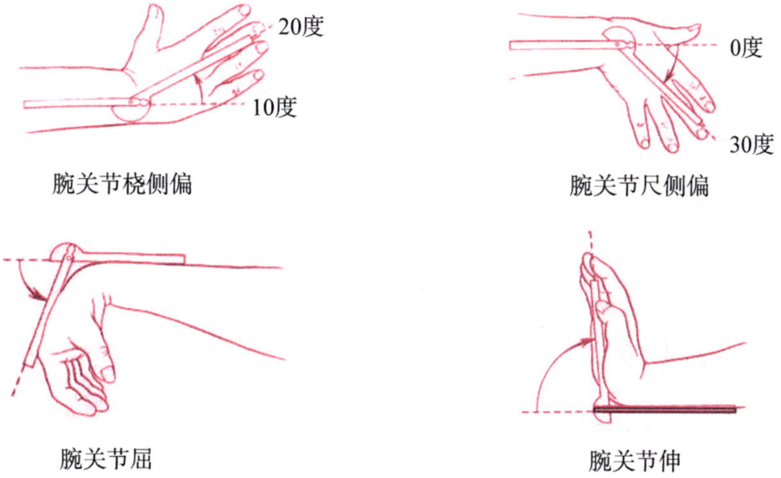

图 4 - 3　腕关节活动度

4. 髋关节（图 4 - 4）

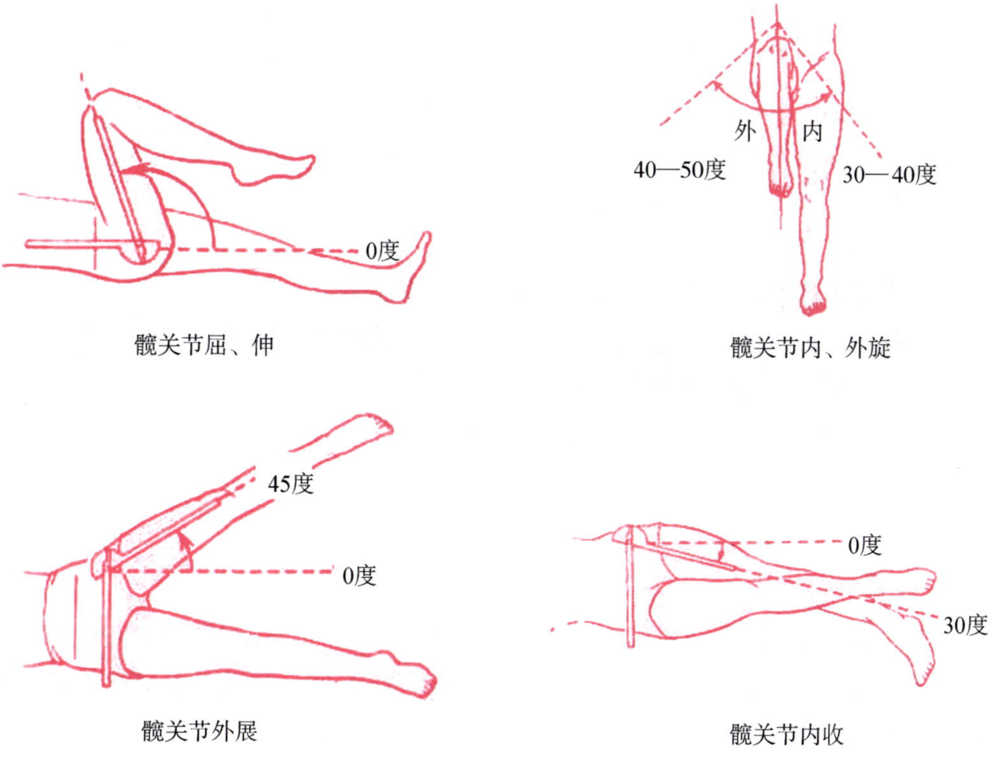

图 4 - 4　髋关节活动度

5. 膝关节（图4－5）

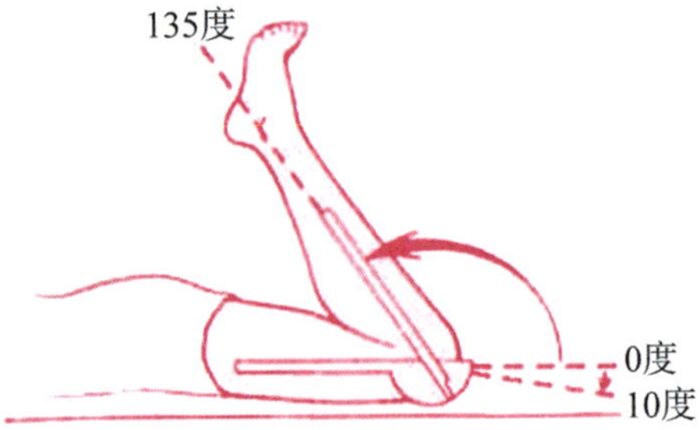

图4－5　膝关节屈曲

6. 踝关节（图4－6）

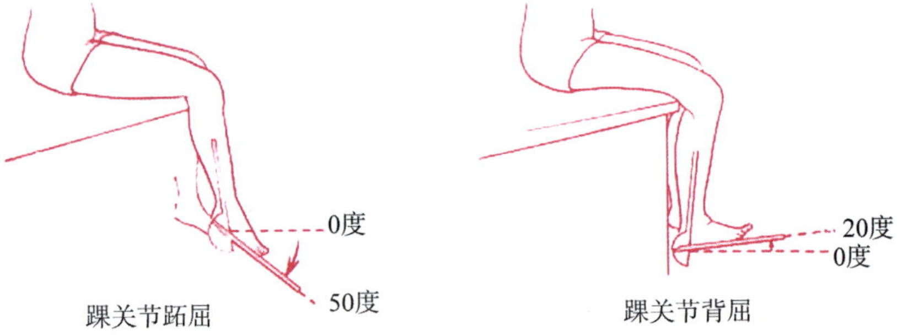

图4－6　踝关节活动度

（三）活动范围异常的常见原因

（1）关节、软组织、骨骼病所致的疼痛与肌肉痉挛。

（2）制动、长期保护性痉挛、肌力不平衡及慢性不良姿势等所致的软组织挛缩。

（3）关节周围软组织瘢痕与粘连。

（4）关节内损伤与积液、关节周围水肿。

三、日常生活活动能力评定

日常生活活动是指人们在独立生活中，每天必须反复进行的最基本的活动，如穿衣、进食、起居、行走、个人卫生、沐浴、交流、家务等。常用巴塞尔指数量表评定（表4－3）。

表 4－3 巴塞尔指数评定标准

日常活动项目	独立	部分独立	较大依赖	完全依赖
1. 进食	10	5	0	—
2. 洗澡	5	0	—	—
3. 修饰（洗脸、梳头、刷牙、刮胡子）	5	0	—	—
4. 穿衣（包括系鞋带）	10	5	—	0
5. 控制大便	10	5（偶失禁）	0（失禁）	—
6. 控制小便	10	5（偶失禁）	0（失禁）	—
7. 如厕（包括拭净、整理衣裤、冲水）	10	5	—	—
8. 床椅转移	15	10	5	0
9. 行走（平地行走 45 米）	15	10	5	0
10. 上下楼梯	10	5	—	0

注：总分 100 分为正常；0 分表示完全依赖；>60 分为轻度功能障碍，提示生活基本自理；60—41 分为中度功能障碍，生活需要帮助；40—20 分为重度功能障碍，生活依赖明显；20 分以下为完全残疾，生活完全依赖。

四、手功能的评定

人们在日常生活、工作中，不可避免发生各种创伤，其中肢体创伤占有一定比重，尤以手外伤给人们日常生活和工作带来的影响最大，伤后常遗留有关节僵硬、肌力下降、生活质量下降等后遗症。手功能评定与运动是早期康复的重要内容，手功能康复护理是家庭护理一项内容，因此，健康照护师应掌握基本康复技术。

（一）握力

1. 握力器评定　评定时上肢在体侧下垂，握力器表面向外，将把手调节到适宜的宽度。以握力指数评定，握力指数＝握力（千克）/体重（千克）×100，正常值应大于 50。测试 2—3 次，取最大值。

2. 徒手评定　取坐位或站位，健康照护师面向被照护者，双手交叉，握住被照护者双手（左手握左手，右手握右手），嘱其用最大力量握拳，比较双手握力是否对称、握力的大小（图 4－7）。

（二）灵活性

评定方法：孔插板评定法（图 4－8），取近坐位，将插板置于身体前方桌面上，9

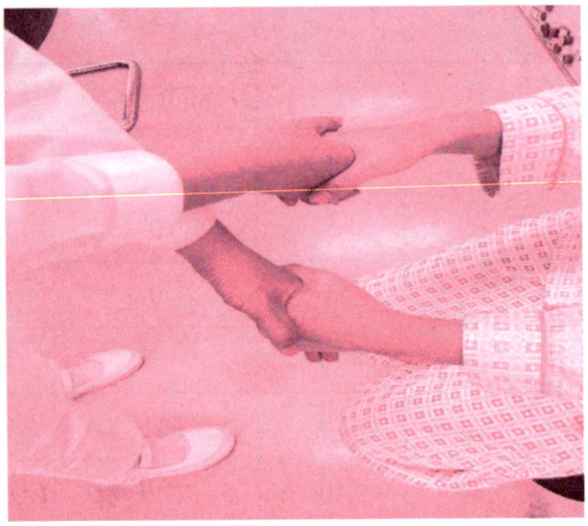

图 4－7　徒手握力评定

根木棒放于测试手一侧的浅皿中。嘱患者一次 1 根地分别将 9 根木棒插入 9 个孔中，然后再一次 1 根地将 9 根木棒拔出放回浅皿中。记录完成该项活动的总时间。先测健侧手，再测患侧手，比较两手的差值。正常值：双手完成活动用时相差小于 3 秒。

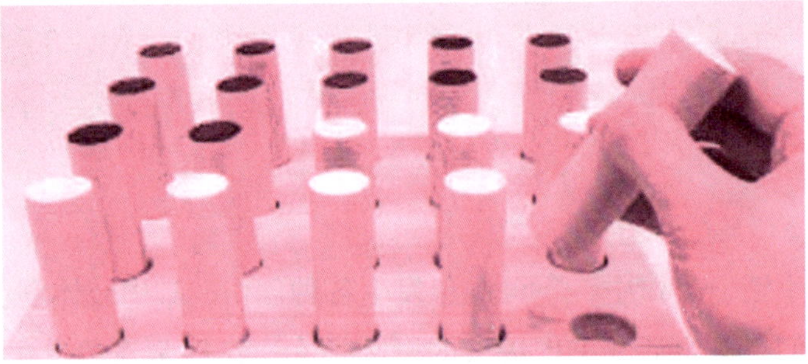

图 4－8　孔插板评定法

该测试方法适合家庭使用，既可用于测试手功能，也可以作为手功能灵活训练的方法。也可以用跳棋、围棋等用物替代孔插板进行此项测试及训练。

第三节　基础康复护理运动技术

一、关节活动度训练

（一）概述

关节活动度训练是指利用各种方法来维持和恢复因组织粘连或肌肉痉挛等多种因素所导致的关节功能障碍的运动治疗训练。

（二）关节活动度训练的基本技术与方法

1. 被动训练　完全不用力，全靠外力来完成关节活动的运动训练方法。外力主要来自健康照护师、健肢。

（1）目的：为主动运动做过渡性的准备。

（2）操作：健康照护师扶握关节附近的肢体部位，以控制运动。对过度活动的关节、近期骨折部位或麻痹的肢体等部位予以固定扶持，运动不应超过可动关节活动范围。

（3）适应证：适用于肌力在 3 级以下、危重症、完全卧床、主动关节活动导致疼痛等患者。

2. 主动—辅助训练　在外力的辅助下，患者主动收缩肌肉来完成关节活动的运动训练方式。这种运动常是由被动运动向主动运动过渡的形式。

（1）目的：可逐步增强肌力及关节活动度，建立协调运动模式。

（2）操作：训练时要求完成所需的关节活动，必要时健康照护师手置于需要辅助或指导的部位；肌力偏弱时，仅在关节活动范围的开始或末端施加助力。

（3）适应证：适用于肌力 3 级、关节不能完成全关节活动范围的运动的患者。

3. 主动训练　主要通过主动用力收缩完成关节活动的运动训练，既不需要助力，也不需要克服外来阻力。

（1）目的：改善与恢复关节、肌肉和神经协调功能。

（2）操作：独立完成，无须健康照护师协助。

（3）适应证：适用于可主动收缩肌肉，且肌力 >3 级的患者。

（三）关节活动度训练的适应证、禁忌证及注意事项

1. 适应证　用于能引起关节挛缩僵硬的伤病，如骨折固定后、关节脱位复位后、关节炎（特别是类风湿关节炎）、肢体瘫痪的患者。

2. 禁忌证　肌肉、肌腱、韧带有撕裂；骨折未愈合；肌肉、肌腱、韧带、关节囊或皮肤手术后初期；心血管疾病不稳定期，如心肌缺血、心肌梗死；深静脉血栓等患者。

3. 注意事项

（1）在训练完成后，注意观察活动部位的皮温和颜色改变以及关节活动度、疼痛或运动质量改变。

（2）被动训练时应注意不能过度牵拉关节，运动时应不能超过各关节的活动度。

（3）被动活动时应避免疼痛，在关节活动度范围内逐渐增加活动度。

（4）健康照护师辅助时应辅助关键部位，如各关节部位等。

（5）鼓励主动训练，过程中应注意保护，防止再次损伤。

（四）关节活动度训练的家庭康复应用

1. 肩关节训练技术

（1）被动活动技术

1）肩关节前屈（图4－9）：取仰卧位，健康照护师立于患侧，一手握住患侧腕关节处，另一手握住肘关节稍上方，然后慢慢把上肢沿矢状面向上（向上、向前）高举过头。

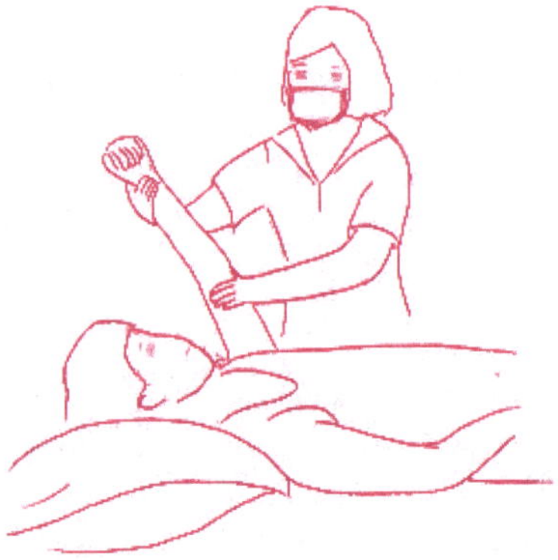

图4－9　肩关节前屈

2）肩关节后伸（图4－10）：取健侧卧位，健康照护师立于患侧，一手握住患侧腕关节处，另一手握住肘关节稍上方，然后慢慢将上肢沿矢状面上举（向上）。

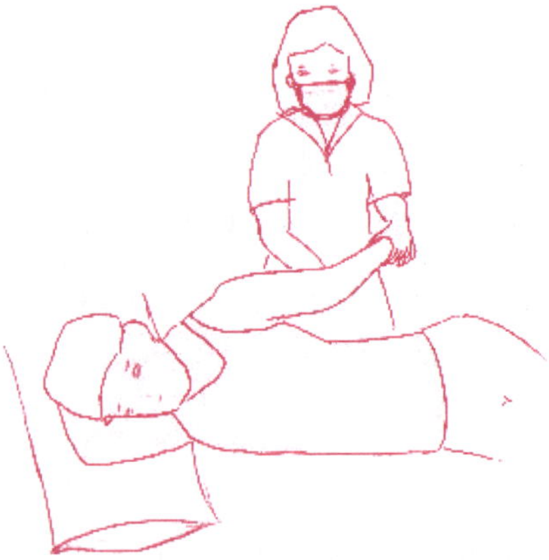

图4－10　肩关节后伸

3）肩关节外展（图4－11）：取仰卧位，健康照护师立于患侧，一手握住患侧腕关节处，另一手握住肘关节稍上方，然后慢慢把患侧上肢沿冠状面外展，但当上肢被移动到外展90度时，要注意将上肢外旋后再继续移动直至接近同侧耳部。

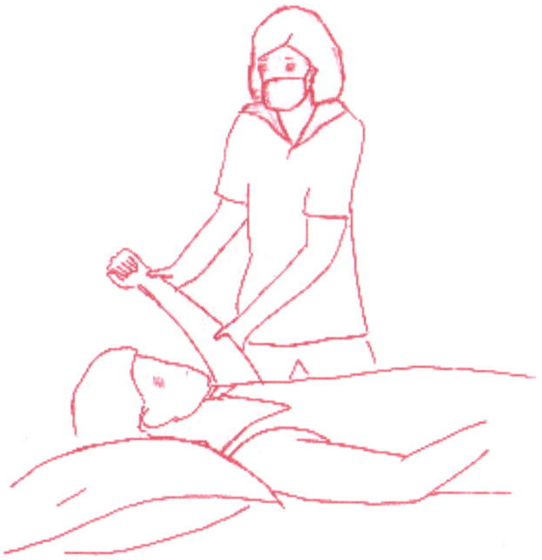

图4－11　肩关节外展

4）肩关节内外旋（图4－12）：取仰卧位，患侧肩关节外展90度，肘关节屈曲，健康照护师立于患侧，一手固定肘关节，另一手住握腕关节，以肘关节为轴，将患侧前臂沿肱骨干轴线向头、向足的方向运动，使肩关节被动外旋或内旋。

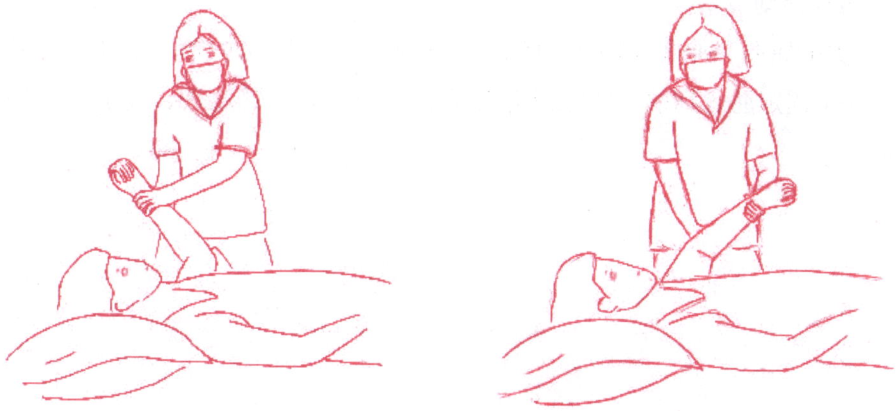

外旋　　内旋

图4－12　肩关节内外旋

（2）主动助力活动技术

1）使用体操棒（图4－13）：可以利用体操棒或体操绳进行训练。两手分别抓握体操棒或体操绳两端，利用健侧上肢的运动带动患侧上肢完成各种被动运动，扩大关节活动度。

2）肩梯训练（图4－14）：靠近肩梯站立，利用手指向上方做攀岩动作，逐渐扩大肩关节的活动范围。

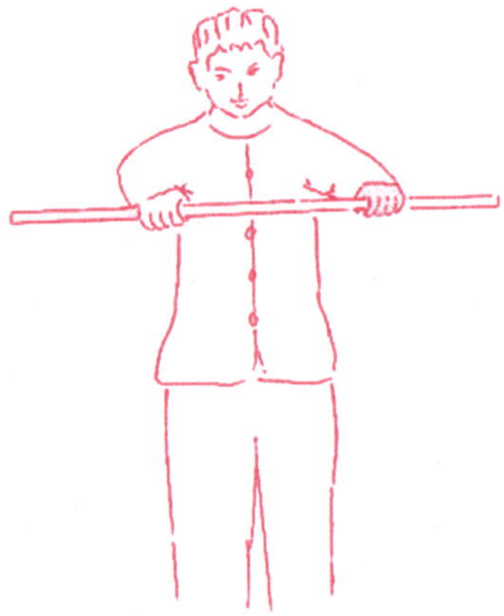

图 4－13　体操棒带动患侧肩关节训练

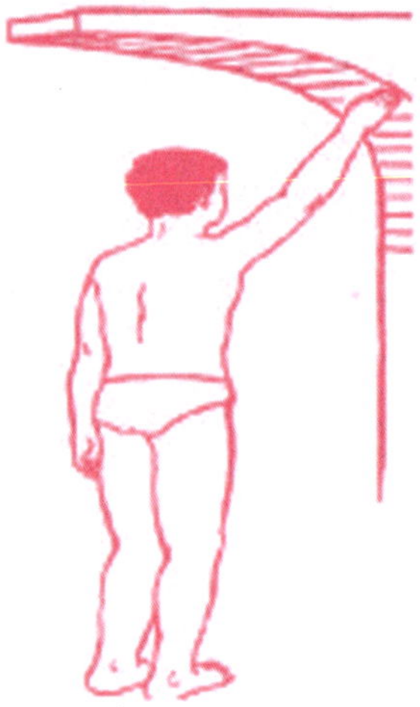

图 4－14　肩梯训练

（3）主动活动技术：基本动作为肩关节的前屈后伸、外展内收、水平外展内收、内旋外旋。练习时动作要平稳，并且每个关节必须进行全方位的关节活动。

2. 肘关节训练技术

（1）被动活动技术

1）肘关节屈曲和伸展（图 4－15）：取仰卧位，健康照护师一手扶持患肢肘关节上方，另一手固定肱骨远端，在完成肘关节屈曲的同时前臂旋后，完成肘伸展的同时前臂旋前。

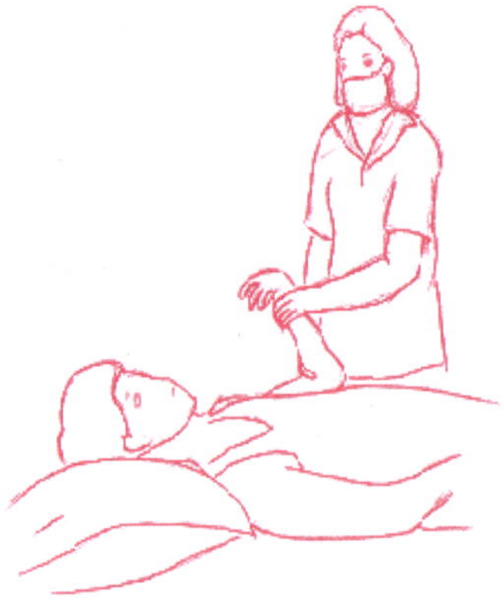

图 4－15　肘关节屈曲和伸展

2）前臂旋转（图 4－16）：取仰卧位，患侧肩关节外展位，使肘关节屈曲 90 度，健康照护师一手托着被照护者肘后部，另一手握住其前臂远端，沿前臂肱骨干轴线完成旋前、旋后动作。

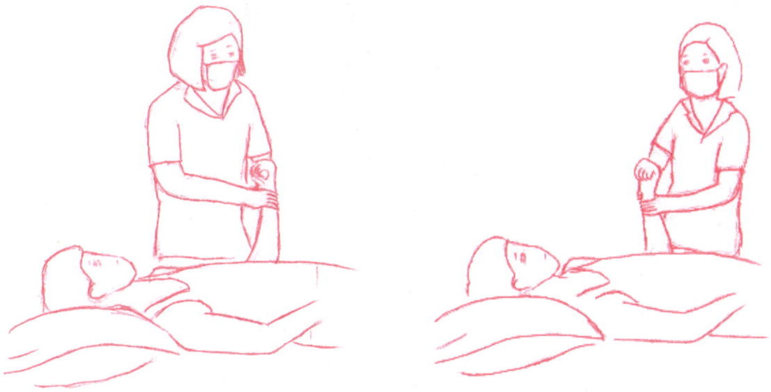

图 4 – 16　前臂旋转

（2）主动助力活动技术：常用的有器械练习（如社区公共器械）、滑轮练习（图 4 – 17）。

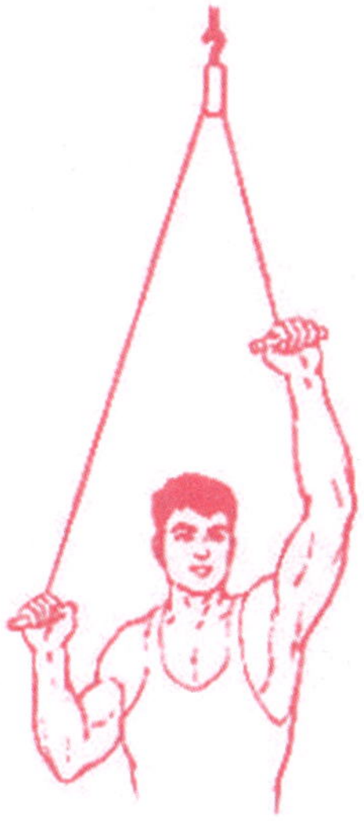

图 4 – 17　滑轮练习

（3）主动活动技术：基本动作为肘关节的屈曲伸展、前臂旋转、双手靠近身体，弯曲手臂触肩后再伸直，也可手肘弯曲成直角置于桌上，将手掌心向上和向下翻转。练习时动作要平稳，并且每个关节必须进行全方位范围的关节活动。

3. 腕关节训练技术

（1）被动活动技术

1）腕关节屈、伸（图 4 – 18）：取坐位或仰卧位，上肢放在桌子上做好支撑，健康照护师两手分别持握腕关节近端和远端做腕关节屈伸运动。

2）腕关节尺侧偏与桡侧偏（图 4 – 19）：取坐位或仰卧位，上肢放在桌子上做好支撑，健康照护师两手分别持握腕关节近端和远端做腕关节尺侧偏和桡侧偏运动。

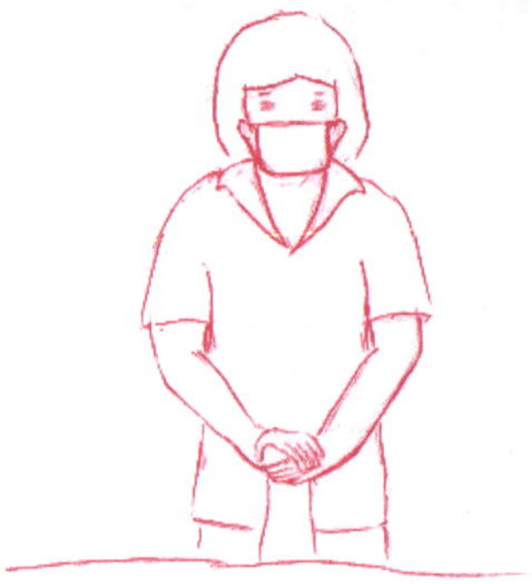

图 4－18 腕关节屈、伸

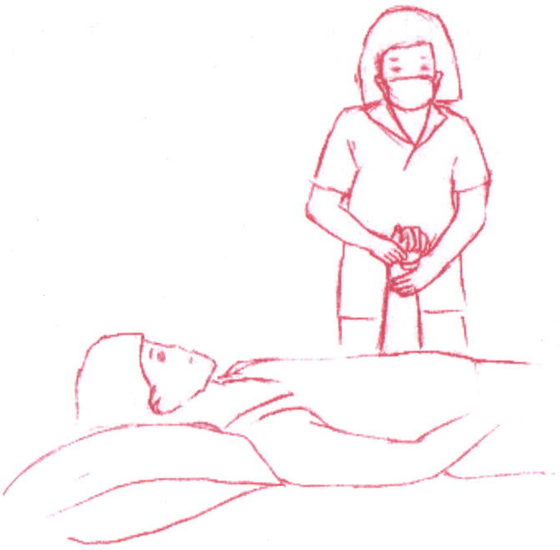

图 4－19 腕关节尺侧偏与桡侧偏

（2）主动助力活动技术：利用器械训练，如体操棒，健侧腕关节带动患侧腕关节训练（图 4－20）。

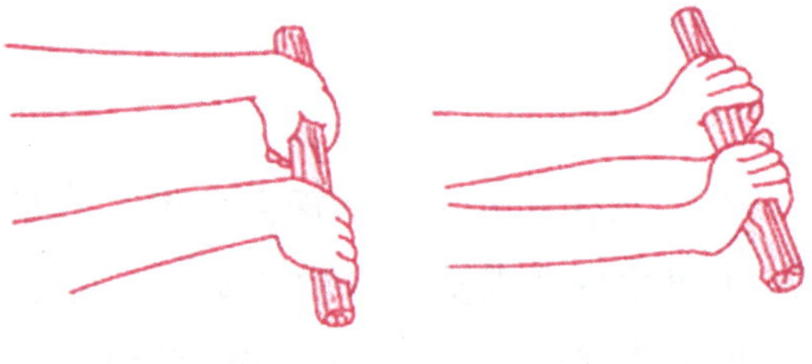

图 4－20 体操棒带动患侧腕关节屈、伸

（3）主动活动技术：基本动作为腕关节的屈、伸、尺侧偏、桡侧偏，练习时动作要平稳，并且必须进行全方位范围的关节活动。

4. 髋关节训练技术

（1）被动活动技术

1）髋关节前屈（图 4－21）：仰卧位，健康照护师立于患侧，一手托住小腿近膝关节处，另一手用手心托住患侧足跟处，双手将患侧大腿沿矢状面向上弯曲，使大腿部尽量接近患侧腹部。

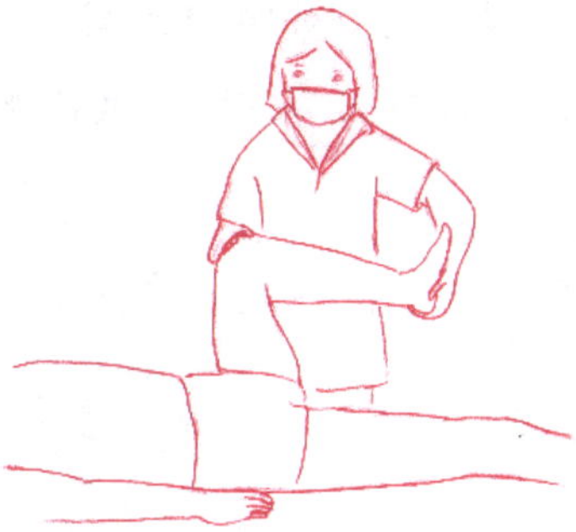

图 4－21　髋关节前屈

2）髋关节后伸（图 4－22）：采取健侧卧位，健康照护师立于患侧，一手抓握髋关节上方，另一只手从下方抓患侧膝关节前部，并用前臂托住患侧小腿和膝关节部位，用力向上方抬，被动伸展髋部。

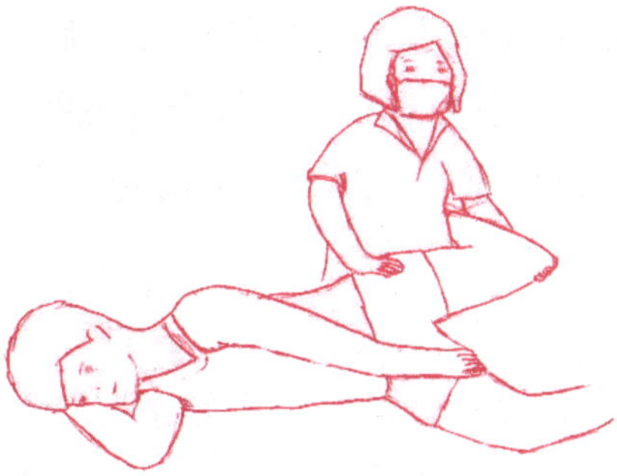

图 4－22　髋关节后伸

3）髋关节外展（图 4－23）：仰卧位，健康照护师一手托膝关节下方，另一手抓握髋关节上方，在髋关节轻度屈曲的状态下，完成髋关节的外展，然后返回原来位置。

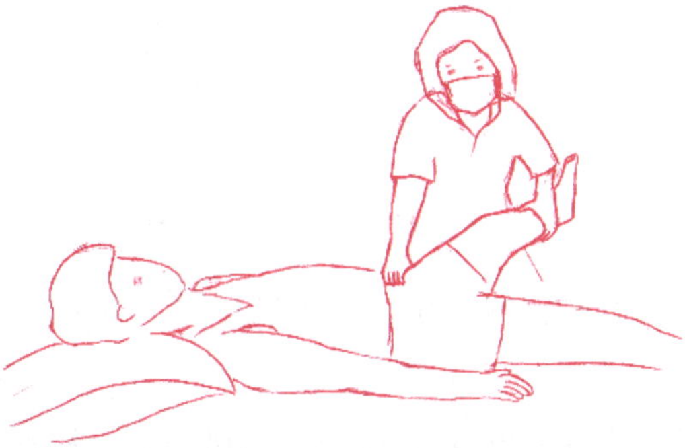

图 4－23　髋关节外展

4）髋关节内旋、外旋（图4－24）：取仰卧位，下肢伸展位。健康照护师一手固定膝关节上方，另一手固定踝关节上方，完成下肢轴位的旋转，足尖向内侧为髋关节外旋，足尖向外为髋关节内旋。也可以令被照护者髋关节成屈曲位，健康照护师一手扶持小腿近端，另一手固定足跟，以髋关节为轴，向内侧、外侧摆动小腿，完成髋关节的外旋、内旋。

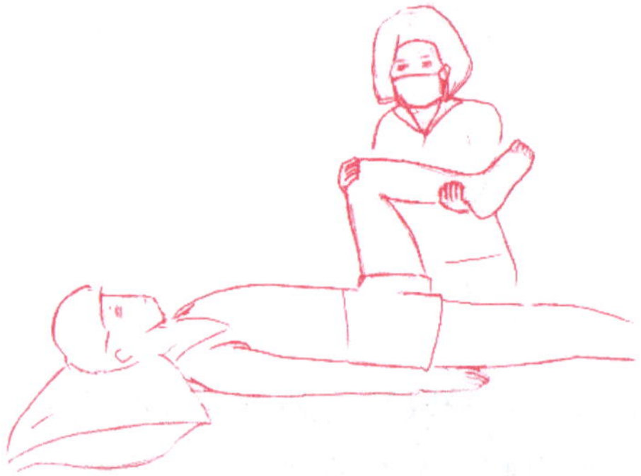

图4－24　髋关节内旋、外旋

（2）主动活动技术：基本动作为髋关节的前屈、后伸、外展、内收、内旋、外旋。练习时动作要平稳，并且每个关节必须进行全方位的关节活动，如躺着直腿抬高后放下，或是用屈膝坐位，大腿向上提起，也可站着，将大腿向前后、左右（内外）摆动。

5. 膝关节训练技术

（1）被动活动技术（图4－25）：仰卧位，健康照护师一手托住膝关节后方（腘窝），另一手托住足跟进行膝关节的屈曲。然后在髋关节屈曲状态下完成膝关节伸展。

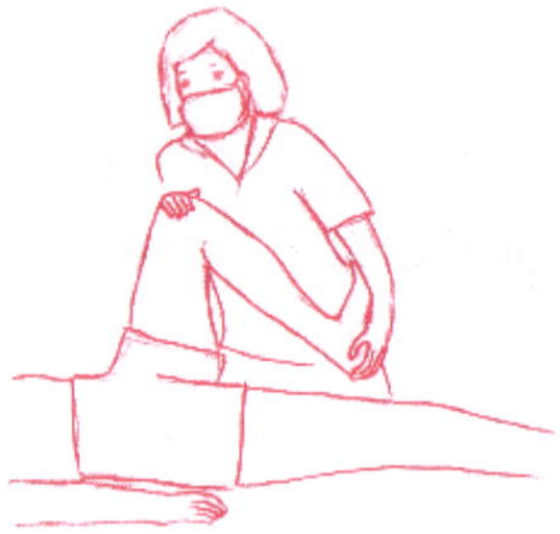

图4－25　膝关节屈、伸

（2）主动活动技术：取坐位或卧位，主动进行膝关节伸展训练。

6. 踝关节训练技术

（1）被动活动技术（图4－26）：取坐位或仰卧位，健康照护师两手分别持握踝关节近端和远端做踝关节屈伸和内外翻运动。

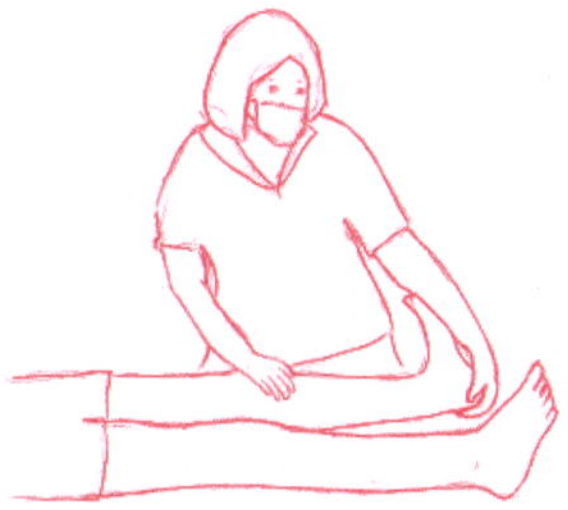

图 4 - 26 踝关节运动

（2）主动活动技术：取坐位、卧位或站位，主动进行踝关节背屈、跖屈、内翻、外翻训练。

7. 颈部训练技术（图 4 - 27）

（1）被动活动技术：仰卧位，下肢伸展。健康照护师双手固定头部两侧，依次做颈前屈、后伸、侧屈、左右旋转活动。

（2）主动活动技术：坐位，分别做颈前屈、后伸、侧屈、左右旋转活动。

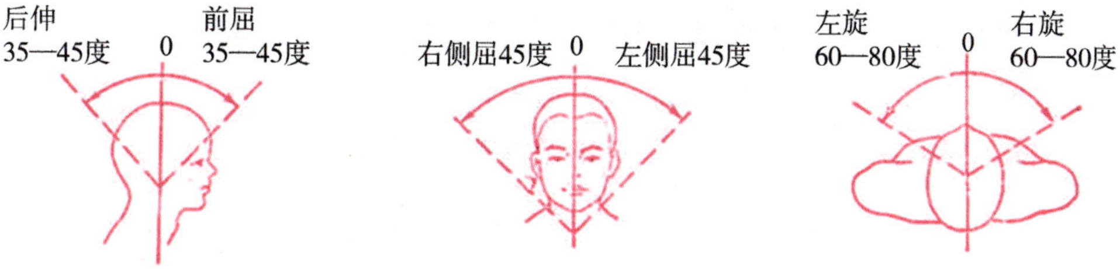

图 4 - 27 颈椎活动范围

8. 胸腰椎训练技术（图 4 - 28） 站立位，分别做胸腰椎的前屈、后伸、侧屈、左右旋转活动。

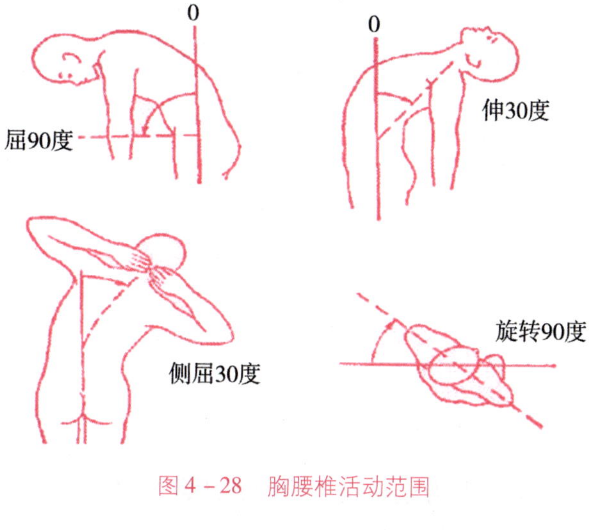

图 4 - 28 胸腰椎活动范围

二、肌力训练

（一）肌力训练的概述

肌力训练是指采取运动手段，促使肌肉反复收缩，使之产生适应性改变，提高肌肉收缩力量的锻炼方法。

（二）肌力训练的目的

1. 增强最大肌力的瞬间爆发力　像举重那样在短时间内把肌肉的力量全部发挥出来。

2. 增强肌肉收缩的耐久力　像跑马拉松那样训练肌肉坚持长时间用力。

（三）肌肉收缩的形式

1. 等长收缩

（1）等长收缩是指肌肉收缩，不发生关节运动，常用于维持特定体位和姿势（图 4－29）。

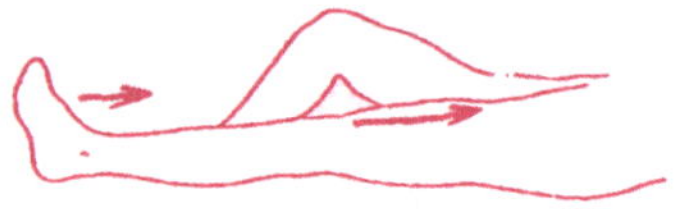

图 4－29　股四头肌等长收缩

（2）等长收缩是增强肌力的有效方法。具体方法是：用全力或接近全力使肌肉收缩，维持 3—10 秒。训练中要注意取容易用力的体位，如肱二头肌肌力训练，肘关节呈 90 度，最容易用上力。

（3）不受环境限制，简单易行，适用于骨折、关节炎，或因疼痛关节不能活动的人群。

2. 等张收缩　是指肌肉收缩并产生关节运动（图 4－30）。

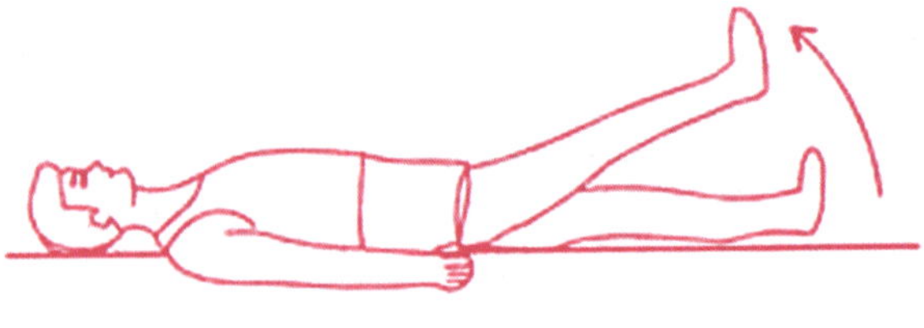

图 4－30　股四头肌等张收缩

（四）肌力训练技术

1. 主动助力运动　主动助力运动是指肌肉在去除肢体自身重量的条件下，能主动收缩使关节活动，即肌力评估中的 2 级肌力。

2. 主动运动 主动运动是指动作的发生和完成全靠肌肉主动收缩，不借助任何外力。根据是否对抗阻力，又分为随意运动和抗阻力运动。

（五）肌力训练注意事项

1. 运动量与练习频率 遵循引起疲劳但不过度疲劳原则，即当再次训练时应表现为肌力增加，疲劳感消除，对训练表现出较高的积极性和信心。

2. 无痛 疼痛为损伤信号，会影响肌肉收缩。

3. 适当动员 取得配合，训练中运用适当的语言鼓励。

4. 注意心血管反应 训练之前了解心血管健康情况，制订恰当的训练方案。

（六）肌力训练的应用

1. 垫上肌力训练

（1）垫上长坐位的保持（图4－31）：①静态平衡保持：取长坐位（即坐位时要求保持上、下肢伸直位），在前方放一姿势镜，健康照护师位于身后给予一定的保护，将双上肢从前方、侧方抬起至水平位，保持长坐位，或将双手从前方举起过头顶，保持长坐位。②动态平衡保持：待被照护者可独立保持静态长坐位平衡后可进行长坐位的动态平衡训练，如抛球训练。

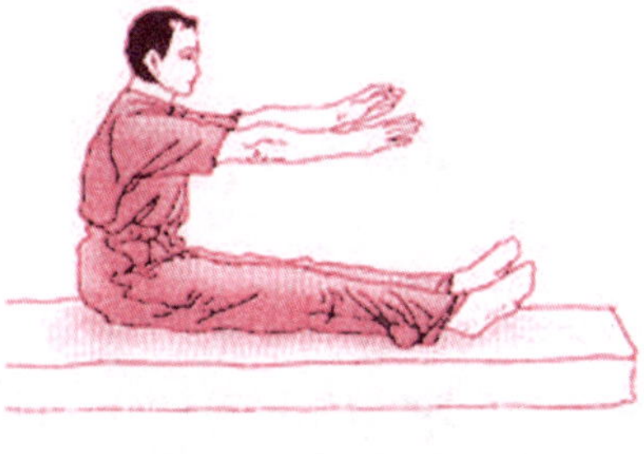

图4－31 垫上长坐位

（2）垫上支撑训练（图4－32）：坐于垫上，保持长坐位，双手放在支撑器上，头及躯干尽量向前倾斜，双手向下用力将臀部抬起，保持6秒。

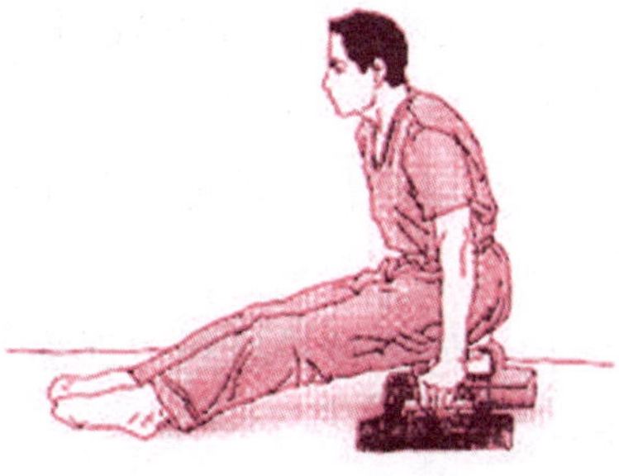

图4－32 垫上支撑

（3）垫上翻身训练（图4－33）：双上肢上举，尽力向身体两侧摆动，利用摆动的惯性将身体翻向一侧。

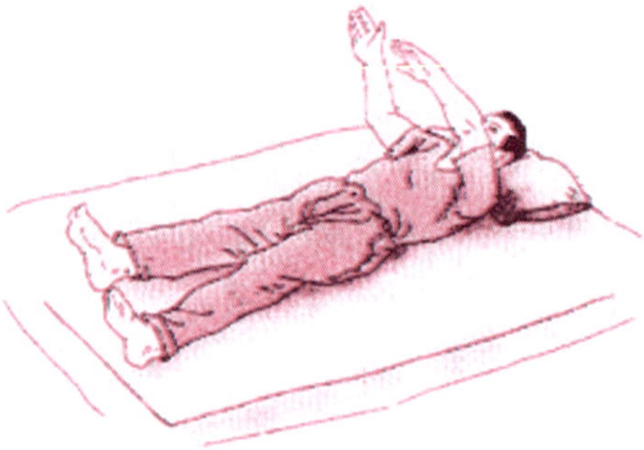

图4－33　垫上翻身

（4）腹背肌增强训练：仰卧位，在健康照护师的帮助下进行仰卧起坐训练，再俯卧位，双上肢后伸，健康照护师拉住双手帮助其抬起上身呈反弓状。

2. 轮椅上肌力训练

（1）轮椅上撑起动作训练（图4－34）：双手撑在轮椅的扶手上进行伸肘支撑的训练。

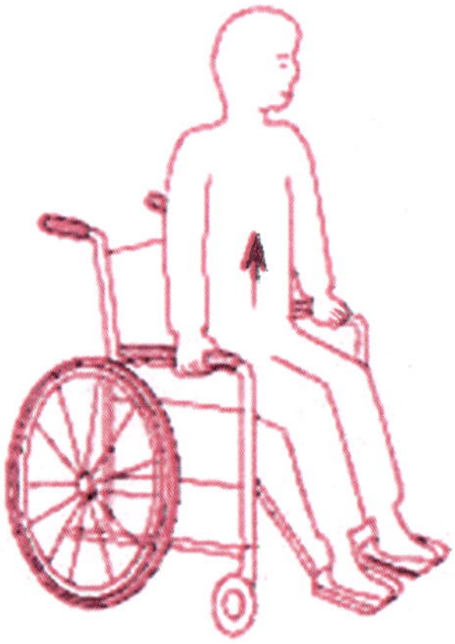

图4－34　轮椅上撑起动作训练

（2）利用轮椅进行行走训练：能步行者，利用轮椅作为步行器进行行走训练，被照护者站在轮椅后方，双手扶把手，将其向前推动。

（3）轮椅上下坡道训练（图4－35）：利用轮椅进行上下坡道训练。可增强上肢和躯干肌力，维持坐位平衡能力。

3. 徒手增强肌力训练　不用任何器械进行肌力训练，肌力为1—3级时健康照护师给予一定协助，4级时给予一定阻力。

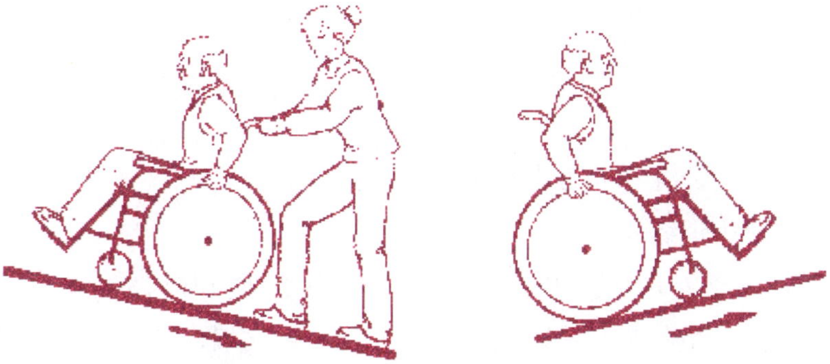

图 4－35　上下坡道练习

第四节　上肢功能康复护理

一、上肢功能

上肢功能包括肩外展、内收、前屈、后伸、内旋、外旋，肘的屈伸，前臂的旋前、旋后；手功能运动包括手桡侧偏移伴伸腕、手指对掌、对指、指间及掌指关节的屈曲等。

二、上肢康复运动方法

（一）肩关节康复运动方法

1. 肩关节活动度训练（参考本章第三节内容）。

2. 肩部肌群肌力训练

（1）肌力 1—3 级：1 级肌力时给予助力，2—3 级肌力时只帮助托起训练侧上肢。

第一步：健侧卧位，上肢放在体侧，伸肘。健康照护师一手托住肘关节，另一手托住前臂，前屈、后伸肩关节。

第二步：仰卧位，外展肩关节至 90 度，旋前、上举。

第三步：端坐位，上肢外展 90 度后，内收。

（2）肌力 4—5 级

第一步：仰卧位，上肢伸直，健康照护师一手握住前臂远端，另一手放在肱骨远端以施加阻力。屈曲肩关节至 90 度，然后恢复原位。屈肘 90 度，前臂中立位，外展上肢 90 度，再内收。

第二步：俯卧位，伸肘，后伸肩关节，一手放在肩后面，固定肩胛骨，另一手放在肱骨远端并向下施加阻力。

（二）肘关节康复运动方法

1. 肘关节活动度训练（参考本章第三节内容）。

2. 肘部肌群肌力训练

（1）肌力1—3级：1级肌力时给予助力，2—3级肌力时只帮助固定训练侧上肢。

第一步：坐位，肩关节外展30度。一手托住上臂远端，另一手握住前臂远端，肘关节屈曲至90度，再伸直。

第二步：上肢置于体侧，肘关节屈曲90度，做前臂旋后、旋前，手部放松。

（2）肌力4—5级

第一步：仰卧位，上肢置于体侧，健康照护师一手放在肩部，固定肱骨，另一手握住前臂远端施加阻力。先屈肘，再伸肘。

第二步：上肢外展90度，屈肘、伸肘。

第三步：上肢稍外展，屈肘90度，前臂中立位，先旋前，再旋后。

（三）腕关节康复运动方法

1. 腕关节活动训练（参考本章第三节内容）。

2. 腕部肌群肌力训练

（1）肌力1—3级：1级肌力时给予助力，2—3级肌力时只帮助固定。

第一步：坐位，前臂中立位置于桌上，手放松伸直。

第二步：一手固定前臂远端，另一手扶住掌指关节，做腕关节屈、伸、尺侧偏、桡侧偏运动。

（2）肌力4—5级

第一步：坐在桌旁，前臂放在桌上。健康照护师一手放在前臂远端，固定前臂，另一手握住手掌，前臂旋后，屈腕，同时健康照护师向桌面方向施加阻力。

第二步：前臂旋前、伸腕，健康照护师向桌面方向施加阻力。

第三步：手超出桌沿自然下垂，进行桡侧偏、尺侧偏训练。

（四）手关节康复运动方法

1. 手关节活动度训练

（1）主动运动

第一步：拇指腕掌关节屈、伸、内收、外展及旋转。

第二步：掌指关节屈曲、伸展、外展、内收。

第三步：指间关节屈曲、伸展。

（2）被动运动

第一步：仰卧位或坐位，前臂旋前。健康照护师双手握住手部，拇指放在手背，指向肘部，其余4指放在掌部。双手同时将腕骨及掌骨向手掌方向运动，然后还原。

第二步：一手固定掌部，另一手活动其近端指间关节。

2. 手部肌群肌力训练

（1）肌力1—3级：1级肌力时给予助力，2—3级肌力时只帮助固定。

第一步：坐在桌旁，前臂旋后，腕呈中立位。一手握住指间关节近端，固定近端指骨，另一手握住指间关节的远端，屈曲指间关节。

第二步：一手握住掌骨，另一手握住指骨，屈曲掌指关节。

第三步：面向被照护者坐在桌旁，一手握住腕关节，固定上肢，另一手拇指和食指握各手指的掌骨，手指对掌。

（2）肌力4—5级

第一步：坐在桌旁，前臂中立位放在桌上。一手握住指间关节近端，固定近端指骨，另一手握住指间关节的远端并向指背施加阻力，屈曲指间关节。

第二步：前臂旋后，一手握住掌骨，另一手放在近端指骨掌面并向下施加阻力。保持指间关节伸直，屈曲掌指关节。

第三步：面向被照护者坐在桌旁，双手分别握住拇指和小指掌侧并向外侧施加阻力，对掌。

第五节　下肢功能康复护理

一、下肢功能

下肢功能以步行为主，涉及足、踝、膝、髋关节和肌肉的协调运动，对维持平衡起重要作用。下肢功能运动包括髋关节屈曲、后伸、内旋、外旋；膝关节屈曲、伸；踝关节背屈、跖屈。

二、下肢康复运动方法

（一）髋关节康复运动方法

1. 髋关节活动度训练（参考本章第三节内容）。

2. 髋部肌群肌力训练

（1）肌力1—3级：1级肌力时给予助力，2—3级肌力时只帮助托起训练侧下肢。

第一步：健侧卧位，伸髋，屈膝90度。健康照护师站于健侧，一手托住踝关节，另一手托住膝关节，髋关节屈曲、后伸。

第二步：仰卧位，下肢伸直。站于患侧，一手放在股骨远端后方，另一手放在脚后跟处，托起下肢，外展、内收髋关节。

第三步：膝关节伸直位。外旋时一手放在膝关节内侧，另一手握住脚踝。内旋时一手放在膝关节外侧，另一手握住脚踝。分别内旋、外旋髋关节。

（2）肌力4—5级

第一步：仰卧位，下肢屈髋，屈膝。健康照护师站于患侧，双手将下肢扶起，屈髋90度，膝关节自然屈曲，一手托住足跟及踝关节，另一手放在大腿远端，屈髋（向足的方向施加阻力）。

第二步：俯卧位，下肢伸直。健康照护师站于患侧，上方手及前臂放在臀部，固定骨盆，下方手放在大腿远端腘窝上并向下施加阻力，伸髋。

第三步：仰卧位，健侧下肢髋关节外展25度，患侧下肢外展约30度。健康照护师站于患侧，一手固定骨盆，另一手放在大腿远端。外展下肢（向内侧施加阻力），内收下肢（向外侧施加阻力）。

第四步：坐位，双下肢垂于床边，患侧大腿下方垫一毛巾卷。健康照护师站于患侧，内旋时，内侧手放在膝关节上方固定股骨，外侧手握住外踝处并向内侧施加阻力；外旋时，外侧手放在膝关节上方固定股骨，内侧手握住内踝处并向外侧施加阻力。

（二）膝关节康复运动

1. 膝关节活动度训练（参考本章第三节内容）。

2. 膝部肌群肌力训练

（1）肌力1—3级：1级肌力时给予助力，2—3级肌力时只帮助托起患侧小腿。

第一步：仰卧位，下肢伸直。健康照护师站于患侧，一手托住固定大腿远端，另一手托住小腿远端，膝关节屈曲。

第二步：健侧卧位，膝关节屈曲。健康照护师面向患者站立，一手托住固定大腿远端，另一手托住小腿远端。伸膝关节。

（2）肌力4—5级

第一步：俯卧位，下肢伸直。健康照护师一手放在臀部固定骨盆，另一手放在小腿远端掌侧并向下施加阻力，屈膝。

第二步：坐位，下肢垂于床沿，大腿下方放一毛巾卷。健康照护师面向被照护者站立，一手放在膝关节上方，固定股骨，另一手握住小腿远端并向后施加阻力，伸膝。

（三）踝关节康复运动

1. 踝关节活动度训练（参考本章第三节内容）。

2. 踝部肌群肌力训练

（1）肌力1—3级

第一步：健侧卧位，训练侧下肢伸直。健康照护师面向被照护者站立，一手固定小腿远端，另一手握住足背，背屈（图4－36）、跖屈（图4－37）踝关节。

第二步：仰卧位，健康照护师站于患侧，一手握住小腿远端固定在床面，另一手握住足做内翻、外翻。

图4－36 踝关节背屈

图4－37 踝关节跖屈

（2）肌力4—5级

第一步：仰卧位，稍屈膝（膝下垫一枕头），踝中立位。健康照护师一手放在小腿近端，另一手握住足跟，前臂掌侧抵住足底并向足背方向施加阻力，踝跖屈。一手放在小腿近端，另一手握住脚背并向床面施加阻力，踝背屈。

第二步：坐位，小腿垂于床沿，足放在健康照护师的大腿上。一手握住小腿远端，内翻时，另一手握住足内侧缘向下施加阻力；外翻时，另一手握住足外侧缘向下施加阻力。

第六节 脊柱功能康复护理

一、颈椎康复运动

颈椎病是由于人体颈椎间盘逐渐发生退行性病变、颈椎骨质增生或颈椎正常生理曲线改变后刺激或压迫颈神经根、颈部脊髓、椎动脉、颈部交感神经而引起的一组综合症状。

（一）颈椎病高危人群

颈椎病发病率为10%—20%，中老年龄段高发，从事伏案工作者发病率最高，性别无差异。

（二）颈椎病的预防

1. 严防急性头、颈、肩部外伤。

2. 纠正生活中的不良姿势，如错误睡姿（图4－38），防止慢性损伤。

（1）正确睡姿（图4－39）：睡眠时最好采取仰卧位，头颈部保持自然仰伸，这样可使颈部得以放松。睡枕高度要适宜，以免过高而增加椎间盘的压力，或过低使颈部处于仰伸状态、韧带松弛、椎间盘内陷而压迫脊髓，产生四肢麻木等症状。习惯侧卧位者，应使枕头与肩同高。

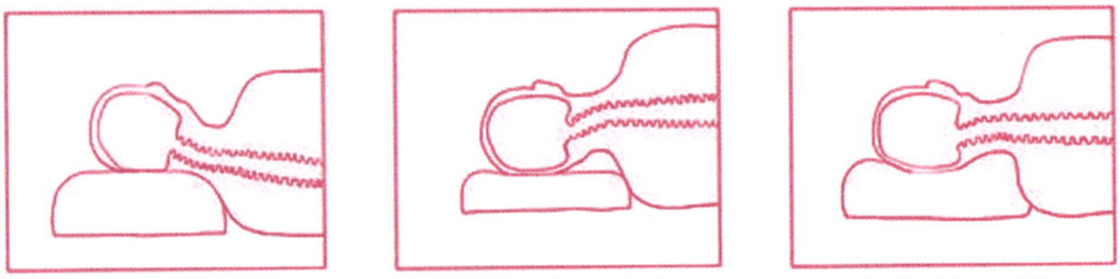

图4－38　错误睡姿

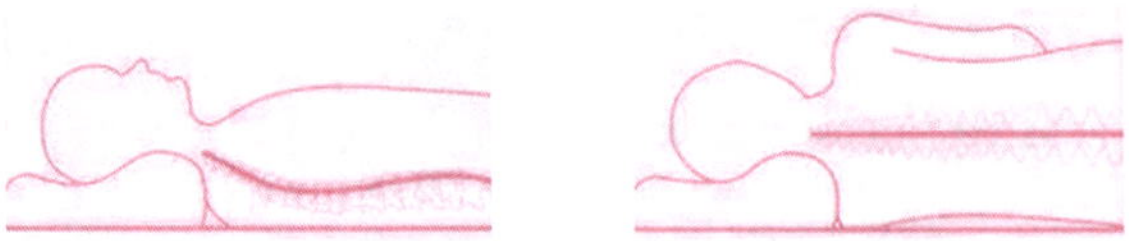

图4－39　正确睡姿

（2）正确坐姿（图4－40）：保持自然的端坐位，臀部和背部要充分接触椅面，双肩后展，两肩连线与桌缘平行，脊柱正直，两足着地。将桌椅高度调到与自己身高比例合适的最佳状态，使目光平视电脑屏幕，双肩放松。避免头颈部过度前屈或过度后仰，以减轻长时间端坐引起的颈部疲劳。

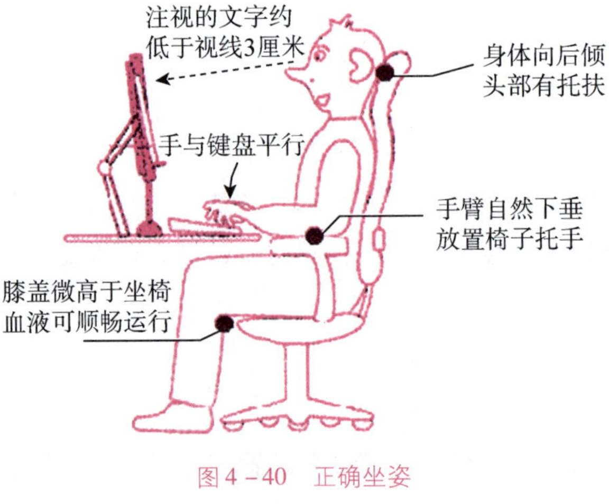

图4－40　正确坐姿

3. 合理用枕

（1）睡觉时不可俯卧，枕头不可以过高、过硬或过低。

（2）枕头中央应略凹，颈部应充分接触枕头并保持略后仰，不要悬空。

（3）一般讲，枕头高以8—15厘米为宜，或按公式计算：（肩宽－头宽）÷2（厘米）。

（4）习惯侧卧位者，应使枕头与肩同高。睡觉时，不要躺着看书。不要对着头颈部吹冷风。

4. 预防慢性劳损

（1）避免长时间低头：长时间低头可致颈部细瘦，颈肌减弱，增加颈肌的负荷，使颈肩背部的肌肉僵硬，血流循环障碍。

（2）避免颈部长时间前屈：颈部长时间前屈可造成颈椎椎间盘突出或脱出，产生颈后部疼痛，上肢麻木刺痛等症状。

（3）避免长时间错误姿势：可通过调整工作台的倾斜度，定时作颈部按摩，以便使紧张的肌肉松弛，并尽量缩短不良姿势的持续时间。

5. 运动预防

（1）活动颈部：应在工作1—2小时，有目的地让头颈部向前后左右转动数次，转动时应轻柔、缓慢，以达到各个方向的最大运动范围为准。使得颈椎关节疲劳得到缓解。

（2）抬头望远：当长时间近距离看物，尤其是处于低头状态者，既影响颈椎，又易引起视力疲劳，甚至诱发屈光不正。因此，每当伏案过久后，应抬头向远方眺望半分钟左右。这样既可消除疲劳感，又有利于颈椎的保健。

6. 避免损伤　避免和减少急性颈椎损伤，如猛抬重物、紧急刹车等。

7. 防寒防湿　防风寒、潮湿，避免午夜、凌晨洗澡时受风寒侵袭。颈椎病常与风寒、潮湿等季节气候变化有密切关系。风寒使局部血管收缩，血流速度降低，不利于组织的代谢和血液循环。冬季外出应戴围巾或穿高领毛衫等。

8. 中老年人颈部功能锻炼　可经常进行一些轻柔的颈部功能锻炼，如练太极拳等，但要避免颈部运动量过大，如有颈部疼痛、僵硬等不适，则应在短期内限制颈部活动，以利于恢复。

（三）颈椎保健操

1. 前俯后仰（图4－41）

第一步：先自然站立，双目平视，双脚略分开，与两肩平行。

第二步：双手叉腰，抬头后仰，同时吸气，双眼望天，停留片刻。

第三步：缓慢向前胸部位低头，同时呼气，双眼看地。做此动作时，要闭口，使下颌尽量紧贴前胸。上下反复做4次。动作要点是：舒展、轻松、缓慢，以不感到不适为宜。

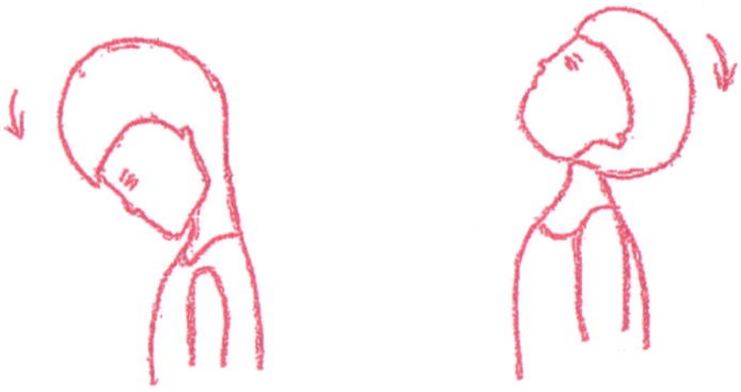

图4－41　前俯后仰

2. 举臂转身

第一步：自然站立，双目平视，双脚略分开，与肩同宽，双手自然下垂。

第二步：举右臂，手掌向下，身体慢慢转向左侧，停留片刻。转身时，脚跟转动45度，身体重心向前倾，然后身体再转向右后侧，旋转时要慢慢吸气，回转时慢慢呼气，整个动作要缓慢、协调。转动颈、腰部时，要尽量转到不能转为止，停留片刻。

第三步：回到自然式，再换左臂。换左臂时，放下的手要沿耳根慢慢压下，各做2次。

3. 左右旋转（图4－42）

第一步：自然站立，双目平视，双脚略分开，与肩平行，双手叉腰。

第二步：将头部缓慢转向左侧，同时吸气，右侧颈部伸直，停留片刻。

第三步：缓慢转向右侧，同时呼气，左边颈部伸直，停留片刻。

第四步：这样反复交替做4次。

注意：整套动作要轻松、舒展，以不感到头晕为宜。

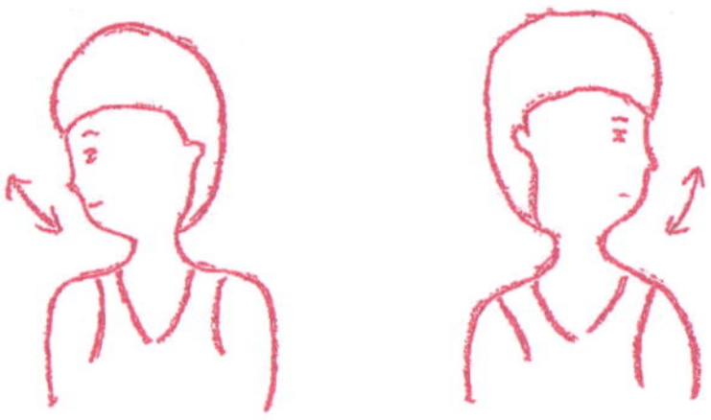

图4－42　左右旋转

4. 提肩缩颈

第一步：自然站立，双目平视，双脚略分开，与肩平行，双手自然下垂。

第二步：动作时双肩慢慢提起，颈部尽量往下缩，停留片刻。

第三步：双肩慢慢放松、放下，头颈自然伸出，还原自然。

第四步：双肩用力往下沉，头颈部向上拔伸，停留片刻，双肩放松，自然呼气。

注意：在缩伸颈的同时要慢慢吸气，停留时要憋气，松肩时要尽量使肩、颈部放松。回到自然式后，再反复做4次。

5. 左右摆动（图4－43）

第一步：自然站立，双目平视，双脚略分开，与肩平行，双手叉腰。

第二步：头部缓缓向左方倾斜，使左耳贴于左肩，停留片刻。

第三步：头部返回中位，然后向右倾斜，右耳贴于右肩，停留片刻后，头部返回中位。

第四步：左右摆动反复做4次。

注意：在头部摆动时吸气，回到中位时慢慢呼气，做操时双肩、颈部要尽量放松，动作以慢而稳为佳。

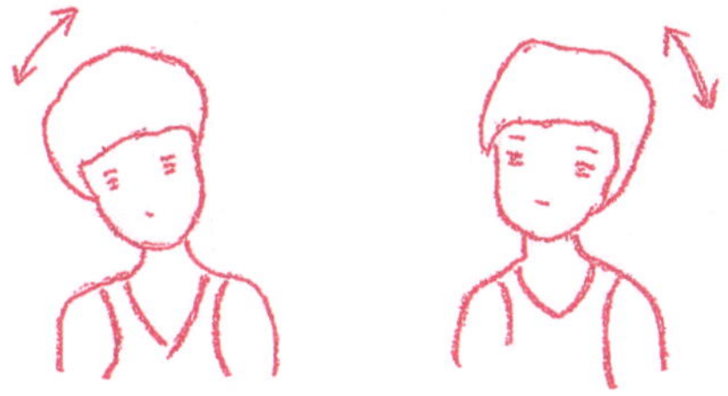

图4－43 左右摆动

二、胸椎康复运动

（一）正确站姿

（1）保持肩部和背部放松，避免含胸驼背、脖子前倾；利用腹部肌肉发力，以保持腰背挺直。

（2）微微弯曲膝盖以减轻髋关节的压力，同时要注意骨盆不要过于前倾。

（3）穿缓冲较好的鞋子，以提供良好的支撑，减轻足底压力。

（4）身体的重心落在双足的前脚掌处。

（二）运动操

1. 腰背肌锻炼方法

（1）飞燕式（图4－44）：俯卧位，两手和上臂后伸至臀部，以腹部为支撑点，胸部和双下肢同时抬离床面，如飞燕，然后放松，重复6—20次，开始时次数应少，以后酌情增加。

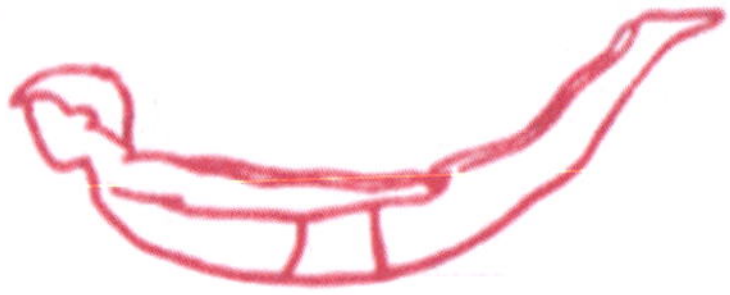

图 4-44　飞燕式

（2）五点支撑法（图 4-45）：仰卧位，用头、双肘及双足跟着床，使臀部离床，腹部前凸如拱桥，坚持片刻放下，重复进行。

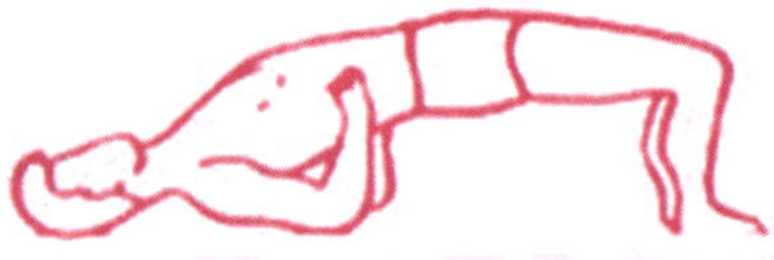

图 4-45　五点支撑法

（3）三点支撑法（图 4-46）：在前法锻炼的基础上，待腰背肌力量稍增强后改为三点支撑法，即仰卧位，用头和双足跟支撑身体抬起臀部。

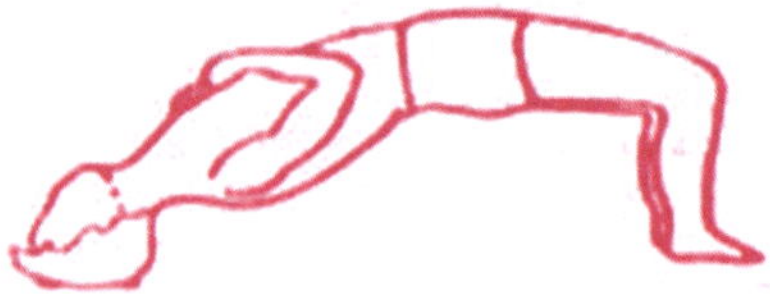

图 4-46　三点支撑法

2. 腹肌锻炼方法

（1）仰卧位，双上肢平伸，上身和头部尽量抬起。

（2）仰卧位，下肢并拢，抬起双下肢离开床面，以上姿势维持 4—10 秒。重复 4—10 次。

3. 其他练习方法

（1）体前屈练习：坐位，身体直立双腿分开，两足同肩宽，以髋关节为轴，上体尽量前倾，双手可扶于腰两侧，也可自然下垂，使手向地面接近。做 1—2 分钟后还原，重复 3—5 次。

（2）体后伸练习：身体直立双腿分开，两足同肩宽。双手托扶于臀部或腰间，上体尽量伸展后倾，并可轻轻震颤，以加大伸展程度。维持 1—2 分钟后还原，重复 3—5次。

（3）体侧弯练习：身体直立双腿分开，两足同肩宽，两手叉腰。上体以腰为轴，先向左侧弯曲，还原中立，再向右侧弯曲，重复进行并可逐步增大练习幅度。重复6—8 次。

（4）弓步行走：右脚向前迈一大步，膝关节弯曲，角度大于 90 度，左腿向后绷直，此动作近似武术中的右弓箭步。然后迈左腿成左弓步，左右腿交替向前行走，上体直立，挺胸抬头，自然摆臂。每次练习 5—10 分钟，每天 2 次。

（5）后伸腿练习：双手扶住床头或桌边，挺胸抬头，双腿伸直交替后伸摆动，要求摆动幅度逐渐增大，每次 3—5 分钟，每天 1—2 次。

（6）提髋练习：身体仰卧，放松。左髋及下肢尽量向身体下方送出，同时右髋右腿尽量向上牵引，使髋骶关节做大幅度的上下扭动，左右交替，重复 1—8 次。

（7）蹬足练习：仰卧位，右髋、右膝关节屈曲，膝关节尽量接近胸部，足背勾紧，然后足跟用力向斜上方蹬出，蹬出后将大小腿肌肉收缩紧张一下，约 5 秒钟。最后放下还原，左右腿交替进行，每侧下肢做 20—30 次。

三、腰椎康复运动

（一）腰椎间盘突出易发人群

腰椎间盘突出症好发于青壮年，多见于男性；一般过于肥胖或过于瘦弱的人易致腰椎间盘突出；工作姿势不良、伏案工作人员及经常站立的售货员等较多见；经常处于寒冷或潮湿环境都一定程度地成为诱发腰椎间盘突出症的条件；女性产前、产后及更年期为腰椎间盘突出的危险期。

（二）腰椎间盘突出的危险姿势

1. 腰椎受力不均匀　提重物时突然用力过大，姿势转换过猛。

2. 跑步姿势不良　跑步时弓背向前倾（图 4－47），会导致椎间盘受力明显增加，再加上跑步颠簸的脉冲式压力，患腰椎间盘突出的风险较大。

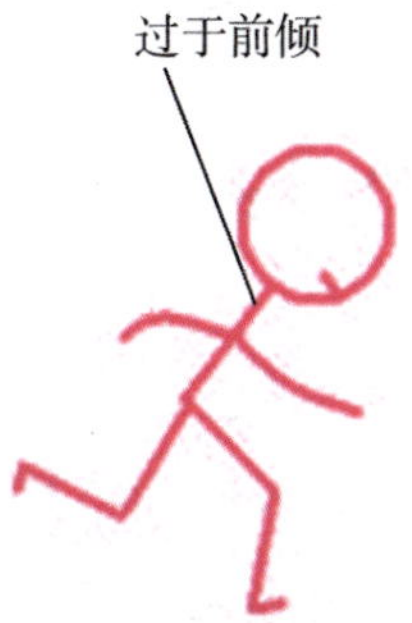

图 4－47　错误跑步姿势

3. 需要扭腰的运动　高尔夫球挥杆、乒乓球拉弧圈球或者做操时的扭腰动作都需要腰部发力带动手臂，这样常态性的扭腰运动对椎间盘长期造成扭转和挤压，是椎间盘突出的高危动作。

4. 穿高跟鞋（图 4－48）　鞋底具有地基功能，直接影响人体重心。穿高跟鞋会使人体的重心过度前移，必然造成骨盆前倾，脊柱弯曲增大，腰椎受力变得集中，长期如此很容易造成椎间盘损伤。

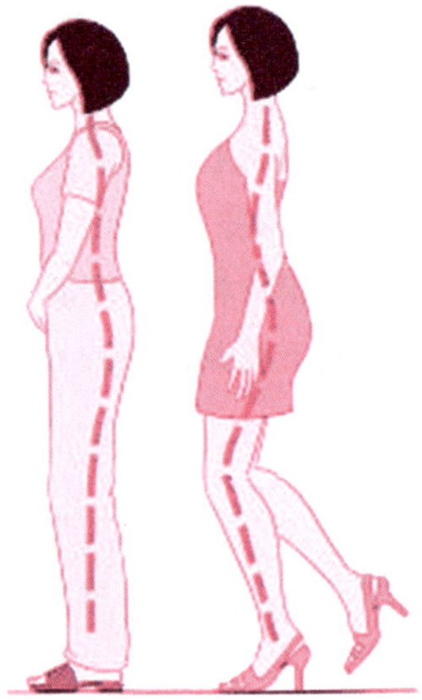

图 4－48　高跟鞋姿势

5. 慢性咳嗽、便秘　长期慢性咳嗽和便秘会导致腹压增加，也会使得腰椎间盘受力增加，这也是腰椎间盘突出的明确危险因素。咳嗽时腰部也会用力，剧烈咳嗽会牵扯腰部疼痛。

6. 弯腰搬重物　直接弯腰搬东西，会导致腰椎间盘突然受力增加，很容易使腰椎间盘通过薄弱区域突出，很多腰痛者就是在弯腰搬重物后症状加重的。

7. 跷二郎腿　跷二郎腿（图 4－49）会导致骨盆倾斜，腰椎承受压力不均，造成腰肌劳损，同样也会导致腰椎间盘受力不均，长时间这个姿势是腰椎间盘突出的危险因素。特别是青少年处于生长发育期，常跷二郎腿容易形成驼背和脊柱弯曲。

8. 长期直立工作　长期直立工作会导致腰肌紧张，腰椎长期受力增加，腰椎间盘突出风险增加。

9. “老妇人”坐姿（图 4－50）　“老妇人”坐姿是指窝在沙发或凳子上。这会导致腰椎前凸减少，椎间盘压力增加，长时间维持这个姿势会导致腰椎间盘退变加重。

10. 睡姿不良　平躺时，如果颈腰部无支撑，会导致腰背部肌肉紧张，这也是为什么很多人睡沙发或软床后会觉得腰部不适的原因。

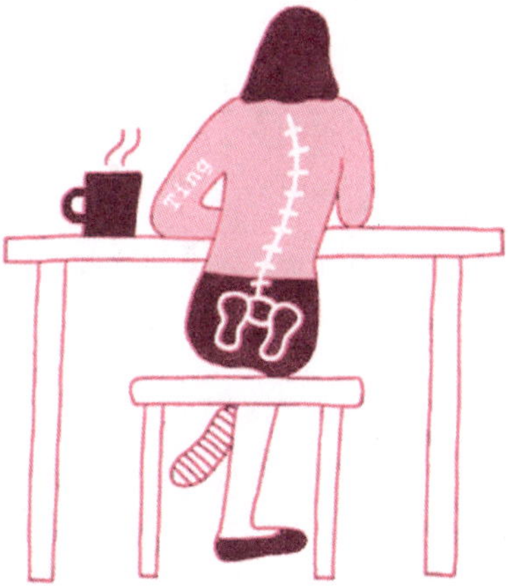

图 4－49　跷二郎腿

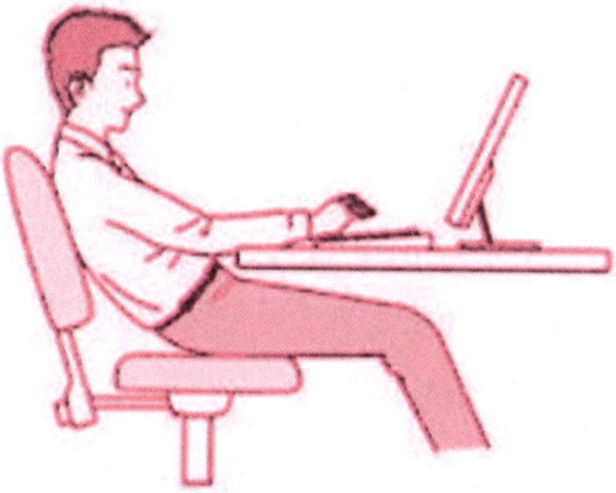

图 4－50　“老妇人”坐姿

11. 单手提重物　单手提重物会使身体整体倾斜，椎间盘的受力方向不均匀，肌肉紧张度也不一样，单手用力，重量分配不均会使脊柱两侧受力不均，对椎间盘的危害很大。

（三）腰椎间盘突出的家庭护理

（1）以圆滚式翻身，不扭转腰部。如向左翻身时，右下肢先屈髋、屈膝，借用右足、右手支撑床面的力量向左侧翻身，始终保持脊柱呈一条直线。

（2）尽量协助被照护者的日常生活起居，预防跌倒。

（3）任何时候只要觉得不适，立即躺下休息。

（4）穿护腰带。

1）佩戴方法（图 4－51）：取侧卧位，健康照护师将一侧腰围垫至被照护者身下，待其取平卧位时拉出，嘱佩戴者深吸气后固定住腰围。佩戴者坐起或站起后调整腰围的松紧度。

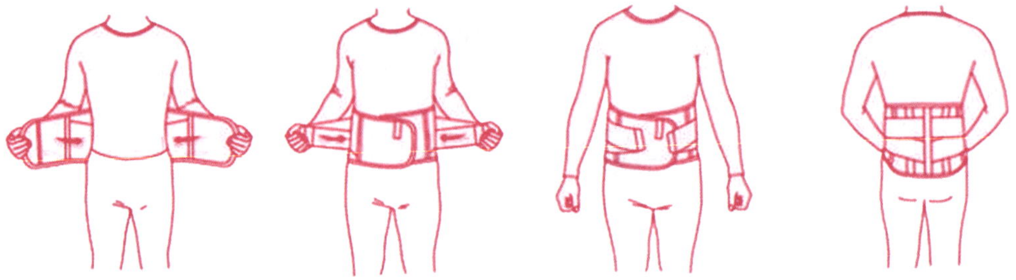

图 4－51　佩戴腰围

2）穿护腰带时：里面需要穿吸汗内衣，以保护皮肤。

3）定期复诊：两星期 1 次。

4）注意事项：必须在床上佩戴，上床后应脱掉；佩戴位置准确，松紧要适度，与躯体紧密接触，过紧易出现压伤，过松则达不到制动目的；衬衫需平整，不宜过紧，拆去附在衣物上的硬物，以免皮肤受压而发生破损；佩戴的时间非常重要，应根据病情而定。

（5）训练双腿的力量。被照护者站立，保持背部平直，双腿屈曲蹲下再站起，一次 5 下，逐渐增加，每日早晚各 1 次。

（6）腰椎间盘突出疼痛时期的注意事项：

1）睡硬板床：睡硬板床可以减少椎间盘承受的压力。

2）注意腰间保暖：尽量不要受寒，避免着凉和贪食生冷之物，不要长时间在空调下。

3）加强腰背部的保护：以免受损。

4）白天戴护腰带：有利于腰椎的恢复。

5）不要做弯腰又用力的动作：如拖地板、切菜、炒菜等。

6）注意劳动姿势：避免长久弯腰和过度负重，以免加速椎间盘的病变。

7）急性发作期：尽量卧床休息，疼痛缓解后也要注意适当休息，不要过于劳累，以免加重疼痛。

8）饮食上：多吃一些含钙量高的食物，如牛奶、奶制品、虾皮、海带、芝麻酱，豆制品也含有丰富的钙，经常吃，也有利于钙的补充。

9）腰椎间盘突出平时还应注意：①保持良好的生活习惯，防止腰腿受凉，防止过度劳累。②锻炼时压腿弯腰的幅度不要太大，否则不但达不到预期目的，还会造成椎间盘突出。③搬运重物时应该先蹲下拿到重物，然后慢慢起身，起身后仍要保持脊柱平直（图 4－52），避免弯腰拿取重物（图 4－53）；站姿、坐姿要正确，保持脊柱平直（图 4－54）。正确的姿势应该“站如松，坐如钟”，胸部挺起，腰部平直。同一姿势不应保持太久，适当进行原地活动或腰背部活动，可以解除腰背肌肉疲劳。

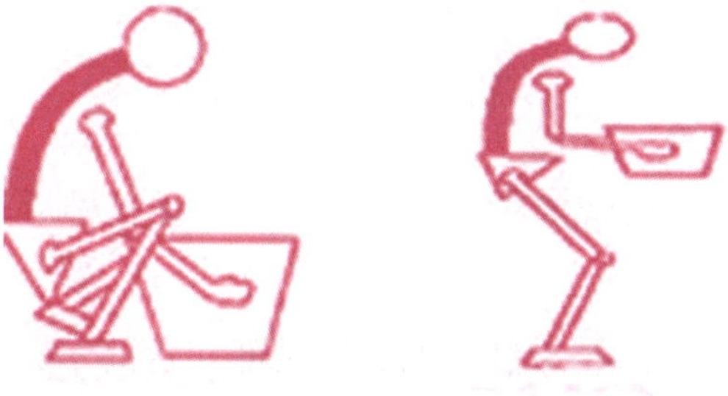

图 4-52　正确搬重物姿势

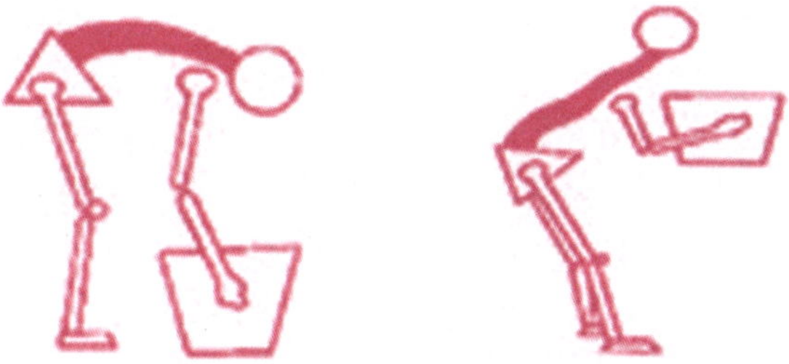

图 4-53　错误搬重物姿势

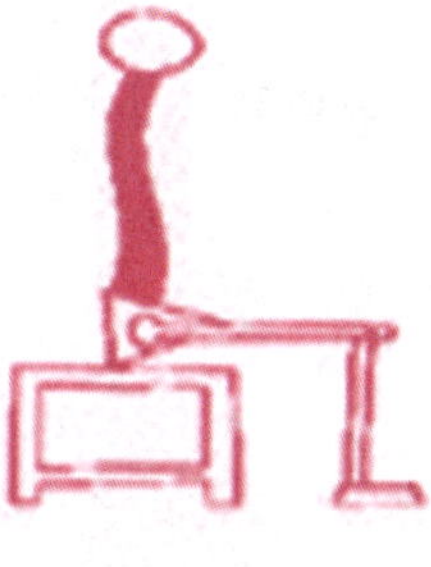

图 4-54　正确坐位姿势

（四）腰椎间盘突出康复操

1. 急性期

（1）卧位：腰椎间盘突出症患者应睡硬板床，仰卧时膝微屈，腘窝下垫一小枕头，全身放松，腰部自然落在床上。侧卧时屈膝屈髋，一侧上肢自然放在枕头上。

（2）下床：从卧位改为俯卧位，双上肢用力撑起，腰部伸展，身体重心慢慢移向床边，一侧下肢先着地，然后另一侧下肢再移下，手扶庆头站起。

（3）坐位：坐位腰部挺直，椅子要有较硬的靠背。椅子腿高度与患者膝到足的高度相等。坐位时，膝部略高于髋部，若椅面太高，可在足下垫一踏板。

（4）起座：从座位上站起时，一侧下肢从椅子侧面移向后方，腰部挺直，调整好重心后起立。

2. 恢复期

恢复期做自我锻炼，使腰背部肌力增强，既可增加腰椎活动度，又可增加腰椎的稳定性。

（1）仰卧抬起骨盆：仰卧位双膝屈曲，以足部和背部作支点，抬起骨盆，然后慢慢落下，反复20次。该动作能矫正下骨盆前倾，增加腰椎曲度。

（2）抱膝触胸（图4－55）：仰卧位双膝屈曲，手抱膝使其尽量靠近胸部，但注意不要将背部弓起离开床面。

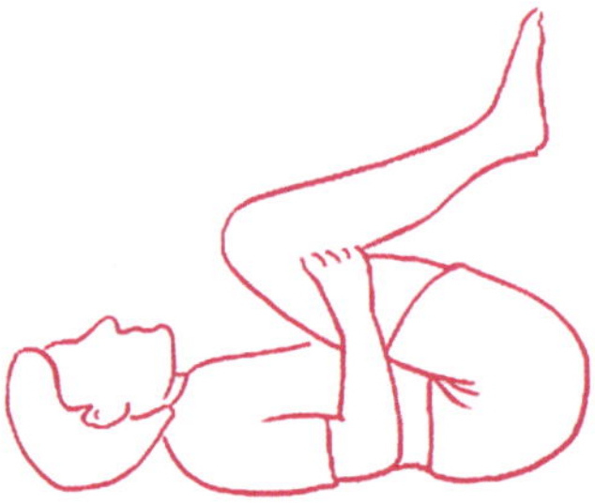

图4－55 抱膝触胸

（3）侧卧位抬腿（图4－56）：侧卧位，上侧腿可伸直，下侧膝微屈，上侧腿侧抬起，然后慢慢放下，反复数十次。

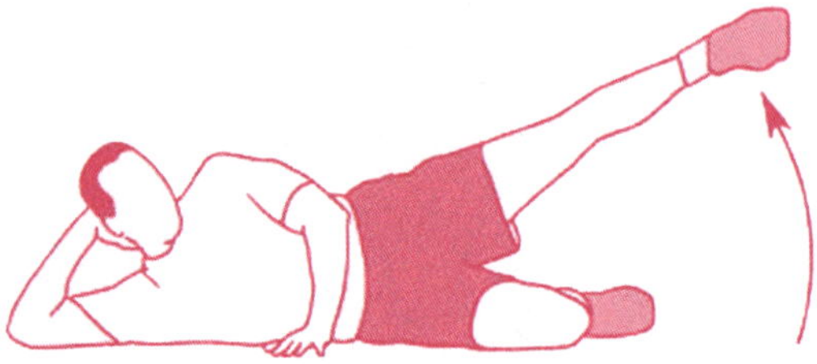

图4－56 侧卧位抬腿

（4）爬行与膝触肘：双膝及上肢撑起俯卧，腰部放松慢慢下沉，重复10次后，一侧下肢伸直，另一侧下肢屈膝使其尽量触及同侧肘关节，重复15次。

（5）直腿抬高（图4－57）：仰卧位将双手放于体侧，慢慢抬起双下肢，膝关节可微屈，然后放下，重复15次。

（6）压腿：坐在床面上，一膝微屈，另一下肢伸直，躯干前倾压向伸直的下肢，然后交换成另一下肢。此动作也可在站位进行，下肢放在前面的椅背上。

（7）膝仰卧起坐：仰卧位，双膝屈曲，收腹使躯干抬起，双手触膝。

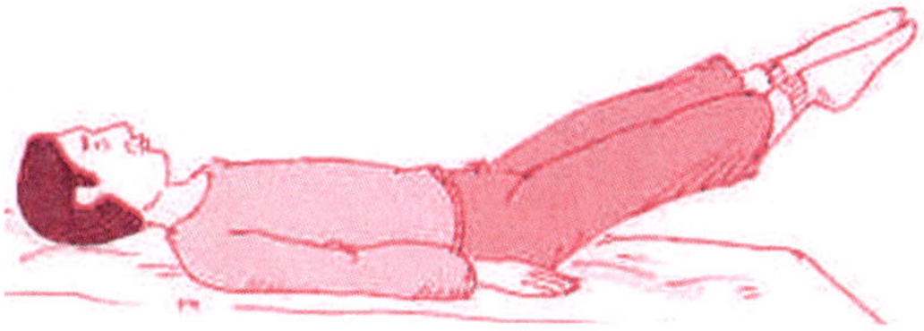

图 4－57 直腿抬高

（8）医疗体操：①“双桥”练习，仰卧，双腿屈曲，双脚平放床上，腰部用力使身体离开床面，尽量弓起身体，保持平衡，保持 30 秒为 1 次，10 次/组，2—3 组/日。②“飞燕式”练习，俯卧床上，手背后，双腿并拢，腰部用力，使头及腿同时远离床面，在最用力位置保持至力竭为 1 次，5—10 次/组，2—3 组/日，此练习主要锻炼腰背肌肌力。③屈腿仰卧起坐，仰卧位，屈髋屈膝，双脚平踩于床面，上身抬起，使肩胛骨离开床面，上身抬起不可过高，以免增加腰椎负荷，保持至力竭为 1 次，间歇 5 秒，5—10 次/组，2—3 组/日。④“空中自行车”练习，平卧，双腿抬起，在空中模拟骑自行车动作，动作要缓慢而用力，一般练习 20—30 次/组，2—4 组/日。⑤平板支撑，俯卧于床上，双臂屈曲于胸前，用双肘部及双脚尖将身体支撑抬起，至身体成一直线，保持 10—30 秒为 1 次，间歇 5 秒，5—10 次/组，2—3 组/日。

（9）外出活动注意事项：①长时间坐车或行走时，佩戴护腰带，加强腰部的保护，起到支撑作用，避免腰部再次出现扭伤。②避免长时间固定于某种姿势，以免腰背肌出现疲劳而加重腰腿痛症状。③注意保暖、防寒、防潮等。④适当休息，利用临时场所进行腰背肌的功能锻炼。⑤如腰部有不适感或不慎再次扭伤腰部时，应及时到当地医院进行诊治。

第五章
运动损伤后的康复护理

运动损伤指运动过程中发生的各种损伤,可分为急性运动损伤和慢性运动损伤。常见急性运动损伤如软组织损伤(韧带损伤、关节扭伤及脱位等)、骨折等。慢性运动损伤临床更为常见,多由持续不良姿势造成,如颈椎病、腰椎间盘突出、骨质疏松等。

第一节　常见运动软组织损伤的康复护理

一、概述

运动软组织损伤系指人体运动系统皮肤以下骨骼之外的肌肉、韧带、关节囊等组织以及周围神经、血管的不同情况的损伤。可分为急性损伤和慢性积累性损伤两大类。

二、软组织损伤的康复

(一) 康复评定

1. 症状评定　特别是对疼痛的评定。
2. 关节活动度评定　见第四章第二节。

(二) 康复治疗

1. 目的

(1) 加强保护，避免进一步损伤。

(2) 消肿、止痛、预防和控制感染。

（3）促进组织愈合、减少组织粘连、促进功能恢复。

2. 早期康复原则与方法

（1）加压与保护：①使用保护支持带或弹性带，以减轻损伤早期的渗出与出血，有利于早期活动和康复训练，也可以防止再次损伤。②选择夹板或矫形器固定、保护，以免进一步损伤。

（2）局部制动。

（3）冰敷：损伤后24小时或48小时内，局部冰敷或冰水浸泡12—15分钟，抬高患部，减轻水肿。

（4）按摩：从受伤部位近端开始向心性按摩，2—3日后进行损伤局部的按摩。动作要轻柔。

3. 恢复期及慢性软组织损伤康复治疗原则　前2周不宜早期活动，以免伤口裂开；第3周肌腱愈合后，可开始缓慢活动以促进肌腱功能恢复。

（三）常见部位软组织损伤后的康复训练

1. 肘部、腕部软组织损伤

（1）肘部软组织损伤：早期局部固定制动，避免腕部用力、前臂旋转。恢复期进行上肢屈腕、伸肘、前臂旋前及旋后练习。

（2）腕管综合征：初期或症状轻者，注意休息，严重者局部固定制动。恢复期进行腕关节屈伸、尺侧偏、桡侧偏运动。

2. 腰背部软组织损伤

（1）腰背肌练习：俯卧位，做过度背伸动作，健康照护师扶住双小腿，被照护者两手抱头进行背伸练习。

（2）腹肌练习：仰卧起坐、半坐位腹肌收缩练习。

（3）骨盆肌练习：屈膝进行下肢内收和抗阻练习、抬高臀部练习。

（4）腰滚动练习：坐位屈膝，两手抱膝向后滚动。

3. 膝关节扭伤　膝关节损伤后的康复训练应以加强关节稳定性，促进关节运动为重点，分为两个阶段：下肢固定期和功能恢复期。

（1）下肢固定期：损伤后早期先采用局部冰敷、制动、固定及抬高患肢等一般治疗处理。

（2）功能恢复期

第一步：仰卧位，股四头肌等长收缩，每次收缩持续5—10秒，每小时至少做20次。前交叉韧带损伤者6—12周不应做此练习。

第二步：膝稍屈曲，足跟向后移动（轻度抗阻），做等长收缩4—5秒。

第三步：直腿抬高，下肢上抬的角度及维持时间逐渐增加，能力许可，可增加抗阻练习。

第四步：足跖屈、背屈，牵伸跟腱，足内翻、外翻。

第五步：髋关节屈曲、内收、外展、后伸练习，练习时，可给予适当阻力。

4. 踝关节韧带损伤

（1）冷疗：损伤后即可进行局部冰敷或冰水浸泡，切忌揉捏伤区。

（2）局部固定、制动：经局部冷疗约半小时后，对患部进行固定。外翻损伤宜采取内翻位固定，内翻损伤则采取外翻位固定。一般固定时间为 2—3 周。损伤严重或伴有内外踝撕脱骨折者，应采用石膏固定，固定时间为 4—6 周。

（3）固定拆除后：踝关节功能的练习，包括踝背屈、跖屈、内翻、外翻练习。

第二节　常见关节脱位的康复护理

一、概述

关节脱位也称脱臼，多由暴力所致，以肩、肘关节脱位最为常见。主要表现为关节处疼痛、正常活动丧失、关节畸形。关节脱位后，关节囊、韧带、软骨及肌肉等软组织也有损伤，若不及时复位及进行运动康复，关节会有不同程度的功能丧失。

二、常见关节脱位康复护理

（一）肩关节脱位后的康复运动方法

1. 复位　上肢用前臂吊带制动（图 5 – 1）。复位后用三角巾将患肢肘关节屈肘 90 度悬吊至胸前，固定 2—3 周。严重脱位者，用绷带将上臂贴胸固定，固定时间为 2—3 周。

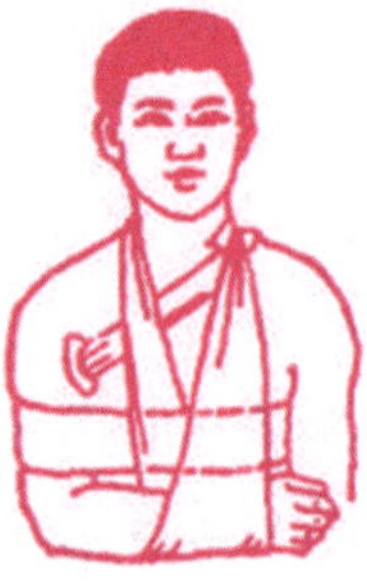

图 5 – 1　前臂吊带制动

2. 手指屈伸运动　用力伸直手指，保持 3 秒，用力握拳，保持 3 秒，每组做 10 个，每天做 5 组。

3. 手腕屈伸运动　用力伸腕，保持 3 秒，用力屈腕，保持 3 秒，每组 10 个，每天做 3 组。

4. 肘关节屈伸运动　健侧手掌辅助稳定脱位侧上臂，肘关节伸直，保持 3 秒，肘关节尽量屈曲，保持 3 秒，每组做 10 个，每天做 3 组。

5. 2 周后逐渐增加活动次数。

（二）肘关节脱位后的康复运动方法

1. 复位　固定（图 5－2），3 周后去除固定。

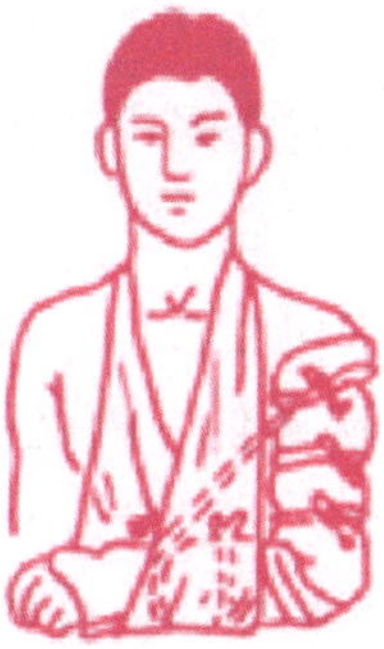

图 5－2　肘关节脱位固定

2. 手指屈伸运动　用力伸直手指，保持 3 秒，用力握拳，保持 3 秒，每组做 10 个，每天做 5 组。

3. 手腕屈伸运动　用力伸腕，保持 3 秒，用力屈腕，保持 3 秒，每组 10 个，每天做 3 组。

4. 伸肘练习　仰卧平躺在床边，患肢前臂伸出床外，充分放松，坚持 20 分钟，以 10 次为 1 组，每天 3 组。

5. 肘关节训练　3 周后去掉固定即开始做肘关节伸、屈、旋转等训练，程度逐步加强。

第三节　常见骨折的康复护理

骨折是指骨结构的连续性完全或部分断裂。多见于儿童及老年人，中青年人也时有发生。患者常为一个部位骨折，少数为多发性骨折。经及时恰当处理，多数患者能恢复原来的功能，少数患者可有不同程度的后遗症。

一、锁骨骨折康复运动

锁骨骨折是肩部常见的损伤，多数为青少年儿童。

（一）紧急处理

平卧、肩部制动保护，尽快就医。

（二）早期运动康复

1. 运动康复原则

（1）睡眠时仰卧在木板床上，两肩之间用薄枕头垫高，保持肩外展后伸拉，避免侧卧。

（2）深呼吸训练，躯干和下肢主动运动。

（3）进行握拳、伸指、分指、腕屈伸、腕绕环、肘屈伸、前臂内外旋等主动练习，幅度尽量大，逐渐加大用力程度。

（4）损伤后第 2 周增加捏小球、腕屈伸、肩外展及旋转运动。

（5）第 3 周增加肘屈伸与前臂内外旋运动。

（6）仰卧位，头与双肘支撑做挺胸练习。

2. 运动康复技术

（1）伤后 1 周内

1）运动疗法：一般保守治疗，肩固定于内收内旋位，屈肘 90 度位。患侧不应负重，活动肘关节及腕、手部各关节。

2）肌肉力量：3—4 日后可开始肘、腕部肌肉等长收缩锻炼；以健侧手辅助固定上臂，练习肘主动屈伸。

3）日常生活：用健侧手。

（2）伤后 2—3 周

1）运动疗法：肩继续固定于内收内旋、屈肘 90 度位。患侧不应负重，活动肘关节以及腕、手部各关节，肩关节在不引起疼痛前提下做垂臂钟摆练习（图 5－3）。

2）肌肉力量：继续肘、腕部肌肉等长收缩锻炼，开始手指等张收缩锻炼及三角肌等长收缩训练。

3）日常生活：用健侧手。

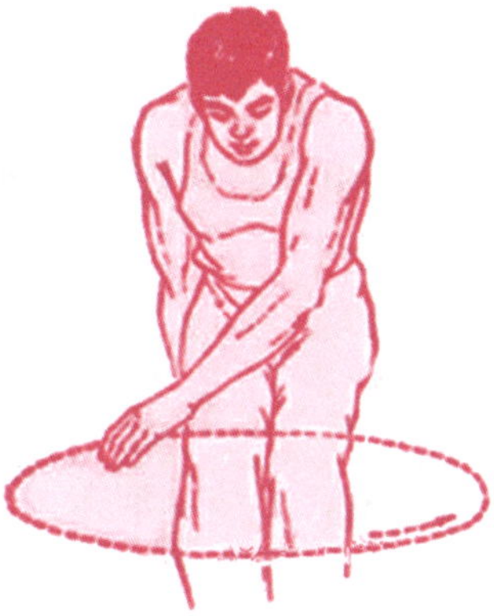

图 5－3 垂臂钟摆

（三）恢复期康复运动

1. 运动康复原则 练习肩关节的外展、上举、后伸、前屈、旋转运动。

2. 运动康复技术

（1）伤后 6 周

1）运动治疗：移除外固定，肩关节允许轻度外展活动（＜80 度）。患肢用颈腕悬吊带挂胸前，除上述练习外再增加以下练习：站立位上体向患侧屈，肩前后摆动；努力增大外展与后伸的运动幅度。患侧避免负重；加大肩关节钟摆锻炼幅度；开始各方向主动活动，但外展不超过 80 度。继续肘关节及腕、手部各关节活动。

2）肌肉力量：继续肘、腕部肌肉等长锻炼，促进握力。

3）日常生活：可用患侧辅助健侧完成一些轻负重动作。

（2）伤后 7—12 周

1）运动治疗：各关节最大限度主动活动，适当增加被动活动。增加肩外展和后伸主动牵伸，2 周内避免做大幅度的肩内收与前屈练习，增加外展和后伸主动牵伸。

2）肌肉力量：肩部肌肉等长收缩锻炼及抗阻力锻炼。

3）日常生活：正常愈合者可用患肢正常生活。

3. 长远规划 因多数为青少年，应进行教育，避免过早参加冲撞性运动。

二、肱骨颈骨折康复运动

肱骨颈骨折发生率较高，约占肩部损伤的 22% 。

（一）紧急处理

夹板固定、制动，尽快就医。

（二）早期运动康复

1. 运动康复原则　不需复位者，患肢贴胸固定制动 3 周；畸形大或移位明显者，需手法复位、贴胸固定。

2. 运动康复技术

（1）伤后 1 周内

1）运动治疗：患侧肢体不应负重；不活动肩关节及肘关节；腕关节及指关节屈伸练习，勿做旋转手臂动作。

2）肌肉力量：7 天后可开始伸、屈腕部肌肉，进行等长锻炼；以健侧手辅助固定前臂，练习腕及手指的主动屈伸，以保持肌力。

3）日常生活：用健侧手操作。

（2）伤后 2—4 周

1）运动治疗：活动上肢各关节，如骨折为保守治疗，通常在伤后 3 周可在不引起疼痛前提下开始肩关节垂臂钟摆练习。

2）肌肉力量：继续手指屈伸肌肉的等长锻炼。

3）日常生活：用健侧手。

（三）恢复期康复运动

1. 伤后 4—6 周　加大肩关节各方向主动及被动活动幅度，但慎做肩关节旋转动作。继续肘关节及以下关节活动，肘部增加旋前及旋后动作；开始肩部肌肉力量的练习。继续肘、腕部肌肉等长收缩锻炼；促进握力。可用患侧辅助健侧完成一些日常生活中的轻负重动作。

2. 伤后 7—12 周　各关节最大限度主动活动，最大限度恢复肩关节活动范围；正常愈合者可用患肢正常生活。

三、肱骨干骨折的康复运动

骨折多发生于肱骨干中段，下段次之，上段最少。

（一）紧急处理

夹板固定、制动，夹板先放后侧，再放前侧，最后放内、外侧夹板，然后用绷带固定，同时肘部要弯曲并悬吊上肢，尽快就医。

（二）早期运动康复

1. 伤后 1 周内　患侧肢体不应负重；用夹板、石膏固定者不活动肩关节及肘关节；手术内固定或外固定稳定者，小幅度被动或主动活动肩盂关节和肘关节；无肩关节及肘关节周围肌肉力量锻炼；日常生活用健侧手。

2. 伤后 2—4 周　患肢勿提重物；患侧肢体不应负重；肩关节及肘关节行主动活动或辅助主动活动练习；如为保守治疗，外展勿超过 60 度；肩关节及肘关节勿做肌肉力量锻炼；日常生活用健侧手。

（三）恢复期运动康复

1. 伤后 4—6 周　适度部分负重；加大肩关节及肘关节各方向主动及辅助主动活动幅度；进行前臂肌肉等长及等张锻炼；6 周后开始肱二头肌和肱三头肌等长锻炼。日常生活可用患肢辅助健侧完成一些日常生活动作。

2. 伤后 7—12 周　如为正常愈合，可全负重；各关节最大限度主动活动及被动活动；进行肩及肘部屈伸肌肉抗阻力锻炼以增强力量及耐力。正常愈合者可正常活动。

四、肱骨内外髁骨折的康复运动

（一）紧急处理

患肢制动，尽快就医。

（二）早期运动康复

伤后 1—4 周，避免肩关节内外旋转动作，切忌肘关节做任何被动活动练习。患侧肢体不应负重；切开复位并内固定治疗者，可小幅度主动屈伸肘关节；其他治疗者，勿活动肘关节；肘关节勿做肌肉力量锻炼。日常生活用健侧手。

（三）恢复期运动康复

1. 伤后 4—6 周　避免任何肘关节扭转动作。切开复位并内固定治疗者，可主动屈伸肘关节；无移位稳定骨折可进行小幅度主动屈伸肘关节训练；所有其他治疗者，勿活动肘关节；肘关节小范围做肌肉力量锻炼。日常生活以健侧手为主，可用患肢辅助。

2. 伤后 7—12 周　避免过度扭转肘关节。如为正常愈合，12 周可全负重；各关节最大限度主动或被动活动；屈伸肌肉抗阻力训练和耐力训练。正常愈合者可用正常肢体辅助患肢完成日常生活活动。

五、尺骨鹰嘴骨折的康复运动

尺骨鹰嘴骨折较常见，多发生在成年人。

（一）紧急处理

患肢制动，尽早就医进行复位或固定。

（二）早期运动康复

1. 时间　在骨折临床处理完成后即开始康复运动。

2. 部位　注意石膏内的上下肌群静力性等长收缩练习，以及非固定关节的主动活动度训练。可做肩部的钟摆练习，肩带的主动上耸、下压活动，以及腕和手指的主动屈伸运动及抗阻练习。

3. 有牢固的内固定者　术后数天即开始连续被动活动，可有效地保持关节功能。

4. 第 2 周　可增加肩部主动运动，逐渐达到肩、手指各关节的全幅活动度活动，进一步加强肌力练习。

（三）恢复期康复运动

1. 每天定时去除外固定，由健肢托住肘部和前臂，小心地进行关节屈伸主动练习，运动时患肢不承受重力负荷，练习后继续外固定。

2. 动作幅度与次数逐步增加，练习时切忌引起明显疼痛。

3. 肌力训练应增加等张收缩的内容。

4. 外固定去除后进行肘屈伸、前臂旋转的关节活动度练习和肌力练习。为矫治前臂及手指伸肌挛缩或粘连，应分别在握拳及伸指时做腕部充分屈伸的练习。

六、尺桡骨骨折的康复运动

（一）紧急处理

患肢制动，尽早就医进行复位或固定。

（二）早期运动康复

1. 复位固定后，即可开始功能锻炼。

2. 初期可练习上臂和前臂肌肉舒缩活动，用力握拳，充分屈伸手指。

3. 在骨折临床处理后5—7日，开始肩与手部运动。

4. 2周后局部肿胀消退，开始肩、肘、腕等关节活动，频率和范围逐渐增加。但禁忌做前臂旋转活动。

（三）恢复期康复运动

1. 术后第3周起做肘屈、伸肌群的等长收缩练习。

2. 骨折愈合后，做系统的肘、腕活动练习及肌力练习，着重做恢复前臂旋转活动度练习。

3. 前臂骨折的康复训练主要涉及肘、腕两个关节，有时还会累及掌指关节，肘关节与前臂旋转的训练方法已如前述，腕关节可做两个方向的活动，即解剖位置上前后方向的屈伸运动与内外的尺侧屈、桡侧屈运动。

4. 4周后练习前臂旋转及用手推墙动作。

七、桡骨远端骨折的康复运动

（一）紧急处理

患肢制动，尽早就医进行复位或固定。

（二）早期运动康复

1. 经骨科临床处理后　当天即可开始做肩部大幅度主动运动，以及肘屈伸、握拳、伸拳、拇指对指等主动练习。

2. 伤后2周　手握拳做屈肌等长收缩练习，暂不做伸肌练习。

（三）恢复期康复运动

1. 第3周　增加屈指、对指、对掌的抗阻练习。骨折愈合后进行系统的腕屈、伸、侧屈及前臂旋转活动度练习，以及前臂各组肌群练习。

2. 增加练习　包括腕掌支撑练习、拇指腕掌关节与掌指关节的活动度和肌力练习。

八、股骨颈骨折手术治疗康复运动

（一）紧急处理——防止二次损伤

1. 三人移动法　一人固定伤者骨盆部，另一人托住脚跟及足背，顺着大腿的方向缓慢移动。如果要抬起伤腿，第三人在大腿下面及小腿肚处托住，然后再抬起。

2. 固定　取两块长而窄的木板，其中较短的一块放在大腿内侧，将长的一块放在大腿外侧，上达腋窝，下至脚跟。用宽布带自腰、髋、膝、踝部分别结扎布条的两头，将夹板固定。

3. 三个人相互配合　一人托头和后背，一人托腰和臀部，另一人托大腿和小腿，三人一起用力，将患者平稳抬起，平放在担架上，送医院。

（二）术后早期康复运动

1. 术后　将患肢放于外展微屈髋位，抬高患肢，预防肿胀。以等长收缩练习为主。练习中应绝对避免髋内收动作（交叉腿等）。平卧时双腿之间垫枕头，使双腿不能并拢。不得向患侧翻身。向健侧翻身时应保护患腿，使其在整个运动过程中保持髋稍外展位。侧卧后双膝之间垫高枕头，使患肢保持稍外展位。

2. 术后 0—1 周

（1）麻醉消退后：立即开始活动足趾及踝关节，尽早开始足背屈（踝泵）练习，每组 5 分钟，每小时 1 组。

（2）股四头肌等长收缩练习：每日 ≥300 次，应在不增加疼痛的前提下尽可能多做。

（三）恢复期康复运动

1. 术后 2—4 周

（1）继续前述练习，并逐渐增加强度。

（2）直腿抬高练习：每组 10—20 次，每日 1—2 组。

（3）后抬腿练习：每组 30 次，连续练习 4—6 组，组间休息 30 秒，每日 1—2 次。

（4）俯卧位勾腿练习：每组 10 次，每次 10—15 秒，间隔 5 秒，4—6 组连续练习，组间休息 30 秒。

（5）抗阻伸膝练习：每组 10 次，每次 10—15 秒，间隔 5 秒，4—6 组练习，组间休息 30 秒。

（6）主动髋屈伸练习（在无或微痛及骨折稳定的前提下）：坐位，足不离开床面。缓慢、用力，最大限度屈髋屈膝，保持 10 秒后缓慢伸直，每组 10—20 次，每日 1—2 组。

2. 术后 5 周至 3 个月

（1）负重及平衡练习：必须经过 X 射线检查，在骨折愈合程度允许的前提下进行。随骨折愈合，负重由 1/4 体重→1/3 体重→1/2 体重→2/3 体重→4/5 体重→100% 体重逐渐过渡。可在体重秤上让患腿负重，以明确部分体重负重的感觉，逐渐可达到患侧单腿完全负重站立。每次 5 分钟，每日 2 次。

（2）坐位抱腿：必须在骨折愈合程度允许的前提下进行。每次 5—10 分钟，每日 1—2 次。

（3）固定自行车练习：有条件可以开始固定自行车练习，轻负荷至大负荷，并逐渐减低座位的高度。每次 20—30 分钟，每日 2 次。

3. 术后 4—6 个月　骨折多愈合，练习旨在强化肌力及关节稳定性，逐渐、全面地恢复日常生活等各项活动。

（1）静蹲练习：随力量增加逐渐增加下蹲的角度（ <90 度），每次 2 分钟，间隔 5 秒，5—10 组连续练习，每日 2—3 组。

（2）跨步练习：包括前后、侧向跨步练习，每组 20 次，组间休息 45 秒，4—6 组连续练习，每日 2—4 次。

（3）患侧单腿蹲起练习：要求缓慢、用力，有控制（不打晃）。每组 20—30 次，组间间隔 30 秒，每日 2—4 次，此练习需在后期进行。

九、股骨颈骨折保守治疗康复运动

（一）紧急处理

同股骨颈骨折手术治疗康复运动。

（二）早期运动康复

1. 固定期/骨牵引阶段

（1）活动足趾及踝关节：如疼痛允许，即开始踝泵练习，每组 5 分钟，每小时 1 组。

（2）股四头肌及腘绳肌等长收缩练习：即大腿前方及后方肌肉的紧张及放松。练习时必须确保牵引的位置，不能移动肢体，不能产生髋关节屈伸动作。每日 300 次，在不增加疼痛的前提下尽可能多做。

2. 牵引拆除后　关节屈曲角度未达到 90 度前，绝对禁止正常姿势坐起，只能半坐起。

（1）开始直抬腿肌力练习：伸膝后直腿抬高至足跟离床 15 厘米处，保持 10 秒后缓慢伸直。每组 10—20 次，每日 1—2 组。

（2）开始主动关节屈伸练习：在无或微痛及骨折稳定的前提下，动作幅度逐渐增加，缓慢、用力，最大限度屈膝屈髋，保持 10 秒后缓慢伸直。每组 10—20 次，每日 1—2 组。如骨折愈合良好，力求在 6—8 周膝关节屈曲达 120 度，髋关节屈曲角度接近 90 度。

（3）开始下地扶拐行走：如无痛，患腿可部分负重（ <1/4 体重），注意保护。

（三）恢复期运动康复

1. 目的　强化关节活动度、强化肌力，改善关节稳定性。

（1）负重及平衡练习：必须在骨折愈合程度允许的前提下才能进行。负重由 1/4 体重至 100% 体重逐渐过渡，每次 5 分钟，每日 2—3 次。

（2）加强关节活动度练习：如坐位抱腿，开始前测量足跟与臀部之间距离，逐渐使距离缩短至与健侧腿相同。在髋关节感到疼痛处保持 5—10 分钟，每日 1—2 次。如条件允许，可以使用固定自行车练习，轻负荷至大负荷，并逐渐降低座位高度，每次 20—30 分钟，每日 2 次。

（3）开始腿部肌力练习：①后抬腿练习，患腿伸直向后抬起至足尖离床面 5 厘米为 1 次，每组 30 次，4—6 组连续练习，组间休息 30 秒，每日练习 2—3 次。②俯卧位抗阻屈膝，每组 10 次，每次保持 10—15 秒，每次间隔 5 秒，4—6 组连续练习，组间休息 30 秒，并逐渐过渡至“立位抗阻屈膝”。③抗阻伸膝练习，以沙袋或皮筋为负荷在髋关节无痛的活动范围内进行。每组 10 次，每次保持 10—15 秒，每次间隔 5 秒，4—6 组连续练习，组间休息 30 秒。④提踵练习：每次 2 分钟，休息 5 秒，每组 3—5 次，每日 2—3 组。

2. 后期　强化肌力及关节稳定，全面恢复日常生活的各项活动。

（1）静蹲练习：随力量增加逐渐增加下蹲的角度（始终 <90 度），每次 2 分钟，间隔 5 秒，每组连续 5—10 次，每日 2—3 组。

（2）跨步练习：包括前后、侧向跨步练习，每组 20 次，组间休息 45 秒，4—6 组连续练习，每日 2—4 次。

（3）患侧单腿蹲起练习：要求缓慢、用力、有控制（不打晃）。每组 20—30 次，组间间隔 30 秒，每日 2—4 次。

十、胫腓骨骨折的康复运动

（一）紧急处理

就地固定、制动，尽早就医。

（二）早期运动康复

1. 术后 0—2 周

（1）控制肿胀，采用患肢抬高。

（2）关节活动度训练：术后 0—3 天，尽早开始髋、膝、踝关节辅助下主动关节活动度练习，每个关节 5 分钟，每小时 1 组。

（3）肌力训练：多进行平面直腿抬高练习，包括前屈、后伸、内收及侧卧外展。辅助下俯卧位主动勾腿练习。弹力带抗阻踝关节跖屈、背伸训练。每组 10—20 次，连续 4—6 组，组间停顿 30 秒，每日 1—2 次。

（4）活动后冰敷，消除红肿：每次 15—20 分钟，可使用 2—3 次直到皮温恢复。

（三）恢复期运动康复

1. 术后 2—6 周

（1）继续主动膝、踝关节活动度练习。

（2）渐进性负重及步态训练：可在拐杖辅助下进行渐进性负重及步态练习。患腿置于体重秤上，从 1/4 体重开始，体会部分负重的感觉。每次 5 分钟，每日 2 次，练习中应避免出现疼痛。

（3）肌力训练：股四头肌、腘绳肌、踝跖屈、背伸肌渐进性抗阻练习，每组 10 次，每次 10—15 秒，每次间隔 5 秒，4—6 组连续练习，组间休息 30 秒。

2. 术后 6—12 周

（1）负重训练：根据骨折愈合程度，渐进性负重达到完全负重。若训练中没有疼痛，可以去掉拐杖。

（2）渐进性静蹲练习：患者可完全负重后，在保护下进行静蹲训练。从可耐受的小角度开始，逐渐增大下蹲角度。每组 10 次，每次 10—15 秒，每次间隔 5 秒，2—3 组连续练习，组间休息 30 秒。

（3）辅助上下台阶训练：从练习上 10 厘米的台阶开始，可在辅助或无辅助下双腿交替上台阶。

（4）平衡训练：平面上练习单足站；加入外界干扰或其他的动态稳定练习，如抛接球训练。

十一、踝关节骨折的康复运动

（一）紧急处理

立即制动，冰敷，必要时就医。

（二）运动康复

1. 非手术康复运动

（1）Ⅰ期（0—4 周）：①控制水肿，患肢抬高，冰敷。②主动关节活动度练习，包括髋、膝、跖关节和趾间关节的屈伸练习。③肌力训练，患侧髋、膝关节周围肌群的主动、逐渐抗阻力运动。④各平面各方向的直腿抬高训练，俯卧位后伸，侧卧位外展，仰卧位前屈、内收或外展。每组 20 次，持续 2—4 组，中间休息 1 分钟，每天 2—3 次。膝关节屈伸练习，每次 5—20 分钟，每天 1—2 次。⑤在辅助工具保护下无负重的步态练习。

（2）Ⅱ期（4—6 周）：①4 周后，可取下石膏进行活动度练习，其余时间仍需石膏固定。关节活动包括踝关节的屈伸、内翻、外翻和旋转，根据疼痛和肿胀程度，逐渐加大踝关节活动。②运动训练前可使用热敷，以促进血液循环，松解粘连。③除了髋、膝周围肌群的渐进性抗阻练习，还可以进行踝关节周围肌肉等长肌力训练。每次 10—15 分钟，每天 2—3 次。④关节活动后出现红肿发热，即刻冰敷，15—20 分钟 1 次，可重复 2—3 次，直到皮温恢复。

（3）Ⅲ期（6—8 周）：①关节渐进性可耐受负重。②关节主动或抗阻活动度练习，每组 30 次，中间停 30 秒，连续 2—4 组，每日 3 次。③肌力训练，下肢肌力训练，踝周围肌群如外翻肌、内翻肌、背伸肌和屈肌等长练习和渐进性抗阻练习。④肌耐力训练，治疗阶梯训练，踏步机训练。

（4）Ⅳ期（8—12 周）：①增加以上各项活动的运动量、阻力和强度。②逐渐恢复各项日常生活和文体活动。

2. 手术后康复运动

（1）Ⅰ期（0—2 周）：①控制水肿，患肢抬高，冰敷。②主动关节活动度练习，术后 1—3 天，开始主动关节活动度训练，包括髋、膝、跖趾关节和趾间关节的屈伸练习，每次 5 分钟，每天 4—5 次。③肌力训练，术后 1—3 日，可开始各平面各方向的直腿抬高训练，俯卧位后伸，侧卧位外展，仰卧位前屈、内收或外展。每组 20 次，持续 2—4 组，中间休息 1 分钟，每天 2—3 次。术后 1 周，可行膝关节周围肌群的主动、和缓的阻力运动。膝关节的屈、伸练习，每次 15—20 分钟，每天 2—3 次。④在辅助工具保护下无负重的步态练习。

（2）Ⅱ期（2—4 周）：①内固定稳定者，去除石膏。②关节活动度练习，进行踝关节的被动和主动关节活动度训练，包括踝关节的屈、伸、内翻、外翻和旋转。根据疼痛和肿胀程度，逐渐加大踝关节活动。③关节活动后出现红肿发热，即刻冰敷，15—20 分钟 1 次，可重复 2—3 次，直至皮温恢复正常。

（3）Ⅲ期（4—8 周）：①踝关节全范围活动度练习。②踝关节渐进性可耐受负重。③下肢肌力训练，踝周围肌群即外翻肌、内翻肌、背伸肌和跖屈肌等长练习和渐进性抗阻练习。

（4）Ⅳ期（8—12 周）：①踝关节和下肢肌力练习。②半蹲练习，保护下完全下蹲，充分恢复关节背伸活动度和踝柔韧度，每次3—5分钟，每日2—3次。③提踵练习和上下台阶练习。④本体感觉训练，抛球、接球练习。⑤肌耐力训练，踏步机训练。

（5）Ⅴ期（12周）：①肌力训练，增加运动量、阻力和强度。②耐力训练，如跳绳双足跳、交替跳，然后单足跳。③本体感觉训练，平面上单足站（由稳定到最不稳定），加入外界干扰或其他的动态稳定练习，如抛球、接球、走、慢跑。④功能性活动恢复训练，如单双足跳跃、连续跳、定点跳。

第四节 常见关节置换的康复运动护理

常见关节置换术包括膝关节置换术和髋关节置换术。关节置换术相关康复运动包括术前康复运动和术后康复运动。

康复运动的目的：①消肿、止痛。②增强肌力。③维持关节活动范围。④尽早恢复生活自理能力，提高生活质量。

康复运动原则：①手术前教育与评估，以获得良好的心理准备，术后尽早开始。②综合康复治疗，对各种合并功能障碍同时治疗，相互促进。③日常生活能力训练，能够促进患者尽早回归家庭，增强社会适应性。

一、膝关节置换术的康复运动

（一）术前康复运动

1. 增加患肢及其他肢体肌力的训练。
2. 深呼吸及咳嗽，预防术后卧床引起的肺部感染。
3. 练习床上及转移活动，进行各关节的主动活动，练习助行器的使用方法。
4. 训练如何使用辅助器具，如拐杖等，缩短术后康复训练时间。

（二）膝关节置换术后的康复评定

1. 关节活动状况　关节置换术后，对于髋关节活动范围必须满足：髋关节屈130度，外展0度，内收5度，外旋30度。膝关节活动范围至少能屈90度，伸展中立位。

2. 上、下肢肌力　评定肌肉力量是否影响手术关节稳定性的情况。

3. 活动及转移的能力　根据患者术后的不同阶段，评定床上活动及转移能力，坐位能力包括床边及在座椅上的能力，站立、上下楼梯、走斜坡等活动功能。

（三）膝关节置换术后的康复运动方法

1. 消肿、止痛、冰疗　术后第 1 天即可使用冰袋，置于手术的关节周围，每日 1—2 次，每次 30—60 分钟，7—10 日为 1 个疗程，至关节消肿、疼痛减轻为止。

2. 体位摆放　无特别体位摆放要求。

3. 预防并发症训练　为预防手术后伤口感染、肺部感染、深静脉血栓等并发症，在术后，患者应尽早开始深呼吸训练、咳嗽训练、踝关节“泵”式往返训练、床上活动。

4. 增强肌力训练

（1）肌力训练：可作为术前教育的一部分，并持续到手术后的康复训练中。

（2）手术后 1—2 日：进行手术侧膝关节周围的肌肉（股四头肌、腘绳肌）的等长收缩，以及非手术关节下肢和双上肢主动活动和抗阻训练，以保持它们的力量和柔韧性。保持 5—10 秒为 1 次，每组 20 次，每天 2—3 组。

（3）手术 1 周后：进行关节周围肌肉力量的主动收缩和抗阻训练。取坐位，双膝自然下垂床边，做踝关节抗阻力背屈、跖屈运动。

（4）上肢肌力练习：以帮助患者自理及转移。

5. 关节控制训练　膝关节的稳定对行走至关重要，增强膝关节周围软组织的生理功能可大大提高其稳定性。

（1）仰卧位训练：①骨盆下降训练，患侧下肢外展约 10 度，保持上身不动，做髋关节下蹲动作，健康照护师在足部施加适当阻力，每组 20 次，每天 2 组；②搭桥训练，以双下肢和双肩为支点，做臀部上抬的动作，每组 20 次，每天 2 组。

（2）坐位训练：①抬小腿，在不同的角度维持 5—10 秒作为 1 次，每组 10—20 次，每日 2 组，小腿放下时要稳、慢；②分别抬前足和足跟，进行踝关节的背屈和跖屈训练，维持 5—10 秒作为 1 次，每组 10—20 次，每日 2 组。

6. 转移能力训练

（1）卧位起坐转移：鼓励患者借助双臂支撑力量起坐。

（2）床旁坐位转移：先移动患侧身体至床边，同时将身体前移和将双脚搬离床，用手支撑床边，缓慢向前移动，直至双脚接触地面。

（3）翻身活动：双侧均可，鼓励向患侧翻身，在确保安全情况下独立完成。

（4）坐—站的转移：健侧膝、足在后，患侧膝、足在前，双手支撑扶手站起，保持在起立时体重心移动。

（5）洗手间的转移方法：向后移动，直至足跟接触硬物，伸手紧握扶手，缓慢坐下。

二、髋关节置换术的康复运动

（一）术前康复运动

1. 增加患肢及其他肢体肌力的训练。
2. 深呼吸及咳嗽，预防术后卧床引起的肺部感染。
3. 练习床上及转移活动，进行各关节的主动活动，练习助行器的使用方法。
4. 训练如何使用辅助器具，如拐杖等，缩短术后康复训练时间。

（二）髋关节置换术后的康复评定

同膝关节置换术后评定。

（三）髋关节置换术后的康复运动方法

1. 消肿、止痛、冰疗　术后第1天即可使用冰袋，置于手术关节周围，每日1—2次，每次30—60分钟，7—10日为1个疗程，至关节消肿、疼痛减轻为止。

2. 体位摆放

（1）避免4种危险体位：①髋屈曲超过90度。②下肢内收超过身体中线。③伸髋外旋。④屈髋内旋。

（2）手术切口位置不同，体位有不同限制：①切口位于后外侧时，术后应避免髋关节屈曲超过90度及过度旋转和内收。②切口位于前外侧时，应避免外旋。③用枕头使患者的髋关节外展，防止患肢内收、内旋，通常使用6—12周，12周后，髋关节的假囊形成，此时的肌力也足以控制关节的稳定。④全髋关节置换术4—6周后，髋关节能够完全伸直，屈曲80度—90度，轻度内旋（20度—30度）和外旋（20度—30度），并且可以在忍受疼痛的范围内被动外展。

3. 预防并发症训练　为预防手术后伤口感染、肺部感染、深静脉血栓等并发症，术后应尽早开始深呼吸训练、咳嗽训练、踝关节“泵”式往返训练及床上活动。

4. 增强肌力训练

（1）肌力训练：可作为术前教育的一部分，并持续到手术后的康复训练中。

（2）手术后1—2日：进行手术侧髋关节周围肌肉的等长收缩，以及非手术关节下肢和双上肢主动活动和抗阻训练，以保持它们的力量和柔韧性。保持5—10秒为1次，每组20次，每天2—3组。

（3）手术1周后：可进行关节周围肌肉力量的主动收缩和抗阻训练。

第一步：仰卧位，健康照护师施加阻力于患侧膝关节上方，屈髋不超过90度。

第二步：双腿伸直、外展，外力施加于踝外侧。

第三步：健侧卧位，患腿保持在水平线上，向上抬患腿，阻力施加于膝外侧。

第四步：仰卧位，髋关节后伸，当膝关节屈曲时阻力施加于膝关节上部；当膝关节伸展时阻力施加于踝关节上部。

第五步：髋外展约 5 度，健康照护师施加阻力于膝上部前外侧，外旋大腿。

5. 转移能力训练

（1）卧位—起坐转移：鼓励借助双臂支撑力量起坐。切忌借助床头系带，双臂用力牵拉起坐。这是因为双臂支撑力量起坐便于控制屈髋角度，为借助步行器或双拐行走做准备。当用床头系带双臂用力牵拉起坐时，尤其对长期卧床或年长者易致髋关节脱位。

（2）床旁坐位转移：先移近患侧至床边，同时将身体前移和将双脚搬离床，用手支撑床边，缓慢向前移动，直至双脚接触地面，患腿在前。

（3）翻身活动：双侧均可。鼓励向患侧翻身，在确保安全情况下独立完成。向健侧翻身必须在帮助下维持患髋于外展中立位，以免因外展肌力不足受重力的影响导致脱位。

（4）坐—站的转移：健侧膝、足在后，患侧膝、足在前，双手支撑扶手，保持在起立时，躯体重心移动过程中患侧屈髋不能超过 90 度，防止脱位。切忌利用辅助架将自己拉起。坐位时，膝关节水平高度不能超过髋关节。由站立到卧床的步骤刚好相反。注意在卧床前，脚必须有足够支撑。

（5）洗手间的转移方法：向后移动，直至足跟接触硬物，伸手紧握扶手，将患腿放前，缓慢坐下。坐下时，患侧伸直放前，健侧屈曲。站立时，步骤相反。

（6）获得一定步行能力后：开始进行上、下楼梯训练，如一侧关节手术，上楼时健侧肢体先上，下楼时患侧肢体先下。

6. 功能性独立能力的训练

（1）术后：立即进行床上的功能性活动，如桥式运动及翻身练习，尽早从卧位转为坐位。

（2）术后 1 周：鼓励患者自行穿衣、如厕、行走。日常生活活动仍需注意避免特殊的体位，以防假体脱位或磨损，如不能交叉脚，不能坐低椅，不能使劲向前弯腰拾物品。

（3）术后 5—6 周：训练上、下楼梯，骑自行车和乘车等功能性活动，避免任何会增加下肢关节负荷的运动，例如跑步、跳跃等。

第五节 脊柱术后康复护理

一、脊柱术后早期康复训练

（一）卧床期

术后 24 小时是绝对卧床期，建议去枕平卧、头偏向一侧（除颈椎手术外），这样可以减少发生误吸和舌后坠的危险、增强脑部血流供应防止醒后头痛发生。睡硬板床为佳，床垫不宜过厚，减少脊柱及伤口受压。

1. 轴线翻身（图 5－4） 轴线翻身就是头肩部和腰、腿保持在一条线上翻身，同时同向翻动，不能有扭动。其意义在于保证整条脊髓在同一水平线上，防止脊髓扭曲受压。

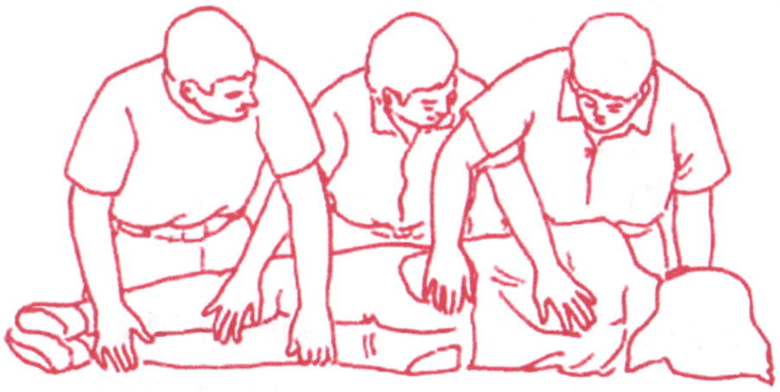

图 5－4 轴线翻身

2. 床上活动 四肢可做较大范围的活动但腰背部要制动。

（1）上肢活动：握拳、屈肘、抬高上臂。每天做 2—3 组，10—20 次为 1 组。

（2）下肢活动：直腿抬高（抬高角度以自身耐受程度为限，建议抬高腿部在空中停留 10—15 秒）、屈伸膝。每天做 2—3 组，10—20 次为 1 组。

（3）足部活动：足跖屈、背屈、踝部旋转。每天做 2—3 组，10—20 次为 1 组。

（二）床边活动期

此期间主要培养床椅转移能力和支具的佩戴使用。

1. 支具的佩戴 应躺着戴躺着摘，持续 3 个月。

（1）颈托的佩戴（图 5－5）：颈托是颈椎病辅助治疗器具，能起到制动和保护颈椎作用。建议颈托白天配戴，休息时去除。佩戴者坐位、侧卧、站立时都需佩戴颈托，既不能过紧，避免呼吸困难及压疮形成；也不能过松，以避免固定不牢固。每天调整颈托的松紧度，以能张口饮食为度。平卧位时解除颈托，使颈部皮肤休息，但颈部两侧需给予棉垫固定。

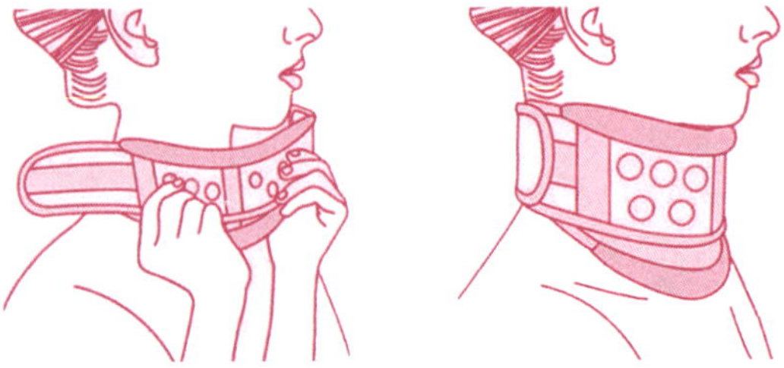

图 5－5　颈托佩戴

（2）胸椎保护器具的佩戴：胸椎支具较大且坚硬，建议佩戴者在他人的帮助下佩戴。先取侧卧位，将支具后半部置于躯干后面；再取平卧位，将支具前半部置于胸腹部。使支具前后边缘在腋中线重叠，用固定带系紧，坐直后调整支具的松紧度。卸下方法：取平卧位，按与佩戴程序相反的顺序取下。

（3）腰围的佩戴：佩戴者取侧卧位，将一侧腰围垫至身下后再取平卧位，拉出腰围，嘱佩戴者深吸气后固定腰围，坐起后调整腰围的松紧度。

2. 支具佩戴注意事项

（1）支具必须在床上佩戴，将支具松紧度调节好后可下床活动，上床后再将支具去除。

（2）佩戴支具位置准确，松紧要适度，与躯体紧密接触，过紧易出现压伤，过松则达不到制动目的。衬衫需平整，不宜过紧，拆去附在衣物上的硬物，以免皮肤受压而发生破损。

（3）长期佩戴支具亦有它的副作用，可使肌力减退，出现皮肤压伤、破溃和神经受损，影响呼吸功能及引起胃部不适感。佩戴支具的时间非常重要，应根据病情而定，除去支具之前一定要去门诊复查，经医生检查后方可去除。

3. 床旁运动方法

（1）上床方法：从左侧上床时，身体坐在床左边，右手撑床，左手顶床，双腿慢慢移到床上；从右侧上床时，身体坐在床右边，左手撑床，右手顶床，双腿慢慢移到床上。

（2）下床方法：从左侧下床时，先将身体翻向左侧，左手顶床，右手撑床，双腿慢慢移到床下；从右侧下床时，先将身体翻向右侧，右手顶床，左手撑床，双腿慢慢移到床下。

（3）床边活动：首次下床后，应先在床边静坐 3—5 分钟，减轻体位突然变化造成的眩晕感。待眩晕感消失后手扶床挡在床边站立 1—2 分钟，如无眩晕感可手扶床挡在床边慢走。

二、脊柱术后恢复期康复训练

脊柱术后恢复期主要锻炼颈腰背部肌肉力量，减少失用性萎缩的发生。建议从术后1—2周开始锻炼。

（一）腰背肌功能锻炼

1. 原则　先用飞燕式，然后用五点支撑法，1—2周后改为三点支撑法。每日3—4次，每次50下，循序渐进，逐渐增加次数。腰椎有破坏性改变、感染性疾患、内固定植入、老年及心肺功能不全者不宜进行。

2. 方法

（1）“燕飞”或“小燕飞”：俯卧床上，去枕；双手背后，用力挺胸抬头，使头胸离开床面；同时膝关节伸直，两大腿用力向后也离开床面，持续3—5秒，然后肌肉放松休息3—5秒为1个周期。

（2）五点支撑法：仰卧在床上，去枕屈膝。双肘部及背部顶住床，腹部及臀部向上抬起，依靠头部、双肘部和双脚这五点支撑起整个身体的重量。

（3）三点支撑法：在五点支撑法的基础上将双上肢抬离床面，此方法较难，建议根据自身承受能力练习。

3. 训练注意事项

（1）对于腰肌力量较弱或者肥胖的人士来说，“小燕飞”可能比较费力，可以采用“五点支撑”的方法锻炼。患者可以根据自己的实际情况，选择适合自己的方法进行锻炼。

（2）腰背肌锻炼的次数和强度要因人而异，每天可练10余次至100余次，分3—5组完成。应当循序渐进，每天可逐渐增加锻炼量。

（3）锻炼时不要突然用力过猛，以防因锻炼腰肌而扭伤腰。

（4）如锻炼后次日感到腰部酸痛、不适、发僵等，应适当地减少锻炼的强度和频度，或停止锻炼，以免加重症状。

（二）项背肌锻炼方法

上身直立，头略后仰，立位或坐位均可，双手交叉放在枕后（即后脑勺）部位，用力向后仰头，同时双手用力抵住枕部使头不能后仰，即头和双手对抗。此时会感觉到颈部后方的大块肌肉在持续收缩用力，但是颈部却因为双手的对抗动作没有活动，这种状态医学上称为肌肉的“抗阻等长收缩”。这种方式是迅速增强肌肉力量的最好方式。一般每天锻炼4组，每组对抗20次，每次持续对抗5—10秒钟。

第六节　脊髓损伤康复评定与运动方法

一、概述

脊髓损伤往往造成不同程度的四肢瘫或截瘫，是一种严重致残性的创伤。

二、完全性脊髓损伤和不完全性脊髓损伤

（一）完全性脊髓损伤

在损伤平面以下的感觉、运动功能完全丧失。

（二）不完全性脊髓损伤

脊髓损伤后，损伤平面以下仍有感觉或（和）运动功能保留。

三、脊髓损伤常见功能障碍及康复运动

（一）颈髓损伤

1. 功能障碍　颈髓损伤常表现为四肢和躯干不同程度瘫痪、大小便障碍。常因为呼吸肌瘫痪出现呼吸困难、胸闷等表现，又因为体位性低血压容易出现头晕、眼花、心慌等表现。

2. 康复目标

（1）完全性颈髓损伤的康复目标：①颈4损伤，完全不能自理，全部靠他人帮助。②颈5损伤，可用辅助工具自己进食；利用手摇杆控制电动轮椅；在他人帮助下完成从床到轮椅等的转移。③颈6损伤，可自己穿衣；利用加大摩擦力的手轮圈，用手驱动轮椅；独立进行某些转移动作。④颈7与颈8损伤，可独立自由地使用轮椅；独立进行各种转移；独立进行大小便的处理。

（2）不完全性颈髓损伤的康复目标：与完全性颈髓损伤有很大的不同，有可能恢复步行功能，能进行使用双拐步行训练，有条件时，还可进行减重步行训练和水中步

行训练。

3. 康复运动方法

（1）物理疗法：①注意脊柱骨折部位的制动和保护，主要进行床边关节活动训练、肌肉力量加强训练、呼吸功能训练、膀胱功能训练和床上翻身训练，为预防体位性低血压，床头抬高开始角度应从 15 度—30 度起，根据适应情况，逐渐增加床头的倾斜度。②逐步进行坐位平衡训练、轮椅转移训练、轮椅与地面转移训练。

（2）作业疗法：①颈髓损伤者的作业治疗内容与物理治疗内容基本相同。②借助工具完成进餐动作，或利用辅助工具自己进食；选用头控、颌控、手控或气控的环境控制系统来完成开关电灯、窗帘、看电视、打电话等，以提高生活质量；进行排泄、更衣、穿脱裤子、入浴、做家务、外出购物等方面的训练。

（3）文体疗法：选择力所能及的一些文娱体育活动进行功能恢复训练，如轮椅篮球、网球等，既能恢复其功能，又能娱乐身心。

（4）住房无障碍改造：建筑的入口处设置取代台阶的坡道，门宽度在 0.8 米以上。房间应地面平坦，无障碍。厨房门的宽度必须适应轮椅的进出，厕所使用带扶手的座式便器，门隔断应做成外开式或推拉式，以保证内部空间便于轮椅进入。

（二）胸髓损伤

1. 胸 2 损伤

（1）康复目标：独立完成床上活动、转移，能使用标准轮椅，独立处理大小便，独立使用通信工具、写字、更衣，能进行轻的家务劳动，日常生活完全自理。

（2）康复运动方法：加强上肢肌肉强度和耐力的训练，可通过使用哑铃、拉力器等各种器材来达到这一目的；坐位注意练习撑起减压动作；尽力进行各种轮椅技巧练习，以提高适应能力；转移训练仍有必要；由于上肢功能完好，应进行适宜的职业训练。

2. 胸 3—胸 12 损伤

（1）康复目标：生活完全能自理，能独立使用标准轮椅和完成转移动作，能进行一般的家务劳动，可从事坐位的工作。

（2）康复运动方法：除胸 2 损伤者所做的训练之外，应主要进行站立和步行训练。其中胸 6—胸 8 练习迈至步，胸 9—胸 12 练习迈越步。

（三）腰骶髓损伤

1. 腰 1—腰 2

（1）康复目标：能用长下肢支具或短下肢支具和肘拐或手杖在家中进行功能性步

行，能上下楼梯，日常生活完全自理。在户外长时间活动仍使用轮椅。

（2）康复运动方法：练习用四点步态行走（图 5－6），即①平衡站姿。②一侧拐杖向前。③通过提髋提起对侧脚，低头并扭向摆动腿的对侧。④一旦提起腿，即把腿如钟摆一样向前摆动。⑤一条腿向前平衡站姿。重复上述动作即完成步行。练习从轮椅上独自站起；上下楼梯；身体条件优越者应练习安全的跌倒和重新爬起；其他训练同胸 3—胸 12 损伤的训练。

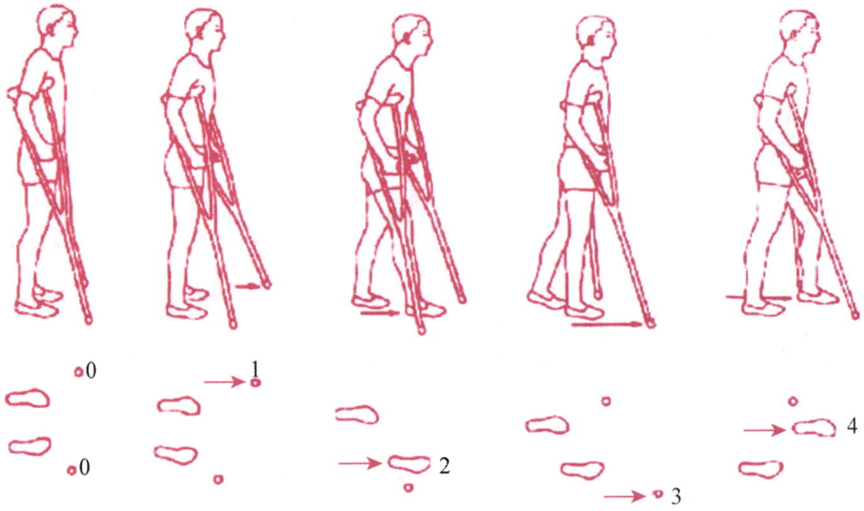

图 5－6　四点步态行走

2. 腰 3 以下

（1）康复目标：用手杖和穿高帮鞋可达到实用步行的能力，腰 5 以下损伤不用任何辅助用具即可达到实用步行的目的。

（2）康复训练方法：主要以双下肢残存肌力训练为主，可利用沙袋、器械等各种方法来提高肌力；用双拐练习四点步态；用手杖练习行走；早期的训练方法同腰 1 损伤的训练。

第七节　截肢术后的康复运动技术

截肢是指当疾病或损伤造成肢体失去生命状态时，为了考虑全身的健康状况，施行截去该病变肢体的手术。由于突然失去部分肢体，造成了终身残疾，往往给患者的生理、心理和社会适应各个方面都带来不良影响。及时进行康复训练、安装假肢，能够帮助患者提高自理能力，改善生活质量。

一、上肢截肢术康复运动方法

（一）常见上肢假肢

1. 机械假手　具有手的外观，完成抓、握、钩等基本动作，可以利用自身关节、运动力源完成各种动作。

2. 外部动力手　有电动手、气动手 2 种。

（二）截肢术前康复运动

1. 心理调整　截肢者常见的心理障碍是沮丧、后悔与痛苦，甚至产生轻生等想法。健康照护师应通过各种方式帮助其面对现实，积极配合医护人员进行康复训练、安装假肢，才能最大限度地恢复功能，重返社会。

2. 利手交换训练　若截肢为利手，需进行利手改变到对侧的“利手交换训练”；患侧要进行保留部分关节的活动范围和肌力训练。

3. 保持健壮体质的训练　以便能更好地发挥健肢及残肢的功能。

4. 增强残肢肌力和保持正常关节活动度的训练　以防残肢肌肉萎缩。

5. 日常生活活动训练。

6. 手的精细动作和速度训练。

（三）截肢术后康复运动

1. 自行穿脱假肢。

2. 假肢基本功能操作训练　正确、熟练地通过控制牵引线控制屈肘、伸肘、开手、闭手等动作。

3. 日常生活和工作能力的训练　握取、捏起、移动物品等。

二、下肢截肢术康复运动方法

（一）常见下肢假肢

1. 踝部假肢　半足（图 5－7），赛姆假肢（图 5－8）。

2. 小腿假肢　膝关节下 8 厘米—踝上 7 厘米（图 5－9）。

3. 大腿假肢　坐骨结节下 10 厘米—膝上 5 厘米（图 5－10）。

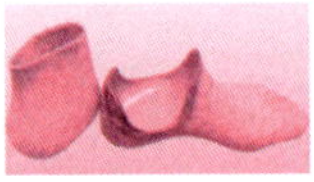

图5－7 半足

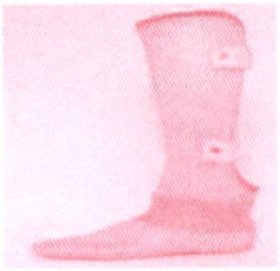

图5－8 塞姆假肢

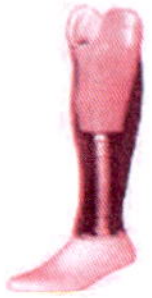

图5－9 小腿假肢

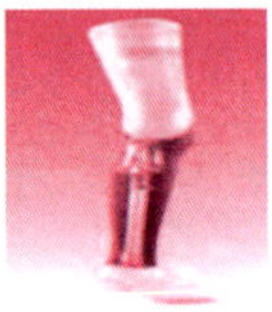

图5－10 大腿假肢

（二）截肢术前康复运动

1. 进行健足站立平衡、持拐训练　如双上肢持拐所需的肌力训练和持拐步态练习，以便为术后早日康复打好基础。

2. 保持健壮体质的训练　以便能更好地发挥健肢及残肢的功能。

3. 增强残肢肌力和保持正常关节活动度的训练　以防残肢肌肉萎缩。

4. 负重和站立平衡训练。

5. 步行和步态训练。

（三）截肢术后康复运动

1. 避免残肢肿胀

（1）拆除残肢伤口缝线后：可给予局部按摩，促进血液回流。

（2）保持合理的残肢体位：为了预防残肢畸形，静止状态时膝下截肢的膝关节应保持伸直位；膝上截肢的髋关节应保持伸直位，且不要外展，以防髋关节屈曲外展畸形。

（3）膝上截肢术后：①呼吸练习，预防肺部感染。②残肢的被动运动，以髋内收为主。③俯卧位练习和髋关节主动伸展运动，防止屈曲挛缩。④躯干和健肢的肌力训练。⑤残肢肌肉渐进抗阻性练习，不要过度，以免伤口裂开。

（4）膝下截肢术后：以股四头肌肌力训练和预防膝关节屈曲挛缩为主，其他原则同上。

（5）双膝上或膝下截肢术后：除上述原则外，加强双上肢的功能训练，为持拐做准备；注意双侧臀中、小肌训练和跪位行走平衡功能训练（膝下截肢）。

（四）安装假肢后的康复训练（详见本章第十二节）

尽早使用临时假肢，其优点：减轻残肢肿胀；加速残肢定型；早期下地训练站立，减少因长期卧床的并发症，预防关节挛缩畸形。早期站立练习有利于增强患者对生活的信心。

1. 穿戴方法的训练。

2. 站立平衡训练　包括双下肢站立、健肢单腿站立和假肢单腿站立平衡练习，逐渐增加站立时间。

3. 迈步训练　双杠内进行，先练习假肢迈步，过渡到假肢侧站立健侧迈步，逐渐增大步幅；由双手扶双杠，过渡到单手扶杠、持拐支撑和徒手迈步练习。

4. 步行训练　在迈步训练的基础上，开始用双拐步行，过渡到单拐、手杖和徒手步行练习，保持正常步态。

5. 进一步训练　进行上、下阶梯和越过障碍物练习，以及倒地后站起及搬运重物训练。

6. 佩戴临时假肢后　每日应坚持5—6小时的各种练习，直到全身情况允许，残肢定型（残端肿胀已消失、局部萎缩达到了一定程度，连续观察2周的时间残端无变化），前述康复训练基本完成，能自己穿脱假肢，不借助拐杖可以较安全行走。

（五）安装正式假肢后的训练

1. 初期的训练　站立平衡、迈步训练；横跨步、后退训练；上下斜坡、上下阶梯训练，跨越障碍物训练，倒地后站起训练。

2. 各种异常步态的矫正。

3. 几种特殊的训练　石子路、砂地、泥泞地面的步行训练；灵活性训练和对突然意外情况的快速反应能力的练习。

第八节　关节炎的康复护理

一、概述

关节炎是指关节的炎性或非特异性炎性改变，可有破坏性病理改变或退行性改变。可累及单个关节（如肩周炎）、多个关节（如类风湿关节炎），也可为疾病全身症状在关节的表现（如痛风）；关节及其附属结构，如骨膜、软骨、肌腱、关节囊，以及骨和周围肌均可受累。常见关节炎包括类风湿性关节炎、肩周炎、骨关节炎、强直性脊柱炎等。

二、康复运动

（一）康复评定

1. 肌功能的评定　有无肌萎缩，或萎缩的程度，可通过测定肢体的周径大小（与健侧比较），进行评估。

2. 肌力评定。

3. 关节活动度测定。

4. 日常生活活动能力评定和步态分析。

（二）康复运动技术

关节炎的康复首先应解决原发病的治疗问题，它是基于原发病治疗基础上的康复。关节炎的康复治疗应早进行，功能恢复越理想，康复治疗必须严格监测，定期评估，并及时调整治疗方案。

1. 休息（包括局部休息） 采用局部休息治疗，休息2周左右不至于产生关节强直，有利于减轻炎症和缓解疼痛。如为多个关节受累，对应用抗炎药物治疗未能控制症状者，则宜卧床休息4周，以减轻疼痛及僵硬感。皮肌炎急性期尤应卧床休息，否则可加重肌组织破坏，导致肌酸磷酸激酶升高。如在活动中出现关节疼痛或疲劳，宜及时加以调整，以减轻症状。

2. 活动

（1）关节炎发作时：由于关节活动减少、肌萎缩、全身无力、疼痛、关节肿胀、稳定性削弱及改变关节负重反应等，容易造成动力学失衡。进行适宜运动可增加关节活动度，增强肌力，减少关节肿胀，使关节具有较好的生物力学性能，也可提高骨密度，改善全身状况和提高生活质量。

（2）运动方法：包括被动运动、主动助力运动、主动运动（包括等长、等张及等速运动练习）、肌力训练（等长、等张练习）、抗阻运动、肌耐力练习和牵张练习等。

（3）水中练习：对关节炎患者尤为有利，有的温泉水对病变本身还有治疗作用。休闲运动、跳舞及慢跑，只要病情许可，在无其他禁忌的情况下均应鼓励进行。

3. 关节活动度训练 详见本章第三节内容。

（三）日常生活能力训练

日常生活能力较差者，进行日常生活能力训练，如进食、取物、倒水、饮水、梳洗、拧毛巾、穿上衣和裤子、解扣、开关抽屉、手表上弦、开关水龙头、坐、站、移动、下蹬、步行、上下楼梯等训练。

（四）使用支具、辅助装置等适应性工具

1. 支具 夹板和支具常用于不负重关节和不稳定的关节，减少关节活动，或保持

关节于最佳功能位，也可应用动力性夹板来提高关节功能。上肢有手指、腕、肘支具，下肢则有踝、足、膝支具，脊柱有脊柱支具等。

2. 辅助装置或适应性工具　如帮助行走用的拐杖或手杖，既可保持平衡，又可减轻关节负荷。也可用轮椅转移，调整桌椅、坐便器高度，以有利于强直性脊柱炎、髋关节炎患者的工作和生活等。

第九节　类风湿关节炎的康复护理

一、概述

类风湿关节炎是以慢性、对称性、多关节炎性损伤为主的一种全身性的结缔组织疾病。主要累及手、足等小关节，也可累及任何有滑膜的关节，韧带、肌腱、骨、心脏、肺及血管也可受累。本病能造成严重残疾，是康复医学中的重要防治对象。

二、康复运动

（一）康复评定

类风湿关节炎的炎症活动性评定和功能评定（分级）。

1. 炎症活动性评定

（1）临床指标：①关节晨僵的时间持续 1 小时以上。② 6 个以上关节有压痛或活动痛。③ 3 个以上关节有肿胀。④发热持续超过 1 周，体温高于 37. 5℃，除外其他原因。

（2）实验室指标：①血沉增快，大于 27 毫米/小时；②类风湿因子阳性。

（3）判定标准：具备 3 项临床指标和 1 项实验室指标即可确定为炎症活动期。

2. 关节功能评定（分级）

（1）1 级：功能接近健康人，活动不受限，能无困难地进行各种日常活动。

（2）2 级：活动中度受限，单个或多个关节不适感或功能受限，但无须别人协助，仍能完成正常的日常活动。

（3）3 级：活动明显受限，不能完成或仅能部分完成正常工作，生活部分自理，常需他人协助。

（4）4 级：大部分或全部功能丧失，卧床或依赖于轮椅活动，生活不能自理，大部分或全部他人协助。

（二）康复运动

1. 目的　缓解疼痛、消炎退肿、保持肌力及关节功能、预防及纠正畸形、改善生活自理能力。

2. 康复运动技术

（1）急性活动期的康复护理：本期治疗宜在适当的药物治疗下进行。①休息：本期适当休息对病情是有利的，症状较轻者限制活动量；重症者应严格卧床休息，卧床时间依具体情况而定。即使急性症状消失后，亦应适当休息 2—3 周，活动量逐渐增加同时应注意加强营养，进食富含蛋白质和维生素类的食物。②固定：急性活动期，受累关节疼痛、肿胀严重，为缓解症状、减轻疼痛、防治畸形，可考虑短时间或间断地进行局部功能位固定，可应用固定夹板等。③运动：运动在本期虽不是主要任务，但为防止关节强直畸形，应进行适当活动、功能练习。功能位固定者在白天应每 2—4 小时取下夹板进行不负重、无痛性的主动运动和肌力练习，同时可进行关节被动运动，以及按摩关节周围软组织。

（2）慢性稳定期的康复护理：当关节症状消失、体温正常、血沉值低于 20 毫米/小时表示进入慢性稳定期，应在急性期康复治疗的基础上，加大慢性稳定期康复治疗力度，以求快速获得肢体功能的最佳恢复。由于病变主要累及小关节，因此，手、足部的关节康复功能训练是康复治疗的重点。此期以病变关节及其周围肌肉的主动运动为重点。①手运动：可采取多种运动方式活动指关节，如手握铁球或核桃，用手指运动使其在掌内滚动；用手揉捏或挤压面团；也可在指上套橡胶圈，进行外展练习，拇指可反复做屈、伸、展、收、对指尖动作。②足运动：以活动趾关节为主，可进行趾的屈、伸运动。③上下肢运动：主要是针对各大关节进行的综合性训练，可采取卧位、坐位、站位等不同姿势进行练习，上肢肩关节可进行外展、内收、前屈、后伸、内旋、外旋和上举；肘关节进行屈、伸活动；下肢髋关节可进行展、收、屈、伸以及内旋、外旋练习；膝关节进行屈、伸活动。④太极拳或医疗体操运动：可选择一种以上的方法进行训练，以增强体质及抗病能力，提高日常生活活动能力，本法适用于病情较轻患者。⑤抗阻运动：为预防肌萎缩应进行抗阻练习，可进行俯卧撑、引体向上、下蹲起立或在阻力器械辅助及健康照护师协助下，作屈肌、伸肌的抗阻训练。运动中以主动运动为主，每个关节活动要达到最大范围，动作节奏不宜太快，但重复次数要多。

第十节　强直性脊柱炎的康复护理

一、概述

强直性脊柱炎表现为脊柱强直畸形，严重影响脊柱功能，亦可累及近躯干的大关节。起病慢，早期腰椎活动受限，以后胸、颈椎的活动也受限，呈现僵硬、强直，可出现不同程度的驼背畸形。

二、康复运动

（一）目的

解除病痛，防治畸形和恢复功能。早期康复应特别注意保持脊柱的生理姿势，多进行脊柱及髋关节的屈伸活动，采用低枕平卧、睡硬板床、适当牵引治疗以及药物止痛；后期严重畸形者，可行手术治疗。

（二）康复运动技术

强直性脊柱炎的运动疗法主要采用医疗体操来改善关节的活动度，防止关节粘连和挛缩畸形，以及改善肺功能。常用方法包括以下几种。

1. 脊柱矫形操

（1）准备活动：①坐位或立位，头前屈、后伸，左右侧屈，再左右旋转和前后左右划圈各3—5次，以活动颈椎；立位，双手叉腰，腰部屈、伸、旋转，同时挺胸，也可以双上肢用力向后上方举起（似伸懒腰动作）5—10次以活动胸椎、腰椎。②原地高抬腿踏步1分钟，双臂分别向前、向上、向两侧伸20秒。每个动作重复至少5次。

（2）垫上锻炼

第一节：取仰卧位，屈膝，双足着地（图5－11）。

第二节：尽量抬高臀部，坚持5秒，然后慢慢放下（图5－12）。

第三节：手指交叉，向上举起双臂（图5－13）。

第四节：双臂尽量右转，同时双膝尽量左转，再反向重复此动作（图5－14）。

第五节：保持下颌内收，双手伸向双膝，抬头、提肩，然后放松（图5－15）。

第六节：下颌内收，抬头提肩，双手置于右膝外侧，放松，反向重复上面的动作（图5－16）。

第七节：四肢跪地，两肘伸直，头部置于双臂之间，并尽量向上弓背，然后抬头尽量背部下凹。

第八节：俯卧位，向上抬头，向前抬高右手，同时尽可能地向后抬高左腿，坚持5秒钟收回动作，换抬左手和右腿，重复以上动作。

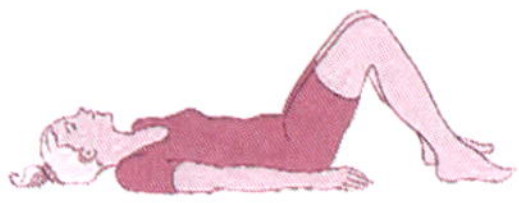

图5－11　仰卧位屈膝

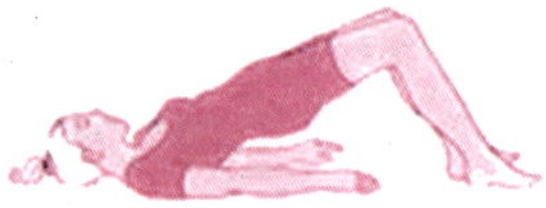

图5－12　臀部上抬

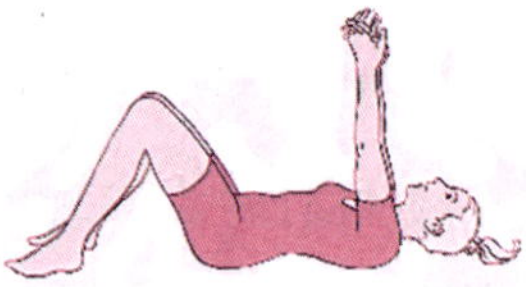

图5－13　上举双臂

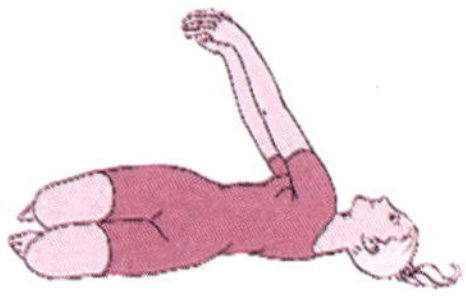

图5－14　肢体左右反转

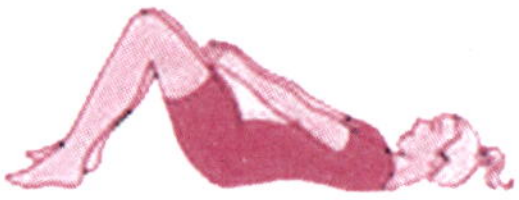

图5－15　双手触双膝

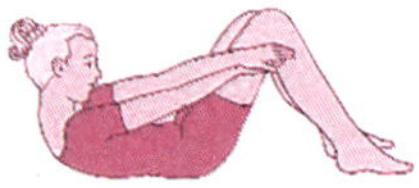

图5－16　双手触左右膝外侧

（3）椅上练习

第一步：坐于椅子上、双足着地，双腿钩于座椅腿内（图5－17）。

第二步：双手垂肩，左手握扶手，身体尽量向右侧弯，右手伸向地面，再反向重复上述动作。

第三步：双手扣紧前臂、与肩相平，向右转动躯干，反向重复上述动作。

第四步：握住座椅扶手，两肩不动，向右转动头部，反向重复上述动作。

第五步：站在椅前，右足跟置于椅上、腿伸直，双手伸向足部（图5－18），坚持6秒，放松。重复2次，每次较前次尽量前伸。放松后换腿重复以上动作。

第六步：站于椅子侧面，右手抓住椅背，屈右膝，右小腿置于座椅上，左脚尽量朝前站，双手置于身后，尽量弯曲左膝，抬头、伸背（图5－19），站到椅子另一侧，重复上述动作。

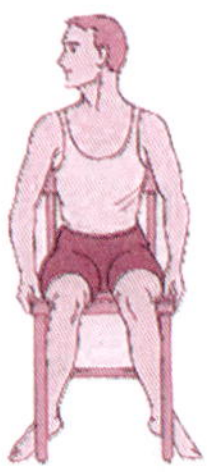

图5－17　双腿□椅腿、头右转

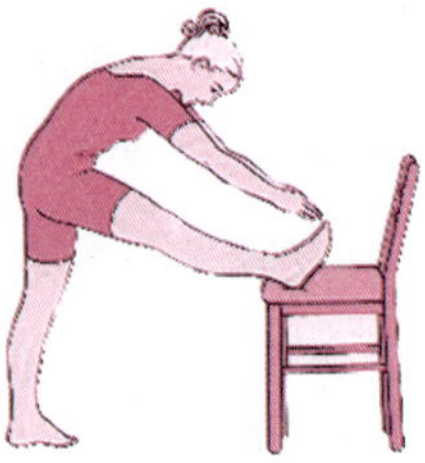

图5－18　双手触足

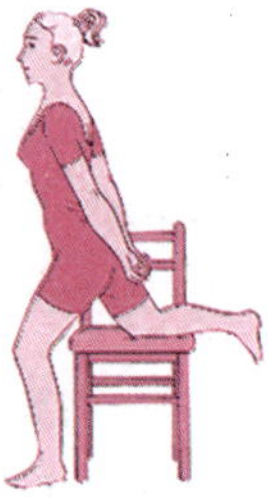

图5－19　屈膝抬头背伸

（4）姿势练习（图5－20）

第一步：背靠墙站立，双肩下垂，肩部和臀部贴墙，足跟尽量靠近墙，下颌内收，头部尽力靠墙。

第二步：身体向上伸展，保持伸肘状态，右臂上举紧贴耳朵、拇指向墙壁（图5－20），放下，左臂重复上述动作。

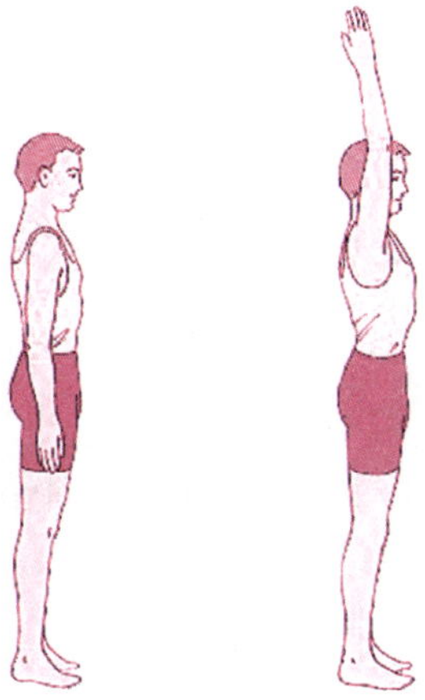

图5－20 姿势练习

2. 腰背肌力锻炼 俯卧于床上，腹部下垫一枕，让患者用力抬头和抬起上身。进一步，让患者上身和下肢同时抬起，用以增强患者腰背肌的肌力，对脊柱的前屈畸形有矫正作用。

3. 呼吸体操训练 多采用深呼吸运动，胸式呼吸和腹式呼吸交替进行，最大限度扩张胸廓，促进膈肌运动，改善肺功能。

4. 其他方法 无明显强直的患者，可进行游泳、登山、跑步等耐力性健身运动，增强体力，促进心肺功能，防止脊柱畸形。

第十一节 骨质疏松症的康复护理

一、概述

骨质疏松症指人体骨量减少、骨组织退化，骨脆性增加，易骨折。常见骨质疏松类型为绝经后骨质疏松症、老年性骨质疏松症、特发性骨质疏松症（8—14岁青少年或成年人多见）。其中，老年性骨质疏松最常见。

二、易发人群

老年人、绝经期妇女、大剂量或长期使用激素治疗者。特发性骨质疏松症常见于8—14岁青少年或成人，多伴有遗传家族史。

三、预防损伤原则

运动对骨质疏松症的预防比治疗更为现实和重要，预防是骨质疏松症防治的根本策略。老年性骨质疏松的早发现、早预防、早控制，可以减少骨折的发生率，提高老年人的生活质量，具有极高的社会学意义。防治骨质疏松的三大原则：补钙、运动疗法和饮食调节。单纯补钙或饮食调节均不能达到预防骨质疏松症的目的。适量运动可预防骨质疏松症。

四、骨质疏松症的运动康复

（一）运动方式

1. 力量练习

（1）下肢肌肉及骨力量训练（图5－21）：最简便易行的方式就是练习“蹲起”。背靠着墙壁或者床头，两腿分开齐肩，像“扎马步”一样，缓缓蹲下，一般膝盖不过脚尖，稍微保持后再慢慢站起，如此反复，这样可以很好地锻炼下肢肌肉及骨力量。

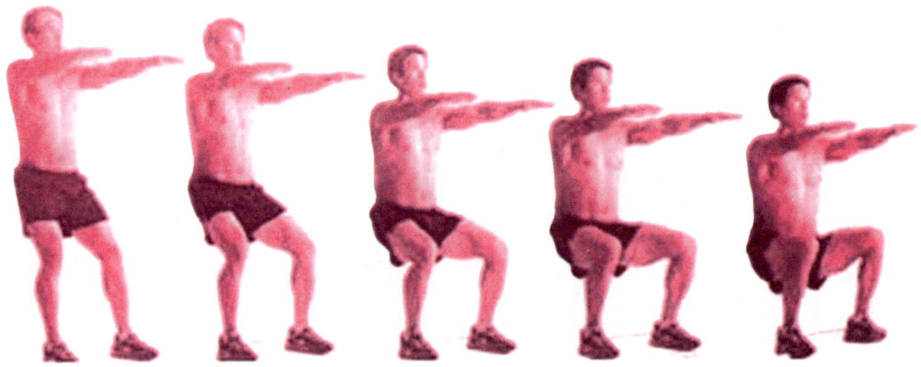

图5－21　蹲起练习

（2）上肢训练（图5－22）：可将手掌撑在墙上或者桌子上，做俯卧撑动作。

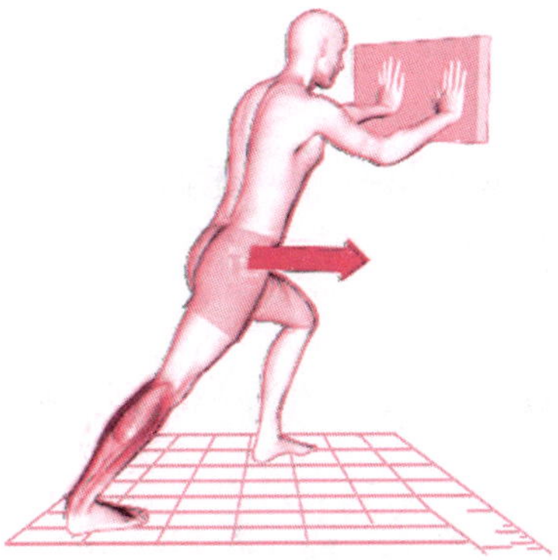

图 5－22 俯卧撑

（3）腰背肌训练：仰卧于床上，双腿屈曲撑于床面，将屁股缓慢抬离床面，保持后再缓慢放下。以上动作保持时间在 5—10 秒，以 8—10 次为 1 组，每日 3—5 组为宜。训练过程中也要注意配合呼吸，一般用力时呼气，放松时吸气。

2. 耐力运动　慢跑、步行、骑车等运动均有刺激骨形成的作用。步行是适用范围较广的运动形式，同时游泳或在水中步行对合并骨质疏松的冠心病患者来说也较适宜，具体要结合自身情况。

3. 平衡训练　骨质疏松患者最常面对的风险是骨折，增加运动的安全性也极为重要，可防摔倒。平衡训练如前后迈步、侧方迈步等，太极拳、水中迈步等也是增强平衡能力非常好的运动方式。同时要注意在进行平衡训练时要人陪同，以免跌倒等意外发生。

4. 绝经期妇女　每周坚持 3 小时的运动，可促使总体钙增加。但是运动过度致闭经者，骨量丢失反而加快。

第十二节　运动系统康复常用辅助器械

康复辅助器械主要通过对所丧失的运动功能进行代偿或补偿，来弥补功能缺陷，使患者能最大限度地实现生活自理和回归社会。康复辅助器械主要有假肢、矫形器、助行器和轮椅。本节主要介绍康复辅助器械的作用及应用方法。

一、假肢

（一）假肢的作用

实现截肢或残缺肢体的功能替代或补偿。

（二）假肢的分类

根据是否具有运动功能，假肢可分为：无运动功能的模型假肢和有运动性假肢；根据残肢部位分为上肢假肢和下肢假肢。

1. 常见的上肢假肢

（1）补缺假肢（图5－23）：如手指残缺的补缺假性手指。

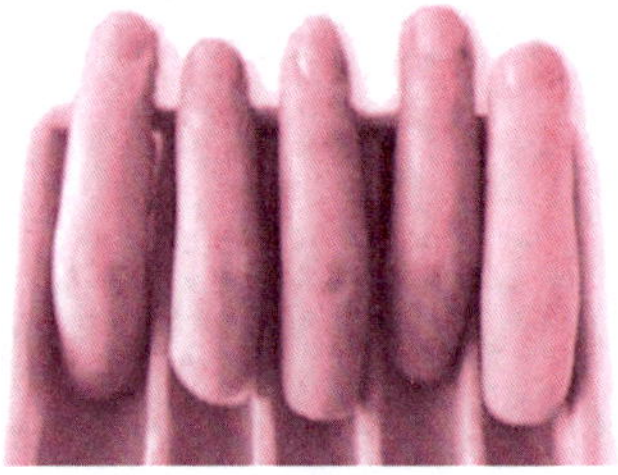

图5－23　补缺假性手指

（2）手掌截肢假肢：又称假手，分为可动性机械假手（图5－24）和缺乏功能的皮制或塑料假手（图5－25）。

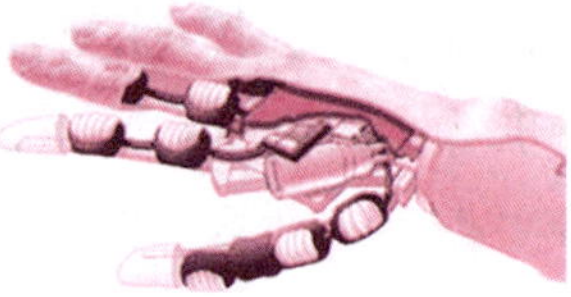

图5－24　机械假手

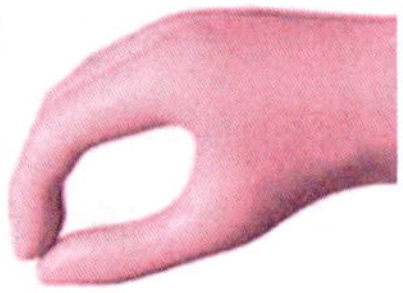

图5－25　塑料假手

（3）腕关节离断性假肢（图5－26）。

（4）前臂假肢分为：肌电前臂假手（图5－27）、电动前臂假手和前臂机械假手。

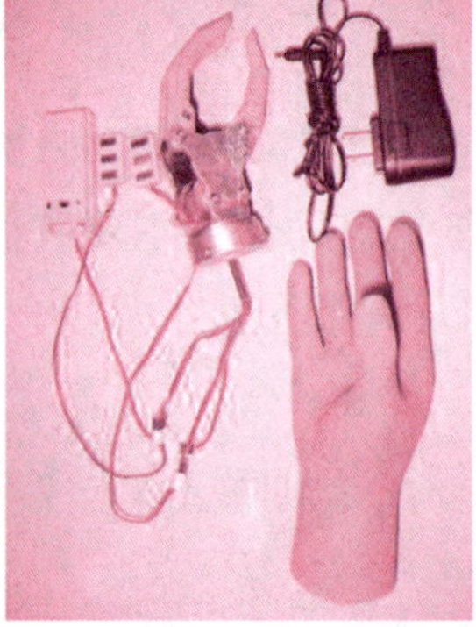

图5－26　腕关节离断性假肢

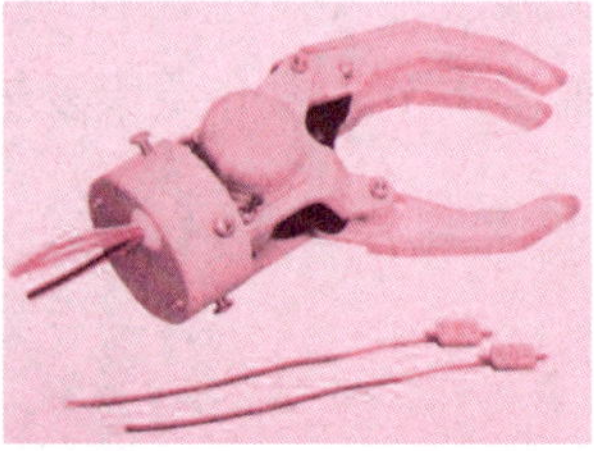

图5－27　肌电前臂假手

（5）上臂假肢：可分为上臂肌电假肢、上臂电动假肢和上臂机械假肢（图 5－28）。

2. 下肢假肢（图 5－29） 从骨盆以下至趾关节以上的截肢的每个部位所安装的假肢，都称为下肢假肢。下肢假装安装的目的是弥补下肢缺陷，以帮助人体支撑和行走。

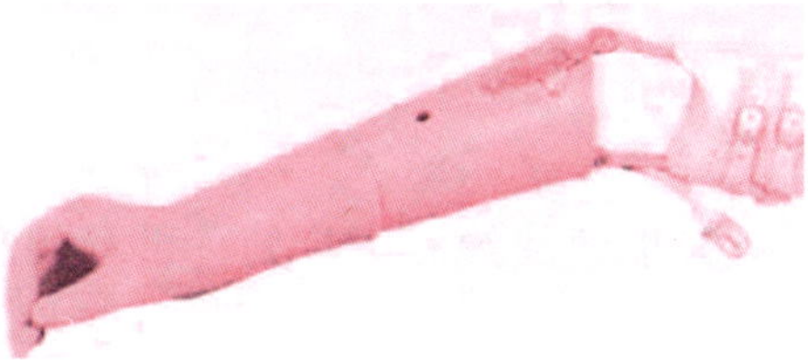

图 5－28 上臂机械假肢

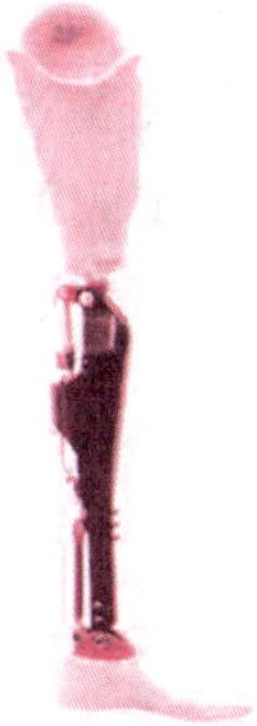

图 5－29 下肢假肢

（三）假肢装配前后的功能训练

1. 上肢假肢装配后的功能训练 保持残存关节的活动范围和增强肌力。如掌骨截肢，训练腕关节活动范围；前臂截肢，训练肘关节屈伸和尺桡骨的旋转活动；上臂截肢，训练肱二头肌、肱三头肌及肩关节活动范围。假肢安装后，紧接着进行功能性操作训练和生活、劳动操作训练。

2. 下肢假肢装配后的功能训练 可分为假肢穿脱、起坐、平行杆行走等训练。

（1）假肢穿戴：先在残肢上涂上滑石粉，然后套上残肢袜，注意不要有皱褶，如果有内衬套的肢假，应先穿上内衬套，再将残肢穿进假肢接受腔内。骨式假肢或吸着式假肢，在穿戴时，先用布带或丝带绕在残肢上，一端伸出阀门口外，边拉残肢带，边将残肢伸入接受腔，然后压上通气阀门。如果用悬吊和固定装置的大腿假肢，先束紧腰带，然后将吊带的松紧调整到适当拉紧的位置，先走几步，再逐步调整到合适位置。

（2）起坐和站立动作：假肢在前，健肢在后，双手压大腿下部，以健侧支撑体重，站起；坐下动作，假肢靠近椅子，身体外旋 45 度，以健侧支撑，屈膝时，假肢侧的手扶椅子坐下。

（3）平衡训练

1）假肢内旋动作：健肢支撑体重，假肢伸向前方，以足跟或足尖为轴心，做内旋、外旋动作。

2）体重转移运动：以立正姿势站立，身体重心由健侧移至假肢侧，再移至健侧，交替移动，要求肩胛、骨盆平行移动。

3）交替膝关节运动：假肢从地面抬起时，要充分控制膝的屈曲。当健肢伸屈时，要防止假肢突然屈膝。

4）向前步行、立稳：身体重心移向假肢一侧，健肢向前跨一步，此时，必须保持假肢直立，健肢支撑体重。假肢开始向前跨步，此时，先屈曲残肢侧髋关节，使假肢的膝关节自由屈曲摆动，然后带动小腿部向前。假肢向前时，足跟落在健足旁，此时，残肢抵压至接受腔后壁，待膝部充分伸直时，身体重心逐步移到假肢一侧。

5）侧方步行：假肢承重，健肢向外伸展，身体重心移至健侧，假肢跟着靠近健足。

（4）实用训练

1）坐到地上训练：健肢支撑体重，假肢置于健腿约后半步处，再弯腰屈髋，健肢承重，两手下垂撑于地面，然后坐下。

2）从地面站起训练：先使假肢在上，两手横向触地，屈健侧腿，两手支撑体重，手和健腿用力向上，使假肢向前站立。

3）站立—跪下—站立训练：健肢置于假肢前，屈髋、屈膝，假肢的膝关节也慢慢屈曲，当假肢屈曲到90度以上，即可支撑体重。体重移到健肢，腰向前弯曲，健肢带动假肢站立，相反顺序即可跪下。

4）上、下坡训练：上斜坡时，健肢在后，步幅要大些，残肢屈髋后，假肢再迈步，躯干尽可能前屈。下斜坡时，假肢在前，步幅要小些，身体要侧向假肢，健肢快步跟上。

5）上、下台阶训练：健侧肢体先上台阶，健肢膝关节伸直带动身体上台阶，假肢跟上；下台阶时假肢先下，稳定后，再下健肢。注意，假肢跟部要靠近台阶。

6）跨越障碍物训练：假肢承重，健肢跨越，然后健肢承重，身体前屈，假肢髋关节屈曲，带动假肢跨越。横向跨越时，健侧靠近障碍物站立，假肢承重，健肢跨过障碍物，然后健肢承重，假肢跟上跨过障碍物。

7）从地上拾物训练：一是健肢在前，假肢膝伸直，健肢的膝和腰弯曲拾物；二是假肢和膝屈曲，弯腰拾物。

二、矫形器

矫形器也称辅助器，用于人体某些部位的矫形和防止畸形发展，是治疗骨关节、肌肉、神经及人体运动系统疾病的器械，主要起辅助治疗作用。

（一）功能介绍

1. 稳定与支持　通过限制关节的异常运动来保持其稳定性；通过稳定关节来恢复

肢体的承重能力。

2. 固定与矫正　通过固定病变的肢体来矫正肢体的畸形或防止畸形加重。

3. 代偿与助动　通过某些装置（如橡皮、弹簧等）来代偿失去的肌功能，使瘫痪的肢体产生运动。

（二）常用矫形器

1. 上肢矫形器　上肢矫形器主要作用是将不稳定的肢体保持于功能位，防止关节挛缩，预防或矫正肢体畸形，以及补偿失去的肌力，帮助无力的肢体运动等。

按其功能分为固定性（静止性）和功能性（可动性）两大类。前者没有运动装置，用于固定、支持、制动，后者有运动装置，可允许肢体活动，或能控制、帮助肢体运动，促进运动功能恢复。

常见的上肢矫形器：固定夹板（图 5－30）、矫正畸形夹板（图 5－31）等。

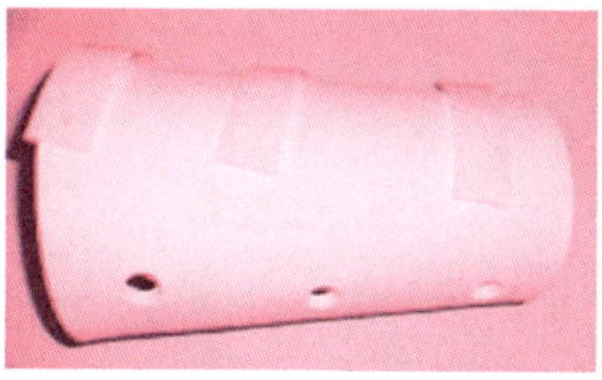

图 5－30　固定夹板

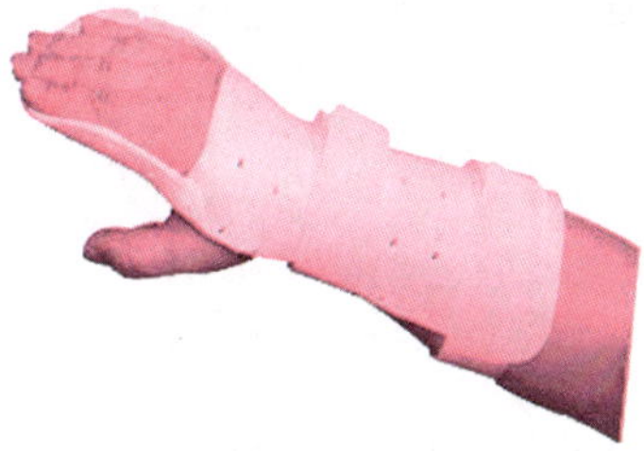

图 5－31　矫正畸形夹板

2. 下肢矫形器　下肢矫形器的主要作用是支撑体重、辅助及替代肢体的功能、预防和矫正畸形，例如，用于神经、肌肉疾病的矫形器，包括踝足矫形器、膝踝足矫形器、髋膝踝足矫形器、膝关节矫形器、截肢支具、髋关节矫形器等。其中，踝足矫形器图（5－32）是使用最多的品种，可防止足下垂等。

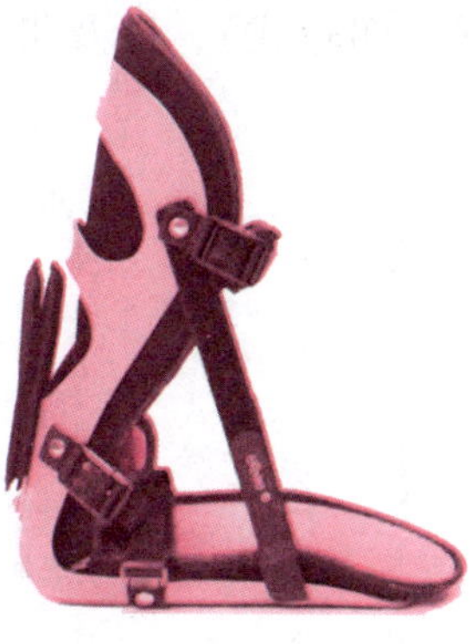

图 5－32　踝足矫形器

3. 脊柱矫形器　脊柱矫形器（俗称钢丝背心）的作用是固定病变部位，促进消炎和骨折愈合，限制异常活动，矫正和防止畸形发展，免除局部体重对病变部位的负荷，促进病变愈合，牵引或缓解局部神经受压，保护内脏器官。归纳起来为八个字，即支撑、固定、矫正、保护。常见的脊柱矫形器有胸腰椎矫形器（图5－33）、中胸椎矫形器、颈椎矫形器和脊柱侧弯矫形器（图5－34）等。

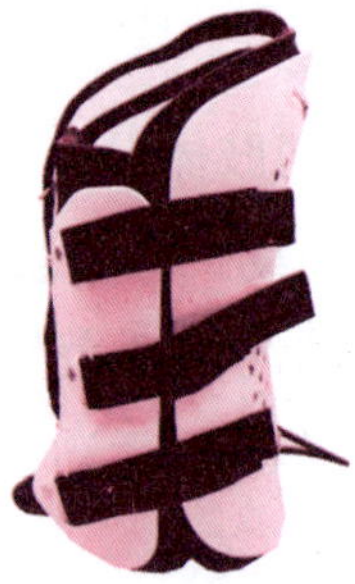

图5－33　胸腰椎矫形器

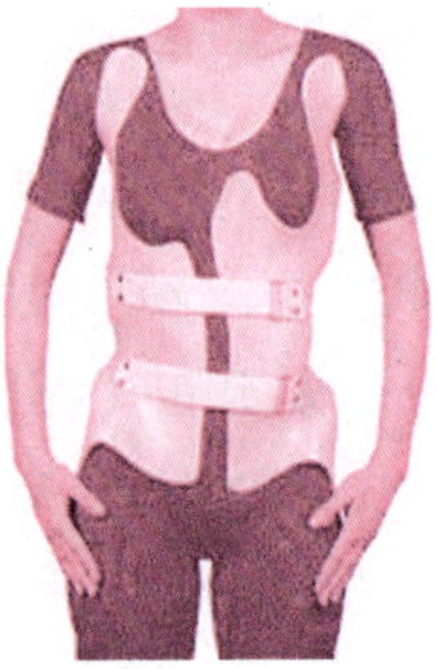

图5－34　脊柱侧弯矫形器

三、助行器

（一）概念与分类

助行器可辅助人体支撑体重、保持平衡和行走。根据其结构和功能，可将其分为3类：无动力式助行器（图5－35）、功能性电刺激助行器和动力式助行器。

无动力式助行器结构简单，使用方便，是最常见的助行器有以下几种。

1. 拐杖　主要有手杖、前臂杖、腋杖和平台杖。手杖还可分为：直手杖、可调式手杖、折叠式手杖、带坐式手杖、四脚式手杖、多功能手杖和盲人用手杖等。

2. 步行器　步行器主要适用于下肢功能障碍者，即截肢、截瘫患者，步行器常见的有框架式（有二轮式、三轮式、四轮式），以及带有制动性的步行器等，主要根据患者的具体需求选择定制。

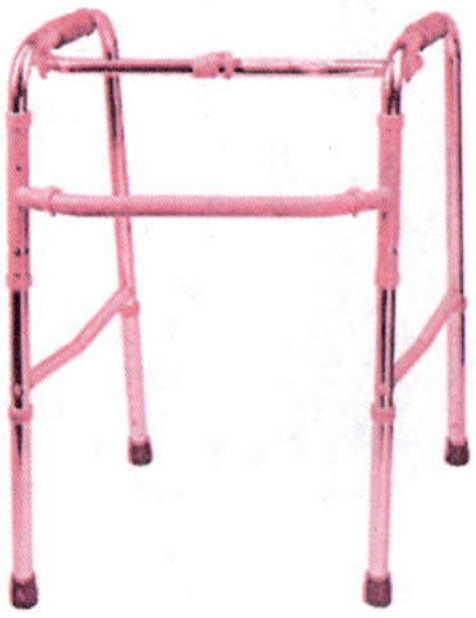

图5－35　无动力式助行器

（二）助行器的作用及应用范围

1. 保持平衡　用于老年人、下肢无力、下肢痉挛前伸不佳、重心移动不能的平衡障碍，但对高龄脑卒中、多发性脑梗死患者的平衡障碍作用不大。

2. 支持体重　偏瘫、截瘫后，患者下肢肌力减弱或双下肢无力不能支撑体重或因关节疼痛不能负重时。

3. 增强肌力　经常使用手杖、腋杖，由于要支撑身体，因此，对上肢伸肌具有增强肌力作用。

（三）助行器应用方法

1. 准备姿势　双手握住助行架，双脚站于助行架两后脚连线稍前侧，站在助行器框架内，站稳，双眼目视前方，挺胸抬头，准备起步。

2. 行进　提起助行架，放置身前一臂远的地方，向前迈出患侧或肌力较弱的腿，足跟落在助行架两后腿连线位置稍前侧，患腿负重稳定后，迈出健腿，站稳，恢复起始姿势（图 5－36）。

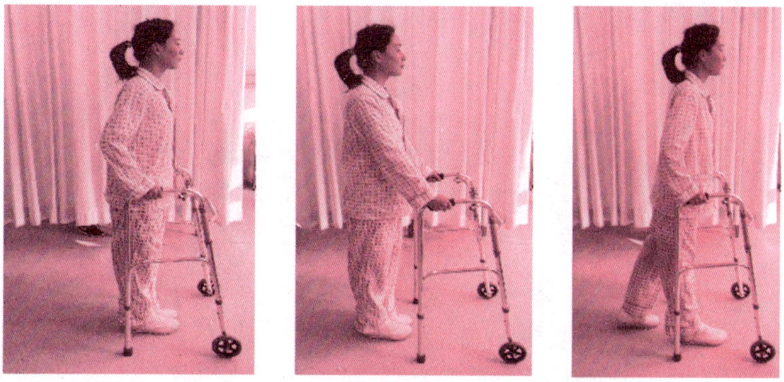

图 5－36　助行器辅助行走（右侧患侧）

3. 注意事项　助行器的高度与被照护者大转子水平平齐，这样保持上肢屈肘 150 度，行进过程中应注意保护，健康照护师站在患侧保护。训练时选择平地上进行。

四、轮椅

（一）轮椅的种类

轮椅可分为普通轮椅（图 5－37）、电动轮椅（图 5－38）和特型轮椅（图5－39）。特型轮椅是根据患者残存的肢体功能及使用目的从普通轮椅中派生出来的，常用的有站立式轮椅、躺式轮椅、单侧驱动式轮椅、电动式轮椅、竞技用轮椅等。

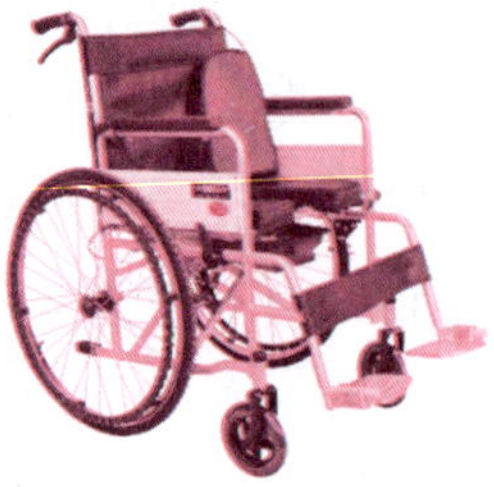

图5-37　普通轮椅

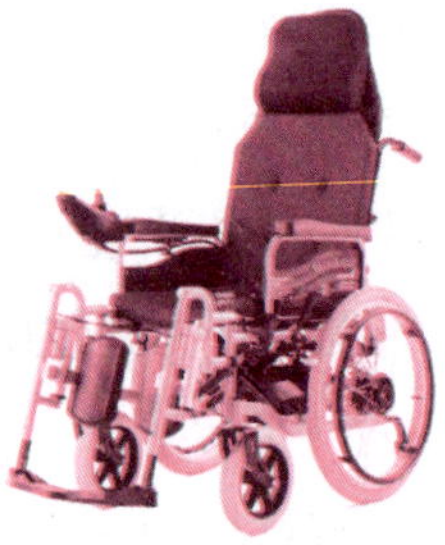

图5-38　电动轮椅

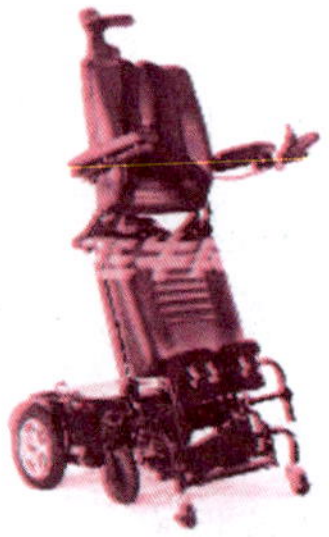

图5-39　特型轮椅

（二）轮椅的使用

普通轮椅适合于下列疾病：脊髓损伤、下肢伤残、颅脑疾患、年老体弱多病者。在选择轮椅时，要考虑到患者的认知功能，以及至少有一侧上肢功能正常，能比较熟练地操纵轮椅。

1. 打开与收起（图5-40）　打开轮椅时，双手掌分别放在座位两边的横杆上（扶手下方），同时向下用力即可打开。收起时先将脚踏板翻起，然后双手握住座垫中央两端，同时向上提拉。

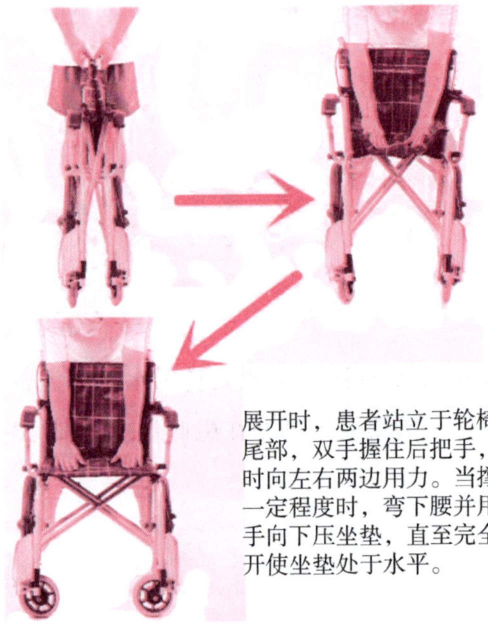

展开时，患者站立于轮椅的尾部，双手握住后把手，同时向左右两边用力。当撑开一定程度时，弯下腰并用双手向下压坐垫，直至完全打开使坐垫处于水平。

图5-40　打开轮椅

2. 自己操纵轮椅（图5-41）　向前推时，先将刹车松开，身体向后坐下，眼看前方，双上肢后伸，稍屈肘，双手紧握轮环的后半部分。推动时，上身前倾，双上肢同时向前推并伸直肘关节，当完全伸直后，放开轮环，如此重复进行。对一侧肢体功能正常，另一侧功能障碍者（如偏瘫）、一侧上下肢骨折等，可以利用健侧上下肢同时操纵轮椅。方法为：先将健侧脚板翻起，健足放在地上，健手握住手轮。推动时，健足在地上向前踏步，与健手配合，将轮椅向前移动。

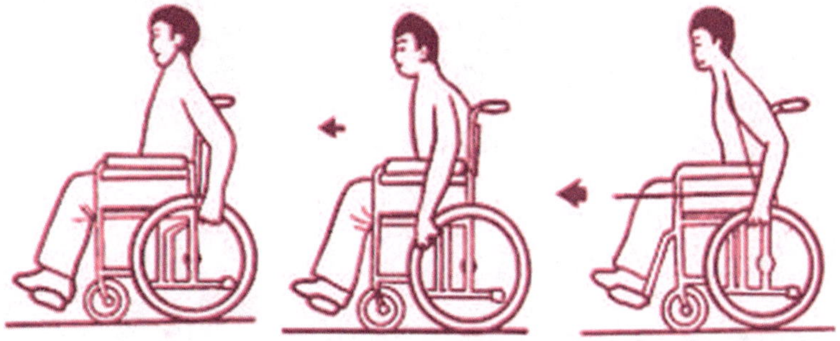

图 5－41　操纵轮椅

上斜坡时，保持上身前倾，重心前移，其他方法同平地推轮椅。如果上坡时轮椅后倾，很容易发生轮椅后翻，需有人辅助。上下台阶时（图 5－42），需他人协助。

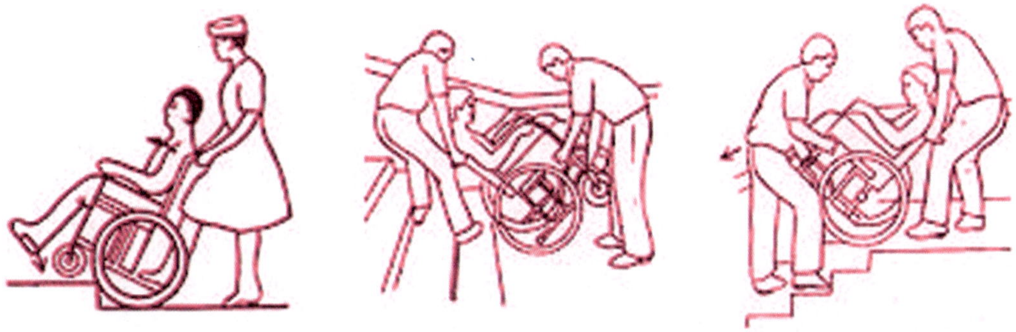

图 5－42　上下台阶

3. 轮椅转移　以偏瘫患者为例。

（1）床—轮椅之间的转移：轮椅放在健侧，与床沿成 30 度—45 度夹角，刹住车轮，移开足托。患者健手握住轮椅外侧扶手站起，站稳后以健足为转轴，缓慢转动身体，使臀部对着椅子缓慢坐下。

（2）轮椅—床之间转移：从健侧靠近床，使轮椅与床沿成 30 度—45 度夹角，刹住车轮，移开足托。健手抓住扶手站起，站稳后，健手向前放到床上，以健足为转轴，缓慢转动身体，然后坐下。

4. 注意事项　偏瘫患者使用轮椅时，患侧扶手上最好固定一托板，将患侧上肢固定，保持功能位，前臂伸展，伸腕外旋位（图5－43）。自己驱动时，健侧手轮圈，轮椅易偏斜，为矫正行进方向，健足可放地面辅助方向。

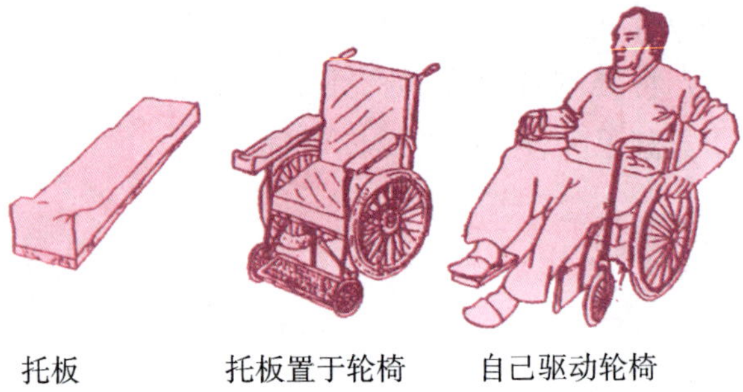

图5－43　偏瘫轮椅移动法（右侧为患侧）

第六章
脑血管病的运动与康复护理

脑血管病又称脑卒中或中风，是危害人类生命与健康的常见病与多发病，具有“四高”的特点，即发病率高、致残率高、病死率高、复发率高，是中老年人致死和致残的主要疾病。21 世纪中国进入老龄化社会，中国老年人口占全球老年人口总量1/5。老年人口的增加及生活水平的提高，脑血管病的发病率仍在不断上升，脑血管病存活者中有 70%—80% 留有不同程度的功能障碍，轻者活动受限不能继续工作，重者生活不能自理、卧床、需要专人照护，给社会和家庭带来沉重的负担。康复的目标是恢复或重建功能、发挥残余功能、防治并发症、减少后遗症等。脑血管病全方面、系统规范的功能锻炼，对提高患者的生活自理能力，改善其生活质量，减轻家庭与社会的负担有着极其重要的作用。

人脑分为大脑、小脑、脑干 3 部分。这 3 部分有着不同的功能：脑干与脊髓相连，是人的生命中枢，控制着呼吸、血压等最基本的身体功能。小脑主要与运动有关，维持身体平衡。大脑是运动、感觉的高级中枢（司令部），控制着脑的高级功能，比如学习、记忆、语言、情绪及意识状态。大脑的形状像“核桃”，凹下去的叫“沟或裂”，凸出来的叫“回”，分为左右两个半球，左半球是“优势半球”，重点分析具体问题，也是“语言中枢”。右半球以分析图像及旋律等为主。两半球靠胼胝体联系。

第一节　脑血管病概述

一、认识脑血管病

脑血管病是指各种原因导致的急、慢性脑血管病变，以突然发作多见。该病可以引起瘫痪或死亡，使患者失去生活自理能力，危害非常大，但可以通过有效手段预防控制的。脑卒中（图6－1）包括缺血性卒中和出血性卒中。出血性卒中包括脑出血、蛛网膜下腔出血。缺血性卒中包括脑梗死、短暂性脑缺血发作（又称TIA）。

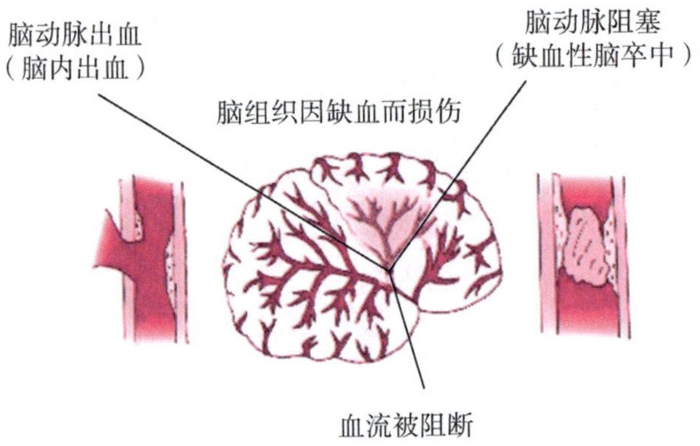

图6－1　脑卒中

出血性卒中是指脑内血管破裂出血导致脑组织因缺血而损伤。

缺血性卒中是指血栓阻断了供应脑部的血流，或各类栓子脱落后顺血流进入脑部阻断了相应脑部的血流。

（一）脑卒中的预警信号

脑血管病一旦发生，应该及早发现，突然出现以下症状，立即送医院紧急救治。

1. 面部及肢体麻木、无力或瘫痪、嘴歪、流口水，或喝水时从一侧嘴角流出。
2. 说话困难或说不清楚。
3. 头晕、走路不稳。
4. 意识不清或嗜睡，叫不醒。
5. 头痛或恶心呕吐。

（二）脑卒中的危险因素

1. 高血压是发生脑卒中最重要的危险因素，控制血压低于140/90毫米汞柱，可明显减少脑卒中的发生。

2. 血脂异常和动脉粥样硬化，总胆固醇、甘油三酯及低密度脂蛋白升高，高密度脂蛋白降低与心脑血管病有密切关系。

3. 糖尿病是缺血性脑卒中的重要危险因素。

4. 心房纤颤和心脏病。

5. 吸烟、饮酒过度。

6. 超重或肥胖。

7. 体力活动少。

8. 心情不好，紧张焦虑。

9. 生活方式不健康。

二、脑卒中的三级预防

1. 一级预防　是指发病前的预防，控制脑血管病危险因素，如高血压、糖尿病、血脂异常、高同型半胱氨酸血症、短暂性脑缺血发作、吸烟、酗酒、肥胖、情绪激动、口服避孕药等，早期预防很重要。

2. 二级预防　是对发生过脑血管病的患者找出病因，治疗可逆性病因，纠正可干预的危险因素，包括明确脑血管病类型及相关危险因素、卒中后的血压管理、缺血性卒中的抗血小板聚集、抗凝治疗、血脂的管理、健康教育等方面。

3. 三级预防　是指脑卒中发病后积极治疗，尽量将神经功能损伤降至最低，对于遗留后遗症的患者，积极进行康复训练，提高其生活自理程度，减轻残疾。

三、脑卒中居家护理

脑卒中的三级预防是居家护理的重点内容。

（一）一级预防

一级预防是指预防和避免患脑卒中，主要针对风险因素控制与管理。

1. 监控血压　控制血压低于140/90毫米汞柱，建议≥35岁者每年测量血压1次，高血压患者应经常测量血压（至少每2—3月测量1次），以调整服药剂量。近期血压不稳定者应每日监测，并记录血压，以便就诊时提供给医生。早期或轻症首先采用改变生活方式来控制血压。

2. 心脏病　建议年龄≥40岁的人群，定期体检，及早发现心脏病。有心脏病的患者积极就诊，在医生指导下服用药物。

3. 糖尿病　定期监测血糖、必要时查糖化血红蛋白。首先控制饮食，加强体育锻炼，血糖控制不满意，再药物治疗。

4. 血脂异常　改变不健康的生活方式，采用低脂饮食，增加运动等。必要时服用降脂药物，他汀类最常用。

5. 吸烟　吸烟影响全身血管和血液系统，加速动脉硬化、血小板聚集等，增加卒中风险。劝说戒烟，减少被动吸烟。

6. 饮酒　酒精对出血性卒中有相关性。不提倡饮酒，孕妇更应忌酒。饮酒者要适度。男性每日饮酒酒精含量不超过20—30克，女性不超过15—20克。

7. 肥胖　超重、肥胖者应采用健康的生活方式，增加体力活动，减轻体重，降低卒中发生风险。

8. 积极提倡健康生活方式　合理膳食、适量运动、戒烟限酒、心理平衡。中老年人定期体检。

（二）二级预防

预防脑卒中再发是二级预防重点。二级预防启动越早，致残率越低，依从性越好，预防效果越好。提倡在医生的指导下规范用药。

（1）积极治疗相关疾病　如高血压、高血脂、糖尿病、心脏病等。特别注意：血压过低易发生脑缺血，过高易发生脑出血。必须在医生指导下服用降压药物。

（2）饮食宜清淡　少吃甜食、肥肉、蛋黄、动物内脏等，戒烟限酒。

（3）劳逸结合　避免过度情绪变化。

（4）抗高血压、抗血小板、降脂药物是治疗的3大基石。阿司匹林、氯吡格雷等在医生指导下坚持服用。降脂药物应在每晚服用。

（5）有房颤或其他心脏病者　应根据医嘱决定是否使用抗凝药物。

（三）三级预防

减少功能残疾，积极进行康复运动，提高日常生活能力是三级预防核心。

（1）患侧肢体正确摆放。

（2）维持关节活动度。

（3）日常生活能力功能训练。

第二节　脑血管病运动康复护理

脑血管病的康复重点在于运动功能的改善、语言和认知功能的康复。由于脑卒中后上运动神经元性瘫痪在早期就有明显的痉挛，就是我们所说的“硬瘫”，因此增加肌力的训练容易引发异位模式，即不正常运动模式出现，不利于康复，为此采用运动再学习法或博巴斯疗法。恢复后期，痉挛消失，再采用增加肌力训练的传统运动疗法。

一、脑血管病与瘫痪

脑血管病导致的机体瘫痪大多以偏瘫为主。偏瘫又叫半身不遂，以半侧肢体运动功能障碍为主要表现，是急性脑血管病的常见症状。偏瘫的发病率和致残率很高，存活的患者大约有75%留有不同程度的残疾，5年内复发率高达41%。及早和正确的康复训练，将使80%的患者的功能明显改善，最大限度提高患者生活质量，因此要进行早期康复。

（一）康复训练的三个时期

1. 急性期　从发病开始1周内，以治疗为主，康复为辅。一般做好瘫痪肢体正确摆放，以被动训练方式进行。

2. 恢复期　发病后1周至6个月，是康复训练的最佳时期，以主动训练为主。

3. 后遗症期　发病6个月后遗留不同程度的后遗症，如手脚活动不灵活、说话不清楚等。此期基本是居家训练为主。家庭及社会支持在偏瘫患者康复训练中有着积极的促进作用，主要在恢复后期或后遗症期进行。特别强调：偏瘫肢体同时伴有感觉障碍，表现为麻木、疼痛等，严重患者冷热、疼痛感觉丧失，因此禁止使用热水袋等。洗脚时水温不可过高，防止烫伤。由于感觉障碍，患者翻身时喜欢患侧卧位。这种卧位时间再久，也不觉得不适，极易造成压疮。

（二）评估康复时间、时机

急性期早期康复越早效果越好。一般来说病情稳定后24—48小时后就可以开始康复训练。病情稳定一般是指意识、呼吸、心率、血压等相对平稳。早期康复介入对生活自理能力及瘫痪侧功能恢复均有重要作用。对于出血性卒中，在康复时应注意监测血压等变化。训练中避免过度运动。

（三）肌力的评估方法

根据肌力的级别，制定康复训练计划及训练方式。肌力分级：洛维特分级方法，分6级（表6－1）。

表 6－1　肌力评价

级别	标准
0	无肌肉收缩
1	有肌肉收缩，但无关节活动
2	不抗重力，能完成关节范围活动
3	抗重力，能完成关节范围活动
4	抗部分阻力能完成关节范围活动
5	抗充分阻力，能完成关节范围活动

二、脑血管病的三级康复体系

一级：发病 7 天内，脑血管病病房。

二级：发病 8—20 天，康复科病房。

三级：2 个月，专科康复中心、社区康复或居家康复。

三、家庭康复护理技能

康复护理技能主要适用于年老、卧床、瘫痪、生活不能自理或自理能力下降的人群。通过照护师采用专业的护理技术，预防压疮，防止肢体挛缩及异位模式形成，并采用主动与被动联合训练方法，预防并发症，减轻残疾，提高生活质量。主要护理技能包括：卧床时肢体功能位摆放、被动主动翻身法、体位移动法、坐位及坐位平衡、站位及站位平衡、步行能力等。

博巴斯技术是由英国物理治疗师博巴斯根据长期的临床经验创立的，应用于临床偏瘫患者运动功能的康复训练中，效果显著，是最为普及的偏瘫运动功能康复训练技术之一。博巴斯技术在主动训练中，采用博巴斯握手方法（图 6－2），以双手手指交叉，患侧拇指置于健侧拇指之上，以健肢带动患肢运动。

图 6－2　博巴斯握手方法（瘫痪右手）

（一）床上卧位及翻身法

1. 卧床时向患侧卧位及翻身法　大部分被照护者喜欢患侧卧位，原因之一是由于患侧感觉下降，长时间受压不觉疲乏。其二是健侧上肢在上，方便被照护者取拿物品等。

【目的】

（1）预防压疮。

（2）预防患侧肢体痉挛，为完成下一步康复训练创造条件。

（3）患侧卧位可增加患侧的感觉刺激输入。

（4）使被照护者体位舒适。

【评估】

（1）被照护者年龄、意识状态、既往身体状况（糖尿病、高血压、冠心病、骨关节病等）。

（2）肌力及患侧皮肤。

（3）翻身垫及床的舒适度。

（4）被照护者的配合程度。

（5）患侧耳廓、肩部、髂前上棘、外踝等皮肤情况。

（6）翻身垫材质要求是体位垫应足够大，外套为棉质，内装柔软材质，如绒、蓬松棉等，起支撑作用。

【操作前准备】

（1）健康照护师准备：洗手。

（2）物品准备

体位垫枕：大号1个（用于放置下肢，必要时患侧上肢也可放置1个）、小号2个（放置肩胛及患足下）。

【操作步骤】

（1）告知被照护者翻身的目的。

（2）摇平床头，整理床上用物，干燥、平整、无皱褶、无碎屑。

（3）适当遮挡，保护隐私。

（4）评估患侧皮肤。

（5）健康照护师站在患侧（图6－3），将枕头移向患侧方向，高度以患侧肩不受压为宜。

（6）将健侧上肢放在胸腹部，健侧下肢屈膝，健康照护师一手放在被照护者的健侧肩胛部，另一手放在健侧髋关节部位（臀部），同时、同轴翻身于患侧，背后放靠背枕，躯干略后仰。

（7）健康照护师将手伸至患肩及肩胛骨下方，将患侧的肩关节呈外展位放置，略向前伸，避免肩关节受压和后撤，可垫一软枕。上肢伸展，和躯干呈80—90度，前臂旋后，掌心向上，手指自然伸开，健侧上肢自然置于躯干或枕上，健侧下肢屈髋屈膝，置于枕上。

（8）患侧髋部伸展，膝关节微屈。

（9）患侧外踝垫高保护，保持功能位。

（10）头部摆正，头、颈、胸同轴，防止耳部受压。

（11）询问是否体位舒适，整理，若有管路（尿管、胃管、引流管等），检查位置，固定好。

（12）洗手，记录好时间。

【注意事项】

（1）一般2小时翻身1次。若皮肤易压红或消瘦的被照护者要缩短翻身间隔时间。

（2）由于患侧感觉下降，应评估患侧皮肤情况，如有异常，红肿、破损等，禁止向患侧翻身。

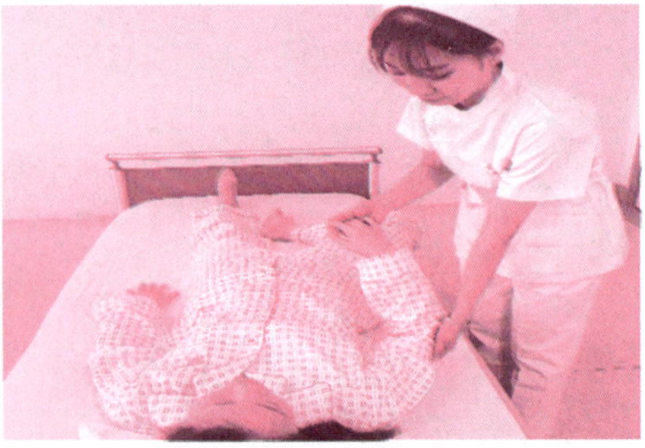

评估肌力

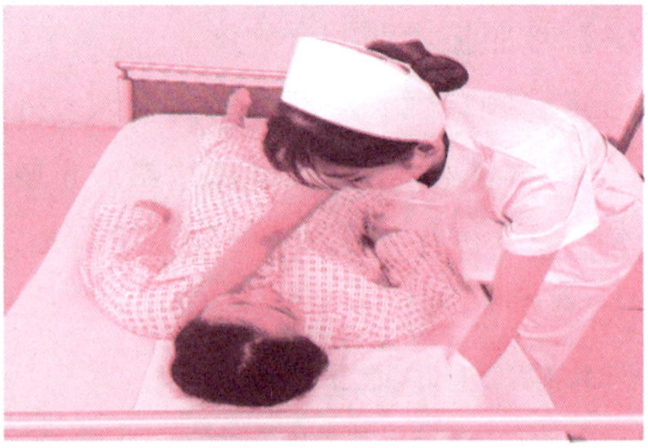

移枕体位准备

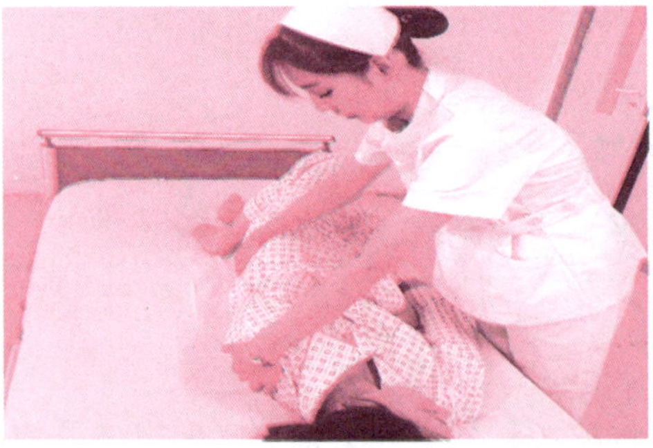

同轴翻身

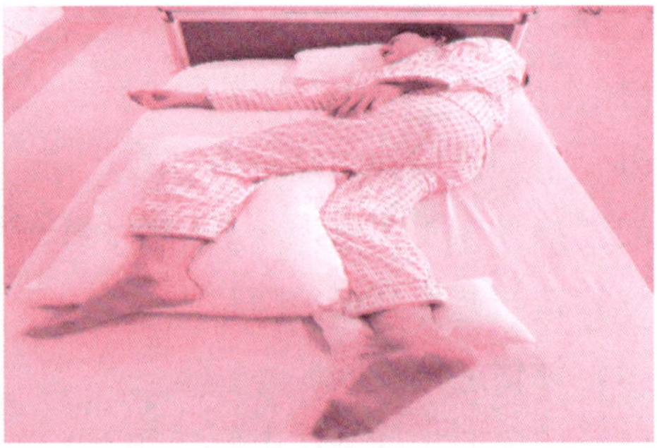

放置体位垫

图6－3　患侧卧位翻身法（右侧患侧）

（3）翻身过程中应动作轻柔，防止管道脱出。

（4）翻身后应检查身下，避免有异物压在身下，压伤皮肤。

（5）冬季注意保暖。

（6）健康照护师应剪指甲，防止划伤被照护者。

2. 卧床时向健侧卧位及翻身法　此卧位患肢处在上位，患者感到更无助，且健侧在下方，极易感到疲劳甚至疼痛，增加不适感。但卧床期间需定时翻身，预防压疮，需要向健侧翻身，因此，此卧位保持舒适是最重要的。

【目的】

（1）预防压疮。

（2）预防肢体挛缩，为完成下一步康复训练创造条件。

（3）预防异位模式，减轻致残率，提高生活质量。

（4）使被照护者体位舒适。

【评估】

（1）被照护者年龄、意识状态、既往身体状况（糖尿病、高血压、冠心病、骨关节病等）。

（2）肌力及皮肤。

（3）翻身垫及床的舒适度。

（4）被照护者的配合程度。

（5）健侧耳廓、肩部、髂前上棘、外踝等皮肤情况。

【操作前准备】

（1）健康照护师准备：洗手。

（2）物品准备：体位垫枕大号 2 个（用于放置下肢及上肢），必要时准备靠背枕大号 1 个。

【操作步骤】

（1）告知被照护者翻身的目的。

（2）摇平床头，整理床上用物，干燥、平整、无皱褶、无碎屑。

（3）适当遮挡，保护隐私。

（4）评估健侧皮肤。

（5）健康照护师站在健侧（图 6－4），将枕头移向健侧方向，高度以患侧肩不受压为宜，头部保持颈椎向患侧侧屈。

（6）将患侧上肢放在胸腹部，患侧下肢屈膝，健康照护师一手放在被照护者的患侧肩胛部，另一手放在患侧髋关节部位（臀部），同时、同轴翻身于健侧，背后放靠背枕，躯干与床面呈直角。

（7）胸前放一大软枕将患侧上肢置于枕上，上举约 90 度，肩胛骨前伸，枕头长度直到腋下。

（8）将患侧上肢前伸，上肢伸直，前臂旋后，手指自然伸展不可垂出卧位枕。

（9）将患侧下肢置于软枕上，保持屈髋屈膝，并完全由枕头支撑，避免足悬空、内翻。

（10）健侧下肢自然放于床上，稍伸髋，膝微屈。

（11）头部摆正，头、颈、胸同轴，防止耳部受压。

（12）询问是否体位舒适，整理，若有管路（尿管、胃管、引流管等），检查位置，固定好。

（13）整理床单位，向被照护者解释操作完成，以及注意事项。

（14）洗手，记录时间。

【注意事项】

（1）一般 2 小时翻身 1 次。若皮肤易压红或消瘦的被照护者，要缩短翻身间隔时间。偏瘫的被照护者健侧卧位时，容易自己移位，往往移至患侧负重，因此特别要在翻身前检查其实际负重点，再根据皮肤的具体情况决定向哪侧翻身。

（2）翻身过程中应动作轻柔，防止管道脱出。

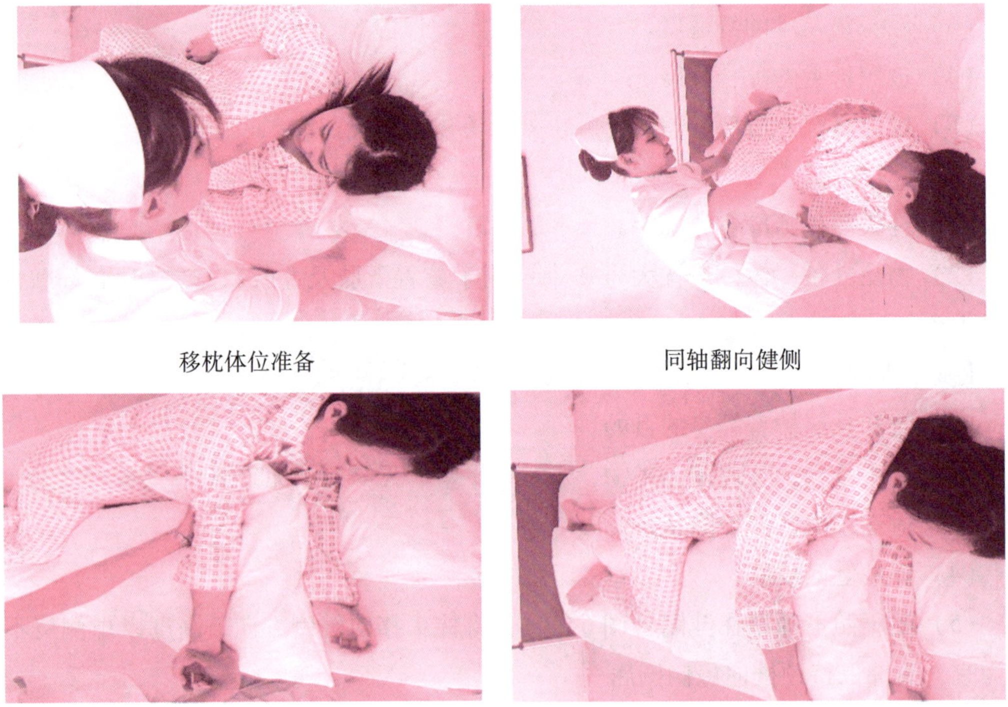

移枕体位准备　　同轴翻向健侧

患侧上肢外旋伸展位　　患侧下肢内收屈髋位

图 6－4　健侧卧位翻身法（右侧患侧）

（3）翻身后应检查身下，避免有异物压在身下，咯伤皮肤。

（4）冬季注意保暖。

（5）健康照护师应剪指甲，防止划伤被照护者。

特别注意：向健侧翻身时避免牵拉患侧肢体（上、下肢），否则极易造成肩关节半脱位。

3. 平（仰）卧位肢体摆放　尽可能减少仰卧位，此卧位易诱发异常反射活动，同时骶尾部、足跟等处发生压疮的风险增加，以及偏瘫侧骨盆后旋，患肢大腿外旋等不利康复的姿势。但有些情况需要此卧位交替。

【目的】

（1）预防压疮。

（2）预防肢体挛缩，为完成下一步康复训练创造条件。

（3）预防异位模式，减轻致残率，提高生活质量。

（4）使被照护者体位舒适。

【评估】

（1）被照护者年龄、意识状态、既往身体状况（糖尿病、高血压、冠心病、骨关节病等）。

（2）翻身垫及床的舒适度。

（3）被照护者的配合程度。

（4）评估枕部、肩胛部、背部、骶尾部、足跟等处的皮肤情况。

【操作前准备】

（1）健康照护师准备：洗手。

（2）物品准备：体位垫枕大号 2 个（用于放置下肢及上肢），小号 2 个（用于肩部及足部）。

【操作步骤】

（1）告知被照护者翻身的目的。

（2）摇平床头，整理床上用物，干燥、平整、无皱褶、无碎屑。

（3）适当遮挡，保护隐私。

（4）健康照护师站在患侧，协助被照护者取仰卧位，头、颈、躯干呈一条直线。

（5）枕头稍高，高于躯干，防止肩胛骨的后撤。颈部稍垫起，面部朝向患侧。

（6）肩下垫一小枕（图 6－5），肩关节呈外展位，将伸展的患侧上肢放于软枕上，前臂伸直旋后，手掌心向上，手指伸展、张开。

（7）患侧骨盆及大腿下垫枕，髋部保持伸展，大腿内旋。

（8）膝下垫小软枕，使膝关节微屈。

（9）患足垫软枕，保护足跟。

（10）询问是否舒适，检查管路，整理床单位。

（11）洗手，记录时间。

【注意事项】

（1）一般2小时翻身1次。若皮肤出现压红、破损等情况，禁止平卧，或平卧时给予减压保护。

（2）翻身前后均要检查各种管路，保证管路安全，防脱管。

（3）注意保暖。

（4）应避免用枕头在膝及小腿下支持，前者易导致膝过于屈曲，后者可引起膝过伸或对下肢静脉造成不必要的压迫，影响患肢血液回流。

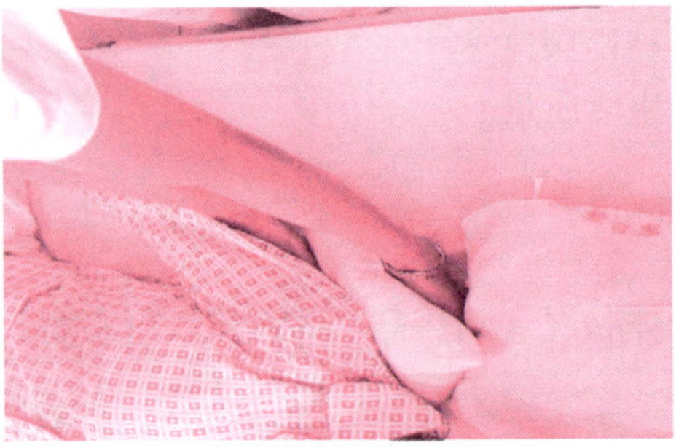

肩下垫枕

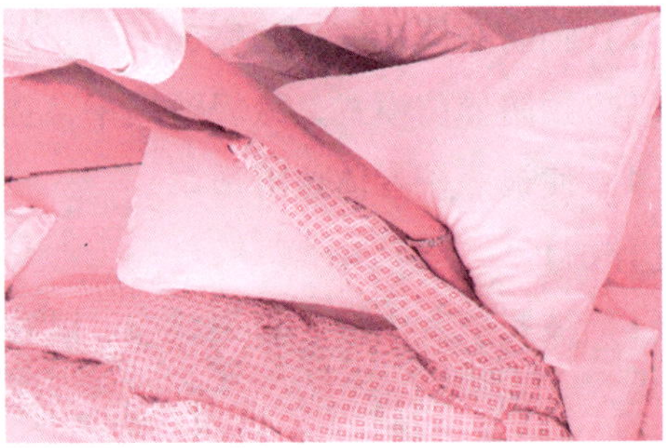

上肢外旋外展位

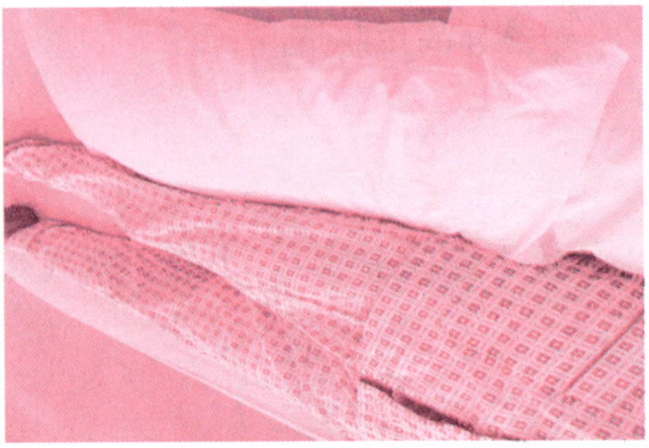

大腿垫枕内收

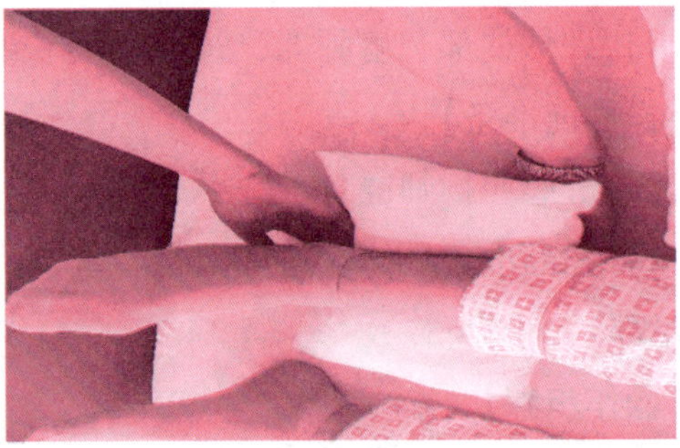

足跟垫枕

图6－5　平卧位（右侧患侧）

4. 卧床时向患侧卧位主动翻身法

【目的】

（1）预防肢体挛缩，为完成下一步康复训练创造条件。

（2）增加患侧肢体的感觉刺激。

（3）调动被照护者积极参与康复过程，树立信心。

【评估】

（1）被照护者年龄、意识状态、既往身体状况（糖尿病、高血压、冠心病、骨关节病等）。

（2）被照护者的肌力。

（3）翻身垫及床的舒适度。

（4）能否主动配合。

【操作前准备】

同卧床时向患侧卧位及翻身法。

【用物准备】

同卧床时向患侧卧位及翻身法。

【操作步骤】

（1）告知被照护者主动翻身训练的益处。

（2）摇平床头，整理床上用物，干燥、平整、无皱褶、无碎屑。

（3）适当遮挡，保护隐私。

（4）采取博巴斯握手法（图6－6），健侧上肢带动患侧上肢，并保持患侧上肢肘关节、腕关节伸展，与躯干呈90度，必要时健康照护师站在患侧方给予协助，固定肘关节。健侧下肢膝关节屈曲，足部蹬在床面，向患侧摆动上肢、带动躯干向患侧翻身。其他步骤同卧床时向患侧卧位及翻身法。

【注意事项】

（1）向患侧翻身较容易完成，应鼓励积极练习，树立信心。

（2）患侧肢体感觉差，务必检查患侧身下有无异物、管道等，防止压伤。

（3）注意观察患侧皮肤情况。

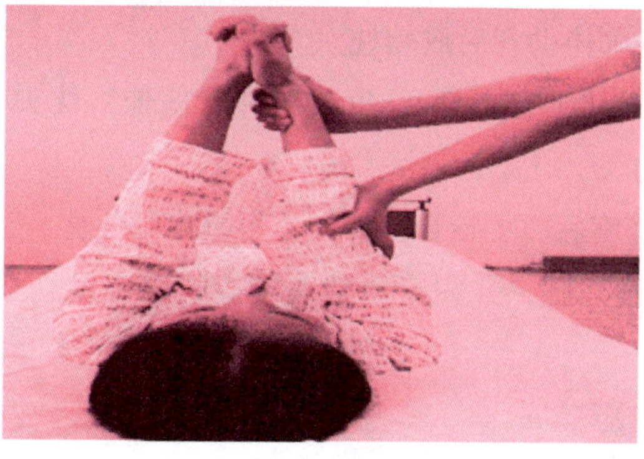

博巴斯握手法

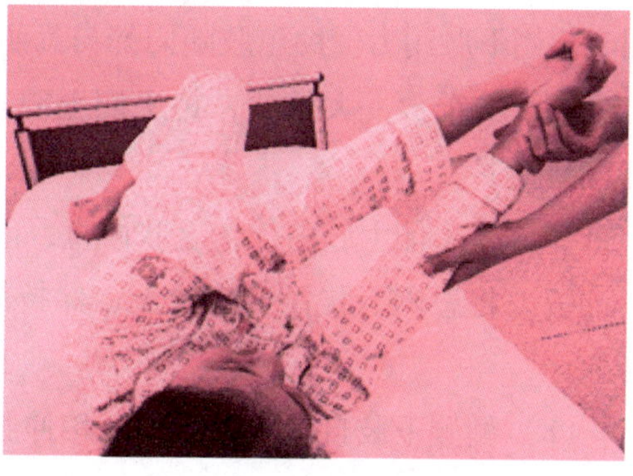

辅助患侧上肢

图6－6 主动翻身患侧卧位（右侧患侧）

5. 卧床时向健侧卧位主动翻身法

【目的】

（1）预防肢体挛缩，为完成下一步康复训练创造条件。

（2）预防压疮。

（3）调动被照护者积极参与康复过程，树立信心。

【评估】

（1）被照护者的年龄、意识状态、既往身体状况（糖尿病、高血压、冠心病、骨关节病等）。

（2）被照护者的肌力、皮肤情况。

（3）翻身垫及床的舒适度。

（4）能否主动配合。

【操作前准备】

同卧床时向健侧卧位及翻身法。

【用物准备】

同卧床时向健侧卧位及翻身法。

【操作步骤】

（1）告知被照护者主动翻身训练的益处。

（2）摇平床头，整理床上用物，干燥、平整、无皱褶、无碎屑。

（3）适当遮挡，保护隐私。

（4）采取博巴斯握手法（图 6－7），健侧上肢带动患侧上肢，并保持患侧上肢肘关节、腕关节伸展，与躯干呈 90 度，必要时健康照护师站在患侧方给予协助，固定肘关节。健侧下肢足部伸至患肢小腿下方，向健侧摆动上肢、利用惯性躯干向健侧转身，同时健侧下肢用力辅助患肢随同翻身。照护师协助背后放软枕。

（5）胸前放一大软枕，将患侧上肢置于枕上，上举 90 度，肩胛骨前伸，枕头长度直到腋下。

（6）将患侧上肢前伸，上肢伸直，前臂旋后，手指自然伸展不可垂出卧位枕。

（7）将患侧下肢置于软枕上，保持屈髋屈膝，并完全由枕头支撑，避免足悬空，内翻。

（8）健侧下肢自然放于床上，稍伸髋，膝微屈。

（9）头部枕头良好支撑，使被照护者舒适，并保证颈椎向患侧侧屈。

（10）询问是否体位舒适，整理，若有管路（尿管、胃管、引流管等），检查位置，固定好。

（11）整理床单位，解释操作后的注意事项。

(12) 洗手，记录时间。

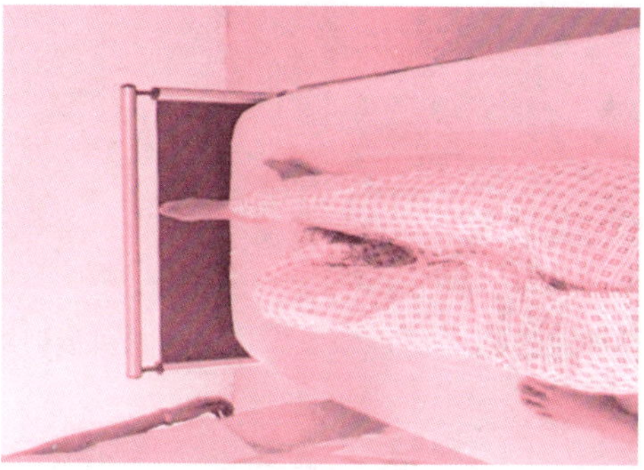

健腿辅助患腿

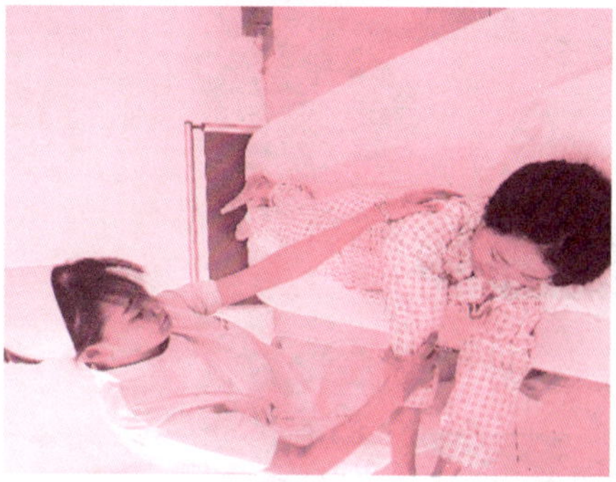

辅助患侧上肢

图 6-7 主动翻身健侧卧位（右侧患侧）

（二）床上运动功能康复方法

1. 被动运动康复方法

(1) 适用对象：适用于偏瘫严重、各种原因（意识障碍、血压过高、心脏严重疾患等）导致不能主动配合的被照护者。

(2) 内容主要有以下几个方面：

① 上肢：抬举、伸展、内收外展、前臂外旋、腕背屈、指掌等训练（图 6-8）。

② 下肢：屈髋屈膝、大腿内收、足背屈（>90 度）等训练（图 6-9）。

2. 主动运动康复方法

(1) 适用对象：适用于意识清楚，能够主动配合的被照护者。

(2) 主要有以下几个方面：

①上肢：博巴斯握手法辅助训练上臂抬举、伸展、内收外展、前臂外旋、腕背屈、指掌等训练（图 6-10）。

②下肢：桥式运动（双桥及单桥）、大腿内收等训练（图 6-11）。

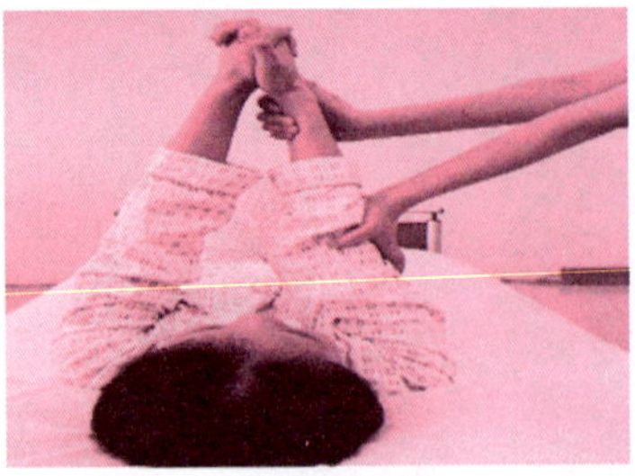
抬举训练

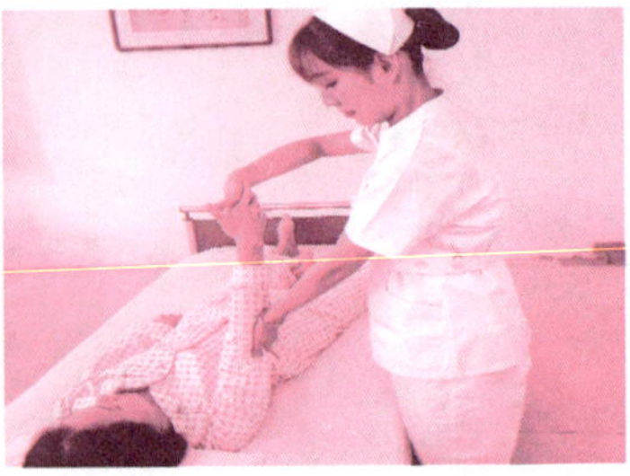
患肢伸展训练

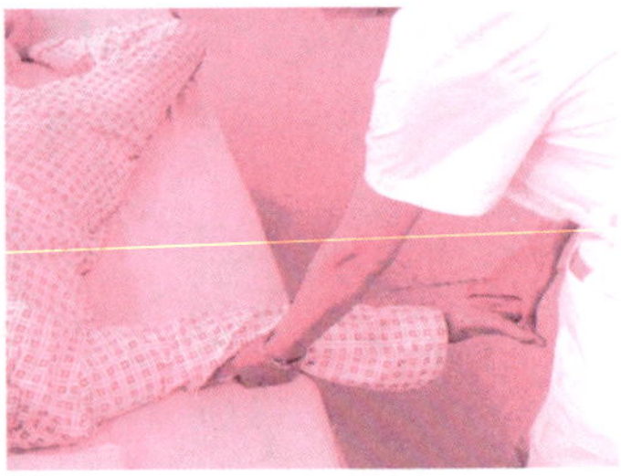
上肢外展训练

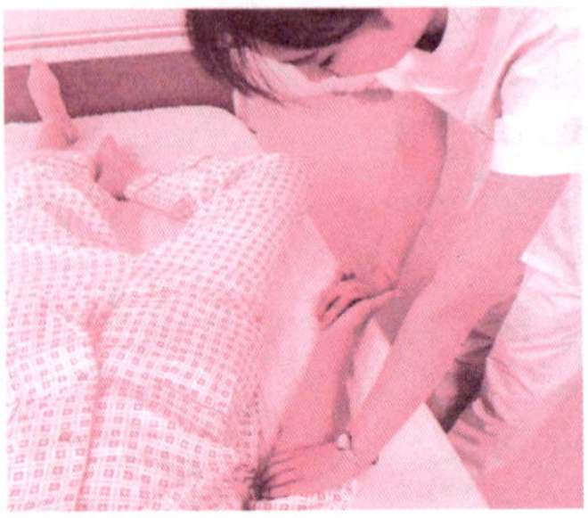
患肢前臂外旋训练

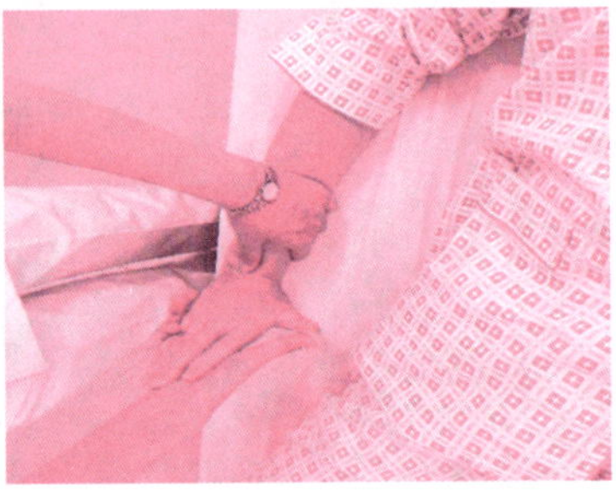
腕背屈训练

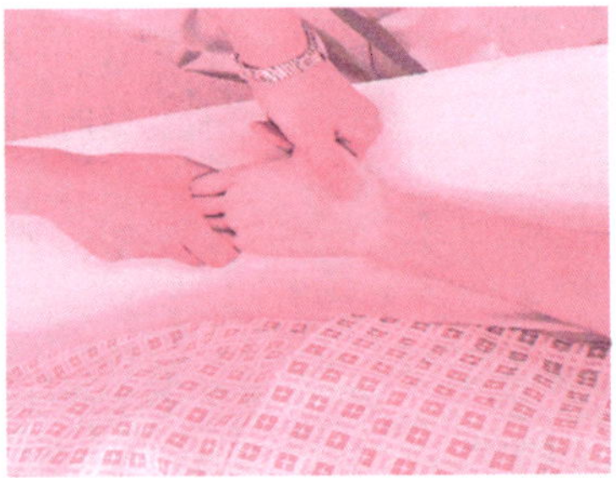
指掌训练

图 6－8　被动运动（右侧患侧）

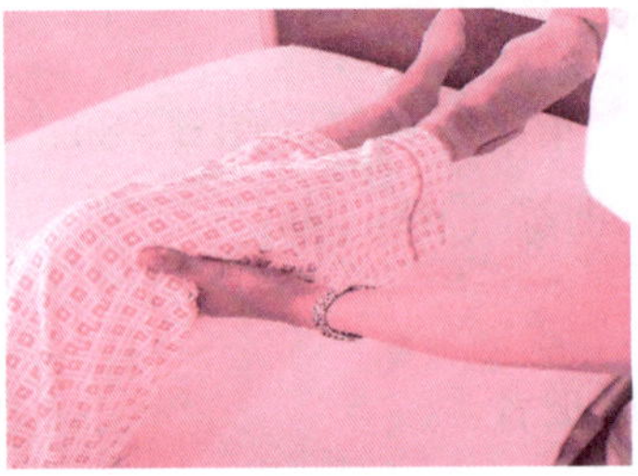
屈髋屈膝训练

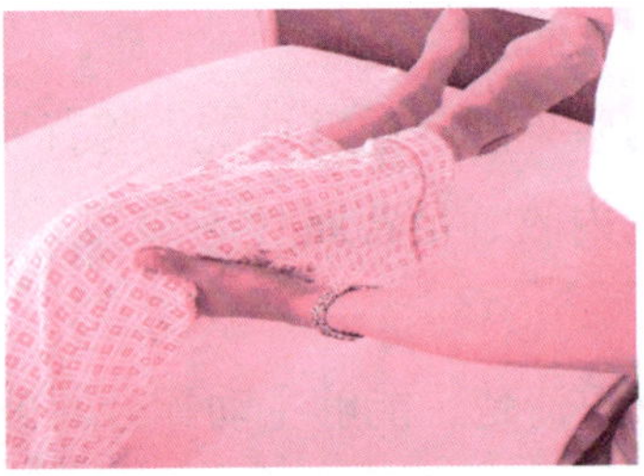
大腿内收训练

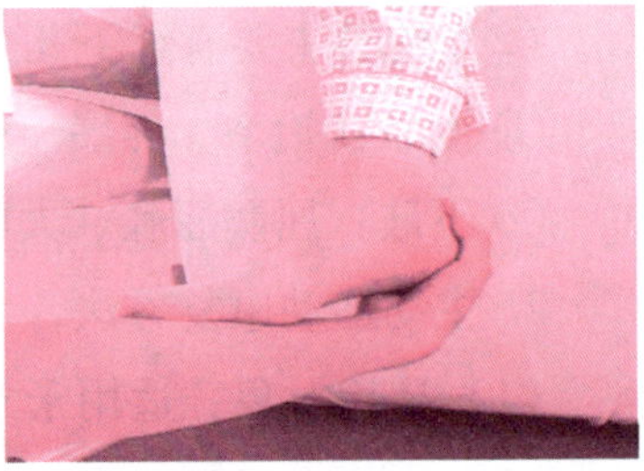
足背屈训练

图 6－9　被动运动（右侧患侧）

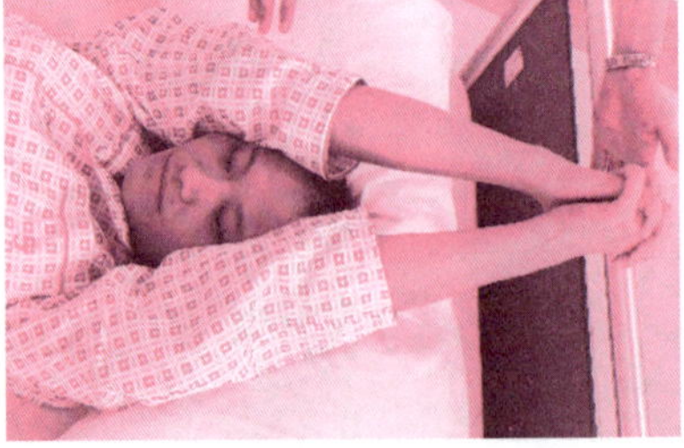
上臂抬举训练

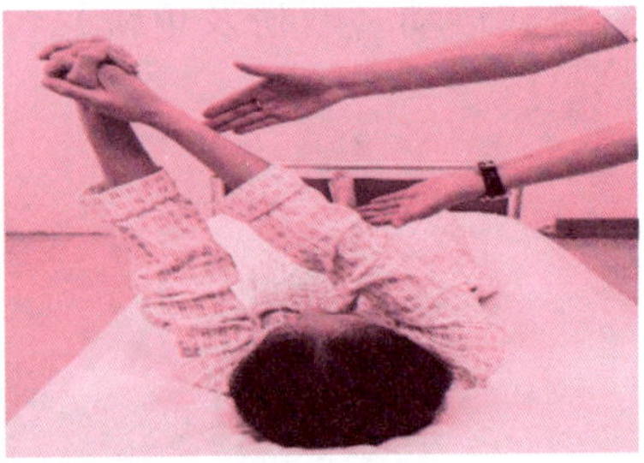
上臂伸展训练

图 6－10　主动运动（右侧患侧）

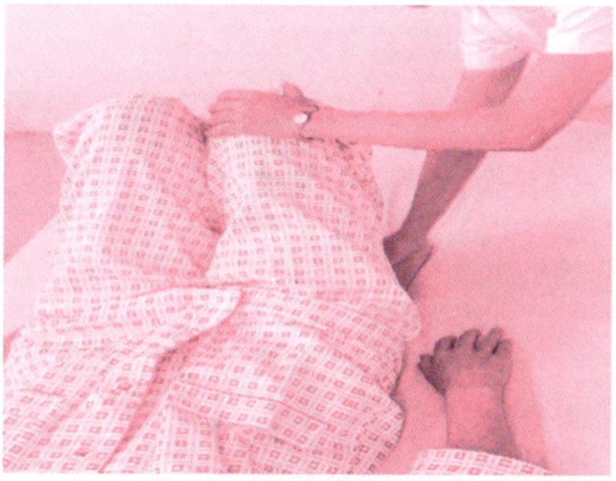

辅助患肢固定

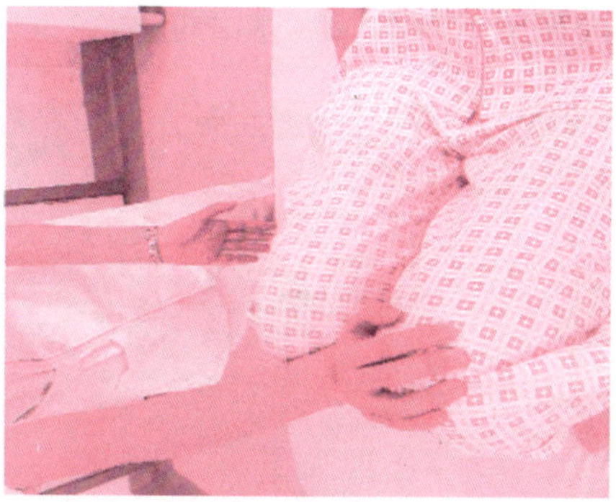

大腿内收训练

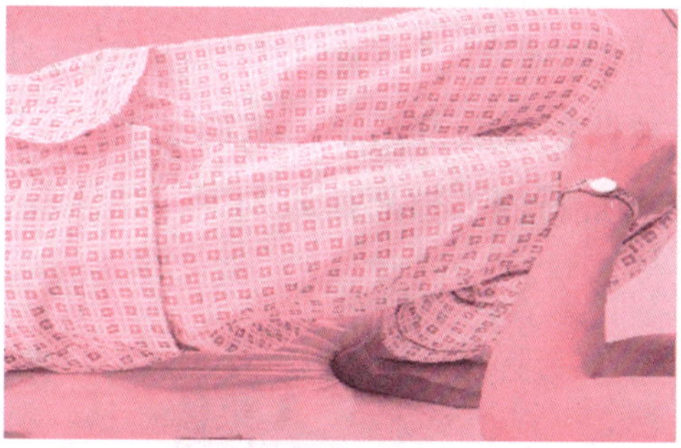

双桥运动

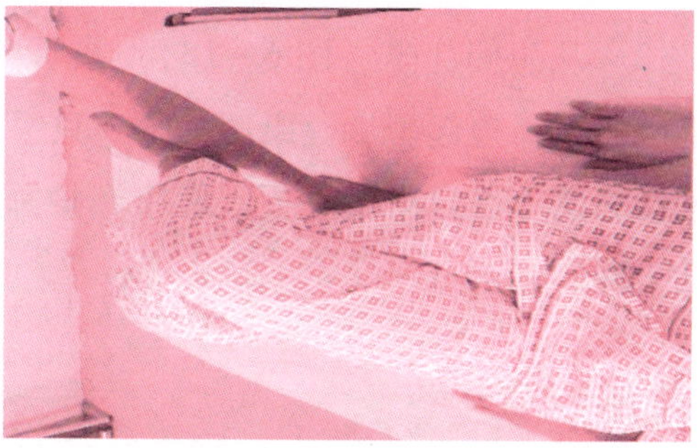

单桥运动

图 6－11　主动运动（右侧患侧）

3. 注意事项

（1）训练前应评估血压、心率等体征，血压过高应控制好血压再训练。

（2）主动运动训练时应避免过度劳累。

（3）进餐后不要立即训练，训练时间应在两餐中间进行。

（4）被动训练时，应动作轻柔，不可牵拉患肢，造成肩关节及髋关节等部位损伤，最常见的损伤是肩关节半脱位。

（5）训练过程中应积极鼓励被照护者主动锻炼，训练计划制订也应同被照护者沟通。

（6）根据被照护者的身体情况制订训练方案，比如年龄、既往病史等都要作为考虑的方面。年长者，以适度改善生活自理能力为目标，年轻者应积极康复，目标是参与社会活动及工作。因此，训练方案是不同的。

（三）坐位及坐位平衡

1. 床上起坐法

（1）从健侧起坐（图6－12）：双手博巴斯式握手，取健侧卧位，一边用健侧前臂支撑，健腿辅助患腿起坐。健康照护师一只手在被照护者头部给予向上的辅助，另一只手辅助被照护者下肢自床沿垂下。

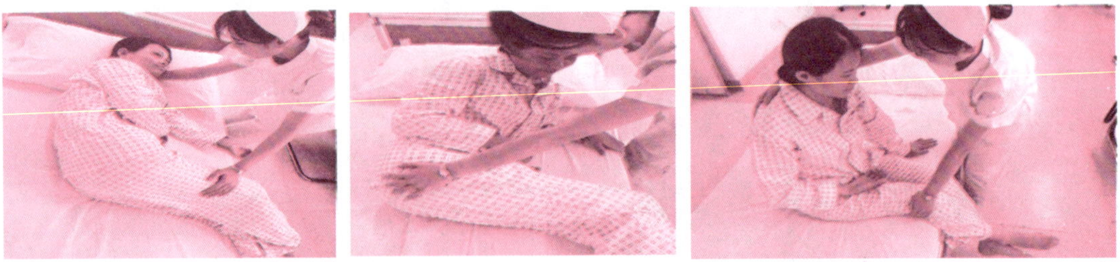

图 6－12　健侧起坐法（右侧患侧）

（2）从患侧起坐（图 6－13）：双手博巴斯式握手，取患侧卧位，指导一边用健侧上肢支撑，边起坐。健康照护师一只手在被照护者头部给予向上的辅助，另一只手辅助患侧下肢自床沿垂下。健康照护师也可胳膊伸入被照护者颈下，托住肩关节辅助坐起。

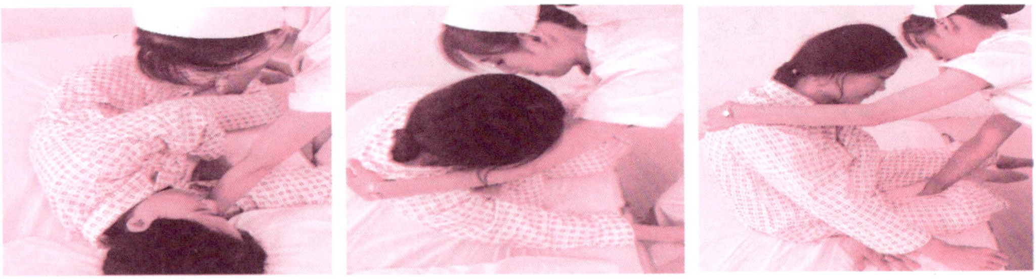

图 6－13　患侧起坐法（右侧患侧）

（3）从坐位恢复至卧位：提示被照护者用健侧上肢支撑身体，缓缓恢复至卧位。在此过程中，健康照护师扶持患侧上肢，保持于外旋伸展位。指示下肢抬至床面，健康照护师在患侧膝关节下方给予辅助。

2. 坐位平衡训练法　由于患侧屈肌紧张，加之感觉障碍，坐位时容易倒向患侧方。屈肌痉挛可引起头颈部、躯干向患侧倾斜，肩胛下降及上肢屈曲。训练方法如下所述（图 6－14）。

（1）健康照护师与被照护者并排坐于床边（健康照护师坐于患侧），在被照护者腋下向上支撑肩胛带，并保持上肢外展、外旋、肘伸展、腕背屈、手指伸展位。保持这姿势并向健康照护师方向移动身体，幅度可根据被照护者的情况调整。再恢复至原位。

（2）坐位，将患侧上肢向侧后方放置于床面，保持前臂旋前、腕背屈、五指张开，移动躯干，患侧上肢负重，保持肘关节不屈曲，持续几秒钟，再回位，如此反复，可逐渐拉大后移位置。

（3）椅凳上训练动态平衡，被照护者坐于椅凳上，保持躯干挺直，向左右侧屈，左右旋转，躯干前屈，两手抵大腿之间，躯干向深度前屈，反复交替。

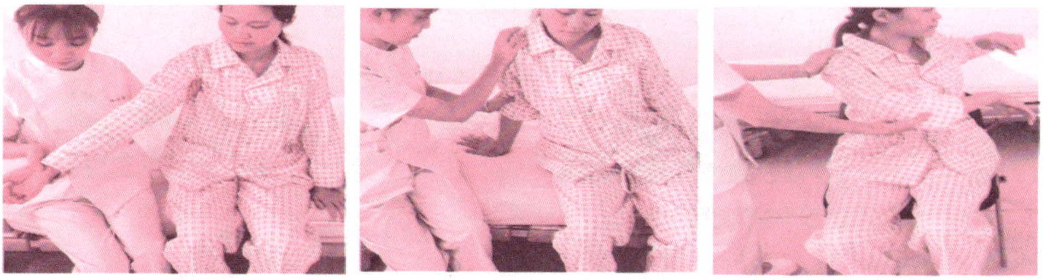

图 6－14　坐位平衡训练（右侧患侧）

3. 坐位时患侧上肢训练法（图 6－15）　基本动作同卧位时上肢训练，Bobath 握手法训练上臂抬举（各个角度举过头顶）、患肢伸展（举过头顶，各个角度控制）、屈肘（可触摸头顶、对侧肩、对侧耳等）、前臂外旋、腕背屈、指掌等训练。患侧上肢抗重力能力差，出现屈曲时，健康照护师应该给予肘部支持。

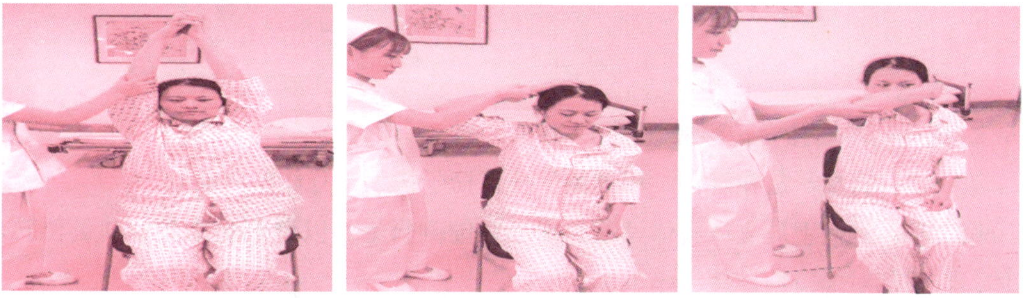

图 6－15　上肢训练法（右侧患侧）

（四）移动法

只要被照护者能够理解让他做什么动作，并能主动参与，转移就更富于主动性。健康照护师在这个过程中，仅给予被照护者需要的帮助，使被照护者能够轻松完成动作，增加其参与的积极性。

1. 床—椅子间辅助转移法（图 6－16）

第一步：椅子放在被照护者健侧，健康照护师面对被照护者，健康照护师足抵住患侧足、膝抵住患侧膝关节。

第二步：搂住被照护者腰部，帮他站起，并向健侧移动，重心移在健侧腿上，转身，臀部对准椅面。

第三步：帮助被照护者慢慢落座。

注意：若移动有困难可借助移动板进行辅助转移。

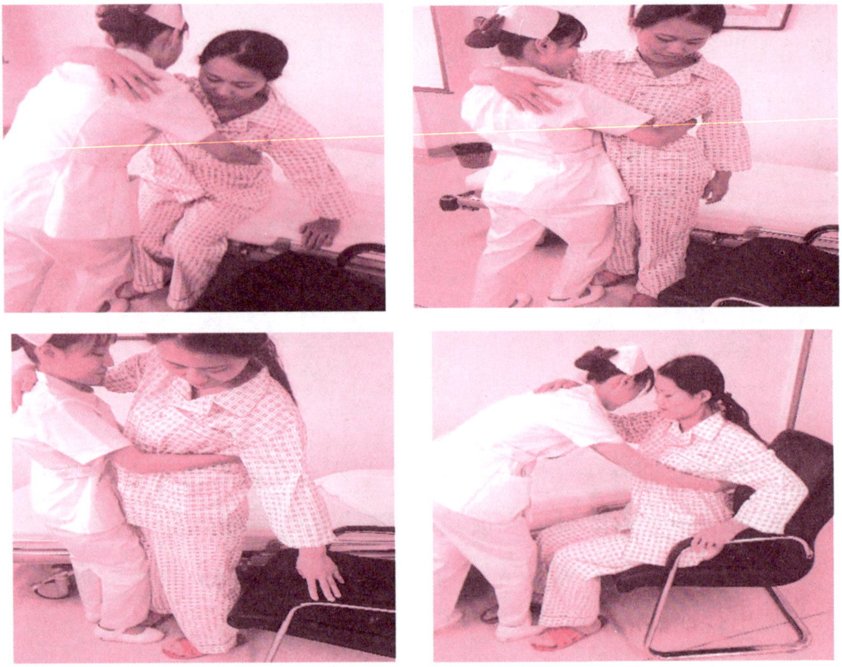

图6－16 右侧瘫痪辅助移动法

2. 床—椅子间独立转移法（图6－17）

第一步：将椅子放在健侧，用健侧手扶住椅子扶手，身体略向前倾。

第二步：健侧上肢支撑身体站起，重心在健侧脚上，以健侧腿为轴，向健侧转动身体，将臀部对准椅面，缓慢坐下。

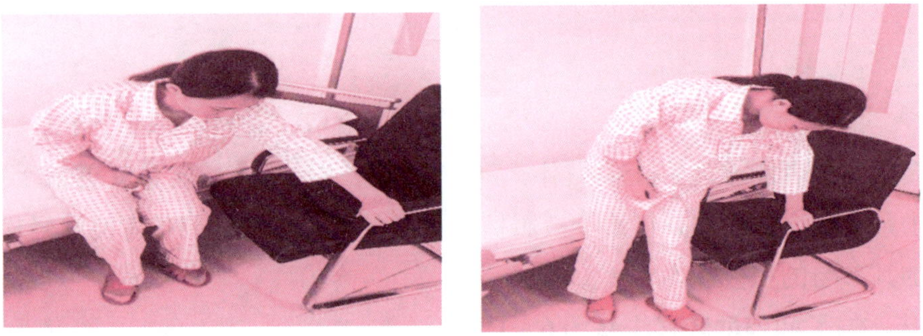

图6－17 床—椅子间主动移动法

3. 从床上移至轮椅上（图6－18）

第一步：轮椅放在被照护者健侧，刹闸，脚踏板移开。

第二步：被照护者站立，健侧手扶轮椅远端扶手，以健侧下肢为轴，转身，坐下。

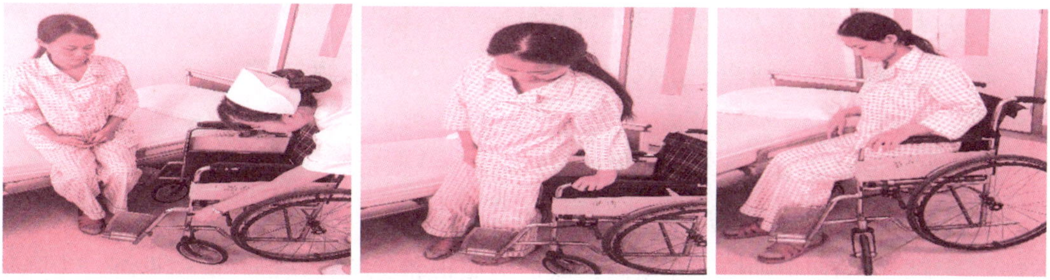

图 6－18 床—轮椅主动移动法

4. 从轮椅移到床上（图 6－19）

第一步：被照护者健侧靠近床边，与床呈 30 度—45 度角，刹闸，移开脚踏板。

第二步：双足前脚掌着地，双侧膝关节屈曲不得 >90 度。

第三步：身体重心前移，健侧手扶持扶手，健侧腿向前迈一步，健侧腿为轴，转身健侧手扶床，坐下。

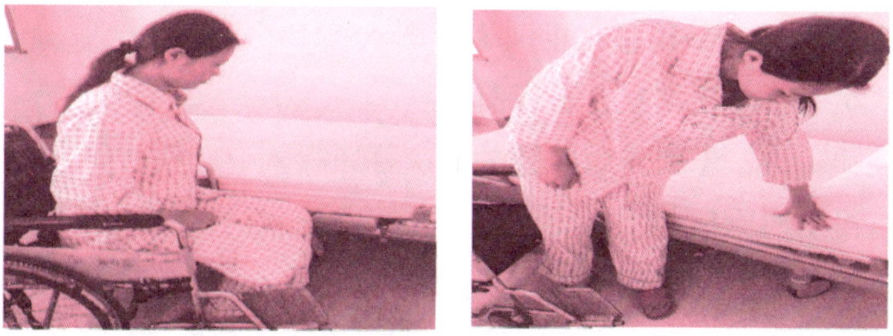

图 6－19 轮椅—床主动移动法

（五）站立及站立平衡

1. 从椅凳上站起 健康照护师站于患侧（图 6－20）

第一步：被照护者躯干伸展，双足与肩同宽并列或患足位于健足后方，双手博巴斯握手，双上肢尽量前伸，躯干前倾，平视前方，重心移向双下肢。

第二步：健康照护师辅助患肢，保持髋膝伸展的同时背屈踝关节，站立。

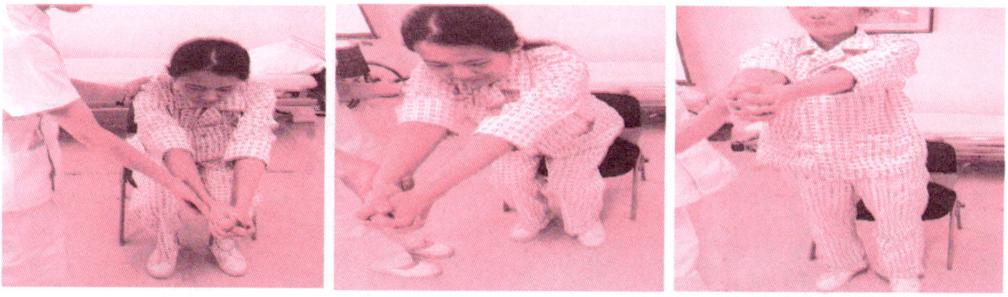

图 6－20 右侧瘫痪起立训练

2. 从站立至坐椅凳上　健康照护师在患侧

第一步：双手博巴斯握手，双上肢尽量前伸，躯干前倾，平视前方，下蹲，重心移向双下肢。

第二步：控制身体，继续下蹲至椅面，坐下。

注意事项：站立时，双足平行，双侧均等负重站立，平视前方，躯干伸展，调整姿势。训练时健康照护师应站在患侧，保护被照护者，防止跌倒。最初训练，为降低难度，可选用座高的椅凳。患侧下肢不能过伸。患侧上肢为外展、外旋、伸展位。

3. 站立平衡训练法

（1）重心左右转移

第一步：双足平行站立，与肩同宽，平视前方。

第二步：逐渐练习向健侧转移重心，健肢负重，回中线位。

第三步：向患侧转移重心，患侧负重，支撑身体，回到中线位，保持站稳。如此反复，重点练习。

（2）重心前后转移——稍息立正训练（图 6－21）

第一步：双足平行立正站立，平视前方。

第二步：健腿负重，患腿先屈曲膝关节、背屈踝关节，朝前斜方 45 度迈出，缓慢将足放于地面，再退回原位。

第三步：患腿负重，健腿朝前斜方 45 度迈出，重心移向健腿，注意患足跟不离地面，退回原位，重点练习。

（3）单腿负重——金鸡独立（图 6－22）

第一步：双足平行立正站立，平视前方。

第二步：健腿负重，患腿提起，屈髋屈膝，单腿站立。

第三步：患腿负重，健腿提起，屈髋屈膝，单腿站立。

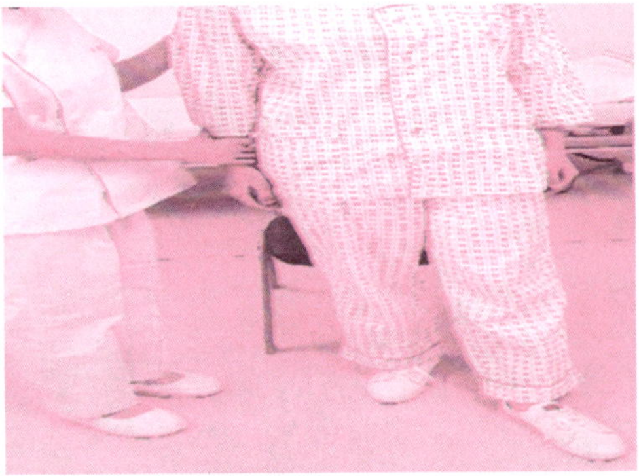

图 6－21　稍息立正训练

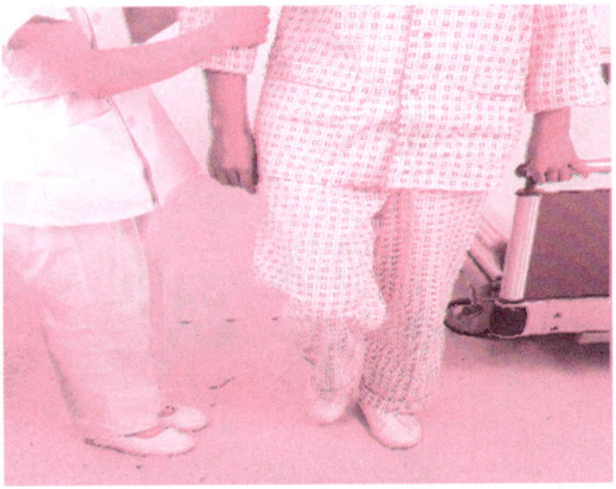

图 6－22　金鸡独立

（4）髋关节内收、膝关节屈曲训练

第一步：双足平行立正站立，平视前方。

第二步：患足位于健足后方，健侧负重。

第三步：将患膝靠近健膝做内收髋关节、屈曲膝关节的动作。

（5）注意事项：健康照护师站于患侧，一只手在患侧腋部支撑以保持肩胛带的上举，另一只手保持肘、腕关节的伸展位，辅助支持、保护被照护者；每一个动作完成后都要保持至少5秒；完全站稳后再进行下一步动作。健侧迈步时，患侧负重，如果髋关节屈曲，极易向后方跌倒，应做好后方保护。

（六）步行能力

1. 评估　进行步行训练时，应充分评估患肢肌力、躯体平衡等情况。未能达到步行的条件，不可过早进行。如站立不稳、患肢膝关节屈曲严重（打弯），需要健康照护师费力扶持，这种情况极易造成软组织损伤、联合反应等不良后果。

2. 正确行走模式建立训练法

（1）迈步：指示被照护者先屈曲膝关节，背屈踝关节，再向前方移动下肢，慢慢放下足部。可增加控制能力训练，在患肢落地之前，指示被照护者再一次抬高足部。

（2）横向跨步移动训练：练习下肢及躯干运动中的平衡掌握，相对于向前迈步更容易掌握。健肢负重，患肢横向向侧方迈出一步，健肢跟上，根据能力设置每步步幅及行走米数。返回时，转身，仍是健腿负重。再练习患肢负重。健康照护师始终站在患侧保护。

3. 正常步态训练

（1）下肢：患侧下肢站立相，足底着地，健肢充分向前迈出，患膝屈曲，足跟离地，前脚掌着地，使踝关节完全背屈。进行上述的反方向动作。能够控制再进行向前迈出患肢。肩胛带旋转训练，可以改善步行的协调性，指示被照护者双手分别做触碰对侧大腿部的摆动，如右下肢向前迈出时，左手触碰右大腿。骨盆旋转训练，健康照护师站于被照护者后方，双手置于被照护者骨盆处，指示被照护者步行，同时使骨盆旋转。

（2）上肢：立位患肢摆动，双足站立，指示被照护者前后摆动双上肢，保持肩关节充分前伸，肘、腕关节伸展，可喊口令“1、2、1”指导被照护者按节律摆动。再进一步指导迈出健腿（或患腿），上肢协调摆动。幅度由小到大。日常生活中的训练，如擦桌子、双手博巴斯握手，利用前臂滚动球等。

（3）上下楼梯训练（图6－23）：利用扶手上楼时，应健腿先上，患腿跟上。下楼时应患腿先下，健腿跟上。

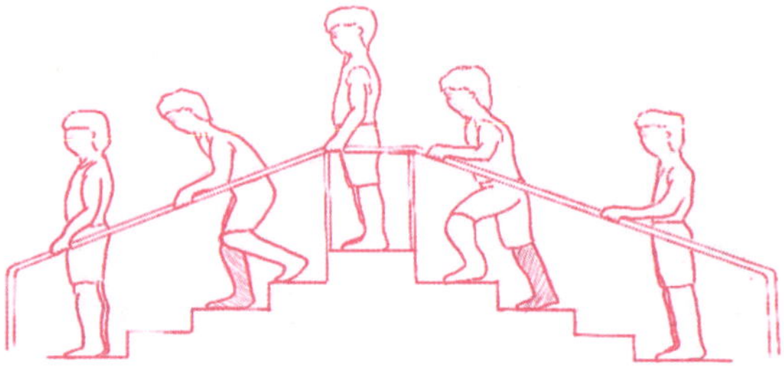

图 6－23　上下楼梯（右侧患侧）

4. 恢复平衡的保护性迈步　为了安全和功能性的步行，被照护者需要用双腿快速自动地向任何必要的方向迈步，最早大多练习向前方迈步，如稍息立正动作。向后方、侧方迈步也是基本的功能活动，是保持平衡和防止跌倒的重要调整姿势，如被照护者如厕，坐餐桌前等都需要调整脚的位置。

（1）向后方保护性退步

第一步：用健腿负重站立，患腿向后退一步，步幅由小到大训练（双腿轮换重复）。

第二步：健康照护师一手放在被照护者的髂脊上防止上提骨盆（错误模式），一手固定患足于背屈位。

第三步：促进向后退步动作，保持伸髋屈膝动作，触地。

第四步：健康照护师引导患腿像钟摆一样向前摆动，完成正常行走步态。

第五步：站在被照护者后方，双手扶住被照护者骨盆两侧，身体自髋以上向前倾，将被照护者骨盆拉向自己，促进快速后退。

（2）向侧方保护性迈步

第一步：用健腿负重，患腿向前侧方迈步，步幅由小到大。

第二步：健康照护师站在患侧侧后方，一手扶肩关节、一手扶患侧髋部，辅助患腿从另一条腿前方横过，速度逐渐增加。

（3）用手杖行走训练（图 6－24）

1）先伸出手杖，再迈出患足，健足跟上，即杖—患—健方式。

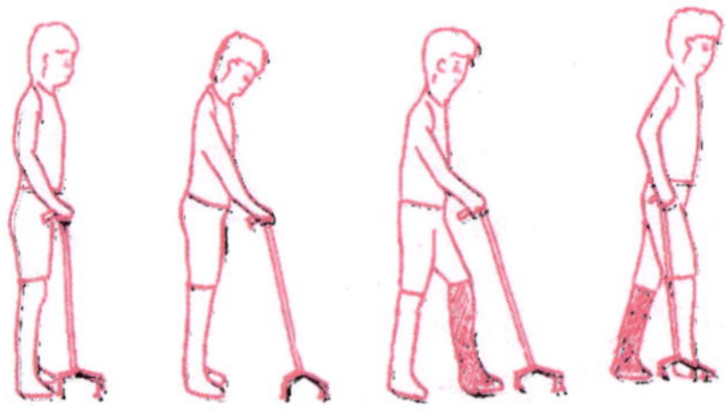

图 6－24　手杖行走（左侧患侧）

2）使用前调节手杖高度（表6－2）并检查其稳定性，用健侧手持手杖。

表6－2　身高与使用拐杖长度的参考数值

单位：厘米

人体身高	150	152	154	156	158	160	162	164	166	168
拐杖长度	77	78	79	80	81	82	83	84	85	86
人体身高	170	172	174	176	178	180	182	184	186	188
拐杖长度	87	88	89	90	91	92	93	94	95	96

3）注意手杖高度，手杖顶部与手腕向里的结合处齐平，手按手柄时，手肘应该微屈（图6－25）。

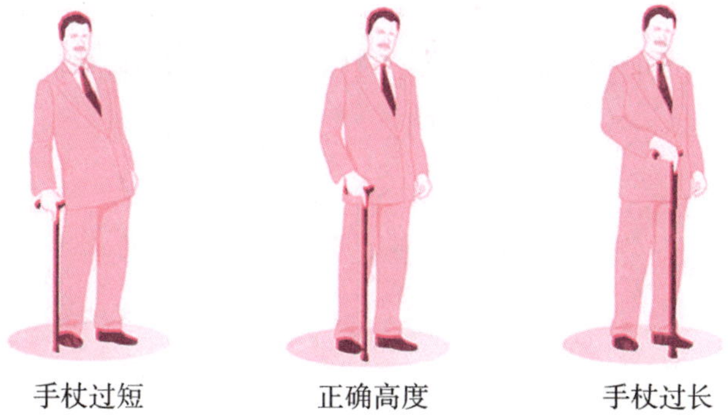

图6－25　手杖使用法

（4）矫形用具与辅助器的应用：详见第四章第十二节内容。

4. 穿衣、脱衣训练（图6－26）

（1）穿衣：健手辅助，先穿患侧，再穿健侧。

（2）脱衣：先将患侧肩部衣袖脱至肘部，再脱健侧衣袖，从背后塞到患侧，脱患侧衣袖。

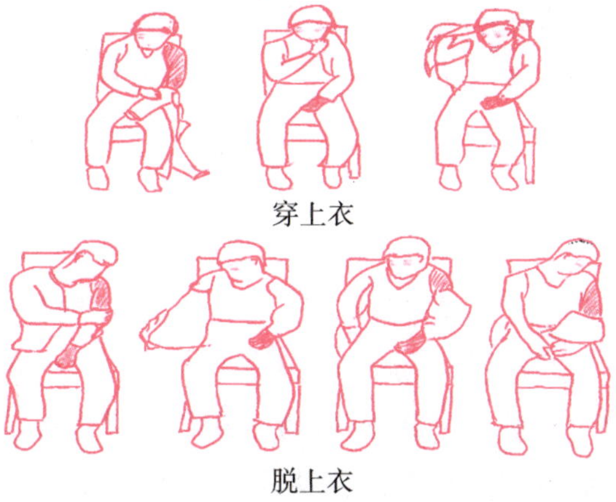

图6－26　穿脱上衣（左侧患侧）

（3）穿套头衣服（图6－27）：先健手将衣服套入患手，健手伸入袖内，健手辅助患侧将衣服拉至肩部，健手将衣服套入头部，整理。

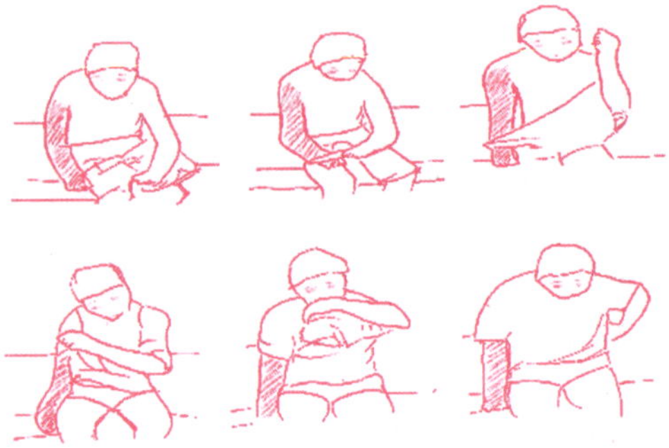

图6－27　穿套头上衣（右侧患侧）

（4）脱套头衣服（图6－28）：健手从后背将衣服拉至头部，脱出头部，再脱患侧。

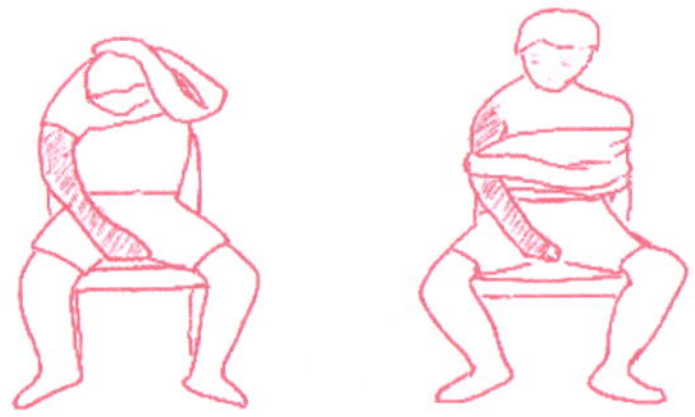

图6－28　脱套头上衣（右侧患侧）

5. 训练中的注意事项

（1）步行时，健康照护师站于被照护者前方，辅助被照护者双上肢配合下肢运动进行摆动。

（2）步行中一旦出现一侧肢体僵硬，停止迈步，休息，重复上个动作练习，再继续步行练习。

（3）步行训练预防跌倒。

（4）劳逸结合、避免过度运动导致身体不适，如高血压、心慌等不适症状。

（七）精细动作的训练

1. 手功能训练

（1）筷子操（图6－29）：① 最初训练选用轻、不易滑脱的木制筷。② 照护师可协助其抓握。③ 按照口令进行收、张开动作练习，幅度由小到大，达到能握紧并简单控制木筷时进行实物夹取练习。④ 夹取物品从简单到复杂，如从有形状的开始过渡到圆形、从花生米到绿豆、从近距离移动到远距离移动。

（2）手抓握训练（图6－30）：① 可选用木板螺丝钉、木棒、套圈等抓握练习。

② 尽量以正常的运动模式进行抓握和控制物体。③ 肩部要放松，不可上提肩关节。④ 也可利用家中的各类物品进行练习，最初抓握困难时，应从大物件抓起，如毛巾、毛绒玩具等。

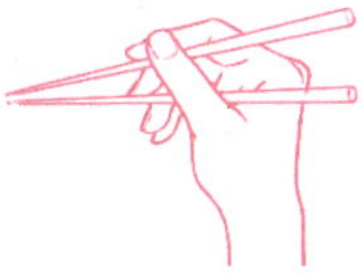

图 6－29　筷子操

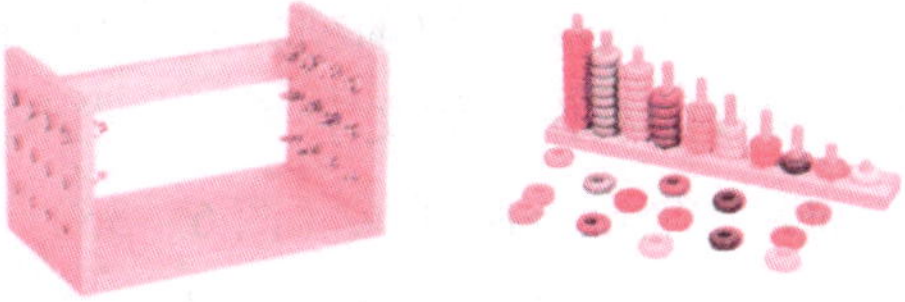

图 6－30　抓握训练（扭螺丝套圈）

（3）手的灵活度训练

1）对指训练（图 6－31）。

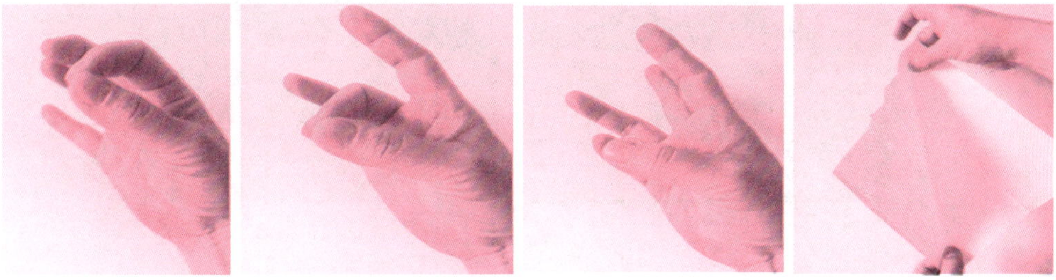

图 6－31　对指训练（右侧患手）

第一步：拇指食指相对，稳定准确后再与中指相对，依次与无名指和小指相对。

第二步：再相反方向与小指相对，依次与无名指、中指、食指相对。

第三步：可用患侧手指捏一张纸或绳子，用力捏紧，健手用力从相反的方向拉，患手用力保持纸张不被拉出。

2）系纽扣训练。

3）用患手固定水杯（图 6－32）。

4）用患手进食（图 6－33）。

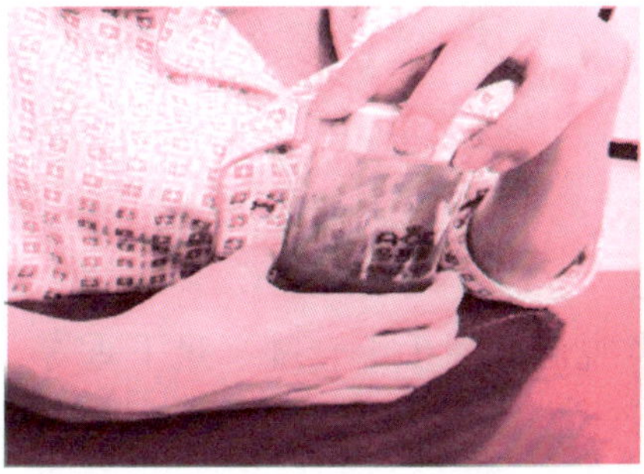

图 6－32　患手固定水杯

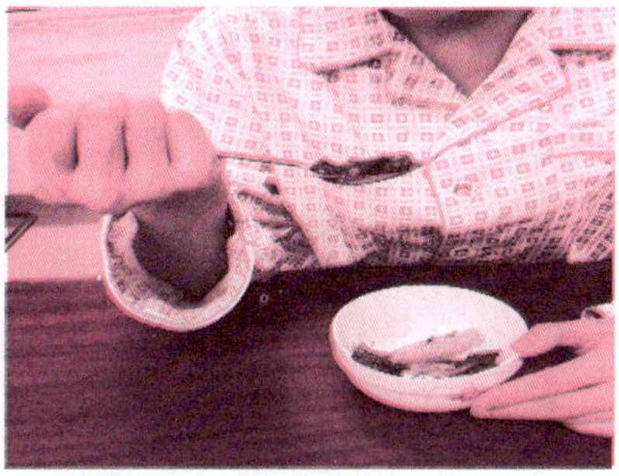

图 6－33　患手进餐

2. 利手交换训练（图6－34） 利手是人们在日常生活中惯用的那一侧手，大部人为“右利手”。当患手是利手，且功能恢复不好，应对健手进行利手交换训练。主要是针对手部精细动作要求较高而患手训练暂时难以掌握的动作，如文字书写、使用筷子等。

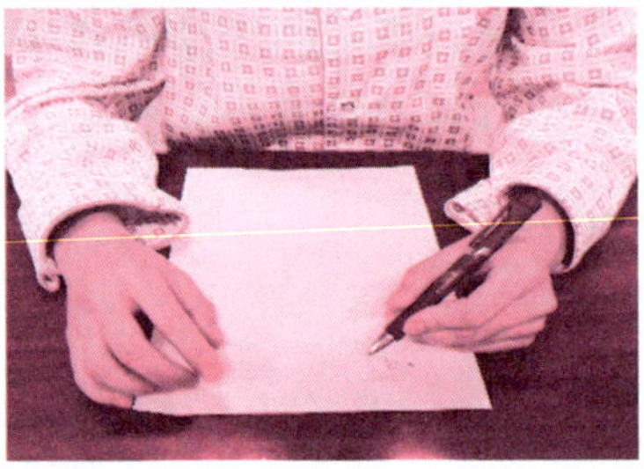
图6－34 利手交换训练

3. 前臂、肘部控制训练（图6－35） ①坐位，博巴斯握手（右侧患手），伸展上肢，置于球上。②稳定后，利用健侧上肢完成肘伸展、前臂旋后、腕关节背伸，前臂旋后控制球。③向前方推动球。④然后将球再退回原位，可以向不同方向伸退，速度匀速。

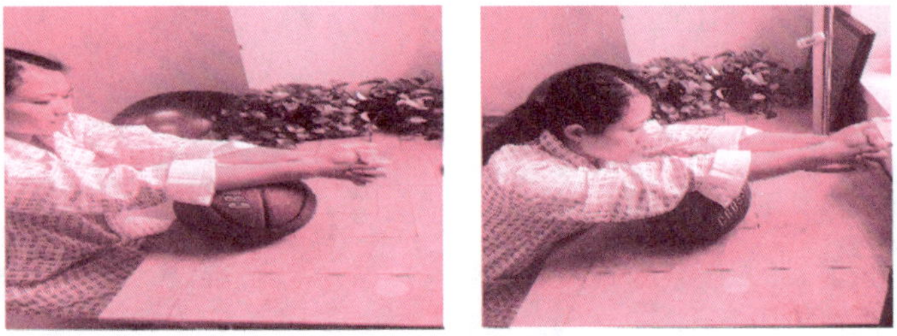
图6－35 滚球练习前臂肘部控制

4. 肩关节、上肢训练 “爬墙”练习（图6－36）。

第一步：放松肩、颈部肌肉，在不过度用力的情况下，维持肩关节外后伸展的角度。

第二步：利用身体靠向墙壁的推力，完成肩关节向外伸展的目的。

第三步：手臂向上爬时吸气，停留下压伸展时呼气，有效促进肌肉及关节囊的放松。

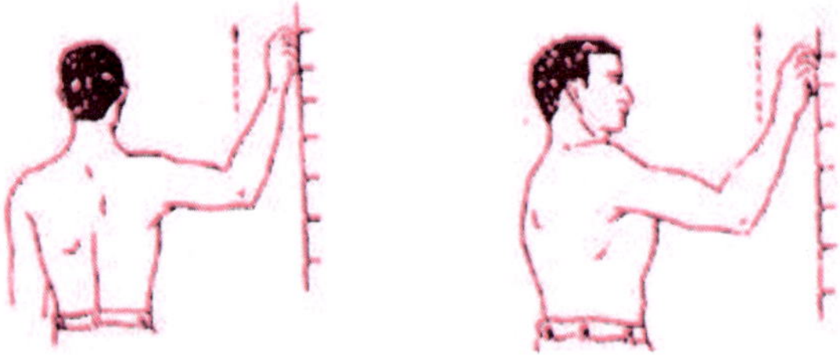
图6－36 “爬墙”练习

（八）并发症的康复

脑卒中后，最常见的并发症有肩关节半脱位、肩手综合征、足下垂等，尽早实施正确的康复可以避免并发症的发生。

1. 肩关节半脱位 肩关节半脱位是脑血管病常见的并发症，常发生在急性期弛缓性瘫痪（软瘫）的患者，发生率有60%—70%，一旦发生，会伴有肩部疼痛，严重影响患肢的功能恢复。发生的原因是由于稳定肩关节周围的肌肉瘫痪，固定作用减弱，加之患侧上肢的重力牵拉，造成关节脱位。

（1）预防方法：①急性迟缓期时应做好肩关节功能位摆放，患侧卧位时应避免肩关节后撤，肩下垫一软枕（图 6－37）。②翻身时应给予患侧上肢辅助（图 6－38），避免无外力辅助下的体位变换，翻身时应避免托、拉、拽患侧上肢。③坐位或站位时，肌力低于 3 级，健康照护师应给予患侧上肢部分辅助。

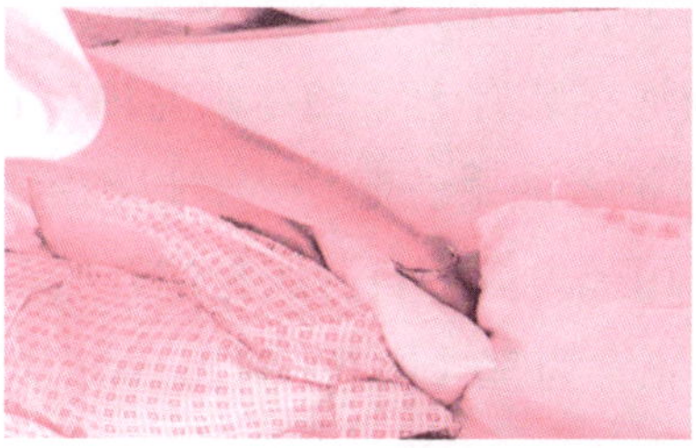

图 6－37　防肩关节后撤

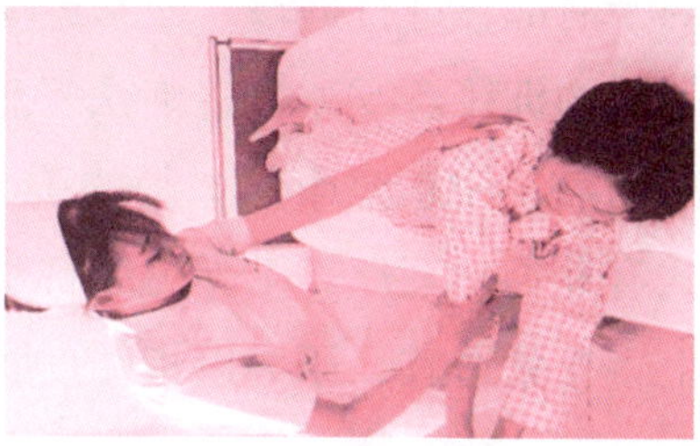

图 6－38　辅助患侧上肢

（2）康复运动：①上肢抬举，训练博巴斯握手，抬举上肢，健康照护师给予辅助患肢肘关节，向上、向前。②向患侧翻身，使移位的肩胛骨靠近中线。③坐位时应将患肢放置在枕上、桌上、轮椅扶手上。④经常做上肢抬举练习。⑤患侧上肢负重训练（图 6－39），坐位，肘关节伸展、腕关节背屈、五指伸展置于床面，移动身体重心，患肢负重。⑥肩关节活动，在不引起疼痛的情况下，按照肩关节的活动度进行活动。

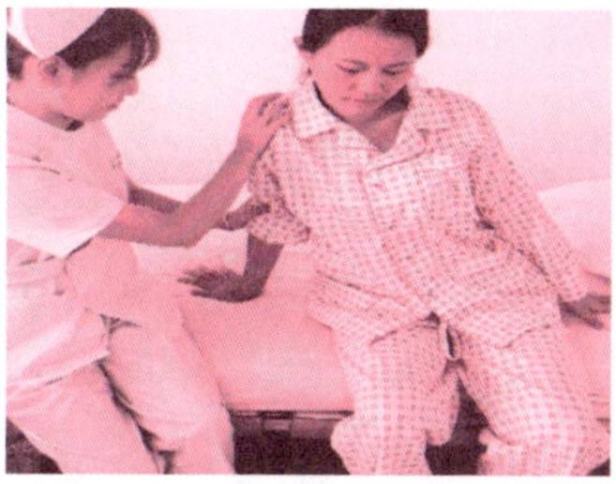

图 6－39　患肩负重训练

2. 肩手综合征　肩手综合征可突然发生、也可缓慢进展，发生在发病后的 3 个月内，表现为肩痛，手浮肿、疼痛，甚至肌肉萎缩、畸形，严重影响患侧上肢功能恢复。分为三期：一期表现为肩部疼痛，运动受限，手肿胀达到腕关节（图 6－40），手指外展受限。二期表现为肩、手疼痛，水肿消失，皮肤萎缩，手部肌肉萎缩，手指关节活动受限。三期表现为手指完全挛缩，畸形，患手运动功能丧失。

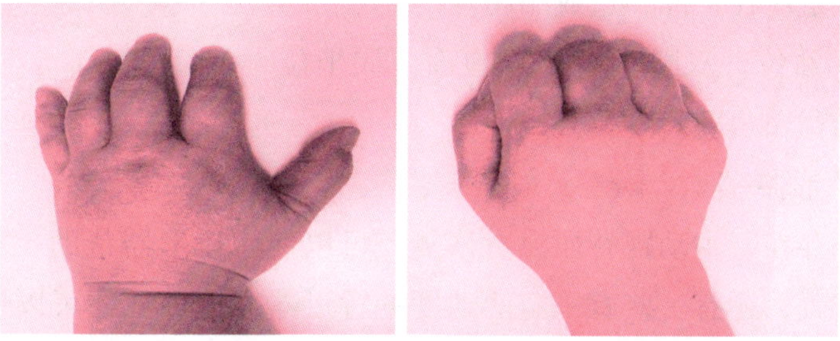

图 6－40　左手水肿（双手对比）

（1）预防方法：①避免患侧过度牵拉、垂悬、负重。②避免在患肢输液。③一期时积极治疗，效果好。

（2）康复运动：①卧位时，患侧上肢抬高，坐位时，患侧上肢放在桌面上，腕部轻背屈，睡眠时患肢在上。②避免腕部屈曲，可用小夹板放于掌侧，也可用绷带固定于腕关节稍背屈位。固定时也要进行肩关节活动。③向心性加压运动，可用健侧手握住患侧手，从远端向近心端挤压，促进回流（图6－41）。④主动活动，活动时患肢抬高，最好高于肩部，进行握拳、松拳运动，练习抓握的活动。在水肿和疼痛消除之前，不要练习持重物训练。⑤冰水浸泡法，患手浸泡在装有1∶2的冰水盆内，来回浸泡3次，短时间间隔，注意健康照护师的手与被照护者的手一起浸入，以确定浸泡时间。⑥其他方式有针灸、理疗。⑦弹力绷带加压，用弹力绷带自肿胀指端开始，加压缠绕于腕关节上，松紧适宜，压力以指端皮肤颜色正常为宜（图6－42）。

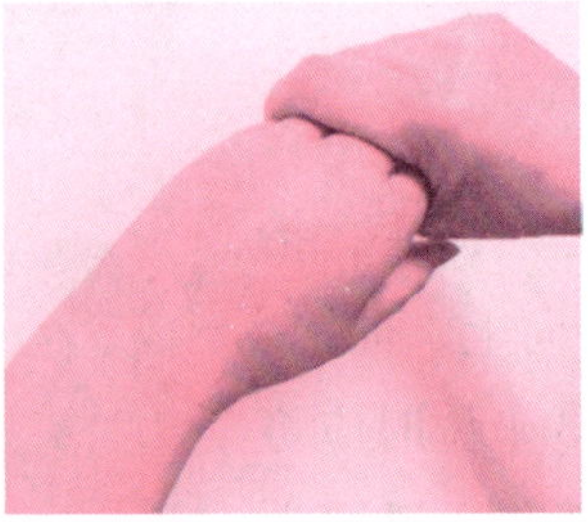

图6－41　向心性加压运动

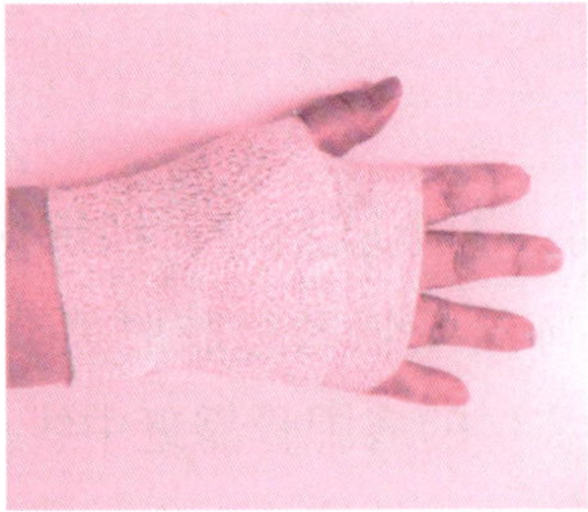

图6－42　肿胀手加压

3. 足下垂（图6－43）　正确的步行模式，踝关节需要一定程度的主动背屈和伸趾，同时还要避免背屈时发生足内翻。在急性期卧床期间就应特别重视患足足下垂的预防，在进行行走训练时，应充分评估，过早用偏瘫侧腿负重，摆动末期明显的足内翻或跖屈极易造成踝关节损伤，严重可导致骨折。

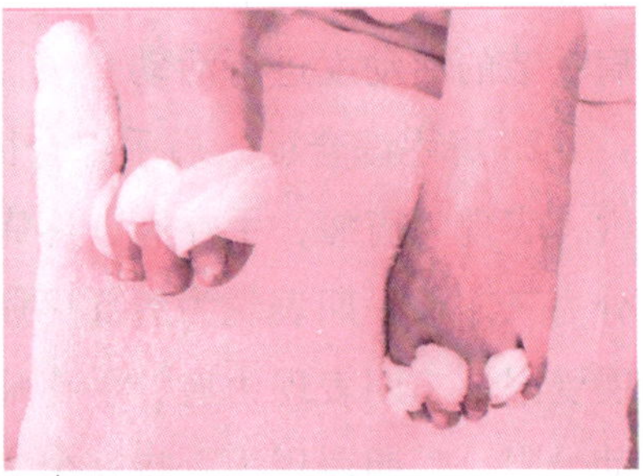

图6－43　足下垂

（1）迟缓期功能位摆放，被动做踝关节背屈运动，盖被避免过重压在足部，造成跖屈。

（2）坐位、站位，双腿垂直放于地面，或坐位时，患腿可增加背屈角度。

（3）应用矫形器

对于足内翻存在，主动踝背屈没有恢复，可以使用矫形器帮助。常见的一种可以使足保持固定位置，还有一些有一定活动度的矫形器，这种往往可以造成跖屈肌张力过高。塑料的踝支具小型轻便，能对抗足内翻，并帮助背屈（图6－44）。

（4）足下垂注意事项：①不要过早使用永久性踝足矫形器或硬足托。因为大多数被照护者都能学会不用矫形器而自我控制足的运动，矫形器仅作为临时支持，保护被照护者的踝关节。②应为被照护者选择合适的鞋。宽出鞋面两边的宽底鞋；柔软的皮革底，迈步时在地板上不涩不滑；2—3 厘米的鞋跟高度可以帮助缺乏主动跖屈的被照护者行进；宽橡胶跟能在负重训练时增加稳定性；内面平整避免磨脚；带扣或粘扣避免系鞋带的困难。③利用绷带临时支持时应注意。将足牢固拉成外翻，绷带从足内侧经足底绕向外侧连续缠绕绷紧，绕踝关节时不要拉紧（图 6－45）。

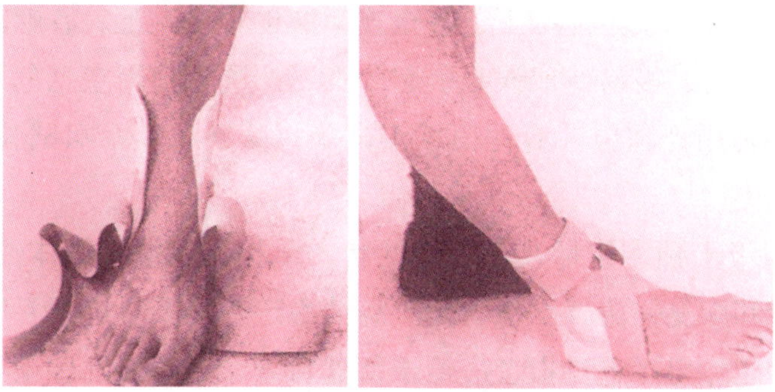

图 6－44　塑料踝足矫形器

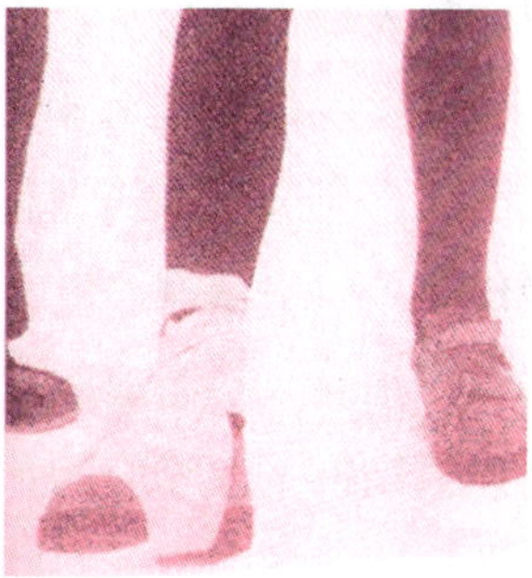

图 6－45　绷带绕足

（九）家庭康复注意事项

1. 卧床时体位　摆放时应把床放平，床头不应抬高。任何时候都应避免半卧位，因为此卧位能够增加上肢屈曲，下肢过伸。我们知道，上肢优势肌群是屈肌，下肢优势肌群是伸肌，偏瘫期本身优势肌群就强化，半卧位更加重了上肢屈曲、下肢过伸。

2. 练习抓握　大多数人都认为手握柔软玩具或健身球等可以锻炼手功能，其实不然，有研究认为手中不要放置任何物品来练习抓握或应用辅助器固定来对抗屈肌痉挛。正确的是将手保持张开。

3. 枕头的大小和硬度　理想的枕头应该大，填满柔软的材料。躯干及上下肢体均要选择大的枕头。肩关节、足部、膝关节均要选择较小的软枕。

4. 卧床时　不应在足底放置任何支撑物用以预防足下垂，因为坚硬的物体在足底可增加伸肌张力，引起过伸反射。应避免被褥过重，如有必要可用支被架支撑被子。

5. 移动、转移、行走等训练时　应保护被照护者，防止意外跌倒损伤，健康照护师必须在患侧。起坐训练时站在被照护者前方或患侧保护。

6. 应全面准确评估肌力及被照护者的配合程度，制订适合的运动方式　肌力达不到训练所需的要求时不可强行进行，如下肢肌力 2 级，不能进行步行、站立等练习，否则极易造成软组织、韧带损伤。

7. 应遵循循序渐进的原则 避免过度劳累。

第三节 吞咽功能障碍康复护理

吞咽功能障碍是脑卒中常见的症状，主要见于延髓吞咽中枢（图 6－46）受损引起的延髓性麻痹，也称真性球麻痹。还有一种双侧皮质脑干束受损引起的假性延髓性麻痹，常表现为在喝水、进食时呛咳或不能咽下，甚至连唾液也难以咽下。吞咽功能障碍一旦发生可造成水及营养缺乏，极易造成误吸引起肺炎，严重者会因窒息危及生命。因此，应进行准确评估。常用评估方法有洼田饮水试验、反复唾液吞咽试验等，其操作简单、易掌握。

经评估有风险者应给予积极干预，包括改变食物性状、形状，就餐时的体位等。根据评估结果采取相应的治疗和康复措施，意识清楚、病情稳定者应及早进行吞咽功能的训练。意识障碍、吞咽功能障碍严重受损者应给予留置胃管，预防肺部感染等严重并发症。

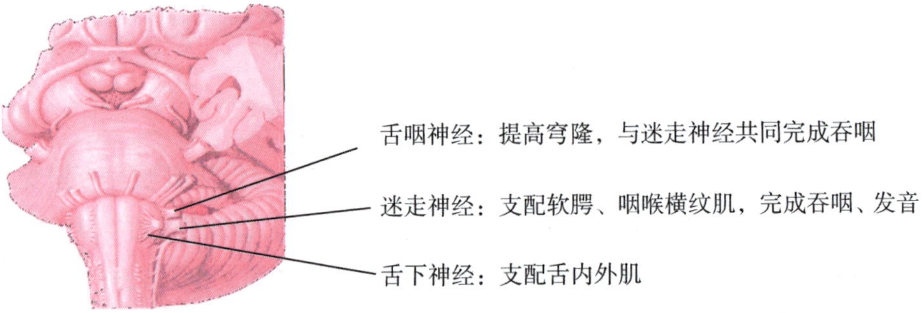

图 6－46 延髓吞咽中枢

一、吞咽功能障碍定义、病因

吞咽功能障碍是指由于下颌、双唇、舌、软腭、咽喉、食管等器官结构和（或）功能受损，不能安全有效地把食物输送到胃内的过程。引起吞咽困难的主要原因包括中枢系统疾病、口咽部器质性疾病等。吞咽功能障碍是脑卒中后常见并发症。

二、吞咽障碍分级及表现

洼田吞咽能力评定法提出 3 种能减少误吸的条件，并根据需要条件的多少及种类逐步分级。

（一）评定条件（3个条件）

帮助的人（被照护者）、食物的种类、进食方法和时间。

（二）评定方法

分为1—6级，级别越高，吞咽障碍越轻，正常是6级。

1. 1级　任何条件下均有吞咽困难或不能吞咽。
2. 2级　3个条件均具备，误吸减少。
3. 3级　具备2个条件，误吸减少。
4. 4级　如选择适当食物，则基本上无误吸。
5. 5级　如注意进食方法和时间基本上无误吸。
6. 6级　吞咽正常。

注意：1—3级应谨慎进食，必要时留置胃管。

三、吞咽功能障碍风险

30%—65%急性卒中患者可存在吞咽困难，其中小部分患者临床上表现为无症状吸入食物或液体，也叫“安静误吸”。吞咽功能障碍对患者的生理、心理健康造成严重影响。一旦发生误吸，可造成气道痉挛、喘息、肺部感染、严重者窒息死亡。除此之外，由于恐惧误吸，患者进食量少或只能进食流食等，可造成营养缺乏，抵抗力下降等情况发生，严重者可危及生命。心理上可造成抑郁、焦虑等。

四、吞咽障碍的简易评估法

（一）进（摄）食前的一般评价

1. 意识状态　进食前应评估患者的意识状态，若出现嗜睡、昏睡、昏迷等意识障碍，禁止喂食。

2. 若睡眠中或服用镇静药物　要叫醒患者，待其完全清醒后方可进食，切记不可闭眼或迷糊中喂食。

3. 精神状态差、呃逆、咳嗽等情况下　暂停进食。

（二）吞咽功能评价（床旁评估）

1. 反复唾液吞咽试验　是一种评估吞咽功能的简单、安全的评估方法，最为常用。方法：让患者安静，取仰卧位或半坐卧位，告诉患者咽一下唾液，观察患者颈前正中吞咽肌肉的运动或喉结运动。不配合的患者，可经口给 1 毫升温水，观察是否有吞咽动作。

2. 洼田饮水试验（表 6－3）　通过饮用 30 毫升水来筛查患者有无吞咽功能障碍，并反映其严重程度，安全快捷。方法：端坐位，喝 30 毫升温开水，观察所需时间和呛咳情况。

表 6－3　洼田饮水试验

等　级	吞　咽　表　现
1 级（优）	顺利 1 次喝完
2 级（良）	分 2 次以上咽下，不呛咳
3 级（中）	能 1 次咽下，但有呛咳
4 级（可）	分 2 次以上咽下，但有呛咳
5 级（差）	频繁呛咳，不能全部咽下

注：正常为 1 级，5 秒之内。可疑为 1 级，5 秒以上或 2 级。异常为 3—5 级。

注意：要求患者意识清楚并能够按照指令完成。

五、吞咽功能障碍的家庭护理

（一）饮食指导

1. 食物的性状选择

（1）食物性状调整：糊状食物和团状食物有利于咽下，必要时可选用增稠剂，减少发生误吸和呛咳的机会。

（2）食物质地调整：选择软食，如切碎的食物、爽滑的浓流质、米糊等。

（3）不可选择大块、圆形的食物：如红烧肉、丸子、蛋黄等，一旦误咽，易导致窒息，危及生命。进食这些食物时，应该用小勺压碎，再喂食。

2. 进食餐具的选择　一般选用长把小勺，尽量不使用吸管等。把食物放置在口腔健侧颊部或健侧舌体后部，有利于食物的吞咽。

3. “一口量”的意义　选择利于患者食团形成的食物，一口咽下，一般一口量以少量（3—4 毫升）开始，逐渐过渡到正常的量（5—20 毫升）。在喝水或吃水果时也应注意，过少不能引起吞咽动作，过多食物一次不能咽下易造成呛咳、误吸。

4. 进食的体位及技巧　一般取“近坐位”（图6－47）。但早期训练时也可采用躯干后倾、轻度颈前屈位。偏瘫患者健侧在下的侧卧位，颈部稍前屈可减少误咽。

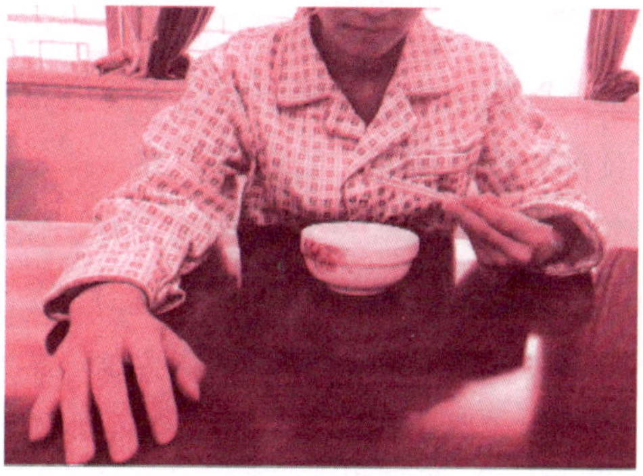
图6－47　近坐位

（1）前低头位吞咽法：一般最好取坐位，取半卧位时床头摇高30—45度，将患侧肩部以枕垫起，健康照护师站于健侧。前低头位可以减少舌根和咽后壁的距离、会厌与咽后壁的距离、会厌与杓状软骨的距离，从而增加吞咽的安全性。对于轻、中度吞咽困难者效果更好。

（2）转头位吞咽法：将头转向患侧，可以扭转、关闭患侧咽部，食物从正常的一侧进入，减少食物残余及误咽。

（3）声门上吞咽法：在吞咽前及吞咽过程中，屏气使声门闭合，食物不易进入气管，然后咽下，迅速咳嗽，清除咽部食物残渣。

（二）口唇舌训练法

1. 下颌运动训练　能够促进咀嚼功能，可采用被动和主动运动。健康照护师向上抬起下颌运动，也可让患者自己练习张嘴、闭嘴等动作。

2. 口舌运动训练　舌体运动训练分为舌的力量训练和灵活性训练。灵活性训练方法多样，如让患者交替进行展唇、圆唇、鼓腮、紧闭口唇练习，在口腔内做上顶硬腭、下顶下牙齿内面、向左向右顶颊部等运动。舌体力量训练包含尽可能将舌体伸出、上卷，顶物体，并给阻力等。

3. 软腭训练　指导患者发“咯”音，或让患者深吸气后，屏气10秒，经口呼出。

（三）口腔感知训练

1. 冷热刺激及味觉刺激　指导用温水和冰水交替漱口，进行冷热温度刺激。或给予不同味道的食物，如柠檬、辣椒等进行味觉刺激。

2. 冰刺激　直接刺激吞咽有关的器官，如舌、软硬腭、咽后壁等，引起肌肉主动收缩，提高其对食物的敏感度。方法：用冰棉签刺激软腭、腭弓、舌根、咽后壁，然后嘱患者发“啊”音，做空吞咽动作。

3. 其他　用吸管向一杯有颜色的水里吹气泡可以刺激软腭的活动。尽量保持吹气流的稳定。

（四）颈部放松训练法

颈部屈曲位容易引起咽下反射，训练时强化颈部屈肌肌力，应进行主动、被动的颈部屈伸、侧屈、旋转等训练。

1. 采取坐位　用头用力下弯，下巴抵住胸部，保持10秒，然后放松。

2. 将头靠在椅背上　感觉颈部、背部肌肉紧张，保持10秒，然后放松。

3. 坐位　颈部伸展，向左倾、右倾，四周旋转运动。

（五）反复吞咽、空吞咽等训练法

反复吞咽、空吞咽是比较安全的训练方法。

1. 坐位、卧位均可　让患者经常吞咽唾液，并观察有效吞咽的次数。

2. 时间　此方法也可用于在进食后，有食物残留时进行，可以预防误咽。

（六）训练中的注意事项

1. 环境　进行吞咽训练或进食过程中，应保持环境安静、轻松，患者注意力集中，过程中尽量不要说话打扰患者。

2. 特别注意体位　应调整好进食的体位，最好端坐位，头、颈、身体前倾，卧床患者至少要摇高床头或用枕头支撑至30—45度。

3. 训练中尽量选择安全的食品　酸性、含脂肪多的食物一旦误吸、误咽，易导致肺炎。

4. 保持口腔卫生　减少细菌滋生。在进食前后清洁口腔。

第四节　语言及读写能力障碍康复护理

一、脑血管病与语言功能障碍

语言功能障碍也称失语症，是脑血管病的一个常见症状。该症是由于各种原因（脑卒中、脑外伤、脑肿瘤、脑部炎症等）导致大脑皮质（优势半球）的语言中枢损伤所引起的，主要表现是对语言的理解和表达能力丧失。语言中枢有两个（图6－48），一个叫语言运动中枢，位于主侧半球的额下回后部。这个中枢支配着人的说话，如果损伤，会使患者丧失说话能力，不会说话，但能理解别人说话的意思，也称运动性失语。另一个叫语言感觉中枢，位于主侧半球颞上回后部，此中枢可以使人能够领悟别人说话的意思。如果这个中枢受损，则引起患者听不懂别人说话的内容，不理解问话。但这种人语言运动中枢完好，仍会说话，而且有时说起话来快而流利，但答非所问，称之为感觉性失语。

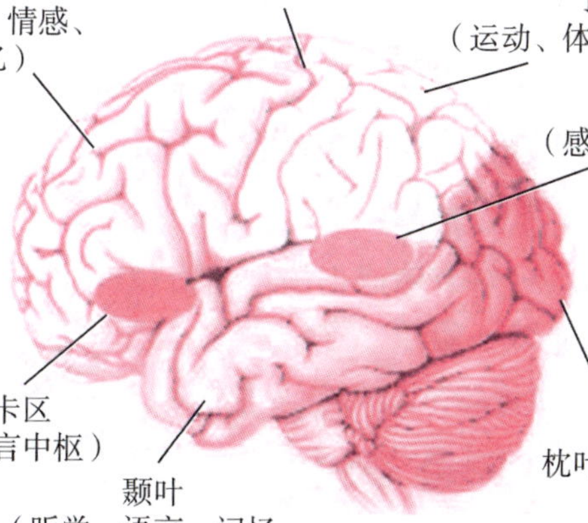

图 6－48　大脑功能语言分区

二、失语的分类

（一）布罗卡失语：也称运动性失语

运动性失语是指优势半球额下回后部布罗卡区受损，说话能理解，但说不出。主要有以下表现。

1. 口语理解相对好。
2. 复述不正常，跟着学稍好。
3. 命名困难，朗读困难。
4. 谈话非流利型，电报式（实质词）说话。
5. 书写不正常。
6. 优势半球额下回后部布罗卡区受损。

（二）韦尼克失语：也称感觉性失语

感觉性失语是指能说，但答非所问。主要表现有以下几种。

1. 说话是流利型，表现为自发言语流畅，有错误语。
2. 口语理解严重障碍，是感觉性失语的特点。
3. 复述严重障碍。

4. 命名时找词困难。
5. 书写障碍，以听写严重受损为特点。
6. 优势半球颞上回后部受损。

（三）传导性失语

1. 谈话是流利型，找词困难，口吃。
2. 口语理解有障碍，不严重，语法句困难。
3. 复述不成比例地受损。
4. 命名障碍，朗读障碍。理解有障碍但不严重。
5. 书写不正常，写句困难。
6. 优势半球弓状束受损。

（四）经皮质运动性失语

1. 谈话是非流利型或中间型。
2. 口语理解较好，复述好，命名障碍最严重。
3. 阅读存在朗读困难，而阅读理解相对好。
4. 书写严重障碍。
5. 右侧瘫，无感觉视觉障碍。
6. 优势半球额叶布罗卡区前部或上部等受损。

（五）经皮质感觉性失语

1. 谈话是流利型，错语，模仿言语。
2. 口语理解障碍严重。
3. 复述好，有学语现象。
4. 命名有严重障碍。
5. 一般均有书写障碍。由于患者口语可夸夸其谈，却不能表达意思，此型易诊为精神病。
6. 优势半球后部、顶部、颞部或颞顶分水岭区或后颞顶结合区受损。

（六）命名性失语：又称健忘性失语

1. 谈话是流利型，找词困难，缺乏实质词。
2. 口语理解正常或轻度障碍。
3. 复述正常。

4. 命名有障碍，常描述物品功能代替说不出的词。
5. 书写好或有障碍。
6. 优势半球颞中回后部或角回受损。

（七）完全性失语

完全性失语是最严重的一种失语类型，所有言语功能都有明显障碍。常伴有明显的神经系统体征，包括“三偏”。病灶部位大多在优势半球大脑中动脉分布区的广泛区域。

三、失语的评估

通过系统全面的语言评定发现患者是否有失语症及程度，鉴别各类失语症。北京大学第一医院经心理研究室的汉语失语成套测验按照失语检查基本原则编制。从体格检查、感觉系统、运动系统等基本情况，从谈话、理解、复述、命名、阅读、书写等方面进行测试。由专业人员进行评价。

四、失语康复训练方法

训练时机：急性期过后、病情稳定，能够集中训练30分钟以上时开始。恢复最快的时间是病后3—6个月。此段时期一般是居家恢复时期，因此，患者与家人的积极配合对患者的恢复起重要作用。

（一）感觉性失语——听理解障碍的康复训练

1. 听觉训练　声音刺激。可以听广播、听音乐、听他人读报，刺激思维，提高对语言的理解力。如放几张图片或扑克牌，健康照护师说出图片内容，如脸、眼、红桃A等，让患者找出。

2. 手势训练　即家属或陪护人员用手势与语言结合的方法来训练。如“吃饭”，健康照护师拿筷子做吃饭的动作，反复示范，患者很快就能理解，从而主动拿筷子吃饭。

3. 实物刺激　让患者说出所看见实物的名称，健康照护师可适当提醒，反复训练。如摆好几张图片（铅笔、杯子等），健康照护师逐张问：这是什么？患者回答。回答不出时，健康照护师可描述词头或图中物品的用途提醒。

4. 记忆训练　让患者回忆印象深刻的往事。

5. 兴趣训练　从患者兴趣爱好着手，如打麻将、唱歌、下象棋等。

6. 视觉逻辑训练　如给患者端上脸盘，放好毛巾，并对其说“洗脸”，患者虽然不理解“洗脸”二字之意，但从逻辑上他会理解你是让他洗脸。如此反复进行多日，就会使患者语言与视觉结合起来，语言功能得以恢复。

（二）运动性失语——口语表达能力的康复训练

通过复述单音节、单词、问候语等，逐渐增加至复述短句、动作描述、日常生活、话题交谈等来进行康复训练。

1. 完全性失语症患者的康复训练　要像教小孩学说话一样从学发音开始，如让患者发“啊”音或用嘴吹口哨诱导发音。然后再说常用单字，如吃、喝、好、行等，或出示卡片，让患者读出上面的字。

2. 教双音词、短语、短句、长句等　训练时说话与视觉刺激结合起来，如说“吃”时与饭菜结合起来，或以看图识字方法，说与看图结合起来。

3. 不完全性运动性失语患者　能说出一些单字、词组、句子或者说话不流利，常常有词汇贫乏、讲话缓慢、重复语言等。对这类患者要耐心教导，反复复述阅读的故事，练习灵活性，锻炼语言的运用技巧。

4. 复述练习方法　用摆好的图片及文字作为提示，此种情况适用于重症患者，轻症可由健康照护师直接说出，患者复述。

（三）传导性失语——听写、复述的训练

1. 语法句练习，即有主谓宾结构，如我要喝水。
2. 简单句复述，从日常生活用语开始。
3. 命名训练，可从生活用具开始。
4. 朗读训练，采用其喜好的杂志、画报等进行朗读，从大标题开始。

（四）经皮质运动性失语——听理解、会话、复述训练

同运动性失语训练。

（五）经皮质感觉性失语

同感觉性失语训练。

（六）命名性失语训练方法

叫不上名字的物品要告诉患者正确的命名，如此反复。如拿着水杯，告诉患者：

这个是水杯，并让其观察健康照护师的口型，通过听、看刺激进行训练。

（七）失认、失写训练方法

可将日常用语、短语、短句，或词、字写在卡片上，让其反复朗读、背诵和抄写。

五、训练中的注意事项

1. 训练开始时间　若原发疾病不再进展，生命体征稳定，训练应尽早开始。

2. 每天的训练安排　训练时应注意力集中，情绪稳定。一般选择在上午进行，时间在30分钟左右。

3. 训练课题　根据文化程度、生活兴趣，选择患者感兴趣的话题，并根据其表现，灵活应用，针对性强。

4. 交谈中　使用简单的词语、放慢语速、不断反馈、及时鼓励。

5. 其他　训练中，可以做一些舌、唇、软腭提起等运动，训练方法同吞咽功能训练法。

第五节　认知功能障碍的康复护理

一、脑血管病与认知功能

（一）概述

缺血性脑血管疾病是神经系统疾病之一，主要病理变化为动脉硬化引发的脑组织血液循环异常，血流量供给不足所导致的。脑组织缺血缺氧后，必需氨基酸代谢产生半胱氨酸，可对患者的颅内血管管壁内皮组织中细胞功能造成损伤，阻碍其脂代谢过程，氧化应激反应加重，细小动脉粥样硬化，进而影响其认知功能。认知康复是改善脑损伤患者的认知能力，功能重建理论是认知康复的基本观点，即通过训练使脑功能重建。

（二）非痴呆性认知功能障碍的康复训练

1. 注意障碍的训练　注意障碍者在警觉（保持30秒以上的注意能力）、选择（在众多的信息中选择关注的信息能力）、分配（处理集中与分散的能力）表现方面障碍。注意训练是记忆、学习、交流等认知功能康复的基础。

（1）训练1　猜测游戏：取两个透明玻璃杯和一个弹球，在患者注视下，将一杯扣住弹球，让患者指出哪个杯子有弹球，如此反复。再进一步换成两个不透明的杯子，步骤同上，让患者指出弹球的位置。逐渐增加难度，换成多个杯子，如此反复。

（2）训练2　删除作业：在纸张上写几个数字、图形或字母，让患者用铅笔删去照护师要求删除的内容，如3、2、5、8、9、11、15、3、6、2、15、11、9、3……健康照护师让其删除所有“3”。反复多次，增加难度。

2. 记忆障碍的训练

（1）运用环境：日复一日地保持重复的事情和环境，增加的外界信息量要控制好，帮助其发展和有效利用内外环境中的记忆辅助，有进步时再增加难度。

（2）内部辅助：背诵——反复大声背诵要记住的信息；精细加工与联系——将要记忆的内容联想已知的信息；首词记忆法——将要记住的信息，头一个词编成熟悉好记的短语或句子。

（3）外部辅助：日记本、时间表、书写板等。

3. 知觉障碍的功能训练

（1）失认症：单侧忽视——说话时站在其忽视的一侧；将其常用的物品放置其忽视的一侧，让其向健侧翻身，触摸患侧的肢体等。

（2）失读：利用扑克牌、投骰子训练有利于对数目失读治疗，阅读短句等。

（3）失写：利用健肢书写简单字及数字，如自己的名字等。

4. 失用症的康复训练　大脑高级部位功能失调，表现为不存在瘫痪和感觉障碍的情况下，肢体的运动障碍，是后天通过学习获得的随意的、有目的、熟练能力的运用行为障碍，能理解指令却不能完成。如微笑、张口、闭口、拇指对掌、手指分开合拢、翻身、投球或者拿上物品不知如何使用，乱放等。多见于左侧脑损伤的患者。

（1）改善功能的作业活动：活动前给予肢体触觉、本体感觉，运动觉刺激。练习中给予暗示、提醒、手把手教。

（2）日常生活活动训练时在相应的时间、地点和场景进行：如早上刷牙、穿衣等。可进行口头、视觉或触觉等提示。

（3）功能能适应性训练：应选用动作简化或步骤少的代偿方式，如使用松紧带裤、一脚蹬鞋等。

（4）在穿衣前：让其感受衣服的质地重量，在穿衣过程中给予语言或视觉提示，教会其正确辨别衣服里外等。

二、阿尔茨海默病与认知功能

阿尔茨海默病俗称“老年性痴呆”。1906 年，德国医生阿尔茨海默首次发现，因此用他的名字命名了这种新发现的老年病。一种观点认为是老龄的必然结果，还有一种观点认为它是在一定的年龄阶段易发的疾病，老年人并不一定均会患此病。该病除与年龄有关外，与遗传也密切相关。主要是大脑负责记忆和认知功能的皮质区和海马区出现了大量的β淀粉样蛋白沉积和神经原纤维缠结使脑细胞丧失了功能。临床上以记忆障碍、失语、失用、失认、视空间技能损害、执行功能障碍以及人格和行为改变等全面性痴呆表现为特征。

（一）具体表现为以下几个方面

1. 记忆力衰退（遗忘）（图 6－49）。
2. 不能完成熟悉的工作。
3. 语言表达出现障碍。
4. 搞不清时间和地点。
5. 判断力受损。
6. 理解力下降。
7. 将物品或钱放在不恰当的地方。
8. 情绪或行为的改变。
9. 性格改变。
10. 兴趣丧失。

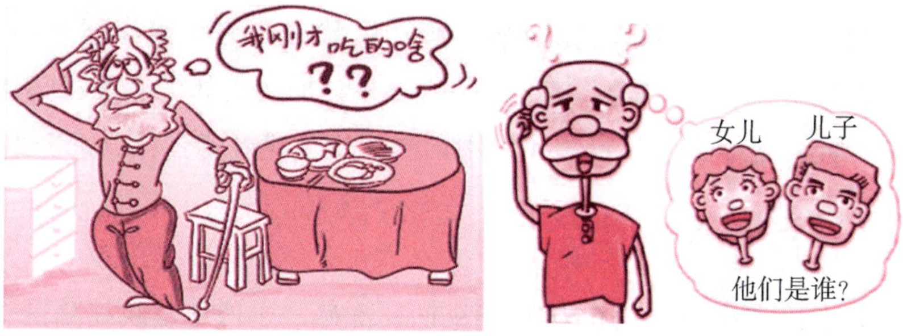

图 6－49　记忆功能衰退

（二）阿尔茨海默病的预防

1. 防止血管硬化　常吃健脾补肾类食品，如山药、大枣、薏米等。

2. 注意智能及身体锻炼　勤动脑，人的思维功能也是“用进废退”的，大脑接受的信息越多，脑细胞就越发达、越有生命力。因此，老年人应经常进行一些脑力活动，如看书、下棋等。

3. 要少饮或者不饮烈性酒　乙醇不仅能使大脑细胞的密度降低，还能使其快速萎缩。

4. 起居饮食讲科学　做到“三定、三高、两低、两戒”，即定时、定量、定质，高蛋白、高不饱和脂肪酸、高维生素，低脂肪、低盐；戒烟、戒酒。要吃富含胆碱的食物，乙酰胆碱有增强记忆力的作用。平时可以多吃一些富含胆碱的食物，如豆制品、蛋类、花生、核桃、鱼类、肉类、燕麦、小米等。

5. 吃饭要吃七分饱　这样不但能起到预防阿尔茨海默病的作用，还能很好的保护消化系统。

6. 积极参加体育活动　进行体育活动会使人的血液循环加快，从而使经过大脑的血流量增加，使脑细胞得到充足的养分和氧气。

7. 吃食物时要多咀嚼　当人咀嚼食物时，大脑的血流量会增加20%左右，而大脑的血流量会增加对大脑细胞的养护作用。因此，老年人在吃食物时要多咀嚼，在不吃食物的时候也可以进行空咀嚼。

8. 要积极地预防便秘　经常便秘的人，肠道会产生氨、硫化氢、组织胺、硫醇和吲哚等多种有毒物质，这些有毒物质会随着血液进入大脑，从而诱发阿尔茨海默病。

9. 要经常活动手指　活动手指可以给脑细胞以直接的刺激，对延缓脑细胞的衰老有很多的好处，包括打算盘、在手中转动健身球、练习双手空抓、练书法、弹奏乐器等方法。

10. 尽量不使用铝制餐具　铝是一种两性物质，与酸碱都会发生反应。如果用铝制的炊具或者餐具盛放酸碱性食物，会使铝元素游离出来污染食物。而人吃了被铝离子污染过的食物，会使铝在大脑、肝、肾、脾、甲状腺等多个组织器官中蓄积下来，损害人的中枢神经系统，使人的反应变得迟钝，并会加快人体的衰老，最终可引发阿尔茨海默病。因此，老年人应尽量避免使用铝制的炊具或者餐具，以减少铝的摄入量。

（三）简易评估量表检测法

简易智力状态检查量表（表6-4）能全面、准确、迅速地反映被测试者智力状态及认知功能缺损程度。划分是否痴呆与受教育程度有关，针对这种情况，进行了得分的调整。在中国，文盲为17分，小学为20分，中学以上为24分，低于这个数值则有痴呆。

1. 说明　每项回答正确计1分，错误或不知道计0分。不适合计9分，拒绝回答或不理解计8分。在合计总分时，8分和9分均按0分计算。最高分为30分。

2. 痴呆评分参考　27—30 分：正常；21—26 分：轻度；10—20 分：中度；0—9 分：重度。

3. 注意事项　只许讲 1 遍，不要求受试者按物品次序回答，若第 1 遍有错误，则先记分，然后告诉患者错误所在，并再请他回忆，直至正确，但最多只能“学习”5 次。

表 6－4　简易智能状态检查量表

项目			记录	评分	
Ⅰ定向力（10 分）	星期几			0	1
	几号			0	1
	几月			0	1
	什么季节			0	1
	哪一年			0	1
	省市			0	1
	区县			0	1
	街道或乡			0	1
	什么地方			0	1
	第几层楼			0	1
Ⅱ记忆力（3 分）	皮球			0	1
	国旗			0	1
	树木			0	1
Ⅲ注意力和计算力（5 分）	100－7			0	1
	－7			0	1
	－7			0	1
	－7			0	1
	－7			0	1
Ⅳ回忆能力（3 分）	皮球			0	1
	国旗			0	1
	树木			0	1
Ⅴ语言能力（9 分）	命名能力			0	1
				0	1
	复述能力			0	1
	三步命令			0	1
				0	1
				0	1
	阅读能力			0	1
	书写能力			0	1
	结构能力	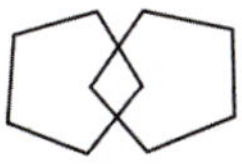		0	1
总分					

（四）居家时认知障碍简单评估法

1. 算术 用100减去7，将得到的结果再减去7，依此规律共减5个7，判断结果正确否。

2. 问患者昨天吃的什么？答不出，再问早上吃的什么？

3. 问患者昨日外出去哪儿了？做了什么？

（五）认知功能障碍康复护理

认知功能障碍是痴呆患者最主要的临床症状，常表现为记忆力、定向力、思维能力、注意力等方面的下降。认知功能障碍在痴呆的早期就可以出现，中晚期更加明显。严重影响患者的生活质量，并给社会及家庭带来负担。近期记忆受损，但大部分远期记忆仍然保存。通过有意识反复的记忆训练，可延缓衰退，促进智力的恢复。应通过教育、训练等支持方式对认知功能障碍者提供帮助，促进其发挥最大的潜能。训练基本内容是注意力训练、记忆训练、现实定向训练、日常生活能力训练等。具体方法从患者日常生活中选择其感兴趣的内容，指导反复训练。严重认知障碍患者的训练可以采用语言与形体语言结合，即先示范动作，语言提示，让其模仿。

1. 记忆训练的具体方法

（1）瞬时记忆：健康照护师可以念一串不按顺序排列的数字，从3位数起，每次增加1位。如125，2334，51498……念完后立即让患者复述，直至不能复述为止。

（2）短时记忆：给患者看几件物品，如苹果、饭碗、手机、钢笔等，然后马上收起来，让他回忆刚才看到了什么东西。物品数量可由少到多，逐渐增加，观看的时间可由长到短。

（3）长时记忆：不时让患者回忆一下家里亲戚朋友，原来单位同事的姓名，前几天看过的电视内容，家中发生的事情等。

（4）环境记忆训练：让患者说出家庭住址，按照街道、楼号、楼层、门牌号等顺序。再进一步说出附近大型购物中心、家附近的建筑标志物、几路公交车等。这些练习均可反复进行。

注意：早期痴呆患者的远期记忆力保持良好，应配合患者，认真倾听其陈述、回忆往事，并表现出特别感兴趣的样子，这样使其有满足感。

2. 注意力训练方法

（1）钓鱼游戏（图6－50）

1）用物：静止性钓鱼盘或电动钓鱼盘。

2）时间：1—5分钟。

3）指导语：这个盘中有许多鱼，您要将这些鱼钓上来，把钓上来的鱼放一边，看您能钓多少？

4）注意事项：钓鱼过程中不要打断其注意力，保持精力集中。可根据能力布置每次任务，取得好成绩给予奖励。

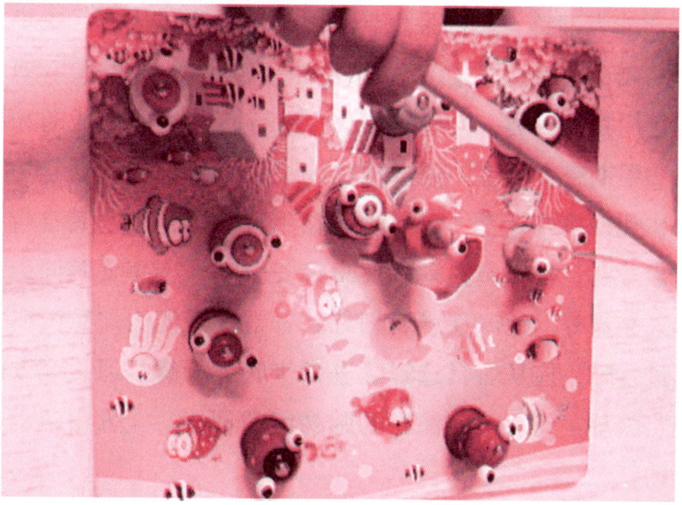

图 6－50 钓鱼游戏

（2）“图片找不同”训练

1）用物：图书、画报等。

2）时间：5 分钟。

3）指导语：这两幅画里面有不一样的地方，你看看，有几处？找出来。

4）注意事项：同样是从最简单、有最醒目的错误图片开始。

注意：注意力训练对于痴呆患者选择训练方式必须有趣味性，形式多种多样，难度因人而异，通过训练，目标能够达到。

3. 现实定向训练　把每日要做的事情及活动写出来，粘贴于醒目位置，可应用写字板等工具提醒。

（1）通过日历和时钟，告诉其时间和日期。

（2）将家庭成员及朋友的照片放在醒目的地方，每日让其识别。

（3）外出时指着显著的标志物，如门岗、楼号、大树等，让其记住位置关系。

（4）手把手教其力所能及的家务，如扫地、擦桌子等。

注意：所有训练均要考虑安全，不要让其做危险的家务，如开关煤气、开窗户等。

（六）运动康复训练

1. 训练内容　根据痴呆患者运动障碍的特点，运动康复训练主要包括：维持关节活动度及增加肌力的训练；增加机体协调性及平衡训练；步行能力的训练；提高心肺功能的有氧运动；提高日常生活能力的训练等。

2. 训练方法

（1）增加肌力、关节活动度、平衡训练（参考第四章相关内容）。

（2）日常生活能力训练：是痴呆患者康复训练的重要内容。①早期患者训练，尽可能让患者自己穿衣、洗脸、刷牙、吃饭，每天重复；鼓励提醒主动完成简单日常劳动，比如整理茶几用物、归类、整理床铺等；进行有益的体育活动和社交活动，如太极拳、下棋等。②中期患者训练，通过训练恢复患者的部分生活能力，可给予语言提示或部分辅助，如帮助挤好牙膏，将牙刷放在患者手里，鼓励其自行完成刷牙，鼓励完成力所能及的家务活，如简单整理，擦桌等安全动作；每日陪同患者外出散步，辅助步行训练，与人交流等。③晚期患者训练，日常生活能力严重障碍，应进行反复强化训练，训练其进食时，应从餐具选择、进食步骤等分解练习。穿衣时应辅助将胳膊穿入，让患者伸胳膊等。此阶段应注意心肺功能的训练。能外出活动一定坚持，可借助轮椅等工具移动。

（3）卧床期的康复运动：晚期患者活动能力明显下降，卧床期间应做好主动与被动运动，保持关节的活动度及肌力。①关节的被动活动，不仅可以预防关节挛缩，也可以维持肌力，防止肌肉萎缩。②各个关节全范围活动，每日进行至少 3 次，每个关节活动至少 3—5 次。③活动方式采用主动与被动相结合。注意在主动运动时，应避免过度活动损伤关节造成疼痛。④运动操，a. 抬腿运动：仰卧位，两腿伸直，两臂自然放在身体两侧，左腿伸直上抬，尽可能抬至最高点，控制，向左向右移动，膝关节尽可能保持伸展，回位。右腿动作同上。双腿抬起，至最高点，向左向右移动，控制，回位。每日锻炼 2 次，每次做 5—10 次。b. 双上肢上举运动：可采用上臂抬举训练及上臂伸展训练。c. 指鼻运动：让患者伸展一侧上臂，食指伸出，其余 4 指收回，从远端指向自己的鼻尖，要求指准。再练习另一侧，反复多次。

3. 注意事项

（1）持之以恒原则，循序渐进，从小运动量开始，运动量适宜，不引起疲劳。

（2）安全第一，防止跌倒等意外伤害发生。

（3）对于痴呆患者，应经常鼓励，并给予奖励。晚期患者在语言等方面理解困难时应加入形体语言指导。

（4）饭后及空腹时不宜做剧烈运动。

（七）安全管理

1. 避免走失　必须 24 小时陪伴，外出时必须有人陪同，同时佩戴随身卡片，写明认知障碍者的情况和家属联系方式。“黄手环公益活动”是防止患有阿尔茨海默病的老人走失的爱心行动（图6－51）。

2. 防止摔倒　家中设施应有防滑措施，随时保持活动区域地面干燥平坦，并于卫生间设置防滑垫，保证走廊与浴室设有扶手。光线要充足，夜间上厕所要有照明灯。保证衣裤合身舒适，鞋子合脚轻便。适当调整床的高度，有条件可以配备安全床（图6－52），安全床应具备适宜高度、配有扶手、保护栏、床头按键呼叫等。

3. 确保安全服药，避免漏服或者误服药物　尽量不让患者自己服用药物，家人或照护师应该每日将服用的药物分开放到小盒内，每次看着患者把药吃下去。对严重认知障碍的患者应该将药物放在不易拿取的地方，防止误服造成危险。

4. 防止意外伤害　刀、剪等锐器，清洁剂、消毒剂等有可能造成伤害的物品均要收藏好，厨房、煤气、电器等房间均要锁好门。阳台门、家门等锁好。严重痴呆患者家中必须有人照护。

5. 饮食安全护理　痴呆患者常常会忘记自己是否吃过饭，不知饥饱，不会使用餐具等，应该评估好患者能力，给予帮助。进食时取端坐位，以免出现误吸、呛咳。主食和辅食搭配好，避免同时进食固体及液体食物，防止吞咽时呛咳。进餐应定时、定量。饮水尽量安排在日间，睡前2小时控制饮水量，避免夜间多次起床排尿，增加风险。

6. 皮肤护理　对于长期卧床者要加强翻身、叩背，以防发生压疮和坠积性肺炎。可以应用体位保护垫。每日为患者清洁皮肤，出汗较多时，应及时擦洗，重点部位，如腋下、会阴部、骶尾部应做好清洁，保持干燥。

7. 精神行为异常患者的安全管理　多疑早期就可以出现，健康照护师应该耐心听患者叙述，主动对其表示关心。当有冲动行为时，应分散其注意力，安抚情绪。出现幻觉时，不要与患者争执事情的真假，有危险行为时，及时防范。焦虑不安时，应采取分散注意力，做一些患者喜欢做的事情，如外出散步等。还有其他不当行为，如藏东西、骂人、重复做无目的的动作、反复问一个问题等，照护师均应耐心，不要责怪患者，均可采用分散注意力的方法处理。有攻击行为时，不要采取强制手段，提前告知患者要做什么，比如，洗澡时给他毛巾让他自己擦身等，必要时可以离开患者一会儿，但必须在照护者视线下监控患者行为。攻击行为严重且不易控制，应该寻求医生帮助，适当药物控制。

8. 家庭及亲友积极参与到护理工作中，有助于提高治疗的依从性及积极性　制定一日生活作息表，尽量简单、有规律。维持熟悉的环境对痴呆患者很重要，家中物件尽可能不要随意搬动或增加减少。安排适当的活动减轻患者的无聊感和分散注意力，减少异常行为发生。

9. 避免伤害自尊　痴呆患者即使在晚期也保留一定的自尊心，健康照护师应避免使用伤害患者自尊的言语或行为。多鼓励和表扬，采用发红花、小食品等方法可以使患者得到满足。

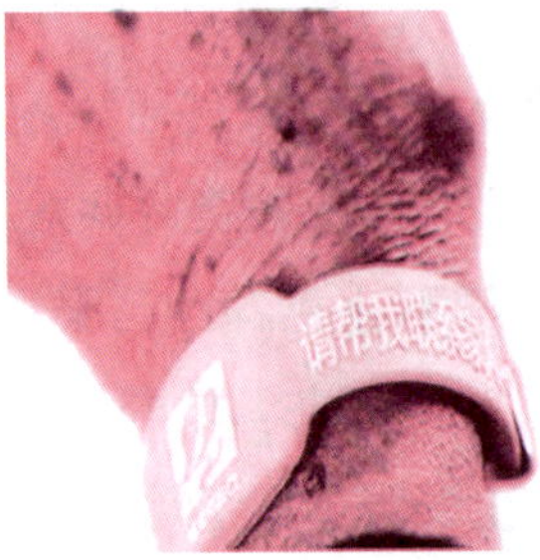

图 6－51　黄手环

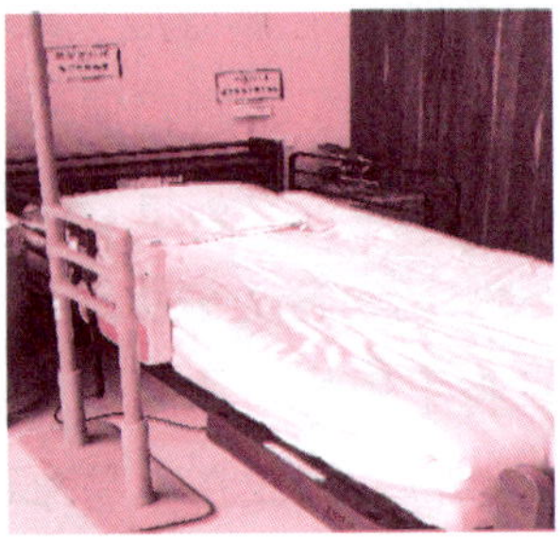

图 6－52　安全床

第七章
静脉血栓栓塞症的预防与康复护理

静脉血栓栓塞症包括深静脉血栓形成、肺血栓栓塞症（图 7－1）两种形式，是同一疾病在不同阶段、不同部位的临床表现。具有高发病率、高病死率、高误诊率、高漏诊率的特点。肺血栓栓塞症是深静脉血栓形成的并发症，具有高致死性的特点，绝大多数死亡病例是在几分钟到几小时死亡。90% 的肺栓塞栓子来源于深静脉血栓形成。因而，静脉血栓栓塞症的预防重点就是预防深静脉血栓形成，有效的预防措施才能够防止肺栓塞的发生。

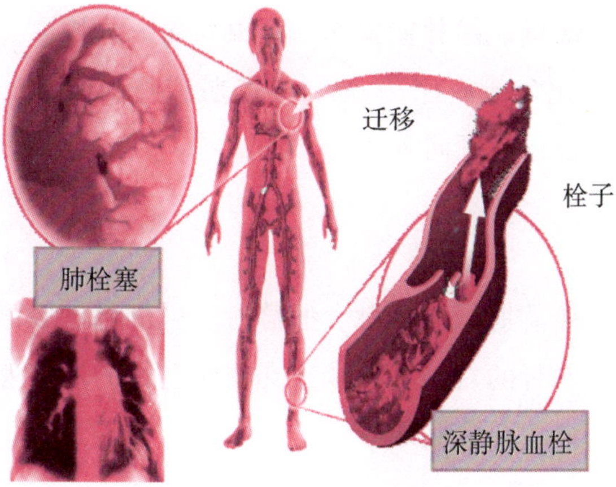

图 7－1　静脉血栓栓塞症

第一节　深静脉血栓症的家庭护理

一、认识深静脉血栓症

深静脉血栓症是指血液非正常地在深静脉内凝结，属于下肢静脉回流障碍性疾病，血栓形成大多发生在肢体制动状态。典型的临床表现往往是单侧下肢（左下肢多见）或瘫痪侧肢体出现肿胀、疼痛，伴皮温高。往往在早期症状不明显，这是深静脉血栓容易被忽视的原因。血栓形成后，少数可以自行消融或局限于发生部位，大部分会扩散至整个肢体的深静脉主干。若不能及时治疗，会发展为血栓形成后遗症，影响生活质量。若发展成肺栓塞，则会造成极为严重的后果。所以对深静脉血栓症重在预防。

二、深静脉血栓症的危险因素及好发部位

（一）危险因素

危险因素是指血流缓慢、静脉壁损伤、高凝状态三大因素。包括手术、创伤、卧床、肿瘤治疗（激素、化疗或放疗）、高龄、心脏或呼吸衰竭、肾病综合征、静脉曲张、遗传性或获得性血栓形成倾向等。

（二）好发部位

好发部位多见于下腔静脉、髂静脉、股静脉、腘静脉、胫静脉、足背静脉等。以左下肢多见，原因是向右行的右髂总动脉分支在向左行的左髂静脉前，会压迫左髂静脉，致左髂静脉回流缓慢，导致血栓形成。

三、下肢深静脉血栓形成

（一）定义及风险因素

1. 下肢深静脉血栓形成　下肢深静脉血栓形成（图 7－2）是指下肢静脉管腔内由于各种原因形成血凝块，阻塞血管，导致血液回流障碍，表现为肢体皮温高、肿胀、疼痛等症状，可造成下肢水肿、继发性静脉曲张、皮炎、色素沉着、淤滞性溃疡等。

一旦怀疑深静脉血栓形成，尽早做化验检查，查验 D－二聚体，下肢深静脉血管超声检查。

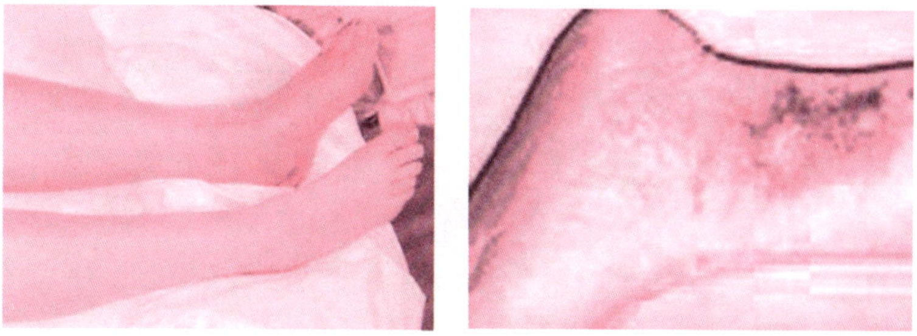

图 7－2　深静脉血栓形成

2. 风险因素

（1）静脉血流滞缓：如长时间制动、卧床、久坐、静脉曲张等。

（2）静脉壁损伤：如输注刺激性液体、挫伤、骨折、静脉周围感染等。

（3）血液高凝状态：如体内血栓抑制剂缺乏、血纤维蛋白原异常等。后天性因素有创伤、休克手术、肿瘤等。

（二）下肢深静脉血栓发生后的表现

1. 症状　一侧肢体的突然肿胀。局部感疼痛，轻者局部仅感沉重感，站立时症状加重。

2. 体征

（1）患肢肿胀：程度与对侧下肢比较。用皮尺每日测量。具有较高的诊断价值。

（2）压痛：检查小腿肌肉、腘窝、内收肌管、股静脉等部位。

（3）直腿伸踝实验：足背屈时，小腿肌肉深部疼痛。

（4）浅静脉曲张：发病 1—2 周可见，由于深静脉阻塞致浅静脉压力增高导致。一般根据体征，结合血管超声检查、实验室检查（血浆 D－二聚体）等即可诊断。

（三）最严重的并发症是肺血栓栓塞症，一旦发生，危及生命

肺血栓栓塞症是肺动脉及（或）分支由于内源性或外源性栓子阻塞所致肺循环障碍的一组临床综合征。80%—90% 的肺动脉血栓的栓子来源于下肢深静脉血栓形成。下肢深静脉血栓在临床上只有 10%—17% 的患者有症状，包括下肢肿胀、局部深处压痛。发展最严重的并发症即是肺栓塞，死亡率为 9%—50%，绝大多数死亡病例是在几分钟到几小时死亡的。了解血液流动（图 7－3）的过程即可了解肺栓塞。

1. 肺血栓栓塞症的危害　按栓子的大小及栓塞的位置，危害大小不一，最严重的

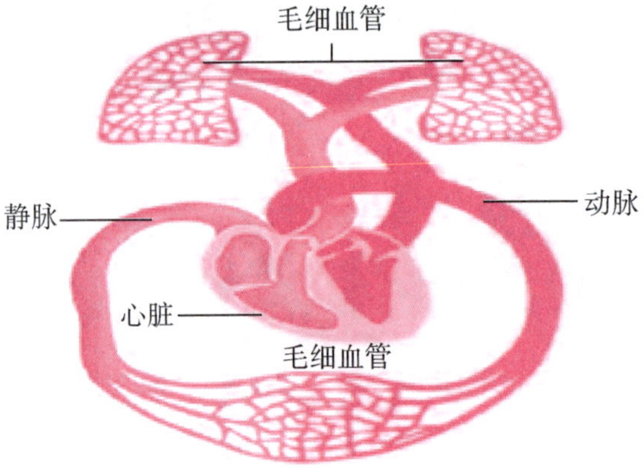

图 7－3　血液流动

是肺动脉主干栓塞，出现急性右心衰的表现，甚至突然死亡。

2. 肺栓塞的病因

（1）遗传性因素：反复发生动、静脉血栓形成为主要表现。年龄 <50 岁，无明显诱因，呈家族性倾向。

（2）获得性因素：后天获得的易发生静脉血栓栓塞症的多种病理生理异常。如长期卧床不活动、手术、创伤、肿瘤、急性内科疾病（心力衰竭、呼吸衰竭、感染等）、妊娠及口服避孕药等。

（3）其他：动脉粥样硬化、吸烟、肥胖、高血压、糖尿病等。

3. 肺栓塞的临床表现　以起病突然、脑缺氧等一系列表现为主。

（1）突然出现的呼吸困难、剧烈胸痛、咯血、发热等症状。可有胸部干湿啰音、胸膜摩擦音、胸腔积液、休克及发绀等表现。

（2）脑缺氧症状表现为烦躁、焦虑恐惧，甚至抽搐、昏迷。

（3）晕厥是唯一或首发症状。

4. 急性肺栓塞的治疗（详见相关章节）

（1）抗凝及溶栓。

（2）纠正右心功能不全和低血压。

（3）纠正低氧血症、止痛、抗心律失常。

建议：对于急性肺血栓栓塞症，近端深静脉血栓形成与高危肺血栓栓塞症，若血流动力学稳定，在充分抗凝的基础上，尽早下床活动。远端深静脉血栓形成与低危肺血栓栓塞症，尽早下床活动。

5. 肺栓塞发生后的紧急处理　一旦发现患者出现呼吸困难、剧烈胸痛、咯血、休克以及烦躁、恐惧甚至昏迷，既往有栓塞病史或下肢静脉血栓形成病史，同时患者是高风险人群，如卧床、瘫痪、肿瘤等，应迅速呼叫急救中心，送往就近医院处理。

（1）居家紧急处理：

1）立即平卧，保持安静，安抚被照护者。

2）有条件快速给氧，流量4—6升/分钟，并保持呼吸道通畅。

3）患者能配合，可口服药物止痛。

4）迅速呼叫急救中心，送往就近医院。

（2）急救车到位或到达医疗机构后应迅速救治：

1）建立静脉通路。

2）止痛。可给予吗啡5—10毫克或哌替啶50—100毫克肌内注射缓解疼痛。

3）溶栓抗凝治疗，应用肝素、华法林、尿激酶等药物。

4）抗休克治疗，补充血容量、维持血压、纠正水电解质失衡等。

5）防止心衰，给予强心剂、利尿剂等。

6）深静脉血栓形成的治疗。

7）必要时行肺动脉内膜血栓切除术和下腔静脉阻断术。

第二节　下肢深静脉血栓的预防

一、风险管理

（一）风险评估

识别风险因素：血液瘀滞、凝血功能改变、血管壁损伤。

（二）预防策略

基本预防是基础，物理预防是辅助，药物预防是关键。

二、预防方法

（一）基本预防是基础

1. 卧床休息时　应抬高下肢15—30度，以利于下肢静脉回流，减轻水肿。禁止在腘窝及小腿下单独垫枕。

2. 多饮水　养成多饮水的习惯，特别是出汗多应及时补充水。

3. 保护血管　不可反复穿刺血管，避免在下肢静脉输液。

4. 止血带　规范使用止血带。

5. 不可久坐不动　应定时做下肢运动。

6. 用药　注意在静脉使用化疗药、高渗药等对血管壁刺激性大的药物时，更要谨慎。

7. 改善生活方式　戒烟戒酒，控制血糖，控制血脂，低脂高纤维素饮食。

8. 锻炼　鼓励勤翻身，早期下床活动，进行功能锻炼等。

9. 开展健康教育　针对高风险人群做好预防知识教育。

（二）物理预防是辅助

1. 梯度压力弹力袜（图7－4）

（1）梯度压力弹力袜具有促进下肢静脉血液回流作用，医用弹力袜在脚踝部建立最高支撑压力，顺着腿部向上逐渐递减。穿弹力袜应测量两个部位尺寸（厘米），即脚踝（脚脖子最细处）的周长，小腿肚最大周长等尺寸，选择合适尺码。主要有长筒袜、短筒袜、连裤袜等型号，保持不同部位的压力梯度。一般可分为一级压力、二级压力和三级压力。

（2）观察弹力袜的穿戴状况，每日至少2—3次，观察皮肤颜色、温度、感觉、足背动脉搏动情况，争取日夜均穿着。

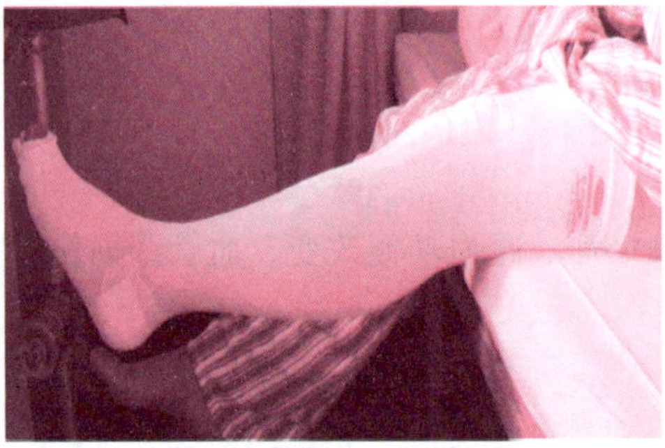

图7－4　梯度压力弹力袜

2. 间歇充气驱动泵（图7－5）

（1）间歇充气驱动泵是一种具有定标梯度压力的循环气体加压装置，通过调节袖或腿套各腔室的压力张弛顺序，形成定向、渐进的运动，增加流体力学压力，加速静脉回流，改善局部循环。

（2）使用时按规定时间，不要超时间使用。治疗过程中出现不适，或肢体肿胀加重，密切观察，必要时停止使用。治疗部位有人工关节或金属等材料时应向医生咨询。

（3）初次使用应从低级压力开始，适应后再逐渐增加压力。

（4）下肢深静脉血栓形成急性期禁止使用。

（5）每天治疗 2 次，每次 15 分钟以上；治疗以后穿压力中级以上的弹力袜。

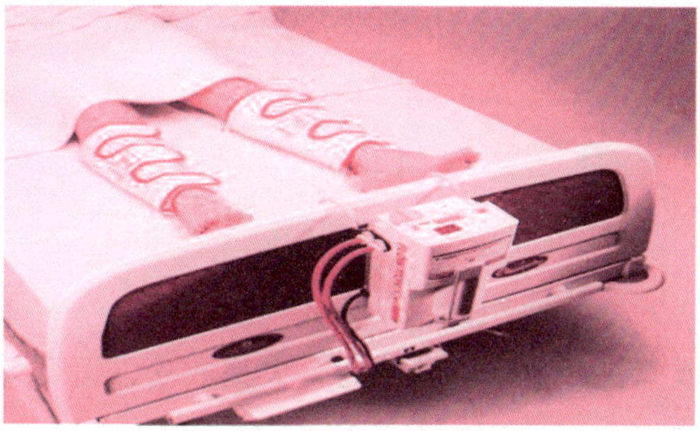

图 7－5 间歇充气驱动泵

（三）药物预防是关键

脑卒中患者患静脉血栓栓塞症的风险很高，单纯物理方法预防深静脉血栓形成可能达不到预防效果。抗凝治疗是首选方案。

1. 急性期　应低分子肝素皮下注射，华法林起效并稳定后再停用低分子肝素皮下注射。华法林药物剂量调整依据国际标准化比值，一般 2.0—3.0 为宜。

2. 药物预防　应该观察皮肤黏膜、消化道、皮下等状况，定期复查凝血指标，预防出血，以达到最佳最满意的预防效果。

3. 预防性抗凝　持续时间一直存在争议，最新的研究显示内科急症住院患者持续预防性抗凝 35—42 天是较好的选择。

4. 常用的药物

（1）抗血小板药物：阿司匹林、氯吡格雷、双嘧达莫等。

（2）传统抗凝药物：肝素、华法林、低分子肝素、磺达肝素、依诺肝素等。

（3）新型抗凝药物：达比加群酯、比伐芦定、磺达肝葵钠、利伐沙班等。

5. 用药注意事项

（1）注意观察有无出血倾向，表现为鼻衄、牙龈出血、血尿、皮下出血、黑便等情况，一旦发生，立即到医院就诊。

（2）定期监测凝血 3 项、血栓弹力图、血常规等化验指标。

（3）口服阿司匹林对胃黏膜有刺激作用，有胃溃疡病史可选用肠溶阿司匹林。

（4）在医生指导下服药，不得私自增减。

第三节　预防下肢静脉血栓康复操

一、卧位床上运动操

（一）踝泵运动（图 7－6）

1. 屈伸动作　躺或坐在床上，下肢伸展，大腿放松，缓缓勾起脚尖至最大限度时保持 10 秒，脚尖缓缓下压至最大限度时保持 10 秒。每次做 20—30 组，每日 3—4 次。

2. 环绕运动　以踝关节为中心，脚趾做 360 度环绕。每个动作维持 3 秒。

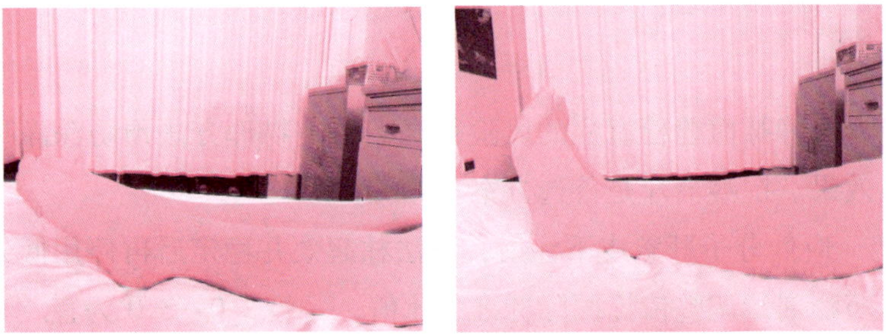

踝屈伸　　　　踝环绕

图 7－6　踝泵运动

（二）股四头肌功能锻炼

1. 绷腿练习（图 7－7）　仰卧或坐在床上，绷直双腿，保持 10 秒，放松 10 秒，收缩 10 次为一组，共做 10 组。每天 3—4 次。

2. 抬腿练习（图 7－8）　脚背向上勾，伸直下肢并抬高 20 厘米，维持 10 秒，缓缓放下放松 10 秒，收缩 10 次为一组，共做 10 组，每天 3—4 次。

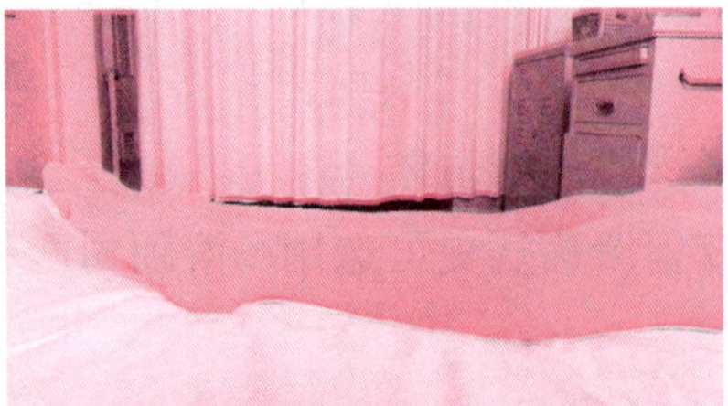

图 7－7　绷腿练习

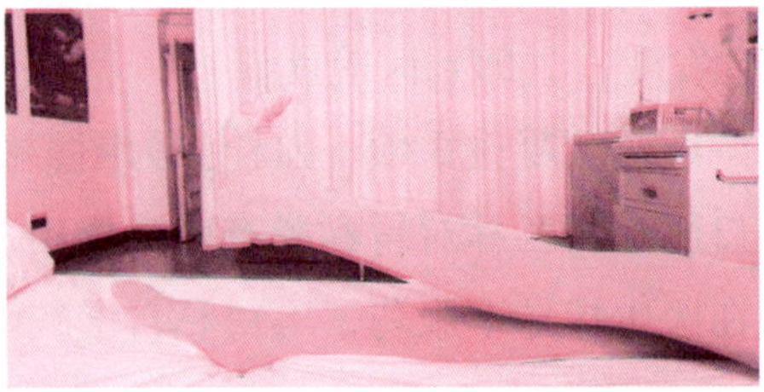

图 7－8　抬腿练习

二、坐位时运动操

（一）抬、踢腿运动

取坐位，患肢伸展，健肢垂直放于地面支撑，抬起患肢，保持 10 秒，缓慢放下放松 10 秒，为 1 组，共做 10 组，每天 3—4 次。

（二）足跟抬起运动

取坐位，双脚垂直放置地面上，与肩同宽，足跟充分抬起，感觉小腿肌肉绷紧，足尖着地保持 10 秒，足跟放下放松 10 秒，为 1 组，共做 10 组，每天 3—4 次。

（三）足背曲运动

取坐位，双脚垂直放置地面上，与肩同宽，足尖充分抬起，感觉小腿胫前肌、腓肠肌收缩绷紧，足跟着地保持 10 秒，足尖放下放松 10 秒，为 1 组，共做 10 组，每天 3—4 次。

（四）外出旅行坐位训练操（图 7－9）

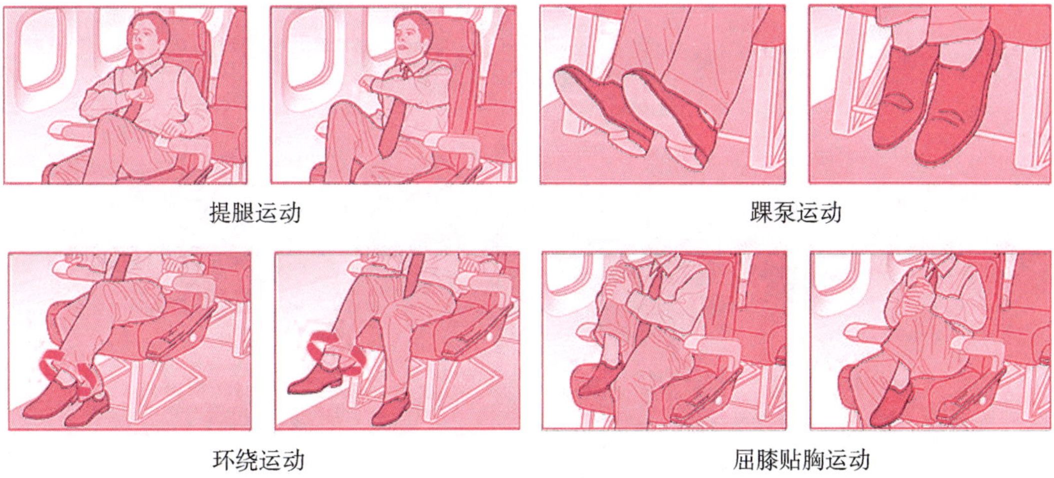

图 7－9　坐位训练操

三、站立及行走

站立及行走是预防下肢深静脉血栓形成的简便有效方法。

1. 原地踏步练习操　可坐位或站位，左右两腿交替抬离地面，屈髋屈膝 90 度。

2. 辅助器具支撑下步行　见第五章第十二节相关内容。

四、注意事项

1. 血栓机化期　任何强烈的热疗、按摩、运动等均有促使血栓脱落造成栓塞的危险。

2. 急性期　卧床休息 1—2 周，抬高患肢 20—30 度，制动。

3. 在深静脉血栓形成急性期　应密切观察下肢肿胀情况，采用准确测量下肢周径，方法选择大腿位置膝上 20 厘米，小腿位置膝下 10 厘米。

4. 肿胀　禁止冷热敷。

主要参考文献

[1] 翟文亮. 不同呼吸训练方法对慢性阻塞性肺疾病缓解期患者肺功能的疗效观察. 医学综述，2012，18（18）：3103－3104.

[2] 李芳丽，陈晓莉，鲜于云艳. COPD 家庭肺康复方案的研究进展. 护理学杂志，2016（11）：105－109.

[3] 胡振红，王文，毛从政，等. 肺康复运动训练在慢性阻塞性肺疾病中的应用与进展. 中华结核和呼吸杂志，2018，41（5）：359.

[4] 金丹，杨剑，孙怡宁. 运动锻炼对慢性阻塞性肺疾病患者肺康复的干预效果. 北京生物医学工程，2017，36（5）：540－544.

[5] 陈宏，赵帅. 无创通气在慢性阻塞性肺疾病肺康复中的应用. 中国实用内科杂志，2018，38（5）：39－42.

[6] 权蓉丹. 营养支持与康复锻炼对 COPD 患者防止肺功能恶化、提高生活质量的意义. 中国继续医学教育，2015（29）：214－215.

[7] 王磊，赵威，车琳. 冠心病患者运动康复指南. 南京：东南大学出版社，2015.

[8] 李小六. 常见骨伤康复运动与评定. 北京：人民军医出版社，2011.

[9] 皮红英，王玉玲. 专科护理技术操作规范与评分标准. 北京：人民军医出版社，2014.

[10] 帕特里夏 M 戴维. 循序渐进：偏瘫患者的全面康复治疗. 刘钦刚译. 北京：华夏出版社，2014.

[11] 北京老年痴呆防治协会. 失智老人健康照护师. 北京：北京出版社，2017.

健康照护师职业培训系列教材

总策划　秦银河　何振喜

总主编　王社芬　皮红英

医学基础知识

主　编　李晓兰　孟俊华

中国科学技术出版社

·北　京·

图书在版编目（CIP）数据

医学基础知识/李晓兰，孟俊华主编．—北京：中国科学技术出版社，2019.2
健康照护师职业培训系列教材／王社芬，皮红英主编
ISBN 978－7－5046－8232－1

Ⅰ．①医…　Ⅱ．①李…②孟…　Ⅲ．①医学—职业培训—教材　Ⅳ．①R

中国版本图书馆 CIP 数据核字（2019）第 037575 号

《医学基础知识》

主　编　李晓兰　孟俊华
副主编　李艳荣　卢在超
编　者　李晓兰　孟俊华　李艳荣
　　　　卢在超　许素红　胡　颖

序一

随着我国老龄人口增多，老龄化人群带来的健康养老问题日益突出，加上二孩政策的出台、家庭人口结构的变化，仅仅依靠家庭成员照料老人、孩子和孕产妇往往力不从心。由于经济社会发展进步，健康养老与家政服务多样化、差异化和个性化的需求越来越多，对健康照护的需求日益迫切。

健康照护师关系到家庭成员和人民群众的健康福祉，关系到家庭和社会的和谐安宁。培养健康照护师的意义在于，既适应了当今社会发展的需求，创造了一种新的就业模式，又符合我国老龄化不断加剧的国情。作为健康照护师，不仅要具有良好的职业道德、法律意识和人文素养，而且还要具有老年人护理、孕产妇照护及婴幼儿看护的能力，达到综合型、技能型、实用型的职业标准。

中国研究型医院学会联合北京恒盛春天家政服务有限公司，组织中国人民解放军总医院、北京协和医院等单位的医学和护理专家，共同构建了一套健康照护师培训课程体系，明确了培训目标，建立了教学大纲，编写了培训教材，制订了教学计划，形成了培训模式。这种新型的职业教育模式是一种新的尝试，拓展了职业教育的范围和类型，得到了政府机构、贫困地区及社会各界的广泛好评。应该说，健康照护师就业模式，既对脱贫攻坚具有强烈的政治意义，又对增进家庭福祉具有广泛的社会意义。

衷心希望健康照护师能够敬业奉献、尊老爱幼、服务优质，衷心期望社会各界对健康照护师理解尊重、关心关怀、扶持帮助，衷心期盼健康照护职业成为温暖人心、受人尊敬、不可或缺的新型职业！

中国研究型医院学会名誉会长 秦银河

2018 年 10 月 18 日

序二

护理是一门科学，也是一门艺术。护理工作伴随着人的出生直到老年临终。随着社会的变革，人们观念的改变，护理的内涵在逐步扩大。护理工作的对象不仅只有患者，还包括亚健康人群甚至健康人群；护理工作的范围在逐步延伸，越来越多的护理工作正在由医院内延伸到医院外的家庭及社区。

目前，全国护理人员仍然紧缺，护士的工作场所多是在医院及社区医疗机构，走进家庭开展护理工作的甚少。随着我国人口的老龄化，生育政策的放宽，婴孩数量的增多，目前仍以家庭养老为主的养老模式，给家庭带来了新的压力。社会、家庭对健康照护师的需求日益彰显，促使健康照护师这一新型职业兴起与发展起来，培养出高素质、技能型、实用型以及受服务对象欢迎和让服务对象满意的健康照护师很有必要。

由中国研究型医院学会组织知名医院的护理专家研发《健康照护师职业培训系列教材》、研究确定健康照护师的培训模式是一次改革与创新。培训内容包括基础照护知识与技能、医学基础知识、妇儿护理知识与技能、老年护理知识与技能、中医基础护理知识与技能、运动与康复护理知识与技能、常见疾病的健康教育、常见伤口造口及管道护理知识与技能。这些知识与技能对健康照护师非常适用，比较全面和系统，通过3—6个月的培训，集中授课、实际操作和实地见习，使健康照护师的职业道德、行为规范、家庭一般护理技能、沟通交流技巧、常见疾病家庭护理技能、中医初步养生保健、老年看护能力、孕产妇及婴幼儿照护能力等综合素质有全面的提升，能承担起家庭成员的专业照护、健康指导、沟通交流等任务。

希望健康照护师培训工作能扎实推进，注重内涵建设，形成专业特色，不断发展壮大，为家庭和社会输送合格满意的健康照护师，解除有家庭成员需要照护的家庭的后顾

之忧，减轻被照护者的身心负担，提高家庭健康幸福指数。

预祝健康照护师事业蓬勃发展！

中华护理学会理事长 吴欣娟

2018 年 10 月 18 日

前言

健康照护师是一种新型职业，已成为社会普遍认可与需求的职业。为了与国际健康照护标准接轨，使健康照护师培训达到专业化、知识化、规范化，让健康照护师真正成为健康生活的照护者、康复运动的帮助者、常见疾病的健康教育者、沟通交流的心理安抚者，我们编写了《健康照护师职业培训系列教材》。本系列教材共有 8 个分册，分别为《基础照护知识与技能》《医学基础知识》《妇儿护理知识与技能》《老年护理知识与技能》《中医基础护理知识与技能》《运动与康复护理知识与技能》《常见疾病的健康教育》《常见伤口造口及管道护理知识与技能》。

本系列教材按照社会与家庭对健康照护师的知识、能力的需求编写，遵循培训高素质、技能型、实用型的专业健康照护师的标准编写，力求做到创新、适用。根据本系列教材培训的健康照护师，可以胜任医院住院患者床旁专业照护，协助护士照护患者；可以胜任养老机构老年人的专业照护，处理老年人常见问题；可以胜任家庭成员专业照护，走进家庭，在侧重照护分娩后产妇、婴幼儿或老年人的同时，也可为其他家庭成员的常见健康问题，提供基本的专业护理帮助与指导，避免家庭成员稍有不适即感恐慌，避免不必要的医院就医，徒增体力上的消耗和经济上的负担。

本系列教材在编写过程中突出了理论与实践技能的结合，渗透了编者多年丰富的临床护理经验，运用通俗易懂的语言，以图文并茂的形式呈现，可作为住院患者照护、养老机构及家庭照护职业培训的教材，也可作为健康照护师的阅读工具书。由于编写体系及内容的创新，编写时间紧张，难免有不妥之处，敬请广大读者提出宝贵意见，待重印时改进，使本系列教材与时俱进，渐臻完善。

编者

2018 年 10 月 18 日

目　录

第一部分　人体解剖学

第一章　总论

第二章　运动系统

第三章　消化系统

第四章 呼吸系统

第五章 泌尿系统

第六章 心血管系统

第七章 中枢神经系统

第五章　呼吸

第六章　消化与吸收

第七章　能量代谢与体温

第八章　尿的生成和排出

第九章 感觉器官

第十章 神经系统功能

第十一章 内分泌系统

第三部分 药 物 学

第一章 居家常用药物（一）

第二章 居家常用药物（二）

第四部分 常用化验值及其临床意义

第一部分

人体解剖学

第一章
总　　论

第一节　人体解剖学概述

人体解剖学是阐述正常人体器官的形态、结构、生理功能、生长发育规律的科学。通过人体解剖学知识的学习，可增加对人体正常形态结构的认知。医学很多术语源于人体解剖学。人体解剖学是学习医学相关学科的最基础课程。

一、人体解剖学分科

人体解剖学可按人体的系统功能划分为运动系统、消化系统、呼吸系统、泌尿系统、生殖系统、循环系统（包括淋巴系统和心血管系统）、神经系统、内分泌系统、免疫系统。

人体解剖学也可按人体的某一局部或器官来划分。人体重要的局部包括头部（颅、面部）、颈部（颈、项部）、腹部、会阴部等。人体重要的器官有心、肝、脾、胃等。

二、方位术语

按人体标准的解剖学姿势，规定了一些表示方位的术语。①上和下：颅的方位为上，足部的方位为下。②前和后：人体的腹侧为前，背侧为后。③内和外：靠近内腔为内，远离内腔为外。④浅和深：近皮肤的为浅，远皮肤的为深。⑤近侧和远测：在人体四肢，靠近肢体根部为近侧，反之是远侧。

三、人体的轴与面

轴与面是描述人体器官形态，尤其是关节运动时的术语。人体可表述为互相垂直的3种轴：垂直轴、矢状轴、冠状轴。依据上面3种轴，表述为相互垂直的3种面，即矢状面、冠状面、水平面。垂直轴：从头到脚与地面垂直的轴；矢状轴：从腹面到背面与垂直轴成直角的轴；冠状轴：左右方向分别与垂直轴和矢状轴垂直的轴。矢状面：将人体分为左右相等的纵切面；冠状面：将人体分为前后两部分的纵切面；水平面：又称横切面，将人体分为上下两部分的切面。

第二节　躯干内部结构

一、细胞

通常认为细胞是人体的最小单位。细胞是用显微镜才能看到的由细胞膜与外界分开的原生质团，主要由细胞核与细胞质构成。

二、组织

一些相关的细胞连接在一起，构成组织。一种组织中的细胞不完全相同，它们为实现特定功能而协同工作。

三、结缔组织

结缔组织是一种坚韧的、纤维状组织，把机体中的结构连接在一起并起支持作用。结缔组织几乎存在于每一个器官中。皮肤、韧带和肌肉的大部分由结缔组织组成。

四、器官

几种组织相互结合，组成具有一定形态和功能的结构，称为器官，如骨、脑、心、肺、肾等。身体的功能通过器官表达。每一个器官都是一种执行特殊功能的结构，例如心脏、肺、肝、眼睛和胃。

五、系统

各个器官按照一定的位置排列在一起，完成一项或多项生理活动的结构叫系统。例如，心血管系统包括心脏和血管；消化系统从口腔到肛门，包括胃、小肠、大肠等，行使接受、消化、吸纳食物和排除废物的功能。

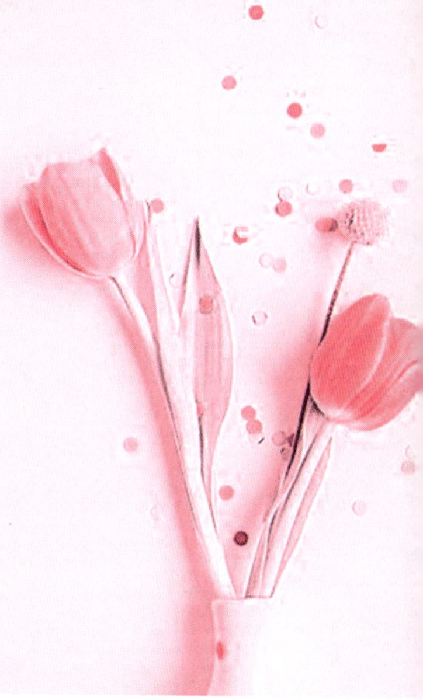

第二章
运动系统

人体运动系统由骨、关节和骨骼肌 3 种器官组成。骨与骨的连接构成骨骼，形成了人体体形的基础。人体的运动在神经系统支配下，通过肌肉收缩完成。肌肉收缩，牵拉其所附着的骨，以可动的骨连接为枢纽，产生杠杆运动。

第一节　骨分类和骨骼作用

一、人体骨骼的组成

成人有 206 块骨（图 1－2－1），除 6 块听小骨属于感觉器外，其余骨可分为颅骨、躯干骨、四肢三部分，前二者合称中轴骨。人体的中轴部位为躯干骨（51 块），其顶端是颅骨（23 块），两侧为上肢骨（64 块）和下肢骨（62 块）。

二、骨骼的种类

人体骨可分为 4 类：第一类为长骨，呈长管状分布于四肢，可细分为一体两端。体又称骨干，内有空腔，称为髓腔，容纳骨髓。其两端膨大称为骺，表面有光滑的关节面，与相邻关节面构成关节。第二类为短骨，形似立方体，多分布于连接牢固且运动较灵活的部位，如腕骨和跗骨。第三类为扁骨，呈板状，参与构成颅腔、胸腔和盆腔的壁，起保护作用，如颅盖骨和肋骨。第四类为不规则骨，形状不规则，如椎骨。

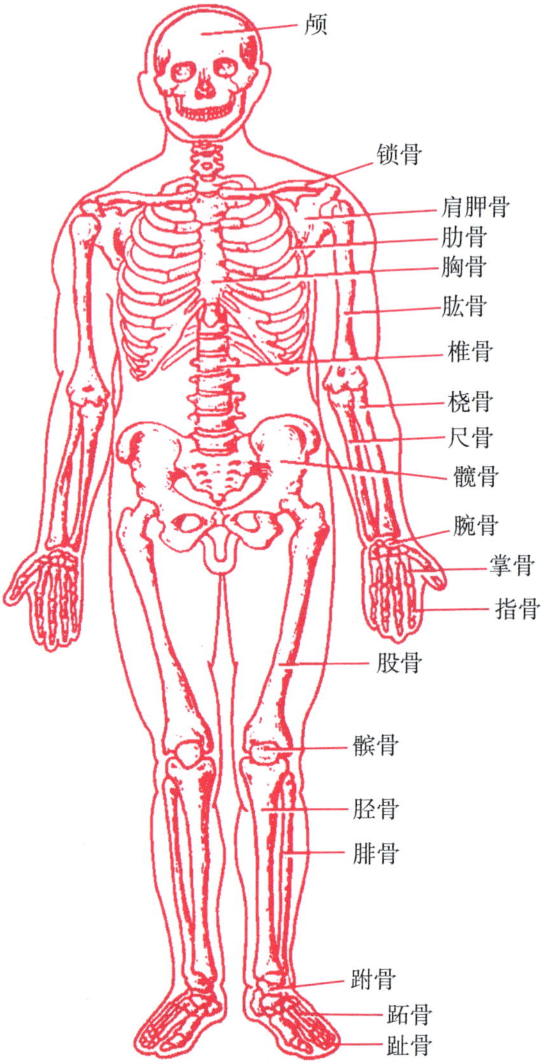

图 1－2－1　全身骨骼

三、骨骼中所包含的组织

骨的结构包括骨膜、骨质和骨髓。骨膜由纤维结缔组织构成，含有丰富的神经和血管，对骨的营养、再生和感觉有重要作用。

骨膜可分为内、外两层，内层疏松，有成骨细胞和破骨细胞，分别具有产生新骨质和破坏骨质的功能。外层致密，有许多胶原纤维束穿入骨质，使之固着于骨面。

骨髓填充在骨髓腔和骨松质的空隙内，分为红骨髓和黄骨髓。红骨髓有造血功能。胎、幼儿的骨髓全是红骨髓。成年之后，长骨骨干内的红骨髓逐渐被脂肪组织代替，称黄骨髓，失去造血功能。

四、骨骼的功用

人体骨骼主要有 4 个作用。第一，保护内脏：人类的骨骼如同一个框架，保护着人体重要的脏器。例如，颅骨保护着大脑组织，脊柱和肋骨保护着心脏、肺，骨盆骨骼保护着膀胱、子宫等。第二，运动：骨骼与肌肉、肌腱、韧带等组织协同，共同完成人的运动功能。第三，支撑：骨骼互相连接成一个完整的、坚硬的骨架结构，对人体起着支撑和负重的作用。第四，骨骼还是人体重要的造血器官，并且是储存脂质和钙、磷等矿物质的重要场所。

第二节　中轴骨骼与附肢骨骼

一、中轴骨骼

中轴骨骼包括躯干骨和颅。躯干骨包括 24 块椎骨、1 块骶骨、1 块尾骨、1 块胸骨和 12 对肋骨。颅骨有 23 块，包括脑颅骨和面颅骨。

（一）躯干骨

躯干骨参与脊柱、骨性胸腔和骨盆的构成。

1. 椎骨　包括颈椎 7 块、胸椎 12 块、腰椎 5 块、骶椎 5 块和尾椎 3—5 块。椎骨在幼年时期有 32—34 块，随着年龄增长，5 块骶椎融合成 1 块骶骨，尾椎合成 1 块尾骨，因此，成人一般为 26 块。椎骨由前方的椎体和后方的椎弓两部分组成。椎体是椎骨负重的主要部分，呈短圆柱状，内部充满松质，表面的密质较薄，上下面皆粗糙，借椎间纤维软骨与邻近椎骨相接。椎体后面微凹陷，与椎弓共同围成椎孔。各椎孔贯通，构成容纳脊髓的椎管。

（1）颈椎：指位于头以下、胸椎以上的部位（图 1 -2 -2）。颈椎共由 7 块颈椎骨组成，除第 1 颈椎和第 2 颈椎外，其他颈椎之间都夹有一个椎间盘，加上第 7 颈椎和第 1 胸椎之间的椎间盘，颈椎共有 6 个椎间盘。椎体在前，椎弓在后，两者环绕共同形成椎孔，脊髓就容纳其中。颈椎是脊柱椎骨中体积最小，但灵活性最大、活动频率最高、负重较大的节段。

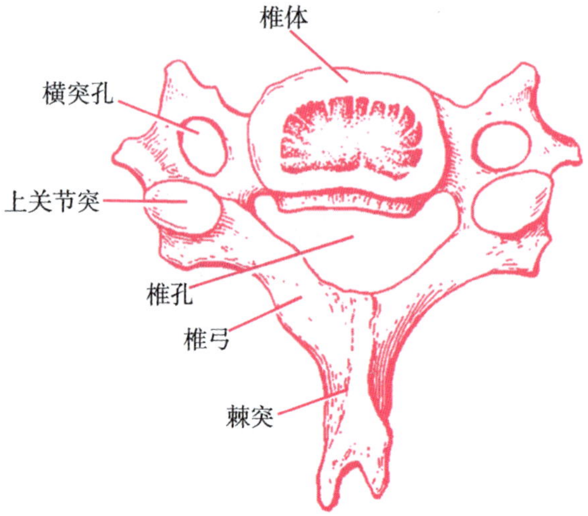

图 1－2－2　颈椎上面观

（2）胸椎：在胸腔后，胸椎由 12 块椎骨组成（图 1－2－3），肋骨协助其维持稳定，形成脊椎中间部分，具有承受重力、缓解冲力、支持脊神经和血管等作用。胸椎椎骨都有椎体、椎弓和突起，椎骨自上而下逐渐增大。

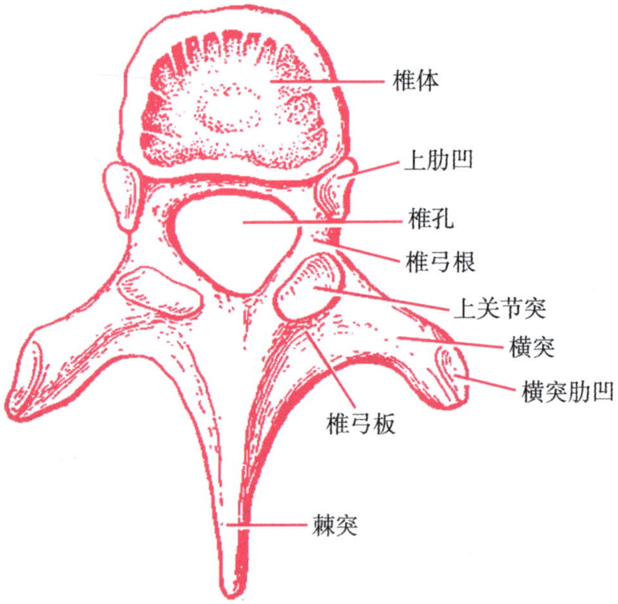

图 1－2－3　胸椎上面观

（3）腰椎：腰椎有 5 块椎骨（图 1－2－4），每块椎骨都由前方的椎体和后方的附件组成。椎板内缘呈弓形，椎弓与椎体后缘围成椎孔，上、下椎孔相连，形成椎管，内有脊髓和神经通过，2 个椎体之间的联合部分称椎间盘。

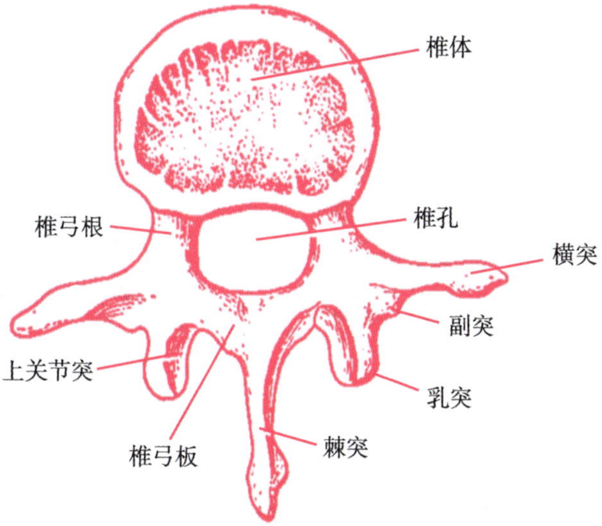

图 1－2－4　腰椎上面观

（4）骶骨和尾骨：骶骨由 5 块骶椎合成的 1 块骨，呈三角形。底向上，尖向下，前面凹陷，上缘中分向前隆突称岬，中部有 4 条横线，横线两端有 4 对骶前孔。背面粗糙隆凸，正中部为骶正中嵴，中间部为骶中间嵴，此嵴外侧有 4 对骶后孔。骶管下端的裂孔为骶管裂孔，两侧向下突出为骶角。骶骨为骨盆的后壁，上接第 5 腰椎，下接尾骨。尾骨处于脊柱的最尾端，跌倒或外力撞击可导致尾骨骨折（图 1－2－5）。

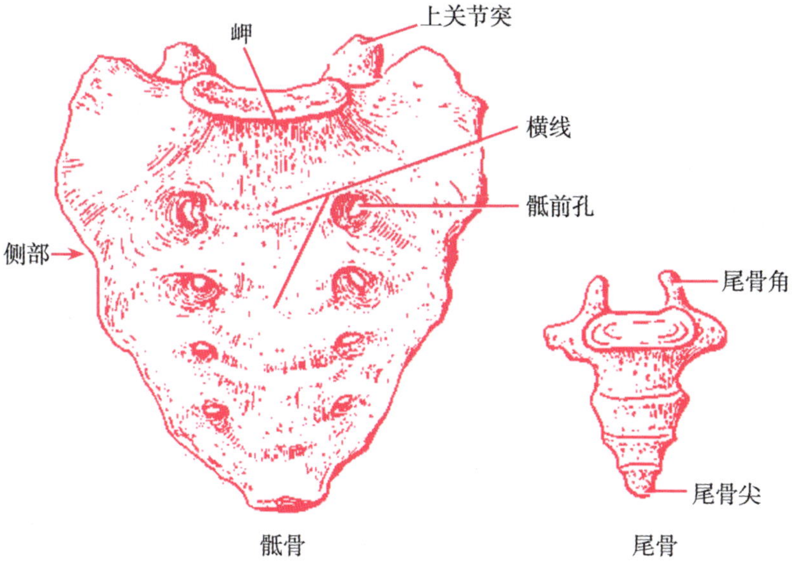

图 1－2－5　骶骨和尾骨的前面观

2. 胸骨　是1块长方形扁骨，位于胸前部正中。胸骨上部较宽，称为胸骨柄（图1－2－6）。胸骨柄上缘中段为静脉切迹。两侧有锁切迹与锁骨相连。柄外缘上段接第1肋软骨。胸骨中部呈长方形，称为胸骨体。柄与体连接处微向前突，称胸骨角，可在体表扪及，两侧平对第2肋，是记数肋的重要标志。胸骨的下端为一形状不定的薄骨片，称为剑突。

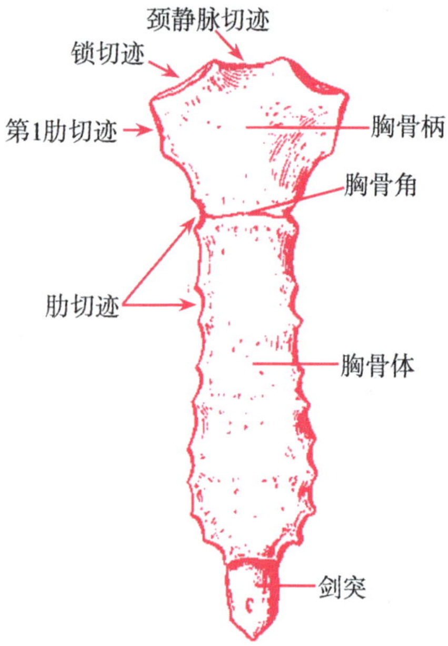

图1－2－6　胸骨前面观

3. 肋骨　人体肋骨12对，左右对称，后端与胸椎相关节，前端仅第1—7肋借软骨与胸骨相接，称为真肋；第8—12肋称为假肋，其中第8—10肋借肋软骨与上一肋的软骨相连，形成肋弓，第11、第12肋前端游离，又称浮肋。

肋骨的一般形态：后端稍膨大，叫肋头，由关节面与胸椎体的肋凹形成关节，从肋头向后外变细，叫肋颈，再向外变扁成肋体，颈与体结合处的后面突起叫作肋结节，有关节面与胸椎横突肋凹相关节。肋体向外转为向前的转弯处叫肋角，肋体下缘内面有容神经血管经过的肋沟。肋体前端粗糙，接肋软骨。肋软骨为透明软骨，位于各肋骨前端（图1－2－7）。

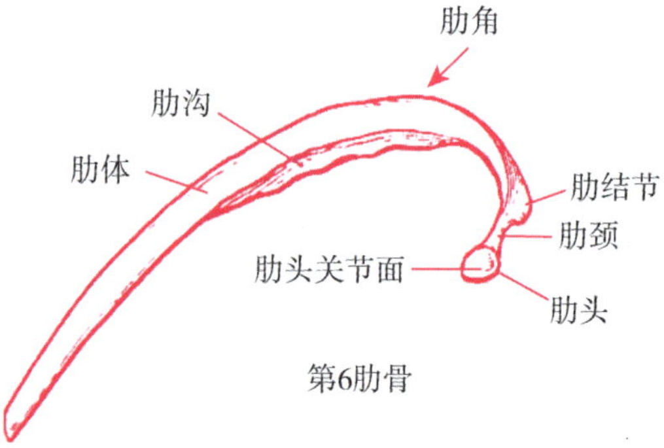

图1－2－7　肋骨

（二）脑颅骨

脑颅骨由8块骨组成。其中不成对骨有额骨、筛骨、蝶骨、和枕骨；成对骨有颞骨和顶骨。

1. 额骨　位于前额处（图1－2－8）。它可分为三部分：额鳞，大而垂直，在前额，属扁骨，中央隆起称额结节。眶部，环状或水平，构成眼眶顶部。鼻部，在两侧眶部之间，呈马铁形，与鼻骨和筛骨连接。

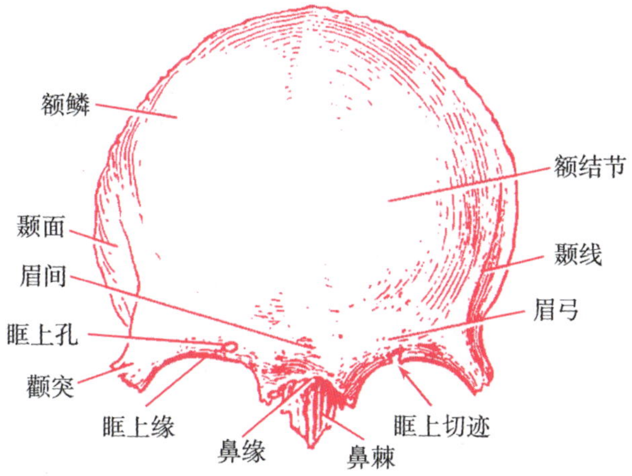

图 1-2-8　额骨前面观

2. 筛骨　位于两眶之间，上接额骨鼻部并突入鼻腔内。筛骨前面观呈中字形。分为筛板、垂直板和筛骨迷路 3 部分。水平位的中间骨板为筛板，在水平方向上分隔颅腔前部与鼻腔，板的正中有向上突起的鸡冠，其两侧有许多筛孔。筛板正中向下延伸的正中矢状位骨板为垂直板，参与构成骨性鼻中隔。筛骨迷路位于垂直板两侧，由菲薄的骨片围成许多含气小腔为筛小房，又称筛窦。迷路内侧壁上的上、下两个弯曲的骨片，分别为上鼻甲和中鼻甲（图 1-2-9）。

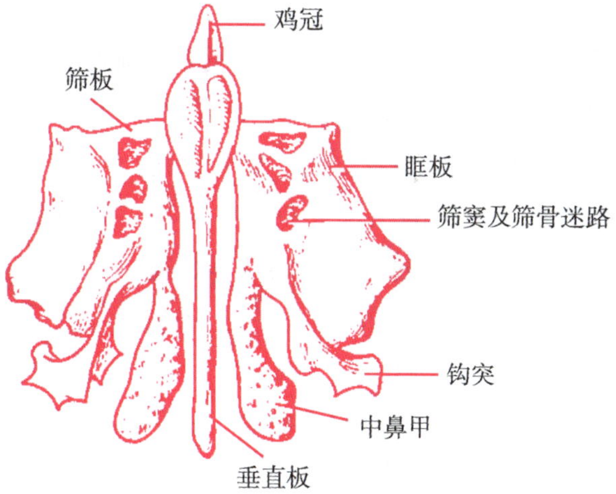

图 1-2-9　筛骨前面观

3. 蝶骨　形如蝴蝶，是位于前方的额骨、筛骨和后方的颞骨、枕骨之间的骨头。横向伸展于颅底部，分为体、小翼、大翼和翼突 4 个部分。

4. 颞骨　位于颅骨两侧，并延伸至颅底，参与构成颅底和颅腔的侧部，形状不规则，以外耳门为中心可分为颞鳞、鼓部和岩部 3 部分，周围与顶骨、枕骨及蝶骨相接。

岩部可进一步细分为岩部、乳突、茎突，故颞骨可分为5部分：鳞部、鼓部、岩部、乳突、茎突。以骨性外耳道为参照点：鳞部位于外耳道上方，乳突位于外耳道后方，鼓部与茎突位于外耳道下方，岩部位于外耳道内侧。颞骨嵌于蝶骨、顶骨和枕骨之间，参与组成颅中窝与颅后窝（图1－2－10）。

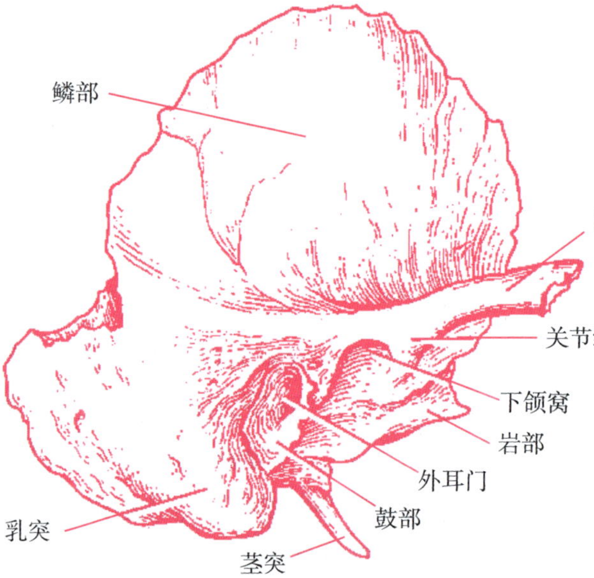

图1－2－10　颞骨外面观

5. 枕骨　位于顶骨之后，并延伸至颅底。在枕骨的下面中央有一个大孔，叫枕骨大孔，脑和脊髓在此处相续。以枕骨大孔为中心，枕骨可分为4个部分：后为鳞部，前为基底部，两侧为侧部。枕骨与顶骨、颞骨、蝶骨相接。

6. 顶骨　略呈扁四方形，在头的顶部，左右各1块。颅顶各骨之间以颅缝相接合，前方通过冠状缝同额骨、后方通过人字缝与枕骨相连。

（三）面颅骨

面颅骨由15块骨组成。包含不成对的下颌骨、舌骨、犁骨；成对的上颌骨、腭骨、鼻骨、泪骨、下鼻甲和颧骨，共同构成眼眶、鼻腔、口腔和面部的骨性支架。

1. 下颌骨　是面颅骨最大的部分，位于上颌骨下方，分一体和两支（图1－2－11）。①下颌体呈弓状，有上、下两缘及内、外两面，上缘构成牙槽弓。外面前方正中部向前的隆起叫颏隆凸，其前外侧面有颏孔。体的内面中线处有尖锐的颏棘，其下方两侧的椭圆形浅窝称二腹肌窝。②下颌支为体后方上耸的方形骨板，其下方为咬肌附着，称咬肌粗隆。末端分叉形成前方的冠突、后方的髁突，两突之间的凹陷处为下颌切迹。髁突上端膨大，叫下颌头，其下稍细，叫下颌颈，颈的前面有翼肌凹。在支的内面中央有下颌孔，经下颌管通向颏孔，在下颌孔前方有下颌小舌。支与体的接合部叫作下颌角。

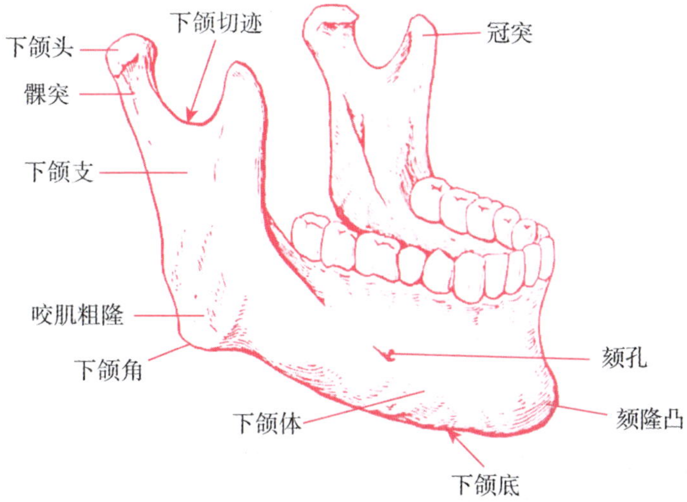

图 1－2－11 下颌骨外侧面观

2. 舌骨 在下颌骨后方，呈马蹄形，中间部分称体，向后外延的长突为大角，向上的短突为小角。大角和体都可在体表扪到。

3. 梨骨 形状为斜方形骨板，组成鼻中隔后下部。

4. 上颌骨 位于人体面颅中央的上颌部的骨骼，由 1 个骨体和 4 个突起组成。上颌体内含上颌窦，分为前面、颞下面、眶面和鼻面。4 个突起包括额突、颧突、牙槽突和腭突（图 1－2－12）。

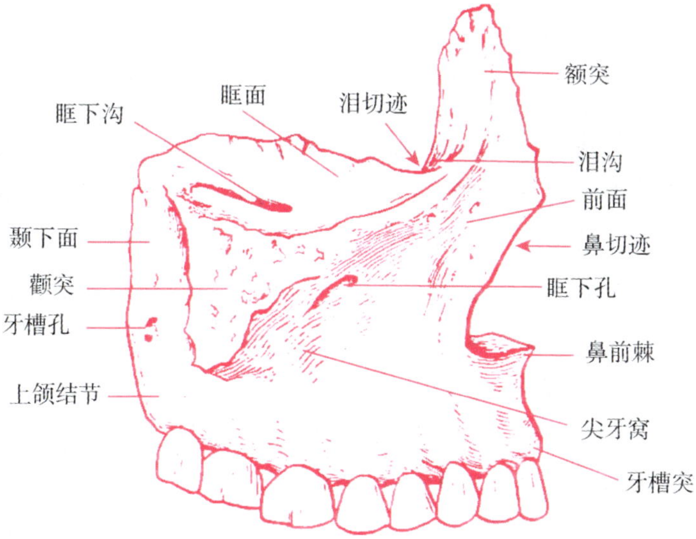

图 1－2－12 上颌骨外面观

5. 腭骨　呈“L”形，构成鼻腔外侧壁及骨腭的后部，并参与颞下窝和翼腭窝的构成。

6. 泪骨　是菲薄的方形小骨片，位于眶内侧壁的前份。

7. 下鼻甲　呈卷曲样小骨片，形成鼻腔外侧壁的一部分。

8. 颧骨　位于面中部前面，眼眶的外下方，菱形，形成面颊部的骨性突起。颧骨的颞突向后接颞骨的颧突，构成颧弓。

二、附肢骨骼

附肢骨骼包括上肢骨和下肢骨。上肢骨每侧 32 块，共 64 块，下肢骨每侧 31 块，共 62 块。上肢骨包括肩胛骨、锁骨、肱骨、桡骨、尺骨、腕骨（8）、掌骨（5）、指骨（14）。下肢骨包括髋骨、股骨、胫骨、腓骨、髌骨、跗骨（7）、跖骨（5）趾骨（14）。

（一）上肢骨

1. 锁骨　锁骨架于胸廓前上方，横于颈部和胸部交界处，全长于皮下均可摸到，是重要的骨性标志。锁骨上面光滑，下面粗糙，形似长骨，但无骨髓腔，可区分为一体两端。中间部分是锁骨体，内侧 2/3 凸向前，外侧 1/3 凸向后。呈“～”形，左右各一块。内侧端粗大，与胸骨柄相关节，称为胸骨端；外侧端扁平，与肩胛骨的肩峰相关节，称肩峰端。锁骨支持肩胛骨，使上肢骨与胸廓保持一定距离，利于上肢的灵活运动。由于位置表浅，锁骨易骨折，并多见于锁骨中外、1/3 交界处。

2. 肩胛骨　位于胸廓的后面，是倒置的三角形扁骨，介于第 2—7 肋之间。分为 2 个面、3 个角和 3 个缘。前面为肩胛下窝，是一大而浅的窝。后面有一横行的骨嵴，称肩胛冈，冈上、下的浅窝，分别称为冈上窝和冈下窝。肩胛冈的外侧扁平，称肩峰。外侧角肥厚，有梨形关节面，称关节盂，关节盂的上、下方各有一小的粗糙隆起，分别称盂上结节和盂下结节。上角和下角位于内侧缘的上端和下端，分别平对第 2 肋和第 7 肋，可作为计数肋的标志。肩胛骨上缘的外侧有肩胛切迹，肩胛切迹外侧的指状突起，因外形酷似鸟嘴，故称喙突；内侧缘长而薄，对向脊柱，称脊柱缘。外侧缘肥厚，对向腋窝，称腋缘。肩胛骨、锁骨和肱骨构成肩关节。肩胛骨位于背部的外上方。肩胛骨前面微凹，后面有一向外上的高嵴，称为肩甲冈，其外侧端称肩峰，是肩部的最高点。肩胛骨在体表可触及（图 1－2－13）。

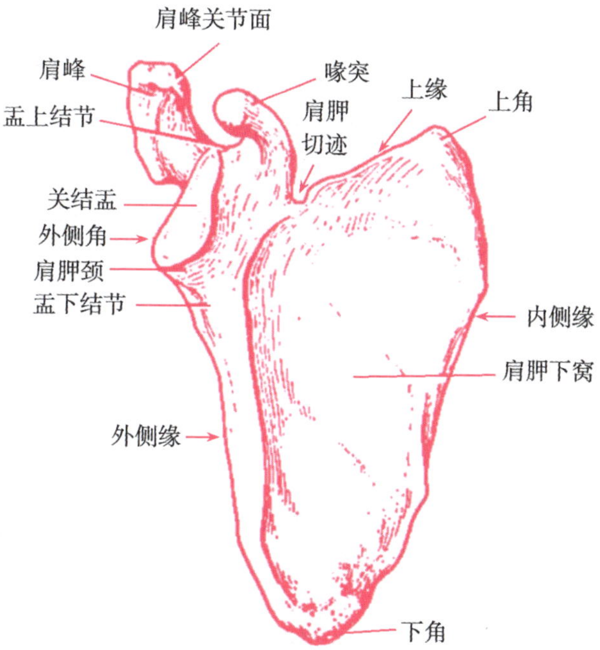

图 1－2－13 肩胛骨前面观

3. 肱骨 位于上臂，又叫上臂骨。上端有半球形的肱骨头与肩胛骨的关节盂组成肩关节；下端与尺、桡骨的上端构成肘关节。是典型的长骨，可分为一体二端。上端与体交界处稍细，称外科颈，为较易发生骨折的部位（图 1－2－14）。

4. 桡骨和尺骨 桡骨为前臂双骨之一，位于前臂外侧，大拇指的一侧，分为一体和两端。上端稍膨大，形成扁圆形的桡骨头，头的上面有凹陷的桡骨头凹，与肱骨小头相关节。桡骨头周缘有环状关节面，与尺骨的桡切迹相关节。桡骨头下方光滑缩细为桡骨颈，颈的内下方有一较大的粗糙隆称桡骨粗隆，是肱二头肌的抵止处。

尺骨位于前臂内侧，是前臂两根长骨之一，是较长骨，可分为一体两端。位于小手指的一侧。分上端、下端和体三部分。较易骨折。上端粗大，前面有一半月形的关节面，叫作滑车（半月）切迹，与肱骨滑车相关节。切迹后上方的突起为鹰嘴，手在肘后皮下可摸到，前下方的突起为冠突。冠突的前下方有一粗糙隆起，叫作尺骨粗隆。冠突的外侧面有一关节面，称为桡骨切迹（图 1－2－15）。

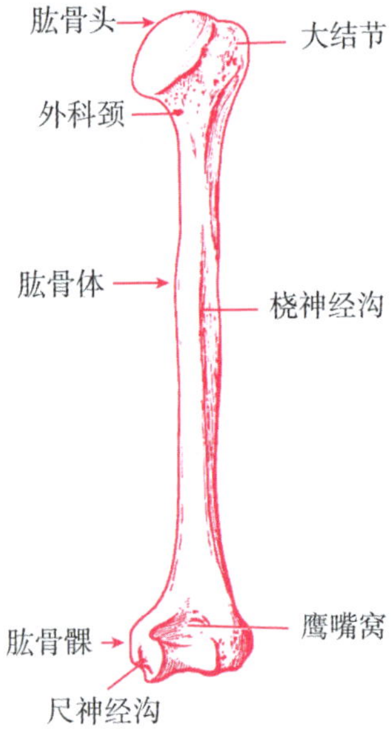

图 1－2－14　肱骨后面观

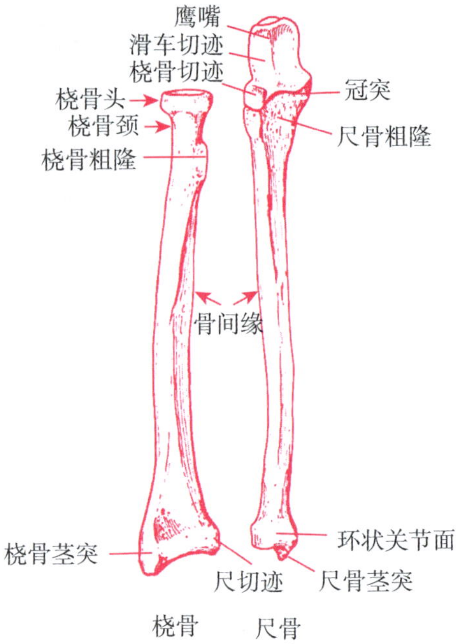

图 1－2－15　桡骨和尺骨观

5. 手骨　包括腕骨、掌骨和指骨（图 1－2－16）。

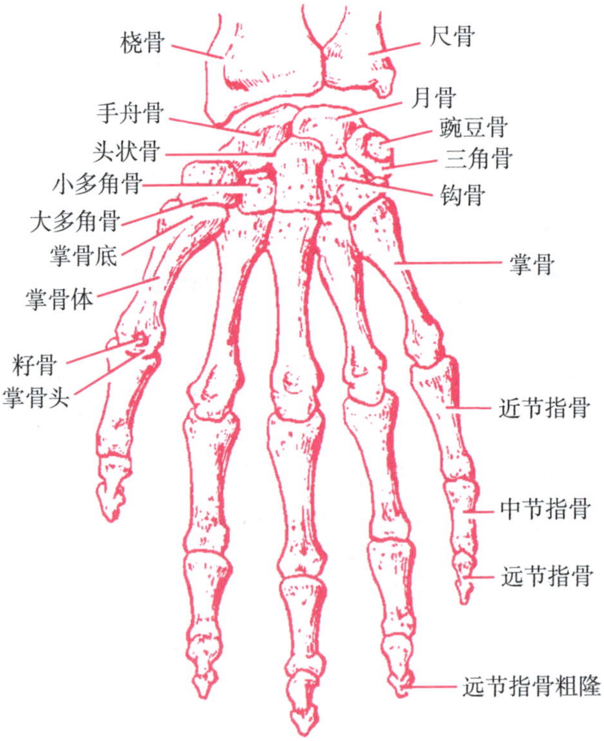

图 1－2－16　手骨前面观

（1）腕骨由8块短骨组成，分为远、近两列，近侧列由桡侧向尺侧依次为手舟骨、月骨、三角骨和豌豆骨。远侧列为大多角骨、小多角骨、头状骨和钩骨。

（2）掌骨共5块，由桡侧向尺侧依次为第1—5掌骨。掌骨属于长骨，近侧端称掌骨底，邻腕骨，远侧端称掌骨头，与指骨相关节。握拳时，掌骨头显露于皮下。

（3）指骨共14块，拇指为二节，其余四指为三节，由近侧向远侧依次为近节指骨、中节指骨和远节指骨。远节指骨掌面有粗糙隆起，称远节指骨隆。

（二）下肢骨

1. 髋骨　包括髂骨、坐骨和耻骨（图1－2－17）。

（1）髂骨：构成髋骨的上部，髂骨体肥厚，髂骨翼在体的上方，为宽阔的骨板，中部较薄。其上缘肥厚，称髂嵴。髂嵴前端是髂前上棘，髂嵴后端是髂后上棘。髂前上棘后方5—7厘米处，髂嵴的前、中1/3交界处向外侧突出称髂结节。

（2）坐骨：由坐骨体和坐骨支两部分组成。人体有一对坐骨，构成髋骨后下部。

（3）耻骨：位于髋骨的前下部，分为体和上、下两支。耻骨是位于骨盆前方的2片骨，两片骨间靠韧带及纤维软骨组织连接起来，这个区域就叫耻骨联合。

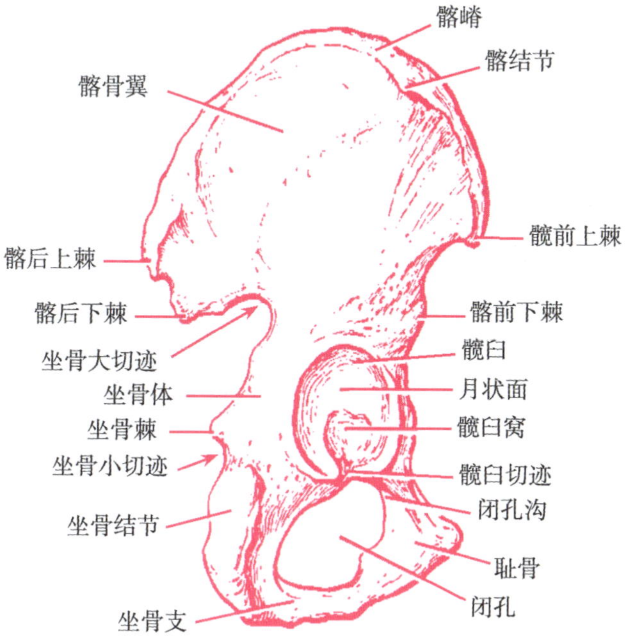

图1－2－17　髋骨

2. 股骨　支撑人体的躯干、骨盆等，是人体最长、负重最重的骨。上端朝向内上方，其末端膨大呈球形，叫股骨头，与髋臼相关节。头的中央稍下方，有一小凹，叫作股骨头凹，为股骨头韧带的附着处。头的外下方较细的部分称股骨颈。颈体交界处的外侧，有一向上的隆起，叫作大转子，其内下方较小的隆起叫作小转子。大转子的内侧面有一凹陷称为转子窝。大、小转子间，前有转子间线，后有转子间嵴相连。两者之间称股骨粗隆间，是骨折多发处（图 1－2－18）。

3. 髌骨　是人体最大的籽骨，位于股骨下端前面，在股四头肌腱内，上宽下尖，前面粗糙，后面为关节面，与股骨髌面相关节。髌底位于髌骨上端较为宽厚部分，髌尖为髌骨下端较为窄小、形似三角形的尖端部分，髌面与股骨下端两髁前方的关节面彼此相连，形成髌面，髌骨可在体表扪到。髌骨具有保护膝关节、避免股四头肌腱对股骨髁软骨面摩擦的功能（图 1－2－19）。

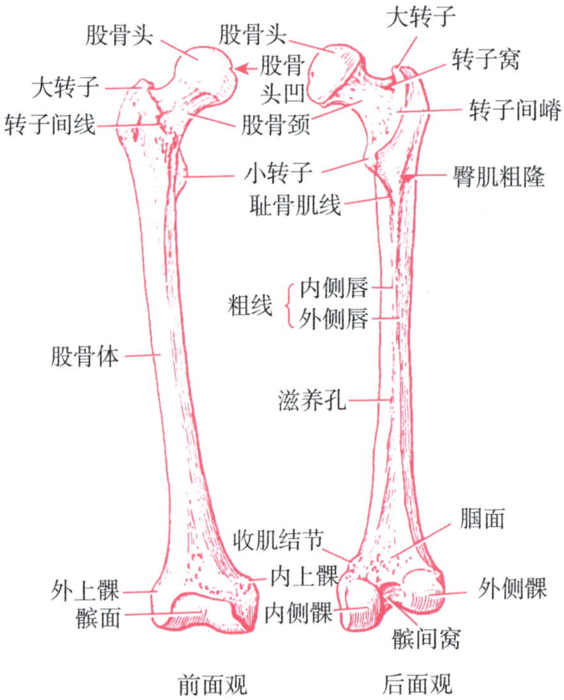

图 1－2－18　股骨的前面观与后面观

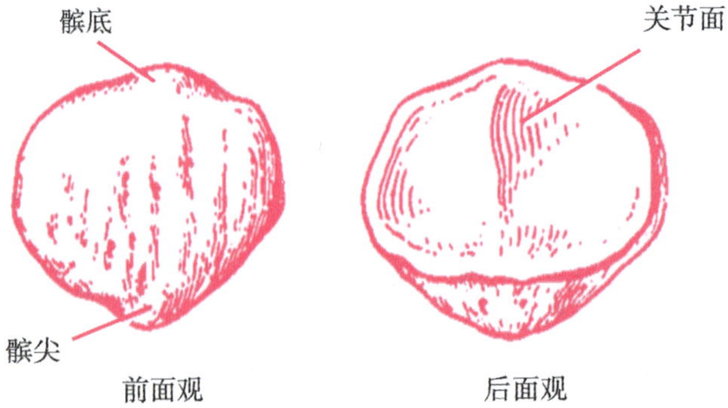

图 1－2－19　髌骨

4. 胫骨 位于小腿内侧，为小腿骨中主要承重骨（图 1－2－20）。可分为一体两端。上端膨大，形成内侧髁和外侧髁，与股骨下端的内、外侧髁以及髌骨共同构成膝关节。两髁之间的骨面隆凸叫作髁间隆起。隆起前后各有一凹陷的粗糙面，分别叫作髁间前窝和髁间后窝。上端的前面有一粗糙的隆起，叫作胫骨粗隆。由于胫骨皮下组织和肌肉都较薄弱，血液供应相应也差，故常见运动损伤。

5. 腓骨 位于小腿外侧，细长，腓骨与其内侧的胫骨愈合成胫腓骨（图 1－2－20）。腓骨比胫骨细，腓骨上端称作腓骨小头，可以从皮肤外表面触及，上端仅与胫骨相连接。腓骨下端形成的突起为外踝，腓骨下端、胫骨下端及距骨构成踝关节。

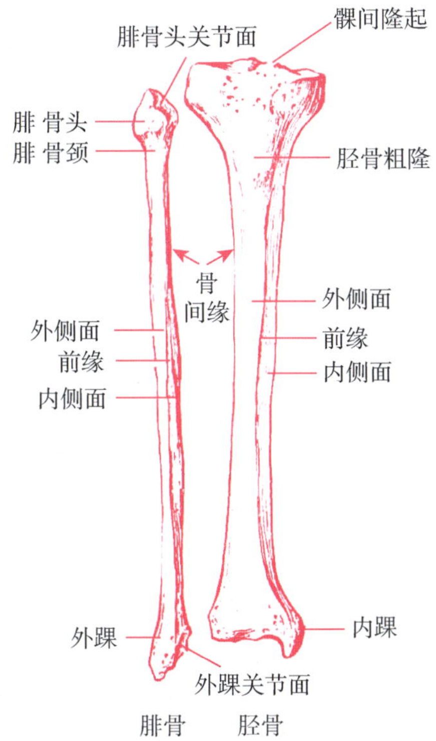

图 1－2－20 腓骨、胫骨前面观

6. 足骨 足分为前足部、中足部、后足部 3 个部分。足骨包括跗骨 7 块、跖骨 5 块、趾骨 14 块，共 26 块（图 1－2－21）。

（1）跗骨属于短骨，位于足骨的近侧部，相当于手的腕骨，共 7 块。可分为 3 列，即近侧列相叠的距骨和跟骨，中间列的舟骨，远侧列的第 1—3 楔骨和骰骨。跟骨骨折为常见的跗骨骨折，多由高处跌下，足跟受到垂直撞击所致。

（2）跖骨和趾骨：跖骨位于足骨的中间部，共 5 块，其形状大致与掌骨相当，但比掌骨长而粗壮。其序数自拇趾侧数起。每一跖骨都分为底、体和头 3 部。趾骨共 14 块，形状和排列与指骨相似，属于长骨，但都较短小。踇趾骨为两节，其余各趾细小均为3节，每节趾骨分为底、体、头3部分，按解剖位置分为近节趾骨、中节趾骨和远节趾骨。

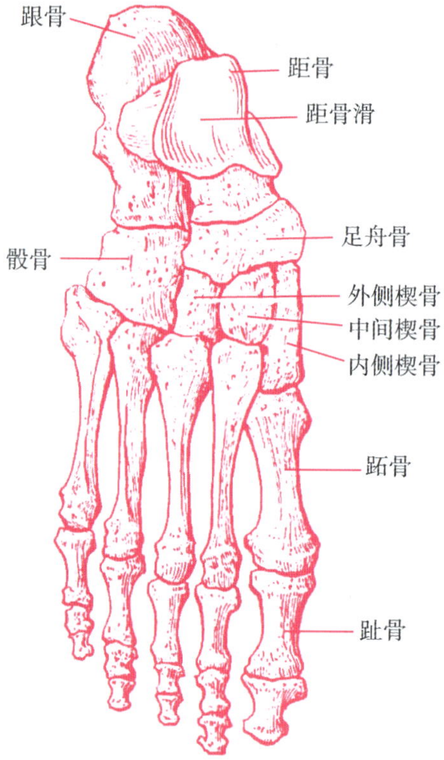

图1-2-21 足骨前面观

第三节 人体关节解剖

一、关节结构

（一）关节分型

1. 纤维关节 两骨之间由致密纤维组织连接，为纤维关节骨之间无间隙，因而活动很少或者不能活动，所以又叫不动关节。各块头骨、颅骨之间的连接就属于不动关节。

2. 软骨关节 在软骨关节，骨之间的空隙由透明软骨或纤维软骨所占据，连接点可有微小的活动范围，因此又叫微动关节，如椎间盘、耻骨联合就属于软骨关节（图1-2-22）。

3. 滑膜关节　这些关节都有关节腔，因而活动自如，所以又叫动关节。构成滑膜关节的各骨关节面之间并不直接接触，表面为软骨所覆盖，骨端包有关节囊，有的还有韧带包绕，内层为疏松结缔组织，即滑膜（图 1－2－23）。

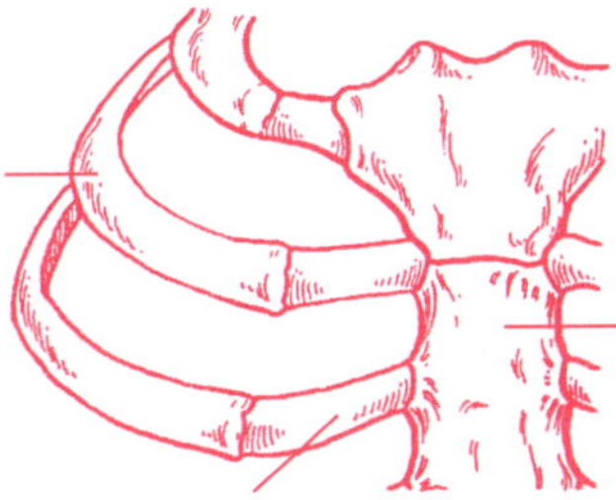

图 1－2－22　软骨关节

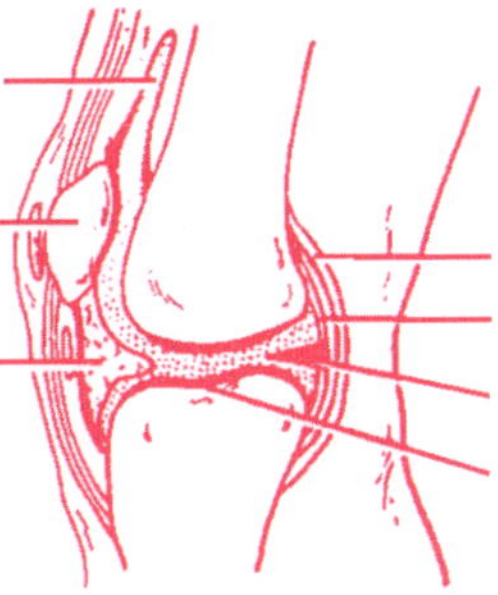

图 1－2－23　滑膜关节侧面观

（二）关节组成

1. 关节软骨　关节软骨是覆盖在关节表面的很薄的一层软骨。正常关节软骨没有血管、淋巴管及神经。有减少摩擦、缓冲震荡与冲击力的作用。

2. 关节囊　是由纤维结缔组织膜构成的囊，覆着于关节的周围，并与骨膜融合连续，它包围关节，封闭关节腔，可分为内、外两层。

3. 关节腔　关节腔是关节囊与关节面围成的一个组织空间或缝隙。关节腔在正常情况下含少量很黏稠的滑膜液，使关节保持湿润和滑润。

4. 韧带　为连于相邻两骨之间的致密纤维结缔组织束，有加强关节稳固、限制其过度运动的作用。

5. 滑膜　关节囊内层为滑膜，由薄而柔软的疏松结缔组织构成，衬贴于纤维膜的内面（图 1－2－23）。

6. 滑液　滑膜富含血管网，产生滑液即关节液。滑液是透明蛋白样液体，呈弱碱性，它为关节腔提供了液态环境，润滑和营养关节软骨。

（三）脊柱的生理弯曲

正常成年人的脊柱自颈椎至骶椎有 4 个生理性弯曲，即向前凸的颈椎弯曲与腰椎弯曲，向后凸的胸椎弯曲与骶椎弯曲。从侧面看脊柱呈“S”形弯曲（图 1－2－24）。脊柱的生理性弯曲可使脊柱产生弹性动作，以缓冲和分散在运动中对头和躯干产生的震动，故脊柱的弯曲具有生理性保护作用。

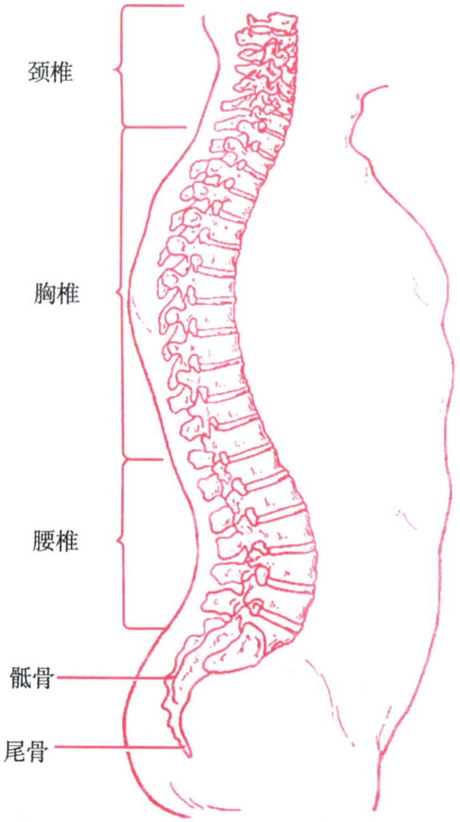

图 1－2－24　脊柱侧面观

二、关节运动

滑膜关节关节面的复杂形态，运动轴的数量和位置，决定了关节运动的形式和范围。关节运动包括移动、屈和伸、收和展、旋转、环转等运动方式。

第四节　肌　　学

一、肌学定义

肌根据组织结构和功能不同，可分为骨骼肌、心肌和平滑肌。骨骼肌是运动系统的运动力部分，多数附着于骨骼，主要存在于躯干和四肢，可随人的意志而收缩，又称随意肌。心肌为心壁主要组成部分。平滑肌主要分布于内脏中空性器官和血管壁。骨骼肌在人体内分布极为广泛，有600多块，约占体重的40%，本节内容以骨骼肌为主。

二、肌的构造和形态

每块骨骼肌包括肌腹和肌腱两部分。肌腹为肌性部分，主要由肌纤维即肌细胞组成，有收缩力。肌腱主要由平行致密的胶原纤维素构成，强韧而无收缩能力，其抗张强度为肌肤的100多倍。肌借肌腱附着于骨骼。肌在关节周围的配布方式与关节运动轴密切相关，各关节周围配布的肌数量不同，肌与关节配合可完成屈伸、内收、外展、旋内外动作（图1－2－25）。

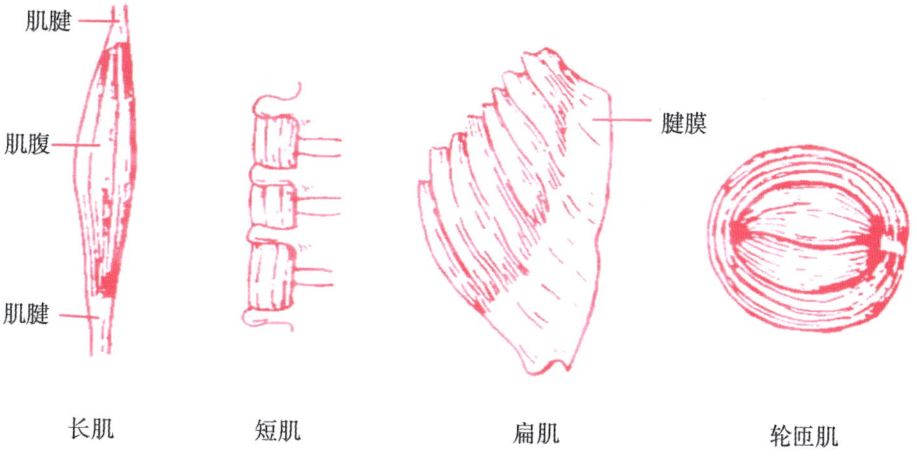

图1－2－25　肌的各种形态

三、肌的命名

骨骼肌通常按照其位置、形态、大小、起止点、作用或肌束走行方向命名。例如，肱二头肌、小腿三头肌等按肌的位置和形态综合命名，胸大肌、臀大肌等按肌的位置和大小综合命名。

四、肌的辅助装置

肌的辅助装置有筋膜、滑膜囊和腱鞘等。它们具有协助肌肉的活动、保持肌肉的位置、减少运动时的摩擦和保护等功能。

五、人体主要肌的分类、作用和神经支配

1. 头肌　可分为面肌和咀嚼肌两部分（图 1 – 2 – 26）。

（1）面肌：为扁薄的皮肌，位置表浅，主要分布于面部口眼、鼻等孔裂周围，可分为环形肌、核辐射肌两种。显示喜怒哀乐等各种表情，故又称表情肌。

（2）咀嚼肌：包括颞肌、咬肌、翼内肌和翼外肌，配布于下颌关节周围，参与咀嚼运动。

咀嚼肌神经支配为三叉神经。

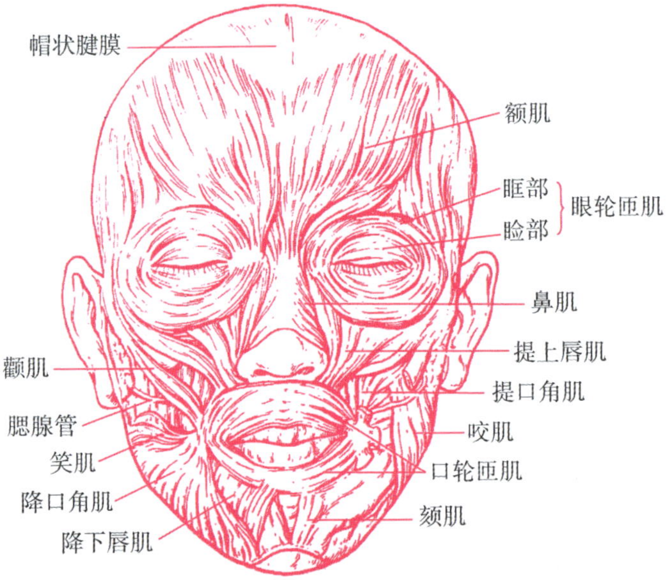

图 1 – 2 – 26　头肌

2. 颈肌　依其所在位置分为颈浅肌与颈外侧肌、颈前肌、颈深肌三群。主要作用包括拉口角、下颌向下、头部前倾后仰等。主要支配神经为面神经、三叉神经、颈前神经前支等。

3. 躯干肌　分为背肌、胸肌、膈腹肌和会阴肌。背肌可分为背浅肌群和背深肌群两种（图 1 – 2 – 27）。

（1）背浅肌群：包括斜方肌、背阔肌、肩胛提肌。

1）斜方肌位于项、背部的浅层，一侧呈三角形，两侧合起来为斜方形。起自上项线、枕外隆凸、项韧带、第 7 颈椎和全部胸椎的棘突，止于肩胛冈、肩峰和锁骨外侧 1/3，收缩时使肩胛向脊柱靠拢。该肌瘫痪时产生塌肩。

2）背阔肌为全身最大的扁肌，位于背下部、腰部和胸侧壁。起自第 6 胸椎以下的

全部椎骨棘突和髂嵴后份，肌束向外上方集中，止于肱骨的小结节嵴，收缩时使臂内收、内旋和后伸，如背手姿势。

3）肩胛提肌位于颈项两侧，肌肉上部位于胸锁乳突肌深侧，下部位于斜方肌的深面，为一对带状长肌，起自上4块颈椎的横突，肌纤维斜向后下稍外方，止于肩胛骨上角和肩胛骨脊柱缘的上部。有上提肩胛骨并使肩胛骨下回旋的作用，是颈椎负担很重的一块肌肉。这块肌肉过分紧张会使柔韧度下降，保持引起肩带上举状态（即耸肩）。长期耸肩姿态将引起颈部不适和头部供血不畅。

（2）背深肌群：包括竖脊肌、夹肌。

1）竖脊肌位于背部深层，棘突两侧的纵沟内，为两条强大的纵行肌柱。起自骶骨背面和髂嵴后份，向上分别止于椎骨、肋骨和颞骨乳突。竖脊肌收缩时使脊柱后伸，是维持人体直立的重要肌。可使脊柱后伸和仰头、头向同侧旋转、头后仰。

2）夹肌起自项韧带下部和上位胸椎棘突，肌纤维斜向外上方，分为2部分。头夹肌在胸锁乳突肌上端的深面，止于乳突下部和上项线的外侧部；颈夹肌在头夹肌的外侧和下方，止于上位3个椎的横突。一侧夹肌收缩使头转向同侧，双侧收缩使头颈后仰。

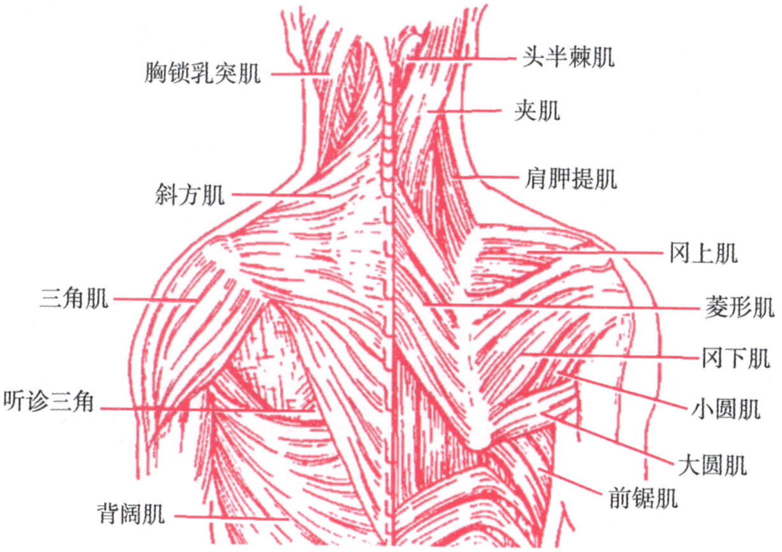

图1-2-27 背肌

（3）胸肌：即胸部的肌肉，由左、右两部分构成。胸肌可分为胸上肢肌和胸固有肌（图1-2-28）。

1）胸上肢肌主要有胸大肌、胸小肌、前锯肌。

2）胸固有肌参与构成胸廓，在肋间隙内，主要有肋间外肌和肋间内肌。作用：肋间外肌能提肋，助吸气。肋间内肌位于肋间外肌的深面，肋间内肌能降肋，助呼气。

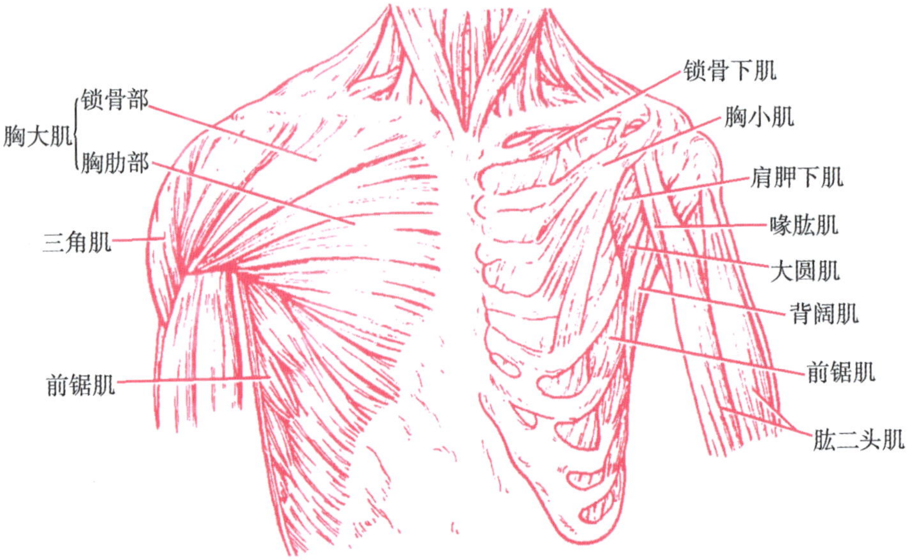

图1－2－28　胸肌

（4）膈肌：位于胸腹腔之间，成为胸腔的底和腹腔的顶。膈为主要的呼吸肌，收缩时，膈穹窿下降，胸腔容积扩大，以助吸气；松弛时，膈穹窿上升恢复原位，胸腔容积减少，以助呼气。

（5）腹肌：包括腹直肌、腹外斜肌、腹内斜肌和腹横肌。当它们收缩时，可以使躯干弯曲及旋转，并可以防止骨盆前倾。

4. 上肢肌　分为上肢带肌、臂肌、前臂肌和手肌（图1－2－29）。

（1）上肢带肌：配布于肩关节周围，均起自上肢带骨，能运动肩关节并能增强关节的稳固性。

1）三角肌位于肩部，呈三角形。起自锁骨的外侧段、肩峰和肩胛冈，肌束从前、外、后包裹肩关节，逐渐向外下方集中，止于肱骨体外侧的三角肌粗隆。肱骨上端由于三角肌的覆盖，使肩部呈圆隆形。作用：使上臂外展，前部肌束可使上臂屈和旋内，而后部肌束能使上臂伸和旋外。

2）冈上肌位于斜方肌深面，起自肩胛骨和冈窝，肌束向外经肩峰和喙肩韧带的下方，跨越肩关节，止于肱骨大结节的上部。作用：使上臂外展。

3）冈下肌位于冈下窝内，肌的一部分被三角肌和斜方肌覆盖。起自冈下窝，肌束向外经肩关节后面，止于肱骨大结节的中部。作用：使上臂旋外。

4）小圆肌位于冈下肌下方，起自肩胛骨外侧缘背面，止于肱骨大结节的下部。作用：使上臂旋外。

5）大圆肌位于圆肌的下方，其下缘被背阔肌包绕。起自肩胛骨下角的背面，肌束向上外方，止于肱骨小结节脊。作用：使上臂内收和旋内。

6）肩胛下肌位于肩胛下窝内，肌束向上外经肩关节的前方，止于肱骨小结节。作用：使上臂内收和旋内。

（2）臂肌：均为长肌，可分为前、后两群。前群为屈肌，有肱二头肌、肱肌和喙肱肌；后群为伸肌，为肱三头肌。

（3）前臂肌：位于尺、桡骨的周围，多为长梭形肌，可分为前、后两群。前群为屈肌群；后群为伸肌群。

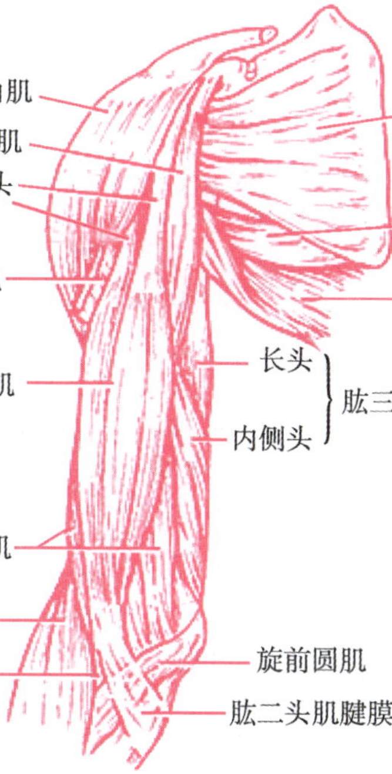

图 1－2－29　上肢带肌与前臂肌群

（4）手肌：在手掌面，可分为外侧、中间和内侧三群。

1）外侧群在拇指侧构成一隆起，称为鱼际，这些肌使拇指作屈、收、展和对掌等动作。

2）内侧群在小指侧，构成小鱼际，使小指做屈、外展和对掌等动作。

3）中间群包括蚓状肌和骨间肌。蚓状肌的作用为屈掌指关节、伸指间关节。骨间肌可分为骨间掌侧肌，收缩时可使食指、无名指、小指向中指靠拢（内收）；骨间背侧肌，它们是以中指的中线为中心，能外展食指、中指、无名指。

5. 下肢肌　分为髋肌、大腿肌及小腿肌和足肌（图 1－2－30）。

（1）髋肌：可分为前、后两群。

1）前群主要为髂腰肌，由腰大肌和髂肌组成。腰大肌主要起自腰椎体侧面；髂肌起自髂窝。两肌向下互相结合，经腹股沟韧带深面和髋关节的前内侧，止于股骨小转子。作用：使髋关节前屈和旋外。下肢固定时，可使躯干和骨盆前屈。

2）后群主要位于臀部，有臀大肌、臀中肌、臀小肌和梨状肌等，主要作用为伸髋关节。臀大肌位于臀部皮下，人类由于直立姿势的影响，故大而肥厚，形成特有的臀部膨隆。臀大肌肥厚，是肌内注射的常用部位。

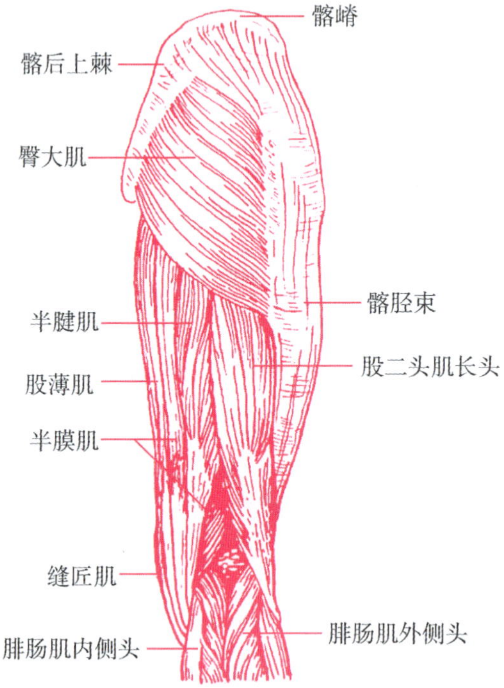

图 1－2－30　髋肌和大腿肌后群

（2）足肌：较为短小，分为足背肌和足底肌两部分。足背肌有伸趾的功能；足底肌有屈趾的功能。整个足肌起支持体重和行走的功能。

第三章
消化系统

消化系统由消化道和消化腺两大部分组成。消化道包括口腔、咽、食道、胃、小肠（十二指肠、空肠、回肠）和大肠（盲肠、阑尾、结肠、直肠、肛管）等部。临床上通常把口腔到十二指肠的这一段称上消化道，空肠以下的部分称下消化道。消化系统的基本功能是摄取、转运、消化食物和吸收营养、排泄废物（图 1－3－1）。

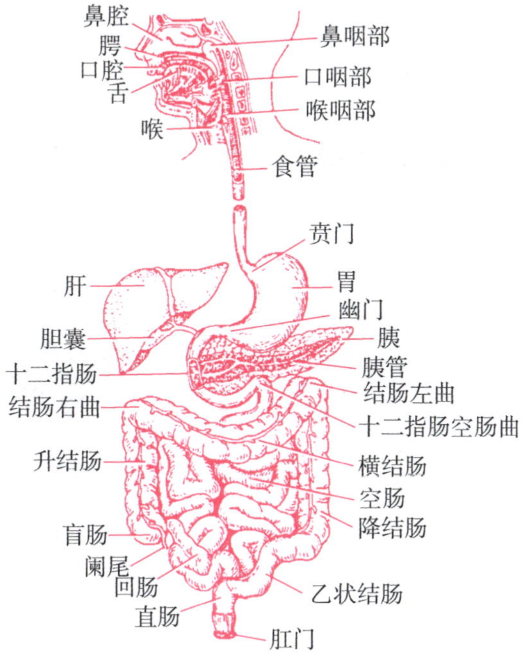

图 1－3－1　消化系统模式

第一节　口腔、咽

一、口腔

口腔是消化管的起始部，其前壁为上下唇，侧壁为颊部，上壁为腭，下壁为口腔底。口唇以内、牙齿以外叫口腔前庭，牙齿以内到咽部叫固有口腔。

二、咽

咽是消化管上端扩大的部分，是消化管与呼吸道的共同通道。

第二节　食管、胃

一、食管

食管是消化管各部分中最狭窄的部分，长约 25 厘米。食管可分为颈部、胸部和腹部。颈部长 5 厘米，胸部最长，为 18—20 厘米，胸部最短，仅 1—2 厘米。

二、胃

胃是消化管最膨大的部分，上连食管，下接十二指肠。成人胃的容量约 1500 毫升。胃除有受纳食物和分泌胃液的作用外，还有内分泌功能。胃分为四部分，即贲门部、胃底、胃体和幽门部。

第三节　小肠、大肠

一、小肠

小肠是消化管中最长的一段，成人长 5—7 米，上端起于胃幽门，下端为盲肠，分十二指肠、空肠和回肠三部。小肠是进行消化和吸收的重要器官。

二、大肠

大肠是消化管的下段，全长 1.5 米，围绕于空回肠的周围，分为盲肠、阑尾、结肠、直肠和肛管五部分。结肠分为升结肠、横结肠、降结肠和乙状结肠四部分。大肠的主要功能为吸收水分、维生素和无机盐，并将食物残渣形成粪便，排出体外。

第四节　肝、胆、胰

一、肝、胆

肝是人体最大的腺体，也是人体内最大的实质性器官。我国成年人肝的重量男性为 1230—1450 克，女性为 1100—1300 克，占体重的 1/50—1/40。肝的血液供应十分丰富，质地柔软而脆弱，易受外力冲击而破裂，发生腹腔内大出血。

肝为不规则的楔形，可分为上、下两面，前、后、左、右四缘。肝的外胆道系统包括胆囊和输胆管道。胆囊为储存和浓缩胆汁的囊性器官，呈梨形，长 8—12 厘米，宽 3—5 厘米，容量 10—60 毫升。

二、胰

胰是人体第二大消化腺，由外分泌部和内分泌部组成。其形状是一个狭长的腺体，质地柔软，呈灰红色，长 12—20 厘米，宽 3—5 厘米，厚 1.5—2.5 厘米，重 82—117 克。胰的外分泌部分泌胰液。胰液有分解和消化蛋白质、糖类的作用。其内分泌部即胰岛，主要分泌胰岛素。胰岛素可调节血糖浓度。

第四章
呼吸系统

呼吸系统由呼吸道和肺组成。呼吸道包括鼻、咽喉、气管、支气管。鼻、咽喉和气管等通称为上呼吸道；支气管以下则称为下呼吸道（图 1－4－1）。肺由实质组织和间质组织组成。呼吸系统主要的功能是在人体与外界环境间进行气体交换，即吸入氧气，排出二氧化碳。

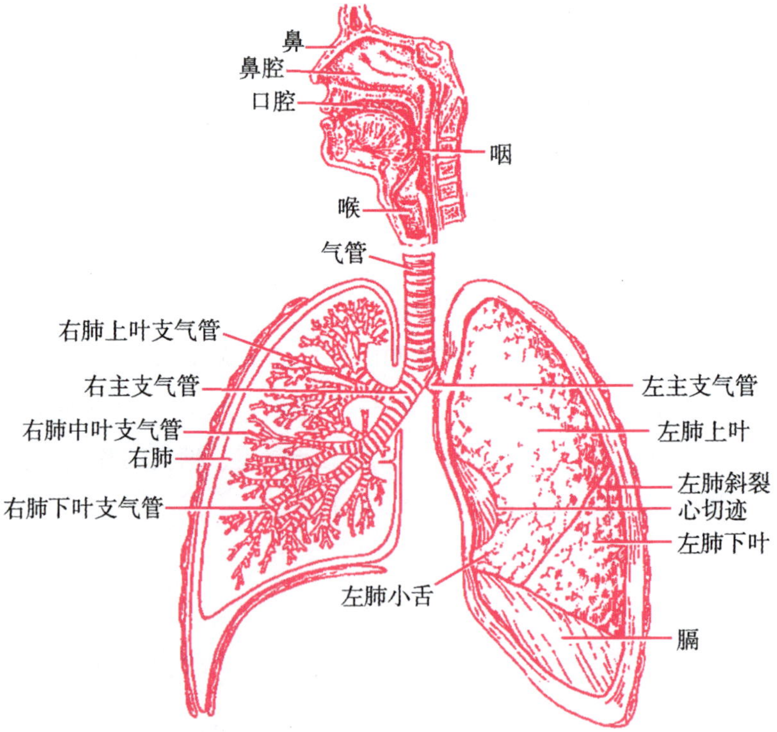

图 1－4－1　呼吸系统模式

第一节 鼻

鼻为呼吸道的起始部分，分 3 部分，即外鼻、鼻腔和鼻旁窦。

一、外鼻

外鼻以鼻骨和鼻软骨为支架，外被皮肤、内覆黏膜，位于面部中央，分为骨部和软骨部。软骨部皮肤因富含皮脂腺和汗腺，成为痤疮、酒渣鼻和疖肿的好发部位。

二、鼻腔

鼻腔是呼吸道起始部，为内部狭窄、底部宽、前后狭长的腔隙，由骨和软骨及其表面覆盖的黏膜和皮肤构成。

三、鼻旁窦

鼻旁窦又称副鼻窦，为颅骨开口于鼻腔的含气骨性腔洞，分别位于额骨、筛骨、蝶骨和上颌骨内（图 1－4－2）。窦壁内衬黏膜并与鼻腔黏膜相移行。有温暖、湿润空气及对发音产生共鸣的作用。

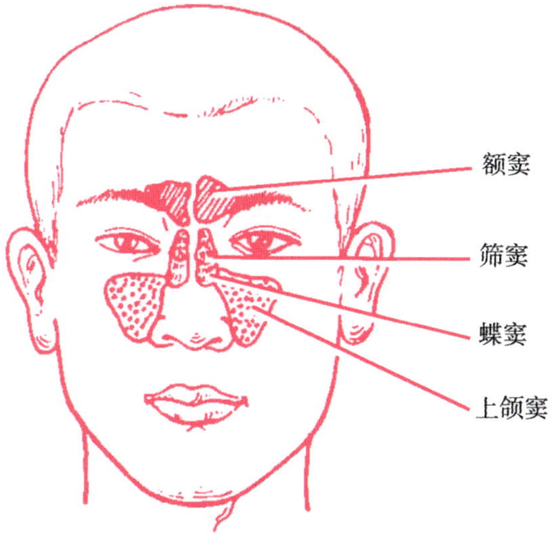

图 1－4－2　鼻旁窦

第二节　喉

一、喉软骨

喉是呼吸道的管道，又是发音的器官，由喉软骨和喉肌组成。成人的喉位于第3—第6颈椎前方。喉的支架由甲状软骨、环状软骨、会厌软骨和成对的杓状软骨等喉软骨组成。

二、喉的连接

喉的连接分喉软骨间的连接及舌骨、气管与喉之间的连接。

三、喉肌

喉肌是发音的动力器官，是横纹肌，其具有紧张和松弛声带，缩小或开大声门裂，以及塑小喉口的作用。

四、喉腔

喉腔是由喉软骨、韧带、纤维膜、喉肌和喉黏膜等共同围成的管腔。喉腔上起喉口，与咽相通；下通气管与肺相连。

第三节　气管与支气管

一、气管

气管上端平第6颈椎体下缘与喉相连，向下至胸骨角平面分为左、右支气管为止（图1－4－3）。成人男、女性平均长分别为10.31厘米和9.71厘米。气管由黏膜、气管软骨平滑肌和结缔组织构成，气管软骨由14—17个呈“C”形缺口向后的透明软骨环组成，分杈处叫气管杈。

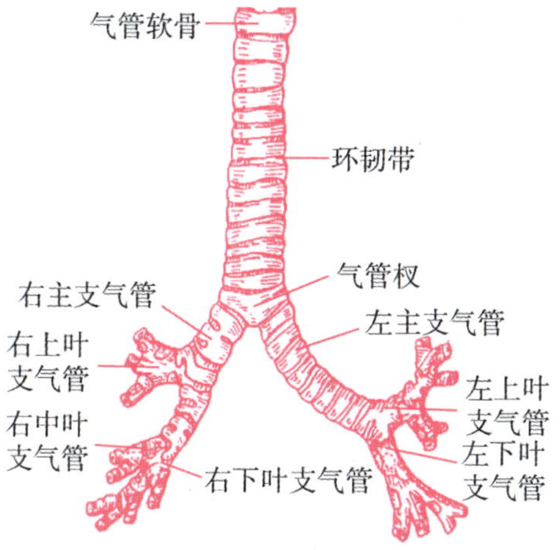

图 1－4－3 气管与支气管

二、支气管

支气管是气管分出的各级分支。其中一级分支为左、右支气管，二级分支为肺叶支气管，三级分支为肺的支气管，如此反复，分支达 3—25 级直至肺泡管。

第四节 肺

一、肺的形态

肺是呼吸系统最重要的器官，位于胸腔内。坐落于膈肌的上方，纵隔的两侧。肺呈圆锥形，包括一尖、一底、三面。一尖即肺尖；一底即肺底；三面即肺的肋面、纵隔面和隔面。左肺借斜裂分为上、下 2 个肺叶，右肺除斜裂外，还有一水平裂将其分为上、中、下 3 个肺叶。肺是以支气管反复分支形成的支气管树为基础构成的。

正常肺呈浅红色，质柔软，呈海绵状，富有弹性。成人的肺重量为自身体重的 1/50，男性平均 1000—1300 克，女性平均 800—1000 克，男性左右两肺的空气流容量 5000—6500 毫升，女性小于男性。

二、支气管及肺段的血液供应

肺动脉起自肺动脉杈，是运送血液至肺进行气体交换的功能性血管，分左肺动脉和右肺动脉。支气管动脉是主动脉弓和胸主动脉的较细分支，为肺的营养血管，通常有1—4支。

第五节 胸膜、纵隔

一、胸膜腔

脏壁两层胸膜在肺根处相互平行，二者之间围成一个封闭的、潜在的胸膜间隙，即胸膜腔，左右各一，呈负压，互不相通。胸膜腔是一个潜在的间隙，其内仅有少许浆液，可减少摩擦。

二、上、下纵隔

（一）上纵隔

上纵隔为胸骨角平面以上的纵隔部分，其上界为胸廓上口，下界为胸骨角至第4胸椎体下缘的平面，前方为胸骨柄，后方为第1—第4胸椎体。

（二）下纵隔

下纵隔为胸骨角平面以下的纵隔部分，上界为上纵隔的下界，下界为隔，左右侧为纵隔胸膜。

第五章
泌尿系统

泌尿系统由肾脏、输尿管、膀胱及尿道组成。其主要功能为排泄。排泄是指排出机体代谢过程中所产生的废物和多余的水，保持人体内环境的平衡和稳定。

第一节　肾

一、肾的形态

肾为成对的实质性器官，红褐色，左、右各一，形似蚕豆，长约 10 厘米，宽约 6 厘米，厚约 4 厘米，重 134—148 克（图 1－5－1）。

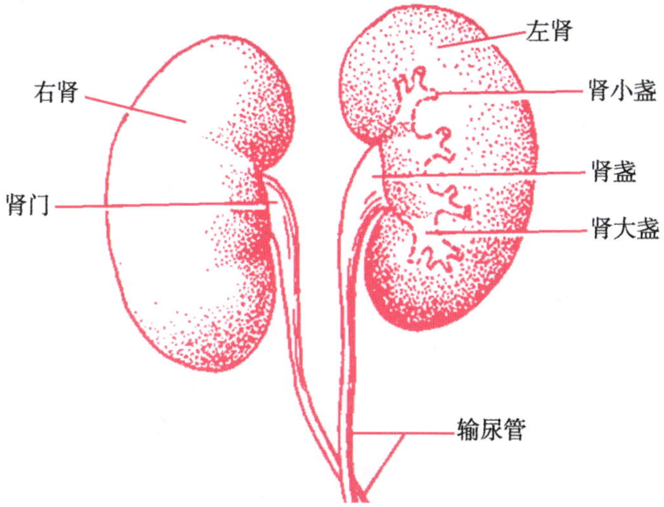

图 1－5－1　肾

二、肾的位置与毗邻

肾位于腹膜后脊柱两旁的浅窝中。左肾前上部与胃底后面毗邻，中部与胰尾和脾血管接触，下部连接空肠和结肠左曲。右肾前上部与肝干毗邻，下部与结肠右曲相接。肾上腺位于两肾的上方。

三、肾的结构

肾实质为肾皮质和肾髓质。肾皮质主要位于肾实质的浅层，厚 1—1.5 厘米，富含血管。肾髓质位于肾实质的深层，约占肾实质厚度的 2/3，由 15—20 个呈圆锥形的肾椎体构成。

第二节　输　尿　管

输尿管是位于腹膜外位的肌性管道。平第 2 腰椎上缘，起自肾盂末端，终于膀胱。长 20—30 厘米，管径平均 0.5—1 厘米。

第三节　膀　　胱

一、膀胱的形态

空虚的膀胱呈三棱椎形，分尖、体、底和颈四部（图 1－5－2）。

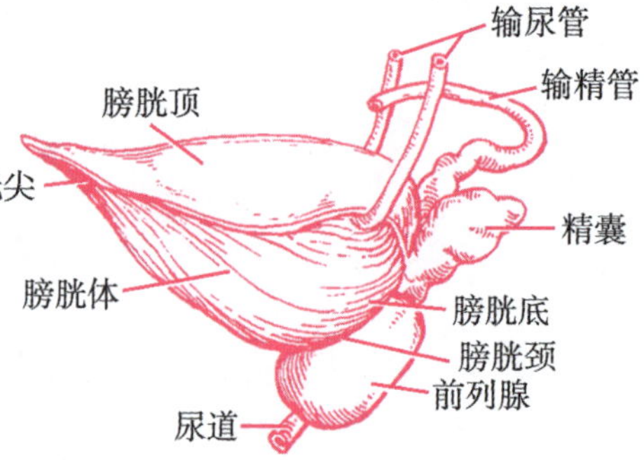

图 1－5－2　膀胱侧面观

二、膀胱的结构

膀胱内面被覆黏膜。当膀胱壁收缩时，黏膜聚集呈皱襞，称膀胱襞。在膀胱底内面，有一个呈三角形的区域，位于左、右输尿管口和尿道内口之间。此处膀胱黏膜与肌层连接，缺少黏膜下层组织，无论膀胱扩张还是收缩，始终保持平滑，称膀胱三角。膀胱三角是肿瘤、结核的好发部位。

第四节 尿　　道

女性尿道平均长 3—5 厘米，直径 0.6 厘米，较男性尿道短，宽而直，尿道内口平耻骨联合后面中央或上部，女性低于男性。

男性尿道有排精和排尿的功能，起自膀胱的尿道内口，止于阴茎头尿道外口。成人尿道管径平均 5—7 毫米，长 16—22 厘米，分前列腺部、膜部和海绵体部 3 部分。

第六章 心血管系统

心血管系统由心、动脉、静脉和毛细血管组成，内有血液循环流动。推动血液流动的动力是心脏。

第一节 总 论

一、心血管系统的组成

（一）心的构成

心是连接动、静脉的“动力泵”，主要由心肌构成，还具有内分泌功能。

（二）动脉

动脉是运送血液离心的管道。动脉管壁较厚，可分为三层：内膜菲薄，腔面为一层内皮细胞，能减少血流阻力；中膜较厚，含平滑肌、弹性纤维和胶原纤维；外膜厚度与中膜相近，由疏松结缔组织组成。动脉在行程中不断分支，越分越细，最后移行为毛细血管。

（三）毛细血管

毛细血管是连接动、静脉末梢的管道，管径6—8微米，管壁由一层内皮细胞和肌膜构成。毛细血管数量多，管壁薄，是血液与组织液进行物质交换的场所。

（四）静脉

静脉是运送血液回心的血管。小静脉在向心回流过程中不断接受属支，逐渐汇合成中静脉、大静脉，最后注入心房。与相应动脉比较，静脉管壁薄、管腔大、弹性小、容血量较大。

二、血管吻合及其功能

（一）动脉吻合

在经常活动或受压的部位，其相邻的多条动脉分支相互吻合成动脉网。动脉吻合有缩短循环时间和调节血流量的作用。

（二）静脉吻合

静脉吻合较动脉丰富，常在脏器周围或脏器壁内形成静脉丛，以保证在脏器扩大或腔壁受压时血流通畅。

（三）小动静脉吻合

在体内许多部位，如指尖、趾端，鼻、唇、外耳皮肤，小动脉和小静脉之间可以借血管直接相连，形成小动静脉吻合。这种吻合具有缩短循环途径、调节局部血流量和体温的作用。

（四）侧支吻合

发自主干不同高度的侧副血管彼此吻合，称侧支吻合。通过侧支建立的循环称侧支循环或副循环。侧支循环的建立对于保证器官在病理状态下的血液供应有重要意义。血管吻合和侧支循环示意如下（图 1－6－1）。

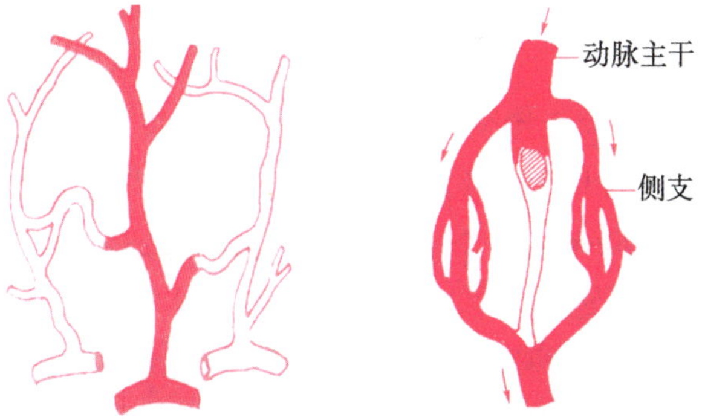

图 1－6－1　血管吻合和侧支循环示意

第二节 心 脏

一、心脏的位置、外形

心是一个中空的肌性纤维器官，形似倒置的、前后稍扁的圆锥体，周围裹以心包，斜位于胸腔的中纵隔内。中国人成年男性正常心脏重量为（284 ± 50）克，女性为（250 ±49）克（图 1 –6 –2）。

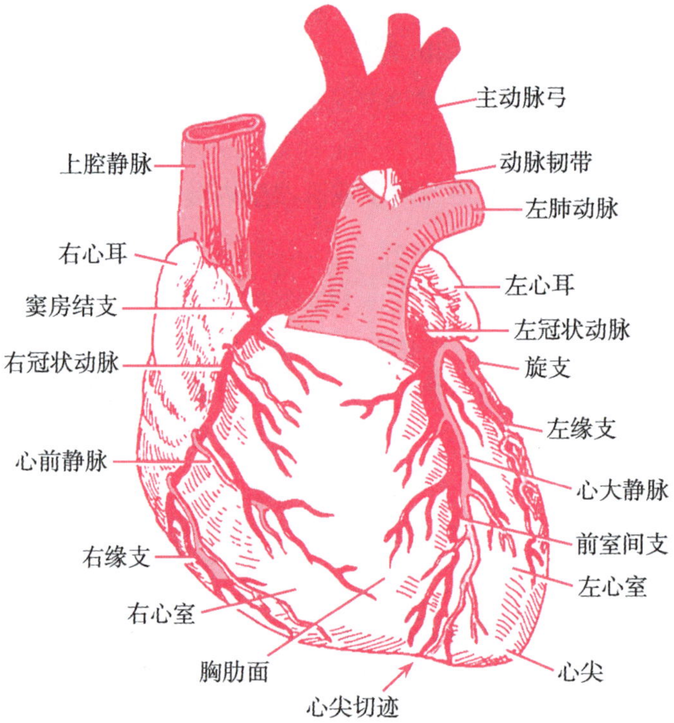

图 1 –6 –2 心的外形和血管

二、心腔

心被心间隔分为左、右两半心，左、右半心各分成左心房、左心室和右心房、右心室 4 个腔。

三、心的构造

（一）心纤维性支架

心纤维性支架又称纤维骨骼，位于房室口、肺动脉口和主动脉口的周围，由致密结缔组织构成，在心肌运动中起支持和稳定作用。

（二）心壁

心壁由心内膜、心肌层和心外膜组成。心肌层是构成心壁的主要部分。

（三）心间隔

心间隔把心分隔为容纳动脉血的左半心和容纳静脉血的右半心。左右心房之间为房间隔，左右心室之间为室间隔，右心房与左心室之间为房室隔。

四、心传导系统

心肌细胞形态和功能可分为两类：普通心肌细胞和特殊心肌细胞。特殊心肌细胞具有自主性和传导性，主要功能是产生和传导兴奋，控制节律性活动。心传导系统由特殊心肌细胞构成，包括窦房结，结间束，房室交界区，房室束，左、右束支和浦肯野纤维（图 1－6－3）。

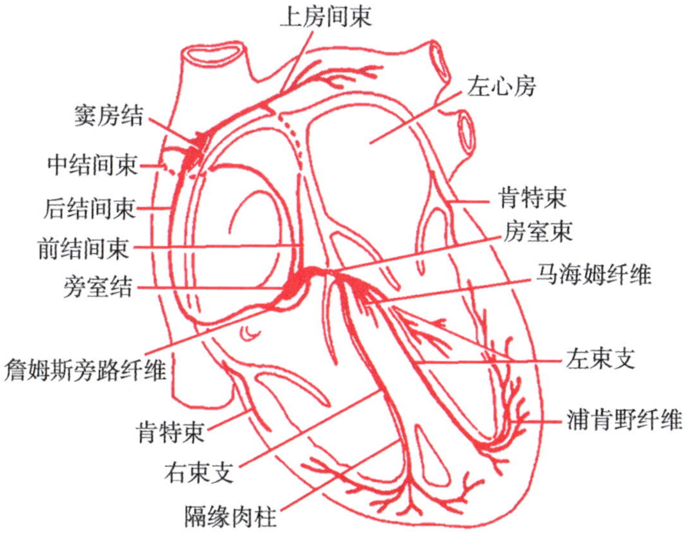

图 1－6－3　心传导系统

五、心的血管血液供应

心的血管血液供应来自左、右冠状动脉，回心的静脉血绝大部分经冠状动脉汇入右心房，心本身的循环称为冠状循环。心仅占成人体重的0.5%，而总冠脉血流量占心输出量的4%—5%。

六、心包

心包是包裹心和出入心的大血管根部的圆锥形纤维浆膜囊，分为内、外两层，外层是纤维心包，内层为浆膜心包。

第七章 中枢神经系统

中枢神经系统由脊髓和脑组成，是人体神经系统的主体部分。中枢神经系统接受全身各处的传入信息，经它整合加工后成为协调的运动性传出信息。人类的思维活动是中枢神经系统的功能。

第一节 脊　　髓

一、脊髓的位置和外形

脊髓是中枢神经的低级部分，起源于胚胎时期神经管的末端。原始神经管的管腔形成脊髓中央管，与分布于躯干和四肢的31对脊神经相连。脊髓全长42—45厘米，最宽处横径为1—1.2厘米，重20—25克，位于椎管内。

脊髓呈前后稍扁的圆柱形，全长粗细不等，有2个梭形膨大，上方称颈膨大，下方呈腰骶膨大（图1－7－1）。脊髓可分为31个节段：颈髓8个阶段，胸髓12个节段，腰髓5个节段，骶髓5个节段和尾髓1个节段。

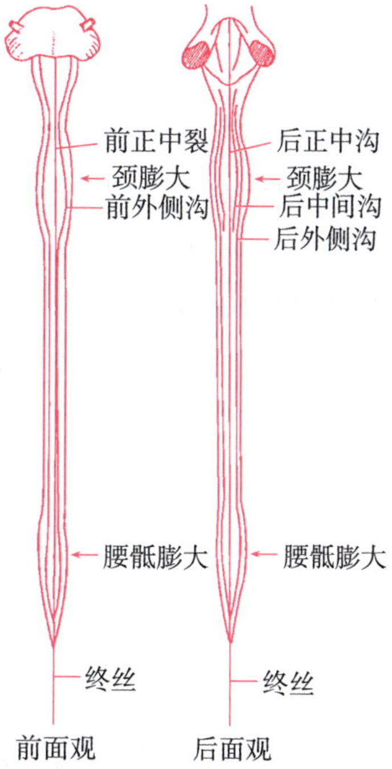

图1－7－1　脊髓外形

二、脊髓的内部结构

脊髓是由围绕中央管的灰质和位于外周的白质组

成的。在脊髓的横切面上，可见中央有个细小的中央管，围绕中央管周围是呈“H”形的灰质，灰质的外周是白质。脊髓灰质是神经元胞体及其突起、神经胶质和血管等的复合体。脊髓白质的神经纤维可分为传入纤维、传出纤维、上行纤维、下行纤维和脊髓固有纤维。

三、脊髓的功能和脊髓反射

（一）脊髓的功能

脊髓是神经系统低级中枢，功能有以下几个方面。

（1）经后根，接受身体的大部分区域的躯体和内脏感觉信息，将信息一部分上传至高级中枢，一部分传给运动神经元和其他脊髓神经元。

（2）发出上行传导通路，将中继后的感觉信息以及脊髓自身的信息上传到高级中枢。

（3）经前根，发出运动纤维，管理躯体运动和内脏活动。

（4）脊髓反射。

（5）通过下行传导通路，中继上位中枢下传的信息，接受上级中枢的控制和调节，完成高级中枢的功能。

（二）脊髓反射

脊髓反射可分为躯体反射和内脏反射。躯体反射指骨骼肌的反射活动，如牵张反射、屈曲反射等，内脏反射是指膀胱排尿反射、直肠排便反射等。

牵张反射是指神经支配的骨骼肌，在受到外力牵拉伸长时，引起受牵拉的同一块肌肉收缩的反射。

屈曲反射是出现肢体碰触，皮肤受到伤害，该肢体出现的屈曲反应现象。

第二节　脑

一、脑干

脑干自下而上由延髓、脑桥和中脑3部分组成。位于颅后窝脑前部，上接间脑，下续脊髓、延髓和脑桥的腹侧邻接颅后窝前部枕骨的斜坡，背面与小脑相连。延髓、脑桥和小脑之间围成的室腔称为第4脑室。脑干的表面有第Ⅲ—Ⅻ脑神经根（图1－7－2）。

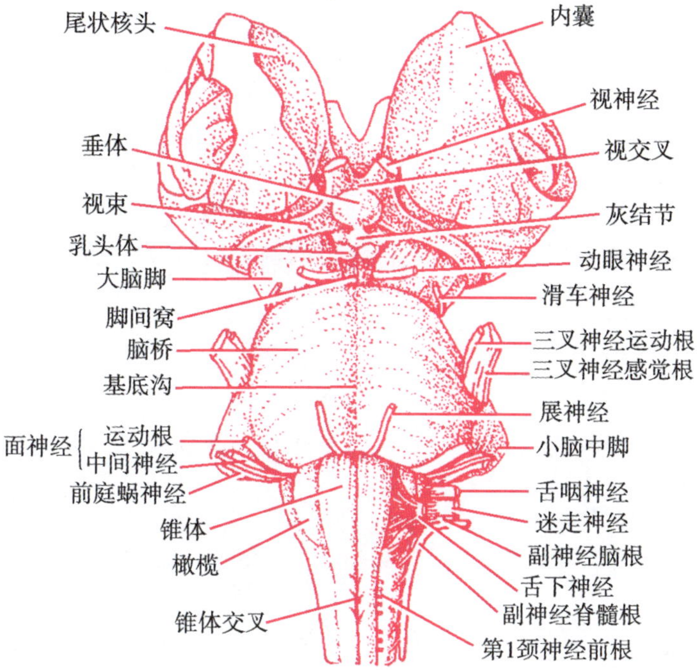

图 1－7－2 脑干腹侧面示意

二、小脑

小脑（图 1－7－3）位于颅后窝，居上、中、下三对小脑角的背面，其上方借大脑横裂和大脑幕与大脑分隔。中部狭窄部称为小脑蚓，两侧膨大部称为小脑半球，小脑下面靠近小脑蚓两侧的小脑半球突起称小脑扁桃体。小脑按形态结构和进化可分为：绒球小结叶、小脑前叶、小脑后叶。小脑是机体重要的躯体运动调节中枢之一，主要作用是维持身体平衡、调节肌张力、协调随意运动。

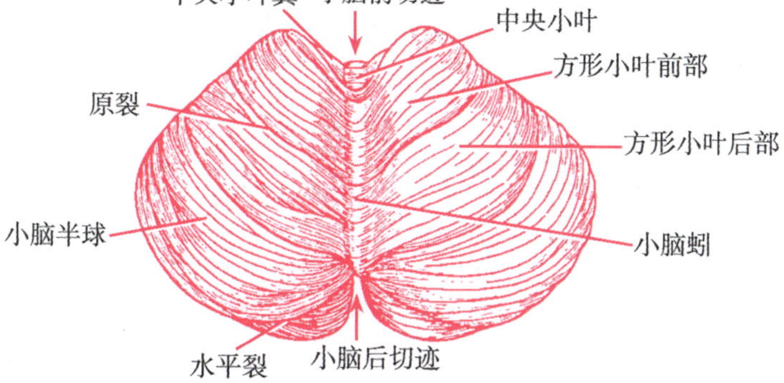

图 1－7－3 小脑的外形

三、间脑

间脑位于中脑与端脑之间，连接大脑半球和中脑。间脑包括背侧丘脑、后丘脑、上丘脑、低丘脑和下丘脑 5 个部分。左右间脑之间的腔隙为第 3 脑室，其底部与脑下垂体连接，后上部有松果腺。下丘脑是较高级的调节内脏及内分泌活动的中枢。

四、端脑

端脑是脑的最高级部位，由左、右大脑半球和半球间联合及其内腔构成。

五、脑神经

脑神经是与脑相邻的周围神经，共 12 对。按所含主要纤维的成分和功能的不同，可把脑神经分为 3 类：第一类是感觉神经，包括嗅、视和位听神经；第二类是运动神经，包括动眼、滑车、展、副和舌下神经；第三类是混合神经，包括三叉、面、舌咽和迷走神经。

按它们与脑相连部位的先后顺序，以罗马数字作为其序号，依次为：Ⅰ嗅神经、Ⅱ视神经、Ⅲ动眼神经、Ⅳ滑车神经、Ⅴ三叉神经、Ⅵ展神经、Ⅶ面神经、Ⅷ前庭窝神经、Ⅸ舌咽神经、Ⅹ迷走神经、Ⅺ副神经、Ⅻ舌下神经。其中第Ⅰ对与端脑相连，第Ⅱ对与间脑相连，第Ⅲ、Ⅳ对与中脑相连，第Ⅴ—Ⅷ对与脑桥相连，第Ⅸ—Ⅻ对连于延髓。

第八章 生殖系统

人体生殖系统是人繁殖后代、分泌性激素维持第二性征的器官的总称。根据所在的部位不同，可以分为内生殖器和外生殖器两部分。男性内生殖器包括睾丸、附睾、输精管、射精管、前列腺、精囊腺和尿道球腺，外生殖器由阴阜、阴茎和阴囊组成。女性内生殖器包括卵巢、输卵管、子宫及阴道，外生殖器包括阴唇、阴蒂及阴道前庭。

第一节 男性生殖系统

男性生殖系统如下（图 1－8－1）。

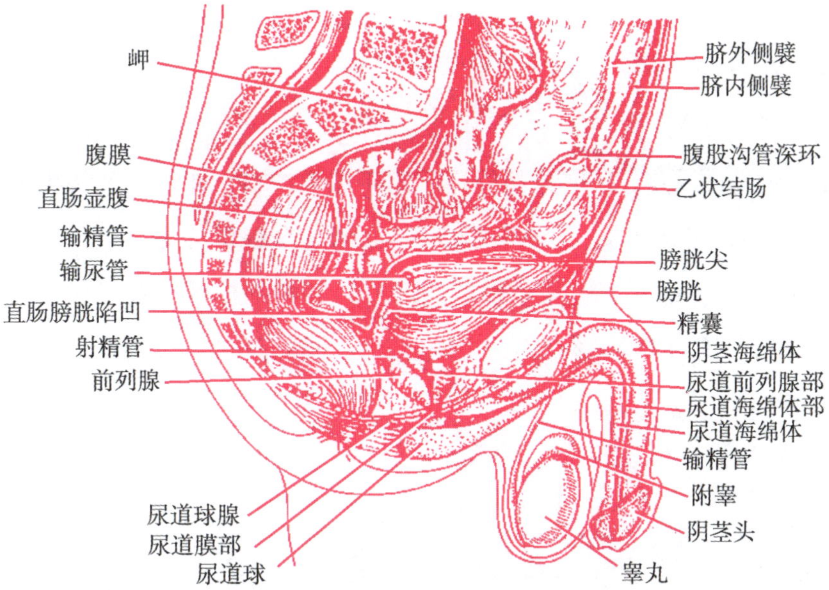

图 1－8－1 男性生殖系统

一、内生殖器

男性内生殖器有睾丸、附睾、输精管、精囊和前列腺。睾丸位于阴囊内，左、右各一，是产生精子和分泌男性激素的器官，因而又称性腺。男性激素维持男子的第二性征，即喉结突起、生胡须。附睾位于睾丸的后外侧，呈扁平状。精囊和前列腺是生殖器官的附属腺体，分泌一种碱性液体，呈乳白色，可帮助精子活动，是精液的主要成分。输精管一端与附睾相连，另一端开口于尿道口，左、右两侧各一根，精液通过输精管、尿道排出体外。每次排出的精液一般为2—3毫升，每毫升含成活的精子为1亿个左右。

二、外生殖器

男性外生殖器包括阴阜、阴茎和阴囊。阴阜为耻骨联合前方的皮肤和皮下脂肪组织。阴茎包括阴茎轴和龟头。阴茎和龟头之间是管状沟。阴茎具有排尿、射精和性交三大功能。阴囊位于阴茎后下方的皮肤囊袋，是由皮肤、肌肉等构成的囊状结构。

三、男性尿道

男性尿道既是排尿路，又是排精管道。起于尿道内口，止于阴茎头尖端的尿道外口，成人尿道长16—22厘米，平均管径5—7毫米。全程可分为三部：前列腺部（穿过前列腺的部分）、膜部（穿过尿生殖膈的部分）和海绵体部（穿过尿道海绵体的部分），临床上将前列腺部和膜部全称为后尿道，海绵体部称为前尿道。

第二节 女性生殖系统

女性生殖系统如下（图 1－8－2）。

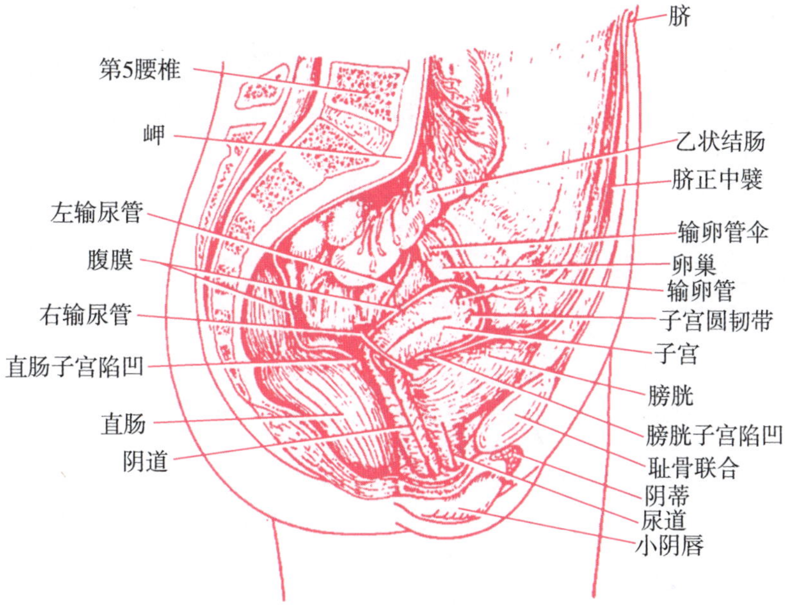

图 1－8－2 女性生殖系统

一、卵巢

卵巢位于子宫底的后外侧，与盆腔侧壁相接，是成对的生殖腺。成年女子的卵巢约为 4 厘米 ×2 厘米 ×3 厘米，重 5—6 克。

二、输卵管

输卵管是女性内生殖器的组成部分，其外观是一对细长而弯曲的管，位于子宫阔韧带的上缘，内侧与宫角相连通，外端游离，与卵巢接近，全长为 10—14 厘米。

三、子宫

子宫是产生月经和孕育胎儿的肌性器官，位于骨盆腔中央，在膀胱与直肠之间。子宫大小与年龄及生育有关，未产者长 7—9 厘米、宽 4 厘米、厚 2—3 厘米，子宫可分为底、体与颈3个部分。宫腔呈倒置三角形，从子宫底到子宫口深6—7厘米，上方两角为子宫角，通向输卵管。下端狭窄为峡部，长约1厘米。峡部在妊娠期逐渐扩展，临产时形成子宫下段。子宫壁由外向内为浆膜、肌层及黏膜（即内膜）3层。

四、阴道

阴道位于小骨盆中央，前邻膀胱和尿道，后邻直肠，是由黏膜、肌层和外膜组成的肌性管道，富伸展性，连接子宫和外生殖器。它是女性的性交器官，也是排出月经和娩出胎儿的管道。

第九章
内分泌系统

内分泌系统是机体的调节系统，通过分泌特殊的化学物质来实现对有机体的控制与调节，维护机体内环境的平衡和稳定。内分泌系统由内分泌腺、内分泌组织和分布于其他器官的内分泌细胞组成。

第一节　甲状腺、甲状旁腺

甲状腺为微红褐色的腺体，呈“H”形，由左、右和中间的甲状腺峡组成。甲状腺侧叶位于喉下部和颈部的前外侧（图 1－9－1）。甲状腺平均重量成年男性 26.71 克、女性 25.34 克。甲状腺激素是甲状腺分泌的激素，可提高中枢神经系统的兴奋性，促进生长发育。

甲状旁腺是呈棕黄色、黄豆大小的扁椭圆形腺体，位于甲状腺左、右侧叶背面的肾脂肪囊内，通常有上、下两对（图 1－9－1）。每个甲状旁腺的重量约 50 克。甲状旁腺分泌甲状旁腺激素，该物质的主要作用是调节机体钙、磷的代谢。

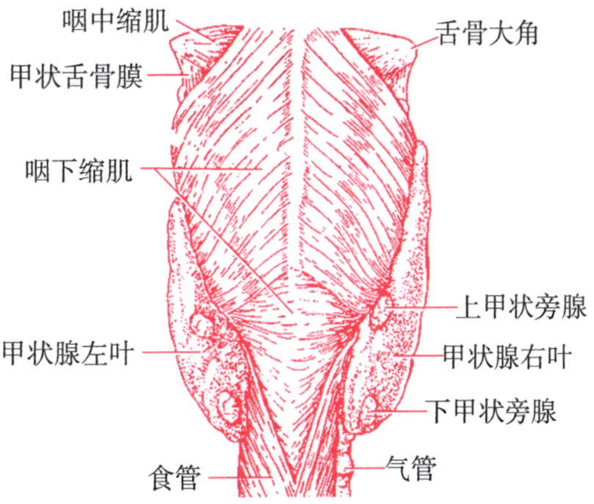

图 1－9－1　甲状腺和甲状旁腺（后面）

第二节　胰　　岛

胰岛是胰腺内分泌部分，为许多大小不等、形状不一的细胞团，散在于胰实质内，以胰尾居多（图1－9－2）。胰岛β细胞分泌胰岛素，胰岛α细胞分泌胰高血糖素，其作用为调节血糖浓度，维持血糖水平。

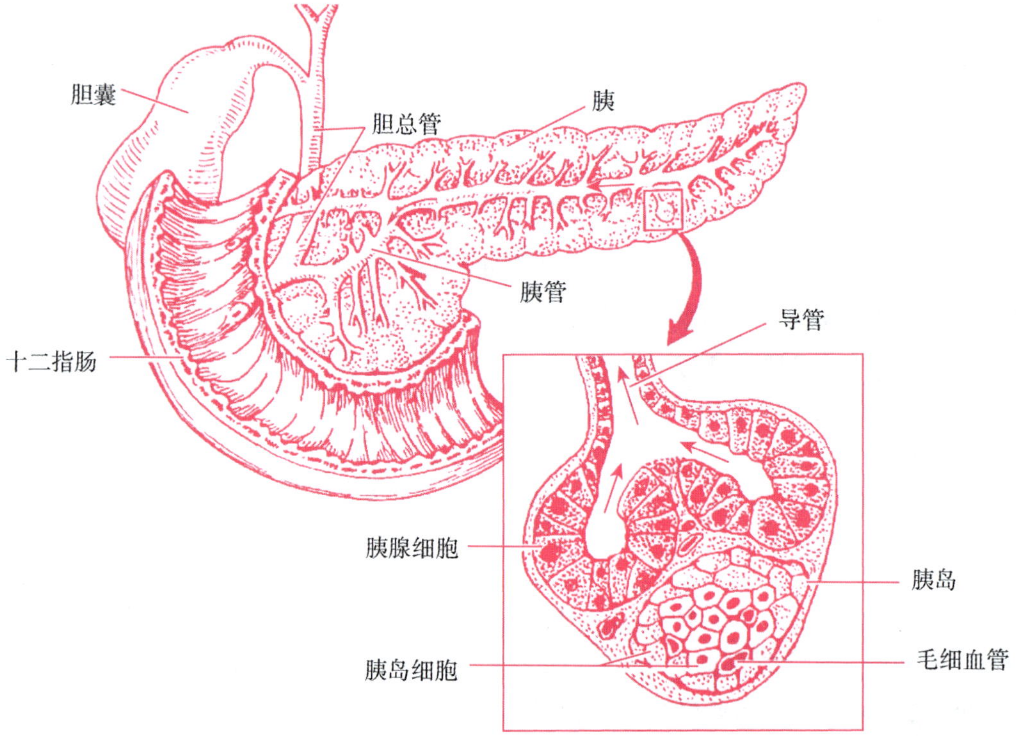

图1－9－2　胰岛

第二部分

人体生理学

第一章
绪　　论

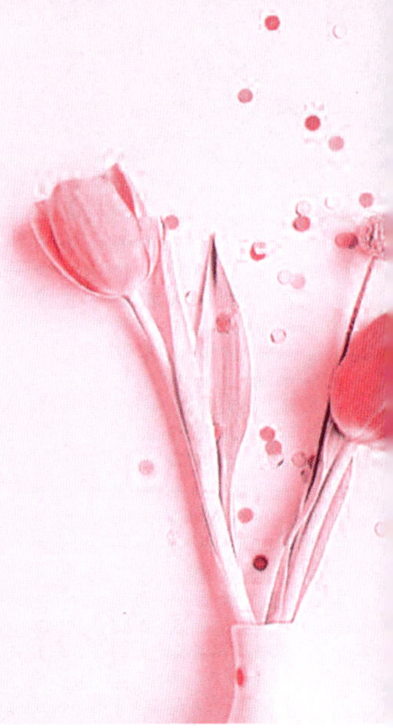

第一节　人体生理学的研究范畴及其与医学的关系

一、人体生理学的研究范畴

生理学是生物科学的一个分支，它以生物机体的功能为研究对象。人体生理学是研究正常人体功能活动，人体的各种思维和情感、感觉和运动、血液循环、呼吸、消化和吸收、产热和散热、排泄和生殖等生命活动的学科。

二、人体生理学与医学的关系

人体生理学的发展与医学的发展密切联系。人体生理学是医学的一门基础理论学科。人体生理的知识是随着人类社会的发展，特别是在医疗实践中和对人体的一般观察中积累的，进一步深入探索这些生理功能的内在机制和相互关系，形成了关于人和动物机体功能的系统性理论学科，即人体生理学。

第二节　机体内环境与人体功能活动的调节

一、机体的内环境与稳态

（一）机体的内环境

机体体重的60%都是由水组成的。占体重40%的水存在于细胞膜内，称为细胞内液；其余占体重20%的水存在于细胞膜外，称为细胞外液。细胞外液中，存在于血管内的血浆约为机体体重的5%，是机体内可以流动的液体；其余占体重15%的细胞外液存在于组织细胞间隙，称为组织液。

细胞赖以生存的细胞外液，即为机体的内环境。内环境是细胞直接生存的场所。内环境可以为细胞的代谢提供氧气和各种营养物质，同时又可以将细胞代谢产物直接排到内环境中。

（二）稳态

机体内环境的构成和理化性质保持相对稳定的平衡状态，称为稳态。稳态是1929年美国生理学家坎农提出的重要概念。稳态是细胞生存和维持机体正常生命的必要条件。

二、人体功能活动的调节

当机体所处的内、外环境发生改变时，机体将不断地对一些器官和组织的功能活动进行调节，使机体内环境的相对平衡得以恢复，以适应发生变化的内、外环境，这种过程称为生理性调节。机体生理性调节的方式主要有3种，即神经调节、体液调节和自身调节。

（一）神经调节

神经调节是人体生理功能活动的最重要的调节方式，是指通过神经系统的活动，对机体各组织、器官、系统进行的调节。神经调节是通过反射来完成的，反射活动是其最基本的调节方式。

（二）体液调节

体液调节是指由机体某一器官或组织分泌的某些特殊的化学物质，经体液的运输，到达并作用于全身各器官、组织的靶细胞上相应的受体，调节这一器官组织的活动。

（三）自身调节

自身调节是指许多器官、组织、细胞不依赖于神经或体液调节而自身也能对周围环境变化产生的适应性反应。相对于其他调节方式，自身调节范围较小，灵敏度较差。

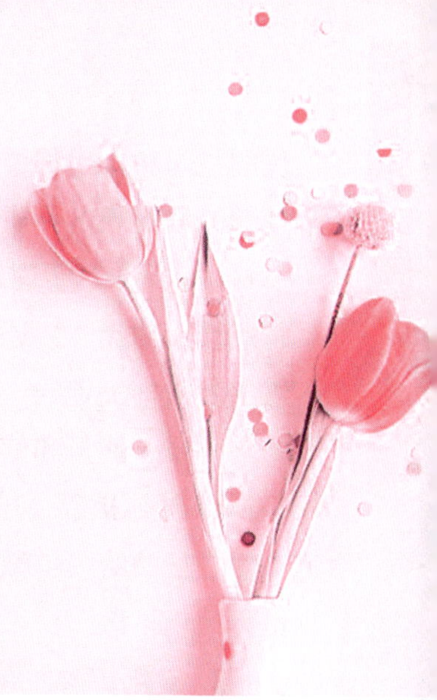

第二章
细胞的基本功能

细胞是构成人体最基本的结构和功能单位。人体各器官和系统的功能活动都与构成该器官和系统的细胞群体密不可分。人体内共有细胞约 10^{12} 个，按其功能可分为两百余种；每一种细胞主要执行一种特定的功能，有的细胞也可执行多种功能，但对所有细胞或某些细胞群体而言，许多基本的功能活动具有普遍性。

第一节　细胞膜的基本结构和物质转运功能

一、细胞膜的基本结构

细胞膜也称质膜，是分隔细胞质与细胞周围环境的一层膜结构，厚 7—8 纳米。细胞膜和细胞内各种细胞器的膜结构及其化学组成是基本相同的，主要由脂质和蛋白质组成，还含有少量糖类物质。其中蛋白质和脂质的比例在不同种类的细胞可相差很大。一般而言，在功能活跃的细胞中膜蛋白含量较高；而在功能简单的细胞，则膜蛋白含量较低。关于各种化学成分在膜中排列的形式，目前广为接受的是辛格和尼科尔森于 1972 年提出的液态镶嵌模型学说。这一学说认为，液态脂质双层构成膜的基架，不同结构和功能的蛋白质镶嵌于其中，糖类分子与脂质、蛋白结合后附在膜的表面。

二、细胞膜的物质转运功能

细胞膜脂质双层是一个天然屏障，各种离子和水溶性分子都很难穿越细胞膜脂质双层的疏水区，从而使胞质中溶质的成分和浓度与细胞外液显著不同。然而，由于新陈代谢的需要，细胞总是要从外界摄取氧和营养物质，同时排出其代谢产物，这些物质的进入和排出都要经过细胞膜转运。事实上，细胞维持其生命活动在很大程度上是依赖跨细胞膜的物质转运而实现的。据估计，细胞用于物质转运的能量约占细胞耗能总量的2/3。对于理化性质不同的溶质，细胞膜具有不同的转运机制。细胞膜除了有物质转运功能外，还有跨膜信息传递和能量转换功能，这些功能的机制是由膜的分子组成和结构决定的。膜成分中的脂质分子层主要起了屏障作用，而膜中的特殊蛋白质则与物质、能量和信息的跨膜转运和转换有关。

1. 单纯扩散　单纯扩散是指物质从质膜的高浓度一侧通过脂质分子间隙向低浓度一侧进行的跨膜扩散。这是一种物理现象，没有生物学机制的参与，无须代谢耗能，也称简单扩散。

2. 易化扩散　在膜蛋白的帮助（或介导）下，非脂溶性的小分子物质或带电离子顺浓度梯度和（或）电位梯度进行的跨膜转运，称为易化扩散。易化扩散可分为经通道易化扩散和经载体易化扩散两种形式。

3. 主动转运　主动转运指细胞通过本身的某种耗能过程，将某种物质的分子或离子由膜的低浓度一侧移向高浓度一侧的过程。按照热力学定律，溶液中的分子由低浓度区域向高浓度区域移动，就像举起重物或推物体沿斜坡上移，或使电荷逆电场方向移动一样，必须由外部供给能量。

4. 出胞与入胞式物质转运　细胞对一些大分子物质或固态、液态的物质团块，可通过出胞和入胞进行转运。

第二节　细　胞　器

细胞器是细胞质中具有特定形态结构和功能的微器官，包括细胞核、线粒体、叶绿体、内质网、高尔基体、液泡、核糖体等，其中叶绿体和液泡只存在于植物细胞中。

1. 细胞核　是真核细胞内最大、最重要的细胞结构，是细胞遗传与代谢的调控中心，是真核细胞区别于原核细胞最显著的标志之一。其主要由核膜、染色质、核仁、核基质等组成。

2. 线粒体　形状为棒状，是细胞进行有氧呼吸的主要场所，具有双层膜，内层膜向内折叠形成“嵴”（作用是可以扩大酶的附着位点）。线粒体又称“动力车间”，细胞生命活动所需的能量，大约95%来自线粒体，含核糖体，可产生脱氧核糖核酸（DNA）和核糖核酸（RNA），能相对独立遗传。

3. 内质网　内质网是指细胞质中的一系列囊腔和细管，彼此相通，形成的一个隔离于细胞质基质的管道系统。它是细胞质的膜系统，外与细胞膜相连，内与核孔复合体相通，将细胞中的各种结构连成一个整体，具有承担细胞内物质运输的作用。

4. 高尔基体　是由光面膜组成的囊泡系统，它由扁平膜囊、大囊泡、小囊泡三个基本成分组成。

5. 核糖体　无膜结构，分为附着核糖体和游离核糖体，是合成蛋白质的场所。

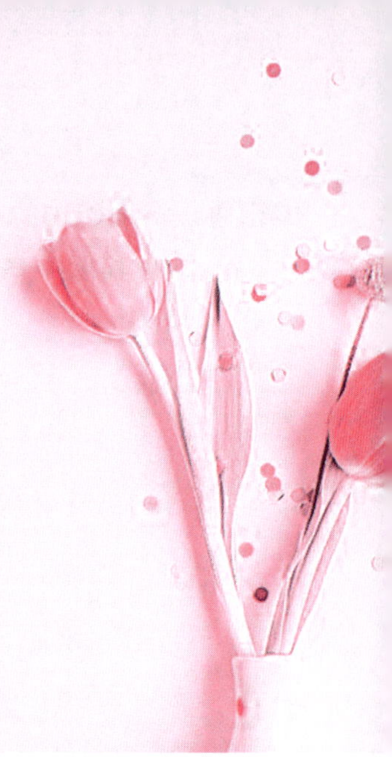

第三章 血液

第一节 概述

一、血液的基本组成和血容量

（一）血液的基本组成

血液由血浆和悬浮于其中的血细胞组成。血浆的基本成分为晶体物质溶液，另一种成分是血浆蛋白。血浆蛋白是血浆中多种蛋白的总称，分为白蛋白、球蛋白、纤维蛋白。

血细胞可分为红细胞、白细胞、血小板三类。其中，红细胞数量最多，约占细胞总数的99%，白细胞最少。

（二）血容量

血容量是指全身血液的总量。全身血液的大部分在心血管系统中快速循环流动，这部分血液的总量称为循环血量。正常成年人的血液总量相当于体重的7%—8%，即每千克体重有70—80毫升血液。因此，体重为60千克的人，血量为4.2—4.8升。

二、血浆的理化特性和生理功能

（一）血液的比重

正常人全血的比重为1.050—1.060。血液中红细胞数越多，全血比重就越大，血浆的比重为1.025—1.030，其高低取决于血浆蛋白的含量。红细胞的比重为1.090—1.092，与红细胞内血红蛋白的含量呈正相关关系。

（二）血液的黏度

液体的黏度来源于液体内部分子或颗粒间的摩擦，即内摩擦。全血的黏度主要决定于红细胞比容的高低，血浆的黏度主要决定于血浆蛋白质的含量。

（三）血浆渗透压

血浆渗透浓度约为300毫摩尔/升。血浆的渗透压主要来自溶解于其中的晶体物质，特别是电解质。

（四）血浆的pH值

正常人血浆的pH值为7.35—7.45。

第二节 血细胞生理

一、红细胞生理

（一）红细胞的数量、形态

红细胞是血液中数量最多的血细胞，一般用1升血液中红细胞的个数来表示红细胞的数量。我国成年男性红细胞的数量为（4.0—5.5）$\times 10^{12}$/升，女性为（3.5—5.5）$\times 10^{12}$/升。红细胞内的蛋白质主要是血红蛋白。成年男性血红蛋白浓度为120—160克/升，成年女性血红蛋白浓度为110—150克/升。若血液中红细胞数量、血红蛋白浓度低于正常，则称为贫血。

（二）红细胞的生理特征与功能

1. 红细胞的生理特征　具有可塑变形性、悬浮稳定性和渗透脆性等生理特征。

（1）可塑变形性：正常红细胞在外力作用下具有变形的能力称为可塑变形性。外力撤销后，变形的红细胞又可恢复其正常双凹圆蝶形。

（2）悬浮稳定性：将盛有抗凝血的血沉管垂直静置，尽管红细胞的比重大于血浆，但正常时红细胞下沉缓慢，表明红细胞能相对稳定地悬浮于血浆中，红细胞的这一特性称为悬浮稳定性。

（3）渗透脆性：红细胞在低渗盐溶液中发生膨胀破裂的特性称为红细胞渗透脆性，简称脆性。红细胞在等渗的0.9%氯化钠溶液中可保持其正常形态和大小。

2. 红细胞的功能　红细胞的主要功能是运输氧和二氧化碳。血液中98.5%的氧是与血红蛋白结合成氧合血红蛋白的形式存在的。

（三）红细胞的生成和调节

在成年人，骨髓是生成红细胞的唯一场所。红骨髓内的造血干细胞首先分化成为红系定向祖细胞，再经过原红细胞、早幼红细胞、中幼红细胞、晚幼红细胞和网织红细胞的阶段，成为成熟的红细胞，由原红细胞发育至网织红细胞并释放入血，历时6—7天。

1. 红细胞生成所需要的物质　蛋白质和铁是合成血红蛋白的重要原料，而叶酸和维生素 B_{12} 是红细胞成熟所必需的物质。

（1）铁：铁是合成血红蛋白的必需原料。正常成年人体共有铁3—4克，其中约67%存在于血红蛋白中。成人每天需要20—30毫克的铁用于红细胞生成，但每天仅需从食物中吸收1毫克以补充排泄的铁，其余95%来自于体内铁的再利用。

（2）叶酸和维生素 B_{12}：叶酸和维生素 B_{12} 是合成DNA所需的重要辅酶。

2. 红细胞生成的调节　红系祖细胞向红系前体细胞的增殖分化是红细胞生成的关键环节。

（四）红细胞的破坏

红细胞的平均寿命约为120天。每天约有0.8%的衰老红细胞被破坏。

二、白细胞生理

（一）白细胞的分类与数量

白细胞为无色、有核的细胞。白细胞可分为中性粒细胞、嗜酸性粒细胞、嗜碱性粒细胞、单核细胞、淋巴细胞五类。在血液中淋巴细胞一般呈球形。正常成年人血液中白细胞数为（4.0—10.0）$\times 10^9$/升，其中中性粒细胞占50%—70%、嗜酸性粒细胞占0.5%—5%、嗜碱性粒细胞占0%—1%、单核细胞占3%—8%、淋巴细胞占20%—40%。

（二）白细胞的生理特征与功能

各类白细胞均参与机体的防御功能。白细胞所具有的变形、游走、趋化、吞噬和分泌等特征，是执行防御功能的生理基础。

1. 中性细胞粒　中性细胞粒的细胞核呈分叶状，故又称多形核白细胞。中性粒细胞是血液中主要的吞噬细胞，其变形游走能力和吞噬活性都很强。当细菌入侵时，中性粒细胞在炎症区域产生的趋化性物质作用下，自毛细血管渗出而被吸引到病变部位吞噬细菌。

2. 单核细胞　从骨髓进入血液的单核细胞仍是尚未成熟的细胞。单核细胞在血液中停留 2—3 天后迁入组织中，继续发育成巨噬细胞，细胞的体积增大，直径可达 60—80微米，细胞内溶酶体颗粒和线粒体的数目增多，具有比中性粒细胞更强的吞噬能力，可吞噬更多的细菌（约 5 倍于中性粒细胞）、更大的细菌和颗粒。

3. 嗜酸性粒细胞　血液中嗜酸性粒细胞的数目有明显的昼夜周期性波动，清晨细胞数减少，午夜时细胞数增多，两者差异可大于 40%，这种周期性波动可能与血液中肾上腺皮质激素含量的昼夜波动有关。当血液中糖皮质激素浓度增高时，嗜酸性粒细胞数目减少。人体内嗜酸性粒细胞主要存在于组织中，为血液中嗜酸性粒细胞的 100 倍。嗜酸性粒细胞可释放多种促炎介质，释放的主要碱性蛋白对支气管上皮具有毒性作用，并能诱发支气管痉挛，目前认为嗜酸性粒细胞是在哮喘发生发展中组织损伤的主要效应细胞。

4. 嗜碱性粒细胞　成熟的嗜碱性粒细胞存在于血液中，只有在发生炎症时受趋化因子的诱导才迁移到组织中。

5. 淋巴排毒　淋巴细胞在免疫应答反应过程中起核心作用。根据细胞生长发育的过程、细胞表面标志和功能的不同，可将淋巴细胞分成 T 淋巴细胞、B 淋巴细胞和自然杀伤细胞三大类。T 淋巴细胞主要与细胞免疫有关，B 淋巴细胞主要与体液免疫有关，而自然杀伤细胞则是机体天然免疫的重要执行者。

（三）白细胞的生成和调节

白细胞与红细胞一样，也是源于骨髓中的造血干细胞。在细胞发育的过程中经历定向祖细胞、可识别的前体细胞等阶段，然后成为具有多种细胞功能的成熟白细胞。

（四）白细胞的破坏

循环血液只是将白细胞从骨髓和淋巴组织运送到机体所需部位的通路，白细胞在血液中停留的时间较短。中性粒细胞在循环血液中停留 8 小时左右即进入组织，4—5 天后即衰老死亡，或经消化道排除。

三、血小板生理

血小板的体积小，无细胞核，呈双面微凸的圆盘形，直径为2—3微米。正常成年人的血液中的血小板数量为（100—300）$\times 10^9$/升。正常人血小板计数可有6%—10%的变动范围，通常午后较清晨高，冬季较春季高，激烈运动后和妊娠中、晚期升高，静脉血的血小板数量较毛细血管血高。

血小板有助于维持血管壁的完整性。当血小板数降至50×10^9/升时，患者的毛细血管脆性增高，微小的创伤或仅血压升高即可使之破裂而出现小的出血点。

（一）血小板的生理特性

1. 黏附　血小板与非血小板表面的黏着称为血小板黏附。

2. 释放　血小板受刺激后将储存在致密体、α-颗粒或溶酶体内的物质排出的现象，称为血小板释放或血小板分泌。

3. 聚集　血小板与血小板之间的互相黏着，称为血小板聚集。

4. 收缩　血小板具有收缩能力。血小板的收缩与血小板的收缩蛋白有关。

5. 吸附　血小板表面可吸附血浆中多种凝血因子（如凝血因子Ⅰ、凝血因子Ⅴ、凝血因子Ⅺ、凝血因子Ⅻ等）。

（二）血小板的生成和调节

血小板是从骨髓成熟的巨核细胞胞质裂解脱落下来的具有生物活性的小块胞质。血小板的生成受血小板生成素的调节。

（三）血小板的破坏

血小板进入血液后，其寿命为7—14天，但只在最初2天具有生理功能。衰老的血小板在脾、肝和肺组织中被吞噬破坏。

第三节　血液凝固与纤维蛋白溶解

一、正常生理性止血的基本过程

正常生理性止血主要包括血管收缩、血小板止血栓形成和血液凝固3个过程。

1. 血管收缩　生理性止血首先表现为受损血管局部和附近的小血管收缩，是局部血流减少。引起血管收缩的原因有以下三个方面。

（1）损伤性刺激反射性使血管收缩。

（2）血管壁的损伤引起局部血管肌源性收缩。

（3）黏附于损伤处的血小板释放5－羟色胺、血栓素 A_2 等缩血管物质，引起血管收缩。

2. 血小板止血栓形成　血管损伤后，由于内皮下胶原的暴露，1—2秒内即有少量的血小板黏附于内皮下的胶原上，这是形成止血栓的第一步。

3. 血液凝固　血管受损也可启动凝血系统，在局部迅速发生血液凝固，血浆中可溶性的纤维蛋白原转变成不溶性的纤维蛋白，并交织成网，以加固止血栓，称二期止血。最后局部纤维组织增生，并长入血凝块，达到永久性止血。

二、血液凝固

血液凝固是指血液由流动的液体状态变成不能流动的凝胶状态的过程。其实质就是血浆中的可溶性纤维蛋白原转变成不溶性的纤维蛋白的过程。

（一）凝血因子

血浆与组织中直接参与血液凝固的物质，统称为凝血因子。目前已知的凝血因子主要有14种，已按国际命名法按发现的先后顺序用罗马数字编号的有12种，即凝血因子Ⅰ—Ⅻ。

（二）凝血的过程

凝血的过程是由凝血因子按一定顺序相继激活而生成凝血酶，最终使纤维蛋白原变为纤维蛋白的过程。因此，凝血过程可分为凝血酶原酶复合物的形成、凝血酶的激活和纤维蛋白的生成三个基本步骤。

三、抗凝系统

正常人在日常活动中常有轻微的血管损伤发生，体内也常有低水平的凝血系统的激活，但循环血液并不凝固。

1. 血管内皮的抗凝作用　正常的血管内皮作为一个屏障，可防止凝血因子、血小板与内皮下的成分接触，从而避免凝血系统的激活和血小板的活化。

2. 纤维蛋白的吸附、血流的稀释和单核－巨噬细胞的吞噬作用　在凝血过程中所形成的凝血酶，85%—90%可被纤维蛋白吸附，这不仅有助于加速局部凝血反应的进行，也可避免凝血酶向周围扩散。

3. 生理性抗凝物质

（1）丝氨酸蛋白酶抑制物：血浆中含有多种丝氨酸蛋白酶抑制物，主要有抗凝血酶、肝素辅因子Ⅱ、C_1抑制物、α_1抗胰蛋白酶、α_2－巨球蛋白等。

（2）蛋白质C系统：在凝血过程中，凝血因子Ⅷa和凝血因子Va是凝血因子X和凝血酶原激活的限速因子。

（3）组织因子途径抑制物：是一种糖蛋白，其相对分子质量为34000，有血管内皮细胞产生，是体内主要的生理性抗凝物质。

（4）肝素：肝素是一种酸性黏多糖，主要有肥大细胞和嗜碱性粒细胞产生。在缺乏抗凝血酶的条件下，肝素的抗凝作用很弱。

第四节　血型与输血原则

一、血型与红细胞凝集血型

血型通常是指红细胞膜上特异性抗原的类型。若将血型不相容的两个人的血液滴加在玻片上并使之混合，则红细胞可凝成簇，这一现象称为红细胞凝集。在补体的作用下，可引起凝集的红细胞破裂，发生溶血。当给人体输入血型不相容的血液时，在血管内可发生红细胞凝集和溶血反应，甚至危及生命。因此，血型鉴定是安全输血的前提。红细胞凝集的本质是抗原－抗体反应。

二、输血原则

在准备输血时，首先必须鉴定血型，保证供血者与受血者的ABO血型相合。还必须使供血者与受血者的Rh血型相合，特别要注意Rh阴性受血者产生抗Rh抗体的情况。

输血最好采用同型输血。即使在ABO系统血型相同的人之间进行输血，输血前也必须进行交叉配血试验。

（一）ABO血型系统

1. ABO血型的分型　根据红细胞膜上是否存在A抗原和B抗原可将血液分为

4 种。红细胞膜上只含 A 抗原者为 A 型；只含 B 抗原者为 B 型；含有 A 与 B 两种抗原者为 AB 型；A 和 B 两种抗原均无者为 O 型。

2. ABO 血型系统的抗原　ABO 血型系统各种抗原的特异性决定于红细胞膜上的糖蛋白或糖脂上所含的糖链。这些糖链都是由暴露在红细胞表面的少数糖基所组成的寡糖链。A 和 B 抗原的特异性就决定于这些寡糖链的组成与连接顺序。

3. ABO 血型的鉴定　正确鉴定血型是保证输血安全的基础。常规 ABO 血型的定型包括正向定型和反向定型。正向定型是用抗 A 与抗 B 抗体检测来检查红细胞上有无 A 或 B 抗体；反向定型是用已知血型的红细胞检测血清中有无抗 A 或抗 B 抗体。

（二）Rh 血型系统

1. Rh 血型系统的抗原与分型　人类红细胞除了含有 A、B 抗原外，还有 C、c、D、d、E、e 6 种抗原，称为 Rh 抗原（也称为 Rh 因子）。Rh 抗原只存在于红细胞上，因为 D 抗原的抗原性最强，所以临床意义最重要。医学上通常将红细胞膜上含有 D 抗原者称为 Rh 阳性，红细胞膜上缺乏 D 抗原者称为 Rh 阴性。

2. Rh 血型系统的分布　我国各族人群中，汉族和其他大部分民族的人 Rh 阳性者为 99%，Rh 阴性者仅占 1%。

3. Rh 血型的特点及其临床意义　当 Rh 阴性者在接受 Rh 阳性的血液后，会通过体液性免疫产生抗 Rh 的免疫性抗体，输血后 2—4 个月血清中抗 Rh 抗体的水平达到高峰。Rh 阴性受血者在第二次或多次输入 Rh 阳性的血液时，即可发生抗原 - 抗体反应，输入的 Rh 阳性红细胞将被破坏而发生溶血。

第四章
血液循环

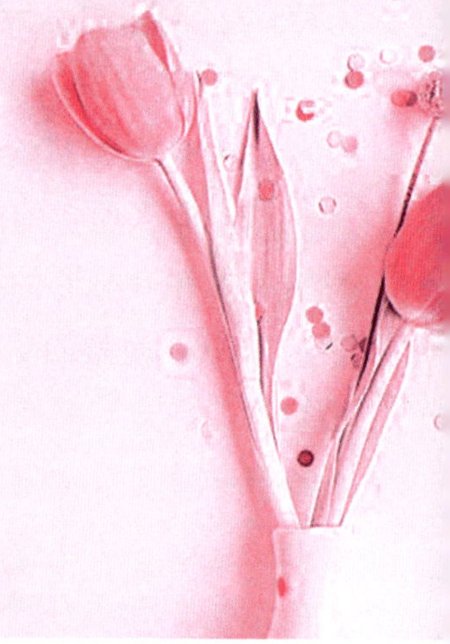

第一节　心脏的泵血功能

一、心动周期和心率

心脏的一次收缩和舒张，构成一个机械活动周期，称为心动周期。心动周期是心率的倒数。心率加快时，心动周期缩短，收缩期和舒张期都相应缩短。

二、心脏泵血过程及其机制

1. 心室收缩期　心室收缩期可分为等容收缩期和射血期，而射血期又可分为快速射血期和减慢射血期。

（1）等容收缩期：心室开始收缩后，心室内压立即升高，当心室内压升高到超过心房内压时，即可推动房室瓣使之关闭，因而血液不会倒流心房。从房室瓣关闭到主动脉瓣开启前的这段时期，心室的收缩不能改变心室的容积，故称为等容收缩期，此期持续约 0. 05 秒。

（2）射血期：当心室收缩使室内压升高至超过主动脉压时，半月瓣开放。这标志着等容收缩期结束而进入射血期。在射血的早期，由于心室射入主动脉的血液量较多，血液流速也很快，故称为快速射血期，此期持续约 0. 1 秒。在射血期的后期，由于心室收缩期强度减弱，射血的速度逐渐减慢，故称为减慢射血期，此期持续约 0. 15 秒。

2. 心室舒张期　心室舒张期可分为等容舒张期和心室充盈期，心室充盈期又可分为快速充盈期、减慢充盈期和心房收缩期。

（1）等容舒张期：射血后，从半月瓣关闭至房室瓣开启前的这一段时间内，心室舒张而心室的容积并不改变，故称为等容舒张期。

（2）心室充盈期：当心室内压下降到低于心房内压时，血液冲开房室瓣进入心室，心室便开始充盈。由于心室内压明显降低，甚至造成负压，这时心房和大静脉的血液因心室的抽吸作用而快速流入心室，心室容积迅速增大，故称为快速充盈期，此期持续约 0.11 秒。随后，血液进入心室的速度减慢，故称为减慢充盈期，此期持续约 0.22 秒。在心室舒张期的最后 0.1 秒，心房开始收缩，即进入心房收缩期。

三、心音

在心动周期中，心肌收缩、瓣膜启闭、血液流速改变形成的涡流和血液撞击心室壁及大动脉壁引起的震动可通过周围组织传递到胸壁，用听诊器便可在胸部某些部位听到，这就是心音正常心脏在一次搏动过程中，可产生四个心音，即第一、第二、第三和第四心音。

1. 第一心音　第一心音发生在心室收缩期，标志着心室收缩的开始。第一心音在心尖搏动处（左第 5 肋间锁骨中心线上）听诊时最清楚，其特点是音调较低，持续时间较长。

2. 第二心音　第二心音发生在心室舒张期，标志着心室舒张期的开始，第二心音在胸骨旁第 2 肋间（即主动脉瓣和肺动脉瓣听诊区）听诊时最清楚，其特点是音调较高，持续时间较短。

3. 第三心音　在部分健康儿童和青年人，偶尔可听到第三心音。第三心音出现在心室快速充盈期之末，是一种低音调、低振幅的振动。

4. 第四心音　第四心音出现在心室舒张期的晚期，是与心房收缩有关的一组发生在心室收缩期前的振动，也称心房音。

四、心脏泵血功能的评价

心脏的主要功能是泵血。对心脏泵血功能的评价，通常用单位时间内心脏的射血量和心脏的做功量作为指标。

（一）心脏的输出量

1. 每搏输出量和射血分数　一侧心室在一次心搏中射出的血液量，称为每搏输出量。正常成年人在安静状态下，左心室舒张末期容积约125毫升，收缩末期容积约55毫升，二者之差即为搏出量，约70毫升（60—80毫升）。搏出量占心室舒张末期容积的百分比，称为射血分数。

2. 每分输出量和心指数　一侧心室每分钟射出的血液量，称为每分输出量，简称心输出量。以单位体表面积（平方米）计算的心输出量称为心指数。中等身材的成年人体表面积为1.6—1.7平方米，在安静和空腹的情况下心输出量为5—6升/分钟，故心指数为3.0—3.5升/（分钟·平方米）。

（二）心脏做功量

心脏所做的功分为两类：一是外功，主要是指由心室收缩而产生和维持一定压力（室内压）并推动血液流动（心输出量）所做的机械功；二是内功，指心脏活动中用于完成离子跨膜主动转运、产生兴奋和收缩、产生和维持心壁张力、克服心肌组织内部的黏滞阻力等所消耗的能量。内功所消耗的能量远大于外功。

第二节　心肌的生物电活动和生理特性

一、心肌的生理特性

（一）兴奋性

心肌属于可兴奋组织，在受到适当刺激时可产生动作电位，即具有兴奋性。

（二）自律性

细胞、组织在无外来刺激的作用下能够自动发生节律性兴奋的特性称为自动节律性，简称自律性。

（三）传导性

传导性是指心肌细胞具有传导兴奋的能力或特性。传导性的高低可用兴奋的传播速度来衡量。

（四）收缩性

心肌细胞的收缩由动作电位触发，通过兴奋－收缩偶联机制使肌丝滑行而引起。

二、体表心电图

在正常人体，由窦房结发出的兴奋按一定的途径和时程依次传向心房和心室，引起整个心脏的兴奋。如果将测量电极置于体表的一定部位，即可引导出心脏兴奋过程中所发生的电变化，这种电变化经一定处理后并记录到特殊的记录纸上，便成为心电图。

正常心电图各波和间期的形态及其意义

1. P 波　心电图 P 波反映左、右心房的去极化过程。

2. QRS 波群　QRS 波群反映左、右两心室的去极化过程。

3. T 波　T 波反映心室的复极化过程。历时 0. 05—0. 25 秒，波幅为 0. 1—0. 8 毫伏，如果出现低平、双向或倒置，则称为 T 波改变，主要反映心肌缺血。

4. U 波　U 波是在 T 波后 0. 02—0. 04 秒可能出现的一个低而宽的波，方向一般与 T 波一致，波宽 0. 1—0. 3 秒，波幅一般小于 0. 05 兆伏。

5. PR 间期（或 PQ 间期）　PR 间期是指从 P 波起点到 QRS 波起点之间的时程，一般为 0. 12—0. 20 秒，PR 间期代表窦房结产生的兴奋经由心房、房室交界和房室束到达心室。

6. QT 间期　QT 间期是指从 QRS 波起点到 T 波终点的时程，代表从心室开始去极化到完全复极化所经历的时间。

7. ST 段　ST 段是指从 QRS 波群终点到 T 波起点之间的线段。ST 段的异常压低或抬高常表示心肌缺血或损伤。

第三节　血管生理

一、血管的功能特点

体循环和肺循环的血管系统都由动脉、毛细血管和静脉所组成。从生理功能上主要可分为以下几类血管。

（一）弹性储器血管

弹性储器血管为主动脉、肺动脉主干及其发出的最大分支，管壁坚厚，富含弹性纤维，有明显的可扩张性和弹性。

（二）分配血管

分配血管为从弹性储器血管以后到分支为小动脉的动脉管道，其功能是将血液输送至各器官组织。

（三）毛细血管前阻力血管

为小动脉和微动脉，其管径小，血流阻力大，因而称为毛细血管前阻力血管。

（四）毛细血管前括约肌

在真毛细血管的起始部常有平滑肌环绕，称为毛细血管前括约肌。

（五）交换血管

真毛细血管的管壁仅由单层内皮细胞构成，外面有一薄层基膜，故通透性很高，为血管内血液和血管外组织液进行物质交换的场所，故称为交换血管。

（六）毛细血管后阻力血管

为微静脉，因其管径小，对血流也产生一定的阻力，故称为毛细血管后阻力血管。

（七）容量血管

在人体生理学中将静脉称为容量血管。静脉和相应的动脉比较，数量较多，口径较粗，管壁较薄，故其容量大，而且可扩张性较大，即较小的压力改变就可使其容积发生较大变化。静脉的血管系统中起着血液储存库的作用，因为称为容量血管。

二、血流量、血流阻力和血压

（一）血流量和血流速度

单位时间内流过血管某一截面的血量称为血流量，其单位通常以毫升/分钟或升/分钟来表示。血液中的一个质点在血管内移动的线速度，称为血液速度。

（二）血流阻力

血液在血管内流动时所遇到的阻力，称为血流阻力。

（三）血压

血压是指流动着的血液对于单位面积血管壁的侧压力。血管各段的血压都不相同，平常所说的血压是指动脉血压。血压数值用千帕表示，传统习惯常以毫米汞柱为单位，1 毫米汞柱约等于 0.133 千帕。

三、动脉血压和动脉脉搏

（一）动脉血压

1. 动脉血压的形成　循环系统内的血液充盈、心脏射血和外周阻力，以及主动脉与大动脉的弹性储器作用，是形成动脉血压的基本条件。

2. 动脉血压的正常值　心室收缩时，主动脉压升高，在收缩期的中期达到最高值，此时的动脉血压值称为收缩压。心室舒张时，主动脉压下降，在心舒末期动脉血压的最低值称为舒张压。收缩压和舒张压的差值称为脉搏压，简称脉压。

3. 影响动脉血压的主要因素

（1）心脏搏出量　如果搏出量增大，则心缩期射入主动脉的血量增多，动脉管壁所受的张力也更大，故收缩期动脉血压的升高更加明显。

（2）心率　心率加快时，由于心舒期明显缩短，在心舒期流向外周的血液就减少，故心舒期末主动脉内存留的血量增多，舒张压升高。

（3）外周阻力　外周阻力增加可使心舒期血液流向外周的速度减慢，心舒期末留在主动脉中的血量增多，故舒张压升高。

（4）主动脉和大动脉的弹性储器作用　主动脉和大动脉的弹性储器作用，可使动脉血压的波动幅度明显减小。

（二）动脉脉搏

在每个心动周期中，动脉血压发生周期性的波动，这种周期性的压力变化可引起动脉血管发生搏动，称为动脉脉搏。

四、静脉血压和静脉血流

（一）静脉血压

通常将右心房和胸腔内大静脉的血压称为中心静脉压，而各器官静脉的血压则称为外周静脉压。

（二）静脉血流

1. 静脉对血流的阻力　在静脉系统中，由微静脉流回心房的血压仅降落 2.0 千帕（15 毫米汞柱）左右。可见静脉对血流的阻力很小，约占整个体循环总阻力的 15%。

2. 静脉回心血量及影响因素　单位时间内的静脉回心血量决定于外周静脉压和中心静脉压之差，以及对血流的阻力。

五、微循环

（一）微循环的组成

微循环指微动脉和微静脉之间的血液循环。

（二）毛细血管壁的结构特点

毛细血管壁由单层内皮细胞构成，外面有基膜包围，总厚度约为 0.5 微米，在细胞核的部分稍厚。

（三）微循环的血流力学

1. 微循环对血流的阻力　微循环中的血流一般为层流，血液在流经微循环血管网时血压逐渐降低。

2. 微循环血流量的调节　测量一个器官的血流量时，常可见到在一定时间内其血流量是稳定的。

（四）血液和组织液之间的物质交换方式

1. 扩散　扩散是血液和组织液之间进行溶质交换最主要的方式。

2. 胞饮　当溶质分子直径大于毛细血管壁裂隙时，如相对分子质量较大的血浆蛋白等，在毛细血管内皮细胞一侧的大分子物质可被内皮细胞包围并吞饮入细胞内，形成吞饮囊泡，囊泡被运送至细胞的另一侧，并被排出细胞外，从而被转运物穿过整个内皮细胞。

3. 滤过与重吸收　当毛细血管壁两侧的静水压不等时，分子即可通过毛细血管壁从高压力一侧向低压力一侧移动。

第五章
呼　　吸

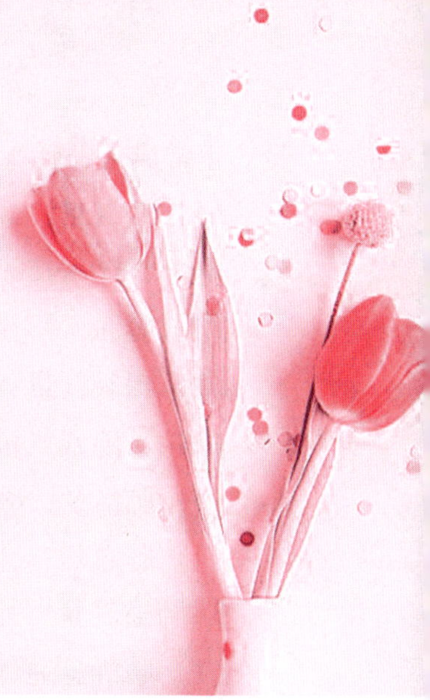

第一节　肺　通　气

实现肺通气的主要结构包括基础呼吸道、肺泡和胸廓等。呼吸道是肺通气时气体进出肺的通道，同时还具有加温、加湿、过滤和清洁吸入气体以及引起防御反射（咳嗽反射和喷嚏反射等）等保护功能；肺泡是肺换气的主要场所，胸廓的节律性呼吸运动是实现肺通气的原动力。

一、肺通气机制

肺通气是指肺与外界环境之间的气体交换过程。肺通气的实质是气体流动进出肺的过程，该过程的实现有赖于推动气体流动的动力克服阻止气体流动的阻力。

二、肺通气功能

1. 肺容积

（1）潮气量：安静状态下每次呼吸时吸入或呼出的气体量为潮气量。正常成人平静呼吸时潮气量为400—600毫升，一般以500毫升计算。

（2）补吸气量或吸气储备量：平静吸气末，再用力吸气所能吸入的气体量为补吸气量。正常成人补吸气量为1500—2000毫升。

（3）补呼气量或呼气储备量：平静呼气末再尽力呼气所能呼出的气体量为补呼气

量。正常成人补呼气量为900—1200毫升。

（4）残气量：最大呼气末尚存留于肺内不能再呼出的气体量为残气量。正常成人残气量为1000—1500毫升。

2. 肺容量

（1）深吸气量：从平静呼气末做最大吸气时所能吸入的气体量为深吸气量。

（2）功能残气量：平静呼气末尚存留于肺内的气体量，称为功能残气量。

（3）肺活量：尽力吸气后再用力呼气，从肺内所能呼出的最大气体量称为肺活量。

（4）肺总量：肺所能容纳的最大气体量称为肺总量。

3. 肺通气量

（1）肺静息通气量：指每分钟吸入或呼出的气体总量。它等于潮气量乘以呼吸频率。

（2）生理无效腔：每次吸入的气体，一部分将留在鼻或口与终末细支气管之间的呼吸道内，这部分气体不参与肺泡与血液之间的气体交换，故将这部分呼吸道的容积称为解剖无效腔。进入肺泡内的气体，也可因血流在肺内分布不均使部分气体不能与血液进行交换，这一部分肺泡容量称为肺泡无效腔。肺泡无效腔与解剖无效腔合称生理无效腔。健康人平卧时的生理无效腔等于或接近于解剖无效腔。

4. 肺泡通气量　指每分钟吸入肺泡的新鲜空气量（等于潮气量和生理无效腔气量之差）与呼吸频率之积。

第二节　肺换气和组织换气

一、肺换气和组织换气的基本原理

肺通气的动力，即气体进出肺取决于肺泡与外界环境之间的压力差。呼吸肌的收缩和舒张引起的胸廓节律性扩大和缩小称为呼吸运动，胸廓扩大称为吸气运动，而胸廓缩小则称为呼气运动。主要吸气肌为膈肌和肋间外肌，主要呼气肌为肌间内肌和腹肌。

二、肺换气

（一）肺换气的过程

混合静脉血流经肺毛细血管时，血氧分压为5.3千帕（40毫米汞柱），比肺泡的13.6千帕（102毫米汞柱）低，氧气就在分压差的作用下由肺泡向血液扩散，使血氧分压逐渐上升，最后接近肺泡的氧分压为6.1千帕（46毫米汞柱），肺泡二氧化碳分压为5.3千帕（40毫米汞柱），所以二氧化碳便向相反的方向扩散，即从血液向肺泡扩散。

（二）影响肺换气的因素

气体分压差、扩散面积、扩散距离、温度和扩散数等因素均可影响气体的扩散效率。

三、组织换气

组织换气的机制和影响因素与肺换气相似，不同的是气体的交换发生于液相（血液、组织液、细胞内液）介质之间，且扩散膜两侧氧气和二氧化碳的分压差，随细胞内氧化代谢的强度和组织血流量而异。

第三节　气体在血液中的运输

一、氧和二氧化碳在血液中存在的形式

经肺换气摄取的氧气通过血液循环被运输到机体各器官组织供细胞利用，由细胞代谢产生的二氧化碳经组织换气进入血液后，也经血液循环被运输到肺部排出体外。

二、氧的运输

血液中以物理溶解形式存在的氧气量仅占血液总氧气含量的1.5%左右，化学结合的约占98.5%。

三、二氧化碳的运输

血液中物理溶解的二氧化碳约占二氧化碳总运输量的5%，化学结合的约占95%。

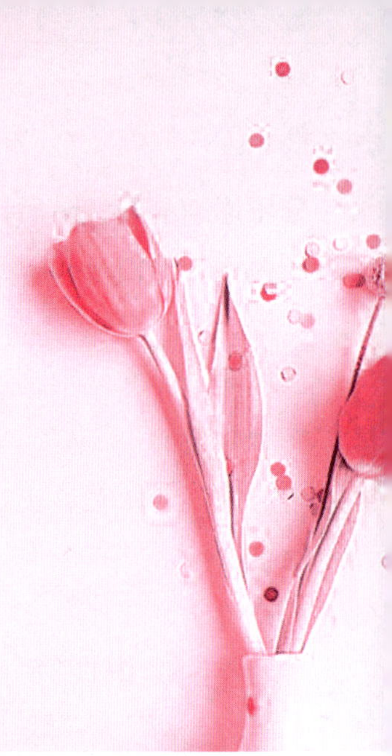

第六章 消化与吸收

第一节 概 述

一、消化道平滑肌的生理特性

1. 舒缩迟缓 消化道平滑肌的一次舒缩过程可达20秒以上。

2. 富有伸展性 消化道平滑肌具有较大的伸展性，胃的伸展性尤其明显。进食后，大量食物暂时储存于胃内而不发生明显的压力变化，因而具有重要意义。

3. 具有紧张性 消化道平滑肌经常保持一种微弱的持续收缩状态，称为平滑肌的紧张性。

4. 节律性收缩 消化道平滑肌在离体后置于适宜的环境中，能进行节律性舒缩，通常每分钟数次至十余次。

5. 对电刺激不敏感 用单位电刺激不能引起平滑肌收缩。但它对温度变化、化学和牵张刺激的敏感性较高。

二、消化腺的分泌功能

在消化道的附近有唾液腺、胰和肝，它们向消化道内分泌多种消化液，包括唾液、胃液、胰液、胆汁、小肠液和大肠液等。成年人每日由各种消化腺分泌的消化液总量达1—6升。其主要成分是水、无机盐和多种有机物。

三、消化道的神经支配

（一）内在神经系统

消化道的内在神经系统又称肠神经系统，是由分布于消化道壁内无数不同类型的神经元和神经纤维所组成的神经网络。

（二）外在神经系统

消化道除口腔、咽、食管上端的肌肉及肛门外的括约肌有躯体神经支配外，主要接受自主神经（包括交感和副交感神经）系统的支配。

四、消化道的内分泌功能

（一）消化道的内分泌细胞

消化道的内分泌细胞可分为开放型细胞和闭合型细胞两类。开放型细胞的顶端有微绒毛突入消化道腔内，能感受腔内的食物成分和酸碱度等化学刺激。此类细胞占消化道内分泌细胞的大多数，如分泌胃泌素的胃窦部 G 细胞。闭合性细胞的顶端不暴露于消化道腔内，而是被相邻的非内分泌细胞所覆盖。这类细胞能感受机械性刺激、温度变化，以及组织液、血液等局部环境的变化，如胃泌酸腺区分泌生长抑素的 D 细胞。

（二）胃肠激素的分泌方式

胃肠激素的分泌方式有多种，多数胃肠激素（如胃泌素、促胰液素、缩胆囊素、抑胃肽等）经血液循环途径而起作用。

第二节　口腔内消化

一、唾液的成分、作用及其分泌的调节

（一）唾液的成分

唾液是无色、无味、近于中性（pH 值为 6.6—7.1）的低渗液体，比重为 1.002—

1.012，正常成年人每日分泌量为1.0—1.5升，最高分泌量达4毫升/分钟。唾液中，水分约占99%；有机物主要是黏蛋白、黏多糖、唾液淀粉酶、溶菌酶、免疫球蛋白、血型物质、尿素、尿酸和游离氨基酸等；无机物有钠离子、钾离子、钙离子等。

（二）唾液的作用

1. 湿润口腔　利于吞咽和说话。

2. 溶解食物　利于产生味觉。

3. 清洁和保护口腔　冲洗和清除食物残渣，减少细菌繁殖，溶菌酶和免疫球蛋白具有杀灭细菌和病毒作用。

4. 消化作用　唾液淀粉酶可把食物中的淀粉分解为麦芽糖。

5. 排泄功能　进入体内的某些异物可随唾液排出，如铅等。

二、咀嚼与吞咽

（一）咀嚼作用

1. 磨碎食物　将食物切碎、研磨、搅拌，使食物与唾液混合而合成食团，便于吞咽。

2. 引起化学性消化　使食物与唾液淀粉酶充分接触而引起化学性消化。

3. 引起消化器官活动　咀嚼动作能反射性地引起胃肠、胰、肝和胆囊等消化器官的活动，为食物的进一步消化做好准备。

（二）吞咽

吞咽是指口腔内的食团经食管送入胃内的过程，它是口腔和咽、喉各部分以及食管密切配合的有顺序的复杂动作。可将吞咽动作分为口腔期、咽期、食管期3期。

第三节　胃内消化

一、胃液及其分泌

（一）胃的分泌细胞

胃黏膜内含有3种管状外分泌腺和多种内分泌细胞。所以，胃黏膜与胃的化学性消化功能的关系最为密切。

（1）胃分泌细胞：胃黏膜的外分泌细胞构成外分泌腺。胃的外分泌腺主要有3种。①贲门腺，分泌稀薄的碱性黏液。②泌酸腺，分布于胃底与胃体部，数量很多，分泌胃蛋白酶原和黏液。③幽门腺，分布于幽门部，分泌黏性黏液。除上述3种胃腺外，还有分布于胃的所有区域的上皮细胞。它们分泌黏稠的黏液，这种黏液是构成胃表面黏液层的主要成分。

（2）内分泌细胞：胃黏膜内含有多种内分泌细胞。①G细胞，分泌胃泌素和促肾上腺皮质激素样物质。②D细胞，分泌生长抑素，生长抑素对胃泌素和胃酸的分泌起调节作用。③肠嗜铬样细胞，能合成和释放组胺。

（二）胃液的性质、成分和作用

纯净的胃液是无色的酸性液体，pH值0.9—1.5。正常成年人每日分泌量为1.5—2.5升。胃液中除含大量水外，主要成分包括盐酸、钠离子、钾离子等无机物和消化酶、黏蛋白内因子等有机物。

1. 盐酸　盐酸也称胃酸，在胃液中有两种形式：一种呈游离状态，称为游离酸；另一种与蛋白质结合成盐酸蛋白盐，称为结合酸。

盐酸的生理作用：①可将无活性的胃蛋白酶原激活为有活性的胃蛋白酶，并为其发挥分解蛋白质的作用提供合适的酸性环境。②可促使食物中的蛋白质变性，使之易于被消化。③可杀灭随食物进入胃内的细菌。④可与 Ca^{2+}（二价钙离子）和 Fe^{2+}（二价铁离子）结合，形成可溶性盐，从而促进它们在小肠内的吸收。⑤进入十二指肠后，可促进促胰液素、缩胆囊素的释放，进而促进胰液、胆汁和小肠液的分泌。胃酸分泌过度，对胃、十二指肠黏膜有侵蚀作用，使黏膜层受损，这可能是诱发胃和十二指肠溃疡的原因之一；若盐酸分泌过少，则可产生腹胀、腹泻等消化不良症状。

2. 胃蛋白酶原　胃部分泌胃蛋白酶原进入胃腔后，在盐酸的作用下或在酸性环境中，形成有活性的胃蛋白酶。胃蛋白酶的功能是水解蛋白质，生成膘和胨及少量多肽和氨基酸。

3. 黏液和碳酸氢盐　胃的黏液的主要成分是糖白蛋白，具有较高的黏滞性和形成凝胶的特性。胃黏液的作用有：①具有润滑作用，有利于食糜在胃内的往返运动；②保护胃黏膜免受坚硬食物的机械性损伤；③黏液呈中性或弱碱性，可降低胃液的酸度，减弱胃蛋白酶的活性；④由于具有较高的黏滞性，在胃黏膜形成的黏液层能减慢胃腔中的氢离子向胃壁扩散速度。

4. 内因子　内因子是胃分泌的一种糖蛋白，它有两个活性部位。一个部位与进入胃内的维生素 B_{12} 结合，形成内因子维生素 B_{12} 复合物，保护维生素 B_{12} 不被小肠内水解酶破坏。另一部位与回肠黏膜上的受体结合，促进维生素 B_{12}的吸收。

（三）胃液分泌的调节

在消化间期（空腹时）胃液分泌很少，称为消化间期液分泌。进食后，在神经和体液因素的调解下，胃液大量分泌，属于消化期胃液分泌，这是进食时胃液分泌的自然刺激。

1. 促进胃酸分泌的内源性物质

（1）乙酰胆碱。

（2）胃泌素：①刺激胃酸和胃蛋白酶原的分泌；②促进消化道黏膜的生长和刺激胃、肠、胰的蛋白质合成，即营养作用；③加强胃肠运动和胆囊收缩，促进胰液、胆汁的分泌。

（3）组胺：具有很强的刺激胃酸分泌的作用。

2. 抑制胃酸分泌的内源性物质　对胃酸分泌具有很强的抑制作用。

3. 消化期胃液分泌的调节　进食后胃液的分泌开始增多。

（1）头期胃液分泌：头期胃液分泌由进食动作引起，因感受器均位于头部而得名。其特点是胃液分泌量多，占整个消化期胃液分泌量的 30%，酸度和胃蛋白酶原含量都很高，因而消化力强。

（2）胃期胃液分泌：是指食物入胃后继续引起的胃液分泌。胃期胃液分泌的持续时间长，可达 3—4 小时，其特点是胃液分泌量大，占整个消化分泌量的 60%，胃液的酸度也很高，但胃液蛋白酶原的含量比头期少，故消化力比头期弱。

（3）肠期胃液分泌：是指食物进入小肠上端（主要是十二指肠）后继续引起的胃液分泌。

4. 消化期抑制胃液分泌的因素　在消化期内，抑制胃液分泌的因素除精神、情绪因素外，主要有胃酸、脂肪和高张溶液。

二、胃的运动及其控制

（一）胃运动的形式及其调节

1. 容受性舒张　由进食动作（如咀嚼、吞咽）和食物对咽、食管等处感受器的刺激反射地引起胃底和胃体肌肉的舒张，称为容受性舒张。这种舒张可使胃容量由空腹时的 50 毫升左右增大到进食后的 1.5 升左右。其生理意义在于适应大量食物的暂时储存，同时保持胃内压基本不变，从而防止食糜过早排入小肠，有利于食物在胃内的充分消化。

2. 紧张性收缩　紧张性收缩使胃腔内具有一定的压力，有助于胃液渗入食物内部，促进化学性消化，并协助推动食糜移向十二指肠，同时还可以使胃保持一定的形状和位置，不致出现胃下垂。

3. 蠕动　食物入胃后约 5 分钟，胃开始蠕动。蠕动起自胃体中部，逐步地向幽门方向推进。人胃的蠕动波频率约为每分钟 3 次，每个蠕动波约需要 1 分钟到达幽门。

（二）胃的排空及其影响因素

1. 胃排空的过程　胃排空是指食物由胃排入十二指肠的过程，一般在食物入胃后 5 分钟即有部分食糜被排入十二指肠。在 3 种主要营养物质中，糖类排空最快，蛋白质次之，脂肪最慢。稀的流体食物比稠的固体食物排空快，碎的、颗粒小的食物比大块食物排空快，等渗溶液比高渗溶液排空快。混合性食物由胃完全排空的时间为4—6小时。

2. 影响胃排空的因素　胃排空的特点是逐次而间断进行的。影响胃排空的因素有多种。

（1）胃内促进排空的因素：①神经的调节。食物对胃壁的机械刺激，通过迷走神经中的传入纤维将冲动传至中枢，再通过迷走神经中枢的传出纤维引起胃的紧张性收缩和蠕动增强，此反射称为迷走－迷走反射。当胃黏膜受到刺激时，通过壁内神经丛内的感觉神经元将信号直接或间接传给运动神经元，使胃运动加强，胃内压升高，此称为壁内神经丛反射。②胃泌素的参与。食物的机械扩张刺激或化学刺激（主要是蛋白质消化产物），可引起胃窦部 G 细胞释放胃泌素，使胃运动加强，从而加速胃排空。

（2）十二指肠内抑制胃排空的因素：①肠－胃反射作用。进入小肠内的含酸物、脂肪、脂肪酸、高渗溶液以及食糜本身的体积等，均可刺激十二指肠壁上的化学反应、渗透压和机械感受器，反射性地抑制胃运动，使胃排空减慢，此称肠－胃反射。该反射的传出信息可分别通过迷走神经、壁内神经丛等抵达胃，抑制其活动。②胃肠激素的调节。当大量食糜特别是酸或脂肪进入十二指肠后，可引起小肠黏膜释放促胰液素，缩胆囊素、抑胃肽等，这些激素可抑制胃的运动，从而延缓胃的排空。

当进入十二指肠的酸性食糜被中和、食物的消化产物被吸收后，抑制胃运动的神经、体液因素的作用逐渐减弱，促进胃运动的因素又占优势，使胃运动逐渐增强，又开始胃排空。如此反复，直至食糜从胃全部排入十二指肠为止。由此可见，胃排空的间断性与十二指肠内的消化和吸收相适应。

（三）呕吐

呕吐是通过一系列复杂的反射活动，将胃和肠内容物从口腔驱出体外的过程。呕吐是一种具有保护意义的反射，临床上遇有食物中毒的患者，借助呕吐可把进入胃内的有毒物质在未被吸收前排出体外。

第四节　小肠消化与吸收

一、胰液的分泌

（一）胰液的性质、成分和作用

胰液是无色、无臭的碱性液体，pH 值 7.8—8.4，渗透压与血浆相等。成年人每日分泌的胰液量为 1—2 升，胰液的成分包括水、无机物和有机物。

1. 胰液的无机成分和作用　胰液的无机成分中量最大的是水，占 97.6%；无机物主要是碳酸氢根和氯离子，胰液中碳酸氢根的主要作用是中和进入十二指肠的胃酸，保护肠黏膜不受强酸的侵蚀。此外，碳酸氢根可为小肠内多种消化酶发挥作用提供最合时宜的酸碱度环境。

2. 胰液中的有机成分和作用　胰液中的有机物是由胰腺腺泡分泌的多种消化酶，包括消化淀粉、蛋白质和脂肪的水解酶。

（1）糖类水解酶：胰淀粉酶是 α－淀粉酶，不需激活就具有活性。其最适 pH 值为 6.7—7.0，可将淀粉、糖原及大多数其他糖类水解为糊精、麦芽糖和麦芽寡糖。

（2）蛋白质水解酶：胰液中重要的蛋白质水解酶分别是胰蛋白酶、糜蛋白酶和羧基肽酶，其中胰蛋白酶的含量最多。

（3）脂类水解酶：胰脂肪酶是消化脂肪的主要酶。

（二）胰液分泌的调节

1. 头期的胰液分泌　食物的色、香、味对感觉器官的刺激，均可引起胰液分泌。头期胰液的分泌量占消化期胰液分泌量的 20% 左右。

2. 胃期胰液分泌　食物扩张胃，通过迷走神经反射引起胰液分泌。此期的胰液分泌只占消化期胰液分泌量的 5%—10%。

3. 肠期的胰液分泌　此期的胰液分泌量最多。

二、胆汁的分泌和排出

（一）胆汁的性质和成分

胆汁是一种味苦的有色液汁，由肝细胞分泌后直接流入小肠的胆汁称为肝胆汁。肝胆汁呈金黄色或橘棕色，pH 值约 7.4。在胆囊中储存过的胆汁称为胆囊胆汁。胆囊胆汁在胆囊中呈弱酸性，pH 值约为 6.8。成年人每日分泌的胆汁为 800—1000 毫升。胆囊能储存 40—70 毫升胆汁。胆汁的成分，除水分和钠离子、钾离子、钙离子等无机成分外，还有胆盐、胆色素、胆固醇、脂肪酸、卵磷脂和黏蛋白。

1. 胆盐　是胆汁中参与脂肪消化和吸收的主要成分。
2. 胆固醇　是体内脂肪代谢的产物，占胆汁固体成分的 4%。
3. 胆色素　占胆汁固体成分的 2%，是血红蛋白的分解产物。

（二）胆汁的作用

胆汁有三大作用：①乳化脂肪，促进脂肪消化分解。②促进脂肪的吸收。③促进脂溶性维生素的吸收。

（三）胆汁的分泌、排放及其调节

1. 胆汁的分泌和排放　在非消化期间，由肝细胞持续分泌的胆汁大部分流入胆囊储存。胆囊可吸收胆汁中的水和无机盐，使胆汁浓缩 4—10 倍，因而能增加储存效能。在消化期胆汁可直接由肝脏及胆囊经胆总管排至十二指肠。消化道内的食物是引起胆汁分泌和排放的自然刺激物，高蛋白食物（蛋黄、肉类）引起的胆汁排放量增多，高脂肪或混合性食物次之，糖类食物的作用最小。

2. 胆汁分泌与排放的调节　受神经和体液因素的调节，但以体液调节为主。

三、小肠液的分泌

（一）小肠液的性质、成分和作用

小肠液呈弱碱性，pH 值约为 7.6，渗透压与血浆相近。小肠液中除大量水外，无机成分有钠离子、钾离子、钙离子、氯离子、碳酸氢根等；有机成分有黏蛋白、免疫球蛋白 A 和肠激酶等。小肠液可能在完成对某些营养物质的最后消化中起作用，小肠液中的黏蛋白具有润滑作用，并在黏稠表面形成一道抵抗机械损伤的屏障。

（二）小肠液分泌的调节

在调节小肠液分泌的许多因素中，最重要的是各种局部神经反射，特别是由食糜及其消化产物对肠黏膜局部机械性或化学性刺激所引起的肠神经系统的反射。

四、小肠的运动

小肠的运动是靠其肠壁内、外两层平滑肌的舒缩活动完成的。空腹时，小肠运动很弱，进食后逐渐增强，与胰液、胆汁和小肠液的化学性消化协同活动。

（一）小肠运动的形式

1. 紧张性收缩　小肠平滑肌的紧张性收缩，是小肠运动形式有效进行的基础，即使在空腹时也存在，在进食后则显著增强。

2. 分节运动　小肠的分节运动是一种以肠壁环行肌为主的节律性收缩和舒张活动。

3. 蠕动　小肠的蠕动可发生于小肠的任何部位，并向肠的远端传播。

（二）回盲括约肌的活动

在回肠末端与盲肠交界处的环行肌显著加厚，称为回盲括约肌。回盲括约肌的作用，是防止回肠内容物过快、过早地进入结肠，以便小肠内容物充分消化和吸收。

（三）小肠运动的调节

1. 肌间神经丛反射　肌间神经丛对小肠运动具有调节作用。

2. 外来神经作用　副交感神经的兴奋能加强小肠的运动，交感神经兴奋则抑制小肠运动。

3. 激素调节　胃肠激素在调节小肠运动中有重要作用。

第五节　大肠消化与吸收

一、大肠液的分泌

大肠液是由大肠黏膜表面细胞分泌的。大肠液富含黏液和碳酸氢盐，pH 值为

8. 3—8. 4，其主要作用是保护肠黏膜和润滑粪便。

二、大肠的运动和排便

大肠内有大量细菌，主要是大肠杆菌、葡萄球菌等。它们主要来自空气和食物，大肠内的酸碱度和温度适合于一般细菌的活动和繁殖；细菌体内含有能分解食物残渣的酶。大肠内的细菌能利用肠内较为简单的物质合成维生素 B 复合物和维生素 K，它们在肠内被吸收，能为人体所利用。粪便中死的和活的细菌占粪便固体总量的 20%—30%。

三、大肠内细菌的活动

大肠的运动少而缓慢，对刺激的反应也较迟缓，有利于粪便在大肠内暂时储存。

（一）大肠运动形式

1. 袋状往返运动　是空腹和安静时最多见的非推进性运动形式。
2. 分节推进和多袋推进运动　是人在餐后或副交感神经兴奋时的运动形式。
3. 蠕动　与消化道其他部位一样，大肠蠕动的意义在于将肠内容物向远端推进。

（二）排便

正常人的直肠内通常没有粪便。当肠蠕动将粪便推入直肠时，刺激直肠壁内的感受器，冲动传入脊髓腰、骶段的初级排便中枢，并同时上传到大脑皮质引起便意。排便反射受大脑皮质的意识控制。如果对便意经常予以制止，直肠对粪便压力刺激的敏感性逐渐降低，便意的刺激阈就会提高。

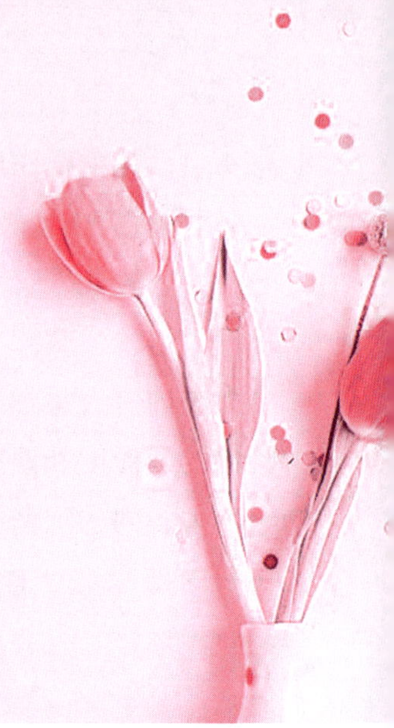

第七章
能量代谢与体温

第一节　能量代谢

一、机体能量的来源与利用

（一）能量的来源

1. 三磷酸腺苷的生成与作用　机体的能量来源于食物中糖类、脂肪和蛋白质分子结构中蕴藏的化学能量。这些营养物质被氧化分解时，碳氢键断裂，释放出能量。

2. 三大营养物质的能量转化

（1）糖类的主要生理功能：提供给机体生命活动所需要的能量。人体所需要能量的 50%—70% 是由糖类物质的氧化分解提供的。食物中的糖类经过消化被分解为单糖。在被吸收的单糖中，葡萄糖占总量的 80%，通常所说的血糖是指血中的葡萄糖。

（2）脂肪：脂肪在体内的主要功能是储存和供给能量。体内储存的脂肪量较多，可占体重的 20% 左右。每克脂肪在体内氧化所释放的能量约为糖类的 2 倍。通常成年人储备的肝糖原在饥饿 24 小时后即被耗尽，而储存的脂肪所提供的能量可供机体使用多达 10 多天至 2 个月之久。

（3）蛋白质：蛋白质的基本组成单位是氨基酸。不论是由肠道吸收的氨基酸，还是由机体自身蛋白质分解所产生的氨基酸，都主要用于重新合成蛋白质，成为细胞的构成部分。

（二）能量的作用

各种能源物质在体内氧化过程中释放的能量，50%以上转化为热能。其余部分是以化学能的形式储存于三磷酸腺苷等高等化合物的高能磷脂中，供机体完成各种生理功能。

二、影响能量代谢的因素

（一）肌肉活动

肌肉活动对于能量代谢的影响最为显著，即使任何轻微的活动也可提高代谢率。

（二）精神活动

与肌肉组织相比，脑组织的血流量比较大，代谢水平也高。在安静状态下，每100克脑组织的氧耗量为3—3.5毫升/分钟（氧化的葡萄糖量约为4.5毫克/分钟），此值约为肌肉组织安静时耗氧量的20倍。

（三）食物的特殊动力效应

人在进食后的一段时间内，即使在安静状态下，也会出现能量代谢率增加的现象，一般从进食后1小时左右开始，延续7—8小时。进食能刺激机体额外消耗能量的作用称为食物的特殊动力效应。

（四）环境温度

人在安静时，当环境温度低于20℃时，代谢率便开始增加，在10℃以下，则显著增加。环境温度较低时，代谢率的增加主要是由于寒冷刺激反射性地引起寒战和肌肉紧张度的增强。在20—30℃时，代谢率较为稳定，主要是因为肌肉比较松弛。当环境温度超过30℃时，代谢率又逐渐增加，这与体内化学反应速度加快，发汗功能旺盛，以及呼吸、循环功能增强等因素有关。

三、基础代谢率

基础代谢率是指在基础状态下单位时间内的能量代谢。测定基础代谢率需要在清醒、静卧、未做肌肉活动、无精神紧张、食后12—14小时、室温保持在20—25℃条件下进行。此时，能量消耗主要用以维持血液循环、呼吸等基本生命活动。因此，基础代谢率常作为评价机体能量代谢水平的指标。

第二节　体温及其调节

一、体温

人体生理学在研究人体的体温时把人体分为核心与表层两个部分。人体核心部分的温度称为核心温度；人体表层部分的温度称为表层温度。临床上所说的体温是指人体核心部分的平均温度。

（一）表层温度和核心温度

1. 表层温度　人体表层的温度低于核心温度。表层温度易受恒定温度的影响，各部位之间的温度差异较大。当环境温度为23℃时，足部皮肤温度约为27℃，手部约为30℃，躯干部约为32℃，额部为33—34℃。四肢末梢皮肤温度最低，越近躯干、头部，皮肤温度越高。皮肤温度与局部血流量有密切的关系。

2. 核心温度　核心温度是相对稳定的，各部位之间的温度差异很小。其中肝脏在全身各器官中温度最高，为38℃左右。脑产热量较多，也接近38℃。肾、胰腺及十二指肠等器官温度略低。直肠的温度则更低，约37.5℃。

（二）体温的正常变动

在生理情况下，体温可随昼夜、年龄、性别等因素而有变动，但变动幅度一般不超过1℃。

1. 体温的昼夜变化　体温在一昼夜之间有周期性的波动，在清晨2—6时体温最低，午后1—6时最高。

2. 性别的影响　在相同状态下，男性和女性体温略有差异，成年女性的体温平均高于男性0.3℃。

3. 年龄的影响　儿童和青少年的体温较高，而老年人因基础代谢率低，体温偏低。

4. 肌肉活动的影响　肌肉活动时由于代谢增强，产热量增加，可使体温升高。

二、机体的产热和散热

（一）产热过程

1. 主要产热器官　体内的热量是由三大营养物质在组织细胞中进行分解代谢时产生的，其中对体温影响较大的主要产热器官是肝和骨骼肌。机体在安静时主要由内脏产热，占总产热量的56%。在各内脏中肝脏的代谢最旺盛，产热量最高，肝的血液温度比主动脉血液温度高0.4—0.8℃。当机体进行体育运动或劳动时，肌肉则成为主要的产热器官。由于骨骼肌的总重量约占体重的40%，因而具有较大的产热潜力，骨骼肌的紧张度稍有增加，其热量即可发生明显变化。

2. 产热的形式　机体有多种产热形式，如基础代谢产热，骨骼肌运动产热，食物的特殊动力效应产热，寒战和非寒战产热等。

3. 产热活动的调节

（1）体液调节：甲状腺激素是调节产热活动最重要的体液因素。肾上腺素、去甲肾上腺素以及生长激素等也可刺激产热，其特点是起效较快，但维持时间短。

（2）神经调节：寒冷刺激可使位于下丘脑后部的寒战中枢兴奋，引起寒战，还可使交感神经系统兴奋，引起肾上腺髓质活动增强，导致肾上腺素和去甲肾上腺素等激素释放增多，使代谢产生热量。

（二）散热过程

1. 散热的部位　人体的主要散热部位是皮肤。当环境温度低于表层温度时，大部分体热可通过辐射、传导和对流等方式向外界散发，小部分体热则随呼出气、尿、粪等排泄物排出体外。

2. 辐射散热　辐射散热是指人体以热射线的形式，将体热传给外界较冷物质的一种散热方式。辐射散热量的多少主要取决于皮肤与周围环境之间的温度差。

3. 传导散热　传导散热是指机体的热量直接传给与之接触的温度较低物体的一种散热方式，如高热时用冰袋降温。

4. 对流散热　对流散热是指通过气体流动进行热量交换的一种散热方式，如开窗通风散热。

5. 蒸发散热　蒸发是水分从体表汽化时吸收热量而散发体热的一种方式，如高热时乙醇（酒精）擦浴散热。

三、体温调节

（一）温度感受器

1. 外周温度感受器　是存在于皮肤、黏膜和内脏中的对温度变化敏感的游离神经末梢。当局部温度升高时，热感受器兴奋，反之，当温度降低时冷感受器兴奋。

2. 中枢温度感受器　是指存在于中枢神经系统中的对温度变化敏感的神经元。下丘脑、脑干网状结构和脊髓等处都含有温度敏感神经元。

（二）体温调节中枢

1. 体温调节中枢的部位　从脊髓到大脑皮层的整个中枢神经系统中都存在着参与调节体温的神经元，调节体温的中枢主要位于下丘脑。

2. 体温调节点学说　体温调节点学说认为，体温的调节类似于恒温器的调节。体温调节中枢按照设定温度进行体温的调节：当体温与调定点水平一致时，机体的产热与散热取得平衡；当体温高于调定点水平时，中枢的调节活动会使产热活动降低，散热活动加强；反之，当体温低于调定点水平时，产热活动加强，散热活动降低，直到体温会达到调定点水平。

第八章
尿的生成和排出

第一节　肾脏的构成和肾血流量

肾为实质性器官，分为皮质和髓质 2 部分。皮质位于髓质表层，富有血管，主要由肾小体和肾小管构成。髓质位于皮质深部，血管较少，由 15—25 个肾锥体构成。椎体的底朝向皮质、髓质交界，而顶部伸向肾窦，终止于肾乳头。在肾单位和集合管生成的尿液，经集合管在肾乳头处进入肾小盏，再进入肾大盏和肾盂，最后经输尿管进入膀胱。肾盏、肾盂和输尿管壁含有平滑肌，其收缩运动可使尿液驱向膀胱。在排尿时，膀胱内的尿液经尿道排出体外。

一、肾单位的构成

人类每个肾约有 100 万个肾单位。肾单位是尿生成的基本功能单位，与集合管共同完成尿的生成过程。肾单位由肾小体及与之相接的肾小管构成。肾小体由肾小球和肾小囊组成。集合管与远端小管在尿液浓缩过程中起重要作用。

二、肾脏血液供应的特点

在安静状态下，健康成年人每分钟两肾的血流量约为 1200 毫升，相当于心输出量的 1/5—1/4，而肾仅占体重的 0.5% 左右。因此，肾是机体供血量最丰富的器官。此外，肾小球毛细血管血压较高，有利于血浆的滤过；肾小管周围毛细血管内的血浆胶体渗透压较高，有利于肾小管的重吸收；肾小血管的双向流动有利于肾髓质高渗透压的维持。肾脏在尿生成过程中需要大量能量，约占机体基础耗氧量的10%，可见肾血流量远超过其他代谢需要。肾血流量的另一特点是不同部位的供血不均，约94%的血流供应肾皮质，约5%供应髓部，剩余不到1%供应内髓。

三、肾血流量的自身调节

肾脏的重要特征：当肾动脉灌注压在一定范围内〔10.7—24.0千帕（80—180毫米汞柱）〕变动时，肾血流量能保持相对稳定；当肾动脉灌注压在一定范围内降低时，肾血管阻力将相应降低。反之，肾动脉灌注压升高时，肾血管阻力则相应增加，因而肾血流量能保持相对恒定。

第二节　肾小球的滤过功能

一、有效滤过压

有效率过压是促进超滤的动力，是促进和阻碍超滤的压力之间的差值。超滤的动力包括肾小球毛细血管血压和肾小囊内超滤液胶体渗透压。正常情况下，肾小球毛细血管始端胶体渗透压约为3.3千帕（25毫米汞柱），肾小囊内压约为1.3千帕（10毫米汞柱）。

二、影响肾小球滤过的因素

（一）肾小球毛细血管血压

当血压在10.7—24.0千帕（80—180毫米汞柱）范围内变动时，由于肾血流量的自身调节机制，肾小球毛细血管血压可保持稳定，故肾小球滤过率基本不变。如超出此自身调节范围，肾小球毛细血管血压、有效过滤压和肾小球滤过率就会发生相应的改变。

（二）肾小囊内压

肾小囊内压一般比较稳定。当肾盂或输尿管结石、肿瘤压迫或任何原因引起输尿管阻塞时，肾小管液或终尿不能排出，可引起逆行压力升高，最终导致肾小囊内压升高，从而降低有效滤过压和肾小球滤过率。

（三）血浆胶体渗透压

正常情况下，血浆胶体渗透压不会发生大幅度波动。但静脉输入大量生理盐水，或病理情况下肝功能严重受损，血浆蛋白合成减少，或因毛细血管通透性增大，血浆蛋白丧失，都会导致血浆蛋白浓度降低，胶体渗透压下降，使有效滤过压和肾小球滤过率增加。

第三节　尿液的浓缩和稀释

一、尿液的稀释

尿液的稀释主要发生在远端肾小管和集合管。如果机体内水过多，而造成血浆晶体渗透压下降，可使血管升压素的释放被抑制，远曲小管和集合管对水的通透性很低，水不能被吸收，而肾小管液中的氯化钠继续被重吸收，特别是在髓质部的集合管，故肾小管液的渗透浓度进一步降低，形成低渗尿。饮大量清水后，血浆晶体渗透压降低，血管升压素释放减少，引起尿量增加，尿液稀释。血管升压素完全缺乏或肾小管和集合管缺乏血管升压素受体时，可出现尿崩症，每天可排除高达 20 升的低渗尿。

二、尿液的浓缩

在失水、禁水等情况下，血浆晶体渗透压升高，可引起尿量减少，尿液浓缩。浓缩尿液发生在远端小管和集合管，是由于肾小管血液中的水分继续吸收，而溶质仍留在小管液中所造成的。

第四节　尿生成的调节

一、肾内自身调节

（一）肾小管液中溶质的浓度对肾小管功能的调节

肾小管液中溶质浓度高，是对抗肾小管水重吸收的力量，因为肾小管内、外的渗透压梯度是水重吸收的动力。糖尿病患者或正常人进食大量葡萄糖后，造成肾小管液渗透压升高，结果将阻碍水和氯化钠的重吸收，不仅尿中出现葡萄糖，而且尿量也增加，糖尿病患者出现尿多即由渗透性利尿所致。

（二）球－管平衡近端肾小管对溶质和水的重吸收

当肾小球滤过率增大时，近端小管对钠离子和水的重吸收率也增大；反之，肾小球滤过率减少时，近端小管对钠离子和水的重吸收也减少。这种现象称为球－管平衡。球－管平衡的生理意义，在于使尿中排出的钠离子和水不会随肾小球滤过率的增减而出现大幅度的变化，从而保持尿量和尿钠的相对稳定。

二、肾交感神经的调节作用

肾交感神经兴奋时，可通过几种方式影响肾脏的功能：①通过肾脏血管平滑肌的α受体，引起肾血管收缩而减少肾血流量，肾小球滤过率下降。②通过刺激β受体，导致血液循环中血管紧张素Ⅱ和醛固酮浓度增加，促进肾小管重吸收钠离子，并促进钾离子的分泌。③可直接刺激近端小管对钠离子、氯离子和水的重吸收。肾交感神经活动受许多因素的影响，如血容量改变和血压改变等，均可引起肾交感神经活动改变，从而调节肾脏的功能。

三、体液调节

细胞外液渗透浓度的改变是调节血管升压素分泌的最重要因素。钠离子和氯离子形成的渗透压是引起血管升压素释放最有效的刺激。静脉注射甘露醇和蔗糖也能刺激血管升压素分泌。大量出汗、严重呕吐或腹泻等情况可引起机体失水过多，使体液晶体渗透液压升高，可刺激血管生压素的分泌，通过肾小管和集合管增加对水的重吸收，使尿量减少，尿液浓缩。相反，大量饮水后体液被稀释，血浆晶体渗透压降低，引起血管升压素释放减少或停止，肾小管和集合管对水的重吸收减少，尿量增加，尿液稀释。

四、血容量

当血容量减少时，对心肺感受器的刺激减弱，经迷走神经传入至下丘脑的信号减少，对血管升压素释放的抑制作用减少，故血管升压素释放增加。反之，循环血量增多，回心血量增加时，可刺激心肺感受器，抑制血管升压素释放。

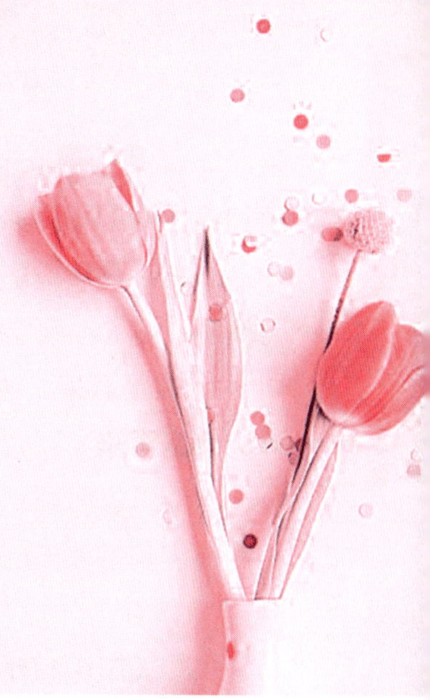

第九章
感觉器官

第一节　视觉器官

研究表明，在人脑所获得的外界信息中，至少有 70% 以上来自于视觉。通过视觉系统，人能感知外界物体的大小、形状、颜色、明暗、动静、远近等。

引起视觉的外周感觉器官是眼。眼内与产生视觉直接有关的结构是眼的折光系统和视网膜。

一、眼的折光系统的光学特征

人眼的折光系统是一个复杂的光学系统。射入眼内的光线，通过角膜、房水、晶状体和玻璃体 4 种折射率不同的介质，并通过 4 个屈光度不同的折射面，即角膜的前表面、后表面和晶状体的前、后表面，才能在视网膜上形成物像。

二、眼的调节

1. 晶状体调节　晶状体是一个富有弹性的双凸透镜形的透明体，由晶状体囊和晶状体纤维组成。其周边由悬韧带将其与睫状体相连。当眼看远物时，睫状肌处于松弛状态，悬韧带保持一定的紧张度，晶状体受悬韧带的牵引，形状相对扁平；当看近物时，睫状肌收缩，悬韧带松弛，晶状体因向前和向后凸出，以前凸更为明显，晶状体变凸使折光能力增强，使物像前移而成像于视网膜上。

2. 瞳孔的调节　虹膜由两种平滑肌纤维组成，即交感神经支配的散瞳肌和由副交感神经支配的缩瞳肌。中间的圆孔称为瞳孔。正常人眼瞳孔直径可变动于0.8—1.5毫米。当视近物时，引起双侧瞳孔缩小，称为瞳孔近反射。瞳孔缩小可使视网膜成像更为清晰。

3. 双眼会聚　当双眼注视一个由远移近的物体时，两眼视轴向鼻侧会聚的现象，称为双眼会聚。

三、眼的折光能力异常

正常人眼无须作任何调节就可使平行光线聚焦于视网膜上，因而可看清远处的物体。经过调节的眼，只要物体离眼的距离不小于近点，也能看清6米以内的物体。这种眼称为正视眼。若眼的折光能力异常，或眼球的形态异常，使平行线不能聚焦于安静未调节眼的视网膜上，则称为非正视眼，也称屈光不正，包括近视眼、远视眼和散光。

1. 近视　近视的发生是由于眼球前后径过长（轴性近视）或折光系统的折光能力过强（屈光性近视），故远处物体的平行光线被聚焦在视网膜的前方，因而在视网膜上形成模糊的图像。

2. 远视　远视的发生是由于眼球前后径过短（轴性远视）或折光系统的折光能力太弱（居光性远视）。

3. 散光　正常人眼的角膜表面呈正球面，球面上各个方向的曲率半径都相等，因而到达角膜表面各个点上的平行光线，经折射后均能聚焦于视网膜上。散光是指角膜表面在不同方向上曲率半径不同：一部分光线经曲率半径较小的角膜表面发生折射，聚焦于视网膜的前方；一部分光线经曲率半径正常的角膜表面发生折射聚焦于视网膜上；另一部分光线经曲率半径较大的角膜表面折射的光线，则聚焦于视网膜的后方。因此，平行光线经角膜表面各个方向入眼后不能再视网膜上形成焦点，造成视物不清或物像变性。

第二节　听觉器官

通常人耳能感受的振动频率为20—20000赫兹。对于每一种频率的声波，都有一个能引起听觉的最小强度，称为听阈。当声音的强度在听阈以上继续增加时，听觉的感受也相应增强；当强度增加到某一限度时，引起的不仅是听觉，还会引起鼓膜的疼痛。人耳的声波频率在1000—3000赫兹，人类的语言频率也主要分布在300—3000赫兹的范围内。

一、中耳和外耳的功能

（一）外耳的功能

外耳由耳郭和外耳道组成。耳郭的形状有利于收集声波，起采音作用。耳郭还可帮助判断声源的方向。外耳道是声波传导的通路，一端开口于耳郭，另一端终止于鼓膜。

（二）中耳的功能

中耳由鼓膜、听骨链、鼓室和咽鼓管等结构组成。中耳的主要功能，是将空气中的声波振动能量高效地传送到内耳淋巴，其中鼓膜和听骨链在声音传递过程中起重要作用。与中耳传音功能有关的还有中耳内的鼓膜张肌和镫骨肌。咽鼓管是连接鼓室和鼻咽部的通道，其鼻咽部的开口常处于闭合状态，在吞咽、打哈欠时开放。咽鼓管的主要功能是调节鼓室内的压力，使之与外界大气压保持平衡，对于维持鼓膜的正常位置、形状和振动性能有重要意义。

（三）声波传入内耳的途径

1. 气传导　声波经外耳道引起鼓膜振动，在听骨链和卵圆窗膜进入耳蜗，这一条声音传导途径称为气传导。

2. 骨传导　声波直接引起颅骨的振动，再引起位于颞骨质中的耳蜗内淋巴的振动，这个传导途径称为骨传导。

二、内耳（耳蜗）的功能

耳蜗是由一骨质管腔围绕一锥形骨轴旋转21/2—23/4周所构成的。在耳蜗管的横断面上有2个分界膜，一为斜行的前庭膜，一为横行的基底膜。此二膜将管道分为3个腔，分别称为前庭阶、鼓阶和蜗管。

内耳又称迷路，由耳蜗和前庭组成。耳蜗的主要作用是把传递到耳蜗的机械振动转变为听神经纤维的神经冲动。

耳蜗底部受损时主要影响对高频声音的听力，而顶部受损时主要影响低频听力。

第三节 前庭器官

一、前庭器官的感受装置

（一）椭圆囊、球囊和半规管的一般结构

1. 椭圆囊和球囊　椭圆囊和球囊统称为耳石器官。椭圆囊位于骨性前庭腔内的后上部，与3个半规管相通，球囊在椭圆素的前下部，椭圆囊和球囊之间以管道相通。

2. 半规管　在左、右两侧内耳各有3个互相垂直的半规管，分别称为前半规管、后半规管、外（或水平）半规管，分别代表空间的3个平面。3个半规管形状大致相同，均开口于前庭，其中充满内淋巴。

（二）前庭器官的感受细胞

椭圆囊、球囊和3个半规管中的毛细胞结构十分类似。在毛细胞顶部通常有60—100条纤毛，呈阶梯状排列，其中有一条最长，位于细胞顶端的一侧边缘处，称为动纤毛。其余的毛较短，分布于细胞顶端的大部分区域，称为静纤毛。

二、前庭器官的适宜刺激和生理功能

（一）椭圆囊、球囊的适宜刺激和生理功能

1. 椭圆囊的适宜刺激和生理功能　以感受头部水平方向的直线变速运动为主。

2. 球囊的适宜刺激和生理功能　以感受头部垂直方向的直线变速运动为主。

（二）半规管的适宜刺激和生理功能

半规管的适宜刺激是正、负角加速运动。前庭器官受到刺激时反射性地改变颈部、躯干和四肢的紧张性，然后才能形成姿势反射，维持身体平衡的主要器官。

第四节 嗅觉和味觉

一、嗅觉

（一）嗅觉感受器

嗅觉感受器位于上鼻道及鼻中隔后上部的嗅上皮，是一种特殊分化的化学感受器。两侧总面积约 5 平方厘米。由于其部位较高，平静呼吸时气流不易到达该处，因此对一些不太明显的气味，往往要用力吸气，使气流深入到达嗅上皮，才能进行分辨。

（二）嗅觉的特点

1. 不同动物的嗅觉敏感度也各异　嗅觉系统和其他感觉系统一样，不同性质的刺激也有相对特定的感受点和传入路径。

2. 嗅觉有明显的适应现象　嗅觉有明显的适应现象，绝不是嗅觉的疲劳，因为对某一气味使用后，对其他气味依然敏感。

二、味觉

（一）味觉感受器

味觉感受器是味蕾，主要分布于舌背和舌缘，口腔和咽部黏膜表面有散在的味蕾，儿童味蕾较多，老年时味蕾萎缩而减少，味蕾由味觉细胞和支持细胞组成。

（二）味觉的特点

1. 舌表面不同部位对不同味刺激的敏感度不同　在人类，舌尖对甜味敏感，舌两侧对酸味敏感，舌两侧前部对咸味敏感，舌根和软腭对苦味敏感。

2. 味觉的敏感度常受食物或其他刺激物温度的影响　在 20—30℃味觉敏感度最高。

3. 味觉的辨别能力受血液化学成分的影响　血液中低钠，则喜食咸食。所以，味觉不仅能辨别不同味道，同时也与摄取营养成分、调节机体内环境有关。

4. 味觉有适应现象　当对某一味觉刺激适应后，并不影响其他种类味觉，如吃糖对甜味的敏感性会降低，但对苦、酸、咸等味的敏感性并不受影响。

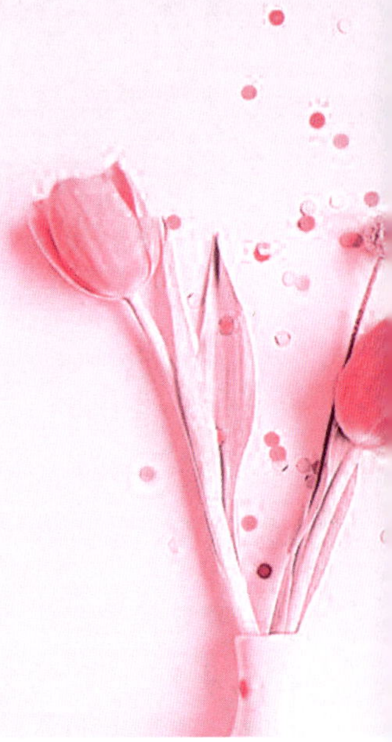

第十章 神经系统功能

第一节　神经中枢

一、神经系统构成和分部

神经系统是人体各种生理功能的最重要的调节系统。人体内各系统和器官都是在神经系统的直接或间接调控下，协助完成自身的生理功能，并能对人体内、外各种环境的变化作出迅速而完善的适应性的功能活动的调节，维持人体的正常生命活动。神经系统由神经组织构成，将其分为中枢神经系统和周围神经系统。中枢神经系统包括脑和脊髓。周围神经系统，是指脑和脊髓以外的所有神经成分。它包括脑神经和脊神经。脑神经与脑相连，脊神经与脊髓相连。

二、神经元和神经胶质细胞

神经系统主要由神经元和神经胶质细胞组成。神经元又称神经细胞，是神经系统基本的结构和功能单位。神经胶质细胞数量巨大，主要对神经元起支持、保护和营养等辅助作用，并通过再生修复受损的神经组织。

（一）神经元的一般结构和基本功能

1. 神经元的一般结构　人类中枢神经系统约含 1000 亿个神经元，可分为胞体和突起两部分。胞体主要位于脑、脊髓、神经节以及某些内脏的神经组织中，其结构与一般细胞相同，含有细胞核和多种细胞器。突起由胞体发出，分为树突和轴突两种。

2. 神经元的基本功能　神经元的基本功能是处理信息，包括接受、整合、传导和输出信息。

（二）神经纤维的兴奋传导功能

神经纤维的主要功能是传导兴奋，在神经纤维上传导的兴奋称为神经冲动。

1. 神经纤维传导兴奋的特征

（1）生理完整性：包括结构和功能两方面的完整。

（2）绝缘性：一条神经干中包含很多神经纤维，但每条神经纤维传导的冲动基本互不干扰，称为传导的绝缘性。

（3）双向性：刺激神经纤维上任何一点所引起的兴奋可同时向神经纤维的两端传导，此即兴奋传导的双向性。

（4）相对不疲劳性：神经纤维可以接受高频率、长时间的有效电刺激，并始终保持其传导兴奋的能力，表现为不易发生疲劳。

2. 神经纤维传导兴奋的速度　不同类型的神经纤维传导兴奋的速度差别较大，这与以下几个因素有关：①纤维直径，一般纤维愈粗，传导速度愈快；②髓鞘，有髓神经纤维以“跳跃式”方式传导兴奋，因此其传导速度比无髓神经纤维快；③温度，在一定范围内，传导速度与温度成正比，当温度降至0℃以下时就可发生传导阻滞，局部暂时失去感觉，这就是临床上低温麻醉的机制之一。

3. 神经纤维的轴浆运输　神经元轴突内的胞质称为轴浆，轴浆在胞体与轴突末梢之间的流动称为轴浆流动，借助轴浆流动在胞体与轴突末梢之间运输物质的现象称为轴浆运输。

（三）神经胶质细胞

神经胶质细胞是神经组织的重要组成部分，其数量为神经元的10—50倍，总体积约占脑的50%，广泛分布于中枢和周围神经系统中。中枢神经系统内主要有星形胶质细胞、少突胶质细胞和小胶质细胞3类。

三、神经系统的结构和功能

神经系统的结构和功能较复杂，根据神经元的胞体和神经纤维的配布及其所在的部位和功能，给予不同的名称。

1. 灰质和白质　都位于中枢神经系统内。灰质主要由神经元的胞体及其树突聚集而成，因其色泽灰暗而得名。位于大脑和小脑表面的灰质，分别称大脑皮质和小脑皮质。白质主要由神经纤维聚集而成，因多数纤维具有髓鞘而呈白色。

2. 神经节和神经核　两者都是神经元的细胞体聚集成的团块。其中位于中枢神经系统内的称神经核，位于周围神经系统内的称神经节。

3. 神经束和神经纤维　在中枢神经系统内，起止和功能基本相同的纤维聚集成束，称纤维束。在周围神经系统中，神经纤维聚集成索状，称神经。

4. 网状结构　只存在于中枢神经系统内，由灰质和白质混杂而成，即神经纤维交织成网，灰质团块散在其中。

5. 反射中枢　位于中枢神经系统内，泛指各种反射弧的中枢，包括与各种反射有关的神经细胞群及其突触关系。

6. 神经末梢　指周围神经在体内其他组织器官内的终末部分，神经末梢包括接受体表和内脏刺激的感觉末梢，以及支配肌或腺细胞等效应器官的运动神经末梢。

第二节　中枢神经系统

中枢神经系统包括脑和脊髓，它们由大量的神经元组成。人体中枢神经系统内，约有数十万传出神经元，传入神经元是传出神经元的1—3倍，而大脑皮质是由中间神经元构成的，估计约有140亿神经元。由于神经系统的功能十分复杂，神经元之间的联系极其广泛。

一、神经元之间的信息传递

神经元之间主要通过突触传递信息。突触是指神经元之间或神经元和其他效应器细胞之间发生功能性联系的结构。

根据突触传递方式的不同，突触可分为化学性突触和电突触两类，以前者为主。电突触是通过缝隙连接实现的细胞间信号的直接联系。

1. 突触传递　突触传递是神经元之间信息传递的主要方式。

（1）突触的微细结构：突触由突触前膜、突触间隙和突触后膜三部分组成。

（2）突触的分类：根据神经元接触的部位不同，突触可分为轴－树突触、轴－体突触和轴－轴突触等不同的种类，其中轴－树突触最为常见；按突触传递产生的效应不同，可将突触分为兴奋性突触和抑制性突触两类。

（3）突触传递过程：突触前神经元的信息传递到突触后神经元的过程是一个电—

化学—电的过程，即由突触前神经元的生物电变化，通过轴突末梢递质的释放，引起突触后神经元发生生物电变化的过程。

（4）突触后电位：根据突触后电位去极化和超极化的方向，可将其分为兴奋性突触后电位和抑制性突触后电位。

1）兴奋性突触后电位：突触前膜释放的神经递质作用于突触后膜的相应受体，引起突触后膜发生短暂的局部去极化，将这种局部的去极化电位变化称为兴奋性突触后电位。

2）抑制性突触后电位：突触前膜释放的神经递质作用于突触后膜的相应受体，引起突触后膜发生短暂的局部超极化，将这种局部的超极化电位变化称为抑制性突触后电位。

兴奋性突触后电位经总和后使神经元兴奋，抑制性突触后电位经总和则使其抑制。这些不同性质的突触后电位可以在同一神经元上进行整合即突触整合，最终决定该神经元的兴奋或抑制。如果突触后膜上兴奋性突触后电位的代数和大于抑制性突触后电位，则突触后神经元去极化，如去极化达到阈电位，则在轴突始段首先产生动作电位。如果突触后膜上抑制性突触后电位的代数和大于兴奋性突触后电位，则突触后神经元发生超极化，呈抑制状态。

2. 电突触传递　细胞之间通过缝隙连接完成的信息传递方式称为电突触传递。在缝隙连接处，两个神经元之间间隔仅 2—3 纳米，通过两侧膜上对称的六聚体蛋白质两两对接，形成了沟通两细胞胞浆的细胞间通道。这种细胞间通道可直接进行物质交换，也能允许局部电流流过，以平衡两个细胞之间的小分子物质和电位。局部电流通过细胞间通道，直接刺激另一细胞产生生物电反应。由于缝隙连接处的两侧膜结构对称，因而信息可双向传递。且该部位电阻低，因而传递速度快，几乎没有潜伏期。电突触传递主要发生在同类神经元之间，具有促进同步化活动的功能。

二、神经递质和受体

1. 神经递质和受体概述　神经递质是指在化学性突触结构中起信息传递作用的化学媒介物。受体是指位于细胞膜或细胞内能与某些化学物质（递质、激素等）特异结合并产生生物效应的特殊生物分子。能与受体特异性结合并产生生物效应的化学物质称为受体的激动剂，能与受体特异性结合，但不产生生物效应的化学物质，则称为受体的拮抗剂，二者统称为配体。

2. 中枢神经递质

（1）乙酰胆碱：胆碱能神经元在中枢神经系统分布极为广泛。乙酰胆碱是非常重要的一类神经递质，几乎参与了神经系统的所有功能活动，包括学习和记忆、觉醒和睡眠、感觉与运动、内脏活动等多方面的调节过程。

（2）去甲肾上腺素：去甲肾上腺素能神经元主要位于低位脑干，参与心血管活动、情绪、体温、摄食和觉醒等的调节。

此外，还有多巴胺、5－羟色胺、氨基酸类、肽类、嘌呤类等多种神经递质。

三、反射过程中的信息传递

神经调节的基本方式是反射，而反射活动中的信息传递需要通过完整的反射弧才能完成。

（一）反射与反射弧

反射分为非条件反射和条件反射两类。非条件反射是指生来就有、数量有限、形式较固定和较低级的反射活动，包括防御反射、食物反射、性反射等。条件反射是指机体在后天生活过程中，在非条件反射的基础上，在一定条件下建立起来的一类反射，其数量无限，可以建立，也可消退。

反射弧是实现反射活动的结构基础，包括感受器、传入神经、反射中枢、传出神经和效应器五个部分。反射弧中任何一个环节被破坏，反射活动都不能完成。

（二）反射中枢及中枢神经元之间的联系方式

反射中枢是指中枢神经系统内对某一特定生理功能具有调节作用的神经细胞群，反射活动需要通过中枢整合才能完成。中枢神经元之间的联系主要有以下几种方式。

1. 单线式　一个突触前神经元仅与一个突触后神经元发生联系，称为单线式联系。

2. 辐散式　一个神经元通过其轴突末梢分支与多个神经元建立突触联系，称为辐散式联系。

3. 聚合式　多个神经元通过轴突末梢与同一个神经元发生突触联系称为聚合式联系。

4. 链锁式　链锁式是指神经元之间依次接替，同时都有侧支传出冲动。

5. 环式　环式是指一个神经元通过轴突侧支与中间神经元联系，中间神经元返回来再直接或间接作用于该神经元，构成闭合环路。其意义在于实现反馈调节。

（三）中枢兴奋传播的特征

在进行反射活动时，兴奋在中枢往往需要通过多次突触传递，其特征主要表现在以下几个方面。

1. 单向传递 指兴奋通过突触进行信息传递时只能由突触前神经元向突触后神经元单方向进行，而不能逆向进行。

2. 中枢延搁 兴奋通过中枢经历的时程较长的现象称为中枢延搁。

3. 总和 突触传递是通过产生兴奋性突触后电位和抑制性突触后电位将信息传递给突触后神经元，而这些局部电位可以发生总和（包括时间总和和空间总和）。

4. 兴奋节律的改变 突触后神经元的兴奋来源于突触前神经元的传入冲动，但突触后神经元的兴奋节律与突触前神经元的兴奋节律存在差异。

5. 后发放 如前所述后发放指在反射活动过程中，刺激停止后反射仍能持续一段时间，可发生在兴奋通过环式联系的反射通路中。

6. 对内环境变化敏感和易疲劳 由于突触传递涉及多个环节，而这些环节又易受缺氧、二氧化碳过多、麻醉剂以及某些药物等内环境理化因素的影响，导致突触传递过程发生改变。

（四）中枢抑制

中枢神经系统的活动既有兴奋也有抑制，从而保证反射活动的协调进行。中枢抑制的本质就是突触活动的抑制。根据突触抑制发生的部位和机制，将突触抑制分为突触后抑制和突触前抑制两类。

第三节 脑 神 经

一、脑神经

脑神经共 12 对。按照各脑神经所含的纤维成分，可分为运动神经、感觉神经和混合性神经。

（一）嗅神经

嗅神经为感觉神经。它是鼻黏膜嗅区内嗅细胞的中枢突聚集而成的许多嗅丝。嗅丝通过筛孔入颅前窝，终于嗅球，传导嗅觉冲动。

（二）视神经

视神经为感觉神经。它是由视网膜节细胞的轴突汇集而成的。视神经离开眼球后，行于框内，向后穿经视神经管入颅腔，连于视交叉，传导引起视觉的冲动。

（三）动眼神经

动眼神经为运动神经，含有两种纤维：躯体运动纤维，连于中脑的动眼神经核；内脏运动纤维（副交感神经纤维），起自动眼神经副核。动眼神经自脚间窝出脑，向前穿过海绵窦，经眶上裂入眶。躯体运动纤维支配除外直肌和上斜肌以外的所有眼外肌；内脏运动纤维支配瞳孔缩小肌和睫状肌。

（四）滑车神经

滑车神经为运动神经，自中脑下丘下方出脑，向前绕过大脑脚，继穿海绵窦，经眶上裂入眶，支配上斜肌。

（五）三叉神经

三叉神经属混合神经。三叉神经离开脑桥至颞骨岩部尖端的前面，即连于三叉神经节。三叉神经含有躯体感觉和躯体运动 2 种纤维。

（六）展神经

展神经属运动神经。展神经自延髓脑桥沟中线的两侧出脑，向前穿过海绵窦、眼眶上裂入眶，支配眼的外直肌。一侧展神经损伤，可引起同侧眼内斜视。

（七）面神经

面神经含运动、内脏运动（副交感神经）及内脏感觉 3 种纤维，故属混合神经。面神经在展神经的外侧离脑，经内耳门进入面神经管，内脏感觉纤维和内脏运动纤维，均在管内自面神经分出。内脏感觉纤维分布于舌前 2/3 的味蕾；内脏运动纤维支配泪腺、下颌下腺等腺的分泌活动。只有躯体运动纤维，穿经面神经管的外口支配面肌。

（八）前庭窝神经

前庭窝神经又称听位神经，只含躯体感觉纤维，属感觉神经。前庭窝神经分为前庭部和窝部（神经），分别传导有关平衡和听觉冲动。

（九）舌咽神经

舌咽神经连于延髓，经颈脉孔出颅腔，为混合神经。含有 4 种纤维：①躯体运动纤维，支配咽部肌；②躯体感觉纤维，分布于耳后皮肤；③内脏运动纤维（副交感神经），支配腮腺的分泌活动；④内脏感觉纤维，布于舌后1/3的黏膜和味蕾、咽和中耳等处的黏膜。

（十）迷走神经

迷走神经为混合神经，含有4种纤维：内脏运动纤维（副交感神经）和内脏感觉纤维，主要分布于颈、胸、腹部器官，分别起调节其运动和传导其感觉冲动的作用；躯体运动纤维，支配软腭和咽喉肌；躯体感觉纤维，分布于硬脑膜、耳郭和外耳道的皮肤。

（十一）副神经

副神经只含有躯体运动纤维，属运动神经。副神经自颈静脉孔出颅腔，支配胸锁乳突肌和斜方肌。

（十二）舌下神经

舌下神经为运动神经，成自躯体运动纤维，经舌下神经管出颅腔，支配舌肌，一侧舌下神经损伤，引起同侧颏舌肌瘫痪，伸舌时舌尖偏向患侧。

二、小脑对躯体运动的调节

小脑可分为前庭小脑、脊髓小脑和皮质小脑三部分。它们在躯体运动的调节中发挥着不同的作用。

（一）维持身体平衡

前庭小脑的主要功能是控制身体姿势平衡。

（二）调节肌紧张

脊髓小脑对肌紧张的调节有易化和抑制双重作用，抑制肌紧张的作用较弱，易化作用较强。

（三）协调随意运动

皮质小脑的主要功能是协调随意运动。这部分小脑损伤后，随意运动的力量、方向及准确度发生障碍，动作不是过度就是不及，行走摇晃，步态蹒跚。这种小脑损伤后的动作协调性障碍，称为小脑性共济失调。

三、基底神经节对躯体运动的调节

基底神经节是指皮质下一些核团的总称，包括尾核、壳核、苍白球、丘脑底核、黑质和红核。基底神经节与脊髓没有直接的联系，它对运动的调节作用是通过与大脑皮质形成的神经环路实现的。

四、大脑皮质对躯体运动的调节

大脑皮质是调节躯体运动的最高级中枢。其信息经下行通路最后抵达位于脊髓前角和脑干的运动神经元控制躯体运动。

（一）大脑皮质运动区

人类大脑皮质运动区主要在中央前回。运动区对躯体运动的控制具有以下特征。

1. 交叉支配　即一侧运动皮质支配对侧躯体的肌肉运动。

2. 精细定位，倒置分布　即一定的皮质区域支配一定部位的肌肉。总的安排与感觉投射相似，呈倒立分布。

3. 代表区的大小与运动的精细复杂程度有关　运动愈精细、愈复杂，其代表区愈大。

（二）运动传导通路

大脑皮质主要通过皮质脑干束和皮质脊髓束控制躯体运动。

第四节　周围神经

周围神经是指脑和脊髓以外的所有神经，包括神经节、神经干、神经丛及神经终末装置。周围神经可根据连于中枢的部位不同分为连于脑的脑神经和连于脊髓的脊神经：脑神经有12对，脊神经有31对。周围神经还可根据分布的对象不同分为躯体神经和内脏神经：躯体神经分布于体表、骨、关节和骨骼肌，内脏神经分布于内脏、心血管、平滑肌和腺体。

周围神经系统包括除中枢神经系统（脑和脊髓）以外的所有神经。颅神经直接将头、面部与脑相连接，也将眼睛和鼻与脑相连。剩下的周围神经则将脊髓和躯体的其余部分相连接。

脑与躯干的联系是通过31对脊神经完成的。这些神经从脊髓发出，每对脊神经包括：一条位于脊髓前面的神经，它将信息从脑传递给肌肉；另一条神经在脊髓的后方，它将感觉信息传递到脑。脊神经彼此间通过在颈部、肩部和盆腔的神经丛相连接，然后再分支，支配身体更远处的区域。

周围神经实际上是由神经纤维成束而形成的。一些非常小（直径小于0.4毫米），另一些则很粗大（直径超过6.5毫米）。较大的纤维传递信息到肌肉（运动神经纤维）以及传递触觉和位置觉（感觉神经纤维）的信号，较小的感觉神经纤维传递痛温觉以及控制身体的自主神经功能，如心率、血压和温度（自主神经系统）。许多细胞包裹着每条神经纤维，并产生数层被称为髓鞘的脂质绝缘层。

周围神经的功能障碍可以是由于损害了神经纤维本身的神经细胞胞体、施万细胞或者是髓鞘。当髓鞘被损害和髓磷脂丢失（脱髓鞘改变）时，神经不能正常地传递冲动。但是，髓鞘能够迅速地再生，使神经功能完全恢复，神经细胞则与髓鞘不一样，当它被损害时，自身修复和再生却很慢，有时再生可能导致异常神经连接，例如，一条神经如果错误地连到肌肉上，这将导致反射或笨拙运动。如果感觉神经错误地生长，则可引起一个人错误地接收触觉或痛觉。

除此之外，周围神经还可根据传递神经冲动的方向不同分为传入神经和传出神经。传入神经由周围向中枢传递神经冲动，产生感觉，又称为感觉神经；传出神经由中枢向周围传递神经冲动，产生运动，又称为运动神经。在脑神经和脊神经，在躯体神经和内脏神经，都含有传入神经（感觉神经）和传出神经（运动神经）。如内脏神经可再分为内脏感觉神经和内脏运动神经。内脏运动神经又称自主神经或植物神经，内脏运动神经又可根据功能和药理特点分为交感神经和副交感神经。

第十一章 内分泌系统

第一节　下丘脑与垂体的内分泌功能

下丘脑与垂体在形态与功能上的联系非常密切，可将它们看作一个功能单位，称为下丘脑－垂体系统。

一、下丘脑－腺垂体系统

下丘脑促垂体区的神经核团的肽能神经元属于小细胞肽能神经元，由其分泌的、能调节腺垂体活动的肽类激素，统称为下丘脑调节肽。它们除具有调节腺垂体的功能外，还具有垂体外作用。它们不仅在下丘脑产生，在中枢神经系统其他部位及许多组织中也分泌。

（一）下丘脑调节肽对腺垂体的作用

下丘脑调节肽对腺垂体的分泌具有兴奋作用，化学结构已经确定的称为释放激素，化学结构尚未确定的称为释放因子，对腺垂体的分泌具有抑制作用的，称为释放抑制激素或称为释放抑制因子。

（二）下丘脑调节肽分泌的调节

1. 来自高位脑区的调节　下丘脑的肽能神经元，接受来自边缘系统、大脑皮质与丘脑的信息，受脑内多种递质的调控，其中主要受单胺类递质（包括多巴胺、去甲肾上腺素与 5 - 羟色胺）的调节。

2. 来自靶腺激素的反馈调节 下丘脑的肽能神经元，还受体液中某些靶腺激素，如性激素、肾上腺皮质激素的长反馈。

（三）腺垂体激素

腺垂体是腺体组织，分为含有内分泌功能的颗粒细胞及无颗粒细胞两种。颗粒细胞包括生长激素细胞、催乳素细胞、促甲状腺激素细胞、促肾上腺皮质激素细胞及促性腺激素细胞，无颗粒细胞是滤泡星形细胞和未分化的细胞。

二、下丘脑 - 神经垂体系统

神经垂体为下丘脑的延伸结构，不含腺细胞，下丘脑视上核和室旁核等部位的大细胞神经元轴突延伸终止于神经垂体，形成下丘脑体束，视上核和室旁核等部位合成、释放的激素，统称为神经垂体激素，包括血管升压素（抗利尿激素）和催产素（缩宫素）。它们经下丘脑垂体束的轴质运输到达并储存于神经垂体，构成了下丘脑 - 神经垂体系统。

第二节 甲状腺的内分泌功能

甲状腺是人体内最表浅、最大的内分泌腺，是由单层腺泡上皮细胞围城的圆形或椭圆形腺泡。腺泡上皮细胞为甲状腺激素合成和释放的部位，而腺泡腔为激素的储存库，其中充满了胶体物质，主要成分为含有甲状腺激素的甲状腺球蛋白。人每天从食物中摄取碘 100—200 微克，约有 1/3 进入甲状腺，甲状腺内含有碘量约为 8000 微克，占机体总量的 90%，各种原因引起的缺碘，均会导致甲状腺激素合成减少。

一、甲状腺激素的合成与代谢

甲状腺激素主要有三碘甲腺原氨酸和甲状腺素。

甲状腺分泌的激素主要为甲状腺素，约占甲状腺激素的 90%，三碘甲腺原氨酸分泌量少，但其生物活性是甲状腺素的 5 倍，甲状腺素在外周组织中可转化为三碘甲腺原氨酸。

（一）甲状腺激素的合成

甲状腺激素的酪氨酸的碘化物，其合成的主要原料为碘和甲状腺球蛋白，碘来源于食物，甲状腺激素的合成分为 4 个步骤，分别为腺泡聚碘、碘离子的活化、酪氨酸碘化及碘化酪氨酸缩合形成三碘甲腺原氨酸、甲状腺素。

（二）甲状腺激素的储存、释放、运输与降解

1. 储存　甲状腺激素是体内唯一在细胞外储存的激素。在甲状腺球蛋白上合成的甲状腺激素，以胶质形式储存在腺泡腔内。其储存有两个特点：①储存于细胞外（腺泡腔内）；②储存量大，可供机体利用 50—120 天。

2. 释放　当甲状腺受到促甲状腺激素刺激后，腺泡细胞通过胞饮作用将储存于腺泡腔内的甲状腺球蛋白摄入细胞内。

3. 运输　三碘甲腺原氨酸和甲状腺素释放入血后，在血液中，以两种形式运输：结合型，99% 以上与血浆蛋白结合；游离型，占 0.04%。

4. 降解　血浆中三碘甲腺原氨酸的半衰期约为 1.5 天，甲状腺素的半衰期约为 7 天。

二、甲状腺激素的生物学作用

甲状腺激素的生物学作用十分广泛，几乎遍及全身各组织细胞、器官，作用缓慢而持久。其生理作用主要为调节新陈代谢，促进物质与能量代谢，促进生长和发育过程。

三、甲状腺激素分泌的调节

甲状腺功能，主要受下丘脑与腺垂体分泌激素的调节，并形成下丘脑 - 腺垂体 - 甲状腺轴调节系统。此外，甲状腺激素的分泌还受神经系统的影响。

第三节　肾上腺的内分泌功能

肾上腺位于两侧肾的内上方，左、右各一，外覆被膜。肾上腺不是一个单一的腺体，由皮质和髓质两部分组成，二者在胚胎发生、细胞构筑和激素的生物学效应等方

面都是全然不同的两个独立的内分泌腺体。

一、肾上腺皮质激素的合成

肾上腺皮质激素属于类固醇激素。肾上腺皮质激素的合成原料是胆固醇，主要来源于血液中的低密度脂蛋白，少量由乙酸合成。

二、肾上腺皮质激素的生物学作用

1. 通过释放的糖皮质激素 调节糖类、蛋白质和脂肪的代谢，提高机体对伤害性刺激的抵抗力。

2. 通过释放的盐皮质激素 调节机体的水盐代谢，维持正常的循环血量和动脉血压。

三、肾上腺皮质激素分泌的调节

1. 糖皮质激素的分泌 受下丘脑－腺垂体－肾上腺皮质轴的调节。糖皮质激素的基础分泌和应激状态下的分泌，都受到促肾上腺皮质激素的调控。

2. 醛固酮分泌的调节 醛固酮分泌主要受肾素－血管紧张素－醛固酮系统，以及血钾和血钠的调节，肾上腺皮质激素对醛固酮的分泌也有微弱的刺激作用。

第四节 胰岛素的内分泌功能

一、胰岛素的生物作用

胰岛素是全面促进物质合成代谢、调节血糖稳定的最重要激素，与其他激素共同作用，维持机体物质代谢的稳态。

（一）调节物质代谢

胰岛素的靶器官，主要是肌肉、肝及脂肪组织，而且主要通过调节代谢过程中多种酶的活性来影响物质代谢。当机体营养物质（糖类、脂肪和蛋白质）充足时，胰岛素分泌增多，可有效地促进组织细胞利用这些营养物质，增强合成代谢；当机体营养缺乏或饥饿时，则胰岛素的分泌减少。

（二）调节能量平衡

胰岛素可从整体水平参与机体摄食平衡的调节。脂肪组织增加时，血中胰岛素水平升高，进入中枢神经系统的胰岛素能引起饱感、抑制摄食活动，并能提高交感神经系统的活动水平，增加能量消耗，提高代谢率。

（三）胰岛素分泌的调节

1. 血糖水平的调节　血糖水平是调节胰岛素合成与分泌的最重要因素。

2. 血中氨基酸和脂肪酸的调节　血中氨基酸和血糖水平对刺激胰岛素的分泌具有协同作用，以精氨酸和赖氨酸的促分泌作用最强。

3. 激素的调节　胃肠道激素如胃泌素、胰泌素、缩胆囊素和抑胃肽等，均有促进胰岛素分泌的作用；甲状腺激素、生长激素、皮质醇、雌激素等对胰岛素的分泌也有促进作用。

4. 神经系统的调节　迷走神经兴奋时，即可通过 B 细胞上的 M 受体直接增强胰岛素分泌，又可通过胃肠激素间接促进胰岛素分泌。交感神经兴奋则通过 B 细胞上的 α 受体抑制其分泌。

二、胰高血糖素的生物学作用与分泌的调节

（一）胰高血糖素的生物学作用

胰高血糖素和胰岛素是一对相互拮抗、调节血糖水平的重要激素。胰高血糖素促进肝糖原分解和糖异生，使血糖升高；它还能促使氨基酸加快进入肝细胞转化为葡萄糖；抑制蛋白质的合成，促进脂肪分解，酮体生成增多。

（二）胰高血糖素分泌的调节

1. 血糖水平　是调节胰高血糖素分泌的最重要的因素。血糖水平降低，促进胰高血糖素分泌；血糖水平升高，胰高血糖素分泌减少；饥饿可促进胰高血糖素的分泌，这对维持血糖水平、保证脑的代谢和能量供应具有重要意义。

2. 胰岛素、生长抑素和氨基酸的调节　胰岛素和生长抑素可以分泌的方式作用于相邻的 A 细胞，抑制胰高血糖素的分泌；胰岛素也可通过降低血糖间接地刺激胰高血糖素的分泌；氨基酸能促进胰高血糖素的分泌而使血糖升高，因此可以避免发生低血糖。

3. 神经调节　胰岛 A 细胞膜以 B 受体为主。交感神经兴奋通过 B 受体可促进胰高血糖素的分泌；迷走神经通过 M 受体抑制其分泌。

第五节　甲状旁腺素的内分泌功能

参与机体钙、磷代谢调节的激素，主要是甲状旁腺分泌的甲状旁腺激素、甲状腺 C 细胞分泌的降钙素及 1,25－二羟维生素 D_3，统称为钙调节激素。它们通过对骨、肾和肠 3 种靶组织的作用，维持血浆中钙和磷水平的相对稳定。

一、甲状旁腺激素的生物学作用与调节

甲状旁腺激素是由甲状旁腺主细胞合成、分泌，含有 84 个氨基酸的直链多肽。正常人血清甲状旁腺激素浓度为 10—50 纳克/升。其分泌具有昼夜节律，清晨 6 时最高，以后逐渐降低，下午 4 时达最低。

（一）甲状旁腺激素的生理作用

1. 对骨的作用　甲状旁腺激素可直接或间接作用于各种骨细胞，调节骨转换，既促进骨形成，又促进骨吸收，维持骨的正常结构及其更新。

2. 对肾的作用　甲状旁腺激素促进肾远曲小管、集合管上皮细胞对钙的重吸收，使尿钙离子减少，血钙离子升高，减少尿钙的排出；同时可抑制近曲小管对磷的重吸收，增加尿磷的排出，使血磷降低。甲状旁腺激素影响肾小管重吸收的效应几分钟即可完成，而且可长期维持作用。

3. 间接作用　间接促进小肠黏膜对钙、磷的吸收。

（二）甲状旁腺激素分泌的调节

1. 血钙水平的调节　甲状旁腺激素的分泌主要受血浆 Ca^{2+}（二价钙离子）浓度变化的调节。

2. 其他因素的作用　血磷浓度升高，可使血钙降低，从而刺激甲状旁腺激素的分泌；降钙素也能促进甲状旁腺激素的分泌；生长抑素可抑制甲状旁腺激素的分泌。

第三部分

药　物　学

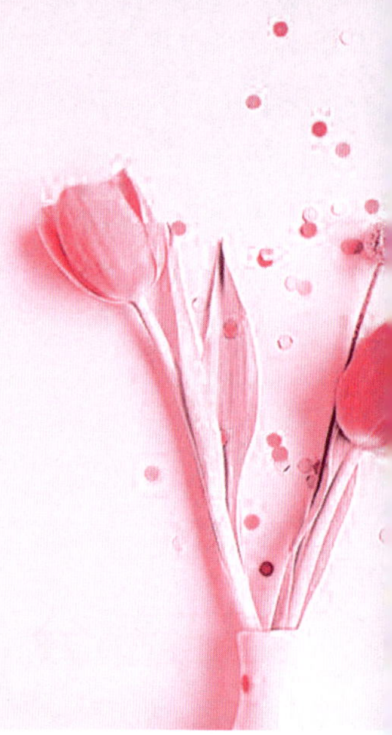

第一章
居家常用药物（一）

第一节　镇静催眠药

一、抗焦虑药

（一）地西泮片（安定）

1. 适应证　用于治疗失眠、癫痫、惊厥。

2. 用法用量　规格：2.5 毫克/片，口服给药。

成人常用量：抗焦虑，一次 2.5—10 毫克，一日 2—4 次；镇静，一次 2.5—5 毫克，一日 3 次；催眠，5—10 毫克睡前服；急性乙醇戒断，第一日 1 次 10 毫克，一日 3—4 次，以后按需要减少到 1 次 5 毫克，每日 3—4 次。

3. 不良反应

（1）常见的有嗜睡、头昏、乏力等，大剂量可有共济失调、震颤。

（2）个别患者出现兴奋、多语、睡眠障碍，甚至幻觉。停药后，上述症状很快消失。

（3）长期连续用药可产生依赖性和成瘾性，停药可能发生撤药症状，表现为激动或忧郁。

4. 注意事项

（1）孕妇、妊娠期妇女、新生儿禁用。

（2）本品含苯甲醇，禁止用于儿童肌内注射。

（3）避免长期大量使用而成瘾，如长期使用应逐渐减量，不宜骤停。

（二）艾司唑仑片（舒乐安定）

1. 适应证　用于治疗失眠、抗焦虑。

2. 用法用量　规格：1 毫克/片。

成人常用量：镇静，一次 1—2 毫克，一日 3 次；催眠，1—2 毫克，睡前服；抗癫痫、抗惊厥，一次 2—4 毫克，一日 3 次。

3. 不良反应

（1）常见的有口干、嗜睡、头昏、乏力等，大剂量可有共济失调、震颤。

（2）罕见的有皮疹、白细胞减少。

（3）个别患者出现兴奋、多语、睡眠障碍，甚至幻觉。停药后，上述症状很快消失。

（4）有依赖性，但较轻，长期应用后，停药可能发生撤药症状，表现为激动或忧郁。

4. 注意事项

（1）用药期间不宜饮酒。

（2）避免长期大量使用而成瘾，如长期使用应逐渐减量，不宜骤停。

（3）孕妇及哺乳期妇女应慎用。

（三）氯硝西泮片

1. 适应证　主要用于控制各型癫痫，尤适用于失神发作、婴儿痉挛症、肌阵挛性、运动不能性发作及林－戈综合征。

2. 用法用量　规格：0.5 毫克/片。

成人常用量：开始用每次 0.5 毫克，每日 3 次，每 3 日增加 0.5—1 毫克，直到发作被控制或出现了不良反应为止。用量应个体化，成人最大量每日不要超过 20 毫克。

小儿常用量：10 岁或体重 30 千克以下的儿童开始每日按千克体重 0.01—0.03 毫克，分 2—3 次服用，以后每 3 日增加 0.25—0.5 毫克，至达到按千克体重每日 0.1—0.2 毫克或出现了不良反应为止。氯硝西泮的疗程应不超过 3—6 个月。

3. 不良反应　常见的不良反应有嗜睡、头昏、共济失调、行为失常、异常兴奋、神经过敏、易激惹。

4. 注意事项

（1）对苯二氮药物过敏者，可能对本药过敏。

（2）孕妇、哺乳期妇女、新生儿禁用。

（3）老年人中枢神经系统对本品较敏感，用药易产生呼吸困难、低血压、心动过缓甚至心跳停止，应慎用。

（4）癫痫患者突然停药可引起癫痫持续状态。

（5）严重的精神抑郁可使病情加重，甚至产生自杀倾向，应采取预防措施。

（6）避免长期大量使用而成瘾，如长期使用应逐渐减量，不宜骤停。

二、其他镇静催眠药

酒石酸唑吡坦片（思诺思）

1. 适应证　适用于严重睡眠障碍、偶发性失眠症、暂时性失眠症的治疗。

2. 用法用量　规格：10 毫克/片。口服给药，应用本品治疗通常应使用最低有效剂量，不得超过 10 毫克。

成人常用量：每日 1 次，每次 10 毫克。本品应在临睡前服药或上床后服用。

3. 不良反应

（1）常见的有嗜睡、头痛、头昏、失眠症加剧、顺行性遗忘、幻觉、兴奋、噩梦、腹泻、恶心、呕吐。

（2）罕见的有意识错乱、易激惹、复视。

（3）本品的治疗时间应尽可能短，最短为数天，最长不超过 4 周，包括逐渐减量期，不建议长期使用。

4. 注意事项

（1）严重呼吸功能不全，睡眠呼吸暂停综合征，严重、急性或慢性肝功能不全（有肝性脑病风险），肌无力患者禁用。

（2）本品不应用于 18 岁以下的患者。

（3）使用唑吡坦类的镇静催眠药可以导致发生身体和精神依赖，故服用本品应逐渐减量停药。

第二节　治疗神经退行性疾病药

一、抗帕金森病药

（一）左旋多巴片

1. 适应证　用于帕金森病及帕金森综合征。

2. 用法用量　规格：250毫克/片。口服给药，开始250毫克/次，一日2—4次，饭后服用；以后视患者耐受情况，每隔3—7日增加一次剂量，直至最理想的疗效。最大量6000毫克/日，分4—6次服用。

3. 不良反应　常见的不良反应有恶心，呕吐，直立性低血压，头、面部、舌、上肢和身体上部的异常，不能随意运动，精神抑郁，排尿困难。

4. 注意事项

（1）严重精神疾患、严重心律失常、心力衰竭、青光眼、消化性溃疡和有惊厥史者禁用。

（2）高血压、心律失常、糖尿病、支气管哮喘、肺气肿、肝肾功能障碍、尿潴留者慎用。

（3）有骨质疏松的老年人，用本品治疗有效者，应缓慢恢复正常的活动，以减少引起骨折的危险。

（4）用药期间需注意检查血常规、肝肾功能及心电图。

（二）卡比多巴片

1. 适应证　适用于治疗自发的帕金森病、脑炎后帕金森综合征、症状性帕金森综合征（一氧化碳或锰中毒）、服用含比多辛（维生素 B_6）的维生素制剂引起的帕金森病或帕金森综合征的患者。

2. 用法用量　规格：25毫克/片。口服给药，一次10毫克，一日3—4次。每隔1—2日逐渐增加每日剂量，一日最大剂量可达100毫克。

3. 不良反应

（1）最常有运动障碍（一种异常不自主运动）。

（2）其他常见的不良反应（2%以上）有恶心、出现幻觉、精神错乱、头晕、舞蹈病和口干。

（3）偶有（1%—2%）做梦异常、肌张力障碍、嗜睡、失眠、忧郁、衰弱、呕吐和厌食。

4. 注意事项

（1）对本品过敏者，闭角型青光眼、皮肤癌、有黑色素瘤史（可能诱发黑色素瘤）的患者忌用。

（2）禁与单胺氧化酶抑制剂合用。

（三）甲磺酸溴隐亭片

1. 适应证　用于自发性和脑炎后帕金森病，可单独使用或合并其他抗帕金森病药。还可用于治疗月经不调及女性不孕症，由泌乳素引起的泌乳素过高或正常情况下闭经（乳溢或无乳溢），月经过少，肢端肥大症等内分泌疾病。

2. 用法用量　规格：2.5 毫克/片。每日睡前服用 1.25 毫克，进行剂量调整时，每次增加 1.25 毫克，服用一周后继续增加剂量，日剂量应分为 2—3 次服用，常规剂量为一日 10—40 毫克。应在就餐时服用。

3. 不良反应

（1）治疗的最初几天，有些患者可能出现恶心，极少数患者可能出现眩晕、疲乏、呕吐或腹泻，但不至于严重到需要停药。若需要的话，可于治疗最初几天，在服用前 1 小时使用外周性多巴胺拮抗剂（如多潘立酮）来防止初期之恶心、呕吐。

（2）可引起直立性低血压，个别患者会出现虚脱，因此，特别是在治疗最初几天应监测血压。

4. 注意事项

（1）甲磺酸溴隐亭片治疗可能会恢复生育能力，不愿生育的育龄妇女，服药期间须使用可靠的避孕措施。一旦出现血管痉挛或血栓形成的症状，持续头痛或其他中枢神经系统毒性表现，治疗应立即终止。

（2）已有胃肠道出血和胃溃疡的报道。发生类似反应时应停用。对于有活动性溃疡病或溃疡病史的患者，接受治疗过程中，应严密监测。

（3）偶有患者在治疗头几天会出现低血压，并可能使精神警觉性下降。因此在驾驶或操作机器时应特别谨慎。

二、治疗阿尔茨海默病药

（一）盐酸多奈哌齐片

1. 适应证　轻度或中度阿尔茨海默型痴呆症状。

2. 用法用量　规格：5 毫克/片。口服给药，初始用量每次 5 毫克，每日一次，睡前服用；至少将初始剂量维持 1 个月以上，才可根据治疗效果增加剂量至每次 10 毫克，仍每日一次。最大推荐剂量为每日 10 毫克。

3. 不良反应　常见的不良反应有腹泻、肌肉痉挛、乏力、恶心、呕吐和失眠。

4. 注意事项

（1）禁用于对盐酸多奈哌齐、哌啶衍生物或制剂中赋形剂有过敏史的患者。禁用于妊娠妇女。

（2）本制剂含有乳糖。对半乳糖不耐症、Lapp 乳糖酶缺乏症或葡萄糖 - 半乳糖吸收不良等罕见遗传问题的患者禁用。

（3）痴呆症状可能会影响驾驶或操作机器的能力。另外，主要是在开始服用药物或增加药物剂量时，可能引起乏力、头晕和肌肉痉挛。对于服用盐酸多奈哌齐的患者，治疗医师应常规评估其驾驶汽车或操作复杂机器的能力。

（二）重酒石酸卡巴拉汀胶囊

1. 适应证　用于治疗轻、中度阿尔茨海默型痴呆症状。

2. 用法用量　规格：1.5 毫克/粒。起始剂量 3 毫克/日，根据个体差异，至少每隔 2 周增加 1 次药量，以达到最大可耐受剂量，但每日不应超过 12 毫克。与食物同服。

3. 不良反应　常被报道的药物不良反应为胃肠道反应，包括恶心（38%）和呕吐（23%），特别是在加量期。

4. 注意事项

（1）已知对重酒石酸卡巴拉汀、其他氨基甲酸衍生物或其他配方成分过敏的患者禁用本品。

（2）本品治疗期间应密切监测患者的体重。

（3）开始治疗和（或）增加剂量时可能发生胃肠道异常，例如恶心、呕吐和腹泻，降低剂量可改善。长时间呕吐或腹泻导致脱水体征或症状的患者，应该降低剂量或停药，并以静脉输液。

（4）阿尔茨海默病可能引起渐进性驾驶能力损伤或者影响使用机械的能力。

（三）氢溴酸加兰他敏片

1. 适应证　适用于良性记忆障碍，提高患者指向记忆、联想学习、图象回忆、无意义图形再认及人像回忆等能力。对阿尔茨海默病和脑器质性病变引起的记忆障碍亦有改善作用。

2. 用法用量　规格：5 毫克/片。口服给药，一次 5 毫克，一日 4 次，3 天后改为一次 10 毫克，一日 4 次或遵医嘱。

3. 不良反应　常见的有疲劳、头晕眼花、头痛、发抖、失眠、出现幻觉、腹胀、反胃、呕吐、腹痛、腹泻、厌食及体重减轻、消化不良等。

4. 注意事项

（1）有消化性溃疡病史或同时使用非甾体抗炎药的患者慎用。

（2）中度肝脏损害的患者慎用本品，必要时应适当减量。

（3）本品可能引起头晕、嗜睡，会影响驾驶及操作机械的能力，特别是在服药的第一周内，因此建议服药期间，避免驾驶和机械操作。

（4）对本品中任一成分过敏者、在麻醉的情况下、心绞痛及心动过缓者、严重哮喘或肺功能障碍的患者、重度肝脏损害者、机械性肠梗阻者、尿路阻塞或膀胱术后恢复期患者禁止使用。

（四）盐酸美金刚片

1. 适应证　治疗中重度至重度阿尔茨海默型痴呆症状。

2. 用法用量　规格：10 毫克/片。成人每日最大剂量 20 毫克。为了减少不良反应的发生，在治疗的前 3 周应按每周递增 5 毫克剂量逐渐达到并维持剂量，具体为：治疗第一周的剂量为每日 5 毫克，晨服，第二周每天 10 毫克，分 2 次服用，第三周每天 15 毫克（早上服 10 毫克，下午服 5 毫克），第 4 周开始以后服用推荐的维持剂量每天 20 毫克，分 2 次服用。美金刚片剂可空腹服用，也可随食物同服。

3. 不良反应　本品的常见不良反应有出现幻觉、意识混沌、头晕、头痛和疲倦。少见的不良反应有焦虑、肌张力增高、呕吐、膀胱炎和性欲增加。

4. 注意事项

（1）对本品的活性成分或其赋形剂过敏者禁用。

（2）癫痫患者、有惊厥病史或癫痫易感体质的患者应用时应慎重。

（3）尿液 pH 值升高的患者服用本品时必须进行密切监测。

（4）心肌梗死、失代偿性充血性心力衰竭和未有效控制的高血压患者应用本品的资料有限，因此这些患者服用本品时应密切观察。

（5）中重度至重度阿尔茨海默病通常会导致驾驶和机械操作能力的损害，而且本品可能改变患者的反应能力，因此服用本品的患者在驾车或操作机械时要特别小心。

第三节　解热镇痛抗炎药

一、解热镇痛药

（一）复方乙酰水杨酸片

1. 适应证　用于发热、头痛、神经痛、牙痛、月经痛、肌肉痛、关节痛。

2. 用法用量　口服，成人一次 1—2 片，一日 3 次，饭后服。

3. 不良反应

（1）常见的不良反应有恶心、呕吐、上腹部不适或疼痛等胃肠道反应，停药后多可消失。

（2）长期或大量应用时可发生胃肠道出血或溃疡，在服用一定疗程后可出现可逆性耳鸣、听力下降。

（3）少数患者可发生哮喘、荨麻疹、血管神经性水肿或休克等过敏反应，严重者可致死亡。

4. 注意事项

（1）应饭后服用，以减少对胃肠的刺激。阿司匹林（乙酰水杨酸）和酒不能同时服用。

（2）对阿司匹林或其他非甾体抗炎药以及咖啡因类药物过敏者，血友病、活动性消化性溃疡及其他原因所致消化道出血者禁用。3 月龄以下婴儿禁用。6 岁以下儿童及年老体弱者慎用。

（3）长期大量应用时应定期检查红细胞压积、肝功能及血清水杨酸含量。

（二）阿司匹林肠溶片

1. 适应证

（1）预防心肌梗死复发。

（2）脑卒中的二级预防。

（3）动脉外科手术或介入手术后，如经皮冠脉腔内成形术、冠状动脉旁路术、颈动脉内膜剥离术、动静脉分流术。

2. 用法用量　规格：100 毫克/片。口服给药。肠溶片应饭前用适量水送服。

（1）降低急性心肌梗死疑似患者的发病风险：建议首次剂量 300 毫克，嚼碎后服用以快速吸收。以后每天 100—200 毫克。

（2）预防心肌梗死复发：每天 100—300 毫克。

（3）脑卒中的二级预防：每天 100—300 毫克。

（4）动脉外科手术或介入手术后，如经皮冠脉腔内成形术、冠状动脉旁路术、颈动脉内膜剥离术、动静脉分流术：每天 100—300 毫克。

3. 不良反应　胃肠道不适，如消化不良、胃肠道和腹部疼痛。罕见的有胃肠道炎症、胃十二指肠溃疡。

4. 注意事项

（1）对阿司匹林或其他水杨酸盐，或药品的任何其他成分过敏，妊娠的最后三个月禁用。

（2）有胃十二指肠溃疡史，包括慢性溃疡、复发性溃疡、胃肠道出血史者应慎用。

（三）对乙酰氨基酚片

1. 适应证　用于普通感冒或流行性感冒引起的发热，也用于缓解轻至中度疼痛如头痛、关节痛、偏头痛、牙痛、肌肉痛、神经痛、痛经。

2. 用法用量　规格：0.5 克/片。口服给药：12 岁以上儿童及成人一次 0.5 克；6—12 岁儿童一次 0.25 克；若持续发热或疼痛，可间隔 4—6 小时重复用药一次，24 小时内不得超过 4 次。

3. 不良反应　偶见皮疹、荨麻疹、药热及粒细胞减少。长期大量用药会导致肝肾功能异常。

4. 注意事项

（1）本品为对症治疗药，用于解热连续使用不超过 3 天，用于止痛不超过 5 天。

（2）不能同时服用其他含有解热镇痛药的药品（如某些复方抗感冒药）。

（3）服用本品期间不得饮酒或喝含有酒精的饮料。

（四）安乃近片

1. 适应证　用于高热时的解热，也可用于头痛、偏头痛、肌肉痛、关节痛、痛经等。

2. 用法用量　规格：0.5 克/片。口服给药：成人常用量，一次 0.5—1 克，需要时服 1 次，最多一日 3 次。小儿，一次 10—20 毫克/千克体重，一日 2—3 次。

3. 不良反应　可引起粒细胞缺乏症、荨麻疹、渗出性红斑等过敏性表现。

4. 注意事项

（1）本品与阿司匹林有交叉过敏反应。

（2）对本品或氨基比林有过敏史者禁用。

（3）孕妇及哺乳期妇女不宜应用。

（4）本品用药超过 1 周时应定期检查血象，一旦发生粒细胞减少，应立即停药。

二、抗炎镇痛药

（一）吲哚美辛片（消炎痛）

1. 适应证

（1）关节炎：可缓解疼痛和肿胀。

（2）软组织损伤和炎症。

（3）解热。

（4）其他：用于治疗偏头痛、痛经、手术后痛、创伤后痛等。

2. 用法用量　规格：25 毫克/片。口服给药。

（1）成人常用量：抗风湿，初始剂量一次 25—50 毫克，一日 2—3 次，一日最大量不应超过 150 毫克。镇痛，首剂一次 25—50 毫克，继之 25 毫克，一日 3 次，直到疼痛缓解，可停药；退热，一次 6.25—12.5 毫克，一日不超过 3 次。

（2）小儿常用量：一日按 1.5—2.5 毫克/千克体重，分 3—4 次服用。待有效后减至最低量。

3. 不良反应

（1）消化系统出现消化不良、胃痛、胃烧灼感、恶心反酸等症状，出现溃疡、胃出血及胃穿孔。

（2）神经系统出现头痛、头晕、焦虑及失眠等，严重者可有精神行为障碍或抽搐等。

4. 注意事项

（1）本品解热作用强，通常 1 次服 6.25 毫克或 12.5 毫克即可迅速大幅度退热，服用时防止大汗和虚脱，补充足量液体。

（2）本品与阿司匹林有交叉过敏性。

（二）布洛芬片

1. 适应证　用于风湿及类风湿性关节炎，具抗炎、镇痛、解热作用。

2. 用法用量　规格：0.1 克/片。口服给药：成人，一次 0.3 克，一日 2 次（早晚各 1 次）。

3. 不良反应　长期用药者，可出现消化道不良反应，包括消化不良、胃烧灼感、胃痛、恶心和呕吐，一般不必停药，继续服用可耐受。

4. 注意事项

（1）消化道反应为最常见的不良反应，大剂量时有骨髓抑制和肝功损害。严重肝肾功能不全者或严重心力衰竭者禁用。

（2）活动性或既往有消化性溃疡史，胃肠道出血或穿孔的患者禁用。

（3）孕妇及哺乳期妇女禁用。

（三）双氯芬酸钠片

1. 适应证

（1）缓解类风湿性关节炎、骨关节炎、脊柱关节病、痛风性关节炎、风湿性关节炎等各种慢性关节炎的急性发作或持续性的关节肿痛症状。

（2）各种软组织风湿性疼痛，如肩痛、腱鞘炎、滑囊炎、肌痛及运动后损伤性疼痛等。

（3）急性的轻、中度疼痛，如手术、创伤、劳损后等的疼痛，原发性痛经，牙痛，头痛等。

2. 用法用量　规格：25 毫克/片。用法：宜与食物同服。成人，本品推荐剂量为一日 1 次，每次 75 毫克；最大剂量为 150 毫克，分两次服用或遵医嘱。对轻度及长期治疗患者，每日服用 75 毫克。对夜间及清晨症状较重的患者，应在傍晚服用 75 毫克。因本品剂量较大，儿童及青少年不宜使用。

3. 不良反应　常见不良反应有恶心、呕吐、腹泻、腹痛、腹胀、消化不良、食欲减退、头晕、头痛、眩晕。

4. 注意事项

（1）如果长期服用本品，建议进行血细胞计数检查。

（2）本品可能会一过性抑制血小板凝聚。应密切监护患有凝血障碍的患者。

（3）有视觉障碍、头晕、眩晕、嗜睡或其他中枢神经系统紊乱的患者服用本品后，不应驾驶或操作机器。

（4）已知对本品过敏者，服用阿司匹林或其他非甾体类抗炎药后诱发哮喘、荨麻疹或过敏反应的患者，冠状动脉搭桥手术围手术期疼痛的患者，有应用非甾体抗炎药后发生胃肠道出血或穿孔病史的患者，重度心力衰竭患者，严重的肝、肾和心脏功能衰竭患者，妊娠后 3 个月者禁用本品。

三、其他解热镇痛抗炎药

塞来昔布胶囊

1. 适应证　用于缓解骨关节炎、成人类风湿关节炎、强直性脊柱炎的症状和体征。治疗成人急性疼痛

2. 用法用量　规格：200 毫克/片。进食的时间对此使用剂量没有影响。

骨关节炎：推荐剂量为 200 毫克，每日 1 次口服或每次 100 毫克每日 2 次口服。

类风湿关节炎：推荐剂量为 100—200 毫克，每日 2 次。

急性疼痛：推荐剂量为首剂 400 毫克，必要时，可再服 200 毫克；随后根据需要，每日 2 次，每次 200 毫克。

强直性脊柱炎：推荐剂量为每日 200 毫克，单次服用（每日 1 次）或分次服用（每日 2 次）。如服用 6 周后未见效，可尝试每日 400 毫克。如每日 400 毫克服用 6 周后仍未见效，应考虑选择其他治疗方法。

3. 不良反应　常见不良反应有腹泻、恶心、呕吐、胃食管反流、呼吸困难、高血压。

4. 注意事项

（1）长期使用塞来昔布胶囊可能增加严重心血管血栓性不良反应、心肌梗死和卒中的风险，其风险可能是致命的。

（2）高血压患者应慎用非甾体抗炎药包括塞来昔布胶囊。在整个治疗过程中应密切监测血压。

（3）既往有胃肠道溃疡和出血史的患者使用非甾体抗炎药时应特别小心。

（4）因为可能导致动脉导管提前闭合，在妊娠晚期应避免使用。

第四节　抗痛风药

一、抗高尿酸血症药

（一）苯溴马隆片

1. 适应证　原发性高尿酸血症，痛风性关节炎间歇期及痛风结节肿。

2. 用法用量　规格：50 毫克/片。成人每次口服 50 毫克，每日 1 次，早餐后服用。用药 1—3 周后检查血清尿酸浓度，在后续治疗中，成人和 14 岁以上的年轻人每日 50—100 毫克，或遵医嘱。

3. 不良反应　有时会出现肠胃不适感，如恶心、呕吐、胃内饱胀感和腹泻等现象。

4. 注意事项

（1）孕妇、有可能怀孕妇女以及哺乳期妇女禁用。

（2）治疗期间需大量饮水以增加尿量。

（3）避免治疗初期痛风急性发作，建议在给药最初几天合用秋水仙碱或抗炎药。

（二）别嘌醇片

1. 适应证　原发性和继发性高尿酸血症，治疗痛风，适合于反复发作或慢性痛风者。

2. 用法用量　规格：100 毫克/片。口服。

成人常用量：初始剂量一次 50 毫克，一日 1—2 次，每周可递增 50—100 毫克，至一日 200—300 毫克，分 2—3 次服。监测尿酸和血尿酸水平，每 2 周测 1 次，如已达正常水平，则不再增量，如仍高可再递增。但一日最大量不得超过600毫克。

儿童治疗继发性高尿酸血症常用量：6岁以内每次50毫克，一日1—3次；6—10岁，一次100毫克，一日1—3次。剂量可酌情调整。

3. 不良反应　可出现皮疹、腹泻、恶心、呕吐、胃痛、头痛。

4. 注意事项

（1）服药期间应多饮水。

（2）服药期间应定期检查血象及肝肾功能。

二、其他抗痛风药

非布司他片

1. 适应证　具有痛风症状的高尿酸血症的长期治疗。

2. 用法用量　规格：40毫克/片。非布司他片的口服推荐剂量为40毫克或80毫克，每日1次。推荐非布司他片的起始剂量为40毫克，每日1次。如果2周后，血尿酸水平仍不低于6毫克/分升（约360微摩/升），建议剂量增至80毫克，每日1次。

3. 不良反应　常见不良反应有肝功能异常、恶心、关节痛、皮疹。

4. 注意事项　正在接受硫唑嘌呤、巯嘌呤治疗的患者禁用。在非布司他治疗期间，如果痛风发作，无须中止非布司他治疗。

第五节　抗心绞痛药

一、防治心绞痛药

（一）硝酸甘油片

1. 适应证　用于治疗或预防心绞痛。

2. 用法用量　规格：0.5毫克/片。成人一次用0.25—0.5毫克，舌下含服。每5分钟可重复1片，直至疼痛缓解。如果15分钟内总量达1.5毫克后疼痛仍持续存在，应立即就医。在活动或大便之前5—10分钟预防性使用，可避免诱发心绞痛。

3. 不良反应　用药后可出现头痛、反应性低血压。

4. 注意事项

（1）小剂量可能发生严重低血压，尤其在直立位时。舌下含服用药时患者应尽可能取坐位，以免因头晕而摔倒。

（2）如果出现视力模糊或口干，应停药。剂量过大可引起剧烈头痛。

（二）硝酸异山梨酯片

1. 适应证　冠心病的长期治疗，心绞痛的预防，心肌梗死后持续心绞痛的治疗。

2. 用法用量　规格：5 毫克/片。口服：预防心绞痛，一次 5—10 毫克，一日 2—3 次，一日总量 10—30 毫克，由于个体反应不同，需个体化调整剂量。舌下给药：一次 5 毫克，缓解症状。

3. 不良反应　常见的不良反应为头痛，通常持续使用后头痛症状会逐渐消失。治疗初期或增加剂量时，会出现低血压或（和）头晕，还会伴有眩晕、瞌睡、反射性心动过速和乏力。

4. 注意事项

（1）本品不适合治疗急性发作的心绞痛。

（2）治疗期间应避免饮酒，否则会使本品扩血管作用增强。

（3）本品会影响患者驾驶或机械操作的反应速度。

二、β 受体阻断药

（一）盐酸普萘洛尔片

1. 适应证　用于治疗高血压、劳力型心绞痛、控制室上性快速心律失常、室性心律失常，以及心肌梗死的二级预防。

2. 用法用量　规格：10 毫克/片。

高血压：口服，初始剂量 10 毫克，每日 3—4 次，可单独使用或与利尿剂合用。剂量应逐渐增加，日最大剂量 200 毫克。

心绞痛：开始时 5—10 毫克，每日 3—4 次；每 3 日可增加 10—20 毫克，可渐增至每日 200 毫克，分次服。

心律失常：每日 10—30 毫克，日服 3—4 次。饭前、睡前服用。

心肌梗死：每日 30—240 毫克，日服 2—3 次。

3. 不良反应　常见不良反应为眩晕、神志模糊（尤见于老年人）、精神抑郁、反应迟钝、头昏（低血压所致）、心率过慢。

4. 注意事项

（1）冠心病患者使用本品不宜骤停，否则可出现心绞痛、心肌梗死或室性心动过速。

（2）甲状腺功能亢进患者用本品也不可骤停，否则使甲状腺功能亢进症状加重。

（3）长期用本品者撤药须逐渐递减剂量，至少经过3天，一般为2周。

（二）酒石酸美托洛尔片

1. 适应证　治疗高血压、心绞痛、心肌梗死、肥厚型心肌病、主动脉夹层、心律失常、甲状腺功能亢进、心脏神经官能症等。

2. 用法用量　规格：25毫克/片。口服：应空腹服药。在治疗高血压、心绞痛、心律失常、肥厚型心肌病、甲状腺功能亢进等症时一般一次25—50毫克，一日2—3次，或一次100毫克，一日2次。

3. 不良反应　常见不良反应有疲劳、头痛、头晕、肢端发冷、心动过缓、心悸、腹痛、恶心、呕吐、腹泻和便秘。

4. 注意事项

（1）在用本品治疗过程中可能会发生眩晕和疲劳，因此在需要集中注意力时，如驾驶和操作机械时应慎用。

（2）心源性休克，病态窦房结综合征，Ⅱ度或Ⅲ度房室传导阻滞，不稳定的、失代偿性心力衰竭患者（肺水肿、低灌注或低血压），持续地或间歇地接受β受体激动剂正变力性治疗的患者，有症状的心动过缓或低血压，以上情况禁止使用本品。

三、钙拮抗药

（一）盐酸维拉帕米片

1. 适应证

（1）心绞痛：变异型心绞痛，不稳定性心绞痛，慢性稳定性心绞痛。

（2）心律失常：与地高辛合用控制慢性心房颤动和（或）心房扑动时的心室率；预防阵发性室上性心动过速的反复发作。

（3）原发性高血压。

2. 用法用量　规格：40毫克/片。口服给药，通过调整剂量达到个体化治疗。安全有效的剂量为不超过480毫克/日。

心绞痛：一般剂量为80—120毫克/次，一日3次。

心律失常：慢性心房颤动服用洋地黄治疗的患者，每日总量为240—320毫克，分3次或4次服用。

预防阵发性室上性心动过速（未服用洋地黄的患者）：成人的每日总量为240—480毫克，分3次或4次服用。

原发性高血压：一般起始剂量为80毫克，一日3次。

3. 不良反应　常见的不良反应有便秘、眩晕、轻度头痛、恶心、低血压、头痛、外周水肿、充血性心力衰竭、窦性心动过缓、皮疹、乏力、心悸、转氨酶升高、伴或不伴碱性磷酸酶和胆红素的升高，以及Ⅰ度、Ⅱ度或Ⅲ度房室阻滞。

4. 注意事项

（1）接受维拉帕米治疗的患者应定期监测肝功能。

（2）严重左心室功能不全、低血压〔收缩压小于12千帕（90毫米汞柱）〕或心源性休克、病窦综合征（已安装并行使功能的心脏起搏器患者除外）、Ⅱ或Ⅲ度房室阻滞（已安装并行使功能的心脏起搏器患者除外）、心房扑动或心房颤动患者合并房室旁路通道、已知对盐酸维拉帕米过敏的患者，以上情况禁止使用本品。

（二）盐酸地尔硫卓片

1. 适应证　用于治疗心绞痛，轻、中度高血压。

2. 用法用量　规格：30毫克/片。口服。

用于心绞痛时：成人一次30毫克，一日3次，根据症状适量增减。

用于轻、中度高血压时：成人一次30—60毫克，一日3次，根据症状适量增减。

3. 不良反应　常见不良反应有浮肿、头痛、恶心、眩晕、皮疹、无力。

4. 注意事项

（1）本品在肝脏代谢，由肾脏和胆汁排泄，长期给药应定期监测肝肾功能。肝肾功能受损者应用本品应谨慎。

（2）病态窦房结综合征未安装起搏器者、Ⅱ或Ⅲ度房室传导阻滞未安装起搏器者、收缩压低于12千帕（90毫米汞柱）、心率低于50次/分、对本品过敏者、充血性心力衰竭患者，以上情况禁止使用本品。

（3）哺乳期妇女确有必要应用本品，须暂停哺乳。

第六节　降血脂药

一、他汀类降脂药

（一）辛伐他汀片

1. 适应证　用于治疗高脂血症、冠心病合并高胆固醇血症的患者。

2. 用法用量　规格：5毫克/片。

高胆固醇血症：一般起始剂量为每天 10 毫克，晚间一顿服。对于胆固醇水平轻中度升高的患者，起始剂量为每天 5 毫克。若需调整剂量，应间隔 4 周以上，最大剂量为每天 40 毫克，晚间一顿服。

冠心病：冠心病患者可以每天 20 毫克为起始剂量。如需调整剂量，应间隔 4 周以上，最大剂量为每天 40 毫克，晚间一顿服。

3. 不良反应　常见不良反应有腹痛、便秘、胃肠胀气、疲乏无力和头痛。

4. 注意事项

（1）应定期监测胆固醇水平，如果胆固醇水平明显低于目标范围，应考虑减少剂量。

（2）怀孕和哺乳期妇女禁用，服用本品的妇女不宜哺乳。

（二）阿托伐他汀钙片

1. 适应证

（1）原发性高胆固醇血症和混合性高脂血症。

（2）高胆固醇血症并有动脉粥样硬化的危险。

2. 用法用量　规格：20 毫克/片。常用的起始剂量为 10 毫克，每日 1 次。剂量调整时间为 4 周或更长。本品最大剂量为 80 毫克，每日 1 次。每日用量可在一日内的任何时间一次服用，并不受进餐影响。

3. 不良反应　最常见的不良反应有便秘、胃肠胀气、消化不良和腹痛，偶有血清转氨酶、磷酸肌酸激酶轻度升高，一般不需停药。

4. 注意事项　孕妇及围生期妇女禁用。

二、氯贝丁酯类降脂药

非诺贝特片

1. 适应证　本品用于治疗成人饮食控制疗法效果不理想的高脂血症，其降甘油三酯及混合型高脂血症作用较胆固醇作用明显。

2. 用法用量　规格：0.1 克/片。口服：一次 0.1 克，每日 3 次，维持量每次 0.1 克，每日 1—2 次。为减少胃部不适，可与食物同服。肾功能不全及老年患者用药应减量。治疗 2 个月后无效应停药。

3. 不良反应　最常见的不良反应有腹部不适、腹泻、便秘、皮疹（2%）、乏力、头痛、性欲减退、阳痿、眩晕、失眠。

4. 注意事项

（1）对非诺贝特过敏者禁用；有胆囊疾病史、患胆石症的患者禁用；严重肾功能不全、肝功能不全、原发性胆汁性肝硬化或不明原因的肝功能持续异常的患者禁用。

（2）用药期间应定期检查：全血象及血小板计数、肝功能试验、血胆固醇、甘油三酯或低密度脂蛋白、血肌酸磷酸激酶。

第七节 抗高血压药

一、利尿剂

（一）吲哒帕胺片

1. 适应证 用于治疗高血压。

2. 用法用量 规格：2.5 毫克/片。成人常用量：口服，一次 2.5 毫克，每日 1 次。

3. 不良反应 感觉疲乏；过敏反应，罕见皮疹；直立性低血压，常见钾过量丢失。

4. 注意事项

（1）作利尿用时，最好每晨给药一次，以免夜间起床排尿。

（2）为减少电解质平衡失调出现的可能，宜用较小的有效剂量，并应定期监测血钾、钠、钙、血糖及尿酸等，注意维持水与电解质平衡，注意及时补钾。

（3）对磺胺过敏者，严重肾功能不全、肝性脑病或严重肝功能不全、低钾血症者禁用。

（4）应用本品而需作手术时，不必停用本品，但须告知麻醉医师。

（二）氢氯噻嗪片

1. 适应证

（1）常见的包括充血性心力衰竭、肝硬化腹水、肾病综合征、急慢性肾炎水肿、慢性肾功能衰竭早期、肾上腺皮质激素和雌激素治疗所致的钠、水潴留。

（2）高血压可单独或与其他降压药联合应用，主要用于治疗原发性高血压。

（3）中枢性或肾性尿崩症。

（4）肾石症主要用于预防含钙盐成分形成的结石。

2. 用法用量 规格：25 毫克/片。

（1）成人常用量：口服。治疗水肿性疾病，每次 25—50 毫克，每日 1—2 次，或隔日治疗，或每周连服 3—5 日。治疗高血压，每日 25—100 毫克，分 1—2 次服用，并按降压效果调整剂量。

（2）小儿常用量：口服，每日按体重 1—2 毫克/千克或按体表面积 30—60 毫克/毫升，分 1—2 次服用，并按疗效调整剂量。小于 6 个月的婴儿剂量可达每日 3 毫克/千克体重。

3. 不良反应　常见不良反应有口干、烦渴、肌肉痉挛、恶心、呕吐和极度疲乏无力等。

4. 注意事项

（1）应从最小有效剂量开始用药，以减少不良反应的发生，减少反射性肾素和醛固酮分泌。

（2）定期监测血电解质、血糖、血尿酸、血肌酐、尿素氮、血压。

二、β 受体阻滞剂

（一）盐酸普萘洛尔片（心得安）

具体内容参见本章第五节抗心绞痛药中的盐酸普萘洛尔片。

（二）酒石酸美托洛尔片（倍他乐克）

具体内容参见本章第五节抗心绞痛药中的酒石酸美托洛尔片。

（三）阿替洛尔片

1. 适应证　主要用于治疗高血压、心绞痛、心肌梗死，也可用于心律失常、甲状腺功能亢进、嗜铬细胞瘤。

2. 用法用量　规格：25 毫克/片。口服：每日 50—100 毫克，分 1—2 次服用。

3. 不良反应　在心肌梗死患者中，最常见的不良反应为低血压和心动过缓；其他反应可有头晕、四肢冰冷、疲劳、乏力、肠胃不适、精神抑郁、脱发、血小板减少症、牛皮癣样皮肤反应、牛皮癣恶化、皮疹及干眼等。

4. 注意事项

（1）本品的停药过程至少 3 天，常可达 2 周，如有撤药症状，如心绞痛发作，则暂时再给药，待稳定后渐停用。

（2）与食物共进不影响其生物利用度；本品可改变因血糖降低而引起的心动过速；患有慢性阻塞性肺部疾病的高血压患者慎用。

三、钙离子拮抗剂

（一）硝苯地平缓释片（伲福达）

1. 适应证

（1）高血压：单独或与其他降压药合用。

（2）心绞痛：尤其是变异型心绞痛。

2. 用法用量　规格：20 毫克/片。本品服药不受进食影响，避免与葡萄柚汁同服，整个吞服。口服：一次 20 毫克，一日 1—2 次，或遵医嘱。

3. 不良反应　常见不良反应有外周水肿、头痛、胸痛、腿痛、感觉异常等。

4. 注意事项

（1）对硝苯地平过敏者禁用。

（2）硝苯地平可分泌入乳汁，哺乳妇女应停药或停止哺乳。

（3）中止服用钙拮抗剂时应逐渐减量，没有医生指示，不要中止服药。

（4）严重主动脉瓣狭窄、肝肾功能不全、低血压患者慎用。

（二）非洛地平缓释片

1. 适应证　高血压、稳定性心绞痛。

2. 用法用量　规格：5 毫克/片。口服：服药应在早晨，用水吞服，药片不能掰、压或嚼碎。

（1）治疗高血压：一次 5 毫克，一日 1 次作为开始治疗剂量，常用维持剂量为 5 毫克或 10 毫克，一日 1 次。可根据患者反应将剂量减少或增加，或加用其他降压药。剂量调整间隔一般不少于 2 周。

（2）治疗心绞痛：一次 5 毫克，一日 1 次作为开始治疗剂量，常用维持剂量为 5 毫克或 10 毫克，一日 1 次。

3. 不良反应　常见的不良反应是轻微至中度的踝部水肿，该反应由外周血管扩张引起，是与剂量相关的。在开始治疗或增加剂量时可能会发生面部潮红、头痛、心悸、头晕和疲劳。

4. 注意事项

（1）准备怀孕的妇女应停止使用。

（2）65 岁以上的患者调整剂量时应注意监测血压。

（3）失代偿性心衰者、急性心肌梗死者、妊娠妇女、不稳定性心绞痛患者、对非洛地平及本品中任一成分过敏者禁用。

（三）苯磺酸氨氯地平片（络活喜）

1. 适应证　本品适用于高血压、慢性稳定性心绞痛、确诊或可疑的血管痉挛性心绞痛的治疗。可单独应用，也可与其他抗心绞痛药物联合应用。

2. 用法用量　规格：5 毫克/片。本品治疗高血压的起始剂量为 5 毫克，每日 1 次，最大剂量为 10 毫克，每日 1 次。治疗慢性稳定性或血管痉挛性心绞痛的推荐剂量是 5—10 毫克，每日 1 次，老年及肝功能不全的患者建议使用较低剂量治疗，大多数患者的有效剂量为 10 毫克，每日 1 次。

3. 不良反应　最常见的不良反应为头痛和水肿。

4. 注意事项

（1）对氨氯地平过敏者禁用本品。

（2）络活喜用于重度肝功能不全患者时应缓慢增量。

（四）盐酸维拉帕米片

具体内容参见本章第五节抗心绞痛药中的盐酸维拉帕米片。

（五）盐酸地尔硫卓片

具体内容参见本章第五节抗心绞痛药中的盐酸地尔硫卓片。

四、血管紧张素转换酶抑制剂

（一）卡托普利片

1. 适应证　用于高血压、心力衰竭的治疗。

2. 用法用量　规格：25 毫克/片。本品宜在医师指导或监护下服用，给药剂量须遵循个体化原则，按疗效而予以调整。

（1）成人常用量：①高血压，口服一次 12.5 毫克，每日 2—3 次，按需要 1—2 周内增至 50 毫克，每日 2—3 次，疗效仍不满意时可加用其他降压药。②心力衰竭，开始一次口服 12.5 毫克，每日 2—3 次，必要时逐渐增至 50 毫克，每日 2—3 次，若需进一步加量，宜观察疗效 2 周后再考虑。③对近期大量服用利尿剂，处于低钠、低血容量，而血压正常或偏低的患者，初始剂量宜用 6.25 毫克，每日 3 次，以后通过测试逐步增加至常用量。

（2）小儿常用量：降压与治疗心力衰竭，均开始按 0.3 毫克/千克体重，每日 3 次。必要时，每隔 8—24 小时增加 0.3 毫克/千克体重，求得最低有效量。

3. 不良反应 较常见的有皮疹、心悸、心动过速、胸痛、咳嗽、味觉迟钝。

4. 注意事项

（1）检出怀孕应立即停用本品。

（2）本品或其他血管紧张素转换酶抑制剂过敏者禁用。

（3）胃中食物可使本品吸收减少30%—40%，故宜在餐前1小时服药。

（4）用本品期间随访检查尿常规。

（二）盐酸贝那普利片

1. 适应证 用于各期高血压、充血性心力衰竭的治疗，作为对洋地黄和/或利尿剂反应不佳的充血性心力衰竭患者（纽约心脏病协会分级Ⅱ—Ⅳ）的辅助治疗。

2. 用法用量 规格：10毫克/片。口服。

（1）未用利尿剂者：开始治疗时，每日推荐剂量为10毫克，每天1次。若疗效不佳，可加至每日20毫克。必须根据血压的反应来对使用剂量进行调整，通常应该每隔1—2周调整1次。本品治疗高血压的每日最大推荐剂量为40毫克，1次或均分为2次服用。

（2）本品适用于充血性心力衰竭患者的辅助治疗。推荐的初始剂量为2.5毫克，一天1次。

3. 不良反应 常见不良反应为头痛、晕眩、心悸、直立不耐受症状、咳嗽、胃肠功能失常、尿频。

4. 注意事项

（1）孕妇禁用。

（2）肾功能受损、咳嗽、手术、高血钾、主动脉狭窄、二尖瓣狭窄患者慎用。

（三）依那普利片

1. 适应证 用于治疗原发性高血压

2. 用法用量 规格：10毫克/片。口服。开始剂量为一日5—10毫克，分1—2次服用，肾功能严重受损患者（肌酐清除率低于30毫升/分钟）为一日2.5毫克。根据血压水平，可逐渐增加剂量，一般有效剂量为一日10—20毫克，一日最大剂量不宜超过40毫克。

3. 不良反应 可有头昏、头痛、嗜睡、口干、疲劳、上腹不适、恶心、心悸、胸闷、咳嗽、面红、皮疹和蛋白尿等。必要时减量。如出现白细胞减少，需停药。

4. 注意事项

（1）对本品过敏者或双侧性肾动脉狭窄患者忌用。肾功能严重受损者慎用。

（2）个别患者，尤其是在应用利尿剂或血容量减少者，可能会引起血压过度下降，故首次剂量宜从2.5毫克开始。

（3）定期作白细胞计数和肾功能测定。

五、血管紧张素Ⅱ受体阻滞剂

（一）厄贝沙坦片（安博维）

1. 适应证　治疗原发性高血压。

2. 用法用量　规格：150毫克/片。口服：初始剂量和维持剂量为每日150毫克，饮食对服药无影响。

3. 不良反应　常见不良反应为头痛、眩晕、心悸等，偶有咳嗽，一般程度都是轻微的，呈一过性，多数患者继续服药都能耐受。

4. 注意事项

（1）肾功能不全的患者使用本品时要注意血尿素氮、血清肌酐和血钾的变化。

（2）妊娠和哺乳期妇女禁用。

（二）缬沙坦胶囊

1. 适应证　治疗轻、中度原发性高血压。

2. 用法用量　规格：80毫克/粒。口服。推荐剂量：每天80毫克，每天1次。可以在进餐时或空腹服用。建议每天在同一时间用药（如早晨）。用药2周内达确切降压效果，4周后达最大疗效。

3. 不良反应　常见不良反应有关节痛、无力、背痛、腹泻、头晕、头痛、失眠、性欲降低、恶心、水肿、咽炎、鼻炎、窦炎、上呼吸道感染、病毒感染。

4. 注意事项

（1）对缬沙坦或者本品中其他任何赋形剂过敏者、妊娠妇女禁用。

（2）服药患者在驾驶、操纵机器时应小心。

（三）氯沙坦钾片

1. 适应证　用于治疗原发性高血压。

2. 用法用量　规格：50毫克/片。口服：服药不受进食影响。对大多数患者，通常起始和维持剂量为每天1次50毫克。治疗3—6周可达到最大降压效果。在部分患者中，剂量增加到每天1次100毫克可产生进一步的降压作用。

3. 不良反应　最常见与药物有关的不良反应是头晕、乏力（疲乏）和眩晕。可出现过敏反应，即血管性水肿。

4. 注意事项

（1）对有肝功能损害病史的患者应该考虑使用较低剂量。

（2）在肾功能不全、伴或不伴有糖尿病的患者中应定期检测电解质情况。

六、α 受体拮抗剂

盐酸特拉唑嗪片

1. 适应证　用于轻度或中度高血压治疗。

2. 用法用量　规格：2 毫克/片。口服：高血压初始剂量为睡前服用 1 毫克，且不应超过，以尽量减少首剂低血压事件的发生。一周后，每日单剂量可加倍以达预期效应。常用维持剂量为每日 1 次 2—10 毫克。

3. 不良反应　最常见的不良反应有体虚无力、心悸、恶心、外周水肿、眩晕、嗜睡、鼻充血/鼻炎和视觉模糊/弱视。

4. 注意事项

（1）已知对肾上腺素 α 受体拮抗剂敏感者禁用。

（2）首次用药或停止用药、停药后重新给药会发生眩晕、轻度头痛或瞌睡；建议在给予初始剂量 12 小时内或剂量增加时避免从事驾驶或危险工作。

第二章
居家常用药物（二）

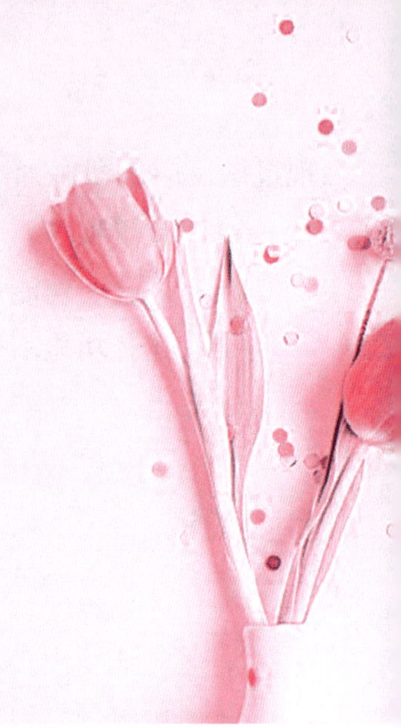

第一节　消化系统药

一、助消化药

（一）胃蛋白酶颗粒

1. 适应证　用于胃蛋白酶缺乏或消化功能减退引起的消化不良症。

2. 用法用量　规格：480 单位/包。口服：成人一次 1 包，一日 3 次，饭前服。

3. 不良反应　尚未见有关不良反应的报道。

4. 注意事项

（1）消化道出血患者禁用。

（2）不宜与抗酸药同服。

（3）与铝制剂相拮抗，不宜同服。

（二）胰酶肠溶胶囊（得美通）

1. 适应证　治疗儿童和成人的胰腺外分泌不足。

2. 用法用量　规格：0.15 克/粒。口服：一次 0.3—1 克，一日 3 次，餐前服用。

3. 不良反应　接受胰酶替代治疗的患者中，偶有腹泻、便秘、胃部不适、恶心和皮肤反应的报道。

4. 注意事项

（1）应整粒吞服，不得打开或溶解后服用。

（2）本品不宜与酸性药物同服。

（3）对本品过敏者禁用，过敏体质者慎用，本品性状发生改变时禁止使用。

二、抗酸药及抗消化性溃疡药

（一）西咪替丁片

1. 适应证　用于治疗十二指肠溃疡、胃溃疡、反流性食管炎、应激性溃疡及卓－艾综合征。

2. 用法用量　规格：0.4克/片。口服：成人治疗十二指肠溃疡或病理性高分泌状态，一次0.2—0.4克，一日2—4次，餐后及睡前服，或一次0.8克，睡前一次服。预防溃疡复发：一次0.4克，睡前服。

3. 不良反应　较常见的不良反应有腹泻、乏力、头晕、嗜睡、头痛和皮疹。

4. 注意事项

（1）为避免肾毒性，用药期间应注意检查肾功能。

（2）本品对骨髓有一定的抑制作用，用药期间应注意检查血象。

（二）法莫替丁片

1. 适应证　用于缓解胃酸过多所致的胃痛、胃灼热感（烧心）、反酸。

2. 用法用量　规格：20毫克/片。口服：成人一次1片，一日2次，24小时内不超过2片。

3. 不良反应　偶见转氨酶升高等肝功能异常、皮疹、荨麻疹。

4. 注意事项

（1）严重肾功能不全者、孕妇及哺乳期妇女禁用。

（2）本品连续使用不得超过7天，症状未缓解，应咨询医师或药师。

（3）本品主要由肾脏排泄，肾功能不全的患者应慎用。

（三）雷尼替丁胶囊

1. 适应证　用于治疗十二指肠溃疡、胃溃疡、反流性食管炎、卓－艾综合征及其他高胃酸分泌疾病。

2. 用法用量　规格：150毫克/粒。口服：一次150毫克，一日2次，或一次300毫克，睡前服用。

3. 不良反应　常见的有恶心、皮疹、便秘、乏力、头痛、头晕等。

4. 注意事项

（1）肝、肾功能不全患者慎用。

（2）可降低维生素 B_{12}的吸收，长期使用，可致维生素 B_{12}缺乏。

（四）奥美拉唑镁肠溶片

1. 适应证　用于治疗十二指肠溃疡、胃溃疡和反流性食管炎、卓－艾综合征。

2. 用法用量　规格：20 毫克/片。口服：必须整片吞服，以足量的水送服，药片不可咀嚼或压碎。本品常用剂量 20 毫克，一日 1 次。通常 4 周内可治愈，若初始疗程疗效不肯定，应再治疗 4 周。

3. 不良反应　最常见的是头痛和胃肠道症状，如腹泻、恶心、便秘。

4. 注意事项

（1）对奥美拉唑过敏者禁用，奥美拉唑不应与阿扎那韦合用。

（2）本品对胃肠道的运动失常无效。

（3）当怀疑有消化性溃疡时，应尽早通过 X 射线、内镜检查确诊，以免治疗不当。

（五）兰索拉唑胶囊

1. 适应证　胃溃疡、十二指肠溃疡、反流性食管炎、卓－艾综合征、吻合口部溃疡。

2. 用法用量　规格：15 毫克/片。口服：十二指肠溃疡，通常成人每日 1 次，15—30 毫克，连续服用 4—6 周；胃溃疡、反流性食管炎、卓－艾综合征、吻合口部溃疡，通常成人每日 1 次，30 毫克，连续服用 6—8 周。

3. 不良反应　偶有皮疹、瘙痒、便秘、腹泻、口渴、腹胀等症状。

4. 注意事项

（1）对老年患者的用药，一般而言，老年患者的胃酸分泌能力和其他生理功能均会降低，故用药期间请注意观察。

（2）本药品不适合用于哺乳期妇女。如不得已需服药时，应避免哺乳。

（3）对本品过敏者禁用。

（六）雷贝拉唑钠肠溶片

1. 适应证　用于治疗十二指肠溃疡、良性活动性胃溃疡、伴有临床症状的侵蚀性或溃疡性的胃－食管反流征。

2. 用法用量　规格：10 毫克/片。口服：本品不能咀嚼或压碎服用，应整片吞服。活动性十二指肠溃疡和活动性良性胃溃疡患者 20 毫克，每日 1 次，晨服。侵蚀性或溃疡性的胃－食管反流征患者 20 毫克，每日 1 次，疗程为 4—8 周。

3. 不良反应　最常见的不良反应为头痛、腹泻和恶心。

4. 注意事项

（1）对雷贝拉唑钠、苯并咪唑替代品或对该制剂制备中使用的任何赋形剂过敏的患者禁用。孕妇和哺乳期妇女禁用。

（2）在用本品开始治疗之前应排除存在癌症的可能性。

（3）服用本品时，应定期进行血液检查及血液生化学检查（如肝酶检查），发现异常，立即停止用药。

（七）复方氢氧化铝片

1. 适应证　用于缓解胃酸过多引起的胃痛、胃灼热感（烧心）、反酸，也可用于慢性胃炎。

2. 用法用量　口服：成人一次 2—4 片，一日 3 次。饭前半小时或胃痛发作时嚼碎后服。

3. 不良反应　长期大剂量服用，可致严重便秘，粪结块引起肠梗阻。老年人长期服用，可致骨质疏松。肾功能不全患者服用后，可能引起血铝升高。

4. 注意事项

（1）阑尾炎、急腹症患者禁用。

（2）本品连续使用不得超过 7 天，症状未缓解，请咨询医师或药师。

（3）妊娠期头 3 个月、肾功能不全者、长期便秘者慎用。

（4）因本品能妨碍磷的吸收，故不宜长期大剂量使用。低磷血症（如吸收不良综合征）患者慎用。

（八）硫糖铝混悬液

1. 适应证　用于胃和十二指肠溃疡的治疗。

2. 用法用量　规格：10 毫升/袋。口服：一次 10—20 毫升，一日 2—4 次，餐前 1 小时及睡前服用，服时摇匀。疗程 4—6 周，或遵医嘱。

3. 不良反应　较常见的不良反应是便秘。

4. 注意事项

（1）甲状腺功能亢进或抗维生素营养不良性佝偻病等血磷酸盐过少的患者，不宜长期服用本品。

（2）出现便秘时可加服少量镁乳等轻泻剂。

三、泻药和止泻药

（一）硫酸镁

1. 适应证

（1）用于便秘、肠道准备。

（2）用于阻塞性黄疸及慢性胆囊炎。

（3）用于惊厥、子痫、尿毒症、破伤风、高血压脑病及急性肾性高血压危象等。

（4）用于发作频繁而其他治疗效果不好的心绞痛患者，对伴有高血压的患者效果较好。

（5）外用热敷，消炎去肿。

2. 用法用量　规格：25 克/袋。口服。

（1）导泻：每次口服 5—20 克，清晨空腹服，同时饮 100—400 毫升水，也可用水溶解后服用。

（2）利胆：每次 2—5 克，1 日 3 次，饭前或两餐间服。也可服用 33% 溶液，每次 10 毫升。

3. 不良反应　导泻时如浓度过高，可引起脱水；胃肠道有溃疡、破损之处，易造成镁离子大量的吸收而引起中毒。

4. 注意事项

（1）导泻时，如服用大量浓度过高的溶液，可能自组织中吸取大量水分而导致脱水。

（2）肠道出血患者、急腹症患者及孕妇、经期妇女禁用本品导泻。

（二）乳果糖口服液

1. 适应证　用于治疗慢性功能性便秘、高血氨性肝昏迷的辅助治疗。

2. 用法用量　规格：30 毫升/袋。口服。便秘或临床需要保持软便的情况，宜在早餐时一次服用。肝昏迷及昏迷前期起始剂量 30—50 毫升，一日 3 次（表 3－2－1）。维持剂量时应调至每日最多 2—3 次软便，大便 pH 值 5.0—5.5。

表 3－2－1　乳果糖口服液剂量

年　　龄	起始剂量	维持剂量
成人	每日 30 毫升	每日 10—25 毫升
7—14 岁儿童	每日 15 毫升	每日 10—15 毫升
1—6 岁儿童	每日 5—10 毫升	每日 5—10 毫升
婴儿	每日 5 毫升	每日 5 毫升

3. 不良反应　常见不良反应为腹胀，当剂量高于推荐治疗剂量时，可能会出现腹痛和腹泻。如果长期大剂量服用，患者可能会因腹泻出现电解质失常。

4. 注意事项

（1）本品用于治疗肝昏迷或昏迷前期的患者时剂量较大，糖尿病患者应慎用。

（2）服药超过6个月的老弱患者应及时化验血清蛋白质。

（三）复方聚乙二醇电解质散

1. 适应证

（1）用于治疗功能性便秘。

（2）用于术前肠道清洁准备，肠镜及其他检查前的肠道清洁准备。

2. 用法用量　规格：13.7 克/包。口服：取本品 A、B 两剂各一包，同溶于 125 毫升温水中成溶液。功能性便秘治疗：成人每次服用 125 毫升溶液，一日 2 次；老人开始时一日 1 次，必要时同成人剂量，或遵医嘱。肠道准备：每次 250 毫升，每隔 10—15 分钟服用 1 次，直至排出水样清便。最多口服 3000 毫升。

3. 不良反应　本品在便秘治疗时，不良反应表现为腹泻、阵发性腹痛。在肠道准备时，大量服用可能出现恶心、腹胀，偶有腹部痉挛、呕吐和肛门不适。

4. 注意事项

（1）服用时，不应在溶液中加入任何附加成分，如调味品等。

（2）严重的溃疡性结肠炎患者慎用。

（3）最好于手术前或检查前 4 小时开始服用，服药时间为 3 小时，排空时间为 1 小时；也可在手术或检查的前一天晚上服用。

（四）磷酸钠盐口服溶液

1. 适应证　用于患者结肠 X 射线及肠道内窥镜检查前或手术前清理肠道。

2. 用法用量　规格：45 毫升/瓶。口服：本品用于肠道准备时服药，一般分 2 次，每次服药 45 毫升。第一次服药时间在操作或检查前一天晚上 7 点，用法采用稀释方案，用 750 毫升以上温凉水稀释后服用。第二次服药时间在操作或检查当天早晨 7 点（或在操作或检查前至少 3 个小时），或遵医嘱，用法同第一次。

3. 不良反应　最常见的不良反应为腹胀、恶心、腹痛、呕吐。

4. 注意事项

（1）本品禁用于先天性巨结肠、肠梗阻、腹水、充血性心脏病或肾功能衰竭患者。

（2）严格控制本品使用剂量。在 24 小时内使用超过推荐剂量可能会对身体造成损害。

（3）本品若重复给药，应检查血浆电解质。在患者第二次摄入药物前应充分饮水。

（五）酚酞片（果导片）

1. 适应证　用于治疗习惯性顽固性便秘。

2. 用法用量　规格：100 毫克/片。口服：成人一次 50—200 毫克，2—5 岁儿童每次 15—20 毫克，6 岁以上儿童每次 25—50 毫克。用量根据患者情况而增减，睡前服。

3. 不良反应　由酚酞引起的过敏反应临床上罕见，偶能引起皮炎、药疹、瘙痒、灼痛及肠炎、出血倾向等。

4. 注意事项

（1）阑尾炎、直肠出血未明确诊断、充血性心力衰竭、高血压、粪块阻塞、肠梗阻禁用。

（2）酚酞可干扰酚磺酞排泄试验，使尿色变成品红或橘红色，同时酚磺酞排泄加快。

（3）长期应用可使血糖升高、血钾降低。

（4）长期应用可引起对药物的依赖性。

（六）蒙脱石散

1. 适应证

（1）成人及儿童急、慢性腹泻。

（2）用于食道、胃、十二指肠疾病引起的相关疼痛症状的辅助治疗，但本品不作解痉剂使用。

2. 用法用量　规格：3 克/袋。将本品倒入 50 毫升温水中，摇匀后口服。

儿童：1 岁以下，每日 1 袋（3 克），分 3 次服用。1—2 岁，每日 1—2 袋（3—6 克），分 3 次服用。2 岁以上，每日 2—3 袋（6—9 克），分 3 次服用。或遵医嘱。

成人：每日 3 次，每次 1 袋（3 克）。治疗急性腹泻时立即服用本药品，且首剂量加倍。

3. 不良反应　偶见便秘，大便干结。

4. 注意事项

（1）将本品 3 克倒入 50 毫升温水中，搅匀后服用。

（2）急性腹泻服用本品治疗时，首次剂量加倍。

（3）治疗急性腹泻，应注意纠正脱水。

（七）盐酸洛哌丁胺胶囊

1. 适应证　用于控制急、慢性腹泻的症状。用于回肠造瘘术患者可减少排便量及次数，增加大便稠硬度。

2. 用法用量　规格：2 毫克/粒。口服。本品适用于成人和 5 岁以上的儿童。每日最大剂量：成人不超过 16 毫克，儿童不超过 6 毫克/20 千克体重。

急性腹泻：起始剂量，成人 4 毫克，5 岁以上儿童 2 毫克，以后每次不成形便后服用 2 毫克。

慢性腹泻：起始剂量，成人 4 毫克，5 岁以上儿童 2 毫克，以后可调节每日剂量以维持每日 1—2 次正常大便。一般维持剂量每日 2—12 毫克。

3. 不良反应　不良反应轻，可出现过敏如皮疹等，消化道症状如便秘、口干、腹胀、食欲不振、胃肠痉挛、恶心、呕吐以及头晕、头痛、乏力等。

4. 注意事项

（1）腹泻患者，尤其是儿童，经常发生水和电解质丢失，补充水和电解质是最重要的治疗措施。

（2）对于急性腹泻，如服用本品 48 小时后临床症状无改善，应停用本品。

四、止吐药

（一）甲氧氯普胺片

1. 适应证　镇吐。

2. 用法用量　规格：5 毫克/片。口服。成人常用量：每次 5—10 毫克，每日 3 次。用于糖尿病性胃排空功能障碍患者，于症状出现前 30 分钟口服 10 毫克；或于餐前及睡前服 5—10 毫克，每日 4 次。成人总剂量每日不得超过 0.5 毫克/千克体重。

3. 不良反应　昏睡、烦躁不安、疲怠无力。

4. 注意事项

（1）因本品可降低西咪替丁的药效，若两药必须合用，间隔时间至少要 1 小时。

（2）本品遇光变成黄色或黄棕色后，毒性增高，应避光保存。

（3）有潜在致畸作用，孕妇不宜应用；哺乳期少乳者可短期用之于催乳。

（二）盐酸异丙嗪片

1. 适应证　适用于一些麻醉和手术后的恶心、呕吐的治疗，也用于防治放射病性或药源性恶心、呕吐；防治晕车、晕船、晕飞机；治疗皮肤黏膜过敏。

2. 用法用量　规格：25 毫克/片。口服，用于防止晕动症时要及早服药。口服时，可与食物同时服，以减少对胃黏膜的刺激。成人常用量：抗过敏，一次 12.5 毫克，每日4次，饭后及睡前服用，必要时睡前25毫克；止吐，开始时一次25毫克，必要时可每4—6小时服12.5—25毫克；抗眩晕，一次25毫克，必要时每日2次。

3. 不良反应　增加皮肤对光的敏感性，多恶梦，易兴奋，易激动，出现幻觉、中毒性谵妄。

4. 注意事项　用于防止晕动症时要及早服药。用异丙嗪时，应特别注意有无肠梗阻或药物的过量、中毒等问题，因其症状体征可被异丙嗪的镇吐作用所掩盖。

（三）盐酸苯海拉明片

1. 适应证　用于皮肤黏膜的过敏，如荨麻疹、过敏性鼻炎、皮肤瘙痒症、药疹，对虫咬症和接触性皮炎也有效。亦可用于预防和治疗晕动病。

2. 用法用量　规格：25毫克/片。口服，成人一次1片，一日2—3次。用于防治晕动症时，宜在旅行前1—2小时（最少30分钟前）服用。

3. 不良反应　常见头晕、头昏、恶心、呕吐、食欲缺乏以及嗜睡；偶见皮疹、粒细胞减少。

4. 注意事项

（1）服药期间不得驾驶机、车、船，从事高空作业、机械作业及操作精密仪器。

（2）老年人、孕妇及哺乳期妇女慎用。

（3）新生儿、早产儿禁用。

（4）重症肌无力者、闭角型青光眼、前列腺肥大患者禁用。

（四）盐酸托烷司琼胶囊

1. 适应证　预防和治疗癌症化疗引起的恶心和呕吐。

2. 用法用量　规格：5毫克/粒。口服，成人推荐剂量为5毫克/天，每天1次，疗程为6天。

3. 不良反应　常见的不良反应有头痛、头昏、便秘、眩晕、疲劳和胃肠功能失常如腹痛和腹泻等。

4. 注意事项

（1）对盐酸托烷司琼过敏者禁用。

（2）盐酸托烷司琼常见不良反应是头晕和疲劳，患者若服药后驾车或操纵机械应慎用。

（3）高血压患者应慎用，其用量不宜超过12毫克/天。

五、胃肠动力药

（一）多潘立酮片（吗丁啉）

1. 适应证　用于治疗胃轻瘫、反流性胃和食管疾病、消化性溃疡。

2. 用法用量　规格：10 毫克/片。口服，成人一次 1 片，一日 3 次，饭前 15—30 分钟服用。

3. 不良反应　偶见头痛、头晕、嗜睡、倦怠、神经过敏等。

4. 注意事项

（1）孕妇慎用，哺乳期妇女使用本品期间应停止哺乳。

（2）1 岁以下小儿慎用，剂量不宜过大。

（3）对本品过敏者禁用，过敏体质者慎用。

（二）枸橼酸莫沙必利片

1. 适应证　本品为消化道促动力剂，主要用于功能性消化不良伴有胃灼热、嗳气、恶心、呕吐、早饱、上腹胀等消化道症状。也可用于胃食管反流性疾病、糖尿病性胃轻瘫及部分胃切除患者的胃功能障碍。

2. 用法用量　规格：5 毫克/片。口服，一次 5 毫克，一日 3 次，饭前服用。

3. 不良反应　主要表现为腹泻、腹痛、口干、皮疹及倦怠、头晕等。

4. 注意事项　餐前服用，服用一段时间（通常为 2 周），消化道症状没有改变时，应停止服用。

（三）盐酸伊托必利片

1. 适应证　本品适用于因胃肠动力减慢（如功能性消化不良、慢性胃炎等所致）引起的消化不良症状，包括上腹部饱胀感、上腹痛、食欲不振、恶心和呕吐等。

2. 用法用量　规格：50 毫克/片。口服，成人常用剂量为一次 50 毫克，每日 3 次，餐前口服。根据患者年龄和症状可相应调整剂量，可将药片分切后口服。若用药 2 周后症状改善不明显，宜停药。

3. 不良反应　常见不良反应有腹泻、腹痛、便秘、肝功能异常和黄疸。

4. 注意事项　因胃肠动力增强可能加重胃肠道出血、机械性梗阻或穿孔的损害，故此类患者禁用本品。已知对伊托必利过敏，或对本品中的任何成分有过敏史的患者禁用本品。

第二节　呼吸系统药

一、平喘药

（一）沙丁胺醇气雾剂

1. 适应证　用于预防和治疗支气管哮喘或喘息型支气管炎等伴有支气管痉挛（喘鸣）的呼吸道疾病。

2. 用法用量　规格：每瓶 14 克，每喷 0.14 毫克，每瓶 200 喷。一般作为临时用药。有哮喘发作预兆或哮喘发作时，喷雾吸入。每次吸入 100—200 微克，即 1—2 喷，必要时可每隔 4—8 小时吸入 1 次，但 24 小时内最多不宜超过 8 喷。

3. 不良反应　少数病例可见肌肉震颤，外周血管舒张及代偿性心率加速、头痛、不安、过敏反应。

4. 注意事项　高血压、冠心病、糖尿病、甲状腺功能亢进等患者应慎用。长期用药亦可形成耐受性，不仅疗效降低，而且可能使哮喘加重。

（二）氨茶碱片

1. 适应证　适用于支气管哮喘、喘息型支气管炎、阻塞性肺气肿等缓解喘息症状；也可用于心源性肺水肿引起的哮喘。

2. 用法用量　规格：0.1 克/片。口服，成人常用量一次 0.1—0.2 克，一日 0.3—0.6 克；极量一次 0.5 克，一日 1 克。

3. 不良反应　早期多见的有恶心、呕吐、易激动、失眠等，当血清浓度超过 20 微克/毫升，可出现心动过速、心律失常，血清中茶碱超过 40 微克/毫升，可发生发热、失水、惊厥等症状，严重的甚至呼吸、心跳停止致死。

4. 注意事项

（1）应定期监测血清茶碱浓度，以保证最大的疗效而不发生血药浓度过高的危险。

（2）孕妇及哺乳期妇女慎用。

二、祛痰药

（一）氯化铵片

1. 适应证　用于黏痰不易咳出者。

2. 用法用量　规格：0.3 克/片。口服。成人常用量祛痰，一次 0.3—0.6 克，一日 3 次。酸化尿液，一次 0.6—2 克，一日 3 次。

3. 不良反应　可引起恶心、呕吐、胃痛等刺激症状。

4. 注意事项

（1）肝、肾功能异常者慎用。

（2）肝、肾功能严重损害，尤其是肝昏迷、肾功能衰竭、尿毒症者禁用。

（3）代谢性酸中毒患者忌用。

（二）盐酸氨溴索片

1. 适应证　适用于痰液黏稠而不易咳出者。

2. 用法用量　规格：30 毫克/片。口服，成人一次 30—60 毫克，一日 3 次，饭后服。

3. 不良反应　偶见皮疹、恶心、胃部不适、食欲缺乏、腹痛、腹泻。

4. 注意事项

（1）孕妇及哺乳期妇女慎用。

（2）应避免与中枢性镇咳药（如右美沙芬等）同时使用，以免稀化的痰液堵塞气道。

（3）使用 7 日后未见好转，应及时就医。

（三）盐酸溴己新片

1. 适应证　本品主要用于慢性支气管炎、哮喘等引起的黏痰不易咳出的患者。

2. 用法用量　规格：8 毫克/片。口服，成人一次 8—16 毫克，一日 3 次。

3. 不良反应　偶有恶心、胃部不适。可能使血清转氨酶暂时升高。

4. 注意事项

（1）本品对胃肠道黏膜有刺激性，胃炎或胃溃疡患者慎用。

（2）肝功能不全患者应在医师指导下使用。

（四）乙酰半胱氨酸泡腾片

1. 适应证　用于治疗分泌大量浓稠痰液的慢性阻塞性肺病、慢性支气管炎、肺气肿等慢性呼吸系统感染。

2. 用法用量　规格：0.6 克/片。口服，成人一次 1 片（0.6 克），一日 1—2 次，以温开水（≤40℃）溶解后服用。

3. 不良反应　本品口服偶有恶心、呕吐、上腹部不适、腹泻、咳嗽等不良反应，一般减量或停药即缓解。罕见皮疹和支气管痉挛等过敏反应。

4. 注意事项

（1）对乙酰半胱氨酸过敏者禁用。本品含有甜味剂阿斯巴甜，苯丙酮尿症患者禁用。

（2）开水冲服会影响疗效，应以温开水冲服（≤40℃）临时溶解，一次性服完。

（3）有消化道溃疡病史者和支气管哮喘重症患者慎用。

（4）本品可降低青霉素、头孢菌素、四环素等的药效，不宜混合或同服，必要时可间隔 4 小时交替使用。

（五）标准桃金娘油肠溶胶囊

1. 适应证　黏液溶解性祛痰药，适用于急、慢性鼻窦炎和支气管炎。

2. 用法用量　规格：300 毫克/粒。口服。本品较宜在餐前 30 分钟用较多的凉开水送服。勿将胶囊掰开或咀嚼服用。成人：服用标准桃金娘油（成人装）300 毫克/粒。急性患者：一次 1 粒（300 毫克），一日 3—4 次。慢性患者：一次 1 粒（300 毫克），一日 2 次。

3. 不良反应　本品即使在使用大剂量时亦极少发生不良反应。极个别有胃肠道不适及原有的肾结石和胆结石的移动。偶有过敏反应，如皮疹、面部浮肿、呼吸困难和循环障碍。

4. 注意事项　对本品有过敏反应者不宜使用。

三、止咳药

（一）磷酸可待因片

1. 适应证

（1）各种原因引起的剧烈干咳和刺激性咳嗽，尤适用于伴有胸痛的剧烈干咳。

（2）可用于中度疼痛的镇痛。

（3）局部麻醉或全身麻醉时的辅助用药，具有镇静作用。

2. 用法用量　规格：15 毫克/片。口服。成人常用量一次 15—30 毫克，一日 30—90 毫克；极量，一次口服 100 毫克，一日不超过 250 毫克。

3. 不良反应　心理变态或幻想，呼吸微弱、缓慢或不规则，心率或快或慢、异常。

4. 注意事项

（1）多痰患者禁用，以防因抑制咳嗽反射，使大量痰液阻塞呼吸道，继发感染而加重病情。

（2）长期应用亦可产生耐受性、成瘾性。

（二）氢溴酸右美沙芬分散片

1. 适应证　用于干咳，包括上呼吸道感染（如感冒和咽炎）、支气管炎等引起的咳嗽。

2. 用法用量　规格：15 毫克/片。口服。成人一次 15—30 毫克，一日 3—4 次。

3. 不良反应　可见头晕、头痛、嗜睡、易激动、嗳气、食欲缺乏、便秘、恶心、皮肤过敏等，但不影响疗效。

4. 注意事项

（1）妊娠 3 个月内妇女、有精神病史者及哺乳期妇女禁用。

（2）服用单胺氧化酶抑制剂停药不满 2 周的患者禁用。

（3）服药期间不得驾驶机、车、船，从事高空作业、机械作业及操作精密仪器。

（4）哮喘患者、痰多的患者、肝肾功能不全患者慎用。

第三节　胰岛素与口服降血糖药

一、速效胰岛素类似物

（一）门冬胰岛素注射液（诺和锐）

1. 适应证　用于治疗糖尿病。

2. 用法　规格：300 单位/3 毫升。皮下注射。①药物由于快速起效，应餐前注射，注射后需马上进餐。②药物经皮下注射，注射部位可选择腹部、大腿外侧、上臂三角肌外缘或臀部，注射时宜捏起皮肤（图 3－2－1、图 3－2－2）。③注射后针头应在皮下停留 10 秒钟左右，以确保胰岛素被完全注射入体内。

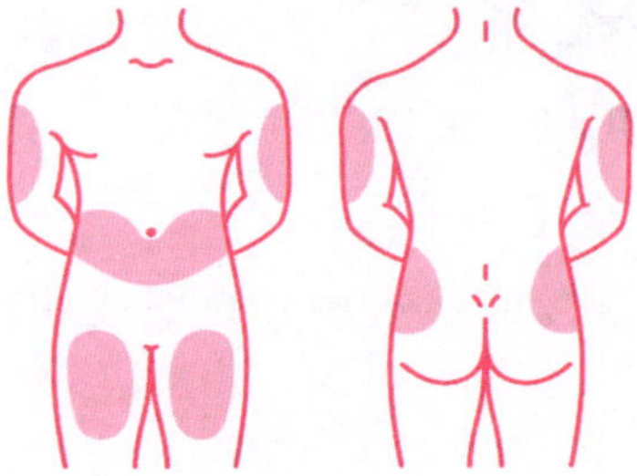

图 3-2-1　胰岛素注射部位图示

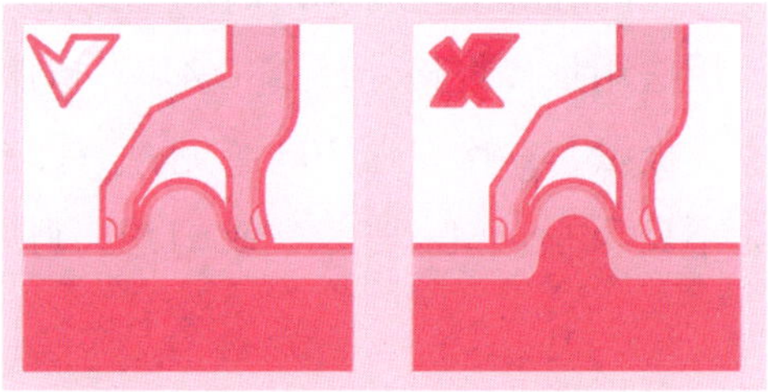

图 3-2-2　捏起皮肤的手法

3. 不良反应　最常见的不良反应为低血糖。

4. 注意事项

（1）未使用的药物应放入冰箱（2—8℃）冷藏保存，勿靠近内壁，以防被冷冻，勿放于冰箱门上。

（2）正在使用的胰岛素应常温（25℃）保存 30 天，注明开启日期。

（二）谷赖胰岛素注射液

适应证　用于治疗成人糖尿病。

用法、不良反应、注意事项同本节门冬胰岛素注射液。

（三）赖脯胰岛素注射液（优泌乐）

适应证　适用于治疗需要胰岛素维持正常血糖稳态的成人糖尿病患者。

用法、不良反应、注意事项同本节门冬胰岛素注射液。

二、短效胰岛素

生物合成人胰岛素注射液（诺和灵 R）

1. 适应证　用于治疗糖尿病。

2. 用法　规格：400 单位/4 毫升。皮下注射。

（1）该药物注射后 15 分钟起效，注射后必须在 30 分钟内进餐。

（2）该药物经皮下注射，注射部位可选择腹部、大腿外侧、上臂三角肌外缘或臀部。

（3）注射后针头应在皮下停留 10 秒钟左右，以确保胰岛素被完全注射入体内。

不良反应和注意事项同本节门冬胰岛素注射液。

三、中效胰岛素

（一）精蛋白生物合成人胰岛素注射液（诺和灵 N）

1. 适应证　用于治疗糖尿病。

2. 用法　规格：300 单位/3 毫升。①皮下注射，本品绝不能用于静脉注射。②当两种类型的胰岛素混合使用时，先吸取短效胰岛素，紧接着吸入中效或长效胰岛素。③在使用前应将胰岛素笔平放在手心中，水平滚动 10 次，然后用双手夹住胰岛素笔，通过肘关节和前臂的上下摆动，上下翻动 10 次，使瓶内药液充分混匀，以确保在注射时该胰岛素制剂呈现均匀的浑浊或乳状状态。④该药物经皮下注射，注射部位可选择腹部、大腿外侧、上臂三角肌外缘或臀部。⑤注射后针头应在皮下停留 10 秒钟左右，以确保胰岛素被完全注射入体内。

不良反应和注意事项同本节门冬胰岛素注射液。

（二）精蛋白锌重组人胰岛素注射液（优泌林 N）

1. 适应证　本品适用于需要采用胰岛素来维持血糖水平的糖尿病患者，也适用于早期糖尿病患者的早期治疗以及妊娠期间糖尿病患者的治疗。

2. 用法　规格：300 单位/3 毫升。①应该采用皮下注射的方式给药，虽然不推荐但是也可以肌内注射给药。不可以采用静脉注射方式给药。②在使用前应将胰岛素笔平放在手心中，水平滚动 10 次，然后用双手夹住胰岛素笔，通过肘关节和前臂的上下摆动，上下翻动 10 次，使瓶内药液充分混匀，以确保在注射时该胰岛素制剂呈现均匀的浑浊或乳状状态。③皮下注射给药的部位应选择上臂、大腿、臀部或腹部。同时应该注意对注射部位轮换使用，对于同一部位每月注射的次数不能超过一次。④胰岛素混合时短效胰岛素制剂应首先抽入注射器中。⑤注射后针头应在皮下停留 10 秒钟左右，以确保胰岛素被完全注射入体内。

不良反应和注意事项同本节门冬胰岛素注射液。

四、超长效人胰岛素类似物

（一）地特胰岛素注射液

1. 适应证　用于治疗糖尿病。青少年和年龄在 6 岁及以上儿童的 1 型糖尿病。

2. 用法　规格：300 单位/3 毫升。①该药物应在同一天同一时间皮下注射给药。

切勿静脉注射。②该药物经皮下注射，注射部位可选择腹部、大腿外侧、上臂三角肌外缘或臀部。③注射后针头应在皮下停留 10 秒钟左右，以确保胰岛素被完全注射入体内。

不良反应和注意事项同本节门冬胰岛素注射液。

（二）甘精胰岛素注射液

1. 适应证　需用胰岛素治疗的成人 1 型和 2 型糖尿病，青少年和年龄在 6 岁及以上儿童的 1 型糖尿病。

2. 用法　规格：300 单位/3 毫升。①推荐在每天同一时间皮下注射给药。切勿静脉注射。②该药物经皮下注射，注射部位可选择腹部、大腿外侧、上臂三角肌外缘或臀部。③注射后针头应在皮下停留 10 秒钟左右，以确保胰岛素被完全注射入体内。

3. 不良反应　最常见的不良反应为低血糖。

4. 注意事项

（1）未使用的药物应放入冰箱（2—8℃）冷藏保存，勿靠近冰箱内壁，以防被冷冻，勿放于冰箱门上。

（2）正在使用的胰岛素应常温（25℃）保存 30 天，注明开启日期。

五、口服降糖药

（一）盐酸二甲双胍片

1. 特点　减少肝脏葡萄糖的输出，改善外周胰岛素抵抗。减少肥胖患者心血管疾病发生率和病死率；降低体重。

2. 用法用量　规格：500 毫克/片。口服。本品应从小剂量开始使用，根据患者状况，逐渐增加剂量。通常本品的起始剂量为 500 毫克，一日 2 次；或 850 毫克，一日 1 次，随餐服用

3. 不良反应　胃肠道反应，如腹胀、腹泻、恶心等。

4. 注意事项

（1）建议餐中或餐后服用，可减少胃肠道反应。

（2）使用碘化造影剂时，应暂停使用。

（二）阿卡波糖片（拜糖平）

1. 特点　抑制糖类在小肠上部的吸收，降低餐后血糖。单独使用不导致低血糖。

2. 用法用量　规格：50 毫克/片。用餐前即刻整片吞服或与第一口主食一起咀嚼

服用，剂量因人而异。一般推荐剂量：起始剂量为一次 50 毫克，一日 3 次，以后逐渐增加至一次 100 毫克，一日 3 次。个别情况下，可增加至一次 200 毫克，一日 3 次，或遵医嘱。

3. 不良反应　胃肠道反应，如腹胀、排气增加等。

4. 注意事项

（1）建议与第一口主食一起嚼碎后食用。

（2）明显消化吸收障碍的慢性胃肠功能失常者、肝肾功能损伤者、严重造血系统功能障碍者禁用。

（三）伏格列波糖片

1. 特点　抑制糖类在小肠上部的吸收，降低餐后血糖。单独使用不导致低血糖。

2. 用法用量　规格：0.2 毫克/片。口服。通常成人一次 0.2 毫克，一日 3 次，餐前口服，服药后即刻进餐，疗效不明显时，经充分观察可以将每次用量增至 0.3 毫克。

3. 不良反应　胃肠道反应，如腹胀、排气增加等。

4. 注意事项

（1）建议与第一口主食一起嚼碎后食用。

（2）明显消化吸收障碍的慢性胃肠功能失常者、肝肾功能损伤者、严重造血系统功能障碍者禁用。

六、胰岛素促泌剂：磺脲类药物

（一）格列美脲片

1. 特点　促进胰岛 β 细胞分泌胰岛素。

2. 用法用量　规格：2 毫克/片。口服。起始剂量为 1 毫克，每日 1 次，须以足量的水吞服，不得嚼碎。如果血糖控制满意，应以该剂量维持治疗。建议早餐前即刻服用，若未吃早餐，则于第一次正餐前立即服用。

3. 不良反应　使用不当可导致低血糖，特别是老年患者、肝肾功能不全者；体重增加。

4. 注意事项　1 型糖尿病患者，糖尿病急性并发症者，妊娠或哺乳期妇女，严重感染、创伤、手术、急性心梗、脑血管意外者禁用。

（二）格列喹酮片（糖适平）

1. 特点　促进胰岛 β 细胞分泌胰岛素。

2. 用法用量　规格：30 毫克/片。口服。应在餐前半小时服用。一般日剂量为 15—120 毫克（0.5—4 片），据个体情况及遵医嘱可适当调节剂量。通常日剂量为 30 毫克（1 片）以内者可于早餐前 1 次服用，更大剂量应分 3 次，分别于餐前服用。日最大剂量不得超过 180 毫克（6 片）。

3. 不良反应　极少数人有皮肤过敏反应、胃肠道反应、轻度低血糖反应及血液系统方面改变的报道。

4. 注意事项　糖尿病昏迷或昏迷前期、糖尿病合并酸中毒或酮症、对磺胺类药物过敏者，妊娠、哺乳期及晚期尿毒症患者禁用。改用本品时如未按时进食可引起低血糖。

（三）格列齐特片

1. 特点　促进胰岛 β 细胞分泌胰岛素。

2. 用法用量　规格：80 毫克/片。口服。患者年龄低于 65 岁，初始剂量推荐每天 40—80 毫克，一日 1—2 次。一般根据患者血糖代谢情况，每次增加剂量为 80 毫克，增加剂量之间应间隔至少 14 天。维持治疗每天 80—240 毫克，特殊的病例用到每天 320 毫克。标准剂量是 1 次 80 毫克，一日 2 次。

3. 不良反应　低血糖、胃肠道失常，包括恶心、消化不良、腹泻和便秘。

4. 注意事项　哺乳期、严重的肝脏或肾脏功能不全、胰岛素依赖型糖尿病患者、卟啉症患者禁用。

七、胰岛素促泌剂：非磺脲类药物

（一）瑞格列奈片

1. 特点　促进胰岛 β 细胞分泌胰岛素。

2. 用法用量　规格：0.5 毫克/片。应在正餐前服用（即餐前服用）。在口服本品 30 分钟内即出现促胰岛素分泌反应。通常在餐前 15 分钟内服用本药，服药时间也可掌握在餐前 0—30 分钟内。推荐起始剂量为 0.5 毫克，以后如需要可每周或每 2 周作 1 次调整，最大的推荐单次剂量为 4 毫克，进餐时服用。

3. 不良反应　常见不良反应为低血糖。

4. 注意事项　已知对瑞格列奈或本品中的任何赋形剂过敏的患者、1 型糖尿病患者、伴随或不伴昏迷的糖尿病酮症酸中毒患者、妊娠或哺乳妇女、8 岁以下儿童、严重肾功能或肝功能不全的患者禁用。

（二）那格列奈片

1. 特点　促进胰岛β细胞分泌胰岛素。

2. 用法用量　规格：120毫克/片。本品的常用剂量为餐前120毫克，于三餐前服用。可单独应用，也可与二甲双胍联合应用，剂量应根据定期的糖化血红蛋白检测结果调整。

3. 不良反应　常见不良反应为低血糖。

4. 注意事项　对药物的活性成分或任何赋形剂过敏、1型糖尿病、糖尿病酮症酸中毒、妊娠和哺乳、重度感染、手术前后或有严重外伤者慎用。

八、胰岛素增敏剂（噻唑烷二酮类）

（一）罗格列酮片

1. 特点　通过激活过氧化物酶体增殖物活化受体-γ，从而增加肝脏以外的组织，如脂肪和肌肉细胞的胰岛素敏感性来降低血糖。

2. 用法用量　规格：4毫克/片。口服。本品可于空腹或进餐时服用。起始用量为4毫克/日，每日1次。经12周的治疗后，若空腹血糖控制不理想，可加量至8毫克/日，每日1次或分2次服用（早、晚各1次）。

3. 不良反应　常见不良反应为上呼吸道感染、头痛、疲劳。

4. 注意事项　对本品过敏者、肝肾功能不全者、妊娠和哺乳期妇女以及18岁以下患者禁用。

（二）吡格列酮片

1. 特点　通过激活过氧化物酶体增殖物活化受体-γ，从而增加肝脏以外的组织，如脂肪和肌肉细胞的胰岛素敏感性来降低血糖。

2. 用法用量　规格：15毫克/片。口服，一日1次，1次15毫克。根据糖化血红蛋白检测血糖的变化，可逐步增加至最大剂量为1次45毫克。

3. 不良反应　常见不良反应为出现或加重心力衰竭、水肿、肝功能异常。

4. 注意事项　严重酮症、糖尿病性昏迷或昏迷前、1型糖尿病患者、严重肝肾功能障碍的患者、心力衰竭或有心力衰竭病史的患者、孕妇或备孕期的妇女禁用。

九、二肽基肽酶 -4 抑制剂

（一）西格列汀片

1. 特点　通过抑制二肽基肽酶 -4 而减少胰高血糖素样肽 -1 在体内的失活，增加胰高血糖素样肽 -1 在体内的水平；胰高血糖素样肽 -1 以葡萄糖浓度依赖的方式增加胰岛素分泌。可单独应用，安全性好，低血糖及体重增加的不良反应发生率低。

2. 用法用量　规格：100 毫克/片。口服，每日 1 次，每次 100 毫克。

3. 不良反应　消化系统的不良反应为腹痛、腹泻及恶心、呕吐；相关的不良反应还有鼻咽炎、泌尿系统感染、关节痛、高血压和头晕。

4. 注意事项

（1）每日服用 1 次，服药时间要尽可能固定。

（2）肝肾功能不全的患者应按药物说明书减少剂量。

（二）利格列汀片

1. 特点　同西格列汀片。

2. 用法用量　规格：5 毫克/片。口服，成人推荐剂量为 5 毫克，每日 1 次。本品可在每天的任意时间服用，餐时或非餐时均可服用。

3. 不良反应　尿路感染、高脂血症、便秘、关节痛、咳嗽。

4. 注意事项

（1）每日服用 1 次。

（2）禁用于对利格列汀有过敏史，诸如荨麻疹、血管性水肿或支气管高敏反应的患者。

十、钠 - 葡萄糖协同转运蛋白 -2 抑制剂

（一）达格列净片

1. 特点　通过抑制肾小管对葡萄糖的重吸收，加速糖从尿中排泄，从而降低血糖。

2. 用法用量　规格：10 毫克/片。口服，推荐起始量是 5 毫克，每天一次，早晨服用，不受进食限制。

3. 不良反应　常见不良反应是女性生殖器真菌感染、鼻咽炎和泌尿道感染。

4. 注意事项

（1）治疗期间定期监测肾功能。

（2）严重肾受损、肾病终末期或者透析者禁用。

（二）恩格列净片

1. 特点 通过抑制肾小管对葡萄糖的重吸收，加速糖从尿中排泄，从而降低血糖。

2. 用法用量 规格：10毫克/片。口服。推荐剂量是早晨10毫克，每日一次，空腹或进食后给药，在耐受本品的患者中，剂量可增加至25毫克。

3. 不良反应 常见不良反应是低血压、酮症酸中毒、生殖器真菌感染、合用胰岛素和胰岛素分泌促进剂相关低血糖。

4. 注意事项

（1）本品可引起血容量下降，使用本品后可能发生症状性低血压，开始使用本品前，应评估血容量下降情况，开始治疗后，应监测低血压的体征和症状。

（2）本品不适合治疗Ⅰ型糖尿病患者。

十一、胰高血糖素样肽－1受体激动剂

（一）利拉鲁肽注射液（诺和力）

1. 特点 通过活化胰高血糖素样肽－1受体，增加细胞内环磷腺苷，从而导致胰岛素释放。利拉鲁肽还可以促进葡萄糖依赖性地减少胰高血糖素分泌。

2. 用法用量 规格：18毫克/3毫升。利拉鲁肽起始剂量为每天0.6毫克，至少一周后剂量应增加至1.2毫克，在至少一周后可将剂量增加至1.8毫克。推荐每日剂量不超过1.8毫克。每日注射一次，可在任意时间注射，无须根据进餐时间给药。

3. 不良反应 常见不良反应有恶心、腹泻、呕吐、便秘、腹痛、消化不良、低血糖。

4. 注意事项

（1）推荐每天同一时间注射。

（2）不得用于1型糖尿病患者或用于治疗糖尿病酮症酸中毒。

（3）未使用的药物应放入冰箱（2—8℃）冷藏保存，勿靠近内壁，以防被冷冻，勿放于冰箱门上。

（4）正在使用的药物应常温（25℃）保存30天，注明开启日期。

（二）艾塞钠肽注射液

1. 特点　可以促进胰腺β细胞葡萄糖依赖性地分泌胰岛素、抑制胰高血糖素过量分泌并且能够延缓胃排空。

2. 用法用量　规格：1.2毫升/支。本品起始剂量为每次5微克，每日2次，在早餐和晚餐前60分钟内（或每天的2顿主餐前，给药间隔大约6小时或更长）皮下注射。不应在餐后注射本品。在治疗1个月后剂量可增加至每次10微克，每日2次。

3. 不良反应　常见不良反应为腹泻、恶心、呕吐、低血糖。

4. 注意事项

（1）本品不适用于1型糖尿病或者糖尿病酮症酸中毒的治疗。

（2）不推荐本品用于严重肾功能不全或终末期肾脏疾病的患者。

（3）未使用的药物应于冰箱（2—8℃）冷藏保存，勿靠近内壁，以防被冷冻，勿放于冰箱门上。

（4）正在使用的药物应常温（25℃）保存30天，注明开启日期。

第四节　抗菌药物

一、β-内酰胺类抗生素

（一）青霉素类抗生素：阿莫西林胶囊

1. 适应证　适用于敏感菌（不产β-内酰胺酶菌株）所致的感染。

2. 用法用量　口服。成人：一次0.5克，每6—8小时1次，一日剂量不超过4克。小儿：一日剂量按体重20—40毫克/千克，每8小时1次。3个月以下婴儿：一日剂量按体重30毫克/千克，每12小时1次。

3. 不良反应　恶心、呕吐、腹泻及假膜性肠炎等胃肠道反应，皮疹、药物热和哮喘等过敏反应，以及贫血、血小板减少、嗜酸性粒细胞增多等。

4. 注意事项　青霉素过敏及青霉素皮肤试验阳性患者禁用。用药前必须详细询问药物过敏史并做青霉素皮肤试验。疗程较长患者应检查肝、肾功能和血常规。

（二）头孢菌素类抗生素：头孢克洛缓释胶囊

1. 适应证　本品适用于敏感菌引起的中、重度感染；由流感嗜血杆菌、摩拉克菌属及肺炎双球菌所引起的慢性支气管炎，急性发作及急性支气管炎继发感染；由链球菌所引起的咽炎、扁桃体炎；由金黄色葡萄球菌所引起的非复杂性皮肤及皮肤软组织感染。

2. 用法用量　规格：0.125 克/粒。口服，成人用量为慢性支气管炎、急性发作、急性支气管炎继发感染患者，每次 0.5 克，每日 2 次，连用 7 天；咽炎、扁桃体炎患者，每次 0.75 克，每日 2 次，连用 10 天；非复杂性皮肤及皮肤软组织感染，每次 0.75 克，每日 2 次，连用 7—10 天。或遵医嘱。

3. 不良反应　不良反应发生率低，常见的有腹泻、恶心、呕吐、皮疹、瘙痒、荨麻疹等。

4. 注意事项　对头孢克洛及其他头孢菌素过敏者禁用。对青霉素过敏者用药应注意。孕妇、哺乳期妇女及肾功能不全者慎用本品。

（三）头孢类抗生素：头孢呋辛酯片

1. 适应证　适用于敏感细菌造成的下呼吸道感染、上呼吸道感染、生殖泌尿道感染、皮肤及软组织感染的治疗。

2. 用法用量　规格：250 毫克/片。口服。每日 2 次，每次 250 毫克，可有效治疗大多数感染。对轻度至中度的下呼吸道感染，如支气管炎患者每日 2 次，每次 250 毫克，对较严重的下呼吸道感染或疑为肺炎的患者，每日 2 次，每次 500 毫克。对泌尿道感染患者给予每日 2 次，每次 125 毫克的剂量通常是足够的；对肾盂肾炎的患者推荐剂量为每日 2 次，每次 250 毫克。

3. 不良反应　胃肠道功能失常，包括腹泻和恶心，腹部疼痛，头痛、头晕，嗜酸性粒细胞增多，一过性肝酶水平增高。

4. 注意事项　对头孢类抗生素过敏的患者禁用。由于本品可能会引起头晕，当患者驾驶或操作机器时应谨慎使用。

（四）β－内酰胺酶抑制剂：阿莫西林克拉维酸钾分散片

1. 适应证　适用于由 β－内酰胺产生菌嗜血杆菌或摩拉克菌引起的下呼吸道感染、中耳炎、鼻窦炎、皮肤和软组织感染、尿路感染。

2. 用法用量　规格：0.2285 克/片。本品可直接口服，或置适量温开水中，搅拌至完全溶解后服用，本品也可置于牛奶或果汁中，搅拌至完全溶解后服用。成人及体重大于 40 千克（或年龄大于 12 岁）的儿童，根据病情的需要，每次 2—4 片，每 12 小时 1 次，或遵医嘱。体重小于 40 千克（或年龄小于 12 岁）的儿童，每次 1 片半，每 12 小时 1 次，或遵医嘱。

3. 不良反应　主要的不良反应是腹泻或粪便变稀、恶心、麻疹和荨麻疹、呕吐和阴道炎。

4. 注意事项　对青霉素类药物过敏者或肝功能不全患者禁用。用餐时服用本品，以减轻胃肠道不良反应。

二、氨基糖苷类

硫酸庆大霉素片

1. 适应证　本品适用于治疗细菌性痢疾或其他细菌性肠道感染，亦可用于结肠手术前准备。

2. 用法用量　规格：40 毫克/片。口服。成人一日 6—16 片，分 4 次服用；儿童按体重一日 5—10 毫克/千克，分 4 次服用。

3. 不良反应　少数患者服后可有食欲减退、恶心、腹泻等。

4. 注意事项

（1）长期口服本品的慢性肠道感染的患者仍应注意出现肾毒性或耳毒性症状的可能。

（2）在用药过程中仍宜定期检查尿常规和肾功能以防止出现肾毒性，并进行听力检查或听电图测定。

三、大环内酯类

（一）罗红霉素胶囊

1. 适应证　本品适用于化脓性链球菌引起的咽炎及扁桃体炎，敏感菌所致的鼻窦炎、中耳炎、急性支气管炎、慢性支气管炎急性发作，肺炎支原体或肺炎衣原体所致的肺炎；沙眼衣原体引起的尿道炎和宫颈炎；敏感细菌引起的皮肤软组织感染。

2. 用法用量　规格：0.15 克/片。空腹口服，一个疗程为 5—12 日。成人一次 0.15 克，一日 2 次；也可一次 0.3 克，一日 1 次。儿童 1 次按体重 2.5—5 毫克/千克，一日 2 次。

3. 不良反应　主要不良反应为腹痛、腹泻、恶心、呕吐等胃肠道反应，但发生率明显低于红霉素。偶见皮疹、皮肤瘙痒、头昏、头痛、肝功能异常（血清丙氨酸氨基转移酶及谷草转氨酶升高）、外周血细胞下降等。

4. 注意事项

（1）对本品中任何成分、红霉素或其他大环内酯类药物过敏者禁用。

（2）为获得较高血药浓度，本品需空腹（餐前1小时或餐后3—4小时）与水同服。

（3）用药期间定期检测肝功能。

（二）阿奇霉素片

1. 适应证　支气管炎、肺炎等下呼吸道感染；皮肤和软组织感染；急性中耳炎；鼻窦炎、咽炎、扁桃体炎等上呼吸道感染。阿奇霉素可用于男女性传播疾病中由沙眼衣原体所致的单纯性生殖器感染。

2. 用法用量　规格：0.25克/片。阿奇霉素应每日口服给药一次，整片吞服，可与食物同时服用。以阿奇霉素片剂治疗各种感染性疾病，其疗程及使用方法：对沙眼衣原体、杜克嗜血杆菌或敏感淋球菌所致的性传播疾病，仅需单次口服本品1000毫克。对其他感染的治疗：总剂量1500毫克，每日一次服用本品500毫克，共3天。或总剂量相同，首日服用500毫克，第二至第五日每日一次口服本品250毫克。

3. 不良反应　部分患者服用阿奇霉素后曾出现听力损害包括听力丧失、耳鸣和（或）耳聋。还有恶心、呕吐、腹泻、稀便、腹部不适（疼痛或痉挛）、胃肠胀气、肝功能异常等。

4. 注意事项

（1）已知对阿奇霉素、红霉素、其他大环内酯类或酮内酯类药物过敏的患者禁用。

（2）以前使用阿奇霉素后有胆汁淤积性黄疸/肝功能不全病史的患者禁用。阿奇霉素不得与含铝和镁的抗酸剂同服。

（3）抗生素治疗常常引起腹泻，停用抗生素后通常可恢复，如未恢复，及时就医。

四、四环素类

（一）盐酸多西环素片

1. 适应证　立克次体病，如流行性斑疹伤寒、地方性斑疹伤寒、洛杉矶热、恙虫病和Q热。支原体属感染，衣原体属感染，包括非特异性尿道炎、输卵管炎、宫颈炎及沙眼。中、重度痤疮患者作为辅助治疗。

2. 用法用量　规格：0.1克/片。口服，一日2次，一次1片，或遵医嘱。

3. 不良反应　本品口服可引起恶心、呕吐、腹痛、腹泻等胃肠道反应。

4. 注意事项

（1）有四环素类药物过敏史者禁用。

（2）长期用药时应定期随访检查血常规以及肝功能。

（3）本品可与食品、牛奶或含碳酸盐饮料同服。

（二）盐酸米诺环素胶囊

1. 适应证　用于衣原体感染、立克次体病、支原体肺炎、回归热等及耐其他四环素类细菌所致泌尿系统、呼吸系统、皮肤软组织感染以及胆囊炎、淋病等。亦用于类风湿性关节炎。

2. 用法用量　规格：50 毫克/粒。口服。成人 0. 1—0. 2 克/日，1—2 次/日，首剂加倍，一日不宜超过 0. 4 克。儿童（8 岁以上）每日 2—4 毫克/千克体重，1—2 次/日，首剂加倍。寻常痤疮每次 50 毫克，一日 2 次，6 周为一疗程。

3. 不良反应　具有前庭毒性，可出现头晕、平衡失调、耳鸣等症。其他诸如胃肠道等不良反应与盐酸多西环素类似。另有致肝炎和关节炎的报道。

4. 注意事项

（1）孕妇、哺乳期妇女、儿童、对四环素类药物过敏者禁用。肾功能障碍患者慎用。

（2）避免与抗酸药、钙盐、铁盐等同服。

五、喹诺酮类

（一）诺氟沙星胶囊

1. 适应证　适用于敏感菌所致的尿路感染、淋病、前列腺炎、肠道感染和伤寒及其他沙门菌感染。

2. 用法用量　规格：0. 1 克/粒。口服。大肠杆菌、肺炎克雷伯菌及奇异变形菌所致的急性单纯性下尿路感染，一次 0. 4 克，一日 2 次，疗程 3 日。其他病原菌所致的单纯性尿路感染，剂量同上，疗程 7—10 日。

3. 不良反应　胃肠道反应较为常见，可表现为腹部不适或疼痛、腹泻、恶心或呕吐。中枢神经系统反应可有头昏、头痛、嗜睡或失眠。过敏反应，如皮疹、皮肤瘙痒，偶可发生渗出性多性红斑及血管神经性水肿。

4. 注意事项

（1）本品宜空腹服用，并同时饮水 250 毫升。

（2）本品大剂量应用或尿 pH 值在 7 以上时可发生结晶尿。为避免结晶尿的发生，宜多饮水，保持 24 小时排尿量在 1200 毫升以上。

（二）乳酸左氧氟沙星片

1. 适应证　适用于敏感细菌所引起的呼吸系统、泌尿系统、生殖系统、皮肤软组织、肠道的轻中度感染。

2. 用法用量　规格：0.2 克/片。口服。成人常用量：支气管感染、肺部感染，一次 2 片，一日 2 次，或一次 1 片，一日 3 次，疗程 7—14 日；急性单纯性下尿路感染，一次 1 片，一日 2 次，疗程 5—7 日；复杂性尿路感染，一次 2 片，一日 2 次，或一次 1 片，一日 3 次，疗程 10—14 日。

3. 不良反应　常见不良反应有恶心、呕吐、腹部不适、腹泻、食欲不振、腹痛、消化不良等。

4. 注意事项　对喹诺酮类药物过敏者、孕妇、哺乳期妇女、18 岁以下患者禁用。肾功能不全者应减量或延长给药间期，重度肾功能不全者慎用。有中枢神经系统疾病及有癫痫病史患者应慎用。

（三）盐酸莫西沙星片

1. 适应证　治疗患有上呼吸道和下呼吸道感染的成人（≥18 岁），如急性鼻窦炎、慢性支气管炎急性发作，社区获得性肺炎，以及皮肤和软组织感染。

2. 用法用量　规格：0.4 克/片。口服。任何适应证均推荐口服本品一次 0.4 克，一日 1 次。片剂以水送服，服用时间不受饮食影响。

3. 不良反应　常见不良反应为恶心、呕吐、腹痛、腹泻、转氨酶升高。

4. 注意事项　已知对莫西沙星的任何成分，或其他喹诺酮类，或任何辅料过敏者，妊娠和哺乳期妇女，18 岁以下患者禁用。

六、抗结核药

（一）异烟肼片

1. 适应证　异烟肼与其他抗结核药联合，适用于各型结核病的治疗，包括结核性脑膜炎以及其他分枝杆菌感染。

2. 用法用量　规格：100 毫克/片。口服。成人与其他抗结核药合用，按体重每日口服 5 毫克/千克，最高 300 毫克；或每日 15 毫克/千克，最高 900 毫克，每周 2—3 次。

3. 不良反应　发生率较多者有步态不稳或麻木针刺感、烧灼感或手指疼痛（周围神经炎）；深色尿、眼或皮肤黄染（肝毒性，35 岁以上患者肝毒性发生率增高）；食欲不佳、异常乏力或软弱、恶心或呕吐（肝毒性的前驱症状）。

4. 注意事项　肝功能不正常者、精神病患者和癫痫患者禁用。服药期间避免酒精饮料。

（二）利福平胶囊

1. 适应证　本品与其他抗结核药联合用于各种结核病的初治与复治，包括结核性脑膜炎的治疗。

2. 用法用量　规格：0.15 克/粒。口服。抗结核治疗，成人，口服，一日 0.45—0.60 克（3—4 粒），空腹顿服，每日不超过 1.2 克（8 粒）；1 个月以上小儿每日按体重 10—20 毫克/千克，空腹顿服，每日量不超过 0.6 克（4 粒）；老年患者，口服，按每日 10 毫克/千克，空腹顿服。

3. 不良反应　消化道反应最为多见，口服本品后可出现厌食、恶心、呕吐、上腹部不适、腹泻等胃肠道反应。

4. 注意事项

（1）对本品或利福霉素类抗菌药过敏者、肝功能严重不全、胆道阻塞者和 3 个月以内孕妇禁用。

（2）婴儿、3 个月以上孕妇和哺乳期妇女慎用。

（3）利福平应于餐前 1 小时或餐后 2 小时服用，清晨空腹一次服用吸收最好，因为进食影响本品吸收。

（4）服药后尿、唾液、汗液等排泄物均可显橘红色。有发生间质性肾炎的可能。

（三）吡嗪酰胺片

1. 适应证　本品仅对分枝杆菌有效，与其他抗结核药（如链霉素、异烟肼、利福平及乙胺丁醇）联合用于治疗结核病。

2. 用法用量　规格为 0.25 克/片。口服。成人常用量：与其他抗结核药联合，按体重每日 15—30 毫克/千克，每次一顿服，或 50—70 毫克/千克，每周 2—3 次；每日服用者最高每日 2 克，每周 3 次者最高每次 3 克，每周服 2 次者最高每次 4 克。

3. 不良反应　发生率较高的有关节痛（由于高尿酸血症引起，常轻度，有自限性）；发生率较少的有食欲减退、发热、乏力或软弱、眼或皮肤黄染（肝毒性），畏寒。

4. 注意事项

（1）糖尿病、痛风或严重肝功能减退者慎用。

（2）应用本品治疗程血尿酸常增高，可引起急性痛风发作，须进行血清尿酸测定。

（四）盐酸乙胺丁醇片

1. 适应证　适用于与其他抗结核药联合治疗结核杆菌所致的肺结核。亦可用于结核性脑膜炎及非典型分枝杆菌感染的治疗。

2. 用法用量　规格：0.25 克/片。口服。成人常用量：与其他抗结核药合用，结核初治，按体重 15 毫克/千克，每日一次顿服；或每次口服 25—30 毫克/千克，最高 2.5 克，每周 3 次；或 50 毫克/千克，最高 2.5 克，每周 2 次。结核复治，按体重 25 毫克/千克，每日一次顿服，连续 60 天，继以按体重 15 毫克/千克，每日一次顿服。非典型分枝杆菌感染，每日 15—25 毫克/千克，一次顿服。

3. 不良反应　发生率较多者为视力模糊、眼痛、红绿色盲或视力减退、视野缩小。

4. 注意事项　治疗期间应检查眼部，如视野、视力、红绿鉴别力等，在用药前、疗程中每日检查一次，尤其是疗程长者。定期进行血清尿酸测定。

七、抗真菌药

氟康唑胶囊

1. 适应证　本品主要用于念珠菌病时治疗口咽部和食道念珠菌感染；播散性念珠菌病，包括腹膜炎、肺炎、尿路感染等；念珠菌外阴阴道炎。

2. 用法用量　规格：0.15 克/粒。口服。成人播散性念珠菌病，首次剂量 0.4 克，以后一次 0.2 克，一日 1 次，持续 4 周，症状缓解后至少持续 2 周。

3. 不良反应　常见消化道反应，表现为恶心、呕吐、腹痛或腹泻等。过敏反应可表现为皮疹，偶可发生严重剥脱性皮炎（常伴随肝功能损害）、渗出性多形红斑。

4. 注意事项

（1）由于本品主要自肾排出，因此治疗中需定期检查肾功能。用于肾功能减退患者时需减量。

（2）在治疗前和治疗期间每两周进行一次肝功能检查。

八、其他抗菌药物

（一）甲硝唑片

1. 适应证　用于治疗肠道和肠外阿米巴病、阴道滴虫病、厌氧菌感染。

2. 用法用量　规格：0.2 克/片。口服。肠道阿米巴病，一次 0.4—0.6 克，一日 3 次，7 日为一个疗程；肠道外阿米巴病，一次 0.6—0.8 克，一日 3 次，20 日为一个疗程。滴虫病，一次 0.2 克，一日 4 次，7 日为一个疗程；可同时用栓剂，每晚 0.5 克置入阴道内，连用 7—10 日。厌氧菌感染，口服每日 0.6—1.2 克，分 3 次服，7—10 日为一疗程。

3. 不良反应　常见不良反应有恶心、呕吐、食欲不振、腹痛、消化不良、腹部绞痛等。

4. 注意事项　有活动性中枢神经系统疾患和血液病者禁用。本品的代谢产物可使尿液呈深红色。用药期间应戒酒。

（二）替硝唑片

1. 适应证　用于治疗男女泌尿生殖道毛滴虫病，敏感厌氧菌所致的感染，如肺炎、肺脓肿等呼吸道感染，牙周炎、冠周炎等口腔感染等。

2. 用法用量　规格：0.5 克/片。滴虫病单次疗法：成人单次顿服 2 克，其配偶应同时服用；12 岁以上儿童单次顿服 2 克；6 岁以上儿童单次顿服 1 克；个别病例需重复用药一次，或遵医嘱。厌氧菌感染的治疗：成人及 12 岁以上儿童，第一天口服 2 克，以后每 24 小时服 1 克。用药一般 5—6 天，或根据病情决定，或遵医嘱。口腔感染的治疗：成人每日服用一次，每次 1 克，首次加倍，连服 3 天，或遵医嘱。

3. 不良反应　不良反应少见而轻微，主要为恶心、呕吐、上腹痛、食欲下降及口腔金属味，可有头痛、眩晕、皮肤瘙痒、皮疹、便秘及全身不适。

4. 注意事项

（1）用药期间不应饮用含乙醇（酒精）的饮料，因可引起体内乙醛蓄积，干扰乙醇的氧化过程，导致双硫仑样反应，患者可出现腹部痉挛、恶心、呕吐、头痛、面部潮红等。

（2）治疗阴道滴虫病时，需同时治疗其性伴侣。

（三）盐酸林可霉素片

1. 适应证　本品适用于敏感葡萄球菌属、链球菌属、肺炎链球菌及厌氧菌所致的呼吸道感染、皮肤软组织感染、女性生殖道感染和盆腔感染及腹腔感染等。

2. 用法用量　规格：2.5 克/片。本品宜空腹服用。成人，一日 1.5—2 克，分 3—4 次口服；小儿每日按 30—60 毫克/千克，分 3—4 次口服；婴儿小于 4 周者不宜服用。

3. 不良反应　胃肠道反应：恶心、呕吐、腹痛、腹泻等症状；严重者有腹绞痛、腹部压痛、严重腹泻（水样或脓血样），伴发热、异常口渴和疲乏（假膜性肠炎）。

4. 注意事项

（1）对林可霉素和克林霉素有过敏史的患者禁用。

（2）用药期间密切注意大便次数，如出现排便次数增多，应注意假膜性肠炎的可能，需及时停药并作适当处理。

（3）疗程长者，需定期检测肝、肾功能和血常规。

九、抗病毒药物

（一）阿昔洛韦片

1. 适应证　用于带状疱疹病毒、单纯疱疹病毒引起的皮肤和黏膜感染。

2. 用法用量　规格：0.1 克/片。口服，一次 0.2 克，一日 5 次（白天每 4 小时 1 次）。一疗程 5—10 日。

3. 不良反应　常见不良反应有恶心、呕吐、腹泻、胃部不适、食欲减退、口渴等。

4. 注意事项　对更昔洛韦过敏者也可能对本品过敏。在给药期间应给予患者充足的水分，防止本品在肾小管内沉积。血液透析后应补给一次剂量。本品不宜长期服用，以免引起月经紊乱或精子减少。

（二）磷酸奥司他韦胶囊

1. 适应证　用于成人和 1 岁及 1 岁以上儿童的甲型和乙型流感治疗。患者应在首次出现症状 48 小时以内使用。用于成人和 13 岁及 13 岁以上青少年的甲型和乙型流感的预防。

2. 用法用量　规格：75 毫克/粒。磷酸奥司他韦胶囊在成人和 13 岁以上青少年的推荐口服剂量是每次 75 毫克，每日 2 次，共 5 天。

3. 不良反应　疼痛、鼻液溢、消化不良和上呼吸道感染。

4. 注意事项　磷酸奥司他韦不能取代流感疫苗，磷酸奥司他韦的使用不应影响每年接种流感疫苗。

（三）恩替卡韦片

1. 适应证　本品适用于病毒复制活跃，血清丙氨酸氨基转移酶持续升高或肝脏组织学显示有活动性病变的慢性成人乙型肝炎的治疗。

2. 用法用量　规格：0.5 毫克/片。成人和 16 岁及以上的青少年口服本品，每天一次，每次 0.5 毫克。拉米夫定治疗时发生病毒血症或出现拉米夫定耐药突变的患者为每天一次，每次 1 毫克（2 片）。本品应空腹服用（餐前或餐后至少 2 小时）。

3. 不良反应　常见不良反应有头痛、疲劳、眩晕、恶心。

4. 注意事项　如果停药有时会出现肝脏病情加重，所以应在医生的指导下改变治疗方法。

（四）拉米夫定片

1. 适应证　拉米夫定片适用于伴有丙氨酸氨基转移酶升高和病毒活动复制的、肝功能代偿的成年慢性乙型肝炎患者的治疗。

2. 用法用量　规格：0.1 克/片。本品应在对慢性乙型肝炎治疗有经验的医生指导下使用，推荐剂量为每次 0.1 克（1 片），每日一次，饭前或饭后服用均可。

3. 不良反应　最常见的不良反应为不适和乏力、呼吸道感染、头痛、腹部不适和腹痛、恶心、呕吐和腹泻。

4. 注意事项　患者必须在有乙型肝炎治疗经验的专科医生指导下用药，不能自行停药，并需在治疗中进行定期监测。至少应每 3 个月测一次丙氨酸氨基转移酶水平，每 6 个月测一次乙肝病毒基因和乙型肝炎 e 抗原。

第五节　免疫抑制剂

一、糖皮质激素类

（一）氢化可的松片

1. 适应证　主要用于肾上腺皮质功能减退症的替代治疗及先天性肾上腺皮质增生症。

2. 用法用量　规格：20 毫克/片。口服。治疗成人肾上腺皮质功能减退症，每日剂量 20—30 毫克，清晨服 2/3，午餐后服 1/3。有应激情况时，应适当加量，可增至每日 80 毫克，分次服用。小儿的治疗剂量为按体表面积每日 20—25 毫克/平方米，分 3 次，每小时服一次。

3. 不良反应　长期使用可引起医源性库欣综合征面容和体态、体重增加、下肢浮肿、紫纹、易出血倾向、创口愈合不良、痤疮、月经紊乱、肱或股骨头缺血性坏死、骨质疏松及骨折、肌无力、肌萎缩等，以及糖皮质激素停药综合征。

4. 注意事项　对本品及其他甾体激素过敏者禁用。长期应用糖皮质激素者应定期复查，包括血糖、尿糖或糖耐量试验，血清电解质和大便隐血，高血压和骨质疏松检查，眼科检查，用药过程中减量宜缓慢，不可突然停药。

（二）醋酸泼尼松片

1. 适应证　过敏性与自身免疫性炎症性疾病。

2. 用法用量　规格：5 毫克/片。口服，一般一次 5—10 毫克（1—2 片），一日 10—60 毫克（2—12 片）。

3. 不良反应　本品较大剂量易引起糖尿病、消化道溃疡和类柯兴综合征症状，对下丘脑－垂体－肾上腺轴抑制作用较强。并发感染为主要的不良反应。

4. 注意事项

（1）长期服药后，停药时应逐渐减量。

（2）结核病、急性细菌性或病毒性感染患者应用时，必须给予适当的抗感染治疗。

（3）糖尿病、骨质疏松症、肝硬化、肾功能不良、甲状腺功能低下患者慎用。

二、细胞毒类药物

硫唑嘌呤片

1. 适应证　①急慢性白血病，对慢性粒细胞型白血病近期疗效比较好，作用快，但缓解期短。②后天性溶血性贫血，特发性血小板减少性紫癜，系统性红斑狼疮。③慢性类风湿性关节炎、慢性活动性肝炎（与自体免疫有关的肝炎）、原发性胆汁性肝硬化。④甲状腺功能亢进，重症肌无力。

2. 用法用量　规格：50 毫克/片。口服。每日 1.5—4 毫克/千克体重，一日 1 次或分次口服；异体移植，每日 2—5 毫克/千克体重，一日 1 次或分次口服；白血病，每日1.5—3 毫克/千克体重，一日 1 次或分次口服。

3. 不良反应　与巯嘌呤相似但毒性稍轻。可致骨髓抑制，肝功能损害畸胎，亦可发生皮疹，偶见肌萎缩。

4. 注意事项　致肝功能损害，故肝功能差者忌用，亦可发生皮疹，偶致肌肉萎缩，用药期间严格检查血象。

三、钙调素抑制剂

（一）环孢素软胶囊

1. 适应证　预防异体移植物的排斥反应，包括肾、肝、心、肺、心肺联合和胰移植。治疗曾接受其他免疫抑制剂的患者所发生的移植物排斥反应。预防骨髓移植排斥反应。预防和治疗移植物抗宿主反应。也可用于治疗内源性葡萄膜炎、银屑病、异位性皮炎、类风湿性关节炎。

2. 用法用量 规格：25 毫克/粒。本品的每日总用量应分 2 次服用（早上和晚上）。器官移植时本品的治疗应于移植手术前 12 小时开始，每日 10—15 毫克/千克体重，分 2 次给药。此用量应维持至术后 1—2 周。再根据血药浓度逐渐减量至每日 2—6 毫克/千克体重，分 2 次口服。

3. 不良反应 常见不良反应为齿龈增生、胃肠功能失常（食欲减退、恶心、呕吐、腹痛、胃炎、胃肠炎）、震颤、无力、头痛、下身感觉消失特别是手足的烧灼感（通常在治疗的第一周）、动脉高血压等。

4. 注意事项 处方医师应具有免疫抑制疗法的经验，并能对患者进行必要的随访（包括定期体检、测量血压以及实验室化验）。

（二）他克莫司胶囊

1. 适应证 预防肝脏或肾脏移植术后的移植物排斥反应。治疗肝脏或肾脏移植术后应用其他免疫抑制药物无法控制的移植物排斥反应。

2. 用法用量 规格：0.5 毫克/粒。对肝移植患者，口服初始剂量应为按体重每次 0.05—0.10 毫克/千克，一日 2 次。对肾移植患者，口服初始剂量应为按体重每次 0.075—0.15 毫克/千克，一日 2 次。

3. 不良反应 感染如脓肿、肺炎、肾功能异常（血肌酐升高、尿素氮升高、尿量减少）、震颤、头痛、感觉异常和失眠（大多数为中等程度，不影响日常活动）等。

4. 注意事项

（1）妊娠者、对他克莫司或其他大环内酯类药物过敏者、对胶囊中其他成分过敏者禁用。

（2）他克莫司不能与环孢素并用。

（3）常规监测：血压、心电图、视力、血糖浓度、血钾及其他电解质浓度、血肌酐、尿素氮、血液学参数、凝血值及肝功能。

四、生物制剂类

（一）猪抗人淋巴细胞免疫球蛋白

1. 适应证 主要用于临床器官移植的免疫排斥预防及治疗，骨髓移植的移植物抗宿主反应预防，重型再生障碍性贫血、纯红再生障碍性贫血等病的治疗。自身免疫性溶血性贫血、原发性血小板减少性紫癜以及其他免疫病也可试用。

2. 用法用量　规格：250 毫克/支。将本品稀释于 250—500 毫升氯化钠注射液中（幼儿酌减用量），静脉滴注。开始速度每分钟 5—10 滴，如 10 分钟后无反应，再逐渐加速，全量在 1—2 小时内输完。用量：一般按每千克体重注射 20—30 毫克，共 5 次，每次间隔 2—3 日。需要时可每日注射。

3. 不良反应　体温轻度上升、寒战等属正常现象，短期内自行消退。多次使用后可能发生荨麻疹、血清病甚至过敏性休克，应停止使用。

4. 注意事项　输注期间需对患者进行密切的临床症状及血液学检查，如红细胞、白细胞、血小板等，治疗 1—2 周后需进行肾功能检查。初用本品常可见循环淋巴细胞减少，故应特别注意防止患者感染。

（二）重组抗 CD25 人源化单克隆抗体注射液

1. 适应证　本品适用于预防肾移植后急性排斥反应的发生，可与含钙调素抑制剂和皮质类固醇激素的免疫抑制方案联用。

2. 用法用量　规格：25 毫克/支。推荐剂量为 1 毫克/千克体重，用前先稀释至 50 毫升的 0.9% 氯化钠注射液中，然后静脉输注，15 分钟输完。首剂应在移植前 24 小时内给药，然后隔 14 天给药 1 次，2 次为一疗程。本品不能直接注射，而应在静脉给药前用 0.9% 氯化钠注射液 50 毫升稀释。混合溶液时禁止剧烈振荡，应轻轻翻转以防止起泡沫。

3. 不良反应　最常见的不良反应是感染、寒战、发热、肝脏损害、血小板减少、钾离子上升。

4. 注意事项

（1）应在有资质的医师指导下使用，使用前应告知患者使用免疫抑制剂可能的受益和风险情况。

（2）在使用本品过程中患者出现上呼吸道反复感染或有其他明显感染倾向时，应及时到医院就诊。

五、烷化剂类

环磷酰胺片

1. 适应证　本品为目前广泛应用的抗癌药物，对恶性淋巴瘤、急性或慢性淋巴细胞白血病、多发性骨髓瘤有较好的疗效，对乳腺癌、睾丸肿瘤、卵巢癌、肺癌、头颈部鳞癌、鼻咽癌、神经母细胞瘤、横纹肌肉瘤及骨肉瘤均有一定的疗效。

2. 用法用量　规格：50 毫克/片。成人常用量：口服，每日 2—4 毫克/千克体重，连用 10—14 天，休息 1—2 周重复。儿童常用量：口服每日 2—6 毫克/千克体重，连用 10—14 天，休息 1—2 周重复。

3. 不良反应　①骨髓抑制：白细胞减少最常见，最低值在用药后 1—2 周，多在 2—3 周后恢复。对血小板影响较小，可影响肝功。②胃肠道反应：包括食欲减退、恶心及呕吐，一般停药 1—3 天即可消失。③泌尿道反应：可致出血性膀胱炎。

4. 注意事项

（1）本品的代谢产物对尿路有刺激性，应用时应鼓励患者多饮水，大剂量应用时应水化、利尿，同时给予尿路保护剂美司钠。

（2）凡有骨髓抑制、感染、肝肾功能损害者禁用或慎用。对本品过敏者、妊娠及哺乳期妇女禁用。

第四部分

常用化验值及其临床意义

第一章
血 常 规

第一节　红细胞和血红蛋白的测定

一、参考值

血红蛋白和红细胞计数参考值如下（表4－1－1）。

表4－1－1　血红蛋白和红细胞计数参考值

人　　群	参　　考　　值	
	血红蛋白/（克/升）	红细胞计数/（$\times 10^{12}$/升）
成年男性	120—160	4.0—5.5
成年女性	110—150	3.5—5.0
新生儿	170—200	6.0—7.0

二、临床意义

（一）红细胞和血红蛋白增多

红细胞和血红蛋白增多指单位容积内红细胞数及血红蛋白高于参考值高限，分为绝对增多和相对增多两种。绝对增多，临床上称为红细胞增多症，按原因可分为原发性和继发性两种。

1. 原发性增多　是血中红细胞生成素增多所致，分为代偿性增多和非代偿性增多。①代偿性增多常与血氧饱和度成正比。生理性增多见于胎儿及新生儿、高原地区居民；病理性增多见于严重的慢性心肺疾患如阻塞性肺气肿、发绀型先天性心脏病，以及携氧能力低的异常血红蛋白病等。②非代偿性增多，红细胞生成素增多与某些肿瘤或者肾脏疾病有关，如肾癌、肝细胞癌、卵巢癌、肾胚胎瘤、肾上腺皮质腺瘤、子宫肌瘤、肾盂积水以及多囊肾等。

2. 继发性增多　如真性红细胞增多症是一种原因不明的以红细胞增多为主的骨髓增生性疾病，目前认为是造血干细胞受累所致。其特点是红细胞持续性显著增多，可高达（7—10）$\times 10^{12}$/升，血红蛋白达（180—240）克/升，全身血容量也增加，白细胞血小板也不同程度增多。本病属慢性和良性增生，部分可转变为白血病等。

3. 相对增多　是指血浆容量减少，是红细胞容量相对增加。常见于严重呕吐、腹泻、大量出汗、大面积烧伤、慢性肾上腺皮质功能减退、尿崩症、甲状腺功能亢进、糖尿病酮症酸中毒等。

（二）红细胞和血红蛋白减少

1. 生理性减少　婴幼儿及15岁以前的儿童红细胞和血红蛋白比正常成年人低10%—20%。部分老年人、妊娠中晚期均可使红细胞和血红蛋白减少。

2. 病理性减少　见于各种贫血。根据贫血产生的病因和发病机制不同，可将贫血分为红细胞生成减少、红细胞破坏增多、红细胞丢失过多。

第二节　白细胞的检测

一、白细胞计数

（一）参考值

成人（4—10）$\times 10^{9}$/升；新生儿（15—20）$\times 10^{9}$/升；6个月至2岁（11—12）$\times 10^{9}$/升

（二）临床意义

白细胞总数高于正常值称为白细胞增多，低于正常值称为白细胞较少（表4－1－2）。白细胞的增多或减少主要受中性粒细胞数量的影响，淋巴细胞等数量上的改变也会引起白细胞总数的变化。

表 4-1-2　各种白细胞正常百分比和绝对值

细胞类型	百分数/%	绝对值/（$\times10^9$/升）
中性粒细胞		
杆状核	0—5	0.04—0.05
分叶核	50—70	2—7
嗜酸性粒细胞	0.5—5	0.05—0.5
嗜碱性粒细胞	0—1	0—0.1
淋巴细胞	20—40	0.8—4
单核细胞	3—8	0.12—0.8

二、中性粒细胞

（一）参考值

见本节“白细胞计数”（表 4-1-2）。

（二）临床意义

1. 中性粒细胞增多　中性粒细胞增多常伴随白细胞总数的增多。在生理情况下，白细胞及中性粒细胞在一天内存在变化，下午较清晨高；妊娠后期及分娩时剧烈运动、饱餐、淋浴后或高温或严寒等均可使其暂时性升高。病理性增多常见于下列情况。

（1）急性感染和化脓性炎症，尤其是各种球菌感染最明显，如丹毒、败血症、猩红热、白喉、中耳炎、疖痈、扁桃体炎、阑尾炎。

（2）急性中毒，如代谢失常所致的代谢中毒、糖尿病酸中毒、痛风危象、慢性肾炎尿毒症和妊娠中毒等。

（3）急性大出血（特别是内出血时）和急性溶血后。

（4）较严重的组织损伤及大量的血细胞破坏：较大手术后 12—36 小时，白细胞可达 10×10^9/升以上，急性心肌梗死 1—2 天内白细胞明显增高，可持续 1 周，借此可与心绞痛区别。

（5）肾移植后排斥反应期白细胞增高。

（6）白血病及恶性肿瘤。

2. 中性粒细胞减少

（1）感染：特别是革兰阴性杆菌感染，如伤寒、副伤寒杆菌感染时，白细胞与中性粒细胞数均减少。

（2）某些病毒感染，如流感病毒。

（3）慢性理化损伤、机体长期接触铅、汞、苯等；某些药物如氯霉素、合霉素；长期接受放射线及放化疗。

（4）系统性红斑狼疮等自身免疫性疾病。

（5）再生障碍性贫血等血液病。

（6）脾功能亢进、甲状腺功能亢进。

（7）某些寄生虫病如疟疾、黑热病。

三、淋巴细胞

（一）参考值

见本节“白细胞计数”（表 4－1－2）。

（二）临床意义

生理变化：整个婴儿期淋巴细胞均比较高，可达 0.70。2—3 岁后，淋巴细胞逐渐下降。至 4—5 岁时，淋巴细胞与中性粒细胞二者大致相等。

1. 淋巴细胞增多

（1）某些病毒或杆菌所致的急性传染病，如风疹、流行性腮腺炎、传染性淋巴细胞增多症、百日咳、结核病等。

（2）某些血液病，如淋巴细胞白血病、白血病淋巴肉瘤、肥大细胞增多症等。

（3）组织器官移植排斥反应期。

（4）多数急性传染病恢复期。

2. 淋巴细胞减少

（1）接触放射线及应用肾上腺皮质激素或促肾上腺皮质激素等。

（2）传染病急性期。

（3）粒细胞明显增多时，淋巴细胞相对减少。

（4）长期化疗及免疫缺陷病等。

四、血小板

（一）参考值

血小板参考值为（100—300）$\times 10^9$/升。

（二）临床意义

1. 血小板增多

（1）持续性增多：①原发性增多，原发性血小板增多症（血小板 $>800\times10^9$/升）；②继发性增多，慢性粒细胞性白血病、真性红细胞增多症、骨髓样脾肿大；③原因不明性增多，伴白细胞增多症、原发性的嗜中性多核细胞增多症等。

（2）一过性增多：急性化脓性感染、急性大失血、急性溶血等。

（3）脾切除术后或脾肿大、脾发育不全或脾萎缩、肝硬化等。

（4）多发性骨髓瘤、霍奇金病、网状细胞瘤、结核、结节性关节炎、慢性胰腺炎、创伤及某些恶性肿瘤早期。

（5）血小板 $>700\times10^9$/升，存在感染或凝血机制的紊乱或贫血等。

2. 血小板减少

（1）生成减少，如急性白血病、再生障碍性贫血、急性放射病、某些药物（如抗感染治疗、抗惊厥药、免疫抑制剂）治疗后等。

（2）破坏过多，如免疫性或继发性血小板减少性紫癜、脾功能亢进及体外循环等。

（3）消耗过多，见于血栓性血小板减少性紫癜、弥散性血管内凝血。

（4）某些病毒感染（风疹、肝炎、传染性单核细胞增多症、水痘、流行性腮腺炎等）。

（5）血小板 $<60\times10^9$/升，存在出血或传染病的危险。

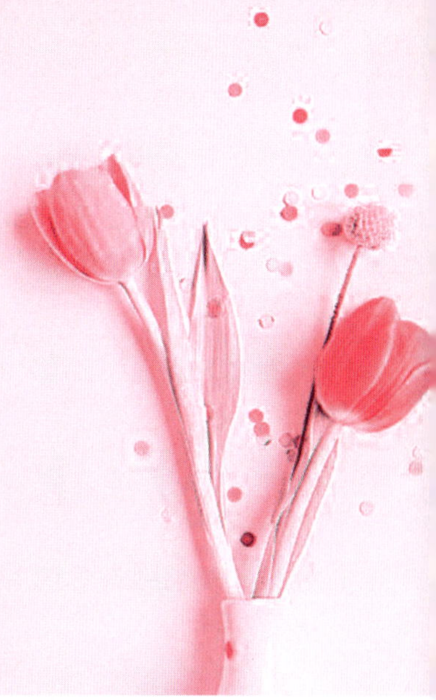

第二章 尿常规

第一节　尿液细胞及比重检查

一、参考值

尿比重参考值为1.015—1.025。

二、临床意义

（一）尿比重高

尿比重高可见于高热、脱水、心功能不全、周围循环衰竭等尿少时。也可见于尿中含葡萄糖和碘造影剂时。

（二）尿比重低

尿比重低可见于大量饮水、慢性肾小球肾炎、慢性肾衰竭、肾小管间质性疾病、尿崩症等。

第二节　尿内常见的各种细胞

一、红细胞

（一）参考值

红细胞参考值为0—3个/高倍视野，定量检查0—5个/微升。

（二）临床意义

过多的红细胞出现可称为镜下血尿。此时，表示患者可能患有急性肾小球肾炎、慢性肾小球肾炎、肾结核、肾结石、肾肿瘤、肾盂肾炎、急性膀胱炎等。女性患者应避开月经期查尿。在月经来前或过后的几天中，都可能出现较多的红细胞，此为生理性，应注意排除。

二、白细胞和脓细胞

（一）参考值

白细胞参考值为0—5个/高倍视野，定量检查0—10个/微升。

（二）临床意义

尿中白细胞增加主要见于泌尿系统炎症，尤其在细菌感染时为甚，如急、慢性肾盂肾炎，膀胱炎，尿道炎，前列腺炎，肾结核，肾移植后发生排异反应等。急性炎症时多见中性粒细胞，慢性炎症多见淋巴细胞或单核细胞，肾移植排异反应和尿路淋巴瘘管时尿中淋巴细胞增多，应用抗生素、抗癌药物引起的间质性肾炎则以淋巴细胞、单核细胞为主体的白细胞管型增加。过敏性炎症、变态反应性疾患引起的泌尿系炎症可见嗜酸粒细胞增多。

第三节 化学检查

一、尿蛋白

（一）参考值

尿蛋白参考值：定性，阴性；定量，0—80 毫克/24 小时。

（二）临床意义

1. 生理性蛋白尿 是指泌尿系统无器质性病变，尿内暂时出现蛋白质，程度较轻，持续时间短，诱因去除后消失。如机体在剧烈运动、发热、寒冷、精神紧张、交感神经兴奋及血管活性剂等刺激下所致的血流动力学改变，肾血管痉挛、充血，导致肾小球毛细血管壁通透性增加而出现的蛋白尿。

2. 病理性蛋白尿

（1）肾小球性蛋白尿：这是最常见的一种蛋白尿。各种原因引起的肾小球滤过膜通透性增加，超过肾小球的重吸收能力所致。常见于肾小球肾炎、肾病综合征等原发性肾小球损害性疾病；糖尿病、高血压、系统性红斑狼疮、妊娠高血压综合征等继发性肾小球损害性疾病。

（2）肾小管性蛋白尿：为炎症或中毒引起的肾小管的重吸收减弱所致。常见于肾盂肾炎、间质性肾炎、肾小管酸中毒、重金属（汞、镉）中毒、药物（庆大霉素）中毒等。

（3）混合性蛋白尿：肾小管和肾小球同时受损所致的蛋白尿，如肾小球肾炎和肾盂肾炎后期，以及同时可以累积肾小球和肾小管的全身性疾病，如糖尿病、系统性红斑狼疮等。

（4）溢出性蛋白尿：因血浆中出现异常增多的蛋白质，超过肾小管的重吸收能力所致。血红蛋白尿、肌红蛋白尿即属于此类。常见于溶血性贫血和挤压综合征等，另一类较常见的是本周蛋白，见于多发性骨髓瘤、浆细胞病、轻链病等。

（5）组织性蛋白尿：由于肾组织破坏或肾小管分泌蛋白质增多所致。

（6）假性蛋白尿：由于尿中混有大量血、脓、黏液等成分导致，一般不伴有肾本身的损害，经治疗后很快恢复正常。肾以下泌尿道疾病如膀胱炎、尿道炎、尿道出血及尿中掺入阴道分泌物时，尿蛋白定性试验可阳性。

二、尿糖

（一）参考值

尿糖参考值：定性，阴性；定量，0.56—5.0 毫摩尔/24 小时。

（二）临床意义

1. 血糖增高性糖尿　血中葡萄糖超过肾糖阈所致。糖尿病最常见。其他内分泌疾病如库欣综合征、甲状腺功能失常、嗜铬细胞瘤肢端肥大症等均可出现糖尿，又称为继发性糖尿。其他疾病，如肝硬化、胰腺炎、胰腺癌等也可导致血糖增高性糖尿。

2. 血糖正常性糖尿　血糖浓度正常，由于肾小管病变导致葡萄糖的重吸收能力降低所致，即肾糖阈下降所致的糖尿，又称为肾性糖尿，常见于慢性肾炎、肾病综合征、间质性肾炎和家族性糖尿。

3. 暂时性糖尿　也称应激性糖尿。见于颅脑外伤、脑血管意外、情绪激动等情况下，延脑血糖中枢受到刺激，导致肾上腺素、胰高血糖素大量释放，因而可出现暂时性高血糖和糖尿。

三、酮体

（一）参考值

酮体正常时呈阴性。

（二）临床意义

1. 糖尿病性酮尿　由于糖利用减少，脂肪分解加强，酮体产生增加而引起尿酮。应与低血糖、心脑疾病酸中毒或高血糖渗透性糖尿病昏迷相区别：酮症酸中毒时尿酮体呈阳性，而后者尿酮体一般不增高。但应注意糖尿病酮症者肾功能严重损伤而肾阈值增高时，尿酮体亦可减少，甚至完全消失。

2. 非糖尿病性糖尿　婴儿和儿童急性发热，伴有呕吐或腹泻常出现尿酮。尿酮也可见于寒冷、剧烈运动后紧张状态、妊娠期、低糖性食物、禁食、呕吐、甲状腺功能亢进、恶病质。减肥治疗有效，会出现酮体，说明脂肪代谢增强。

四、尿电解质

（一）尿钠

1. 参考值 130—260 毫摩尔/24 小时（3—5 克/24 小时）。临床检查尿钠浓度主要用于肾上腺皮质功能和原发性醛固酮增多症的评价。

2. 临床意义

（1）尿钠减少：皮质醇增多症、原发性醛固酮症、充血性心力衰竭、肾前性少尿、肝硬化腹腔积液及长期低盐饮食、腹泻、严重呕吐、大面积烧伤等。

（2）尿钠增加：酮症酸中毒、失盐性肾炎、慢性肾盂肾炎、间质性肾炎及多囊肾等肾小管功能缺陷、尿崩症、使用利尿药及输入大量盐液等。

（3）一次性尿钠的检测意义：①急性肾小管坏死时，肾小管对钠的重吸收减少，呈急性少尿，一次性尿钠大于 40 毫摩尔/升；②肾前性少尿时，肾小管重吸收钠能力正常，为急性少尿，呈低钠尿，尿钠小于 30 毫摩尔/升。

（二）尿钾

1. 参考值 51—102 毫摩尔/24 小时。

2. 临床意义

（1）尿钾排出增多：见于呕吐、腹泻、原发性醛固酮增多症、库欣综合征、肾小管间质性疾病、肾小管酸中毒、慢性肾盂肾炎、糖尿病酸中毒、药物影响（如锂、乙酰唑胺等）。

（2）尿钾排出减少：见于艾迪生病、肾功能衰竭、酸中毒、应用保钾利尿药，还见于各种原因引起的钾摄入少、吸收不良或胃肠丢失过多。

第三章
粪 常 规

第一节 检测项目

一、颜色与性状

1. 鲜血便　见于直肠息肉、直肠癌、肛裂及痔疮等。痔疮时常有鲜血滴落，而其他疾病鲜血附着于表面。

2. 柏油样便　稀薄、黏稠、漆黑、发亮的黑色粪便，见于消化道出血。服用活性炭、铋剂等之后也会排出黑便，但无光泽且隐血试验阴性，若食用较多的动物血、肝或口服铁剂等粪便也可呈黑色，隐血试验阳性，应注意鉴别。

3. 白陶土样便　见于各种原因引起的胆管梗阻患者。

4. 脓性及脓血便　当肠下段有病变，如痢疾、溃疡性结肠炎、局限性肠炎、结肠或直肠癌常表现为脓性及脓血便。脓或血的多少取决于炎症的类型及其程度。

5. 米泔样便　粪便呈白色淘米水样，内含有黏液片块，量大、稀水样。见于重症霍乱、副霍乱患者。

6. 黏液便　正常粪便中的少量黏液与粪便混合不易察觉。小肠炎症时增多的黏液均匀地混于粪便中；大肠疾病时黏液不易与粪便混合；来自直肠的黏液则附着于粪便的表面。单纯的黏液便无色透明，稍黏稠，脓性黏液则呈黄白色不透明，见于各类肠炎、细菌性痢疾、阿米巴痢疾等。

7. 稀糊状或水样便　见于各种感染性和非感染性腹泻。小儿肠炎时粪便呈绿色稀糊状。大量黄绿色稀汁样便并含有膜状物时见于假膜性肠炎，艾滋病患者伴发肠道隐孢子虫感染时，可排出大量稀水样粪便。副溶血性弧菌食物中毒，排出洗肉水样便。出血坏死性肠炎排出红豆汤样便。

8. 细条样便　排出细条样便，提示直肠狭窄。多见于直肠癌。

9. 寄生虫体　蛔虫、蛲虫及绦虫等较大虫体或其片段肉眼即可分辨，钩虫虫体需将粪便冲洗过筛方可分辨。服用驱虫剂后应检查粪便中有无虫体，驱绦虫后应仔细寻找其头节。

二、显微镜检查

（一）细胞

1. 红细胞　正常粪便中无红细胞。当下消化道出血、痢疾、溃疡性结肠炎、结肠和直肠癌时，粪便中可见到红细胞。细菌性痢疾时红细胞少于白细胞，散在分布，形态正常。阿米巴痢疾时红细胞多于白细胞，多成堆出现并有残碎现象。

2. 白细胞　正常粪便中不见或偶见。肠道炎症时增多，其数量与炎症的轻重及部位有关。小肠炎症时白细胞数量一般 <15/高倍视野。细菌性痢疾，可见大量白细胞、脓细胞或小吞噬细胞。过敏性肠炎，肠道寄生虫病时可见较多嗜酸性粒细胞。

（二）食物残渣

正常粪便中的食物残渣为已消化的无定形的细小颗粒，仅可偶见淀粉颗粒和脂肪小滴等。腹泻者的粪便中易见到淀粉颗粒，慢性胰腺炎、胰腺功能不全时增多。在急、慢性胰腺炎及胰头癌或因肠蠕动亢进、腹泻、消化不良综合征等，脂肪小滴增多。在胃蛋白酶缺乏时粪便中较多出现结缔组织。肠蠕动亢进、腹泻时，肌肉纤维、植物细胞及植物纤维增多。

第二节　粪便隐血试验

一、参考值

粪便隐血正常为阴性。

二、临床意义

隐血是指消化道少量出血，红细胞被消化液破坏，粪便外观无异常改变，肉眼和显微镜均不能证实的出血。隐血试验对消化道出血鉴别诊断有一定的意义。消化性溃疡，阳性率为40%—70%，呈间歇性阳性；消化道恶性肿瘤，如胃癌、结肠癌，阳性率可达95%，呈持续阳性，急性胃黏膜病变，肠结核、克罗恩病、溃疡性结肠炎、钩虫病及流行性出血热等均常为阳性。

第四章
痰液检测

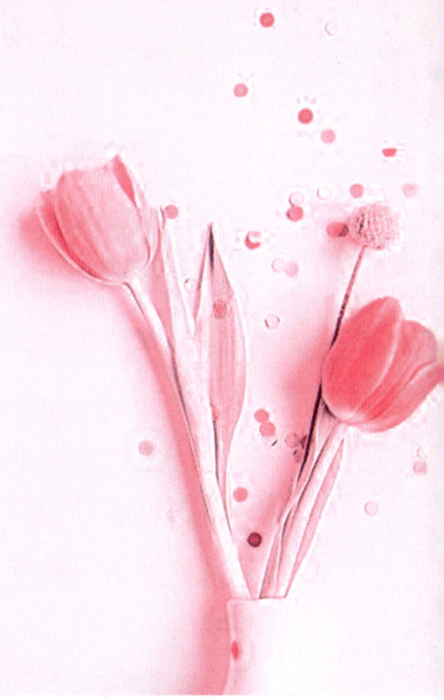

第一节　标本采集

一、自然吸痰法

留痰前，嘱患者先漱口，然后用力咳出气管深部的痰液。

24 小时痰量测定和分层检查时，应嘱患者将痰液吐在无色的广口瓶内，加少许防腐剂（甲酚）防腐。

痰液细胞学检测时，每次咳痰 5—6 口，定量为 5 毫升左右，或收集上午 9—10 时新鲜的痰液送检。

二、雾化蒸汽吸入法

对无痰或痰少患者，可给予化痰药物。应用超声雾化吸入法，使痰液稀释，易于咳出。

1. 负压吸引法　昏迷患者可于清理口腔后，用负压吸引法吸取痰液。

2. 棉拭刮取法　幼儿痰液收集困难时，可用消毒的棉拭子刺激喉部引起咳嗽反射，用棉拭子刮取标本。

3. 经支气管镜采集法　若采用纤维支气管镜检查，可直接从病灶处采集标本，质量最佳。

第二节 检测项目

一、量

以24小时为准。正常人无痰或仅咳少量泡沫或黏液样痰。当呼吸道有病变时痰量增多，多见于慢性支气管炎、支气管扩张、肺脓肿、肺结核等。在疾病过程中如痰量逐渐减少表示病情好转；反之，则表示病情有所发展。痰量突然增多并呈脓性见于肺脓肿或脓胸破入支气管腔。

二、颜色

正常人的痰为无色或灰白色。病理情况痰色有以下改变。

（一）红色或棕红色

痰液中混有血液或者血红蛋白。血性痰见于肺癌、肺结核、支气管扩张等，粉红色泡沫痰见于急性肺水肿。铁锈色痰是由于血红蛋白变性所致，见于大叶性肺炎、肺梗死等。

（二）黄色或黄绿色

黄痰见于呼吸道化脓性感染，如化脓性支气管炎、金黄色葡萄球菌性肺炎、支气管扩张、肺脓肿及肺结核等。铜绿假单胞菌或干酪性肺炎时痰呈黄绿色。

（三）棕褐色

棕褐色痰见于阿米巴肺脓肿及慢性充血性心力衰竭淤血时。

三、性状

1. 黏液性痰　黏稠外观呈灰白色，见于支气管炎、支气管哮喘和早期肺炎等。

2. 浆液性痰　稀薄而有泡沫，是肺水肿的特征，或因血浆由毛细血管渗入肺泡内致痰液略带淡红色，见于肺淤血。

3. 脓性痰　将痰液静置，分为3层：上层为泡沫和黏液，中层为浆液，下层为脓细胞及坏死组织。见于呼吸系统化脓性感染，如支气管扩张、肺脓肿及脓胸破溃等。

4. 血性痰　痰中混有血丝或血块。如咳出纯粹的血液或血块称为咯血，外观多为鲜红色泡沫状，陈旧性痰呈暗红色凝块。血性痰常提示肺组织有破坏或肺内血管高度充血，见于肺结核、支气管扩张、肺癌、肺吸虫病等。

四、气味

正常痰液无特殊气味。血性痰带有血腥气味，见于各种原因引起的呼吸道出血。肺脓肿、支气管扩张合并厌氧菌感染时痰液有恶臭，晚期肺癌时痰液有特殊臭味。

第三节　显微镜检查

一、白细胞

正常痰液中可见少量白细胞。中性粒细胞增多见于呼吸道化脓性炎症或混合感染。嗜酸性粒细胞增多，见于支气管哮喘、过敏性支气管炎、肺吸虫病等。淋巴细胞增多，见于肺结核患者。

二、红细胞

脓性痰中可见少量红细胞。呼吸道疾病及出血性疾病，痰中可见多量红细胞。疑有出血而痰中无红细胞时，可做隐血试验证实。

三、上皮细胞

正常情况下，痰液中可有少量来自口腔的鳞状上皮或来自呼吸道的柱状上皮细胞。在炎症或者其他呼吸系统疾病时大量增加。

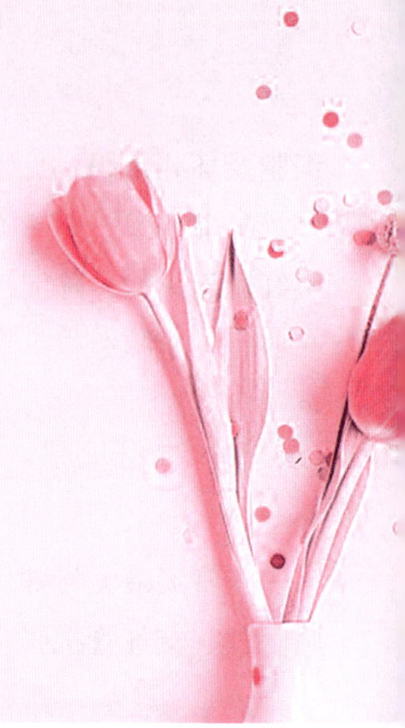

第五章
凝血因子检测

凝血因子检测如下（表4－5－1）。

表4－5－1　凝血因子检测

检验项目	参考值	临　床　意　义
活化的部分凝血活酶时间测定	超过10秒为异常	延长：常见于凝血因子激肽释放酶原、高分子量激肽原和纤维蛋白原缺乏，是检测普通肝素和诊断狼疮抗凝物质的常用实验。 缩短：见于血栓性疾病和血栓前状态，但灵敏度和特异度差
凝血时间	试管法：4—12分钟 硅管法：15—32分钟 塑料管法：10—19分钟	延长：①凝血因子Ⅷ、凝血因子Ⅸ、凝血因子Ⅺ明显减少，即依次分别为血友病A、血友病B和凝血因子Ⅺ缺乏症。②凝血酶原、凝血因子Ⅴ、凝血因子Ⅹ等重度减少，如严重的肝损伤等。③纤维蛋白原严重减少，如纤维蛋白原减少症、弥散性血管内凝血等。④应用肝素、口服抗凝药时。⑤纤溶亢进使纤维蛋白原降解增加时。⑥循环抗凝物质增加。⑦弥散性血管内凝血，尤其在失代偿期或显性弥散性血管内凝血时凝血时间延长。 缩短：见于高凝状态，但敏感度差
血浆凝血酶原时间测定	不同方法、不同的试剂检测的结果有较大的差异，本实验需设正常对照值，测定值超过正常对照值3秒以上为异常	延长：见于先天性凝血因子Ⅰ、凝血因子Ⅱ、凝血因子Ⅴ、凝血因子Ⅶ、凝血因子Ⅹ缺乏；获得性凝血因子缺乏，如严重肝病、维生素K缺乏，纤溶亢进、弥散性血管内凝血、使用抗凝药物等。 缩短：血液高凝状态，如弥散性血管内凝血早期、心肌梗死、脑血栓形成、深静脉血栓形成、多发性骨髓瘤等，但敏感性和特异性差
D－二聚体	0—0.256毫克/升	D－二聚体测定正常是排除深静脉血栓和肺栓塞的重要指标

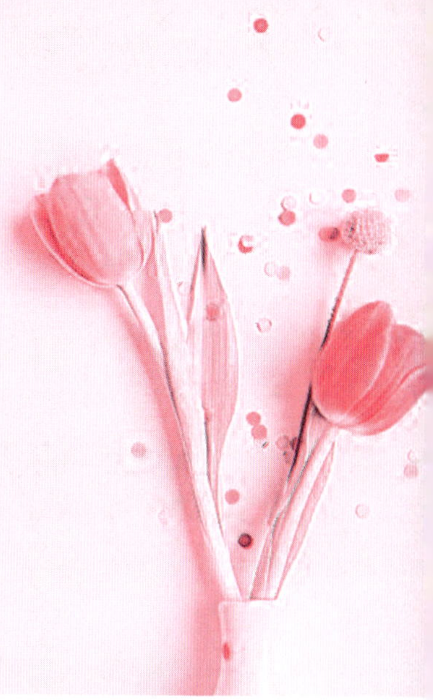

第六章 临床常用生物化学检测

第一节　肝脏病常用的实验室检测项目

一、血清总蛋白和清蛋白、球蛋白比值测定

（一）参考值

正常人血清总蛋白 60—80 克/升，清蛋白 40—55 克/升，球蛋白比值为（1.5—2.5）:1。

（二）临床意义

1. 血清总蛋白及清蛋白增高　主要由于血清水分减少，使单位容积总蛋白浓度增加，而全身总蛋白量并未增加。如各种原因导致的血液浓缩（严重脱水、休克、饮水量不足）、肾上腺皮质功能减退等。

2. 血清总蛋白及清蛋白降低

（1）肝损害影响总蛋白与清蛋白合成：常见于肝脏疾病，如亚急性重症肝炎、慢性中度以上持续性肝炎、肝硬化、肝癌等，以及缺血性肝损伤、毒素诱导性肝损伤。

（2）营养不良：如蛋白质摄入不足或消化吸收不良。

（3）蛋白丢失过多：如肾病综合征、蛋白丢失性肠病、严重烧伤、急性大出血等。

（4）消耗增加：见于慢性消耗性疾病，如重症结核、甲亢及恶性肿瘤等。

（5）血清水分增加：如水钠潴留或静脉补充过多的晶体溶液。先天性低清蛋白血症较为少见。

二、血清总胆红素测定

（一）参考值

新生儿 0—1 天　34—103 微摩尔/升；

1—2 天　103—171 微摩尔/升；

3—5 天　68—137 微摩尔/升。

成人　3.4—17.1 微摩尔/升。

（二）临床意义

1. 判断有无黄疸、黄疸程度及演变过程　>17.1 微摩尔/升，但 <34.2 微摩尔/升时为隐性黄疸或者亚临床黄疸；34.2—171 微摩尔/升为轻度黄疸，171—342 微摩尔/升为中度黄疸，>342 微摩尔/升为高度黄疸。

2. 根据黄疸程度判断黄疸原因　溶血性黄疸通常 <85.5 微摩尔/升，肝细胞性黄疸 17.1—171 微摩尔/升，不完全性梗阻性黄疸为 171—265 微摩尔/升，完全性梗阻性黄疸 >342微摩尔/升。

3. 根据总胆红素、结合及非结合胆红素升高程度判断黄疸类型　若总胆红素增高伴非结合胆红素明显增高提示为溶血性黄疸，总胆红素增高伴结合胆红素明显升高为胆汁淤积性黄疸，两者均增高为肝细胞性黄疸。

三、胆汁酸测定

（一）参考值

胆汁酸参考值为 0—10 微摩尔/升（酶法）。

（二）临床意义

胆汁酸的合成、分泌、重吸收及加工转化等均与肝、胆、肠等密切相关。总胆汁酸增高见于如下情况。

（1）肝细胞损害，如急性肝炎、慢性活动性肝炎、肝硬化、肝癌、酒精肝及中毒性肝病。

（2）胆道梗阻，如肝内、肝外胆管梗阻。

（3）门脉分流。

（4）进食后血清胆汁酸可一过性增高，此为生理现象。

四、血清氨基转移酶

（一）参考值

主要是丙氨酸氨基转移酶和天冬氨酸氨基转移酶：丙氨酸氨基转移酶 5—40 单位/升；天冬氨酸氨基转移酶 8—40 单位/升。

（二）临床意义

1. 急性病毒性肝炎　两者均增高，可达正常值上限的20—50 倍，甚至100 倍。但丙氨酸氨基转移酶升高明显。在肝炎病毒感染后 1—2 周转氨酶达高峰，在 3—5 周逐渐下降。但肝损伤的严重程度与转氨酶的升高程度无关。

2. 慢性病毒性肝炎　转氨酶轻度上升或正常。

3. 酒精性肝病、药物性肝炎、脂肪肝、肝癌等非病毒性肝病　转氨酶轻度升高或正常。

4. 肝硬化　转氨酶活性取决于肝细胞进行性坏死程度，终末期肝硬化转氨酶活性正常或降低。

第二节　血清脂质和脂蛋白检测

一、总胆固醇测定

（一）参考值

合适水平　<5.2 毫摩尔/升；

边缘水平　5.23—5.69 毫摩尔/升；

升高　>5.72 毫摩尔/升。

（二）临床意义

1. 增高　动脉粥样硬化所致的心脑血管疾病；各种高脂蛋白血症、胆汁淤积性黄疸、甲状腺功能减退、类脂性肾病、肾病综合征、糖尿病等；长期吸烟、饮酒、精神紧张和血液浓缩等；应用某些药物如环孢菌素、阿司匹林等。

2. 降低　甲状腺功能亢进；严重的肝脏疾病，如肝硬化和急性重症肝炎；贫血、营养不良和恶性肿瘤等；应用某些药物，如雌激素、甲状腺激素、钙拮抗剂等。

二、甘油三酯测定

（一）参考值

甘油三酯参考值为0.56—1.70毫摩尔/升。

（二）临床意义

1. 甘油三酯增高　①冠心病；②原发性高脂血症、动脉粥样硬化症等、肥胖症、糖尿病、痛风、甲状旁腺功能亢进、肾病综合征、高脂饮食和胆汁淤积性黄疸等。

2. 甘油三酯减低　①低β-脂蛋白血症和无β-脂蛋白血症；②严重的肝脏疾病、吸收不良、甲状腺功能亢进、肾上腺皮质功能减退症等。

三、高密度脂蛋白测定

（一）参考值

高密度胆固醇参考值为1.03—2.07毫摩尔/升。

（二）临床意义

1. 高密度脂蛋白增高　对防止动脉粥样硬化、预防冠心病的发生有重要作用。高密度脂蛋白与甘油三酯呈负相关，也与冠心病的发病率呈负相关，故可用于评价冠心病的发病风险，另外绝经前女性高密度脂蛋白水平较高，高密度脂蛋白增高还可见于慢性肝炎、原发性胆汁性肝硬化等。

2. 高密度脂蛋白降低　见于动脉粥样硬化、急性感染、糖尿病、肾病综合征以及应用雄激素、β-受体阻滞剂和孕酮等药物。

四、低密度脂蛋白测定

（一）参考值

合适水平　　≤3.12毫摩尔/升；

边缘水平　　3.15—3.61 毫摩尔/升；

升高　　　　>3.64 毫摩尔/升。

（二）临床意义

1. 低密度脂蛋白增高　①用于判断发生冠心病的危险性，是动脉粥样硬化的危险因子，与冠心病的发病呈正相关；②见于遗传性高脂蛋白血症、甲状腺功能减退、肾病综合征、胆汁淤积性黄疸、肥胖症，以及应用雄激素、β-受体阻滞剂、糖皮质激素等。

2. 低密度脂蛋白减低　常见于无β-脂蛋白血症、甲状腺功能亢进、吸收不良、肝硬化及低脂饮食和运动等。

第三节　血糖及其代谢产物的检测

一、空腹血糖检测

（一）参考值

1. 葡萄糖氧化酶法　空腹 3.9—6.1 毫摩尔/升。

2. 餐后 2 小时血糖　3.9—7.8 毫摩尔/升。

（二）临床意义

1. 空腹血糖增高　空腹血糖增高而又未达到糖尿病诊断标准时称为空腹调节受损。超过 7.0 毫摩尔/升诊断为糖尿病。

（1）生理性增高。

（2）餐后 1—2 小时、高糖饮食、剧烈运动、情绪激动、胃倾倒综合征等。

（3）病理性增高：①各型糖尿病。②内分泌疾病，如甲状腺功能亢进、巨人症、肢端肥大症、皮质醇增多症、嗜铬细胞瘤和胰高血糖素瘤等。③应激因素，如颅内压增高、颅脑损伤、中枢神经系统感染、心肌梗死、大面积烧伤、急性脑血管病、手术创伤等。④药物影响，如噻嗪类利尿药、口服避孕药、泼尼松等。⑤肝脏和胰腺疾病，如严重的肝病、坏死性胰腺炎、胰腺癌等。⑥其他，如呕吐、腹泻、脱水、麻醉和缺氧等。

2. 空腹血糖减低

（1）生理性减低：饥饿、长期剧烈运动、妊娠期、饮酒过量等

（2）病理性减低：①如胰岛素、口服降糖药物使用不当或过量；胰岛β细胞瘤等。②对抗胰岛素的激素分泌不足，如肾上腺皮质激素、生长激素缺乏。③肝糖原贮

存缺乏，如急性重症肝炎、急性肝炎、肝癌、肝淤血等。④急性乙醇中毒。⑤先天性糖原代谢酶缺乏，如Ⅰ、Ⅲ型糖原累积病等。⑥消耗性疾病，如严重营养不良、恶病质等。⑦非降糖药物影响，如磺胺药、水杨酸、吲哚美辛等。⑧特发性低血糖。

二、糖化血红蛋白检测

（一）参考值

糖化血红蛋白参考值为4.0%—6.0%。

（二）临床意义

糖化血红蛋白水平取决于血糖水平、高血糖持续时间，其生成量与血糖浓度成正比，代谢周期与红细胞的寿命基本一致，故糖化血红蛋白水平反映了2—3个月血糖的平均水平，但并不能提供每天血糖的动态变化或低血糖异常发生的频率。

第四节　血清电解质检测

一、血钾测定

（一）参考值

血钾参考值为3.5—5.5毫摩尔/升。

（二）临床意义

1. 血钾增高　血钾>5.5毫摩尔/升为高血钾症。高钾血症可引起严重的肌肉、心肌和呼吸功能的抑制性应激失常，以及心电图改变，常见于血钾>7毫摩尔/升时，超过10毫摩尔/升时，即可发生心室纤颤，心脏停搏而致死亡。原因：①肾脏功能障碍使排钾减少、如少尿、尿闭、尿毒症，又如急性肾功能衰竭，大出血使肾血流量锐减、血压下降，伴有休克；②释放性高血钾症，重度溶血反应、组织大量破坏使细胞内钾大量释放出来；③组织缺氧，急性哮喘发作、急性肺炎、呼吸障碍等；④皮质功能减退，远曲小管分泌钾少，造成高血钾、低血钠，如艾迪生病；⑤含钾药物及潴钾利尿药的过度使用，如注射大剂量青霉素钾等。

2. 血钾减低　血钾<3.5毫摩尔/升，为低血钾症，常见于：①钾进食量不足；②

钾丢失过多，消化液中钾含量高于血浆，腹泻、呕吐等；③肾脏疾病，急性肾功能衰竭由尿闭期高血钾转入多尿期时，尿排出大量电解质而得低血钾症；④皮质功能亢进，皮质激素具有对远曲小管的潴钠排钾功能，尤其是醛固酮症，使尿钾丢失过多而得低血钾症。长期使用皮质激素，如可的松、地塞米松，未同时补钾，也可得低血钾症。

二、血钠测定

（一）参考值

血钠参考值为135—145毫摩尔/升。

（二）临床意义

1. 血钠增高　较少见，血钠>150毫摩尔/升，常见于：①钠潴留高血钠症，常伴有水潴留，使高血钠不明显，但体内钠总量过多，伴水肿。潴钠性水肿常见于心力衰竭、肝硬化、肾病等。②肾上腺皮质功能亢进，如库欣综合征、原发性醛固酮症，因这些激素的潴钠排钾功能，使血钠升高。③钠进量过多，如注射高渗盐水或进盐量过多。④严重脱水症，失水大于失钠。⑤脑性高血钠症，见于脑血管意外、腺垂体肿瘤等。

2. 血钠减低　较为多见的电解质失常，血钠常<130毫摩尔/升，最低可<100毫摩尔/升。低血钠的病因：①胃肠道失钠，临床上最常见的缺钠性脱水症，发生在腹泻、呕吐及胃肠道、胆管、胰腺造瘘管引流等情况。②尿路失钠，肾小管重吸收功能减退，失盐性肾炎，往往伴有代谢性酸中毒。③肾上腺皮质功能不全，如艾迪生病、西蒙病、尿钠排出增多。④垂体后叶功能减退，如尿崩症。⑤皮肤失钠，如大量出汗、补水不补盐、大面积烧伤、伤口失液等。⑥糖尿病，多尿而脱水失钠。

三、血钙测定

（一）参考值

血钙参考值为2.08—2.60毫摩尔/升。

（二）临床意义

1. 血钙增高

（1）溶骨作用增强：见于原发性甲状旁腺功能亢进，多发性骨髓瘤、骨肉瘤等伴有血清蛋白质增高的疾病，急性骨萎缩、骨折后和肢体麻痹，分泌前列腺素E2的肾癌、肺癌；分泌破骨细胞刺激因子的急性白血病、多发性骨髓瘤、淋巴瘤等。

（2）肾功能损害：急性肾衰竭的少尿期，钙排出减少而沉积在软组织中，多尿期时沉积在软组织中的钙大量释放。

（3）摄入过多：静脉摄入钙过多、饮用大量牛奶。

（4）吸收增加：大量应用维生素 D 而维生素 D 中毒等。

2. 血钙减低

（1）成骨作用增强：甲状旁腺功能减退症、恶性肿瘤骨转移等。

（2）吸收减少：佝偻病、婴儿手足搐搦症、骨软化症等。

第七章 肝炎病毒标志物检测

临床上重点检测的肝炎病毒标示物为乙肝六项测定。乙肝六项包含：乙肝病毒表面抗原、乙肝病毒表面抗体、乙肝病毒 e 抗原、乙肝病毒 e 抗体、乙肝病毒核心抗原、乙肝病毒核心抗体。

（一）参考值

乙肝六项正常为阴性。

（二）临床意义

1. 乙肝病毒表面抗原阳性　见于乙肝的潜伏期，发病时达高峰；如果发病后 3 个月不转阴，则易转为慢性乙型肝炎或肝硬化。携带者也可呈阳性。

2. 乙肝病毒表面抗体　是保护性抗体，可阻止乙肝病毒穿过细胞膜进入新的肝细胞。阳性提示机体对乙肝病毒有一定的抗体。

3. 乙肝病毒 e 抗原阳性　表明乙型肝炎处于活动期，并有较强的传染性。孕妇可引起垂直传播，致 90% 以上的新生儿呈乙肝病毒 e 抗原阳性，持续阳性表明干细胞损害较为严重，且可转变为慢性乙型肝炎或肝硬化。

4. 乙肝病毒 e 抗体阳性：在慢性乙肝中有 48%，肝硬化中 68.3%，肝癌中 80%，乙肝急性期即出现阳性者易进展为慢性乙肝，慢性活动性肝炎中阳性者易进展为肝硬化，乙肝病毒 e 抗原、抗体均为阳性者可进展为原发性肝癌。乙肝病毒 e 抗体阳性表示大部分乙肝病毒被消除，复制减少，传染性降低，但并非无传染性。

5. 乙肝病毒核心抗原：是一种核心蛋白，被乙肝表面抗原包裹，所以一般情况下，血清中不易检测到，阳性提示血清中有感染性的乙肝病毒存在，其含量较多，表示复制活跃，传染性强，预后较差。

6. 乙肝病毒核心抗体：可分为免疫球蛋白 M、免疫球蛋白 G、免疫球蛋白 A 三型，目前常用的方法是检测总抗体，也可分别检测三者，主要反映的是表面抗体检测阴性的乙肝病毒感染的敏感性指标。检出率比表面抗体更敏感，此外还可用于乙肝疫苗和血液制品的安全性鉴定和献血员的筛选。

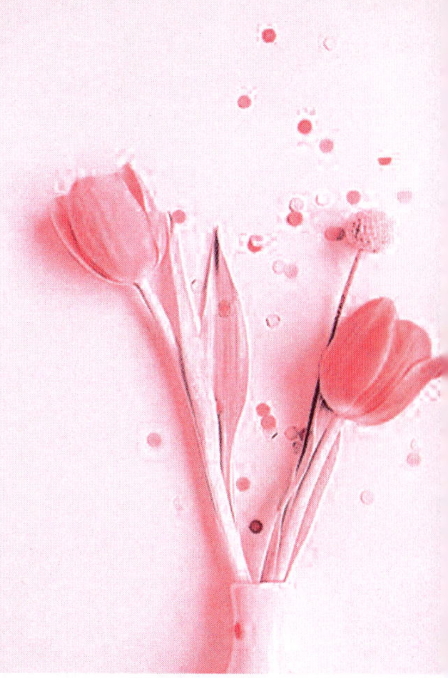

主要参考文献

[1] 孙红，彭聿平．人体生理学.3版．北京：高等教育出版社，2016.

[2] 柏树令，应大君．系统解剖学.8版．北京：人民卫生出版社，2013.

[3] 孙庆伟，周光纪，白洁，等．人体生理学.3版．北京：中国医药科技出版社，2011.

[4] 万学红，卢雪峰．诊断学.8版．北京：人民卫生出版社，2013.

健康照护师职业培训系列教材

总策划　秦银河　何振喜

总主编　王社芬　皮红英

基础照护知识与技能

主　编　王社芬　黄玉荣

中国科学技术出版社

·北　京·

图书在版编目（CIP）数据

基础照护知识与技能／王社芬，黄玉荣主编．—北京：中国科学技术出版社，2019.2
健康照护师职业培训系列教材／王社芬，皮红英主编
ISBN 978－7－5046－8232－1

Ⅰ.①基… Ⅱ.①王… ②黄… Ⅲ.①护理学—职业培训—教材 Ⅳ.①R47

中国版本图书馆 CIP 数据核字（2019）第 033502 号

策划编辑 王晓义
责任编辑 方朋飞 周 玉
责任校对 杨京华 邓雪梅
封面设计 孙雪骊
责任印制 徐 飞

出　　版 中国科学技术出版社
发　　行 中国科学技术出版社发行部
地　　址 北京市海淀区中关村南大街 16 号
邮　　编 100081
发行电话 010－62173865
传　　真 010－62179148
投稿电话 010－63581202
网　　址 http://www.cspbooks.com.cn

开　　本 787mm×1092mm 1/16
字　　数 1990 千字
印　　张 102.75
印　　数 1—3000 册
版　　次 2019 年 2 月第 1 版
印　　次 2019 年 2 月第 1 次印刷
印　　刷 北京金康利印刷有限公司

书　　号 ISBN 978－7－5046－8232－1/R·2368
定　　价 366.00 元

《基础照护知识与技能》

主　编　王社芬　黄玉荣

副主编　马延爱　王弘新

编　者　王社芬　黄玉荣　马延爱

王弘新　刘　群　刘安丽

辛海南　高文娟　梁秀婷

梁翠霞　王晓凡　周秀岩

序一

随着我国老龄人口增多，老龄化人群带来的健康养老问题日益突出，加上二孩政策的出台、家庭人口结构的变化，仅仅依靠家庭成员照料老人、孩子和孕产妇往往力不从心。由于经济社会发展进步，健康养老与家政服务多样化、差异化和个性化的需求越来越多，对健康照护的需求日益迫切。

健康照护师关系到家庭成员和人民群众的健康福祉，关系到家庭和社会的和谐安宁。培养健康照护师的意义在于，既适应了当今社会发展的需求，创造了一种新的就业模式，又符合我国老龄化不断加剧的国情。作为健康照护师，不仅要具有良好的职业道德、法律意识和人文素养，而且还要具有老年人护理、孕产妇照护及婴幼儿看护的能力，达到综合型、技能型、实用型的职业标准。

中国研究型医院学会联合北京恒盛春天家政服务有限公司，组织中国人民解放军总医院、北京协和医院等单位的医学和护理专家，共同构建了一套健康照护师培训课程体系，明确了培训目标，建立了教学大纲，编写了培训教材，制订了教学计划，形成了培训模式。这种新型的职业教育模式是一种新的尝试，拓展了职业教育的范围和类型，得到了政府机构、贫困地区及社会各界的广泛好评。应该说，健康照护师就业模式，既对脱贫攻坚具有强烈的政治意义，又对增进家庭福祉具有广泛的社会意义。

衷心希望健康照护师能够敬业奉献、尊老爱幼、服务优质，衷心期望社会各界对健康照护师理解尊重、关心关怀、扶持帮助，衷心期盼健康照护职业成为温暖人心、受人尊敬、不可或缺的新型职业！

中国研究型医院学会名誉会长 秦银河

2018 年 10 月 18 日

序二

护理是一门科学，也是一门艺术。护理工作伴随着人的出生直到老年临终。随着社会的变革，人们观念的改变，护理的内涵在逐步扩大。护理工作的对象不仅只有患者，还包括亚健康人群甚至健康人群；护理工作的范围在逐步延伸，越来越多的护理工作正在由医院内延伸到医院外的家庭及社区。

目前，全国护理人员仍然紧缺，护士的工作场所多是在医院及社区医疗机构，走进家庭开展护理工作的甚少。随着我国人口的老龄化，生育政策的放宽，婴孩数量的增多，目前仍以家庭养老为主的养老模式，给家庭带来了新的压力。社会、家庭对健康照护师的需求日益彰显，促使健康照护师这一新型职业兴起与发展起来，培养出高素质、技能型、实用型以及受服务对象欢迎和让服务对象满意的健康照护师很有必要。

由中国研究型医院学会组织知名医院的护理专家研发《健康照护师职业培训系列教材》、研究确定健康照护师的培训模式是一次改革与创新。培训内容包括基础照护知识与技能、医学基础知识、妇儿护理知识与技能、老年护理知识与技能、中医基础护理知识与技能、运动与康复护理知识与技能、常见疾病的健康教育、常见伤口造口及管道护理知识与技能。这些知识与技能对健康照护师非常适用，比较全面和系统，通过3—6个月的培训，集中授课、实际操作和实地见习，使健康照护师的职业道德、行为规范、家庭一般护理技能、沟通交流技巧、常见疾病家庭护理技能、中医初步养生保健、老年看护能力、孕产妇及婴幼儿照护能力等综合素质有全面的提升，能承担起家庭成员的专业照护、健康指导、沟通交流等任务。

希望健康照护师培训工作能扎实推进，注重内涵建设，形成专业特色，不断发展壮大，为家庭和社会输送合格满意的健康照护师，解除有家庭成员需要照护的家庭的后顾

之忧，减轻被照护者的身心负担，提高家庭健康幸福指数。

预祝健康照护师事业蓬勃发展！

中华护理学会理事长 吴欣娟

2018 年 10 月 18 日

前　言

健康照护师是一种新型职业，已成为社会普遍认可与需求的职业。为了与国际健康照护标准接轨，使健康照护师培训达到专业化、知识化、规范化，让健康照护师真正成为健康生活的照护者、康复运动的帮助者、常见疾病的健康教育者、沟通交流的心理安抚者，我们编写了《健康照护师职业培训系列教材》。本系列教材共有 8 个分册，分别为《基础照护知识与技能》《医学基础知识》《妇儿护理知识与技能》《老年护理知识与技能》《中医基础护理知识与技能》《运动与康复护理知识与技能》《常见疾病的健康教育》《常见伤口造口及管道护理知识与技能》。

本系列教材按照社会与家庭对健康照护师的知识、能力的需求编写，遵循培训高素质、技能型、实用型的专业健康照护师的标准编写，力求做到创新、适用。根据本系列教材培训的健康照护师，可以胜任医院住院患者床旁专业照护，协助护士照护患者；可以胜任养老机构老年人的专业照护，处理老年人常见问题；可以胜任家庭成员专业照护，走进家庭，在侧重照护分娩后产妇、婴幼儿或老年人的同时，也可为其他家庭成员的常见健康问题，提供基本的专业护理帮助与指导，避免家庭成员稍有不适即感恐慌，避免不必要的医院就医，徒增体力上的消耗和经济上的负担。

本系列教材在编写过程中突出了理论与实践技能的结合，渗透了编者多年丰富的临床护理经验，运用通俗易懂的语言，以图文并茂的形式呈现，可作为住院患者照护、养老机构及家庭照护职业培训的教材，也可作为健康照护师的阅读工具书。由于编写体系及内容的创新，编写时间紧张，难免有不妥之处，敬请广大读者提出宝贵意见，待重印时改进，使本系列教材与时俱进，渐臻完善。

编者

2018 年 10 月 18 日

目　录

第五章 家庭安全护理

第六章 营养与饮食

第七章 家庭用药

第八章 排尿排便护理

第九章 标本采集

第一章 职业道德及行为规范

第一节 职业道德规范及工作职责

健康照护师是指掌握一定的医学护理、健康管理、生活照料知识和技能，主要从事家庭老人、孕产妇、婴幼儿、住院患者、养老机构老人的健康照护，区别于临床护士和家政服务员。健康照护师首先要具备良好的职业道德，要履行好工作职责。

一、职业道德规范

职业道德规范是指从事一定职业的人员在执业活动中应遵循的行为规范的总和，即一般社会道德在职业活动中的具体体现，是职业品德、职业纪律、专业胜任能力及职业责任等的总称。它既是健康照护师在职业活动中的行为规范，又是对社会所负有的道德责任和义务。

（一）职业守则

1. 遵守职业道德　坚守遵纪守法、诚实守信、爱岗敬业、尊老爱幼、尽职尽责，有爱心、细心、耐心和责任心，不无故违约，也绝不许出现不辞而别等有违职业道德核心的行为。赢得客户的信赖和认可。

2. 尊重客户　尊重被照护者的价值观念、兴趣爱好与信仰，尊重个人及家庭成员的生活习惯，满足被照护者的合理需求，提升工作的价值感和自尊感。

3. 保护客户隐私　不打听客户家庭成员隐私，不外传，不评价，尤其不能参与客户家庭之间的矛盾。

4. 坚持慎独精神　认真履行工作职责，有无家庭成员监管一个样，属于自己工作范围内的事情不推托、不偷懒、不消极怠工，积极主动工作，做到眼勤、手勤、腿勤，保质保量完成各项照护工作，避免粗心疏忽给被照护者带来不适与痛苦。

5. 履行文明服务　服务态度好，微笑真诚，热情大方，说话得体，语言文明。

6. 建立信任关系　健康照护师多是居家从业人员，应与被照护者及家庭成员建立相互信任的关系，相互交流、和谐相处，以得到客户的信任与尊重。

7. 维护健康权益　帮助被照护者功能康复、解决安全隐患，为被照护者提供安全有效的服务。发现可能存在的某种潜在危险时，及时采取预防性保护措施。

8. 实施针对性照护　针对被照护者不同特点和要求，提供个性化照护措施，做到每日工作有计划、有方法、有标准、有记录，事后要有分析完成情况的效果评价。养成良好的工作习惯，积累成功照护的经验。

（二）熟练的照护技能

1. 熟练掌握健康照护知识　要认识到家庭照护并不是一项简单的工作，需要加强专业照护知识学习，以提高自身专业素质。家庭照护对象，包括各年龄段人员，如老年人、婴幼儿，或者是患病家庭康复者。因此，需要健康照护师必须懂得大量的照护专业知识才能很好地胜任此项工作。护理基础知识对照护家庭成员非常重要，直接关系到被照护者的满意度、工作质量及工作效率，如对家庭环境管理知识、疾病预防知识、合理用药知识、病情观察处理知识的熟练掌握，才能对常见的照护问题进行积极主动地识别和判断，并给予有效的处理。

2. 熟练掌握健康照护操作技能　当家庭成员需要实施某些照护技术操作时，如出现老年人误吸、痰堵、呼吸困难，婴儿呛奶、抽搐，家庭成员高血压头晕、低血糖昏迷、咯血等，健康照护师必须能迅速处理。因此，只有勤学苦练，熟练掌握各种照护操作技能，才能成为一名让客户满意、放心的健康照护师。

3. 不断学习相关知识和技能　照护师应参加规范的专业技能培训，融合掌握更多的专业技能，如心理照护、营养照护、康复照护、沟通交流、艺术、外语等，拓展和提升服务知识能力与水平，做到专业服务知识和技能精益求精，成为符合市场需求的优秀人才。

（三）树立以照护对象为中心的理念

服务行业需要有服务客户的意识、以客户为中心的服务理念，让客户满意是服务的宗旨。健康照护师要以维护服务对象健康为己任，进行悉心照顾，热情和善服务。每个家庭都有自己的生活习惯，健康照护师进入客户家庭，要尊重客户的生活习惯。对于饮食口味、作息时间、物品摆放等要完全遵照客户的习惯和爱好执行和落实。每个客户家庭成员的性格、脾气、爱好各不相同，要学会服从与适应，懂得谦让与宽容，摆正自己与家庭成员之间的关系，不擅作主张，以让客户满意为服务目的。

二、工作职责

健康照护师主要服务于居家人员，肩负着保障服务对象的安全和康复的重要任务，具体工作职责主要包括以下几个方面。

1. 环境管理　居家照护时，安静、整洁、舒适的环境，可以使人心情愉悦，有利于身心修养和疾病康复。因此，健康照护师应按照专业技术方法与要求，努力保持家庭适宜的温度和相对湿度，适宜的光线，开窗通风，保持空气新鲜，减少噪声，保持安静。床单位及室内物品清洁摆放整齐。

2. 安全照护　安全照护是健康照护师需要重视的一个方面。水、电、气、暖等设施的安全，是家庭居住的必要条件。健康照护师在每日工作前后需要主动检查相关设施安全，发现问题及时告诉客户。同时，要注意防盗、防骗，不把陌生人带到家里来，不随便给陌生人开门，不把孩子交给别人看管。对于患有抑郁症、痴呆症的老年人，要防止走失及意外伤害发生。容易造成伤害的利器，如刀、剪、针、牙签、小球类物品等，应收藏好，防止损伤被照护者尤其是婴幼儿。

3. 清洁照护　根据被照护者生活自理能力程度，鼓励或帮助其完成日常头发、颜面、口腔、皮肤黏膜等的清洁卫生，以促进舒适，预防并发症发生。

4. 生活照护　根据被照护者实际生活自理能力程度，采取部分或全部的生活能力补偿机制，协助被照护者完成进食、饮水、更衣、沐浴、排泄、睡眠、移动等生活照护，以提高被照护者的生活质量。

5. 饮食照护　协助被照护者进食。如是护理患者，应执行膳食医嘱，记录患者的进食种类及进食量。对需要口服营养补充剂、鼻饲、管饲的患者，必须严格落实照护常规，预防相关并发症的发生。

6. 促进健康　对疾病康复期、手术后、慢性疾病恢复期等居家被照护者，制订功能康复计划，采取针对性的康复照护措施及健康指导，以加速被照护者康复、预防相应并发症发生。

7. 病情观察　应采取恰当的方法与被照护者沟通，主动了解被照护者的不适主诉，准确观察被照护者的症状和体征，及时发现被照护者的不适与病情变化，并给予妥善处理，尽最大可能预防急症发生。

8. 急症照护　居家被照护者年龄跨度大、病种复杂、转归影响因素多，稍有不慎，很可能并发急症，病情变化，老年人及家庭成员也可能会有状况发生。照护师首先要学会准确识别常见急症，如心肌梗死、急腹症、窒息、呼吸困难等的发生，然后采取妥善照护措施预防急症加重，严密观察生命体征及病情变化，尽早协助其去医院就诊。

9. 心理疏导　居家患者由于疾病折磨、生活能力下降、社会活动范围减少、经济负担加重等因素，往往存在不同程度的负面情绪，如焦虑、抑郁；老年人居家养老，比较孤独，也容易发生焦虑、抑郁，要及时识别存在的心理问题，并给予恰当的沟通交流，积极的心理暗示与抚慰，使其保持良好的心理状态。

第二节　职业行为规范

一、职业礼仪规范

（一）仪容仪表

仪容仪表不但可以体现一个人的审美品质，还可以反映一个人的文化内涵和气质。家庭健康照护师从事的是居家照护工作，有的需要 24 小时与家庭成员近距离接触，个人的仪容仪表非常重要。良好的仪容、仪表，给别人一种职业安全感和美感。具体要求如下所述。

1. 精神饱满　照护师在居家照护过程中要始终保持精神饱满、精力充沛，不消极怠工、不懒懒散散、无精打采。主动关心照护对象的生活及健康问题，主动询问家庭成员间的需求，对负责的工作自觉、保质保量地完成。

2. 整洁卫生

（1）头面及个人卫生：照护师应保持头发、面部洁净，男性不留长发、蓄胡须。女性将长发盘起，以利照护工作的实施。勤洗澡、勤更换衣服，早晚刷牙、餐后漱口，保持身体、衣服清洁，保持口腔清洁无异味。

（2）手卫生：注意手部卫生，勤剪指甲，保持指甲短而洁净。注意手部皮肤护理，防止皲裂粗糙和干燥。大小便之后要洗手，喂养孩子或老人之前要洗手，护理老人或孩子大小便、呕吐物、痰等排泄物后要洗手，防止经手引起交叉感染而传播疾病。

3. 着装规范　着装应简单大方、朴素得体，以方便工作为目的。最好穿着统一工作装，或家居服装。注意着装整洁、操作方便，护理婴幼儿时穿棉质家居服。不穿易暴露服装，不穿紧身衣、短裤、裙子、艳丽炫目的奇装异服，不着在胸前装饰拉链、金属扣、亮片等饰品的衣物，不穿高跟鞋等。

4. 不过度装饰　装饰要与职业工作需求相适应，可在面部清洁的基础上化淡妆，不能着浓妆，不戴头饰、假睫毛、首饰（如耳环、项链、戒指、手镯、手链、脚链等）等，不喷香水，不涂指甲。

（二）举止姿势

举止姿势端庄会给人留下良好的印象，直接或间接影响着服务对象的感受。

1. 站姿　站姿是姿态的基础，也是保持良好仪态的关键。应挺直舒展，给人以端庄大方的感觉。头正，颈部直立，两侧肩膀保持平行的同时放松，要做到挺胸、收腹，立腰提臀，两腿并拢，双脚呈丁字或“V”字形站立，或双脚并拢立于地面，双手自然下垂或将两手相搭在小腹部，以站稳为好（图 1－1）。不能与人勾肩搭背，双手叉腰或抱在胸前或背在身后，或斜靠桌椅或扭动身体等。

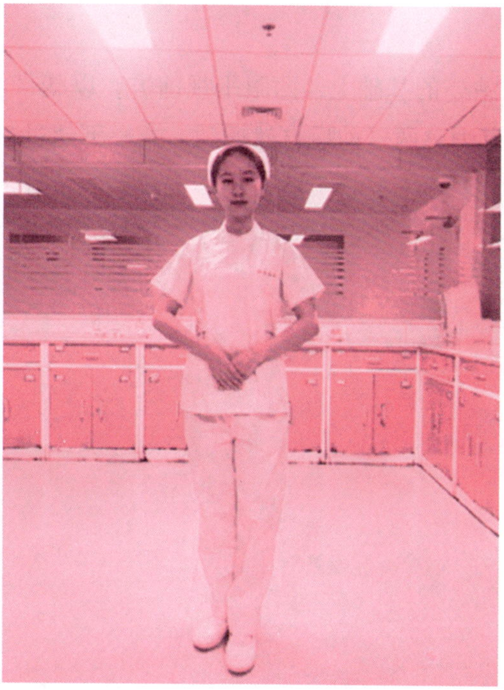

图 1－1　站姿

2. 坐姿　坐姿是在站姿的基础上，包括整理衣服的下摆并将其拉平，轻轻落座在椅面的前 2/3—3/4 处，背要直，双膝并拢，小腿略后收，两脚保持小丁字步或双脚并拢呈前后错位立于地面，两手相搭置于腿上或小腹部（图 1－2）。切忌身体前后左右晃动、跷二郎腿、弯腰驼背等。

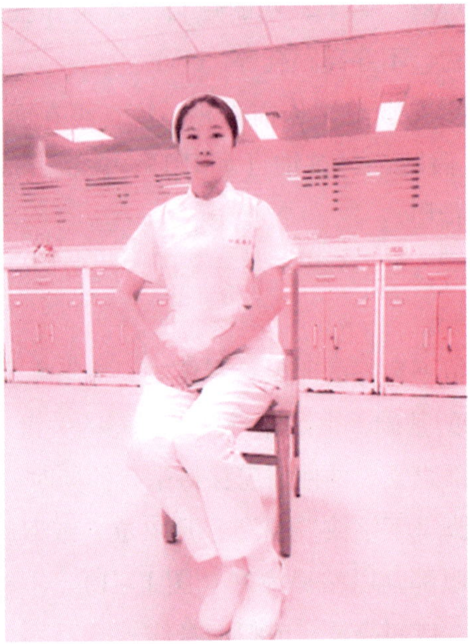

图 1－2　坐姿

3. 走姿　走姿是在站姿的基础上，两眼平视前方，以胸带步，小步快捷、轻柔行走，走直线。步伐轻盈有力，两臂前后自然摆动，摆幅不超过 30 度（图 1－3）。不要摇头扭胯、脚步拖拖拉拉，更不要将手插入裤袋或双手倒背着走路。

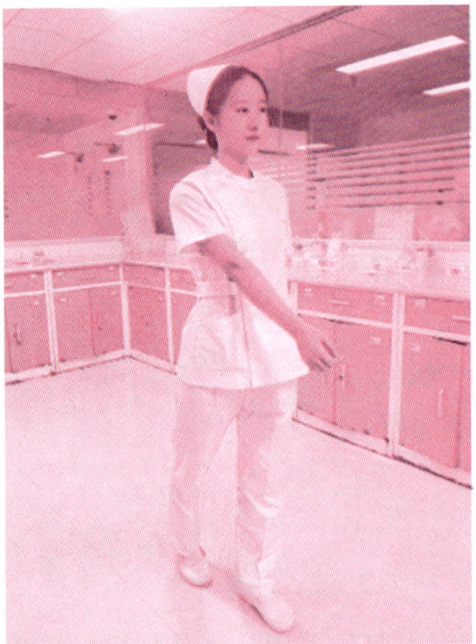

走姿－侧面

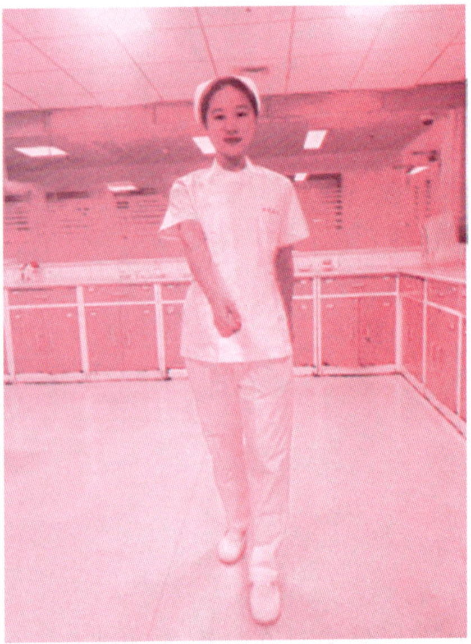

走姿－正面

图 1－3　走姿

4. 待客　接待客人时，要将坐姿即刻改为站姿，迎面站立，面带微笑，点头示意。用手势示意客人“请进”“请坐”“请稍等”时，上身前倾，右手前伸舒展大方（图 1－4）。切忌迎面不语、置之不理、迅即躲开等。

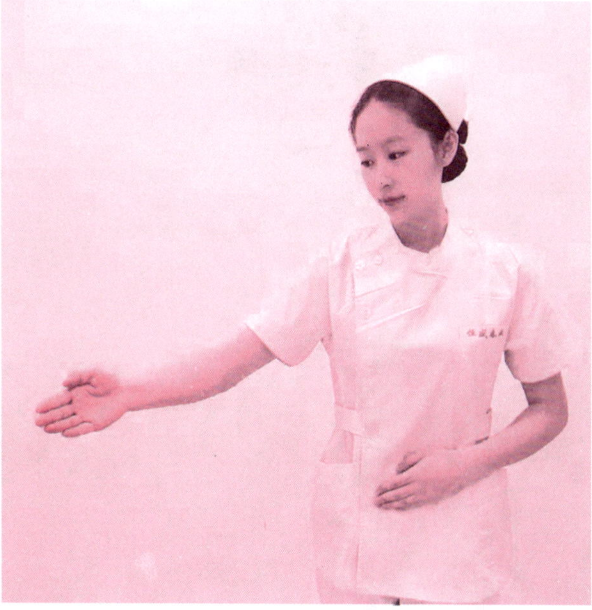

图 1－4　待客手势

5. 持物　端碗或盘子时，用双手拖住碗的两侧或盘子的底部，手指不要接触到碗或盘子的内面（图 1－5）。

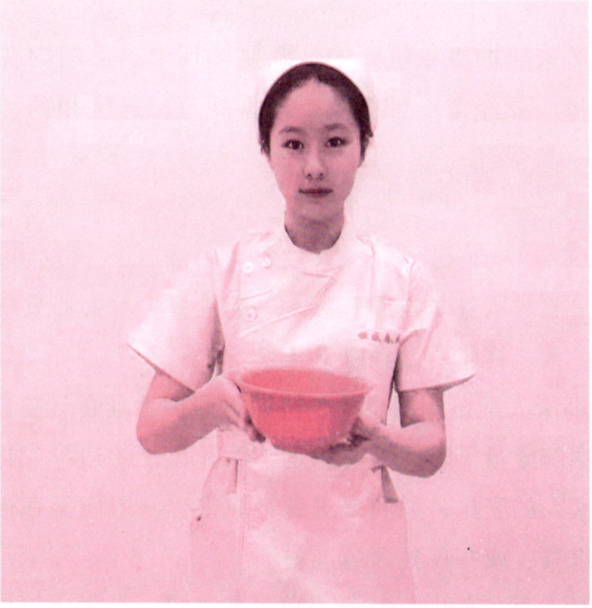

图 1－5　端碗

6. 捡物　捡物时要下蹲屈膝，身体稍向前倾，一脚在前，一脚在后，捡起物品（图 1－6）。不采取弯腰撅屁股的姿势捡物。

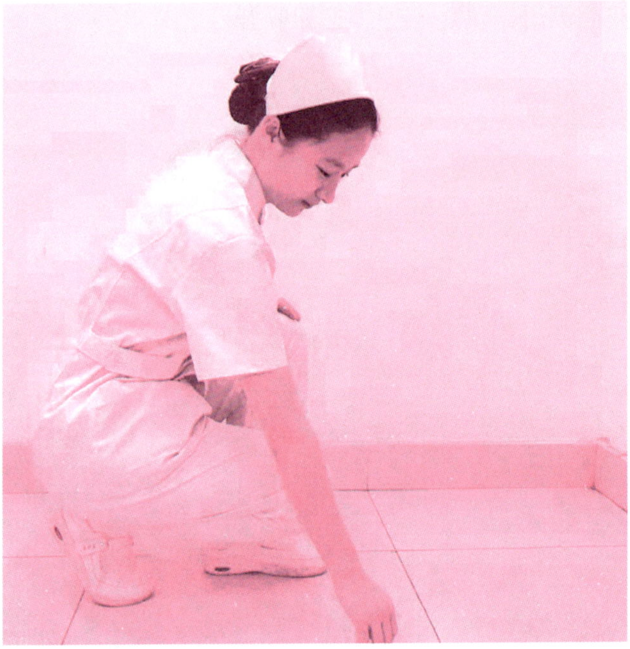

图 1－6　捡物

二、居家礼仪规范

健康照护师在居家照护服务过程中，既要体现出自己的内在修养、气质，也要表现出职业道德情操。要经常面带微笑，语言规范，态度和蔼，让人感觉舒适亲切自然。

（一）用餐礼仪

健康照护师通常要与服务对象或其家人一起用餐，掌握必要的用餐礼仪，有利于增进相互间的融洽关系。具体要做到以下几点。

1. 开饭前　帮助家人准备用餐桌椅，协助被照护者准备进餐，将被照护者准备好后自己方可入座。端碗或盘子时，手要固定于碗和盘子的边缘或托住底部，不要触及饭菜。入座要听从家人的安排，如同桌进餐，原则上一般应坐在被照护者的左侧，以方便协助被照护者进餐，或在单独区域进餐。

2. 吃饭时　使用公筷夹菜，一次性夹菜不要太多，如果不够可以再取。吃饭时要细嚼慢咽，尽量吃干净个人盘内的食物。要随时注意被照护者进餐情况，协助夹菜、端汤，帮助安全进食。嘴里有食物时尽量不要说话。协助被照护者进餐时，要轻声交流，不要影响其他人员进食。如被照护者或其家人给夹菜，要用语言或动作表示感谢。吃饭时，不吐痰，不擤鼻涕，不面对饭菜咳嗽和打喷嚏，不评价饭菜好坏，不把腿放在凳子上。工作期间切忌饮酒。

3. 用餐后　及时将用过的餐具收入厨房，把餐桌收拾干净，协助被照护者离开餐桌休息。在确保被照护者安全的情况下，主动帮助家人一起整理厨房卫生。

（二）手持或递接物品时礼仪

1. 注意物品安全、卫生　手持物品时最重要的是确保物品安全，注意轻拿轻放，防止破损伤人。另外，在递接物品时要注意卫生，切忌直接下手，污染物品和食物。递物时最好用双手交到对方手中，切忌将物品随意放置或置于被照护者不易拿取的地方。当被照护者递物时要主动上前，以防因此跌倒、摔碎物品。

2. 特殊物品递接礼仪　将带尖、带刃或其他易伤人物品递于他人时，切勿将尖、刃物品直接指向对方；传递易碎表面光滑的玻璃杯、碗、瓶时，一定将手擦干净，防止传递沾湿物品滑脱破损伤人。

（三）介绍礼仪

1. 当被介绍时　要面对对方，等介绍完毕后要主动问候“您好”以表示友好。如果对方伸出手示意主动握手，再伸出右手握手。

2. 自我介绍时　可先主动打招呼，然后再做自我介绍。介绍自己的姓名、职业等。如“您好，我是×××，我是做……”。

3. 重视介绍时身体语言的协调配合　自信，表情温和亲切，眼神温柔，注意力集中，站姿端庄大方，手势自然得体。

（四）电话礼仪

1. 听到电话铃声　尽快接听。如果确实不能马上接听，拿起听筒后应先说“抱歉，让您久等了”。

2. 接电话时　应先问好，然后自报家门。如“您好，我是×××，请问您……”；如果对方有留言，准确记录并复述一遍，请对方核准确认；电话沟通结束时要说告别语，如“好的，再见，谢谢！”。

3. 接听电话结束后　将记录的留言保存并及时交给被照护者或家属。

4. 打出电话时　应先问好，再自报家门。如“您好，我是×××”，再询问要找的人是否在。通话内容要简单明了，不能打电话聊天，更不能打私人电话。

5. 放下电话时　动作要轻。

（五）待客礼仪

1. 接待客人前的准备　要整理布置环境，准备待客用物，还要注意自己及被照护者的服饰和仪表的准备。

2. 接待客人时　当客人光临时，首先要彬彬有礼地与客人寒暄招呼，确定客人身份后将客人热情迎进门，用手势引导客人到相应的地方落座，准备茶水或水果并放在客人最易拿取的地方。协助被照护者与客人见面，在宾主谈话期间尽量不要来回走动、不插话打扰，随时做好为被照护者和客人提供帮助的准备。

3. 送客人时　协助被照护者做好礼貌送客工作，包括按照被照护者的要求送到适当的地方，在送别时不与客人进行过多的交谈，不能喧宾夺主，礼貌告别，如“慢走”“注意安全”等。

三、工作纪律

健康照护师在家庭从事照护工作，应严格遵守相关纪律、规定，确保工作安全，无责任事故、差错发生。

1. 劳动纪律一杜绝　上班期间杜绝迟到早退和无故旷工。如有事情不能按时上班或提早下班，应提前请假说明，以防造成被照护者无人看管，家庭人员措手不及，产生忙乱和隐患。

2. 私利行为二禁止　禁止外出购物不记账目；禁止虚报账目图私利。

3. 雇主关系三不许　不许在被照护者背后搬弄家庭成员或被照护者是非；不许随意冒用被照护者或家庭成员信誉；不许向被照护者诉苦，暗示索取、贪图小利。

4. 岗位工作四不准　不准贻误被照护者的重要事宜；不准不懂装懂擅自给被照护者做主；不准离岗串门聊天、干私活或与同行群聚聊天不管被照护者；不准在来客面前唠叨家事。

5. 雇主物品五不能　不能随意使用雇主电话，确有需要使用电话时要向雇主说明；不能擅自使用雇主物品，征得雇主同意后可以使用；不能随意泄露雇主秘密；不能将丢弃物品随意捡回；不能给被照护者推荐产品谋取私利。

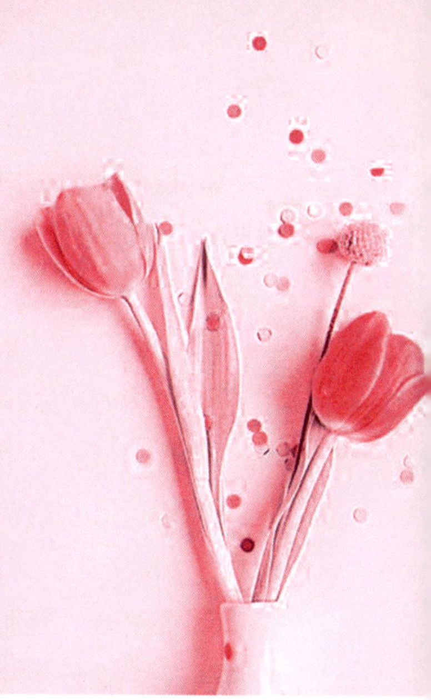

第二章
沟通技巧

第一节　语言沟通

语言沟通能力是一个人在人际交往中传递、收集信息的重要技能。掌握有效的沟通方法，不但能够准确表达自己的意愿和想法，而且能够使沟通对象产生信任而不致反感。健康照护师在照护过程中，要注意应用语言沟通技能。

一、称呼得体

通常按照以下 3 种方法称呼。

1. 按年龄称呼　对比自己年龄大一点的被照护者或其家人，可称呼大哥、大姐。比自己年龄小一点，可以称呼小妹、小弟，也可以与其商量一下最佳称呼方式。

2. 按辈分称呼　对比自己年龄大的长辈，可以称呼爷爷、奶奶、伯伯、叔叔、阿姨，也可随孩子称呼他们的长辈，如 × × 爸爸、× × 妈妈、× × 姨、× × 奶奶等。

3. 按工作职位称呼　对有工作职位的被照护者可以称呼为 × × 老师、× × 医生、× × 首长、× × 科长或处长等，使被照护者感受到尊重的价值。

二、日常礼貌用语

1. 问候语　适用于见面时，如“早上好！”“您好！”“吃饭了吗？”“睡得怎么样？”等。这种问候的语言一定要亲切、温暖、自然，并且态度和蔼可亲。

2. 征询语　适用于询问被照护者或其家庭成员感受和意见、建议时，如“水温合适吗？”“灯光是不是有点刺眼？”等。这种征询的语气会让被照护者感受到关心和体贴。

3. 答谢语　一般用于感谢对方时。如协助被照护者就医时对医生说，“您辛苦了！”“非常感谢您的帮助！”等。如果被照护者表达感谢，要回答“不客气！”“没事，没事！”等。无论对谁表示答谢，均应使人感到真诚和恳切。

4. 请求语　经常用在请求别人帮助时，语言表达一般比较委婉谦恭，如“拜托您！”“麻烦您！”“打扰一下”等。

5. 祝贺语　当别人取得成绩、身体康复、解决了困难时，要给予礼貌性地祝贺，通常会说“恭喜”“祝福”等。

6. 道歉语　当认识到自己的不足或错误时，为了让对方了解自己真诚的歉意，通常会应用道歉语，如“非常非常地抱歉”“实在是对不起”“这都是我的错”等。

7. 辞别语　一般用在与关系比较亲近的人分别时，如“回头见”“后会有期”等，通常比较真诚、友爱和不舍。

三、语言沟通技巧

1. 耐心倾听　是指全神贯注地接受和感受交谈对象发出的信息，并做出全面的理解。要做到不随意插话，不随意提出新问题，控制干扰因素。随时注意观察对方的面部表情，注意保持目光接触，并能及时给予反馈，如“嗯”“哦”“是的”，表示自己正在倾听，对对方所谈的话感兴趣。

2. 移情　即换位思考。是从他人的角度感受、理解他人的感情，是分享他人的感情，而不是表达自我情感，不是怜悯或同情。如被照护者由于疾病的折磨，或处于应激状态，有时会夸张或掩饰等，此时切忌否定、训斥，伤害他们的自尊心，更不能触及他们的隐私和短处，要感同身受地理解他们。

3. 重复与澄清　由于被照护者理解程度的不同，有时很难清楚表达自己的意愿。此时可以重复对方的语言，待确认后再继续交谈。将对方模棱两可、含糊不清，或不完整的意思，给予澄清说明。如“您说的是这个意思吗？”鼓励对方继续交谈。

4. 沉默　也是一种交谈技巧，可以表达对交谈者的同情和理解、给对方思考和回忆的机会、缓解过激的情绪和行为，也给自己时间思考和观察。

5. 提问　①开放式提问。对方回答问题没有限定范围，可以敞开心扉，健康照护师可以了解到更多的信息。如“您现在感觉都有哪些不舒服？”“您不高兴是什么原因？可以告诉我吗？”②封闭式提问。一问一答式，可以及时得到对方的信息，但限定了对方的解释。如："您昨晚睡得好吗?""您的药吃了吗?"

6. 特殊情况沟通

（1）与焦虑、恐惧、愤怒者沟通时：尽可能减轻被照护者的心理压力。当对方遇到突发事件而难以承受时，通常会以哭闹、谩骂的方式来发泄自己的焦虑、恐惧、愤怒等不满情绪。这时，应理解被照护者的心理状态和行为表现，态度真诚平和，帮助其寻找一个可以发泄不满情绪的环境，耐心倾听其主要原因，据情况给予适当的安抚疏通，尽可能提供解决问题的办法。

（2）与抑郁患者沟通时：主动避免诱发抑郁的因素及做好安全防护措施。与抑郁患者沟通时要语速缓慢、语气温和、态度和蔼可亲，鼓励其说出自己的心理感受及需求，并积极主动地回应，不向抑郁患者介绍病情的严重程度，落实好保护性安全照护措施，预防意外发生。

（3）与重症患者沟通时：帮助树立积极乐观坚定的康复信念，采用积极乐观的态度与患者沟通，不在患者面前表达同情、悲观、痛苦、无望等悲观情绪。主动传达患者治疗的点滴效果和目前的良好状态，以及良好的家庭和社会支持力量，帮助患者坚定可以康复、生存的希望和信念。努力协助临终患者完成最后的理想和需求，尽量避免患者及其家属的遗憾发生。

四、语言沟通注意事项

语言在人际沟通中起着重要作用，直接影响沟通对象的心理感受和情绪状态。因此，在照护过程中应充分掌握语言沟通原则和技巧，发挥语言的积极作用和正向价值。

1. 禁忌不尊重对方　尊重是有效沟通的首要因素，任何沟通必须建立在尊重的基础上，否则不会产生沟通效果，只会适得其反。

2. 禁忌表情淡漠　热情投入可以促使有效沟通，没有温度的沟通等于没有沟通。

3. 不说错话、假话　说话前必须认真思考，要清楚自己想说的是什么，怎么说才能表达清楚，该不该在这种场合说，以避免说话不恰当让别人感觉不舒服或产生误解。如果确实说错了话，也不要紧张害怕，要勇于承担错误。立即道歉会给人真诚可信的感觉。切忌说假话、找借口，越抹越黑，使人心生厌恶。

4. 禁忌不礼貌语言　在交往称呼中禁忌直呼其名、没有长幼之分。禁忌打听被照护者及其家属任什么社会职务、收入有多少、婚姻状况如何等个人隐私。

5. 避免生、冷、硬、顶、命令语言　与被照护者或家属交谈时，避免没有情感的冷漠应对、不注意方法简单粗暴地纠正他人错误、谈话时总想分个高低对错否定他人、应用命令式语言指挥强迫别人服从配合自己的行为。

6. 禁止传递闲话隐私　尊重被照护者及其家属的隐私，绝不在外人面前透露传递被照护者的病情；对需保密的病情，不向被照护者泄露相关信息，做好保护性照护；对家庭关系复杂的被照护者，不对被照护者未授权的家属交代病情及治疗信息，充分尊重被照护者的权益。

7. 禁忌言而无信　承诺的事情尽力做到，做不到的事情不承诺，恪守信用，决不食言；做到言而有信，行而有果。

第二节　非语言沟通

一、非语言沟通的含义

非语言沟通是指在人际交往过程中除语言沟通之外的各种人际沟通方式，如面部表情、眼神、手势、身体姿态、触摸、距离等。非语言沟通在人际沟通中占主导地位，往往更能真实反映人的思想活动和情绪状态。健康照护师通过识别被照护者的面部表情，可以准确判断被照护者的情绪状态，采取恰当的非语言沟通技巧及照护措施。

二、常用非语言沟通方法

（一）面部表情

不同表情可以传达不同的情绪状态，如点头表示认可、鼓励、赞许，冷眼表示拒绝、否定、不高兴等。

1. 微笑　微笑可起到传情达意、优化形象、改善关系的作用。微笑应是真诚自然、适度适宜的。恰当的微笑，可以传达给被照护者亲切、安全、喜悦、尊重的感觉，消除彼此间的距离，创造轻松的照护沟通氛围。微笑是一个人的名片，是解决问题的法宝。

2. 目光接触　在交往过程中，目光接触可以传递一个人的思想感情并影响他人的情绪状态。如喜欢、敌意、怀疑、犹豫、恐惧等多种情绪，可判断对方的态度、思路是否与自己表达的心意协调一致。交谈时，保持眼睛的平视，望着对方的眉弓至两侧嘴角的区域。眼睛注视的时间不少于谈话全程的 30% ，不多于谈话全程的 60% 。与年龄接近的异性被照护者交流时，双方眼睛对视时间不超过 10 秒，以免产生异议或造成误解。

（二）体态语言

体态语言体现在人际交往的一举一动之中，反映一个人的自我感觉、健康状况、自我修养、行为意志和交往技能。照护师在体态语言方面要举止得体大方、态度和蔼可亲，使被照护对象感到亲切、可信，帮助其减轻或消除恐惧感。

1. 头部语言　如点头，表示认可、赞许，摇头表示否定等。

2. 身体姿势　如照护对象情绪激动、双手颤抖、发怒，很可能处于焦虑状态。与卧床的被照护者沟通时，照护师前倾或半蹲，照护对象会感到亲切、安全、可信。

3. 触摸　适度触摸的交往方式可以充分表达照护师对被照护者的关心、体贴、理解、帮助、鼓励和安慰，增进被照护者的信任感，消除被照护者的恐惧，建立和谐照护关系。对老年人和婴幼儿适当地使用触摸，可缓解紧张的情绪，使对方变得安静、舒适。如握握老人的手、拍拍肩膀、触摸一下额头看是否体温升高、搂抱孩子等，可使亲切感增加。但对同龄的异性照护对象，慎用触摸。

4. 语音和语速　使用恰当的语气、语调主动与被照护者沟通，了解他们的需求并给予积极主动的关心、关注，以获得被照护者的信任，建立良好的相处模式，避免纠纷的发生。如询问被照护者“您有没有不舒服”？如果语速很快且用降调，会让被照护者感到照护师非常不耐烦。如果语速适中、语气温柔且用升调，被照护者会感到照护师发自内心的关心、关切和温暖。

5. 人际距离　一般指在人际交往中，人与人之间的空间距离。在不同的交际场合，选择恰当得体的人际距离，反映了个人的良好修养。人们常常因彼此间情感的亲疏程度而不自觉地保持不同的距离，一般最亲密的人在 0. 5 米以内，朋友间为 0. 5—1 米，陌生人之间不少于 3 米。在护理操作时一般保持 0. 5 米以内，同被照护者交谈时保持 0. 5—1 米，集体健康教育讲座时宜不少于 3 米。

第三章
环境与健康

环境是人类生存和生活的空间，分为内环境和外环境。内环境包括生理环境和心理环境。外环境包括自然环境和社会环境。内外环境之间相互作用、相互影响，保持着动态平衡。无论是包含在内环境的生理环境、心理环境，还是属于外环境的自然环境、社会环境，只要任何一方面出现问题，都会影响人的健康。

第一节　室内物理环境

居家环境是健康照护师为被照护者提供服务的主要场所，可分为物理环境和社会环境两大类。物理环境主要包括室内外的温度、相对湿度、光线、环境噪声等。社会环境主要包括家庭成员关系、邻里关系。创造一个适宜的舒适安全的休养环境，可以达到帮助被照护者促进健康、预防疾病、减轻病痛的基本照护目的。

一、温度

适宜的温度可使照护对象感到舒适，既减少身体能量消耗，适于皮肤散热、降低肾脏负担，有利于被照护者日常的生活、休息、睡眠等。另外，适宜的温度也有利于相关居家照护工作的执行和落实。

（一）室温正常范围

1. 一般室温　保持在18—22℃较为适宜。
2. 新生儿、老年人、术后康复期、病情较重的被照护者室温　保持在22—24℃为宜。

3. 需要注意　在日常照护工作中尽量保持室温在恒定范围内，切忌忽冷忽热影响被照护者的身体健康，或导致病情恶化。

（二）异常室温对人体的影响

1. 室温过高　会影响体力恢复，主要原因是温度过高会抑制人的神经、消化、呼吸等系统的功能，也不利于体热的散发而使被照护者感到燥热难耐、饮食难安、休息睡眠状态失常。

2. 室温过低　会造成人体活动功能降低，诱发受凉感冒、感染等。因为受到冷的刺激，人会畏缩不愿活动，肌肉紧张收缩，血液循环功能降低，加重心血管并发症或容易受凉造成感冒、感染发生。

（三）照护措施

1. 居室内应常备温度计　将温度计固定放置在被照护者活动较多、需要随时监测温度的地方。健康照护师根据温度监测结果，采取恰当的方法随时调节室内温度，以满足安全、舒适的需要。

2. 根据不同季节气温差别大的特点采用不同的照护措施

（1）炎热夏季，有条件的使用空调调节室温，一般条件的应用电扇也可以，主要是使室内空气流通，从而增加身体表面散热速度，促进身体舒适。但需要注意冷气不能直吹被照护者，以防伤害身体。

（2）严寒冬季，室内多用暖气设备保持温度。应用暖气时，注意调整室内的相对湿度，以防呼吸道干燥并发上呼吸道感染。没有暖气或供暖不足时，可以使用电热毯、电热取暖器等，注意用电安全。

（3）春夏、秋冬换季之际，应根据气温变化及时适当增减被照护者的盖被和衣服，注意保暖以防受凉。

（4）执行照护操作时，尽量避免不必要的暴露，既保护被照护者隐私，也防止被照护者受凉感冒。

二、相对湿度

（一）正常范围

1. 室内相对湿度　以 50%—60% 为宜。

2. 不同季节室内相对湿度的特点不同　春秋冬季节室内干燥，相对湿度较低，夏季室内相对湿度较高。健康照护师应根据不同季节及被照护者不同需求调节室内相对湿度。

（二）异常相对湿度对人体的影响

1. 相对湿度过高时　会使人体感到潮湿、气闷，同时由于出汗抑制、蒸发减少，尿液排出量增加，加重肾脏负担。

2. 相对湿度过低时　可引起皮肤黏膜干燥，主要表现有口干、眼干、舌燥、咽痛、烦渴等症状。另外，空气干燥时人体蒸发大量水分，对心血管、呼吸系统疾病的患者或气管切开患者尤为不利。

（三）照护措施

1. 室内应常备相对湿度计　将相对湿度计固定放置在被照护者活动较多的地方。健康照护师根据相对湿度监测结果，对室内的相对湿度进行适当的调节。

2. 当室内相对湿度过高时　最好使用空调或抽湿机调节室内相对湿度。没有空调可打开窗户，使空气流通以降低相对湿度。开窗流通空气时，注意给被照护者保暖。

3. 室内相对湿度过低时　通常应用加湿器调节。没有加湿器时，夏天可在被照护者不走动的地面洒水或放一盆水蒸发加湿；冬天可在暖气上搭湿布，或火炉上安放盛水的壶、蒸锅等蒸发水汽，以达到提高室内空气相对湿度的目的。

三、通风

通风可有效改善室内温度、相对湿度，从而刺激皮肤的血液循环、汗液蒸发等，使热量散发，提高舒适度。

1. 通风不良时　可对人体健康产生不良影响。呼吸道疾病的传播多由于空气不洁净所致，而且污浊的空气中氧气不足，可使人出现烦躁、倦怠、头晕、食欲减退等表现。

2. 通风照护措施

（1）开窗通风：一般开窗通风 30 分钟，即可达到降低室内空气污染、置换室内空气、降低空气中的微生物密度。一般开窗通风前，先把被照护者移到其他房间，实行不同房间交替通风。

（2）新风系统：有的家庭安装有新风系统，可持续保持室内空气清新。需要注意的是，开启新风系统时，注意关闭门窗以保证新风效果。

（3）电风扇：应用电风扇可加速室内空气流通，使人感到凉爽舒适。应用时，一定不能直接吹向被照护者头部，以防感冒或肌肉、关节受凉损伤。

四、光线

居室光线一般来源于自然光线和人工光线。自然光线主要来源于日光照射。人工光线主要来源于日光灯、手电筒等。二者对维持被照护者健康意义重大，缺一不可。

（一）充足光线的意义

1. 日光　太阳光包括可见光、红外线、紫外线等，具有很强的生物学作用。适量的日光照射除了使人感觉温暖舒适，还能使照射局部皮肤的温度升高、血管扩张、血流增快，营养状况改善。另外，还具有强大的杀菌作用。

2. 灯光　除了满足被照护者在夜间、日光不足时的照明需要，还可满足照护操作时对特殊光照的需求。如室内的顶灯、壁灯、地灯等，可以满足被照护者在不同情况下活动时对灯光的需求。手电筒可以满足居家照护时巡视被照护者，确保不打扰睡眠和休息。

（二）光线不足对人体的影响

1. 日光　长时间日光照射不足时，机体感觉乏力、食欲降低，并发维生素 D 吸收障碍、低钙血症等。被褥日光照射不足或没有达到照射时间，达不到消毒目的，会影响被照护者的舒适度和健康状况。

2. 灯光　灯光设计得不合理，该有的灯没有设计、该具有的灯光亮度不足，均会影响被照护者活动时的安全及照护师技术操作时的不安全。

（三）照护措施

1. 开启门窗　居室内应经常开启窗帘、门窗，确保阳光能够直接射入。

2. 晒太阳　在阳光充足的上午、下午尽量协助被照护者到室外活动。充分沐浴阳光，对疾病康复或预防疾病颇有意义。但也要避开夏季过于强烈的阳光暴晒，以免造成皮肤损伤。无法到室外活动的被照护者，宜安排在窗前或阳台晒太阳。

3. 室内灯光设计　室内设计灯光时，要以满足被照护者疾病康复需求为主要依据，设计合适的灯光种类及灯光亮度。

4. 使用手电筒　必要时准备柔光手电筒，满足被照护者夜间活动或健康照护师巡视时使用。

五、环境噪声

噪声是指能引起人们心理和生理不舒服的一切非正常、无节律和韵律的声音。其为害程度与音量的大小、频率、持续时间的长短及个人的耐受性有关。噪声不但使人感到不愉快，影响人的心情，长此以往会损伤人的听力甚至造成听力丧失。

1. 正常范围　世界卫生组织规定白天环境噪声理想的强度标准是 35—40 分贝。这样的噪声强度比较安静。

2. 异常噪声对人体的影响

（1）强度达到 50—60 分贝：会干扰人的正常生活。

（2）强度达到 90 分贝以上的高音量：长时间处于这种环境会导致被照护者出现耳鸣、血压升高、肌肉紧张，以及出现烦躁、头痛、失眠、易怒等自主神经功能失常症状。

（3）强度达到 120 分贝以上：虽然为突发的频率高、音量大的噪声，也可造成高频听力损失甚至永久听力丧失。

3. 照护措施

（1）环境管理：在居家照护过程中，尽可能为被照护者创造安静的休养环境。遇到较强噪声或听到突发高频率、大音量噪声，主动协助被照护者远离噪声环境，或关闭门窗切断噪声。必要时，可征得同意用棉球堵住被照护者双耳。

（2）落实“四个轻”原则：说话轻、走路轻、操作轻、关门开门轻。说话时音量不可过大，以对方能听到且不影响周围其他人员为最佳。切忌耳语使被照护者产生怀疑和恐惧心理。走路穿软底鞋，避免发出刺耳声音。操作时，避免物品与器械相互碰撞发出不必要的噪声。开门、关门时，注意用力适度、观察周围有无物品和风的干扰，以防止产生噪声。

第二节　社会环境

社会环境是指人类生存、生活的社会物质、精神条件等的总和，包括风俗习惯、社会关系、法律法规、政治经济、文化教育、宗教信仰等，对人类的形成和发展起着重要的作用。社会关系是指由一定社会关系结合而成的社会群体，主要包括家庭、邻里、工作团体等，而居家社会环境主要是指家庭关系及其周围环境。

一、家庭关系

家庭关系是指家庭人际关系，是在婚姻关系、血缘关系或收养关系基础上，产生的家庭成员之间的特定关系。无论谁患病，家庭关系的稳定性均会发生不同程度的变化，会不同程度地波及每个家庭成员。

1. 不同类型的家庭关系　核心家庭只有夫妻关系、父母子女关系和兄弟姐妹关系。直系家庭还有婆媳关系、祖孙关系。联合家庭还包括妯娌、姑（叔）嫂关系等。因此，家庭关系的多样性、复杂性与家庭规模有关。

2. 主要特点　家庭具有的价值观念一般会高度一致、全面合作、情绪高度认同，才能满足家庭成员生理、心理、社会的需要等特点，但有时也会具有冲突性，且任何一种关系失调，都会损伤家庭成员或整个家庭的稳定。

二、家庭周围环境

家庭周围环境是指家庭外环境，主要指家庭外部的人际关系及外部活动场所等。这是被照护者了解社会的主要窗口，同时也是被照护者活动、康复的主要场所。

1. 邻里人际关系　有家就有邻居，有邻居就有邻里关系，且邻里关系在现代社会生活中是一种十分重要的人际关系。处理好邻里关系，不仅有利于每个家庭的工作、学习和生活，使家庭生活愉快幸福，而且也有利于社会的安定、祥和。

2. 家庭周围活动场所　是家庭外环境的重要组成部分，也是被照护者在外活动、康复的重要场所。如小区活动场所、社区活动站等。

三、照护措施

1. 建立良好的家庭雇佣关系　家庭雇佣关系是指在家庭照护工作中，健康照护师与被照护者及其家属之间产生和发展的一种工作性、专业性和帮助性的人际关系，属于社会关系的一种。在家庭雇佣人际关系中，面对不同结构的家庭、家庭成员以及家庭本身不同民族、信仰、年龄、职业、收入高低等情况，要求照护师必须尊重每个家庭、家庭成员的不同特点，能处理好不同类型结构家庭成员之间的关系。

2. 提供舒适的休养环境和安全的活动场所　在不影响家庭其他成员的工作生活和学习的情况下，尽量为被照护者创造舒适的休养环境。减少家庭其他成员对被照护者的饮食、休息的影响，为被照护者调配适宜的饮食种类、进食量和时间，妥善协助其卫生清洁工作，合理安排休息睡眠时间，落实促进睡眠照护措施。合理摆放日常生活起居用品，使方便应用的同时兼顾被照护者的活动安全。如暖瓶、水杯、凳子固定放置，切勿放在走路活动容易碰触的地方。认识、熟悉被照护者关系密切的邻居和亲友，保持被照护者良好的社会活动关系。

被照护者外出活动时，主动帮助其避开有危险的场所，如高压电、火源、暴晒、寒冷、大风、施工地等场所，以达到安全舒适活动的目的。

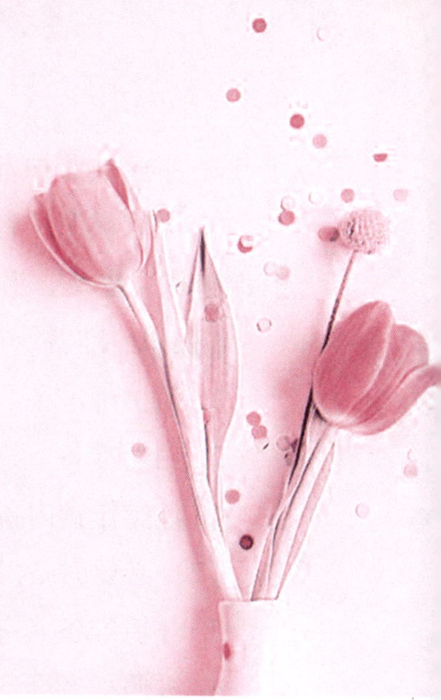

第四章
家庭预防与控制感染

第一节　清洁护理

一、头发清洁

常常洗头可保持被照护者头发清洁、清除头皮屑和灰尘。清洁的头发可维持良好的外观形象、保持积极乐观的心态，对增强战胜疾病的信心十分重要。对于病情较重、生活自理能力受限，如长期卧床、关节活动受限、肌肉张力降低等的被照护者，照护师应主动帮助。对于病情较轻、生活自理能力良好，但身体衰弱、妨碍个体进行日常头发清洁的被照护者，照护师应协助或提醒其完成头发的清洁护理。

（一）床上梳头

经常梳头可起到按摩头皮，促进头部血液循环和头发生长的作用，还可维持良好的外观形象，使身心舒适，增强抗病康复的信心。

［目的］

1. 可去除头皮屑和污秽，保持头发清洁整齐，减少感染机会。
2. 可按摩头皮，促进头部血液循环和新陈代谢，有助头发的生长。
3. 维护被照护者自尊，增强抗病信心。
4. 有助于建立良好的照护关系。

［评估］

1. 被照护者的年龄、病情、意识、自理能力、合作程度。

2. 了解被照护者的梳洗习惯。

3. 观察被照护者头发及头皮状态，头发的颜色、光泽，有无脱发及头皮屑。头皮有无包块、皮疹、出血点等异常表现。

［操作前准备］

1. 照护师准备　着装整齐，洗手、戴口罩。

2. 用物准备

（1）操作盘内备梳子、一次性垫巾或毛巾、纸袋各 1 个。

（2）必要时备发夹、发绳，30% 乙醇。

3. 环境准备　室内温度调至 22—24℃，保持光线充足或有足够的照明。

4. 被照护者准备　与被照护者交流沟通、解释梳头的目的、方法、注意事项及配合要点。

［操作步骤］

1. 摆体位　根据病情协助被照护者取坐位、半坐卧位、侧卧或平卧位，头偏向一侧。

2. 铺一次性垫巾或毛巾　铺于坐位或半坐卧位被照护者的肩上、铺于卧床被照护者的枕头上。

3. 梳头　将头发从中间分成两部分，一手扶住一侧头发，一手持梳子由发根梳向发梢（图 4－1）。头发梳理过程中可用指腹按摩头皮，促进头部血液循环。必要时将长发编辫或扎成束。

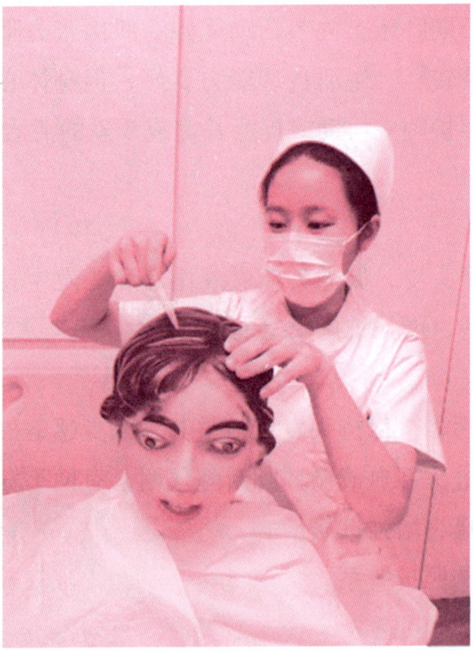

图 4－1　梳头方法

4. 操作后

（1）协助被照护者取舒适体位，将脱落的头发置于纸袋中与撤除的一次性垫巾一起弃于生活垃圾桶内。如是毛巾则将头毛处理干净后清洗。

（2）整理床单位，洗手，摘口罩。

［注意事项］

1. 选择合适的梳子，尽量使用圆钝齿的梳子梳头以防损伤头皮。头发较多，宜选用宽齿梳子梳头。

2. 遇头发打结，可用30%乙醇湿润打结处，再慢慢梳理开，避免过度牵拉造成疼痛和脱发。

3. 维持良好的个人外观，尊重个人的喜好和习惯，发辫不宜扎得太紧，每天至少松开发辫一次，经梳理后再编好。

4. 指导能自理的被照护者了解经常梳头可促进头部血液循环和头发生长代谢的重要性，养成每天梳头的好习惯，保持头发整齐和清洁。

（二）床上洗头

为了保持头发健康、卫生，在确保安全的情况下，应给长期卧床、活动不便、不能沐浴洗头的被照护者，每周床上洗头一次。如采用马蹄形垫、扣杯法或洗头车等方法。

［目的］

1. 清洁头发，去除头皮屑，改善卫生状况。

2. 促进头发生长代谢和头部血液循环，提高舒适度。

［评估］

1. 被照护者的年龄、病情、意识、自理能力、合作程度。

2. 了解洗头的习惯，喜欢应用的洗头工具。

3. 观察头发及头皮状态，头发的颜色、光泽，有无脱发及头皮屑。头皮有无包块、皮疹、出血点等异常表现。

［操作前准备］

1. 照护师准备　着装整齐，洗手、戴口罩、戴手套（医用橡胶手套）。

2. 用物准备

（1）托盘内备一次性垫巾、浴巾、毛巾、别针、纱布、棉球（以不吸水棉球为宜）、量杯、洗发液、梳子，有条件可准备眼罩和耳塞。

（2）托盘外备洗头盆、水壶（内盛40—45℃水）、污水桶、电吹风、生活垃圾桶。

3. 环境准备　移开床头周围桌、椅及其他杂物，关闭门窗，调节室温在22—24℃。

4. 被照护者准备

（1）向被照护者解释洗头的目的、方法、注意事项及配合要点。

（2）根据需要，开始洗头前协助被照护者排尽大、小便。

［操作步骤］

1. 协助被照护者颈下围毛巾　将衣领松开后向内折，折叠毛巾围于颈部，固定。

2. 协助摆体位　协助被照护者取仰卧位，铺一次性垫巾在头部下方，然后将浴巾置于垫巾上，洗头盆置于浴巾上，协助将被照护者的头部枕于洗头盆的头托上，将洗头盆的接水管置于污水桶内（图4－2）。

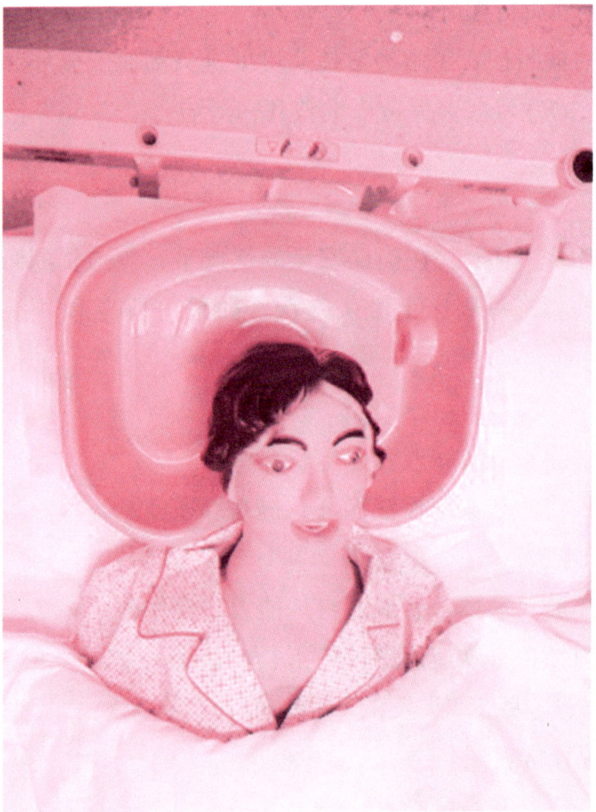

图4－2　床上洗头体位

3. 保护被照护者眼睛、耳朵　用棉球或耳塞堵塞双耳，用纱布或眼罩遮盖双眼。操作中，用手遮挡水（图4－3）。

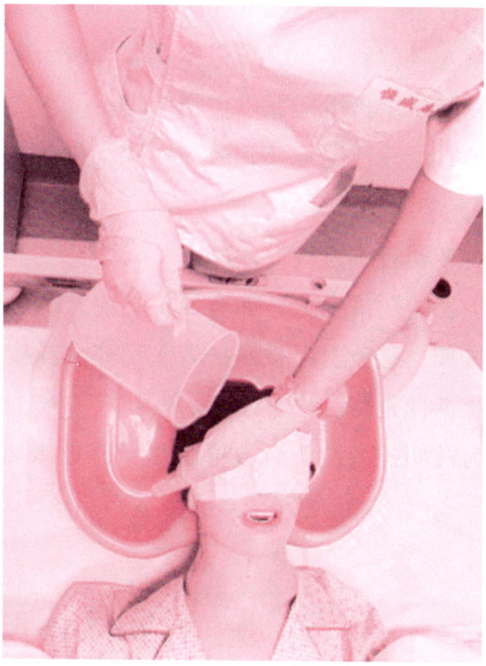

图4－3　床上洗头保护眼睛、耳朵方法

4. 洗发

（1）松开头发：用水壶内的温水充分湿润头发和头皮。

（2）应用洗发液：取适量洗发液涂于头发，由发际至脑后反复均匀揉搓至出现泡沫，用指腹轻轻按摩头皮。

（3）冲洗：用水壶内的温水从发际中部冲洗头发，洗至脑后时用一手边抬起头部边洗，另一手冲洗直至洗净。

（4）整理头发：解下颈部毛巾，擦干头发、颜面的水分。取下眼罩和耳内的棉球（耳塞）。用浴巾擦头发，用电吹风吹干，用梳子梳头发成型。

5. 操作后

（1）撤除洗发用物。

（2）协助被照护者取舒适卧位，整理床单位。

（3）脱手套、洗手、去口罩。

［注意事项］

1. 避免被照护者洗头受凉

（1）操作过程中注意控制水温和室温，水温不低于40℃，室温不低于24℃。

（2）及时擦干、吹干头发，避免床单、枕头、衣物、盖被、床铺打湿，防止被照护者着凉。

2. 注意保持被照护者舒适

（1）洗头时防止水流入眼部和耳部，防止水弄湿衣服、床单和盖被。

（2）按摩力度适中，避免用指甲搔抓以损伤头皮。

（3）头发冲洗干净，避免残留洗发液刺激头发和头皮。

3. 保护被照护者安全

（1）病情危重和极度衰弱者不宜洗发。

（2）注意观察被照护者的病情变化，如有异常，应及时停止操作。

（3）洗发时间不宜过长，避免引起被照护者头部充血或疲劳不适。

（4）注意保护伤口及各种管路。

4. 做好自我保护　为被照护者洗头时，身体尽量靠近床边，应用人体力学原理节省体力。

二、手清洁

健康照护师在日常照护过程中要加强手的清洁卫生，防止直接或间接地导致感染性疾病的发生。流动水洗手和消毒纸巾清洁手是两种最简单、方便、快捷的手清洁方法。

（一）洗手法

应用流动水有效洗手，可清除手上99%以上的各种暂住菌，是防止感染传播最重要的措施之一。

［目的］

1. 清洗手部皮肤及指甲内的污垢。

2. 清除手部皮肤上大部分暂住菌，切断经手传播的感染性疾病。

［评估］

1. 被照护者的年龄、病情、意识、自理能力、合作程度。

2. 了解被照护者洗手的习惯，习惯的水温。

3. 观察被照护者双手皮肤的颜色有无异常，有无破损、皮疹、出血点等异常表现，观察指甲的长短、光泽、形态及有无破损等。

［操作前准备］

1. 照护师准备　着装整齐，洗手、戴口罩、戴手套（医用橡胶手套）。

2. 用物准备　洗手液（速干手消毒剂）、干手纸巾（干毛巾），必要时备护手液。

3. 环境准备　流动水洗手设施良好，洗手盆清洁、干净、下水道畅通、无异味。

4. 被照护者准备　照护师协助被照护者取下手部饰物（手表、戒指等），卷袖过肘。

［操作步骤］

1. 准备　打开水龙头，调节适宜水温和流速。

2. 湿手　应用流动水充分淋湿双手，用手背关上水龙头。

3. 用洗手液（或手消毒液）洗手

（1）取洗手液（或手消毒液）适量均匀涂抹于双手的手掌、手背、手指和指缝（必要时增加至手腕及腕上 10 厘米）。

（2）按照“六步洗手法”具体步骤洗手，双手搓揉至少 20 秒。

①手指并拢掌心相对相互揉搓（图 4 – 4）。

②掌心对手背沿指缝相互揉搓（图 4 – 5）。

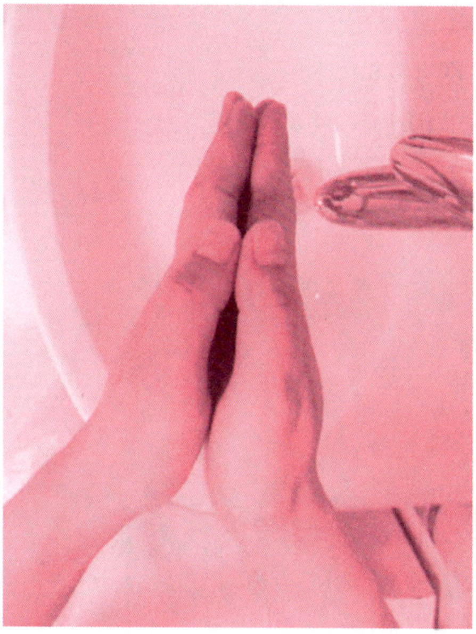

图 4 – 4　手指并拢掌心相对

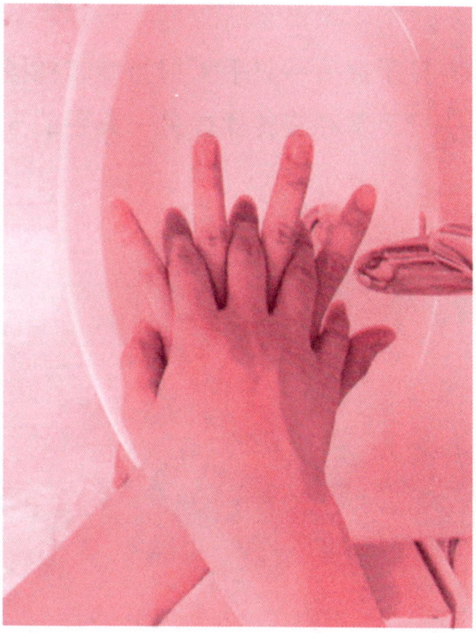

图 4 – 5　掌心对手背

③掌心相对，双手交叉指缝相互揉搓（图 4 – 6）。

④一只手掌心旋转揉搓另一只手的弯曲指关节（图 4 – 7）。

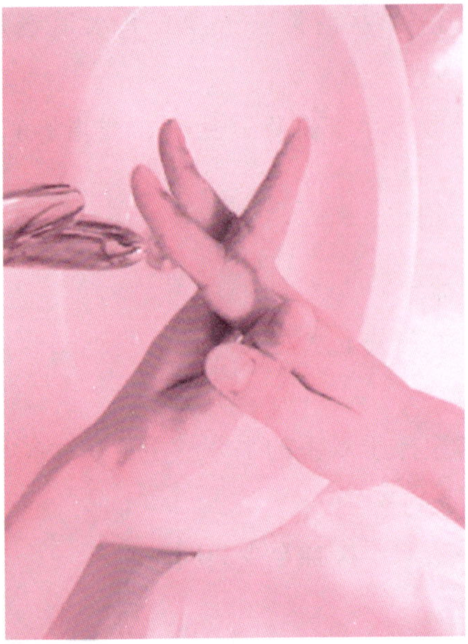
图4－6　掌心相对，双手指交叉

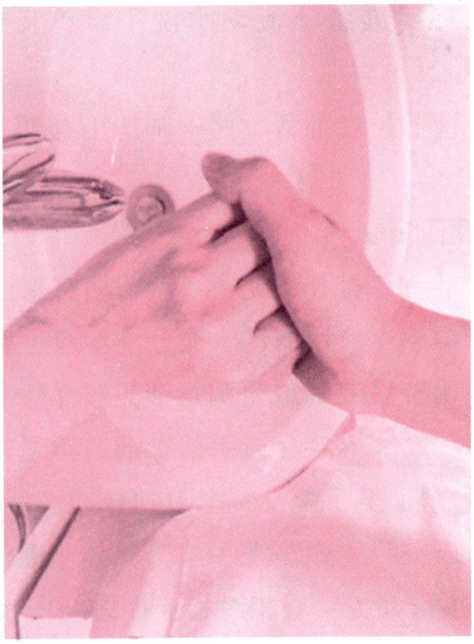
4－7　旋转揉搓另一只手的弯曲指关节

⑤一只手握另一只手大拇指旋转揉搓（图4－8）。

⑥一只手掌心旋转揉搓另一只手的五个手指尖（图4－9）。

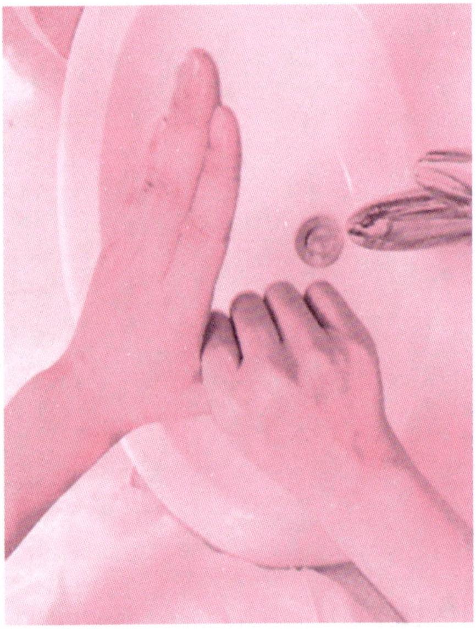
图4－8　大拇指旋转揉搓

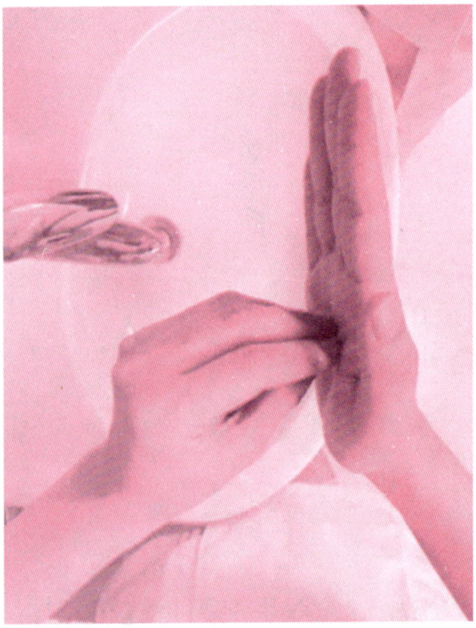
4－9　旋转揉搓另一只手的五个手指尖

4. 冲净洗手液（或手消毒液）　应用流动水彻底冲洗干净双手后，用手按水冲洗水龙头后用手背关闭水龙头。

5. 擦干双手　用擦手纸巾或毛巾擦干双手（或在干手机下烘干双手），必要时可应用护手液保护手部皮肤。

[注意事项]

1. 应用流动水　通常水龙头用肘部或脚踏板开关，有条件最好应用感应式开关。应用流动水可避免污水再次玷污双手及污染周围环境。

2. 水温、水流适中　水温太热或太冷会损伤皮肤，水流过大易溅湿工作服。

3. 注意正确洗手方法　双手各个部位都必须洗到、冲净，必要时增加手腕的清洗，每只手可握住另一只手腕部及腕上 10 厘米回旋揉搓。

4. 严格掌握洗手指征

（1）直接接触被照护者及其血液、体液、分泌物、排泄物、皮肤黏膜、破损伤口前后要洗手。

（2）从被照护者身体的污染部位移动到清洁部位前要洗手。

（3）进行各项操作前要洗手。

（4）处理药物或配餐前要洗手。

（二）消毒纸巾擦拭法

照护师未接触污染物品或感染的被照护者时，手相对清洁，如急需帮助被照护者完成生活照护等时，可用消毒纸巾擦拭法进行手清洁消毒。自理能力好的被照护者洗手后不久，需要持物、进餐等活动时，照护师可协助其用消毒纸巾擦拭的方法进行手清洁消毒。此操作为应用消毒纸巾擦拭法。

[目的]

1. 清除致病性微生物，预防感染与交叉感染。

2. 避免污染清洁物品。

[评估]

1. 被照护者的年龄、病情、意识、自理能力、合作程度。

2. 观察被照护者双手皮肤的颜色有无异常，有无破损、皮疹、出血点等异常表现，以及指甲的长短、光泽、形态等。

[操作前准备]

1. 照护师准备　取下手部饰物（手表、戒指等），卷袖过手腕部。

2. 用物准备　消毒纸巾。

[操作步骤]

1. 取消毒纸巾　打开消毒纸巾包装，从中取出适量的消毒纸巾。

2. 按洗手步骤用消毒纸巾擦拭双手

（1）手指并拢掌心相对用消毒纸巾相互擦拭。

（2）一只手拿消毒纸巾对另一只手背沿指缝擦拭。

（3）一只手拿消毒纸巾对另一只手掌心、指缝擦拭。

（4）一只手拿消毒纸巾对另一只手的弯曲手指关节擦拭。

（5）一只手拿消毒纸巾对另一只手的大拇指旋转擦拭。

（6）一只手拿消毒纸巾对另一只手并拢的五个手指尖旋转擦拭。必要时增加至手腕及腕上 10 厘米。

3. 保持手的干燥、清洁。

4. 整理用物　照护师协助被照护者将擦拭消毒纸巾扔到垃圾桶内，系好衣服袖口。

［注意事项］

1. 注意手的各个部位均需要擦拭到位。

2. 擦拭时间至少 20 秒，待自然干燥。

三、口腔清洁

（一）漱口

餐后用清水漱口，或遵医嘱应用药液漱口，可保持口腔卫生、治疗口腔疾病、缓解口腔症状等。

［目的］

1. 清除口腔内的食物碎屑，保持口腔清洁卫生，预防口腔及呼吸道疾病。

2. 治疗口腔疾病，缓解口腔疾病的症状和不适。

［评估］

1. 被照护者的年龄、病情、意识、自理能力、合作程度。

2. 观察被照护者口腔有无破烂溃疡，接近时有无异味，漱口时有无不适或疼痛等，口腔黏膜溃疡的愈合情况等。

［操作前准备］

1. 照护师准备　洗手、戴口罩。

2. 用物准备　操作盘内备盛温水（配制好的药液）的容器、一次性漱口水杯、纸巾。

3. 环境准备　关闭门窗，调节室温在 22—25℃，整理床头柜上多余杂物。

4. 被照护者准备　向被照护者解释漱口的目的、方法、注意事项及配合要点。

［操作步骤］

1. 摆体位　根据病情协助被照护者取舒适体位，一般半坐卧位或侧卧位，必要时取下义齿嘱头偏向一侧。

2. 取适量漱口液　将温水或药液倒入一次性漱口杯内。

3. 彻底漱口　将盛温水或药液的一次性漱口杯，递给被照护者自主漱口或协助被照护者漱口，需多次重复漱口。

4. 漱口结束

（1）协助被照护者清洁口角：用纸巾擦拭口角水滴。

（2）改变体位：根据病情协助被照护者取舒适卧位。

（3）整理物品：将一次性药杯、纸杯、纸巾放入垃圾桶内，清洗漱口水杯、盛温水的容器及操作盘并保持清洁和干燥。

[注意事项]

1. 漱口水的水温适度，以不烫手最佳。药液漱口时根据实际需要调节温度。

2. 要尽量多含漱，多含一会儿可保证漱口的效果。

3. 漱口药液根据医嘱使用，开启的漱口药液应在有效期内应用。

4. 注意观察漱口后漱口液的颜色、性状、量等，观察被照护者有无不适及症状有无改善。

5. 对行动不变的被照护者，餐后需协助漱口，以保持口腔清洁，但昏迷或神志不清的被照护者禁止漱口，以防止窒息。

（二）刷牙

刷牙可清除滞留在口腔内的食物残渣，有效减少附着在牙齿表面的牙菌斑，增强抗病能力。同时牙刷对牙龈具有按摩作用，有助牙龈健康。

[目的]

1. 减少口腔中的致病因素，增强抗病能力。

2. 保健牙龈、牙齿健康。

[评估]

1. 被照护者的年龄、病情、意识、自理能力、合作程度。

2. 观察被照护者口腔黏膜的完整性，有无异味、肿块，咽喉部有无红肿、异物，牙齿有无松动、脱落等。

[操作前准备]

1. 照护师准备　着装整洁，洗手、戴口罩。

2. 用物准备　操作盘、牙刷、牙膏、刷牙杯（内盛温水）、一次性纸杯（盘）、纸巾，被照护者有义齿时另备一个盛清水的杯子（纸杯）。

3. 环境准备　关闭门窗，调节室温在22—24℃，整理床头柜上多余杂物。

4. 被照护者准备　向被照护者解释刷牙的目的、方法、注意事项及配合要点。

[操作步骤]

1. 摆体位　根据病情协助被照护者取舒适体位，一般半坐卧位或侧卧位，上肢能自由活动（必要时取下义齿并将义齿放入另一个盛清水的纸杯内）。

2. 挤牙膏在牙刷头　挤适量牙膏在牙刷的毛刷头上，然后在刷牙杯内蘸适量水湿润牙刷上的牙膏。

3. 彻底刷牙

（1）颤动刷牙法：毛刷头指向牙龈方向，与牙齿呈45°角，使刷毛进入齿龈沟及缝内，做快速环形短距离颤动。每次只刷2—3颗牙，刷完一个部位后再刷相邻部位（图4－10）。

对于前排牙齿内面，可用牙刷毛面的顶部以环形颤动方式刷洗（图4－11）。

刷牙齿咬合面时，将刷毛压在咬合面上，使毛端深入裂沟区做短距离的前后来回颤动（图4－12）。

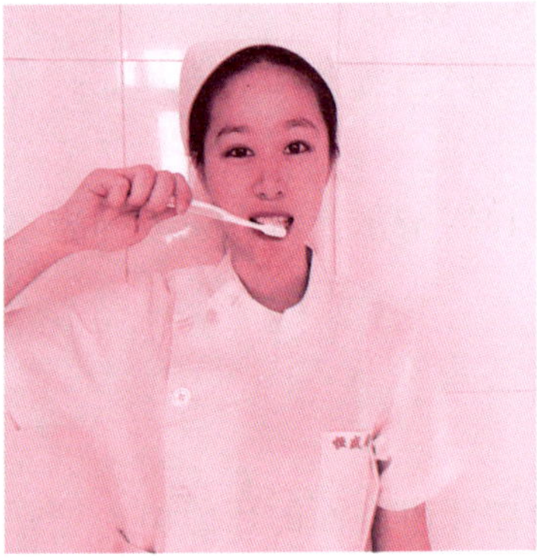

图4－10　颤动刷牙法－外面（示范）

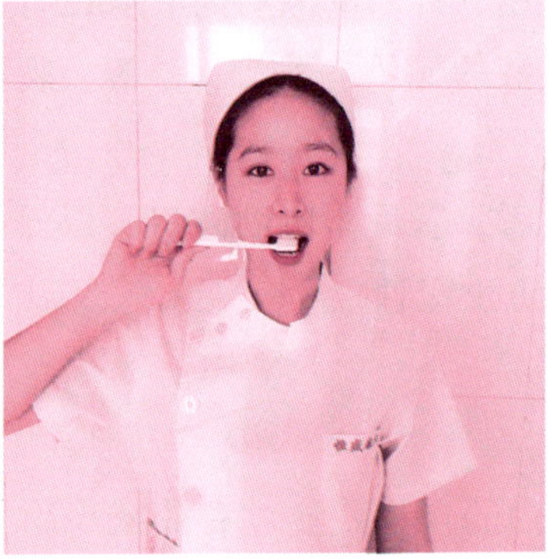

图4－11　颤动刷牙法－内面（示范）

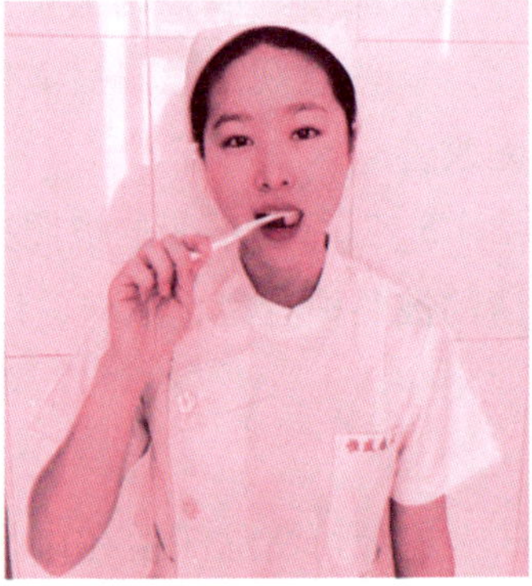

图4－12　颤动刷牙法－咬合面（示范）

持续刷牙3分钟，然后用清水漱口。

（2）竖刷牙法：将牙刷毛刷末端置于牙龈和牙冠交接处，沿牙齿方向对牙缝轻微加压并纵向刷洗（图4－13）。持续刷牙3分钟，然后用清水漱口。

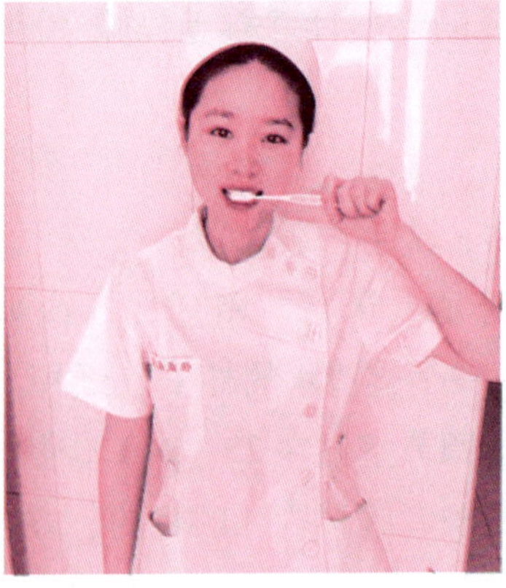

图4－13　竖刷牙法（示范）

4. 刷牙结束

（1）协助被照护者刷净舌头：嘱被照护者伸出舌头，将牙刷毛刷面与舌面呈直角，先轻微刷向舌面尖端，然后再刷舌的两侧面。

（2）协助被照护者清洁口角：用纸巾擦拭被照护者口角和牙的残余牙膏沫及污物，清洁义齿，协助患者安装义齿。

（3）改变体位：根据病情协助被照护者取舒适体位。

（4）整理物品：清洁牙刷、刷牙杯及浸泡义齿的杯子并保持清洁和干燥，将一次性纸杯（盘）、纸巾扔到垃圾桶内。

[注意事项]

1. 正确选择牙刷　尽量选用刷头较小、刷毛质地柔软且疏密适宜的牙刷，以免损伤牙齿。牙刷至少每三个月更换一次。

2. 正确选择牙膏　选择有抑菌作用的含氟牙膏保护牙齿，用抑制细菌生长的药物牙膏治疗牙周病或牙齿过敏。

3. 采用正确的刷牙方法　避免采用左右方向拉锯式动作刷牙的横刷法，以防损害牙体与牙周组织。

4. 掌握正确的刷牙时机　晨起、睡前刷牙每日 2 次，每次刷牙持续时间至少 3 分钟。

5. 刷牙后必须漱口　嘱被照护者彻底漱口以清除口腔内的食物碎屑和残余牙膏。

（三）口腔护理

对高热、禁食、鼻饲、手术后、昏迷、危重、口腔疾患及生活不能自理的被照护者进行口腔护理。一般每日 2 次，有特殊问题（如呕血、咯血、痰液堆积咽颊部等）时，应随时进行口腔照护。

[目的]

1. 保持口腔卫生　清除口腔残余食物及异物，湿润口腔黏膜，预防口腔感染、窒息等并发症。

2. 保持舒适　清除口腔异味，清洁牙齿及牙垢，增进食欲。

3. 及时发现病情变化　观察口腔内黏膜、舌苔、牙龈有无异常变化等。

[评估]

1. 被照护者的年龄、病情、意识、自理能力、合作程度。

2. 观察被照护者口腔黏膜的完整性，有无异味、肿块，咽喉部有无红、肿、异物，牙齿有无松动、脱落，牙龈有无红肿痛等。

[操作前准备]

1. 照护师准备　着装整洁，洗手、戴口罩、戴手套（医用橡胶手套）。

2. 用物准备

（1）一次性口腔照护盘：镊子、弯盘、棉球、液体石蜡、纱布数块、垫巾、一次性垃圾袋等。

（2）其他物品准备：口腔护理液、漱口液及吸水管、压舌板、手电筒，必要时备开口器、口腔外用药（如西瓜霜），手消毒液。

3. 被照护者准备　向被照护者解释口腔照护的目的、方法、注意事项及配合要点。

4. 环境准备　整理床头柜上多余杂物，关闭门窗，确保光线充足或有足够的照明，调节室温在22—24℃。

［操作步骤］

1. 携用物　将口腔护理用品放到被照护者的床头柜上，询问被照护者是否需要排空大小便，操作前手消毒。

2. 打开一次性口腔护理包（盘）　取出一次性垃圾袋，将适量口腔护理液倒入盘内浸湿棉球，打开压舌板置入盘内。

3. 摆体位　协助被照护者取舒适、安全且易于操作的体位，一般取侧卧或仰卧位，头偏向照护师一侧。

4. 铺巾置盘　打开一次性口腔护理盘，铺垫巾于被照护者颈下，置弯盘于被照护者口角旁。

5. 口腔评估　嘱被照护者张口，照护师一手持手电筒，一手持压舌板观察口腔情况（图4－14）。昏迷者或牙关紧闭者可用开口器协助张口。

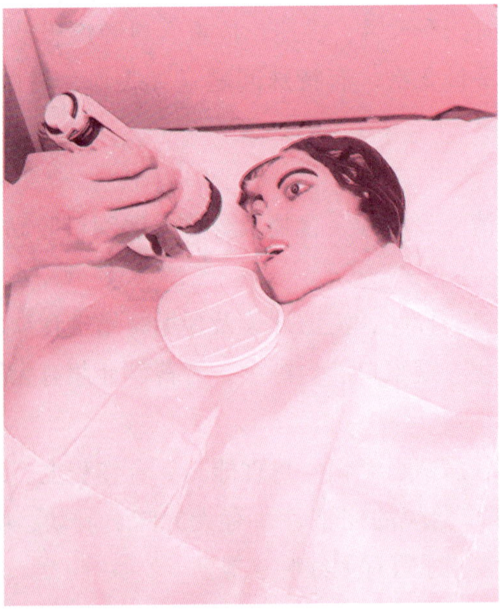

图4－14　口腔评估方法

6. 按顺序擦拭　用弯止血钳夹取含有无菌溶液的棉球，拧干棉球，按顺序操作。

（1）用压舌板轻轻撑开左侧颊部，沿纵向擦洗左侧牙齿的外面，按顺序由臼齿洗向门齿。右侧牙齿的外面同法擦洗（图 4－15）。

（2）擦洗牙齿左上内侧面、左上咬合面、左下内侧面、左下咬合面，弧形擦洗左侧颊部。右侧牙齿同法擦洗（图 4－16、图 4－17）。

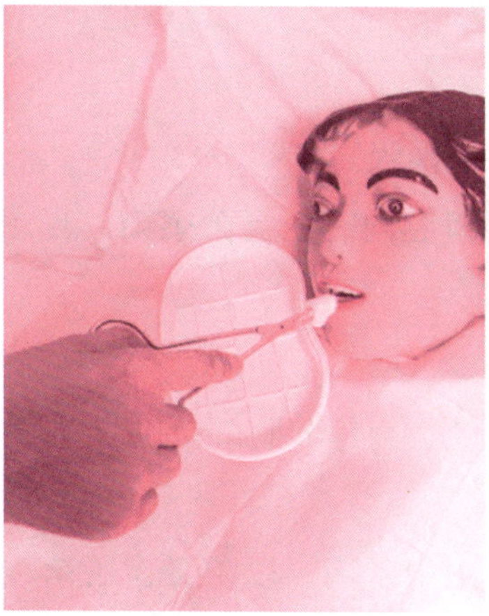

图 4－15　擦洗牙齿方法－左右外上、下

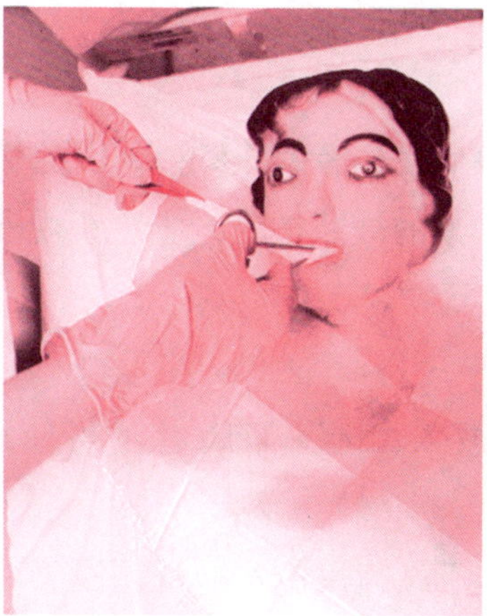

图 4－16　擦洗牙齿方法－左右内上、下

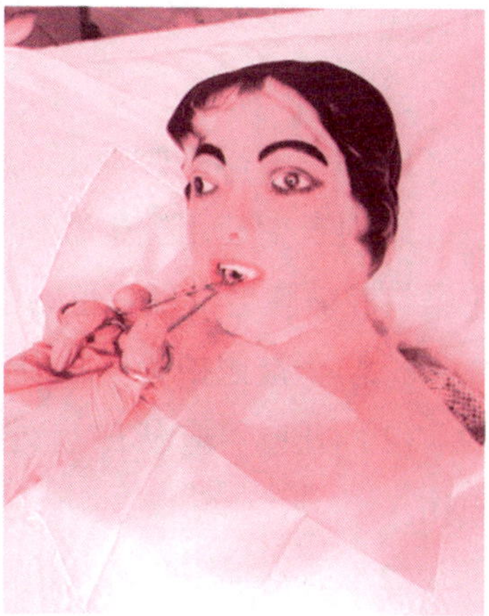

图 4－17　擦洗牙齿方法－左右咬合上、下

（3）擦洗舌面及腭部（图 4－18、图 4－19）。

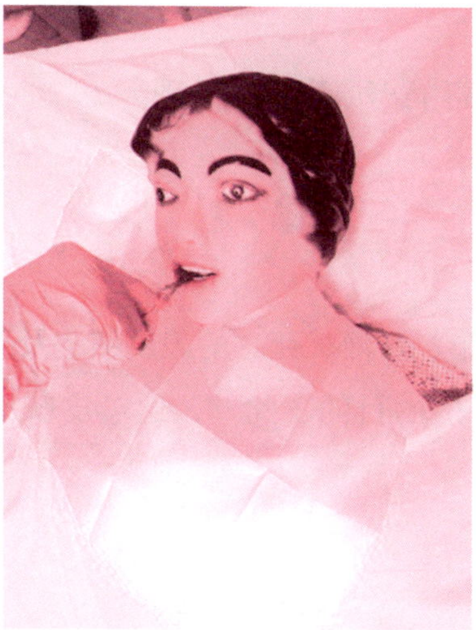

图 4－18　舌面部擦洗方法

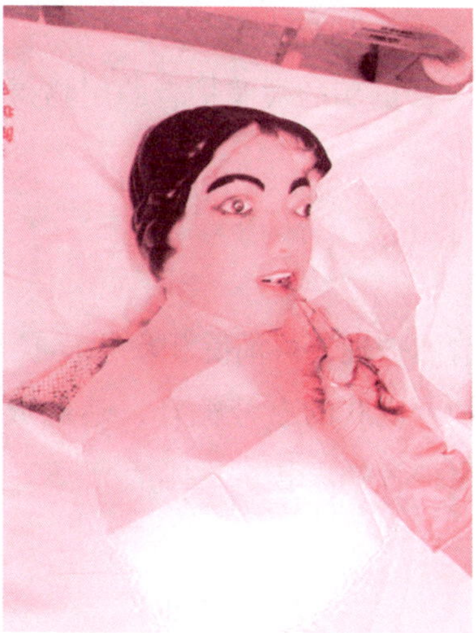

图 4－19　腭部擦洗方法

7. 再次漱口　协助被照护者用吸管吸水漱口，将漱口水吐入弯盘，纱布擦净口唇，必要时协助清洁并安装义齿。

8. 再次评估口腔状况　嘱被照护者张口，照护师一手持手电筒，一手持压舌板观察口腔情况。必要时协助被照护者安装义齿。

9. 润唇　用石蜡油涂嘴唇，酌情口腔内涂药。

10. 操作后整理

（1）撤去弯盘、治疗巾等，置入一次性垃圾袋内。

（2）协助被照护者取舒适卧位，整理床单位，整理口腔照护用物并弃于垃圾桶内，洗手。

［注意事项］

1. 意识障碍，如昏迷、癫痫发作者禁止漱口，以免引起误吸。

2. 对长期使用抗生素和激素的被照护者，应注意观察口腔内有无真菌感染，真菌感染口腔黏膜会出现白色的膜状物。

3. 防止被照护者口腔损伤

（1）开口器应从臼齿处放入，牙关紧闭者不可使用暴力使其张口，以免造成损伤。

（2）有活动义齿者，应取下义齿用冷水刷洗，浸于冷水中备用，以防义齿脱落误吸造成窒息。

（3）止血钳尖端用棉球包裹，防止尖端损伤口腔黏膜和牙龈。

（4）擦洗动作轻柔，尤其是凝血功能障碍的被照护者，应防止黏膜和牙龈碰伤。

4. 棉球擦洗时一个棉球擦洗一个部位，注意夹紧棉球防止擦洗时遗留在口腔内，防止因水分过多造成误吸。

5. 患有传染病的被照护者的用物，需按消毒隔离原则进行处理。

四、皮肤清洁

皮肤清洁护理，可清除积聚于皮肤上的油脂、汗液、死亡的表皮细胞及部分细菌，刺激被照护者皮肤的血液循环，达到放松、舒适的目的。此外，通过皮肤清洁护理，可观察被照护者的皮肤、身体情况。

（一）协助沐浴

根据被照护者情况，选择合适的洗浴方式、时间和频率，并根据被照护者生活自理能力适当予以协助。

［目的］

1. 促进被照护者身心舒适，去除皮肤污垢，保持皮肤清洁，使其身心放松。

2. 促进被照护者康复，促进皮肤血液循环，预防感染、压疮等并发症发生。

［评估］

1. 被照护者的年龄、病情、意识、自理能力、合作程度。

2. 观察被照护者皮肤黏膜的完整性，有无异味、肿块。

［操作前准备］

1. 照护师准备 服装整洁，洗手、戴口罩。

2. 用物准备 脸盆、毛巾、浴巾、适宜的浴皂或浴液、洗发液、清洁衣裤、拖鞋、手消毒液。

3. 被照护者准备

（1）向被照护者解释淋浴的目的、方法、注意事项及配合要点。

（2）协助被照护者排空大小便。

4. 环境准备 关闭门窗，调节室温在22—24℃、水温在43—45℃，也可根据被照护者习惯调节水温，以不烫，不冻为宜。

［操作步骤］

1. 判断 根据被照护者的病情、意识、自理能力、心理状态、皮肤情况及日常淋浴习惯进行评估是否适合沐浴。

2. 备物 准备洗浴品、护肤品放于被照护者易取处，清洁浴盆，在浴室放置防滑垫（图4－20）。

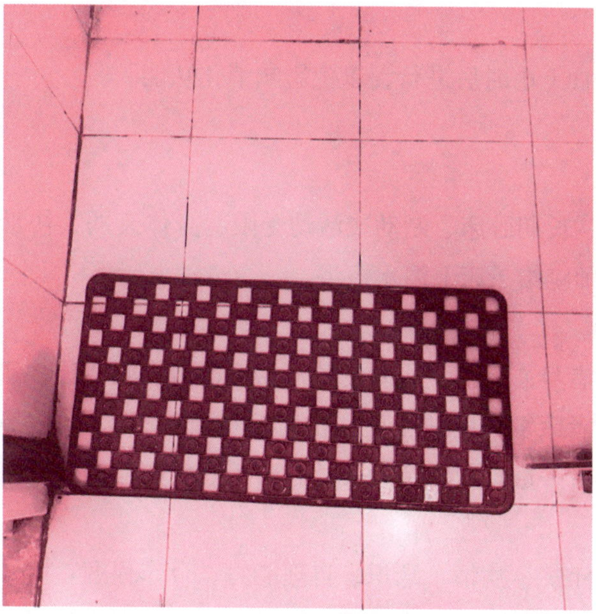

图4－20 浴室放置防滑垫

3. 解释 嘱被照护者穿好浴衣、拖鞋，照护师帮助调节合适水温后协助其进入浴室。指导被照护者扶好安全把手、浴室勿插门，以防进出浴室时跌倒能得到及时帮助。

4. 淋浴　照护师应在被照护者可呼唤到的地方，每隔 5 分钟观察被照护者的淋浴情况及淋浴过程中的反应。

5. 盆浴　照护师酌情进入浴室帮助被照护者洗浴和穿衣。

6. 沐浴后

（1）酌情帮助被照护者移出浴盆（浴室），擦干头发及全身皮肤。

（2）酌情协助被照护者穿好清洁衣裤和拖鞋。

（3）协助被照护者回卧室，饮水，取舒适卧位卧床休息。

（4）整理用物放回原处，清洁浴盆或浴室，洗手。

［注意事项］

1. 正确选择洗浴用品和护肤用品。

2. 沐浴时确保被照护者安全

（1）一定要穿好拖鞋，防止被照护者取用物时出现意外性滑倒或跌倒。

（2）防止被照护者受凉，避免意外烫伤。

（3）必要时，照护师可在浴室外守护，确保发生意外时能及时入内。当被照护者呼叫时，在确保安全的前提下，照护师应先敲门再进入浴室，保护被照护者隐私。

3. 沐浴浸泡时间　不应超过 30 分钟。浸泡过久易导致疲倦、眩晕，若被照护者发生晕厥，应立即将其抬出浴室放置在床上、平卧、保暖，严密观察病情变化，必要时送医院就诊。

4. 淋浴应在进食 1 小时后进行，以免影响消化功能。

（二）床上温水擦浴

对于病情较重、长期卧床、制动或活动受限、身体衰弱，协助无法完成沐浴的被照护者，健康照护师应给予床上温水擦浴。

［目的］

1. 促进被照护者身心舒适，去除皮肤污垢，保持皮肤清洁，使其身心放松。

2. 促进被照护者康复，促进皮肤血液循环，预防感染、压疮等并发症发生。

3. 观察被照护者一般情况，活动肢体，防止肌肉挛缩和关节僵硬等并发症发生。

［评估］

1. 被照护者的年龄、病情、意识、自理能力、合作程度。

2. 室内温度、相对湿度，门窗是否关闭，被照护者喜欢更换的衣物等。

3. 观察被照护者皮肤黏膜的完整性、颜色，有无伤口、异味、肿块、皮疹等。

［操作前准备］

1. 照护师准备　服装整洁，修剪指甲，洗手、戴口罩、戴手套（医用橡胶手套）。

2. 用物准备

（1）操作车上：备浴巾2条、毛巾2条、浴皂、沐浴毯、50%乙醇、梳子、润肤剂、清洁衣裤和被服、手消毒液，必要时备爽身粉。

（2）操作车下：备脸盆2个、热水桶、污水桶、生活垃圾桶，必要时备便盆、垫巾。

3. 被照护者准备

（1）向被照护者解释擦浴的目的、方法、注意事项及配合要点。

（2）询问并协助被照护者排空大小便。

4. 环境准备　关闭门窗、拉上窗帘，调节室温在24—26℃、调整水温在47—50℃，必要时用屏风遮挡。

［操作步骤］

1. 准确评估　根据被照护者的年龄、病情（一般状况、意识、生命体征等）、自理能力、皮肤卫生状况，确定被照护者是否可以床上温水擦浴。

2. 携用物至床旁　将用物按照使用顺序放于易取、稳妥、恰当的位置。

3. 解释沟通　询问被照护者是否需要排空大小便，按需要给予便器。

4. 摆体位　根据病情协助被照护者取舒适功能卧位，松开盖被，协助被照护者移近床边，将盖被移至床尾，用沐浴毯遮盖身体（图4－21）。

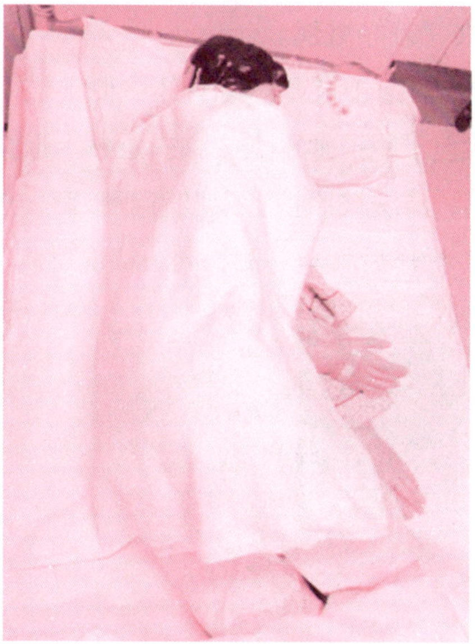

图4－21　协助摆体位

5. 备水　脸盆内倒入温水至2/3处，与浴皂一起放于床旁桌上。

6. 擦洗　按照顺序进行擦洗，动作轻柔快速，注意保暖，并保护被照护者隐私。彻底浸湿毛巾后拧成半干状，然后折叠毛巾成手套状包于照护师手上（图4－22）。

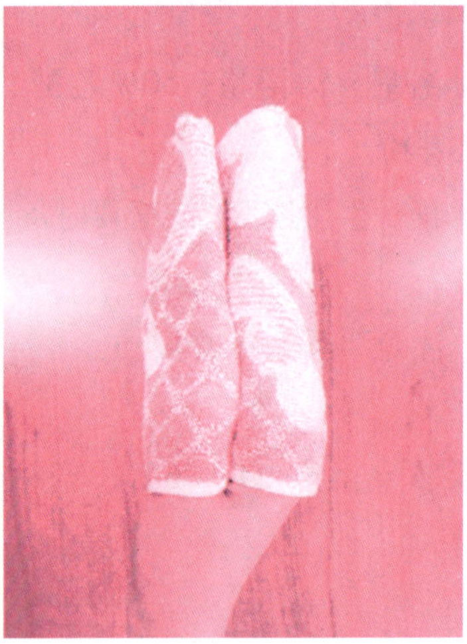

侧面

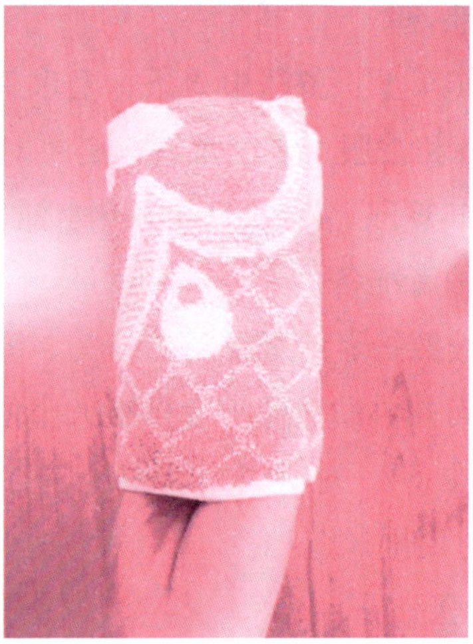

正面

图 4－22　折叠毛巾成手套状

（1）面部和颈部：先用温水毛巾轻轻擦洗眼部。询问被照护者面部擦洗是否使用浴皂，按顺序洗净擦干前额、面颊、鼻翼、耳后、下颌直至颈部，洗干净毛巾。

（2）上肢和手：

①为被照护者脱去上衣，盖好浴毯。

②擦洗上肢：1 条浴巾纵向铺于被照护者身体一侧上肢下面，彻底浸湿毛巾后拧成半干状，折叠毛巾成手套状包于照护师手上。移去近侧上肢浴毯，擦洗被照护者上肢直至腋窝，再将毛巾涂上浴皂，清洗被照护者上肢直至腋窝，然后用清水擦净，并用浴巾擦干盖好浴毯（图 4－23）。操作后移至对侧，同法擦洗对侧上肢。

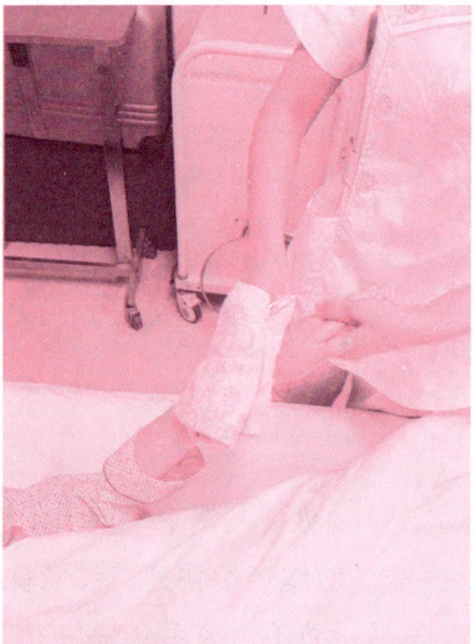

图 4－23　擦洗上肢

③浸泡洗手：将脸盆置于床边对折好的浴巾上。协助被照护者将手浸于脸盆中，洗净并擦干（图4－24）。必要时帮助被照护者修剪指甲。

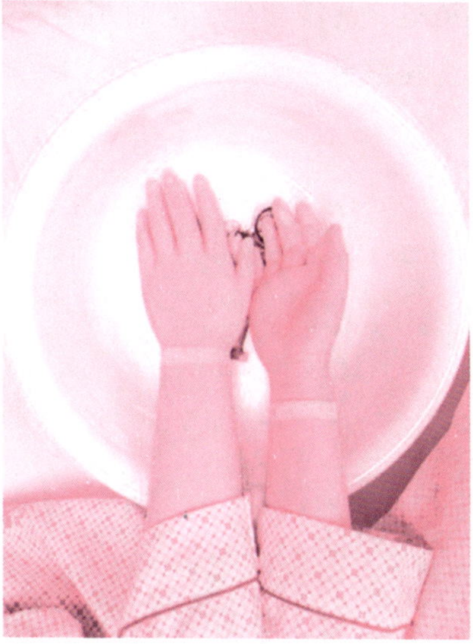

图4－24　浸泡洗手

（3）擦洗胸、腹部：

①擦洗胸部：将浴毯向下折叠至被照护者脐部，用浴巾盖住胸部。彻底浸湿毛巾后拧成半干状，折叠毛巾成手套状包于照护师手上，用另一手掀起浴巾一侧擦湿被照护者胸部，再将毛巾涂上浴皂，清洗胸部，然后用清水擦净，并用浴巾擦干盖好，同法擦洗胸部另一侧（图4－25）。

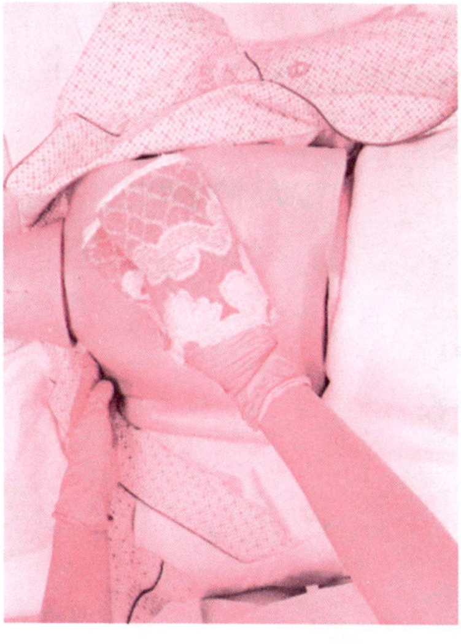

图4－25　擦洗胸部

②擦洗腹部：将浴毯向下折叠至会阴部，用浴巾盖住被照护者腹部。彻底浸湿毛巾后拧成半干状，折叠毛巾成手套状包于照护师手上，用另一手掀起浴巾一侧擦湿被照护者腹部，再将毛巾涂上浴皂，清洗腹部，然后用清水擦净，并用浴巾擦干腹部一侧，盖好干爽浴巾。同法擦洗腹部另一侧（图 4－26）。

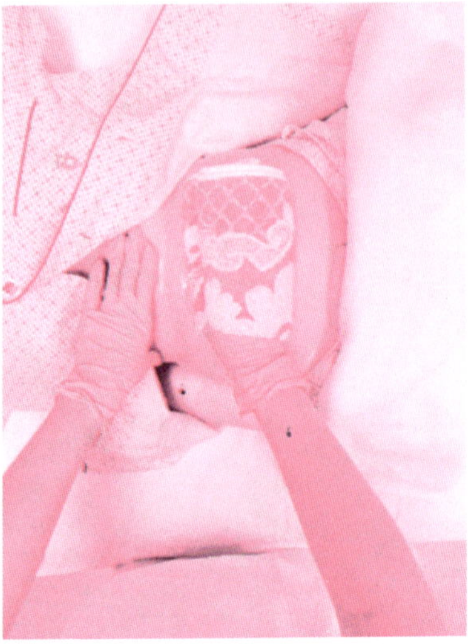

图 4－26　擦洗腹部

（4）擦洗背部：

①松开盖被，协助被照护者取侧卧位，背向照护师，将浴毯盖于被照护者肩部和背部，将浴巾纵向铺于被照护者身下。

②依次擦洗后颈部、背部至臀部。彻底浸湿毛巾后拧成半干状，折叠毛巾成手套状包于照护师手上，用另一手掀起浴毯后擦湿被照护者背部，用浴巾覆盖背部，再将毛巾涂上浴皂，清洗背部，然后用清水擦净，并用浴巾擦干背部恢复舒适卧位，盖好浴毯（图 4－27）。

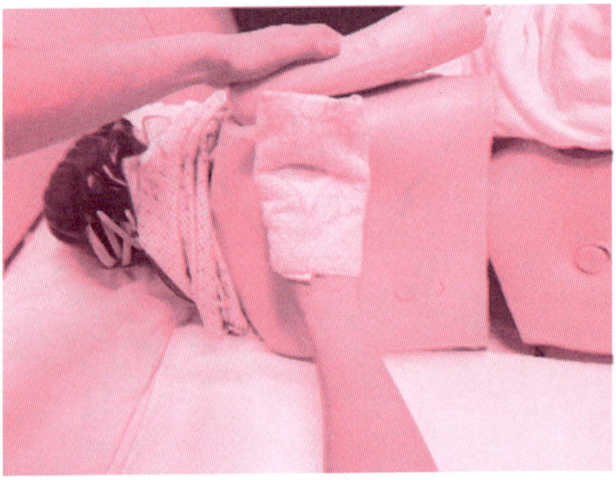

图 4－27　擦洗背部

③手掌根部倒取适量50%乙醇，沿脊柱两侧从骶尾部向上至颈部按摩背部3个循环（图4－28）。

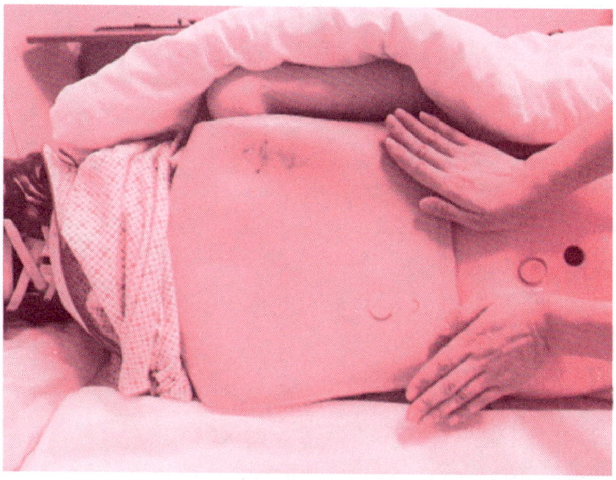

图4－28　按摩背部

（5）擦洗下肢、足部及会阴部：

①摆体位：被照护者取平卧位，将浴毯下移至远侧腿部，确保遮盖会阴部位，注意其他部位保暖。浴巾纵向铺于近侧腿部下面。

②擦洗下肢：彻底浸湿毛巾后拧成半干状，折叠毛巾成手套状包于照护师手上，用另一手掀起浴毯后依次擦湿被照护者踝部、膝关节、大腿，用浴巾覆盖踝部、膝关节、大腿，再将毛巾涂上浴皂，清洗被照护者踝部、膝关节、大腿，然后用清水擦净，并用浴巾擦干，盖好浴毯（图4－29）。同法擦洗另一侧下肢。

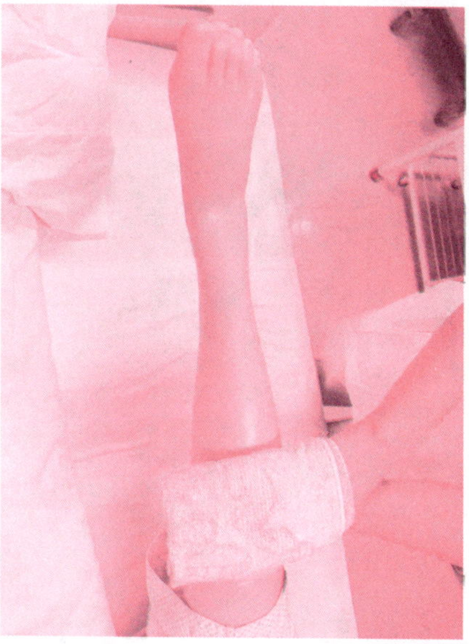

图4－29　擦洗下肢

③浸泡擦洗足部：将脸盆移至足下，盆下垫浴巾。一手托起被照护者小腿部，将足部轻轻置于盆内，浸泡后擦洗足部（图 4 - 30）。必要时修剪指甲，使用润肤剂。

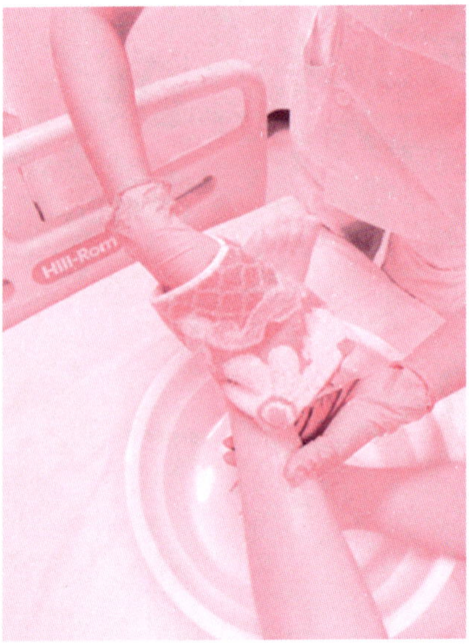

图 4 - 30　擦洗足部

④冲洗会阴部：将浴毯盖好清洁部位，暴露会阴部。用水冲洗干净会阴部并用纸巾擦干（图 4 - 31）。移去浴巾，协助被照护者穿好清洁裤子。

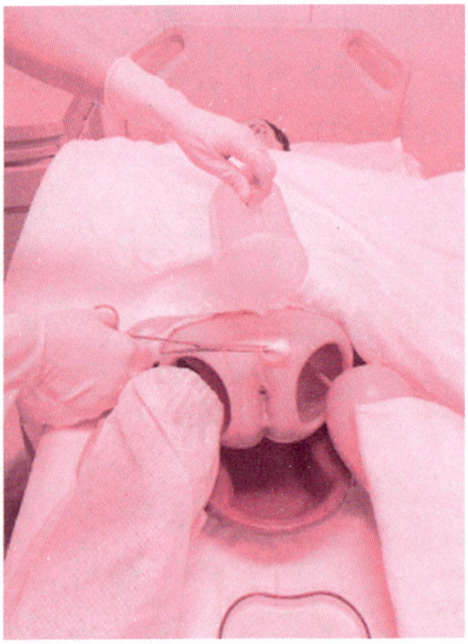

图 4 - 31　冲洗会阴部

7. 操作后

（1）梳头：协助被照护者取舒适体位，为被照护者梳头。

（2）整理床单位和用物：必要时更换床单，用物放回原处。

（3）洗手。

［注意事项］

1. 温水擦浴时，易引起排尿和排便反射。因此，操作前必须询问被照护者是否需要排空大小便。

2. 床上擦浴时，要注意关门关窗，用浴毯保暖，防止被照护者着凉，并保护隐私。

3. 每个部位擦洗时，要注意更换清洁水，避免交叉感染。脸部清洗时避免使用浴皂，以免引起眼部刺激症状。其他部位一般采用清水，必要时用浴皂，但最后必须用清水擦净、用浴巾擦干皮肤。

4. 皮肤分泌物易沉积于皱褶处，因此，注意擦净耳廓、耳后、腋窝等处皮肤。另外由于臀部和肛门部位皮肤皱褶处常有粪便残留，易于滋生细菌，因此，要注意擦净臀部和肛门部位的皮肤皱褶处。

5. 应由远心端向近心端擦洗，可促进静脉回流。操作时动作敏捷、轻柔，减少翻动次数，一般20—30分钟完成擦浴。

6. 擦浴时应注意被照护者的保暖，控制室温在24—26℃，随时调节水温在47—50℃，及时为被照护者盖好浴毯。避免擦浴时弄湿床单和盖被。

7. 擦洗时，脱衣服顺序是应先脱近侧衣裤，后脱远侧衣裤；如有患肢者应先脱健侧衣裤，后脱患侧衣裤。穿衣服顺序：应先穿对侧后穿近侧，如有患肢，应先穿患侧后穿健侧，防止牵拉引起肢体不适。

8. 擦浴过程中，应注意观察被照护者病情变化及皮肤情况，如出现寒战、面色苍白、脉速等表现，应立即停止擦浴，并给予适当处理。注意保护伤口和管路，避免伤口受压、管路打折或扭曲。

（三）背部按摩

背部按摩可促进长期卧床者背部皮肤血液循环，增进其舒适感，预防压疮等并发症发生。健康照护师还可有效观察被照护者皮肤有无破损。

［目的］

1. 促进皮肤血液循环，预防压疮等并发症发生。

2. 促进身心放松，增进被照护者舒适度。

3. 观察病情变化及皮肤有无破损情况，及时发现问题，及时处理。

［评估］

1. 被照护者的年龄、病情、意识、自理能力、合作程度。

2. 室内温度、相对湿度，门窗是否关闭，被照护者喜欢按摩的力度和方式。

3. 观察被照护者背部皮肤黏膜的完整性、颜色，有无压疮、异味、肿块、皮疹等。

［操作前准备］

1. 照护师准备　服装整洁，修剪指甲，洗手、戴口罩。

2. 用物准备　毛巾、浴巾、50%乙醇、脸盆（内盛47—50℃的温水）、手消毒液、屏风、生活垃圾桶。

3. 被照护者准备

（1）向被照护者解释背部按摩的目的、方法、注意事项及配合要点。

（2）询问并协助被照护者排空大小便。

4. 环境准备　关闭门窗，拉上窗帘，调节室温在24—26℃，必要时使用屏风遮挡。

［操作步骤］

1. 评估判断　根据被照护者病情（一般状况、意识、生命体征等）、自理能力、合作程度确定是否可以背部按摩。

2. 携用物至床旁　将盛有温水的脸盆及其他用物按使用顺序置于床旁桌子或椅子上。

3. 协助摆体位　消毒手，协助被照护者取俯卧位或侧卧位，背向照护师。

4. 按摩　分俯卧位、侧卧位两种背部按摩方式。

（1）铺浴巾：移除盖被，充分暴露被照护者肩、背、上肢及臀部，用浴巾纵向盖住暴露处。

（2）清洁背部：彻底浸湿毛巾后拧成半干状，折叠毛巾成手套状包于照护师手上，依次擦洗颈、肩、背及臀部，浴巾纵向盖住以保暖。

（3）全背按摩：

①大循环按摩：两手蘸少许50%乙醇，用手掌大鱼际、小鱼际以环形方式按摩。从骶尾骨部开始沿脊柱两侧向上按摩至肩部，再从上臂沿背部两侧向下按摩至髂嵴部位，如此有节律地按摩2—3次（图4－32）。

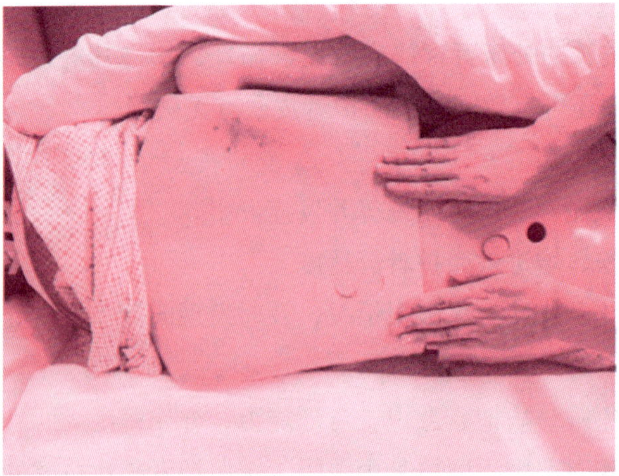

图4－32　大循环按摩

②小循环按摩：用拇指指腹蘸少许 50% 乙醇，由骶尾骨部开始沿脊柱旁按摩至肩部、颈部，再继续向下按摩至骶尾部（图 4－33）。

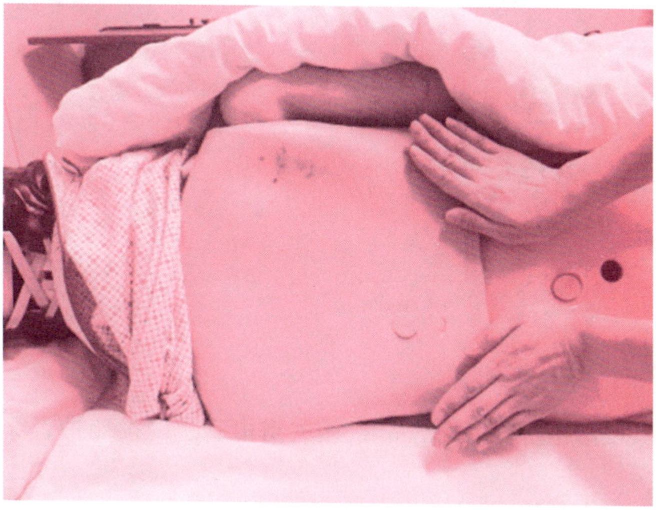

图 4－33 小循环按摩

③受压局部皮肤按摩：用手掌大鱼际、小鱼际蘸 50% 乙醇紧贴皮肤按摩骨头隆突处，如肩胛部、骶尾部、股骨大转子、脊柱突起处。侧卧位时协助被照护者转向另一侧卧位，按摩另一侧受压部位（图 4－34）。

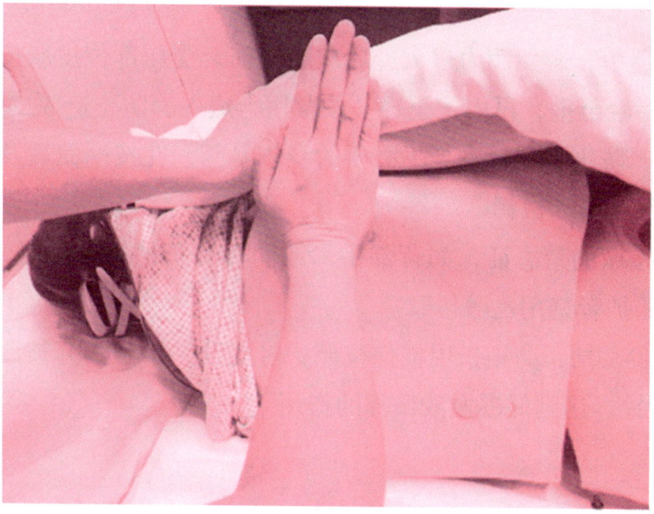

图 4－34 骨头隆凸处按摩

5. 背部轻叩 用空手掌以腕部震动叩击背部 3 分钟，从肺底叩向肺尖部（图 4－35）。

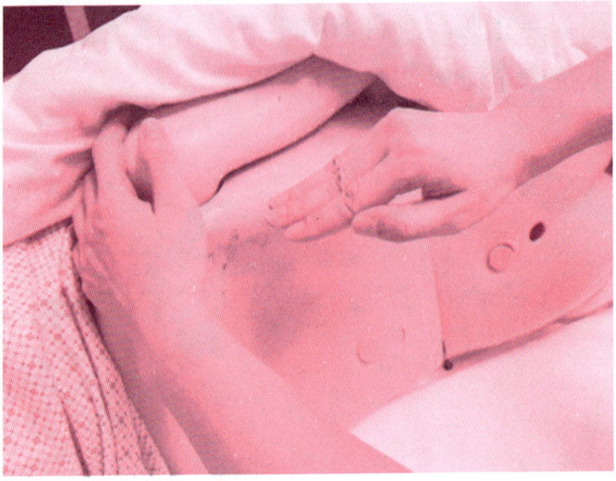

图 4－35　背部轻叩

6. 更换衣服　用浴巾擦净背部乙醇，撤去浴巾后协助被照护者穿衣。

7. 操作后

（1）协助被照护者取舒适卧位。

（2）整理用物、床单位。

（3）洗手。

［注意事项］

1. 操作时注意观察被照护者的病情（一般状况、意识、生命体征等），如有异常应立即停止操作。

2. 按摩力量适中，避免用力过大造成皮肤损伤。受压部位皮肤按摩应注意用大小鱼际环形按摩，由轻至重，再由重至轻。按摩用力适中，防止造成皮肤损伤。

3. 注意保暖，防止受凉。减少不必要的身体暴露，在按摩完后及时覆盖浴巾或盖被。避免液体浸湿床单和被褥。

4. 注意背部按摩的禁忌证，如背部手术或肋骨骨折的被照护者禁止行背部按摩。对乙醇过敏的被照护者禁用乙醇按摩。

5. 按摩时指尖微抬，防止指甲损伤被照护者皮肤，手勿离开被照护者皮肤，持续按摩至少 3—5 分钟，达到促进血液循环的作用。

五、会阴部清洁

（一）便器的使用方法

由于疾病限制使被照护者无法正常如厕时，健康照护师应指导协助被照护者在床上排空大小便，以促进被照护者舒适。同时，可以避免诱发急性并发症及骶尾部皮肤损伤等。

［目的］

1. 解决被照护者排便需求，促进舒适。

2. 避免排便诱发急性并发症及骶尾部皮肤损伤等。

［评估］

1. 被照护者的年龄、病情、意识、自理能力、合作程度。

2. 室内温度、相对湿度，门窗是否关闭。

3. 观察被照护者会阴部皮肤黏膜的完整性、颜色，有无压疮、异味、肿块、皮疹、出血等。

［操作前准备］

1. 照护师准备　服装整洁，洗手、戴口罩、戴手套（医用橡胶手套）。

2. 用物准备　便盆、便盆巾、一次性尿垫、卫生纸、手消毒液、垃圾桶。

3. 被照护者准备　向被照护者解释使用便盆的方法、注意事项及配合要点。

4. 环境准备　关闭门窗。住在多人病房用屏风遮挡。

［操作步骤］

1. 更换卧位　协助被照护者取仰卧位或侧卧位，协助被照护者脱裤至臀下，屈膝。

2. 置便盆

（1）有配合能力的患者置便盆：嘱其两腿适当分开，用双脚向下蹬床的同时抬起臀部和腰背部，照护师在便盆底下包裹一次性尿垫、一手协助被照护者托起腰骶部，一手将便盆从双腿分开处置于臀下，使被照护者坐于便盆中央（图 4－36）。

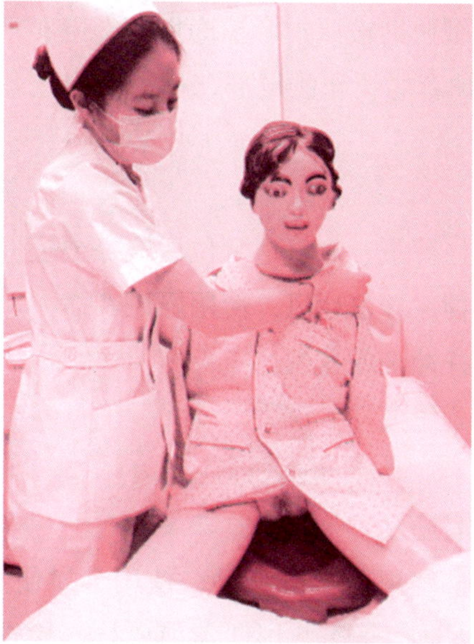

图 4－36　置便盆方法——有配合能力者

（2）无配合能力者置便盆：先协助被照护者侧卧，照护师在便盆底下包裹一次性尿垫将其放置于被照护者臀部后，照护师一手固定尿垫和便盆，另一手协助被照护者恢复平卧位，必要时二人用力抬起被照护者臀部，将便盆从双腿分开处置于臀下使被照护者臀部置于便盆中央（图4－37）。

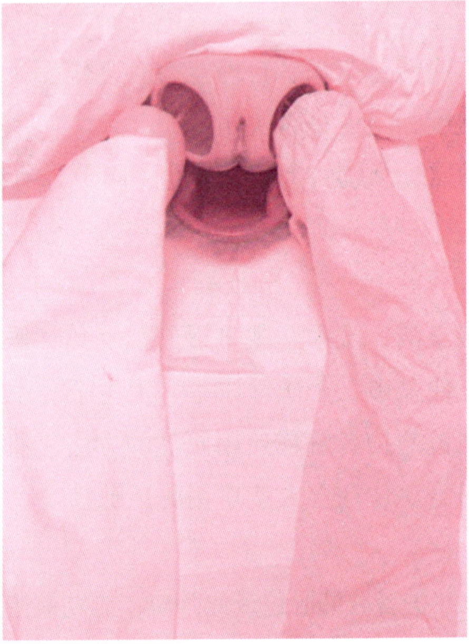

图4－37　置便盆方法——无配合能力者

3. 观察排便情况　按照被照护者意愿，守候在床旁或离开至被照护者能随时呼叫到的地方。离开房间前，将呼叫器或手机等放于被照护者身边易取处。

4. 排便完毕　用卫生纸协助被照护者擦净肛门，嘱被照护者双腿用力的同时，健康照护师用一手抬高被照护者的腰和骶尾部，一手取出便盆及一次性尿垫，用一次性尿垫覆盖便盆。

5. 操作后整理

（1）协助被照护者穿好裤子、取舒适卧位后盖好被子。

（2）整理床单位、用物，开窗通风，使用屏风者撤去。

（3）及时倒掉大小便并冲洗便盆。

（4）照护师及被照护者用流动水洗手。

［注意事项］

1. 尊重并保护被照护者隐私。

2. 便器的材质有搪瓷、塑料和金属三种，使用金属便盆前需倒入少量热水加温，避免太凉而引起被照护者不适。每次使用便盆前要认真检查便盆有无破损，使用时禁止强行塞拉便盆，以免损伤被照护者骶尾部皮肤。

3. 整个排便过程要注意保护床单位，防止排泄物污染被褥。

4. 使用便盆需注意开口端朝向被照护者足部，便后冲洗宜用冷水，以免热水使蛋白质凝固而冲洗不干净，需留取标本时应先留标本后冲洗便盆。

5. 若被照护者不习惯平躺姿势排便，在病情允许的情况下可适当垫高上半身，以利被照护者排便。

（二）会阴冲洗法

对于卧床、生活不能自理、大小便失禁、留置尿管、产后及各种会阴部术后的被照护者，照护师应给被照护者进行会阴冲洗每晚 1 次，必要时随时冲洗，以防止会阴部皮肤破损、感染及交叉感染的发生。

［目的］

1. 清洁会阴部皮肤，消除异味，防止会阴部皮肤黏膜破损，预防感染发生。

2. 促进手术后局部伤口的愈合。

3. 增进舒适度。

［评估］

1. 被照护者的年龄、病情、意识、自理能力、合作程度。

2. 室内温度、相对湿度，门窗是否关闭。

3. 观察被照护者会阴部皮肤黏膜的完整性、颜色，有无异味、伤口、肿块、皮疹、出血、分泌物等。

［操作前准备］

1. 照护师准备　服装整洁，修剪指甲，洗手、戴口罩、戴手套（医用橡胶手套）。

2. 用物准备　毛巾、浴巾、一次性尿垫、一次性会阴冲洗盘（清洁棉球、纱布、镊子、医用橡胶手套、垃圾袋）、无菌溶液、冲洗壶（内盛 38—40℃ 温水）、卫生纸、便盆、手消毒液，必要时备屏风及氧化锌软膏等外用药。

3. 被照护者准备

（1）向被照护者解释会阴部冲洗的目的、方法、注意事项及配合要点。

（2）被照护者取半坐卧位。

4. 环境准备　关闭门窗、拉上窗帘，必要时使用屏风遮挡以避免暴露被照护者。

［操作步骤］

1. 准确判断　评估被照护者的年龄、病情、意识、心理认知、自理程度，确定是否给予会阴冲洗的照护。

2. 摆体位　协助被照护者取仰卧位，将下肢盖被折于下腹部，协助脱去右侧下肢的裤腿盖于左侧下肢上，左侧下肢用对折浴巾覆盖（图 4－38）。

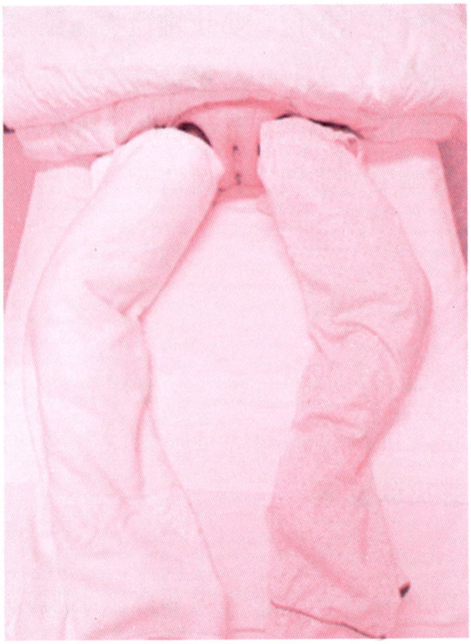

图 4－38　摆体位

3. 臀下垫便盆　一手抬起被照护者臀部，一手将便盆及其下垫的一次性尿垫置于被照护者骶尾部下面，将被照护者左右腿分开，充分暴露会阴部（图 4－39）。

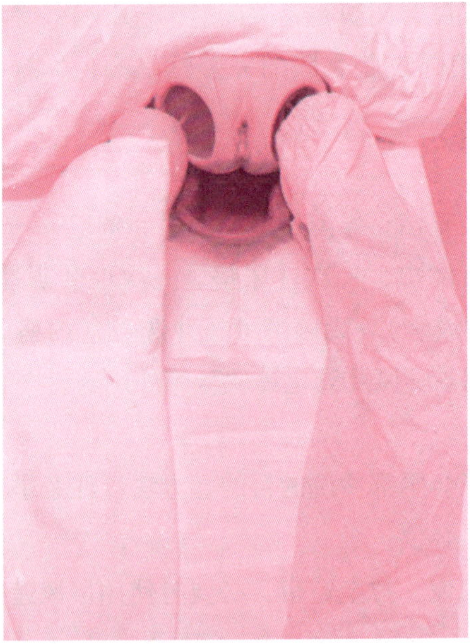

图 4－39　臀下垫便盆

4. 准备冲洗用物　打开一次性会阴冲洗盘，取出垃圾袋备用，戴医用橡胶手套，用镊子夹取棉球为冲洗时用。

5. 按会阴中部、外部、上阜、下部、肛门部顺序冲洗会阴　一手持温水冲洗壶，一手持夹有棉球的镊子，边冲水边擦洗会阴部，冲洗干净后，用镊子夹取纱布彻底擦干会阴部（图4－40）。

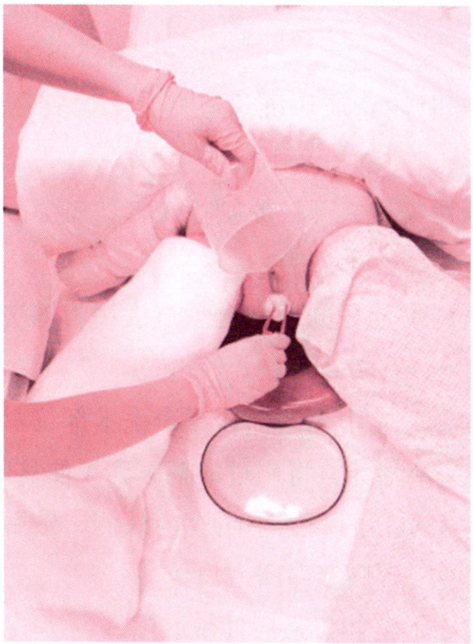

①冲洗会阴中部

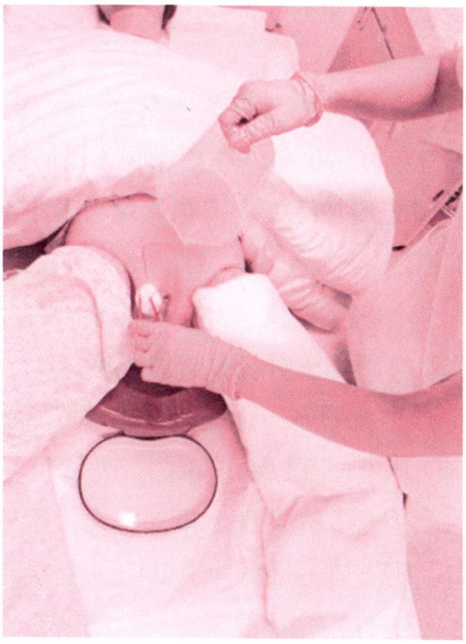

②冲洗会阴外部

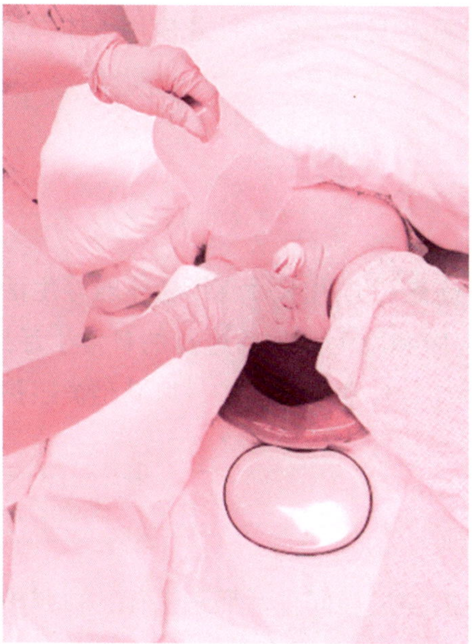

③冲洗会阴上部

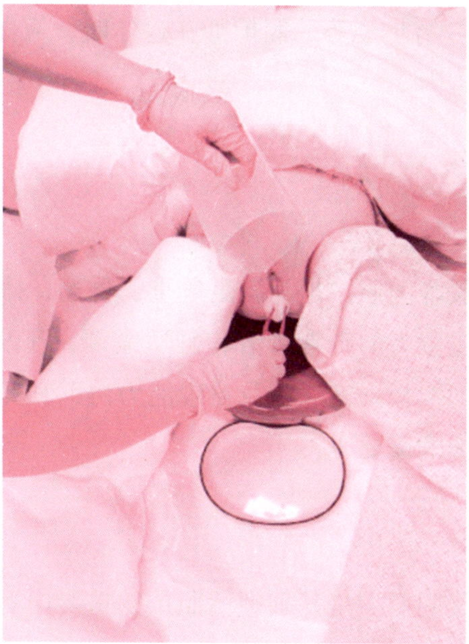

④冲洗会阴下部

图4－40　冲洗会阴部

6. 冲洗后

（1）撤去便盆及尿垫，协助被照护者取舒适卧位。

（2）脱去医用橡胶手套，弃于垃圾袋内，协助被照护者穿好衣裤，整理床单位。

（3）用流动水洗手。

［注意事项］

1. 保护被照护者隐私和安全　暴露会阴部时注意应用屏风遮挡，水温宜在38—40℃，避免烫伤，另外注意保暖，以防感冒。

2. 避免增加污染　按照从污染最小部位至污染最大部位原则擦洗，如先会阴部再肛门部擦洗。

3. 操作轻柔擦拭　对皮肤皱褶处容易有分泌物堆积的地方避免过度用力擦洗，防止阴囊及会阴受压引起被照护者疼痛。

4. 严格按顺序冲洗　如会阴部或直肠手术，应先用无菌棉球擦净手术部位及会阴部周围。从上向下擦洗，每擦一处部位，更换一个棉球。将用过的棉球弃于便盆中。

（1）女性：先冲洗上阜部、大阴唇外侧、大阴唇内侧、小阴唇内外侧，然后冲洗尿道口、阴道口，最后冲洗肛门，主要避免粪便中致病菌向尿道口传播。

（2）男性：先冲洗尿道口、阴茎阴囊的左右上下侧，最后冲洗肛门。

5. 用药　如被照护者有大小便失禁，可在肛门和会阴部位涂凡士林或氧化锌软膏，尿道口黏膜发红时可外用0.2%的碘伏常规消毒。

6. 身体姿势　照护师在操作时，应保持良好的身体姿势，注意应用人体力学原理节时省力。

六、晨晚间照护

晨晚间照护是为满足危重、昏迷、瘫痪、高热、大手术后或年老体弱等生活自理能力受限者的日常清洁和舒适需要，于早晨起床和晚上入睡前进行的日常生活照护。照护师应根据其病情及自理能力协助其完成早晚的日常生活照护，以满足被照护者身心舒适的需要。

（一）晨间照护

晨间照护是基础生活照护的重要内容，只有完成晨间生活照护工作，被照护者才能舒适地开始一天的生活。对于生活能自理的被照护者，应鼓励其自行完成晨间照护；对于生活不能自理的被照护者，应予以协助完成。

1. 目的

（1）协助被照护者保持自身的清洁、卫生，促进其身心舒适，增强抗病信心。

（2）预防口腔黏膜溃疡、压疮、肺炎、泌尿系统感染、下肢血栓等并发症的发生。

（3）有利于观察和了解被照护者情况，进行心理卫生健康指导，以满足其身体和心理的康复需求。

（4）保持休养环境和卧具的干净、整洁、卫生，预防交叉感染的发生。

2. 内容

（1）采用湿式扫床法清扫床单上的皮屑，整理被褥，必要时及时给予更换被服。

（2）根据被照护者情况协助翻身、叩背、排痰，取舒适体位（如胸腹部手术者采取半卧位）、指导有效咳嗽。观察皮肤黏膜完整性，咳痰的量、颜色、性状等。

（3）根据被照护者自理程度协助其洗漱、做口腔照护，观察口腔黏膜的完整性，保持口腔清洁、卫生。

（4）带有导管的被照护者，检查其留置引流管的固定、引流情况，观察引流液的量、颜色、性状等。

（5）观察睡眠、生命体征情况及有无其他不适症状，及时发现问题，及时予以处理。

（6）协助进食，观察记录进食量。

（7）饭后开窗通风，保持室内空气新鲜，酌情保暖。

（二）晚间照护

晚间照护亦是基础生活照护的重要内容，是指晚间入睡前为被照护者提供的生活照护，可以促进被照护者的清洁、卫生，为其提供良好的睡眠条件，使其舒适入睡。并可通过照护操作交流，了解病情变化。

1. 目的

（1）确保生活空间安静、整洁、舒适，为被照护者创造良好的睡眠环境，促进睡眠。

（2）协助被照护者满足身心需要，使被照护者处于自然、安全、舒适的入睡状态。

（3）观察和了解被照护者病情变化，预防压疮、管道滑脱、睡眠障碍等并发症的发生。

（4）增强交流沟通，建立和谐照护关系。

2. 内容

（1）根据被照护者生活自理能力，帮助其洗脸、刷牙或漱口，保持清洁卫生等，对卧床、留置尿管者每晚会阴冲洗1次。

（2）协助被照护者排空大小便，对大便不畅者必要时予以缓泻剂处理。

（3）协助被照护者取安全、舒适卧位，观察全身皮肤有无受压破损，对于有压疮风险的必要时予以皮肤黏膜保护。

（4）做好管道照护，将导管妥善固定，保持引流通畅，无弯折、扭曲或受压等。

（5）整理床单位和衣物，保持床单位干净、整洁、干燥，衣服平整、无皱褶，必要时予以更换。

（6）加强巡视，注意做到“四轻”（走路轻、说话轻、操作轻、关门轻），注意观察被照护者病情，酌情予以恰当处理。对于睡眠障碍者必要时遵医嘱予以药物处理，疼痛者遵医嘱给予镇痛措施。

（7）保持休养室环境安静（按时关闭电视机）、光线适宜、空气流通、温湿度适宜。

第二节　消　　毒

一、消毒的概念

（一）相关定义

1. 消毒　是指应用物理、化学或生物的方法清除或杀灭环境中和媒介物上的除芽孢以外的病原微生物的过程。健康照护师消毒的工作贯穿于整个居家照护过程中，主要包括居室环境的清洁消毒、被照护者日常生活用品的消毒、皮肤黏膜的消毒、器械物品的消毒、分泌物和排泄物的消毒等。除了居室环境消毒外，根据有无明确感染源，居家消毒也可分为预防性消毒和疫源性消毒2种。

2. 预防性消毒　是指在未发现明确感染源的情况下，为预防感染的发生，对可能受到病原微生物污染的物品和场所进行的消毒。如居家餐具、家具、居室等的消毒。

3. 疫源性消毒　是指对存在或曾经存在感染性疾病传染源的场所进行的消毒，主要包括随时消毒和终末消毒。随时消毒是指随时杀灭或清除由感染源排出的病原微生物，一般应做到“三分开”“六消毒”。“三分开”是指居室、饮食、生活用具分开。“六消毒”是指消毒分泌物或排泄物、生活用具、双手、衣服床单、被照护者居室、生活用水和污物。终末消毒是指传染源离开疫源地后进行的彻底消毒。

（二）目的和意义

1. 清除被照护者日常家用物品表面的污染微生物，减少疾病接触性传播和扩散。

2. 清除居室环境媒介中的致病微生物，如空气消毒，避免呼吸道疾病的传播与扩散。

3. 清除被照护者体液、分泌物、排泄物等所包含的致病微生物，避免相关疾病的传播与扩散。

二、消毒方法

（一）常用的物理消毒法

物理消毒法是利用热力使微生物的蛋白质凝固、变性、酶失活、细胞膜和细胞壁发生改变而导致其死亡，达到消毒的目的。居家常用的消毒方法有煮沸消毒法、熏蒸消毒法和辐射消毒法。

1. 煮沸消毒法　在一个标准大气压下，水的沸点是100℃，煮沸持续5—15分钟，可以杀死大部分致病微生物。煮沸消毒法操作简单方便，经济适用，是家庭最常用的一种消毒方法。

（1）方法：将污染物品刷洗干净后放入消毒锅内，用冷水完全浸泡，开始加热煮沸。消毒时间从水沸后算起，如放入第二件物品，则从第二次水沸后开始计时。

（2）适用范围：适用于耐高温的金属、搪瓷、玻璃、橡胶等生活用品。

（3）注意事项：

①消毒前，物品刷洗干净，全部浸入水中，放入物品总量不超过液体容量的3/4，大小相同的物品不能重叠放入。

②不同质地的物品放入水中的消毒时间不同，玻璃、金属、搪瓷类物品通常在冷水中放入，再加热煮沸；橡胶物品用纱布包好后等水沸后放入，防止煮沸时间长变软。

③消毒后，物品应及时取出凉干后使用。如要求无菌操作则消毒后放在无菌容器内及时使用。

2. 熏蒸消毒法　也称流通蒸汽消毒法，是指在一个标准大气压下，用100℃的水蒸气消毒，通常10—30分钟即可杀灭细菌及其繁殖体。

（1）方法：将蒸锅内装入冷水后在其上部置篦子，篦子上放入所要消毒的物品，盖好锅盖，开始加热至有蒸汽后计时。

（2）适用范围：适用于耐高温的如搪瓷、玻璃餐具或塑料奶瓶等的消毒。

（3）注意事项：

①消毒前物品刷洗干净，放入蒸锅内不能重叠，蒸锅内的水煮沸后不能浸泡所要消毒的物品。

②金属锐器禁止蒸汽熏蒸消毒，防止损伤其锐器部分。

③消毒后物品应及时取出。如要求无菌操作则消毒后放在无菌容器内及时使用。

3. 辐射消毒法　主要是利用紫外线或臭氧的杀菌功能，使菌体蛋白光解、变性而达到杀灭物体表面的致病微生物。常用的居家辐射消毒法主要包括日光暴晒法和紫外线消毒法 2 种。

（1）日光暴晒法：是利用日光的热、干燥和紫外线作用达到物品表面消毒的效果。

①方法：在天气晴朗时，将物品放在阳光直射下暴晒，定时翻动更换暴晒面，使物品各面均能受到日光照射。

②适用范围：床垫、被子、衣服、书籍等。

③注意事项：照射时间至少 6 小时。

（2）紫外线消毒法：利用紫外线光波能够使微生物 DNA 失去转换能力、光解变性，菌体内氧化酶活性降低，空气中的氧电离产生臭氧等的作用达到杀灭物品表面微生物。

①方法：将紫外线灯放置在室内的正中，然后抬起、固定紫外线灯管距离物品表面 25—60 厘米，用墨镜保护操作者眼睛后开启定时器 30 分钟及紫外线灯开关开始消毒。

②适用范围：适用于室内空气消毒、物品表面消毒。

③注意事项：保持紫外线灯管清洁，可用棉球擦除灯管表面灰尘。消毒环境保持室内温度 20—40℃，相对湿度 40%—60%。一般紫外线灯开启 5—7 分钟后计时，若使用时间超过 1000 小时则需要更换灯管。紫外线不可直接照射人的皮肤、眼睛，必要时可遮挡保护后照射。

（二）常用化学消毒法

化学消毒法是指应用化学消毒剂使微生物的蛋白凝固变性、酶蛋白失去活性，或抑制微生物的代谢、生长和繁殖而达到杀灭传播媒介上病原微生物的方法。凡不适用于物理消毒灭菌的物品，都可以选用化学消毒法。常用的消毒剂包括乙醇、碘酊、碘伏、含氯消毒液、过氧乙酸等。

1. 乙醇（酒精）

（1）性质：是一种具有刺激性气味的无色透明挥发性液体，一般医用消毒浓度为

75%，过高过低浓度都达不到消毒目的。

（2）适用范围：用于皮肤黏膜、医疗器械及精密仪器、物品表面的消毒。

（3）使用方法：

①皮肤、物体表面消毒：用75%乙醇涂擦于皮肤或物品表面2遍，作用3分钟后待干。

②体温计消毒：用75%的乙醇完全浸泡体温计，消毒30分钟后取出用冷水冲洗待干。

（4）注意事项：

①密封保存在干燥、阴凉、通风、避光、避火处，防止意外燃烧引起火灾。

②定期检测浓度，保持75%乙醇有效消毒浓度，一般密封时每周更换消毒液2次。

③不宜用于皮肤黏膜及创面的消毒，因有刺激性。

④对乙醇过敏者不能用作皮肤消毒。

2. 碘酊

（1）性质：是一种棕红色有碘和乙醇混合味道的澄清液体，一般医用消毒浓度为2%，过高会灼伤皮肤，过低达不到消毒目的。

（2）适用范围：用于注射、穿刺部位皮肤消毒和新生儿脐带部位的皮肤消毒。

（3）使用方法：皮肤消毒时擦拭2遍，待干，3分钟后用75%乙醇擦拭脱碘。

（4）注意事项：

①避光密封保存在干燥、阴凉、通风的地方。

②对皮肤有刺激性不适用于黏膜及创面的消毒，对金属有腐蚀性，不宜用于金属制品的消毒。

③对碘过敏者不能用作皮肤消毒。

3. 碘伏

（1）性质：是一种黄棕色有碘气味的澄清液体。

（2）适用范围：注射、穿刺、手术切口部位皮肤和新生儿脐带消毒与黏膜冲洗消毒。

（3）使用方法：

①注射、穿刺、手术切口部位皮肤和新生儿脐带消毒时，用0.5%的碘伏在局部皮肤涂擦2—3遍，待干1—3分钟。

②可用于黏膜消毒，如口腔黏膜、阴道黏膜的消毒等。黏膜冲洗消毒时，用0.2%的碘伏稀释液直接冲洗或擦洗待消毒部位。

（4）注意事项：

①避光密封保存在干燥、阴凉、通风的地方。

②稀释液稳定性差，宜现用现配。

③消毒后不需要乙醇脱碘，对金属有刺激性不用作金属制品消毒。

④对碘过敏者慎用。

4. 含氯消毒液

（1）性质：是一种刺鼻的含氯白色消毒片，在水中溶解后释放有效氯，通过氧化、氯化作用破坏细菌酶的活性使菌体蛋白凝固、变性。

（2）适用范围：主要用于餐具、便器、地面、水等的消毒。

（3）使用方法：主要包括浸泡、擦拭等方法。一般用 0.1% 有效氯溶液浸泡消毒 30 分钟污染物品可达到消毒目的，用 0.05% 有效氯溶液擦拭消毒地面；用 10% 含氯消毒剂干粉加入排泄物中搅拌，2 小时后处理；用 0.005% 有效氯溶液加入污水消毒，2 小时后排放。

（4）注意事项：

①密封保存在干燥、阴凉、通风的地方，粉剂注意防潮湿。

②消毒溶液配置时应用冷水配制，现用现配。

③因其有腐蚀和漂白作用，因此金属制品、有色织物等禁用。

④消毒后的物品应及时用清水冲净，待干后使用。

5. 过氧乙酸

（1）性质：是一种带有醋酸味的刺激性浅黄色透明液体，能产生新生态氧，主要通过氧化和酸性作用使细菌死亡。

（2）适用范围：主要适用于物体表面、餐具、设备、空气等的消毒。

（3）使用方法：主要通过浸泡法、擦拭法、喷洒法等方式消毒。一般用 0.1%—0.2% 过氧乙酸溶液浸泡或喷洒物品表面消毒 30 分钟，用 0.05% 过氧乙酸溶液擦拭、浸泡或喷洒消毒餐具、设备 10 分钟，用 0.2% 过氧乙酸溶液喷雾消毒空气 1 小时，可达到高效杀菌的目的。

（4）注意事项：

①密封储存于避光、干燥、阴凉、通风的地方，注意预防高温爆炸。

②消毒溶液配置时应现用现配，避免接触碱性物品。

③溶液有腐蚀性和刺激性，因此，消毒后应注意加强安全防护，用清水冲洗，及时清除物品表面的残留消毒剂，空气消毒后及时开窗通风换气。

第三节 居家隔离措施

隔离是采用各种方法、技术，防止病原体从患者或携带者传播给他人，保护易感人群不被传染的防护措施。在居家照护过程中，如果有疑似传染者，必须及时采取相应的隔离措施。

一、隔离的基本概念

为了有效地切断传染源，将有传染性疾病的患者的活动区域按照其可能污染的程度，一般分为清洁区、潜在污染区、污染区及缓冲间等，不同的分区采取不同标准的隔离预防原则，有助于切断传染源和传播途径。居家患者发生传染病时，可参照以下措施进行家庭区域划分。

1. 清洁区　指未被患者血液、体液和病原微生物污染的区域。在家庭中主要是其他人员的卧室、厨房，患者没有接触的洗手间。

2. 潜在污染区（也称半污染区）　指有可能被患者血液、体液和病原微生物等物质污染的区域。在家庭中主要是客厅、餐厅等。

3. 污染区　指已经被患者血液、体液、分泌物、排泄物等污染的区域。在家庭中主要是患者的卧室、洗手间等。

二、隔离的原则

居家隔离应遵循“标准预防”和基于“传染病传播途径的预防”两个原则。

1. 加强三区管理　保证清洁区、污染区严格分开，防止因人员、物品移动导致传染病的播散。

（1）患者及患者接触过的物品不得进入清洁区。

（2）照护师、家属进入患者房间时，应穿隔离衣，戴帽子、口罩，穿一次性鞋套。

（3）各种照护操作应集中执行，以减少穿脱隔离衣等隔离措施的次数。

（4）离开患者卧室前应脱隔离衣、鞋、口罩、帽子，并消毒双手。

（5）卧室内的物品未经消毒处理，不得带离卧室。

2. 患者卧室内环境定期消毒

（1）卧室内空气应每日进行紫外线空气消毒。

（2）卧室内物品表面应用过氧乙酸类消毒液擦拭消毒，每日 1 次。

3. 患者物品消毒处置

（1）患者接触过的物品应消毒后方可使用。如患者的衣物、稿件、钱币等消毒后才能再使用。

（2）患者的生活用品必须消毒处置：

①脸盆、痰杯、餐具、便器个人专用，使用后须经化学药品浸泡消毒。

②衣服、床单、被套等用不伤棉质的化学药品浸泡消毒后清洗。卧室内的物品经消毒后才能带离卧室。

（3）排泄物、分泌物、呕吐物须经化学药品浸泡消毒后方可排放处理。

4. 加强隔离患者心理照护　在严格落实防护措施的基础上，加强解释沟通，减轻患者因疾病及隔离措施而产生的担心、恐惧、孤独等心理反应。

5. 患者离开家去医院就诊后，居室要进行终末处理

（1）关闭卧室门窗，打开柜门、抽屉，摊开棉被，竖起床垫，用紫外线照射 0. 5—1 小时。

（2）用过氧乙酸或有效氯溶液擦拭消毒家具、地面表面。

（3）用过氧乙酸浸泡消毒体温计、擦拭消毒血压计及听诊器，被服类消毒处理后再清洗。

（4）室内空气消毒后开窗通用。

三、隔离种类及措施

隔离通常包括切断传染源、传播途径的隔离和保护易感人群的保护性隔离措施。

（一）切断传播途径的隔离种类及措施

1. 接触性隔离

（1）定义：是对确诊或疑似感染了经接触传播的疾病，如肠道、皮肤感染等采取的隔离与预防措施。

（2）措施：在洗手，戴口罩、帽子、手套等标准预防措施的基础上，还应注意落实以下措施。

①将患者或疑似患者的活动范围限制在单人卧室内进行隔离。

②所有人员进出患者卧室时，接触患者的血液、体液、分泌物等物质时应严格执行隔离措施。进入隔离卧室时落实标准防护措施的同时应穿一次性隔离衣，戴手套、口罩、帽子；离开隔离病室前、接触污染物品后应脱掉手套，脱掉隔离衣，洗手或

手消毒，将隔离衣清洁面向内折后悬挂在固定位置。一次性隔离衣每 24 小时更换一次。

③凡是患者接触过的物品，如床单、被罩、衣物、换药器械等均应先灭菌再清洁，然后再进行消毒、灭菌处理，对患者污染的敷料应装袋焚烧处理。

2. 空气传播隔离

（1）定义：是对确诊或疑似感染了经空气传播的呼吸道传染病，如肺结核、水痘等采取的隔离与预防措施。

（2）措施：在洗手，戴口罩、帽子、手套等标准预防措施的基础上，还应注意落实以下隔离措施。

①进入确诊或可疑传染病患者房间时，应戴医用防护口罩、帽子，穿防护服，当接触患者及其血液、体液、分泌物、排泄物等物质时应戴手套。

②应尽快将确诊或疑似患者转送至相应的医疗机构进行治疗或确诊，在转运过程中应注意严格落实隔离防护措施。

③确诊或疑似患者转送后要进行严格终末处理。居室空气进行严格消毒，患者使用的一次性痰杯及其口鼻分泌物必须先消毒后再丢弃处理。

3. 飞沫传播隔离

（1）定义：是对经飞沫传播的疾病，如百日咳、流行性感冒、病毒性腮腺炎等患者采取的隔离与预防措施。

（2）措施：在洗手，戴口罩、帽子、手套等标准预防措施的基础上，还应注意落实空气传播的隔离与预防措施第①、②、③点，另外，还应注意同室居住的家庭人员必须戴外科口罩，且与患者或疑似患者保持 1 米以上相隔距离，同时必须加强通风措施的落实。

（二）保护性隔离措施

1. 定义　以保护易感人群采取的隔离措施，也称反向隔离，适用于抵抗力低下或极易感染的患者，如严重烧伤、早产儿、白血病、脏器移植及免疫缺陷等患者。

2. 措施

（1）设专用隔离室：患者应住单间隔离，室外悬挂明显的隔离标志。病室内空气应保持正压通风，定时换气；地面、家具等均应每天严格消毒。

（2）离开隔离室措施：凡进入病室内人员应穿戴灭菌后的隔离衣、帽子、口罩、手套及拖鞋；未经消毒处理的物品不可带入隔离区域；接触患者前后及照护另一位患者前均应洗手。

（3）污物处理：患者的引流物、排泄物、被其血液及体液污染的物品，应及时分装密闭，标记后送指定地点。

（4）探视陪伴要求：凡患呼吸道疾病者或咽部带菌者，包括工作人员均应避免接触患者；原则上不予探视，探视者需要进入隔离室时应采取相应的隔离措施。

四、隔离技术的基本操作方法

（一）帽子、口罩的使用

帽子可防止工作人员的头屑飘落、头发散落或被污染，多用一次性帽子。口罩能阻止对人体有害的可见或不可见的物质吸入呼吸道，也能防止飞沫污染无菌物品或清洁物品，口罩包括三类：第一类是纱布口罩，能保护呼吸道免受有害粉尘、气溶胶、微生物及灰尘伤害；第二类是外科口罩：医务人员在有创操作过程中能阻止血液、体液和飞溅物传播，通常为一次性使用的无纺布口罩，有可弯折鼻夹，多为夹层，外层有防水作用，中间夹层有过滤作用，内层可以吸湿；第三类是医用防护口罩，能阻止经空气传播的感染因子或近距离小于1米经飞沫传播的疾病而发生感染的口罩。

[目的]

1. 保护照护师和患者。
2. 防止感染和交叉感染。

[评估]

1. 口罩的类型、大小，选用合适的口罩。
2. 帽子的大小、形状，选用合适的帽子。

[操作前准备]

1. 家庭照护师　着装整洁，洗手，扎紧袖口。
2. 用物准备　合适的帽子、口罩。
3. 环境准备　清洁、干燥、宽敞的环境。

[操作步骤]

1. 洗手　用流动水按洗手的步骤洗手，待干。
2. 戴帽子　将长发盘起、用发夹固定，帽子要遮盖全部头发，原则上帽缘周围没有头发露出（图4－41）。

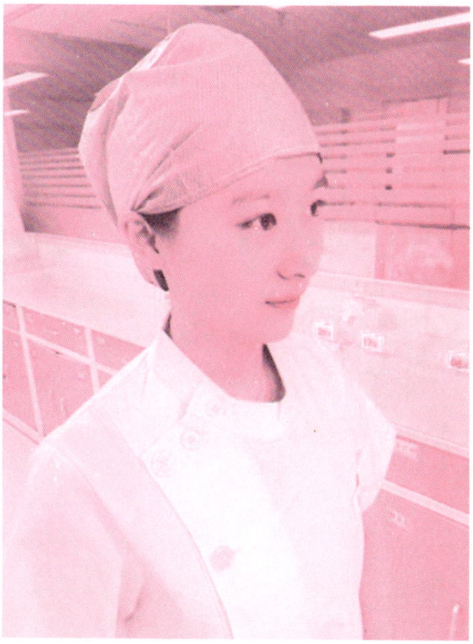

图 4－41　戴帽子标准

3. 戴口罩（3 种口罩）

（1）戴纱布口罩：将口罩罩杯罩住鼻、口及下巴，然后将口罩下方带子系于颈后，上方带子系于头顶中部（图 4－42）。

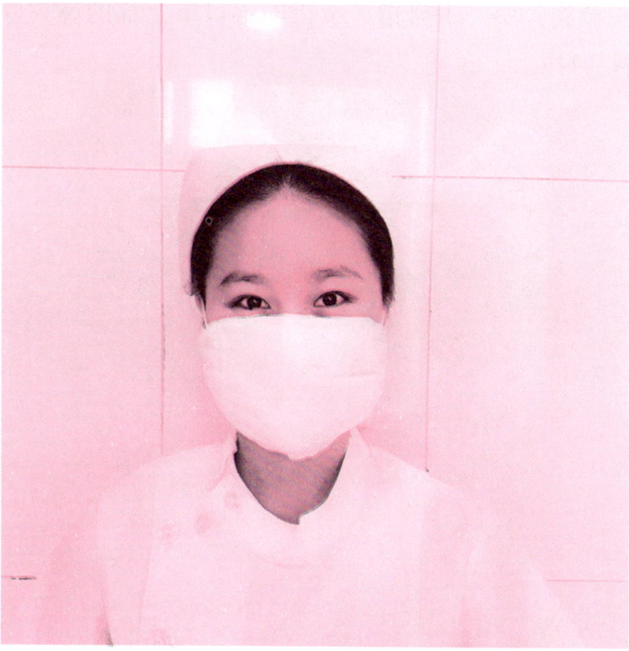

图 4－42　戴纱布口罩标准

（2）戴外科口罩：

①戴外科口罩：将口罩罩杯罩住鼻、口及下巴，口罩带子系于左右耳后（图4－43）。

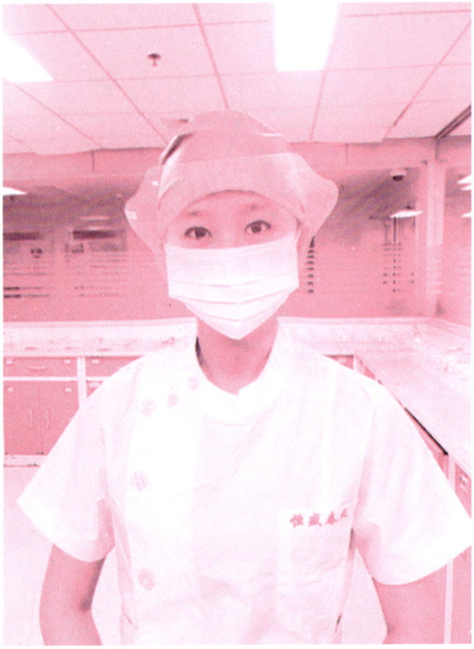

图4－43　戴外科口罩法

②固定外科口罩鼻翼：用一手拇指、示指固定口罩上部的鼻翼固定夹，根据鼻梁形状塑形鼻夹（图4－44）。

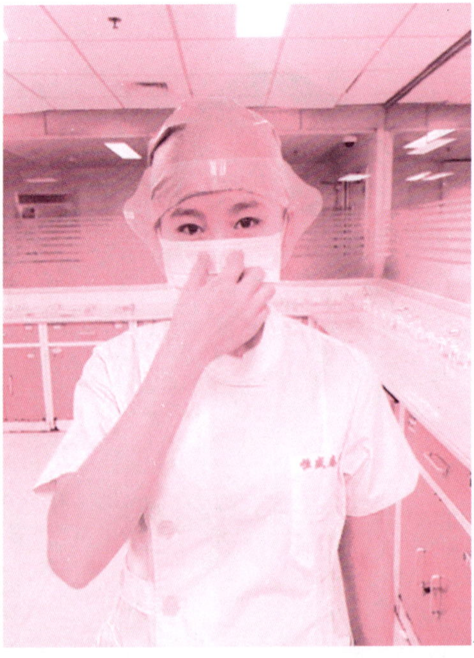

图4－44　固定外科口罩鼻翼

③按压服帖外科口罩：将双手手指尖放在鼻夹上，从中间位置开始，用手指从内向两侧外部移动按压，从上到下全部按压服帖（图4－45）。

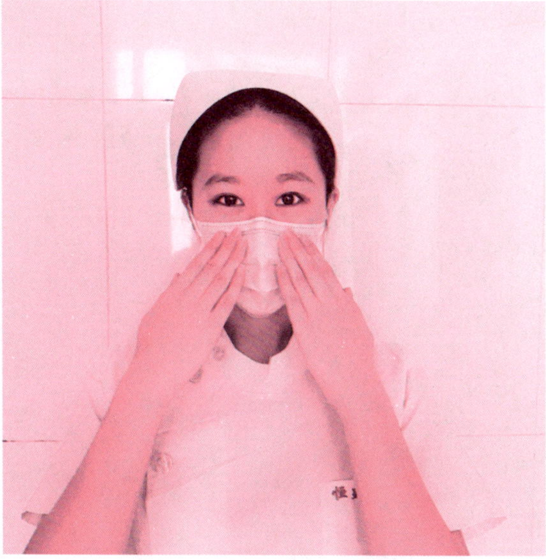

图4－45 按压服帖外科口罩

④检查、调整口罩：检查系带的松紧度、口罩的密闭性是否达标并调整。

（3）戴医用防护口罩：

①托住医用防护口罩罩杯：一手托住口罩罩杯，有鼻翼固定夹的一侧背面向外、向上（图4－46）。

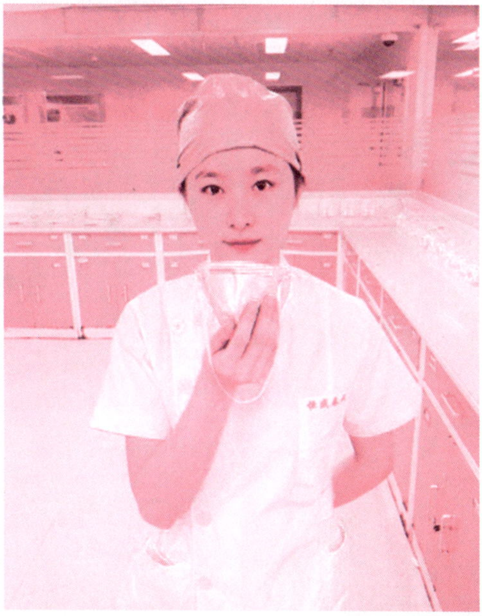

图4－46 托住医用防护口罩罩杯

②戴医用防护口罩：将口罩罩杯罩住鼻、口及下巴，鼻翼固定夹部位紧贴面部（图4－47）。

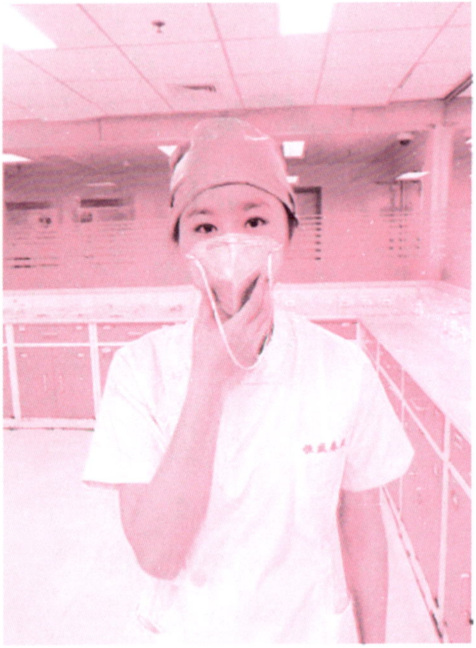

图4－47　戴医用防护口罩

③系医用防护口罩带子：用另一手将下方系的带子拉过头顶，固定在颈后双耳下，将上方系的带子拉过头顶中部固定，根据鼻梁形状塑形鼻夹（图4－48）。

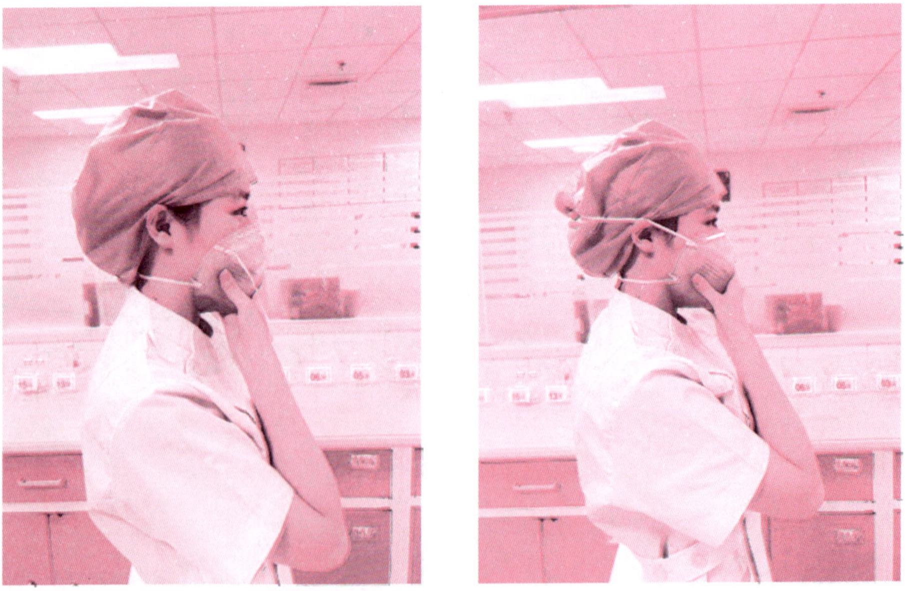

①系医用防护口罩下方带子　　②系医用防护口罩上方带子

图4－48　系医用防护口罩带子

④按压服帖医用防护口罩：将双手手指尖放在鼻夹上，从中间位置开始，用手指从内向两侧外部移动按压，从上到下全部按压服帖（图 4－49）。

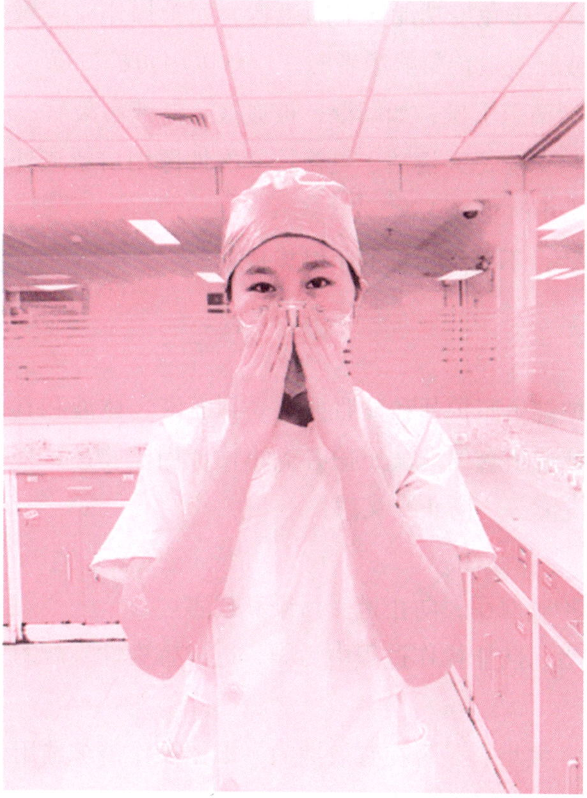

图 4－49　按压服帖医用防护口罩

⑤检查、调整医用防护口罩：用双手完全按住口罩检查，方法是快速呼气，如有漏气应提示密合性差，应调整鼻翼固定夹的位置及口罩罩杯的位置。

4. 按照顺序脱口罩、帽子

（1）洗手：用流动水按洗手的步骤清洗。

（2）取下口罩：先解开口罩罩杯下面的带子，再解开上面的带子，捏住带子将口罩放入污物袋内。

（3）脱帽子：洗手后从帽缘内侧取下帽子放入污物袋内。

[注意事项]

1. 使用帽子的注意事项

（1）进行无菌操作时家庭照护师应戴帽子。

（2）帽子要大小合适，能遮住全部头发。

（3）帽子被患者血液、体液污染后应及时更换。

（4）一次性帽子使用后应放入污物袋集中处理。

2. 使用口罩的注意事项

（1）不同的操作按要求应选用不同种类的口罩：一般照护活动，可佩戴纱布口罩或一次性医用口罩；照护免疫功能低下的患者，照护操作时应戴一次性医用口罩或外科口罩；接触疑似或呼吸道传染病患者时，应戴医用防护口罩。

（2）保持口罩清洁、干燥：如潮湿，被血液、体液污染后，应立即更换。

（3）常规纱布口罩应每天清洁、更换：一次性医用口罩或外科口罩只能一次性使用；医用防护口罩 4 小时更换 1 次。

（4）戴好口罩后，不可用污染的手触摸口罩。

（二）手套的使用

手套是用于保护健康照护师和被照护者受到血液、体液和其他感染性物质污染的一种防护用品。如戴着手套处理被照护者大小便或引流物后，应脱下手套、洗手，再为被照护者喂食或洗漱等，防止交叉感染。

[目的]

1. 保护家庭照护师双手，防止遭受污染和损害。

2. 保护被照护者，防止操作过程中污染，造成感染性疾病的发生。

[评估]

1. 手套的种类、大小、是否在有效期内，根据操作需求选用合适的手套。

2. 家庭照护师的指甲长短，应及时修剪指甲。

3. 戴手套的操作环境是否整洁、宽敞，操作台是否干燥平整。

[操作前准备]

1. 用物准备　无菌手套。

2. 照护师准备　修剪指甲，洗手。

3. 环境准备　整洁、干净、宽敞的室内环境，干燥平整的操作台面。

[操作步骤]

1. 戴手套

（1）检查手套：检查手套的外包装有无破损、潮湿、大小型号及是否在有效期内。

（2）取出手套：将手套放在合适的操作台面上，撕开手套外包装，取出手套袋，用两手同时掀开手套袋开口处（图 4－50），分别捏住两只手套的翻折部取出手套（图 4－51）。

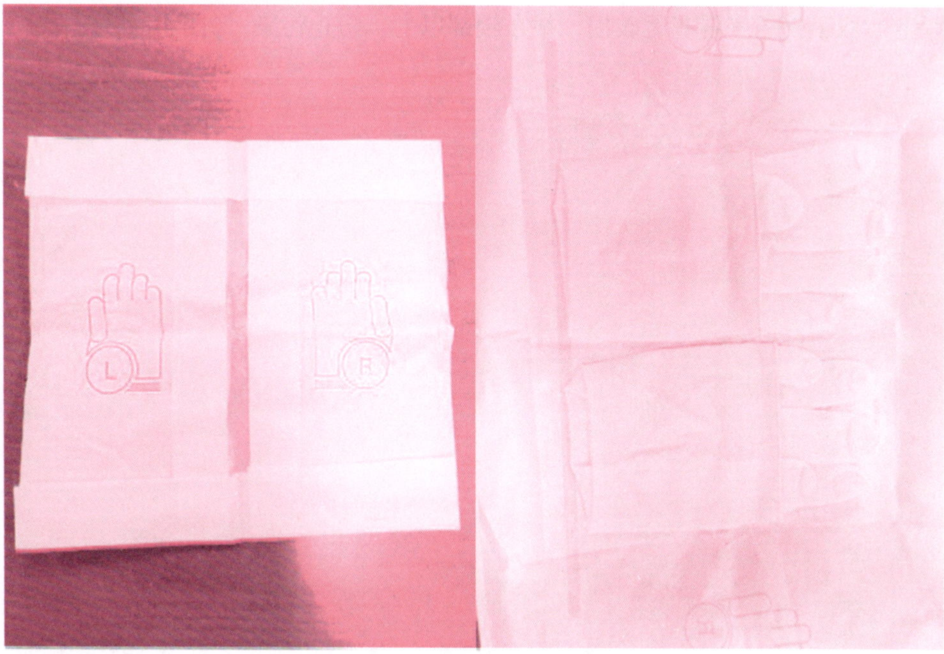

图 4－50　掀开手套袋开口

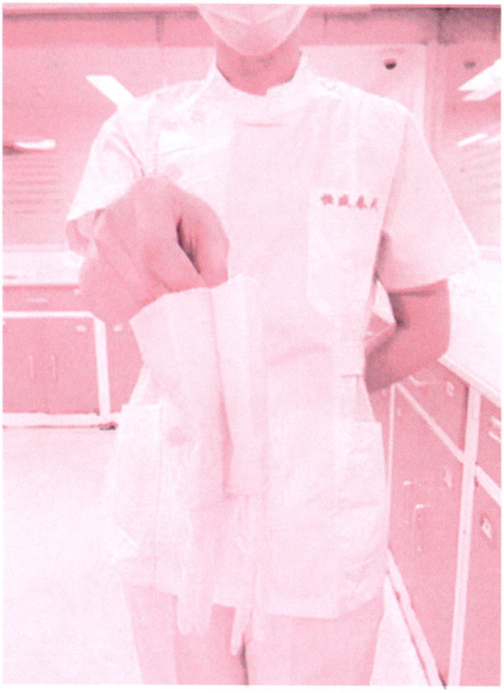

图 4－51　取出无菌手套

（3）戴手套：将手指对准手套五指，先戴一只手，再以戴好手套的手指插入另一只手套的反折内面，同法戴好另一只手，双手互助将手套的反折处向上翻到衣袖口上。

戴好手套后双手挤压查看有无破损，举在腰部以上，防止污染。(图4－52至图4－55)。

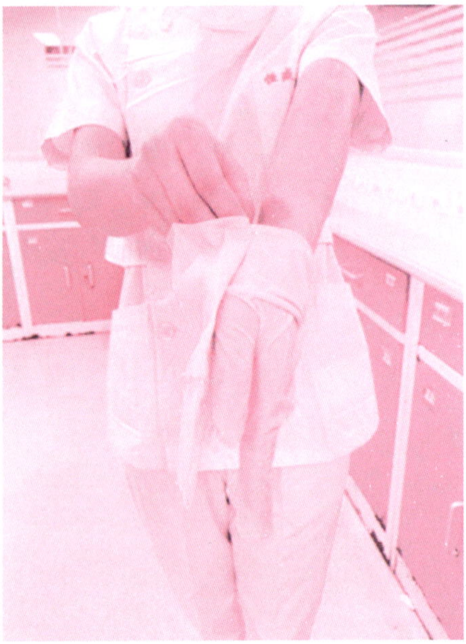

图4－52　将手指对准手套五指

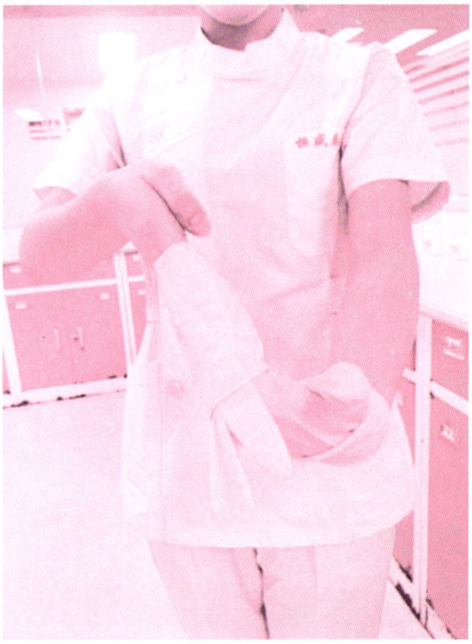

图4－53　戴好手套的手指插入另一只手套的反折内面

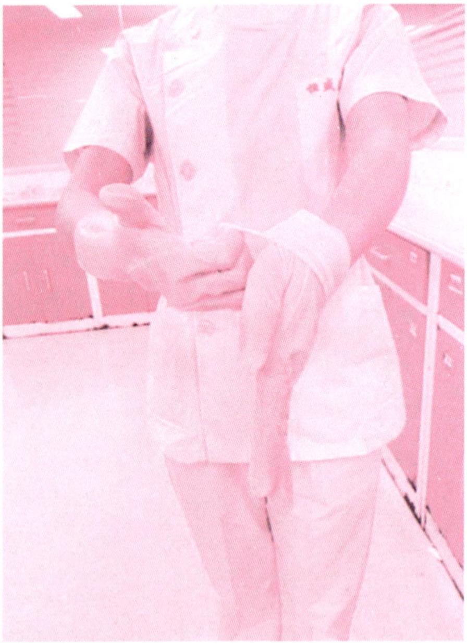

图4－54　双手互助将手套的反折处向上翻

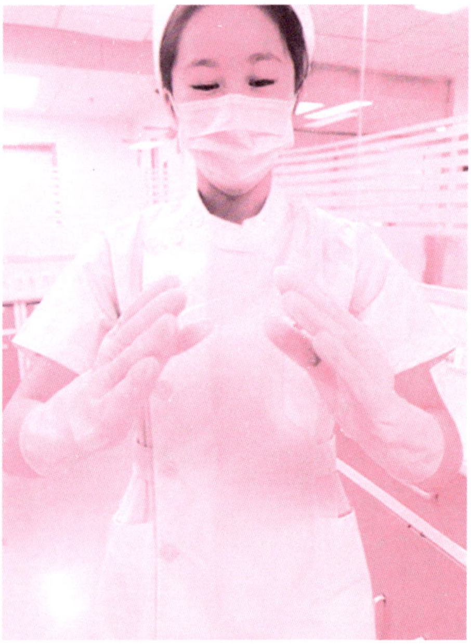

图4－55　戴好手套后标准姿势

2. 脱手套

(1) 脱第1只手套：一手捏住另一只手套污染面的边缘将手套脱下至手指处（图4－56）。

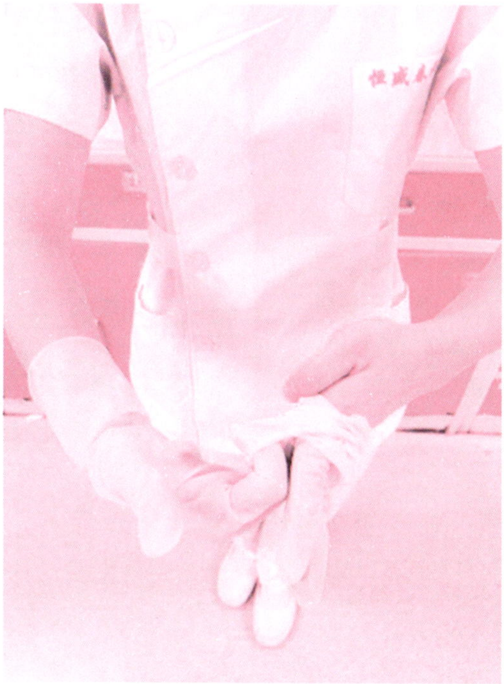

图 4－56　脱第 1 只手套至手指处

（2）脱第 2 只手套：戴着手套的手握住脱下的手套，用脱下手套的手的拇指，从戴着手套手的袖管里面捏住另一只手套内层面，脱下并包裹第 1 只脱下的手套（图 4－57 至图 4－59）。

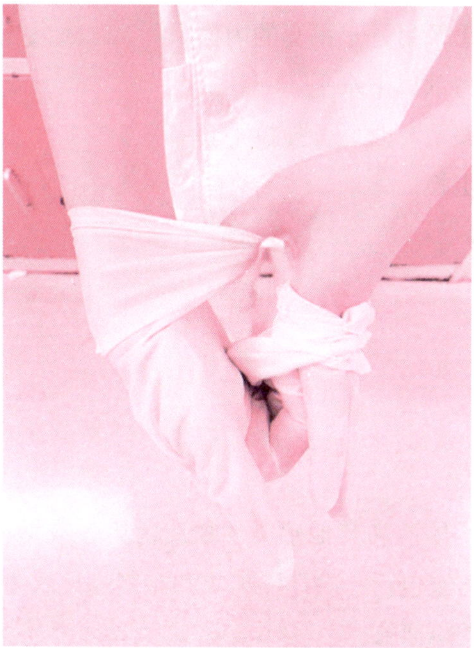

图 4－57　戴手套的手握住脱下的手套

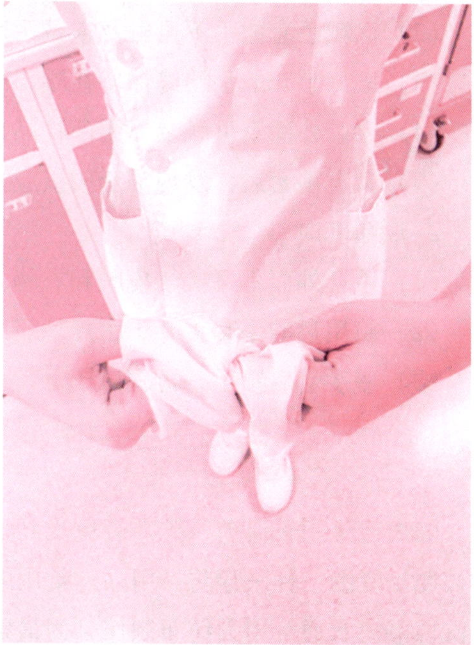

图 4－58　捏住另一只手套内层面

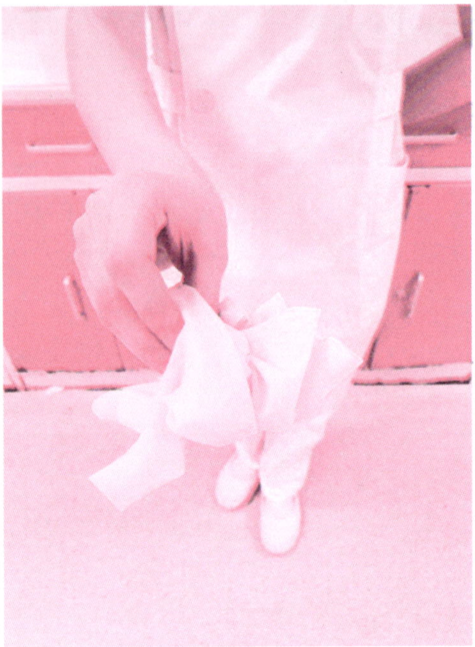

图 4－59　脱下并包裹脱下的手套

［注意事项］

1. 戴手套时

（1）手不可触及手套外面，手套取出时外面不可触及任何物品，保持手套外面无菌状态。

（2）已戴手套的手不可触及未戴手套的手及另一只手套的内面。

（3）戴好手套的手始终保持在腰部以上肩部以下水平。

（4）手套外面不可触及非无菌物品，调整手套时不可强拉手套。

（5）戴上手套后，发现手套破损应立即更换。

2. 脱手套时

（1）手套外面不可接触皮肤和衣物。

（2）将用过的手套丢弃于医疗垃圾袋内。

（3）脱手套后洗手，再脱口罩。

（三）穿脱隔离衣

隔离衣是用于保护照护师避免受到血液、体液和其他感染性物质污染，或用于保护被照护者的一种医疗防护用品。常用的隔离衣包括一次性隔离衣和布制隔离衣 2 种。一次性隔离衣通常用无纺布制作，为最常用的隔离衣。

［目的］

1. 保护照护师避免受到血液、体液和其他感染物质污染。

2. 用于保护免疫功能低下的被照护者避免感染。

[评估]

1. 隔离衣外包装有无破损、潮湿，是否在有效期内。

2. 隔离衣的类型、大小型号，选用合适的隔离衣，有无穿过，确定清洁面和污染面。

[操作前准备]

1. 照护师准备　衣帽整洁，卷袖过肘，取下手表，洗手、戴口罩。

2. 环境准备　清洁、干燥、宽敞。

3. 用物准备　医用防护口罩、医用无菌手套、隔离衣各1件，挂衣架，手消毒用物。

[操作步骤]

1. 穿隔离衣

（1）评估：患者的隔离种类、照护内容与措施、穿隔离衣的环境。

（2）取隔离衣：

①查对隔离衣并打开外包装：打开外包装置于干燥桌面。

②取出隔离衣：手持衣领取出隔离衣（图4－60），一般将隔离衣清洁面朝向自己，污染面向外；如为保护性照护则污染面朝向自己，清洁面向外。

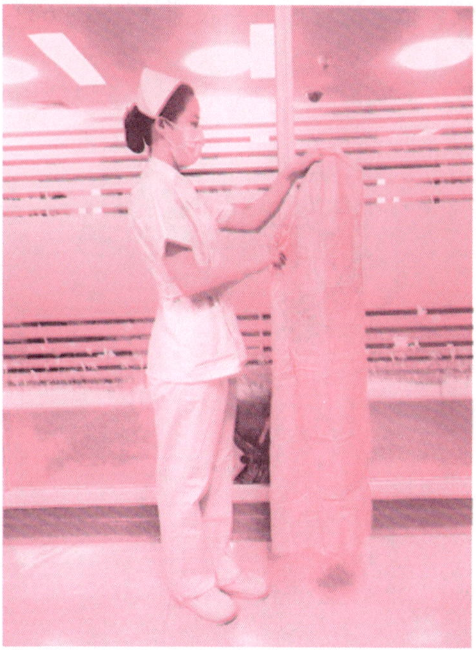

图4－60　手持衣领取出隔离衣

（3）穿衣袖：

①露出隔离衣肩袖：衣领两端向外折齐，对齐肩缝，露出肩袖内口（图4-61）。

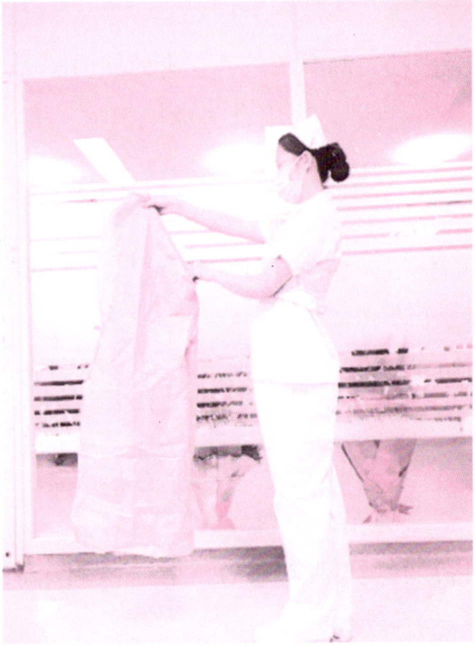

图4-61　露出隔离衣肩袖

②穿隔离衣衣袖：一手持衣领，另一手伸入一侧袖内，持衣领的手向上拉衣领，将衣袖穿好；换手持衣领，依上法穿好另一衣袖（图4-62）。

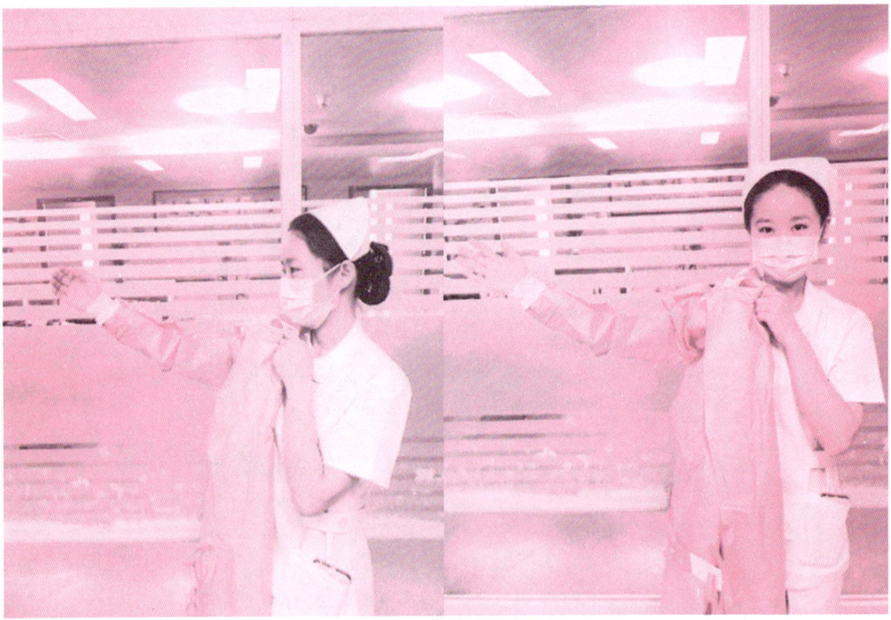

图4-62　穿隔离衣衣袖

(4）系隔离衣衣领：两手持衣领中央由领子中央顺着衣领边缘由前向后系好衣领或粘贴衣领（图4－63）。

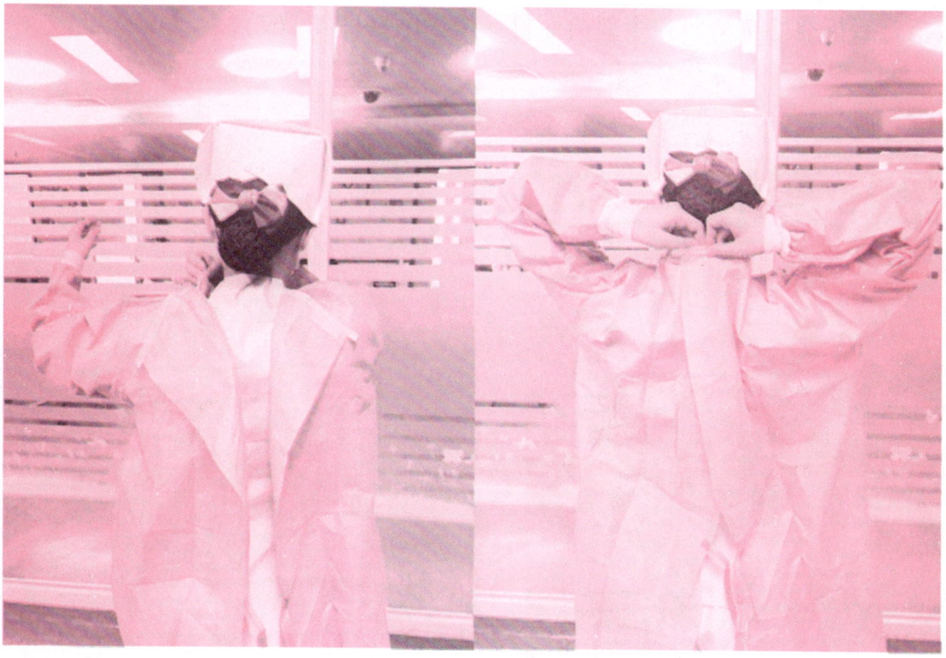

图4－63 系隔离衣衣领

(5）系隔离衣袖口：扣好袖口或系上袖带，上抬上肢使双手露出袖口（图4－64）。

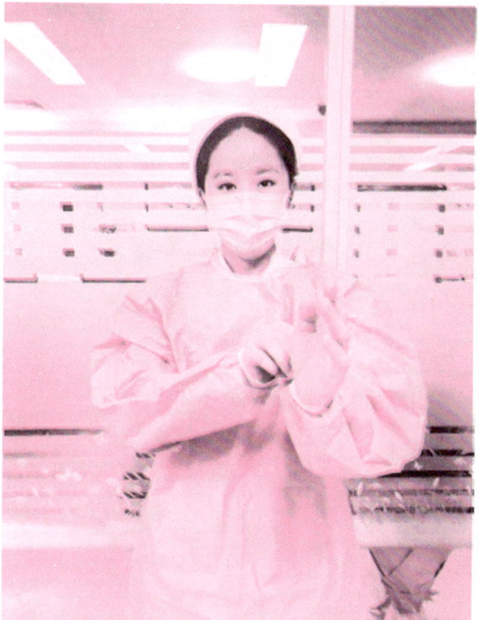

图4－64 系隔离衣袖口

（6）系隔离衣腰带：将隔离衣腰下5厘米处两侧衣边捏住，两手在背后将隔离衣两侧边缘对齐（图4－65），向一侧折叠并用一手按住折叠处（图4－66），另一手将腰带拉至背后折叠处交叉回到腹部前面打一个活结（图4－67）。

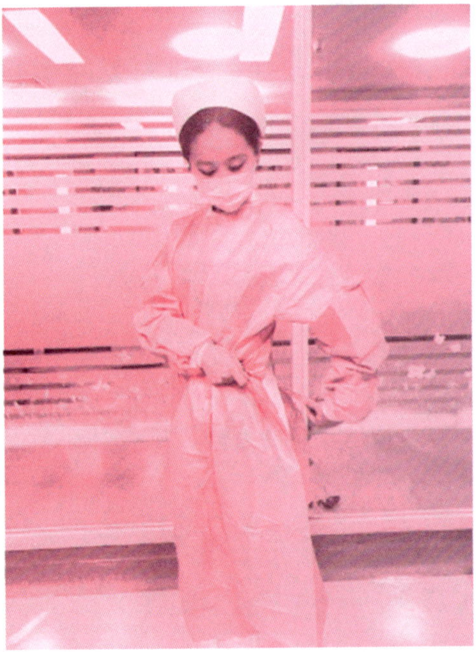

图4－65　将隔离衣衣边边缘对齐

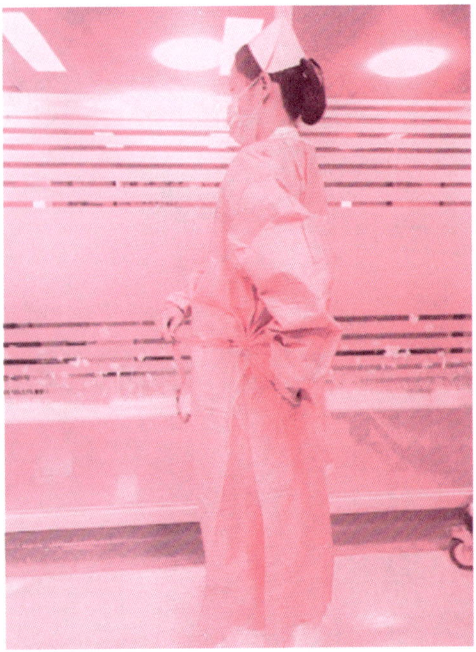

图4－66　将隔离衣向一侧折叠

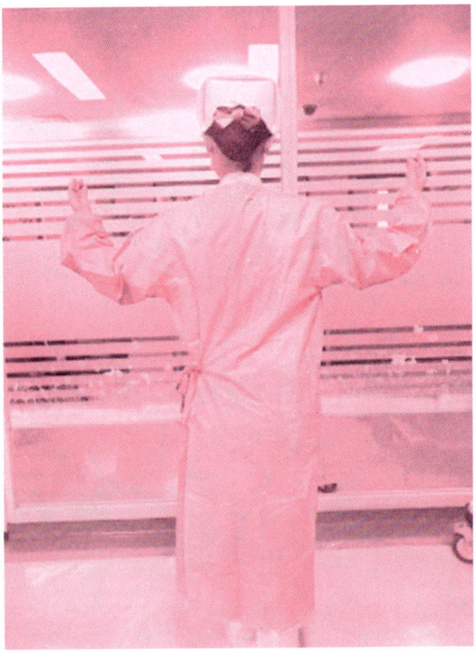

图4－67　隔离衣在腹部前面打活结

2. 脱解隔离衣

（1）解隔离衣腰带：解开腰带，在腹部前面打一个活结（图 4－68）。

（2）解隔离衣袖口：解开袖口，充分暴露双手（图 4－69）。

3. 消毒双手　可用手消毒液搓揉双手 20—30 秒。

4. 解隔离衣衣领　解开衣领（或粘贴），保持衣领清洁，防止污染（图 4－70）。

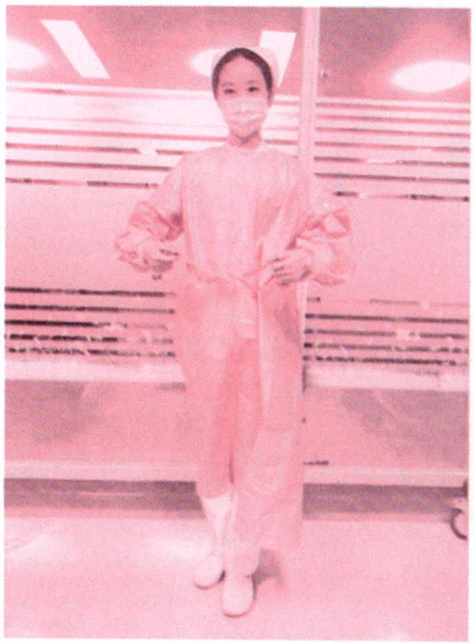

图 4－68　解隔离衣腰带在腹部前面打活结

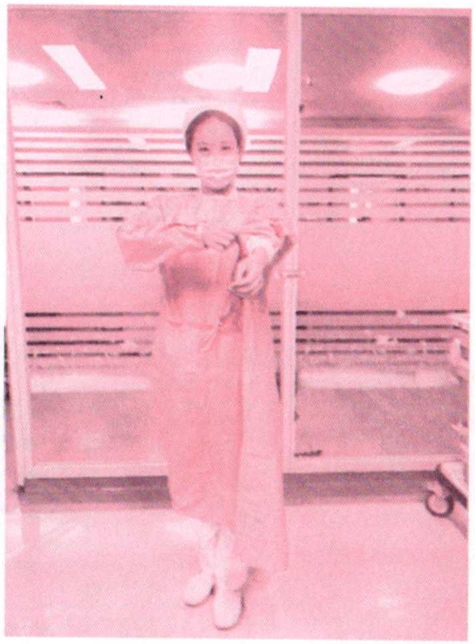

图 4－69　解隔离衣袖口暴露双手

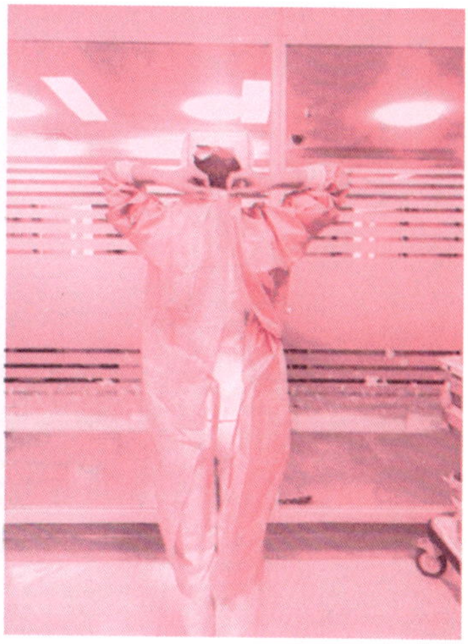

图 4－70　解隔离衣衣领防污染

5. 脱隔离衣衣袖　一手伸入另一侧袖口内拉下此侧衣袖遮住手，用衣袖遮住的手从外面拉下另一衣袖（图 4－71），两手在袖内使两侧袖子肩部对齐，双臂逐渐从袖内退出（图 4－72）。隔离衣脱下后清洁面向外（图 4－73），挂起备用，一次性隔离衣卷好放入污物袋内。

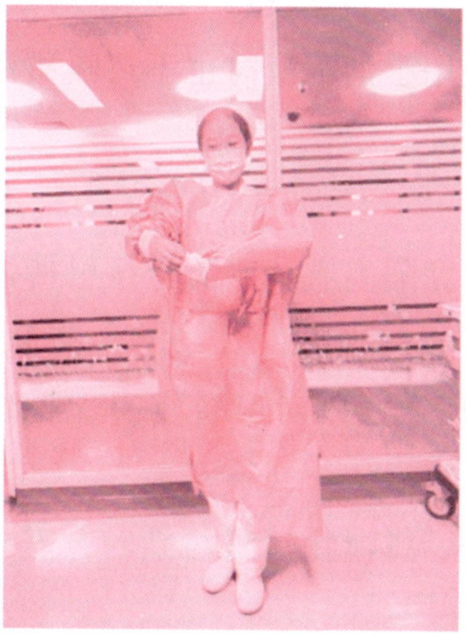

图 4－71　一手伸入另一侧袖口内拉下衣袖

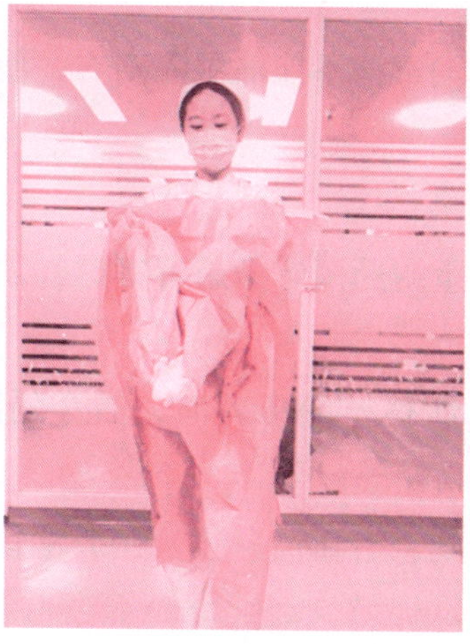

图 4－72　双臂从袖内退出

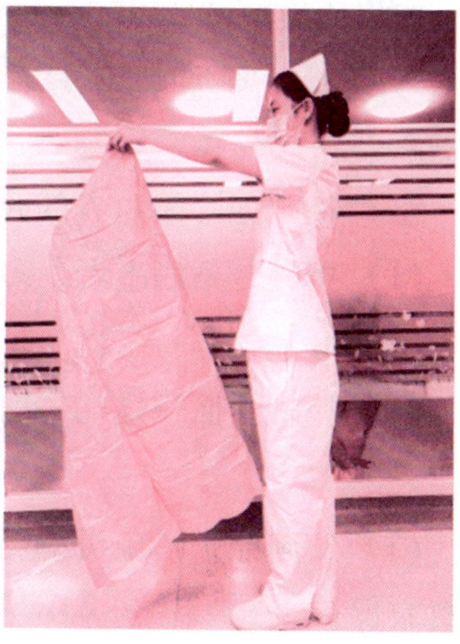

图 4－73　脱下的隔离衣清洁面向外

6. 复用的隔离衣　挂在半污染区，清洁面向外；挂在污染区则污染面向外。（图4－74）。

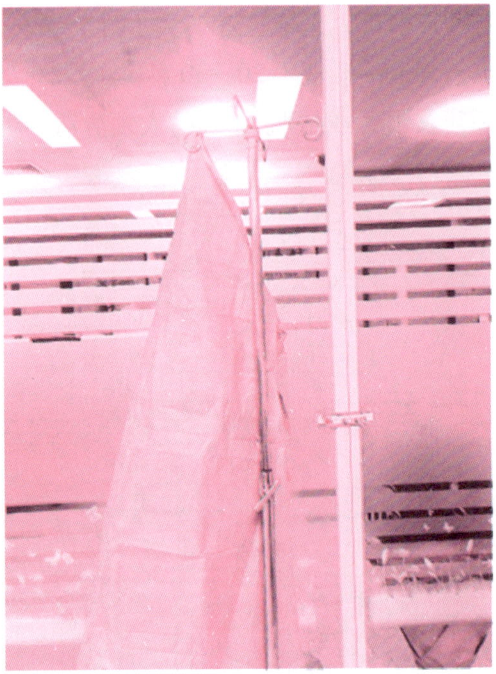

图4－74　挂起隔离衣

［注意事项］

1. 复用隔离衣　每日更换1次，如有潮湿、污染、破损，应立即更换。

2. 穿脱隔离衣时　避免污染面部、帽子、衣领和清洁面，衣领始终保持清洁。

3. 隔离衣穿好后　双臂保持在腰部以上肩部以下水平，不得穿着隔离衣进入清洁区，避免污染清洁区。

4. 浸泡消毒手时　要注意消毒液不能沾湿隔离衣，使用手消毒液时也不可喷溅污染隔离衣。

5. 严格掌握穿隔离衣的时机

（1）接触传染病患者、多重耐药菌感染患者等时，需穿隔离衣，以防止接触传播感染性疾病。

（2）接触大面积烧伤、骨髓移植等患者时，需穿隔离衣，以对患者实行保护性隔离。

（3）实施照护措施可能受到患者血液、体液、分泌物、排泄物喷溅污染时，需穿隔离衣保护。

第五章
家庭安全护理

第一节　安全防护常识

一、家庭防火知识

（一）家庭火灾的防范原则

1. 注意安全用电

电能是一种方便的能源，给人们的生活带来了巨大的便利，它在改善人类生活的同时，也会带来危害。如果使用不当，可能酿成重大灾难事故，如火灾、爆炸等，因此，在家庭生活中一定要注意安全用电。

（1）不超负荷用电，家用电器设备总电流不能超过电度表和电源线的最大额定电流。

（2）使用电源时，检查电源线是否完整，不要私拉乱接电线、随便移动带电设备。

（3）禁止用湿手接触带电的开关；禁止用湿手拔或插电源插头；拔或插电源插头时手指不得接触插头的金属部分；也不能用湿手更换电气元件或灯泡。

（4）使用电热毯时，勿整夜通电保暖，建议发热后断电使用，以保安全。除电热毯外，不要把带电的电气设备放置在床上，靠近睡眠的人体。

（5）家用电器的电源线破损时，要立即更换；禁止将手机等充电器空充，以防引起爆炸或火灾，家用电器烧焦、冒烟、着火时，必须立即断开电源，切不可用水或泡沫灭火器灭火。

（6）要养成人走停电、断开关的好习惯。

2. 正确使用燃气

随着我国经济的快速发展，天然气、液化石油气在家庭中被广泛应用，但近年来我国城镇燃气泄漏、火灾、爆炸等事故频发，造成巨大的人身和财产安全损失。因此使用燃气时应提升安全意识，做到安全用气。

（1）在使用燃气时不要紧闭门窗，应时刻保持空气流通。严禁在卧室、地下室和空气不流通的房间使用燃气。

（2）不要在装有燃气设施的室内住人以及存放易燃、易爆物品，更不能存放其他火源；不要在燃气设施上悬挂、捆绑或存放物品。

（3）使用燃气时，要有人看管，不可远离，随时注意调节火力大小，以免引起液化气泄漏而发生火灾爆炸事件。

（4）每次用气完毕，关闭燃气阀门，特别是外出和夜间入睡前，及时关闭灶具，并确保厨房窗户敞开通风，做到“人走火熄”的好习惯。

（5）胶管长期使用容易老化、龟裂、弯折或损坏，应定期检查、更换胶管，防止漏气，软管与硬管及燃气器具的连接处一定要使用专用的卡扣进行固定，定期对各连接口、开关等连接处进行检查。

（6）燃气发生泄漏时，不能动用任何明火、电器，应尽快开门、开窗进行通风，并远离泄漏区，等到了户外安全地带后，拨打 110、119 或燃气抢修电话求救。

（二）家庭火灾的处理

1. 家庭灭火措施

（1）小火灭火措施：木屑、纸张、布料等引发的小火情，可就近应用灭火器灭火。按照“1 提、2 拉、3 瞄、4 压、5 扫”口诀使用，具体是提起灭火器，拉开铅封环，瞄准火源根部 1—1.5 米，背风站立，边按压，边扫射（图 5－1 至图 5－5）。

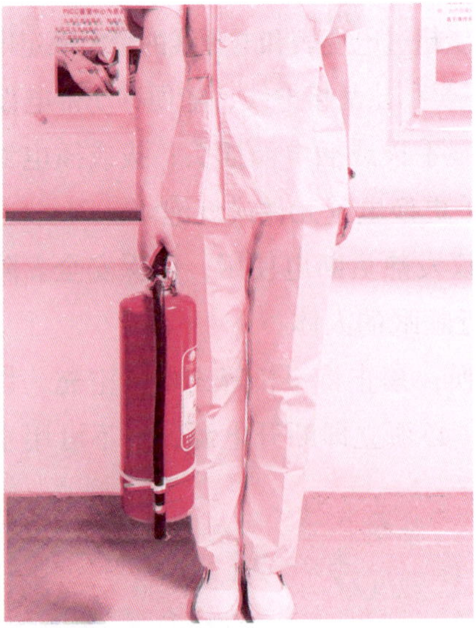

图 5－1　提起灭火器

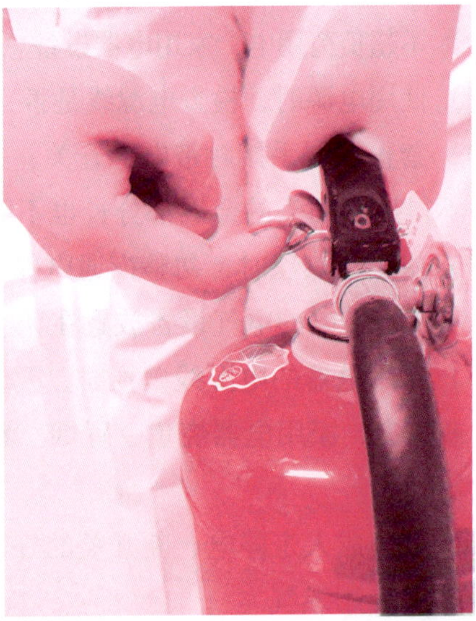

图 5－2　拉开铅封环

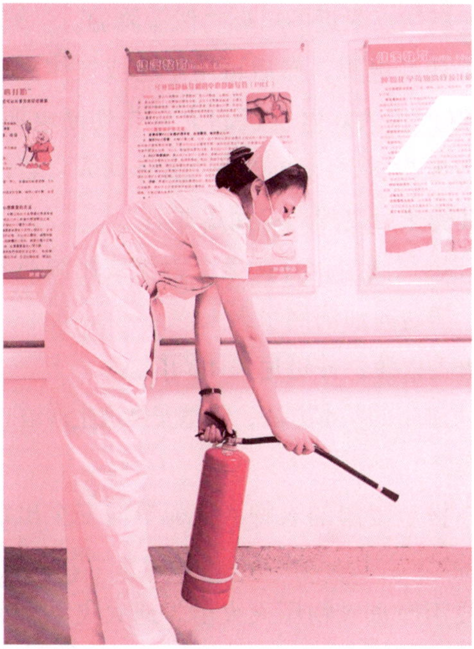

图 5－3　对准火源根部

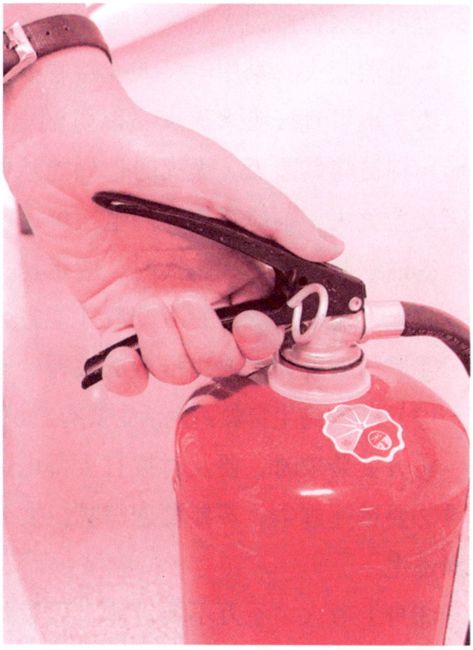

图 5－4　按压

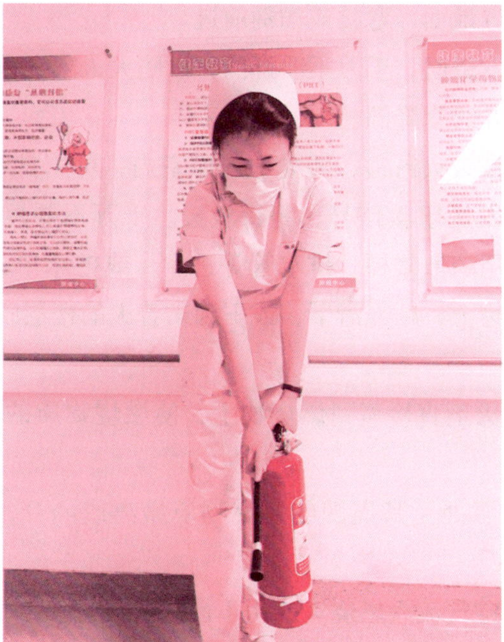

图 5－5　扫射

（2）火灾的处理措施：首先要判断火情，及时快速地选择灭火方式。

①家具等起火：一般用水灭火。用身边可盛水的物品，如脸盆等盛水向火焰上泼

水，也可把水管接到水龙头上喷水灭火；同时把燃烧点附近的可燃物泼湿降温。

②电器起火：家用电器或线路着火，首先要切断电源，然后再用干粉或气体灭火器灭火，不可直接泼水灭火，以防触电或电器爆炸伤人。电视机起火首先切断电源，然后用棉被将其盖灭。灭火时，只能从侧面靠近电视机，以防显像管爆炸伤人。若使用灭火器灭火，不应直接射向电视屏幕，以免其受热后突然遇冷而爆炸。

③油锅起火：油锅起火时，应迅速关闭炉灶燃气阀门，直接盖上锅盖或用湿布覆盖，将锅平稳端离炉火，冷却后才能打开锅盖，切勿向油锅倒水灭火。

④燃气罐着火：要用浸湿的被褥、衣物等捂盖火源，并迅速关闭阀门。

（3）火灾逃生自救：生活中要有意识掌握火灾逃生的基本方法，熟悉安全逃生通道。

①火灾袭来时，要及时拨打火警电话 119 报警。

②要迅速逃生，不要贪恋财物。要当机立断披上浸湿的衣物、被褥等向安全出口方向逃生。

③身上着火，千万不要奔跑，可就地打滚或用厚重衣物压灭火苗。遇火灾不可乘坐电梯，要向安全出口方向逃生。

④穿过浓烟逃生时，最好戴上防毒面具，没有防毒面具可用湿毛巾、湿手帕等捂住口鼻，尽量使身体贴近地面，弯腰或匍匐前进。

⑤室外着火，门已发烫时，千万不要开门，以防大火窜入室内。要用浸湿的被褥、衣物等堵塞门窗缝隙，并泼水降温。

⑥若所有逃生线路被大火封锁，要立即退回室内，可用打开强光手电筒、挥舞衣物、呼叫等方式向窗外发送求救信号，等待救援。千万不要盲目跳楼，若火情严重，等不及消防救援，可利用疏散楼梯、排水管等逃生，或把床单、被套连成绳索，紧拴在窗框、铁栏杆等固定物上，顺绳滑下，或下到未着火的楼层脱离险境。

2. 家庭灭火方法

（1）冷却法：将灭火剂直接喷到燃烧物上，使燃烧物质的温度降低到燃点之下，停止燃烧。

（2）隔离法：将火源处及其周围的可燃物质撤离或隔开，使燃烧缺少可燃物而停止。

（3）窒息法：阻止空气流入燃烧区或用不燃烧物质冲淡空气，使燃烧物质得不到足够的氧气而熄灭。

（4）中断化学反应法：使灭火剂参与到燃烧反应过程中去，使燃烧过程产生的游离基消失，而形成稳定分子或活性的游离基，从而使燃烧的化学反应中断。

二、家庭防盗、防骗知识

（一）防盗知识

1. 居家随时锁门，防止小偷潜入室内偷盗。

2. 外出时要记得关门、关窗户、锁防盗门，家里留有老人、孩子时，要与老人、孩子沟通好，不认识的人不能给开门。

3. 钥匙不能放在门口，应放在相对固定的柜子内；贵重物品应上锁保管，零钱应随身携带不乱放。

（二）防骗知识

1. 陌生人

（1）不要听信陌生人的花言巧语。

（2）不要随意告知陌生人自己的银行卡号、姓名及个人信息，不要随意告诉任何人（特别是素不相识的人）自己家中的电话号码、手机号码、家庭住址或联系方式。

（3）上门推销物品的人不要轻易给其开门、购其物品。

2. 远房亲戚　对于自己不认识的、找上门来的亲戚，切不可轻易将财务交给他，要向家庭成员了解、核对相关身份信息，以防受骗。

3. 陌生电话　现今电信诈骗手段花样繁多，为了确保雇主及自身财产、人身安全，需要注意以下问题。

（1）不要轻信来历不明的电话和信息，要及时挂掉电话，不回复短信，不给诈骗分子进一步布设圈套的机会。

（2）不透露自己及雇主的身份信息，尽量避免将个人重要、详细的信息资料透露给陌生人或不可靠的机构。要筑牢心理防线，不要因贪小利而受不法分子或违法短信的诱惑。

（3）不协助雇主向陌生人汇款、转账，以保证自己、雇主的财产安全；如发现可疑或上当受骗，要立即向公安机关报案。

三、家庭意外事件的处理措施

1. 燃气中毒

（1）定义：通常所说的燃气中毒，实际上是一氧化碳中毒，是指人体内的血红蛋白通过肺与一氧化碳结合，生成碳氧血红蛋白，阻碍了血红蛋白向体内输送氧气的功能，因而使体内缺氧、中毒。

（2）照护措施：

①脱离现场：尽快将中毒者从中毒现场转移到空气流通的安全地方休息，天气冷时注意给中毒者保暖，天气热时注意防晒。需要注意如果中毒地点燃气浓度很大，照护师应戴上防毒面具，同时不要在现场拨打电话、穿钉子鞋在硬地面上走，防止发生爆炸。

②保持中毒者呼吸道通畅：将中毒者衣扣解开，平稳躺好，头向后仰，便于呼吸。

③如果中毒者发生休克：有氧气瓶给予吸氧 4—6 升/分，拨打 120 急救电话。必要时采取人工呼吸，直至医生到来或中毒者可自行呼吸为止。

2. 意外触电

（1）定义：电流直接流过人体的内部器官，导致心脏、呼吸和中枢神经系统功能失常，形成电击或者电流的热效应、化学效应和机械效应对人体造成电伤。

（2）照护措施：

①使触电者迅速脱离电源，就近切断电源，如拉开电源开关，拔出插销或保险等。找不到开关或插头时，可用干燥的木棒、竹竿等绝缘体拨开电线。用干燥的木板垫在触电者的身体下面，使其与地面绝缘并将其移到安全地方。

②若触电者呼吸和心跳均未停止，应将其平躺、就地休息，严密观察呼吸和心跳的变化。及时拨打 120 急救电话。

③若触电者呼吸和心跳停止，应立即进行心肺复苏急救。

3. 机械损伤事件

（1）定义：跌倒、坠床、摔伤等属于机械性损伤，如发生，会给被照护者造成心理上的痛苦和经济上的负担。

（2）照护措施：在日常生活中对于此类事件应当以预防为主。

①照护师教会被照护者预防跌倒、坠床的注意事项和方法：下床行走、移动时有人陪同，行走时穿防滑拖鞋，外出不可穿拖鞋，裤脚长度不超过脚腕。

②创造安全环境：室内照明光线充足，卧室地板上禁止堆放杂物，地面干燥。

③采取针对性措施：使用降血压、降血糖等特殊药物时，要让被照护者清楚不良反应和注意事项。教会被照护者“三步”起床法，起床前平卧 10 秒，坐起 10 秒，站立 10 秒，无不适后开始行走。

④床单位使用安全无隐患：床轮固定良好，昏迷、瘫痪及婴幼儿被照护者床旁加床档，物品放于随手易于拿取的地方。

⑤当发生跌倒时：照护师应立即协助被照护者平卧，判断伤情，测量生命体征，协助送医院诊治。

4. 烫伤

（1）定义：是指由无火焰的高温液体、蒸汽、固体等所致的组织损伤。截瘫、肢体功能障碍、生活自理能力缺陷或有感觉障碍的老年人、婴幼儿等群体易发生烫伤，在日常生活中对此类事件应当加强预防。

（2）照护措施：发生烫伤时应注意以下问题。

①立即脱离热源，如热水袋、电暖炉等，尽快脱去被热水浸渍的衣物。

②观察被照护者意识状态、致热源、烫伤部位及程度。

③先紧急降低烫伤部位皮肤的温度，用自来水冲洗伤口，可以减少烫伤处的进一步损伤，同时也能减少疼痛；进行冰敷以减轻疼痛或损伤。

④烫伤处有衣物覆盖时，不要着急脱掉衣物，以免撕裂烫伤后的水疱，可先行用水冲洗降温，再小心的去掉衣物。烫伤部位出现水疱时，尽量不要弄破水疱，以防引起感染。

⑤拨打 120 急救电话及时就医，同时安慰被照护者，减轻其恐惧和焦虑的心理。

5. 冻伤

（1）定义：是人体在受到低温侵袭后发生的损伤。它的发生常与气候温湿度和机体局部血液循环状态或机体抗寒能力有关，一般情况下在低温、潮湿环境下发生，多发生于耳廓、四肢末梢等部位。冻伤的主要症状是血性水肿红斑、溃烂，而且容易复发，给生活造成极大的不便。

（2）照护措施：如发生冻伤，复温是救治的基本手段。

①首先尽快脱离低温环境和冰冻物体：勿用火烘烤，应用温水融化。用温水（40℃左右）融化衣服、鞋袜等同肢体冻结处后脱下或剪掉，再用温水轻轻地清洁伤处。

②给予复温：用温水浸泡伤肢或浸浴全身，使局部在 20 分钟、全身在 30 分钟内复温。以肢体红润，皮温达 36℃左右为宜。

③当全身冻伤者出现生命体征变化时：要紧急拨打 120 急救电话，行心肺复苏术，及时送医院就医。

6. 外伤出血

（1）定义及其相关概念：由于外伤引起的大出血，如不及时予以止血与包扎，会严重威胁人的健康，乃至生命。出血主要有动脉出血、静脉出血、毛细血管出血 3 种，其表现特征不一样。动脉出血由于动脉血管内压力较高，所以出血时呈泉涌、搏动性，尤其是大的动脉血管破裂，血液呈喷射状，颜色鲜红，常在短时间内造成大量失血，易引起生命危险；静脉出血则是缓缓不断地外流，呈紫红色，如大静脉出血，往往受呼吸运动的影响，吸气时流出较缓，呼气时流出较快；毛细血管出血时，血液成水珠样流出，多能自行凝固止血。

（2）照护措施：采取正确的止血方法给予及时、有效的止血。

①指压止血法：用手指在伤口上方（近心端）的动脉压迫点上，用力将动脉血管压在骨骼上，中断血液流通达到止血目的。指压止血法是较迅速有效的一种临时止血方法，止住出血后，需立即换用其他止血方法。

②加压包扎止血法：先用消毒纱布垫覆盖伤口后，再用棉花团、纱布卷或毛巾、帽子等折成垫子，放在伤口敷料上面，然后用三角巾或绷带紧紧包扎，以达到小动脉、静脉及毛细血管出血止血的目的。但伤口有碎骨存在时，禁用此法。

③止血带止血法：主要适用于四肢较大动脉、其他方法不能止血、患肢损伤无法再复原时止血的重要手段。止血带有橡皮制和布制的 2 种，紧急时也可用宽绷带、三角巾或其他布条等代替，但严禁用电线、铁丝、绳索等类物品代替止血带。止血带应绑扎在上臂而不是前臂，每小时放松 5 – 10 分钟，以恢复血液循环，避免出现肢体缺血坏死、急性肾功能衰竭等严重并发症；仍有大出血者不再松放止血带，以免加重休克，尽快送医院处理。

④填塞止血法：用棉垫或消毒的纱布填塞在伤口内，再用加压包扎法包扎。用于大腿根、腋窝、肩部、口、鼻等部位的出血。

第二节　运送护理

不能自主活动者，应根据其身体情况及躯体活动受限程度，选用合适的运送工具协助其活动。通常有轮椅运送法、平车运送法等，在运送过程中，照护师运用正确的人体力学原理，利于减轻操作疲劳，提高工作效率。

一、轮椅运送法

轮椅运送法是应用轮椅来帮助可以坐、靠、站立，但不能自主活动、无耐力独立行走、不愿意卧床的被照护者，在需要活动或转运时协助其活动、转运的方法。

［目的］

1. 运送下肢不能自主活动，但能坐卧的被照护者。

2. 帮助被照护者下床活动，以促进血液循环及体力恢复。

［评估］

1. 评估被照护者的情况　年龄、病情、体重、躯体活动能力、病损部位、意识状态、对轮椅运送法的认识程度、心理反应、配合程度。

2. 轮椅性能状态 有无破损等。

3. 室外情况 地面是否干燥、平坦，室外的温度情况，道路是否畅通。

［操作前准备］

1. 照护师准备 着装整齐，洗手。

2. 用物准备 轮椅（各部位性能良好）、毛毯（根据季节准备）、别针、软枕（根据病情酌情准备）。

3. 被照护者准备 被照护者了解轮椅运送的目的、方法以及注意事项、配合程度。

4. 环境准备 地面干燥、平坦，室内外的温度适宜，道路宽敞、地面防滑。

［操作步骤］

1. 坐轮椅运送前

（1）检查、安置轮椅：检查轮椅车轮、椅背、脚踏板、刹车，将轮椅推至床旁；使椅背和床位齐平，面向床头，拉起手闸固定轮椅。

（2）解释、协助起床：向被照护者讲解搬运过程、方法及注意事项，取得被照护者配合；需要时将毛毯三折铺于轮椅上。扶被照护者坐起，将双下肢移至床沿，嘱其用手撑住床面以维持坐姿，协助穿鞋袜，适当加衣。

2. 协助坐轮椅运送

（1）能自行移动的被照护者坐轮椅：照护师在轮椅背后，固定手刹，协助被照护者坐于轮椅中部，抬头向后靠稳（图5－6）。

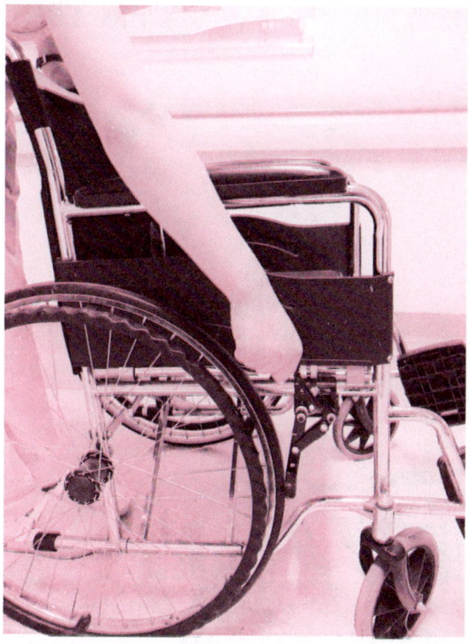

图5－6 能自行移动者坐轮椅法

（2）不能自行移动的被照护者坐轮椅：照护师面对被照护者，双脚分开站稳，双手环抱被照护者腰部，嘱被照护者用近轮椅侧的手扶住把手，转身坐于轮椅中间；放下脚踏板，双脚置于脚踏板上，需要时加毛毯保暖（图5－7）。

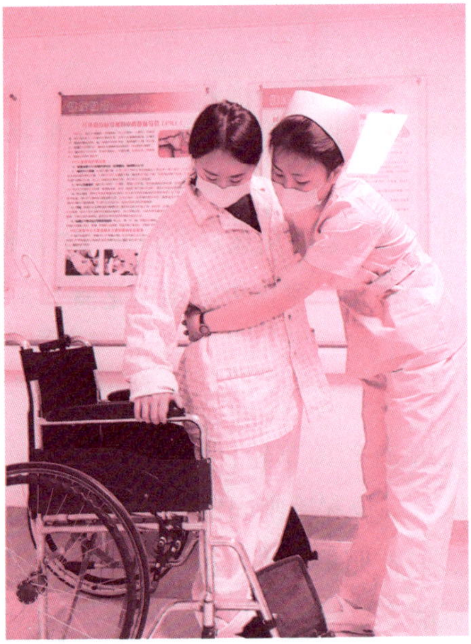

图5－7　不能自行移动者坐轮椅法

3. 整理床单位，观察被照护者无不适后松开轮椅手闸，推轮椅运送。

4. 离开轮椅

（1）推轮椅至床尾：椅背与床尾齐平，固定车闸（图5－8）。

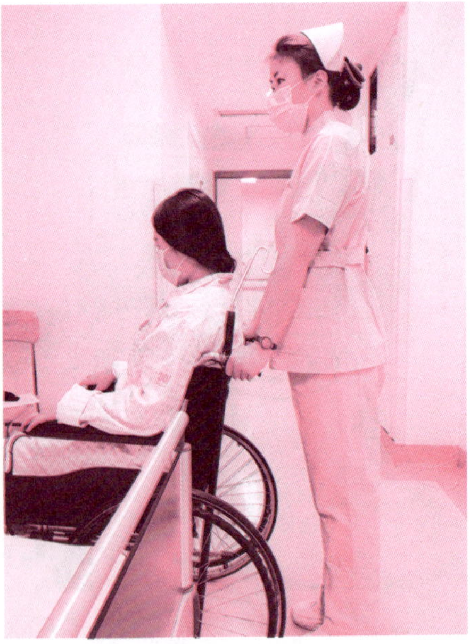

图5－8　推轮椅至床尾

（2）协助被照护者移至床上：

①能自行移动的被照护者上床法：翻起轮椅脚踏板，打开毛毯，脱去外套，协助被照护者移至床上。

②不能自行移动的被照护者上床法：照护师面对被照护者，双脚分开站稳，双手环抱被照护者腰部使其站立，嘱被照护者用近轮椅侧的手扶住把手，转身坐于床上（图5－9）。

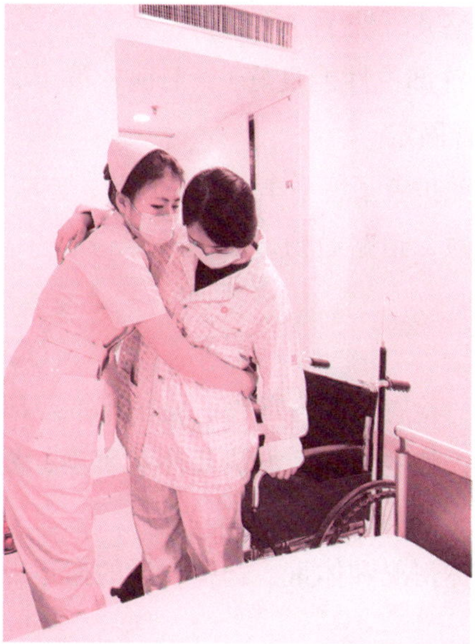

图5－9　协助不能自行上床被照护者

③转移后整理：协助被照护者取舒适卧位，着合适衣服，盖好盖被，整理床单位及轮椅。

［注意事项］

1. 使用时仔细检查轮椅的车轮、椅背、车闸、脚踏板等各部位的性能是否良好。
2. 被照护者上下轮椅时固定好车闸。
3. 下坡时轮椅背面朝下，应减速，身体尽量后靠，随时观察被照护者情况。
4. 寒冷季节应注意保暖，炎热季节注意防晒。

二、平车运送法

平车运送法是应用平车来帮助不能自主活动、无耐力坐卧行走、病情需要平卧、不能起床的被照护者，在需要转移时协助其转移的方法。

［目的］

运送不能起床的被照护者入院、检查、手术、转运等。

［评估］

1. 评估被照护者的一般情况　年龄、病情、体重、躯体活动能力、病损部位、意识状态、对平车运送法的认识程度、心理反应、配合程度。

2. 平车性能是否良好。

3. 地面是否干燥、平坦及室外的温度情况，道路是否畅通。

［操作前准备］

1. 照护师准备　着装整齐，洗手。

2. 用物准备　平车（各部位性能良好）、毛毯、被子、枕头，有骨折者平车上应垫木板，并将骨折部位妥善固定。

3. 被照护者准备　被照护者了解平车运送的目的、方法以及注意事项、配合程度。

4. 环境准备　环境宽敞，道路通畅，便于操作。

［操作步骤］

1. 平车运送前

（1）检查、安置平车：检查平车各部件，将平车推至床旁。

（2）向被照护者解释操作的目的、方法及注意事项，妥善固定被照护者身上各种管路。

（3）根据被照护者身体情况和体重，选择合适的搬运方法，如挪动法等。

2. 平车运送法

（1）平车挪动法：适用于病情许可，且能在床上配合者（图 5－10）。

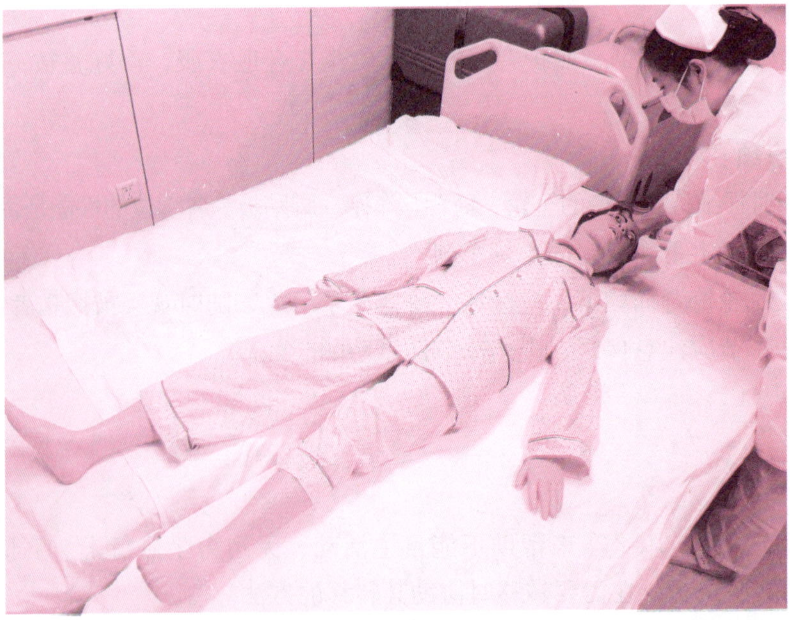

图 5－10　挪动法坐平车

①移开床旁桌椅，掀开盖被，协助被照护者移至床边。

②将平车的大轮靠床头、小轮靠床尾推至与床平行，紧靠床边，调整平车或病床使其高度一致，将平车闸制动。

③协助被照护者将上半身、臀部、下肢依次向平车挪动，由平车回床时，顺序相反。

（2）平车一人搬运法：适用于儿童及病情许可，且体重较轻者（图 5－11）。

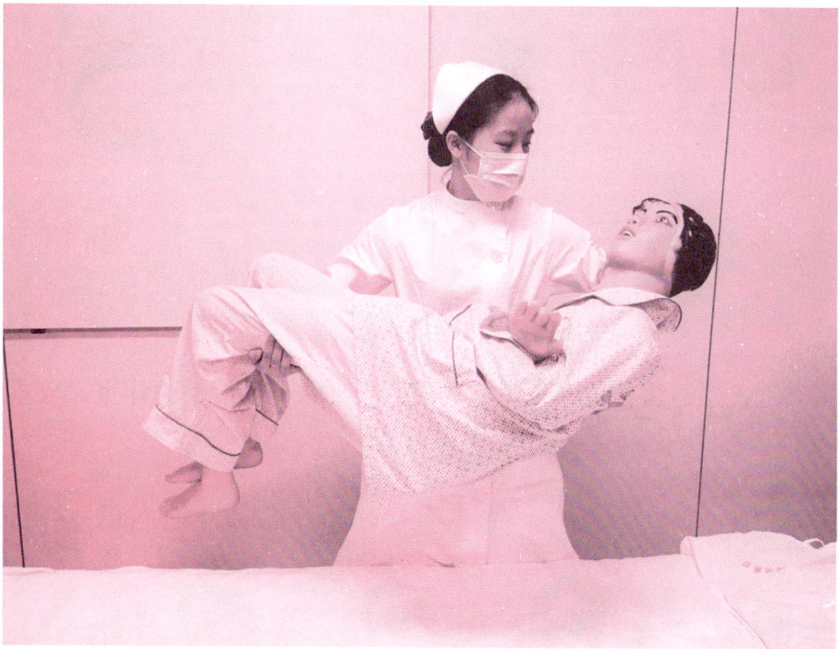

图 5－11　一人搬运法坐平车

①将平车大轮靠近床尾，使平车头端与床尾呈钝角，将平车闸制动。

②搬运者站在钝角内的床边，松开被照护者盖被，协助其穿好衣服。

③照护师两脚前后分开，稍屈膝，一手臂自被照护者腋下伸至对侧肩部外侧，另一手臂伸至被照护者大腿下。嘱被照护者双臂交叉、双手用力握住，照护师随后抱起被照护者。移步转身，将被照护者轻轻放在平车中。

（3）平车二人搬运法：适用于病情较轻，但自己不能活动且体重又较重的被照护者。

①和②同一人搬运法。

③二人站在被照护者床边，将被照护者双手交叉置于胸腹前，协助其移至床边。

④甲一手臂托住被照护者头、颈、肩部，另一手臂托住腰部；乙一手臂托住被照护者臀部，另一手臂托住腘窝处。二人同时抬起被照护者，使被照护者的身体向照护师侧倾斜，移步转身至平车前，同时屈膝，将被照护者轻放于平车中央（图 5－12）。

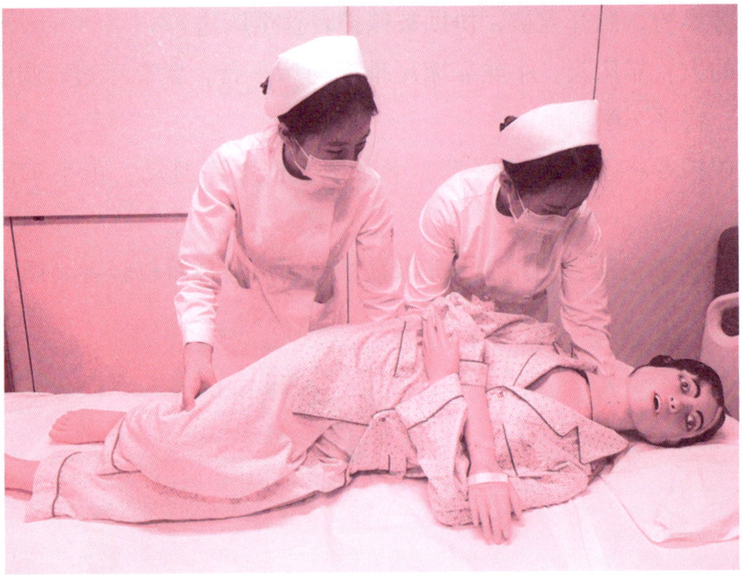

图 5－12　二人搬运法坐平车

（4）平车三人搬运法：适用于病情较轻，但自己不能活动而体重又较重的被照护者（图 5－13）。

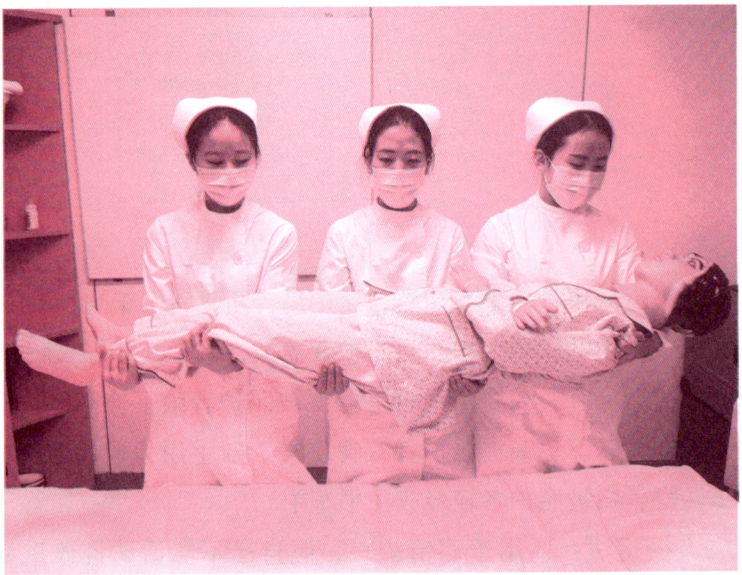

图 5－13　三人搬运法坐平车

①和②同一人搬运法。

③三人站在床边协助被照护者移近自己。甲托住被照护者头颈、肩背部，乙托住其腰、臀部，丙托住其腘窝、小腿部，三人同时抬起，使被照护者的身体向照护师侧倾斜，三人同时移步至平车，将被照护者轻放于平车中央。

（5）平车四人搬运法：适用于颈椎、腰椎骨折，或病情较重的被照护者（图5－14）。

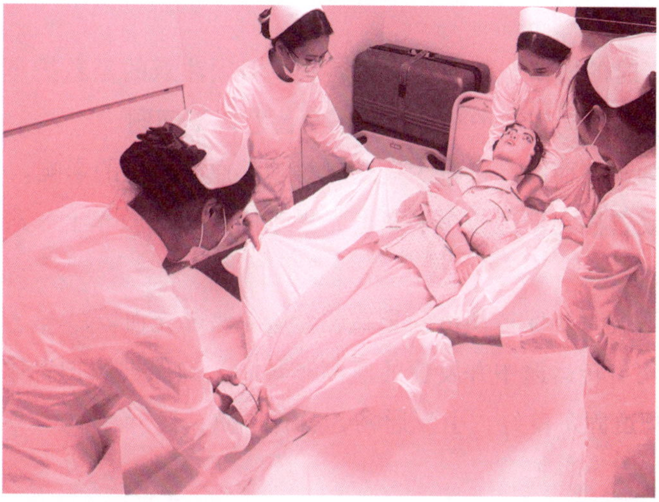

图5－14　四人搬运法坐平车

①将平车的大轮靠床头、小轮靠床尾推至与床平行，紧靠床边，调整平车或床使其高度一致，将平车闸制动。

②松开被照护者盖被，协助其穿好衣服。在被照护者腰、臀下铺帆布中单或布中单，将被照护者双手交叉置于胸腹前。

③甲站在床头，托住被照护者的头和肩部，乙站在床尾，托住被照护者双腿，丙和丁分别站在床和平车两侧，抓紧帆布中单或布中单四角。由一人喊口令四人同时合力将被照护者抬起将其轻轻放至平车中央。

3. 安置被照护者在平车上运送　协助被照护者取舒适体位，用盖被包裹，露出头部。松开平车闸，推平车将被照护者送至指定地点。

［注意事项］

1. 根据被照护者的情况、体重，选择正确的平车搬运方法。

2. 使用平车前仔细检查平车各部位的性能是否良好，移动被照护者时一定要固定好车闸，保证安全。

3. 平车移动上坡、下坡时，被照护者的头均应在高处一端，下坡时注意减速，以避免不舒适。照护师站在被照护者头端，便于观察病情。

4. 运送骨折的患者，要在平车上加木板，固定骨折部位，防止再损伤。

5. 寒冷季节应注意保暖，炎热季节注意防晒。

三、救护车运送

移动被照护者时的操作步骤同平车搬运法，但须注意的是救护车运送适用于病情危重的被照护者。在移动到救护车上以后需要注意以下问题。

（1）伤员应顺车体而卧，以减少运送时对脑部血流灌注的影响。

（2）将身体妥善固定于急救车平车上，平车固定于急救车上，避免剧烈震荡而加重出血和再损伤。

（3）上坡、下坡时要保持伤员的头高位，避免头部充血。

（4）做好重伤员转运途中并发症的监测和预防，确保被照护者输液管、吸氧管通畅，留置的各种管道固定良好，引流通畅，没有扭曲、打折。

第三节　移动护理

一、床上翻身法

长期卧床的被照护者，由于局部组织持续受压，导致血流循环障碍，易并发压疮、坠积性肺炎、肌肉萎缩等症状。照护师要提醒、协助卧床的被照护者，每 2 小时床上翻身更换体位 1 次，可降低并发症的发生。

［目的］

1. 变换姿势，增进舒适。

2. 满足治疗，照护需要。

3. 预防并发症。

［评估］

1. 评估被照护者体重、年龄、生命体征、意识状态、活动能力、局部受压情况、手术部位及有无引流管等。

2. 被照护者对更换卧位操作方法、作用、注意事项的了解程度、配合能力等。

［操作前准备］

1. 照护师准备　着装整齐，洗手。

2. 用物准备　根据被照护者情况备好体位垫或软枕等，必要时准备衣服。

3. 被照护者准备　告知被照护者更换卧位的目的、方法、注意事项及配合程度。

4. 环境准备　关闭门窗，室内温度适宜、光线充足，必要时进行遮挡。

[操作步骤]

1. 照护师携用物至被照护者床旁，向被照护者解释操作目的、过程及注意事项。

2. 松开被子，检查并妥善整理、固定各种管道。

3. 床上翻身

（1）一人协助翻身法：

①协助照护者摆体位：被照护者仰卧，将其双手交叉放于腹部（图5－15）。

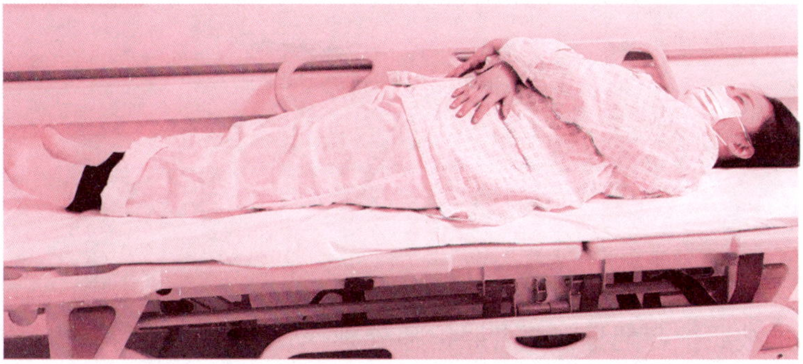

图5－15 被照护者双手交叉放于腹部

②移动被照护者靠近侧：将枕头、被照护者肩膀、臀部移向照护师近侧，再将被照护者双下肢屈曲移至近侧（图5－16）。

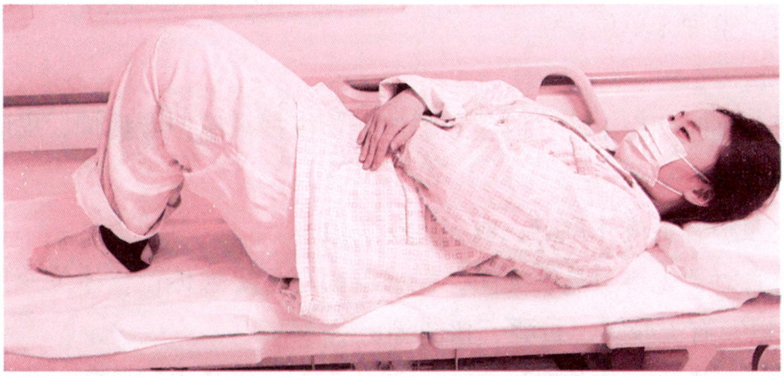

图5－16 被照护者双下肢屈曲

③一人协助翻身：一手扶肩、一手扶膝轻轻推被照护者转向对侧，背向照护师，用软枕将被照护者背部、膝部、踝部垫好，将被照护者肢体各关节处于功能位，使之舒适安全。

（2）二人协助翻身法：

①二人移动被照护者靠近侧：甲、乙两名照护师站在被照护者的同侧，甲先将枕头移向近侧，托住被照护者颈肩部和腰部，乙托住被照护者臀部和腘窝，同时将被照护者抬起移向近侧（图5－17）。

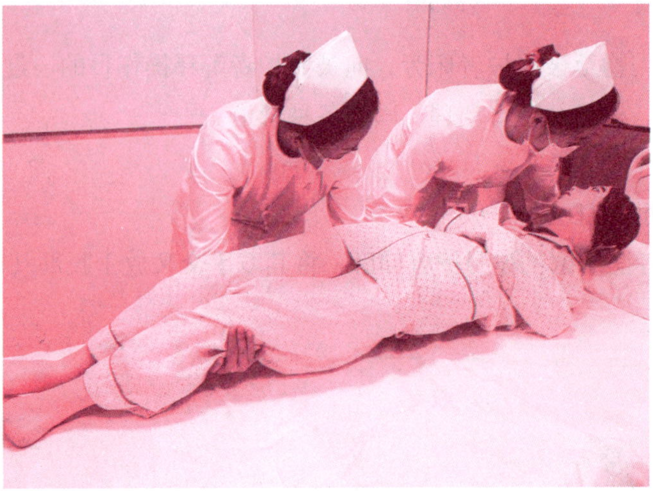

图 5－17　二人移近被照护者

②二人轻推被照护者翻身：两名照护师分别扶住被照护者肩、腰、臀和膝部，轻推被照护者转向对侧，用翻身枕将被照护者背部、胸前、膝部、踝部垫好，将被照护者肢体各关节处于功能位，使之舒适安全。

4. 检查、固定管道　检查被照护者所带管路是否固定，如松动，将被照护者各种管道妥善固定。

5. 移动后　整理床单位，洗手。

［注意事项］

1. 通常每 2 小时翻身 1 次，但实际工作中要根据被照护者病情、皮肤受压情况确定翻身时间。

2. 协助被照护者更换体位时，应先将床头放平。

3. 有引流管时，先将引流管夹闭，并妥善固定后更换体位，体位变换后应检查引流管固定情况以及有无脱落、折叠、扭曲等。

4. 颅脑术后患者更换体位时不可剧烈转动头部，以免引起脑疝；牵引患者翻身时牵引不可放松。

二、移至床头法

病情较重、大手术后、营养不良、生活自理能力部分或完全缺陷的被照护者，由于体重重力的作用，使身体不断向床尾下滑，最后导致双腿不能伸直，影响舒适度，增加并发压疮的风险，因此，照护师应主动协助被照护者移动至床头。

［目的］

协助滑向床尾而不能自主移动的被照护者移向床头，增进其舒适感。

［评估］

1. 被照护者年龄、体重、意识、生命体征、伤口及引流管、心理状况、躯体以及四肢的活动度、配合度等。

2. 床单位的整洁度、高度，有无体位垫等。

［操作前准备］

1. 照护师准备　着装整齐，洗手。

2. 用物准备　视情况准备软枕、体位垫等。

3. 环境准备　关闭门窗，室温适宜，光线充足，必要时遮挡。

4. 被照护者准备　被照护者了解移向床头的目的、过程及配合要点，被照护者情绪稳定，配合程度。

［操作步骤］

1. 照护师携用物至被照护者床旁　向被照护者解释操作目的、过程及注意事项。

2. 移动前准备

（1）松开被子，将盖被折叠于床尾或一侧，根据病情放平床头，枕头横立于床头。

（2）检查并妥善整理、固定各种管道。

3. 移动至床头

（1）一人协助移动法：

①协助被照护者摆体位：被照护者仰卧屈膝，双手握住床头栏杆，双脚蹬床面（图 5－18）。

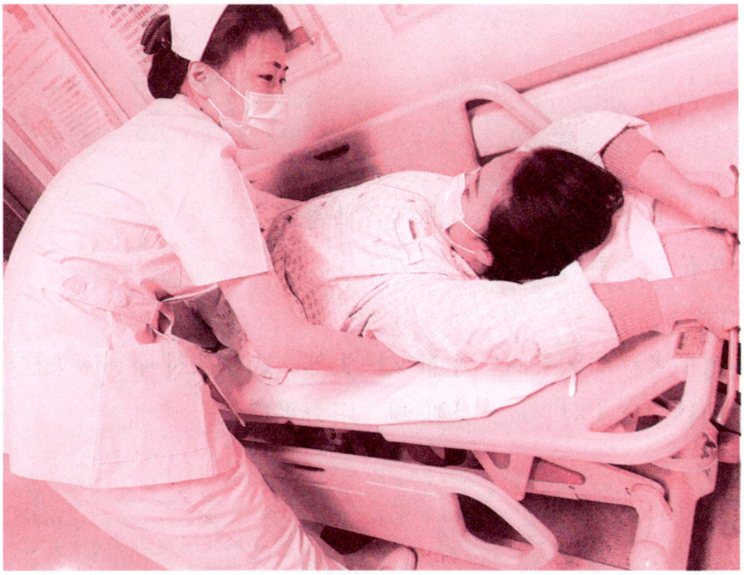

图 5－18　一人协助移动法

②一名照护师协助移动：照护师一手托住被照护者肩部，一手托住臀部助力，使其向床头移动。

（2）二人协助移动法：

①协助被照护者摆体位：被照护者仰卧屈膝。

②2 名照护师协助移动：照护师分别站于床的两侧，交叉托住被照护者的肩部和臀部，或一人托住颈肩部及腰部，一人托住臀及腘窝处，两人同时抬起被照护者向床头移动（图 5－19）。

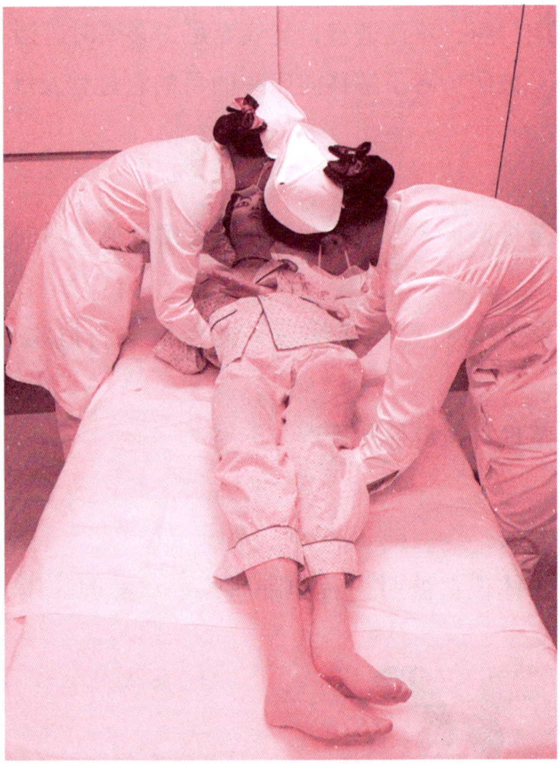

图 5－19　二人协助移动法

4. 放回枕头，取舒适卧位，检查固定各种管道。

5. 整理床单位，洗手。

［注意事项］

1. 协助被照护者移向床头时，注意保护头部，防止头部撞到床头栏杆。

2. 两人协助移向床头时，动作应协调、用力平稳。

第六章
营养与饮食

第一节　营　　养

一、人体健康对营养的需要

（一）热量

1. 热能　是一切人体维持生命、生长发育和从事各种活动所必需的能量。它是由食物内的化学潜能转化而来，单位是焦耳（J），通常也用热卡表示。

2. 热能的需要量　人体的热能主要来源于糖类，其次是脂肪、蛋白质，这些物质又称为“热能营养素”。1 克糖类和 1 克蛋白质分别提供约 16.7 千焦能量，1 克脂肪可以提供约 37.7 千焦能量。单从数字上来看，脂肪含量越高的食物热量越大。人体每日所需要的热能量，受年龄、性别、生理特点及劳动强度等因素的影响。

（二）营养素

营养素是指来自食物和饮水的用于人类维持生命、促进生长发育、从事劳动活动并保证健康的基本物质，主要包括蛋白质、脂肪、糖类、矿物质和微量元素、维生素、水等。

1. 蛋白质　是一切生命的物质基础，由多种氨基酸组成，并含有碳、氢、氧、氮以及少量硫和磷。蛋白质在体内不断进行代谢与更新，正常人体蛋白质占 16%—20%。

（1）生理作用：更新与修复组织；构成体内许多重要的激素和酶，如胰岛素、肾上腺素、甲状腺素等都是蛋白质构成；血红蛋白、抗体、各种酶等都是蛋白质或是蛋白质结合产物；构成必需氨基酸（体内不能合成，必需由食物供给）；参与物质代谢；提供热能。

（2）食物来源：鸡蛋、瘦肉、牛奶、大豆等为优质蛋白。

2. 脂肪　也称为脂类或脂质，在体内分解可产生大量的热量，分为中性脂肪和类脂肪。中性脂肪是由甘油和脂肪酸所组成，也称甘油三酯。类脂肪是溶于脂肪或脂肪溶剂的物质。脂肪中脂肪酸又可分为饱和脂肪酸和不饱和脂肪酸。不饱和脂肪酸一般在体内不能合成，必须通过食物供给，称为必需脂肪酸。脂肪可溶于多数有机溶剂，但不溶解于水。正常人体内脂肪含量男子占 10%—20%、女子占 15%—25%。

（1）生理作用：提供热能；提供必需脂肪酸，如亚油酸、亚麻酸、花生四烯酸；保护内脏，维持体温；促进脂溶性维生素的吸收，脂溶性维生素 A、D、E、K 的吸收需要脂肪的参与；参与机体代谢活动等。

（2）食物来源：主要是油类、坚果类、肥肉。

3. 糖类　是由碳、氢和氧 3 种元素组成。由于它所含的氢氧的比例为二比一，与水分子的氢氧比相同，故旧称碳水化合物。食物中的糖类分成两类：可吸收利用的糖类和不能吸收的糖类。

（1）可吸收利用的糖类：如单糖、双糖、多糖。主要作用：供给能量；构成细胞膜和组织成分；保证脂肪充分氧化，否则氧化不全会产生大量酮体；保护肝脏。

（2）不能吸收的糖类：如纤维素。主要作用：促进肠蠕动，具有通便作用；降低血糖和血脂；吸附肠道内的有害毒物，具有防癌作用。

（3）需要量：每个人膳食中糖类的比例没有规定具体数量，中国营养专家认为成人膳食中糖类的供给量，占总热量的 60%—65% 为宜。

（4）食物来源：来源于谷类和根茎类食品，如粮食和薯类，各种食糖。

4. 矿物质　也称无机盐。目前为止，专家发现人体内无机盐有 20 多种，又分为常量元素和微量元素。

（1）常量元素：常量元素也称宏量元素，是指占人体重量万分之一以上，每人每日需要量在 100 毫克以上的元素。主要有钙、磷、钾、钠、镁、氯、硫 7 种元素。主要作用：构成机体组织成分，如钙、磷、镁是构成骨骼、牙齿的主要原料；维持机体内环境恒定；保持体内酸碱平衡；维持正常渗透压及神经肌肉的兴奋性等。

（2）微量元素：微量元素是指占人体重量万分之一以下，每人每日需要量以毫克或微克计量。如碘、铁、锌、硒、铜、锰、氟、钴、钼、镍、铬、锡等。微量元素与常量元素一样，无法自身产生、合成的，必须由食物供给。微量元素的特点是机体需要量甚微，不足可以引起缺乏症，过量可以引起中毒。

钙在奶及奶制品、海带、芝麻酱、豆类、绿色蔬菜中含量较多。碘在海产品、海盐中含量较多。铁在动物肝脏、血类、肉类中含量较多。锌在动物食品、海产品中含量较多。

5. 维生素　是一系列有机化合物的统称。它们是生物体所需要的微量营养成分，而一般又无法由人体内自己生产，需要通过饮食等手段获得。维生素不能像糖类、蛋白质及脂肪那样可以产生能量、组成细胞，但是对人体的新陈代谢起着调节作用。每种维生素都有各自的生理功能，缺乏时可引起特殊的疾病。

（1）脂溶性维生素：有维生素 A、D、E、K。脂溶性维生素在体内排泄率低，过量会引起中毒。维生素 A 与暗视力有关，缺乏会引起夜盲症；维生素 D 可促使钙、磷的吸收，缺乏会影响骨骼发育；维生素 E 具有抗氧化、抗衰老作用；维生素 K 具有止血作用。维生素 A 在动物肝脏、鱼肝油、奶制品、禽蛋类中含量较多。维生素 D 在海鱼及动物肝脏、蛋黄、奶油中含量较多。维生素 E 主要存在于植物油、谷类、坚果类和绿叶蔬菜。维生素 K 存在于绿色蔬菜和动物肝脏，肠内细菌也可以合成部分。

（2）水溶性维生素：有维生素 B_1（硫胺素）、维生素 B_2（核黄素）、维生素 C（抗坏血酸）、烟酸、维生素 B_6、维生素 B_{12}、叶酸、泛酸、胆碱等。水溶性维生素在体内排泄率高，不会在体内引起蓄积中毒。

①维生素 B_1 缺乏，可引起食欲不振、乏力、头痛、肌肉酸痛等症状，严重缺乏可产生脚气病，表现为中枢神经与周围神经损害，或心血管系统损害。食物来源主要是谷类、肉类、动物肝脏。

②维生素 B_2 缺乏，可引起口角炎、舌炎、脂溢性皮炎等。食物来源动物内脏、禽蛋类、奶类。

③维生素 C 具有解毒、抗癌、促进创面愈合、促进铁吸收的作用，缺乏容易引起坏血病（创面不易愈合、毛细血管脆性增加、皮下黏膜出血等）。食物来源新鲜的绿叶蔬菜和水果。

④烟酸缺乏，引起癞皮病，表现为皮炎、腹泻、神经症状。

⑤维生素 B_6 缺乏，可引起皮肤改变、舌炎、脂溢性皮炎、痤疮等。

⑥维生素 B_{12} 缺乏，可引起贫血。

6. 水　是人类所必需的物质，是人体组织中不可缺少的成分，有帮助血液流动，调节体温，促进营养物质消化吸收等多种功能。成年人体内含水量为体重的 58%—67%，成人每天需水量为 2500 毫升左右，其中饮水量为 50%，食物中的水分为 40%，体内代谢产生水为 10%。

二、营养与健康的关系

营养是维持健康的基础：能够维持人体组织的构成、维持生理功能、增强免疫力，预防疾病发生。

（一）合理营养

1. 促进人体生长发育　营养素是维持生命活动的重要物质基础，对人体的生长发育起着决定性作用。营养素的缺乏可影响被照护者的身心发育。

2. 构成机体组织　蛋白质是构成机体的重要成分；糖类参与构成神经组织；脂类参与构成细胞膜；维生素参与合成酶和辅酶；钙、磷是构成骨骼的主要成分。

3. 提供满足机体需要的能量　糖类、蛋白质、脂肪在体内氧化提供能量，满足机体各种生命活动需求。

4. 调节机体功能　内分泌系统、神经系统及各种酶类共同参与调节人体的功能。适量的蛋白质及矿物质中的各种离子可调节机体内环境的稳定。

（二）不合理营养

1. 营养不足　是一种营养素缺乏的综合征，是指因摄食不足、需要量增加、损失过多或体内利用过程障碍所造成的一种营养缺乏状况，如缺铁性贫血、佝偻病等。

2. 营养过剩　如果机体摄入能量远超过机体消耗的能量，必定会造成能量的储备，这种能量的储备现象就是营养过剩的表现。过多的能量往往是以脂肪的形式储存在人体的皮下组织、内脏器官的周围及腹部网膜上。营养过剩可造成某些营养失调性疾病，如肥胖、心血管疾病等。

3. 饮食不洁　饮食不洁作为致病因素，是指进食不洁净的食物而导致疾病的发生。多是由于缺乏良好的卫生习惯，进食陈腐变质，或被疫毒、寄生虫等污染的食物所造成。饮食不洁而致的病变以胃肠疾病为主，如进食腐败变质食物，则胃肠功能失常，出现脘腹疼痛、恶心呕吐、腹泻或痢疾等；若进食被寄生虫污染的食物，则可导致各种寄生虫病，如蛔虫病、蛲虫病等。

（三）平衡膳食

1. 平衡膳食　人体营养均衡是由各种营养素按一定比例组成的，所以，供给平衡膳食，保证营养素的比例适当尤为重要。平衡膳食是指膳食中所含营养素的种类齐全、数量充足、比例适当。

2. 平衡膳食的调配原则　在日常生活中应做到食物要多样、饥饱要适当、油脂要适量、粗细要搭配、食盐要限量、甜食要少吃、饮酒要节制、三餐要合理、活动与饮食要平衡。

（1）保证三大营养素合理比例：平衡膳食中三者所占的热能比例为：蛋白质

10%—15%，脂肪 20%—25%，糖类 60%—70%。

（2）满足需求：各种营养素必须满足儿童生长发育需要，不能过多，也不能过少。

（3）三餐供热比例：早餐 25%—30%，中餐 40% 左右，晚餐 30%—35%。

（4）吸收：食物容易消化吸收。

3. 平衡膳食宝塔　中国营养学会推出的中国居民平衡膳食宝塔，是一个营养上比较理想的膳食模式。平衡膳食宝塔共分五层，包含每天应吃的主要食物种类（图 6－1）。

（1）结构：根据宝塔各层位置和面积不同，可在一定程度上反映出各类食物在膳食中的地位和应占的比重。

①谷类食物位于底层：每人每天应吃 250—400 克。

②蔬菜和水果位于第二层：每人每天应吃蔬菜 300—500 克，水果 200—400 克。

③鱼、禽、肉、蛋等动物性食物位于第三层：每人每天应吃 125—225 克（鱼虾类 50—100 克，畜、禽肉 50—75 克，蛋类 25—50 克）。

④奶类和豆类食物位于第四层：每人每天应吃相当于 300 克的奶类及奶制品，30—50 克的大豆及制品。

⑤烹调油和食盐位于第五层塔顶：每人每天烹调油不超过 25—30 克，食盐不超过 6 克。

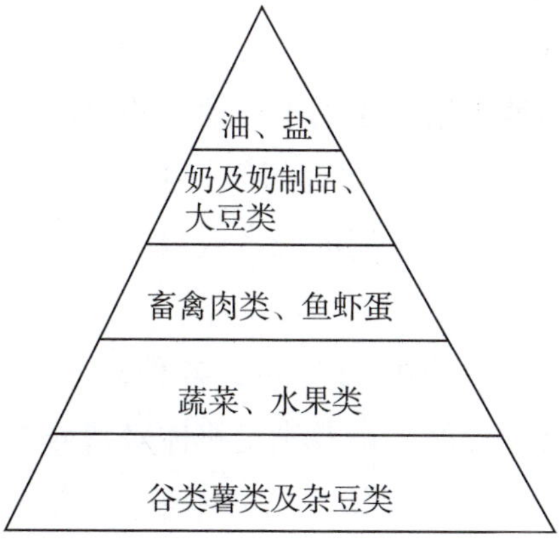

图 6－1　平衡膳食宝塔

（2）膳食建议：膳食宝塔中所标示的各类食物的建议量，应考虑到劳动强度酌情调整，要养成规律的饮食习惯。

第二节　饮食种类

一、饮食搭配原则

1. 粗细粮搭配、粮豆混食。
2. 米面混食、干稀搭配。
3. 主食与动物性食物搭配。
4. 荤素搭配、生熟搭配。
5. 数量搭配、质地搭配。
6. 色泽搭配、味道搭配。
7. 形状搭配、季节配菜。

二、基本饮食

（一）普通饮食

普通饮食简称普食，其中总热能、糖类、蛋白质、脂肪、矿物质和微量元素、维生素、水分等，应充分均匀地供给，达到平衡饮食的要求。

1. 适用范围　普食基本与健康人饮食相似，主要适用于饮食不限制、体温正常或接近正常、消化功能无障碍以及恢复期的患者或被照护者，应用范围广。

2. 饮食原则

（1）供给平衡饮食：饮食中热能要充足，各种营养素种类要齐全，数量要充足，相互间比例要恰当，以保持饮食的平衡及满足机体对营养素的需要。

（2）保证体积：每餐饮食需要保持适当的体积，以满足饱腹感，特别是限制热能供给的糖尿病饮食。

（3）品种多样化：主副食应注意多样化及烹调方法，保持色、香、味、形，以增进食欲。

（4）合理分配：将全天的食物适当地分配于各餐。

（5）避免各种刺激性食物：尖辣椒，强烈调味品如芥末、胡椒、咖喱等，应尽量少吃。难以消化的如油炸食物、坚硬的食物，以及产气过多的食物应少吃。

3. 用法　每人每日总热量应为 9209—10883 千焦，蛋白质 70—90 克，脂肪 60—70 克，糖类 450 克左右，水 2500 毫升左右。每日三餐，各餐按比例分配。

4. 可选食物　根据需要所有食物均可以选用。

（二）软食

软食指婴儿或病弱者吃的软而烂的食物，如在乳汁水中煮过或泡软的面包，或半流质性的食品。

1. 适用范围　低热、消化不良，肠道疾病如伤寒、痢疾、急性肠炎等恢复期患者，口腔有疾病或咀嚼不便的老年人等。

2. 饮食原则　营养平衡的基础上食物应容易消化、容易咀嚼；食物形态宜碎、烂、软；应少吃油炸、油腻食物；少用含粗纤维蔬菜；忌用强烈辛辣调味品；长期食用软质的番茄、菜心、新鲜水果等。

3. 用法　切碎煮软的蔬菜维生素损失较多，所以要多用维生素含量丰富的食物。每人每日总热量为 9209—10883 千焦，蛋白质 70—90 克，每日 3—4 餐。

4. 可选食物　可选用面条、软饭、饺子、馄饨、包子、馒头、猪肉、苋菜、番茄、菜花、豆腐等。

（三）半流质饮食

半流质饮食是一种比较稀软烂、易消化、易咀嚼、含粗纤维少、无强烈刺激呈半流质状态的食物。

1. 适用范围　口腔疾病、发热、咀嚼吞咽困难及急性消化道炎症，手术前后及病情危重者。

2. 饮食原则　食物呈半流质状，营养丰富，容易咀嚼、吞咽和消化。需要注意含纤维少且无刺激性。胃肠功能失常者禁用含纤维素或易引起胀气的半流质食物。

3. 用法　每人每日总热量为 6279—8371 千焦，蛋白质 50—70 克。注意少食多餐，每日 5—6 餐。

4. 可选食物　米粥、藕粉、面条、面片、面包，馄饨、小包子、蛋糕、蒸蛋羹、蛋花汤、卧鸡蛋、嫩豆腐、豆腐脑、果汁、菜汁、果泥、菜泥，西瓜、熟香蕉和嫩碎菜叶，各种肉汤、肉末等。

（四）流质饮食

流质饮食是一种呈液体状态或在口腔内能融化为液体状态的食物，其特点是比半流质饮食更易于吞咽和消化的无刺激性食物。

1. 适用范围　极度衰弱无力咀嚼的重症患者，如高烧，口腔、面颊部手术前后以及急性胃肠炎、食道狭窄等疾病患者。

2. 饮食原则　易吞咽、消化及无刺激性的液体状态的食物，所含热量与营养素较少，不能长期或作为主要进食方式。

3. 用法　每人每日总热能为3499—5002千焦，蛋白质40—50克，每2—3小时进食1次，每次200—300毫升，每日至少进食6—7餐。

4. 可选食物　乳类、豆浆、米汤、藕粉、杏仁茶、蛋花汤、果汁、菜汁等。

三、治疗饮食

（一）高热量饮食

所有含油量高的和油炸过的食物都属于高热量食物。

1. 适用范围　用于热能消耗较高的甲状腺功能亢进、结核、大面积烧伤、肝炎、胆道疾患、体重不足、营养不良等患者及产妇。

2. 饮食原则及用法　每日在基本饮食的基础上加餐2次，可进食牛奶、豆浆、鸡蛋、藕粉、蛋糕、巧克力及甜食等。总热量约为12557千焦／天。

3. 可选食物　核桃、芝麻、花生、动物内脏、奶油制品及油炸食品等。

（二）高蛋白饮食

高蛋白饮食指日常饮食中含蛋白质较多的食品。

1. 适用范围　主要适用于高代谢性疾病，如烧伤、结核、恶性肿瘤、贫血、甲状腺功能亢进、大手术后、肾病综合征、低蛋白血症患者及孕妇、乳母等。

2. 饮食原则及用法　基本饮食基础上增加富含蛋白质的食物，尤其是优质蛋白。供给量每人每千克体重1.5—2.0克/天，总量不超过120克／天。少量多餐，总热量为10464—12557千焦/天。

3. 可选食物　选择富含优质蛋白的食品如瘦肉、蛋类、鱼类、乳类等动物食品和豆制品等。

（三）低蛋白饮食

低蛋白饮食是一种限制蛋白质摄入量的饮食。动物、植物蛋白总量一般限制在20—40克。

1. 适用范围　用于限制蛋白质摄入的急性肾炎、尿毒症、肝功能衰竭等患者。

2. 饮食原则及用法　应多补充蔬菜和含糖高的食物，以维持正常热量。成人每人每千克体重蛋白质供给量约为0.5克/天，饮食中蛋白质含量不超过40克／天，视病情可减至20—30克／天。肾功能不全者应摄入动物性蛋白，忌用豆制品；肝性脑病者应以植物性蛋白为主。

3. 可选食物　在限量范围内要求适当选用优质蛋白，如牛奶、鸡蛋、瘦肉、鱼虾等。

（四）低脂肪饮食

甘油三酯、胆固醇比例较少的食物被称之为低脂肪饮食。

1. 适用范围　主要适用于有肝胆胰疾病、高脂血症、动脉硬化、冠心病、肥胖症及腹泻等的患者。

2. 饮食原则及用法　注重坚持多果蔬、清淡、少肉、减少煎炸的原则。脂肪含量少于 50 克 / 天，肝、胆、胰疾病患者少于 40 克 / 天，尤其应限制动物脂肪的摄入。完全素食者应注意补充维生素 B_{12}。

3. 可选食物　绿豆芽、豆汁、豆腐、土豆、山药、胡萝卜、冬瓜、黄瓜、番茄、茄子、青菜、芹菜、菜花、油菜、大葱、海带、蘑菇、粉丝、木耳等。

（五）低胆固醇饮食

低胆固醇饮食特指含胆固醇低的食物。

1. 适用范围　主要适用于高胆固醇、高脂血症患者，还有动脉硬化、高血压、冠心病等患者。

2. 饮食原则及用法　胆固醇摄入量少于 300 毫克 / 天，禁食或少食动物内脏、脑、鱼子、蛋黄、肥肉、动物油等含胆固醇高的食物。

3. 可选食物　可选用鱼、瘦肉，也可多选蔬菜、水果、五谷类、豆类、豆制品及粗粮等不含胆固醇的食物。

（六）低盐、无盐饮食

低盐饮食：全日供钠 2000 毫克左右，食盐用量在 2 克。无盐饮食：全日供钠 1000 毫克左右，烹调中不得使用食盐和酱油。

1. 适用范围　低盐饮食主要适用于心脏病、急慢性肾炎、肝硬化腹水、重度高血压但水肿较轻患者；无盐饮食主要适用于水肿较重患者。

2. 饮食原则及用法　低盐饮食每日食盐量 <2 克，不包括食物内自然存在的氯化钠；无盐饮食每日饮食中除食物内自然含钠量外，不放食盐烹调，控制摄入食品中的含钠量 <0.7 克。

3. 可选食物　低盐饮食禁用腌制食品，如咸菜、皮蛋、火腿、香肠、咸肉、虾米等；无盐饮食和低钠饮食均禁用腌制食品、含钠食物，如油条、挂面、汽水等。

（七）高纤维素饮食

高纤维素饮食是指富含膳食纤维的食物，经常食用对人体健康有益。

1. 适用范围　主要适用于便秘、肥胖症、高脂血症、糖尿病等患者。

2. 饮食原则及用法　减少脂肪的摄入量及含甘油三酯高的食物，适当增加蔬菜、水果的比例。

3. 可选食物　饮食中应多选用韭菜、芹菜、藕、卷心菜、豆芽、粗粮、竹笋等含食物纤维高的食物。

（八）少渣饮食

少渣饮食是指含极少量膳食纤维易于消化的膳食，主要目的在于减少膳食纤维对消化道的刺激，减慢肠道蠕动，减少粪便数量。

1. 适用范围　主要适用于口腔有病变、咀嚼不便、消化道溃疡以及胃肠道和肛门手术后恢复期、慢性肠炎、痢疾患者。

2. 饮食原则及用法　在饮食中不要食用含渣子高的蔬菜，一般蔬菜也要过滤做成菜泥。这种饮食大多缺乏维生素 C，所以不能长期食用。

3. 可选食物　多吃一些豆腐、粉皮、粉丝、土豆泥之类食物，少吃芹菜、韭菜、豆芽、笋、生萝卜等食物。不要吃粗粮和干果，如玉米、豆类、榛子、花生、核桃、杏仁等，另外注意含脂肪多、油炸食物及刺激性食物要控制摄入。

第三节　饮食护理

一、一般饮食护理

根据被照护者营养状况、疾病特点，健康照护师可以为被照护者制订有针对性的营养计划，并采取相应的饮食照护措施，帮助被照护者摄入足量、合理的营养，以促进健康。

（一）进食前的照护

1. 环境准备　清洁、整齐、空气新鲜、气氛轻松愉悦的进食环境可促进被照护者食欲，使被照护者心情愉快。

（1）暂停非紧急的治疗、照护操作。

（2）去除不良气味和视觉印象，饭前半小时开窗通风、移去便器等，防止室内残留异味影响被照护者食欲。

2. 照护师准备 衣帽整洁、清洗双手。

3. 饮食准备 根据被照护者饮食习惯和营养需求，尽量提供多样化的食物和烹调方法，做到色、香、味搭配合理。

4. 被照护者准备

（1）协助被照护者取舒适进餐体位。在身体允许的情况下可协助被照护者下床进餐，下床不便者，在床上摆放小餐桌取坐位或半坐位进餐，卧床者可协助取侧卧位进餐。

（2）帮助被照护者餐前洗手、漱口。

（3）尽量减轻或去除被照护者不适症状，如疼痛、高热等，以利于进食。

（4）做好进餐卫生防护措施，将餐巾围在被照护者胸前，以保护衣服清洁。

（二）进食中的照护

1. 协助被照护者进餐

（1）鼓励卧床被照护者自行进食，必要时照护师应给予帮助。

（2）对不能自行进食者应耐心喂食，喂食的量和速度以便于被照护者咀嚼和吞咽而定，不能催促。饭和菜、固体和液体食物应轮流喂食。进流质饮食时可用吸管嘱被照护者吸吮。食物温度要适宜，防止烫伤及过冷。

（3）对客人带来的食物，需经家属检查允许后方可给被照护者食用。

（4）对于需要增加饮水量者，向被照护者解释大量饮水的目的及重要性。督促被照护者在白天应饮入占一天总入水量的3/4，以免夜间饮水过多，增加排尿次数而影响睡眠。被照护者无法一次大量饮水时，可少量多次饮水，并注意改变液体种类，以保证液体的摄入。

（5）对限制饮水量者，应向被照护者和家属说明限制饮水的原因及饮水量，取得配合。被照护者床边放置限水标记。如果被照护者口干，可用湿棉球湿润嘴唇或滴水湿润口腔黏膜。口渴严重时若病情允许可采用含冰块、酸梅等方法刺激唾液分泌而止渴。

2. 进餐时特殊问题及其紧急处理措施

（1）恶心：暂停进食并鼓励被照护者做深呼吸。

（2）呕吐：将被照护者头偏向一侧，防止呕吐物进入气管引起窒息。提供盛装呕吐物的容器并尽快清除呕吐物，观察记录呕吐物的性质、颜色、量和气味等。协助被照护者漱口，去除口腔异味。开窗通风，去除室内异味。帮助其保存好剩下的食物待呕吐完全停止时再进食。

(3) 呛咳：应立即帮助被照护者拍背，若异物进入喉部，应及时从被照护者的后背部用双手抱住被照护者腹部，最佳位置在剑突下、肚脐上，让被照护者上半身前倾前屈，用双手向上推挤数次，使异物排出，防止发生窒息。如未将异物排出，应立即就医。

(三) 进食后的照护

1. 撤除餐具、清理食物残羹，整理床单位，协助被照护者饭后洗手、漱口。
2. 做好出入量记录。
3. 对暂时未进食的被照护者，分析原因，根据原因适当时间再次协助进食。

二、鼻饲护理

鼻饲法是指将胃管经鼻腔插入胃内，从胃管内灌注流质食物、水分和药物，达到营养支持、治疗目的的一种方法。主要适用于昏迷、口腔疾患、上消化道肿瘤引起吞咽困难、早产儿、不能张口、不能经口进食、拒绝进食等被照护者。鼻饲前必须留置鼻胃管，并保证通畅才能鼻饲顺利进行。

[目的]

1. 营养支持。
2. 药物治疗。

[评估]

1. 被照护者病情、身体状况、配合程度。
2. 被照护者有无恶心、呕吐、腹泻、腹胀、便秘等不适。

[操作前准备]

1. 照护师准备　着装整洁，洗手，戴口罩、医用橡胶手套。
2. 用物准备　弯盘1个，治疗碗2个，小药杯1个，纱布2块；10毫升和50毫升注射器各1副；橡皮筋数个；听诊器1副；鼻饲流食（38—40℃）、温开水适量；免洗手消毒液。
3. 被照护者准备　告诉被照护者鼻饲饮食的目的、操作过程及注意事项。
4. 环境准备　保持环境安静、整洁。

[操作步骤]

1. 鼻饲前

(1) 携用物至被照护者床旁：了解被照护者留置胃管的耐受性及鼻饲的配合度。

(2) 摆体位：协助被照护者取坐位或半坐卧位，不能坐的被照护者可将床头抬高

30°—45°取斜坡卧位，以避免进食过程中及进食后的反流、呛咳等情况发生。

2. 鼻饲操作时

（1）抽胃液：有胃液抽出，证明胃管在胃内，观察抽出液性质、量、气味、颜色。判断有无消化道出血如血性、咖啡色胃液，胃潴留如空腹胃液大于150毫升。

（2）鼻饲：胃管位置正确。

①有消化道出血或胃潴留：应停止鼻饲，待症状好转后再行鼻饲。

②无消化道出血或胃潴留：可缓慢注入少量温开水，然后再注入鼻饲药物或流食，鼻饲速度应缓慢，并随时观察被照护者的反应。

③鼻饲的量：每次注入流质食物不超过200毫升，间隔时间不少于2小时。

3. 鼻饲后

（1）注入温开水：注完食物、药物后要用温水20—30毫升冲洗胃管，避免残留物在胃管内发酵或变质堵塞管腔或引起胃肠炎。

（2）固定胃管末端：将胃管末端盖帽固定并用纱布包好，皮筋系紧。

（3）体位保持：半卧位或坐位持续30—60分钟后再恢复平卧位。

4. 清理用物　注射器须洗净晾干放在消过毒的碗内，用纱布覆盖避污保存备用。

5. 整理记录　整理床单位、洗手、记录被照护者反应及鼻饲量。

［注意事项］

1. 每次鼻饲前必须判断胃管的位置　用回抽胃液见到胃内容物的方法最可靠。判断胃管在胃内方可注鼻饲液或要素膳食。

2. 鼻饲液及注药注意事项

（1）鼻饲液应现用现配，温度应保持在38—40℃，避免过冷或过热引起腹泻等胃肠反应。

（2）新鲜果汁与奶液应分别注入，防止产生凝块影响消化吸收。

（3）注入药物时应将每种药片研碎溶解单独注入，每种药物注入后要注入温水防止药物残渣发生凝固反应堵塞管道。

（4）鼻饲后30分钟内避免叩背、吸痰、翻身等操作，以免机械性刺激引起食物反流误吸。

（5）鼻饲用物等餐具用后清洗，每日消毒1次。

（6）注意观察被照护者排便状况，如大便酸臭时可能进入过多的糖类；大便稀臭时可能为蛋白质消化不良。

（7）观察胃管有无脱出、松动，每日更换鼻翼贴、纱布1次。

（8）口腔护理或漱口液漱口每日2次，以保持口腔清洁，防止口腔感染。

（9）硅胶胃管留置时间一般是30天，其他类型根据鼻胃管说明书上的要求执行。

（10）做好被照护者健康教育指导，告知被照护者尽量减少用力咳嗽、咳痰，咳嗽时可用手固定胃管防止胃管脱出。

三、胃造瘘护理

胃造瘘术是在内窥镜引导下，经腹部皮肤穿刺放置胃造瘘管，直接给予胃肠营养支持或腹部手术后的胃肠减压。主要适用于咽喉、食管有疾患不能正常进食者，以及外科肠道手术后需减压性治疗者。

［目的］

1. 营养支持。

2. 注入药物治疗。

3. 胃肠手术后减压性治疗。

［评估］

1. 被照护者病情、身体状况、配合程度。

2. 胃造瘘术后是否已经 12—24 小时。

3. 管饲后有无腹胀、腹痛、恶心、呕吐、腹泻等消化不良症状。

［操作前准备］

1. 照护师准备　着装整洁，洗手、戴口罩。

2. 用物准备

（1）管饲操作盘：弯盘 1 个、治疗碗 1 个、小药杯 1 个、纱布 4 块、10 毫升和 50 毫升注射器各 1 副、橡皮筋数个、胶布 1 卷。

（2）食物准备：鼻饲流食（38—40℃）、温开水适量。

（3）洗手：免洗手消毒液。

3. 被照护者准备　告诉被照护者管饲饮食的目的、操作过程及注意事项。

4. 环境准备　保持环境安静、整洁。

［操作步骤］

1. 管饲前

（1）携用物至被照护者床旁：了解被照护者留置胃造瘘管的耐受性及对管饲的配合度。

（2）摆体位：协助被照护者取坐位或半坐卧位，不能坐者可将床头抬高 30°—45° 取斜坡卧位，以避免进食过程中及进食后的反流、呛咳等情况发生。

2. 管饲操作

（1）判断造瘘管通畅性：首先用 20—50 毫升温盐水或温开水冲洗以判断造瘘管

是否通畅，4 小时后再注入 50 毫升温盐水或温开水观察被照护者有无不适。

（2）管饲：被照护者无不适症状可予 50—100 毫升要素液注入，逐渐加量至 150—250 毫升，温度 38—40℃，每天 3 次。

3. 管饲后

（1）冲洗：要素液注入结束后用 20—50 毫升温开水冲洗胃造瘘管。

（2）固定：将胃造瘘管末端盖帽固定并用纱布包好，皮筋系紧。

（3）保持体位：半卧位或坐位 30—60 分钟后再恢复平卧位。

4. 清理用物　注射器须洗净晾干放在消毒过的碗内，用纱布覆盖避污保存备用。

5. 整理记录　整理床单位、洗手、记录被照护者反应及管饲量。

［注意事项］

1. 管饲前注意事项

（1）首次注入温水前：必须明确胃造瘘术后时间，如已到 12—24 小时方可开始管饲。

（2）观察导管固定情况：有无脱落、移位情况，如有异常及时报告医生，经医生确定可否管饲。

2. 管饲注意事项

（1）管饲法可采用造口管滴入法和推注法。

（2）原则是先全流质逐渐过渡到半流质。因此，需先注入营养要素溶液、牛奶、豆浆、果汁等，逐渐过渡到用搅拌机磨碎菜和肉类等半流质饮食。

（3）一般 4—6 小时管饲 1 次，量最多以 250 毫升为宜，以防出现急性胃扩张。

（4）注入速度快慢适宜，如出现冷汗、腹部绞痛、虚脱、心跳加速等症状，应停止管饲。

3. 管饲后注意事项

（1）临床上最常见的并发症是造瘘口及周围皮肤感染，轻者表现为红、肿、痛，重者可形成脓肿，因此，每天要观察造瘘口周围皮肤有无红肿、充血、渗液等情况。

（2）观察造瘘管周围情况，如有漏液发生，及时报告医生并采取措施。

（3）当管道堵塞时可用 50 毫升注射器抽取生理盐水或 4% 碳酸氢钠注射液灌注通管，试通过程中要动作轻柔，不可用力过猛，以免压力过大造成管道断裂。

第七章
家庭用药

第一节　给药的基本知识

一、药物的种类、储存保管

药品按照传统分类可分为中药、西药2大类；按照用药途径的不同，可分为口服、注射、外用等；按照储存要求可分为冰冻、冷藏、常温保存3类。因此，一个有效的药品必须在合适的条件下储存、在有效期内应用，才能发挥治疗作用和价值，否则会产生严重的不良反应，造成残疾甚至死亡等。

（一）药物的种类

1. 内服药　指经口服或者口含后，通过胃肠黏膜吸收达到预防、治疗疾病的药品，通常包括片剂、丸剂、散剂、胶囊、酊剂、合剂等。

（1）片剂：指药物与辅料混合后经压制成片的药，如银黄含片、硝酸甘油片、甲硝唑片、铋酸铝片、氢氧化铝片、阿司匹林片、泡腾维生素C片等。

（2）丸剂：指药材细末或提取物加入适量适宜的黏合辅料而制成的球形或类球形制剂，如六味地黄丸、止咳丸、麻仁润肠丸等。

（3）散剂：指干燥粉末状的制剂，如小儿清肺散、蒙脱石散、聚乙二醇散剂等。

（4）胶囊：指对食道或胃黏膜有刺激性的粉末或颗粒，为了便于吞服、有效避免其刺激性而将其按照规定量装入胶囊内而制成的剂型，如肠胃宁胶囊、头孢类的胶囊等。

（5）酊剂：指具有易挥发性且不耐热成分的制剂，如西替利嗪等。

（6）合剂：指药物经过提取、纯化、浓缩制成的内服液体制剂，如复方棕铵合剂、小儿清热合剂等。

2. 外用药　是指药物通过皮肤吸收来达到预防、治疗疾病的药物。外用药分为软膏、搽剂、酊剂、洗剂、滴剂、栓剂、粉剂、膜剂等。

（1）软膏：指经皮肤吸收的含脂类或油脂类物质为基础的半固体药物制剂，如红霉素软膏、扶他林软膏等。

（2）搽剂：指在皮肤表面揉搽或用软刷涂抹的外用液体药物制剂，如布洛芬搽剂、藿香祛痛搽剂等。

（3）酊剂：指原料药物用规定浓度的乙醇提取或溶解而制成的澄清液体制剂，如碘酊、云南白药酊等。

（4）洗剂：指经适宜的方法提取制成的供皮肤、腔道涂抹或者清洗的液体制剂，如金石洗剂、二硫化硒洗剂等。

（5）滴剂：指一滴一滴外用的液体制剂，如麻黄素滴鼻剂、银杏叶滴剂等。

（6）栓剂：指供人体腔内给药的可溶性固体制剂，如化痣栓、消炎痛栓、润滑栓等。

（7）粉剂：指混合粉碎所得到的一种干粉制剂，如云南白药粉剂、如意金黄散等。

（8）膜剂：指药物溶解或均匀分散于成膜材料中加工而成的薄膜制剂，如退热贴、止痛透皮贴、止泻膜等。

3. 注射药　是指可通过皮下注射、肌内注射、静脉注射的液体状药物制剂。注射药主要包括水溶液、混悬液、油剂、结晶、粉剂等。

（二）药物的储存保管

药品说明书上都会标注药物储存的条件、注意事项、失效期和批号等信息。通常，大部分药物均需存储在常温、通风、阴凉、干燥的地方，还有部分药物会标注冷藏或冷冻等。健康照护师应严格按照药物的说明要求协助储存保管药品，防止药品变质、失效、过期影响用药效果。

1. 柜内储存　照护师应帮助被照护者整理出一个专门储药的空间，最好是一个小的储药柜，用以需要存储在常温、通风、阴凉、干燥地方的药品，以确保药品安全及药品质量。常温通常指温度在 2—30℃、阴凉指温度在 2—20℃、干燥指相对湿度低于 60%、通风是指储药的地方空气能够自然流通。另外，每日需整理药柜、清洁表面浮土。

2. 冰箱内储存

（1）药品说明书上有冷藏、冷冻标志时，需要放在冰箱内储存，不同的是冷藏需在2—8℃储存，冷冻需在－20℃维持，两者应严格区分放置。

（2）储存药品的冰箱应安装一个冰箱温度检测仪，以监测冷藏室内的温度状态。

（3）已开封的药品放入冷藏、冷冻冰箱储存时，必须放在密封的塑料盒或瓶中再放入冰箱，以防止药品受潮变质。

（4）冰箱内储存的药品与冰箱内壁之间至少留1—2厘米的空隙，以确保储存温度达标。

（5）每周整理、擦拭冰箱1次，保持冰箱内清洁、整齐，外无浮土覆盖。

3. 分类放置

（1）药品应根据其分类，按照内服、外用、镇静、剧毒、注射等类别放置，贴标签标识，以方便使用和管理。

（2）内服药与外用药要分开放置。

（3）成人用药与儿童药应分开放置。

4. 标识妥善保存

药柜储存药品按照分类标识放置的同时，做到标签字迹清楚、标识醒目。标签上要标明药名、浓度、剂量、用法、有效期等以方便使用和保存。

5. 定期检查

（1）定期对储药柜、冰箱内的药品进行检查以防使用过期、变质药品。如有潮湿、混浊、沉淀等不正常现象，或标识脱落、辨识不清，应立即停止使用并处理。

（2）吃药前必须检查，一旦发现药品与原有的性状不同，即使药品仍在有效期内也应该停止使用。

（3）冷藏室保存的药品发生冻结不能继续使用，冷藏室保存的药品发生冻结即使化冻后外观没有发生变化，该药品也不能再使用。

（4）定期检查失效期，未拆封的药品按照药瓶标注的失效期执行，拆封后则按照以下规定执行：瓶装片剂拆封后使用期限一般是半年，但掰服剩下的药品24小时使用完；胶囊开封后3—6个月使用完；口服糖浆拆封后在阴凉处保存，建议夏天1个月内使用完，冬天3个月内使用完，每次服用前检查，如出现气泡、变色、有结晶析出等情况停止服用；开封后的颗粒剂按说明书要求保存需1个月内用完，若出现吸潮、结块等情况时停止服用。

二、给药原则

1. 按医嘱给药　健康照护师遵医嘱给药的同时，应熟悉常用药物的作用、不良反应、用法和毒性反应，如有疑问，切不可盲目按照说明书自行给药，应到医院咨询后再行给药。

2. 严格执行查对制度　健康照护师在执行给药时，首先应认真检查药物的质量，对疑有变质或已超过有效期的药物，应立即停止使用。在给药时应做到“4 个准确”，即准确的药物、准确的剂量、准确的途径、准确的时间。要在给药前、给药中、给药后查对药名、剂量、浓度、时间、用法，并做到准确及时记录。

3. 密切观察用药反应　照护师应指导被照护者合理用药，给药后要严密监测被照护者的病情变化，动态评价药物疗效和不良反应，并做好记录。

第二节　常用给药法

一、口服给药法

口服给药法是一种最常用的给药方法。它既方便又经济且较安全，药物经口服后被胃肠道吸收入血液循环，从而达到局部和全身治疗的目的。

[目的]

通过口服给药，达到减轻症状、治疗疾病、维持正常生理功能、协助诊断和预防疾病的目的。

[评估]

1. 被照护者的一般状况、病情变化以及口腔、吞咽情况等。

2. 被照护者对所服药物的作用、不良反应、注意事项等的掌握情况及配合度等。

[给药前准备]

1. 照护师准备　着装整齐，洗手、戴手套（医用橡胶手套）。

2. 用物准备　服药盘（纸巾 2 张、盛有温水的杯 1 个、小药杯或吸管）等。

3. 被照护者准备　向被照护者解释用药的目的和注意事项。

[给药操作步骤]

1. 备药　按照医嘱准备药物在小药杯内，准备药时认真检查药物质量，核对药量用法及剂量。

2. 给药　携用物至被照护者床旁，协助被照护者取坐位或半坐卧位，再次查对药名、剂量、浓度、时间、用法无误后，协助被照护者服药，用纸巾擦拭口角，告诉被照护者服药后的注意事项。

3. 给药后　一次性药杯扔到垃圾桶内，清洁服药盘，洗手，随时观察服药效果及不良反应。

[注意事项]

1. 对牙齿有腐蚀作用和使牙齿染色的药物，如酸类、铁剂，服用时为避免与牙齿接触，可用吸管吸入，服药后漱口。

2. 对呼吸道黏膜起安抚作用的止咳糖浆及含服药片，服用后一般 30 分钟后才可饮水，以免冲淡药物，降低疗效。

3. 服感冒药、退烧药后多饮水，以增加疗效。

4. 健胃药饭前服，助消化药饭后服，催眠药在睡前服。

5. 服磺胺类药物，服后多饮水，防止尿少形成结晶阻塞肾小管。

6. 服用强心甙类的药物，如地高辛、洋地黄，服药前要测心率和数脉搏，脉率每分钟低于 60 次，或节律不齐时应暂停服用，到医院就医。

7. 用温开水或凉水服药，一般药品用 25℃左右的温开水服用为宜，冷藏的药物如生物制剂、活菌制剂等用凉开水服药。溶解药物的水温不宜高于 40℃。

8. 不宜用茶水、茶饮料、草本饮料、啤酒、可乐、果汁、奶制品等送服药物，以免影响药效或增加药物毒副作用。

二、雾化吸入给药

（一）喷雾剂吸入法

喷雾剂吸入法是通过口、鼻吸入喷雾剂气溶胶，达到解除支气管痉挛、减少黏膜水肿和液化支气管分泌物、促进炎症的控制和通气功能改善的方法，适用于急性支气管疾病的对症治疗。主要有硫酸沙丁胺醇气雾剂、布地奈德喷雾剂、舒喘灵气雾剂等。

[目的]

通过吸入喷雾气溶胶缓解支气管痉挛，改善通气功能。

[评估]

1. 被照护者的病情变化、意识状态、有无呼吸道痉挛、黏膜水肿等。

2. 被照护者心理状态、合作程度。

3. 所用药物有无过敏史、作用、不良反应等。

[给药前准备]

1. 照护师准备　衣帽整洁，洗手、戴口罩。

2. 被照护者准备　向被照护者介绍喷雾剂吸入法的目的、方法、注意事项及配合要点。

3. 用物准备　手压式喷雾器、药物，组装成应用状态，面巾纸 1 张。

4. 环境准备　安静，整洁，光线、温湿度适宜。

［给药操作步骤］

1. 携用物至被照护者身旁　协助被照护者采取坐位、半坐卧位或侧卧位等舒适体位，嘱其头后仰，精神放松，避免紧张。

2. 喷雾给药　手持喷雾器（图 7 – 1），上下摇晃雾化器使药物摇匀（图 7 – 2），嘱被照护者张口深呼吸，在深吸气时给予喷雾吸入 2—3 下（图 7 – 3、图 7 – 4），然后嘱被照护者平卧休息。

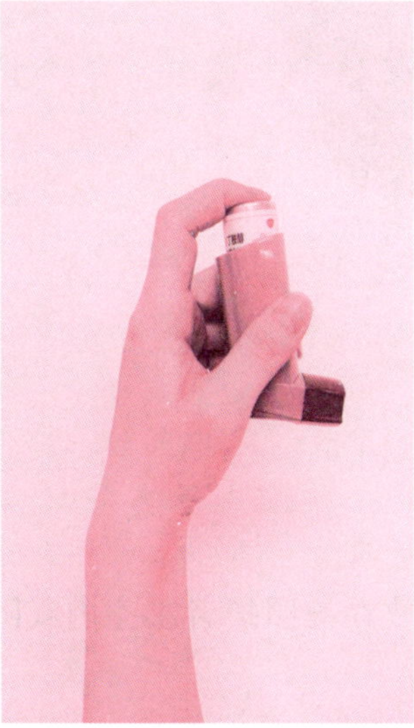

图 7 – 1　手持喷雾器

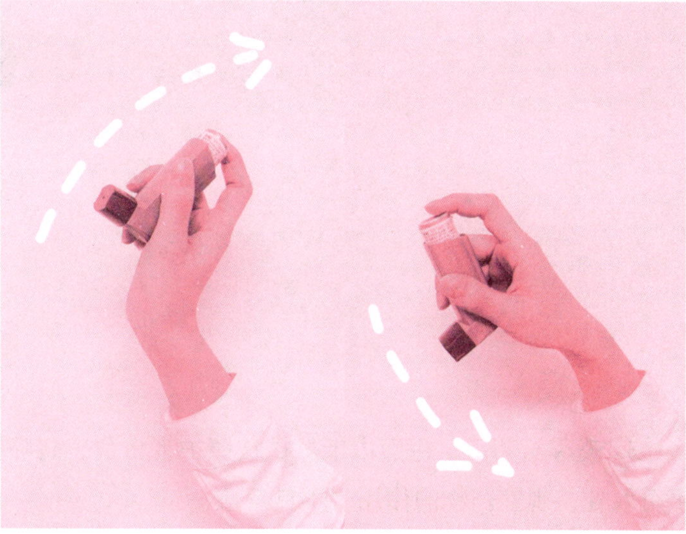

图 7 – 2　摇晃喷雾器

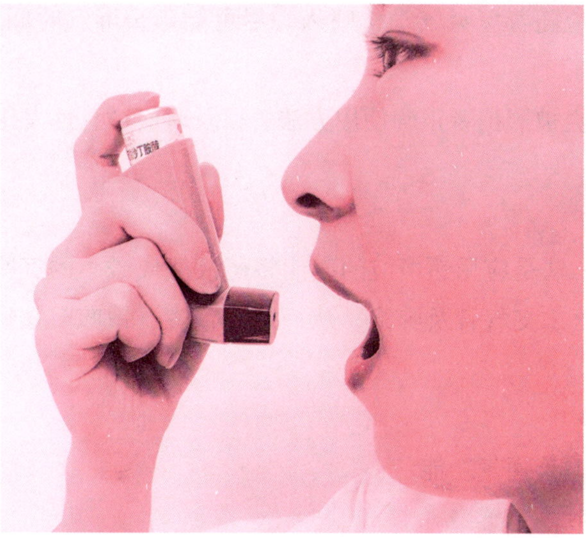

图 7 – 3　张口深吸气

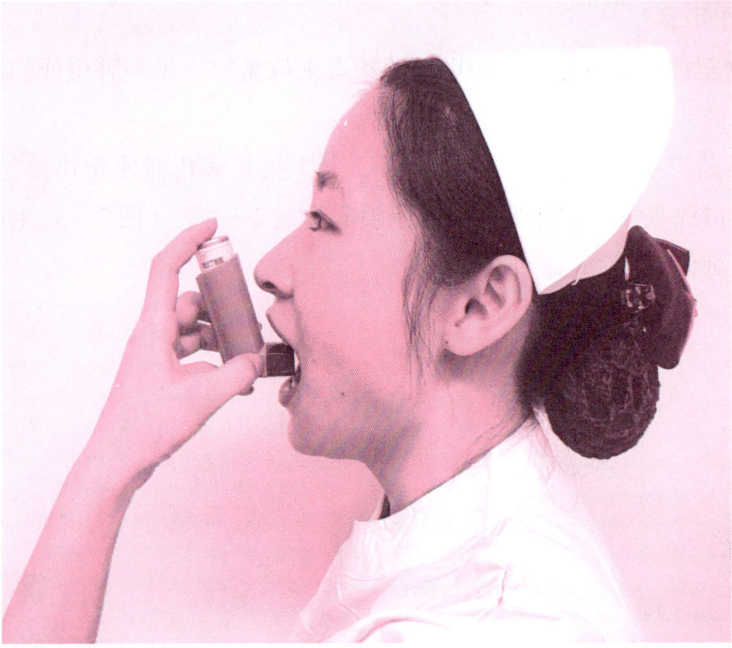

图 7－4　喷雾吸入

3. 喷雾给药后　用面巾纸擦拭被照护者口角，将喷雾剂放在被照护者衣兜内或随手可取处，观察药物的作用、不良反应。

[注意事项]

1. 使用前要检查喷雾器内有无足量药品。

2. 使用时药液应随着深吸气动作喷入，尽可能延长屏气时间，最好能坚持 10 秒左右。

3. 给药后要教会被照护者正确使用方法，以及时应对急性发作。

（二）超声波雾化吸入法

超声波雾化吸入法是应用超声波的声能将药液变成微小的气雾，随着被照护者吸气而进入呼吸道的终末支气管及肺泡，从而达到消炎、镇咳、祛痰、解除支气管痉挛等目的的治疗方法。

[目的]

1. 湿化气道，改善通气功能。

2. 预防、控制呼吸道感染。

3. 解除支气管痉挛。

[评估]

1. 被照护者的治疗情况、用药史，所用药物的作用、不良反应。

2. 被照护者有无呼吸道感染，有无支气管痉挛、呼吸道黏膜水肿，口腔黏膜有无感染、溃疡等。

3. 被照护者的全身病情变化、意识状态、心理状态及合作程度。

［给药前准备］

1. 照护师准备　着装整齐，洗手、戴口罩。

2. 用物准备　超声雾化器 1 台，药物（遵医嘱），生理盐水 100 毫升，槽内的冷蒸馏水 250 毫升，电源插销板 1 个。

3. 被照护者准备　向被照护者介绍喷雾剂吸入法的目的、方法、注意事项及配合要点。

4. 环境准备　放超声雾化器的操作台干净、整洁，关门、关窗户，光线充足。

［给药操作步骤］

1. 携用物至被照护者床旁　将超声雾化器（图 7－5）放在操作台上，接通电源，调节雾量，协助被照护者取舒适体位。

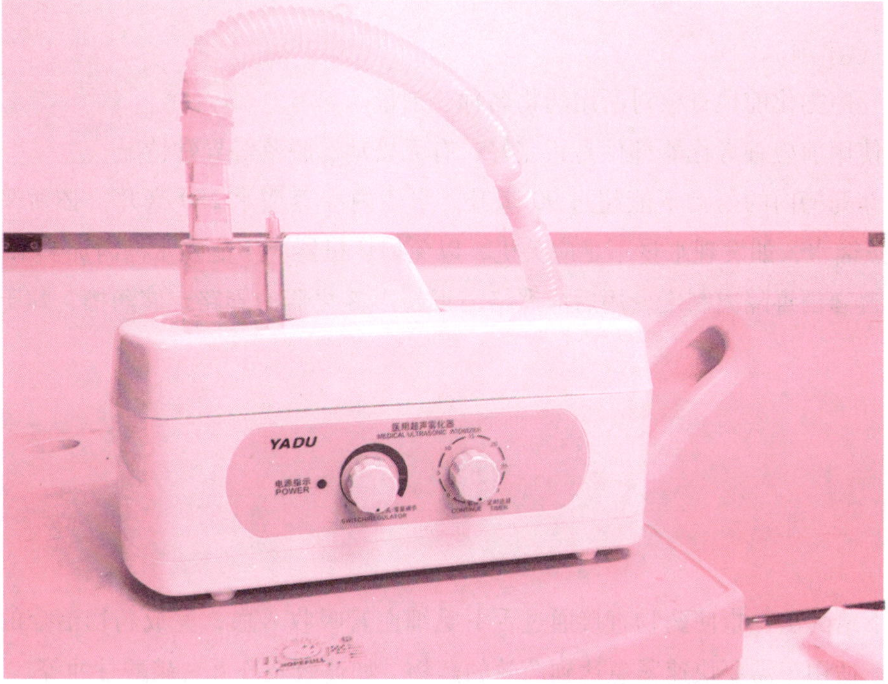

图 7－5　超声雾化器

2. 雾化吸入　将口含嘴放入被照护者口中，并指导其深呼吸，吸入时间 15—20 分钟，观察被照护者有无不适，如果咳嗽可协助叩背排痰（图 7－6）。

3. 结束雾化　关闭电源，关闭雾化器开关，用纸巾擦拭被照护者口角。

4. 治疗后　整理床单位，观察病情并记录，洗手。

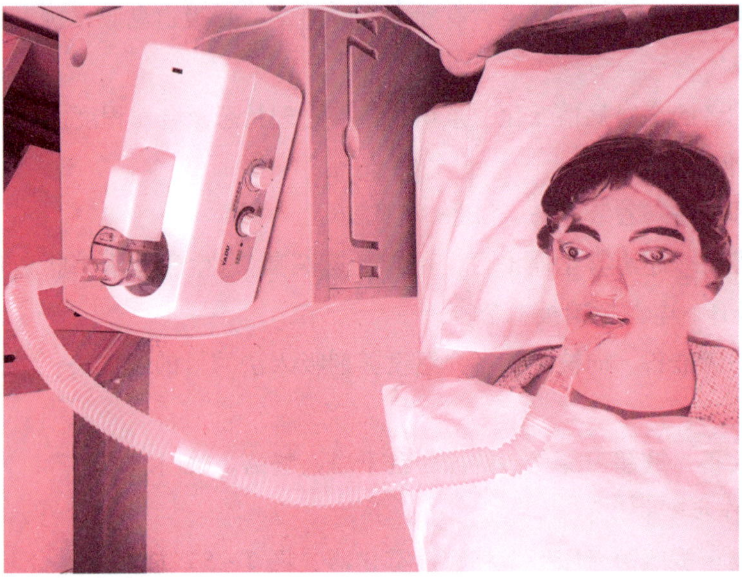

图 7－6　超声雾化吸入法

［注意事项］

1. 超声雾化前检查核对所用药物名称、剂量。

2. 使用前检查雾化器部件是否完好，有无松动、脱落等异常情况。

3. 储药槽内的药物不能超过 90 毫升，水槽内冷蒸馏水 250 毫升，必须保持有足够的冷蒸馏水，如发现水量不足应关机，以免损坏机器。不能在水槽内加热水。

4. 遵守消毒隔离制度，用后应严格消毒超声雾化器的管路、储药槽，晾干后可继续使用。

三、局部给药

（一）舌下给药法

舌下给药法是指使药物直接通过舌下毛细血管吸收入血，完成药物治疗的一种给药方法。适用于需要快速紧急达到药效的药物，如速效救心丸、硝酸甘油等。

［目的］

紧急状态下，迅速达到药效。

［评估］

1. 被照护者病情、意识状态、并发的症状、治疗用药史，所用药物的作用、不良反应等。

2. 被照护者心理状态及合作程度。

［给药前准备］

1. 照护师准备　衣帽整洁，洗手、戴口罩、戴医用橡胶手套。

2. 被照护者准备　向被照护者讲解药物的治疗目的、方法及注意事项。

3. 用物准备　药物，药杯 1 个，压舌板 1 个。

4. 环境的准备　安静、干净、整洁、光线充足。

［给药操作步骤］

1. 携用物至被照护者床旁　根据医嘱及被照护者以往用药情况查对药物并将药物放到药杯内，协助被照护者取坐位或者半坐位。

2. 给药　嘱被照护者张口，让被照护者抬起舌头或用压舌板抬起被照护者舌头暴露舌下，将药片置于被照护者舌下含服，勿嚼碎。

3. 给药操作后　处理用物、洗手、记录。

［注意事项］

1. 口腔干燥时可口含少许水，有利于药物溶解吸收。

2. 药物放在舌下黏膜中丰富的静脉丛，有利于药物的迅速吸收。

（二）滴鼻、眼、耳药法

滴鼻、眼、耳药法是将药物滴入鼻腔、眼睛、耳朵内治疗疾病的一种常用给药方法。常用来治疗眼部感染、中耳炎、鼻窦炎等疾病。

［目的］

预防治疗鼻腔、鼻窦、眼睛、耳内外出血、炎症反应等。

［评估］

1. 被照护者病情变化、意识状态、治疗情况、用药史等。

2. 被照护者对所用药物的作用、不良反应、注意事项、配合方法的了解情况、心理状态及合作程度。

［给药前准备］

1. 照护师准备　衣帽整洁，洗手、戴口罩。

2. 用物准备　药物 1 瓶，纸巾 2 张。

3. 被照护者准备　向被照护者介绍药物治疗的目的、方法及注意事项。

4. 环境准备　安静、整洁、干净、光线充足、关闭门窗。

［给药操作步骤］

1. 携用物至被照护者床旁　检查药名、剂量、浓度、时间、用法，协助被照护者取合适体位，嘱被照护者放松，配合用药。

2. 给药

（1）滴眼法：协助被照护者头后仰眼睛向上看（图 7－7），用一手轻轻扒开下眼皮，另一手持眼药瓶距离眼部 3 厘米，垂直向下滴入眼药水 1—2 滴（图 7－8），然后松开下眼皮，嘱被照护者闭眼休息 2 分钟（图 7－9）。注意不能将眼药水直接滴于角膜上。

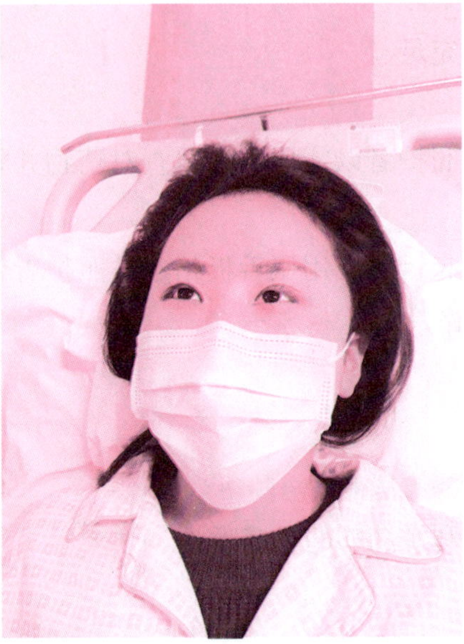

图 7－7　头后仰眼睛向上看

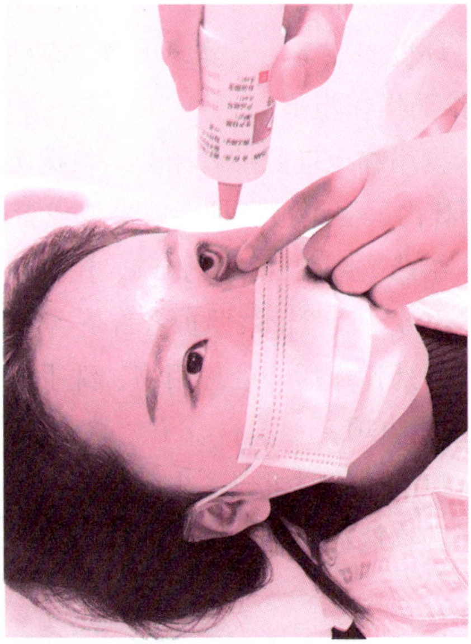

图 7－8　滴入眼药

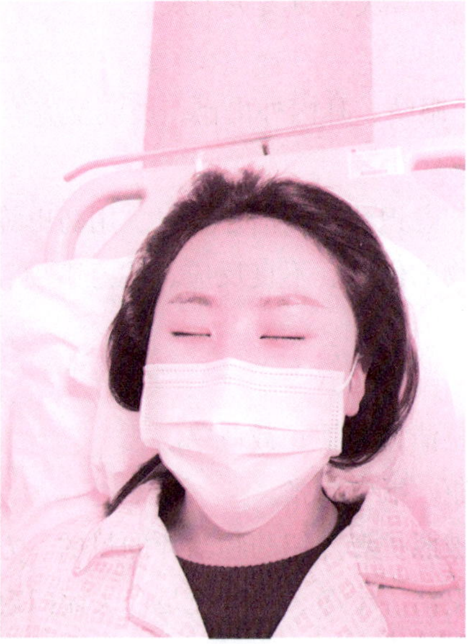

图 7－9　滴眼药后闭眼休息

（2）滴鼻药法：协助被照护者取仰卧位，肩下垫枕或坐位颈伸直头后仰（图 7－10、图 7－11），用一手轻推鼻尖暴露鼻腔，另一手持滴鼻液距鼻孔 1—2 厘米处滴入药物 3—5 滴（图 7－12），轻捏鼻翼使药液分布均匀（图 7－13）。

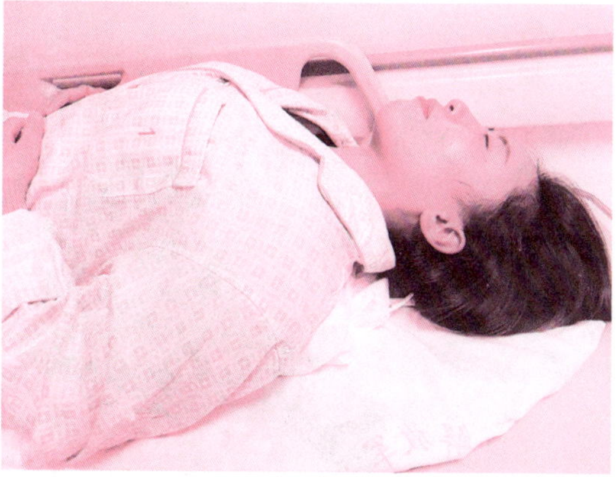

图 7－10 仰卧位肩下垫枕

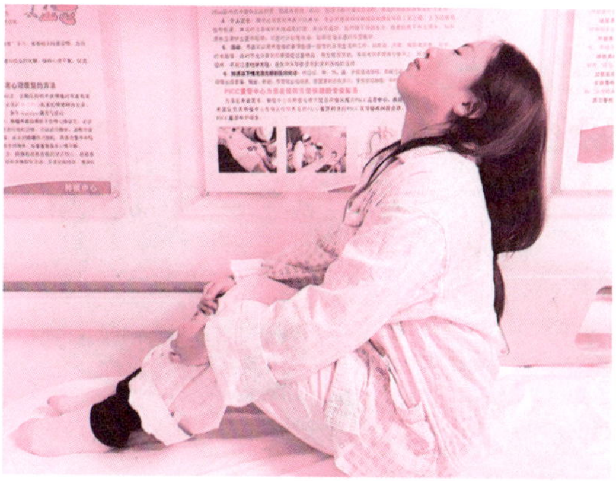

图 7－11 坐位颈伸直头后仰

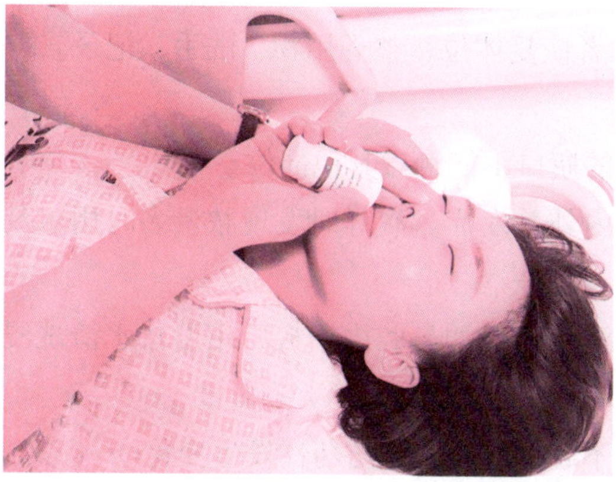

图 7－12 滴入药物

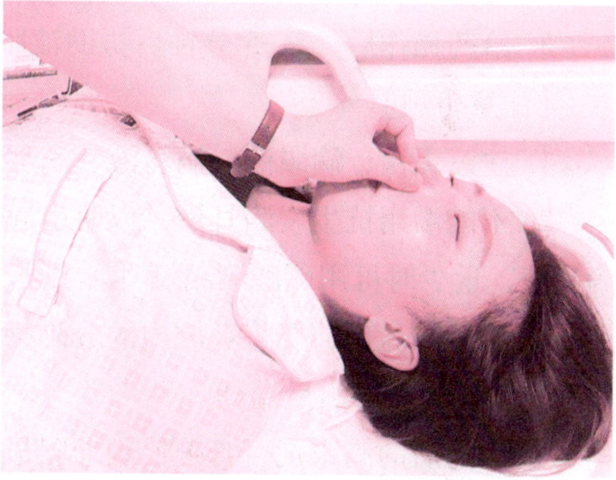

图 7－13 轻捏鼻翼

（3）滴耳法：坐位头侧偏或侧卧位偏头（图 7－14、图 7－15），用一只手向外向上轻拉耳朵暴露耳道，另一手持滴耳液对准耳道滴入 2—3 滴（图 7－16），用手轻压耳屏 3—5 次（图 7－17）。

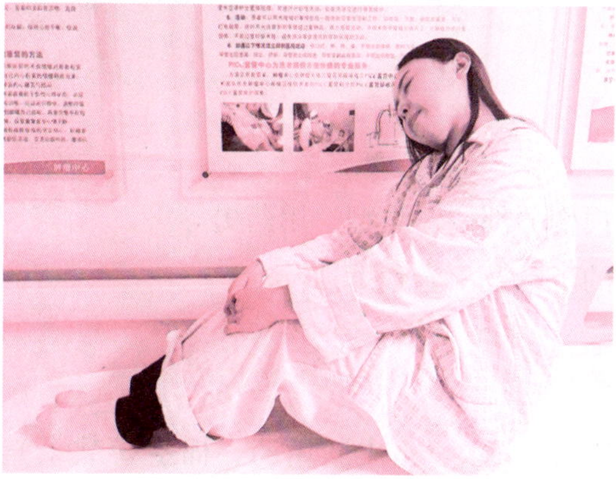

图 7－14 坐位头侧偏

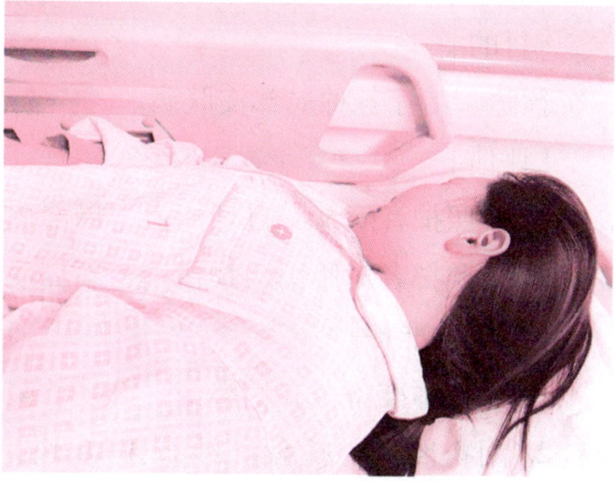

图 7－15 侧卧位偏头

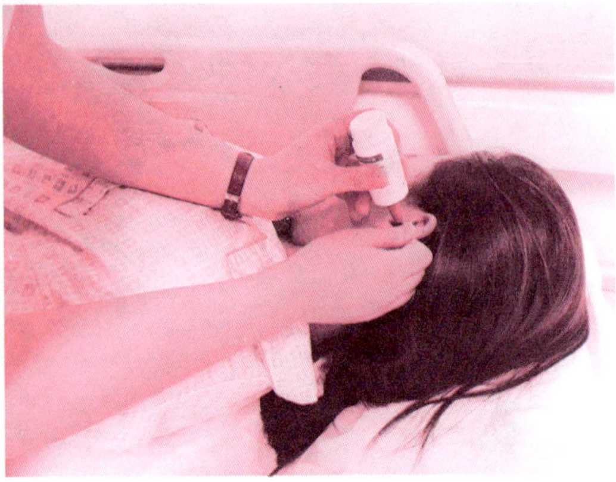

图 7－16　滴入药液

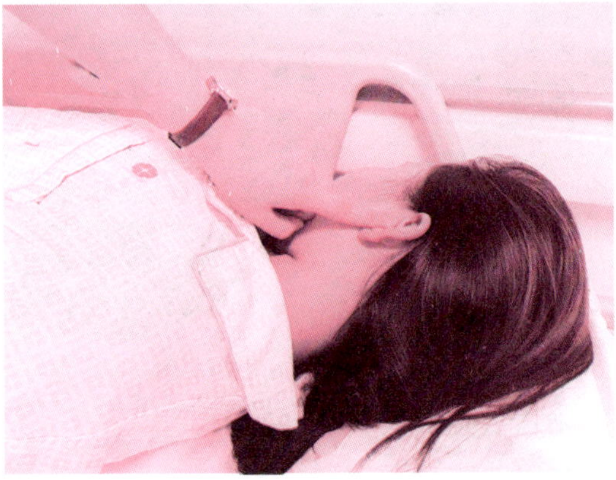

图 7－17　手轻压耳屏

3. 给药操作后　2—5 分钟后协助被照护者恢复体位，整理用物，洗手，记录。

［注意事项］

1. 注意无菌，滴眼液、滴鼻液、滴耳液的瓶口不能触碰其他部位。

2. 不能滥用抗生素滴耳液，以防引起颅内外并发症。滴耳时发现脓量多时用水剂滴耳液，量少时可用硼酸酒精滴耳。

3. 使用滴鼻剂前要将鼻腔内的分泌物清洁干净，如鼻腔内干痂，用温盐水清洗浸泡，待干痂变软取出后滴药。

4. 拆封后的滴眼剂、膏剂使用期限最多不超过 4 周，以防药性发生变化。

（三）皮肤外用药

皮肤外用药是指经皮肤表面应用的药物，达到治疗疾病的一种方法。常用的剂型有软膏、喷雾剂、酊剂等。因其不需口服，有的人可能误认为安全性高，可以随便滥用，这样不仅病情得不到缓解，还可能带来更加严重的危害。

［目的］

预防、治疗各种局部皮肤病。

［评估］

1. 被照护者病情、自理能力，局部皮肤损伤的部位、类型、用药史等。

2. 被照护者对所用药物作用、不良反应的了解及配合程度。

［给药前准备］

1. 照护师准备　衣帽整洁，洗手、戴口罩。

2. 用物准备　托盘（纱布 4—6 块）、垫巾（1 个）、皮肤用药、棉签（数个）、100 毫升生理盐水或清水等。

3. 被照护者准备　向被照护者介绍用药的目的、方法及注意事项。

4. 环境准备　干净、整洁、光线充足、关门关窗户，必要时用帘子遮挡被照护者。

［给药操作步骤］

1. 给药前　携用物至被照护者床旁，根据医嘱治疗要求查对外用药的名字、剂量、浓度、时间、用法等。协助被照护者摆体位，充分暴露皮炎处皮肤，下铺垫巾。

2. 清洁局部皮肤　用温生理盐水或清水清洁局部皮肤。

3. 涂搽药物　查对药物，根据药物性质及创面损伤情况的不同采用不同的外用药使用方法。

（1）溶液湿敷（3%硼酸溶液）：药物浸湿纱布4—6层，覆盖在创面上，每15—30分钟更换一次，保持纱布的清洁与湿润。

（2）洗剂（炉甘石洗剂）、酊剂（癣药水）：先摇匀药液，用棉签或毛笔涂抹皮炎处皮肤。

（3）冷霜（尿素霜、复方醋酸地塞米松乳膏等）：挤少量在棉签上，均匀涂在皮炎部位。

4. 涂药操作后　整理被照护者衣物，处理用物，洗手。

［注意事项］

1. 不同剂型的外用药外用方法不同，注意观察敏感肌肤用药后的反应情况。

2. 及时评价用药疗效，含激素的冷霜不能长时间使用，以免产生并发症。

3. 药膏剂拆封后的使用期限最多不超过4周，以免药品性状发生变化。

第八章
排尿排便护理

第一节　排尿护理

一、排尿的观察

（一）正常尿液的观察

正常情况下，排尿受意识控制，无痛苦、无障碍，可自主进行，尿液清亮、透明、微黄，无浑浊、沉淀物。

1. 排尿次数　排尿次数受多方面因素的影响，一般成人白天排尿 3—5 次，夜间排尿 0—1 次。

2. 尿量　尿量是反映肾脏功能的重要指标之一。正常成人每次尿量 200—400 毫升，24 小时尿量为 1000—2000 毫升，平均在 1500 毫升左右。

3. 尿液的颜色　正常新鲜尿液呈淡黄色或深黄色。当尿液浓缩时，可见量少色深。尿液颜色还受食物、药物的影响，如进食大量胡萝卜或服用核黄素，尿液的颜色呈深黄色。

（二）异常尿液的观察

1. 多尿

（1）定义：指 24 小时尿量超过 2500 毫升。

（2）原因：正常情况下饮用大量液体，妊娠以及病理情况下由于内分泌代谢障碍或肾小管浓缩功能不全引起，见于糖尿病、尿崩症、肾功能衰竭等患者。

2. 少尿

（1）定义：指 24 小时尿量少于 400 毫升或每小时尿量少于 17 毫升。

（2）原因：体内血液循环不足引起，如发热、液体摄入过少、休克，心、肾、肝脏功能衰竭等患者。

3. 无尿或尿闭

（1）定义：指 24 小时尿量少于 100 毫升或 12 小时内无尿。

（2）原因：严重血液循环不足、肾小球滤过率明显降低所致，如严重休克、急性肾功能衰竭、药物中毒等患者。

4. 尿的颜色异常

（1）血尿：镜下检查血尿或肉眼血尿，见于急性肾小球肾炎、输尿管结石、泌尿系感染、结核和肿瘤。

（2）血红蛋白尿：酱油色或浓茶色尿，见于溶血或恶性疟疾。

（3）黄褐色尿：见于阻塞性黄疸或肝细胞性黄疸。

（4）乳糜尿：乳白色，见于丝虫病。

5. 膀胱刺激征

（1）定义：如患者出现尿频、尿急、尿痛等症状则称其有膀胱刺激征。尿频指单位时间内排尿次数增多，主要是由于膀胱炎症或机械性刺激引起。尿急指患者突然有强烈尿意，不能控制需立即排尿，主要是由于膀胱三角或后尿道的刺激，造成排尿反射活动特别强烈。尿痛指排尿时膀胱区及尿道产生疼痛，主要为病损区域受刺激所致。有膀胱刺激征时常伴有血尿。

（2）原因：膀胱及尿道感染、机械性刺激。

6. 尿潴留

（1）定义：尿潴留指尿液大量存留在膀胱内而不能自主排出。当发生尿潴留时，膀胱容积可增至 3000—4000 毫升，膀胱高度膨胀，可至脐部。患者主诉下腹胀痛，排尿困难。

（2）原因：机械性梗阻如前列腺肥大、肿瘤压迫尿道，动力性梗阻如外伤、疾病或使用麻醉剂所致脊髓初级排尿中枢活动障碍或抑制而不能形成排尿反射，其他原因如某些心理因素等。

7. 尿失禁

（1）定义：尿失禁指排尿失去意识控制或不受意识控制，尿液不自主地流出。包括疾病或损伤引起的持续性尿失禁，各种原因导致的膀胱过度充盈引起的假性尿失禁，咳嗽、打喷嚏、大笑导致腹压突然增高引起的压力性尿失禁。

（2）原因：昏迷、截瘫、膀胱过度充盈、肥胖等。

二、排尿异常护理

（一）尿潴留的护理

1. 心理照护　安慰被照护者，消除焦虑、紧张情绪。

2. 提供隐蔽的排尿环境　关闭门窗，屏风遮挡，请家属回避，使被照护者安心排尿。

3. 调整体位和姿势　酌情协助卧床者取适当体位，如略抬高上身或坐起，尽可能使被照护者以习惯姿势排尿。对需绝对卧床休息或某些手术者，应事先有计划的训练床上排尿，以免因不适应排尿姿势的改变而导致尿潴留。

4. 诱导排尿　利用某些条件反射诱导排尿，如听流水声或用温水冲洗会阴。

5. 热敷、按摩　热敷、按摩可放松肌肉，促进排尿。如果被照护者病情允许，可用手按压膀胱协助排尿。切记不可强力按压，以防膀胱破裂。

6. 健康教育　指导被照护者养成定时排尿的习惯。

7. 药物治疗　必要时遵医嘱使用利尿药物。

8. 经上述处理仍不能解除尿潴留时　可采用导尿术。

（二）尿失禁的护理

1. 心理护理　无论什么原因引起的尿失禁，都会给被照护者造成很大的心理压力，如精神苦闷、忧郁、丧失自尊等。同时尿失禁也给被照护者生活带来许多不便。健康照护师应尊重理解被照护者，给予安慰、开导和鼓励，使其树立恢复健康的信心，积极配合治疗和照护。

2. 皮肤护理　尿失禁的被照护者，可使用尿垫，经常用温水清洗会阴部皮肤，勤换衣裤、床单、尿垫等以保持局部皮肤清洁干燥，减少异味。根据皮肤情况，定时按摩受压部位，防止压疮的发生。

3. 外部引流　必要时应用接尿装置引流尿液。女性被照护者可用女士尿壶紧贴外阴部接取尿液；男性被照护者可用尿壶接尿。需每晚清洗会阴部一次，并保持干燥。

4. 重建正常的排尿功能

（1）持续的膀胱训练：向被照护者及家属说明膀胱训练的目的，并说明训练的方法和所需的时间，以取得被照护者和家属的配合。安排排尿时间表，定时使用便器，建立规律的排尿习惯，初始时白天每隔 1—2 小时使用便器一次，夜间每隔 4 小时使用便器一次。以后间隔时间逐渐延长，以促进排尿功能恢复。使用便器时，用手按压膀胱，协助排尿，注意用力要适度。

（2）摄入适当液体：如病情允许，指导被照护者每日白天摄入液体2000—3000毫升。因多饮水可以增加对膀胱的刺激促进排尿反射的恢复，还可预防泌尿系统的感染。入睡前限制饮水，减少排尿次数。

（3）肌肉力量的锻炼：指导被照护者进行骨盆底部肌肉的锻炼，以增强控制排尿的能力。具体方法是被照护者取立、坐或卧位，试做排尿动作，先慢慢收紧盆底肌肉，再缓缓放松，每次10秒左右，连续10遍，每日进行数次，以不觉疲乏为宜。病情许可时，可做抬腿运动或下床走动，增强腹部肌肉力量。

5. 导尿术　对长期尿失禁的患者，可行导尿术留置导尿，避免尿液浸渍皮肤，发生皮肤破溃。定时排放尿液锻炼膀胱肌肉张力。

（三）其他影响排尿因素

1. 正常的排尿习惯　尽量遵从被照护者的排尿习惯，如排尿的姿势、充裕的时间和合适的环境等维持被照护者的正常排尿活动。

2. 液体摄入　当液体摄入量增加，尿量生成也增加，从而刺激排尿反射。正常成人每日液体需要量为1500毫升左右。但异常情况下如发热、大汗等，则需增加液体的摄入量。对活动受限的被照护者应鼓励每日摄入2000—3000毫升液体，以增加尿量，稀释尿液，防止结石的形成和泌尿系统感染的发生。同时，要鼓励被照护者进食含水量多的食物。

3. 运动　运动能增强会阴部肌肉和腹部肌肉的力量，有助于预防尿失禁的发生。会阴部肌肉锻炼的方法是：收缩或收紧会阴部肌肉数秒钟，然后像排尿时一样放松肌肉，每天数次，以不疲劳为宜。

4. 自我放松和隐蔽性　自我放松对排尿非常重要，而提供一个隐蔽性的环境更有助于自我放松。因此，要为被照护者提供充足的时间让其放松，同时要提供隐蔽的环境，适当遮挡被照护者等帮助排尿。

5. 暗示　排尿是一种条件反射，利用暗示的方法，可以有效地促使排尿，如听流水声、温水冲洗会阴部等方法。

6. 姿势　病情许可的情况下，女性被照护者可采用蹲姿或坐姿排尿，男性被照护者常习惯站姿排尿。

7. 健康教育　让被照护者及家属了解维持正常排尿的重要性以及液体摄入量与预防结石产生和感染发生的关系，正确的运动锻炼和自我放松等方法。

三、留置尿管护理

1. 妥善固定　气囊注水 15—30 毫升可起到固定导尿管的作用，防止牵拉导尿管及集尿袋造成滑脱。

2. 定时观察　根据病情定时观察尿液的量、颜色、性状并记录。发现尿液浑浊，立即进行膀胱冲洗。

3. 保持引流通畅　接尿液引流袋时引流管长度要适中，勿扭曲、受压或堵塞。对急性尿潴留、膀胱高度膨胀的患者应采用间歇性引流的方法，一般先放出 800 毫升尿液，一次放尿不超过 1000 毫升。其余部分在几小时内逐渐放出。危重患者或肾功能不良者，采取持续引流，若引流不畅，先用手指挤压引流管，必要时用生理盐水冲洗。

4. 防止逆行感染：集尿袋应低于耻骨联合，防止尿液逆流。女性每日用消毒棉球擦拭尿道口与外阴，男性擦拭尿道口、龟头及包皮。更换集尿袋，血性尿液 1 次/日、普通引流袋 1 次/3 日、防反流引流袋 1 次/月，鼓励患者多饮水，每日 2000—3000 毫升，以保证足够的尿量，增加尿液冲洗作用。

5. 拔管前护理　所有留置尿管患者在拔管前均需要锻炼膀胱肌肉功能，间歇性的夹闭尿管，每 3—4 小时开放一次，夹管至患者有尿意后放开尿管，如此反复 3—5 次后，可在夹管至患者有尿意时拔出尿管，长期留置尿管的患者需锻炼 2—3 天。

6. 拔管护理　导尿管拔除时间根据病种、病情而定，通常危重患者病情平稳后、肾损伤病情稳定后即可拔除。拔管时先抽出尿管气囊内的液体，动作轻柔，防止损伤尿道黏膜。

四、膀胱冲洗术

膀胱冲洗术是指通过留置的尿管，将冲洗液注入膀胱内，然后再经导管排出体外，如此反复多次将膀胱内残渣、血液、脓液等冲出，防止感染或堵塞尿路的方法。

［目的］

1. 去除膀胱内异物，如血块、黏液及沉淀物等。

2. 防止尿管阻塞，保持尿液引流通畅。

3. 由导尿管注入药物，以治疗尿路感染及某些膀胱疾病。

［评估］

1. 被照护者病情、尿管引流情况。

2. 被照护者心理状态、合作程度。

3. 膀胱冲洗液的温度。

[操作前准备]

1. 照护师准备　服装整洁，洗手、戴口罩。

2. 物品准备　托盘、膀胱冲洗包（内有治疗碗、注洗器、持物钳、药杯、纱布、棉球、治疗巾）、冲洗液、75% 乙醇或 1% 碘伏、医用无菌手套、手消毒液。

3. 环境准备　操作台干燥、整洁、宽敞以利于膀胱冲洗盘的准备。

4. 被照护者准备　向被照护者解释操作目的、注意事项以取得合作。

5. 膀胱冲洗盘的准备

（1）操作者洗手，戴口罩，戴医用无菌手套。

（2）检查膀胱冲洗包有效使用期，打开外层包布，取出内包放托盘上。

（3）左右展开内包治疗巾，再向下展开双层治疗巾。

（4）双手分别捏住上层治疗巾两个角的外面，向上做扇形折叠 2—3 层，开口边缘朝外，暴露包内物品。

（5）将治疗碗分别翻放于左上角，药杯放其右。

（6）治疗巾放左下角，2 块纱布放其右。

（7）注洗器、持物钳放右下角。

（8）棉球放药杯内。

（9）检查冲洗液有效期及质量，打开冲洗液倒入左侧治疗碗内。

（10）将 75% 乙醇倒入药杯内。

（11）覆盖膀胱冲洗盘。

[操作步骤]

1. 携用物至被照护者床旁　向被照护者解释操作目的，以取得合作。关闭门窗或用屏风遮挡，提供隐蔽环境。

2. 摆体位　协助被照护者取平卧位，暴露尿管。

3. 打开膀胱冲洗盘　将翻上的各边展开，双手捏住两个角的外面向上做扇形折叠 2—3 层，开口边缘朝外，暴露膀胱冲洗包内物品。

4. 铺无菌区　照护师戴医用无菌手套，取无菌治疗巾铺于尿管下，以无菌持物钳取出一个治疗碗放于治疗巾上，取纱布一块置导尿管旁。

5. 分离尿管与连接管　将导尿管尾端与引流管接头处分离，左手将导尿管尾端向上反折并固定，右手将引流管接头放于纱布内层。

6. 消毒　以持物钳夹取 75% 乙醇棉球消毒导尿管口。

7. 冲洗膀胱　取一块纱布置于左手垫于导尿管口下，用注洗器吸冲洗液与导管连接，缓缓注入膀胱。

8. 缓慢松开球囊冲洗液自行流出　注入膀胱后，让冲洗液自行流出或缓慢松开球囊抽吸，抽吸液排入接纳碗。如此反复冲洗直至冲洗液澄清为止。

9. 冲洗完毕

（1）连接尿管与引流管：以持物钳夹取75%乙醇棉球消毒导尿管口，再取75%乙醇棉球消毒引流管接头与导尿管连接处，或重新更换引流袋。

（2）整理用物：撤去接纳碗及治疗巾，脱医用无菌手套等。

（3）摆体位：协助被照护者取舒适卧位，整理床单位。

10. 术后处理　做手卫生、拉开隔帘、开窗通风、记录膀胱冲洗情况、密切观察生命体征。

[注意事项]

1. 严格执行无菌操作技术，冲洗盘内物品用后应消毒灭菌。

2. 避免用力回抽造成黏膜损伤。

3. 冲洗时嘱被照护者深呼吸，尽量放松，以减少疼痛。若被照护者有腹胀、腹痛、膀胱收缩剧烈等情况，应暂停冲洗。

4. 冲洗后如出血较多或血压下降，应立即报告医师处理，并注意准确记录冲洗液量。

第二节　排便护理

一、正常排便的观察

1. 排便次数　排便是人体基本生理需要，排便次数因人而异。一般成人每天排便1—3次，婴幼儿每天排便3—5次。

2. 排便量　每日排便量与膳食种类、数量，摄入液体量、大便次数及消化器官的功能有关。正常成人每天排便量100—300克。进食少纤维、高蛋白质等精细食物者粪便量少而细腻；进食大量蔬菜、水果等粗粮者粪便量较多。当消化器官功能失常时，也会出现排便量的改变。

3. 粪便的性状　正常人的粪便为成形软便。便秘时粪便坚硬、呈栗子样；消化不良或急性肠炎可为稀便或水样便；肠道部分梗阻或直肠狭窄，粪便常呈扁条形或带状。

二、异常粪便的观察

1. 粪便的颜色　正常成人的粪便颜色呈黄褐色或棕黄色；婴儿的粪便呈黄色或金

黄色。因摄入食物或药物种类的不同，粪便颜色会发生变化，如食用大量绿叶蔬菜，粪便可呈暗绿色；摄入动物血或铁制剂，粪便可呈无光样黑色。如果粪便颜色改变与上述情况无关，表示消化系统有病理变化存在。如柏油样便提示上消化道出血；白陶土色便提示胆道梗阻；暗红色血便提示下消化道出血；果酱样便见于肠套叠、阿米巴痢疾；粪便表面粘有鲜红色血液见于痔疮或肛裂；白色“米泔水”样便见于霍乱、副霍乱。

2. 粪便的气味　正常时粪便气味因膳食种类而异，强度由腐败菌的活性及动物蛋白质的量而定。肉食者味重，素食者味轻。严重腹泻者因未消化的蛋白质与腐败菌作用，粪便呈碱性反应气味极恶臭；下消化道溃疡、恶性肿瘤者粪便呈腐败臭；上消化道出血的柏油样粪便呈腥臭味；消化不良、乳儿糖类未充分消化或吸收脂肪酸产生气体，粪便呈酸性反应，气味为酸败臭。

3. 粪便中的混合物　粪便内容物主要为食物残渣、脱落的大量肠上皮细胞、细菌及机体代谢后的废物。粪便中混入少量黏液，肉眼不易查见，若粪便中混入或粪便表面附有血液、脓液或肉眼可见的黏液，提示消化道有感染或出血发生。肠道寄生虫感染者的粪便中检查可见蛔虫、蛲虫、绦虫节片等。

三、排便异常的护理

1. 便秘护理

（1）健康教育：帮助被照护者及家属正确认识维持正常排便习惯的意义和获得有关排便的知识。

（2）帮助被照护者重建正常的排便习惯：指导被照护者选择适合自身排便的时间，理想的是饭后（早餐后最佳），因此时胃结肠反射最强，每天固定在此时间排便，不随意使用缓泻剂及灌肠等方法。

（3）合理安排膳食：多摄取可促进排便的食物，如多食用蔬菜、水果、粗粮等高纤维素食物。餐前提供开水、柠檬汁等热饮料，促进肠蠕动，刺激排便反射；适当提供轻泻食物如梅子汁等促进排便；多饮水，病情许可时每日液体摄入量不少于2000毫升，适当食用油脂类的食物。

（4）鼓励被照护者适当运动：按个人需要拟订规律的活动计划并协助被照护者进行运动，如散步、做操、打太极拳等。卧床被照护者可进行床上活动。此外还应指导被照护者进行增强腹肌和盆底部肌肉的运动，以增加肠蠕动和肌张力，促进排便。

（5）提供适当的排便环境：提供被照护者单独隐蔽的环境及充足的排便时间，如拉窗帘或屏风遮挡，避开治疗照护和进餐时间，以消除紧张情绪，保持心情舒畅，利于排便。

（6）选取适宜的排便姿势：床上使用便盆时，除非有特别禁忌，最好采取坐姿或抬高床头，利用重力作用增加腹内压促进排便。病情允许时让被照护者下床上厕所排便。对手术患者，在手术前应有计划的训练其在床上使用便器。

（7）腹部环形按摩：排便时用手自右沿结肠解剖位置向左环形按摩，可促使降结肠的内容物向下移动，并可增加腹内压，促进排便。指端轻压肛门后端也可促进排便。

（8）遵医嘱给予口服缓泻药物：缓泻剂可使粪便中的水分含量增加，刺激肠蠕动，加速肠内容物的运行，而引起导泻的作用。缓泻药物不建议长期使用。

（9）使用简易通便剂：常用开塞露、甘油灌肠剂等。其作用机制是软化粪便，润滑肠壁，刺激肠蠕动促进排便。但不建议长期使用。

2. 腹泻护理

（1）去除病因：如为肠道感染遵医嘱给予抗生素治疗。

（2）卧床休息：减少肠蠕动，注意腹部保暖。对不能自理的被照护者应及时给予便盆，消除焦虑不安的情绪，使之达到身心充分休息的目的。

（3）膳食调理：鼓励被照护者饮水，酌情给予清淡的流质或半流质食物，避免油腻、辛辣、高纤维食物。严重腹泻时可暂时禁食。

（4）注意补充水电解质，防止水和电解质的失常：按医嘱给予止泻剂、口服补盐液或静脉输液。

（5）维持皮肤完整性：特别是婴幼儿、老人、身体衰弱者，每次便后用软纸轻擦肛门，温水清洗，并在肛门周围涂油膏保护局部皮肤。

（6）密切观察病情：记录排便的性质、次数等，必要时留取标本送检。病情危重者，注意生命体征的变化。如疑为传染病按肠道隔离原则照护。

（7）心理支持：因粪便异味及玷污的衣裤、床单、被套、便盆均会给被照护者带来不适，因此要协助被照护者清洗沐浴、更换衣裤、床单、被套，使被照护者感到舒适。便盆清洗干净后，置于易取处，方便被照护者取用。

（8）健康教育：向被照护者讲解有关腹泻的知识，指导被照护者注意饮食卫生，养成良好的卫生习惯。

3. 排便失禁护理

（1）心理护理：排便失禁的被照护者心情紧张而窘迫，常感到自卑和忧郁，期望得到理解和帮助。照护师应尊重理解被照护者，给予心理安慰与支持，帮助其树立信心。

（2）保护皮肤：床上铺尿垫，每次便后温水洗净肛门周围及臀部皮肤，保持皮肤清洁干燥。必要时，肛门周围涂抹软膏以保护皮肤，避免破损感染。注意观察骶尾部皮肤变化，定时按摩受压部位，预防压疮的发生。

（3）重建控制排便的能力：了解被照护者排便时间，掌握规律，定时给予便器，促使被照护者按时自己排便；与医生协调定时应用导泻栓剂或灌肠，以刺激定时排便；教会被照护者进行肛门括约肌及盆底部肌肉收缩锻炼；指导被照护者取立、坐或卧位；试做排便动作，先慢慢收缩肌肉，然后再慢慢放松，每次10秒左右，连续10次，每次锻炼20—30分钟，每日数次，以被照护者感觉不疲乏为宜。

（4）如无禁忌：保证被照护者每天摄入足量的液体。

（5）环境整理：保持床褥、衣裤清洁，室内空气清新，及时更换污湿的衣裤、被单，定时开窗通风，除去不良气味。

4. 肠胀气护理

（1）指导被照护者养成细嚼慢咽的良好饮食习惯。

（2）去除引起肠胀气的原因，如勿食产气食物和饮料，积极治疗肠道疾病等。

（3）鼓励被照护者适当活动，协助被照护者下床活动如散步，卧床者可做床上活动或变换体位，以促进肠蠕动，减轻肠胀气。

（4）轻微胀气时，可行腹部热敷或腹部顺时针环形按摩、针刺疗法；严重胀气时，遵医嘱给予药物治疗或肛管排气。

四、与排便有关的护理技术

（一）小量不保留灌肠法

小量不保留灌肠法是用一次性肛管自肛门经直肠插入结肠灌注小量液体（100—500毫升），以达到通便、排气治疗的一种方法。

［目的］

软化粪便，排出肠道积气，减轻腹胀。

［评估］

1. 评估被照护者病情、年龄、身体状况、配合程度。

2. 评估被照护者有无习惯性便秘、子宫脱垂、妊娠等情况。

3. 评估被照护者有无痔疮、肠道息肉、肠炎等可能导致肠道出血的疾病。

［操作前准备］

1. 照护师准备　服装整洁，洗手、戴口罩。

2. 物品准备　托盘、量杯、肛管、注洗器、弯盘、水温计、卫生纸、垫巾、凡士林、灌肠液、卧床者备便盆、手消毒液。

3. 环境准备　操作台干燥、整洁、宽敞以利于配置灌肠液。

4. 被照护者准备　向被照护者解释操作目的、注意事项以取得合作。

5. 灌肠液准备　根据医嘱在量杯内配制溶液，用水温计测量灌肠液的温度（39—41℃），用无菌纱布擦干水温计后备用，将灌肠液倒入灌肠桶内。

［操作步骤］

1. 携用物至被照护者床旁　向被照护者解释操作目的，以取得配合。关闭门窗，或用隔帘遮挡。

2. 协助被照护者取左侧卧位　将枕头稍移向操作者侧，解开被照护者裤带，将被照护者双上肢交叉放于胸前，再将靠近操作者侧被照护者下肢移至对侧肢体上。一手放在被照护者肩下，另一手放在被照护者臀下，将被照护者翻至侧卧位。脱裤至膝部，双腿屈曲，臀部移至床沿，棉被盖被照护者胸、背及下肢，暴露臀部（图 8－1）。

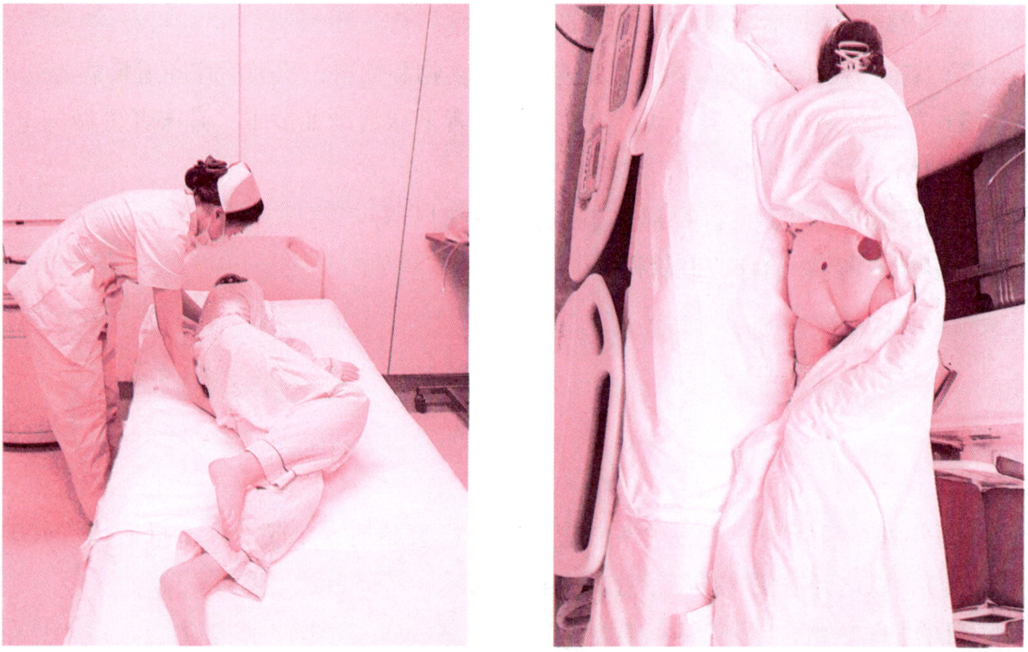

①灌肠体位——左侧卧位　②灌肠体位——左侧卧位、暴露臀部

图 8－1　灌肠体位

3. 垫巾准备　臀下垫垫巾，弯盘置臀边，将 4 块卫生纸放在垫巾上。

4. 悬挂灌肠液　将灌肠桶挂在高度距肛门 60 厘米处，排气，用夹子夹闭灌肠管，末端放在弯盘上（图 8－2）。

5. 放置肛管　用凡士林润滑肛管前端，左手分开臀部暴露肛门，右手将肛管轻轻插入肛门，连接灌肠管，将溶液缓缓注入。待溶液全部注入后将肛管屈曲，轻轻拔出，放于弯盘内。用卫生纸擦净肛门，并放入弯盘内。

6. 灌肠后　嘱患者平卧，保留灌肠液 10—20 分钟，使粪便软化后排出。

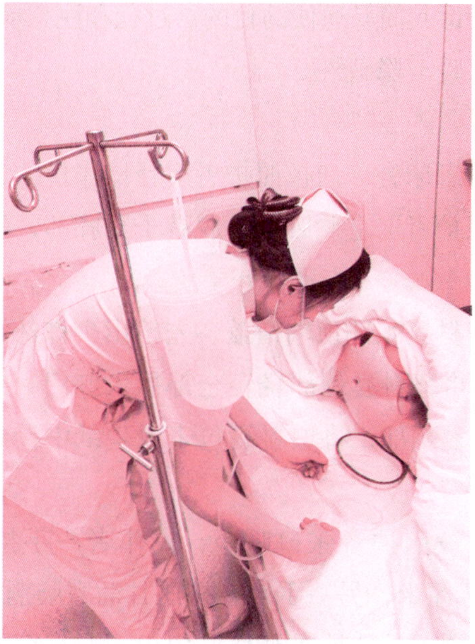

图 8－2 悬挂灌肠液桶

［注意事项］

1. 助洗器注入溶液时速度要缓慢，避免速度过快，压力过大。

2. 为年纪大、体弱、大便失禁的被照护者灌肠，可采取仰卧位，臀下放置便盆。

3. 插管前需排出肛管内空气，防止空气灌入肠道，引起腹胀不适。

4. 如被照护者有痔疮要选用管径小的肛管，插管时动作要轻柔，以防损伤肛门。

5. 妊娠、急腹症、消化道出血者不宜灌肠。

（二）简易通便法

简易通便法是指将药物塞进肛门达到通便目的。这是一种最简单易行、经济有效的协助被照护者排便、解除便秘的方法。最常用的药物有开塞露、甘油栓剂等。

［目的］

润肠、通便，解除被照护者便秘情况。

［评估］

1. 被照护者的病情及排便情况。

2. 被照护者的意识状态、生命体征、心理状况及合作理解程度。

［操作前准备］

1. 照护师准备 服装整洁，洗手、戴口罩。

2. 用物准备 托盘、通便剂（开塞露、甘油灌肠剂）、剪刀、卫生纸、温开水、便器及便巾、手套、弯盘、纱布、屏风（如住在多人间病房使用）。

3. 被照护者准备　告诉其简易通便的目的、过程和注意事项，取得被照护者配合。

4. 环境准备　注意保暖、隐蔽性。

[操作步骤]

1. 准备用物至被照护者床旁　向被照护者解释操作目的，以取得配合。

2. 摆体位　协助被照护者取左侧卧位，脱裤子至膝部，暴露肛门。

3. 置入通便剂

（1）开塞露：取下塑料囊颈部顶端帽盖，先挤出少许药液润滑开口处及颈部，手持塑料囊球部膨大部位，将塑料囊颈部轻轻全部插入肛门，拇指挤压塑料囊球部，将药液全部挤入后取出塑料囊颈部，将塑料囊包于卫生纸中扔到垃圾桶内，嘱被照护者保留 5—10 分钟后排便。

（2）甘油灌肠剂：嘱被照护者张口呼吸，操作者一手持栓剂颈部，轻轻插入肛门，用示指推入直肠 6—7 厘米，另一手轻轻挤压甘油灌肠剂囊袋，将药液全部挤入后取出栓剂颈部，协助被照护者手持纱布抵住肛门口，嘱被照护者尽量保留栓剂，时间越长越好。整理用物，将塑料囊包于卫生纸中扔到垃圾桶内。

4. 协助被照护者排便　能下床活动的被照护者协助其如厕排便；不能下床者，按照应用便器方法置便器于被照护者臀下，卫生纸放于易取处协助排便。

5. 整理记录　整理用物，洗手，整理床单位，观察记录通便效果。

[注意事项]

1. 操作过程中，注意被照护者保暖，维护其尊严。

2. 操作时动作轻柔，避免损伤皮肤。

（三）肛管排气法

肛管排气法是指将肛管由肛门插入直肠，排除肠腔内积气的方法。

[目的]

排除肠道内积气，以减轻腹胀。

[评估]

1. 评估被照护者病情、年龄、身体状况。

2. 评估被照护者配合程度。

3. 评估被照护者腹胀程度。

[操作前准备]

1. 照护师准备　服装整洁、洗手、戴口罩、戴医用手套。

2. 用物准备　托盘、弯盘、肛管、胶布、卫生纸、屏风（如住在多人间病房使用）、棉签、润滑油。

3. 被照护者准备　告诉其肛管排气的目的、过程和注意事项，取得被照护者配合。

4. 环境准备　注意保暖、隐蔽性。

［操作步骤］

1. 携用物至被照护者床旁　向被照护者解释沟通，关闭门窗。

2. 摆体位　协助被照护者取左侧卧位，盖好盖被，只暴露肛门。

3. 留置肛管　润滑肛管前端，嘱被照护者张口呼吸，将肛管轻轻插入直肠 15—18 厘米。

4. 固定肛管　用胶布将肛管固定于臀部，保留肛管不超过 20 分钟。

5. 观察排气情况　如排气不畅可协助被照护者更换体位或按摩腹部。

6. 排气后　拔出肛管，用卫生纸清洁肛门，协助被照护者取舒适体位，整理用物和床单位。

7. 整理记录　脱手套、洗手，观察记录被照护者腹胀情况。

［注意事项］

1. 尽量减少暴露被照护者肢体，防止受凉。

2. 保留肛管期间做好解释工作，指导被照护者取左侧卧位，不要随意变动体位。

3. 插入肛管动作要轻柔，固定肛管，以防脱出。

4. 观察被照护者排气情况及反应，如有不适及时停止肛管排气。

第九章
标本采集

第一节　概　　述

一、标本采集的重要意义

1. 协助明确疾病诊断。

2. 评估病程进展程度。

3. 制定治疗措施。

4. 观察病情变化。

二、标本采集的原则

（一）标本采集前准备充分

1. 照护师准备

（1）洗手、戴口罩、戴医用无菌手套。

（2）采集标本前：应准确了解检验项目、检验目的、采集标本量、选择采集的方法及注意事项。

2. 严格核准标本采集医嘱　医生开出检验申请单，核准、核实后执行。

3. 用物准备正确　容器、用物、添加物。

4. 做好被照护者的解释沟通　使被照护者掌握配合留取标本的方法及注意事项，了解留取标本的目的及意义。被照护者留取标本前一日需注意休息，保证充足睡眠，以配合留取标本。

5. 提前做好标本采集试管的准备　在选择的容器外贴上标签，注明被照护者姓名、检验目的和送检时间。

（二）标本采集过程

1. 注意查对　采集前应认真查对检查项目。

2. 应用正确的采集方法　标本采集需及时、准确，凡细菌培养的标本均应放入无菌容器内，采集时严格执行无菌操作技术。使用抗生素者在应用抗生素之前采集标本，已经用抗生素者在血药浓度最低时采集标本，并在标签上注明。

（三）标本采集后

1. 及时送检　送检前应重复查对标本，采集后应及时送检，以避免标本污染或变质，从而影响检验结果。特殊标本还应注明采集时间。

2. 正确保存　对不能及时送检的标本要妥善保存，血制品应放在2—8℃冰箱内保存，尿液、痰液标本要防止污染。

第二节　标本采集方法及注意事项

一、痰常规标本的采集

[用物]

标本容器、集痰器、无菌生理盐水、95%乙醇溶液或10%甲醛、消毒液、无菌手套、无菌吸痰管。

[操作步骤]

1. 照护师准备　洗手、戴口罩和手套，携用物至被照护者床旁。

2. 被照护者准备　向被照护者解释操作目的，以取得配合。

3. 收集痰标本

（1）常规标本：能自行排痰者，嘱晨起后漱口，深呼吸数次后用力咳出气管深处痰液（晨起后第一口痰），吐入痰盒中。无法咳痰或不合作者，由下向上叩击被照护者背部，戴无菌手套，将集痰器接管端连接吸引器，按吸痰法用另一端吸痰管将痰液吸入集痰器内，取下集痰器上端带盖的瓶盖，旋转下尾端瓶盖盖在集痰器上。

（2）培养标本：清晨起床后先用漱口溶液漱口，再用清水漱口，深呼吸数次后用力咳出气管深处痰液，吐入无菌集痰器内，昏迷者可用无菌吸痰法吸取。

（3）24 小时痰标本：在容器内先加一定量的水，注明留痰起止时间，嘱被照护者从早晨醒来漱口后第一口痰开始留取，至次晨醒来漱口后第一口痰作为结束，将 24 小时痰液全部吐入容器内。

4. 留取标本后　脱手套、口罩，洗手，记录痰液外观和性状，24 小时痰标本应记录总量。及时送检。

［注意事项］

1. 如查癌细胞　痰常规标本可用 95% 乙醇溶液或 10% 甲醛固定后立即送检。

2. 痰培养标本应注意严格无菌操作　避免污染标本，按需协助被照护者漱口或口腔照护。留取痰标本时嘱被照护者不可将唾液、漱口水、鼻涕等混入。

3. 留取 24 小时痰标本时　水在计算总量时应扣除。

二、尿常规标本的采集

［用物］

1. 尿常规标本　标本容器。

2. 尿培养标本　有盖培养试管、无菌纱布、无菌棉签、试管夹、火柴、医用无菌手套、1∶5000高锰酸钾液、消毒液棉球、酒精灯、导尿包、便器、便巾。

3. 12 小时或 24 小时尿标本　有盖便器、防腐剂（依检验项目而定）。

［操作步骤］

1. 照护师准备　洗手、戴口罩和医用无菌手套，携用物至被照护者床旁。

2. 被照护者准备　向被照护者解释操作目的，以取得配合。

3. 收集尿标本

（1）尿常规标本：嘱被照护者将晨起第一次尿留于标本容器内，除测定尿比重需留尿 100 毫升，其余检验留尿 30 毫升即可。留取标本后贴上检验标签。

（2）中段尿留取法：尿培养标本须留取中段尿。嘱被照护者晨起先用1∶5000高锰酸钾溶液清洗外阴，男性须将包皮清洗干净，再用无菌纱布擦干外阴，戴无菌手套，分开女性阴唇或持住男性阴茎，用消毒棉球消毒尿道口，点燃酒精灯，用燃烧法消毒试管管口和盖子，用试管夹夹住试管管身，嘱被照护者排尿，弃去前段尿，以试管接取中段尿 5—10 毫升，再次用燃烧法消毒试管管口和盖子，随即盖紧试管，熄灭酒精灯，贴好检验标签。也可用导尿术留取。

（3）12 小时或 24 小时尿标本：取有盖便器，贴上检验标签，注明起止日期及时间。留 12 小时尿标本，嘱被照护者从晚上 7 点排空膀胱后留尿，至第 2 天早晨 7 点留取最后一次尿液。留 24 小时尿标是从早上 7 点至次晨 7 时留完最后一次尿，将 24 小时或 12 小时的全部尿液留于容器中送检。

［注意事项］

1. 留取标本时间　留 12 小时和 24 小时尿标本，均应在开始留尿时先排空膀胱，然后再留尿于容器中。留取 12 小时或 24 小时尿时的盛尿液的容器需置于阴凉处，并根据检验要求加入防腐剂，避免尿液久放变质。

2. 留取尿标本时　不得将粪便混入尿液中，女性被照护者月经期不宜留取尿标本，以免影响检验结果的准确性。

三、便常规标本的采集

［用物］

1. 常规标本　标本容器、检便匙、清洁便器。

2. 培养标本　无菌培养管、无菌检便匙、消毒便器。

3. 隐血标本　标本容器、检便匙。

4. 寄生虫或虫卵标本　带盖容器、检便匙、透明胶带、载玻片。

［操作步骤］

1. 操作前准备　核对检验单上的姓名，根据检验目的，准备符合要求的标本容器并贴检验单标签于标本容器上。

2. 照护师准备　携用物至被照护者床旁，解释操作目的，必要时用屏风遮挡。

3. 被照护者准备　嘱被照护者先排空尿液再留取大便标本。

4. 收集粪便标本

（1）便常规标本：嘱被照护者排便在清洁便器内，用检便匙取粪便中央部分或黏液脓血部分 5 克，或水样便 15—30 毫升放入标本容器。

（2）培养标本：嘱被照护者排便于消毒便器内，用无菌检便匙取中央部分粪便或脓血黏液部分的粪便 2—5 克，置于无菌标本容器内。若被照护者无便意，用无菌长棉签蘸无菌生理盐水，插入肛门 6—7 厘米，轻轻旋转后退出，将棉签置于无菌培养管内。

（3）寄生虫及虫卵标本：检查寄生虫卵时需在粪便不同部位取带血或黏液部分 5—10 克送检；检查蛲虫时需在被照护者睡前或清晨刚清醒、解便前，将透明胶带贴在肛门周围处，取下并将粘有虫卵的透明胶带面粘贴在载玻片上，立即送检；检查阿米巴原虫时，将便器加温至接近人体的温度，排便后，将标本在 30 分钟内连同便器送检。

（4）隐血标本：按便常规标本留取，但在留标本前3天禁食肉类、血、肝、绿色蔬菜和含铁的药物，以免影响检查结果。

［注意事项］

1. 避免粪便标本中混有尿液。

2. 在留取阿米巴标本时，收集标本前几天，被照护者不应服用钡剂、油质或含金属的泻剂，以免金属制剂影响阿米巴虫卵或胞囊的显露。

3. 留取蛲虫标本时应在午夜或清晨这两个时间段。

第十章 冷热疗法

第一节 概　述

一、冷、热疗法的概念

冷、热疗法是利用低于或高于人体温度的物质作用于体表皮肤，通过神经传导引起皮肤和内脏器官血管的收缩或扩张，从而改变机体各系统体液循环和新陈代谢，以达到治疗目的的物理治疗方法。

二、冷、热疗法的效应

（一）生理效应

冷、热可使机体细胞代谢、血管、血液黏稠度及神经结缔组织等均产生不同的生理效应，详见表10－1。

表10－1　冷、热生理效应表

组织类型	冷生理效应	热生理效应
细胞代谢	减少	增加
需氧量	减少	增加
血管	收缩	扩张

续表

组织类型	冷生理效应	热生理效应
毛细血管的通透性	减少	增加
血液的黏稠度	增加	降低
结缔组织伸展性	减弱	增强
神经传导速度	减慢	增快
体温	下降	上升

（二）继发效应

用冷或热超过一定时间，会产生与生理效应相反的作用，这种现象称为继发效应。如热疗可使血管扩张，但持续用热 30—45 分钟后，则血管收缩；同样持续用冷 30—60 分钟后，则血管扩张，这是机体避免长时间用冷或用热造成对组织的损伤而引起的防御反应。因此，冷、热治疗应有适当的时间，以 20—30 分钟为宜，如需反复使用，中间需间隔 1 小时，让组织有一个复原过程，防止产生继发效应而抵消生理效应。

三、影响冷、热疗法效果的因素

1. 面积　冷、热疗法的效果与应用的面积大小有关。应用面积越大，效果就越强；反之，则越弱。但要注意使用面积越大，患者的耐受性越差，且会引起全身反应，如大面积热疗法，会致广泛性周围血管扩张，血压下降，若血压急剧下降，患者容易发生晕厥；大面积冷疗法，导致血管收缩，并且周围皮肤的血液分流至内脏血管，使患者血压升高。

2. 时间　冷、热应用的时间对治疗效果有直接影响。在一定时间内其效应随着时间的增加而增强，以达到最大的治疗效果。如果时间过长，会产生继发效应而抵消治疗效应，甚至还可引起不良反应，如疼痛、皮肤苍白、冻伤、烫伤等。

3. 温度　冷、热疗法的温度与机体治疗前体表的温度相差越大，机体对冷、热刺激的反应越强；反之，则越小。环境温度也可影响冷热效应，如环境温度高于或等于身体温度时用热，传导散热被抑制，热效应会增强；而在干燥冷环境中用冷，散热会增加，冷效应会增强。

4. 部位　不同厚度的皮肤对冷、热反应的效果不同，皮肤较厚的区域，如脚、手，对冷、热的耐受性大，冷、热疗法效果比较差；而皮肤较薄的区域，如颈部，对冷、热的敏感性强，冷、热疗法效果比较好。临床上为高热患者物理降温，将冰袋、冰囊放置在颈部、腋下、腹股沟等体表大血管流经处，以增加散热。

5. 个体差异　年龄、性别、身体状况、居住习惯、肤色等影响冷、热治疗的效果。婴幼儿由于神经系统发育尚未成熟，对冷、热刺激的耐受性较低；老年人由于感觉功能减退，对冷、热刺激的敏感性降低，反应比较迟钝。女性比男性对冷、热刺激更为敏感。昏迷、血液循环障碍、血管硬化、感觉迟钝等患者，对冷、热的敏感性降低，尤其要注意防止烫伤与冻伤。长期居住在热带地区者对热的耐受性较高，而长期居住在寒冷地区者对冷的耐受性较高。

第二节　冷、热疗法的应用

一、冷疗法

（一）目的

1. 减轻局部充血或出血　冷疗可使局部血管收缩，毛细血管通透性降低，减轻局部充血；同时冷疗还可使血流减慢，血液的黏稠度增加，有利于血液凝固而控制出血。适用于局部软组织损伤的初期、扁桃体摘除术后、鼻出血等。

2. 减轻疼痛　冷疗可抑制细胞的活动，减慢神经冲动的传导，降低神经末梢的敏感性而减轻疼痛；同时冷疗使血管收缩，毛细血管的通透性降低，渗出减少，从而减轻组织肿胀压迫神经末梢所引起的疼痛。适用于急性损伤初期、牙疼、烫伤等。

3. 控制炎症扩散　冷疗可使局部血管收缩，血流减少，细胞的新陈代谢和细菌的活力降低，从而限制炎症的扩散。适用于炎症早期。

4. 降低体温　冷疗直接与皮肤接触，通过传导与蒸发的物理作用，使体温降低。适用于高热、中暑者。

（二）禁忌

1. 血液循环障碍　如大面积组织受损、全身微循环障碍、休克、周围血管病变、动脉硬化、糖尿病、神经病变、水肿等患者禁忌冷疗。因循环不良，组织营养不足，若使用冷疗，进一步使血管收缩，加重血液循环障碍，导致局部组织缺血缺氧而变性坏死。

2. 慢性炎症或深部化脓病灶禁忌冷疗　因冷疗使局部血流减少，妨碍炎症的吸收。

3. 组织损伤、破裂或有开放性伤口处禁忌冷疗　因冷疗可降低血液循环，增加组织损伤，且影响伤口愈合，尤其是大范围组织损伤应严格禁止用冷疗。

4. 对冷过敏者禁忌冷疗　如使用冷疗可出现红斑、荨麻疹、关节疼痛、肌肉痉挛等过敏症状者。

5. 慎用冷疗法　如昏迷、感觉异常、年老体弱、关节疼痛、心脏病等患者以及哺乳期产妇胀奶和婴幼儿等。

6. 冷疗的禁忌部位

（1）枕后、耳廓、阴囊处，用冷疗易引起冻伤。

（2）心前区用冷疗可导致反射性心率减慢、心房纤颤或心室纤颤及房室传导阻滞。

（3）腹部用冷疗易引起腹泻。

（4）足底用冷疗可导致反射性末梢血管收缩影响散热或引起一过性冠状动脉收缩。

（三）冷疗方法

1. 冰袋冷疗

［目的］

降温、止血、镇痛、消炎。

［评估］

被照护者的年龄、病情、意识、体温、治疗情况、局部皮肤状况、活动能力和合作程度。

［操作前准备］

（1）照护师准备：服装整洁，洗手、戴口罩和医用无菌手套。

（2）用物准备：托盘内备冰袋或冰囊、布套或毛巾；托盘外备冰块、脸盆及冷水、勺、手消毒液。

（3）被照护者准备：了解用冰袋的目的、方法、注意事项及配合要点；体位舒适，配合程度。

（4）环境准备：室温适宜，酌情关闭门窗，避免对流风直吹被照护者。

［操作步骤］

（1）准备冰袋：

备冰：将小冰块放入盆内用冷水冲去棱角。

装袋：将冰块装袋至 1/2—2/3 满，以便于冰袋与皮肤接触。

排气：排出冰袋内空气并夹紧袋口。

检查：用毛巾擦干冰袋，倒提，检查。

加套：将冰袋装入布套，避免冰袋与被照护者皮肤直接接触。

（2）冰袋放置正确位置：降温时置冰袋于前额、头颈部和体表大血管流经处（颈部两侧、腋窝、腹股沟等）；扁桃体摘除术后将冰囊置于颈前颌下。

（3）观察：放置时间以 20—30 分钟为宜，如需反复使用需间隔 1 小时。30 分钟需观察效果与反应，防止冻伤。

（4）操作后处理：撤去冰袋整理用物，协助被照护者取舒适体位，整理床单位。

（5）整理记录：脱手套，洗手，记录用冷的时间、部位、效果、反应。

［注意事项］

（1）准备冰袋时：检查冰袋是否夹紧，有无漏水或破损。

（2）禁忌：枕后、耳廓、阴囊、心前区、腹部、足底用冷疗。

（3）冰块融化后：应及时更换，保持布套干燥。

（4）使用中：应观察用冷疗部位局部情况并倾听被照护者主诉，如出现皮肤色泽苍白、发紫，或感觉麻木等异常，立即停止用冷疗。

（5）冷疗时间：每次不超过 30 分钟。使用冰袋 30 分钟时需测量体温，当体温降至 39℃以下，应取下冰袋，并做好记录。

（6）冰袋使用后：应将布套清洗消毒，冰袋内冰水倒空，倒挂晾干，吹入少量空气，夹紧袋口备用，防止冰袋粘连破损。

2. 冰帽冷疗

［目的］

头部降温，降低脑组织代谢，减少耗氧量，保护脑细胞，防止脑水肿。

［评估］

被照护者的年龄、病情、意识、治疗情况、头部状况、心理状态及合作程度。

［操作前准备］

（1）照护师准备：服装整洁，洗手、戴口罩和医用无菌手套。

（2）用物准备：冰帽或冰槽、冰块、盆及冷水、水桶、肛表、手消毒液、医用垃圾桶、操作车。若使用冰槽降温需备不脱脂棉球及凡士林纱布。

（3）被照护者准备：了解用冰帽的目的、方法、注意事项及配合要点，体位舒适，配合程度。

（4）环境准备：室温适宜，酌情关闭门窗。

［操作步骤］

（1）准备冰帽：同冰袋法。

（2）冰帽放置正确位置：

冰帽降温：头部置冰帽中，后颈部、双耳廓垫海绵，排水管放水桶内。

冰槽降温：头部置冰槽中，双耳塞不脱脂棉球，双眼覆盖凡士林纱布。

（3）观察：放置时间以20—30分钟为宜，使用后30分钟注意监测肛温，维持肛温在33℃左右，不可低于30℃，否则立即停止使用，以防心室纤颤等并发症出现。

（4）操作后处理：撤去冰帽或冰槽，整理用物，协助被照护者取舒适体位，整理床单位。

（5）整理记录：脱手套，洗手，记录用冷的时间、效果、局部与全身反应。

［注意事项］

（1）观察冰帽有无破损、漏水，冰帽或冰槽内的冰块融化后，应及时更换或添加。

（2）使用冰帽，尤其是冰槽时，须密切观察用冷部位局部情况，并倾听被照护者主诉，如有皮肤色泽苍白、发紫，或感觉麻木等异常，立即停止用冷。

（3）监测生命体征，注意心率变化，防止房室纤颤与房室传导阻滞的发生。

（4）冰帽降温时防止枕后、外耳冻伤；冰槽降温时防止冰水流入耳内，并保护角膜。

（5）冰帽使用后倒空内部冰水，倒挂晾干，吹入少量空气，夹紧袋口备用，防止冰帽粘连破损，降低使用寿命；冰槽使用后将冰水倒空，擦拭消毒。

3. 酒精擦浴

酒精是一种挥发性的液体，擦浴时在皮肤上迅速蒸发，吸收和带走机体大量的热，而且酒精又具有刺激皮肤和血管收缩的作用，因而散热能力较强。

［目的］

通过全身用冷的方法，为高热者降温。

［评估］

被照护者的年龄、病情、意识、治疗情况、有无乙醇过敏史、皮肤状况、活动能力、合作程度及心理反应。

［操作前准备］

（1）照护师准备：服装整洁，洗手、戴口罩、戴帽子。

（2）用物准备：25%—35%乙醇，手消毒液，操作台。必要时备干净衣裤、屏风。

（3）被照护者准备：了解乙醇擦浴的目的、方法、注意事项及配合要点，体位舒适，配合程度。

（4）环境准备：调节室温，关闭门窗，必要时用窗帘或屏风遮挡。

［操作步骤］

（1）准备乙醇：75%乙醇加温水，配成浓度25%—35%乙醇量200—300毫升、温度 32—34℃。

（2）携用物到被照护者床旁：给被照护者解释沟通，协助松开床尾盖被，脱去上衣。

（3）擦浴：

方法：脱去衣裤，浴巾垫在擦拭部位下面，毛巾浸乙醇，拧至半干，缠于手上成手套状，以离心方向擦浴，擦浴完毕，用干毛巾擦干皮肤。

顺序：双上肢→腰背部→双下肢。

①双上肢：被照护者取仰卧位按颈外侧→上臂外侧→前臂外侧→手背；侧胸→腋窝→上臂内侧→前臂内侧→手心擦浴。

②腰背部：被照护者取侧卧位，从肩部→背部→臀部，擦浴完毕，穿好上衣。

③双下肢：被照护者取仰卧位，按外侧（髂骨→下肢外侧→足背）→内侧（腹股沟→下肢内侧→内踝）→后侧（臀下→大腿后侧→腘窝→小腿→足跟）擦浴。

（4）时间：每侧（四肢、腰背部）3 分钟，全过程 20 分钟以内。

（5）观察：注意观察局部皮肤情况及被照护者反应。

（6）操作后处理：根据需要更换干净衣裤，协助被照护者取舒适体位，整理床单位，拉开窗帘或撤去屏风，整理用物。

（7）整理记录：洗手，记录酒精擦浴的时间、部位、效果、反应。

［注意事项］

（1）擦浴过程中，观察被照护者有无寒战、面色苍白、脉搏及呼吸异常，如有异常，停止擦浴，及时处理。

（2）胸前区、腹部、后颈、足底为擦浴的禁忌部位，新生儿及血液病高热患者禁忌酒精擦浴。

（3）以拍拭（轻拍）方式进行擦浴，避免用摩擦，因摩擦易生热。

（4）擦至腋窝、肘窝、腹股沟、腘窝处稍用力并延长停留时间，以促进散热。

（5）擦浴后 30 分钟测量体温。

二、热疗法

（一）目的

1. 促进炎症的消散和局限　热疗使局部血管扩张，血液循环速度加快，促进组织中毒素、废物的排出；同时血量增多，白细胞数量增多，吞噬能力增强和新陈代谢增加，使机体局部或全身的抵抗力和修复力增强。因而炎症早期用热，可促进炎性渗出物吸收与消散；炎症后期用热，可促进白细胞释放蛋白溶解酶，使炎症局限。适用于眼睑炎（麦粒肿）、乳腺炎等患者。

2. 减轻疼痛　热疗可降低痛觉神经兴奋性，又可改善血液循环，加速致痛物质排出和炎性渗出物吸收，解除对神经末梢的刺激和压迫，因而可减轻疼痛。同时热疗可使肌肉松弛，增强结缔组织伸展性，增加关节的活动范围，减轻肌肉痉挛、僵硬，关节强直所致的疼痛。适用于腰肌劳损、肾绞痛、胃肠痉挛、麦粒肿、乳腺炎等患者。

3. 减轻深部组织的充血　热疗使皮肤血管扩张，使平时大量呈闭锁状态的动静脉吻合支开放，皮肤血流量增多。由于全身循环血量的重新分布，减轻了深部组织的充血。

4. 保暖与舒适　热疗可使局部血管扩张，促进血液循环，将热带至全身，使体温升高，并使被照护者感到舒适。适用于年老体弱、早产儿、危重、末梢循环不良者。

（二）禁忌

1. 未明确诊断的急性腹痛　热疗虽能减轻疼痛，但易掩盖病情真相，贻误诊断和治疗，有引发腹膜炎的危险。

2. 面部危险三角区的感染　因该处血管丰富，面部静脉无静脉瓣，且与颅内海绵窦相通，热疗可使血管扩张，血流增多，导致细菌和毒素进入血液循环，促进炎症扩散，易造成颅内感染和败血症。

3. 各种脏器出血、出血性疾病　热疗可使局部血管扩张，增加脏器的血流量和血管通透性而加重出血。血液凝固障碍的患者，用热会增加出血的倾向。

4. 软组织损伤或扭伤的初期（48 小时内）　热疗可促进血液循环，加重皮下出血、肿胀、疼痛。

5. 其他

（1）心、肝、肾功能不全者：大面积热疗使皮肤血管扩张，减少对内脏器官的血液供应，加重病情。

（2）皮肤湿疹：热疗可加重皮肤受损，热疗也使患者增加痒感而不适。

（3）急性炎症：如牙龈炎、中耳炎、结膜炎，热疗可使局部温度升高，有利于细菌繁殖及分泌物增多，加重病情。

（4）孕妇：热疗可影响胎儿的生长。

（5）金属移植物部位、人工关节：金属是热的良好导体，用热易造成烫伤。

（6）恶性病变部位：热疗可使正常与异常细胞加速新陈代谢而加重病情，同时又促进血液循环而使肿瘤扩散、转移。

（7）其他：麻痹、感觉异常者、婴幼儿、老年人慎用。

（8）睾丸：用热会抑制精子发育并破坏精子。

（三）热疗方法

1. 热水袋

［目的］

保暖、解痉、镇痛、舒适。

［评估］

被照护者的年龄、病情、体温、意识、治疗情况、局部皮肤状况、活动能力、心理状态及合作程度。

［操作前准备］

（1）照护师准备：服装整洁，洗手、戴口罩、戴帽子。

（2）用物准备：托盘内备热水袋及布套、水温计、毛巾；托盘外备盛水容器、热水、手消毒液。

（3）被照护者准备：了解热水袋使用的目的、方法、注意事项及配合要点，体位舒适，配合程度。

（4）环境准备：调节室温，酌情关闭门窗，避免对流风直吹被照护者。

［操作步骤］

（1）准备热水：测量、调节水温在60—70℃。

（2）备热水袋：

①灌水：平放热水袋，去塞，一手持袋口边缘，一手灌水，至1/2—2/3满，边灌边提高热水袋，使水不致溢出，灌水过多，会使热水袋膨胀变硬，柔软舒适感下降。

②排气：热水袋缓慢放平，排出袋内空气并拧紧塞子，以防空气影响热的传导。

③检查：用毛巾擦干热水袋，倒提，检查。

④加套：将热水袋装入布套，避免热水袋与被照护者皮肤直接接触，增进舒适。

（3）放置热水袋：袋口朝身体外侧放置在所需部位，时间不超过30分钟以防产生继发效应。

（4）观察：效果与热反应、热水温度等。

（5）操作后处理：撤去治疗用物，协助被照护者取舒适体位，整理床单位，整理用物。

（6）记录：洗手，记录热水袋的使用时间、部位、效果、被照护者反应。

［注意事项］

（1）保证热水温度，以达到治疗效果：成人60—70℃，老人、婴幼儿、昏迷、麻醉未清醒、感觉迟钝、循环不良者，水温应低于50℃。

（2）放置时：谨慎小心，经常检查热水袋有无破损、热水袋与塞子是否配套，以防漏水。

（3）特殊患者使用热水袋：应再包一块大毛巾或放于两层毯子之间，以防烫伤。

（4）皮肤异常：如皮肤出现潮红、疼痛，应停止使用，并在局部涂凡士林以保护皮肤。

（5）使用后：倒空热水袋中的热水，将热水袋倒挂、晾干、吹气，旋紧塞子，放阴凉处，防止热水袋粘连，影响使用寿命。隔热套洗净，消毒备用。

（6）炎症部位热敷时：热水袋灌水 1/3 满，以免压力过大，引起疼痛。

2. 红外线灯及烤灯

用于婴儿红臀、会阴部伤口及植皮供皮区等的照射治疗。

［目的］

消炎、镇痛、解痉、促进创面干燥结痂、保护肉芽组织生长。

［评估］

患者的年龄、病情、意识、治疗情况、局部皮肤状况、活动能力、心理状态及合作程度。

［操作前准备］

（1）照护师准备：服装整洁，洗手、戴口罩、戴帽子。

（2）用物准备：红外线灯或鹅颈灯，手消毒液。必要时备有色眼镜、屏风。

（3）被照护者准备：向被照护者介绍烤灯使用的目的、方法、注意事项及配合要点使其愿意合作。

（4）环境准备：调节室温，酌情关闭门窗，必要时屏风或窗帘遮挡。

［操作步骤］

（1）携用物到被照护者床旁：给被照护者解释沟通，协助其取舒适体位。

（2）暴露：暴露患处，清洁局部治疗部位，必要时可用屏风或窗帘遮挡，以维护被照护者隐私。

（3）调节：灯距、温度，一般灯距为 30—50 厘米，温热为宜（用手试温），防止烫伤。

（4）照射：20—30 分钟。

（5）观察：每 5 分钟观察治疗效果与反应。观察被照护者有无过热、心慌、头昏感觉及皮肤有无紫红、疼痛等，如果出现则停止使用。皮肤呈桃红色为合适。

（6）整理：撤除红外线灯或鹅颈灯，整理被照护者衣物及床单位，将红外线灯或烤灯擦拭整理后备用。

（7）记录：洗手，记录照射的部位、时间、效果、被照护者反应。

［注意事项］

（1）眼部：由于眼内含有较多的液体，对红外线吸收较强，一定强度的红外线直接照射可引发白内障。因此，前胸、面颈照射时，应戴有色眼镜或用纱布遮盖。

（2）根据治疗部位选择不同功率灯泡：胸、腹、腰、背部500—1000瓦，手、足部250瓦（鹅颈灯40—60瓦）。

（3）意识不清、局部感觉障碍、血压循环障碍、瘢痕者：治疗时应加大灯距，防止烫伤。

（4）红外线多次治疗后：治疗部位皮肤可出现网状红斑、色素沉着。

（5）使用时：避免触摸灯泡，或用布遮盖烤灯，以免发生烫伤或火灾。

3. 热水坐浴

［目的］

消炎、消肿、止痛、促进引流，用于会阴部、肛门疾病及术后。

［评估］

被照护者的年龄、病情、意识、治疗情况、局部皮肤、伤口状况、活动能力、心理状态及合作程度。

［操作前准备］

（1）照护师准备：服装整洁，洗手、戴口罩、戴帽子。

（2）用物准备：坐浴椅、消毒坐浴盆、热水瓶、水温计、药液（遵医嘱配制）、毛巾、无菌纱布、手消毒液，必要时备屏风、换药用物。

（3）被照护者准备：了解热水坐浴的目的、方法、注意事项及配合要点，排尿、排便，并清洁局部皮肤。

（4）环境准备：调节室温，关闭门窗，必要时窗帘或屏风遮挡。

［操作步骤］

（1）配药、调温：遵医嘱配制药液置于浴盆内1/2满，调节水温40—45℃，避免烫伤。

（2）放浴盆：于坐浴椅上。

（3）用窗帘或屏风遮挡：注意维护被照护者隐私。

（4）坐浴：①协助被照护者将裤子脱至膝盖部后取坐姿；②嘱被照护者用纱布蘸药液清洗外阴部皮肤；③待适应水温后，臀部及患处完全坐入浴盆中，持续15—20分钟。随时调节水温，尤其冬季注意室温与保暖，防止着凉。

（5）坐浴操作后：①用纱布擦干臀部，协助穿裤子，卧床休息；②开窗、拉开窗帘或撤去屏风、整理床单位，整理用物消毒后备用。

（6）记录：洗手，记录坐浴的时间、药液、效果、反应。

［注意事项］

（1）热水坐浴前：先排尿、排便，因热水可刺激肛门、会阴部，易引起排尿、排便反射。

（2）坐浴部位若有伤口：应用无菌坐浴盆及药液；坐浴后应用无菌技术处理伤口。

（3）女性被照护者经期、妊娠后期、产后两周内、阴道出血和盆腔急性炎症不宜坐浴，以免引起感染。

（4）坐浴过程中：注意观察被照护者面色、脉搏、呼吸，倾听被照护者主诉，有异常时应停止坐浴，扶被照护者上床休息。

第十一章 生命体征的观察护理

第一节 体温的观察与护理

体温是指人体内的温度，是物质代谢转化为热能的产物。保持恒定的体温是保证新陈代谢和生命活动正常进行的必要条件。

一、正常体温及生理变化

1. 正常体温　临床上常以口腔、直肠、腋窝等处的温度代表体温。直肠温度37.5℃（比口腔温度高0.3—0.5℃），口腔舌下温度为37℃（范围36.3—37.2℃），腋下温度为36℃（范围36—37℃）。其中直肠温度最接近于人体深部温度，但由于腋下、口腔温度测量更为方便，所以常常采用。

2. 生理变化　在内外因素的作用下，体温在正常范围内可有轻度的生理变化。例如：下午较早晨体温相对要高，但一般相差小于1℃；进餐后、劳动或剧烈运动后，体温也可有轻度升高；突然进入高温环境或情绪激动等因素也可使温度略有升高；妇女在排卵期和妊娠期体温稍高于正常。不同的年龄阶段也存在轻微的体温差异，如小儿因代谢率高，体温较成年人偏高；老年人由于代谢率低，其体温也比青壮年稍低。

二、异常体温的观察与护理

（一）体温过高的观察与护理

异常体温是由于致热源直接作用于体温调节中枢，使体温中枢功能失常及各种原因引起的产热过多或散热减少所致。体温大于37.5℃时称体温过高，也称发热。

1. 体温过高的观察

（1）观察引起发热的原因：感染性发热临床上最常见，主要包括生物性病源，如细菌、病毒、立克次氏体、原虫、寄生虫等感染引起；非感染性发热（也称中枢性发热）是由于体温调节中枢功能失常所致（中暑、脑外伤）；吸收热（大面积烧伤、内出血）；变态反应性发热（风湿热、药物热、输液反应）；内分泌与代谢障碍（甲亢、失水）所引起的发热。

（2）观察发热的程度划分（以口腔温度为例）：低热是指体温在37.5—37.9℃，中等热是指体温在38—38.9℃，高热是指体温在39—40.9℃，超高热是指体温在41℃以上。

（3）观察发热的过程：发热过程分为体温上升期、高热持续期、体温下降期3个阶段。体温上升期其特点为产热大于散热，临床表现为自感畏寒、无汗、皮肤苍白，由于皮肤血管收缩，皮温下降所致；高热持续期其特点为产热和散热在较高水平趋于平衡，体温维持在较高状态，被照护者表现出颜面潮红，皮肤灼热，口唇干燥，呼吸和脉搏加快，此期可持续数小时、数天甚至数周；体温下降期其特点为散热增加而产热减少，体温恢复至正常调节水平，临床上患者表现为大量出汗和皮肤温度下降。

2. 常见热型

（1）稽留热：体温持续在39—40℃，达数天或数周，24小时波动不超过1℃。常见于肺炎球菌性肺炎、伤寒。

（2）弛张热：体温在39℃以上，24小时内温差大于1℃，体温最低仍高于正常水平。常见于败血症、化脓性疾病。

（3）间歇热：体温突然升高至39℃以上，持续数小时或更长时间，然后下降至正常或正常以下，经过一个间歇，体温再次升高，反复发作。常见于疟疾。

（4）不规则热：发热无规律，持续时间长短不定，常见于流行性感冒、肿瘤。

3. 体温过高的护理

（1）日常生活中：注意卫生保健，注意合理饮食，多饮水；着装适度，不能太冷太热。讲卫生，勤洗手，预防感染性疾病的发生。

（2）体温过高时：要注意观察体温的变化，随时监测体温，体温持续高热应及时就医，防止心血管并发症的发生。

（3）注意加强饮食：鼓励进食高热量、高维生素、易消化清淡饮食，多饮水。

（4）注意加强休息：发热时应严格卧床休息。

（5）根据发热的不同阶段给予针对性照护：体温上升期注意保暖，体温维持期注意散热，不能穿盖太厚，体温下降期注意多饮水并补充高热量、高维生素饮食恢复体力。

（二）体温过低的观察及护理

体温过低是指体温持续低于35℃，提示病情较重。

1. 体温过低的观察　准确观察分析病因是关键。

（1）散热过多：长时间暴露在低温环境中，使机体散热过多、过快。

（2）产热减少：重度营养不良、极度衰竭，使机体产热减少。

（3）体温调节中枢受损：中枢神经系统功能不良，如颅脑外伤、脊髓受损；药物中毒，如麻醉剂、镇静剂等。

2. 体温过低的照护　针对性给予安全照护。

（1）针对散热过多的被照护者：要给予积极保暖，饮温开水，调高室内温度。

（2）对产热减少极度衰竭者：要注意保暖，调高室内温度，可在距离被照护者肢体较远的地方应用热水袋；对重度营养不良者补充营养，按计划逐渐增加热量。

（3）对颅脑损伤及其他疾病引起的低体温：要严密观察患者病情变化，给予保暖的同时及时送医救治。

三、体温的测量

1. 体温计　用来测量人体温度的设施称为体温计。市场上目前有两种体温计：一种是内含水银柱由玻璃制成的体温计，另一种是由温度传感器、液晶显示器、纽扣电池、专用集成电路及其电子元器件组成的能快速准确地测量人体体温的电子体温计。临床上大部分采用摄氏温度表示体温。

2. 体温测量方法

［目的］

（1）测量被照护者体温，监测体温变化，分析热型及伴随症状。

（2）协助诊断，为预防、治疗及照护提供依据。

［评估］

（1）被照护者的身体状况、配合程度。

（2）评估被照护者测量体温的部位，有无出汗、伤口、用过冰袋等影响因素。

［操作前准备］

（1）照护师准备：衣帽整洁，洗手、戴口罩。

（2）用物准备：盛体温计的容器、含消毒液纱布、表（有秒针）、记录本、笔，必要时准备润滑剂。

（3）被照护者准备：向被照护者解释测量体温的目的、方法及注意事项，取得被照护者配合。

（4）环境准备：室内安静、温度适宜、光线充足。

［操作步骤］

（1）检查体温计：将水银柱甩至35℃以下。

（2）携用物至被照护者床旁：根据被照护者病情、年龄等因素选择测量方法。

（3）测量体温：

①测腋温时应用纱布或毛巾将腋下的汗液擦干，将体温计水银端放于被照护者腋窝深处并贴紧皮肤，防止脱落。测量5—10分钟后取出，读取体温数并记录。

②测口温时应当将水银端斜放于被照护者舌下，闭口3分钟后取出，读取体温数并记录。

③测肛温时应当先在肛表前端涂润滑剂，将肛温计的水银端轻轻插入肛门3—4厘米，3分钟后取出，读取体温数，用消毒纱布擦拭体温计，记录。

（4）测量操作后：帮被照护者整理衣物，处理用物，消毒体温计。

［注意事项］

（1）告知测口温被照护者，测量前15—30分钟勿进食过冷、过热食物，测量时闭口用鼻呼吸，勿用牙咬体温计。如被照护者不慎咬破水银体温计时，应当立即清除口腔内玻璃碎片，再口服蛋清或牛奶延缓汞的吸收，也可在病情允许的情况下口服富含纤维素食物以促进汞的排泄。

（2）婴幼儿、有意识不清或不合作者：测量体温时，照护师应当守在被照护者身旁。

（3）有影响测量体温的因素：如吃饭、饮热水后等，应当推迟30分钟测量。

（4）发现体温和病情不符时：应当复测体温。

（5）极度消瘦的被照护者：不宜测腋温。

第二节　脉搏的观察与护理

血液经由心脏的左心室收缩而挤压流入主动脉，随即传递到全身动脉。动脉为富有弹性的结缔组织与肌肉所形成的管路，当大量血液进入动脉将使动脉压力变大而使管径扩张，在体表较浅处动脉即可感受到扩张，即所谓的脉搏。

一、正常脉搏及生理变化

1. 正常脉搏　正常的脉搏和心跳是一致的。正常成人为60—100次/分，常为每分钟70—80次/分，平均约72次/分。

2. 生理变化　脉搏的频率受年龄和性别的影响，老年人较慢为55—60次/分，胎儿110—160次/分，婴儿120—140次/分，幼儿90—100次/分，学龄儿童80—90次/分。

二、异常脉搏的观察及护理

（一）异常脉搏的观察

1. 脉率异常

（1）心动过速：每分钟超过100次，见于发热、贫血、甲状腺功能亢进、心功能不全、周围循环衰竭、心肌炎等情况。

（2）心动过缓：每分钟低于60次，见于颅内压增高、黄疸、甲状腺功能减退、病态窦房结综合征等。

2. 节律异常

（1）间歇脉（称歇止脉、止脉）：属脉搏节律异常，是脉搏间歇、停跳的统称。常见于各种器质性心脏病。

（2）短绌脉：在单位时间内脉率少于心率，心音强弱不等、心率快慢不一、心律规则不一，称为短绌脉。主要是因为心肌收缩力强弱不等而引起。常见于心房纤颤的患者。

3. 强弱异常

（1）洪脉：脉搏洪大而有力。常见于高热、甲状腺功能亢进、主动脉瓣关闭不全等。

（2）细脉：脉象细直而软，细如丝线。常见于心功能不全、大出血。

（3）奇脉（吸停脉）：平静吸气时脉搏明显减弱或消失。见于心包积液和缩窄性心包炎。

（二）异常脉搏的护理

1. 观察患者脉搏的频率、节律、强弱及动脉管壁的弹性，有无其他相关症状。
2. 遵医嘱给药，观察药物疗效及不良反应，做好药物指导。
3. 做好心理照护，消除紧张、恐惧等心理压力。
4. 有条件可给予持续低流量吸氧2—4升/分，观察病情的变化。
5. 告知患者注意休息，减少重体力活动，防止加重心脏负担。
6. 协助进行各项检查，如心电图等。

三、脉搏的测量

1. 脉搏测量部位　凡在身体浅表部位、靠近骨骼的动脉，均可用以诊脉。常用的是桡动脉，其次有颞浅动脉、颈动脉、肱动脉、足背动脉、胫后动脉、股动脉等。

2. 脉搏测量的方法

［目的］

（1）判断脉搏有无异常情况，协助诊断，为预防、治疗及照护提供依据。

（2）监测脉搏动态变化，了解疾病的发生、发展及转归，间接了解心脏的状况。

［评估］

（1）评估被照护者年龄、病情、意识状态、治疗、心理状态及合作程度等情况。

（2）在30分钟内被照护者有无活动、进食等影响测量脉搏准确性的因素存在。

［操作前准备］

（1）照护师准备：着装整洁，洗手、戴口罩。

（2）用物准备：托盘内秒表、记录本、笔，必要时备听诊器。

（3）被照护者准备：向被照护者介绍测量脉搏的目的、方法、注意事项，以取得配合。

（4）环境准备：卧室安静、温度适宜、光线充足。

［操作步骤］

（1）携用物至被照护者床旁：向被照护者解释并取得合作，协助其卧位或坐位，手腕伸展，手掌向上。

（2）测量脉搏：

①测量方法：通常用示指、中指、无名指三指指腹并齐按压在桡动脉处，按压力度适中，以清楚触及为准。一般情况测量30秒，测得数值乘以2；危重患者或异常脉搏者应测1分钟，同时注意节律、强弱（图11－1）。

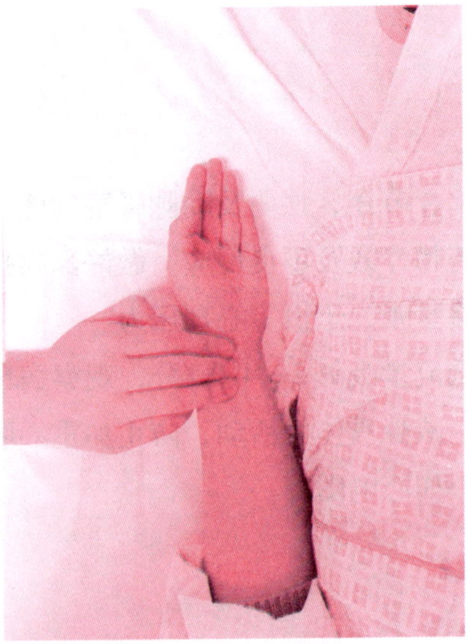

图11－1　脉搏测量

②短绌脉测量：由两名护士同时测量，一人听心率，一人测脉率。由听心率者发出“起”或“停”口令，计时1分钟（图11－2）。

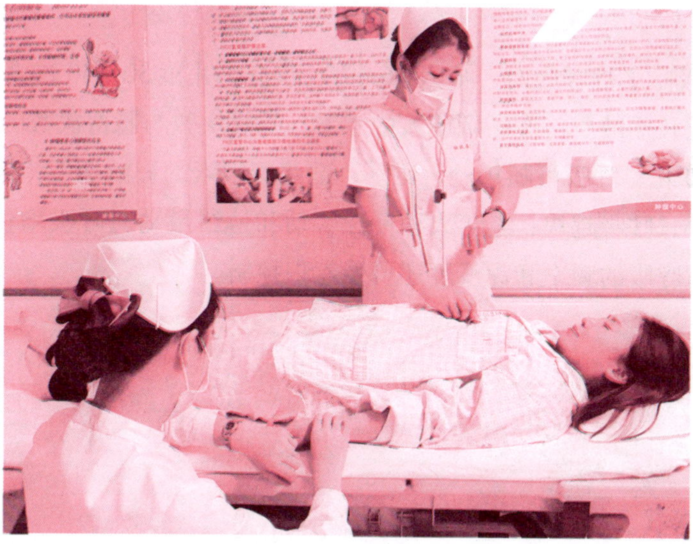

图11－2　短绌脉测量法

（3）测量结束：协助被照护者恢复体位，嘱被照护者注意休息，整理床单位，洗手。

（4）正确记录：正常脉搏记录形式为次/分；脉搏短绌的以分数式记录，记录方式为心率/脉率。

［注意事项］

（1）不可用拇指测量脉搏，因拇指小动脉搏动明显，容易与被照护者的脉搏相混淆。

（2）为偏瘫者测量脉搏时，应在健侧肢体测量；脉搏细弱难以触诊时，应测心尖搏动。

（3）异常脉搏应测量1分钟。

第三节　呼吸的观察与护理

呼吸是指机体与外界环境之间气体交换的过程。人的呼吸过程包括外呼吸（肺通气）、肺换气（气体在血液中的运输）、内呼吸（组织细胞与血液间的气体交换）三个相互联系的环节。

一、正常呼吸及生理变化

1. 正常呼吸　平静呼吸时，成人16—20次/分，儿童30—40次/分，儿童的呼吸频率随年龄的增长而减少，逐渐到成人的水平。呼吸次数与脉搏次数的比例为1∶4。

2. 生理性变化　呼吸可随年龄、运动、情绪等因素的影响而发生频率和深浅度的改变。年龄越小，呼吸越快；老年人稍慢；劳动和情绪激动时呼吸增快；休息和睡眠时较慢。此外，呼吸的频率和深浅度还可受意识控制。

二、异常呼吸的观察及护理

（一）异常呼吸的观察

1. 频率异常

（1）呼吸过快：成人每分钟呼吸频率增快超过24次，称呼吸增快或气促。见于高热、缺氧等患者，因血液中二氧化碳积聚，血氧不足，可刺激呼吸中枢，使呼吸加快。发热时体温每升高1℃，呼吸每分钟增加约4次。

（2）呼吸过缓：成人每分钟呼吸频率减少低于10次，称呼吸减慢。见于颅内疾病、安眠药中毒等。

2. 深度异常

（1）深度呼吸：又称库斯莫氏呼吸，是一种深而规则的大呼吸，见于尿毒症、糖尿病等引起的代谢性酸中毒。

（2）浅快呼吸：呼吸浅而快，见于外伤。若呼吸表浅不规则，有时呈叹息样呼吸多见于濒死患者。

3. 节律异常

（1）潮式呼吸：又称陈—施氏呼吸。是一种周期性的呼吸异常，表现为开始时呼吸浅慢，后逐渐加快加深，达高潮后又逐渐变浅变慢，而后呼吸暂停数秒（5—30秒），再次出现上述状态的呼吸。呼吸运动周而复始呈潮水涨落般的状态，故称潮式呼吸。

（2）间断呼吸：又称毕奥氏呼吸，其表现为呼吸和呼吸暂停现象交替出现。特点是有规律的呼吸几次后突然暂停，周期长短不一，随后又开始呼吸，如此反复交替出现。

4. 声音异常

（1）蝉鸣样呼吸：即吸气时有一种高音调的音响，多由于声带附近阻塞，使空气进入发生困难所致，常见于喉头水肿、痉挛、喉头有异物等患者。

（2）鼾声呼吸：由于气管或支气管有较多的分泌物蓄积，使呼气时发出粗糙的鼾声。多见于昏迷患者。

5. 呼吸困难

（1）吸气性呼吸困难：吸气费力，重者常因吸气肌极度用力胸腔负压增大，胸骨上窝、锁骨上窝及各肋间明显凹陷，出现“三凹征”表现，常伴有干咳和高调吸气性喉鸣，常见于各种原因引起的喉、气管、大支气管的狭窄与梗阻。

（2）呼气性呼吸困难：呼气时间明显延长而缓慢，特点是呼气费力，听诊常伴有干啰音。常见于下呼吸道阻塞性疾病。

（3）混合性呼吸困难：患者吸气、呼气时都有呼吸困难的表现，主要见于重症肺炎、广泛肺实质或肺间质病变。

（二）异常呼吸的护理

1. 提供舒适的环境　保持环境整洁、安静、舒适，室内空气流通、清新，温度、湿度适宜，有利于被照护者放松和休息。

2. 吸氧　必要时给予氧气吸入。

3. 提供营养和水分　选择营养丰富、易于咀嚼和吞咽的食物，注意水分的供给，避免过饱及产气食物，以免膈肌上升影响呼吸。

4. 心理照护　维持良好的照护关系，稳定被照护者情绪，保持良好的心态。

5. 健康教育　戒烟限酒，减少对呼吸道黏膜的刺激；培养良好的生活方式；教会被照护者呼吸训练的方法，如缩唇呼吸、腹式呼吸。

6. 严密观察　观察呼吸的频率、深度、节律、声音、形态有无异常，有无咳嗽、咳痰、咳血、发绀、呼吸困难及胸痛表现。

三、呼吸的测量

［目的］

1. 判断呼吸有无异常，协助诊断，为预防、治疗、照护提供依据。

2. 动态监测呼吸变化，间接了解被照护者呼吸功能情况。

［评估］

1. 被照护者年龄、病情、意识、治疗、心理状态、配合程度等情况。

2. 被照护者有无剧烈运动、情绪激动等影响测量准确性的因素。

［操作前准备］

1. 照护师准备　着装整洁，洗手、戴口罩。

2. 用物准备　表（有秒针）、记录本、笔，必要时备棉花。

3. 被照护者准备　向被照护者解释测量呼吸的目的、方法、注意要点。

4. 环境准备　卧室安静、温度适宜、光线充足。

[操作步骤]

1. 携用物至被照护者床旁　协助其取舒适体位，嘱精神放松，避免紧张。

2. 测量呼吸

（1）正常呼吸测量：将一手搭在被照护者的桡动脉处，眼睛观察被照护者胸部或腹部的起伏，一起一伏为一次呼吸，另一手持表数30秒呼吸，测得数值乘以2。

（2）重危患者呼吸表浅时则用棉签测量：将棉签撕出少量棉絮，置在鼻孔处，棉絮一起一落为一次呼吸，另一手持表数1分钟（图11－3）。

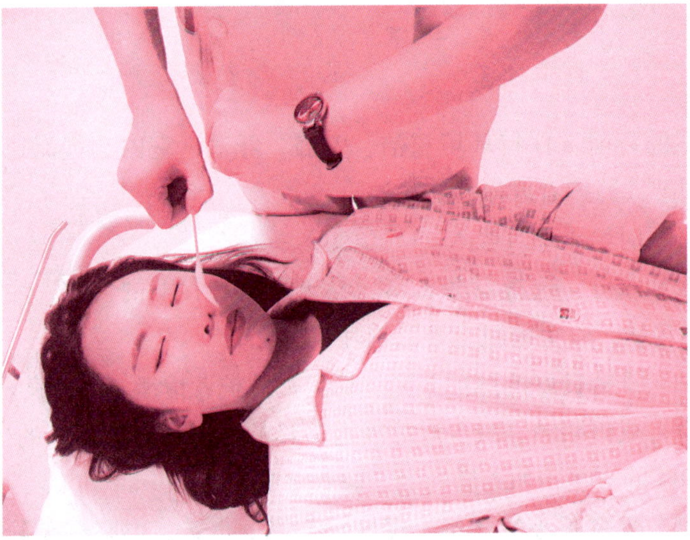

图11－3　呼吸表浅时呼吸测量法

3. 测量结束　协助被照护者恢复体位，嘱被照护者注意休息，整理床单位，洗手。

4. 正确记录　正常的呼吸记录形式为次/分。

[注意事项]

1. 测量影响　呼吸的快慢受精神因素影响很大，在测量呼吸前应该让被测量者处于安静状态。

2. 在测量时

（1）要注意呼吸的深浅、节律和有没有呼吸困难等症状。

（2）数呼吸时应注意女性以胸式呼吸为主，男性和儿童以腹式呼吸为主。

3. 异常呼吸者

（1）呼吸增快多见于肺部疾病、心脏疾病、高热患者。

（2）呼吸缓慢多见于药物中毒。

（3）如患者出现呼吸困难、打鼾呼吸、双吸气样呼吸、点头样呼吸，提示病情危重。

4. 正常呼吸　频次随年龄而改变，年龄越小呼吸越快。

第四节　血压的观察与护理

血压是指血液在血管内流动时作用于单位面积血管壁的侧压力，是推动血液在血管内流动的动力。心室收缩力和外周阻力是形成血压的基本因素，足够的循环血量是形成血压的前提。

一、正常血压及生理变化

1. 正常血压　正常成人在安静状态下的血压范围较稳定，一般正常范围收缩压为90—140 毫米汞柱，舒张压 60—90 毫米汞柱，脉压差 30—40 毫米汞柱。

2. 生理变化

（1）部位和体位：右臂高于左臂 10—20 毫米汞柱；下肢血压高于上肢 20—40 毫米汞柱；立位血压低于坐位血压，坐位血压低于卧位血压，这与重力引起的代偿机制有关。

（2）年龄：血压随年龄的增长而增高，新生儿血压最低，小儿血压较成年人低。

（3）性别：女性在更年期之前，血压低于男性；更年期后，血压上升，二者之间差别减小。

（4）时间与睡眠：血压在傍晚时较清晨稍高，睡眠时血压逐渐下降。

（5）其他：情绪激动、紧张、恐惧、剧烈运动、吸烟等可使血压升高，饮酒、摄盐过多、某些药物对血压也有一定的影响。

二、异常血压的观察及护理

（一）异常血压的观察

1. 高血压　未使用抗高血压药的前提下，18 岁以上成人收缩压≥140 毫米汞柱和

（或）舒张压≥90 毫米汞柱，称为高血压。

2. 低血压　血压低于 90/60 毫米汞柱。

3. 脉压异常　收缩压与舒张压之间的正常差值约为 40 毫米汞柱，当大于 60 毫米汞柱时称为脉压增大，小于 20 毫米汞柱称为脉压减小。脉压增大：见于主动脉关闭不全，主动脉硬化，甲状腺功能亢进。脉压减小：见于心包积液、缩窄性心包炎、末梢循环衰竭。

（二）异常血压的护理

1. 环境护理　照护师应为被照护者提供温湿度适宜、通风良好、整洁舒适的良好休养环境。

2. 帮助被照护者养成正确的生活方式

（1）生活规律：保证足够的睡眠、养成定时排便的习惯、注意保暖。

（2）饮食合理：选择易消化、低胆固醇、低盐、高维生素、富含纤维素的食物，戒烟限酒。

（3）控制情绪：避免精神紧张、情绪激动、烦躁焦虑、忧愁，加强自我修养，随时调整情绪，保持心情舒畅。

（4）坚持运动：积极参加力所能及的体力劳动和适当的体育运动，以改善血液循环，增强心血管功能。

3. 密切观察血压　做到定时间、定部位、定体位、定血压计监测血压。

4. 合理用药　注意观察药物疗效、不良反应、有无并发症的发生。

三、血压的测量

1. 血压计的种类　血压计有水银血压计、电子血压计 2 种。水银血压计又称汞柱式血压计，有立式和台式两种，均由玻璃管、标尺、水银槽三部分组成。管面上标有双刻度 0—300 毫米汞柱，每小格相当于 2 毫米汞柱。电子血压计袖带内有一换能器，有自动采样、微电脑控制数字运算、自动放气程序，血压值可以清晰地显示在液晶显示屏上。

2. 血压的测量方法

[目的]

（1）判断血压有无异常，协助诊断，为预防、治疗、康复、照护提供依据。

（2）动态监测血压的变化，间接了解被照护者循环系统的功能情况。

[评估]

（1）评估被照护者年龄、病情、意识、治疗等情况。

（2）被照护者有无剧烈运动、情绪激动等影响血压的因素。剧烈活动后应休息15—20分钟再测量。

［操作前准备］

（1）照护师准备：着装整洁，洗手、戴口罩。

（2）用物准备：血压计、听诊器、记录本、笔。

（3）被照护者准备：向被照护者解释测量血压的目的、方法、注意事项，取得配合。

（4）环境准备：卧室温湿度适宜、光线充足、环境安静。

［操作步骤］

（1）携用物至被照护者床旁：向被照护者解释取得合作，协助其取坐位或卧位，嘱被照护者精神放松，避免紧张。

（2）测量血压：

测量肱动脉血压：

①体位：卷袖露上臂，手掌向上，肘部伸直。坐位保持血压计零点与肱动脉、心脏同一水平处。卧位时血压计零点平腋中线（图11－4），坐位时血压计零点平第四肋（图11－5）。

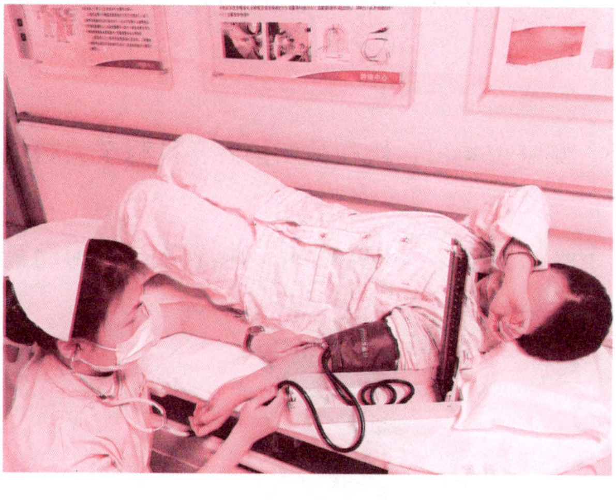

图11－4　卧位测量时血压计位置

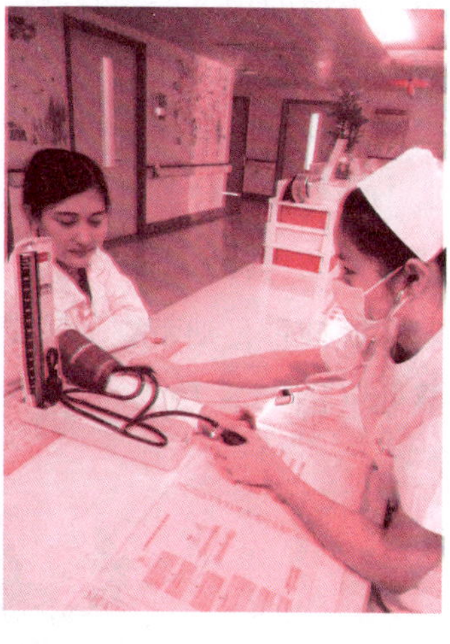

图11－5　坐位测量时血压计位置

②血压计：打开血压计，开启水银槽开关。

③缠袖带：驱尽袖带内空气，平整地缠于被照护者上臂中部，下缘距肘窝2—3厘米，袖带松紧以能插入一指为宜（图11－6）。听诊器胸件放在肱动脉波动最强点，不塞在袖带内。

④充气：听诊器置肱动脉搏动最明显处，一手固定，另一手握加压气球，关气门，

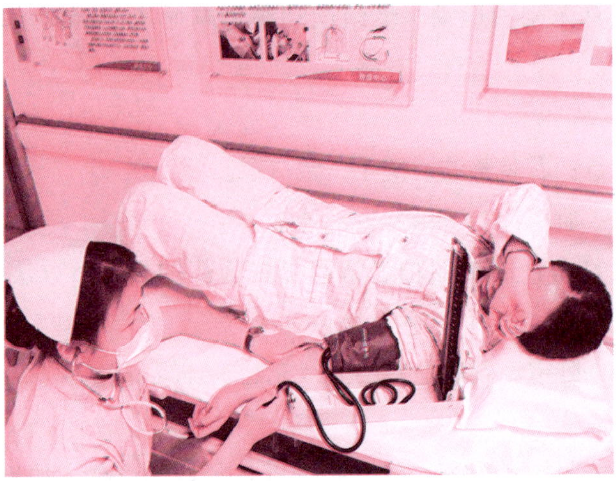

图 11－6　测量肱动脉血压计袖带、听诊器位置

匀速向袖带内充气至肱动脉搏动消失后再升高 20—30 毫米汞柱。

⑤放气：匀速缓慢放气，速度以水银柱每秒 4 毫米汞柱为宜，注意水银柱刻度和肱动脉声音变化。

⑥判断：照护师眼睛视线与水银柱保持在同一水平。用听诊器听到第一声搏动时水银柱所指的刻度即为收缩压。当搏动声突然变弱或消失时水银柱所指的刻度即为舒张压。

测量腘动脉血压：

①体位：卧位舒适，取仰卧、俯卧、侧卧位均可，协助被照护者卷裤腿至大腿上部或将一条裤腿脱下。

②缠袖带：袖带缠于大腿下部，其下缘距腘窝 3—5 厘米，听诊器置腘动脉搏动最明显处（图 11－7）。

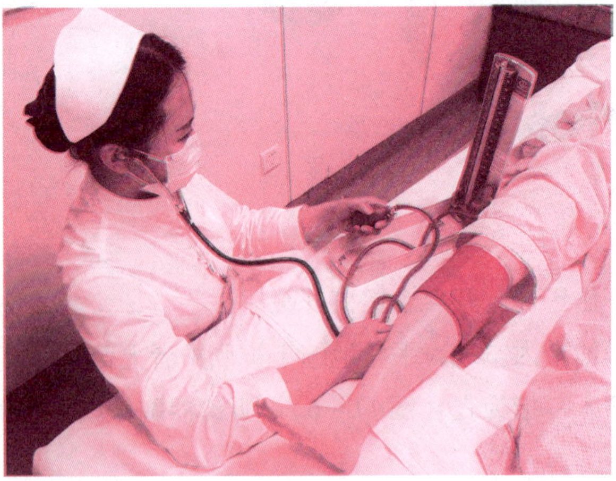

图 11－7　测量腘动脉血压计袖带、听诊器位置

③其余操作：同肱动脉血压测量。

（3）测量完毕：还原听诊器，松袖带，整理被照护者衣袖、衣裤。

（4）整理血压计：排出袖带余气，拧紧气门上螺旋帽，将袖带整理后放入盒内，关闭汞槽开关，合上盒盖，平稳放置。

（5）恢复被照护者体位：协助其取舒适体位。

（6）记录：记录测量的数值，记录采用分数式，即收缩压/舒张压。

［注意事项］

（1）血压计：要定期检测和校对，以保持准确性。

（2）对于密切观察血压者：测血压时应做到定时间、部位、体位、血压计的“四定”要求。

（3）测量前15—20分钟：被照护者无剧烈运动、吸烟、情绪变化等影响血压的因素。袖带绑扎不要太紧太松，太紧使测的血压偏低，太松使测的血压偏高。

（4）按要求选择合适的袖带：袖带过宽测的血压偏高，袖带过窄测的血压偏低。充气不可过快、过猛，防止汞外溢，放气不可过快或过慢，以免导致读数误差。

（5）偏瘫者：在健侧手臂测量，血压听不清或异常时应重测，需待水银柱降至“0”点后再重测。

第五节　疼痛的观察与护理

一、疼痛的概述

1. 定义　疼痛是一种令人不快的感觉和情绪上的主观感受，伴有实质上的或潜在的组织损伤。

2. 疼痛原因及发生机制　有外部因素如刀割、棒击等机械性刺激，电流、高温和强酸、强碱等物理化学因素均可成为伤害性刺激。内部因素则主要是疾病所致，如癌症等导致组织细胞发炎或损伤时，释入细胞外液中的钾离子、乙酰胆碱、组胺等生物活性物质亦可引起疼痛或痛觉过敏。还有其他因素如受凉、受潮湿、过度劳累和长期不适当的工作体位后发生疼痛。

二、疼痛分类

（一）按疼痛病程分类

1. 急性疼痛　急性疼痛指短期存在（少于 3 个月）。通常发生于伤害性刺激之后的疼痛，由原发疾病引起。随着原发病的治愈，疼痛也随之消失，如带状疱疹引起的疼痛，一旦疱疹消失，疼痛也随之缓解。

2. 慢性疼痛　通常是在原发疾病治愈之后，疼痛仍持续存在，并呈进行性加重趋势，可在没有任何确切病因或组织损伤的情况下持续存在。

（二）按疼痛程度分类

1. 轻度疼痛　有疼痛但可忍受，生活正常，睡眠无干扰。

2. 中度疼痛　疼痛明显，不能忍受，要求服用镇痛药物，睡眠受干扰。

3. 重度疼痛　疼痛剧烈，不能忍受，需用镇痛药物，睡眠受严重干扰可伴自主神经失常或被动体位。

（三）按疼痛性质分类

1. 皮肤痛　多因皮肤病引起，根据疼痛时伴有的其他症状，可以判断皮肤病的性质。

2. 躯体痛　又称壁腹膜痛，是指壁腹膜受到刺激产生的痛觉，常见于急性阑尾炎、胃十二指肠溃疡急性穿孔等疾病引起。

3. 内脏痛　是由内脏器官障碍所引起的症状，包括扩张、缺血、炎症及肠系膜的牵拉等，常见于腹膜炎、结肠扭转、肠梗阻、消化道肿瘤等。

4. 牵涉痛　是指某些内脏器官病变时，在体表一定区域产生感觉过敏或疼痛感觉的现象，常见于阑尾炎、心肌缺血或梗死、胆囊疾患、胃溃疡和胰腺炎等。

5. 神经痛　是神经科常见症状之一，指没有外界刺激的条件下而感到的疼痛，是躯体感觉系统病变或疾病所直接导致的疼痛，可分为周围性神经痛和中枢性神经痛。

6. 假性痛　有些孕妇分娩前 2—3 周时发生阵痛，持续的时间很短，两次阵痛的间隔时间也不规则。

三、影响疼痛的因素

人体所感受到的引起疼痛的最小刺激称为疼痛阈限。疼痛阈限有很大的差异，同样性质、强度的刺激可引起不同个体的不同疼痛反应。主要包括主观和客观2种因素。

（一）主观因素

1. 疼痛的经历　是个体自身对刺激体验所获得的感受，再从行为中表现出来。

2. 注意力　个体对疼痛的注意程度会影响对疼痛的感觉程度，当注意力高度集中在别的事件时痛觉可以减轻甚至消失；松弛疗法、手术后听音乐等可分散患者对疼痛的注意力。

3. 情绪及对疼痛的态度　积极的情绪可减轻疼痛，而消极的情绪可以使疼痛加剧。

（二）客观因素

1. 年龄　老年人对疼痛不太敏感，婴幼儿常不能很好地表达疼痛感受。

2. 文化　不同的文化背景使人对疼痛的感受和表达有所不同。

3. 环境　患者所生活的特殊环境也可使其与其他人有不同的态度、人生观、价值观，因而对疼痛的反应不一样。

4. 社会支持　疼痛患者常依靠家属的支持、帮助和保护。

5. 行为作用　个人的气质、性格可影响对疼痛的感受和表达，性格外向和稳定的人，耐受疼痛较强；内向和较神经质的人，对疼痛较敏感，易受其他疼痛者的暗示。

四、疼痛护理

（一）疼痛的观察

1. 疼痛观察内容

（1）观察疼痛的部位、性质、程度、起病的病程、治疗等。

（2）全程动态观察疼痛治疗的效果、治疗的不良反应等。

（3）观察影响疼痛治疗效果的影响因素。

（4）观察患者及家属对疼痛及疼痛治疗的认知态度、应对措施等。

2. 疼痛程度评分方法

（1）视觉模拟评分法：画一条直线，将直线分成10等份，在直线的两端分别注明不痛和剧痛，请患者评估自己对疼痛的实际感觉在线上标记疼痛的程度（图11－8）。1—3分为轻度疼痛，4—6分为中度疼痛，7—9分为重度疼痛。其简单、方便、随时可以应用，但不适合于认知水平较低的老年人、婴幼儿以及认知功能障碍如老年痴呆、精神障碍的患者。

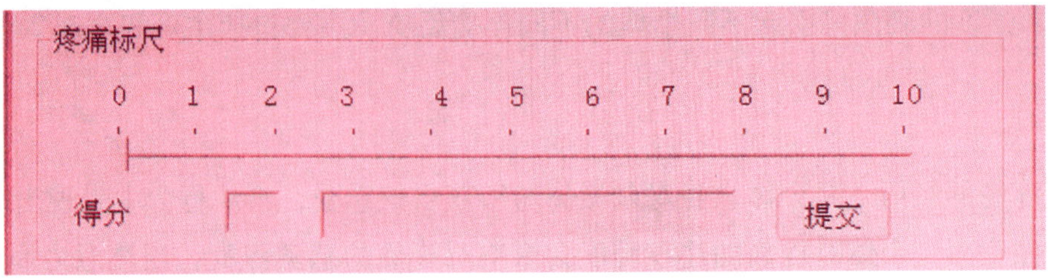

图 11－8　视觉模拟评分法

（2）面部表情疼痛评定法：是用 6 种面部表情从微笑、悲伤至痛苦的哭泣的图画来表达疼痛的程度（图 11－9）。疼痛时照护师或患者可选择一张最能表达其疼痛的脸谱来评估其目前疼痛的程度，此法简单、直观，可应用于任何人。

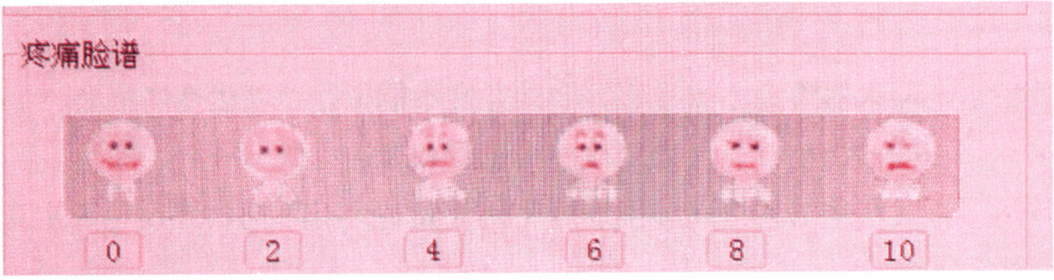

图 11－9　面部表情疼痛评定法

（二）疼痛护理原则

1. 全面、全程、动态、持续、正确地评估患者的疼痛。
2. 尽力消除和缓解患者疼痛，使其无痛生活、无痛休息、无痛工作。
3. 协助患者完成病因治疗和治疗疼痛的正确规范用药。
4. 照护师应加强患者社会心理支持、相关“知、信、行”的健康教育指导。

（三）疼痛护理措施

1. 准确评估　有疼痛的患者，照护师应对疼痛的部位、时间、性质、程度、伴随的症状等内容进行准确评估。

2. 及时采取干预措施　首先，应解决疼痛刺激源，如外伤引起的疼痛应根据情况采取止血、包扎、固定等措施；其次，应根据疼痛的程度给予有效的干预，如轻度疼痛患者给予非药物干预措施，如按摩、听音乐、读报、看书、听故事等分散注意力；中重度疼痛时，按医嘱给予患者正确的应用止痛药，同时采取分散注意力等方法。

3. 观察应用止痛药的作用、不良反应　首次服用吗啡类药物除了观察用药效果，还要观察患者有无恶心、呕吐、头晕、血压下降、呼吸减慢等症状。注意安全护理，如果出现头晕、血压下降，要注意防止患者跌倒、坠床发生，如果呼吸降至 8 次/分时，应立刻拨打急救电话，送医院救治。

4. 建立疼痛护理单　照护师应将疼痛的时间、疼痛程度、部位、性质，镇痛方法、时间和效果等内容记录在疼痛照护记录单上。

5. 加强心理护理　根据患者的性别、年龄、性格、文化、宗教、信仰等个体差异教育指导患者正确认识疼痛及治疗措施，帮助患者寻找有效的、适宜的转移注意力的方法。

第十二章 病情观察与护理

第一节 病情观察

一、病情观察的定义

病情观察是对被照护者的病史和现状进行全面系统的了解，并对病情做出综合判断的过程。

二、病情观察的意义

1. 为疾病诊断、治疗和照护提供科学依据。
2. 有助于判断疾病的发展趋势和转归，在被照护者的诊疗和照护过程中做到心中有数。
3. 及时了解治疗效果和用药反应。
4. 有助于及时发现危重症患者病情变化的征象等，以便采取有效措施及时处理，防止病情恶化，挽救患者生命。

三、对健康照护师的要求

1. 病情观察要做到既要全面，又要有重点　病情观察要全面，如观察腹泻情况就要全面观察腹泻出现的时间，腹泻的量、次数、颜色、气味及伴随的症状等；病情观察应根据不同的疾病有不同的侧重点，如感冒发烧体温是观察的重点，糖尿病或高血压患者血糖、血压是病情观察重点。

2. 病情观察要细致而准确　观察病情时需从蛛丝马迹中找到有价值的病情资料，计数计量观察结果要有单位，不能大概估算。

3. 提高判断力，获取准确病情结果　被照护者的沟通能力、承受力、文化程度等会干扰病情资料的获取，因此，照护师要学会排除干扰因素，准确判断病情变化。

四、病情观察的方法

（一）查体

对被照护者的病情观察，可以通过与医生、护士、家属的交流，阅读病历、检查检验报告单及其他相关资料获取有关病情的信息外，也可以主动通过视、听、触、叩、嗅等查体操作，达到全面、细致、准确观察判断疾病的目的。

1. 视诊　是最基本的检查方法之一，即用视觉来观察被照护者全身和局部状态的检查方法，中医称之为“望”，俗话说就是用眼看。视诊内容包括全身一般状态视诊、局部状况视诊和特殊部位视诊。全身一般状态视诊内容有被照护者的年龄、性别、发育、面容、表情、体位、体态、步态、姿势、营养状况等；局部视诊内容有被照护者的皮肤、黏膜、舌苔、头颈、胸廓、腹部形状、四肢、肌肉、骨骼、关节外形等。特殊部位的视诊内容有骨膜、眼底、胃肠黏膜等，但需要借助仪器来看。照护师在陪伴照护过程中通过连续或间断的观察，可以了解被照护者的意识状态、面部表情、姿势体位、肢体活动情况，以及皮肤、呼吸、循环状况，分泌物、排泄物的性状、数量以及与疾病相关的症状、体征等一系列情况，并随时注意观察被照护者的反应及病情变化，以便及时调整观察的重点。

2. 听诊　是利用耳直接或借助听诊器或其他仪器间接听取被照护者身体各个部分发出的声音，并分析判断所代表的不同含义。通过耳可以直接听到被照护者发出的声音，可以通过咳嗽的不同声音、音调、持续的时间、剧烈的程度及声音的改变来分析被照护者疾病的状态。借助听诊器可以听到被照护者的心音、心率、呼吸音、肠鸣音等。

3. 触诊　是通过手的感觉来感知被照护者身体某部位有无异常的检查方法。如用触觉来了解机体体表的温度、湿度、弹性、光滑度、柔软度以及脏器的外形、大小、软硬度、移动度和波动感等。

4. 叩诊　是指通过手指叩击或手掌拍击被检查部位体表，使之震动而产生音响，根据所感到的震动和所听到的音响特点来了解被检查部位脏器的大小、形状、位置及密度，如确定肺下界、心界大小、有无腹水及腹水的量等。

5. 嗅诊　是指利用嗅觉来辨别被照护者的各种气味，以判断与其健康状况关系的一种检查方法。被照护者的气味可以来自皮肤、黏膜、呼吸道、胃肠道以及分泌物、呕吐物、排泄物等。

（二）问诊

问诊是收集被照护者病情资料的主要方法之一。通过一问一答的形式，了解被照护者的一般资料，如年龄、性别、文化程度、身高、体重；也可了解被照护者进食、进水、大小便量以及休息、睡眠、活动、对疾病认知、社会支持状况及病史等；最主要的是可以让被照护者表达自己的身体、心理不适症状，对全面了解被照护者病情，准确做出疾病诊断意义重大。对于沉默寡言、不擅长交流的被照护者、失语或耳聋的被照护者可以采用书写、手势的方式进行交流。

五、病情观察的内容

（一）一般情况的观察

1. 发育与体型

（1）发育状态：通常以年龄与智力、体格成长状态（如身高、体重及第二性征）之间的关系来进行综合判断。成人发育正常状态的判断指标常包括头部的长度为身高的1/8—1/7、胸围为身高的1/2、双上肢展开的长度约等于身高、坐高约等于下肢的长度。

（2）体型：是身体各部发育的外观表现，包括骨骼、肌肉的成长与脂肪分布的状态等。临床上把成人体型分为3种：①均称型（正力型）：身体各部分均匀适中；②瘦长型（无力型）：身体瘦长，颈长肩宽，胸廓扁平，腹上角＜90度；③矮胖型（超力型）：身短粗壮，颈粗肩宽，胸廓宽厚，腹上角＞90度。

2. 饮食与营养状况

（1）饮食：在疾病治疗中占重要地位，并在对疾病的诊断、治疗中发挥一定作用。因此，应注意观察被照护者的食欲、食量、进食后反应、饮食习惯，有无特殊嗜好或偏食等情况。

（2）营养状态：通常可根据皮肤的光泽度、弹性，毛发指甲的润泽程度，皮下脂肪的丰满程度，肌肉的发育状况等综合判断。营养状态与食物的摄入、消化、吸收和代谢等因素有关，是判断机体健康状况、疾病程度及转归的重要指标之一。营养状态一般分为良好、中等和不良3个等级。

3. 面容及其表情

疾病及情绪变化可引起面容与表情的变化。一般情况下，健康的人表情自然、大方，神态安逸。患病后，通常可表现为痛苦、忧虑、疲惫或烦躁等面容与表情。某些疾病发展到一定程度时，可出现特征性的面容与表情。临床上常见的典型面容包括以下几类。

（1）急性病容：表现为表情痛苦、面颊潮红、呼吸急促、鼻翼翕动、口唇疱疹等。一般见于急性感染性疾病，如肺炎球菌肺炎的患者。

（2）慢性病容：表现为面色苍白或灰暗、面容憔悴、目光黯淡、消瘦无力等。常见于慢性消耗性疾病，如恶性肿瘤、肝硬化、严重结核病等患者。

（3）二尖瓣面容：表现为双颊紫红、口唇发绀，一般见于风湿性心脏病患者。

（4）贫血面容：表现为面色苍白、唇舌及结膜色淡、表情疲惫乏力，见于各种类型的贫血患者。

（5）其他面容：包括甲状腺功能亢进突眼（见于甲状腺功能亢进患者）、满月面容（见于大量长期应用糖皮质激素的患者）、脱水面容（休克患者）及面具面容等。

4. 体位　是指身体在休息时所处的状态。体位主要包括自主体位、被动体位、强迫体位。被照护者的体位与疾病有着密切的联系，不同的疾病可使被照护者采取不同的强迫体位，有时对某些疾病的诊断具有一定意义。如昏迷或极度衰竭的患者，由于不能自行调整或变换肢体的位置，呈被动卧位；胆石症、肠绞痛的患者，在腹痛发作时常辗转反侧，坐卧不宁，患者常常采用强迫体位。

5. 姿势与步态

（1）姿势：是指一个人的举止状态，依靠骨骼、肌肉的紧张度来保持，并受健康状态及精神状态的影响。健康成人躯干端正，肢体动作灵活自如。患病时可以出现特殊的姿势，如腹痛时患者常捧腹而行；腰部扭伤身体的活动受限，患者保持特定的姿势。

（2）步态：是指一个人走动时所表现的姿态。年龄、是否受过训练等因素会影响一个人的步态。常见的异常步态有：蹒跚步态（鸭步）、醉酒步态、共济失调步态、慌张步态、剪刀步态、间歇性跛行和保护性跛行。

6. 皮肤与黏膜

皮肤、黏膜常可反映某些全身疾病的情况。主要观察皮肤和黏膜的颜色、温度、湿度、弹性以及有无出血、水肿、皮疹、皮下结节、囊肿等情况。如贫血患者，其口唇、结膜、指甲苍白；肺心病、心力衰竭等缺氧患者，其口唇、面颊、鼻尖等部位发绀；热性疾病患者皮肤发红；休克患者皮肤湿冷；严重脱水、甲状腺功能减退者，皮肤弹性差；心源性水肿患者，可表现为下肢和全身水肿；肾源性水肿患者，多于晨起眼睑、颜面水肿。

（二）生命体征的观察

生命体征的观察贯穿于照护的全过程，在被照护者病情观察中占据重要的地位。体位、脉搏、呼吸、血压均受大脑皮质的控制和神经、体液的调节，保持其相对恒定。当机体患病时，生命体征变化最为敏感，如体温不升多见于大出血休克患者；体温过高排除感染因素外，夏季应考虑是否因中暑所致；脉搏节律改变多为严重心脏病、药物中毒、电解质失常等原因所致；出现周期性呼吸困难多为呼吸中枢兴奋性降低所致；收缩压、舒张压持续升高，应警惕发生高血压危象。

（三）意识状态的观察

意识状态是大脑功能活动的综合表现，是对环境的知觉状态。正常人应表现为意识清晰，反应敏捷、准确，语言流畅、准确，思维合理，情感活动正常，对时间、地点、人物的判断力和定向力正常。意识障碍是指个体对外界环境刺激缺乏正常反应的一种精神状态，表现为对自身及外界环境的认识及记忆、思维、定向力、知觉、情感等精神活动的不同程度的异常改变。意识障碍一般可分为以下几类。

1. 嗜睡　是最轻度的意识障碍。被照护者处于持续睡眠状态，能被语言或轻度刺激唤醒，醒后能正确、简单而缓慢地回答问题，但反应迟钝，刺激去除后又很快入睡。

2. 意识模糊　其程度较嗜睡深，表现为思维和语音不连贯，对时间、地点、人物的定向力完全或部分发生障碍，可有错觉、幻觉、躁动不安、精神错乱等表现。

3. 昏睡　被照护者处于熟睡状态，不易唤醒。压迫眶上神经、摇动身体等强刺激可被唤醒，醒后回答问题含糊或答非所问，停止刺激后即又进入熟睡状态。

4. 昏迷　最严重的意识障碍，按其程度可分为浅昏迷和深昏迷。

（1）浅昏迷：意识大部分丧失，无自主运动，对声、光刺激无反应，对疼痛刺激可有痛苦表情及躲避反应。瞳孔对光反射、角膜反射、眼球运动、吞咽反射、咳嗽反射等可存在。呼吸、心率、血压无明显改变，可有大小便失禁或潴留。

（2）深昏迷：意识完全丧失，对各种刺激均无反应。全身肌肉松弛，肢体呈弛缓状态，深浅反射均消失，偶有深反射亢进及病理反射出现。机体仅有循环与呼吸的最基本功能，呼吸不规则，血压可下降，大小便失禁或潴留。

（四）瞳孔的观察

当被照护者有颅内疾病，处于药物中毒、昏迷等状态时，其病情变化的一个重要指征就是瞳孔的变化。家庭照护师观察瞳孔时，主要注意观察双侧瞳孔的形状、对称性、边缘、大小及对光反应的情况。正常情况下，瞳孔成圆形，位置居中，边缘整齐，双侧瞳孔等大等圆。瞳孔的形状改变常可见于眼部疾病引起。如瞳孔椭圆形并伴散大，常见于青光眼等。在自然光线下，瞳孔直径2—5毫米。在患病的情况下，瞳孔大小可出现一些变化。

1. 变小　瞳孔缩小指的是直径小于2毫米，如果直径小于1毫米称为针尖样瞳孔。单侧瞳孔缩小提示同侧小脑幕裂孔疝早期，双侧瞳孔缩小，见于有机磷、吗啡、氯丙嗪等中毒。

2. 变大　瞳孔直径大于5毫米称为瞳孔散大，一侧瞳孔散大常提示同侧颅内血肿或脑肿瘤等颅内病变所致的小脑幕裂孔疝的发生。双侧瞳孔散大常见于颅内压增高、颅脑损伤、颠茄类药物中毒或濒死状态。

3. 瞳孔对光反应　正常情况下，瞳孔对光反应灵敏，在光亮处瞳孔收缩，昏暗处瞳孔扩大。如果瞳孔大小不随光线刺激的变化而变化时称瞳孔对光反应消失，一般见于危重或深昏迷的患者。

（五）心理状态的观察

被照护者的心理状态是一般心理状态和患病时特殊心理状态的整合，如一般心理状态中的注意力、情绪、认知、动机和意识状态等与患病的适应状态的统一。因此，应从被照护者对健康的理解，对疾病的认识、处理和解决问题的能力，对疾病和住院的反应、价值观、信念等方面来观察，主要通过其语言和非语言行为、思维能力、认知能力、情绪状态、感知情况等是否处于正常状态，是否出现记忆力减退、思维混乱、反应迟钝，是否存在语言、行为异常等情况，判断其有无焦虑、恐惧、绝望、忧郁等情绪反应。

（六）睡眠状态的观察

睡眠是一种周期发生的知觉特殊状态，由不同时相组成，对周围环境可相对的不做出反应。睡眠对于维持人类健康，尤其是促进疾病的康复，具有十分重要的意义。

1. 观察影响睡眠的因素

（1）年龄因素：通常睡眠时间与年龄成反比，即随着年龄增长，个体的睡眠时间逐渐减少。

（2）生理因素：睡眠是一种周期现象，一般发生在昼夜性节律的最低期，与人的生物钟保持一致。适度疲劳有助于入睡，但是过度疲劳反而会使入睡困难，通常需要3—5天才能恢复。内分泌的变化会影响睡眠，女性在月经期会通过增加睡眠时间来缓解疲劳，补充体力。绝经期女性由于内分泌的变化引起睡眠失常，补充激素可以改善睡眠质量。

（3）病理因素：几乎所有的疾病都会影响原有的睡眠形态。因躯体疾病造成的不适、疼痛、心悸、呼吸困难、瘙痒、恶心、发热、尿频等症状均会影响正常的睡眠，伴有失眠的疾病有高血压、心脏病、哮喘、睡眠呼吸暂停综合征、消化性溃疡、甲状腺功能亢进、关节炎、癌症及过度肥胖等。此外，80%的失眠与精神障碍、精神疾病有关，如神经衰弱、精神分裂症、焦虑症、抑郁症等，同时可伴有中枢交感和胆碱能活动平衡失常，影响大脑对睡眠的调节功能。

（4）环境因素：环境的改变直接影响人的睡眠状况，另外，被照护者睡眠时的体位、持续静脉输液治疗、身体的各种插管，以及所处环境中的光线、声音、温度、相对湿度、空气质量等均会直接影响被照护者的睡眠质量。

（5）药物因素：药物影响睡眠过程的作用机制非常复杂，某些神经系统用药，抗高血压药、抗组胺药、平喘药、镇痛药、镇静药、激素等均对睡眠有一定的影响。如应用受体阻滞剂可以出现失眠、睡眠中断及噩梦等不良反应；利尿剂的应用会导致夜尿增多而影响睡眠；安眠药能够加速睡眠，但只能在短时间内（1周）增加睡眠量，长期使用会产生白天嗜睡、疲乏、精神错乱等不良反应。长期不适当的使用安眠药，可产生药物依赖或出现戒断反应，加重原有的睡眠障碍。

（6）情绪因素：任何强烈的情绪变化及不良的心理反应，如焦虑、紧张、喜悦、愤怒、悲哀、恐惧、抑郁等均可能影响正常睡眠。被照护者由于生病及住院产生的情绪及心理变化，如对疾病的担忧、经济压力、角色转变等都可能造成睡眠障碍。

（7）食物因素：一些食物及饮料的摄入也会影响睡眠状况。如乳制品和豆类能促进入睡，缩短入睡时间，是天然的催眠剂。少量饮酒能促进放松和睡眠。乙醇可加速入睡时间，但大量饮酒会使睡眠变浅。浓茶、咖啡及可乐饮用后使人兴奋难以入睡，即使入睡也容易中途醒来，且总睡眠时间缩短，对睡眠不好的人应限制摄入，尤其在睡前4—5小时应避免饮用。

（8）个人习惯：睡前的一些习惯如洗热水澡、喝牛奶、阅读、听舒缓音乐等均有助于睡眠。任何影响睡眠的不健康的睡前习惯，如饥饿、进食过度、饮水过多等状态都会影响睡眠的质量。另外，睡前任何种类的身心强烈刺激，如看恐怖电影或听恐怖故事、严厉地责备、剧烈地运动以及过度地兴奋、悲伤、恐惧等也会影响睡眠。

（9）生活方式：长期处于紧张忙碌的状态，生活无规律，缺乏适当的运动和休息，或者长期处于单调乏味的生活环境中，缺乏必要的刺激，都会影响睡眠的质量。

2. 睡眠障碍的观察

睡眠障碍是指睡眠量及质的异常，或在睡眠时出现某些临床症状，也包括影响入睡或保持正常睡眠能力的障碍，如睡眠减少或睡眠过多，以及异常的睡眠相关行为。

睡眠障碍分为器质性睡眠障碍和非器质性睡眠障碍。

（1）失眠：是最常见的睡眠障碍，以入睡及睡眠维持困难为主要表现的一种最常见的睡眠障碍，是睡眠质量或数量不能满足正常需求的一种主观体验。失眠可分为入睡性失眠、睡眠维持性失眠、早醒性失眠。实际上多数失眠患者均为混合性失眠，上述2—3种表现往往同时存在。

（2）发作性睡眠：是指不可抗拒的突然发生的睡眠，并伴有猝倒症、睡眠瘫痪和入睡幻觉，是一种特殊的睡眠障碍，特点是不能控制的短时间嗜睡，一般睡眠程度不深，易唤醒，但醒后又入睡。一天可发作数次或数十次不等，持续时间一般为十余分钟。

（3）睡眠过度：表现为过多的睡眠，可持续几小时或几天，难以唤醒。睡眠过度可发生于多种脑部疾病，也可见于糖尿病、镇静剂过量等，还可见于严重的忧郁、焦虑等心理疾病，被照护者通过睡眠逃避日常生活的紧张和压力。

（4）睡眠呼吸暂停：是以睡眠中呼吸反复停顿为特征的一组综合征，每次停顿≥10秒，通常每小时停顿次数 >20 次。睡眠呼吸暂停是心血管疾病的危险因素，与高血压之间存在因果关系。对于睡眠呼吸暂停的被照护者，照护师应指导其采取正确的睡眠姿势，以保证呼吸道畅通。

（5）睡眠剥夺：是睡眠时间和睡眠时相的减少或损失。一般成年人持续觉醒15—16小时，便可成为睡眠剥夺，此时极易转为睡眠状态。

（6）梦游症：又称夜游症、梦行症或睡行症。主要见于儿童，以男性多见，随着年龄的增长，症状逐渐消失。对梦游症的被照护者，应采取各种防护措施，将室内危险物品移开，锁门，避免发生危险。

3. 促进睡眠的护理措施

（1）满足被照护者身体舒适的需要：人只有在舒适和放松的前提下才能保持正常的睡眠，因此，应积极采取措施从根本上消除影响被照护者身体舒适和睡眠的因素。睡前帮助被照护者完成个人卫生，避免衣服对身体的刺激和束缚，避免床褥引起的不舒适，选择合适的卧位、放松关节和肌肉、保证呼吸的通畅、控制疼痛及减轻各种躯体症状等。

（2）减轻被照护者的心理压力：轻松愉悦的心情有助于睡眠，焦虑、不安、恐惧、忧郁等情绪会影响睡眠，照护师要善于观察，及时发现和了解被照护者的心理变化，与其共同讨论影响睡眠的原因，解决睡眠问题。当被照护者感到焦虑不安时，不要强迫其入睡，这样会加重原有的失眠。当被照护者入睡困难时，应尽量转移其对失眠问题的注意力，指导被照护者做一些放松活动来促进睡眠。

（3）创造良好的睡眠环境：控制室内温度、相对湿度、空气、光线及声音，减少外界环境对被照护者感官的不良刺激。室内保持适宜的温度，一般冬季为18—22℃，夏季为25℃左右。相对湿度保持在50%—60%。应将影响睡眠的噪声降低到最小限度。保证空气的清新和流动，避免异味对被照护者睡眠的影响。睡前整理室内空间环境，保持地面清洁干燥，避免因物品摆放不当或地面湿滑造成被照护者起夜时发生危险。

（4）合理使用药物：对使用安眠药的被照护者，照护师必须掌握安眠药的种类、性能、应用方法、对睡眠的影响及不良反应，并注意观察被照护者在服药期间的睡眠情况及身心反应。

（5）建立良好的睡眠习惯：与被照护者共同讨论分析影响睡眠的生理、心理、环境、生活方式等因素，鼓励被照护者建立良好的生活方式和睡眠习惯，帮助其消除影响睡眠的自身因素。良好的睡眠习惯包括以下内容。

①合理安排日间活动，白天应适当锻炼，避免在非睡眠时间卧床，晚间固定就寝时间和卧室，不要熬夜。

②睡前进食少量易消化的热饮，如牛奶，防止饥饿影响睡眠，避免饮用咖啡、浓茶、可乐及含酒精的刺激性饮料，或摄入大量不易消化的食物。

③睡前可根据个人爱好选择短时间的阅读、听音乐或做放松操等方式促进睡眠。

（6）做好晚间照护：协助被照护者洗漱、排便、更衣、整理床单位等，帮助其采取舒适的卧位，注意检查身体各部位引流管、伤口、牵引、敷料等引起的不舒适因素，并及时处理。对主诉疼痛的被照护者，应及时报告根据医嘱给予止痛药物。

（七）日常生活活动的观察

日常生活活动包括基础性生活活动、工具性日常生活活动。

基础性日常生活活动是指维持人最基本的生存、生活所必须每日反复进行的活动，如自理活动：进食、梳妆、洗漱、如厕、穿衣；功能性活动：翻身、从床上坐起、转移、行走、驱动轮椅、上下楼梯。

工具性日常生活活动是维持人独立生活所进行的活动，即使用电话、购物、做饭、洗衣、服药、理财、使用交通工具、处理突发事件及在社区内的休闲活动。这些活动常常需要一些工具并在社区环境中进行的日常活动，多用于社区的伤残者、老人等。

日常生活活动能力评价量表是最常采用的评价工具。其采用的评价工具为5级分级法，是对被照护者的独立生活能力及功能残损状况定出的度量标准，是评价被照护者日常生活基本功能的定量及定性的指标。不同的级别能够可靠地表明不同的功能水平及残损程度，而级别的变化又可以敏感地反映功能的改善或恶化。评价的方法包括提问法、观察法和量表检查法。提问法是通过提问的方式来收集资料进行评价。观察法是直接观察日常生活活动实际完成的情况。量表检查法是采用标准化设计、统一的内容、统一的评价标准进行评价（表 12－1）。

表 12－1　日常生活活动能力（ADL）量表

分　级	标　准	表　示
Ⅰ级	能独立活动，无须帮助或指导	用“√”表示
Ⅱ级	能活动，但需要指导	用“S”表示
Ⅲ级	需要具体帮助方能完成活动	用“A”表示
Ⅳ级	无活动能力，必须依靠他人抬动或操持代劳	用“L”表示
Ⅴ级	该项活动不适于被照护者	用“×”表示

注：在上述各级中，如果被照护者是在辅助装置（轮椅、矫正支具或拐杖等）条件下进行的，则必须注明辅助装置的名称，记录方式为通过表格记录日常生活能力测定结果及功能进展情况。

（八）特殊检查及特殊药物治疗的观察

1. 特殊检查　每种检查都需要被照护者的配合才能完成。照护师要了解特殊检查的目的、方法、注意事项，并能指导和协助完成相应的检查前准备工作。

（1）胃肠镜检查：需要禁食、喝泻药，甚至灌肠等。胃肠镜检查需要空腹 6—8 小时，肠镜还需要口服泻药直至解出清水样粪便为最佳。

（2）B 超检查：腹部 B 超检查需要禁食水，空腹 6—8 小时；盆腔 B 超检查需要多饮水憋尿。

（3）腹部 CT 增强、核磁检查：需要禁食水空腹 6—8 小时，核磁检查不能携带金属物品等。

2. 药物治疗　是临床最常用的治疗方法，应注意观察其疗效、不良反应及毒性反应。

（1）服用降压药的被照护者：应注意血压的变化。

（2）服用降糖药的被照护者：应注意血糖的变化。

（3）服用止咳糖浆的被照护者：服用后 1 小时内尽量不饮水。

（4）治疗心脏病的药：要观察心率和脉搏的变化。

（5）应用止痛药：应注意被照护者疼痛的程度、性质、规律、变化及用药的注意事项、用药后的作用、不良反应等，尤其要观察被照护者对服用止痛药的依赖性。

（九）留置管道的观察

留置的管道相对人体来说是一种异物，必须给予规范正确的观察、护理，才能降低并发症，达到预期留置的时间和治疗目的。

1. 留置管道常规护理

（1）清醒的被照护者，加强宣教，告诉被照护者保护管路的方法和注意事项，防止脱衣或活动时拉出管道；对意识不清、躁动的被照护者，应在征得家属的同意下尽早应用约束带。

（2）被照护者翻身、排便、下床时因体位改变，应注意保护管道，防止滑脱、折断或污染。

（3）在开放、夹闭各种管道时，应注意严格消毒，避免感染。

（4）确保留置管道固定牢靠，随时查看各管道是否扭曲、移位、堵塞、脱落、受压；管道衔接处有无分离、有无被血液污染、有无液体外渗；查看引流管固定用缝针针眼处有无脓液，缝线有无脱落，如有脱落及时提醒医生缝针加固；观察胶布及固定带，若受损、受潮、松脱时应及时更换处理。

2. 留置尿管护理　详见第八章相关内容。

第二节　急症病情观察与护理原则

一、急症病情观察与护理

（一）脑部急性病情变化

1. 癫痫

（1）癫痫：是大脑神经元突发性异常放电，导致短暂的大脑功能障碍的一种慢性脑部疾病，具有突然发作、反复发作的特点。临床表现为运动、感觉、意识、行为和自主神经等不同程度的障碍，可为一种或几种表现发作。

（2）病因和诱发因素：癫痫分为原发性和继发性两种。原发病因不明，可能与遗传因素有关。继发性癫痫多继发于脑部疾病或全身疾病的患者，如颅脑外伤、脑膜炎、脑部占位性疾病、脑血管疾病、尿毒症等。

（3）临床表现：患者表现为肢体及面部肌肉僵硬或抽动、神志不清、痉挛、感觉异常。长期频繁发作可严重影响患者身心、智力。伴有意识障碍的癫痫发作，发作后患者不能回忆。

（4）护理措施：

①就地平卧侧躺，取出义齿，应用开口器保持呼吸道通畅，解除衣物，移走周围危险物品。

②发作期间禁止强行进食及药物，以免误吸入呼吸道。

③大发作时可将类似舌钳、舌垫等物品放入口腔，防止舌咬伤及舌后坠（如家庭中的勺子柄端就可应用）。

④高流量吸氧 6—8 升/分。

⑤遵医嘱注射地西泮等药物。

2. 颅高压

（1）颅高压：由于某种原因使颅腔内容物体积增加或颅腔容积减少，超过颅腔可代偿的容量，使颅内压力持续超过 200 毫米水柱时，称为颅高压。头痛、呕吐和视乳头水肿是其典型临床表现，同时也是致死、致残的原因之一。

（2）病因及诱发因素：脑组织体积增加，常见为脑水肿；颅内血容量增加，外伤；颅内占位性病变，颅内肿瘤、脓肿等。

（3）临床表现：头痛是颅高压最常见症状，颅内压越高，头痛越明显，排便、咳嗽等均可使颅内压力增大，使头痛剧烈。急性颅高压会表现为进行性意识障碍，还可伴有喷射性呕吐。慢性颅高压表现为神智淡漠、反应迟钝和呆滞，症状时重时轻。

（4）护理措施：

①如被照护者有上述诱发因素，应密切观察病情变化，注意倾听被照护者主诉，一旦发现症状，立即就医，拨打急救电话。

②同时勿搬动被照护者、继续让其走动，应就地平卧，抬高头部 15—30 度，如昏迷者取侧卧位，便于呼吸道分泌物排出。

③如家庭有制氧机，可进行吸氧 2—4 升/分。

④神志清醒可进食低钠饮食。

⑤避免情绪激动加重颅内压。

（二）胸部急性病情变化

1. 咯血

（1）咯血：是指气管、支气管、肺组织出血，经咳嗽动作从口腔排出的过程。大咯血每日咯血量在 500 毫升以上或者一次咯血 300—500 毫升。

（2）临床表现：咯血一般伴有咳嗽、面容倦怠、心率加快、呼吸增快。

（3）病因及诱发因素：呼吸系统疾病如肺结核、支气管扩张、支气管炎、肺癌、肺炎等。循环系统疾病如风湿性心脏病二尖瓣狭窄、高血压性心脏病、主动脉瘤等。外伤如胸部肋骨骨折、枪弹伤、胸部肺穿刺等。全身出血性倾向性疾病如白血病、血友病、再生障碍性贫血等。

（4）护理措施：

①密切观察病情，少量咯血可口服云南白药止血协助前往医院就诊，大咯血需拨

打急救电话。

②协助被照护者取平卧位，头偏向一侧，保持呼吸道通畅。如大咯血时应取头低脚高俯卧位，及时清理口腔淤血，轻拍背部，促进气道淤血排出，以防窒息。

③安抚被照护者保持镇静，避免情绪紧张加重咳嗽、咯血。

④家庭有条件可予吸氧 2—4 升/分。

2. 呼吸困难

（1）呼吸困难：是主观上感觉呼吸费力，客观上伴有呼吸的节律、频率和深度都发生变化，是呼吸系统疾病常见症状之一，重则发绀、端坐呼吸。

（2）临床表现：主要表现为呼吸频率、深度、节律的改变，还可伴咳嗽、咳痰、胸痛、发热、神志改变等。根据对体力活动的影响，可分为轻、中、重度呼吸困难。重体力活动出现则为轻度呼吸困难，轻微体力活动出现则为中度呼吸困难，安静状态下也出现则为重度呼吸困难。

（3）病因及诱发因素：吸气性呼吸困难常见于喉部炎症、异物和肿瘤；呼气性呼吸困难则呼气延长，伴有哮鸣音，常见于支气管哮喘和阻塞性肺疾病；混合性呼吸困难常见于肺炎、肺纤维化、气胸等。心源性呼吸困难常伴有慢性心脏病病史。

（4）护理措施：

①慢性疾病导致的轻、中度呼吸困难可在家休养、治疗，急性呼吸困难需及时就医。

②如为慢性疾病呼吸困难，可在家庭备制氧机进行吸氧 1—2 升/分以缓解呼吸困难。

③呼吸困难可协助被照护者采取半卧位，以缓解呼吸困难的程度。

④安抚被照护者保持镇静，避免情绪紧张加重耗氧量。

⑤如进食时突发呼吸困难，首先应清理口腔内食物残渣，防止发生窒息。

⑥照护师应了解被照护者病史，如有冠心病、哮喘等病史时，应按时给予相应药物，避免突发呼吸困难。

3. 心绞痛

（1）心绞痛：是冠状动脉供血不足，心肌急剧暂时缺血与缺氧所引起的以发作性胸痛或胸部不适为主要临床表现的临床综合征。

（2）临床表现：典型的心绞痛临床表现为阵发性胸痛或心前区不适，还可放射至左上肢。不典型的心绞痛也可表现为牙痛、胃痛等。

（3）病因和诱发因素：有慢性或急性心脏病病史，伴劳累、情绪激动、饱食、受寒或急性循环衰竭等诱因时急性发作。

（4）护理措施：

①照护师应帮助有心脏病病史的被照护者随身携带速效救心丸、急救小卡片，以便随时自救或得到他人救助。

②心绞痛发作时，协助被照护者口服速效救心丸或舌下含服硝酸甘油、立即就地平卧。

③记录发作频率、程度和持续时间，以便警惕心肌梗死，若症状持续不缓解，即刻拨打急救电话。

④嘱被照护者避免诱因，进食低热量、低胆固醇、少糖、少盐、适量蛋白质、纤维素和丰富维生素饮食，避免辛辣刺激性食物，少食多餐，戒烟、酒、茶、咖啡。

⑤嘱被照护者保持大便通畅，不可用力排便。

（三）腹部急性病情变化

1. 急腹症

（1）急腹症：是一类以急性腹痛为主要表现、必须早期诊断和紧急处理的腹部疾病，是腹部急性疾患的总称，主要包括急性阑尾炎、溃疡性穿孔、急性胰腺炎、宫外孕破裂等。

（2）临床表现：主要是腹痛，常伴有恶心、呕吐等症状，查体可有压痛、反跳痛及腹肌紧张。其特点为发病急、病情重、进展快、变化多，有一定的病死率，需予以足够重视。

（3）病因和诱发因素：慢性阑尾炎、胃溃疡病史，常在饱餐剧烈运动后诱发急性阑尾炎、溃疡性穿孔发作。暴饮暴食后容易诱发急性胰腺炎。育龄女性急性腹痛要首先排除宫外孕破裂病史。

（4）护理措施：

①耐心倾听被照护者主诉，准确判断疼痛的诱发因素、性质、程度、部位、伴随的症状等。

②协助被照护者采取有利于减轻腹痛的体位，严密观察腹痛的变化。

③对病情进行性加重的被照护者，及时拨打急救电话，紧急送往医院抢救治疗。

④烦躁不安者，要加强安全防护。

⑤在医护人员未给予明确诊断前，给予禁食，禁止服用止痛剂，禁止热敷。

2. 便血

（1）便血：是指排出的大便中出现血液、血丝或者黑色样便，是疾病的一种症状。

（2）临床表现：便血多提示下消化道出血，但其他部位消化道的出血也可引起便血。便血的颜色主要取决于出血部位高低、出血量多少及血液在肠内停留时间长短，可为鲜红、酱红或暗红色，有时甚至呈黑色或柏油样，有时仅粪便隐血试验阳性。出血量较少时，表现为持续性或间断性肉眼可见的少量便血而无明显症状。长期慢性失血，可出现乏力、头晕等贫血症状。短时间大量出血，可有急性失血性贫血及周围循环衰竭的表现。

（3）病因和便血性状：肛门及直肠下端出血常为鲜血或附着在成型粪便的表面；结肠上段出血时，血液与粪便混合均匀，呈酱红色；小肠出血若血液在肠内停留时间较长，可呈柏油样大便，若出血量大，排出较快，也可排出暗红或鲜红色血便。急性出血坏死性肠炎可排出洗肉水样血便，且有特殊腥臭味。急性细菌性疾病多为黏液血便或脓血便。肠癌及痔疮为鲜血便，一般无症状。消化性溃疡出血、食管胃底静脉曲张破裂出血、胃黏膜病变及胃癌出血等都可导致出现黑便。

（4）护理措施：

①有上述病史的被照护者，照护师应严密观察大便的颜色、量、性状等，发现便血，应协助被照护者尽早明确诊断。

②确诊有活动性出血时应给予禁食，减少活动，安抚被照护者。

③记录被照护者 24 小时出入量，确保出入量平衡。

④如为痔疮出血，应保持大便通畅，防止便秘及腹泻。

（四）其他

1. 低血糖

（1）低血糖：正常成人空腹血糖低于2.8 毫摩尔/升，糖尿病患者低于3.9 毫摩尔/升，就可诊断为低血糖。

（2）临床表现：以交感神经兴奋和脑细胞缺氧为主要特点的综合征。通常表现为出汗、饥饿、心慌、颤抖、面色苍白等，严重者还可出现精神不集中、躁动、易怒甚至昏迷等。

（3）病因和诱发因素：不是一种独立的疾病，而是由于多种疾病引起的以静脉血葡萄糖浓度过低的综合征。大部分诱因是进食减少、不规律或延迟，糖尿病患者胰岛素使用过量或饮酒等。

（4）护理措施：

①有糖尿病病史的被照护者，照护师应协助被照护者按时、按量、按食品种类要求进食。

②应用胰岛素的被照护者，照护师应严格掌握胰岛素注射的量、时间、部位，有计划轮换部位皮下注射胰岛素。

③糖尿病患者家庭应常备血糖仪，有上述不适症状者，照护师应立即测量血糖，准确判断血糖情况，发生低血糖者，可迅速帮助口含糖块或服用糖水，记录并及时报告家属。

④外出时，照护师应帮助糖尿病患者携带糖块、急救卡，以利于其他人协助其脱离危险。

2. 抑郁症

（1）抑郁症：是情感精神障碍的一种，以显著而持久的情感或心境改变为主要特征。主要症状为情感异常低落、思维迟缓、意志力减退并伴有相应认知、行为改变和生理失常，严重的可有精神症状，如幻觉、幻听等。

（2）临床表现：属于心理疾病，外表无体现，从闷闷不乐表现到自卑、社交困难，甚至有自杀想法或行为，同时可能伴有记忆力减退等症状，常反复发作。

（3）病因和诱发因素：病因复杂，女性高发于男性。常与生活压力、工作压力大有关；中老年人激素水平减退，身体机能状态下降，家族遗传，性格悲观消极，癌症患者等都容易诱发抑郁症。

（4）护理措施：

①照护师应主动为被照护者创造一个安全的修养环境，去除锐器、绳子、威胁性化学制品及药品等一切危险因素。

②照护师应不离身的 24 小时陪伴被照护者，以防自杀。

③遵医嘱督促其按时、按量服药，以防漏服。

④倾听被照护者倾诉，让其释放压力，转移其注意力，积极参加集体活动，多沟通。

二、急症病情的护理原则

1. 照护师应及时发现被照护者病情变化、及时汇报给家属。
2. 根据被照护者病史，能够准确判断病情并给予早期积极有效的急救处理。
3. 根据病情进展情况，能够及时拨打急救电话并协助到医院就诊。
4. 作为掌握病情变化资料第一人，应配合家属或医生做后续治疗护理工作。

第三节　家庭常用护理技术

一、卧位照护

卧位是指被照护者在休息、医疗检查或治疗时采取的姿势。正确的卧位有利于被照护者病情恢复、减轻疲劳、预防并发症、恢复身体机能、协助诊断治疗。因此，照护师应当帮助或指导被照护者采取正确的舒适卧位。应当使被照护者身体的重量分布于身体的各个部位，关节保持在功能位；床单位整洁、无碎屑、无尿便刺激；保护被照护者的隐私，使被照护者身心舒适。

（一）卧位分类

根据被照护者采取卧位时的自主性，可以将卧位分为主动卧位、被动卧位和被迫卧位 3 种。

1. 主动卧位　被照护者根据自己的意愿采取的最舒服、随意的体位，并能根据自己意愿改变卧位姿势。

2. 被动卧位　被照护者没有能力改变自己的体位，而由他人协助安置的以利于疾病康复的卧位。常见于昏迷、瘫痪、极度衰弱者。

3. 被迫卧位　被照护者意识清楚，有变换体位的能力，但是为了减轻疾病带来的痛苦而被迫采取的体位。例如肺源性心脏病患者由于呼吸困难因而被迫采取端坐卧位。

（二）常见急症病情的卧位

1. 癫痫的卧位及照护

（1）卧位需求：癫痫发作时立即协助被照护者就地平卧头偏向一侧，松开衣领，保持呼吸道通畅。

（2）卧位照护：保证被照护者卧位安全。发作时勿强行按压被照护者的肢体，防止造成骨折。发作时照护师应抱住被照护者慢慢就地放倒。被照护者在床上时守护在床边，防止坠床。清除周围危险物品，例如暖瓶、玻璃杯、刀、剪子等。

2. 颅高压卧位及照护

（1）卧位需求：取头高足低位，协助被照护者抬高床头 15—30 度，以利于颅内血液回流，降低颅内压力。

（2）卧位照护：转运过程中注意固定头部，利于颅内静脉回流，减轻脑水肿。让被照护者卧床休息，避免情绪激动、剧烈咳嗽、便秘，防止脑疝形成。卧床期间切忌强行约束，以免患者挣扎导致颅内压增高。

3. 大咯血卧位及照护

（1）卧位需求：大咯血时头偏向一侧或患侧卧位，以利于健侧通气。

（2）卧位照护：大咯血时应卧床休息，减少活动。必要时取头低足高位，利用体位引流，轻拍背部使血块排出，防止血块堵塞呼吸道引起窒息。咯血会使被照护者感到焦虑、恐惧，照护师应守护在被照护者床旁，安抚被照护者，随时清除被照护者口鼻腔分泌物，以减轻被照护者的焦虑、紧张的情绪。

4. 呼吸困难卧位及照护

（1）卧位需求：协助被照护者取半卧位或端坐卧位。

（2）卧位照护：注意减轻被照护者因半卧位或端坐位的疲累，可协助被照护者前倾于桌上，也可使用枕头、靠背架等物品支撑被照护者背部，使被照护者感到舒适。被照护者尽量减少主动活动与谈话等，以免增加耗氧量加重呼吸困难。照护师可给被照护者被动活动四肢、按摩骶尾部受压处皮肤，协助被照护者床上饮水、大小便。

5. 心绞痛卧位及照护

（1）卧位需求：心绞痛发作时应席地而坐或卧床休息。

（2）卧位照护：发作时应停止所有活动，绝对休息，减少心肌耗氧量。协助被照护者取出硝酸甘油片并舌下含服。若心绞痛发作频繁或用药后不缓解，应禁止被照护者来回走动。照护师应陪伴被照护者，及时给予安慰，避免出现紧张、恐惧情绪。

6. 急腹症卧位及照护

（1）卧位需求：立即取半卧位或仰卧中凹卧位。

（2）卧位照护：照护师应根据病情协助被照护者采取正确卧位。急性期非休克患者立即协助取半卧位，抬高床头或后背垫软枕，有助减轻腹壁张力，减轻疼痛；休克患者取仰卧中凹卧位，立即给头部垫枕，双下肢屈曲。床旁陪伴、安慰被照护者，避免出现紧张、恐惧性躁动加剧病情。

7. 便血的卧位及照护

（1）卧位需求：卧床休息（可如厕、不可如厕）。

（2）卧位照护：根据便血部位及量选择卧位，轻者卧床休息，可下床上厕所；重者应绝对卧床休息，减少出血和促进止血。照护师应协助被照护者床上解大小便，及时倒去血便，以减少被照护者焦虑、恐惧心理。

8. 低血糖卧位需求及照护

（1）卧位需求：绝对卧床。

（2）卧位照护：立即协助被照护者平卧位休息。协助被照护者口服糖水或进食糖果、饼干、面包、馒头等即可缓解。如突发昏迷，出现神志不清者，切忌喂食，应将被照护者头偏向一侧以防窒息。

9. 抑郁症卧位及照护

（1）卧位需求：一般无体位要求，但急性期应卧床休息。

（2）卧位照护：一定要注意安全、舒适原则。照护师应加强家庭设施安全检查，移除玻璃制品、锐器、刀具、带子、绳子、药品等易产生不安全的因素，杜绝危险物品出现在被照护者卧室内。安置被照护者住在光线明亮、空气流通、整洁舒适的卧室。

二、家庭常用护理技术

（一）胰岛素注射法

胰岛素是治疗糖尿病的重要药物之一。无论是1型糖尿病患者，还是2型糖尿病患者，随着胰岛细胞功能的逐渐衰减，都有必要接受胰岛素治疗，以有效控制血糖，降低并发症的发生。

[目的]

通过外源性胰岛素的注射，降低血糖，促进脂肪、糖原、蛋白质合成。

[评估]

1. 被照护者的病情、神志、身体不适症状、血糖值等情况。
2. 被照护者的进食量、种类、时间。
3. 注射部位有无硬结、红肿、疼痛等。

[操作前准备]

1. 照护师准备　着装整齐，洗手、戴口罩。
2. 用物准备　治疗单、胰岛素笔（或胰岛素注射液，提前取出胰岛素，在常温下复温60分钟）、胰岛素针头、胰岛素注射盘（75%乙醇、棉签）。
3. 被照护者准备　向被照护者介绍注射胰岛素的目的、方法、部位、注意事项，提高被照护者配合度。
4. 环境的准备　清洁、干净、卫生，温湿度适中。

[操作步骤]

1. 核对　与治疗单核对胰岛素类型、注射剂量。
2. 2种注射法　胰岛素笔注射法、胰岛素注射法。

（1）胰岛素笔注射法：

①安装胰岛素笔芯并预混胰岛素：笔芯的安装应参照各胰岛素厂家说明，上下轻摇使胰岛素混匀。

②选择合适的针头：根据注射部位、被照护者的胖瘦、注射药量等综合考虑选择合适的针头并安装，排尽笔内空气，调整至所需剂量刻度。

③选择、检查注射部位：一般选择上臂三角肌下缘前外侧、腹部（避开脐周）、大腿前外侧和臀部外上1/4处作为皮下注射部位。检查注射部位有无硬结、红肿等。

④消毒注射部位皮肤：用75%的乙醇消毒注射部位2遍，消毒范围5—6厘米，待干。

⑤注射：要快速进针，缓慢注射，针头要保留至少10秒钟后方可拔出。

（2）胰岛素注射法：

①抽取胰岛素药液：抽取胰岛素注射液前注意查对药名、剂量、浓度、时间、用法，严格按照无菌原则抽取药液。

②选择合适的针头：根据注射部位、被照护者的胖瘦、注射药量等综合考虑，选择合适的针头并安装，排尽针内空气，调至所需药量的刻度。

③选择、检查注射部位：一般选择上臂三角肌下缘前外侧、腹部（避开脐周）、大腿前外侧和臀部外上 1/4 处作为皮下注射部位。检查注射部位有无硬结、红、肿等。

④消毒注射部位皮肤：用 75% 的乙醇消毒注射部位 2 遍，消毒范围 5—6 厘米，待干。

⑤注射：要快速进针，缓慢注射，针头要保留至少 10 秒钟后方可拔出。

（3）注射完成后：

①立即取下针头，丢弃在加盖的硬壳容器中，不能随意丢弃。

②按压针眼 3—5 分钟，不能按摩、冷热外敷。

③按要求规范储存胰岛素注射液。

［注意事项］

1. 胰岛素储存

（1）未开封的胰岛素：任何胰岛素在任何时候都不能用 0℃ 保存，应该存放在 2—8℃ 的冰箱冷藏，要避开冷冻和阳光直射，防止反复震荡。

（2）启封的胰岛素：启封的胰岛素一般可在室温下 20℃ 左右储存，不超过 25℃，有效期 28 天。

（3）装有胰岛素笔芯的胰岛素笔：使用后不能再放回冰箱冷藏室，应取下针头室温保存。

2. 应用胰岛素时　不能从冰箱里现拿现用，一般应该放在室温下静置 30 分钟，使其温度恢复到常温，以避免注射时疼痛。

3. 胰岛素注射

（1）轮换注射部位：常用的方法是“大轮转”和“小轮转”。在腹部、上臂、大腿外侧和臀部这 4 个区域之间的轮换注射叫作“大轮转”。在每个部位内的小范围轮换注射叫作“小轮转”。每次注射点间隔 ≥1 厘米。如选择腹部注射时，应以肚脐眼外 5 厘米按顺时针进行轮替注射。同一注射部位的注射间隔应在 8 周以上，其他部位轮换也是类似的方法。

（2）注射进针角度：针头长度不同进针的角度也有所不同。使用较短针头时（4 毫米和 5 毫米），大部分患者不需要捏起皮肤，90 度进针。使用较长针头时（≥8 毫米），一般需要捏皮并呈 45 度进针，这样可以降低肌内注射的风险。

（3）注射时捏皮方法：用拇指、示指和中指提起皮肤，使皮下组织充分脱离肌肉组织。

4. 预混胰岛素注射　应充分混匀。一般可水平滚动和上下晃动，使胰岛素混合成云雾状的白色液体。

（二）血糖快速检测法

血糖快速检测法是指采集指尖毛细血管全血经便携式血糖仪来测量即刻血糖的一种方法。与静脉血的血糖值有一定的差异，通常不作为诊断糖尿病的应用指标。但由于其应用方便快捷，已成为糖尿病患者居家监测血糖的一种主要方法。

［目的］

1. 了解被照护者的即刻血糖值，及时发现低血糖或严重高血糖，并做出快速的处理。

2. 动态评价被照护者的血糖变化、可能的影响因素。

［评估］

1. 被照护者的病情、身体状况、进食时间。

2. 被照护者的心理状态及合作程度。

3. 被照护者无名指指腹两侧末梢血液循环，有无破损、感染等。

［操作前准备］

1. 照护师准备　着装整齐，洗手，戴医用无菌手套、口罩。

2. 物品准备　测血糖盘（血糖仪 1 台、配套血糖试纸 1 盒、一次性采血针 1 个、75% 乙醇 1 瓶、无菌棉签 1 包、无菌棉球 1 包、免冲洗手液 1 瓶）、污物杯、锐器盒。

3. 被照护者准备　向被照护者介绍快速血糖测量的目的、意义、注意事项，提高被照护者配合度。

4. 环境准备　室温 22—24℃、光线充足、环境安静整洁。居家能符合无菌操作要求更好。

［操作步骤］

1. 携用物至被照护者床旁　解释监测血糖的目的，协助其取舒适卧位，评估采血部位。

2. 消毒被照护者指腹　用无菌棉签蘸 75% 乙醇消毒指腹 2 遍，然后待干，消毒范围以穿刺点为中心消毒整个指腹。

3. 准备血糖仪　打开血糖仪开关。血糖仪进行自检后，取一条血糖试纸（手指不可触及试纸测试区）按照指向要求插入机器内，将剩余试纸的盖筒盖住。

4. 采血　用采血笔紧挨无名指指腹一侧，按动弹簧开关针刺指腹。

5. 检测血糖　将血吸到试纸专用区后，等待 5 秒后读取结果。

6. 测血糖后　立即用无菌棉球按压穿刺处 1—2 分钟，至不出血为止。

7. 整理用物　血糖仪等再用物品收拾好。一次性用物丢弃。脱去手套，洗手，摘口罩。

8. 记录　将血糖结果记录在血糖监测记录表内。

[注意事项]

1. 测血糖前

（1）血糖仪应定期进行保养和校准，使其保持在良好功能状态。血糖试纸及一次性血糖穿刺针在有效期内并保持在无菌状态。

（2）指导被照护者勿擅自停药，勿改变饮食量。空腹血糖是指机体禁食 8—10 小时后，一般是在清晨醒来没有进行体力活动时测得的血糖值。

2. 测血糖时

（1）消毒皮肤禁用碘伏，可用 75% 乙醇待皮肤干燥后采血。

（2）最好选择无名指指腹 2 侧采血，采血部位应选择有肉处，避免接近骨头。不可在指尖采血。

（3）另外，避免同一部位重复采血。采血时不能过度挤压创口，可从手指根部朝指尖方向挤血。

（4）每次开启血糖仪都会进行自检，自检结束后方可将试纸插入仪器插孔。要求必须将试纸完全插入仪器插孔，否则可能出现错误结果。

（5）采血后应保证末梢血自然流出，血量一次到位，避免反复挤压影响检测结果。

3. 测血糖后

（1）协助指导被照护者用无菌棉球按压穿刺点。

（2）若血糖结果异常，及时分析原因，正确处理，并报告家属，必要时医院就诊。

（三）吸痰法

吸痰法指经口、鼻腔、人工气道将呼吸道分泌物吸出，以保持呼吸道通畅，预防吸入性肺炎、肺不张、窒息等并发症的一种方法。主要包括中心负压吸引装置吸痰法、电动吸引器吸痰法，家庭照护主要采用电动吸引器吸痰法。

[目的]

1. 清除呼吸道分泌物，保持呼吸道通畅。

2. 促进呼吸功能，改善肺通气。

3. 预防并发症发生。

［评估］

1. 被照护者年龄、病情、意识、治疗情况和心理状态。

2. 将呼吸道分泌物排出的体力和能力。

3. 被照护者合作程度。

［操作前准备］

1. 照护师准备　着装整齐，洗手、戴口罩及医用手套。

2. 用物准备　电动吸引器 1 台，电插板 1 个，500 毫升生理盐水 1 瓶，500 毫升的呋喃西林 1 瓶，配有无菌手套的一次性无菌吸痰管数根，无菌纱布，弯盘。必要时备压舌板、开口器、舌钳。

3. 被照护者准备　与被照护者沟通吸痰的目的、必要性及配合的方法，消除紧张、恐惧心理。

4. 环境准备　光线充足、环境整洁安静，床旁有带盖垃圾桶。

［操作步骤］

1. 吸痰前

（1）携用物至被照护者床旁：接通电动吸引器电源，打开开关检查吸引器性能，调节合适负压。成人 300—400 毫米汞柱，儿童 <300 毫米汞柱。

（2）评估检查、协助被照护者摆体位：检查评估被照护者口、鼻腔，取下活动性义齿。协助被照护者平卧头偏向一侧。

2. 吸痰　撕开吸痰管外包装，戴医用无菌手套，将手套背面的纸巾垫在被照护者的颌下，用戴手套的手持吸痰管与另一手所持的电动负压吸引装置的吸痰玻璃管连接，检查吸引器的负压情况；用戴手套的手反折吸痰管末端，将吸痰管前端插入口、咽部，先吸口咽部分泌物，再吸气管内分泌物。吸痰采用向上提管左右旋转的方法，防止停留在一个地方将呼吸道黏膜吸破。一边吸痰一边观察吸出痰液的量、颜色、性状。每根吸痰管只用 1 次。

3. 吸痰后

（1）抽吸冲洗吸痰管路，退出吸痰管，插入生理盐水瓶中抽吸少量生理盐水冲洗吸痰管路。

（2）一次性吸痰管、手套扔到垃圾桶内。吸痰的玻璃管插入盛有呋喃西林的瓶中。

（3）观察被照护者的面色、呼吸、心率，正常后用纱布拭净被照护者脸部。

（4）整理床单位，协助被照护者取舒适体位。

（5）洗手后记录。

[注意事项]

1. 密切观察被照护者呼吸道是否畅通，如发现排痰不畅或喉头有痰鸣音，应及时吸痰。

2. 选择吸痰管应粗细适宜，插管时不可带负压，防止损伤呼吸道黏膜。

3. 发现痰液黏稠不易吸出时，湿化痰液、翻身、扣背，不能加大负压吸痰。

4. 吸痰时应严格执行无菌操作，每次吸痰时间 <15 秒，以免造成缺氧。吸痰动作轻稳，避免呼吸道黏膜损伤。如是气管切开吸痰，按照先吸气管、再吸口鼻部顺序吸痰。

5. 电动吸引器贮液瓶内液体达 2/3 时应及时倾倒，以免液体过多吸入马达内损坏仪器。每次倾倒后应放少量消毒液，使吸出痰液不致黏附瓶底，便于清洗消毒。

（四）吸氧法

吸氧法是指吸入高浓度氧使血浆中溶解氧量增加以改善组织供氧的治疗方法。通常在家庭帮助被照护者吸氧可采取氧气瓶、吸氧机供养吸氧法或氧气枕吸氧法。氧气瓶、吸氧机供养吸氧法可实现长期家庭氧疗的目的。氧气枕吸氧法适用于临时用氧或转运被照护者时用氧。

Ⅰ. 氧气瓶（吸氧机）吸氧法

[目的]

提高被照护者血氧含量及动脉血氧饱和度，纠正缺氧。

[评估]

1. 被照护者病情、既往身体状态。
2. 鼻腔是否通畅，有无疖肿或生理异常，有无外伤手术史。
3. 个人配合及家庭支持程度。

[操作前准备]

1. 照护师准备　着装整齐，洗手、戴口罩。
2. 用物准备　湿化瓶、流量表、氧气管、干棉签、水杯、别针、灭菌注射用水。
3. 被照护者准备　向被照护者介绍吸氧的目的、意义、注意事项，提高配合度。
4. 环境的准备　吸氧周围不能有明火，告诉被照护者及家属禁止吸烟。

[操作步骤]

1. 将灭菌注射用水倒入湿化瓶内，连接流量表。
2. 解释操作的目的，以取得配合。
3. 先关闭节流阀，然后将流量表与氧气瓶连接。
4. 取棉签蘸灭菌注射用水擦净双鼻孔。

5. 检查吸氧管包装及有效使用期，取出吸氧管与氧气流量表出口连接。

6. 右手逆时针转动节流阀手轮，使浮球上升，浮球中心所对应的刻度为流量读数（图 12－1）。

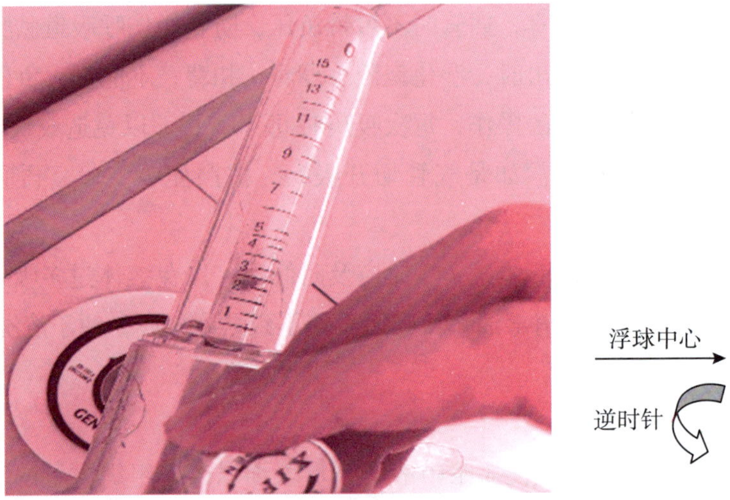

图 12－1　流量读数

7. 左手将吸氧管头贴近照护师面部或者小水杯内，检查管路是否通畅。

8. 将吸氧管头插入被照护者的鼻孔，导管绕过双耳至下颌锁住或至头顶锁住。

9. 用别针将吸氧管固定好。

10. 治疗中观察被照护者的反应并调节氧流量（低流量为 1—2 升/分）或停止吸氧。

11. 停止吸氧时，取下别针，取下吸氧管，关闭节流阀。

12. 取下流量表及湿化瓶。

13. 交代注意事项，嘱被照护者休息。

14. 整理用物，做手卫生。

［注意事项］

1. 指导氧疗被照护者正确使用氧疗装置，说明长期氧疗的重要性，以提高用氧的顺从性。吸氧过程中勿自行随意调节氧流量。

2. 严禁使用生理盐水湿化。

3. 一般情况，在白天清醒、静息状态下氧流量为 1—2 升/分，夜间或活动后氧流量为 2—3 升/分。

4. 防止交叉感染，给氧的导管、面罩、湿化瓶等定时清洁，用 0.1% 有效氯浸泡消毒 30 分钟。长期氧疗者，吸氧管及湿化瓶每周更换 1 次。

5. 注意被照护者病情变化，密切观察供氧效果，观察缺氧是否得到改善，如效果不佳应查找原因，如装置是否通畅，是否存在通气、换气障碍。

6. 密切观察血压及肢体末梢血液循环，血压下降可能是压力过高或通气量大。指（趾）甲、口唇、耳垂颜色变化可提示缺氧的改善状况。

7. 根据医疗条件嘱被照护者定期到医院门诊随诊。

8. 注意用氧安全，使用时应注意防火，使用氧气筒时要放稳，注意防震、防油，搬运时要避免倾倒撞击，防止爆炸，故氧气瓶应放于阴凉处，并远离烟火和易燃品，至少距离火炉 5 米，距暖气 1 米。

9. 氧气瓶内氧气不能用尽，一般需留 1 千帕，以防再次充气时灰尘杂质等进入瓶内引起爆炸。

Ⅱ. 氧气枕吸氧法

氧气枕为一长方形橡胶枕。枕的一角有橡胶管。橡胶管上有流量调节器以调节流量。氧气枕主要适用于家庭氧疗及缺氧患者的检查、转移的途中。

[目的]

1. 纠正各种原因造成的缺氧状态，提高血氧分压（PaO_2）和血氧饱和度（SaO_2），增加血氧含量（CaO_2）。

2. 促进组织的新陈代谢，维持机体生命活动。

[评估]

1. 被照护者的病情、身体状况。

2. 被照护者的心理状态及合作程度。

3. 被照护者鼻腔是否通畅，有无疖肿或生理异常，有无外伤手术史。

[操作前准备]

1. 照护师准备　着装整齐，洗手、戴口罩。

2. 物品准备　充满氧气的氧气枕、棉签、小药杯、别针、吸氧管。

3. 被照护者准备　向被照护者介绍吸氧的目的、意义、注意事项，提高被照护者配合度。

4. 环境准备　室温 22—24℃、光线充足、环境安静。

[操作步骤]

1. 清洁鼻孔　取棉签蘸灭菌注射用水或纯净水擦净双鼻孔。

2. 连接吸氧管　检查吸氧管包装完好情况及有效期，连接吸氧管。

3. 检查吸氧管路　打开调节阀，左手将吸氧管贴近面部或放小药杯内，检查管路是否通畅。

4. 吸氧　调节氧流量，将吸氧管鼻头插入被照护者鼻孔，导管绕过双耳至下颌锁住或至头顶锁住。

5. 持续给氧　让被照护者头枕氧气枕或照护师手压氧气枕，借重力使氧气流出。

6. 固定　用别针将导管固定在被照护者的枕头旁。

[注意事项]

1. 氧气枕首次使用时，应先用水反复冲洗、揉搓，直至洁净，以免被照护者吸入氧气枕内的粉尘，引起吸入性肺炎，甚至窒息。

2. 教育指导被照护者吸氧过程中勿自行随意调节氧流量。

3. 吸氧过程中注意观察被照护者情况，如面色、唇色、甲床颜色、呼吸等情况。

4. 氧气枕用后，要将袋内氧气自然放空，关闭调节阀，用纱布包裹导管头部防尘保存。

（五）徒手心肺复苏术

心肺复苏，是针对呼吸心跳停止的急危重患者所采取的关键抢救措施。

[目的]

1. 通过实施基础生命支持，建立被照护者的循环、呼吸功能。

2. 保证重要脏器的血液供应，尽快促进心跳、呼吸功能的恢复。

[评估]

1. 判断意识　轻轻拍打被照护者肩部并大声呼叫被照护者，如无反应说明意识丧失。

2. 触摸颈动脉搏动　照护师将示指、中指、无名指并拢，指尖触及被照护者气管正中（相当于喉结的部位），然后向旁开 2—3 厘米，在气管旁软组织深处轻轻触摸颈动脉搏动，检查时间 <10 秒。摸不到动脉搏动，可确认心跳停搏。

3. 观察呼吸　抢救者耳部贴近被照护者口鼻，头侧看向被照护者胸部，眼睛观察被照护者胸部有无呼吸运动，耳听呼吸道有无气体通过的声音，面部感觉呼吸道有无气体排出。

[操作前准备]

1. 照护师准备　着装整齐。

2. 用物准备　纱布、听诊器、血压计、手电筒。

3. 被照护者准备　迅速将被照护者平放在硬板床或地上，去枕，头后仰，解开被照护者的领扣、领带及腰带等束缚物，充分暴露胸部。

4. 环境准备　安静、宽敞、光线充足，周围无障碍物。

[操作步骤]

1. 徒手胸外心脏按压

①照护师站位：站在或跪在被照护者一侧。

②选择部位：一手掌根部放于胸骨中下段（或两乳头连线的中点），另一手平行重叠于此手背上十指交扣，手指翘起不接触胸壁。

③按压：照护师上半身前倾，双肩位于双手的正上方，两臂伸直（肘关节伸直），借助自身上半身的体重和肩臂部肌肉的力量垂直向下用力、平稳、有规律、不间断进行按压操作。

2. 开放气道

①清理呼吸道分泌物：将被照护者头偏向一侧，清除口腔内分泌物或异物，有义齿者应取下。

②打开气道：照护师一手置被照护者前额，手掌向后下方施力，另一手示、中指将颏部向前抬起，使被照护者头充分后仰。

3. 人工呼吸

①被照护者准备：在被照护者口鼻部，盖单层纱布或隔离膜（防止交叉感染）。

②辅助呼吸：用拇指、示指捏住患者鼻子，深吸一口气，屏气，双唇包绕密封被照护者口部用力吹气至少 1 秒，使胸廓扩张。吹毕，松开捏鼻翼的手。照护师头稍抬起侧转，换气同时观察患者胸廓上抬情况，重复吹气一次。

4. 胸外心脏按压与人工呼吸要循环进行　按压与通气比率为 30∶2，每 5 个循环为一个周期（约 2 分钟）。

5. 操作一个周期后判断效果

①自主呼吸是否恢复。

②是否可触及大动脉（颈、股动脉）搏动。

③面色、口唇、甲床等颜色是否由发绀转红润。

④瞳孔由大变小，对光反射是否恢复。

⑤血压维持是否在 90/60 毫米汞柱以上。

［注意事项］

1. 在发现无呼吸或异常呼吸（叹息样呼吸）的心搏骤停被照护者　应立即启动心肺复苏（CPR）紧急救护措施。

2. 首先行胸外按压，确保按压有效

①按压深度：成人胸骨下陷至少 5 厘米；儿童大约 5 厘米；婴儿大约 4 厘米。

②按压频率：每分钟至少 100 次以上，但不超过每分钟 120 次。按压、放松比 1:1。

③按压部位要准确：严禁按压胸骨角、剑突下及左右胸部。

④按压用力适度：过轻达不到效果，过重易造成肋骨骨折、血气胸，甚至肝脾破裂等。

⑤胸外心脏按压与人工呼吸比：所有年龄段的单人施救按压与呼吸比为 30∶2。双人施救时成人按压与呼吸比为 30∶2，儿童和婴儿为 15∶2，新生儿为 3∶1（如考虑是心源性心搏骤停为 15∶2）；按压间断时间不超过 10 秒。

3. 保持急救全过程呼吸道畅通　呼吸复苏失败最常见的原因是呼吸道阻塞和口对口接触不严密。辅助呼吸前一定要清除口咽分泌物、异物，保证气道通畅，在复苏过程中为避免心脏按压时呕吐物逆流至气管，被照护者头部应适当放低并略偏向一侧。

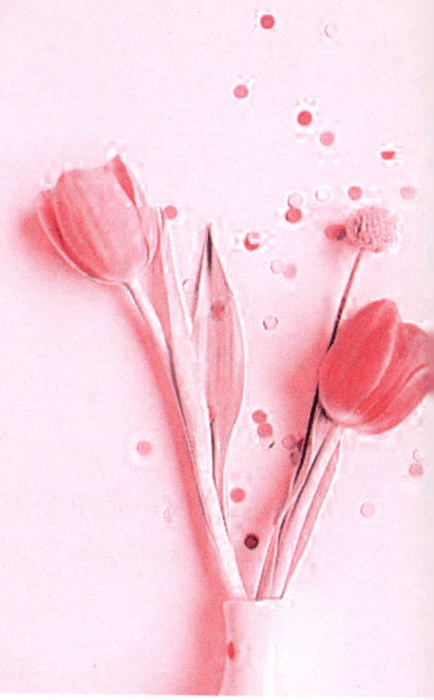

第十三章 照护记录

第一节 照护记录的意义和原则

一、照护文书记录的意义

1. 提供病情变化信息　照护文书是关于被照护者病情变化、诊疗照护以及疾病转归全过程的客观、全面、及时、准确动态的记录，是进行正确诊疗的依据。

2. 提供法律依据　一次性照护记录不仅可以有效地维护照护师的合法权益，也可以为被照护者及家属提供处理以上相关事件的证明。

二、照护文书记录的原则

1. 及时　照护记录必须及时，不得拖延或提早，不能漏记、错记，以保证记录的时效性。

2. 准确　记录内容必须真实无误，尤其是被照护者的主诉和症状表现应进行详细、真实、客观的描述。

3. 完整　眉栏、页码填写完整，各项记录按要求逐项填写，避免遗漏。记录者必须签全名，如被照护者出现病情变化应详细记录时间，及时汇报给家属。

4. 简要　记录内容尽量简洁、流畅、突出重点，避免笼统，以提高工作效率。

5. 规范　字迹清晰端正，表达准确，语句通顺，标点符号正确。

第二节　常用照护文书

一、体温单

体温单是由照护师填写的重要照护文件，用于记录被照护者的体温、脉搏、呼吸、血压及其他情况（图 13－1）。

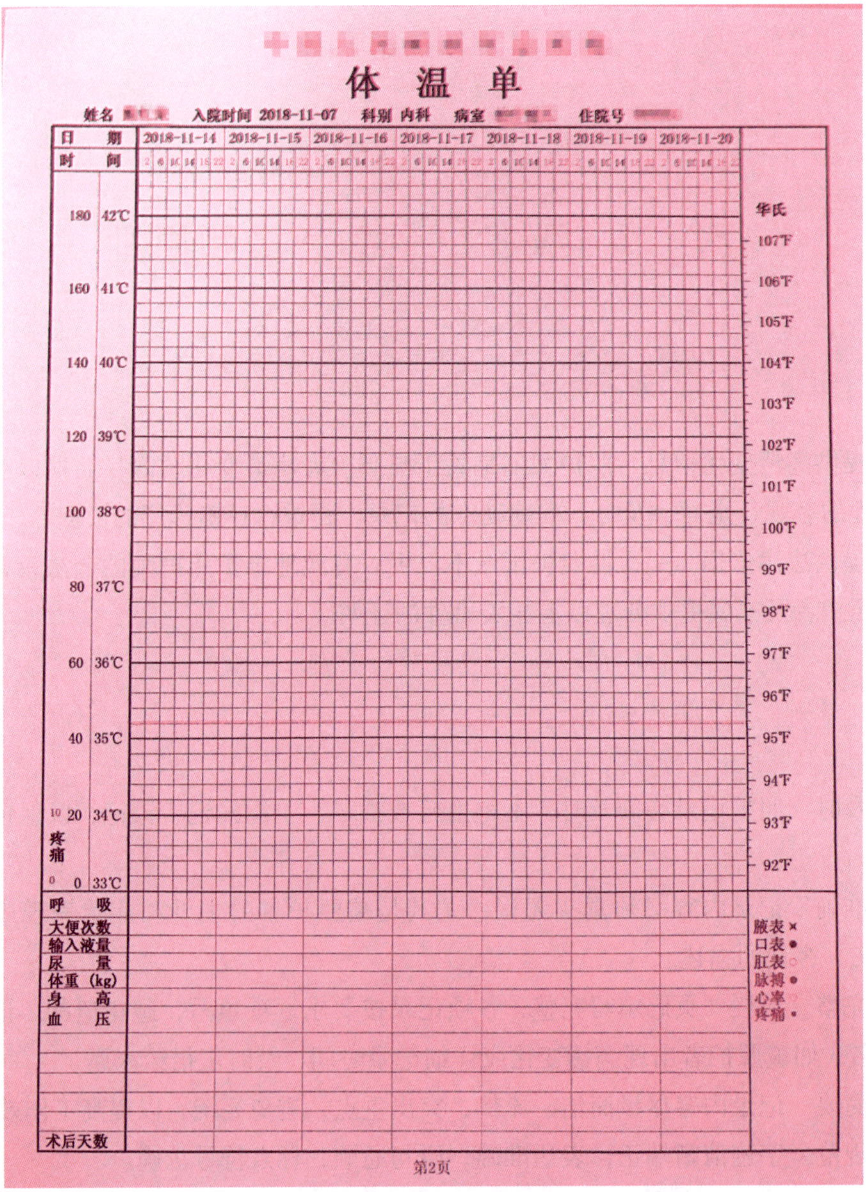

图 13－1　体温单

1. 眉栏　用蓝（黑）色墨水笔填写被照护者姓名、性别、年龄、疾病诊断等内容。

2. 体温曲线的绘制

（1）用蓝铅笔绘制于体温单35—42℃，每小格为0.2℃，口温用“●”表示，腋温用“×”表示，肛温用“○”表示。相邻两次体温用蓝线相连。

（2）体温低于35℃时为体温不升，应在35℃线以下相应纵格内写“不升”，不再与相邻温度相连。

（3）高热者物理降温后30分钟需要重新测量体温，测得体温以红色“○”标识，画在物理降温前温度同一纵格内，并用红虚线与降温前的温度相连，下次测的体温仍与降温前的温度相连。

（4）若被照护者拒测时在体温单40—42℃用红色墨水笔在相应时间纵格内填写“拒测”，前后两次体温断开不相连。

3. 脉搏、心率曲线的绘制

（1）脉搏符号：用红笔绘制于体温单上。每小格为4次/分，脉率以红点“●”表示，心率以红圈“○”表示，相邻脉率（心率）用红线相连。

（2）脉搏短绌的绘制：心率以红色“○”表示，相邻心率用红线相连，脉率和心率两曲线之间用红线填满。

（3）脉搏与体温重叠：应先绘制蓝色体温符号，再在其外用红线画一红圈“○”表示脉搏。

4. 呼吸记录　将实际测量的呼吸次数，以阿拉伯数字表示，相邻的两次呼吸上下错开记录，每页首记呼吸从上开始写。

5. 底栏　只记录量，不记录单位。

（1）血压：以毫米汞柱为单位，记录在相应时间栏内。

（2）入量：以毫升为单位，晨7点到晚19点用蓝黑色墨水笔，晚19点到次晨7点用红色墨水笔记录。

（3）尿量：尿量以毫升为单位。

（4）大便次数：记录前一日的大便次数，每24小时记录一次，大便失禁用“*”表示，灌肠用“E”表示。

（5）身高、体重：身高以厘米为单位，体重以千克为单位。被照护者病情变化需要记录体温单时要记录身高、体重在相应时间栏内，每周测量并记录一次。若病情危重和不能走动者，可在体重栏内注明卧床。

二、翻身记录单

1. 眉栏　用蓝（黑）色墨水笔填写被照护者姓名、开始日期。

2. 翻身记录　时间、所取体位、皮肤情况、叩背否、签名。

翻身记录单见表 13－1。

表 13－1　翻身记录单

姓名：________　　　　　　　　　　　　　　开始日期________________

时间	卧位	皮肤情况（无）	皮肤情况（有）、告知家属		叩背	照护师签名

注：皮肤有问题要告知家属并及时配合就医治疗。

三、血糖记录单

1. 眉栏　用蓝（黑）色墨水笔填写被照护者姓名、开始日期。

2. 血糖值记录　测血糖时间、血糖值、操作人。

血糖记录单见表 13－2。

表 13－2　血糖记录单

姓名：________　　　　　　　　　　　　　　开始日期________________

时间	血糖值	异常汇报家属	签名	时间	血糖值	异常汇报家属	签名

注：血糖异常要告知家属并配合就医治疗。

四、出入量记录单

1. 眉栏　用蓝（黑）色墨水笔填写被照护者姓名、开始日期。
2. 出入量记录　时间、入量、出量、合计。
3. 底栏　页码。

出入量记录单见表 13－3。

表 13－3　出入量记录单

姓名：________　　　　　　　　　　　　　　　　　　开始日期________

时间	入量			出量				签名
	项　　目	备入量	实入量	尿量	大便			
合　计								

主要参考文献

[1] 王建荣，皮红英，张稚君．基本护理技术操作规程与图解．3 版．北京：科学出版社，2016.

[2] 皮红英，陈海花，田晓丽．军队医院护士必读．北京：人民军医出版社，2013.

[3] 殷春红．护理应急预案与安全指引．北京：军事医学科学出版社，2012.

[4] 山川达郎．实用家庭医护百科．汕头：汕头大学出版社，2009.

[5] 赵继军．疼痛护理学．北京：人民军医出版社，2010.

[6] 王建荣．肿瘤疾病护理指南．北京：人民军医出版社，2013.

健康照护师职业培训系列教材
总策划　秦银河　何振喜
总主编　王社芬　皮红英

中医基础护理知识与技能

主　编　梅　荣

中国科学技术出版社
·北　京·

图书在版编目（CIP）数据

中医基础护理知识与技能／梅荣主编．—北京：中国科学技术出版社，2019.2
健康照护师职业培训系列教材／王社芬，皮红英主编
ISBN 978－7－5046－8232－1

Ⅰ.①中…　Ⅱ.①梅…　Ⅲ.①中医学—护理学—职业培训—教材　Ⅳ.①R248

中国版本图书馆 CIP 数据核字（2019）第 037535 号

《中医基础护理知识与技能》

主　编　梅　荣

副主编　王秀燕

编　者　梅　荣　王秀燕　杨　佳

杨雪莹　朱香如　任静霞

孔晓叶

序一

随着我国老龄人口增多，老龄化人群带来的健康养老问题日益突出，加上二孩政策的出台、家庭人口结构的变化，仅仅依靠家庭成员照料老人、孩子和孕产妇往往力不从心。由于经济社会发展进步，健康养老与家政服务多样化、差异化和个性化的需求越来越多，对健康照护的需求日益迫切。

健康照护师关系到家庭成员和人民群众的健康福祉，关系到家庭和社会的和谐安宁。培养健康照护师的意义在于，既适应了当今社会发展的需求，创造了一种新的就业模式，又符合我国老龄化不断加剧的国情。作为健康照护师，不仅要具有良好的职业道德、法律意识和人文素养，而且还要具有老年人护理、孕产妇照护及婴幼儿看护的能力，达到综合型、技能型、实用型的职业标准。

中国研究型医院学会联合北京恒盛春天家政服务有限公司，组织中国人民解放军总医院、北京协和医院等单位的医学和护理专家，共同构建了一套健康照护师培训课程体系，明确了培训目标，建立了教学大纲，编写了培训教材，制订了教学计划，形成了培训模式。这种新型的职业教育模式是一种新的尝试，拓展了职业教育的范围和类型，得到了政府机构、贫困地区及社会各界的广泛好评。应该说，健康照护师就业模式，既对脱贫攻坚具有强烈的政治意义，又对增进家庭福祉具有广泛的社会意义。

衷心希望健康照护师能够敬业奉献、尊老爱幼、服务优质，衷心期望社会各界对健康照护师理解尊重、关心关怀、扶持帮助，衷心期盼健康照护职业成为温暖人心、受人尊敬、不可或缺的新型职业！

中国研究型医院学会名誉会长 秦银河

2018年10月18日

序二

护理是一门科学，也是一门艺术。护理工作伴随着人的出生直到老年临终。随着社会的变革，人们观念的改变，护理的内涵在逐步扩大。护理工作的对象不仅只有患者，还包括亚健康人群甚至健康人群；护理工作的范围在逐步延伸，越来越多的护理工作正在由医院内延伸到医院外的家庭及社区。

目前，全国护理人员仍然紧缺，护士的工作场所多是在医院及社区医疗机构，走进家庭开展护理工作的甚少。随着我国人口的老龄化，生育政策的放宽，婴孩数量的增多，目前仍以家庭养老为主的养老模式，给家庭带来了新的压力。社会、家庭对健康照护师的需求日益彰显，促使健康照护师这一新型职业兴起与发展起来，培养出高素质、技能型、实用型以及受服务对象欢迎和让服务对象满意的健康照护师很有必要。

由中国研究型医院学会组织知名医院的护理专家研发《健康照护师职业培训系列教材》、研究确定健康照护师的培训模式是一次改革与创新。培训内容包括基础照护知识与技能、医学基础知识、妇儿护理知识与技能、老年护理知识与技能、中医基础护理知识与技能、运动与康复护理知识与技能、常见疾病的健康教育、常见伤口造口及管道护理知识与技能。这些知识与技能对健康照护师非常适用，比较全面和系统，通过3—6个月的培训，集中授课、实际操作和实地见习，使健康照护师的职业道德、行为规范、家庭一般护理技能、沟通交流技巧、常见疾病家庭护理技能、中医初步养生保健、老年看护能力、孕产妇及婴幼儿照护能力等综合素质有全面的提升，能承担起家庭成员的专业照护、健康指导、沟通交流等任务。

希望健康照护师培训工作能扎实推进，注重内涵建设，形成专业特色，不断发展壮大，为家庭和社会输送合格满意的健康照护师，解除有家庭成员需要照护的家庭的后顾

之忧，减轻被照护者的身心负担，提高家庭健康幸福指数。

预祝健康照护师事业蓬勃发展！

中华护理学会理事长 吴欣娟

2018年10月18日

前 言

健康照护师是一种新型职业，已成为社会普遍认可与需求的职业。为了与国际健康照护标准接轨，使健康照护师培训达到专业化、知识化、规范化，让健康照护师真正成为健康生活的照护者、康复运动的帮助者、常见疾病的健康教育者、沟通交流的心理安抚者，我们编写了《健康照护师职业培训系列教材》。本系列教材共有 8 个分册，分别为《基础照护知识与技能》《医学基础知识》《妇儿护理知识与技能》《老年护理知识与技能》《中医基础护理知识与技能》《运动与康复护理知识与技能》《常见疾病的健康教育》《常见伤口造口及管道护理知识与技能》。

本系列教材按照社会与家庭对健康照护师的知识、能力的需求编写，遵循培训高素质、技能型、实用型的专业健康照护师的标准编写，力求做到创新、适用。根据本系列教材培训的健康照护师，可以胜任医院住院患者床旁专业照护，协助护士照护患者；可以胜任养老机构老年人的专业照护，处理老年人常见问题；可以胜任家庭成员专业照护，走进家庭，在侧重照护分娩后产妇、婴幼儿或老年人的同时，也可为其他家庭成员的常见健康问题，提供基本的专业护理帮助与指导，避免家庭成员稍有不适即感恐慌，避免不必要的医院就医，徒增体力上的消耗和经济上的负担。

本系列教材在编写过程中突出了理论与实践技能的结合，渗透了编者多年丰富的临床护理经验，运用通俗易懂的语言，以图文并茂的形式呈现，可作为住院患者照护、养老机构及家庭照护职业培训的教材，也可作为健康照护师的阅读工具书。由于编写体系及内容的创新，编写时间紧张，难免有不妥之处，敬请广大读者提出宝贵意见，待重印时改进，使本系列教材与时俱进，渐臻完善。

编者

2018 年 10 月 18 日

目　录

第一章
中医护理学基础

第一节　阴阳学说

一、阴阳的概念

（一）阴阳的基本概念

古人用阴阳来代表事物中的对立统一关系。中医用阴阳说明医学上的基本问题，且贯穿于生理、病理、诊断、治疗和药物等方面。中医强调阳生阴长和阴阳调和，即两者互相依存、制约，在矛盾中求统一。

阴阳是对自然界中相互关联的某些事物或现象对立双方属性的概括，含有对立统一的辩证思维观念。阴阳最初的含义是非常朴素的，仅指日光的向背，朝向日光为阳，背向日光则为阴。后来阴阳的含义逐渐被引申，凡是温暖、明亮、高处的，均属阳；凡是寒冷、黑暗、低处的，均属阴。如此不断引申，阴阳演变为一个概括自然界具有对立属性的事物和现象双方的抽象概念。

（二）事物的阴阳属性

阴阳用于概括自然界具有对立属性的事物和现象双方，比如日为阳、月为阴，天为阳、地为阴等（图 1－1）。

阳	日	天	昼	热	左	上	春夏	干燥	明亮	强壮	兴奋
阴	月	地	夜	寒	右	下	秋冬	湿润	晦暗	虚弱	抑制

图 1－1　阴阳属性

二、阴阳学说的基本内容

（一）阴阳的对立制约

自然界的一切事物或现象都存在着相互对立的阴阳两个方面。

举例：上与下、左与右、天与地、昼与夜、刚与柔、热与寒（图 1－2）等。

图 1－2　阴阳对立关系

说明：

（1）阴阳既是对立的，又是统一的，统一是对立的结果。

（2）阴阳两个方面的相互对立，主要体现于它们之间的相互制约、相互消长。

（3）阴与阳相互制约和相互消长的结果，取得了统一，即取得了动态平衡，称之为“阴平阳秘”。

（4）阴阳相互制约的过程，也就是相互消长的过程，没有消长，就没有制约。“动极者镇之以静，阴亢者胜之以阳”，即对立制约关系的具体体现。

（二）阴阳的互根互用

阴阳双方既相互对立，又相互依存，任何一方都不能脱离另一方而单独存在。

举例：《素问·阴阳应象大论》云，“阴在内，阳之守也；阳在外，阴之使也”。

说明：

（1）“孤阴不生，独阳不长”是由于某种原因，阴和阳之间的互根互用关系受到破坏，也就是说，机体的物质与物质之间、功能与功能之间、物质与功能之间的互根互用关系失常，机体的生生不息之机也就遭受到破坏，甚至“阴阳离决，精气乃绝”而死亡。

（2）阴阳的互根互用是阴阳转化的内在根据，阴和阳可以在一定的条件下，各自向着自己相反的方面转化。

（三）阴阳的消长平衡

阴和阳之间的对立制约、互根互用，并不是处于静止不变的状态，而是始终处于不断的运动变化之中，即在一定限度、一定时间内的“阴消阳长”“阳消阴长”中维持着相对的平衡。

举例：节气由夏至到冬至是阴长阳消的过程；由冬至到夏至是阴消阳长的过程。

说明：

（1）相对平衡，是指阴阳消长的某阶段可以存在不平衡，但就消长的全过程来说，还是处于大致的平衡状态。

（2）阴阳消长的相对平衡的重要性和必要性是不可忽视的。因为只有不断地消长和不断地平衡，才能推动事物的正常发展，对人体来说也就能维持正常的生命活动。

（四）阴阳的相互转化

阴阳对立的双方在一定的条件下，可以各自向其相反的方向转化，即阴可以转化为阳，阳可以转化为阴。

举例：阴阳的相互转化一般都表现在事物变化的“物极”阶段，即“物极必反”，是一个由量变到质变的过程，如昼夜的阴阳转换（图 1－3）。

说明：

（1）阴阳的互根是转化的内在根据，阴阳双方发展到“极”或“重”的程度，为转化的条件。

（2）阴阳是事物的相对属性，因而存在着无限可分性。阴阳的对立制约、互根互用、消长平衡和相互转化等，说明阴和阳之间的相互关系不是孤立、静止、不变的，而是互相联系、互相影响、相反相成的。

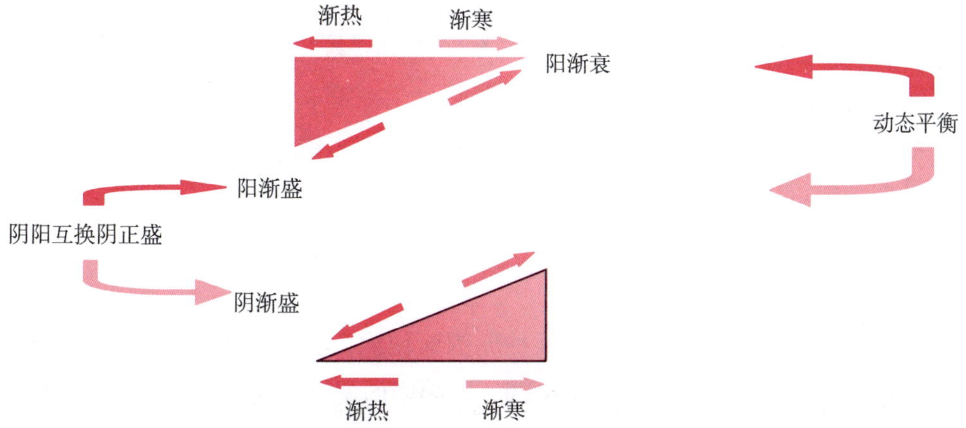

图 1－3 以昼夜为例的阴阳转换

三、阴阳学说在中医学中的应用

（一）人体的组织结构

中医根据阴阳对立统一的观点，认为人体是一个有机整体，体内充满着阴阳对立关系，所谓“人生有形，不离阴阳”。

脏腑形体分阴阳（表1－1）。以部位分：上部为阳，下部为阴；体表属阳，体内属阴。以腹、背、四肢内外侧分：背为阳，腹为阴；四肢外侧为阳，四肢内侧为阴。以脏腑分：五脏属里，藏精气而不泻，故为阴；六腑属表，传化物而不藏，故为阳。由于阴阳之中复有阴阳，所以分属于阴阳的脏腑形体组织还可以再分阴阳。如五脏分阴阳：心肺居于上属阳，而心属火，主温通，为阳中之阳；肺属金，主肃降，为阳中之阴；肝、脾、肾居下属阴，而肝属木，主升发，为阴中之阳；肾属水，主闭藏，为阴中之阴；脾属土，居中焦，为阴中之至阴。

表1－1　人体脏腑与阴阳

阳（动）	阴（静）
皮毛、肌肉、筋骨 （保卫体表）	体内脏腑 （保守内部精气）
六腑（消化传导为阳）	五脏（贮藏精气）
上焦	下焦
外侧	内侧
气	血

（二）人体的生理功能

人体的正常生命活动，是阴阳两个方面保持对立统一的协调关系的结果。例如，人体之气，因功能不同而分为阴气与阳气。阴气主凉润、宁静、抑制、沉降；阳气主温煦、推动、兴奋、升发。阴阳二气在人体内的交感相错、相互作用，推动和调控着人体的生命进程。

（三）人体的病理变化

疾病的发生及其病理过程，是因某种原因而使阴阳失去平衡协调所致。尽管疾病的病理变化复杂多端，但均可用阴阳失调，即阴阳的偏盛偏衰来概括（图1－4）。

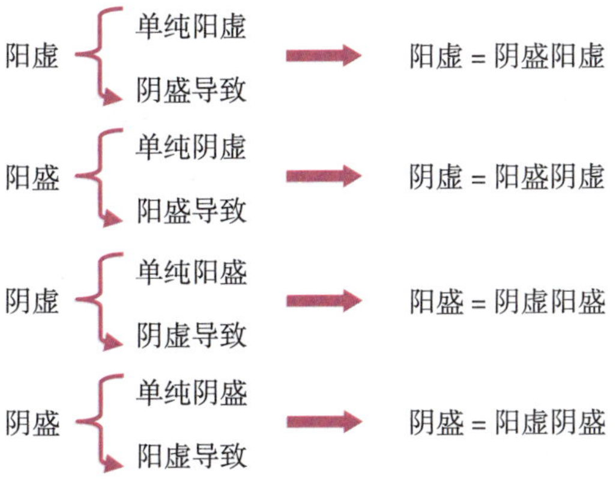

图 1－4　阴阳失调

根据阴阳互根互用，机体的任何一方虚到一定程度时，必然导致另一方的不足。

阴阳失调的病理现象（图 1－5），还可以在一定的条件下，各自向相反的方向转化。

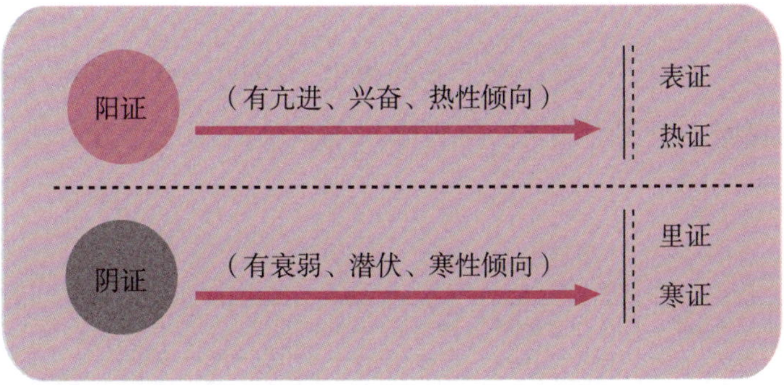

图 1－5　阴阳失调的病理现象

（四）用于疾病诊断

由于疾病的发生、发展变化的内在原因在于阴阳失调，因此望、闻、问、切四诊都应以分辨阴阳为首务，所谓“善诊者，察色按脉，先别阴阳”。

脉诊中，数、浮、滑属阳脉，多见于阳证；迟、沉、涩属阴脉，多见于阴证。舌诊上，红、绛色表示血热，属阳；淡或青色，表示血虚或血寒，属阴。舌苔的变化主要反映肠胃的病变，燥、黄属阳，滑、白属阴。

（五）用于疾病治疗

阴阳偏胜，采用“损其有余”“实者泻之”的原则。阴阳偏衰者，采用“补其不足”“虚者补之”的原则。《黄帝内经》提出阳病治阴、阴病治阳，从阴引阳、从阳引阴的治疗原则，即表证用汗法，里证用下法，寒证用温法，热证用凉法。

第二节　五行学说

一、五行的概念

在古代，五行学说是哲学思想的重要基础。五行学说把“木、火、土、金、水”视为宇宙的基本物质。也就是说，自然界的任何物质，都是由这5种物质所组成的。

五行，是指木、火、土、金、水，五者相生、相克。相生即相互资生、助长，相克即相互制约和克服。中医引用五行学说来说明人体内部的联系，指导临床和照护工作(表1－2)。

表1－2　五行的特性

属性	特　　性	引　　申
木	向上、向四周生长	生长、生发、调达、舒畅
火	向上、炎热、不断燃烧	温热、向上升腾
土	生育与牧养万物	生化、承载
金	可以任意塑造	肃杀、变革、下降、洁净
水	往低处流、寒凉、滋润	寒凉、趋下、滋润

二、五行学说的基本内容

五行的运动规律：相生、相克、相乘、相侮。

(一) 五行的相生

相生：
- 含义：是指五行之间存在着相互资生、促进、助长的关系。
- 次序：木 $\xrightarrow{生}$ 火 $\xrightarrow{生}$ 土 $\xrightarrow{生}$ 金 $\xrightarrow{生}$ 水。

（二）五行的相克

相克{含义：是指五行之间存在着相互制约、排斥或克服的关系。
次序：木 —克→ 土 —克→ 水 —克→ 火 —克→ 金（图1-6）。}

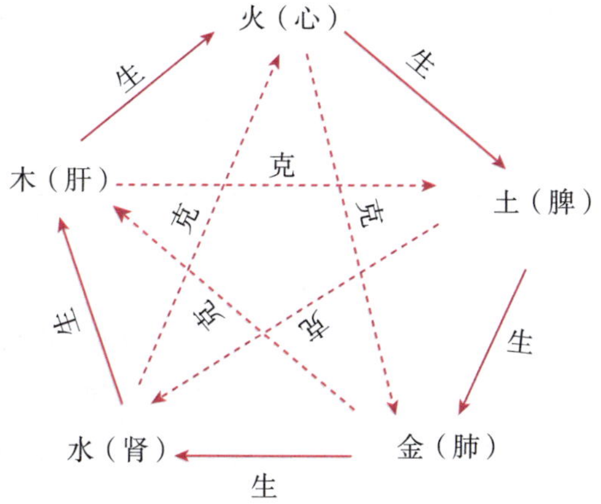

图1-6　五行生克规律示意

（三）五行的相乘

相乘{含义：是指五行中一行对其所胜的过度制约或克制。
次序：木 —乘→ 土 —乘→ 水 —乘→ 火 —乘→ 金。}

虽然五行相克与相乘的次序相同，但相克为生理现象，相乘为病理现象。乘是乘虚侵入之意，相乘即相克的太过，超过正常力度，是事物间的关系失去了正常协调的一种表现。

（四）五行的相侮

相侮{含义：是指五行中一行对其所不胜的反向制约或克制，又称“反克”。
次序：木 —侮→ 金 —侮→ 火 —侮→ 水 —侮→ 土。}

侮有恃强凌弱之意。相乘是按五行的相克次序发生过度的克制，相侮是与五行相克次序发生相反方向的克制。发生相乘时，也可同时发生相侮；发生相侮时，也可同时发生相乘。

三、五行学说在中医学中的应用

（一）说明人体五脏的生理功能

1. 说明五脏的生理特点　五行学说说明五脏的生理特点（表1－3）。五行特征只能说明脏腑的部分功能，而不是全部功能。

表1－3　五行与五脏的关系

五行	抽象属性	类比	生理特点
木	条达、舒畅	肝	性喜条达而恶抑郁
火	温热作用	心	主血，温驯机体
土	生化、承载	脾	受纳、运化水谷，化生气血
金	肃杀、变革、下降、洁净	肺	性喜清肃、下行
水	寒凉、向下流、滋润	肾	藏精，主水

2. 构建天人一体的五脏系统　五行学说不仅以五行特性类比五脏的生理特点，同时又将自然界的五方、五时、五气、五味、五色等和人体的五脏六腑、五体、五官等联系起来，这样就把人和自然界统一起来，表达了天人相应的整体观（表1－4）。

表1－4　自然界与人体的五行分类

自然界					五行	人体				
五味	无色	五气	五季	五方		五脏	五腑	五官	五体	五志
酸	青	风	春	东	木	肝	胆	目	筋	怒
苦	赤	暑	夏	南	火	心	小肠	舌	脉	喜
甘	黄	湿	长夏	中	土	脾	胃	口	肉	思
辛	白	燥	秋	西	金	肺	大肠	鼻	皮	悲
咸	黑	寒	冬	北	水	肾	膀胱	耳	骨	恐

3. 说明五脏之间的生理联系

（1）相互资生关系（功能上的互助促进）

肝木生心火（肝藏血以济心）
心火生脾土（心之阳以温脾）
脾土生肺金（脾散精以充肺）
肺金生肾水（肺肃降以助肾）
肾水生肝木（肾藏精以养肝）

（2）相互制约关系

肾水克心火（肾水上承以制心火亢烈）
心火克肺金（心之阳热以制肺金肃降太过）
肺金克肝木（肺气肃降以克制肝阳之上亢）
肝木克脾土（肝木条达以疏泄脾土之壅塞）
脾土克肾水（脾主运化以制约肾水之泛滥）

（二）说明人体五脏病理变化及相互影响

1. 相生关系的传变 相生关系的传变包括“母病及子”和“子病犯母”两种情况。母病及子，指母脏之病传及子脏。子病犯母，指疾病从子脏传及母脏。

2. 相克关系的传变 相克关系的传变包括相乘和相侮两种情况。相乘，指相克太过为病。相侮，指反向克制致病。

（三）指导疾病诊断

五行学说从五脏所主之色、味、脉来诊断本脏之病和以他脏所主之色、味、脉来确定五脏相兼病变（图1－7）。

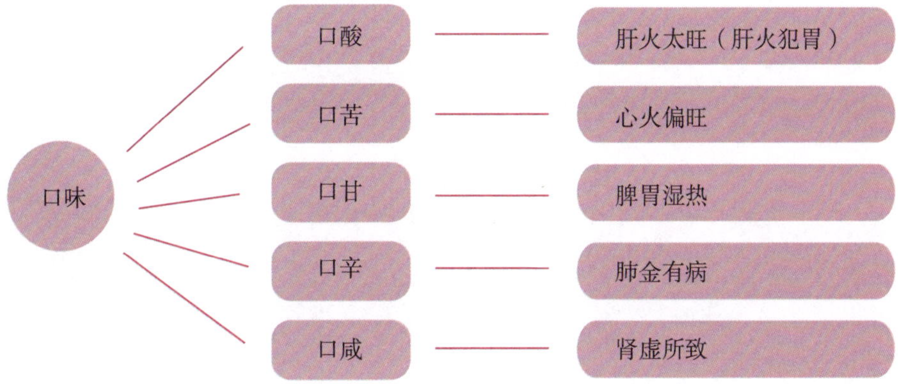

图1－7 口味变化对应五脏的病理状态

（四）指导疾病治疗

控制疾病的传变：疾病的传变，多见一脏受病，波及他脏而致疾病发生传变。因此，在治疗时，除对所病本脏进行处理外，还应根据五行的生克乘侮规律，来调整各脏之间的相互关系。利用五行之性调养身体如下（图1－8）。

肝	应保持舒畅，如果郁结，应食辛以散之。（金克木）
心	应保持节律有力，如果过于律动紧张，宜食咸以软之；如果律动缓慢无力，宜食酸以收之。（水克火）（木生火）
脾	应强健运行，如果脾气不足，宜食甘补脾；如果脾实苦湿，宜食苦以燥之。（苦属火）（甘属土）
肺	应开肺通皮毛，如果肺气闭塞不下降，就出现咳嗽，宜食含有辛散气味食物，能祛肺中寒邪，有利于肺气通畅。（辛属肺）
肾	应强壮，如果肾虚，宜食咸以补之。（咸属肾）

图1－8　利用五行之性调养身体

第三节　藏　　象

藏是指人体的五脏（肝、心、脾、肺、肾）和六腑（胆、小肠、胃、大肠、膀胱、三焦）；象，即形象、征象，指脏腑的生理功能和病理表现于外的征象。

一、五脏

（一）心（国家的君主）

心居于胸腔，膈膜之上，圆而尖长，有心包卫护于外。心为神之居、血之主、脉之宗。心在五行属火。其生理功能：①主血脉；②主神志。心开窍于舌，在体合脉，其华在面，在志为喜，在液为汗。心与小肠为表里。心病的症证和临床表现如下（表1－5）。

表1－5　心病的病证和临床表现

病　证	病　因	临床表现
心不主神志	心神失养，气血阴阳亏虚，邪气蒙闭心窍	恍惚健忘，失眠多梦，神不守舍，痴呆癫狂，昏迷不醒
心不主血脉	心气心血亏虚，热邪、痰浊、瘀血阻滞	恍惚健忘，失眠多梦，神不守舍，痴呆癫狂，昏迷不醒

（二）肝（善于打仗的将军）

肝位于腹部，横膈之下，右胁之内。肝为魂之处、血之藏、筋之宗。肝在五行属木，主升主动。其生理功能：①主疏泄；②主藏血。开窍于目，在体合筋，其华在爪，在志为怒，在液为泪，肝与胆相表里。肝病的病证和临床表现如下（表1－6）。

表1－6　肝病的病证和临床表现

病　证	病　因	临床表现
疏泄太过	肝气逆乱，肝阳上亢	情绪不稳，激动易怒，面红目赤
疏泄不及	肝气郁结，肝气犯胃	郁郁寡欢，善叹息，腹胀，嗳气
肝不藏血	肝火旺盛，肝经湿热	发热，呕血，便血，伴有肋间痛，口苦
肝不主筋	热邪灼伤阴液，血虚，阴虚	抽搐，惊厥，手足蠕动

（三）脾（人体后天之本）

脾位于中焦，在膈之下。脾为气血生化之源、后天之本，藏意。脾在五行属土；其生理功能：①主运化；②主升清；③主统血。开窍于口，在体合肉，主四肢，其华在唇，在志为思，在液为涎；与胃相表里。脾病的病证和临床表现如下（表1－7）。

表1－7　脾病的病证和临床表现

病　证	病　因	临床表现
脾失健运	痰饮、水湿、肝失疏泄等原因造成的脾气虚	少气乏力，腹胀，腹泻，痰饮积聚，中气下陷，内脏下垂
脾不统血	脾阳虚，脾气亏虚	吐血，便血，血液溢出脉外

（四）肺（辅佐君主的宰相）

肺位于胸腔，左右各一。由于肺位最高，故称“华盖”。肺为魄之处、气之主。肺在五行属金。其生理功能：①主气，司呼吸；②主宣发肃降；③通调水道；④朝百脉主治节。辅心调节气血运行；肺上通喉咙，在体合皮、其华在毛，开窍于鼻，在志为忧，在液为涕，肺与大肠相表里。肺病的病证和临床表现如下（表1－8）。

表1－8　肺病的病证和临床表现

病　证	病　因	临床表现
肺不主气	外邪犯肺，肺气虚损，肝失疏泄	胸闷喘促，咳嗽，短气少言，体倦自汗
水道不调	津液代谢障碍，肾与三焦气化失常	痰饮，水湿凝聚，水肿

（五）肾（人体精气的仓库）

肾位于腰部，脊柱两旁，左右各一。肾为先天之本，藏志，腰为肾之腑，五行属水。其生理功能：①藏精、主生长发育与生殖；②主水；③主纳气。在体为骨，主骨生髓，其华在发、开窍于耳及二阴，在志为恐，在液为唾，肾与膀胱相表里。肾病的病证和临床表现如下（表1－9）。

表1－9　肾病的病证和临床表现

病　　证	病　　因	临床表现
藏精失常	先天失养，后天生化不及，耗损过度	生长发育迟缓，肾精亏虚
肾不主水	津液代谢障碍，肾与三焦气化失常	痰饮，水湿凝聚，水肿
肾不纳气	肺失宣降，肝失疏泄	呼多吸少，动则气喘

二、六腑

六腑的生理功能如下（图1－9）。

胆：贮存与排泄胆汁、助消化；主决断，与人的勇怯有关 → 中正之官，决断出焉

胃：受纳、腐熟水谷；其气宜降则和 → 仓廪之官，五味出焉

小肠：受盛化物；泌别清浊，主液 → 受盛之官，化物出焉

大肠：传导糟粕；排泄大便，主津 → 传导之官，变化出焉

膀胱：贮存尿液；排泄尿液 → 州都之官，津液藏焉，气化则能出

三焦：通行诸气；运行水液 → 决渎之官，水道出焉

图1－9　六腑的生理功能

三、脏腑之间的关系

五脏与六腑之间，每个脏都有相对应的腑。藏象学说认为脏位于体内深层，故属

于阴；而腑位于体内浅层，因此属于阳，两者形成一种互补的关系。

（一）脏与脏之间的关系

脏与脏之间有相主的关系，主是主持的意思，即相互制约，以维持平衡（图1-10）。

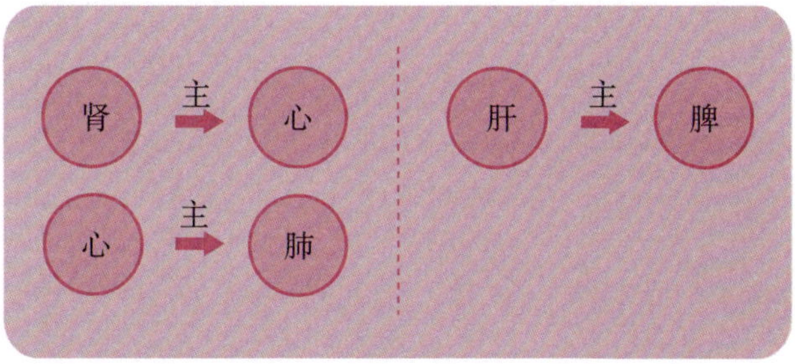

图1-10 脏的相主关系

（二）六腑之间的关系

六腑的共同生理特点是其都是“传化物”。六腑之间的相互关系，主要体现在饮食物的消化、吸收和排泄过程中的相互联系和密切配合。

（三）五脏与六腑之间的关系

每一个脏或腑都有它的主要功能，并在相互协作中发挥各自的作用。脏与腑之间有相合关系，合是配合的意思，即以脏为体，以腑为用，配合起来完成两者的综合功能（图1-11）。脏为阴，属里，腑为阳，属表，所以这种配合关系在中医里又被称为“表里”。

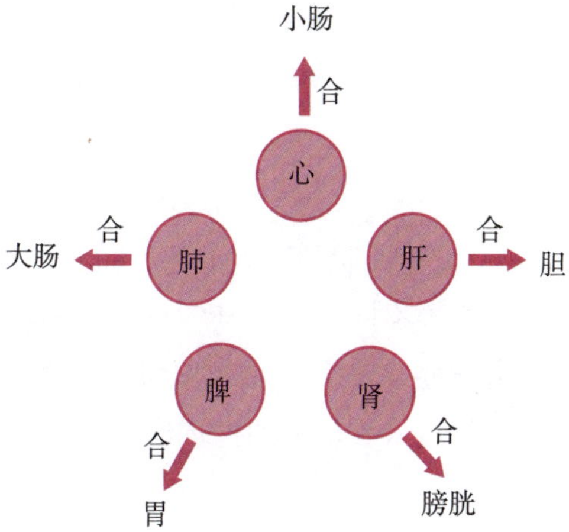

图1-11 五脏与六腑之间的关系

第四节　气、血、津液

说到藏象学说，就不能不提到气、血、津液。由于有气、血、津液这3种物质，生理机能才可以获得滋养。

一、气

（一）气从哪里来

就生命形成而论，人体的气禀受于父母，即先天精气（肾主之），它是人体之气的重要组成部分，先天之气的好坏是父母所给予的；后天之气由食物中的营养精微物质（脾主之）和自然界的清气（肺主之）所组成（图1－12）。

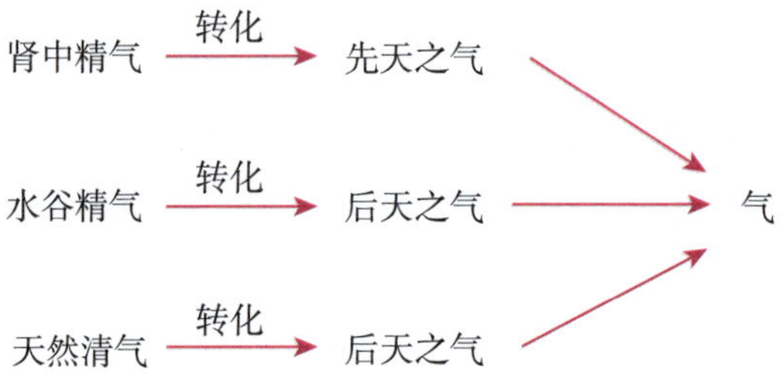

图1－12　气的生成与转化

（二）气之类别

人体之气，由于生成来源、分布部位及功能特点的不同，有着各自不同的名称。可分为元气、宗气、营气、卫气等不同类型，其各有独特的功能特点（表1－10）。如元气具有促进成长，使人精力旺盛、充满活力的作用；宗气具有较强的推动作用；营气富含营养成分；卫气对外邪的侵入有较强的抵抗作用。

表1－10　气的类别

类别	特　　点	分布	功　　能
元气	人体最根本之气，为先天之精所化生	存于肾中	推动生长和发育
宗气	由自然界清气与脾胃化生的水谷之精气组成	存于胸中	推动呼吸与气血运行
营气	与血共行于脉中，附着于营血之水谷精气	循环分布于全身	化生血液，营养全身
卫气	运行于脉外，水谷精气中的慓疾滑利部分所化生	随同营气分布全身	护卫肌表，防御外邪；温煦脏腑，润泽皮毛；司汗孔开合

（三）气有什么用

（1）推动作用：促进内脏的生理功能以及血液和津液的运行等。

（2）温煦作用：维持体温，温煦内脏，加强内脏生理功能。

（3）防御作用：保护身体表面，防御外邪侵入。

（4）气化作用：气可以转化为血和精，也可以使津液转化为汗液等。总之，气可以促进气、血、津液和精的相互转化。

（5）固摄作用：调节汗液、月经血量等，还可以调整体内物质的排泄。

二、血

（一）血的形成

如果把血液的生成比作一顿丰盛料理的制作，那么制作料理的主厨比较众多，脾胃、心肺、肝肾全部参与其中，堪称五脏六腑的联袂演出。血的原料由脾胃运化的饮食生成的水谷精微（营养物质）组成。它可以由水谷精微直接转化而成，也可以由水谷精微中的营气和津液结合而成。生成的血液在心脏的作用下，不断地运送到五脏六腑、皮肤以及全身各个部位。血和气一样，是维持生命活动的基础物质之一。血的生成如下（图1－13）。

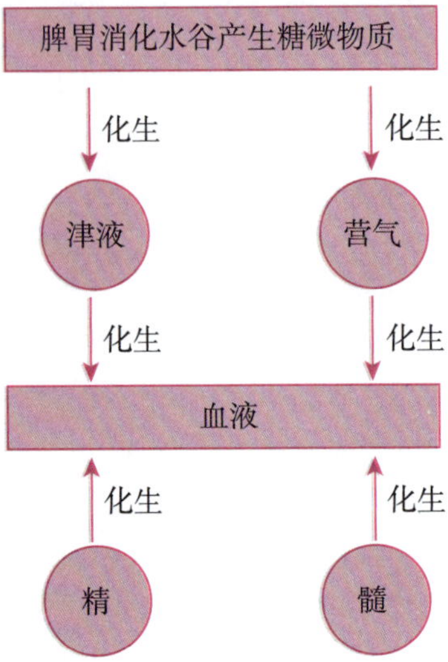

图 1－13　血的生成

（二）血有什么用

血主于心，藏于肝，统于脾，布于肺，根于肾，有规律地循行于脉管之中，在脉管内川流不息，充分发挥灌溉一身的生理功能。血的生理功能，总结下来就是濡养、滋养。

血的濡养作用可以从面色、肌肉、皮肤、毛发等方面反映出来。血的濡养作用正常，则面色红润，肌肉丰满壮实，肌肤和毛发光滑；当血的濡养作用减弱时，除引起脏腑功能低下外，还可见面色不华和萎黄，肌肤干燥，肢体或肢端麻木，运动不灵活等临床表现。

血可以滋养人的精气神，使人在精神运动、情志方面有一定的活力。心血虚、肝血虚时常有惊悸、失眠、多梦等神志不安的表现，失血甚者还可出现烦躁、恍惚、癫狂、昏迷等神志失常的表现。血的作用如下（图 1－14）。

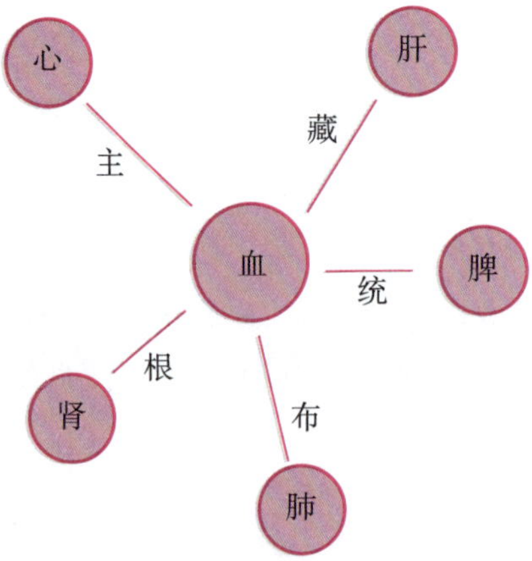

图 1－14　血的作用

（三）如何调养气血

食物是化生血液的最基本的物质精髓，故脾胃为气血生化之源。脾为五脏之轴，胃为六腑之首，脾胃合为后天之本，胃气一败，百药难施。所以平时膳食保健以健脾益胃的药食为好，比如山药就是保健上品。

肺为体内外之气交换的场所，通过肺的呼吸，吸入自然界的清气，呼出体内的浊气，实现体内外之气的交换，所以要身体好，必须呼吸清新的空气。定期到空气清新的地方进行有氧运动是一种很好的保健方法。

津液可以化生为血，不断补充血液量，以使血液满盈。所以多喝水有很大的好处，但不能一下子喝几杯就一天都不喝了，最好隔几个小时喝一杯。

三、津液

（一）津液是什么

津液是机体一切正常水液的总称，包括各脏腑组织器官的内在体液及其正常的分泌物，如胃液、肠液和涕、泪等。

把津液这个词拆开来细分，那么津就相对比较精细、清稀，简单说就是浓度比较低的精微物质，流动性相对大，多布散于皮肤、肌肉和孔窍，起滋润作用。而液较浓稠，流动性较小，灌注于内部，如骨节、脏腑、脑、髓等组织，起濡养作用。津和液是相互结合而发挥作用的。津和液的作用与比较如下（图 1－15）。

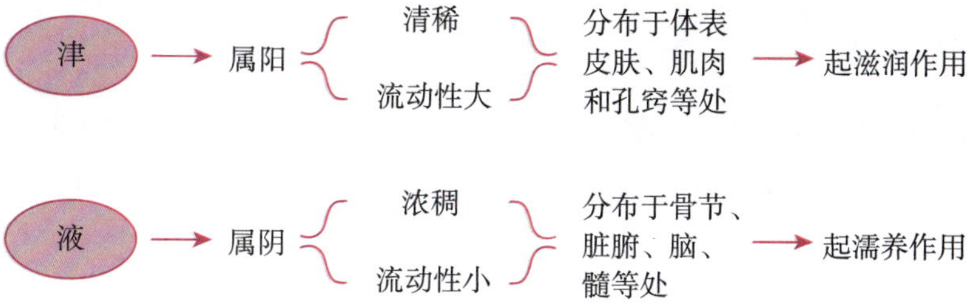

图 1－15　津和液的作用与比较

（二）津液从哪里来

津液来源于饮食水谷，与脾、胃及小肠、大肠等脏腑的生理活动有关，是脾、胃、小肠和大肠消化、吸收饮食中的水分和营养而生成的。津液的生成取决于两方面的因素：一是充足的水谷类食物，这是生成津液的物质基础；二是脏腑功能正常，特别是脾胃、大小肠的功能正常。津液的生成需要多个脏腑的综合调节，尤以肺、脾、肾三脏为要，因为这三个脏器对整个水液以及气机的调整，都有着很重要的作用。

增加体内津液，并不是单纯地喝水就可以，就像皮肤补水，不仅要补水，更重要的是锁水，津液也是一样。所以，在津液消耗大的夏秋季节，可多吃一些百合、梨等富含胶质、具有滋阴生津效果的食物，也可在白开水中加入蜂蜜、盐等。

（三）津液的功能

津液的生理功能主要有滋润和濡养两个方面。如布散于体表的津液，有滋润皮毛、肌肤的作用；输注于孔窍的津液可滋润和保护眼、鼻、口等孔窍；渗入血脉的津液，具有充养血脉的作用；渗入骨的津液，可充养骨髓、脊髓、脑髓等。此外，津液还有调节体内外环境的阴阳使其相对平衡的作用。在不同的季节中，津液可以根据人体的生理状况以及对外界环境的适应程度，来调节人体阴阳（图 1－16）。

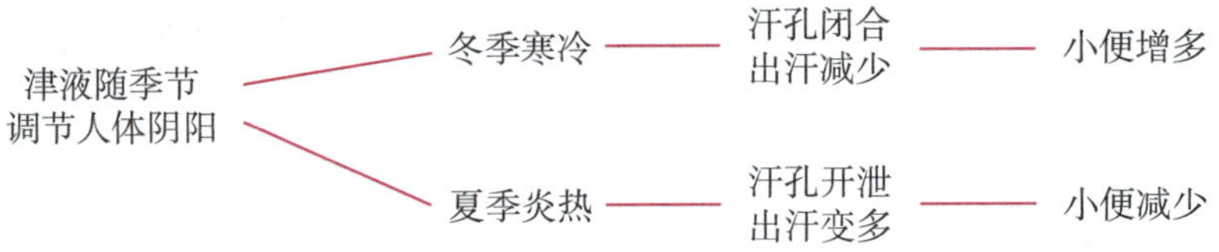

图 1－16　津液的功能调节

四、气、血、津液之间的关系

气、血、津液的形状及其功能，均有各自的特点，是构成人体和维持人体生命活动的最基本物质。三者的生理功能，又存在着相互依存、相互制约和相互为用的关系。

（一）气和血的关系

血和气是一对好兄妹，前文讲过万物当中有阴阳，血属阴而气属阳，血主静而气主动，它们的阴阳属性赋予了它们不同的生理功能。

1. 气能生血　血液的化生离不开气和气化功能。营气和津液是血的主要组成部分，入脉化血，使血量充足。因此，气的充盛则化生血液的功能增强，血液充足、气的虚亏则化生血液的功能减弱，易于导致血虚的病变。在临床治疗血虚的病证时，常常配合应用补气的药物以提高疗效，即源于气能生血的理论。

2. 气能行血　血必须借着气的推动才能运行。血液的运行有赖于心气、肺气的推动及肝气的疏泄调畅。气行则血行，气滞则血瘀。临床上在治疗血液运行失常时，常配合补气、行气、降气、升提的药物，即气能行血理论的实际应用。

3. 气能摄血 血液能正常循行于脉中离不开气的固摄作用。气能摄血主要体现在脾气统血的生理功能之中。如果气虚而固摄血液的力量减弱，就会出现各种出血的症状。

4. 血为气之母 血为气之母包含血能养气和血能载气两个方面。任何生理组织的功能，虽然必须依赖气的推动，但气必须依附于血，才能发挥其生理效应。在治疗大出血时，往往多用益气固脱之法。

（1）血能养气：气的充盛及其功能发挥离不开血液的濡养。在人体各个部位中，血不断地为气的生成和功能活动提供营养，故血足则气旺。血虚的患者往往兼有气虚的表现。

（2）血能载气：气存于血中，气无形，必须附着于有形之血，才能行于脉中而不散失。血液虚少的患者，相应会出现气虚病变。

（二）气和津液的关系

气和津液的关系与气和血的关系相近。因为，津液的生成、输布和排泄，必须依赖气的推动与固摄作用。而气的运行，不仅附着于血液，也附着于津液。津可以生气因为它是营养物质，而且津可以载气。因此气和津液之间，同样存在着气能生津、气能行津、气能摄津、津能载气的关系。

（三）血和津液的关系

血主要运行于脉中，而津液则可以行于脉内，也可以行于脉外。血与津液都是从水谷精气中所化生而来的，二者相互转化或者相互营养，津液是血液的重要组成部分，血液不足时，脉外的津液可以渗入脉内，化生成血液，补充血容量，但是脉外的津液减少了，就会出现口渴、小便减少等现象。

第五节 经络与腧穴

一、经络

（一）什么是经络

经络是人体运行气血、联络脏腑和体表及全身各部的通道，是人体功能的调控系统。人体通过经络运行气血，调节阴阳平衡，使各部的功能活动得以保持协调。

中医认为人体有两个系统：一是物质系统，二是信息系统。物质系统就是人们常说的气、血、津液的范畴，信息系统就是经络。经络相贯，遍布全身，形成一个纵横交错的联络网，通过有规律的循行和复杂的联络交汇，组成了经络系统。

（二）人体到底有多少条经络

经络系统由经脉、络脉和连属部分组成。

1. 经脉　经脉可分为正经和奇经两类。正经有十二条，即手足三阴经和手足三阳经，合称“十二经脉”，是气血运行的主要通道，同体内脏腑有直接的络属关系。奇经有八条，即任、督、冲、带、阴跷、阳跷、阴维、阳维，合称“奇经八脉”，有统帅、联络和调节十二经脉的作用。

> 上为手，下为足。分布于上肢的经脉，在经脉名称之前冠以“手”字，分布于下肢的经脉，在经脉名称之前冠以“足”字。

2. 络脉　络脉是经脉的分支，包括别络、浮络、孙络。别络是较大的和主要的络脉，浮络是循行于人体浅表部位而常浮现的络脉，孙络是最细小的络脉。

3. 连属部分　经络系统的组成还包含了其连属部分。经络对内连属各个脏腑，对外连于筋肉、皮肤而称为经筋和皮部。脏腑与经络的联系如下（图1－17）。

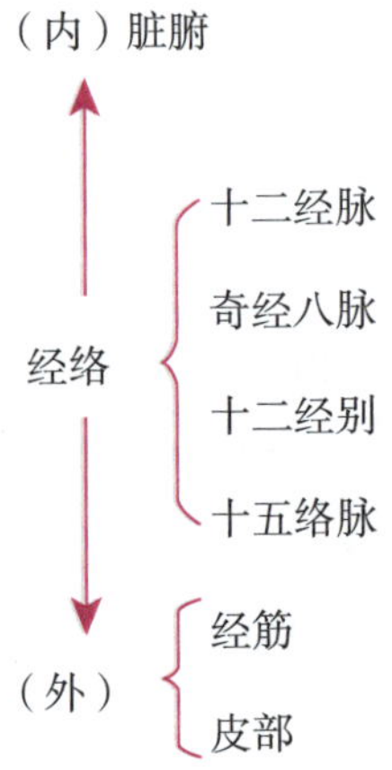

图1－17　脏腑与经络的联系

（三）经络的作用

经络的功能活动，称为“经气”。其生理功能主要表现在沟通表里上下、联络脏腑；运行气血、濡养脏腑组织；感应传导、调节机能平衡；抵御外邪、保卫机体（表1－11）。

表 1－11 经络的功能

经络	功能
手太阴肺经	调节肺脏功能
手阳明大肠经	与肺经共同调节大肠功能
足阳明胃经	主要调节胃的功能，促进消化吸收
足太阴脾经	与胃经共同调节消化吸收功能
手少阴心经	调节大脑和心的功能
手太阳小肠经	与心经一起调节小肠功能
足太阳膀胱经	除了调节膀胱功能以外，还与生殖和老化相关
足少阴肾经	调节肾的功能，与生殖和老化相关
手厥阴心包经	调节心功能
手少阳三焦经	为内脏活动提供热量和水分
足少阳胆经	调节胆
足厥阴肝经	调节肝脏和血液运行
任脉	调节生殖功能
督脉	调节大脑功能

（四）经络学说的临床应用

1. 说明病理变化

（1）说明病邪传注途径和疾病发展规律：在病理情况下，许多外感病的病邪均是由浅入深，通过经络由表及里转变，并引起相应的临床症状。

（2）说明脏腑之间在病理上的相互影响和传变途径：由于脏腑之间有经脉沟通，所以其病变可通过经络途径相互传变，如肝病影响胃，胃病影响脾等。

（3）阐明体表各种病理变化的发生机理：临床中某些疾病的病理过程中，往往可在有关的经络循行路线上或某些特定穴部出现压痛敏感点或结节、条索等反应物，以及感觉异常等。

结节、条索等反应物：经络上出现结节、条索状的反应物，通常是经络阻滞不通的信号。比如颈椎病、肩周炎患者，可在后颈部、肩背部皮下触摸到明显的结节或条索状反应物，弹拨按压时会有明显的痛感和粘连感。

2. 指导辨证归经　由于经络有一定的循行部位，隶属于一定的脏腑，可根据体表病变发生部位与经络循行分布的关系，推断疾病所在的经脉，即“明部定经”。如心脏有病时常在心俞扪及压痛。

3. 指导针灸治疗　中医辨证论治必须以脏腑、经络理论为指导，特别是经络学说，对针灸治疗的指导作用更为直接而重要。针灸选穴是在明确辨证的基础上，通常以循经取穴为主，即某一经络或脏腑有病，便选用该经或该脏腑所属的经脉的远部腧穴来治疗。

二、腧穴

（一）腧穴概述

1. 概念　腧穴是人体脏腑经络气血输注于体表的特殊部位，针灸、推拿和拔罐治疗施术之所。“腧”与“俞”“输”义通，有转输、输注的含义；“穴”是孔隙的意思。腧穴既是疾病的反应点，又是针灸的施术部位。

> 腧穴就是我们常说的穴位，常在空隙、空窍、凹陷处，按压时有明显的酸麻胀痛感。

2. 分类　人体的腧穴很多，主要分为十四经穴、经外奇穴和阿是穴三类。

（1）十四经穴：归属于十二经脉和任督二脉的腧穴，是腧穴的主要部分，简称经穴。它们有固定的名称、固定的位置和归经，且有主治本经病证的共同作用。

（2）经外奇穴：是指有一定的名称和明确的位置，而未归入十四经系统中的腧穴，简称奇穴、经外穴。这些腧穴对某些病证具有特殊的治疗作用。

（3）阿是穴：又称天应穴，是以压痛点或阳性反应点为穴，无固定位置和具体穴名的一类腧穴。

> 阿是穴：既没有特定的名字，也没有固定的位置，就是哪里有压痛哪里就是阿是穴。患者被按到压痛点时会喊“啊，是，是这”，这可能就是阿是穴名字的由来。

3. 腧穴的治疗作用

（1）近治作用：这是一切腧穴主治作用所具有的共同特点。如所有腧穴均能治疗该穴所在部位及邻近组织、器官的病证。

（2）远治作用：这是十四经腧穴主治的基本规律。在十四经穴中，尤其是十二经脉在四肢、肘、膝关节以下的腧穴，不仅能治疗局部病证，还可治疗本经循行所及的远隔部位的组织、器官、脏腑的病证，有的甚至可影响全身的功能。

（3）特殊作用：针刺某些腧穴，对机体的不同状态，可起着双向的良性调节作用。如天枢可治泄泻，又可治便秘。

4. 确定腧穴的方法　针灸临床疗效与取穴位置是否正确有着密切的关系，因此定位方法至关重要。常用的定位方法有 4 种。

（1）体表解剖标志定位法：是以人体解剖学体表标志为依据的取穴法，又称自然标志定位法。可分为两种。

1）固定标志：指固定不移，不随人体活动而改变的标志，如突起或凹陷、五官轮廓、发际等。

2）活动标志：指必须采用某种活动姿势才会出现的标志，如耳屏前微张口才有凹陷可取听宫。

（2）“骨度”折量定位法：由于人体高矮胖瘦差异很大，描述腧穴定位时所涉及的长度和宽度的计量无法采用国际单位制，以绝对的标准值来描述，因此只能用等分折量的方法。“骨度”折量定位法是以体表骨节为主要标志，定出全身各部的分寸，进行折量的方法。将体表各部位的骨节长度或宽度规定为一定的份数，每份为 1 寸，作为取穴标准的方法。不论患者男女、老少、高矮、胖瘦，均可依据此标准在其自身测量。

（3）“指寸”定位法：即“手指同身寸取穴法”，指依据患者本人手指为标准，进行测量定穴的方法。

1）中指同身寸：以患者的中指屈曲时中节内侧两端横纹头之间的距离为 1 寸。

2）拇指同身寸：以患者拇指指间关节宽度为 1 寸。

3）横指同身寸：患者食指、中指、无名指和小指并拢，以中指中节横纹为准的横宽为 3 寸。

（4）简便取穴法：是临床上一种简便易行的取穴方法。如立正姿势，捶臂中指端取风市；两耳尖直上取百会；两手虎口自然平直交叉，在食指端到达处取列缺等。

（二）常用腧穴

1. 百会

（1）定位：在头顶正中线与两耳尖连线的交点处。

（2）主治：头痛、昏厥、焦躁、高血压、痔疮、目眩失眠、耳鸣、耳聋等。

2. 印堂

（1）定位：位于人体面额部，在两眉头的中间。

（2）主治：头痛、眩晕、鼻炎、眼病、失眠、三叉神经痛、高血压。

3. 迎香

（1）定位：在面部，鼻翼外缘中点旁开，鼻唇沟中。

（2）主治：急慢性鼻炎、鼻出血、面神经麻痹、鼻塞不通等。

4. 四白

（1）定位：在面部，瞳孔直下，眶下孔凹陷处。

（2）主治：面瘫、三叉神经痛、鼻炎、眼病等。

5. 太阳

（1）定位：在颞部，眉梢与目外眦之间，向后约一横指的凹陷处。

（2）主治：头痛、偏头痛、头晕、眼睛疲劳、牙痛等。

6. 下关

（1）定位：在面部，颧骨下缘中央与下颌切迹之间的凹陷中。

（2）主治：耳聋、耳鸣、中耳炎、牙痛、三叉神经痛、面神经麻痹、下颌疼痛、牙关紧闭、张嘴困难、颞颌关节炎。

7. 颊车

（1）定位：颊车穴位于面颊部，下颌角前上方，耳下大约一横指处，咀嚼时肌肉隆起时出现的凹陷处。

（2）主治：牙痛、面瘫、牙关紧闭、面肌痉挛、痄腮、三叉神经痛。

8. 风池

（1）定位：在颈后区，枕骨之下，胸锁乳突肌上端与斜方肌上端之间的凹陷处。

（2）主治：感冒、头痛、眩晕、颈项强痛、高血压病、鼻衄、耳鸣、耳聋、中风、癫痫、疟疾、热病。

9. 天柱

（1）定位：在颈后区，也就是脖子处有一块突起的肌肉（斜方肌，此肌肉外侧凹处，后发际正中旁开约 2 厘米，即此穴）。

（2）主治：落枕、肩背痛、头痛、记忆减退。

10. 中脘

（1）定位：在上腹部，前正中线上，脐中上 4 寸。剑胸结合与脐中连线的中点处。

（2）主治：胃脘痛、腹胀、呕吐、呃逆、纳呆、消化不良、黄疸、肠鸣、便秘。

11. 神阙

（1）定位：在脐区，脐中央，即肚脐。

（2）主治：腹痛、泄泻、脱肛、水肿、虚脱。

12. 气海

（1）定位：在下腹部，前正中线上，脐中下 1.5 寸。

（2）主治：腹泻、腹胀、便秘、月经不调、痛经、遗尿、遗精、阳痿、疝气。

13. 关元

（1）定位：在下腹部，前正中线上，脐中下 3 寸。

（2）主治：腹泻、脱肛、疝气、尿频、尿潴留、遗精、阳痿、早泄、月经不调、经闭、经痛、子宫脱垂。

14. 天枢

（1）定位：在腹部，横平脐中，脐中旁开 2 寸。

（2）主治：腹胀、肠鸣、绕脐痛、便秘、泄泻、痢疾、月经不调、小儿单纯性消化不良。

15. 大椎

（1）定位：在脊柱区，第 7 颈椎棘突下凹陷中，后正中线上。

（2）主治：发热、疟疾、中暑、感冒、癫痫、咳喘、颈项强痛、支气管炎等。

16. 肺俞

（1）定位：在脊柱区，第 3 胸椎棘突旁开 1.5 寸。

（2）主治：咳嗽、气喘、潮热、盗汗、鼻塞等。

17. 心俞

（1）定位：在脊柱区，第 5 胸椎棘突旁开 1.5 寸。

（2）主治：心悸、咳嗽、失眠、健忘、盗汗、梦遗、癫痫、胸痛、晕车、头痛、神经官能症等。

18. 胆俞

（1）定位：在背部，第 10 胸椎棘突下，旁开 1.5 寸。

（2）主治：黄疸、口苦、肋痛、肺痨、潮热等。

19. 脾腧

（1）定位：在背部，第 11 胸椎棘突下，旁开 1.5 寸。

（2）主治：黄疸、呕吐、泄泻、消化不良、胃痛、背痛等。

20. 胃腧

（1）定位：在背部，第 12 胸椎棘突下，旁开 1.5 寸。

（2）主治：胃脘痛、呕吐、腹胀、消化不良、胃下垂等。

21. 肾腧

（1）定位：在腰部，第 2 腰椎棘突下，旁开 1.5 寸。

（2）主治：遗精、阳痿、不孕、不育、水肿等。

22. 曲池

（1）定位：在肘区，屈肘 90 度，肘横纹外侧端外凹陷中；极度屈肘，肘横纹桡侧端凹陷中。

（2）主治：咽喉肿痛、齿痛、目赤痛、手臂肿痛、肘关节痛、上肢瘫痪、麻木、腹痛吐泻、高血压。

23. 外关

（1）定位：在前臂背侧，腕背横纹上2寸，尺骨与桡骨之间。

（2）主治：热病、头痛、耳聋、耳鸣、目赤肿痛、胁痛、肘臂屈伸不利、手指疼痛、手颤、上肢麻木。

24. 内关

（1）定位：在前臂掌侧，从近手腕之横皱纹的中央，往上约三指宽，掌长肌腱与桡侧腕屈肌腱之间。

（2）主治：孕吐、晕车、眩晕、头痛、手臂疼痛、呃逆、呕吐、上腹痛、心悸、心绞痛、胃痛、月经痛、中风、腹泻等。

25. 列缺

（1）定位：在前臂桡侧缘，桡骨茎突上方，腕横纹上1.5寸，当肱桡肌与拇长展肌腱之间。简便取穴法：两手虎口自然交叉，一手食指按在另一手桡骨茎突上，指尖下凹陷处。

（2）主治：伤风、头痛、项强、咳嗽、气喘、咽喉肿痛、口眼歪斜、齿痛、腕部肿痛无力。

26. 合谷

（1）定位：在手背，第1、2掌骨间，第2掌骨桡侧的中点处。简便取法为拇、食指并拢，于最高点取之。

（2）主治：一切头面诸疾和各种疼痛，如头痛、目赤肿痛、鼻衄、齿痛、牙关紧闭、耳聋、痄腮、咽喉肿痛、多汗、无汗、吐泻、晕厥、面神经麻痹。

27. 风市

（1）定位：在大腿外侧部的中线上，直立垂手，掌心贴于大腿，中指尖所指凹陷处。

（2）主治：下肢瘫痪、腰腿痛、膝关节炎、股外侧皮神经炎，小儿麻痹后遗症。

28. 足三里

（1）定位：在小腿前外侧，犊鼻下3寸，距胫骨前缘一横指。

（2）主治：胃肠道病证，如胃痛、呕吐、腹胀、肠鸣、消化不良、阑尾炎、泄泻、便秘、下肢不遂、发热。此外，足三里有防病保健和强壮身体的作用。

29. 阳陵泉

（1）定位：在膝盖斜下方，小腿外侧之腓骨小头稍前凹陷中。

（2）主治：治疗膝关节炎及周围软组织疾病、腰痛、膝盖疼痛、脚麻痹、下肢瘫痪、抽筋、麻痹、坐骨神经痛、腰腿疲劳、踝扭伤。

30. 阴陵泉

（1）定位：在小腿内侧，胫骨内侧髁下方凹陷处。

（2）主治：腹胀、泄泻、水肿、小便不利、下肢瘫痪、膝痛。

31. 三阴交

（1）定位：在小腿内侧，足内踝尖上 3 寸，胫骨内侧缘后方。

（2）主治：肠鸣腹胀、泄泻、月经不调、带下、滞产、遗精、阳痿、遗尿、疝气、失眠、下肢痿痹、脚气。

32. 涌泉

（1）定位：在足底部，卷足时足心凹陷处。卧位或伸腿坐位，约当第 2、3 趾指缝纹头端与足跟连线的前 1/3 与后 2/3 交点上。

（2）主治：头顶痛、头晕、眼花、昏厥、咽喉痛、失音、小便不利、小儿惊风、足心热。

33. 太冲

（1）定位：在足背侧，第 1 跖骨间隙的后方凹陷处，或触及动脉搏动。

（2）主治：头痛、眩晕、疝气、月经不调、癃闭、癫狂、痫证、胁痛、腹胀、黄疸、呕逆、目赤肿痛、膝股内侧痛、下肢痿痹。

第六节　病因病机

一、病因

人为什么会生病？中医认为当人体正常的生理机能被某些因素破坏后，首先会出现阴阳失调，气血运行不畅，因而导致脏腑运作失常，最后就产生了疾病。

中医认为，人体各脏腑组织之间，以及人体与外界环境之间，既对立又统一，它们在不断地产生矛盾而又解决矛盾的过程中，维持着相对的动态平衡，从而保持着人体正常的生理活动。疾病的发生关系到正气和邪气两个方面，正气不足是发病的内在因素，邪气是导致发病的重要条件。内外环境通过影响正气和邪气的盛衰而影响人体的发病。

关于病因的归类，主要是“三因”学说，它把病因分为内因、外因和不内外因。在疾病过程中，原因和结果相互作用，在某一病理阶段中是结果的，而在另一阶段则可成为新的致病因素（表1－12）。

表1－12　致病因素

病因	含　义	致病因素
外因	指从外部侵入身体的病邪	一般分为风、寒、暑、湿、燥、火6种病邪，又被称为六淫或六邪
内因	指每个人所具有的身体素质，即体质	包括情绪变化等精神承受能力，是一种后天形成的综合体质。感情的变化用喜、怒、忧、思、悲、恐、惊七情表示
不内外因	指既不属于内因，也不属于外因的生活习惯方面的致病因素	如偏食、饮食不规律、疲劳、运动不足以及外伤等

（一）外在因素

外在因素指的是六淫，即风、寒、暑、湿、燥、火6种外感病邪的统称。正常情况下，称为“六气”，是自然界6种不同的气候变化，是万物生长的条件，对人体是无害的。由于机体在生命活动中，通过自身的调节机制产生了一定的适应能力，从而使人体的生理活动与六气的变化相适应，正常的六气一般不易于使人发病。

阴阳相移、寒暑更作、气候变化都有一定的规律和限度。当气候变化异常，六气发生太过或不及，或非其时而有其气（如春天应温而反寒，秋天应凉而反热等），以及气候变化过于急骤（如暴冷、暴热等），在人体的正气不足，抵抗力下降时，六气才能成为致病因素，导致疾病的发生。能导致机体发生疾病的六气称为“六淫”。由于六淫是不正之气，所以又称其为“六邪”，是属于外感病的一类致病因素。

1. 六淫致病的共同特点（表1－13）

表1－13　六淫致病的共同特点

性质	特　点	致　病
外感性	多从肌表、口鼻侵入或两者同时受邪	其所致疾病即称为“外感病”
季节性	致病有明显的季节性	如春季多发风病，夏季多暑病，秋季多燥病，冬季多寒病
地域性	致病与生活、工作的区域环境密切相关	如久居潮湿环境多湿病，西北多燥病，东北多寒病等
相兼性	既可单独侵犯人体致病，又可两种以上同时侵犯人体而发病	如风寒感冒、湿热泄泻、风寒湿痹等

2. 六淫各自的性质和致病特征（图 1－18）

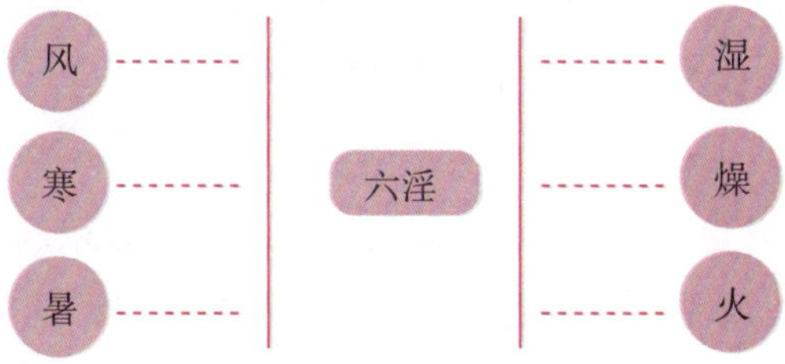

图 1－18 六淫性质与致病特征

（1）风

1）风为阳邪，性开泄，易袭阳位：风邪具有升发、向上、向外的特性，故属于阳邪；其性开泄，指易使肌表腠理开张而疏泄；易袭阳位，通常从人体的上部或肌表，使皮毛腠理开泄，常出现头痛、汗出、恶风等症状。

2）风性善行而数变："善行"是指风邪致病具有病位善动不居、行无定处的特性。"数变"指风邪致病游移不定，变幻莫测，发病迅速。

3）风为百病之长：长者，始也，首也。风邪为六淫中最容易侵袭人体的邪气。凡寒、湿、燥、热诸邪多依附于风邪而侵袭人体，所以风邪常为外邪致病的先导。

（2）寒

1）寒为阴邪，易伤阳气：寒为阴气盛的表现，故属性为阴，人体感受寒邪后，容易损伤阳气。阳气受损，失其正常的温煦气化作用，则可出现阳气衰退的寒证。

2）寒性凝滞："凝滞"即凝结、阻滞不通之意。人体气、血、津液之所以能运行不息，通畅无阻，全赖一身阳和之气的温煦推动。当寒邪侵袭人体后，首先损伤阳气，致使气无力行血，导致气血凝滞而不通，气血不通则痛。

3）寒性收引："收引"有收缩牵引之意。由于寒邪侵袭人体，容易引致气滞血瘀，气机血脉的运行受阻，因此导致肌表、经络和肌肉等组织收缩而挛急。

（3）暑

1）暑为阳邪，其性炎热：暑为夏季的主气，乃火热之气所化。暑邪的属性为阳，致病有明显的季节性。暑邪伤人多表现为一系列阳热症状，如高热、心烦、面赤、脉洪大等。

2）暑性升散，伤津耗液：暑为阳邪，阳性升发，故暑邪侵袭人体，火热之性会引起出汗，当汗出多时则容易耗伤津液，津液亏损，即可出现口渴喜饮、尿赤短少等症，在大量汗出的同时，往往气随津泄而致气虚。

3）暑多夹湿：暑季除了气候炎热外，经常是多雨而潮湿，热蒸湿动，使空气中湿度增加，因此人体感受暑邪时，通常也会同时被湿邪侵扰。

（4）湿

1）湿为阴邪，阻遏气机，易损伤阳气：湿性重浊，其性类水，故为阴邪。湿邪侵及人体，留滞于脏腑、经络，容易阻遏气机，致使气机运行不畅，最终导致阳气亦受损伤。

2）湿性重浊黏滞："重"即沉重或重着之意，指湿邪致病，出现以沉重感为特征的临床表现。"浊"为秽浊不清，指湿邪为患，易呈现分泌物和排泄物秽浊不清的现象。"黏"为黏腻；"滞"即停滞。

3）湿性趋下，易袭阴位：指湿邪通常从人体的下部侵袭而入，如水肿多以下肢较为明显。

（5）燥

1）燥性干涩，易伤津液：燥邪的特性为干涩，故外感燥邪最易耗损人体的津液，造成阴津亏虚的病变，可见口鼻干燥、咽干口渴、皮肤干涩、小便短赤、大便干结等症。

2）燥易伤肺：肺为娇脏，喜润而恶燥。燥邪容易损伤肺的津液，影响肺的宣发和肃降功能，从而出现干咳少痰，或痰液胶黏难咯，或痰中带血，甚至喘息胸痛等症。

（6）火

1）火为阳邪，其性炎上：火邪的属性为阳，火性趋上，火热之邪易侵害人体上部，尤以头面部多见，故为火热病证；阳邪侵入，致人体阳气病理性偏亢，故发为实热性病证。

2）火易耗气伤津：由于火邪容易引起人体出汗，因而容易耗伤津液与阳气。

3）火易生风动血："生风"是指火热之邪侵犯人体，燔灼肝经，耗劫津液，使筋脉失其滋养濡润，而致肝风内动；"动血"指火热入于血脉，易迫血妄行，引起各种出血证。

六淫的特性如下（表1－14）。

表1－14　六淫的特性

类别	特征	特　点	症　状
风邪	阳邪	从皮毛、肌肤而侵人体	发热，出汗，恶风
寒邪	阴邪	伤及肌表、脏腑	恶寒，腹部冷痛，腹泻
暑邪	阳邪	易发生于夏季	津液耗损，口干，尿短赤
湿邪	阴邪	环境潮湿侵袭肌表，侵扰关节	清阳难升，头昏沉重；经络阻塞，关节疼痛
燥邪	阳邪	易发生于秋季	阴液亏损，口干口渴
火邪	阳邪	热之极便是火	皮肤燥痒，尿短赤，汗出，烦渴高热，灼伤经络，吐血，尿血

（二）内发因素：七情内伤

七情是指喜、怒、忧、思、悲、恐、惊七种正常的情志活动，是人的精神意识对外界事物的反应。当突然的、强烈的或持久的情志刺激，超越了人体本身的正常生理和心理适应能力，或在人体正气虚弱的情况下，可导致机体的阴阳气血失调，脏腑经络气机紊乱及功能活动失常而致病。

1. 七情与内脏气血的关系　人体的情志活动与脏腑有密切关系，而脏腑功能活动主要靠气的温煦、推动和血的濡养。心在志为喜；肝在志为怒；脾在志为思；肺在志为忧；肾在志为恐。这说明不同的情志变化对各脏腑有不同的影响，而脏腑气血的变化，也会影响情志的变化。

2. 七情致病的特点

（1）伤及内脏：七情分属五脏，七情反应太过或不及则可对各脏有不同的影响，如怒伤肝、喜伤心、思伤脾、忧伤肺、恐伤肾。七情内伤，既可单一情志伤人，又可两种以上情志交织伤人。

（2）影响脏腑气机：病理上，异常的情志活动直接会影响脏腑气机，导致脏腑气机升降失常而出现相应的临床表现。如喜则气散、怒则气上、忧则气聚、思则气结、悲则气消、恐则气下、惊则气乱。

（3）影响病情变化：情志异常波动，可使病情加重或迅速恶化。如有高血压病史的患者，若遇事恼怒，肝阳暴涨，血压可以迅速升高，发生眩晕，甚至突然晕厥或半身不遂。

七情的致病特点如下（表 1－15）。

表 1－15　七情致病特点

七情	特征	类别	症　　状
喜	气散	伤心	精神无法集中
怒	气上	伤肝	面红目赤，吐血
忧	气聚	伤肺	神疲乏力，意志消沉
悲	气消	伤肺	神疲乏力，意志消沉
思	气结	伤脾	腹胀、便溏、消化不良
恐	气下	伤肾	手足无措、大小便失禁
惊	气乱	伤肾	手足无措、大小便失禁

（三）其他因素

1. 饮食　正常饮食，是人体维持生命活动之气血阴阳的主要来源之一，但饮食失宜、饮食不节或饮食偏嗜，则是导致许多疾病发生的原因。食物主要依靠脾胃消化吸收，若饮食失宜，则首先可以损伤脾胃，导致脾胃的腐熟、运化功能失常，引起消化功能障碍，其次还能生热、生痰、生湿，产生种种病变。

2. 劳逸　劳逸包括过度劳累和过度安逸两个方面。正常的运动和体育锻炼，有助于气血流畅，增强体质。必要的休息，可以消除疲劳，恢复体力和脑力，不会使人致病。过度的劳累和过度的安逸，会伤害气血津液的运行，导致疾病的产生（图1－19）。

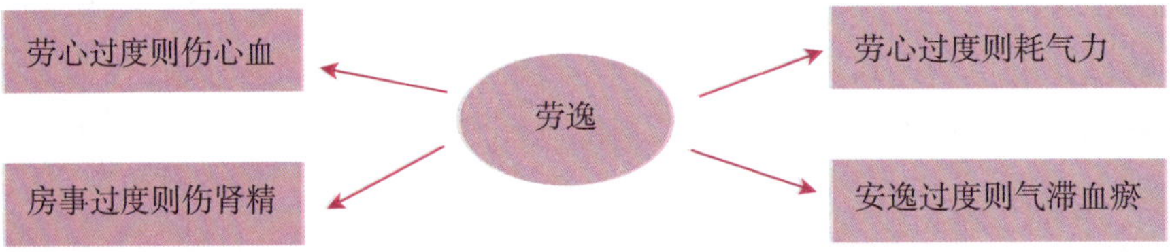

图1－19　过度的劳累或安逸导致疾病的发生

3. 痰和饮　痰和饮都是水液代谢障碍所形成的病理产物。一般以较稠浊的称为痰，清稀的称为饮。痰、饮形成后，饮多留积于肠胃、胸胁及肌肤，而痰则随气升降流行，内而脏腑，外至筋骨皮肉，形成多种病证，因此有“百病多由痰作祟”之说。

4. 瘀血　瘀血形成的部位，不仅分布在脏腑里，也可以分布在经络组织内。当瘀血形成后，又会反过来阻滞气血的运行，导致经络不通，于是产生了疼痛、肿块和出血等现象。

5. 外伤　外伤指各种外在因素所造成肌表和筋骨的创伤。

二、病机

病机是当人体受到六淫、七情、内伤等因素侵犯时，病情的发展和疾病传变的过程。

病机，即疾病发生、发展与变化的机制。人体脏腑、经络的生理活动正常，气血阴阳协调平衡，即所谓“阴平阳秘”。当人体脏腑功能失常或邪气侵袭人体，气血阴阳平衡协调关系受到破坏，导致“阴阳失调”，出现了各种临床症状，便发生了疾病。

（一）邪正相争

1. 正与邪的传变　正气指人体的正常生理功能及防御功能，简称为“正”。邪气指各种致病因素，即病因，简称“邪”。正气充盛，邪气不易入侵；正气虚弱，邪气易乘虚而入，导致发病。因此，在疾病的过程中，始终存在着邪气与正气之间的相互斗争。邪正双方不断斗争的态势和结果，关系着疾病的发生，直接影响着疾病的发展和转归，同时也决定病证的虚实变化。

2. 虚与实的传变　实表示人体内的邪气亢盛，而正气尚未虚衰，能积极与邪抗争，临床上出现一系列病理性反应比较剧烈的、有余的证候，称为实证，实证多出现于疾病的初期或中期。

虚表示人体的正气不足，致使防御能力和调节能力低下，邪正斗争的现象并不明显，临床上表现为一系列虚弱、衰退和不足的证候，称为虚证，虚证多出现于疾病的后期。

在疾病的发生、发展过程中，由于邪气与正气的亢盛或是衰弱会随着病情的好坏而发生不同的变化，因此对于病机的虚实转化，也相应会出现转化和交错。一般而论，正胜邪退，疾病趋向于好转和痊愈；邪胜正衰，则疾病趋向于恶化，甚至导致死亡；若邪正力量相持不下，则疾病趋向迁延或慢性化。

（二）阴阳失调

阴阳失调，即阴阳消长之间失去平衡协调的简称，是指机体在疾病的发生发展过程中，由于各种致病因素的影响，导致机体的阴阳双方失去相对的平衡协调而出现的阴阳偏胜、偏衰，或阴不制阳、阳不制阴的一系列病理变化。阴与阳两者之间相互制约、相互转化，既对立又统一，维持着动态的平衡，并不是固定不变的，而是随着病情的进退和邪正盛衰等情况的改变而变化。

（三）气血失常

人体的气和血流行于全身，气血的功能主要是提供能量以濡养脏腑组织，而脏腑组织又可以化生气血。如果气血运行失常，必然会影响脏腑组织的各种生理功能，而导致疾病的发生。同时，气和血又是脏腑功能活动的产物，因此，脏腑发生病变，不但可引起本脏腑的气血失常，也会影响全身的气血，从而引起气或血的病理变化。

（四）津液代谢失常

津液的代谢失常，也就是津液的输布失常，津液的生成和排泄之间失去平衡，从而出现津液的生成不足、耗散和排泄过多，以致体内的津液不足，或是输布失常、排泄障碍，导致体内的水湿停滞，最终形成了痰饮、湿浊等病理变化。

第二章
辨证施护

第一节　四　　诊

中医诊法，即通过望、闻、问、切四诊诊察和收集病情资料的基本方法。中医认为人是一个有机的整体，通过患者外在的表现，可以推知在内的或某一局部的病变。望、闻、问、切四诊各有其独特的作用和意义，不能相互取代，是从不同方面搜集病情资料的主要手段，必须将四者结合起来应用，只有“四诊合参”，才能全面、系统、客观地了解病情，并对疾病作出正确的判断。

一、望诊

望诊在中医诊断学中占有重要的地位，被列为四诊之首。望诊是医生运用视觉观察患者的神、色、形、态、舌象、头面、五官、四肢、二阴、皮肤以及分泌物和排泄物等，以发现异常表现，了解病情的诊察方法。望诊的内容包括全身望诊、局部望诊，局部望诊又分为舌诊、望排出物、望小儿指纹等（表2－1）。

表2－1　望诊的内容与方法

分类	内容与方法
整体望诊	通过观察全身的神、色、形、态变化来了解疾病情况
局部望诊	在整体望诊的基础上，根据病情或诊断的需要，对身体局部进行重点、细致的观察。因为整体的病变可以反映在局部，所以望局部有助于了解整体病变的情况。望神、望色、望舌、望排出物、望小儿指纹等中，舌象和面色反映内脏病变较为准确，实用价值较高

（一）望神

神，狭义指“神志”，多指精神、意识、思维活动。广义指机体脏腑组织功能活动的外在表现，是对人体生命现象的高度概括。望神主要观察人的精神状态，看神志是否清楚，反应是否灵活，面目表情如何、形体动作怎样等，尤应重视眼神的变化。神态包括3种：得神、失神、假神。此外，神气不足、神志异常等也应属于望神的内容（图2－1）。

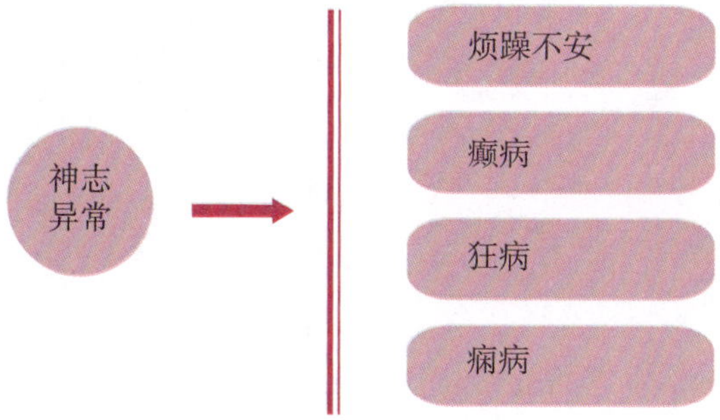

图2－1 神志异常类型

1. 得神　得神又称有神，主要表现为神志清楚、语言清晰、面色荣润、表情自然、双目灵活明亮而有神、反应灵敏、体态正常等。提示正气充足，脏腑功能正常。若在病中，则虽病而正气未伤，是病轻的表现，预后良好。

2. 失神　失神又称无神，主要表现为神志不清、目光呆滞无神、面色晦暗、身体沉重、表情淡漠、反应迟缓、言语无伦等。提示正气大伤，脏器衰竭，精气亏虚，为病情危重的表现，预后多较差。

3. 假神　假神，即久病、重病之人，精气本已极度衰竭，而突然出现某些神气暂时“好转”的假象。表现为神昏、目无光彩、不欲言语者，突然出现神志清晰、精神好转、目光明亮；或原来面色晦暗者，突见面赤如妆。提示脏腑精气极度衰竭，正气将脱，阴阳即将离决的危候，犹如“残灯复明”“回光返照”，临床应予特别注意。

（二）望色

望色，又称“色诊”，是通过观察患者皮肤色与泽的变化来诊察病情的方法。望色除望面色外，还包括对体表黏膜、分泌物和排泄物色泽的观察。面色分为常色和病色。常色即正常的、无病的面色。中国人正常面色为微黄红润，但由于禀赋、地域、季节、职业等关系，面色略有差异。病色即因病而发生异常变化的面色，临床上病色分为赤、白、黄、青、黑5种，分别见于不同脏腑和不同性质的疾病。从性质而言，青黑为痛，黄赤为热，白为寒；从脏腑而言，青为肝，赤为心、白为肺、黄为脾、黑为肾（图2－2）。

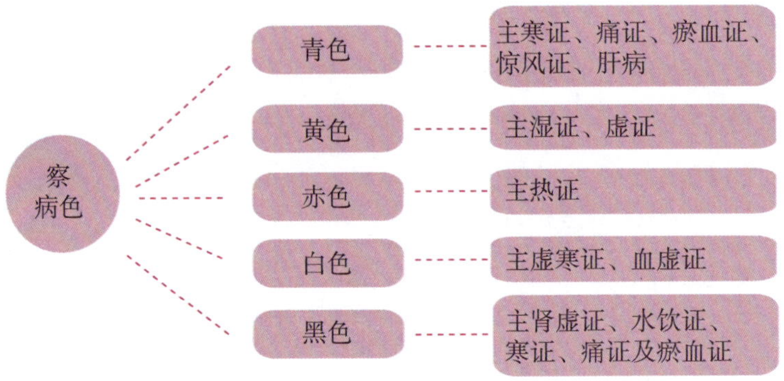

图2－2　色诊

（三）望形态

望形态是观察患者形体方面的变化以及姿态活动异常来诊察病情的方法。

1. 望形体　望形体主要是观察患者形体的强弱胖瘦、体质形态和异常表现等来诊察病情的方法。一般而言，脏腑气血充盛，则形体健壮；反之，则形体衰弱。

2. 望姿态　望姿态是观察患者的动静姿态、体位变化和异常动作以诊察病情的方法。如头摇不能自主，四肢时而颤动，多为肝风内动。

（四）望舌

望舌属望五官的内容之一，但内容非常丰富，至今已发展成为专门的舌诊。望舌是观察患者舌质和舌苔的变化以诊察疾病的方法，是望诊的重要组成部分，也是中医诊法的特色之一（图2－3）。正常舌象是舌色淡红鲜明、舌体柔软灵活、舌苔薄白均匀，简称“舌淡红，苔薄白”，是胃气旺盛、脏腑功能正常、气血津液充盈的表现。

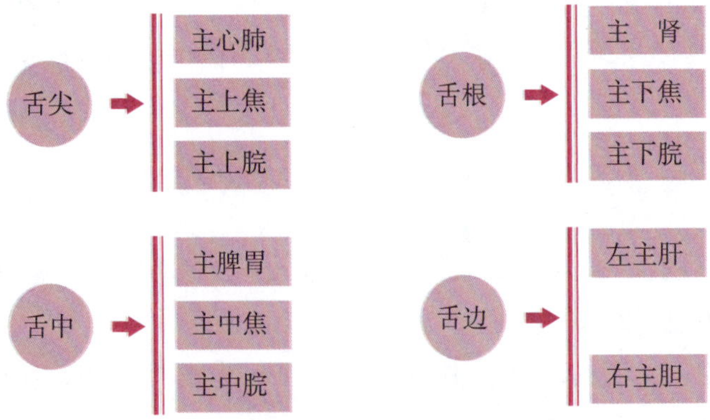

图2－3　舌诊

1. 望舌质　舌质是舌的肌肉和脉络组织。望舌质主要从舌形、舌态和舌色两方面观察。

（1）舌形：主要有老嫩、荣枯、胖瘦、点刺、裂纹等方面的特征。舌质纹理粗糙，形色坚敛称苍老舌，属实证；舌质纹理细腻，色娇嫩，形多浮胖，称为娇嫩舌，多主虚证。舌体胖大，舌色淡白者为脾胃阳虚，水饮停聚；舌体瘦小而枯薄者，称为瘦薄舌，是阴血亏虚；舌面乳头增生、肥大，高起如刺，摸之刺手，称为芒刺舌，多因邪热亢盛所致（图2－4）；舌面有明显裂沟，称裂纹舌；舌体边缘有牙齿压印的痕迹，称齿痕舌。

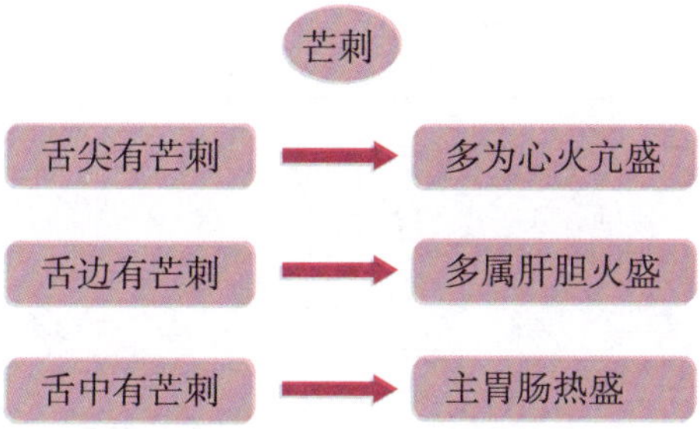

图2－4　舌芒刺的表征

（2）舌态：舌体强硬，屈伸不利，见于温病，如热入心包，痰浊内阻，或为卒中征兆；舌体痿软，不能随意伸缩回旋，多属气血亏虚，阴液亏耗，为筋脉失养所致；舌体颤抖，不能自主，多因阴血亏虚，或肝风内动，外感热病，为热极生风；舌体歪斜，多为卒中或卒中先兆；舌体收缩，不能伸展，多属危重证候；弄舌、吐舌，多为心脾有热。

（3）舌色：舌色，即舌体的颜色。一般分为淡红、淡白、红、绛、紫、青等，除淡红色为正常舌色外，其余都是主病之色。青、紫舌主气血运行不畅，还可见某些先天性心脏病或药物、食物中毒等病证；淡白舌多为阳虚、气血两虚；红色较深，呈绛色，多为血热。舌尖绛色，心火上炎；舌根绛色，血热内燥；全舌色绛伴深紫，是肝肾亏竭（图2－5）。

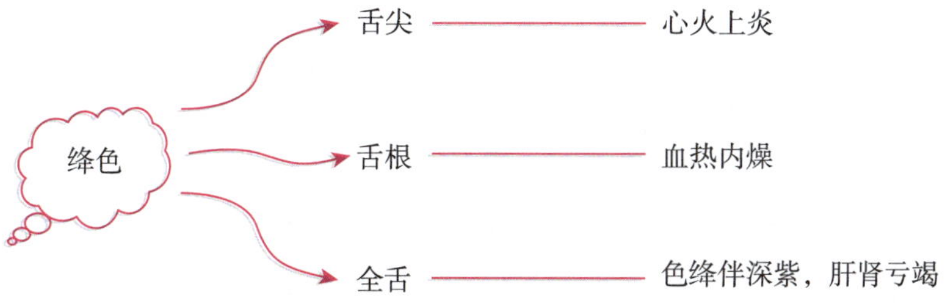

图2－5　舌诊的表征

2. 望舌苔　舌苔指舌面上的一层苔状物，由脾胃之气蒸化胃中食浊而产生，故胃气的盛衰可从舌苔的变化反映出来。正常的舌苔一般是薄而均匀，干湿适中，舌面的中部和根部稍厚。望舌苔应注意苔质和苔色两方面的变化。

（1）苔质：苔质指舌苔的质地、形态，包括舌苔的厚薄、润燥、腐腻、剥落、有根与无根等变化。

1）有无：舌上无苔多是脾胃虚；患病有苔，多是有里滞。

2）厚薄：舌苔厚薄以见底和不见底为标准（表2－2）。

表2－2　舌苔厚薄鉴别

舌苔厚薄	鉴别特点
薄苔	以能“见底”者为薄苔，由胃气所生，属正常舌苔，有病见之，多为疾病初起，病邪在表，病轻或正气不足
厚苔	不能“见底”者为厚苔，多为病邪入里，病情较重或肠胃积滞
舌苔由薄增厚	多为正不胜邪，提示病邪从表转里，病情由轻转重
舌苔由厚变薄	多为正气来复，病情由重转轻，病势退却的表现

3）润燥：舌面润泽，干湿适中，不滑不燥，是润苔，表示津液未伤；舌面水液过多，扪之湿滑，神舌涎流欲滴，为滑苔；舌苔干燥，扪之无津，甚至舌苔干裂，为燥苔，由津液不能上承所致。

4）腐腻：苔质疏松，颗粒粗大，形如豆腐渣堆积在舌面，揩之可去，称为腐苔；苔质致密，颗粒细腻，融成一片，紧贴舌面，揩之不去，刮之不脱，称为腻苔。

5）剥落：舌苔全部剥脱，舌面光洁如镜，称为镜面舌，为胃阴枯竭、胃气大伤之征；舌苔部分剥落，称为花剥舌，多为胃腑气阴两伤。

6）有根苔与无根苔：无论舌苔厚薄，若紧贴舌面，舌苔舌体如同一体，称为有根苔，又称真苔；无根苔是指苔不着实，如涂于舌上，刮之即去，又称假苔。

（2）苔色：苔色，即舌苔之颜色，分为白苔、黄苔、灰苔、黑苔，苔色可以反映病邪的深浅、病情的轻重和进退。

1）白苔：一般主肺与大肠病，常见于表证、寒证。

2）黄苔：一般主脾胃病，常见于里证、热证。

3）灰苔：常由白苔晦暗转化而来，或与黄苔同时并见，常见于里证。

4）黑苔：大多由黄苔或灰苔转化而成，表示病情极其严重。

（五）望头面

头为五体之尊、百骸之长，中藏脑髓，而脑为元神之府。望头面部主要是望头部的形态、头发的色泽、面部的外形。望头面与头发，主要是了解心、肾及气血的盛衰。

1. 望头部　在成人主要是观察是否有振摇的现象，头动摇不能自主，多为肝风内动之兆，或为老年人气血亏虚而致。在小儿主要观察囟门凹凸、大小、闭合的迟早。如小儿头形过大或过小，伴智能不全，多属先天禀赋不足或肾精亏损。

2. 望发　头发主要观察颜色和枯润。正常人发黑粗密润泽，为肾气、精血充足的表现。发黄干枯，稀疏易落，为精血不足。发白，为肾虚，或劳神伤血。脱发，为肾虚，或血热（表2－3）。

表2－3　发的望诊

头发的情况	表　　现
发多浓密，色黑而润泽	是肾气充盛的表现
发稀疏不长	是肾气亏虚的表现
发黄干枯，久病落发	多为精血不足。若突然出现片状脱发，为血虚受风所致
青少年落发	多有肾虚或血热
青年白发	伴有健忘、腰膝酸软者，属肾虚；若无其他病象者，不属病态
小儿发结如穗	常见于疳积

（六）望五官

望五官是对目、鼻、耳、唇、口、齿龈、喉咙等头部器官的望诊。诊察五官的异常变化，可以了解脏腑的病变。

1. 望目　中医将目的不同部位分属于五脏：瞳仁属肾；黑睛属肝；两眦血络属心；白睛属肺；眼睑属脾。目赤肿痛，属实热证；白睛红赤，多为肺经风热或外感风热；白睛发黄，为黄疸病；睑缘赤烂，多为脾有湿热；目胞水肿，为水肿病；眼窝凹陷，为伤津耗液，或气血不足；目睛斜视、直视或上视，多为肝风内动。

2. 望鼻　应注意观察鼻形态和鼻分泌物。鼻塞流清涕，为外感风寒；鼻塞流浊涕，为外感风热；鼻塞流腥臭脓涕，为鼻渊；鼻端红色粉刺，为酒渣鼻；鼻腔出血，称为鼻衄。

3. 望耳　正常人耳郭肥大、色泽红润。耳轮瘦小而薄，为先天亏损，肾气不足；耳内流脓水，多为肝胆湿热熏蒸所致。

4. 望口唇　口唇反映脾胃病变。唇色淡白，为血虚；唇色深红，为热盛；唇色青紫，为寒盛、血络瘀阻。口唇干裂，为燥热伤津。口唇糜烂，为脾胃积热上蒸；口歪，为风邪中络、卒中。

5. 望齿龈　望齿龈主要可以观察胃、肾的病变以及津液的盈亏。牙齿干燥，多为胃热伤津；牙齿松动稀疏，齿根外露者，多属肾虚或虚火上炎；牙龈出血，为胃火或气虚；齿龈红肿疼痛，为胃火上炎。

6. 望喉咙　咽喉为口鼻与肺胃之通道。咽喉红肿而痛，多属肺胃积热；咽喉红肿而溃烂，有黄白腐点，是热毒深极；咽间有灰白色假膜，擦之不去，重擦出血，随即复生者是白喉。

（七）望皮肤

皮肤具有防止外邪入侵、调节人体代谢与体温的作用，并有一定的辅助呼吸作用。望皮肤应注意观察皮肤色泽及形态的变化，如斑、疹、痘、痈、疽、疔、疖等（表2－4）。

表2－4　痈、疽、疔、疖的表象

项　目	表　　象
痈	发病局部范围较大，红肿热痛，根盘紧束
疽	漫肿无头，根脚平塌，肤色不变，不热少痛
疔	范围较小，初起如粟，根脚坚硬较深，麻木或发痒，继则顶白而痛
疖	起于浅表，形小而圆，红肿热痛，容易化脓，脓溃即愈

（八）望排出物

望排出物是观察分泌物、排泄物和某些排出体外的病理产物的形、色、质、量的变化以诊断病情的方法，如痰涎、呕吐物、二便、涕唾、汗、泪、带下等。一般排出物凡色白（或淡），质地稀，多为寒证、虚证；凡色泽黄赤，质地黏稠，形态污浊不洁，多属热证、实证。以尿为例，进行说明（表2－5）。

表2－5　尿的证象

尿的形态	证　　象
尿清长量多，伴有形寒肢冷	多属寒证
尿短赤量少，伴排尿灼热疼痛	多属热证
尿浑如膏脂或有滑腻之物	为膏淋
尿有砂石，排尿困难而痛	为石淋
尿中带血，伴有排尿困难而灼热刺痛	为血淋
尿浑浊如米泔水，形体日瘦	为脾肾虚损

（九）望小儿指纹

望小儿指纹是观察小儿食指掌侧前缘浅表络脉的形色变化来诊察病情的方法。适用于3岁以下的小儿。指纹分“风”“气”“命”三关，即食指近掌部的第一节为“风关”，第二节为“气关”，第三节为“命关”。三关测轻重、红紫辨寒热、浮沉分表里。

二、闻诊

闻诊是通过听声音、嗅气味来诊断病情的方法。听声音是指诊察患者的声音、呼吸、咳嗽、呕吐、呃逆、嗳气、肠鸣等各种声响；嗅气味是指嗅患者发出的异常气味、排出物的气味、病室的气味等。

三、问诊

问诊就是询问患者或是陪诊者，了解主诉症状、疾病发生发展经过和治疗情况、一般情况、既往健康状况、家族史、检查结果、心理状况等情况的诊察方法。问诊在四诊中占有重要位置。

问诊时环境要安静适宜，不可凭个人主观意愿去暗示和诱导患者，以免所获病情资料片面或失真，影响正确的诊断，要善于围绕主诉内容，深入询问。

1. 询问一般情况　包括姓名、性别、年龄、民族、职业、婚姻、受教育水平、家庭住址、通信联系方式、联系人等。

2. 既往健康状况　包括既往病史、外伤史、手术史、过敏史、既往日常生活状态、烟酒嗜好，女性患者还应了解月经史和婚育史。

3. 家族史　家庭成员有无与患者类似的疾病或家族遗传病史。

4. 检查结果　近期进行的实验室及其他检查的结果，了解病情变化新信息。

5. 心理状况　包括患者对疾病的认识和态度、康复的信心、病后行为及情绪的变化、患者的人格类型、应对能力等。

6. 社会情况　包括职业及工作情况、目前享受的医疗保障待遇、经济状况、疾病对其经济的影响。

四、切诊

切诊是运用指端的触觉，在患者体表一定部位的动脉和体表进行触、摸、切、按，以了解病情的一种诊察方法。包括脉诊和按诊两部分。

（一）脉诊

1. 诊脉部位　目前常用的诊脉部位是寸口，即切腕部桡动脉浅表部位。寸口又称气口或脉口。寸口脉分为寸、关、尺三部：掌后高骨处为关，关前（腕侧）为寸，关后（肘侧）为尺。两手各有寸、关、尺三部，共六部脉。每一部又根据脉诊深度分为浮、中、沉三候。脉象的产生，与心脏的搏动、心气的盛衰、脉管的通利和气血的盈亏及各脏腑的协调作用直接有关（表2－6）。

表2－6　寸口三部对应的脏腑部位

寸口	寸	关	尺
左	心 膻中	肝胆 膈	肾 小腹（膀胱、小肠）
右	肺 胸中	脾胃	肾 小腹（大肠）

2. 诊脉方法

（1）时间：脉诊以清晨起床、未进食为最理想的时间。

（2）体位：患者正坐或仰卧，前臂自然向前平伸，与心脏置于同一水平，手腕伸直，手掌向上，手指放松，微微弯曲。在腕关节下面垫一个松软的脉枕，使得寸口脉充分暴露。

（3）指法：诊脉的时候应当选用左手或右手的食指、中指、无名指3个手指的指目；手指的指端平齐，手指略呈弓形倾斜，与被诊者皮肤呈45度。中指定关，然后食指按于寸部，无名指按于尺部。

3. 正常脉象　正常脉象即平脉。即寸关尺3部均有脉，不浮不沉，不快不慢，不大不小，从容和缓，节律一致。一个正常的脉象，特征为“有胃、有神、有根”。脉象常因年龄、性别、气候、饮食、劳动、情绪等不同因素影响而有差异。

4. 病理脉象　疾病反映在脉象上发生的变化，称为病脉。病脉数目众多，纷繁复杂，而且常常夹杂出现，一般人很难分辨，初学者不必强求完全掌握。

总的来说，各种脉象均离不开位、数、形、势4个方面的变化。“位”是指脉搏位置的深浅；“数”是指脉跳的至数和节律；“形”是指脉道的粗细、长短，以及脉管的硬度和脉搏往来的流利度；“势”是指脉搏力量的强弱，而脉的硬度和流利度也都与“势”密切相关。

（二）按诊

按诊是切诊的重要组成部分。按诊是医生用手直接触摸或按压患者的一定部位，了解局部的疼痛、冷热、润燥、肿胀、软硬、肿块或其他异常变化，从而推断疾病部位、性质和病情轻重等情况的一种诊病方法。

第二节 八纲辨证与施护要点

辨证论治是中医的特色与精华，是中医在诊治疾病时应当遵循的原则。辨证的方法有八纲辨证、六经辨证、卫气营血辨证、三焦辨证、脏腑辨证、气血津液辨证等，其中八纲辨证是最为基础的（图2-6）。

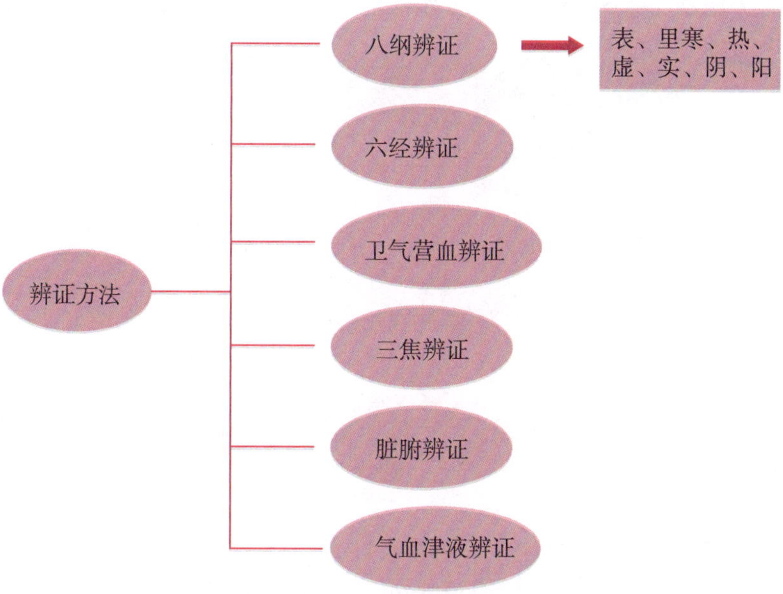

图2-6 辨证方法

八纲，即表、里、寒、热、虚、实、阴、阳八个辨证的纲领，是分析疾病共性的辨证方法，是各种辨证的总纲，是辨证论治的理论基础之一。通过四诊所取得的资料，根据病位的深浅，病邪的性质及盛衰，人体正气的强弱等多方面的情况，加以分析，归纳为八类不同的证候。它是中医辨证方法中最基本、最常用的方法。

疾病的表现尽管极其复杂，但基本上都可以用八纲加以归纳，适应于临床各科的辨证。疾病的类别用虚实归纳；病位的深浅可用表里归纳；疾病的性质可用寒热归纳。

八纲辨证是从八个方面对疾病本质做出纲领性的辨别。八纲之间不是彼此孤立、绝对对立、静止不变的，而是相互间有兼夹、错杂，可有中间状态，并随病变发展而不断变化，如表里同病、虚实夹杂、寒热错杂、表证入里、里邪出表、寒证化热、热证转寒、实证转虚、因虚致实等。

一、表里证候的辨证施护

表里是辨别病变部位在内还是在外的两个纲领（图2－7）。一般把病位浅的，称为表证；病位深的，称为里证。它是一个相对的概念，就躯壳与脏腑相对而言，躯壳为表，脏腑为里；就脏与腑相对而言，腑属表，脏属里；就经络与脏腑相对而言，经络属表，脏腑属里；就皮肤与筋骨相对而言，皮肤为表，筋骨为里等。

因此，从某种角度上说，外有病属表，病较轻浅。内有病属里，病较深重。广义的表里，从病势深浅论，外感病者，病邪入里一层，病深一层；出表一层，病轻一层。

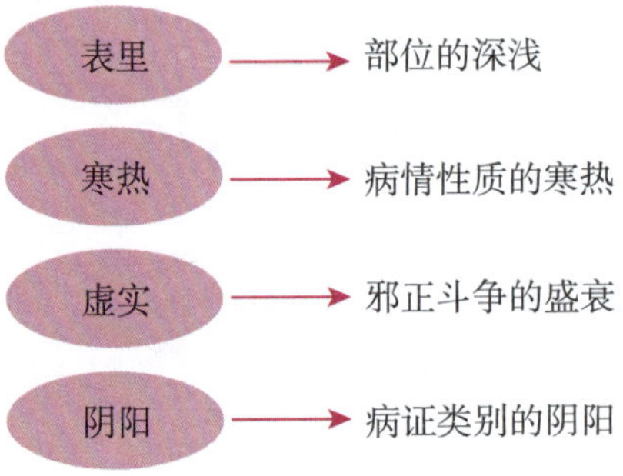

图2－7　八纲辨证

（一）表证

表证是指六淫、疫疠、虫毒等邪气经皮毛、口鼻侵入机体，邪留肌表，正气（卫气）抗邪所表现轻浅证候的概括。表证是外感病的发作初期，正气抵抗外邪于外的表现，具有起病急、病位表浅、病情较轻、病程较短的特点（图2－8）。

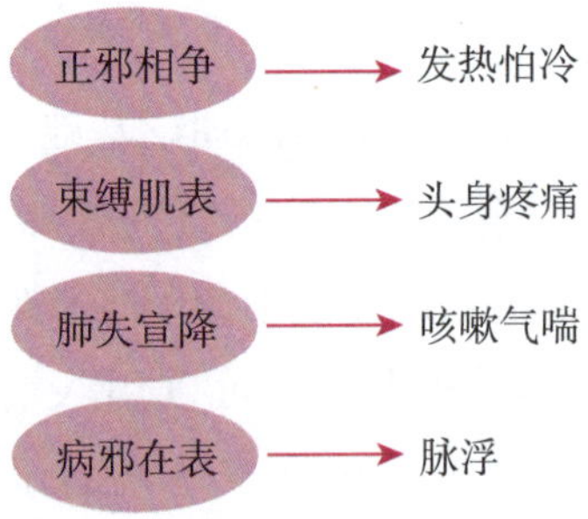

图2－8　表证的病因病机

表证不能简单地将表证理解为皮肤的表浅病变，也不能机械地以为皮毛的病变就是表证，表证可按以下方法进行护理。

（1）病情观察：注意观察寒、热、汗、苔脉的变化。表寒证，无汗，恶寒重，发热轻，苔薄白，脉浮紧；表热证，恶寒轻，发热重，或有汗，苔薄黄，脉浮数；表虚证，恶寒或恶风，有汗或微汗，苔薄白，质淡，脉浮细无力。

（2）生活起居护理：环境安静，居室内空气新鲜，温湿度适宜。随病情以及天气的变化增减衣物，忌寒凉闭汗或汗出当风，汗湿衣服及时更换。被照护者一般应注意休息，愈后应注意经常锻炼身体，以增强体质，提高抗病能力。

（3）用药护理：解表发汗药宜温服，服药后静卧盖被，并饮适量热汤以助汗出。表寒表实证，药后可饮适量热汤以取汗；表虚证被照护者，药后可饮热粥，益胃气、养津液，以助汗出。服解表药后1—2小时，重点观察汗出的情况。药后以微汗为宜，不可过汗，以免伤正气。汗出热退，表解身凉，不必再进解表药。

（4）饮食护理：以补膳食为宜，多食用清淡易消化的半流质或软食之类食物，忌肥甘厚味、生冷之品，以免恋邪伤正。表寒证，可用姜、葱、蒜、胡椒等作为调味品，以辅助药力散寒祛邪。表热证被照护者可适量饮用清凉饮料或水果。

（5）对证护理：无汗、发热者，在服药同时可配合针刺曲池、大椎、合谷等穴。表寒证，还可推拿背部膀胱经。咽痛、口干者可用芦根煎汤代茶饮。

（6）慎用物理降温法：护理该类被照护者时要注意慎用物理降温法。

（二）里证

里证是指病变部位在较深的体内，脏腑、气血、骨髓出现病态所反映出的证候。里证临床表现复杂，病位广泛，症状繁多。总的来说，和表证相对应，凡非表证及半表半里证的特定证候，一般都可属于里证的范围，即所谓“非表即里”。里证多见于外感病的中、后期阶段或内伤疾病中。里证的特点是无恶寒发热，以脏腑症状为主要表现，起病可急可缓，一般病情较重，病程较长。

里证在病位上虽然统称为“里”，但是也有深浅的差别。一般来说，病变在脏的、在下的、在血的，较深，病情较重；而病变在腑的、在上的、在气的，较浅，病情较轻，主要护理措施如下。

（1）病情观察：根据里证中的一些常见证候给予相应的观察。如高热者，注意观察神志、体温、呼吸、血压等症状。若声高气粗，腹胀便结，疼痛拒按，心烦不安，甚至胡言乱语，苔厚，脉沉实的实热证，应密切观察神志、瞳孔、汗出、血压、脉象的变化，以防止卒中及痉证发生。

（2）生活起居护理：居室应安静、整洁，室内空气流通。随病情的不同以及气候的变化增减衣被，被照护者避免直接吹风，注意休息。如潮热盗汗，手足心热，两颧红赤，虚热表现者，秋冬季节晚上应早睡，以“秋冬养阴”适应四季气候变化。根据每个被照护者的病情轻重、体质强弱，做适当的活动。如打太极拳，以利于经络通畅，营卫气血调和，加快病情好转。

（3）情志护理：被照护者的性格、病情、环境、经济条件、家庭情况等不同，造成被照护者的思想情绪也不一样。为此，照护人员要充分了解各方面的情况，有的放矢，用不同的方法进行精神护理。如部分或全部失去生活能力的被照护者，精神压力很大，忧心忡忡，照护人员则应满腔热忱、耐心地做好护理工作；对意志脆弱，多愁善感、多焦虑不安者，照护人员必须因人而异，做好思想工作，以促使疾病早日恢复；危重被照护者，多悲观失望，则要给予其鼓励，在生活上多关心照顾，使其感到温暖。

（4）饮食护理：根据不同的病证给予不同的饮食护理。四肢不温、畏寒喜暖、小腹坠胀拒按、实寒甚者，饮食上注意调护，可食薏米粥、红茶、山药小米粥。畏寒肢冷、恶心呕吐、腹痛、大便溏、里寒者，饮食宜温热，可食糯米粥，常饮桂圆汤、姜糖红茶，以祛寒健脾，忌食生冷。若是发热、口渴、目赤唇红、烦躁不宁、大便秘结、小便黄、邪热内盛，应适量饮用绿茶、西瓜汁、绿豆汤等，以清热生津止渴。咽干口渴欲饮者可给绿茶、绿豆汤等以养阴生津，清热止渴。

（5）对证护理：腹部冷痛，可艾灸气海、关元及足三里；大便秘结，番泻叶泡水代茶饮以通腑泄热；若脱肛不收者，要注意肛门卫生，便后应温水清洁。

（三）表证和里证的区别

表证与里证的区别如下（表2－7）。

表2－7　表证和里证的区别

项　目	表　　证	里　　证
恶寒发热	恶寒重，发热轻	发热重，恶寒轻或不恶寒
病程	短	长
有无汗出	无汗或恶风有汗	出汗
舌象	舌苔薄白或薄黄	舌苔黄、厚
脉象	脉浮数或浮缓	脉实或迟紧

二、寒热证候的辨证施护

寒热是用于概括和辨别疾病性质的一对纲领。寒热较突出地反映了疾病中机体阴阳的偏盛与偏衰，机体的基本性质的属阴属阳，同时寒热辨证还是提供使用温热药或寒凉药的依据，所谓“寒者热之，热者寒之”，两者治法正好相反。

（一）寒证

寒证是指感受阴寒之邪或阴盛阳虚所表现的证候。多因外感寒邪或内伤久病阳气受损或多食寒凉生冷所致。各类寒证其证候表现不尽一致，但常见的有：恶寒畏冷、肢凉冷痛、喜暖，肢体因为怕冷而蜷卧，口淡不渴，小便清长，大便稀溏，面色苍白，舌淡苔白而润，脉迟或紧等。出现这些症状的原因是阳气不足或寒邪所伤，不能发挥其温煦形体的作用，寒证的主要护理措施如下。

（1）病情观察：注意观察患者面色、寒热喜恶、肢体温凉、口渴与否等情况。另外要注意舌脉象以及涎、涕、痰、尿、便等排泄物的观察。

（2）生活起居护理：患者宜居向阳、通风、洁静、室温适度之处。平时要注意防寒保暖，忌冷，根据具体病情适当添盖衣被。

（3）情志护理：对病程长、病情较重的患者，要注意安定其情绪，使其保持良好的精神状态，气机调畅。

（4）饮食护理：寒证者饮食宜温热，忌生冷瓜果、油腻之品。若为虚寒证者，可用山药、腰花、羊肉、扁豆、糯米等温补类药膳，以调理血气，温补肾阳，助阳散寒。

（5）用药护理：寒证多用辛温燥热之品，以免辛热之品过用伤阴，药宜温服。

（6）对症护理：风寒痹症者，关节疼痛，注意保暖的同时，配合针灸、拔火罐。

（二）热证

热证是感受火热之邪，或阳盛阴虚，人体功能活动亢进所表现的证候。各类热证的证候表现不尽一致，但常见的有：恶热，喜冷，口渴喜冷饮，烦躁不安，痰、涕黄稠，小便短赤，大便干结，面红目赤，舌红苔黄而干燥，脉数等。其护理措施如下。

（1）病情观察：严密观察发热、出汗、神志、食欲、二便、出血、舌脉象等，并详细记录生命体征等情况。

（2）生活起居护理：居室宜空气新鲜，温度适宜，清洁卫生。天热季节，居室要有良好的通风和降温设备，根据患者发热程度，调节室内温度，以及注意患者衣被的更换。里证热不退者，可采用物理降温方法，如冰袋降温、乙醇（酒精）擦拭等。对于病情较重、生活上不能完全自理的患者，协助生活护理，特别是因高热神志不清的患者，要注意预防褥疮及意外事故的发生。

（3）情志护理：热证患者情绪易于激动，护理人员必须安定其情绪，使其安心配合治疗。

(4) 饮食护理：饮食宜新鲜清凉，忌食辛辣之品，如患者烦热口渴，可多食西瓜、梨、苹果及一些蔬菜食品。此外，藕粉、绿豆汤、果汁等也可服用，以助清热生津。鼓励患者多饮水。

(5) 用药护理：清热、解毒之剂，宜凉服或微温服。

(6) 对证护理：高热患者，除用冰袋降温、乙醇擦浴等物理降温外，还可采用肌肉注射柴胡注射液（柴胡注射液儿童禁用）、冷盐水灌肠等药物降温，亦可针刺大椎、合谷、曲池，以达到清热降温的目的。

（三）寒证和热证的鉴别要点

寒证和热证的鉴别，不能孤立地根据某一症状作判断，应对疾病的全部表现进行综合观察、分析，尤其是寒热的喜恶、四肢冷暖、口渴与否、面色、二便、舌脉象等变化（表2－8）。

表2－8　寒证和热证的鉴别要点

证型	鉴别要点							
	寒热	四肢	口渴	面色	小便	大便	舌象	脉象
寒证	怕冷喜暖	冷	不渴、喜热饮	苍白	清长	稀溏	舌淡苔白润	迟
热证	发热喜凉	热	口渴、喜冷饮	红赤	短赤	干结	舌红苔黄干	数

三、虚实证候的辨证施护

虚实是辨证正气强弱和邪正盛衰的一对纲领。虚与实主要反映的是病变过程中人体正气的强弱和致病邪气的盛衰，是判断正邪力量之间对比的关键。虚指正气不足，实指邪气盛。在疾病过程中虚实即可相互转化，又可出现虚实错杂的证候。

（一）虚证

虚证代表着人体阴阳、气血、津液、精髓等正气亏虚，而邪气不著，表现为不足、衰退等特点的证候。形成虚证的原因，可能是先天的禀赋不足，也可能是后天的失调以及疾病的消耗。由于虚证有气虚、血虚、阴虚、阳虚等多种证候的不同，临床表现相当复杂，很难概括全面，常见的有：面色淡白或萎黄，精神萎靡，身疲乏力，少气懒言，心悸气短，形寒肢冷或五心烦热，自汗盗汗，大便溏泄或滑脱，小便频数或失禁，舌淡胖嫩，少苔或无苔，脉虚沉迟等（表2－9）。

表2-9 气虚、血虚、阴虚、阳虚的鉴别

证候	共同症状	不 同 表 现
气虚	气短、乏力	气少懒言，身疲乏力，自汗
血虚	精疲，心悸	面色苍白或萎黄，唇甲色淡，肢体麻木，舌淡，脉细
阴虚	舌淡，脉细	烦热，两颧潮红，盗汗，口咽干燥，舌红少苔，脉细数
阳虚	脉虚	形寒肢冷，口淡不渴，尿清便溏，面色苍白，脉虚无力

虚实辨证，可以掌握病者邪正盛衰的情况，为治疗提供依据，实证宜攻，虚证宜补。只有辨证准确，才能攻补适宜，主要的护理措施如下。

（1）病情观察：观察患者的神、色、形态、汗出、疼痛性质、二便及舌脉象的变化，以区分表虚、里虚、虚寒、虚热。

（2）生活起居护理：居处宜安静，阳光充足，空气新鲜，温湿度适宜。平时应注意气候变化，防止感冒。指导患者结合自身体质情况，选择锻炼方式，注意“春夏养阳”“秋冬养阴”，以增强体质。

（3）情志护理：虚证患者体弱，病程长，护理人员要主动热情，态度和蔼亲切，鼓励他们保持乐观、开朗、舒畅的心情，积极配合治疗。

（4）饮食护理：加强营养，根据气、血、阴、阳亏损的不同，给予相应的饮食护理。阳虚、气虚、血虚的患者，宜食温补之类的膳食。阴虚或血燥的患者，宜用清补之类的饮食。阳气虚者忌生冷瓜果之类的食品。阴虚患者忌辛辣、油炸、煎炒等温燥动火伤阴之品。

（5）服药护理：虚证患者，服药时间长，有厌药心理，故当浓煎中药，少量多次服，在餐前或餐后1—2小时温服，以免影响饮食。

（6）对证护理：虚证腹痛可用热水袋热敷，或艾灸关元、气海、足三里等穴，或拔火罐止痛。虚证发热，宜针刺，不宜物理降温。

（二）实证

实证是指对人体感受外邪之后，邪气亢盛，或者是体内的病理产物积累过多而形成的各种临床证候的概括。实证以邪气充盛、停积为主，但正气尚未虚衰，有充分的抗邪能力，故邪正斗争一般较为剧烈，常见的表现为发热，烦躁，甚至神昏谵语，腹胀痛拒按，吸气粗，痰涎壅盛，大便秘结，里急后重，小便不利，脉实有力，舌苔厚腻等。主要的护理措施如下。

（1）病情观察：注意观察患者神色、寒热、疼痛的性质、部位、持续时间，以及出汗、口渴等情况，注意辨别虚实的真假。密切观察患者生命体征、二便及苔脉的情况，谨防出现危证。

(2) 生活起居护理：保持居室空气新鲜、流通，温湿度适宜，且要清洁、安静。患者宜卧床休息，烦躁者要慎防坠床。

(3) 情志护理：实证患者一般起病急，病程短，大多思想顾虑多，精神紧张。故护理人员应对患者耐心、细致地解释，解除其思想顾虑，增强治病的信心，使其保持情绪安定，以配合治疗，促进患者早日恢复健康。

(4) 饮食护理：饮食宜清淡、易消化，忌辛辣刺激、肥甘厚味之品。宜食清凉、润滑、富含膳食纤维的食物，如苦瓜、黄瓜等，清晨空腹可饮淡盐水或蜂蜜水。

(5) 服药护理：遵循“实则泻之”的理论，采取各种泻下的方法，泻实祛邪，服药应及时加强药后观察，中病即止。攻下药沉降下行，宜清晨空腹，且凉服中药，以助泻热之功，使药达病所，易于奏效。

(6) 对证护理：实寒腹痛可隔姜灸神阙，针刺足三里、中脘，用泻法。亦可用热水袋或炒盐热熨腹部。

(三) 虚证和实证的鉴别要点

虚证和实证的鉴别要点如下（表 2 – 10）

表 2 – 10　虚证和实证的鉴别

项　目	虚　　证	实　　证
病程	长（久病）	短（新病）
体质	多虚弱	多壮实
精神	萎靡	兴奋
声息	声低息微	声高气粗
疼痛	喜按	拒按
胸腹胀满	按之不痛，胀满时减	按之疼痛，胀满不减
发热	五心烦热，午后微热	蒸蒸壮热
恶寒	畏寒，得衣近火则减	恶寒，添衣加被不减
舌象	质嫩，苔少或无苔	质劳，苔厚腻
脉象	无力	有力

四、阴阳证候的辨证施护

阴阳是概括证候类别的一对纲领，是八纲辨证的总纲，可以概括其他三对纲领。由于阴、阳分别代表事物相互对立的两个方面，它无所不指，也无所定指。临床的证候，一般都可归属于阴或阳的范畴，所以阴阳是辨证的基本大法。

（一）阴证

根据阴阳学说中阴与阳的基本属性，凡见抑郁、沉静、衰退、晦暗等表现的里证、寒证、虚证，以及症状表现于内的、向下的、不易发现的，或病邪性质为阴邪致病、病情变化较慢等，均属阴证范畴。不同的疾病，表现出的阴证证候不尽相同，主要有：面色苍白或暗淡，精神萎靡，身重蜷卧，形寒肢冷，倦怠无力，口淡不渴，纳差，小便清长，舌淡胖嫩，脉沉迟或弱或细涩。主要护理措施如下。

（1）病情观察：观察患者的生命体征、汗出、饮食、二便以及舌苔脉象的变化。

（2）生活起居护理：居室内光线充足，空气流通，安静整洁。根据患者的病情轻重、体质强弱和个人爱好，做适当的活动。平时要注意防寒保暖，加强生活调摄，忌劳累，息妄想，戒房事。

（3）情志护理：心烦焦躁者须耐心开导，让患者稳定情绪，消除顾虑，指导患者树立乐观情绪。

（4）饮食护理：饮食宜富有营养，多食新鲜蔬菜、水果，忌食辛辣、动火伤阴之品，禁吸烟、饮酒。根据自身的情况，可食用一些滋阴清热的药膳。

（二）阳证

根据阴阳学说中阴与阳的基本属性，临床上凡见兴奋、躁动、亢进、明亮等表现的表证、热证、实证，以及症状表现于外的、向上的、容易发现的，或病邪性质为阳邪致病、病情变化较快等，均属阳证范畴。阳证临床表现为：面色赤，恶寒发热，肌肤灼热，躁动不安，呼吸气粗，喘促痰鸣，口干渴饮，大便秘结或有奇臭，小便短赤，舌质红绛，脉浮数、洪大。主要护理措施如下。

（1）病情观察：密切观察患者的脉搏、血压、汗出、二便及舌苔、脉象的变化。

（2）生活起居护理：居室空气新鲜，做到起居有节，注意以休息为主，避免劳累。

（3）情志护理：积极疏导，帮助患者树立战胜疾病的信心和勇气。

（4）饮食护理：饮食宜食温补之品，忌寒冷、生冷之品。有泄泻的患者，应忌油腻、粗硬及其他不易消化的食物。

（三）亡阴与亡阳

亡阴证与亡阳证的鉴别要点如下（表 2－11）。

表 2－11　亡阴证和亡阳证的鉴别要点

证　型	大汗出	四　肢	面　色	舌　象	脉　象
亡阴证	热汗而黏	手足温	面色潮红	舌红	细数无力
亡阳证	冷汗淋漓	四肢厥冷	面色苍白	舌淡	脉微欲绝

总之，疾病的表现尽管极其复杂，但基本都可以归纳八纲之中：疾病总的类别，有阴证、阳证两大类；病位的深浅，可分为在表和在里；阴阳的偏颇，阳盛或阴虚为热证，阳虚或阴虚则为寒证；邪正的盛衰，邪气盛为实证，正气衰为虚证。临床运用八纲的顺序是：首先辨证表里，找出病变的部位；其次辨别寒热，分清病证的性质；再次辨别虚实，诊察邪正盛衰状况；最后分类归属阴阳。

第三节　脏腑辨证与施护要点

脏腑辨证是以脏腑的生理功能及其病理变化为理论依据，对疾病证候进行归纳，从而推断出疾病所在的脏腑病位、病因、病机及其具体病理性质、邪正盛衰情况的一种辨证方法。它是临床辨证的基本方法，是辨证体系中的重要组成部分。简言之，即以脏腑病位为纲，对疾病进行辨证，在此基础上确定落实相应的护理原则、护理措施，脏腑辨证是决定脏腑辨证护理的前提和依据。

脏腑辨证包括脏病辨证、腑病辨证和脏腑兼病辨证，其中脏病辨证是脏腑辨证最为重要的内容。由于临床上单纯的腑病较为少见，一般都与一定的脏病有关，故将脏病、腑病合并介绍。

一、心与小肠病的辨证施护

（一）心病辨证

心居胸中，心包络围护于外，为心主的宫城。其经脉下络小肠，两者相为表里，心主血脉，又主神明，开窍于舌。

心的病证有虚实。虚证多由久病伤正，禀赋不足，思虑伤心等因素，导致心气心阳受损，心阴、心血亏耗；实证多由痰阻、火扰、寒凝、瘀滞、气郁等引起。

如果心出现失调，则会造成心功能低下，进而表现于面色和舌质方面。心气不足时，面色和舌质发白；心血瘀者，则表现为面色青紫、舌质紫暗。

（二）小肠辨证

小肠如果出现异常，不但消化吸收功能减退，便和尿也会出现异常。由于小肠的功能受心功能的影响，因此心功能失调也会引起小肠功能的异常。如火邪侵入心脏，引起心功能失调，影响小肠，则表现为尿频、尿的颜色加深甚至变红，以及排尿时有灼热疼痛等症状。

（三）心与小肠病健康教育

1. 环境适宜　保持居室安静、清洁、舒适、温湿度适宜，光线柔和，定时开窗通风，保持空气新鲜。

2. 了解发病的诱因　气候变化，外感风寒；劳累过度；饮食不节，饮食过咸，饥饱无度，过食肥甘厚味之品及过度吸烟饮酒；情志失调或过激；忧思恼怒，焦虑不安或过喜、过悲等。

3. 自我调护　注意休息，避免劳累，保证充足的睡眠。胸闷、胸痛或眩晕发作时，应绝对卧床休息，随时携带急救药品。保持大便通畅，养成定时排便的习惯，忌临厕努责。大便干结时可多食蜂蜜、香蕉、猕猴桃等，以助通便，平素要多食粗纤维蔬菜。

4. 饮食调养　饮食宜清淡、易消化，多食富有营养、低盐、低脂肪、低胆固醇、高维生素的食物，可多食瘦肉、淡水鱼、豆类、莲子、红枣和新鲜蔬菜、水果，忌食辛辣刺激、肥甘厚味之品，如烟酒、浓茶、咖啡、动物内脏等。每次进餐不宜太饱，切忌暴饮暴食，腹泻者忌生冷食物。

5. 按时按量服药，注意药物的不良反应　特别是洋地黄类药及抗心律失常的药，在服用时，如出现头晕、头痛、视觉改变、恶心、呕吐、食欲减退、脉率增快或减慢等不良反应时，应立即采取有效措施。

6. 适当运动　恢复期指导和鼓励患者适当运动，如散步、做操、打太极拳等以增强体质，但应避免过度劳累，以不觉疲劳为度，切忌活动量过大或剧烈运动。

二、肺与大肠病的辨证施护

（一）肺病辨证

肺居胸中，上连气道、喉咙，开窍于鼻，合称肺系。肺在体合皮，其华在毛，其经脉起于中焦，下络大肠，与大肠互为表里。肺的主要生理功能是主气，司呼吸以行清浊之气的交换，吸入之清气，积于胸中，参与宗气的生成，贯注心脉以运行全身。

肺又主宣发、肃降，通调水道，宣降以输布气、津，使皮毛得以温养、濡润，水道得以通调。

肺的病证有虚、实之分。虚证多见气虚和阴虚，实证多由风、寒、燥、热等邪气侵袭和痰、饮停聚于肺而成。肺部的病症常常表现在口鼻和皮肤上。如果肺功能衰退，就会出现皮肤粗糙、容易感冒等症状。另外，鼻通过咽喉和肺脏相通，因而肺脏功能异常会导致鼻塞、流鼻涕和打喷嚏等症状的出现。

（二）大肠病辨证

大肠职司传送糟粕，以排出体外，又主津液的进一步吸收，肺与大肠互为表里，肺的功能低下会造成大肠的功能异常，如肺功能低下可使津液不能正常输布，从而导致大肠干燥、便秘等症状的出现。

（三）肺与大肠病健康教育

1. 环境适宜　保持病室空气新鲜、无异味，定时开窗通风，避免迎头当风。

2. 了解发病的诱因　气温骤变，外感风、寒、暑、湿之邪或空调温度调得过低；异味、花粉、药物、发物、香烟、灰尘刺激；起居失常，劳累过度；情志不畅，忧思太过；过食辛辣、肥甘厚味、海腥发物、煎炸之品、过多饮酒。

3. 自我调护　根据气候变化，及时增减衣被。外出时戴口罩，少去或不去公共场所，减少交叉感染。遇见咯血伴胸闷、气急、呼吸困难、烦躁不安时立即就近送医院，慎防窒息。便秘者每日早晚饮淡盐水一杯。腹泻者，保持会阴部清洁。

4. 饮食调养　饮食宜清淡、易消化，食富有营养之品，忌食辛辣刺激、油腻、煎炸之品。风寒咳嗽可饮姜茶，阴虚燥咳可用雪梨、川贝和冰糖蒸服。腹泻者忌食生冷滑肠之品，咯血期间暂时禁食。

5. 了解主要药物的不良反应　不良反应有心慌、胸闷、恶心、呕吐、心率骤快或缓慢、黄绿视、恶心、呕吐、全身乏力等。

6. 吸氧的处理　吸氧时不能随便调节氧流量，做好防热、防火、防震、防油工作，居室内严禁吸烟。

7. 适当活动　可在居内或附近散步，也可打太极拳。

三、肝与胆病的辨证施护

（一）肝病辨证

肝大部分位于右胁，胆附于肝，肝胆经脉相互络属，肝与胆相表里。肝主疏泄，主藏血，在体为筋，其华在爪，开窍于目，其气升发，性喜条达而恶抑郁。

肝的病证有虚、实之分。虚证多见肝血、肝阴不足。实证多见于风阳妄动，肝火炽盛，以及湿热寒邪犯扰等。

如果肝的储藏血液、调节血量的功能降低，就会引起身体各个部位营养不足。特别是肌肉营养不足导致肌肉力量下降，从而致运动能力下降。有些还会引起手足麻木和痉挛等症状。作为肌肉延伸部位的指甲，也会出现变薄、容易断裂以及出现变形等症状。肝还和情绪的变化有密切的关系。肝气不足时，容易出现情绪抑郁；相反，如果肝气过盛，则容易焦躁、生气。此外，肝所属的经脉与眼部相通，因此肝气不调对眼睛也有一定影响。肝血不足会造成眼睛干涩、视物不清等症状。

（二）胆病辨证

胆居于六腑之首，位于右胁下，附于肝之短叶间。胆与肝通过经脉相互属络，构成表里关系。胆储藏、排泄胆汁，以助消化，并与情志活动有关，因而有“胆主决断”之说。胆的病变主要表现为胆汁疏泄失常和胆怯易惊等情绪异常，多由情志内伤、化火灼津为痰、痰热互结或湿热内侵肝胆所致。胆功能低下会造成口苦发黄、失眠和胆怯易惊等情绪的异常。

（三）肝与胆病健康教育

1. 环境适宜　保持居室安静、清洁、整齐、空气新鲜、温湿度适宜，避免不良因素的刺激。

2. 了解发病的诱因　起居无常、过度劳累；情志不畅、恼怒忧郁；饮食不节、暴饮暴食、嗜酒无度、过食肥甘厚味；病毒感染，病情加重。

3. 自我调护　生活规律，避免劳累，适当进行体育锻炼，增强抗病能力。保持心情舒畅，忌情绪波动。注意个人卫生，经常修剪指甲，防止抓伤皮肤造成感染。注意皮肤、会阴部清洁，常用温水清洗。保持大便通畅，养成定时排便的习惯。

4. 饮食调养　饮食宜清淡素爽、低脂肪，忌食动物内脏、高脂肪、油炸煎烤之品，平素多吃新鲜蔬菜和水果，急性发作期，恶心、呕吐、腹痛加剧时应禁食。

四、脾与胃病的辨证施护

（一）脾病辨证

脾位居中焦，与胃相表里。脾主肌肉、四肢，开窍于口，其华在唇，外应于腹。脾的主要生理功能是主运化水谷、水湿，输布精微而藏营，为气血生化之源，故有

“后天之本”之称。脾又主统血，其气主升，喜燥恶湿。

脾运送水谷精微的功能衰退，则首先会导致气血不足，表现为食欲不振、浑身疲惫、消瘦等症状。另外，如果脾运送津液的功能衰退，还会出现津液留滞、痰多、浮肿等症状。脾的功能低下会对胃造成影响，其症状主要表现为腹痛、腹胀、口臭、恶心和食欲减退等。

脾胃虚弱者宜食益气健脾的食物，忌食油腻、生冷、壅滞气机之品；脾血虚者宜选食生血养血之品，忌食烟酒、辛辣煎炸厚味之品，以免伤阴耗血；湿热蕴脾者宜选清热除湿之品，以免助湿生热困脾；寒湿困脾宜选用健脾化湿之品，泄泻量多者宜增加饮水量，饮食宜温，忌食生冷瓜果及油腻之品，少食含膳食纤维较多的蔬菜。

（二）胃病辨证

胃居中焦，与脾相表里。胃主受纳、腐熟水谷，为“水谷之海”。胃气以降为顺，喜润恶燥。胃的功能低下主要表现在口唇部位，如味觉迟钝、自觉口甜或口苦等，从而导致食欲低下。

胃能受纳和腐熟水谷。胃病以受纳、消化功能的异常，胃气不和以及上逆为主要病理改变，常见脘痛、呕吐、嗳气、呃逆等症。

胃功能出现异常会影响脾的生理功能，如暴饮暴食后，胃不能充分消化食物，造成腹痛、恶心等症状，若转为慢性病则更会影响脾的功能，进而出现全身倦怠无力、食欲减退等症状。

（三）脾与胃病的健康教育

1. 环境适宜　保持居室内空气新鲜，呕吐物、排泄物及时清理并开窗通风，光线宜暗。

2. 了解诱因　起居失常，如感受寒凉、劳倦过度。情志失调，如忧思郁怒。饮食不节，如过食生冷、辛辣、硬固之品及烟酒等，暴饮暴食，饥饱无度，食物不洁。

3. 自我调护　注意保暖，防止腹部受凉；急性期需卧床休息，不宜剧烈活动和负重。调畅情志，保持情绪稳定，勿忧患、悲伤、恼怒。胃痛时可在胃脘部自上而下顺时针方向按摩。呕血时应将头偏向一侧，以防窒息。泄泻者便后用软纸擦肛门，并用温水清洗，保持内裤清洁。

4. 饮食调护　平时饮食以软、烂、热、少量多餐为原则，注意就餐环境和心情。发作期宜食清淡而富有营养的流质或半流质饮食，恢复期逐渐改为软饭或面食。忌食辛辣刺激、生冷、硬固、煎炸之品，忌食不清洁、馊腐、变质的食物。呕吐势急或食滞内伤或呕血、便血时，予禁食。胃阴不足者宜食清淡凉性食物；脾胃虚寒者可多食莲子、扁豆、薏仁等健脾之品。

5. 掌握正确的服药方法　胃动力药及理气和胃药宜在饭前服用。呕吐者服药前，在舌上滴少许姜汁，药宜少量频服。

6. 定期检查　胃病日久反复发作，中年以上患者要定期检查，以防癌变。

五、肾与膀胱病的辨证施护

（一）肾病辨证

肾位于腰部，左右各一。其经脉与膀胱相互络属，故互为表里。肾在体为骨，主骨生髓充脑，开窍于耳及二阴，其华在发。中医讲的肾的主要生理功能是主藏精，主管人体生长、发育与生殖。肾内寄元阴元阳，为脏腑阴阳之根本，故又称肾为“先天之本”。元阴属水，元阳属火，故又有肾为“水火之宅”的说法。

肾的特性是宜潜藏，即元阴元阳宜固藏，不宜耗泄妄动。此外，肾又主水，并有纳气功能。肾病主要以人体生长、发育和生殖功能障碍、水液代谢失常、呼吸功能减退和脑、髓、骨、发、耳及二便异常为主要病理变化。所以，临床以腰膝酸软或痛，耳鸣耳聋，齿摇发脱，阳痿遗精，精少，女子经少、经闭不孕，水肿，呼多吸少，二便异常等为肾病的常见症状。

肾脏贮藏精气的功能下降会导致儿童发育缓慢，而且由精气来维持的组织和功能也会受到相应的影响。

（二）膀胱病辨证

膀胱为州都之官，位于小腹中，与肾互为表里，具有储存和排尿的功能。膀胱的病变主要反映为小便异常以及尿液的改变，临床上常见尿频、尿急、尿痛、尿闭及遗尿、小便失禁等症状。

膀胱病多见湿热证，是以小便频急、灼涩疼痛及湿热症状为主要表现的证候。多因感受湿热，或饮食不节，嗜食辛辣，化生湿热，下注膀胱所致。

（三）肾与膀胱健康教育

1. 环境适宜　保持室内空气新鲜，定时开窗通风，温湿度适宜，避免当头吹风。

2. 了解诱因　气温骤变，不慎感受外邪。起居失常，受凉、劳累。情志失调，忧思郁怒过度。饮食不节，不遵守肾病饮食宜忌，多吃盐碱及易致过敏的食物，或饮水、摄食不足，或饮食结构不合理，过食辛辣刺激之品，过食含糖食物或海腥发物。用药不当，使用肾毒药物。

3. 自我调护　随天气变化增减衣被，避免外邪侵袭，预防感冒。减少探陪人员，防止交叉感染。注意休息，避免劳累。重症者卧床休息；轻者可适当活动，如散步、打太极拳、下棋等，以不疲劳为度。饭后及时漱口，定时洗澡，每日清洗会阴部。保持良好的心情，勿恐惧忧思，要心态平衡。

4. 饮食调护　饮食宜清淡、易消化，以低盐或无盐低脂为主，忌食辛辣刺激、肥甘厚味、油腻及海腥发物。有食物过敏史者严禁食易敏食物。高血钾者忌食香蕉、橘子、红枣等含钾多的食物；水肿明显和血透患者适当控制饮水量。

5. 掌握正确的服药方法　按时服药，坚持治疗。了解主要药物的不良反应：服利尿剂时注意有无四肢乏力、双眼睑无力上抬等低钾反应或腹胀、厌食等高钾表现；服降压药时有无头昏、血压下降等低血压表现；使用钙剂时观察有无胸闷、心慌抽搐等情况。

6. 腹膜透析的注意事项　进入腹透室，戴好口罩、帽子，腹透操作前后必须洗手，严格执行无菌操作，正确记录透出液的颜色、性质及量。

7. 血液透析后的注意事项　卧床休息。穿刺处压迫止血，保持局部皮肤清洁干燥，控制饮水量。了解水、电解质失衡的临床表现，如恶心、呕吐、焦虑、烦躁、嗜睡、昏迷、肌痉挛。

第三章
中医特色护理

第一节　辨证施护原则

一、整体观念

中医学的理论体系是经过长期的临床实践，在唯物论和辩证法思想指导下，逐步形成的。它来源于实践，反过来又指导实践。这一独特的理论体系有两个基本特点：一是整体观念，二是辨证论治。

整体就是统一性和完整性。中医学非常重视人体本身的统一性、完整性及其与自然界的相互关系。它认为人体是一个有机整体，构成人体的各个组成部分，在结构上是不可分割的，在功能上是相互协调、相互为用的，在病理上是相互影响着的。同时也认识到人体与自然环境有密切关系，人类在能动地适应自然和改造自然的斗争中，维持着机体的正常生命活动。这种内外环境的统一性、机体自身的整体性的思想，称为整体观念。整体观念是古代唯物论和辩证法思想在中医学中的体现，贯穿中医生理、病理、诊法、辨证、治疗等各个方面。

（一）人体是一个统一的有机体

整体观念认为，人体作为一个相对独立、完整的系统，其整体性与统一性可以从以下 5 个方面反映出来。

1. 结构上相互联系，不可随意分割　人体由五脏、六腑、奇恒之腑、五体、五官、九窍、四肢百骸组成，相互之间由经络和组织进行联系，构成了一个完整的机体。对于整体来说，任何一部分都是整体中的局部，各部分之间以及各部分与整体之间都是协调统一的，不可随意分割的。

2. 生理上相互联系、相互制约　构成人体的脏腑组织器官有着各自的生理功能。这些不同的生理功能在整体的协调下，相互联系、相互制约，形成了机体的整体统一性。中医学从阴阳五行、精气学说出发，以五脏为中心，把人体所有脏腑组织器官分为心、肝、脾、肺、肾五大系统。各系统之间有相互联系、相互协调、相互制约的关系，反映了机体的整体统一性。

3. 病理上相互影响、相互损伤　由于机体整体统一性是依赖组织器官与生理功能两个方面的联系而形成的，因而在病理状态下，通过这两方面的联系，局部与局部之间、整体与局部之间，均会相互影响、相互损伤。这也是疾病在人体进行传变的原因之一。

4. 诊断上从外测内　人体脏腑组织器官在经络的联系下，构成了一个表里相连、上下沟通、密切联系、协调有序的统一整体，并且在精、气、血、津液的作用下，完成各自的功能活动。因而，从体表的某些特殊部位，例如五脏的开窍与其化之处，可以测知相应脏腑的病变。因此，诊断上可以从外测内。例如，心其化在面、开窍于舌，若患者唇面色紫、舌有瘀斑，可以推测为心血瘀阻；肾开窍于耳，若年老耳聋眼花，可以推测为肾虚等。

5. 治疗上脏病治腑、腑病治脏、官窍病治五脏　由于脏腑病理上相互影响、相互损伤，所以可以采取脏病治腑、腑病治脏、官窍病治五脏的方法。例如，肺失宣降而致咳喘，可以导致大肠腑气不通，大便秘结，此时可以通利大便，助肺宣降而咳喘自止；膀胱病变，小便开合失常，可以治肾，因肾主水，司开合；肝开窍于目，肝火上炎可见目睛红赤，可以泻肝火，则红丝即退；心开窍于舌，心与小肠相表里，所以可用清心泻小肠火的方法治疗口舌糜烂。

综上所述，中医学在阐述人体的生理功能、病理变化以及对疾病的诊断、治疗时，都贯穿了“人体是有机的整体”这个基本观点。

（二）人与自然界的统一性

人类生活在自然界中，自然界存在着人类赖以生存的必要条件。同时，自然界的变化又可以直接或间接地影响人体，而机体则相应地产生反应。属于生理范围内的，即是生理的适应性；超越了这个范围，即病理性反应。

1. 季节气候对人体的影响　在四时气候变化中，春属木，其气温；夏属火，其气热；长夏属土，其气湿；秋属金，其气燥；冬属水，其气寒。因此，春温、夏热、长夏湿、秋燥、冬寒，就表示一年中气候变化的一般规律。生物在这种气候变化的影响下，就会有春生、夏长、长夏化、秋收、冬藏等相应的适应性变化。人体也毫不例外，必须与之相适应。如春夏阳气发泄，气血容易趋向于体表，表现为皮肤松弛、疏泄多汗等；秋冬阳气收藏，气血容易趋向于里，表现为皮肤致密、少汗多尿等。同样的情况，四时的脉象也有相应的变化。如春夏脉多浮大，秋冬脉多沉小。这种脉象的浮沉变化，也是机体受四时更迭的影响后，在气血方面所引起的适应性调节反映。

2. 昼夜晨昏对人体的影响　在昼夜晨昏的阴阳变化过程中，人体也必须与之相适应。如一昼夜的寒温变化，在幅度上并没有像四时季节那样明显，但对人体也有一定的影响，这种人阳气白天多趋于表、夜晚多趋于里的现象，也反映了人体在昼夜阴阳的自然变化过程中，生理活动的适应性变化。

3. 地域对人体的影响　地区气候的差异，地理环境和生活习惯的不同，在一定程度上，也影响着人体的生理活动。如江南多湿热，人体腠理多疏松；北方多燥寒，人体腠理多致密。生活在这样的环境中，一旦易地而处，环境突然改变，初期多感不太适应，但经过一定时间，也能够逐渐地适应。

中医学认为，人与天地相见不是消极的、被动的，而是积极的、主动的。人类不仅能主动地适应自然，更能主动地改造自然，和自然作斗争，从而提高健康水平，减少疾病。

由于人与自然界存在着既对立又统一的关系，所以因时、因地、因人制宜，也就成为中医治疗学上的重要原则。因此，在辨证论治过程中，就必须注意和分析外在环境与内在整体的有机联系，从而进行有效的治疗。

二、同病异护、异病同护

中医护病，有其独特之处，不着眼于病的异同，而是证的区别。相同的证，可用相同的护理方法，不同的证，则用不同的护理方法。同一种病，在病程发展的不同阶段出现不同证候时，采取不同的护理措施为同病异护；而不同疾病在病程某一阶段出现相同证候时，采取相同的护理措施为异病同护。

1. 同病异护　一般情况下，相同的病证，应该用相同的护法，但由于病因及病理发展阶段的不同，或由于个体反应的差异，同一种病也可出现不同的证候，而护法也不同，如感冒有风寒感冒与风热感冒的不同，在护理上也有辛温解表和辛凉解表的区别。

2. 异病同护　一般情况下，异病异证应该用不同的护法。但有时不同的病，如具有同一证候，也可以用同一种护理方法，这就是异病同护。如脱肛、子宫脱垂是两种疾病，但它们同属中气下陷，故可用补中益气的方法来进行护理。

三、正护与反护

正护与反护是根据临床治则（正治与反治）为依据所采取的护理措施。

1. 正护　是逆其证候性质而护的一种常用护理原则，又称逆护法。如寒者热之，热者寒之，虚则补之，实则泻之，均为正护法。如寒证患者在护理上应采用保暖措施，室温宜高，最好住向阳病室，使患者感到温暖、舒适、有生机，中药应温热服，饮食可给性温的牛、羊之品，切忌生冷性凉食品等，即寒者热之的护法。而热证患者，则应采取与上述护法相反的原则。

对虚证患者应根据阴虚、阳虚之别，分别给以清补或温补的护法。

2. 反护　是顺从疾病假象而护的一种护理方法，大多在特殊情况下使用。如“阴盛格阳”的真寒假热证、“阳盛格阴”的真热假寒证、脾虚不运所致的脘腹胀满或食积所致的腹泻等，分别采用“热因热用”“寒因寒用”“塞因塞用”和“通因通用”的护理方法。例如里热盛极、阳盛格阴的热厥证，出现四肢厥冷、脉沉的假寒证时，除做好四肢保暖外，护理时应以清热降温为主，才能使热退假寒象消。而对阴寒内盛、格阳于外的真寒假热证，应以温热的护法护其真寒，如给温热性食物、汤药温服，室温偏高而湿度宜低，注意保暖等护理措施。这就是以寒护寒、以热护热的反护原则。

对脘腹胀满、纳呆、舌淡、脉虚无力的真虚假实证，就得用健脾益气、以补开塞的护法。如给山药粥、茯苓粥、大枣粥等补中气，并配合针灸、推拿等疗法，以加强药效和振奋脾气，脾气健运则脘腹胀满自消，这叫作“塞因塞用”。

四、标本缓急

本和标是一个相对概念，主要说明病证各种矛盾的主次关系。从正邪关系来说，正气是本，邪气是标；从病因与症状说，病因是本，症状是标；从疾病先后来说，旧病、原发病是本，新病、继发病为标。在复杂多变的病证中，常有标本主次的不同。护理上应了解疾病的全过程，综合进行分析，才能透过现象看到本质，然后配合治疗，采取“急则护其标”“缓则护其本”的护理原则，先护其标，后护其本。若标本并重，则应两者兼顾，采用“标本同护”的护理原则。

1. 急则护其标　当标病甚急，可危及患者生命或影响本病治疗时，护理上应采取应急措施，解决其标的问题。如高血压患者，当出现胃火上炎的牙痛，患者表现坐卧不安、失眠、烦躁时，护理上应采取针刺合谷穴，以降火止痛的措施。若不解决标的问题，不但患者疼痛难受，而且影响本的治疗，造成血压更高。又如溃疡病患者，当出现呕血、便血时，护理上应积极配合治疗，做好止血或血脱的抢救准备。哮喘患者一旦哮喘发作，护理上应取端坐位、给氧和其他止喘的护理。

2. 缓则护其本　对慢性病或恢复期患者，在标证不甚明显时，护理工作重点应护其本。本病即除，标病自愈。如哮喘的缓解期，应从脾肺肾入手，扶正固本，做好精神情志的调摄，加强锻炼，适当食补，吃益肺脾肾的食物和药物，使体质增强而减少发作。

3. 标本同护　是指标病、本病俱急，护理上则要标本兼顾，标本同护。如痢疾患者，下痢不止是邪气盛，饮食不进是正气虚，此时标本俱急，应标本同护，一方面补充液体能量，扶助正气以护其本；另一方面清热解毒化湿以除其标。总之，标本缓急的护则是既有原则性，又有灵活性。临床应用时应视病情变化适当掌握。

五、三因制宜

三因制宜是指因时、因地、因人制宜的原则。疾病的发生发展由多方面因素决定，尤其人体禀赋不同，对疾病影响更大。因此，在临床护理中，要学会全面看问题，除了掌握一般护理原则外，还要根据具体情况进行具体分析，掌握每一个患者、每一个疾病的特性，要知常达变，灵活运用。这就要注意三因制宜。

（一）因时制宜

四时气候变化，对人体生理病理有一定影响，而反常的气候更是诱发疾病的重要条件。根据不同季节气候特点来确定保健、养生、用药、护理的原则，称为因时制宜。如夏天人体肌腠疏泄，汗出较多，受风寒而外感时，在用药上不宜过用辛温，以防开泄太过，损伤津气，在护理上尤为重视补充津液、清降暑热；冬天则腠理致密，不易发汗，风寒外感时可适当重用辛温，以利于病从汗解，在护理上尤为重视保暖防风，饮食热粥以助汗，使寒从汗解。

（二）因地制宜

不同的地理环境与生活习惯，可以直接影响人体的生理与病理变化，因此，运用地理环境与生活习惯的特点来确定临床护理的原则、保健及用药，称因地制宜。如西北地高气寒，病多风寒，温热药的用量及对风寒的护理就有侧重，而寒凉之剂就必须慎用，东南地区地处卑湿，气候潮湿温暖，病多温热、湿热，在护理上，清凉与化湿护理法就应侧重，温热与助湿之剂必须慎用。

（三）因人制宜

因人制宜是根据患者的不同年龄、性别、生活习性、体质强弱、文化修养以及精神状态的特点，进行辨证护治。在药量上，成人用量大于儿童，在同一条件下，不同体质的人患同样的疾病，男、女、老、少用量也不尽相同，强壮的人药量宜稍大，虚弱之体药量宜稍轻。又每个人的身体素质有阴阳虚实之别，对阴虚之体者应慎用温燥药，阳虚之体者慎用苦寒药，脾虚之体者慎用滋腻药。而妇女又有经、产、胎、带的生理与病理变化，在护理中都应予以注意。

三因制宜的三个环节是密切相关而不可分割的，因时、因地制宜强调护理不但要看到人，还看到天时地利的关系。因人制宜强调不应孤立地只看病证，而还应重视不同人体的不同特征，只有这样，才能更有效地服务于患者。

第二节　生活起居护理

中国历代医家十分重视生活起居护理。《黄帝内经》曰：“上古之人，其知道者，法于阴阳，和于术数，饮食有节，起居有常，不妄作劳，故能形与神俱，而尽终其天年，度百岁乃去。”反之“以酒为浆，以妄为常……逆于生乐，起居无节，故半百而衰也”。说明要保持身体健康，要懂得自然发展规律，适应四时气候，做到饮食有节，起居有常，生活规律，就能健康长寿，颐养天年；如果饮食不节，起居无常，就会多病早衰。这说明起居与健康有着密切的关系。起居调摄是保证身体健康不可缺少的重要方面。

一、生活起居与疾病的关系

六淫即风、寒、暑、湿、燥、火六种外感病邪的统称。六淫是导致人体发病的因素，所以又称为“六邪”，属于外感病的一类致病因素。六淫致病多与季节气候、居处环境有关。所谓四时阴阳，是指一年四季不同的气候，如春温、夏热、秋凉、冬寒，也包括了四时的主气：春主风、夏主暑热、长夏主湿、秋主燥、冬主寒等。春夏阳气充沛，万物生机蓬勃，人体的新陈代谢也相对旺盛，所以要注意保养体内的阳气，防止其发泄太过，影响人体生发之气；秋冬阳气藏伏，阴气转盛，人体的新陈代谢也相对减缓，所以要注意保养体内的阴气，防止阴精耗损，影响人体阴气内守的秘藏之积。所谓“从之则苛疾不起”是提示人们要顺从四时阴阳，以达到“阴平阳秘，精神内守”的防病强身目的。如果不能顺应四时阴阳即所谓“逆之则灾害生”，则可导致疾病的发生。

劳逸结合是健康的源泉，经常进行合理的体力劳动和脑力劳动有益于通畅气血，活动筋骨，增强新陈代谢，健脑强神。通过一些有意义的劳动还能陶冶情操，开阔胸怀，从而保持旺盛的精力和愉快的情绪，增强体质，防止疾病发生。

有规律的周期性变化是宇宙普遍规律。人体的生命活动，有其内在的规律（或称节律）。中医学认为，人的生命过程与自然界相适应，人体自身的生命节律，具有顺应宇宙规律，协调各种功能，保持机体正常生命活动，防御疾病发生的作用。所以人体的起居动静与四时昼夜阴阳之气相适应，就有益于健康。

二、生活起居护理的基本原则

（一）顺应自然

人与自然界实际上是一个整体。这种“人与天地相应”的整体自然规律是对疾病护理不可违背的基本法则。“天人相应”的自然观认为，人与自然是和谐统一的，人体的生理活动与自然界变化的周期完全同步。自然界的各种变化，如四时气候的不同、昼夜晨昏的交替、地理环境的改变等，都会直接或间接地影响人体，从而使之产生相应的生理或病理反应。人类必须掌握和了解自然环境的特点，顺乎自然界的运动变化来进行护养调摄。

中医护理强调从顺应一年四时阴阳变化规律入手，采用不同的护理方法。如春夏季节要注意保护人的阳气，不要消耗过分；秋冬时节则应注意防寒以积蓄阴精。因此，必须根据四时阴阳的变化规律，从顺应自然的角度来进行护理和指导养生。

（二）平衡阴阳

生命活动从根本上来说，只有阴气平和、阳气秘固，即阴阳协调，人的生命活动才能正常。而患病的最根本原因，则是阴阳失去了平衡。因此，护理疾病首要的就是调理阴阳，即确保机体自身和机体与自然界的阴阳保持动态的平衡。从日常起居、生活习惯、饮食调节、生活和治疗环境等各方面贯彻平衡阴阳的思想以使人体达到“阴平阳秘，精神乃治”的境地。

（三）起居有常

起居有常指作息和日常生活的各个方面要合乎自然界以及人体生理的正常规律，以使机体阴阳两方面始终保持在一个平衡的状态。

（四）劳逸结合

劳逸结合指应合理地安排各种活动，包括体力活动、脑力活动和性活动。任何活动均应坚持适中、有度的原则，不宜太过和不及。人的体力活动包括劳动和运动两个方面。坚持劳动和运动，可以调畅气机、流通血脉、滑利关节，从而增强机体的抗病能力。但如劳累过度，超出了自身的承受能力，也会引起机体损伤，影响健康。

人的精神活动也是如此。一定限度内的情志活动包括脑力劳动和娱乐是正常和必要的，但如果超出限度，出现情志活动过于激烈或持续时间过久，则同样会引发各种疾病。人的性生活也是正常和必要的，但必须适中和有度。肾中精气之盛衰对于人的生老病死起着十分关键的作用，因而应非常重视对肾精的保养。

（五）慎避外邪

任何疾病的发生过程都是正气与邪气双方斗争的过程，正气虚弱者易于感受风、寒、暑、湿、燥、火六淫和疫疠之气等外邪的侵袭。因此“虚邪贼风，避之有时”就是中医护理的一个基本原则。人们应根据季节、气候、地域和生活居住环境等各方面的情况而采取相应措施，以避免外界不良因素的影响。在反常气候或遇到传染病流行时，更要注意避之有时，并及时采取措施提高机体防御变化的适应力，以避免外邪的侵袭。

（六）形神共养

人身有“形”有“神”。形是神的物质基础，神是形的外在表现，形神之间有着密切的关系。人不仅应注意形体的保养，而且应重视精神的摄护，两者不可偏废。要做到形神共养、相辅相成，才能达到形体强健、精力充沛、形神兼备的境地。

所谓养形，主要是指对人的五脏六腑、气血津液、四肢百骸、五官九窍等形体的摄养，应以适当的休息和运动，提供良好的医疗、物质条件等来实现。所谓养神，主要是指人的精神调养，应以各种方式调节人的情志活动，在精神上为其提供愉快的氛围，达到怡情快志、心平气和的境地，从而使其能保持最佳的精神状态，有利于疾病的康复和健康的维持。

三、生活起居护理的方法

（一）环境适宜

1. 自然环境　自然环境是宇宙间产生的，自然非人为的客观存在，包括地球上的空气、生物、土壤等，是人类赖以生存的自然条件，居处最好选择在有利于健康的自然环境中。

2. 居室环境　居室应保持安静，避免噪声。通风整洁，保持空气新鲜，是居室应有的基本条件之一。室内应经常通风，及时排除秽浊之气。应根据季节和室内的空气状况而决定每日通风的次数和每次持续的时间，但每天至少通风1—2次。阳虚和易受风邪侵袭者，在通风时应注意不直接当风。地面和家具、用品等应每日清洁。室内一般以18—20℃为宜。居室的相对湿度以50%—60%为宜。居室的光线应适度，要求光线充足，但针对不同患者的病情，加以适当调节。如热证、肝阳亢盛、肝风内动的患者，光线宜稍暗；寒证、风寒湿痹证的患者，光线就要充足。

（二）生活规律

1. 定时作息　因时、因地、因人、因病制订不同的作息时间。春夏季节应晚睡早起，秋季应早睡早起，冬季应早睡晚起。

2. 睡眠充足　成人一般每日睡眠时间不应少于7小时，患者更应增加睡眠和休息时间。若睡眠不足，易耗伤正气。但睡眠时间过长，会使人倦怠。因此要合理地安排睡眠，保证睡眠质量，恢复精力和体力。

3. 顺应四时

（1）顺应气候变化：要注意气候变化对患者的影响，告知患者随着气候的变化增减衣物，避免受凉或中暑。

（2）顺应季节变化：季节的交替也对人的生理活动变化有一定的影响。因此必须要按照不同季节的特点进行适时的调整，才能促进身心健康。如做到春防风、夏防暑、长夏防湿、秋防燥、冬防寒。春天应注意养阳，应该早起健身，抒发气机，吸取新鲜空气，使心情舒畅，以利于吐故纳新、气血调畅，用春天的生机，补充机体的阳气。夏天应养阳护阴并重，应晚卧早起，注意保持心境平和欢畅。秋天应早睡早起，注意收敛精气，注意冷暖，保养阴津。冬季宜早卧晚起，适当锻炼。

（3）昼夜：患者对昼夜的变化反应特别敏感。在冬季夜间应注意保暖，夏季虽然暑热，但是夜间仍然比白天气温低，应注意不可袒胸露腹而受凉。

四、生活起居护理在现代护理学中的意义

随着社会的发展，人民生活质量普遍提高，对环境质量的要求也越来越高，人们需要清洁、舒适、安静、优美的生活和工作环境。所以，进行护理工作时应主动掌握四时气候变化的规律，做到春防风、夏防暑、长夏防湿、秋防燥、冬防寒。注意通风良好和阳光充足，保持安静，防止有害化学、物理污染，为患者创造良好的治疗及护理环境。

第三节　中医饮食护理

中医饮食护理是中医护理学的重用组成部分，也是辨证施护的重用方法之一。运用正确的中医整体观念及辨证施食理论，结合临床实践，在治疗疾病的过程中或康复患者的保健方面，进行营养和膳食方面的调护和指导，合理安排膳食，有利于疾病的治疗和康复（图 3－1）。

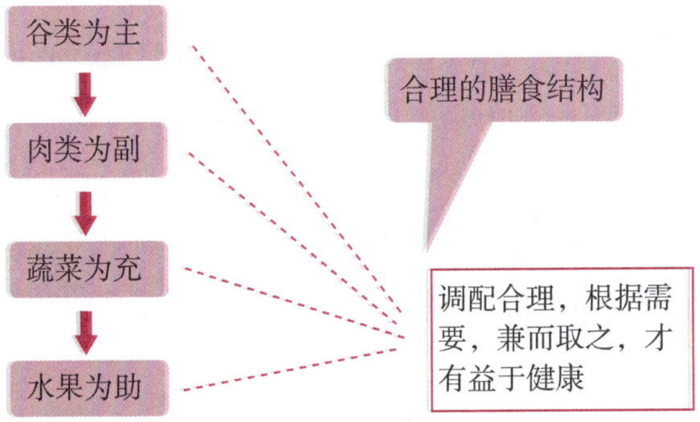

图 3－1　合理的膳食结构

一、中医饮食护理的特点

饮食是人体生长发育和体能维持必不可少的物质来源，是五脏六腑、四肢百骸得以濡养的源泉，也是人体气血津液的来源。正如孙思邈在《千金要方·食治方》中所说："不知食宜者，不足以存生也。"又指出："夫在身所以多疾者皆因……饮食不节故也。"说明注意饮食营养对保持健康有十分重要的意义，指出不注意饮食卫生和饮食不节是多种疾病发生的直接原因。饮食对于疾病的治疗有着不同程度的影响。每一种病况对饮食的取舍，无论主观意识如何，都是一种实际存在的选择。这种选择会在

患者治疗中影响疾病进程的差异性。所以，自觉与不自觉地实施饮食护理是客观存在，作用与反作用是其主观的区别，这就是中医饮食护理的特点。

二、中医饮食调养在健康中的作用

饮食是维持人体生命活动的物质基础，合理的饮食能使人获得各方面的营养，对预防各种疾病和促进病体康复都有重要的意义。中医有“治病当论药功，养病方可食补，药补不如食补”的说法。因此，饮食护理在中医护理过程中占有重要地位。强调了饮食调养在人类养生、确保健康中的作用。

中医治疗历来重视食疗，《黄帝内经》强调：“毒药攻邪，五谷为养，五果为助，五畜为益，五菜为充，气味合而服之，以补精益气”（图 3 - 2）。说明药物配合饮食治疗，既可减少“毒药”对人体的损害，又能补精益之，从而提高治疗效果。要求在疾病治疗过程中，要在用药除去大部分疾病后，随即用饮食调养正气，祛尽余邪，否则一味用药治疗，必损人体正气。

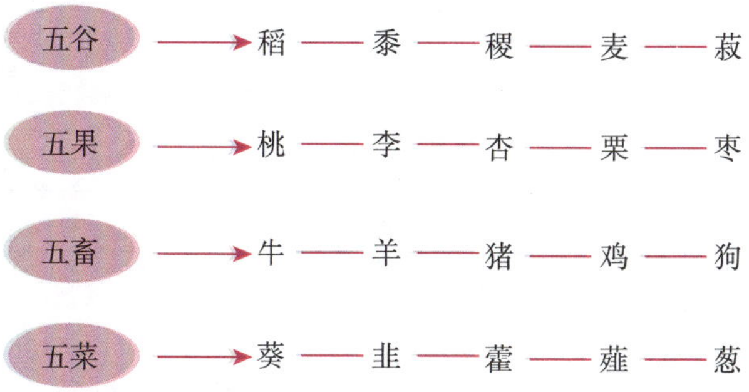

图 3 - 2 《黄帝内经》提到的食物

饮食虽能维持人体的生长发育，但饮食失宜、饱饥无常也可导致疾病的发生。如《济生方·宿食门》说：“善摄生者，谨于和调，一饮一食，入于胃中，随消随化，则无滞留之患；若禀受怯弱，饥饱失时，或过餐五味，鱼腥乳酪，强食生冷瓜果菜，停蓄胃脘，遂结宿滞。轻则吞酸呕恶，胸满噎噫，或泄或痢；久则积聚，结为症瘕，面黄羸瘦，此皆宿食不消而主病焉。”说明了饮食不节，或过食生冷瓜果菜，或肥甘厚味无度，或暴饮暴食等均可导致疾病发生。当然也可因偏食或摄入不良而致病。

有的放矢地结合病类、病情、病状、病程的不同，进行有针对性的中医饮食护理，能有效地提高治疗效果或是巩固、改善疗效，反之，则会影响或是延误病情。鉴于饮食对人体生命活动和提高治疗效果、促进患者康复有重要的作用，护理上应遵循中医理论体系，做好饮食调护。

三、中医饮食护理的基本观点

（一）整体观念

一是天地人合一即是人与自然的相统一，因为人处在天地之间，生活于自然环境之中，是自然界的一部分。因此，人和自然具有相通相应的关系，遵循同样的运动变化规律。所以饮食护理就有了因时而异、因地而异等原则。

二是把人体当作一个有机整体来看待，人体是由心、肝、脾、肺、肾五脏，胃、小肠、大肠、三焦、膀胱和胆六腑，皮、脉、肉、筋、骨五体以及眼、耳、鼻、口、舌、前阴和肛门诸窍共同组成的。通过五行的相生、相克将五脏、六腑及五体等有机联系起来，就有了食物对脏腑的“所生”“所克”（表3－1）“所制”“所化”等不同。

表3－1　五味与五脏的相克关系

五　味	五　脏
多食咸味的东西	会使血脉凝滞，面色失去光泽
多食苦味的东西	会使皮肤干燥，毫毛脱落
多食辛味的东西	会使筋脉拘急，爪甲枯槁
多食酸味的东西	会使皮肉坚厚皱缩，口唇干薄而掀起
多食甘味的东西	会使骨骼疼痛，头发脱落

（二）辨证施膳

辨证主要是指将四诊所收集的资料、症状及体征，通过分析、综合，辨清疾病的原因（内、外因）、性质（寒热）、部位（表里、脏腑、经络）及邪正（虚实）之间的关系，确定为某个证型。

施膳主要是根据辨证的结果，确定相应的膳食宜忌。

四、中医饮食护理的原则

（一）饮食有节

所谓饮食有节，是指对饮食要有严格的节制，要适量，要有规律，荤素搭配、冷热适中。食量要因人因证而宜，勿太过或不足：食量太过，运化不及，反损伤脾胃，对健康不利；食量不足，机体得不到水谷精微之品，导致正气不足，无以驱邪，久之气血亏损而病生。食物的软硬应根据患者脾胃功能酌定，大多数患者，脾胃功能低下，应给以软、精、细的食物为原则，即使与病证相宜的，也应适当控制，以免加重脾胃的负担，而使余邪难清或愈而复发。饮食要温寒适宜，偏食生冷寒凉的食物易损伤脾胃之阳气，可能出现腹痛泄泻；偏食辛温燥热的食物可致胃肠燥热，出现便秘等证。

（二）合理调配

据营养学家们的分析，人体从饮食中摄取的必需营养成分很多。必须食用各种食物，通过营养成分的互补作用，才能维持人体的生长发育和脏腑组织的功能活动。

（三）三因制宜

三因制宜，即因时、因地、因人不同而采用不同的饮食。因时有春、夏、秋、冬四季不同；因地有东、南、西、北之分；因人有胖、瘦、盛、弱之别，所以饮食也应“辨因”施治。

1. 因时制宜

（1）春季：春季是万物复苏的季节，天气由寒转暖，阳气开始生发，是肝气最旺盛的季节。气温变化较大，各种病毒和细菌开始繁殖。饮食上应以高热量食物为主，注意补充足够的优质蛋白质、充足的维生素和矿物质。宜食用花生、豆类、乳制品等热量较高的食物；奶类、蛋类、鱼类等富含优质蛋白质的食物；青菜、水果等维生素含量较高的食物；食用大枣、虾仁、香菜、葱、姜等食物；忌食生冷油腻食品和酸食。

（2）夏季：夏季烈日炎炎，气候炎热、潮湿，是阳气最盛的季节。气温越高，人体内的蛋白质代谢越快，能量消耗越大；且容易出汗，大量钾流出体外，如果钾的摄入较少，则造成缺钾，出现精神不振、四肢无力、头晕眼花等症状。夏季又是病毒和细菌繁殖最快、活动力最强的季节，也是胃肠道疾病多发季节，因此要特别注意饮食质量和卫生问题。宜食用苦瓜、芹菜、莴笋、绿茶等苦寒的食物；食用水果、蔬菜等富含维生素和矿物质的食物；食用草莓、荔枝、李子等富含钾的食物；忌食肥甘厚味及燥热和生冷食物。

（3）秋季：秋季天高云淡，气候干燥，气温逐渐下降，天气忽冷忽热，属于阳消阴长的过渡阶段，应以润燥益气为养生要点。夏末秋初属温燥，应以清热滋润的饮食为主；秋末冬初属凉燥，应以祛寒滋润的饮食为主，而秋季干燥容易使肺受到伤害，发生肺炎、哮喘等症，所以要特别注意肺的滋润。秋季宜食用黄瓜、梨等清凉多汁的蔬菜、水果；宜食用豆类等高蛋白植物性食物；宜食用蜂蜜、芝麻、银耳、香蕉等甘润食物，忌食葱、姜、蒜、辣椒等辛味食品；忌食烧烤。

（4）冬季：冬季天气寒冷，在饮食上应以温热、滋补的食物为主，以达到驱寒保暖的目的。冬季进补可调节体内的物质代谢，使营养物质转化的能量最大程度地储存体内，为来年身体健康打下良好基础。

2. 因地制宜　是根据生活在不同地理环境，受不同气候类型影响的人们的习惯和体质进行饮食护理。东南地区气温偏高，湿气重，宜食清淡、渗湿的食物；西北地区气温偏低，燥气盛，宜食温热、生津、润燥的食物。

3. 因人制宜　应根据个人的体质情况进行饮食护理。儿童身体娇嫩，宜用性平、易消化的食物。老年人气血、阴阳虚弱，宜进补气助阳或养血滋阴之品。成年体质壮实的外感风寒患者，可选用发散作用较强的食疗方，如姜糖饮、姜糖苏叶饮、葱白粥等；对老年体虚而感风寒者，食疗时宜配补益食品，如人参桂枝粥、木耳粥等。体质属寒者，宜食热性食物；体质属热者，宜食凉性食物，忌热性食物以及辛辣、烟酒等；女子以血为本，饮食应以补阴补血为主，尽量选择多汁多液食物；体质过敏的人，不宜吃海鲜腥发之物。

服用药物的患者有一些特殊的饮食禁忌，如服用中药一般忌嗜茶，服参类补品忌食萝卜，还有服蜂蜜忌葱，白术忌桃、李，鳖甲忌苋菜，鳝忌犬肉，雀肉忌白木耳等。

五、中医各型体质及常用膳食

在运用常规辨证施膳的同时，结合体质辨证，有针对性地进行食疗，可以最大程度地将体质调整到最佳状态。当代中医专家，把人的体质分为九种体质。这九种体质分别为：平和体质、气虚体质、湿热体质、阴虚体质、气郁体质、阳虚体质、痰湿体质、血瘀体质和特禀体质。

（一）平和体质

1. 常见表现　面色、肤色润泽，头发稠密、有光泽，目光有神，嗅觉、味觉正常，唇色红润，不易疲劳，精力充沛，耐受寒热，睡眠良好，食欲良好，大小便正常。平和体质也是身体最和谐、最好的一种体质，此体质的人不爱得病。

2. 心理特征　性格随和开朗。

3. 适宜运动　年轻人可选择一些强度大的运动，如跑步、打球；老年人则适合散步、打太极拳。

4. 调养方式　饮食要根据食物多样化、谷类为主的原则，做到不偏食、不挑食；饮食应有节，不要过饥过饱，不要常吃过冷、过热和不干净的食物；粗细搭配，多吃五谷杂粮、蔬菜水果，少吃过于油腻及辛辣之物，不吸烟，不喝酒。

5. 药膳处方　三餐定时，细嚼慢咽，七八分饱，温热饮食。

（二）气虚体质

1. 常见表现　容易呼吸短促，接不上气，喜欢安静，不喜欢说话，说话声音低弱，容易感冒，常出虚汗，经常感到疲乏无力。这种体质的人容易感冒，生病后抗病能力弱，且难以痊愈，还易内脏下垂，比如胃下垂等。

2. 心理特征　性格内向，情绪不稳定，胆小，不喜欢冒险。

3. 适宜运动　以柔缓运动，如散步、打太极拳等为主，不宜做大负荷运动和出大汗的运动，忌用猛力和长久憋气。

4. 调养方式　多吃益气健脾的食物，如黄豆、白扁豆、鸡肉、鹌鹑肉、泥鳅、香菇、大枣、桂圆、蜂蜜、粳米、糯米、小米、黄米、大麦、山药等。少吃具有耗气作用的食物，如槟榔、空心菜、生萝卜等。平时可按摩足三里。

5. 药膳处方　山药粥，将适量山药和粳米一起入锅加清水煮粥，煮熟即成。此粥可在每日晚饭时食用，具有补中益气、益肺固精、强身健体的作用。

（三）湿热体质

1. 常见表现　面部和鼻尖总是油光发亮，易生粉刺、疮疖，常感到口苦、口臭或嘴里有异味，经常大便黏滞不爽，小便发黄，女性常带下色黄，男性阴囊总是潮湿多汗。

2. 心理特征　性格多急躁易怒。

3. 适宜运动　适合做大强度、大运动量的锻炼，如中长跑、游泳、爬山、各种球类、武术等运动。

4. 调养方式　饮食调养应该以清淡为原则，多吃甘寒、甘平的食物，如绿豆、赤小豆、空心菜、苋菜、芹菜、黄瓜、冬瓜、丝瓜、莲藕、西瓜等。忌辛辣燥烈食物，如辣椒、姜、葱等。少食羊肉、狗肉、鳝、韭菜、酒、花椒、蜜蜂等甘酸滋腻的食物，及火锅、烹炸、烧烤等辛温助热的食物。戒除烟酒，不要熬夜、过于劳累。

5. 药膳处方　泥鳅炖豆腐：泥鳅去腮及内脏，冲洗干净，放入锅中，加清水，煮至半熟，再加豆腐、食盐适量，炖至熟烂即成，可清利湿热。

（四）阴虚体质

1. 常见表现　经常感觉身体、脸上发热，耐受不了夏天的暑热，皮肤干燥，经常感到手脚心发热，面颊潮红或偏红，常感到眼睛干涩，经常口干咽燥，容易失眠，经常大便干结。

2. 心理特征　性情急躁，外向好动活泼。

3. 适宜运动　适合做中小强度、间断性的身体锻炼，可选择太极拳、太极剑等。

4. 调养方式　饮食调养的原则是保阴潜阳，多吃甘凉滋润的食物，比如绿豆、冬瓜、芝麻、糯米、蜂蜜、豆腐、乳制品、甘蔗、荸荠、百合等，也可根据自己的经济状况选择食用燕窝、海参、冬虫夏草等补品。少食性温燥烈的食物，如羊肉、狗肉、韭菜、辣椒、葱、姜、葵花籽等。可酌情服用六味地黄丸、杞菊地黄丸。中午保持一定的午休时间，避免熬夜、剧烈运动，锻炼时要控制出汗量，及时补充水分。

5. 药膳处方　莲子百合煲瘦肉：用莲子、百合、猪瘦肉，加水适量同煲，肉熟烂后用盐调味食用，每日 1 次。有清心润肺、益气安神之功效。适用于阴虚体质，见干咳、失眠、心烦、心悸等症者食用。

（五）气郁体质

1. 常见表现　常感到闷闷不乐、情绪低沉，易紧张、焦虑不安，多愁善感或容易受到惊吓，常感到乳房及两胁部胀痛，常有胸闷的感觉，经常无缘无故地叹气，容易心慌、心跳快，喉部经常有堵塞感或异物感，容易失眠。

2. 心理特征　性格内向，不稳定，忧郁脆弱，敏感多疑。

3. 适宜运动　较大运动量的锻炼，如跑步、登山、游泳、武术等。

4. 调养方式　可多食小麦、葱、蒜、海带、海藻、萝卜、金橘、山楂、玫瑰花等，具有行气、解郁、消食、醒神的食物。亦可间断地食用一些山药、茯苓等健脾养脾的食物。可少量饮低度酒，以活动血脉，行血气，有一定兴奋情绪的作用。睡前避免饮茶、咖啡等提神醒脑的饮料。可以服用逍遥散、舒肝和胃丸、开胸顺气丸调节。

5. 药膳处方　橘皮粥：橘皮研细末备用，粳米淘洗干净，放入锅内，加清水，煮至粥将成时，加入橘皮，煮 10 分钟即成。

（六）阳虚体质

1. 常见表现　总是手脚发凉，胃脘部总是怕冷，衣服比别人穿得多，耐受不了冬天的寒冷，夏天耐受不了空调房间的冷气，喜欢安静，吃（喝）凉的东西总会感到不舒服，容易大便稀溏，小便颜色清，量多。

2. 心理特征　性格多沉静、内向。

3. 适宜运动　舒缓柔和的运动，如慢跑、散步、打太极拳、做广播体操。

4. 调养方式　可多吃甘温益气、壮阳的食物，比如葱、姜、蒜、花椒、韭菜、牛肉、羊肉、狗肉、鸡肉、鳝等；少食生冷寒凉食物，如黄瓜、柿子、冬瓜、藕、梨、西瓜等；少饮用绿茶。自行按摩气海、足三里、涌泉等穴位，或经常灸足三里、关元。

可服金匮肾气丸。

5. 药膳处方　当归生姜羊肉汤：当归、生姜冲洗干净，用清水浸软，切片备用。羊肉剔去筋膜，放入开水锅中略烫，除去血水后捞出，切片备用。当归、生姜、羊肉放入砂锅中，加清水、料酒、食盐，旺火烧沸后撇去浮沫，再改用小火炖至羊肉熟烂即成。此为汉代张仲景名方，温中补血，祛寒止痛，特别适合冬季食用。

（七）痰湿体质

1. 常见表现　出汗多而黏腻，手足心潮湿多汗，常感到肢体酸困沉重、不轻松，面部经常有油腻感，嘴里常有黏黏的或甜腻的感觉，平时痰多。

2. 心理特征　性格温和，处事稳重，为人恭谦，多善忍耐。

3. 适宜运动　平时多进行户外活动，经常晒太阳或进行日光浴，长期坚持运动锻炼。

4. 调养方式　饮食应以清淡为原则，多食一些健脾利湿、宣肺化痰、通利三焦的食物，如葱、蒜、海藻、海带、冬瓜、萝卜、金橘、荸荠、芥末、薏苡仁、赤小豆等食物；少吃肥甘厚味及甜、黏、油腻的食物；酒类也不易多饮，切忌吃得过饱。可服用化痰祛湿方。

5. 药膳处方　山药冬瓜汤：山药、冬瓜放入锅中慢火煲 30 分钟，调味后即可饮用。可健脾、益气、利湿。

（八）血瘀体质

1. 常见表现　皮肤常在不知不觉中出现紫瘀斑（皮下出血），皮肤常干燥、粗糙，常常出现疼痛，面色晦暗或有色素沉着、黄褐色斑块，眼眶经常黯黑，眼睛经常有红丝（充血），刷牙时牙龈容易出血。

2. 心理特征　容易烦躁，健忘，性情急躁。

3. 适宜运动　太极拳、太极剑、舞蹈、步行等。

4. 调养方式　饮食中可多食黑豆、海带、紫菜、萝卜、山楂、桃、李子、柚子、橙子、金橘、绿茶等具有活血、散结、行气、疏肝解郁作用的食物；少食肥猪肉等油腻之品，可服用桂枝茯苓丸等。保持足够的睡眠。

5. 药膳处方　山楂红糖汤：山楂数个，冲洗干净，去核打碎，放入锅中，加清水煮约 20 分钟，调以红糖进食。可活血散瘀。

（九）特禀体质（过敏体质）

1. 常见表现　过敏体质，即使不是感冒也经常鼻塞、打喷嚏、流鼻涕，容易患哮喘，容易对药物、食物、气味、花粉、季节过敏，皮肤容易起荨麻疹，皮肤常因过敏出现紫红色瘀点、瘀斑，皮肤常一抓就红，并出现抓痕。

2. 心理特征　无特殊。

3. 适宜运动　积极参加各种体育锻炼，避免情绪紧张。

4. 调养方式　饮食宜清淡、均衡，粗细搭配适当，荤素配伍合理。最好以书面的形式列出个人食物可用、慎用、忌用的分类表，多食蔬菜、水果，一定要多喝水；少食荞麦、鹅肉、蟹、虾、浓茶、咖啡等食物；忌食辛辣之品、腥膻发物及含致敏物质的食物。可服玉屏风散、消风散等。

5. 药膳处方　固表粥：乌梅、黄芪、当归适量，放砂锅中加水煎开，再用小火慢煎成浓汁，取出药汁后，再加水煎开后取汁，用汁煮粳米成粥，加冰糖趁热食用。

六、中医饮食养生文化

中医一直重视摄食养生，有人生三宝之称的“精”，是人体生命的本源，而饮食所形成的水谷精微，正是人体精微物质的重要来源，亦是人体宗气的化生之本。正常饮食是维持人体生命活动必不可少的物质基础，如果不懂得采取适宜的方式摄食，则会直接影响我们的生命或寿命，合理膳食是健康“四大基石”中的第一基石。中医对食物性能的认识有两个方面。

（一）食物与药物的关系

食物与中药名虽异，但出处却相同，都来源于自然界中的植物、动物和矿物。远古时期食物和药物是分不开的，我们的祖先在采食植物和狩猎过程中，逐渐对所寻觅的食物有所辨别和选择，开始注意某些食物的治病作用。经过长期尝试和观察，把某些具有治疗作用的动植物的外皮（如刺猬皮、狗皮、橘皮）和动物的角（如犀牛角、水牛角）、骨（如熊骨、狗骨）、筋（如鹿筋）、外壳（如石决明、牡蛎）、甲（如龟甲、鳖甲）、排泄物（如蝙蝠排泄物）、外生殖器（狗外肾、驴外肾）以及植物的根（如桑树根皮）、茎（如藕节、荷梗）、叶（如荷叶、枇杷叶、桑叶）、花（扁豆花、桃花）、枝（桑枝、桂枝）、核（荔枝核、橘核）等称为药物，专门用来治病，而把那些能用以充饥、止渴且味道较好的如橘子肉、柠檬肉、刺猬肉、狗肉、牛肉、牡蛎肉、龟肉、驴肉、桑葚、藕、扁豆、桃子、桂皮、荔枝肉等东西称为食物。除此以外，还有很多既可食用，也可药用的东西，如肉桂、小茴香、大枣、赤小豆、薏苡仁、龙眼肉、山药等。

（二）食物的性能

食物的性能是指食物养生保健方面的功效和作用。食物的性能主要包括以下几个方面。

1. 食物的性　性是指食物本身所具有的温、热、寒、凉四种不同的性质，简称四性，也可称为四气。古人认为凡能治疗热性病的食物，就属寒性或凉性；凡是能治疗寒性疾病的食物，就属热性或温性。其中寒、凉同性，温、热同性，但程度上却有差异，温属热轻，热属温甚，寒和凉也是此理，还有平和之性，介乎寒与热之间，即传统食养学所说的“平性”食物。

饮食调护应按病证的性质不同，选择相宜之食品。《素问·至真要大论》中“寒者热之，热者寒之”的治疗原则，对于患者的饮食，同样适用食性选择的原则。须根据具体病证加以调配，即辨证配膳。

一般而言，寒凉食物具有清热泻火、凉血解毒、平肝安神、通利二便等作用，因此可用于热证。如粟米、小麦、薏苡仁、高粱米、大麦、赤小豆、绿豆、苹果、柿子、罗汉果、冬瓜、丝瓜、蜂蜜、莴苣、芹菜、西瓜、苦瓜、黄瓜、鸭肉、兔肉、蟹等。这类食物主要适用于临床表现为发热、口渴心烦、头晕头痛、小便黄赤、大便秘结等热性病证。此类食物也是身体阳热亢盛、肝火偏旺者首选的保健膳食。

温热食物具有温中祛寒、助阳益气、通经活血等功效。例如，糯米、黄米、燕麦、甘薯、胡椒、山楂、大枣、杨梅、生姜、鸡肉、带鱼、羊肉等，适用于临床表现为喜暖怕冷、肢体不温、口不渴、小便清长、大便稀薄等寒证患者。此类食物还是平时怕冷、虚寒体质者适宜的保健膳食。

平性食物具备平补气血、健胃和胃、补肾等功效，无论寒证、热证均可使用，也可供脾胃弱者保健之用，如大豆、玉米、芝麻、豆油、卷心菜、茄子等。

2. 食物的味　味是指食物所具有的酸味、苦味、甘味、辛味、咸味五种味道，合称五味。除了这五味，中医上还把淡味，即没有特殊味道（比如白开水），以及涩味，包括在五味之中。淡味不显，而并附于甘味，或与甘合味；涩味在中医学上被认为与酸并存而类似，所以被并附于酸味之中，故习惯上称五味而不称七味。

食物的五味不同，具有的作用也不相同。一般说苦味食物具有降泄（苦瓜）、坚阴（白果）、燥湿（苦菜）等作用；酸味食物多具有固涩（石榴、海棠）、收敛（乌梅）等作用；辛味食物多具有发散（大葱、生姜）、通行（韭菜、茴香菜、酒）等作用；咸味食物多具有软坚散结（海带、紫菜、鹿角菜）、泻下（盐、黄酱）等作用；淡味食物多具有利水渗湿（冬瓜、薏苡仁）作用。

食物的性和味是辨别食物功效的重要依据。如糯米红枣粥可治脾胃气虚或胃阳不足，糯米酒加鸡蛋，煮熟后食用以供产妇补益等，均取糯米、红枣之甘味，再合其温性，而求其补气、温阳、散寒之功效。又如酸味，有收敛固涩之效，适用于气虚、阳虚不摄而致的多汗症，以及泄泻不止、尿频、遗精、滑精等病证。再如苦味，有能泄、能燥、能坚的作用，多用于解除热证、湿证、气逆等病证。例如，苦瓜味苦性寒，用苦瓜炒菜，即取其苦能清泄之功，而达到清热、明目、解毒的目的，常吃苦瓜，对热病烦渴、中暑、目赤、疮疡肿毒等证极为有利。同样，咸味有软坚散结、泻下的作用，用于治热结、痰核、瘰疬等病证（表3－2）。

表3－2　五味的作用与功效

味道	作用与功效
辛味	辛味能行气，通血脉，能宣散；有促进胃肠蠕动，增强消化液分泌，促进血液循环和新陈代谢的作用；有驱散风寒，疏通经络的功能。对受凉后胃胀腹胀、气滞不畅的人，或感受风寒的人，最为有益
甘味	甘味补益强壮、补充气血；能消除肌肉紧张和解毒；有和缓、舒缓的作用，可以缓和拘急疼痛，消除肌肉紧张痉挛。凡气虚、血虚、阴虚、阳虚，以及五脏虚羸者，皆可食用味甘之物。但若过多吃甘甜食物则易发胖，是很多血管疾病如动脉硬化症的诱因
酸味	酸味有收敛、固涩作用，还能增进食欲、健脾开胃、增强肝功能，提高钙、磷吸收率。适宜久泄、久痢、久咳、久喘、多汗、虚汗、尿频、遗精等遗泄者食用。但若过多食用酸性食物，又会导致消化功能失常
苦味	苦味有泻火、燥湿等功效，内有实火、湿热之人，应当多食。苦味食物中苦瓜是最有代表性的。苦瓜味苦性寒，用苦瓜炒菜，佐餐食用，有利于热病烦渴、中暑、目赤、疖肿者清泻、明目、解毒、泻火等。再如茶叶，也有清泻的功效
咸味	咸味食物，多为海产品及某些肉类，如海蜇、海带等，海蜇有清热、化痰、消积、润肠的作用，对痰热咳嗽、积滞胀满者食用最宜；海带也具有软坚化痰作用

3. 食物的色　现代科学研究发现，食物的营养结构与其本身呈现的天然色彩有着密切的关系，不同颜色的食物所含的营养成分各不相同。饮食中的“五色”就是指食物的五种天然颜色，即红、黄、绿、白、黑。在中医学的观点中，世界由金、木、水、火、土五种基本物质所构成，这五种物质是自然界运行的原动力，一切事物无不与这五种物质相关联。人体的五脏、食物的无色及五味都与五行紧密相联（表3－3）。

表3－3 五行的对应关系

五行	五色	五脏	五味
火	红	心	苦
土	黄	脾	甘
木	绿	肝	酸
金	白	肺	辛
水	黑	肾	咸

4. 食物的升降沉浮　升降沉浮是指食物作用的趋向，升是上升，降是下降，浮是上行发散，沉是下行泻利，因升与降、浮与沉两组含义相近，从作用趋向看升性浮、降性沉，故通常多合称升浮或沉降。升浮食物主上行向外，多具通阳（大葱、花椒）、散寒（胡椒、大料）等作用。沉降食物主下行向内，多具有平肝（芹菜）、下气（萝卜）、清热（竹笋）、渗湿（冬瓜）、泻下（黄酱）等作用。升降浮沉与四气五味的关系是：性温热的食物多主升浮，性寒凉的食物多主沉降，味甘辛的食物多主升浮，味酸苦咸的食物多主沉降。

5. 食物的归经　所谓食物归经，指的是食物可以通过经络对人体不同部位产生不同的特定功效。换句话说，就是食物的性能和功效对人体某些脏腑及其经络有明显选择性的特异作用，而对其他经络或脏腑作用较小或没有作用。

简而言之，食物归经就是把食物的功效与脏腑经络联系起来，以达到治疗作用。如生姜、桂皮能增进食欲，萝卜、西瓜能生津止渴，是因为这些食物的功效能入胃经；枸杞、猪肝能治夜盲、目昏，海蜇、茼蒿能治头晕目眩，是因为这些食物的功效能归属肝经；柿子、蜂蜜能养阴润燥、缓和咳嗽，就是它们能作用到肺经；核桃仁、甜杏仁、香蕉等，既能润燥止咳，又能通利大便，则是因为这些食物可以归属肺与大肠二经。

总之，在选择食物时，必须根据病证的性质，结合食物的性味归经，选用相宜的食物配膳，做到寒热协调，五味不偏，有益于健康。

（三）平衡膳食原理

自然界中，可供人类食用的食物有数百种，但没有一种食物含有人体所需要的全部营养素，为了满足机体的需要，人们总是将多种食物混合食用，这样只要食物搭配合理就能使膳食中所含的营养素种类齐全，数量充足，比例适当，从而保证人体的正常发育与健康。反之就可能造成某些营养素不足或缺乏，引起营养素缺乏的各种疾病。

平衡膳食是指选择多种食物，经过适当搭配做出的膳食，这种膳食能满足人体对能量及各种营养素的需求，因而称为平衡膳食。

我们知道食物可分两类，一类是动物性食物，包括肉、鱼、禽、蛋、奶及其制品；另一类是植物性食物，包括谷类、薯类、蔬菜、水果、豆类及其制品、食糖类和菌藻类。

不同种类食物的营养素不同：动物性食物、豆类含优质蛋白质；蔬菜、水果含维生素、矿物盐及微量元素；谷类、薯类含糖类；食用油含脂肪；肝、奶、蛋含维生素A；肝、瘦肉和动物血含铁。

这些营养素之间能相互配合、相互制约。如维生素C能促进铁的吸收；脂肪能促进脂溶性维生素A、维生素D、维生素E、维生素K的吸收；微量元素铜能促进铁在体内的运输和储存；糖类和脂肪能保护蛋白质，减少其消耗；而磷酸和草酸能影响钙、铁吸收。所以只有吃膳食结构合理的多种食物，才能满足人体对食物营养的摄取。

七、对日常食物的认识

（一）蔬菜、菌类

1. 白菜

（1）性味归经：性微寒，味甘，归胃、大肠经。

（2）特别适宜：腹胀、便秘、乳腺癌、结肠癌、心血管疾病患者。

（3）不宜人群：气虚胃寒者不能多吃。

（4）营养成分：膳食纤维、糖类、蛋白质、维生素A、钙、磷等。

（5）养生功效：清热解毒，防止便秘，养颜护肤，防癌、抗癌。

2. 菠菜

（1）性味归经：性凉，味甘，归肠、胃经。

（2）特别适宜：老、幼、体弱者，电脑工作者，糖尿病患者，坏血病患者，便秘、贫血、易过敏者。

（3）不宜人群：脾胃虚寒、腹泻、便溏者，肾炎和肾结石患者。

（4）营养成分：维生素C、胡萝卜素、B族维生素、维生素E、叶酸、膳食纤维、钙、铁等。

（5）养生功效：具有利五脏、活血脉、开胸膈、滋阴补血功效。对肠胃失调，便秘、便血、贫血、高血压等有食疗作用，常吃菠菜对预防口腔炎症、皮炎等也有一定效果。

3. 韭菜

（1）性味归经：性温，味辛，归肝、胃、肾经。

（2）特别适宜：夜盲症、干眼病、便秘、寒性体质者，产后乳汁不足之女性。

（3）不宜人群：胃病、十二指肠溃疡、腹泻、眼疾、疮痈患者。

（4）营养成分：膳食纤维，维生素 C，β－胡萝卜素，钙、磷、铁等矿物质。

（5）养生功效：补肾温阳、润肠通便、散瘀、活血、解毒。

4. 洋葱

（1）性味归经：性温，味甘、微辛，归肝、胃、肺经。

（2）特别适宜：高血压、高血脂、动脉硬化等心血管病患者，糖尿病、癌症、急慢性肠炎、痢疾患者。

（3）不宜人群：肺、胃炎、皮肤瘙痒、眼疾者要少吃洋葱。

（4）营养成分：蛋白质，钙、铁、磷、硒，B 族维生素、维生素 C、维生素 E 等。

（5）养生功效：具有祛痰、利尿、润肠、解毒、杀毒等功能，对食欲不振、大便不畅、痢疾、肠炎、虫积腹痛、创伤溃疡、赤白带下等症有一定的食疗作用。

5. 青椒

（1）性味归经：性温，味微辛，归胃、肠经。

（2）特别适宜：糖尿病患者、“三高”人群、减肥者。

（3）不宜人群：眼疾患者，食管炎、胃肠炎、胃溃疡、痔疮患者慎用。

（4）营养成分：膳食纤维、维生素 A、维生素 C、B 族维生素及钙、磷、钾等。

（5）养生功效：增强体力、缓解疲劳、镇痛解热、利于消化、降脂减肥、预防癌症。

6. 黄瓜

（1）性味归经：性凉，味甘，归肺、胃、大肠经。

（2）特别适宜：糖尿病患者、“三高”人群、减肥者。

（3）不宜人群：脾胃虚弱、腹痛腹泻者。

（4）营养成分：胡萝卜素、膳食纤维、维生素 A、维生素 C、维生素 E 及钙、磷、镁等。

（5）养生功效：清热利尿、解毒除湿、生津止渴、抗肿瘤、抗衰老、防酒精中毒、降血糖、减肥强体、健脑安神。

7. 冬瓜

（1）性味归经：性寒，味甘，归肺、大肠、小肠、膀胱经。

（2）特别适宜：肾病、糖尿病、冠心病患者。

（3）不宜人群：脾胃肾脏虚寒、阳虚肢冷者。

（4）营养成分：B 族维生素、胡萝卜素、膳食纤维、维生素 C、钙、铁等。

（5）养生功效：清热解毒，利尿排湿，止渴消肿。

8. 茄子

（1）性味归经：性凉，味甘，归脾、胃、大肠经。

（2）特别适宜：高血压、动脉硬化、咯血、坏血症患者。

（3）不宜人群：脾胃虚寒、哮喘者。

（4）营养成分：蛋白质、脂肪、糖类、钙、磷、铁等。

（5）养生功效：保护心血管、清热凉血、消肿解毒。

9. 西红柿

（1）性味归经：性微寒，味甘，归肾、脾、胃经。

（2）特别适宜：热性病、发热、口渴、食欲不振、贫血、头晕、心悸、高血压、急慢性肝炎、急慢性肾炎、夜盲症患者。

（3）不宜人群：急性肠炎、菌痢及溃疡活动期的患者。

（4）营养成分：含有丰富的维生素，以及蛋白质、脂肪、糖类、钙、铁、磷、胆碱、番茄红素等。

（5）养生功效：生津止渴、清热解毒、健胃消食、凉血平肝。

10. 菜花

（1）性味归经：性平，味甘，归肾、脾、胃经。

（2）特别适宜：心脏病、中风、肝炎、咳嗽、肺结核、癌症患者。

（3）不宜人群：红斑狼疮患者、尿少或无尿者。

（4）营养成分：富含蛋白质、脂肪、糖类、胡萝卜素、B 族维生素、维生素 C、钙、磷、铁等。

（5）养生功效：清热解毒、润肺止咳、帮助消化。

11. 萝卜

（1）性味归经：青萝卜性微凉，味甘；白萝卜性凉，味辛。归肠、脾、胃经。

（2）特别适宜：大便不畅、肥胖、头屑多、头皮痒、咳嗽、鼻出血者。

（3）不宜人群：弱体质者、脾胃虚寒、胃及十二指肠溃疡、慢性胃炎、单纯甲状腺肿、先兆流产、子宫脱垂的女性。

（4）营养成分：蛋白质、多种氨基酸、脂肪、葡萄糖、维生素 C、钙、多种酶类、芥子油等。

（5）养生功效：青萝卜有健胃消食、止咳化痰、顺气利尿、清热解毒功效；白萝卜有下气消食、除痰润肺、解毒生津、和中止咳、利大小便功效。

12. 莲藕

（1）性味归经：性偏凉，味甘、涩，归心、肺、脾、胃经。

（2）特别适宜：肝病、肺炎、便秘、糖尿病患者，瘀血、吐血、尿血、便血等出血者及产妇。

（3）不宜人群：胃病、十二指肠溃疡者。

（4）营养成分：含丰富的蛋白质、糖类、膳食纤维、多种维生素、钙、磷、铁等。

（5）养生功效：补脾益血、生津凉血、养颜美容，防止吐血、咳血、尿血、便血及子宫出血等，同时可预防糖尿病、高血压、贫血。

13. 山药

（1）性味归经：性平，味甘，归脾、肺、肾经。

（2）特别适宜：脾胃虚弱、倦怠无力、食欲不振、久泄久痢、慢性肺炎者。

（3）不宜人群：便秘、实邪者。

（4）营养成分：蛋白质、脂肪、糖类、胆碱、膳食纤维、维生素 A、维生素 B_2、维生素 C 及钙、磷、铁、碘等。

（5）养生功效：健脾补肺、固肾益精、聪耳明目、强筋骨、延年益寿功效。

14. 香菇

（1）性味归经：性平、凉，味甘，归胃、肝经。

（2）特别适宜：贫血、肝炎、肿瘤、佝偻病、麻疹及食欲不振等患者。

（3）不宜人群：脾胃寒湿气滞、皮肤瘙痒病患者。

（4）营养成分：香菇是高蛋白、低脂肪的保健食品，含有香菇多糖和多种酶类、氨基酸及维生素等。

（5）保健功效：香菇味甘性平，具有补气养血、健脾消食、益肾和胃、祛风活血、化痰、抗癌、防衰老等功效，对贫血、肝炎、肿瘤、佝偻病、麻疹及食欲不振等有一定的食疗作用。

15. 黑木耳

（1）性味归经：性平，味甘，归大肠、胃经。

（2）特别适宜：久病体弱、腰膝酸软、肢体麻木、贫血、高血压、脑血栓、癌症患者。

（3）不宜人群：各种出血症患者，如痔疮出血、血痢便血、小便淋血、女性崩漏、孕妇。

（4）营养成分：黑木耳的营养价值非常高，含蛋白质、钙、铁、胡萝卜素、维生素 B_1 等多种营养元素。

（5）养生功效：养血驻颜、祛病延年、补气益智、滋阴润燥、止血活血。

16. 银耳

（1）性味归经：性平，味甘，归肺、胃、肾经。

（2）特别适宜：高血压、慢性支气管炎、咽喉干燥、营养不良、产后体虚者。

（3）不宜人群：出血、外感风寒、性功能障碍者。

（4）营养成分：维生素 D（能防止钙的流失）、蛋白质、脂肪、糖类、膳食纤维、多种矿物质，如钙、磷、铁、钾、钠、镁、硫等。

（5）养生功效：润肺生津、滋阴养胃、益气和血、补肾益精、强心健脑。

（二）肉禽蛋类

1. 猪肉

（1）性味归经：性平，味甘，归脾、胃、肺经。

（2）特别适宜：气血不足、心悸、腹胀、痔疮患者。

（3）不宜人群：肥胖、高血脂、心血管疾病患者。

（4）营养成分：蛋白质、脂肪、糖类、维生素 B_1、维生素 B_2、钙、磷等。

（5）养生功效：具有滋阴润燥、补肾养血、益气强身的作用，可用于病后体虚、产后血亏等。

2. 牛肉

（1）性味归经：黄牛、牦牛性温；水牛性冷，味甘。归脾、胃经。

（2）特别适宜：贫血、身体虚弱、酸软无力、头晕目眩者。

（3）不宜人群：过敏、湿疹、肾炎、痔疮患者及内热患者。

（4）营养成分：富含蛋白质、脂肪及人体必需的多种氨基酸、维生素和微量元素等。

（5）养生功效：补脾胃、益气血、强筋骨。

3. 羊肉

（1）性味归经：性温，味甘，归脾、肾经。

（2）特别适宜：胃寒、气血两虚、体虚、骨质疏松者。

（3）不宜人群：高血压、感冒、肠炎、痢疾患者。

（4）营养成分：富含优质蛋白质、脂肪、维生素 A、B 族维生素、磷、铁等。

（5）养生功效：益气补虚、温中暖下、促进消化、补肾壮阳。

4. 鸡肉

（1）性味归经：性温，味甘，归脾、胃、肝经。

（2）特别适宜：气血不足、营养不良、产后缺乳及贫血患者。

（3）不宜人群：高血压、冠心病、胆结石、胆囊炎患者。

（4）营养成分：富含优质蛋白质、脂肪、糖类、维生素 C、维生素 E、维生素 B_1、维生素 B_2、钙、磷、铁等。

（5）养生功效：具有温中益气、补精填髓的功效，对虚劳羸瘦、中虚食少、产后缺乳、病后虚弱、营养不良性水肿等有一定治疗保健作用。

5. 鸭肉

（1）性味归经：性微寒，味甘、咸，归脾、肺、肾经。

（2）特别适宜：适宜阴虚、湿热体质，营养不良、病后体虚、低热、水肿者。

（3）不宜人群：病中有伤、寒性痛经、胃痛、腹泻患者。

（4）营养成分：含优质蛋白质、脂肪、糖类、维生素 A、维生素 E、钙、磷、钾、钠等。

（5）养生功效：具有滋阴养胃、利水消肿的作用，可辅助治疗血虚头痛、阴虚失眠、肺热咳嗽、肾炎水肿、小便不利等。

6. 鸡蛋

（1）性味归经：性平，味甘、咸，归脾、肺、胃经。

（2）特别适宜：虚劳羸瘦、中虚食少、产后缺乳、病后虚弱、营养不良性水肿者。

（3）不宜人群：高热、腹泻、肝炎、肾炎、胆囊炎、冠心病患者。

（4）营养成分：含丰富的蛋白质、氨基酸、脂肪、糖类、维生素 A、维生素 B_1、维生素 B_2、维生素 B_6、维生素 B_{12}、维生素 D、维生素 E、叶酸、钙、铁、磷、镁、铜、碘等。

（5）养生功效：补气养血、滋阴熄风、养心安神、健脑益智、增强体魄。

7. 鸭蛋

（1）性味归经：性凉，味甘，归脾、肺经。

（2）特别适宜：适合气虚、阴虚、痰湿体质，以及骨质疏松患者。

（3）不宜人群：婴幼儿、孕妇、心血管、高血脂、脂肪肝、肾病、脾阳不足、寒湿下痢者。

（4）营养成分：含蛋白质、脂肪、磷脂、维生素 A、维生素 B_1、维生素 B_2、维生素 D、钙、铁、磷、钾等。

（5）养生功效：有大补虚劳、滋阴养血、润肺美肤之功效。

（三）鱼虾类

1. 鲫

（1）性味归经：性平，味甘，归脾、胃、大肠经。

（2）特别适宜：脾胃虚弱、食欲不振、营养不良者，肝炎、肾炎、高血压、心脏病患者。

（3）不宜人群：感冒发热患者。

（4）营养成分：含丰富的蛋白质、脂肪、糖类、维生素 A、维生素 B_1、维生素

B_2、维生素 B_{12}、钙、铁、磷、锌等。

（5）养生功效：有和中开胃、通乳催奶、活血通络、健脾利水、温中补虚之功效。

2. 鲈

（1）性味归经：性平，味甘，归肝、脾、肾经。

（2）特别适宜：铜元素缺乏者、肝肾不足者、孕产妇。

（3）不宜人群：皮肤病、疮肿患者。

（4）营养成分：含蛋白质、维生素 A、维生素 D、B 族维生素、钙、镁、铁、铜、钾、钠、磷等。

（5）养生功效：滋补肝肾、益筋骨、和肠胃、安胎。

3. 带鱼

（1）性味归经：性温，味甘，归肝、脾经。

（2）特别适宜：高血压、高血脂、急慢性肠炎患者。

（3）不宜人群：湿疹、痛风、哮喘、脑卒中、红斑狼疮患者。

（4）营养成分：含蛋白质、脂肪、糖类、烟酸、维生素 A、维生素 B_1、维生素 B_2、维生素 E 和钙、磷、铁等。

（5）养生功效：具和中开胃、补虚暖胃、补中益气、润泽肌肤、美容养颜等功效；对肝炎、病后体虚、外伤出血、产后乳汁不足有一定补益作用。

4. 甲鱼

（1）性味归经：性平，味甘，归肝经。

（2）特别适宜：肝肾阴虚、营养不良、糖尿病、冠心病患者。

（3）不宜人群：肝炎、慢性肾衰患者、孕妇、脾胃虚寒、感冒未愈者。

（4）营养成分：富含动物胶、角蛋白、维生素 D、铜等。

（5）养生功效：有利于肺结核、贫血等多种病患的恢复，降低胆固醇；有益于高血压、冠心病患者，能有效预防和抑制肝癌、胃癌、急性淋巴性白血病，并可用于防治因放疗、化疗引起的虚弱、贫血、白细胞减少，防治慢性肝炎患者的纤维化。

5. 虾

（1）性味归经：性温，味甘，归肝、肾经。

（2）特别适宜：骨质疏松、心血管疾病患者。

（3）不宜人群：过敏体质者，气喘、皮肤病患者。

（4）营养成分：含蛋白质、脂肪、烟酸、糖类、维生素 A、维生素 B_1、维生素 B_2、维生素 E、钙、磷、铁、硒等。

（5）养生功效：有壮阳补肾、通乳、祛毒等功效，对肾虚腰酸、倦怠失眠、疮痈肿毒、产妇缺乳等有辅助功效。

6. 螃蟹

（1）性味归经：性寒，味咸，归肝、胃经。

（2）特别适宜：骨质疏松、风湿性关节炎、结核病患者。

（3）不宜人群：孕妇、脾胃虚寒、过敏体质、胃痛、腹泻、月经过多者，心血管疾病、风寒感冒患者。

（4）营养成分：含蛋白质、脂肪、烟酸、糖类、维生素 A、维生素 B_1、维生素 B_2、钙、锌、磷、牛磺酸、甲壳素等。

（5）养生功效：滋阴清热、续筋接骨、补髓、散瘀，可用于瘀血肿痛、跌打损伤的食疗。

7. 海参

（1）性味归经：性平，味甘、咸，归脾、胃、肾经。

（2）特别适宜：高血压、冠心病、肝炎、肾炎以及胃肠溃疡、糖尿病患者。

（3）不宜人群：脾胃虚弱、经常腹泻者。

（4）营养成分：含蛋白质、维生素 B_1、维生素 B_2、维生素 C、钙、锌、钾、钠、硒等。

（5）养生功效：海参是糖尿病、高血压、冠心病、脑血栓患者的理想食疗食品，能降低血脂、血浆黏度，具有降压、降脂、提高人体免疫力的作用。

（四）水果类

1. 菠萝

（1）性味归经：性平，味甘、微酸，归肺、大肠经。

（2）特别适宜：身热烦躁、消化不良、肾炎、高血压、支气管炎患者。

（3）不宜人群：溃疡病、高热、湿疹、疥疮、肾脏病患者，凝血功能障碍者。

（4）营养成分：维生素 B_1、维生素 B_2、维生素 C、维生素 E、膳食纤维、糖类、钙、钠、铁等。

（5）养生功效：具生津止渴、醒酒、益气消滞等功效，有助于治疗消化不良、中暑等症，同时可洁肤润肤，使皮肤有光泽。

2. 柿子

（1）性味归经：性寒，味甘、涩，归心、肺、大肠经。

（2）特别适宜：大便干结者，高血压、甲状腺疾病患者，长期饮酒者。

（3）不宜人群：糖尿病、脾胃虚弱而致泄泻或便溏者，体弱多病、产后、外感风寒者，慢性胃炎、消化不良等胃动力功能低下者。

（4）营养成分：富含丰富的蔗糖、果糖、膳食纤维、糖类，以及蛋白质、钙、磷等。

（5）养生功效：有清热润肺、生津止渴、健脾化痰的功效，可用于辅助治疗肺热咳嗽、口干口渴、呕吐泄泻等。新鲜柿子有凉血止血作用。

3. 梨

（1）性味归经：性凉，味甘、微酸，归肺、胃经。

（2）特别适宜：咳嗽、咽喉发痒、慢性支气管炎、肺结核、高血压、心脏病、肝炎、肝硬化患者。

（3）不宜人群：胃寒者以及慢性肠炎、糖尿病患者。

（4）营养成分：含有蛋白质、脂肪、维生素 B_1、维生素 B_2、维生素 C、钙、磷、铁、胡萝卜素、葡萄糖、果糖、蔗糖等。

（5）养生功效：有解毒、利尿、止咳祛痰、清心润肺等功效，外敷梨汁有滋润和减淡皱纹的作用，使皮肤更有弹性。

4. 苹果

（1）性味归经：性凉，味甘、酸，归脾、肺经。

（2）特别适宜：肥胖、胃炎、腹泻、高血压、结肠炎患者。

（3）不宜人群：胃寒、脾胃虚弱者。

（4）营养成分：含有丰富的糖类，及果胶、蛋白质、钙、磷、钾、铁、铜、碘、锰、锌、维生素 A、维生素 B、维生素 C 和膳食纤维，另含有苹果酸、酒石酸、胡萝卜素，是所有蔬果中营养价值最接近完美的一种食物。

（5）养生功效：有助于降低胆固醇、降脂，对消化不良、脂肪积聚过多、口臭等有辅助疗效，同时还可抑制黑色素的形成，减淡雀斑、黄褐斑。

5. 桃

（1）性味归经：性温，味甘、酸，归肝、大肠经。

（2）特别适宜：气血两亏、面黄肌瘦、心悸气短、便秘、闭经、瘀血肿痛者。

（3）不宜人群：内热偏盛、易生疮疖者，糖尿病患者，月经过多者。

（4）营养成分：富含蛋白质、B 族维生素、维生素 C、钙、磷、钾、铁（其含铁量居水果之冠）及果酸。

（5）养生功效：有生津润肠、活血祛瘀、消积清热、解毒祛湿等功效，可消除皮肤色素沉着，减淡雀斑、黄褐斑等。

6. 桂圆

（1）性味归经：性平，味甘，归心、肝、脾、肾经。

（2）特别适宜：四肢乏力、心绪不宁、记忆力减退等。

（3）不宜人群：消化不良、肺结核、感冒、慢性支气管炎患者，孕妇本身体质偏热，应慎食。

（4）营养成分：含有蛋白质、脂肪、维生素 A、B 族维生素、维生素 C、钙、铁、磷、蔗糖、葡萄糖等。

（5）养生功效：具补脑安神、止咳润肺、止泻养颜等功效；对四肢乏力、心绪不宁、记忆力减退等，有辅助疗效；还可滋润肌肤，使皮肤嫩滑、细腻、富有光泽。

7. 山楂

（1）性味归经：性微温，味酸、甘，归脾、胃、肝经。

（2）特别适宜：消化不良、心血管疾病、高血压、高血脂、肥胖症、脂肪肝、便秘患者。

（3）不宜人群：孕早期妇女，胃酸分泌过多、病后体虚及患牙病者，饭前不宜食用。

（4）营养成分：含蛋白质、脂肪、红色素、果胶、维生素 C、钙、磷和铁等。

（5）养生功效：开胃消食、降压降脂、化滞消积、活血散聚、腹胀痞满、瘀阻腹痛、痰饮、泄泻、肠风下血等。

8. 猕猴桃

（1）性味归经：性寒，味甘、酸，归肾、胃、膀胱经。

（2）特别适宜：情绪低落、食欲不振、消化不良、便秘、心血管疾病患者。

（3）不宜人群：脾虚便溏、疟疾、慢性胃炎、月经过多者。

（4）营养成分：含有维生素 B_1、维生素 C、果糖、葡萄糖、氨基酸以及多种矿物质等。

（5）养生功效：具止渴、解热、利尿的功效，对便秘、高血压、心血管疾病具有一定疗效，还可抑制皮肤黑色素的形成，使皮肤洁白细腻。

9. 柠檬

（1）性味归经：性温，味酸，归肺、胃经。

（2）特别适宜：口干烦躁、消化不良、维生素 C 缺乏者，胎动不安的孕妇，肾结石、高血压、心肌梗死患者。

（3）不宜人群：胃酸过多、有龋齿者，胃溃疡、糖尿病患者。

（4）营养成分：含有维生素 B_1、维生素 B_2、维生素 C、钙、磷、铁、糖类、柠檬酸等。

（5）养生功效：具生津止渴、解暑开胃、消滞安胎等功效，能帮助消化、清理肠胃、促进食欲、保持皮肤弹性、防止皱纹形成、抑制黑色素沉着、防止黑斑形成。

10. 香蕉

（1）性味归经：性寒，味甘，归脾、胃、大肠经。

（2）特别适宜：口干烦躁、咽干喉痛、大便干燥者。

（3）不宜人群：急、慢性肾炎及肾功能不全者忌食。

（4）营养成分：含有蛋白质、脂肪、糖类、钾、钙、铁、磷、维生素 B_2、维生素 C、维生素 E、胡萝卜素、烟酸等。

（5）养生功效：具通血脉、降血压、清热解毒、润肠清肺等功效；预防高血压、便秘；外敷能促进血液循环，促进皮肤吸收营养，使皮肤光滑润泽、富有弹性。

11. 葡萄

（1）性味归经：性平，味甘、酸，归肺、脾、肾经。

（2）特别适宜：儿童，孕妇，神经衰弱、过度疲劳、体倦乏力、肺虚咳嗽、高血压、水肿、贫血、风湿性关节炎、四肢筋骨疼痛者。

（3）不宜人群：糖尿病、便秘、脾胃虚寒者均不宜多吃。

（4）营养成分：含有葡萄糖和果糖、有机酸、蛋白质、矿物质（钾、磷、钙、铁等）及多种维生素。

（5）养生功效：有促进消化液分泌、促进胃肠蠕动、利尿的功效，还可滋润皮肤，防止肤色暗沉。

（五）五谷、豆类

1. 小米

（1）性味归经：性温，味辛，归脾、胃、肺经。

（2）特别适宜：老人、患者、产妇及神经衰弱、睡眠不佳者。

（3）不宜人群：气滞、素体虚寒、小便清长者慎食。

（4）营养成分：小米的营养价值很高，含蛋白质、脂肪及维生素、糖类、胡萝卜素、膳食纤维。小米中的维生素 B_1 可达大米的数倍。

（5）养生功效：有健脾和胃、补益虚损、和中益肾、除热、解毒之功效，可用于脾胃虚热、反胃呕吐、消渴、泄泻等症的食疗。

2. 红豆

（1）性味归经：性平，味甘、酸，归心、小肠、肾、膀胱经。

（2）特别适宜：各种类型水肿者，肥胖者。

（3）不宜人群：多尿之人忌食；被蛇咬伤者，百日之内忌食红豆。

（4）营养成分：含蛋白质、脂肪、维生素 A、B 族维生素、维生素 C 和植物皂素以及铝、铜等微量元素。

（5）养生功效：健脾止泻、利水消肿，适用于水肿胀满、脚气浮肿、黄疸尿赤、风湿热痹、痈肿疮毒、肠痈腹痛等患者；特别适宜各类型水肿之人，包括肾脏性水肿、心脏性水肿、肝硬化腹水、营养不良性水肿等，以及产后缺乳者。

3. 绿豆

（1）性味归经：性凉，味甘，归心、胃经。

（2）特别适宜：中毒、眼病、高血压、水肿患者。

（3）不宜人群：脾胃虚弱者不宜多吃。

（4）营养成分：含有蛋白质、脂肪、糖类、维生素 B_1、维生素 B_2、胡萝卜素、叶酸，以及钙、磷、铁等矿物质。

（5）养生功效：清热解毒、降血脂、降胆固醇、抗过敏、抗肿瘤、增强食欲、保肝护肾，适用于暑热烦渴、疮毒痈肿等患者。

4. 黄豆

（1）性味归经：性平，味甘，归脾、胃经。

（2）特别适宜：更年期妇女，糖尿病、心血管疾病患者，脑力工作者、减肥者。

（3）不宜人群：低碘、有慢性消化道疾病、严重肝病、肾病、痛风、消化性溃疡者禁食。

（4）营养成分：含有丰富的蛋白质、脂肪、胡萝卜素、核黄素、卵磷脂、维生素 A、维生素 E 和钙、铁、磷等矿物质。

（5）养生功效：具长肌肤、益颜色、填精髓、增力气、益气养血、补虚开胃、清热解毒之功效，适宜虚弱者用来补益身体。

5. 红枣

（1）性味归经：性温，味甘，归脾、胃经。

（2）特别适宜：中老年、青少年、女性。

（3）不宜人群：湿热重、舌苔黄的人不宜食用。

（4）营养成分：含有蛋白质、脂肪、糖类、钙、磷、铁、镁及丰富的胡萝卜素、维生素 C、维生素 B_1、维生素 B_2 等。

（5）养生功效：补中益气、养血生津，可用于辅助治疗脾胃虚弱、食少便溏、气血亏虚、神经衰弱、脾胃不和、消化不良、劳伤咳嗽等，养肝、防癌功能尤为突出。

6. 核桃

（1）性味归经：性温，味甘，归肺、肾、大肠经。

（2）特别适宜：肾虚、肺虚、神经衰弱、气血不足者，脑力劳动者，青少年。

（3）不宜人群：阴虚火旺、痰热咳嗽、便溏腹泻、素有内热盛及痰湿重者均不宜食用。

（4）营养成分：含有丰富的优质蛋白质、脂肪、糖类、维生素 A、维生素 B_1、维生素 B_2、维生素 C、维生素 E、钙、铁、磷等。

（5）养生功效：具补气养血、补肾固精、温肺通便、健脑补脑的功效，对防治神经衰弱、高血压、冠心病等有良好的食疗效果。

7. 花生

（1）性味归经：性平，味甘，归肺、脾、胃经。

（2）特别适宜：营养不良、食欲不振、咳嗽、脚气、妇女产后乳汁缺少者，儿童、青少年及老年人。

（3）不宜人群：胆病、血黏度高、有血栓者，体寒湿滞及肠滑便泄者，内热上火者。

（4）营养成分：含有脂肪、蛋白质、氨基酸、卵磷脂、嘌呤、花生碱、胆碱，以及淀粉、膳食纤维、无机盐和多种维生素，还含有钙、钾、磷、铁、镁等多种矿物质。

（5）养生功效：具扶正补虚、健脾和胃、润肺化痰、调气养血、利水消肿、止血生乳等功效，常用于血小板减少性紫癜、慢性肾炎、慢性胃炎、白细胞减少症、子宫出血等。

8. 莲子

（1）性味归经：性平，味甘、涩，归脾、肾、心经。

（2）特别适宜：中老年人，体虚、失眠、食欲不振者。

（3）不宜人群：中满痞胀及大便燥结者忌食，体虚或脾胃功能弱者也不宜食。

（4）营养成分：含有蛋白质、钙、铁、磷、维生素 C、糖类等。

（5）养生功效：补心养血、补脾止泻、益肾涩精、养心安神、调理肠胃、治疗腹泻，适用于脾虚久泄、遗精带下、心悸失眠等症，孕妇用来预防早产、流产及腰酸症状极为有效。

9. 蜂蜜

（1）性味归经：性平，味甘，归脾、肺、大肠经。

（2）特别适宜：老人，便秘、高血压、支气管哮喘患者。

（3）不宜人群：糖尿病患者，未满一岁的婴儿，脾虚泄泻及湿阻中焦的脘腹胀满、舌苔厚腻者。

（4）营养成分：含葡萄糖、果糖、矿物质、有机酸，以及少量的酶、芳香物质和维生素等。因品种不同，成分也不一样。

（5）养生功效：蜂蜜生则性凉，故能清热；熟则性温，故能补中；甘而和平，故能解毒；柔而濡泽，故能润燥；缓可去急，故能止心腹肌肉溃疡之痛；和可致中，故能和百药，而与甘草同功。

10. 枸杞

（1）性味归经：性平，味甘，归肝、肾经。

（2）特别适宜：肝肾阴虚、高血压、高脂血症、动脉硬化、慢性肝炎、脂肪肝患者，用眼过度者。

（3）不宜人群：外感实热、脾虚泄泻者。

（4）营养成分：富含枸杞多糖、脂肪、蛋白质、游离氨基酸、牛磺酸、B 族维生素、维生素 E、维生素 C，此外，还含有大量的矿物质，如钾、钠、钙、镁、铁、铜、锰、锌等。

（5）养生功效：有补肾益精、养肝明目、补血安神、生津止渴、润肺止咳之功效，适用于肝肾阴亏、腰膝酸软、头晕目眩、虚劳咳嗽、消渴、遗精等症。

11. 板栗

（1）性味归经：性温，味甘，归脾、肾、胃经。

（2）特别适宜：中老年人腰酸、腰痛、腿脚无力、小便频多、老年肾虚、气管炎咳喘、内寒泄泻者。

（3）不宜人群：糖尿病患者忌食，脾胃虚寒、消化不良者慎食。

（4）营养成分：含有糖类、淀粉、蛋白质、脂肪、不饱和脂肪酸、矿物质、核黄素、维生素 C 等。

（5）养生功效：有补脾健胃、补肾强筋、活血止血等作用，对肾虚有良好的疗效。抗衰老，对日久难愈的小儿口舌生疮和成人口腔溃疡有益。能维持牙齿、骨骼、血管肌肉的正常功能，预防和治疗骨质疏松，腰腿酸软，筋骨疼痛、乏力等，延缓人体衰老。

八、常见疾病饮食宜忌

中医自古有“药食同源”之说，即有的中药本身是药，又是食品。食物与药物都有治疗疾病的作用。患病后在积极治疗的同时，如果能注意相关的饮食宜忌，配合食疗，会取得事半功倍的效果。

（一）哮喘

哮喘典型的临床症状是反复发作的喘息、气急、胸闷，或久治不愈的慢性咳嗽，常常与接触花粉、霉菌、动物的皮毛，吸入有异味的气体，剧烈运动、紧张、兴奋，药物过敏及受凉感冒等有密切关系。在重症哮喘急性发作时，患者有窒息感，烦躁、大汗淋漓、不能平卧、呼吸急促，甚至出现意识模糊不清，脉率减弱。一旦不及时救治，将会危及生命。

寒冬季节不可忽视，气温骤降令感冒发病率突增，年老体弱者最容易并发哮喘。为此，患者乃至健康人群须了解，冬天预防哮喘，第一关便是拒绝感冒。

1. 宜食食物　饮食宜清淡，多吃新鲜蔬菜和水果。如萝卜、丝瓜等，具有下气、化痰、清肺的作用，对哮喘患者十分有益。如梨等，有助于保持大便通畅，降低腹压。同时，要注意补钙，钙除有促进骨骼生长发育的作用外，还具有抗过敏等功能，所以，哮喘患者可多吃些含钙高的食品。但用海产品补钙时，要注意防过敏。哮喘患者平日要多喝水。喝水不仅可补充水分，而且还可以稀释痰液，有利于黏稠痰液的排出。少吃多餐进食，不要过饱。

2. 慎食食物　哮喘患者的发作与进食关系密切，所以，忌口是十分必要的。老年人尽量少吃会生痰的食物，如奶油、巧克力、煎炸食品、花生、鸡蛋、牛奶等。同时忌食腥臭香辣的臭豆腐、豆腐乳、鱼、虾、蟹、韭菜、姜、葱、蒜、牛、羊肉、花椒、胡椒、丁香等。如中医对发作的哮喘已辨证属寒喘或热喘，则不食用同性味的食物。若为热喘，不能吃热性食物，如羊肉、鹅肉、韭菜、姜、辣椒等辛辣物。在哮喘发作时，还应少吃胀气或难消化的食物，如豆类、山芋等，以避免腹胀压迫胸腔而加重呼吸困难。对于容易诱发哮喘的海鲜、鱼类，如黄鱼、带鱼等以及蔬菜中的菠菜、毛笋等，也应少吃或者不吃。同时，本病起因常与吃过咸的食物有关，因此，宜清淡，切忌吃得过咸。

（二）慢性支气管炎

慢性支气管炎的临床表现为病程长，以连续两年以上，或持续 3 个月以上的咳嗽、咳痰或喘息及反复发作的慢性过程为特征。咳嗽一般以晨间咳嗽为主，睡眠时有阵咳和排痰。咳痰一般为白色黏液性或浆液泡沫性，偶可带血。早期症状较轻微，多在冬季发作，春暖后缓解；晚期炎症加重，症状常年存在，不分季节，甚至发展成肺气肿、肺心病。

1. 宜食食物　慢性支气管炎患者病程长，胃肠功能弱，抵抗力下降，应适当增加蛋白质、热量和维生素的摄入，如瘦肉、蛋、奶、新鲜蔬菜和水果等，以促进病变组织的修复，提高机体免疫力；多食用健脾益肺、清淡利湿之品，如山药、冬瓜、萝卜、荸荠、枇杷等。对慢性支气管炎有一定治疗效果的食物，如白果可化痰定喘，雪梨可润肺止咳，北瓜可止咳消痰，金橘可理气化痰，百合可益肺润肺，银耳可补肺止咳，均可多选用。

2. 慎食食物　慎食海鲜、鱼、虾及油煎之品，以免刺激气道，引起咳嗽，使气促加重；避免食用辣椒、胡椒、咖啡、白酒等刺激性食物，增加痰的黏稠度，导致痰不易咳出，热伤肺络，易造成痰中带血；少吃含镁多的食物，如豆类、汽水、马铃薯、香蕉等，以免加重气喘；柿子，性寒味湿，易留邪生痰，不宜食用；要控制食盐的摄入。

（三）慢性咽炎

慢性咽炎是黏膜慢性炎症，以咽部不适、发干、异物感或轻度疼痛、干咳、恶心，咽部充血呈暗红色、咽后壁可见淋巴滤泡等为主要临床表现。慢性咽炎患者，因咽分泌物增多，故常有清嗓动作，吐白色痰液。夜间尤甚，“吭吭”作声，意欲清除而后快。分泌物可引起刺激性咳嗽，甚至恶心、呕吐。慢性咽炎从病理角度可分为 3 种：慢性单纯性咽炎、慢性肥厚性咽炎、萎缩性或干燥性咽炎。

1. 宜食食物　慢性咽炎患者宜食萝卜、荸荠、白菜、苦瓜、冬瓜、百合等，以清热解毒，滋阴润肺；草莓（清热生津，利咽润喉）、绿豆（清热泻火，利咽）、橄榄（清肺利咽，生津，解毒），及富含胶原蛋白和弹性蛋白的食物，如猪蹄、猪皮、蹄筋、鱼类、豆类、海产品等，有利于慢性咽炎损伤部位的修复。注意饮食的均衡协调，平时要注意多饮水，帮助体内进行排毒。

慢性咽炎患者，应该经常饮用一些利咽生津的食疗饮品：绿茶蜂蜜饮，将绿茶置杯中，冲入沸水，加入蜂蜜饮服，可清热利咽、润肺生津；百合绿豆汤，将百合、绿豆加清水适量煮熟，加入冰糖饮服，可清热润肺、养阴生津。

2. 慎食食物　慢性咽炎患者，应忌吃油腻、煎炸、过冷及过热食物，注意保护咽喉部位，忌烟、酒、辣椒、芥末、胡椒，以免刺激咽喉、助热生火、损阴耗津，加重病情；浓茶，加重炎症病灶的刺激，加重炎症反应；狗肉、羊肉等温补食品，易发热动火，加重病情。

（四）肝炎

肝炎是肝脏炎症的统称，通常是指由多种致病因素，如病毒、细菌、寄生虫、化学毒物、药物、乙醇、自身免疫因素等使肝脏细胞受到破坏，肝脏的功能受到损害，引起身体的一系列不适症状，以及肝功能指标的异常。病毒性肝炎有甲、乙、丙、丁、戊、庚几种分型，常见的是甲型、乙型、丙型等肝炎病毒引起的病毒性肝炎。不同病因的肝炎临床表现各异，常见症状包括食欲减退、腹胀、厌油腻食物、恶心、呕吐、易疲倦。部分患者巩膜或皮肤黄染，发热，肝区隐痛、肝大、触痛，出现蜘蛛痣和肝掌，重型肝炎可见腹水、少尿、出血倾向和意识障碍、昏迷等。

1. 宜食食物　肝炎患者平时最好以低脂肪、高蛋白、高维生素和易于消化的饮食为主，做到定时、定量、有节制。可以多吃些豆制品、水果（红枣、苹果、葡萄、橘子、金橘、荔枝、石榴，以疏肝利胆，保肝养肝，帮助肝脏解毒）、新鲜蔬菜（蘑菇，富含氨基酸、维生素，可以治疗肝炎），适当进食糖类、鸡蛋、鱼类、瘦肉，还应该保证低盐或少盐饮食。

2. 慎食食物　肝炎患者需要少吃富含添加剂、色素、防腐剂的食品，如罐装食品、方便面等，以免增加肝脏负担；油腻、富含脂肪的食品，如猪肝、鱼子、猪脑等，可使肝中脂肪堆积，形成脂肪肝，也要少吃；甜食，易转化成脂肪，促进脂肪形成；生姜使肝细胞发生坏死、变形及炎症浸润、间质组织增生，从而使肝脏功能失常。

（五）脂肪肝

脂肪肝是由于各种原因引起的肝细胞内脂肪堆积过多的病变，是一种常见的肝脏病理改变，而非一种独立的疾病。脂肪肝正逐渐威胁国人的健康，成为仅次于病毒性肝炎的第二大肝病，发病率在不断升高，且发病年龄日趋年轻化。正常人肝组织中含有少量的脂肪，如甘油三酯、磷脂、糖脂和胆固醇等。如果肝内脂肪蓄积太多，超过肝重量的5%或在组织学上肝细胞50%以上有脂肪变性时，就可称为脂肪肝。其临床表现轻者无症状，重者病情凶猛。一般而言，脂肪肝属可逆性疾病，早期诊断并及时治疗常可恢复正常。

1. 宜食食物　玉米中所含的脂肪为不饱和脂肪，有助于人体内脂肪与胆固醇的正常代谢，对脂肪肝有一定的防治作用，可将玉米磨粉后烙饼或煮稀粥食用；燕麦，含有极为丰富的亚油酸，对脂肪肝有一定的防治效果；枸杞子有轻度抑制脂肪在肝细胞内的沉积、促进肝细胞新生的作用，可促进脂质代谢或抗脂肪肝，宜常食枸杞子；香菇含有一种核糖类物质，可以抑制血清和肝脏中胆固醇的上升，对脂肪肝患者来说，香菇是最理想的食用菌；山楂制成的各种制剂，具有降低血脂、降胆固醇的作用，适宜脂肪肝患者经常食用；螺蛳有清热、利水、明目等作用，是一种低脂肪、低胆固醇的清补食品；茶叶能解油腻，增加血管弹性，降低血中胆固醇，还有防止肝中脂肪积累的作用，宜常饮龙井茶或乌龙茶；芹菜含有丰富的维生素和膳食纤维，有清肝热、降低血清胆固醇、促进体内废物的排泄、净化血液等作用；番茄具有清热解毒、凉血平肝的作用，有分解脂肪的功效，又能帮助消化，所含的维生素C又有护肝效果，对脂肪肝患者来说，经常食用，颇为适宜。

总之，日常饮食通常都要以清淡为主，注意荤素、粗细搭配食用，饮食多样化，不过于严格单一，烹调时尽量少用油，建议选取葵花籽油、豆油、芝麻油、菜籽油等植物油，忌用动物油，烹饪方式上多用蒸、煮、炖、汆、熬、拌等烹调法。

2. 慎食食物　脂肪肝患者必须戒酒，以促进脂肪肝的好转。饮食中忌用动物油，限制食盐，每日以6克为宜。不吃高脂肪、高糖类、高胆固醇食物，如肥肉、油炸食品、动物内脏、鱼子、蟹黄、沙丁鱼、鱿等。忌食辛辣物，如辣椒、胡椒、咖喱；少喝肉汤、鸡汤、鱼汤等含氮浸出物高的食物。

（六）感冒

感冒的症状主要有打喷嚏、流鼻涕、鼻塞、咳嗽、喉咙痛等，但是不同的感冒类型有不同的主要症状表现。

普通感冒：打喷嚏常见，但不是特异性的症状。喉咙痛、鼻塞非常常见，有轻微的疼痛、乏力、有痰，其余像头痛、发热、发冷这样的症状倒不常见。另外，还带有轻微的胸部不适等症状，病情发展较慢，全身症状较轻。

流行性感冒：最为显著的就是打喷嚏，所产生的飞沫会将病毒传播给他人。头痛、发热、全身疼痛、胸部不适、乏力都是较为严重的症状。喉咙痛、发冷、咳嗽不常见，几乎没痰，病情发展迅速，全身症状严重，可持续两周或更长的时间。

风寒感冒：后脑强痛，连带脖子转动不灵活，怕寒怕风，通常要多穿衣服暖和才自觉舒服，流清鼻涕，白痰或稍微带点黄，舌无苔或薄白苔。

风热感冒：喉咙痛，通常在感冒其他症状出现之前就痛。流浓涕，通常黄色或带黑色。舌苔带点黄色，也有可能是白色的，舌体通常比较红。另外，还有身热、口渴、心烦等症状。

1. 宜食食物　感冒患者应以清淡饮食为主，同时多饮白开水。感冒患者脾胃功能常受影响，稀软清淡的食物易于消化吸收，可减轻脾胃负担，故宜食白米粥、牛奶、玉米面粥、米汤、烂面、蛋汤、藕粉糊、杏仁粉糊等流质饮食；多吃富含维生素的水果与蔬菜，增加机体抵抗力，缩短病期，减轻感冒症状，如油菜、苋菜、菠菜、茭白、西瓜、冬瓜、丝瓜、黄瓜、番茄、藕、柑橘、苹果、杏、枇杷、甘蔗、荸荠等。宜食乌梅、山楂等酸的食品，提高食欲。

2. 慎食食物　感冒期间忌用油腻荤腥及甘甜食品，故大鱼大肉、糯米甜食、油炸糕等不宜食用。忌饮酒、浓茶、咖啡，其使人兴奋，降低抵抗力，并可降低退烧药的疗效。不吃辛辣物、狗肉或羊肉等辛热的食物，以免伤气灼津、助火生痰。

（七）胃炎

胃炎即胃黏膜的炎症，主要分为急性胃炎、慢性胃炎两大类。

急性胃炎起病较急，临床症状轻重不一。最常见的为急性单纯性胃炎，主要表现为上腹痛、腹胀、嗳气、食欲减退、恶心、呕吐等。由沙门菌或金黄色葡萄球菌毒素所致者，多伴有腹泻、发热，甚至脱水、休克。急性糜烂出血性胃炎可有呕血和黑便。急性化脓性胃炎则以全身败血症和急性腹膜炎为主要临床表现。急性腐蚀性胃炎症状最为明显，表现为吞服腐蚀剂后口腔、咽喉、胸骨后、上腹部的剧痛，伴恶心、呕吐，甚至呕血。

慢性胃炎的类型不同，临床表现也会有所不同，但症状缺乏特异性，且轻重程度与病变严重程度常不一致。部分患者可无症状。大多数胃炎患者有上腹痛或不适感，上腹部疼痛多数无规律，与饮食无关，疼痛一般为弥漫性上腹部灼痛、隐痛、胀痛等；部分患者会感腹胀，尤其是餐后有明显的饱胀感，常常由胃内潴留食物、排空延迟、消化不良所致；有嗳气，表明胃内气体增多，经食管排出，使上腹饱胀暂时缓解；反酸是由于胃酸分泌增多所致；严重萎缩性胃炎患者可有消瘦、舌炎、腹泻；自身免疫性胃炎患者伴有贫血。

1. 宜食食物　胃炎患者一定要注意饮食的营养、规律、定时定量。食物要软、要鲜、要减少刺激，应尽量选择熟食，避免生吃。以清淡、易消化的食物为主，注意营养的均衡，多吃高蛋白食物及高维生素食物，不可偏食、挑食，以免因营养不良，不利于疾病的康复。多喝酸奶，既可补充营养，又可避免抗生素对人体产生不良反应，可保护胃黏膜，平衡肠道菌群。牛奶，补肺胃，生津液，润大肠，宜于阴虚胃痛，津亏便秘，用于治疗消化性溃疡病、习惯性便秘。粥类容易消化，尤其是八宝粥，里面含有花生、杏仁、白糖等，热量更高更丰富，对胃有好处，而新鲜的花生富含蛋白质、脂肪，能有效地保护胃。菜汤，加入菠菜、粉丝、鸡蛋均可。苹果，健脾补气益胃，生津润燥，宜于脾虚食少、胃阴亏虚、阴虚胃痛者。圆白菜，有健脾养胃、缓急止痛、解毒消肿、清热利水的作用，含有的维生素 C 等成分具有止痛及促进溃疡愈合的作用。圆白菜与薏米、陈皮、蜂蜜同煨可用于治疗胃脘胀痛、上腹胀满及胃、十二指肠溃疡，与赤小豆、冬瓜、冰糖煨熟可消肿利水。菠菜，能润燥养肝，益肠胃，通便秘，增食欲，助消化，丰富的膳食纤维还能帮助肠道蠕动，有利于排便。红薯，补脾益气，正气养胃，化食去积，兼可清肠减肥。南瓜，能补中益气、消炎杀菌、止痛，其所含的果胶，可保护胃部免受刺激，减少溃疡，可用南瓜煮粥或汤，滋养肠胃。

2. 慎食食物　胃炎患者要戒酒限烟，最好不喝啤酒。吸烟能使胃黏膜血管收缩导致循环障碍，从而造成营养缺乏，还可使幽门括约肌松弛导致胆汁反流，削弱胃黏膜屏障，引起胃酸分泌。酒可直接损伤胃黏膜，引起黏膜充血、水肿、糜烂。长期服用对胃黏膜有强烈刺激的食物，如浓茶、烈酒、咖啡、可可、可乐，会引起消化液分泌增多，可直接加重胃病，降低胃药的疗效，不利于疾病的康复。过于粗糙、过于浓烈的香辛料，如生葱、大蒜、咖喱、胡椒、花椒、芥末、丁香、醋等，尤其是刺激性强的食物如辣椒、洋葱、蒜薹等，都会直接刺激食道和胃黏膜，使黏膜充血加重炎症，还会刺激胃液分泌，使胃痛加重。避免食用引起腹部胀气和含膳食纤维较多的食物，如豆类、豆制品、蔗糖、芹菜、韭菜等。

（八）胃及十二指肠溃疡

胃及十二指肠溃疡常因情绪波动、过度劳累、饮食失调、吸烟、酗酒以及某些药物的不良作用诱发。其主要临床表现为上腹部疼痛，可为钝痛、灼痛、胀痛或剧痛，也可表现为仅在餐后、饥饿时隐痛不适。

1. 宜食食物　养成良好的进食习惯，少量多餐、定时定量、细嚼慢咽，制订饮食计划，以高热量、高蛋白、高维生素、易消化的饮食为主。改善烹饪技术，粗粮细做，软硬适中，使食物色、香、味俱全，增进患者食欲。宜吃蜂蜜，其能对胃黏膜的溃疡面起到保护作用。莲藕，可以促进胃肠蠕动，加速胃溃疡的愈合，还有解酒的功能。鸡蛋，蛋黄含有大量卵磷脂和脑磷脂，对胃黏膜有很强的保护作用，可以多吃些鸡蛋羹。大枣，有补脾益胃的功能，常吃大枣或用大枣、糯米做成的粥，对胃溃疡有一定防治作用。香蕉，可刺激胃壁黏膜细胞生长而形成胃保护层，经常食用特别是食用未成熟的青香蕉，可预防和治疗胃溃疡病。酸奶，可治疗胃溃疡及十二指肠溃疡，因为酸奶中的乳酸杆菌能杀死人体中一种叫作幽门螺杆菌的细菌，而这种细菌正是引起胃溃疡的祸根。紫菜，常吃可治疗胃溃疡。

2. 慎食食物　避免摄入酒、浓茶、咖啡、辣椒、胡椒、葱、蒜、咖喱等，这些食物可促进胃酸分泌，增加溃疡面的刺激，加重胃黏膜的损害，导致溃疡不愈，严重者可诱发出血。豆类、红薯、萝卜、韭菜、芹菜、泡菜、竹笋，含膳食纤维多，不易消化，会促进胃酸分泌，增加胃的负担。醋、酸菜、蜜饯、果酱、糖果、糯米，使胃酸增多，会导致胃黏膜损伤，不利于溃疡面的修复，会加重症状。

（九）痢疾

痢疾是由痢疾杆菌引起的肠道传染病，临床表现为腹痛、腹泻、里急后重、排脓血便，伴全身中毒等症状。婴儿对感染反应不强，起病较缓，大便最初多呈消化不良样稀便，病程易迁延。本病一年四季均可发生，以夏季多见。

1. 宜食食物　应注意生活规律，进食易消化、富有营养的饮食。可以吃些清淡的粥、麦片、饼干。胡萝卜汁、苹果汁、西瓜汁等不仅能补充水分，而且可以补充必需维生素，防止机体因腹泻而脱水和虚脱。大蒜，有杀毒、消炎、解毒、抗癌四大作用，患痢疾时服用可以缓解症状。紫皮蒜，气味浓，杀菌作用也强，比白皮蒜治疗痢疾的效果好。马齿苋，清热解毒、凉血止泻。

2. 慎食食物　禁食有刺激性的食物、生冷食物、易产生气体的食物与隔夜食物。羊肉、鹅肉、狗肉，助长大肠湿热，加重病情；鸡蛋、牛奶，不易消化，易引起胀气，加重病情；柿子，味涩，易留病邪，导致久治不愈；海参，滋补性强，易留病邪，导致久治不愈。

（十）腹胀

腹胀既是一个症状，又是一个体征，可以表现为一部分或全腹部胀满；同时，既可为生理性的、病理性的，又可以是消化系统本身疾病，也可以是全身性疾病在胃肠道的表现。主要的临床表现为由于胃肠胀气患者产生胀满不适感、嗳气、肛门排气过多等症状。若大量气体聚集时会有明显的胀痛感，并伴有恶心、呕吐、厌食。患者出现腹水时，随着腹水的加重，腹胀也趋明显，继而出现呼吸困难、浮肿等症状。

1. 宜食食物　白萝卜，能消食化痰，下气宽中，可用来缓解过食肉食后导致的反胃、泛酸、恶心、呕吐。进食烧烤、火锅、油炸肉食后若感到腹部不适、咽干口燥，可以把白萝卜捣碎之后在里面加适量的冰糖，然后微煮后食用。对于那些进餐过多而导致腹部饱胀、睡卧不安的，可以将生萝卜捣汁内服。白萝卜有促进消化液分泌的作用，能够增进食欲。橘皮，有理气运脾功效，适用于胃肠蠕动能力减退、脾失健运、脘腹胀满、不思饮食者。在做肉汤或者排骨汤时，加入几块干橘子皮，不仅有淡淡的橘子香味，而且吃起来没有油腻的感觉。山楂，可消食积、止泻。可以用鲜山楂 20 颗，水煮食果肉并饮其汁。儿童脾虚久泻，取鲜山楂（去皮核）、淮山药各等份，加适量白糖，调匀后蒸熟，压制成小孩爱吃的山楂山药饼，有健脾醒胃、消胀除积之作用。

2. 慎食食物　白薯，含有气化酶和植物纤维，会在肠道产生气体，增加胃肠道气体含量。大豆，会加重腹胀。大豆含有的水苏糖与棉籽糖等寡聚糖不能消化，很容易在肠道被微生物发酵产生气体。但是，当大豆制成豆腐后，这些糖类被溶解在水中而流失，故而较少引起腹胀。牛奶，有些人对牛奶中的乳糖不耐受，在喝牛奶后就会腹胀，因此当已经出现肚子胀满时就不要再喝牛奶了，以免加重不适。红薯，淀粉含量丰富，能增加人体的饱腹感，从而加重腹胀的症状，引起身体的不适。芋头也是一种高淀粉食物，食用后有可能出现产气的情况，加重腹胀、腹痛，甚至引起消化不良。蛋奶类食物本身含气较多，如打起泡沫的奶油，打起泡沫的加糖蛋白，以及碳酸饮料中都含有的大量气体，进入肠胃后更为加重腹胀症状。炒豆、硬煎饼以及肥腻、油炸等硬性食物不容易消化，在胃肠里滞留的时间也较长，可产生较多气体引发腹胀。除了以上食物外，还要特别注意平时吃了哪些食物后会引起腹胀，尽量少吃这些食物。因为个体差异，每个人对食物的敏感程度不一样，因此要注意观察。

（十一）痔疮

痔疮是人体直肠末端黏膜下和肛管皮肤下静脉丛发生扩张和屈曲所形成的柔软静

脉团。痔疮是最常见的肛肠疾病，任何年龄都可发病，但随着年龄增长，发病率逐渐增高。主要症状有无痛性、间歇性便血，便后有鲜红色血，多因粪便擦破黏膜或排粪用力过猛引起扩张血管破裂出血。轻者多为大便或便纸上带血，继而滴血，重者为喷射状出血。

1. 宜食食物　患有痔疮的患者，平时在饮食上一定要清淡，尽量多吃一些新鲜的蔬菜和水果，尤其是具有软化大便作用的食物，比如香蕉、红薯等。也可以在每天早晨起床的时候，喝一杯蜂蜜水来清除体内的宿便，减少由于大便干硬对肠道的刺激。另外，韭菜、玉米、薯类，富含粗纤维，促进肠蠕动；黑木耳，清热利肠，治大便下血，可多食用。

2. 慎食食物　咖啡、巧克力、碳酸饮料，能引起灼热和痔疮。辛辣刺激食物，多易诱发痔疮。生姜，易致痔疮复发。芥菜，久食易发痔疮。

（十二）便秘

便秘的主要表现是排便次数减少，间隔时间延长，或虽间隔时间正常，但粪质干燥，排出困难或粪质不干而排出亦不畅。可伴腹胀、腹痛、食欲减退、嗳气反胃等症状。常可在左下腹扪及粪块或痉挛之肠型。

1. 宜食食物　便秘饮食治疗是非常重要的，应多吃新鲜的蔬菜和水果。番薯，能消除胆固醇以及克服顽固的便秘，而且吃的量多，也不致引起腹泻。西梅汁，可以有效增加肠道的运动能力，增加排便次数，帮助软化肠道内的排泄物。香蕉，有促进胃肠道蠕动的作用，对于机械性便秘（由胃肠平滑肌蠕动过缓引起的）和体虚失调所致的便秘都有作用，但是要注意科学地吃，把握一个度。可以在两餐之间吃，不提倡空腹吃香蕉。蜂蜜，润肺润肠，不仅有利于增加肝脏解毒能力，而且还有健胃、助消化、杀菌与解毒效果，有助于把体内积聚的废物排出体外，改善便秘。酸奶，每天坚持喝250克，不易便秘。清晨起床后，空腹饮用一杯温淡盐水，可以清除残渣、消毒杀菌，防止因结肠过度吸收水分而便秘，还可以预防慢性胃炎，提高自身免疫能力。蒲公英，水煎后每日顿服，或药煎好后，加适量白糖或蜂蜜以调味，用于小儿便秘。便秘患者一定要多喝水，每日喝2000毫升，并分成8—10次喝，可以保证肠道湿润，有助于缓解便秘。

2. 慎食食物　狗肉、羊肉、鸡肉，使胃肠燥热内积，津液不布，大便干结。鱼肉、蛋类、豆类，富含蛋白质、钙类，使大便呈碱性，干燥而量少，不易排出。糖，减弱胃肠蠕动，加重便秘。浓茶、咖啡，会影响胃肠道蠕动，并具有收敛作用，加重便秘。莲子、高粱，固涩，加重便秘。韭菜、蒜、辣椒、油腻食物，性辛温，易伤津，造成大便干结。

（十三）高血压

高血压是指以体循环动脉血压（收缩压和/或舒张压）增高为主要特征〔收缩压≥18.66 千帕（140 毫米汞柱），舒张压≥12.00 千帕（90 毫米汞柱）〕，可伴有心、脑、肾等器官的功能或器质性损害的临床综合征。高血压是最常见的慢性病，也是心脑血管病最主要的危险因素。正常人的血压随内外环境变化在一定范围内波动。在整体人群，血压水平随年龄逐渐升高，以收缩压更为明显，但 50 岁后舒张压呈现下降趋势，脉压也随之加大。高血压的症状因人而异，早期可能无症状或症状不明显，常见的是头晕、头痛、颈项板紧、疲劳、心悸等。仅仅会在劳累、精神紧张、情绪波动后发生血压升高，并在休息后恢复正常。随着病程延长，血压明显地持续升高，会逐渐出现各种症状，如神志不清、抽搐，并会在短期内发生严重的心、脑、肾等器官的损害和病变，如脑卒中、心梗、肾衰等。

1. 宜食食物　苹果，有益于嗜盐过多的高血压患者。蜜橘，可以增强肝脏解毒作用，加速胆固醇转化，防止动脉硬化。猕猴桃，能够清热利水、散瘀活血、抗炎消肿、降低血压、降低胆固醇，适用于高血压、冠心病、动脉硬化等患者。橙汁，含丰富的维生素 C，有助于血管扩张。榛子，可促进胆固醇的代谢，软化血管，维持毛细血管的健康，从而预防和治疗高血压、动脉硬化等心脏血管疾病。甜瓜和酸奶，钾的含量较高，有助于控制血压。核桃仁，有防止动脉硬化、降低胆固醇的作用。板栗，有抗高血压、冠心病、骨质疏松和动脉硬化的功效，能防治高血压、冠心病和动脉硬化等疾病。杏仁含有不饱和脂肪酸，可以补充人体所需的脂肪而不增加多余的脂肪。杏仁富含的膳食纤维对“三高”人群降低胆固醇具有很好的帮助作用。腰果中的脂肪成分主要是不饱和脂肪酸，而不饱和脂肪酸主要由单不饱和脂肪酸组成，单不饱和脂肪酸可降低血中胆固醇、甘油三酯和低密度脂蛋白含量，增加高密度脂蛋白含量，因此是高血脂、冠心病患者的食疗佳果。山楂，有开胃消食、化滞消积、活血化瘀的功效，能扩张冠状动脉、舒张血管、清除脂肪、改善动脉粥样硬化。松子仁可调整和降低血脂、软化血管和防治动脉粥样硬化，还能减少血小板的凝集和增加抗凝作用，故能降低血脂和血液黏稠度，预防血栓形成，对心血管系统有保护作用。

2. 慎食食物　忌食饱和脂肪酸含量极高的肉类及肉类加工品，如牛肉、猪肉、羊肉、香肠、腊肠、熏肉等，这类食品容易造成血液中血脂过高，诱发冠心病。忌食咸菜、酱菜、辣椒、芥末、咖喱、含乙醇的饮料和咖啡、浓茶、碳酸饮料等。辛辣刺激、神经兴奋是导致血压升高的重要因素。

忌食动物油脂，选用植物油。生活中需要摒弃富含饱和脂肪酸的动物油。忌食胀气食品和口味浓重的饼干，如番薯、干豆类容易导致胀气的食品。味道浓重的饼干，由于糖盐含量过高，不宜多吃，少吃肉汤类。因为肉汤中含氮浸出物较多，能够促进体内尿酸增加，加重心、肝、肾脏的负担。适当地减少钠盐的摄入有助于降低血压，减少体内的钠、水潴留。

（十四）糖尿病

糖尿病是由遗传因素、免疫功能失常、微生物感染及其毒素、自由基毒素、精神因素等多种致病因子作用于机体导致胰岛素功能减退而引发的糖类、蛋白质、脂肪、水和电解质等一系列代谢失常综合征。临床上以高血糖为主要特点。典型病例可出现多尿、多饮、多食、消瘦等表现，即“三多一少”症状。

1. 宜食食物　糖尿病患者宜吃各种新鲜清淡蔬菜及豆制品。这些都不会影响血糖水平。全谷物面食是 B 族维生素和膳食纤维的极佳来源，可减少血管炎症发生的危险，但要注意不宜煮粥吃。沙丁鱼，既能稳定血糖，又可保护心脑血管健康。初榨橄榄油含有多种抗氧化剂，可降低人体内炎症，保护和修复心血管系统，防止血糖波动对血管造成的损伤。苦瓜，能降血糖，还可改善多饮、多食、多尿症状。银耳、木耳，有降低血糖、预防胰岛细胞损伤的作用。

2. 慎食食物　马铃薯、红薯、藕粉、粉条、栗子等，富含淀粉，食后使血糖升高。禁酒，患者长期饮酒对肝脏没有好处，而且很容易引起一些并发症。香烟，抑制胰岛素的分泌，使血糖升高。油炸食品，降低对胰岛素的敏感性，不利于糖尿病康复。胆固醇含量高的食物也是绝对不能吃的，比如牛油、羊油、黄油、奶油以及肥肉等。对于能够使血糖迅速升高的食物也不要吃，常见的有白糖、红糖、葡萄糖以及一些含糖量很高的果汁饮料、甜点等。

（十五）冠心病

冠状动脉粥样硬化性心脏病是冠状动脉血管发生动脉粥样硬化病变而引起血管腔狭窄或阻塞，造成心肌缺血、缺氧或坏死而导致的心脏病，常常被称为“冠心病”。

1. 宜食食物　豆类食物，特别是黄豆，能降低胆固醇和血液的黏滞性。此外，经常吃些豆芽、豆腐以及豆制品可保护心脏。纤维类食物，膳食纤维与降低胆固醇的药物有着同样作用，能保护心脏。海产品，能够降低胆固醇，但吃鱼时，要限制玉米油、葵花籽油和豆油的摄入，因为这些油会抵消鱼对细胞的保护作用。茄子，能够限制人体从油食中吸取胆固醇，并能把肠内过多的胆固醇裹在一起带出体外。大蒜，是保健食物，能带走有损心脏的胆固醇，降低引起心脏病的低密度脂蛋白，还能够降低血小板的黏滞性，阻止血液的凝固，预防血栓的形成。洋葱，具有降低胆固醇的功效，不论是生吃，还是油煎、炖或煮，都是心脏的“朋友”。苹果，可补充人体足够的膳食纤维，降低心脏病发病率。香蕉，钾元素的含量很高，对人的心脏和肌肉功能很有好处。杏仁露，能保护心脏，保持对人体有益的高密度脂蛋白胆固醇含量，降低有害的低密度脂蛋白胆固醇含量，从而减少患心血管疾病的危险。

2. 慎食食物　忌吃糖，糖类旧称碳水化合物，是人体热能的主要来源之一，如果摄入过多可能会造成热量超标，在身体内可转化成为脂肪，从而导致肥胖，并使人血脂升高。忌烟酒，吸烟者冠心病的发病率比不吸烟者高 3 倍，过多的乙醇还可使心脏耗氧量增多，加重冠心病。忌油腻，尽量少吃过于油腻或高脂肪的食物。忌冷饮，日常一定要注意禁食冷饮，因为在气温高时，血管处于扩张状态，一旦进食冷饮，大多数患者的肠道突遭刺激，就是会引起全身血管收缩，血压突然升高，容易突发心绞痛、心梗、脑溢血。忌脱水，一些中老年人没有定时喝水的习惯，反而等到渴了想喝时才喝，其实这已造成程度不同的“脱水”了，平时要养成定时喝水的好习惯，因老年人（特别是冠心病患者）的血黏度都有所增高，脱水导致血液浓度升高，达到一定程度会出现血凝倾向，导致缺血或心脑血管堵塞，严重时可引起心肌梗死或脑卒中。建议睡前半小时，或者是半夜醒来及清晨起床后喝一些开水。忌暴饮暴食，患有严重冠心病的患者，应采取少量多餐的原则，切忌暴饮暴食，尤其晚餐不宜吃得过饱。多吃些容易消化的食物，同时要保持大便通畅。

（十六）心绞痛

心绞痛是冠状动脉供血不足、心肌急剧暂时缺血与缺氧所引起的，以发作性胸痛或胸部不适为主要表现的临床综合征。典型心绞痛发作是突然发生的位于胸骨体上段或中段之后的压榨性、闷胀性或窒息性疼痛，亦可能波及大部分心前区，可放射至左肩、左上肢前内侧，达无名指和小指，往往迫使患者立即停止活动，重者还会出汗。疼痛历时 1—5 分钟，很少超过 15 分钟。轻度发作时，终止活动或深呼吸可缓解。

1. 宜食食物　芝麻，可抑制巨细胞聚集，防止血管壁变窄。绿茶，防止血液中胆固醇和甘油三酯淤积，抑制血液凝固。香菇，促进肝脏中胆固醇的代谢。柑橘类，软化毛细血管。海带、紫菜，抑制胆固醇、血压、血糖上升，抑制血液凝固，防止动脉硬化和血栓。平时要多吃富含维生素和膳食纤维的食物，如各种新鲜蔬菜、水果、粗粮等。多吃有利于降血糖和改善冠心病症状的食物，如大蒜、洋葱、山楂、黑木耳、大枣、豆芽等。

2. 慎食食物　盐，每天的摄入量控制在 6 克以下。油，油类也是形成脂肪的重要物质，但可以选择含不饱和脂肪酸的植物油代替动物油。酒，饮酒后酒中乙醇等成分进入血液，可使心跳加快、血压升高、冠状动脉痉挛、心肌耗氧量增加，诱使心绞痛发作。酒不仅是心绞痛的诱因之一，也是诱发急性心肌梗死的重要原因，所以心绞痛患者绝对禁止饮酒。辛辣刺激食物，如辣椒、生姜、大葱、大蒜等，食用后经吸收进入血液，可使心跳加快，加重心肌缺血缺氧，诱发心绞痛。不食用脂肪餐，因大量、长期食用高脂食物如油条、肥肉等，可导致冠状动脉粥样硬化、冠状动脉管腔变窄、心肌缺血缺氧，从而诱发或加重心绞痛。不宜饮用浓茶和浓咖啡，因浓茶和浓咖啡中所含的大量茶碱和咖啡因可兴奋中枢神经、心血管，从而引起心跳加快、心律失常，使心肌耗氧量增加，易引起心绞痛。不能食用鸡汤，鸡汤能增加动脉脂肪，从而增加冠状动脉的硬化程度；禁高糖饮食，糖尿病患者最易并发冠心病，而血糖的升高与冠心病有密切关系，血糖升高可使血液呈高凝滞状态，血液流动减慢，引起或加重心肌缺血缺氧。

（十七）尿频

正常成人白天排尿4—6次，夜间0—2次，次数明显增多即称为尿频。尿频是一种症状，并非疾病。多种原因可引起小便次数增多，但无疼痛，又称小便频数。尿频的原因较多，包括神经精神因素，病后体虚，寄生虫病、器质性疾病等。中医认为小便频数主要由于体质虚弱，肾气不固，膀胱约束无能，其化不宣所致。

1. 宜食食物　栗子，为有效的补肾气、壮腰脚的果品。山石榴，有固精气、缩小便作用。羊肚，能补虚损、止尿频。羊肾能益肾气、止多尿。猪肚，补虚损、健脾胃，能治小便频数。海参，能补肾益精、养血润燥，用以治疗小便频数。山药，健脾、补脾、固肾，治小便频数。小茴香，温肾散寒，老年人阳虚、夜间尿频者宜食。白果，敛肺气、缩小便。韭菜子，有补肝肾、暖腰膝、壮阳固精的作用。干贝，有补肾滋阴、止小便的作用，尤其是中老年肾虚尿频者，食之颇宜。南瓜子，由前列腺肥大引起的尿频者，常吃些南瓜子最为适宜。燕窝有益气阴、补肺肾、添精益髓的作用。香菇，如《本草求真》中指出，“香蕈，食中佳品，大能益胃助食，及理小便不禁”，小便频数者可常食，是理想的食疗补品。花椒，能温补肾阳，对肾虚尿频者，食之颇宜。

2. 慎食食物　冬瓜，性凉，味甘淡，有利水消肿之功，对尿频之人来说，理当忌食。西瓜，性寒凉，又有利小便的作用，对肾气不足、小便频多者尤忌。玉米须，性平，味甘，有显著的利尿作用，尿频之人，切勿食之。螺蛳，性大凉，能清热、利尿，对肾气不足、小便频多者有弊而无利，切勿多食。此外，凡尿频者还应忌吃瓠子、赤小豆、白茅根、田螺、蚌肉等性质寒凉又有利水作用的食物。

（十八）痛风

痛风是一种由于嘌呤生物合成代谢增加，尿酸产生过多或因尿酸排泄不良而致血中尿酸升高，尿酸盐结晶沉积在关节滑膜、滑囊、软骨及其他组织中引起的反复发作性炎性疾病。其临床特征为，高尿酸血症及尿酸盐结晶、沉积所致的特征性急性关节炎、痛风石、间质性肾炎。严重者见关节畸形及功能障碍，常伴尿酸性尿路结石。

1. 宜食食物　每天多吃含有水分较多的食物，可降低体内尿酸，提高尿酸排放，因此痛风患者可以多吃水果。多吃清淡食物，不引起神经系统兴奋，不影响痛风患者正常的排泄尿酸。多吃白菜、海带、莴苣、竹笋、马铃薯，碱化尿液，减轻病情。西瓜、芹菜，不含嘌呤，可促进体内废物排泄，净化血液。菜花，清热，通利大小便。冬瓜，利小便，可促进尿酸排泄。茄子，活血消肿，祛风通络，清热止痛。

2. 慎食食物　动物内脏，因动物内脏（包括肝、肾、脑、脾等）往往高脂、高胆固醇，对合并糖尿病、高脂血症的患者伤害最大，必须严格禁食。禁海鲜，海鲜是嘌呤含量最高的食物之一，包括沙丁鱼、凤尾鱼、小虾及甲壳类（牡蛎、贝等）。啤酒，富含嘌呤，易诱发或加重病情。白酒乙醇含量高，可降低尿酸排除率，诱使痛风发作。禁食高果糖饮食（甜饮料），果糖是一种单糖类，其代谢产物就是尿酸，对升高血尿酸、诱发痛风的能力很强。少用强烈刺激的调味品或香料。

（十九）关节炎

关节炎泛指发生在人体关节及其周围组织，由炎症、感染、退化、创伤或其他因素引起的炎性疾病。临床表现为关节的红、肿、热、痛、功能障碍及关节畸形。严重者导致关节残疾，影响生活质量。

1. 宜食食物　鱼类（三文鱼、沙丁鱼、扇贝）富含丰富的营养物质，除了具有抗菌、抗炎的作用外，还可保护心血管系统，减少血栓形成，修复受损动脉，降低血压等，适合关节肿胀、疼痛者食用。水果和蔬菜中富含抗氧化剂，是机体的天然防御系统。草莓、葡萄等一些红色和紫色水果中含花青素丰富，具有抗炎的功效。柑橘和柠檬含维生素 C，有助于预防关节炎的发生，起到保护关节健康的作用。绿色蔬菜中含花青素和维生素 C 丰富的有菠菜、西蓝花、白菜。坚果和果仁，具有抗菌、抗炎作用，如比较常见的有核桃、开心果等，关节炎患者应多食用，以降低关节炎复发的风险。绿茶含有丰富的抗氧化剂——茶多酚，可有效缓解风湿性关节炎引起的疼痛等关节不适。

2. 慎食食物　动物内脏、蟹黄、蛋类、猪油、奶油，可产生酮体，刺激关节，加重病情。海参、海藻、紫菜，含尿酸，可加重关节炎症状；醋，可影响钙的代谢；香蕉，食后使关节、肌肉疼痛加剧。食盐、高盐食物，使体内钠离子增多，对关节不利。

（二十）痛经

痛经是指经期前后或行经期间，出现周期性下腹部疼痛，并有全身不适的妇科疾患。痛经分原发性和继发性两种。经过详细妇科临床检查未能发现盆腔器官有明显异常者，称原发性痛经，也称功能性痛经。继发性痛经则指生殖器官有明显病变，如子宫内膜异位症、盆腔炎、肿瘤等所引起的痛经。

1. 宜食食物　芥菜、香菜、橘子、生姜、胡萝卜，理气活血，可减轻痛经症状。牛奶、动物肝脏，补气养血，益肝肾，可减轻痛经症状。红糖，散寒活血，舒筋止痛。葡萄酒，解郁、散寒、补血、止痛。

2. 慎食食物　豆腐、油菜、黄瓜、茭白、冬瓜、海带、各种冷饮，性寒凉，经血遇寒则凝，食后加重痛经症状。醋、青苹果、酸梅、梨，易致气滞血瘀，加重病情。肥肉、油炸食品、奶酪、黄油，肥腻之物，会阻碍气机，易致气血瘀滞，加重痛经。

（二十一）贫血

贫血的主要临床表现为面色苍白，伴有头昏、乏力、心悸、气短等。可分为缺铁性贫血、出血性贫血、溶血性贫血、巨幼红细胞性贫血、恶性和再生障碍性贫血。

1. 宜食食物　鸡蛋、木耳、香菇，富含铁、叶酸、维生素 B_{12}，可防止贫血。红枣，富含叶酸，参与血细胞的生成。牛肉，富含铁，可预防缺铁性贫血。柠檬，富含维生素 C，可促进铁吸收，防治贫血。黄瓜、生菜，生食有利于叶酸的吸收，预防贫血。桃、樱桃，补益气血，养阴生津。桑葚，补益肝肾，滋阴养血。

2. 慎食食物　茶，含鞣酸，可与铁结合，影响人体对铁的吸收。蒜，使血红蛋白、红细胞减少。蚕豆，会引起溶血性贫血。荞麦面，会影响铁的吸收。高脂食品，可抑制人体的生血功能。柿子，会与铁结合，妨碍铁的吸收。

（二十二）失眠

失眠通常指夜间睡不着或睡后过早地醒来不能再入睡。其原因有精神过度紧张、兴奋，或环境不安静、疼痛、服用兴奋性饮料或药物等。

1. 宜食食物　牡蛎、豌豆、鱼类、瘦肉，富含铜、铁，有利于睡眠。香蕉、无花果、红枣、葡萄、牛奶，富含色氨酸，有助于睡眠。核桃、百合、莲子、桂圆，养心安神，促进睡眠。

2. 慎食食物　烤肉、巧克力、火腿，含酪氨酸，增加体内去甲肾上腺素的释放，不利于睡眠。菠菜、茄子、马铃薯，含酪氨酸，增加体内去甲肾上腺素的释放，不利于睡眠。茶，兴奋神经系统，影响睡眠，加重失眠。咖啡，刺激中枢神经系统，从而加重失眠症状。

（二十三）阿尔茨海默病

阿尔茨海默病是发生在老年期及老年前期的一种原发性退行性脑病，即在没有意识障碍的状态下，记忆、思维、分析判断、视空间辨认、情绪等方面出现障碍。

1. 宜食食物　蛋黄，富含卵磷脂，有利于增强记忆力。芝麻，抵消、中和细胞内衰老物质的积聚，健脑益智。花生、黄豆，增强记忆力，延缓大脑衰老。银耳，补益肾气，生津润肺，提神健脑。臭豆腐、豆豉，富含维生素 B_{12}，可降低发生阿尔茨海默病的概率。骨头汤，促使骨髓生产细胞的能力增强。

2. 慎食食物　香烟，加重病情。茶、用铝制炊具做的饭，含铝，易加重病情。动物肝脏、糖类，可加重阿尔茨海默病的病情。

（二十四）骨质疏松症

骨质疏松症，是多种原因引起的一组骨病，是以单位体积内骨组织量减少为特点的代谢性骨病变。在多数骨质疏松中，骨组织的减少主要由于骨质吸收增多所致，以骨骼疼痛、易于骨折为特征。

1. 宜食食物　牛奶，含钙量高，所含乳酸能促进钙的吸收。芝麻酱，富含钙、磷、铁，经常食用可预防骨质疏松症。洋葱，能提高骨密度，预防骨质疏松。虾皮、虾米、海鱼，富含钙、磷、铁及多种维生素，可预防骨质疏松。黄豆，富含矿物质，对更年期骨质疏松症有良好的防治作用。

2. 慎食食物　酒、咖啡，阻碍钙质吸收，可加重骨质疏松。碳酸饮料、果汁，含磷酸，影响钙吸收。桑葚、茶，含鞣酸，可影响人体对钙、铁、锌等物质的吸收。

九、不同人群饮食宜忌

（一）儿童

1. 宜食食物　番茄，可健胃消食，促进生长发育，增强免疫力。金针菇，可健脑增智，增强免疫力，促进新陈代谢。菜花，可补脑髓，益智力，提高免疫力，保护视力。莴苣，能促进牙齿健康，镇静，促眠，利小便。洋葱，能消炎杀菌，防感冒，健胃消食。山药，可健脾补肾，增强免疫力，预防佝偻病。苹果，能健脑益智，润肺，预防铅中毒。芋头，可健齿防龋，增强免疫力，健脾止泻。海带，可增智，排毒，降血脂，降血压。动物血，可补铁，补血，解毒，消除体内垃圾。鹌鹑蛋，可健脑益智，预防佝偻病，预防过敏。虾，可增强免疫力，促进生长发育，排毒，预防肥胖。

2. 慎食食物　巧克力，可影响睡眠和正常进食，易引起蛀牙、腹痛。浓茶，可影响睡眠，干扰人体正常生长发育，甚至可能诱发小儿多动症。黄豆，可能引起婴儿过敏，导致腹泻和皮炎等。鲜牛奶，婴儿若长期以鲜牛奶代替母乳或婴儿奶粉，可能造成铁缺乏。蛋清，易引起异体蛋白过敏，发生湿疹和荨麻疹。果冻，易误吸到呼吸道，引起窒息。杏仁，可能引起婴幼儿呕吐、腹痛、腹泻、头晕，甚至死亡。爆米花、皮蛋，易引起铅中毒。橘子，多食易引起叶红素皮肤病及腹痛、腹泻，甚至引起骨病。

（二）孕妇

1. 宜食食物　柠檬，可健脾开胃，安胎，降压，降糖。葡萄，可利尿消肿，安胎止吐，开胃健脾，治疗贫血。红枣，可益智健脑，养血安神，增强免疫力，降压。萝卜，可健胃消食，预防感冒，促进新陈代谢，杀菌消炎。菠菜，可预防胎儿畸形，促进乳汁分泌，养颜解毒，防治口角炎。丝瓜，可凉血安胎，促进胎儿大脑发育，通乳。花生，可补虚生乳，降压，增智，防出血。栗子，可养胃健脾，促进胎儿发育，利尿消肿。酸奶，可提高免疫力，通便止泻，健胃消食。海参，可补肾益精，增智，滋阴补血，润燥，增强免疫力。鲈鱼，可预防早产，健脾止呕，健脑益智，促进乳汁分泌。虾，可益气，安胎，通乳，增强免疫力。

2. 慎食食物　香烟，可影响胎儿正常发育，严重的可导致胎儿畸形。桃，有破血作用，可能引起流产。猪肝，易造成早期流产。薏苡仁，可抑制受精卵的成长，应尽量避免摄取。麦芽、燕麦，可能引起流产。韭菜，可影响激素分泌，易造成恶心、呕吐。螃蟹，尤其是蟹爪，会导致滑胎。木耳菜，有滑肠，凉血之效，孕早期及有习惯性流产的孕妇不宜食。酒，会导致胎儿缺氧，影响胎儿脑部发育。

（三）产妇

1. 宜食食物　红糖，可补血，促进恶露排出。茭白，可退黄疸，通乳汁，清热解毒，预防便秘。木瓜，可促进乳汁分泌，预防乳腺癌。丝瓜，可调经通乳，通便防痔，美容保健。羊肉，可补精血，益虚损，养胃助消化。花生，可补虚，生乳，降压，增智，预防产后出血。虾，可益气，通乳，增强免疫力，通便减肥。鲫鱼，可促进乳汁分泌，利水利尿，提高免疫力。莴苣，可通乳，润肠通便，促进睡眠。乌鸡，可补中止痛，益气补血，滋阴清热，调经活血。猪蹄，可通乳，润肤美容，镇静安神。排骨，可滋阴润燥，益精补血，补钙。桂圆，可减轻宫缩，止痛，补血安神，健脑益智。莲藕，可止血散瘀，补益气血。小米，可滋阴养血，健胃益肾，促进乳汁分泌。

2. 慎食食物　麦乳精，可影响乳汁分泌。寒凉、生冷食物，可影响脾胃功能，不利于恶露的排出。辛辣食物，伤津，耗气，损血，还易导致便秘。刺激性食物，可影响睡眠及肠胃功能，对乳儿不利。酸涩收敛食物，阻滞血行，不利于恶露的排出。高盐食物，会导致浮肿。

（四）老年人

1. 宜食食物　草莓，可健脾和胃，通便，护牙健齿，益心健脑，抗癌防衰。红枣，可健脾益胃，预防骨质疏松、贫血，安神宁志。金针菇，可预防阿尔茨海默病，增强免疫力，抗病毒，抗疲劳。菜花，可健脑益智，提高免疫力，防癌、抗癌、杀菌。豆腐，可预防动脉硬化、阿尔茨海默病、更年期综合征。南瓜，可预防动脉硬化，降血糖，祛除老年斑。莲子，可养心安神，健脾止泻，补肾固精，降血压。坚果类，可健脑益智，润肠通便，消除疲劳，缓解压力。银耳，可滋阴润肺，防辐射，润肤祛斑，通便降脂。玉米，可抗衰老，防阿尔茨海默病，通便，抗眼睛老化。蜂蜜，可杀菌消毒，抗癌，通便，解酒，抑制脂肪肝。鳝，可提高记忆力，调节神经，护眼，补中益气。

2. 慎食食物　油炸食品、高糖食品，易引起消化不良，肥胖，诱发胆、胰疾患。熏烤食品，可增加患癌症特别是胃癌的危险。高盐食品，可加重心血管和肾脏的负担。动物内脏，可使血液胆固醇增高，引发心血管疾病。方便食品，易导致维生素缺乏，对健康不利。浓茶，可影响睡眠质量和消化功能，甚至引起便秘。

第四节　中医情志护理

情志，是指喜、怒、忧、思、悲、恐、惊七种正常的情志活动，是人的精神意识对外界事物的反应，简称七情。情志护理是指以中医基础理论为指导，以良好的护患关系为桥梁，应用科学的护理方法，改善和消除被照护者不良情绪状态，从而达到预防和治疗疾病目的的一种方法。

七情本是正常的情志活动，但太过或不及，以及人体无法调控时，不仅会影响人的精神生活，还会伤及脏腑，影响气机运行，产生相应的疾病。情志正常，脏气调和；情志异常，内伤脏腑。

一、情志护理的基本原则

（一）诚挚体贴，全面照顾

由于角色、环境的改变，患者的情志状态和行为不同于常人，多有恐惧、紧张、苦闷、悲哀等不良情绪。此时迫切需要家人或医护人员的关心和照顾。因此，医护人员一定要满腔热情去关心、体贴、安慰、同情患者的病痛。除自己的言辞、态度外，还应重视病室环境、温湿度的调节等，做到安全、舒适、整洁、安静。使患者感到温暖、亲切和舒适，并能很快安下心来接受治疗和护理，促使疾病尽快痊愈。如果遇到对治疗缺乏信心而终日忧心忡忡的患者，可与其他照护师联络，安排与性格开朗、对治疗充满信心或治疗效果理想的患者进行交流，以相互开导、启发和影响，去忧解烦，增强其信心。

（二）综合评估，因人施护

患者由于遗传环境和所受教育不同，以及家庭、职业、性别、年龄、经济状况、知识经验和阅历不同，情感、意志、需要、兴趣、能力、性格和气质不同，疾病的性质和患病时间长短不同，他们的情志状态也大不相同。在对患者进行情志护理之前，要全面评估患者出现不良情志的原因，做到因人施护，有的放矢。评估的内容包括情感、动机、精神状态、人格类型、思想、应对能力和应激水平等方面。找出患者现存的和潜在的心理健康问题，针对原因，对症下药。

（三）稳定情绪、避免刺激

居室与环境要尽量保持安静。安静的环境不但能使被照护者心情愉快和身体舒适，还能使其睡眠充足和饮食增加，有利于恢复健康。某些体质虚或患癫狂等证的患者听到一点响声就会心惊肉跳，坐立不安，甚至四肢发抖，全身冷汗。有的患者熟睡中，半夜风起，门窗声响，也会使他突然从梦中惊醒或惊叫。因此，照护师在工作中要尽量做到四轻：走路轻、关门轻、说话轻、操作轻。对于前来探视患者的亲朋好友，可根据患者病情，提醒探视者保持稳定的情绪，言语平和，以保持病室的安静，避免给患者带来各种不良刺激。

二、情志护理的方法

（一）说理开导

通过正面说理开导，使患者认识到喜怒不节的情志失调是“生乃不固”的重要因素之一，而“和其喜怒”“喜怒有度”是养生长寿的根本，从而开导和引导患者自觉地戒除恼怒，调和情志。但说理开导也要因人而异，做到有的放矢，生动活泼，耐心细致。用实事求是的方法为患者分析病情，启发患者自我分析来解除或缓解其心理压力，调整情绪，从而达到治愈情志疾患的目的。进行说理开导，照护师必须要得到患者的信赖，态度要真诚、热情。对患者要有同情心和责任感。对患者的隐私要注意保密。这样，才能达到通过说理开导，动之以情、晓之以理、喻之以例、明之以法，进而改变患者精神及身体状况的目的。

（二）移情相制

移情就是将患者注意力、思想焦点转移他处，以调整患者的气机，使精神内守以治病的方法，故又称“移情变气”。可通过语言、行动等方式，调动患者的积极性，形成良好的精神内守状态，移易精气，变利气血，调动患者自身的祛除病邪的能力。常用的移情方法有运动、音乐欣赏、书法绘画、读书赋诗、种花养鸟、外出旅游等。

（三）交心疏导

与患者交心谈心，首先要取得患者的信任，接近患者，询查清楚患者真正致病的原因。情志致病的原因是多方面的，其所以致病，必是与患者有切身关系，一旦病因解除，刺激消失，脏腑气机就会协调。故照护师与患者相处要做到“问者不觉烦，病者不觉厌”，只有这样才可以详细了解病的根本原因，疾病发展的演变过程，患者在患病前后的情志状态，尤其是疾病发生后思想情绪的急剧变化。还要进一步了解患者的生活习惯、兴趣爱好、性格特征、知识基础、对疾病的认识，以进一步了解患者对疾病的态度是紧张、害怕、恐惧，还是乐观。此外，被照护者有否战胜疾病的坚强意志、家属的思想状况及存在的实际困难，对有效地做好思想疏导工作，消除各种消极因素，建立良好的情志状态，从而收到较好的治疗效果都至关重要。

（四）顺情从欲

顺情从欲是指顺从患者的意志、情绪，满足其心身需要的一种方法。患者在患病过程中，情绪多有反常，对此，先顺其情、从其意是必要的。对于患者心理上的欲望，若是合理的，条件又允许，应尽力满足。或对其想法表示同情、理解和支持，鼓励毫无保留的倾诉，充分宣泄。患者对所患疾病有思想顾虑时，可以讲述有关的医学科学知识，帮助消除疑虑，丢掉思想包袱。对重患者，更应耐心解释，解除患者心理障碍。完全丧失生活能力的患者精神压力大，忧虑重重，应在生活上全面照顾，精心护理，同时帮助其坚定生活的信心和勇气。

（五）健康教育

有的患者对自己所患疾病缺乏认识而过度焦虑、恐惧，若长期处于这样的不良情绪状态中，会影响疾病的痊愈，甚至导致疾病的恶化。在照护中要向患者讲解与疾病相关的知识，说明不良情志会造成的后果，让患者对所患疾病有充分的认识，配合医护人员调整情绪状态，使疾病尽快治愈或得到较好控制。

三、预防七情致病的方法

要预防七情致病，就必须保持精神乐观，调和情绪变化，避免七情过激。

（一）保持心情舒畅

在生活中要始终保持乐观情绪。情绪乐观是健康的重要因素之一。乐观能促进人体生理功能，有益于健康。人的性格各有不同，但是无论何种性格的人，都可以在生活中培养爱好，陶冶情操，如音乐欣赏、书法绘画、种花养鸟等，促进培养乐观性格，建立良好的人际关系，遇到不如意的事情能正确对待，妥善处理，及时解脱。

（二）避免七情过激

人是形神统一的整体，既有躯体的生理活动，又有复杂的心理活动。这两种活动处于一种相对平衡的状态。疾病是两种活动的平衡被打破的结果，而情志能在很大程度上影响脏腑功能以及疾病的转归。突发的太过的喜，或者为一事一物而长时间喜乐不停，超过了人体所能调节的限度时，喜就成了一种致病因素，严重者常因过喜而丧命。中医认为，“过喜伤心”，因过喜而导致的常见病有：高血压、心肌梗死、脑血管意外、窒息、流产、气胸、失眠等。长时间或过度悲哀，可使人头晕乏力、心神不宁、心灰意冷。忧为肺志，故过忧最易伤肺，而致肺气郁结，气机闭塞等。发怒会使人的交感神经兴奋，并释放大量儿茶酚胺，表现为心跳加速。过度的思虑会使人的精神处于高度紧张状态。机体为适应这种“紧急状态”，肾上腺会释放大量激素。人在遭受意外的惊吓时，肾上腺素的分泌会突然增加，从而加快心跳与血液循环，使心脏遭受猛烈冲击，而强大的冲击力易使心肌纤维撕裂或断裂，心肌组织出血，从而导致心脏骤停，引发死亡。

第五节　中医病后调护

病后调护是指病证后期即正气渐复，邪气已衰，脏腑功能逐渐恢复，疾病好转，已趋于痊愈时期的调养和护理。这个时期应注意合理的调养和护理，以使病邪彻底清除，脏腑功能完全恢复。若调护不当，则病邪又在体内复燃，脏腑功能出现失常，而使疾病复发。因此，在病证后期适当加强锻炼，做好四时气象护理，合理调配饮食，注意调畅情志，对于疾病的康复是非常有益的。

一、防止因风邪复病

大病初愈，真元尚虚，气血未复，卫外防御功能低下，常易感受六淫之邪的侵袭而引起疾病的复发。因此，做好四时气象护理，随时根据气候变化，适时增减衣物，保持居室适宜的温湿度，对于防止虚邪贼风的侵袭有着十分重要的意义。

二、防止因食复病

脾胃为仓廪（粮仓）之本，是后天消化水谷、补充气血营养的来源。大病初愈，脾胃虚弱，不可强食、纵食、暴食，如饮食不节，可造成因食而复发疾病，即谓之食复。故应根据患者恢复的综合情况来合理调配饮食。在饮食调节调补时由于病后初愈者具有阴阳平衡不稳及正虚邪恋的特点，应防止偏补太过或因补滞邪，因此，基本的饮食要求有：饮食宜清淡、易消化，且宜少食多餐；饮食应卫生；应辨证施养（如寒病者宜偏于温养而不宜过燥，热病者宜清养而不宜过寒）；注意忌口，对于病后初愈之人，由于病邪余焰未熄，凡有助于增邪伤正的饮食，皆应忌口，如热病者，忌食温燥辛辣之品，瘾疹者忌食鱼虾海鲜等。

三、防止因劳复病

（一）防精神疲劳

应及时消除急躁、焦虑等各种不良情志的影响，安心养病。为了消除精神疲劳，可调整生活作息，做到轻微的体力劳动和脑力劳动相结合。

（二）防形体劳倦

病后初愈之人，活动量应量力而施，进行必要的形体活动，使气血流畅，有助于彻底康复，如散步、打太极拳等，但应以“小劳不倦”为原则。

（三）防房事劳倦

大病初愈，应分别对患者及其配偶强调在身体完全康复之前宜静养，不犯房劳，以免病情反复。

四、防止因情复病

情志所伤，可直接影响相应的脏腑，使气血阴阳失调，脏腑功能失常，在病证后期应注意调畅患者的情志，以免因情复病。

（一）心情要舒畅

病证后期，脏腑功能恢复需要一段时间，患者容易产生急躁、焦虑等不良情志，这些不良刺激都可能影响脏腑功能，而使病情加重，因此，要让患者树立乐观情绪，保证心情舒畅，学会调节生活。

（二）避免情绪波动

患者在休养期间，如果出现情志异常波动，可使病情加重，或迅速恶化。因此，在大病初愈时，应使患者避免情志过极，以免因情志变化而对各脏腑功能造成影响，使脏腑失调，加重病情。

第六节 运动与养生

运动可以提高心肺耐力、改善心理状态、延缓衰老、增加生命活力、提高生活质量。

运动是良药

运动养生是“运动”和“养生”两词的有机组合，运动起源于人类原始的生存和发展本能。运动是形式，养生是目的。充分运用各种健身运动的方式进行体育锻炼，可使人体的气血通畅、经脉疏通，消除精神紧张和不良情绪，达到增强体质、预防疾病、益寿延年的目的。

一、运动养生的原则

运动可以增强生命细胞的活力，促进健康，延缓衰老。每个人适合进行哪种运动，运动量多大，持续时间多长，由于个体的差异而有所不同。应当根据每个人的性别、年龄、高矮、胖瘦、营养状况、身体素质、所患疾病、遗传因素及环境气候等来确定适合个人特点的运动锻炼项目。其基本的原则如下。

（一）循序渐进，量力而行

运动养生需要长期坚持才能实现养生延年效果，因此一定要掌握好运动量，注意把握运动的循序渐进，注意量力而行。运动量过大会损伤机体，运动量过小达不到养生的目的，因此一定要根据自身的情况来安排，不要操之过急。

（二）持之以恒，坚持不懈

锻炼不是一朝一夕的事情，必须要长期坚持，才能有成效。正如华佗所说的“流水不腐，户枢不蠹”，除了说明要坚持运动外，也指明了不间断运动的重要性。只有持之以恒，坚持不懈，你才能享受到运动养生所带来的积极功效。

（三）有张有弛，劳逸适度

运动养生，讲究张弛有度、劳逸结合，而不是一味地持久运动。只有做到张弛有度、劳逸结合，才能使得身体保持积极健康的状态，避免身体受损，精神疲惫，甚至影响养生的基本追求。

（四）动静结合，形神兼练

运动养生并不是一味地强调动起来。适当地静止也能达到促进运动的效果，只有做到动静兼修、顺其自然，使意识活动、呼吸活动、躯体活动有机地结合起来，形神兼备，内外兼修，才能体现出“由动入静”“静中有动”“以静制动”“动静结合”的整体思想。

二、常用的运动养生方法

中医运动养生的关键在于身体的阴阳调和，疏通经络，让身体的基层彻底改善，达到养精、调理气血的功效。运动养生形式灵活多样，且可以自创，只要能够达到健身的目的即可。常见的养生运动方法如下。

（一）散步

散步不仅仅是一项简单的步行运动，更是一项简单的健康运动方式，步行是最利于健康的运动，不管是男女老少都很适用。散步的时候，我们的步伐要平稳而有节律地加快、加深呼吸，不仅满足了肌肉对于氧气供给的需要，又使呼吸系统机能得到锻炼和提高。饭后散步还可以增强消化腺的功能，腹壁肌肉运动对胃肠起按摩作用，有助于食物的消化和吸收，防止便秘，还能有效防治糖尿病。每日散步，讲规律，讲持久，持之以恒，方可见功。

（二）跑步

跑步能够有效增加大脑的供血量和供氧量，提高睡眠质量；能让身体生成白细胞等的能力加强，来更好地抵抗病毒、细菌，经常跑步，身体的免疫力更强，能更好地抵抗各种疾病。同时跑步的过程中需要很好地配合呼吸，身体的器官组织对于氧气的需求量加大，为了满足身体的需要，会不断调整呼吸，提高肺活量。跑步提倡适当的速度、适当的距离，太短、太慢难以起到健身作用，太快、太长则以竞赛为目的而非健身，须量力而行，要持之以恒，一般人选择跑步距离在800—3000米较为适宜。

（三）健身操和健美操

徒手操如早操、工间操、课间操，均属健身操类，目的在于全民健身，人人可行。健身、健美器械有哑铃、杠铃、单杠、双杠、爬绳（爬杆）及各种健身器等，可选择自己适合和喜爱的项目进行锻炼。但杠铃不适于未成年人，以免影响身高的发育。单杠、双杠中一些复杂动作须有专人指导及保护，以免练习不当而受伤。踢毽、跳绳，简单易行，可以大力推行。

（四）登山

登山已经成为普遍的运动养生的选择之一，美丽的景致让人心情愉悦，清新的空气有利于心肺调节，爬山锻炼体力和毅力，孔子曰仁者乐山、智者乐水，登山之乐，由来已久。

（五）游泳

人在水中运动时，各器官都参与其中，耗能多，血液循环也随之加快，可增加心肌功能，促使呼吸肌发达，肺活量增加，同时能预防和治疗关节炎等疾病，提高人体对疾病的抵抗力和免疫力。

（六）武术

武术分徒手及持械两大类，其目的既有技击格斗、御敌防身的一面，亦有强健体魄、养生延年的一面。在徒手健身术中，有五禽戏、八段锦、易筋经、太极拳、八卦掌等多种。其中，五禽戏历史悠久，至今沿习不衰；太极拳是目前练习最多、流传最广、门派颇多的一种健身术；八段锦、易筋经，亦是常习的健身方法。持械，械指器械、武器，持械本为战争之用，亦为保身，健身的意义则次之，在近代的武术锻炼上，持械则为健身。

三、二十四节气养生

（一）二十四节气的由来

二十四节气起源于黄河流域，是古代中国劳动人民长期经验的积累和智慧的结晶。远在春秋时代，就定出仲春、仲夏、仲秋和仲冬四个阶段，以后不断地改进与完善，到秦汉年间，二十四节气的概念已完全确立。公元前 104 年，由邓平等制定的《太初历》，正式把二十四节气订于历法，明确了二十四节气的天文位置。

在古代，1 年分为 12 个月纪，每个月纪有 2 个节气。在前的为节气，在后的为中气，“节气”和“中气”交替出现，各历时 15 天，所谓“气”就是气象、气候的意思。现在人们已经把“节气”和“中气”统称为“节气”。

二十四节气与季节、温度、降水及物候有密切的联系。立春、立夏、立秋、立冬分别表示春、夏、秋、冬四季的开始，春分、秋分 、夏至、冬至是季节的转折点。小暑、大暑、处暑、小寒、大寒五个节气是表示最热、最冷的出现时期；白露、寒露、霜降表示低层大气中水汽凝结现象，也反映气温下降程度。雨水、谷雨、小雪、大雪反映降水情况和程度。惊蛰、清明、小满、芒种反映物候特征和农作物生长情况。

二十四节气是我国劳动人民长期对天文、气象变化、物候现象进行观测、探索、总结的结果，是独有的伟大科技成果，在我国广大农村开展农事活动有广泛的应用价值，一般更适用黄河流域一带的农事活动。

（二）二十四节气的自然特点

人与自然界是密不可分的统一整体，人的生命活动必然与二十四节气紧密相连。一年二十四节气的更替，都可能引起人的生理和心理功能的变化，影响人体健康。因此，人们应该把握节气的变化规律和特点，以便有针对性地开展养生保健活动。

二十四节气

春雨惊春清谷天，夏满芒夏暑相连，
秋处露秋寒霜降，冬雪雪冬小大寒。

1. 立春　是一年中的第一个节气，自然界开始进入春天，揭开了春天的序幕，草木开始萌芽。

2. 雨水　农民历书说，“门指壬为雨水时，东风解冻，冰雪皆散而为水，化而为雨，故名雨水”。雨水时节，正是万物欣欣向荣、草木萌生的时候。

3. 惊蛰　约在公历每年的 3 月 5 日前后。惊蛰指春雷初响，蛰伏的各种冬眠动物苏醒过来并开始活动了。大部分地区进入春耕阶段，播下希望的种子。

4. 春分　是春天的中间，春季过了一半，其实是真正的春天正式到来的标志。春分这天，太阳光直射赤道，地球各地的昼夜时间相等，所以古代春分、秋分又称为“日夜分”，民间有“春分秋分，昼夜平分”的谚语。

5. 清明　此时天气明朗、空气清新明洁，逐渐转暖、草木繁茂。清明这一天，民间有踏青、寒食、扫墓等习俗。常言道：“清明断雪，谷雨断霜”，时至清明，气候温暖，春意正浓。

6. 谷雨　是春季最后一个节气。这时节，田中的秧苗初插，作物新种，最需要丰沛的雨水灌溉滋润，俗话说“雨生百谷”，雨量充足而及时，谷类作物能够茁壮生长。

7. 立夏　夏季的开始为立夏，此时气候变得比较温暖，万物生长速度加快，是中国传统文化中“夏长”的开始。

8. 小满　“满”是谷物籽粒饱满之意，这一时期，田里的稻谷和麦子等农作物渐渐结穗，看来丰实饱满，就等待成熟，于是把这个节气形容成小满。

9. 芒种　芒种接近端午节，约为公历每年的 6 月 5 日前后。这一时节已经进入典型的夏季，天气相当炎热，麦类等有芒作物成熟，大部分地区中稻进入返青阶段，秧苗嫩绿，一派生机。

10. 夏至　是夏天正式到来的标志。夏至时太阳直射北回归线，北半球受光最多，是全年中白天最长、夜晚最短的一天。从此，天气开始炎热，万物生长更加旺盛，杂草、害虫也迅速滋长。

11. 小暑　“暑”是炎热之意，此时天气比较炎热，但是还没有达到极点。

12. 大暑　气候酷热达到高峰，此时，正值“中伏”前后，是一年中最热的节气，在北方，此时属于盛雨季节，喜温、喜湿作物迅速生长。

13. 立秋　是节气迈入秋凉的先声，因为大暑过后夏去秋来，时序到了立秋，表示酷热难熬的夏天即将过去，凉爽舒适的秋天就要来临了。

14. 处暑　暑气渐消是为处暑。秋季已到，夏天的暑气慢慢将要消退了，但有时也会热得如炎夏，即所谓的“秋老虎”，大概是夏季的回光返照，因其炎热程度不亚于盛暑，因此称为处暑。

15. 白露　此时气温开始下降，天气转凉，夜晚空气中所含的水汽的一部分，凝结为水滴而附着于地面的物体上，形成白色露水，所以，这个节气叫“白露”。

16. 秋分　秋季过了一半，南方的气候由这一节气起才开始入秋，这一天 24 小时昼夜均分，各 12 小时，全球无极昼极夜现象。

17. 寒露　夜寒水气渐凝结成露是为寒露，此时已届深秋，天气转凉，草木植物将枯萎。

18. 霜降　是秋季的最后一个节气，天气渐寒，当地面温度降至零摄氏度或以下时，物体接触的水汽直接结霜附其上，形成霜，所以，这个节气叫“霜降”。

19. 立冬　冬季的开始，农民一年的田间劳作结束，作物收割之后要收藏起来，万物开始了伏藏状态。

20. 小雪　气候寒冷，在温度低至零摄氏度以下时，北方地区空气中的水汽凝成结晶状的小雪花，由空中降落，不过，此时的降雪不多不大，所以叫“小雪”。

21. 大雪　由于天气进一步寒冷，寒风和暖湿气流碰撞加剧，北方地区大雪纷飞，雪势较大，地面积雪较多，所以，这个节气叫“大雪”。

22. 冬至　严冬来临，其实是冬天正式到来的标志。这一天，是太阳照射在南回归线上，所以北半球的日间最短、夜间最长。冬至过了以后，太阳照射的光线又向北回转，渐渐接近北半球的地面，日间就渐渐加长，相对地夜间渐短。

23. 小寒　冬至过后，天气日趋寒冷。小寒时节虽冷但还不算是最冷，所以就称为“小寒”。

24. 大寒　天气酷寒，是一年中最冷的时段，寒冷达到了极点，所以这个节气称为“大寒”。

二十四节气的日期如下（表 3 - 4）。

表 3 - 4　二十四节气表

季节	节　　气		
春季	立春　2 月 3—5 日	雨水　2 月 18—20 日	惊蛰　3 月 5—7 日
	春分　3 月 20—22 日	清明　4 月 4—6 日	谷雨　4 月 19—21 日
夏季	立夏　5 月 5—7 日	小满　5 月 20—22 日	芒种　6 月 5—7 日
	夏至　6 月 21—22 日	小暑　7 月 6—8 日	大暑　7 月 22 日—24 日
秋季	立秋　8 月 7—9 日	处暑　8 月 22—24 日	白露　9 月 7—9 日
	秋分　9 月 22—24 日	寒露　10 月 8—9 日	霜降　10 月 23—24 日
冬季	立冬　11 月 7—8 日	小雪　11 月 22—23 日	大雪　12 月 6—8 日
	冬至　12 月 21—23 日	小寒　1 月 5—7 日	大寒　1 月 20—21 日

（三）交节前后的调养要点

经验告诉人们，一些急病或重症患者，往往在节气日前后发病或死亡。因此，重视交节前后的自我调护，不但对年老体弱者具有重要意义，对年富力强者也不例外，要根据节气所在不同季节的养生方法进行调摄，尤须注意下列几点。

（1）节气日前后两三天，要注意保存体力，不要熬夜，要保证有充足的睡眠时间，不要过分劳累，尤其不可劳汗当风。

（2）节气日前后，要注意情绪的稳定和乐观，尽量避免情绪冲动。

（3）节气日前后，注意饮食适度，不吃过寒、过热及不易消化的食物，保持大便通畅。

（4）节气日前后，要注意及时增减衣服，谨防外邪侵袭机体。

（5）在四立、二至、二分八个大的节气日前后，尤其要十分慎重，年老体弱的人，可适当服些保健药物（如六味地黄丸、补中益气丸等），特殊人群的一些救急药物，应随身携带，以防万一。

第七节　疾病防治原则

生身以养寿为先
养寿以祛病为急

一、中医养生预防疾病的方法

中医认为，阴阳和谐即健康状态，阴阳失和即疾病状态。采取一定的措施，防止疾病的发生与发展或保持健康状态即谓之养生、保健、治未病，或叫预防医学。而改变疾病状态使之向健康状态转化的过程，称为治疗。

中医学在总结人与疾病作斗争的经验中，认识到了预防为主的重要性，认为预防是主要的、积极的，相比之下治疗则是一种被动的措施。凡是高明的医护人员都应该做到见微知著，防病于未然。所谓治未病，一是指未病防病，无病先防，一是指既病防变。前者是预防疾病的发生，后者是既病之后，早作积极治疗，把疾病消灭在早期阶段。护理工作在疾病的预防保健上，具有举足轻重的重要作用，如情志调理、五味（饮食）调理、起居调理等等，都在预防疾病上作出了重要贡献。

（一）未病先防

1. 未病先防的概念　未病先防是指在人体未发生疾病之前，采取各种措施，做好预防工作，以防止疾病的发生。“是故已病而后治，所以为医家之法；未病而先治，所以明摄生之理”，这是中医学预防疾病思想最突出的体现。要防病必先强身，欲强身必重摄生。摄生又称养生，是根据生命发展的规律，采取能够保养身体、减少疾病、增进健康、延年益寿的手段，所进行的保健活动。

2. 未病先防的方法

（1）调养身体，提高人体抗病能力

1）调摄精神：精神情志活动是脏腑功能活动的体现。突然、强烈的精神刺激，或反复的、持续的刺激，可以使人体气机失常，气血阴阳失调而发病，而在疾病的过程中，情志变动又能使疾病恶化。因此，调养精神就成为养生的第一要务了。

中医摄生十分重视精神调养，要求人们做到“恬淡虚无”。“恬”是安静；“淡”是愉快；“虚”是虚怀若谷，虚己以待物；“无”是没有妄想和贪求，即具有较为高尚的情操，无私寡欲，心情舒畅，精神愉快，则人体的气机调畅，气血和平，正气旺盛，就可以减少疾病的发生。

2）锻炼身体：“生命在于运动”。人体通过运动，可使气机调畅，气血流通，关节疏利，增强体质，提高抗病力。不仅可以减少疾病的发生，促进健康长寿，而且对某些慢性病也有一定的治疗作用。

3）生活起居应有规律，要做到：

①饮食有节：中医摄生要求人们饮食要有节制，不可过饱或过饥。此外，饮食五味不可偏嗜，并应控制肥甘厚味的摄入，以免伤人。

②起居有常：起居有常是指起居要有一定的规律。中医非常重视起居作息的规律性，并要求人们要适应四时时令的变化，安排适宜的作息时间，以达到预防疾病，增进健康和长寿的目的。此外，养生还要注意劳逸结合，适当的体力劳动，可以使气血流通，促进身体健康。否则，过劳以耗伤气血，过逸又可使气血阻滞，而发生各种疾病。

③适应自然规律：自然界的四时气候变化，必然影响人体，使之发生相应的生理和病理反应。只有掌握其规律，适应其变化，采取适宜的摄生方法，才能避免邪气的侵害，减少疾病的发生。如果不能适应自然界的变化，就会引起疾病的发生，甚至危及生命。

4）药物预防及人工免疫：我国在16世纪就发明了人痘接种法预防天花，是人工免疫的先驱，为后世预防接种免疫学的发展开辟了道路。近年来随着中医药的发展，试用中药预防多种疾病收到了很好的效果。如板蓝根、大青叶预防流感、腮腺炎，马齿苋预防菌痢等，都是简便易行，用之有效的方法。

（2）防止病邪的侵袭：病邪是导致疾病发生的重要条件，故未病先防除了增强体质，提高正气的抗邪能力外，还要注意防止病邪的侵害。应讲究卫生，防止环境、水源和食物污染，对六淫、疫疠等应避其毒气。

（二）既病防变

1. 既病防变的概念　中医对既病者，强调所谓“变”有两种可能，一种是疾病恶化，另一种是在原来的疾病之上，又加上其他疾病，而使原来的病情变得更加复杂、更加恶化。要做到“既病防变”既要争取早期作积极治疗，又要防止疾病的发展和传变。一是要求我们具有丰富的医学知识，掌握疾病的发展规律，了解可能发生变故的诱发原因、早期症状及防治措施等，做到对可能发生的变故心中有数，可以从起居、饮食、精神、药物等各方面预防。二是要严密观察，全面而细致地了解病情，发现有发生变故的可能时，及时采取必要的措施，并报告医生，医护协作，共同进行抢救，以防病变进一步发展。既病防变应力求做到早期诊断，早期治疗，以防止疾病的发展和传变。

2. 既病防变的方法

（1）早期诊断：“病之始生浅，则易治；久而深入，则难治”。疾病初期，病情轻浅，正气未衰，所以比较易治。倘若不及时治疗，病邪就会由表入里，病情加重，正气受到严重耗损，以致病情危重。因此既病之后，就要争取时间及早诊治，防止疾病由小到大，由轻到重，由局部到整体，防微杜渐，这是防治疾病的重要原则。

早期诊治的时机在于掌握好不同疾病的发生、发展变化过程及其传变的规律，病初即能及时做出正确的诊断，从而进行及时有效和彻底的治疗。如头目眩晕，拇指和次指麻木，口眼和肌肉不自主地跳动为中风预兆，必须重视防治，以免酿成大患。

（2）防止传变：传变，亦称传化。中医学关于疾病传变的理论是研究疾病发展的趋向和转归的一种理论，不仅关系到临床治疗，而且对于早期治疗、控制疾病的进展、推测疾病的预后，均有着重要的指导意义。在疾病防治工作中，只有认识和掌握疾病的传变途径及其规律，及时采取适当的防治措施，才能制止疾病的发展或恶化。防止传变包括阻截病传途径与先安未受邪之地两个方面。

1）阻截病传途径：疾病一般都有一定的传变规律和途径。如伤寒病的六经传变，病初多在肌表的太阳经，病变发展则易往他经传变，因此，太阳经病变阶段就是伤寒病早期诊治的关键，在此阶段正确有效的治疗，是防止伤寒病病势发展的最好措施。据此可知，邪气侵犯人体后，根据其传变规律，早期诊治，阻截其病传途径，可以防止疾病的深化与恶化。

2）先安未受邪之地：先安未受邪之地，可以五行的生克乘侮规律、五脏的整体规律、经络相传规律等为指导。因此，根据不同病变的传变规律，实施预见性治疗，当可控制其病理传变。因此，临床上治疗肝病时常配合健脾和胃之法，就是要先补脾胃，使脾气旺盛而不受邪，以防止肝病传脾。

总之要根据疾病的传变规律进行有效的治疗和护理，争取在疾病变化之前采取措施，避免病情向严重或恶化的方向发展。

二、中医治病原则

凡事都有原则，中医治病也有自己的原则，中医讲究的是从整体出发，不能仅重视局部，这样就不能全面和整体地诊断疾病，不仅要帮助患者去除局部的病灶，还要从里到外地调节，从而进行整体的医治。

（一）调整阴阳

阴平阳秘，精神乃治，阴阳乖戾，疾病乃起。阴阳失调是人体失去生理状态而发生病理变化的根本原因，治疗疾病就是要解决阴阳失调、偏胜偏衰的矛盾，使之重归于新的动态平衡。“故凡治病者，在必求于本，或本于阴，或本于阳，知病之所由生而直取之，乃为善治。若不知根本，则茫如望洋，无可问津矣。”阴阳失衡是疾病的根本矛盾，治本的基本原则就是调节阴阳，解决人体阴阳两方面所发生的自身不能解决的矛盾，使机体重新恢复阴阳的协调平衡。

疾病的病理变化是极为复杂的，病变过程亦有轻重缓急，所以，临床治疗，尚须知常以达变，灵活运用治疗法则，切忌墨守一则、刻遵一律。如对于某些邪实之证，常根据病邪所在部位的不同，因其势而就近引导，使之排出体外，以达到避免伤正的目的。

《黄帝内经》说：“谨察阴阳所在而调之，以平为期。”调整阴阳从广义来说适用于治疗一切疾病。在具体运用上则有“盛则泻其有余、虚则补其不足”两个方面：

（1）“盛则泻其有余”，主要适用于因邪气实引起的人体阴阳偏胜。如阴邪盛，可出现“阴盛则寒”的寒证，其治则应是“寒则热之”“治寒以热”，此时宜用温热性的阳药，来纠正阴之偏胜。反之，阳邪盛，可出现“阳盛则热”的热证，其治则应是“热则寒之”“治热以寒”，此时宜用阴药纠正其阳之偏胜。

（2）“虚则补其不足”，主要适用于因正气虚引起的人体阴阳偏衰。如阴虚阳盛，常是由于机体的阴分不足，引起虚火上炎而致的虚热证，治则应是滋阴清热，常用六味地黄丸之类；阳虚阴盛，常是由于机体阳气不足，引起阴寒过盛而致的虚寒证，治则应是益阳消阴，常用金匮肾气丸之类。中医常把前者叫作“壮水之主，以制阳光”，后者叫作“益火之源，以消阴翳”。

（二）表里互治（脏腑互治）

脏与腑相表里，互相依存，互相影响。脏病可以影响腑，腑病也可以影响脏，故脏病可以从腑治，腑病也可以从脏治，脏腑同病，也可以脏腑同治。如里热证引起大便秘结致肺气壅塞时，可见胸闷、咳嗽、呼吸困难等症，此时单治肺效果不佳，可根据肺与大肠相表里的关系，采取表里互治法，可泻大肠之热而清宣肺气；又如心移热于小肠，口舌生疮、小便短赤涩痛，可根据心与小肠相表里的关系，清心火而泻小肠之热，效果很好。

由此可知，中医是从内到外、从表及里的医治，帮助人们进行阴阳调节，从表面的现象帮助你调整整个身体的系统，从而达到阴阳和谐的效果，这样人们才能健康，才能不被外界的细菌侵入，使身体达到最佳状态。

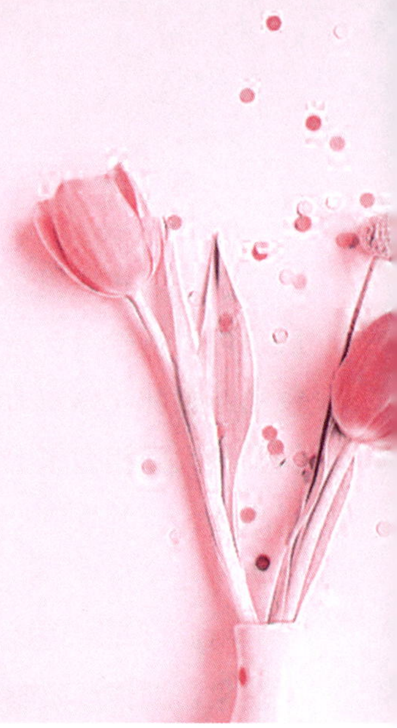

第四章
方药基本知识

第一节　中药的基本知识

中药是指以中医药理论为指导，有着独特的理论体系和应用形式，用于预防和治疗疾病并具有康复与保健作用的天然药物及其加工代用品，主要包括植物药、动物药、矿物药。中药为中国传统中医特有药物，按加工工艺分为中成药和中药材。

一、中药的性能

中医学认为，任何疾病的发生、发展过程，都是致病因素作用于人体，而致机体阴阳偏盛偏衰、脏腑经络功能失调的结果。因而，药物防病治病的基本作用，不外乎祛邪去因，扶正固本，协调脏腑经络功能，从而纠正机体阴阳偏盛偏衰，使其恢复阴平阳秘。药物之所以能够针对病情，发挥上述基本作用，是由于各种药物各自具有若干特性和作用，前人也称之为药物的“偏性”，意思是说以药物的偏性纠正疾病所表现的阴阳偏盛或偏衰。

中药治疗疾病的偏性是多种多样的，将其复杂的性质与功能概括起来，主要有四气五味、升降浮沉、归经、补泻、有毒无毒等方面。这些性能理论，是我国历代医家在长期医疗实践中，根据药物的治疗作用，在中医的阴阳、脏腑、经络等理论指导下总结出来的（图4－1）。

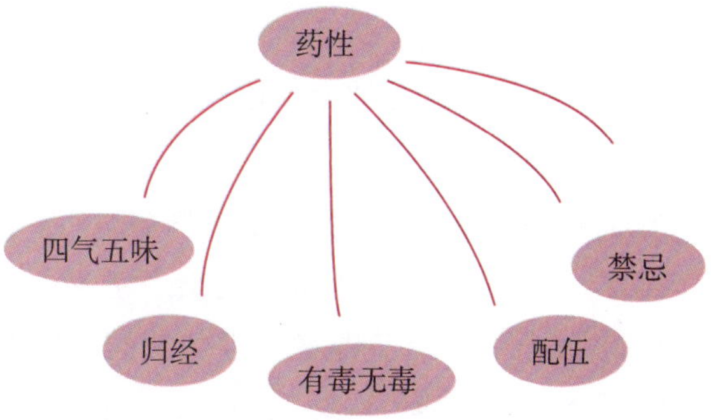

图 4－1 中药的药性

（一）四气五味

中国现存最早的中药学著作《神农本草经》里对中药的四气五味有最早的概括：“药有酸咸甘苦辛五味，又有寒热温凉四气”，每味中药因为四气五味的不同，治疗作用也不同。四气五味的总结，使人们对纷繁复杂的中药有了共性和个性的认识，对临床的使用也有很大的实际意义。

1. 四气　四气又称四性，即寒、热、温、凉 4 种不同的药性。四性是从药物对机体作用所发生的反映中概括出来的，是同疾病的属性，寒证或热证相对而言，由药物本身的功能来决定。治热证的药物属寒凉性。治寒证的药物属温热性。温热性的药物能升人的阳气，增强人体机能活动，按药物的作用分类而论，具有温里散寒、助阳益火、活血通络、行气解郁、芳香开窍作用，如桂枝、紫苏、附子、干姜、当归、川芎、陈皮、菖蒲等。寒凉性药物能减弱人体的功能活动，或降低人体病理性的功能亢进，具有疏散风热、清热泻火、凉血解毒、平肝潜阳作用，属寒凉性，如桑叶、菊花、石膏、知母、赤芎、丹皮、石决明、钩藤等。

此外，还有一类是“平性药”，是指寒热界限不明显、作用较缓和的一类药，对于寒证、热证都可应用，如山药、党参、甘草等。但每一种平性药，其实还是具有偏温或偏凉的特性，所以中医对药物性能的描述，还是习惯称为“四气”，而不称作五气。

四气歌

四气寒热与温凉，寒凉属阴温热阳，
温热补火助阳气，温里散寒功效彰，
寒凉清热并泻火，解毒助阴又抑阳，
寒者热之热者寒，治疗大法此为纲。

2. 五味　药物中的辛、甘、酸、苦、咸 5 种不同之滋味，不同的药味，具有不同的治疗作用。此外，尚有淡、涩二味，习惯上淡附于甘，酸与涩功效相似，不另立淡涩，仍以五味为主。

五味的产生，一开始是通过口尝，是药物真实的味道反映。但是人们通过不同味道的药物作用于人体产生不一样的效果，从而归纳出“五味”的理论。成为理论之后，“五味”就不仅仅是味觉的体现了，而是建立在功效的基础上。《素问·藏气法时论》指出：“辛散、酸收、甘缓、苦坚、咸软”，后人又在前人的基础上加以补充和完善。

五味歌

五味辛甘苦咸酸，治疗作用不同焉，
辛行气血主发散，甘和补中急能缓，
苦燥降泄能坚阴，咸能润下且软坚，
酸能固涩又收敛，淡渗利水要记全。

（1）辛：能散、能行。具有发散、行气、行血作用。比如吃芥末，会有明显的通鼻窍作用，这就是辛的开通、发散作用。一般是用于治疗表证的药物，如荆芥、陈皮、木香、薄荷、红花、韭菜子、麻黄等。

（2）甘：能补、能和、能缓。具有补益、和中、缓急等作用。比如人参味甘，可以大补元气；熟地养血、滋阴；麦芽糖可以缓急止痛。甘能调和脾胃、补益气血、缓急止痛，适用于机体虚弱、功能不足之症，以及某些拘急挛痛，并能调和药性，如甘草、党参、熟地、饴糖、黄精、枸杞子等。

附着于甘味的淡味，能渗、能利，具有渗湿、利小便的作用，治疗水肿、泄泻、淋浊、癃闭、小便不利等症，如薏苡仁、茯苓、通草、泽泻等。

（3）酸：能收、能涩。具收敛、固涩作用，适用于自汗、盗汗、久泻脱肛、尿频失禁、遗精带下、崩漏下血等症。常见的有五味子固表止汗，乌梅敛肺止咳，五倍子涩肠止泻，山茱萸固精缩尿等。

（4）苦：能泄、能燥、能坚。具有清热解毒、燥湿、泻火、降气、通便的作用，适用于热症，如湿热症、痈肿疮疡、喘咳、呕恶等症，如黄芩、山栀、大黄、黄连、苦参、杏仁等。

（5）咸：能下、能软。具有软坚散结、泻下通便的作用，适用于大便秘结、瘰疬痰核、瘿瘤、肝阳头痛眩晕，如海藻、芒硝、牡蛎、羚羊角、石决明等。

五味的功能如下（图4－2）。

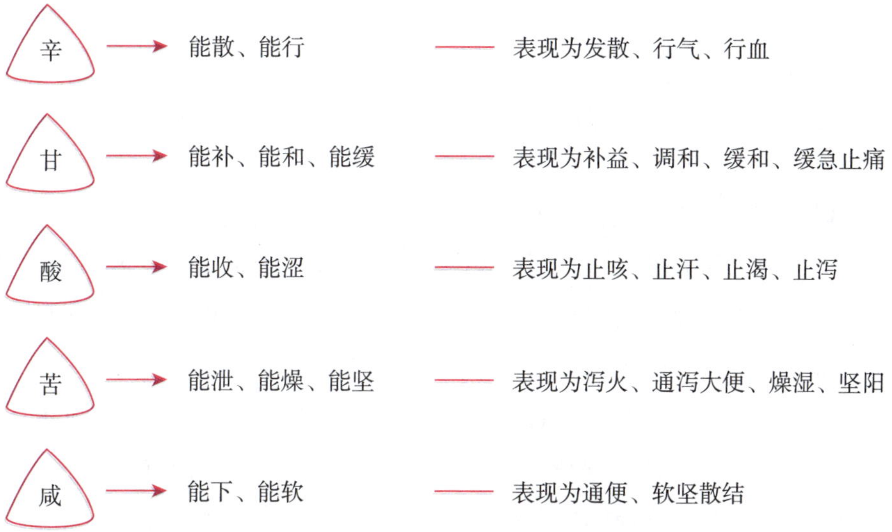

图4－2 五味的功能

（二）升降浮沉

升降浮沉是指药物作用于人体的趋向，升是上升，浮是发散，降是下降，沉是向内。升与浮的共同点是向上向外，属阳，具有升阳、发表、散寒、催吐、透疹等作用；降与沉的共同点是向下向内，属阴，具有潜阳、收敛、清热、泻下、渗利、降逆、安神等作用。临床上，根据药物的升降浮沉的性能，使用药物的应用原则是：病位在表者，宜浮不宜沉；病位在里者，宜沉不宜浮；病势上逆者，宜降不宜升；病势下陷者，宜升不宜降。即顺病位，逆病势。

药物的升降浮沉主要与其性味及质地轻重等有密切关系。凡味属辛、甘，气属温热的药物，多能升浮，凡味属酸、苦、咸，气属寒凉的药物，多能沉降。质轻的花、叶、皮、枝类药多升浮；质重的种子、果实、矿物、贝壳类药多沉降，但上述关系也不是绝对的。

此外，药物的升降浮沉还受炮制、配伍的影响而发生变化。如酒炒则升，姜汁炒则散，醋炒则收敛，盐水炒则下行。又如配伍，升浮药与较多沉降药配伍时，其升浮之性可受到一定的制约，反之，沉降药与较多升浮药配伍时，其沉降之性也受到一定的制约。

由此可见，药性的升降浮沉受多种因素的影响，在一定的条件下可以相互转化，是相对的而不是绝对的，临床用药时须灵活掌握。

（三）归经

归，即归属，指药物作用的归属；经，即人体的脏腑经络。归经，即药物作用的定位。就是把药物的作用与人体的脏腑经络密切联系起来，以说明药物作用对机体某部分的选择性，从而为临床辨证用药提供依据。

归经是以脏腑、经络理论为基础，以所治具体病证为依据的。经络能沟通人体内外表里，在病变时，体表的疾病，可以影响内脏；内脏的病变，也可以反映在体表。因此人体各部分发生病变时所出现的证候，可以通过经络而获得系统的认识。如肺经病变，每见喘、咳等证；肝经病变，每见胁痛、抽搐等证；心经病变，每见神昏、心悸等证。我们根据药物的疗效，与病机和脏腑、经络密切结合起来，可以说明某药对某些脏腑、经络的病变起着主要医疗作用。如桔梗、杏仁能治胸闷、喘咳，归肺经；全蝎能定抽搐，归肝经；朱砂能安神，归心经等。这说明归经的理论，是具体指出药效的所在，是从疗效观察中总结出来的。

二、中药的分类

中草药的种类很多，药物分类的方法是根据人们对于药物认识的逐渐深化而不断发展的，现代采用的分类方法，根据其目的与重点而有不同，主要有下列 4 种。

（一）按药物功能分类

按药物功能分类，有解毒药、清热药、理气药、活血化瘀药等。

（二）按药用部分分类

按药物部分分类，有根类、叶类、花类、皮类等。

（三）按有效成分分类

按有效成分分类，有含生物碱的中草药、含挥发油的中草药、含苷类的中草药等。

（四）按自然属性和亲缘关系分类

按自然属性和亲缘关系分类，先把中草药分为植物药、动物药和矿物药。动植物药材再根据其原植物、原动物的亲缘关系来分类和排列次序，如麻黄科、木兰科、毛茛科药物等。

上述各种分类方法各有优缺点，究竟采用哪一种分类方法比较适宜，主要取决于我们的目的和要求。例如，按药物功能分类，有利于学习和研究中草药的作用和用途，按药用部分分类便于学习和比较各类药材的外部形态和内部构造，因而有利于药材的性状鉴定和显微鉴定。按有效成分分类有利于学习和研究中草药的有效成分及其化学鉴定。按药材自然属性和亲缘关系分类，这是由于同科属的中草药在外部形态、内部构造、化学成分和医疗应用等方面往往有很多相似之处。采用这种分类方法不但便于学习和研究这些共同点，也便于比较它们的特异点，以揭示其规律性，这样，既有利于中草药的鉴定，也有利于从同科属动植物中寻找含有相同或类似成分的动植物，以扩大药物资源。

三、中药的配伍禁忌

（一）中药的配伍

人们在生活中会接触到食物相生相克，同样，每味药物也都有着自己的自然特性，当两味药配合在一起使用时，它们之间就可能产生各种变化。有些变化是对治疗有益的，如增强疗效、降低毒性等；而有些变化对治疗是有害的，如降低疗效、增加毒性或产生不良反应等。前人把单味药的应用同药与药之间的配伍关系总结为七个方面，称为药物的“七情”。“七情”之中，除单行外，其余六个方面都是谈配伍关系。中药的配伍是指有目的地按病情需要和药性特点，有选择地将两味以上药物配合同用。

（1）单行：“单”，就是单独，单行就是指用单味药治病，不需要其他药物辅助，病情比较单纯，选用一种针对性强的药物即能获得疗效。如清金散单用一味黄芩治轻度的肺热咳血；人体元气溃散、大汗淋漓、面色苍白，甚至大小便失禁、神志不清，单用一位人参，浓煎后服下，称为“独参汤”，能迅速起到补气固脱的作用。

（2）相须：即性能功效相类似的药物配合应用，可以增强其原有疗效。如石膏与知母配合，能明显地增强清热泻火的治疗效果；黄芪和党参同用，可以使补气固表的作用明显增强。

（3）相使：即在性能功效方面有某种共性的药物配合应用，而以一种药物为主，另一种药物为辅，能提高主药物的疗效。如补气利水的黄芪与利水健脾的茯苓配合时，茯苓能提高黄芪补气利水的治疗效果；清热泻火的黄芩与攻下泻热的大黄配合时，大黄能提高黄芩清热泻火的治疗效果。

（4）相畏：即一种药物的毒性反应或不良反应，能被另一种药物减轻或消除。如生半夏和生南星的毒性能被生姜减轻和消除，所以说生半夏和生南星畏生姜。

（5）相杀：即一种药物能减轻或消除另一种药物的毒性或不良反应。如服用巴豆中毒，用绿豆可以解除，称“绿豆杀巴豆”。由此可知，相畏、相杀实际上是同一配伍关系的两种提法，是药物间相互对待而言的。

（6）相恶：即两种药物合用，一种药物与另一药物相作用而致原有功效降低，甚至丧失药效。如人参恶莱菔子，因莱菔子能削弱人参的补气作用。

（7）相反：即两种药物合用，能产生毒性反应或副作用。如乌头和半夏同用，甘草和甘遂同用等都会导致不良反应的出现，所以称“乌头反半夏”“甘草反甘遂”。

中药七情歌

相使一药助一药，相须互用功效添，
相杀能制它药毒，相畏毒性被制限，
相反增毒要记牢，相恶配伍功效减，
单行无须它药配，七情配伍奥妙显。

上述几个方面，其变化关系可以概括为四项：

（1）有些药物因产生协同作用而增进疗效，是临床用药时要充分利用的。

（2）有些药物可能互相拮抗而抵消，削弱原有功效，用药时应加以注意。

（3）有些药物则由于相互作用，而能减轻或消除原有的毒性或副作用，在应用毒性药或剧烈药时必须考虑选用。

（3）另一些本来单用无害的药物，却因相互作用而产生毒性反应或强烈的副作用，则属于配伍禁忌，原则上应避免配用。

（二）中药的禁忌

用药禁忌主要有以下几个方面。

1. 配伍禁忌　前面配伍原则中曾提到，在复方配伍中，有些药物应避免合用。《神农本草经》称这些药物之间的关系为“相恶”和“相反”。在中医的实践过程中，配伍禁忌共总结为“十九畏”和“十八反”。

（1）十九畏：硫黄畏朴硝，水银畏砒霜，狼毒畏密陀僧，巴豆畏牵牛，丁香畏郁金，川乌、草乌畏犀角，牙硝畏三棱，官桂畏石脂，人参畏五灵脂。

十九畏歌
硫黄原是火中精，朴硝一见便相争，
水银莫与砒霜见，狼毒最怕密陀僧，
巴豆性烈最为上，偏与牵牛不顺情，
丁香莫与郁金见，牙硝难合荆三棱，
川乌草乌不顺犀，人参最怕五灵脂，
官桂善能调冷气，若逢石脂便相欺，
大凡修合看顺逆，制药配方莫相依。

（2）十八反：甘草反甘遂、大戟、海藻、芫花；乌头反贝母、瓜蒌、半夏、白蔹、白及；藜芦反人参、沙参、丹参、玄参、细辛、芍药。

十八反歌
本草明言十八反，半蒌贝蔹及攻乌，
藻戟遂芫俱战草，诸参辛芍叛藜芦。

“十九畏”和“十八反”诸药，有一部分同实际应用有些出入，如感应丸中的巴豆与牵牛同用，甘遂半夏汤以甘草同甘遂并列，十香返魂丹是将丁香、郁金同用，大活络丹乌头与犀角同用等。有些实验研究表明，如甘草、甘遂两种药合用时，毒性的大小主要取决于甘草的用量比例，甘草的剂量若相等或大于甘遂，毒性较大。由于对“十九畏”和“十八反”的研究，还有待进一步做较深入的实验和观察，并研究其机理，因此，目前应采取慎重态度。一般说来，对于其中一些药物，若无充分根据和应用经验，仍须避免盲目配合应用。

2. 妊娠用药禁忌　某些药物具有损害胎元以致堕胎的不良反应，所以应该作为妊娠禁忌的药物。根据药物对于胎元损害程度的不同，一般可分为禁用与慎用二类。禁用的大多是毒性较强或药性猛烈的药物，如巴豆、牵牛、大戟、斑蝥、商陆、麝香、三棱、莪术、水蛭、虻虫等；慎用的包括通经去瘀、行气破滞，以及辛热等药物，如桃仁、红花、大黄、枳实、附子、干姜、肉桂等。凡禁用的药物，绝对不能使用；慎用的药物，则可根据孕妇患病的情况，酌情使用，但没有特殊必要时，应尽量避免，以防发生事故。

3. 服药时的饮食禁忌　饮食禁忌简称食忌，也就是通常所说的忌口。在古代文献上有常山忌葱，地黄、何首乌忌葱、蒜、萝卜，薄荷忌鳖肉，茯苓忌醋，鳖甲忌苋菜，以及蜜反生葱等记载。这说明服用某些药时不可同吃某些食物。另外，由于疾病的关系，在服药期间，凡属生冷、黏腻、腥臭等不易消化及有特殊刺激性的食物，都应根据需要予以避免。高烧患者还应忌油。

四、中药治病的方法

中医的治法，宏观来看，分为“八法”。这“八法”分别是：汗法、吐法、下法、和法、温法、清法、消法和补法。

（一）汗法

汗法也叫解表法、解肌法，是用药物开泄毛孔、驱逐病邪的一种方法。

（二）吐法

吐法是利用药物能引起呕吐的作用，引导病邪或有害物质从口中吐出的一种治疗方法。

（三）下法

下法也叫攻下法，是利用药物攻下、润下的作用，清除体内积滞的一种治疗方法。

（四）和法

和法是用药物的疏通、和解的作用，消除疾病的一种方法。

（五）温法

温法也叫祛寒法，是用温性或热性的药物来达到振奋阳气、祛除寒邪、温中回阳等目的的一种治疗方法。

（六）清法

清法也叫泻火法、降火法，是用寒凉性药来治疗热性病的一种方法。

（七）消法

消法是用消散破积的药物，以消散体内气滞、血瘀、血滞、食积、肿块等病症的一种治疗方法。

（八）补益法

补益法也叫滋补法、补养法、扶正法，是利用有补养作用的药物，以增强人体的抗病能力，达到扶正祛邪的一种治疗方法，适用于一切虚证。

“八法”是中医治法的高度总结，它既体现了中医治疗的多样性，也体现了中医治疗手段的体系性。在实际运用的时候，往往根据病情，选择一种甚至多种组合的方式，才能起到有针对性的效果。

五、常见中药及功效

（一）辛温解表药

麻黄：辛、微苦，温。归肺、膀胱经。发汗、平喘、利水（外感风寒表实证）。

桂枝：辛、甘，温。归心、肺、膀胱经。发汗解表、温经通阳（风寒湿痹、痰饮蓄水、胸痹）。

荆芥：辛，微温。归肺、肝经。去风解表，透疹疗疮，止血。

防风：辛、甘，微温。归膀胱、肝、脾经。去风解表、胜湿止痛，解痉。

白芷：辛，温。归肺、胃经。解表去风，燥湿，消肿排脓，止痛（阳明头痛，寒湿带下）。

生姜：辛，微温。归肺、脾经。发汗解表，温中止呕，温肺止咳（胃寒呕吐）。

苍耳子：辛、苦，温。有小毒。归肺经。宣通鼻窍，去风湿，止痛。

（二）辛凉解表药

薄荷：辛，凉。归肝、肺经。疏散风热，清利头目，利咽，透疹。

蝉蜕：甘，寒。归肺、肝经。疏散风热，透疹、明目退翳，息风止痉。

桑叶：苦、甘，寒。归肺、肝经。疏散风热，清肺润燥，平肝明目。

菊花：辛、甘，苦，微寒。归肺肝经。疏风清热，解毒明目。

葛根：甘、辛，凉。归脾、胃经。解肌退热，透发麻疹，生津止渴，生阳止泻。

柴胡：苦、辛，微寒。归心包络、肝、三焦、胆经。和解退热，疏肝解郁，升举阳气（伤寒邪在少阳、肝气郁结、气虚下陷致肛脱等）。

升麻：辛、甘，微寒。归肺、脾、胃、大肠经。发表透疹，清热解毒，升阳举陷（中气虚弱、气虚下陷致肛脱等）。

（三）清热泻火药

石膏：辛、甘，大寒。归肺、胃经。清热泻火，除烦止渴，收敛生肌（温热在气分，肺热咳喘）。

知母：苦、甘，寒。归肺、胃、肾经。清热泻火，滋阴润燥。

栀子：苦，寒。归心、肺、肝、胃、三焦经。泻火除烦，清热利湿，凉血解毒，消肿止痛。

夏枯草：苦、辛，寒。归肝、胆经。清肝火、散郁结、降血压。

芦根：甘，寒。归肺、胃经。清热生津，止呕除烦。

天花粉：甘、微苦，微寒。归肺、胃经。清热生津，清肺润燥，消肿排脓。

（四）清热燥湿药

黄芩：苦，寒。归肺、胆、胃、大肠经。清热燥湿，泻火解毒，止血安胎。

黄连：苦，寒。归心、肝、胃、大肠经。清热燥湿，泻火解毒。

龙胆草：苦，寒。归肝、胆、膀胱经。清热燥湿，泻肝胆火。

苦参：苦，寒。归心、肝、胃、大肠、膀胱经。清热燥湿，祛风杀虫，利尿。

（五）清热凉血药

生地黄：甘、苦，寒。归心、肝经。清热凉血，养阴生津（热入营血、血热妄行等热病）。

玄参：苦、甘、咸，寒。归肺、胃、肾经。清热凉血，滋阴解毒。

牡丹皮：苦、辛，微寒。归心、肝、肾经。清热凉血，活血散瘀。

赤芍：苦，微寒。归肝经。清热凉血，祛瘀止痛。

水牛角：咸，寒。归心、肝、胃经。清热、凉血解毒（血热妄行吐血）。

紫草：甘，寒。归心、肝经。凉血活血，解毒透疹。

（六）清热解毒药

金银花：甘，寒。归肺、心、胃经。清热解毒，疏散风热。

连翘：苦，微寒。归肺、心、胆经。清热解毒，消痈散结。

蒲公英：苦、甘，寒。归肝、胃经。清热解毒，利湿通淋，消痈散结。

大青叶：苦、咸，大寒。归心、肺、胃经。清热解毒，凉血消斑。

牛黄：苦，凉。归肝、心经。清热解毒，熄风止痉，化痰开窍。

鱼腥草：辛，微寒。归肺经。清热解毒，排脓利尿。

板蓝根：苦，寒。归心、胃经。清热解毒，凉血利咽。

山豆根：苦，寒。归肺经。清热解毒，利咽散肿。

穿心莲：苦，寒。归胃、肺、大小肠经。清热解毒，燥湿消肿。

马齿苋：酸，寒。归大肠、肝经。清热解毒，凉血止血。

（七）清虚热药

青蒿：苦、辛，寒。归肝、胆、肾经。退虚热，凉血解暑，截疟。

白薇：苦、咸，寒。归胃、肝经。清热凉血，利水通淋，解毒疗疮。

银柴胡：甘，微寒。归肝、胃经。退虚热，清疳热。

胡黄连：苦，寒。归心、肝、胃、大肠经。退虚热，除疳热，清湿热。

（八）泻下药

大黄：苦，寒。归脾、胃、大肠、肝、心经。泻下攻积，清热泻火，解毒，活血祛瘀。

芒硝：咸、苦，寒。归胃、大肠经。泻下软坚，清热。

芦荟：甘，寒。归肝、大肠经。泻下清肝，杀虫。

番泻叶：甘、苦，寒。归大肠经。泻下导滞。

（九）润下药

火麻仁：甘，平。归脾、大肠经。润肠通便。

郁李仁：辛、苦、甘，平。归大肠、小肠经。润肠通便，利水消肿。

（十）峻下逐水药

甘遂：苦、甘，寒。有毒。归肺、肾、大肠经。泄水逐饮，消肿散结。

牵牛子：苦，寒。有毒。归肺、肾、大肠经。泻下逐水，祛积杀虫。

芫花：辛、苦，温。有毒。归肺、肾、大肠经。泄水逐饮，祛痰止咳，外用杀虫疗疮。

巴豆：辛，热。有大毒。归胃、大肠、肺经。泻下冷积，逐水退肿，祛痰利咽。

（十一）祛风湿药

蛇：甘、咸，温。有毒。归肝经。祛风活络，定惊。

木瓜：酸，温。归肝、脾经。舒筋活络，除湿和胃。

防己：苦、辛，寒。归膀胱、肾、脾经。祛风湿，止痛、利水消肿。

五加皮：辛、苦，温。归肝、肾经。祛风湿，强筋骨，利水消肿。

桑寄生：苦、甘，平。归肝、肾经。祛风湿，益肝肾，强筋骨，安胎。

（十二）芳香化湿药

苍术：辛、苦，温。归脾、胃经。燥湿健脾，祛风湿。

藿香：辛，微温。归脾、胃、肺经。化湿解暑止呕。

砂仁：辛，温。归脾、胃经。化湿行气，温中安胎。

白豆蔻：辛，温。归肺、脾、胃经。化湿行气，温中止呕。

（十三）利水渗湿药

茯苓：甘、淡，平。归心、脾、肾经。利水渗湿，健脾安神。

泽泻：甘、淡，寒。归肾、膀胱经。利水渗湿，泻热。

薏苡仁：甘、淡，微寒。归脾、胃、肺经。利水渗湿，健脾除痹，清热排脓。

车前子：甘，寒。归肾、肝、肺经。利水通淋，渗湿止泻，清肝明目，清肺化痰。

滑石：甘、淡，寒。归胃、膀胱经。利水通淋，清解暑热，祛湿敛疮。

海金砂：甘，寒。归膀胱、小肠经。利尿通淋。

石韦：苦、甘，微寒。归肺、膀胱经。利水通淋，清肺止咳。

金钱草：甘、淡，微寒。归肝、胆、肾、膀胱经。除湿退黄，利水通淋，解毒消肿。

木通：苦，寒。归心、小肠、膀胱经。利水通淋，泻热通乳。

（十四）温里药

附子：辛、甘，热。归心、肾、脾经。有毒。回阳救逆，补火助阳，散寒止痛（亡阳证，脾肾阳虚，寒湿痹证）。

干姜：辛，热。归脾、胃、心、肺经。温中散寒，回阳通脉，温肺化饮（寒侵脾胃或脾胃虚寒、亡阳证，寒饮犯肺）。

肉桂：辛、甘，热。归脾、肾、心、肝经。补火助阳，散寒止痛，温经通脉（肾阳不足，命门火衰、心腹疼痛，寒疝作痛、寒痹腰痛及瘀滞经闭痛经）。

吴茱萸：辛、苦，热。归肝、脾、胃、肾经。有小毒。散寒止痛，温中止呕，助阳止泻（寒滞肝脉致寒疝腹痛及头痛。中焦虚寒，呕吐泛酸及脘腹冷痛。脾肾阳虚，五更泄泻）。

细辛：辛，温。归肺、肾、心经。温肺化饮，祛风散寒，止痛，宣通鼻窍。

小茴香：辛，温。归肝、肾、脾、胃经。散寒止痛，理气和中（寒疝腹痛，脾胃虚寒）。

花椒：辛，热。归脾、胃、肾经。温中止痛，杀虫止痒。

丁香：辛，温。归脾、胃经。温中止呕，散寒止痛，温肾助阳。

（十五）理气药

橘皮：辛、苦，温。归脾、肺经。理气健脾，燥湿化痰。

青皮：苦、辛，温。归肝、胆、胃经。疏肝破气，消积化滞。

木香：辛、苦，温。归脾、胃、大肠、胆经。行气止痛。

沉香：辛、苦，温。归脾、胃、肾经。行气止痛，温中止呕，纳气平喘。

香附：辛、微苦、微甘，平。归肝、脾、三焦经。疏肝理气，调经止痛。

乌药：辛、温。归肺、脾、肾、膀胱经。行气止痛，温肾散寒。

荔枝核：辛、微苦，温。归肝、胃经。行气散结，散寒止痛。

佛手：辛、苦，温。归肝、脾、胃、肺经。疏肝解郁，理气和中，燥湿化痰。

（十六）消食药

山楂：酸、甘，微温。归脾、胃、肝经。消食化积，活血化瘀。

神曲：甘、辛，温。归脾、胃经。消食和中。

麦芽：甘，平。归脾、胃、肝经。消食和中，回乳消胀。

谷芽：甘，平。归脾、胃经。消食和中，健脾开胃。

鸡内金：甘，平。归脾、胃、小肠、膀胱经。消食健胃，固精止遗。

（十七）驱虫药

使君子：甘，温。归脾、胃经。驱虫消积。

苦楝皮：苦，寒。归肝、脾、胃经。有毒。杀虫疗癣。

槟榔：苦、辛，温。归胃、大肠经。驱虫消积，行气利水。

（十八）止血药

地榆：苦、酸，畏寒。归肝、胃、大肠经。凉血止血，解毒敛疮。

槐花：苦，微寒。归肝、大肠经。凉血止血，清肝明目。

侧柏叶：苦、涩，微寒。归肺、大肠经。凉血止血，化痰止咳。

白茅根：甘，寒。归肺、胃、膀胱经。凉血止血，清热利尿。

三七：甘、微苦，温。归肝、胃经。化瘀止血，活血止痛。

蒲黄：甘，平。归肝、心经。收敛止血，祛瘀止痛。

仙鹤草：苦、涩，平。归肺、肝、脾经。收敛止血，止痢杀虫。

棕榈炭：苦、涩，平。归肝、肺、大肠经。收敛止血。

艾叶：苦、辛，温。归肝、脾、肾经。温经止血，散寒调经。

（十九）活血祛瘀药

川芎：辛，温。归肝、胆、心包经。活血行气，祛风止痛。

郁金：辛、苦，寒。归肝、胆、心经。活血行气止痛，清心开窍，利胆退黄，凉血止血。

姜黄：辛、苦，温。归肝、脾经。活血行气，通经止痛。

丹参：苦，微寒。归心、肝经。活血化瘀，凉血消痈，安神。

虎杖：苦，寒。归肝、胆、肺经。活血止痛，利湿退黄，清热解毒，祛痰止咳。

红花：辛，温。归心、肝经。活血通经，祛瘀止痛。

桃仁：苦、甘，平。归心、肝、大肠经。有小毒。活血化瘀，润肠通便。

益母草：苦、辛，微寒。归肝、心、膀胱经。活血调经，利水消肿。

牛膝：苦、甘、酸，平。归肝、肾经。活血通经，补益肝肾，利尿通淋，引血下行。

鸡血藤：苦、甘，温。归肝经。行血补血，舒经活络。

六、中药炮制

中药来源于自然界的植物、动物、矿物。这些天然药物，或质地坚硬、粗大，或含有杂质、泥沙，或含有毒性成分等，必须经过加工炮制之后才能入药。炮制是中医用药的特点之一。中药炮制是根据中医药理论，依照辨证施治用药的需要和药物自身性质，以及调剂、制剂的不同要求所采取的制药技术。

（一）中药炮制与临床疗效

中药炮制是中医长期临床用药经验的总结。炮制工艺的确定应以临床需求为依据。炮制工艺是否合理、方法是否恰当，直接影响临床疗效。中医的净制、切制、加热炮制与加辅料制均可影响疗效。

加热是中药炮制的重要手段，其中炒制、煅制应用广泛。许多中药经炒制后，可杀酶保苷；煅制常用于处理矿物质，和动物甲壳及化石类药物，能使其质脆易碎，而且作用也会发生变化。

中药经辅料制后，在性味、功效、作用趋向归经和毒副作用方面都会发生某些变化，从而最大程度地发挥疗效。

（二）炮制对药性的影响

炮制对药性的影响包括对性味、升降浮沉、归经、毒性的影响。

1. 炮制对四气五味的影响

（1）通过“反制”纠正药物过偏之性，以缓和药性。

（2）通过“从制”使药物的性味增强，增强疗效。

（3）通过炮制，改变药性，扩大药物的用途。

2. 炮制对升降浮沉的影响　药物经过炮制后，可改变其作用趋向。

3. 炮制对归经的影响　中药炮制很多都是以归经理论作指导的，特别是用某些辅料炮制药物，如醋制入肝经，蜜制入脾经，盐制入肾经等。

4. 炮制对毒性的影响　去毒常用的炮制方法有净制、水漂、加热、加辅料处理、去油制霜等。具有毒性的中药经炮制均可降低毒性。

（三）炮制对药物成分的影响

药物的炮制方法是根据药物的性质和治疗的需要而定的。药物的性质决定了药物的理化作用。不同的炮制方法和加入不同的辅料，对药物的理化性质和治疗作用有着不同的影响。中药经过炮制以后，由于温度、时间、溶剂以及不同辅料的处理，使其所含的成分产生不同的变化。

中药材的化学成分是很复杂的，就某种具体的中药材来说，其中所含的具有一定生理作用的化学成分，在治疗疾病的过程中，可能是起治疗作用的有效成分，也可能是无效甚至是有害的成分。尽管目前对于大多数中药材的有效成分还不十分清楚，然而人们从实践中认识到中药材中可能起生理作用的化学成分，主要在生物碱类、挥发油、树脂、有机酸、油脂、无机盐等几类成分中，炮制就是要保留有治疗作用的成分，去除无效甚至是有害的成分。

炮制的目的和意义：

（1）降低或消除药物的毒性或副作用。

（2）改变或缓和药物的性能。

（3）增强药物疗效。

（4）改变或增强药物作用的部位和趋向。

（5）便于调剂和制剂。

（6）有利于贮藏及保存药效。

（7）矫臭矫味，便于服用。

（8）提高药物净度，确保用药质量。

第二节　方剂的基本知识

一、组成原则

方剂，是运用药物的进一步发展。药物通过配伍组织之后，能增强它的原有作用，更能调和偏胜，削减其毒性，消除或缓和对人体的不利影响，因此，药物配合成为方剂时，就同单味药的原有效果有所不同，能够更好、更全面地适应比较复杂的病情。中医源远流长，历代医学家在实践中积累了相当丰富的宝贵经验，已经从理论上总结提高，并掌握了方剂的规律。

由药物配合组成方剂，主要是根据患者病情的需要，在辨证施治立法的基础上，配伍适当的药物，规定必要的剂量，组成方剂。方剂组成的原则，一般用君、臣、佐、使四个方面来概括。

（一）君药

君药是一方中的主药，是指处方中对病因或主证起主要治疗作用的药物，可选用一味或两味以上，以解决主要矛盾。

（二）臣药

臣药是辅助君药和加强君药功效的药物。如补中益气汤（黄芪、党参、白术、炙甘草、当归、陈皮、柴胡、升麻）为治脾虚下陷的有效方剂，方中黄芪补气升阳为主药，但还要辅以党参、白术、炙甘草的甘温益气、补脾养胃，以增强主药的益气健脾的作用。

（三）佐药

一是指在方中起监制作用的药物，即能消除或缓和方中某些药物的毒性或偏性的药物。如“四逆汤”（附子、干姜、炙甘草）为回阳救逆之剂，其中炙甘草能缓和干姜、附子辛温燥烈之性，故为佐药。二是能协助主药治疗一些次要证状。如银翘散（银花、连翘、桔梗、薄荷、竹叶、甘草、荆芥穗、淡豆豉、牛蒡子）为治外感风热表证的常用方剂，其中银花、连翘清热解毒，辛凉透表，为主药；桔梗、牛蒡子、甘草宣肺祛痰，利咽止咳，竹叶清热生津止渴，治疗兼证，皆为佐药。前者适用于主药有毒或药性味太偏；后者适用于兼证较多的病例。此外，尚有“反佐”之用之说，亦属佐药的意义。

（四）使药

使药是指能引导他药直达病所，或起协调作用的药物。如柴胡归肝经，在治疗肝经病时常用它来作“引经”药。又如甘草能缓和药性，常用作协调药。

以上组织方剂的原则，可用麻黄汤（麻黄、桂枝、杏仁、甘草）进行分析。该方为治外感风寒表实证的代表方。方中的麻黄辛温发汗、解表散寒，为君药；桂枝辛温通阳，可助麻黄发汗散寒，为臣药；杏仁苦平利肺止咳、治兼证气喘咳嗽，为佐药；甘草甘缓和中、协调诸药，为使药。总之，在组方时，首先必须辨证明确，抓住主要矛盾，然后根据要求和具体病情的需要进行选药组方，这样才能使方药少而精，配伍严谨，以提高疗效。

二、方剂的变化原则

方剂的组成是有一定原则的，但也不是一成不变的。在临证时应随着病情的变化，体质的强弱，年龄的大小，是男是女，以及地域习惯的不同，灵活地予以加减运用。

（一）药味加减变化

方剂常因药味的加减而变化，改变其功用和适应范围。方中药味加减，是在主证未变的情况下使用为前提的，假使主证已经改变了，那就不是用药味加减变化，而是属于治法或方剂改变的问题了。

（二）药物配伍变化

药物配伍变化是指在主要药物不变的情况下，改变臣、佐药的配伍，从而直接影响该方的主要作用。方剂组成的作用和药物配伍是有着密切联系的，尤其是主要药物的配伍变化，就会使所起的作用不同。

（三）药量加减变化

药量加减变化指方剂中药量的变化，可改变君药的主次地位和功用主治。

（四）剂型更换变化

应用不同剂型治疗疾病，主要是根据病证的需要来决定，同一方剂尽管用药、用量完全相同，但由于剂型不同，其作用亦有药力大小的区别。

方剂的变化是多样灵活的，不是一成不变的，但总是万变不离其宗，总是跟着临床证状的变化而变化的。

三、方剂的剂型与用法的原则

方剂组成以后，还要根据病情与药物的特点制成一定的型态，称为剂型。方剂的剂型历史悠久，有着丰富的理论和宝贵的实践经验。早在《黄帝内经》中就有汤、丸、散、膏、酒、丹等剂型，明代《本草纲目》所载剂型已有40余种。随着祖国医学的发展，又研制了许多新的剂型，如片剂、冲剂、糖浆、注射剂等。

（一）汤剂

药物配伍成方剂，加水煎煮后，去渣取汁，称为汤剂。汤剂的特点是吸收快、作用强、易发挥疗效，且加减灵活，是最常使用的一种剂型，适用于慢性和急性病证。

（二）散剂

散剂有内服、外用两种。内服散剂，是将药物研成细末调服，可用茶汤、米饮或酒、醋调服等，根据病情的需要和药物的作用而定；外用散剂是将药物研成极细末，撒布或调敷患处，如外科的生肌散、金黄散等。散剂有奏效快、制法简便、剂量可随意增减、便于服用和携带等优点。

（三）丸剂

丸剂是将药物研细，以蜜、水和米糊、面糊、酒、醋、药汁等作为赋形剂制成的固体制剂。丸剂吸收缓慢，药力持久，而且体积小，服用、携带、储存都方便。临床上常用的有蜜丸、水丸、糊丸、浓缩丸、蜡丸和滴丸。丸剂的运用有以下几种情况。

（1）长期虚弱，宜于久服缓治者，可用丸剂，如六味地黄丸、肾气丸等。

（2）瘀血、癥瘕或积水等病，在难以用汤剂药物猛攻时，可改用丸剂治疗，如大黄蛰虫丸。

（3）具有毒性的药物难入煎剂时，可配入丸剂服用，如备急丸。

（4）对某些药物如冰片、麝香等不宜煎服的，可做成丸剂，如至宝丹、苏合香丸等。

（四）膏剂

膏剂有内服、外用之分。内服膏剂，是将饮片再三煎熬，去渣，再用微火浓缩，加冰糖或蜂蜜收膏，可长期服用。外用膏剂一般叫作膏药，古代称为“薄贴”，是将药物用油煎熬，去渣之后再加黄丹、白蜡收膏，然后加热贴于纸上或布上，常用于外科疮疡疾患或风寒湿证等证。

（五）丹剂

丹剂一般是指含有汞、硫黄等的矿物，经过加热升华提炼而成的一种化合制剂。具有剂量小、作用大、含矿物质之特点。此剂多外用，如红升丹、白降丹等。此外，习惯上把某些较贵重的药品或有特殊功效的药物剂型叫作丹，如至宝丹、紫雪丹等。所以，丹剂并非是一种固定的剂型。

（六）酒剂

酒剂古称“酒醴”，后世称为药酒。将药物侵入酒内，经过一定的时间，或隔离煎煮，使药物的有效成分溶于酒中，去渣喝酒，适用于体虚补养、风湿疼痛及跌打损伤，但儿童、孕妇、心脏病及高血压者不宜使用。

（七）药露

用新鲜的含有挥发成分的药材，放在水中加热蒸馏，所收集的蒸馏液即药露，气味清淡，芳香无色，便于口服。一般作为饮料，如金银花露、蔷薇花露等。

（八）锭剂、饼剂

将药物研为极细末，用黏性浆液和匀制成锭剂，可以研末调服，或磨汁冲服，亦可以磨汁涂患处；或制成饼状，则为饼剂。

（九）熏剂

熏剂用法是用药物烧烟熏患处，《金匮要略》有雄黄熏法。又古代有用药煮汤，至沸，以木桶盛汤，患者坐于上边熏蒸，此为是汗出的方法，也属于熏剂的一种。

上述剂型中，以汤、丸、散、膏、酒等为临床上所常用，不同剂型的采用，主要是根据病情来决定的。一般来说，凡起于骤急，欲取速效，多用汤剂；慢性疾患，宜缓治久服，多用丸剂或膏剂；散剂的功效，较汤剂缓慢，比丸剂迅速；风湿痹痛，多采用酒剂。

第三节 中药服药护理

一、中药汤剂煎煮法

中药汤剂是最为常用的一种制剂形式，汤剂质量的优劣直接关系到临床的治疗效果，因此我们必须掌握中药汤剂的正确煎煮方法，从而最大程度地发挥其治疗效果。在家庭煎煮中药过程中必须注意以下几个方面的问题。

（一）煎煮器具

煎药最好的器具是砂锅。砂锅属于陶器，陶器导热均匀，化学性质稳定，不易与药物成分发生化学变化，并有保暖的特点，是煎煮中药的最佳选择。若无陶器，可用白色的搪瓷器皿和铝锅代替。但切忌用铜、铁、锡等制成的器具。一是因为铁、铜、锡本身也是中药类，用之恐与病情不合；二是这些金属元素易和中药中的化学成分发生反应，轻则降低疗效，重则产生不良反应，如铁锅煎药，往往会生成一种不溶于水的鞣酸铁，使药液变黑变绿，药味又涩又腥；三是可使药物性味发生变化，非但不能疗疾，甚至可产生毒性，危害生命。

（二）煎前浸泡

中药煎前用清水浸泡，有利于有效成分煎出。这是因为草木药干燥时，水分被蒸发，细胞壁及导管皱缩，细胞液干枯，其中的物质以结晶或无定形沉淀存在于细胞内。煎前浸泡，可以使细胞重新胀满，当水分进一步浸入时，细胞可膨胀破裂，使大量有效成分释放出来。煎前浸泡时间以 30—60 分钟为宜，以种子、果实、根为主的药浸泡时间为 60 分钟。夏天气温高，浸泡时间可以短些；反之冬天可以长些。

中药煎煮之前一般不需要清洗，中草药大都是生药，在出售之前一般都进行了加工炮制，煎煮之前一般没有必要淘洗。如果草药确实有些脏，可在浸泡前迅速用水漂洗一下，切勿浸泡冲洗，以防易溶于水的有效成分大量丢失，从而影响中药疗效。

（三）煎煮用水

煎药以新鲜清洁的自来水、河水、湖水、泉水为宜。经反复煮沸或放置于热水瓶中较久的水，不能作为煎药用水。古人对煎药用水极为讲究，如李时珍《本草纲目》记载：立春雨水宜煎发散及补中益气药、腊雪化水宜煎伤寒火之药。

煎药一般用水量为将草木药加压后，液面没过饮片两横指（约2厘米）为宜。其中，芳香易挥发及质地疏松的药物，可以淹没药物为度；质地坚硬黏稠需久煎的药物，加水量可略多一些。科学化加水量：第一煎加水量为方中各药物总量（克）+150毫升+服用量（成人服用量为150—300毫升）；第二煎加水量为服用量+200毫升。

（四）煎煮火候

火候，指火力的大小与火势急慢，煎煮火候的控制，主要取决于不同药物的性质和质地，煎煮一般的药宜先武火，即在未沸时用大火（武火），沸后用小火保持微沸状态（文火），以免药汁溢出或过快熬干。解表药及其他芳香性药物不宜久煎，以防有效成分挥发；滋补药宜先用武火煮沸后改用文火久煎，使有效成分充分煎出。

（五）煎药时间

煎煮时间应根据药物性质而定：解表、芳香类药物，第一煎煮沸后再煮15—20分钟，第二煎煮沸后再煮10—15分钟；滋补类药物，第一煎煮沸后再煮40—50分钟，第二煎煮沸后再煮30—40分钟；有毒药物需久煎，为60—90分钟。

（六）绞渣取汁

药液滤出后，应将药渣放入双层纱布中包好，待稍凉后，加压绞取药渣所吸附的药液，最后把药渣扔掉。从绞取的药液中，可得到大量有效成分，约相当于原方剂量的1/3，尤其是一些遇高热药效降低、损失或不宜久煎的药物，药渣中所含有效成分比例更高。绞渣取汁能增加中药的溶出率，提高疗效。

（七）煎煮次数

一般来说，一剂药可煎3次，最少应煎2次。因为煎药时药物有效成分首先会溶解在进入药材组织的水液中，然后再扩散到药材外部的水液中。当药材内外溶液的浓度达到平衡时，因渗透压平衡，有效成分就不再溶出了。这时，只有将药液滤出，重新加水煎煮，有效成分才能继续溶出。为了充分利用药材，避免浪费，一剂药最好煎煮2次或3次。

（八）入药方法

一般药物可以同时入煎，但部分药物因其性质、性能及临床用途不同，所需煎煮时间不同，甚至同一药物因煎煮时间不同，其性能与临床应用也存在差异。有的药物还需做特殊处理。所以，煎制汤剂还应讲究入药方法。

1. 先煎　先煎的目的是增加药物的溶解度，降低药物的毒性，充分发挥疗效。以下三种情况需要先煎。

（1）矿石类：贝壳类、角甲类药物，因质地坚硬，有效成分不易煎出，必须先煎。如生石膏、寒水石、赤石脂、灵磁石、代赭石、海浮石、礞石、自然铜、牡蛎、石决明、珍珠母、海蛤壳、瓦楞子、龟板、鳖甲、穿山甲、龙骨、龙齿、水牛角等，可打碎先煎 30 分钟。

（2）有毒的药物：如乌头、附子、商陆等，要先煎 1—2 小时，先煎、久煎能达到减毒或去毒的目的。

（3）某些植物药：如天竺黄、火麻仁、石斛，只有先煎才有效。

2. 后下　花、叶类以及部分根茎类药物，因其有效成分煎煮时容易挥散或破坏而不耐煎煮，宜后下，目的是减少挥发油的损耗，使有效成分免于分解破坏。

（1）气味芳香，含挥发油多的药物，如薄荷、藿香、木香、豆蔻、砂仁、草豆蔻、檀香、降香、沉香、青蒿、细辛等均应后下，一般在中药汤剂煎好前 5—10 分钟入药即可。

（2）不宜久煎的药物，如钩藤、杏仁、大黄、番泻叶等应后下。

3. 包煎　包煎指将某种药用纱布包起来，再和其他药一起煎。需要包煎的主要有三类药物。

（1）细小种子类药物，如车前子、葶苈子、青葙子等，煎药时特别黏腻，如不包煎，容易粘锅，药汁也不容易滤除。

（2）有些药物如蒲黄、青黛、海金沙、灶心土等，煎时容易溢出或沉淀，需要包起来煎煮。

（3）有些有绒毛的药物，如旋覆花、枇杷叶等，如不包煎，煎煮后不易滤除绒毛，服后会刺激咽喉，引起咳嗽、呕吐等不良反应。

4. 另煎　一些名贵中药如人参、西洋参、虫草、鹿茸等宜单煎或研细冲服，否则易造成浪费。

5. 烊化　胶质药物如鹿角胶、阿胶等，不宜与其他药物共煎，需要另放入容器内隔水炖化，或以少量水煮化，即烊化，再兑入其他药物同服。

6. 合药冲服　某些贵重的药物有效成分不在水中溶解的或加热后某些有效成分易分解的药物，如人参粉、牛黄粉、羚羊粉、三七粉、麝香粉、全蝎粉、肉桂粉、甘遂粉等，可将药末合于已煎好的煎剂中搅拌后服。

7. 泡服　某些挥发性强、易出味的药，不宜煎煮，泡服即可。一般是将药物放入杯中，加开水泡 10—15 分钟，出味后服用，也有将药物放入刚煎煮好的中药汁液中泡服的。

二、中药给药原则

（一）给药时间

给药时间应与人体内部活动的节律相一致。即阳药用于阳长时，阴药用于阴长时。升药用在升时，降药用于降时。同时，由于时辰不同，人体阴阳气血盛衰也不同，病情轻重自然亦有所别。护理上也应重视给药时间的原则。

1. 根据疾病部位确定　疾病部位不同，服药时间也应有别。如治疗上焦疾病的，宜在饭后服药；治疗下焦疾病的，则宜在饭前服药。而病在骨髓、四肢者，宜在夜间吃饱饭后和在早晨空腹服药。

2. 发病时立即给药　疾病一旦发生，就应该立即按医嘱给患者服药，以达药到病除、早康复目的。同时要根据病证不同，确定给药的次数。

3. 根据病情需要确定　根据病情需要，选定最佳的给药时间，以利于药物尽快发挥预防和治疗作用，减少毒副反应。

（1）一般疾病口服给药分一日 2—3 次，于早、晚或早、中、晚，饭后 0.5—1 小时给药。

（2）危重病证应及时给药，并应选择能最快发挥疗效的给药途径。

（3）解表药，若病情许可，应于中午前阳分时间给药，以顺应阳气升浮，助药力祛邪外出。

（4）治咽喉疾病，给药可不拘时多次频服，缓缓咽下，使药液能与病变部位充分接触。

（5）平喘药，应在哮喘发作前 2 小时给药。

（6）健胃药，应在饭前服用；用于消食导滞的药物，则在饭后服，以达开胃、导滞之功效。

（7）对胃有刺激性药物宜在饭后服。

（8）涌吐药，宜清晨午前服。

（9）润肠通便药，宜空腹服用，以利消除肠胃积滞；泻下药，应入夜睡前给予；止泻药，按时再服，泻止药停。

（10）驱虫药，清晨空腹或晚上睡前给药。

（11）补益药，一般宜饭前服用。

（12）补阴药，宜晚上一次服；补阳药，宜午前服。

（13）调经药，一般于经前或经期服用；对肝郁气滞之痛经患者，应在行经前 3—5 天服用疏肝理气药。若在月经期服用理气活血方药，不仅可使痛经缓解，而且也有利于月经周期的调节。

中药的起效时间是指服药开始到药物发挥疗效所需的时间。例如，服用辛温解表剂后，若见患者周身微汗出，恶寒、头痛症状减轻，全身感到轻松感，一般需 0. 5—1 小时，这就是药物的起效时间。

（二）服药方法

（1）一般汤剂宜温服，寒证用热药宜热服，热证用寒药宜冷服。

（2）汤剂一般每日一剂，每剂分 2 次服或 3 次服。

（3）病情急重者，可每隔 4 小时左右服 1 次，昼夜不停。慢性病也可以分两天或隔天一剂。止吐药宜少量多次频服。发汗药、泻下药一般以汗下为度，适可而止，不必尽剂。

（4）丸、散、膏、冲剂等，宜用温开水送服或开水冲服。

（三）服药剂量

药物功效的发挥，既决定于其质量，也与其用量密切相关。因此，中药的用量，也是保证药物功效正常发挥的重要因素。准确地掌握中药的剂量，不仅对于保证中药的临床疗效非常重要，而且也为保证用药安全所必需。

中药的计量单位，从古至今有过较多的改变。古代有重量（铢、两、钱、斤等）、度量（尺、寸）及容量（斗、升、合等）等计量方法。此外，还有可与上述计量方法换算的“刀圭”“方寸匕”“撮”“枚”等较粗略的计量方法。后世多以重量为计量固体药物的方法。明清以来，普遍采用 16 进位制，即 1 斤 =16 两（1 两 =10 钱）。现在我国的中药计量规定采用国际标准，即 1 千克 =1000 克。为了处方和配药进行换算时的方便，按规定以如下近似值进行换算：1 两（16 进位制）=30 克，1 钱 =3 克，1 分 =0. 3 克，1 厘 =0. 03 克。

中药的用药量，称为剂量，一般是指成人在一日中每一味药的用量，也可为一剂药物中每味药的分量。在方剂中则是指药与药之间的比较分量，即相对剂量。准确地掌握用药剂量，也是确保用药安全、有效的重要因素之一。中药的剂量不是一成不变的，主要依据药物因素、患者情况及季节环境来确定。

1. 药物因素

（1）药材质地：一般来说，花叶类质轻的药，用量宜轻；金石、贝壳类质重的药物用量宜重；鲜品用量一般也较大。

（2）药物性味：一般作用温和、药味较淡的药，用量可重；作用强烈、药味较浓的药，用量则宜轻。

（3）毒性强弱：无毒或毒性较小者用量变化幅度可稍大；有毒药物，尤其毒性较强者均应严格按照药典控制剂量。

（4）方药配伍：一般药物单味应用时，用量可较大；入复方应用时，用量宜小。在复方中做主药用量可大，做辅药时用量宜轻。

（5）剂型：在汤剂中，用量可大；在丸、散剂中，用量宜轻。

（6）用药目的：在临床用药时，有些药物，由于用药目的不同，同一药物的用量也应不同。如槟榔用于消积行气，可选常用剂量；用于杀虫，即须按要求重用。

2. 患者情况

（1）年龄：小儿身体发育尚未健全，老年人气血渐衰，对药物的耐受力均较弱，药物的用量应低于青壮年的用药量。小儿五岁以下通常用成人量的1/4，五六岁以上的可按成人量减半用。

（2）性别：一般药物，男女用量区别不大，但妇女在月经期、妊娠期，用活血祛瘀通经药用量一般不宜过大。

（3）体质：体质强壮者用量可重；体质虚弱者用量轻，即使是用补益药，也宜从小剂量开始，以免虚不受补。

（4）病程：新病患者正气损伤较小，用量可稍重；久病体虚，用量宜轻。

（5）病势：病急病重者，用量宜重；病缓病轻者，用量宜轻。若病重药轻，有杯水车薪之嫌，病势难以控制；若病轻药重，则恐诛伐太过，以致损伤正气。

（6）其他：在患者方面还应考虑职业、生活习惯等方面的差异。如体力劳动者的腠理一般较脑力劳动者的致密，使用发汗解表药时，对体力劳动者用量可较脑力劳动者稍重一些。

3. 季节环境

（1）季节气候：春夏季节，气候温和，肌肤疏松，发表、温热之品，用量宜轻，寒凉之品，用量可重；秋冬季节，气候寒凉，肌肤致密，发表、温热之品，用量可重，寒凉之品，用量宜轻。所谓“因时制宜”也。

（2）居住环境：居于高寒地区，肌肤多致密，温热发散之品，用量可大；地处低洼潮湿之地，祛湿药物，用量宜重。所谓“因地制宜”也。

（四）服药温度

1. 温服　一般汤剂宜温服，特别是对胃肠道有刺激性的药物，如瓜蒌仁、乳香等。温服和胃益脾，能减轻刺激。

2. 热服　将煎得的中药汤剂趁热服。急症用药、寒证用药宜热服。发汗解表必须热服，服药后加喝热稀粥以助药力发汗。真热假寒，宜寒药热服。

3. 冷服　呕吐患者或中毒患者服药均宜冷服。热证用寒药也可冷服。真寒假热，宜热药冷服。

关于寒药热服、热药冷服的道理：在复杂的病理过程中，疾病发展到严重阶段时，更要有特殊的服药方法，才能适应病情的特殊需要。如“真热假寒”证，应以“寒药热服”的方法来适应病情的变化；如属“真寒假热”则应以“热药冷服”的方法来适应病情的转化。若不这样服药，往往会发生药汁下咽而呕吐的抗药现象，达不到治疗效果。这在中医治病法则中属于反佐的一种。

三、中药服法及护理

1. 解表类药的服法与护理

（1）解表类药应温服，服药后应卧床休息覆被并进热饮，以达发汗祛邪的目的。发汗以微汗为宜，不可太过，以免损伤正气，伤耗阴液。

（2）患者应避风寒，禁冷敷。

（3）应慎与解热镇痛类西药通用，以防出汗过多。

（4）饮食宜清淡、细软、易于消化，多饮开水，忌酸性、生冷食物。

2. 泻下类药的服法与护理

（1）泻下类药一般应空腹服用，因其易伤脾胃，应得泻即止。

（2）单纯为通便而服用润下药，应于睡前服用。

（3）服泻下类药后，大便次数增多，并可有轻微腹痛，一般便后腹痛即消失。服药后注意排泄物的质、量、次数等变化，对服药后腹泻较重者，应随时观察病情，以免虚脱。

（4）服药期间，宜食清淡、易消化饮食，忌硬固、油腻、辛辣之品，可多食水果和蔬菜。

3. 温里类药的服法与护理

（1）服药期间应注意防寒保暖，防止风寒侵袭及腹部受寒。

（2）宜进温热饮食以加强药效，忌食生冷寒凉之品。

（3）温里类药易伤津液，阴虚津亏者慎用。服药后若出现咽喉疼痛、舌红、咽干等症状时，为虚火上炎，应及时停药。

（4）危重患者服用回阳救逆药时，应密切观察服药后的反应。

4. 清热类药的服法与护理

（1）清热类药性寒，易伤阳气，应中病即止，平素阳虚者应禁用。

（2）清热类药多苦寒，易伤脾胃，故在用药前应询问患者有无脾胃宿疾，以防损伤脾胃。

（3）清热类药宜饭后服用，服药期间宜服食清凉食品，忌辛辣、油腻。

（4）孕妇禁用或慎用。

5. 理气活血类药的服法与护理

（1）理气活血类药多辛香燥烈，易于耗血、动血，虚证患者和有出血倾向者应慎用或禁用。

（2）理气活血类药行气动血，服药期间宜服食清凉食品，忌辛辣、油腻。

（3）孕妇禁用或慎用。

6. 补益类药的服法与护理

（1）补益类药应于饭前空腹服用，以利于药物吸收。

（2）补益类药易造成消化不良。脾胃虚弱而食滞不化者应慎用，或同时配用消导药。

（3）外感期间不宜使用补益类药。

（4）补益类药需长期服用方能见效，应鼓励患者坚持服药。

（5）服补益类药期间忌油腻、辛辣、生冷及不易消化食品。

7. 安神类药的服法与护理

（1）安神类药应于睡前半小时服用，居室应保持安静。

（2）应根据患者不同情况做好情志护理，特别应使患者在睡前清除紧张激动情绪，保持平常心态。

（3）饮食以清淡平和为宜，忌辛辣、肥甘、酒、茶等刺激性食物。

（4）服安神类药者，晚饭不宜过饱。

四、中药的保存方法

（一）易生虫药材

对易生虫的药材，在保管过程中除了要勤检查以外，还必须从杜绝害虫来源、控制其传播途径、消除繁殖条件等方面着手，才能有效地保证其不受虫害。因此，贮存这类药材，如党参、薏苡仁、乌蛇等，首先要选择干燥通风的库房。库内地面潮湿的，应加强通风，并可在地面上铺放生石灰、炉灰、木炭等；架底垫木高 40 厘米以上，在垫木上最好铺上木板芦席或油毡纸等以便隔潮。另外，对不同药材可以采取密封、冷藏、熏蒸、对抗等适当的养护措施，以保证药材不虫蛀。

（二）易走油发霉药材

药材少油发霉，能够影响药效，特别是发霉严重的，霉烂变质后能完全失去疗效。药材发霉，是指在药材上寄生和繁殖了霉菌，称为“霉变”。对这类药材的保管，最忌闷热。如牛膝、天冬、白术等保管不善，都可产生走油或霉变，故应置于通风干燥处，严防潮湿。

（三）易变色及散失气味药材

部分花、叶、全草及果实种子类药材，由于所含的色素、叶绿素及挥发油等，受温度、湿度、空气、阳光等的影响，易失去原有的色泽和气味，如莲须、红花、丁香等，在贮存保管中应根据药材的不同性质以及具体条件，进行妥善养护。贮存场所要干燥阴凉，严格控制其温度、相对湿度。贮存时间不宜过长，并要做到先进先出。最好单独存放，以免与其他有特殊气味的药材串味。

（四）易熔化、怕热药材

易熔化、怕热药材主要指熔点比较低，受热后容易粘连变形，或使结晶散发的那些药材，如阿胶、儿茶、樟脑等。对这类药材必须选择能经常保持干燥阴凉的库房，并将药材包装好或装容器里。

（五）易潮解、风化药材

含有盐类物质的结晶体药材，在潮湿的地方或空气中湿度大，都会受影响而逐渐熔化。当开始熔化时，一般称为“返潮”或“潮解”，如芒硝、大青盐等。对这类药材应选择阴凉、避风和避光的库房，或在室内适宜的地方保管；包装物以能防潮不通风为宜。

（六）需要特殊保管的药材

对毒剧麻药、易燃性药材及贵重药类应根据各自的特殊性质进行分别保管。

中药若是不能够合理地进行保存就会受潮，而且药效会减小，需要注意其中的保存方法，避免造成名贵的药材药效丢失，而且药材容易发霉，同时还会风化，平时需要注意中药的选择，避免造成药效丢失。

五、服中药的注意事项

（1）要视病情、药性各异，调整汤药的温度，使药物更好地发挥疗效。

（2）有些中药服用不当易致呕吐，要加以注意。如香薷，热服易致呕吐，当以冷服为好。

（3）对患者精心护理，服发汗药后即需安卧；服辛温发表药宜盖被取微汗以助之；服辛凉发表药则不宜捂被。

（4）观察疗效，凡服发汗药者，只宜取得通体微汗，不可令人大汗淋漓，以防发汗太多而虚脱（尤其老年人）。若发现服药后汗不出，可加服些热开水或热稀粥，以助药力。

（5）服发汗药后，不可即食酸味食物及冷饮。

（6）服催吐药应嘱患者束紧肚腹，服用后不即吐者，可用羽毛或手指探吐，再饮些温开水或生鸡蛋清；但如出现吐而不止者，可食些冷稀粥或饮凉开水。

（7）在服药期间，应忌食生冷、油腻等不易消化及辛辣与刺激性食物，以免影响药物的吸收与疗效。一般来说，服用清内热的中药不宜食用葱、蒜、胡椒、羊肉、狗肉等热性的食物；在服温中类药治疗寒证时，应禁食生冷食物；哮喘、过敏性疾病的患者，应少吃“发食”，如鸡、羊、猪头肉、鱼、虾、蟹等；水肿患者应少食咸性食物；皮肤病及疮疖患者应忌食虾、鱼、羊肉等。

第四节　中药的不良反应及护理

一、中药不良反应的概念

中药不良反应是指中药（包括中草药、中药饮片）及其制剂（中成药）在正常用法和用量的情况下，产生除治疗作用以外的非预期且有害于机体的反应。不良反应的类型包括药物的副作用、毒性反应、依赖性、成瘾性、特异质反应、致畸作用，致癌作用和致突变作用等。

二、中药不良反应的原因

（一）药物因素

1. 品种繁多　经历代本草不断增加，至今已逾万余种，这些药材来源复杂，其中同名异物或异物同名的也不少。因此，品种混乱的现象较为普遍，不少药材的基原有数种甚至几十种，如白头翁就有 16 种，石斛有 20 多种植物来源，不同基原的药材其所含的化学成分有差异，所出现的生物活性及毒性也就不同。

2. 剂量过大　当今社会不少人片面认为中药无毒或毒性很小，在服用中药过程中认为用量多一点、时间长一点无关紧要，超剂量服药是引起中毒、死亡的主要原因。

3. 剂型改变　中药随剂型的改变，其理化性质以及药效、毒性也可能随之而变。一些中药，在其有效成分、药效、毒理、疗效等不很清楚的情况下，尤其在缺乏科学的、有效的质量控制情况下制成针剂，应用时常发生不良反应。

4. 炮制不当或未经炮制　中药通过炮制可以降低毒性，减少不良反应，增强疗效。中药不经炮制或炮制不当入药，也是产生不良反应的重要原因。

5. 药物不纯或受污染　中药材本身来自高山或农田，来源广而杂，包装和储运等都不是很规范，容易造成霉变、虫蛀、发酵、发芽、泛油等变化；中成药加工亦不够规范化，生产过程中控制不佳就易造成污染，这些被污染的中药服用后易导致不良反应。

6. 方剂配伍不当　中医临床用药，多以方剂为主，一个方剂所用药味，少则几个，多则几十个，其功效应当是该方剂中所有药物的群体效应，若配伍不当，不仅降低疗效，还可能增加毒性。

7. 中西药联用不当　近年来出现中西药联用的制剂，由此所引起的不良反应时有报道。盲目地联用中西药物，不仅可相互产生拮抗，降低药效，而且还可引起严重的毒副作用，甚至危及生命。

8. 用法不当　疾病有寒、热、虚、实之分，药物有寒、热、温、凉之性，药物不同，使用方法则异，用法不当，就会导致不良反应。

9. 药不对证　中医治病，讲究辨证施治，对证下药。即指用药要因人、因病、因证、因地、因时而异，对证下药，随证加减，这是中医中药治病的精髓。同一药物，对证使用，可以治病，若不对证使用则可导致不良反应。

（二）体质因素

1. 对个体差异重视不够　由于患者间存在着个体差异，如种族、年龄、性别、体质、生理状态、病理状态、精神状态等均存在着差异，因此对药物的敏感性、反应性、耐受性均有所不同。同时，患者体质强弱、病情轻重、病程的长短以及有无兼证等都与中药的性味功效密切相关，若在用药时不加注意，也易引起不良反应。

2. 免疫缺陷　有免疫缺陷的患者，在使用某些药物时，也可导致一些特殊的不良反应。

（三）其他因素

除以上因素外，不良反应的产生还可受到地理条件，气候寒暖、饮食起居、给药时间、给药环境等因素的影响。

三、中药不良反应的类型

1. 副作用 副作用是指在治疗剂量下出现的与治疗目的无关的作用。

2. 毒性作用 毒性作用是指由于患者的个体差异、病理状态或合用其他药品时其敏感性增加。

3. 变态反应 变态反应是药品作为半抗原或全抗原刺激机体而发生的非正常的免疫反应，在所有中药不良反应中发生率最高。

4. 特异质反应 特异质反应是指因先天性遗传异常，少数患者用药后发生与药物本身药理作用无关的有害反应。

5. 依赖性 依赖性是指患者连续一段时间内使用某些中药后，在精神上对该药产生依赖，一旦中断给药会出现主观不适感。

四、中药不良反应的护理

1. 用药 认真核对中药汤剂，有疑义时要及时向医生提出。谨遵医嘱，根据患者的病情、年龄、体质等因素，严格控制用药途径、用法、用量及给药时间。给患者第一次用药时，切记询问过敏史。

2. 宣教 进行中药知识宣教，如讲解正确煎煮中药方法、服用方法及某些特殊药物的不良反应。注意观察患者有无不良反应发生。

3. 服药 教育患者遵循医嘱用药，切勿擅自行事。对于采用中西药物联合治疗的患者，要特别交代清楚服用方法和注意事项。严格控制药物来源，使用“准”字号药，杜绝伪劣药品，做到安全用药。

4. 观察 密切关注慢性患者的服药，要注意观察病情、用药反应，发现问题及时报告医生，并做好应急处理。

第五章
中医护理技术

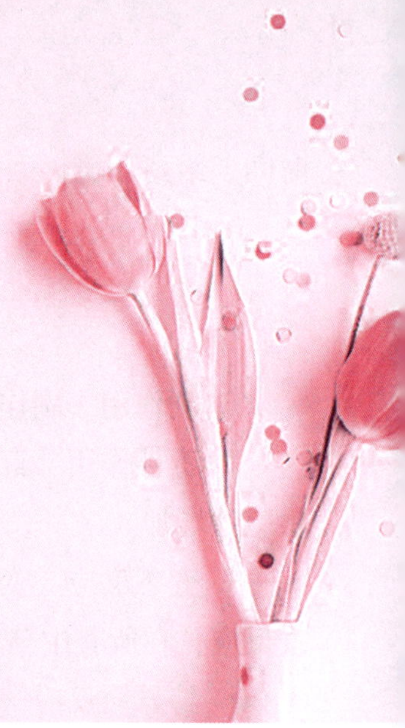

第一节　刮痧疗法

一、概述

刮痧疗法是用边缘钝滑的器具如瓷匙、水牛角、檀香木板等物，蘸取一定介质如水、植物油、药汁等，在被照护者体表一定部位或是穴位上反复刮动，使局部皮下出现瘀斑或痧痕，从而达到疏通腠理、逐邪外出、调和气血的一种技术操作。

二、常用部位

刮痧疗法常用部位如下。

颈背部：疏通腠理、清热解毒、逐邪外出。

眉心、太阳穴：醒神救厥。

双侧曲池、合谷：健脾和胃、行气止痛。

三、功效

刮痧根据中医十二经脉及奇经八脉，遵循“急则治其标”的原则，利用刮痧器具，刮拭经络穴位，通过良性刺激，充分发挥营卫之气的作用，使经络穴位处充血，促使周身气血通畅，达到疏通腠理、清热解表、活血化瘀等目的。刮痧增强机体自身潜在的抗病能力和免疫功能，起到防病治病的作用。

四、主治

刮痧疗法主治痧症、感冒、发热咳嗽、中暑、头痛、风热喉痛、呕吐、疳积、伤食所致呕吐腹泻、落枕、肩周炎、腰肌劳损、肌肉痉挛疼痛、汗出不畅、风湿痹痛。

五、禁忌证

（1）凡危重病症，如急性传染病、急腹症、重症心脏病等禁用。
（2）凡刮治部位的皮肤有溃烂、损伤、炎症不能用本疗法。
（3）饱食后或饥饿时、体型过于消瘦、有出血倾向等禁用。

六、常用操作方法

1. 刮痧法　背脊颈骨上下及胸前胁肋两背肩臂痧症，用铜钱蘸香油刮之。

2. 淬痧法　在头额和胸胁出现小出血点或小充血点，用纸捻或大个的灯草蘸上少量香油点燃，然后用火头直接淬到痧点上，火头爆出一声响即熄灭，再点燃去淬烧其他痧点。

3. 放痧法　在委中穴或在十指尖放血，也叫刺血疗法或放血疗法。

4. 搓痧法　用手指撮拧、拿捏、提拉患者的皮肉，使局部充血或现出血点，此法用于痧症，则叫搓痧法。

七、操作步骤

刮痧疗法操作步骤如下（图 5－1）。

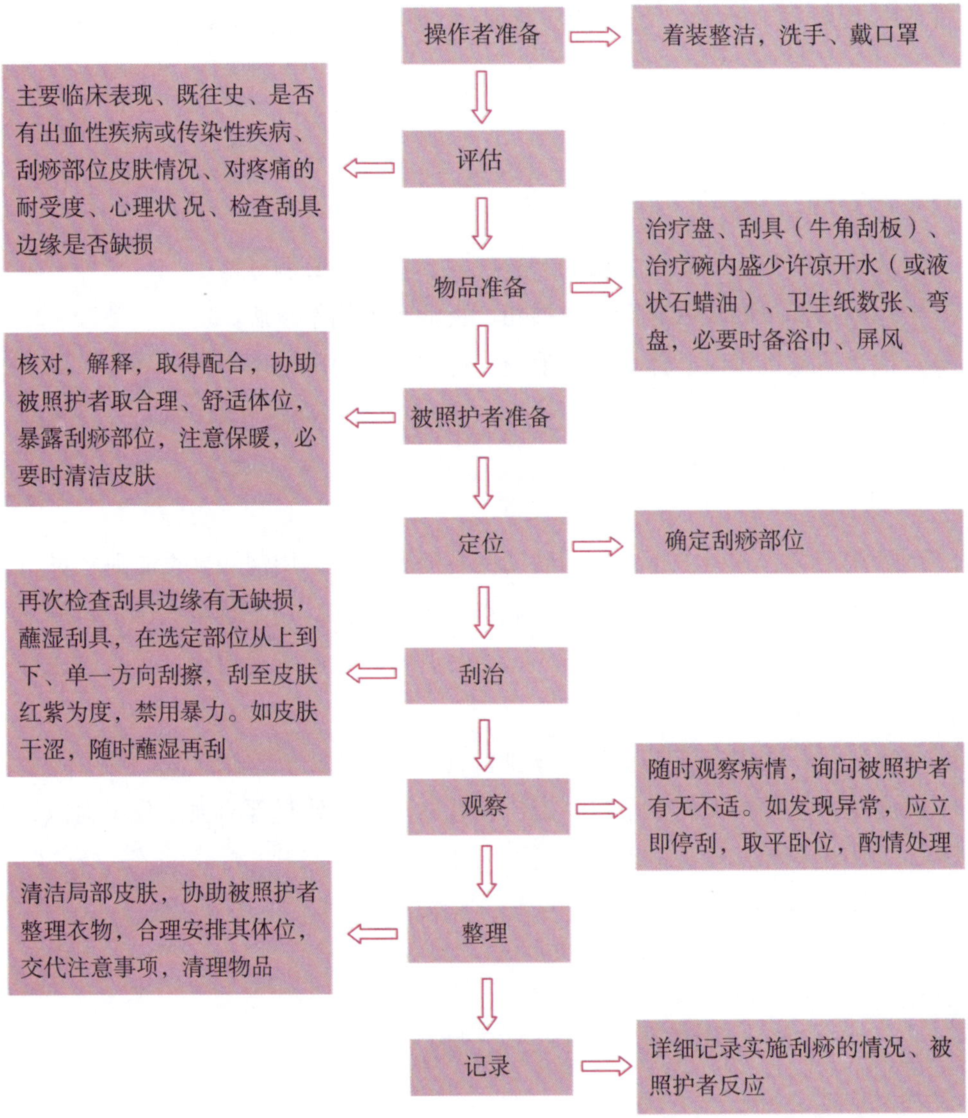

图 5－1　刮痧疗法操作步骤示意

八、注意事项

（1）不能干刮，工具必须边缘光滑、没有破损。

（2）要掌握手法轻重，由上而下顺刮，并随时蘸植物油或水保持润滑，以免刮伤皮肤。

（3）严禁在被照护者过饥、过饱和过度紧张的情况下实施刮痧。

（4）刮痧过程中要随时观察病情变化，如出现疼痛异常、冷汗不止、胸闷烦躁等异常现象时，应立即停止操作，配合医师处理。

（5）部位选取和刮治次数可视病情而定。一般痧点呈现紫黑色为病重，应多刮；如出现鲜红色痧点或不易刮出痧点为病轻，可少刮。

（6）刮痧后要卧床静养，保持情绪安定，30 分钟后方可活动，饮食宜清淡，忌食生冷油腻之品。

（7）使用过的刮具应消毒后备用，避免交叉感染。

第二节　拔罐疗法

一、概述

拔罐疗法是以罐为器具，利用燃烧、蒸汽或抽气、挤压等方法，排除罐内空气使之形成负压，吸附于局部皮肤或穴位上，造成局部充血或瘀血现象，从而达到温经通络、祛湿散寒、消肿止痛、拔毒祛腐作用的一种技术操作。

二、常用部位

拔罐疗法常用部位如下：

膈俞：理气宽胸、活血通络。

肝俞：疏肝利胆、行气止痛。

脾俞：健脾和胃、利湿升清。

肾俞：益肾助阳、强腰利水。

大肠俞：理气降逆、调和肠胃。

三、功效

拔罐疗法通过在皮肤上吸拔，开泄腠理，排出体内的热毒邪气，使邪出正复，经络气血得以疏畅，脏腑功能得以振奋，调理逆乱气机，调节阴阳平衡，有祛风除湿、温经散寒、舒筋通络、调整虚实、温固阳气、消肿、泄毒、排脓、扶正祛邪等功效。

四、主治

（1）风寒湿痹、痛证，如肩背痛、腰腿痛。

（2）胃肠疾病，如胃脘痛、呕吐、脘腹胀满、腹痛泄泻。

（3）肺部疾病，如寒咳、哮喘。

（4）风寒感冒、风热感冒所致的高热、头痛、恶心、呕吐等症状。

五、禁忌证

（1）凝血机制不好，有自发性出血倾向或损伤后出血不止的患者，不宜使用拔罐疗法，如血友病、白血病、紫癜等患者。

（2）皮肤严重过敏或皮肤患有疥疮等传染性疾病者不宜拔罐。

（3）恶性皮肤肿瘤患者或局部破损溃烂、外伤骨折、静脉曲张、体表大血管处、皮肤丧失弹性者，局部皮肤不宜拔罐。

（4）妊娠期妇女的腹部、腰骶部及乳部不宜拔罐。

（5）肺结核活动期、妇女经期不宜拔罐。

（6）重度心脏病、心力衰竭、呼吸衰竭及严重水肿的患者不宜拔罐。

（7）五官部位、前后二阴部位不宜拔罐。

（8）重度神经质、全身抽搐痉挛、狂躁不安、不合作者不宜拔罐。

（9）醉酒、过饥、过饱、过渴、过劳者，慎用拔罐。

六、操作步骤

拔罐疗法操作步骤如下（图 5－2）。

- 操作者准备 ⇒ 着装整洁，洗手、戴口罩
- 物品准备 ⇒ 治疗盘、手消液、血管钳、95%乙醇纱球、火罐、打火机、石蜡油、干棉签、纱布、污物罐、大毛巾，必要时备屏风
- 被照护者准备 ⇒ 核对，解释，询问被照护者进餐时间（餐后1小时内不宜拔罐），是否大小便，取合适体位，暴露施罐部位，注意保暖
- 定位 ⇒ 核对拔罐部位、拔罐方法
- 拔罐 ⇒ 检查罐口及罐体有无破损，一手持血管钳夹取95%乙醇纱球，点燃，另一手持火罐，在治疗部位上方将燃烧的乙醇纱球伸入罐内中下端，绕1—2周后迅速移开纱球，立即将罐口按扣在所选部位上，然后将燃烧的乙醇纱球放入密闭污物罐内熄灭。留罐10分钟
- 观察 ⇒ 检查火罐吸附情况，询问被照护者感觉，有无疼痛、过紧、局部烫伤或小水泡。拔罐以局部皮肤呈紫红色为度，留罐期间注意保暖
- 起罐 ⇒ 一手扶住罐体，另一手以拇指按压近罐口处皮肤，使空气进入罐内即可起罐。如拔罐部位有水渍，用纱布块蘸干。告知被照护者如有不适立即呼救
- 整理 ⇒ 协助被照护者整理衣着，安置舒适体位，整理床单位及用物，洗手
- 记录 ⇒ 详细记录实施拔罐的情况（拔罐时间、部位、方法、被照护者反应）

图 5－2　拔罐疗法操作步骤示意

七、应用

临床上根据不同病情，拔罐可有以下几种用法。

1. 留罐　留罐即拔罐后将罐留置于施术部位 10—15 分钟，然后将罐起下。此方法最常用。

2. 闪罐　闪罐指将罐拔紧后，随即取下又拔，每次少许移动所拔部位，反复多次，拔至皮肤潮红为止。

3. 走罐　走罐指先在应拔部位的皮肤上涂一层润滑油，再将罐拔住，然后上、下、左、右推动罐子，以皮肤起红晕充血为度。一般用于腰背部、大腿部。

4. 刺络拔罐　刺络拔罐指将皮肤消毒后，用三棱针点刺或皮肤针叩刺出血，再行拔罐，一般留置 10—15 分钟。此法适用于急性扭伤或疮疡初期。

5. 留针拔罐　留针拔罐指先针刺待得气后留针，再以针为中心点，将火罐拔上，留置 10—15 分钟，然后起罐起针。

八、效果鉴别

（1）罐印紫黑而黯，一般表示体有血瘀，如行经不畅、痛经或心脏供血不足等，当然，如患处受寒较重，也会出现紫黑而黯的印迹。如印迹数日不退，则常表示病程已久，需要多治疗一段时间。如走罐出现大面积黑紫印迹时，则提示风寒所犯面积甚大，应对证处理以驱寒除邪。

（2）罐印发紫伴有斑块，一般可表示有寒凝血瘀之证。

（3）罐印呈散紫点且深浅不一，一般提示为气滞血瘀之证。

（4）淡紫发青伴有斑块，一般以虚证为主，兼有血瘀，如在肾俞穴处呈现，则提示肾虚，如在脾俞部位则系气虚血瘀。此点常伴有压痛。

（5）罐印鲜红而艳，一般提示阴虚、气阴两虚。阴虚火旺也可出现此印迹。

（6）罐印灰白，触之不温，多为虚寒和湿邪。

（7）罐印表面有纹路且微痒，表示风邪和湿证。

（8）罐体有水汽，表示该部位有湿气。

九、注意事项

（1）拔罐时应采取适宜体位，选择肌肉较丰厚的部位。骨骼凹凸不平和毛发较多处不宜拔罐。

（2）操作前一定要检查灌口周围是否光滑、有无裂痕。

（3）防止烫伤。拔罐时动作要稳、准、快，起罐时不可硬拉或旋转罐具，以免引起疼痛，甚至皮肤损伤。

（4）如出现拔罐局部疼痛、水泡或烫伤应立即减压放气或起罐。

（5）老人、儿童、体质虚弱及初次接受拔罐者，拔罐数量宜少，留罐时间宜短。妊娠妇女及婴幼儿慎用拔罐。

（6）起罐后，如局部出现小水泡，可不必处理，可自行吸收。如水泡较大，可用无菌注射器抽去疱内液体，消毒后覆盖无菌纱布，保持干燥，防止感染。

（7）同一部位不能天天拔，在拔罐的旧痕未消退前，不可再拔罐。

（8）使用过的火罐均应消毒后备用。

第三节 灸 法

一、概述

灸法是以艾绒或药物为主要灸材，制成艾炷或艾条，点燃后悬置或放置在穴位或病变部位，进行烧灼、温熨，借灸火的热力给人体以温热性刺激，通过经络腧穴的作用，温通气血、扶正祛邪，以防治疾病的一种中医外治方法。

二、常用部位

灸法常用部位如下。

颈椎病：风池、风府、大椎、肩井。

肩周炎：肩髎、肩髃、天宗、巨骨。

腰腿痛：腰眼、腰夹脊、环跳、承山。

膝关节炎：血海、阴陵泉、阴谷、委阳。

脾胃虚寒性胃痛：中脘、内关、足三里。

脾虚性腹泻：天枢、神阙、足三里、肾俞、脾俞。

虚寒型痛经：关元、中极、三阴交、足三里。

三、功效

灸法通过在皮肤上熏烤，引导气血运行，有温经通络、驱散寒邪、行气活血、消瘀散结、温阳补虚、补中益气、拔毒泄热、回阳救逆、调节免疫、防病保健、强身益寿的功效。

四、主治

（1）寒证、虚证，尤其对慢性虚弱性疾病及风寒湿邪为患的病证更为适宜，如腹泻、腹痛、贫血、子宫脱垂、习惯性流产、痛经等。

（2）中风后遗症患肢活动不利。

（3）颈椎病，腰椎间盘突出，肩周炎，腰腿痛，膝关节骨关节炎。

（4）功能性消化不良，化疗后引起的胃肠道反应。

五、禁忌证

（1）颜面、五官区域、关节部位、大血管、黏膜处、眼球、心脏部位及热证一般不宜艾灸。

（2）皮薄、肌少、筋肉结聚处，妊娠妇女的腰骶部、下腹部，男女的乳头、阴部、睾丸等不施灸。

（3）凡暴露在外的部位，如脸部、颈部、手臂等不宜直接灸，以防形成瘢痕。

（4）极度疲劳、过饥、过饱、醉酒、大汗淋漓、情绪不稳者或妇女经期忌灸。

（5）艾叶过敏者（闻到艾灸气味出现呕吐、憋气、头晕、连续打喷嚏、咳嗽等症状），经常性皮肤过敏者不施灸。

（6）无自制能力的人如精神病患者等忌灸。

六、操作步骤

灸法操作步骤如下（图 5－3）。

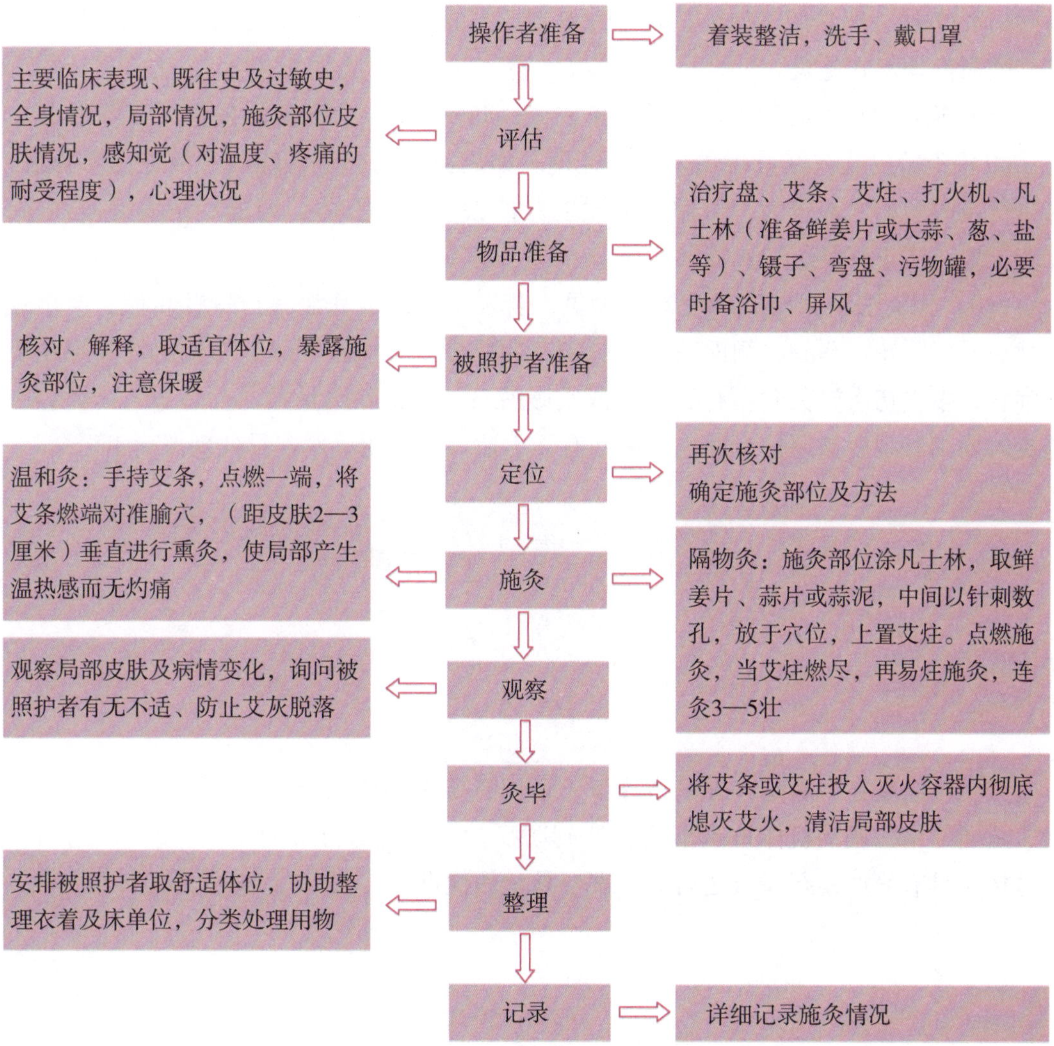

图 5－3　灸法操作步骤示意

七、注意事项

（1）施灸前根据被照护者的体质和病情，选用适宜的施灸方法。

（2）施灸部位，一般宜先上后下。采用直接灸或间接灸时，应守护在被照护者身旁。施灸时避免移动或改变体位，防止艾炷倾倒或艾灰脱落烫伤皮肤及衣物。

（3）艾灸火力应先小后大，灸量先少后多，艾灸治疗时间一般为 10—40 分钟。

（4）对于昏迷、局部知觉迟钝或消失的被照护者，应以操作者手部试温，避免烧烫伤被照护者皮肤。

（5）施灸中应注意安全，防止艾柱翻滚，及时将艾灰弹入弯盘，防止脱落。

（6）施灸过程中，随时询问被照护者有无灼痛感，及时调整距离，防止烧伤，观察有无不良反应，若发生晕灸应立即停止艾灸。

（7）灸法一般禁用于热证、阴虚发热者；颜面五官、浅表大血管部位及孕妇的腹部和腰骶部均不宜施灸。

（8）施灸完毕，必须把燃着的艾条或艾柱彻底熄灭，以防复燃发生火灾事故。

（9）灸后皮肤有红晕现象，无须处理。如局部灼伤起泡，轻者只需注意不擦破，可自行吸收。如水泡较大，可用无菌注射器抽去水泡内液体，消毒后覆盖无菌纱布，保持干燥，防止感染。

（10）用灸法治病出现晕灸者较少见，若发生晕灸，其症状与晕针相似，会出现突然头晕、眼花、恶心、颜面苍白、脉细、四肢厥冷、血压下降、心慌出汗甚至晕倒等症状，多因初次施灸时精神紧张，或空腹疲劳、恐惧、灸量过大而造成。因此，在施灸时要细心观察被照护者面色，询问有无不适等，以便早发现早处理。

第四节　穴位按摩

一、概述

穴位按摩是在中医基本理论指导下，运用特定手法作用于人体穴位，通过局部刺激，疏通经络，调动机体抗病能力，达到防病治病、强身健体目的的一种技术操作。穴位按摩具有简便易行、行之有效、安全易学的优点。

二、常用手法

（一）单一手法

1. 按法　用手指指腹或掌按压体表。按压时用力方向要垂直向下，力量由轻到重，达到所需力量后稍停片刻。具有活血通络、镇静止痛、放松肌肉、消除疲劳等作用。

2. 揉法　分为指揉、掌揉。用手掌大鱼际、掌根或指腹着力于腧穴上，做轻柔缓和的上下、左右或环转摆动。适用于身体各部位。具有活血祛瘀、温经通络、松解粘连、软化瘢痕等作用。

3. 摩法　用掌或指在体表腧穴部位，做直线或环形往返盘旋摩动。适用于身体各部位。具有理气和中、调理脾胃等作用。

4. 拿法　捏而提起谓之拿。用拇指与其余四指指腹相对用力，在施术部位做轻重交替而连续的揉捏动作。操作时用力由轻到重，动作缓和而连贯。常用于肩背、四肢，具有疏经通络、行气活血、发汗解表、开窍提神、祛风散寒等作用。

5. 搓法　用双手掌面或小鱼际夹住施术部位，在肢体上做快速来回的搓动。常用于腰背、四肢。有疏肝理气、调和气血、祛风散寒等作用。

6. 点法　用手指端或关节突出部按压或点击体表或穴位。适用于身体各部位。具有通经活络、调节脏腑功能、解痉止痛等作用。

7. 滚法　用第五掌指关节背侧贴于治疗部位上，通过腕关节屈伸运动与前臂旋转的协同动作，使小鱼际与手背在治疗部位上做来回滚动。常用于颈项、胸腹及四肢等部位。对关节粘连、肢体瘫痪、疼痛麻木等具有积极的、良好的治疗作用。

8. 一指禅推法　用拇指的指端或指腹或拇指端桡侧面接触体表，通过腕部的往返摆动，使压力轻重交替、持续不断地作用于治疗部位上。常用于头面、胸腹、背部、四肢等部位。具有疏经通络、健脾和胃等作用。

9. 拍法　以虚掌有节奏地拍打治疗部位。常用于肩背、腰臀及四肢等部位。具有祛风散寒、活血祛瘀等作用。

10. 抖法　用双手或单手握住被照护者肢体远端，用力使肢体产生小幅度快速摆动的方法。常用于四肢。具有放松肌肉关节、松解粘连、调和气血等作用。

（二）复合手法

复合手法即两种以上手法结合运用。

三、常用部位

穴位按摩常用部位如下。

印堂：醒脑、祛除头痛、通血络。

太阳：解除疲劳、提神醒脑。

迎香：祛风通窍、理气止痛。

合谷：调经气、和胃腑、平复呃逆、补气安神。

百会：调节机体阴阳平衡、醒脑开窍、安神定志。

涌泉：散热生气。

足三里：调理脾胃、补中益气、通经活络、扶正祛邪。

天枢：益气健脾。

内关：保护心脏。

四、功效

穴位按摩通过局部刺激，疏通经络，具有调节阴阳、舒筋活血、补虚泻实、止痛、止吐等功效。

五、主治

穴位按摩的临床应用广泛。常用于头痛、眩晕、失眠、鼻塞、腰痛、腹痛、腹胀、便秘、腹泻、消化不良、肢体麻木、风湿痹痛等病症。

六、禁忌证

凡各种出血性疾病、感染、急性传染病，严重的心、肺、脑病，严重的骨质疏松，以及妇女经期、孕妇腰腹部、皮肤破损及瘢痕处、骨折早期等不应按摩。

七、操作步骤

穴位按摩操作步骤如下（图 5 – 4）。

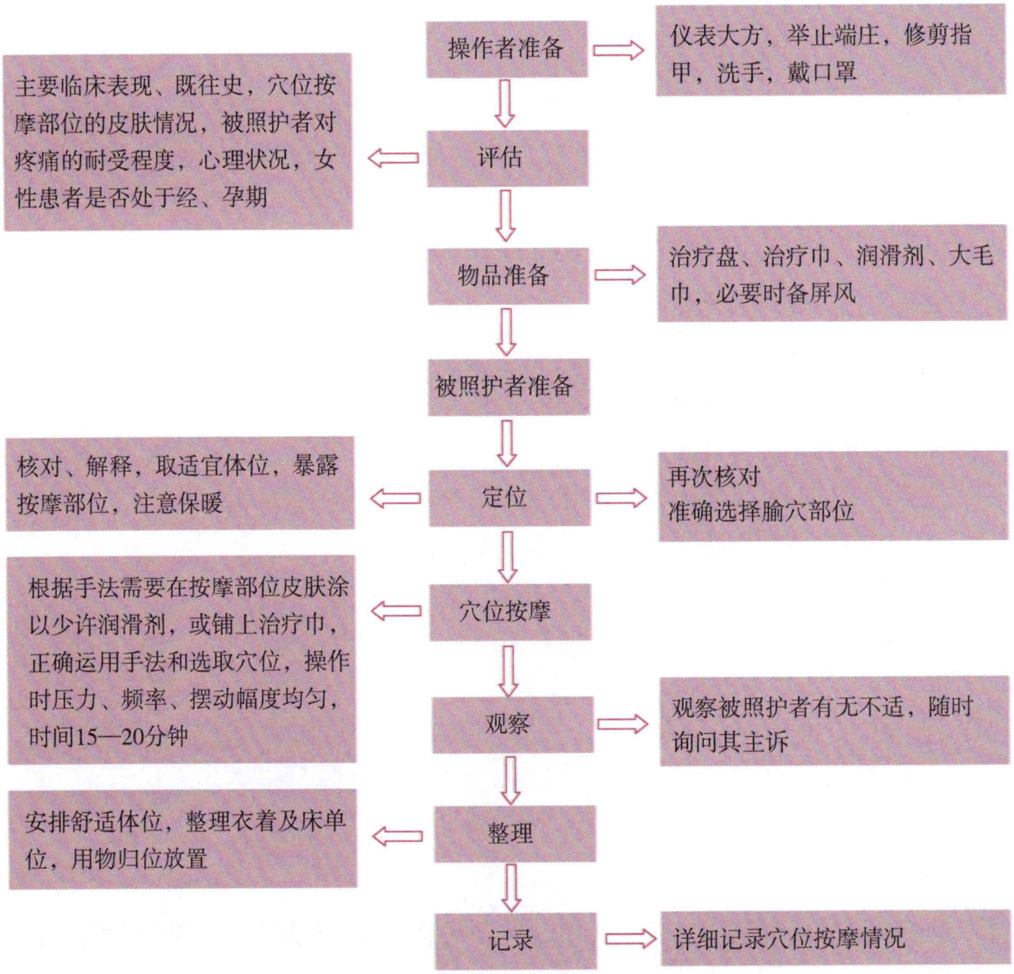

图 5 – 4　穴位按摩操作步骤示意

八、注意事项

（1）注意手法力度，手法要求均匀、柔和、有力、持久、渗透。禁止使用暴力，防止皮肤和组织受损。

（2）操作时手要保持清洁，应修剪指甲，防止划伤皮肤。

（3）若被照护者出现头晕目眩、心悸气短、胸闷、出冷汗等症，应立即停止按摩。

（4）操作中注意观察患者反应，随时询问被照护者对手法刺激的反应和耐受程度。

（5）认真评估被照护者，严格掌握禁忌证。

第五节　中药湿敷法

一、概述

中药湿敷法古称“溻法”，是利用多种药物煎汤后将无菌纱布用药液浸透，敷于患处，通过药液的渗透及冷、热原理，达到通经活络、疏通腠理、清热解毒、消肿散结目的的一种外治方法。

二、常用部位

目前临床上中药湿敷法不仅用于治疗局部疾病，还可以广泛用于治疗全身疾病。

三、功效

中药湿敷法的功效为促进局部消肿散结、温经活血，减轻病变局部不适感，收敛止痒、控制感染、止血、消肿、止疼、减少渗出、促进皮肤愈合等。

四、主治

（1）肛门及肛门周围疾病，如混合痔、肛裂、肛瘘等，以及肛门术后创面。

（2）静脉炎、疖痈、丹毒、皮下瘀血、压疮、湿疹、带状疱疹、烧伤等。

（3）各种闭合性损伤、扭挫伤、关节炎、肢端筋骨关节劳损、各种痛证等。

五、操作要点

（1）注意药液温度，防止烫伤或冻伤。

（2）定时将药液淋于敷料上或更换敷料，以保持其湿润及温度。

（3）观察局部皮肤情况，保持湿敷的有效性。

（4）治疗过程中，如出现不适（皮肤出现苍白、疼痛、破溃等），立即停止治疗，配合医师处理。

六、操作步骤

中药湿敷法的操作步骤如下（图 5－5）。

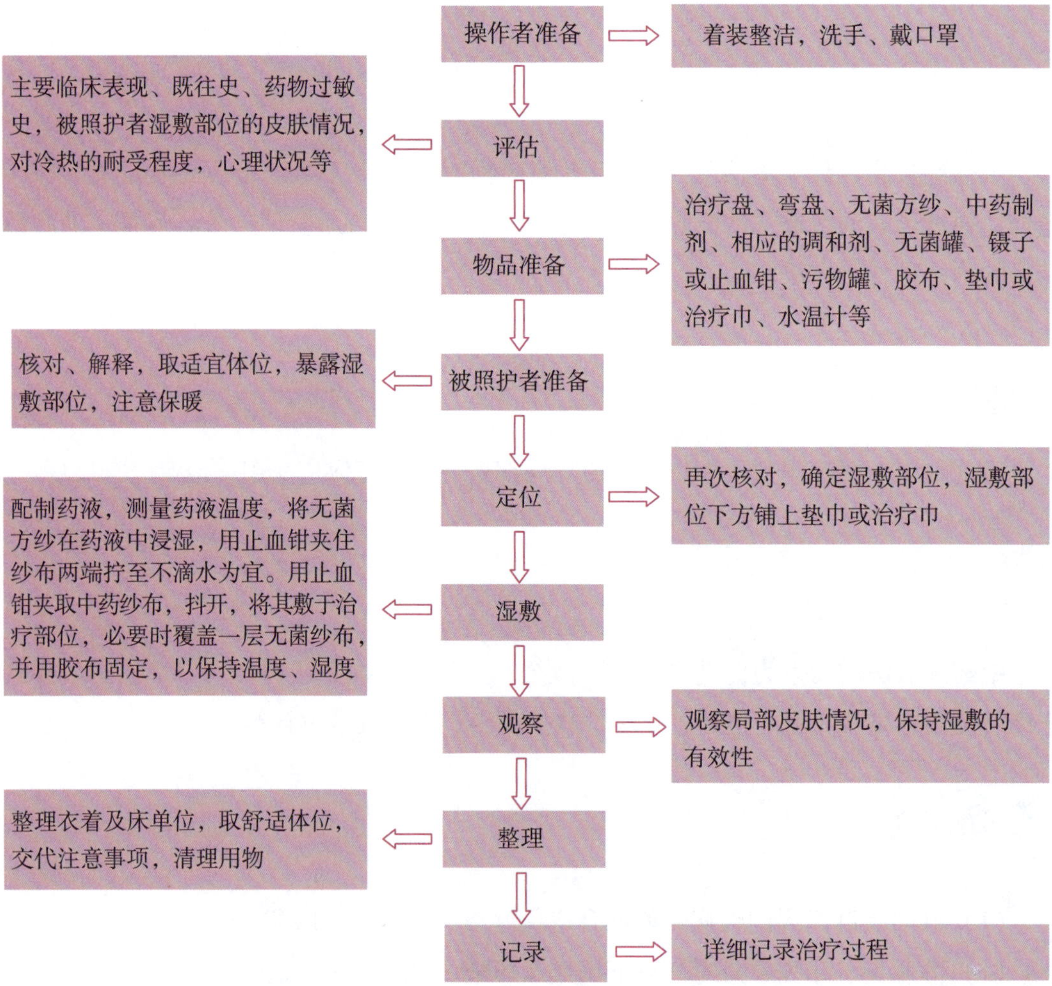

图 5－5　中药湿敷法操作步骤示意

七、注意事项

（1）做好消毒隔离，避免交叉感染。

（2）药饼薄厚均匀，太薄药力不够，太厚则浪费药物，且易溢出污染衣物。

（3）注意药液温度，敷药前要辨证：热证凉敷，低于体温，以被照护者可耐受为宜；寒证热敷，但不超过60℃，老人、小孩注意避免烫伤。

（4）局部血液循环不良，以及枕后、耳部、阴囊处忌用冷敷。对冷敏感、有心脏病及体弱者慎用冷敷。

（5）急性腹部疼痛尚未明确诊断前、面部危险三角区感染时、各种脏器内出血时，忌用热敷。

（6）疮脓腋肿迅速蔓延、表皮剥脱松解症患者，以及对湿敷药物过敏者禁用。

第六节　耳穴贴压

一、概述

耳穴贴压是采用质硬而光滑的小粒种子或药丸等按耳穴位置埋在压痛点处，加以固定，通过刺激耳郭上的穴位或反应点，通过经络传导，可以调整脏腑功能和人体内分泌系统，达到防治疾病目的的一种操作方法。

二、适应证

（1）各种疼痛性病证：外伤性疼痛、手术后疼痛、炎症性疼痛、神经性疼痛、肿瘤性疼痛等。

（2）各种炎症性病证：急性结膜炎、中耳炎、牙周炎、咽喉炎、气管炎、肠炎、盆腔炎、风湿性关节炎等。

（3）功能失常性疾病：如眩晕、失眠、心律不齐、高血压多汗症、肠功能失常、阳痿、遗精、月经不调、遗尿、神经衰弱、癔症等。

（4）过敏与变态反应性疾病：过敏性鼻炎、哮喘、过敏性结肠炎、荨麻疹等。

（5）内分泌代谢性疾病：单纯性甲状腺肿、甲状腺功能亢进、绝经前后综合征等。

（6）各种慢性病：腰腿痛、肩周炎、消化不良、肢体麻木等。

（7）其他：耳针麻醉、催产、催乳、预防感冒、晕车、晕船以及戒烟、减肥、戒毒等。

三、禁忌证

（1）严重器质性疾病（如心脏病）及伴重度贫血者不宜采用。

（2）外耳疾患，如炎症、湿疹、溃疡、冻疮破溃等不宜采用。

（3）妊娠妇女、有习惯性流产史者慎用。

四、常见疾病耳穴压豆取穴

（1）失眠：神门、肾、枕、心（多梦加胃）。

（2）高血压：降压点、交感、神门、心、耳尖放血。

（3）消化不良：小肠、胃、胰、胆、脾。

（4）便秘：大肠、直肠下段、皮质下、便秘点。

（5）牙痛：神门、上颌、下颌、牙痛点、喉、牙。

（6）感冒：内鼻、肾上腺、额、肺。

（7）咳嗽：平喘、肾上腺、咽喉、肺、枕。

（8）中暑：神门、心、胸、枕。

（9）眩晕：神门、肾、枕。

五、操作步骤

耳穴贴压操作步骤如下（图 5 - 6）。

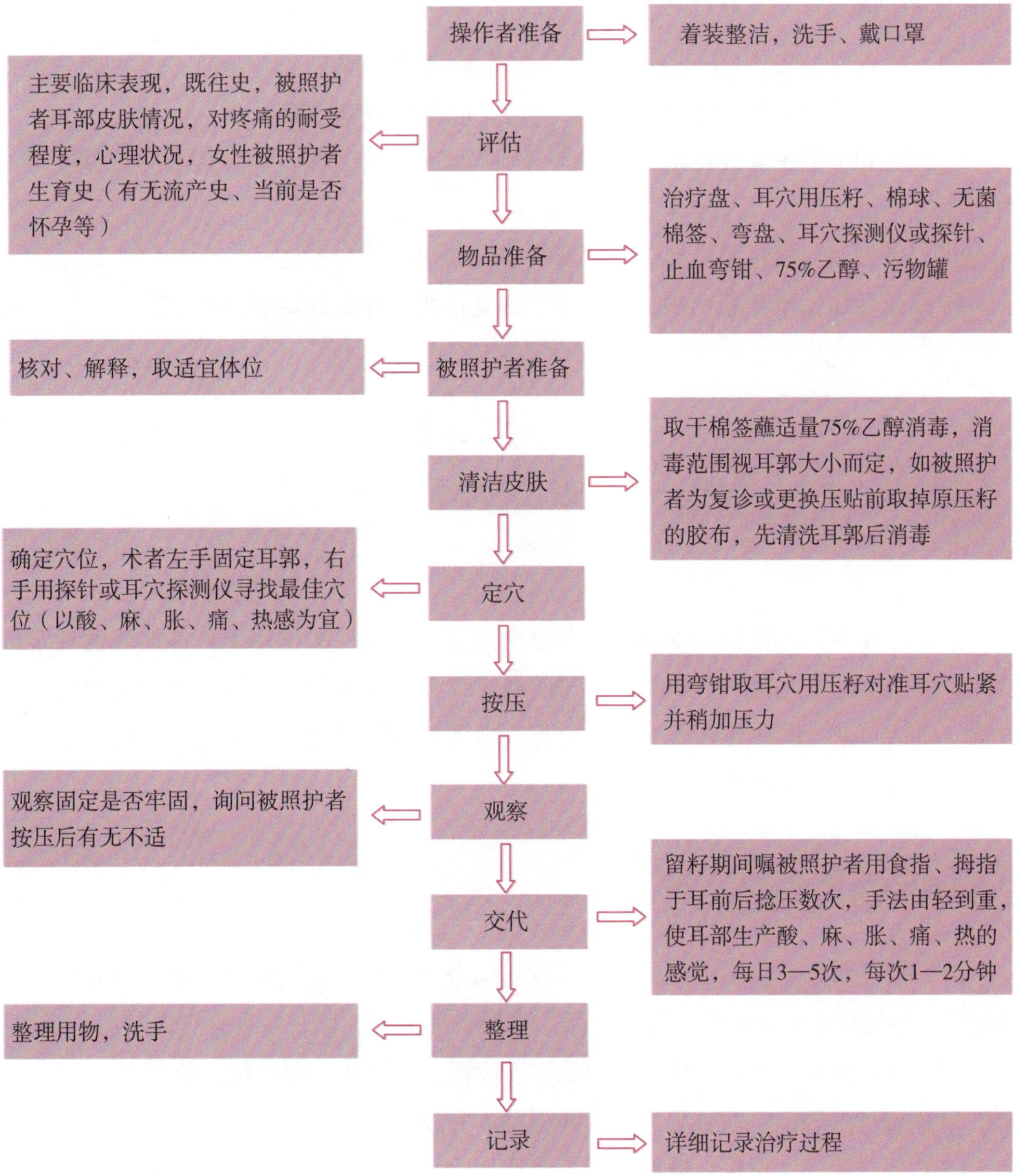

图 5－6　耳穴贴压操作步骤示意

六、注意事项

（1）严格消毒，防止感染。

（2）耳穴贴压应选用光滑的种子，不宜选用有尖角或不光滑的种子，以免按压时损伤皮肤。

（3）贴压耳穴时，应防止胶布潮湿和污染，以免引起皮肤炎症。个别对胶布过敏被照护者慎用。

（4）每次以贴压 5—7 穴为宜，每日按压 3—5 次，隔 1—3 天换 1 次，两组穴位交替贴压，两耳交替或同时贴用，更换耳穴时，应将胶布痕迹清洗干净。

（5）告知被照护者埋籽治疗期间若感到局部酸、麻、胀、痛、热或感觉循经络放射传导为“得气”。

（6）孕妇及习惯性流产者、耳部有炎症者禁用。

（7）急性痛证用强烈刺激法，儿童、年老体弱、神经衰弱用轻刺激法。

第七节　推拿法

一、概述

推拿是以中医的脏腑、经络学说为理论基础，通过手法作用于人体体表的特定部位而对机体生理、病理产生影响，达到恢复或改善人体的生机、促进病情康复的一种方法。概括起来，推拿具有疏通经络、行气活血、理筋整复、滑利关节、调整脏腑功能和增强抗病能力等作用。

二、适应证

（1）骨伤科疾病：颈椎病、落枕、颈肩综合征、肩关节周围炎、胸胁屏伤、急性腰扭伤、腰椎间盘突出、慢性腰肌劳损、脊柱骨关节炎，以及各种常见关节脱位。

（2）内科疾病：感冒、腹泻、胃脘痛、呃逆、高血压、尿潴留、眩晕等。

（3）妇科疾病：急性乳腺炎、月经不调、痛经。

（4）儿科疾病：疳积、遗尿、小儿麻痹后遗症。

三、禁忌证

（1）病程久，年老体弱者，禁不起最轻微的推拿按压。

（2）烫火伤、传染或溃疡性的皮肤病和开放性创伤不宜推拿。

（3）怀孕 5 个月以下或有怀孕征兆者，经期、产后恶露未净时（子宫尚未复原），小腹部不可推拿，以免发生流产或大出血。

（4）各种急性传染病、急性骨髓炎、严重（不能合作、不能安静）的精神病、各种恶性肿瘤的局部以及其他病情危重的患者，不宜推拿。

四、常用推拿手法

推拿手法可分为两大部分，即成人推拿手法和小儿推拿手法。

（一）成人推拿手法

1. 按压类　这类手法是以按压的方式作用于机体。

（1）按法：用手指指腹按在体表上,称指按法;用掌根或全掌按在体表上,称掌按法。

（2）压法：用掌压在体表上，称掌压法。压法与按法基本相似，故也可统称按压法，可镇静止痛、放松肌肉、消除疲劳。

（3）揉法：分为指揉、掌揉。轻揉可镇静止痛。重揉可促进血液循环及新陈代谢，松解粘连，软化瘢痕。

（4）点法：用手指的指峰或指骨间关节屈曲后之突起按压或点击体表。点法接触面较小，刺激强度大，刺激时间短，多用于穴位及压痛点上，止痛作用好。

（5）掐法：用指峰按压在穴位上。掐法接触面小，刺激比点法强。多用于痛觉敏感的人中穴及肢端穴位上，有开窍醒脑作用。治疗惊厥、昏迷常用此法。

（6）拨法：又称“弹拨法”。用手指指端按在筋腱上，适当用力与筋腱成垂直方向来回拨动。

2. 摆动类　这类手法通过腕部有节奏的摆动，使压力轻重交替地持续作用于体表。

（1）一指禅推法：用拇指的指端或指腹或拇指端桡侧面接触在体表上，运用腕部的来回摆动带动拇指指骨间关节或指掌关节的屈伸，使压力轻重交替、持续不断地作用于治疗部位上。常用于胸腹、背部。

（2）滚法：手部各掌指、指骨间关节略微屈曲，以掌背近小指侧部分贴于治疗部位上，然后有节奏地做腕关节屈伸与前臂旋转的协同动作，使贴于治疗部位上的掌背部分做来回滚动。对关节粘连、肢体瘫痪、疼痛麻木等具有积极的、良好的治疗作用。

3. 摩擦类　这类手法是以与肌肤表面摩擦的方式作用于机体。

（1）擦法：用手掌紧贴皮肤，稍用力下压，做直线运动来回摩擦，使体表发热。

（2）摩法：用手掌面或手指指腹置于体表上，做轻缓的盘旋摩动。

（3）搓法：双手手掌或小鱼际在肢体上做快速来回的搓动。有疏肝理气、疏通经络的作用。

（4）打散法：用拇指桡侧面及其余四指指端，同时贴于头颞部，稍用力向耳后做快速来回抹动。治疗头痛、头胀、高血压等。

4. 捏拿类　这类手法是以挤压提捏肌肤的方法作用于机体。

（1）拿法：用拇指与其余四指指腹相对用力，夹持所治部位将肌肤提起，并做轻重交替而连续的揉捏动作。常用于肩背、四肢，有疏经通络、发汗解表、开窍提神等作用。

（2）捻法：用拇指指腹与食指桡侧面挟住治疗部位，如捻线样做来回捻转。

5. 捶振类　这类手法是以敲击的方式作用于机体，或使机体产生振动感应。

（1）拍法：以虚掌有节奏地拍打治疗部位。常用于肩背、腰背部，有祛风散寒作用。

（2）振法：用指端或手掌置于治疗部位上，使手臂发出震颤传递到机体。

（3）抖法：小幅度快速摆动肌肉和肢体。有放松肌肉关节的作用。

6. 活动类　这类手法又称被动运动手法。

（1）摇法：一手固定关节的一端，一手在关节另一端对可动关节做顺时针或逆时针的摇动。

（2）拉法：固定关节的一端,并用力持续地牵拉关节的另一端,使关节的间隙被拉开。

（3）背法：医者与患者背靠背站立，用双肘挽住患者的肘弯部，然后弯腰、屈膝、挺臀，将患者背起，使双脚离地，同时，医者臀部着力颤动，以牵伸患者的脊柱腰段。

（4）扳法：是使关节做伸屈及旋转的手法。

（二）小儿推拿手法

小儿推拿手法是推拿手法的一个重要组成部分，种类颇多。有许多手法与成人手法操作要求相似。本处介绍与成人手法不相同的、常用的、具有特征性的手法。

1. 推法

（1）直推法：以拇指桡侧面或指腹或食指、中指指腹在穴位上做直线推动。

（2）旋推法：以拇指指腹在穴位上做顺时针方向的旋转推动。

（3）分推法：用两拇指桡侧面或指腹或食指、中指指腹自穴位向两旁分向推动。

2. 捏脊法　捏脊法是用拇指与食指或拇指与食指、中指之指腹相对用力，挟提肌肤，缓缓移动。适用于脊柱骨穴，具有调整阴阳、疏通经络、健脾和胃、促进气血运行、改善脏腑功能及增强机体抗病能力的作用。

3. 黄蜂入洞　黄蜂入洞是用食指、中指指端放置在两鼻孔下揉动或用食指、中指指端分别放在两侧鼻翼根处按揉。能解表发汗，治疗感冒鼻塞。

4. 按弦搓摩　按弦摩擦常用的是用两手掌从患儿两腋下搓至肚角处。能行气化痰，治咳嗽、哮喘和痰积。

五、注意事项

（1）除去一些急性病，如晕厥、心绞痛等可以立即使用手法治疗外，其他慢性疾病都应该明确诊断后再进行推拿治疗。

（2）推拿的时间每次以 20 分钟为宜。

（3）推拿时手要保持清洁、温暖，勤修剪指甲，以免划伤皮肤。

（4）在实施推拿操作时，可选用一定的药物作润滑剂。

（5）推拿手法要轻重合适，使被照护者有舒服感。

（6）过饥、过饱、酗酒或过度疲劳时，不行推拿操作。

（7）推拿后有汗出时，应注意避风，以免感冒。

（8）局部皮肤破损、溃疡、骨折、结核、肿瘤、出血等，禁止推拿。

第八节　中药保留灌肠法

一、概述

中药保留灌肠法又称肛肠纳药法，是将导管从患者的肛门插到直肠或结肠，然后将中药汤剂灌注到体内，通过肠黏膜吸收，治疗疾病的一种方法。

二、适应证

适用于慢性结肠炎、慢性肾功能衰竭、带下病、慢性盆腔炎、慢性痢疾等疾病。

三、禁忌证

（1）肛门、直肠和结肠等术后或大便失禁患者禁用。

（2）下消化道出血、严重心脑疾患和急腹症等患者禁用。

（3）妊娠妇女禁用。

四、操作步骤

中药保留灌肠法操作步骤如下（图 5－7）。

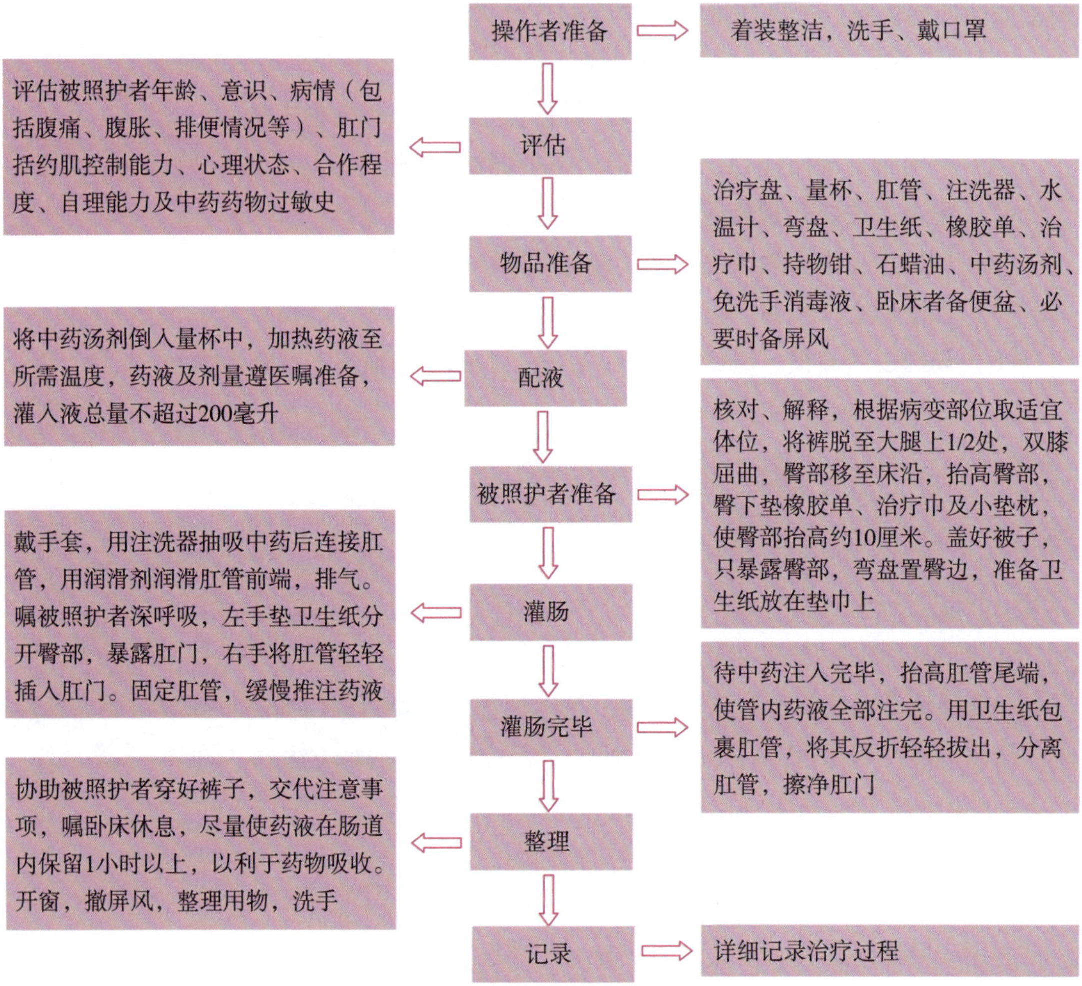

图 5－7　中药保留灌肠法操作步骤示意

五、注意事项

（1）中药保留灌肠前，对灌肠的目的和病变部位应了解清楚，以便于掌握患者的卧位和插入肛管的深度。慢性菌痢宜取左侧卧位，阿米巴痢疾宜取右侧卧位。

（2）灌肠前让患者排空大便，必要时可先行清洁灌肠。

（3）肠道疾病患者宜在睡眠前灌入药液，将臀部抬高，卧床休息，易于保留药液，以提高疗效。

（4）应根据病变的部位，确定肛管插入的深度。插管时，动作要轻柔，以免损伤肠道。

（5）灌肠时灌入压力要低，速度宜慢，灌入量不超过 200 毫升，以便灌入的中药保留较长时间，有利于肠黏膜的吸收。

（6）灌肠药液温度应保持在 39—41℃，虚症可为 40—44℃，与人体正常体温相当，过低可使肠蠕动增加，腹痛加剧，过高则引起肠黏膜烫伤或肠管扩张，产生强烈便意，致使药液在肠道内停留时间短、吸收少、效果差。

（7）灌肠时若患者有便意感，应嘱其深呼吸，尽量多保留一段时间。

（8）灌肠后注意观察患者排便的色、质、量、次数，若有异常情况，应及时留取标本送检，并报告医生配合处理。

第九节　中药熏洗法

一、概述

中药熏洗法又叫中药汽疗，古称“淋拓”，是将中药煎汤后熏蒸、淋洗患处，经皮肤给药的一种方法。

二、常用部位

中药熏洗法常用部位如下。

（1）会阴部：疏通经络、祛风除湿、活血化瘀、消肿止痛。

（2）肛门及肛门周围皮肤：清热利湿、消肿止痛、促进愈合。

（3）下肢：活血化瘀、通络止痛、改善肢体微循环。

三、功效

通过熏、蒸将药力和热力有机地结合在一起，药气的温度刺激使皮肤温度升高，皮肤毛细血管扩张，促进血液及淋巴的循环，达到扶元固本、疏通腠理、祛风除湿、清热解毒、疏通经络的功效。

四、主治

（1）治疗肛门及肛门周围疾患，如混合痔、肛裂、肛周脓肿等，以及肛门术后创面。

（2）治疗多种周围血管疾病，如下肢深静脉血栓、各种血管炎。

（3）缓解关节疼痛、肿胀、屈伸不利、皮肤瘙痒等症状。

（4）减轻眼结膜红肿、巴氏腺囊肿/脓肿、外阴疾病。

五、禁忌证

（1）对中药过敏者、重症高血压、心脏病、急性脑血管意外患者禁用。
（2）有开放性创口、感染性病灶、年龄过大或体质特别虚弱的患者禁用。
（3）急性传染病患者、妇女妊娠及月经期禁用。
（4）饭前饭后半小时内、饥饿、过度疲劳时禁用。

六、操作步骤

中药熏洗法操作步骤如下（图 5－8）。

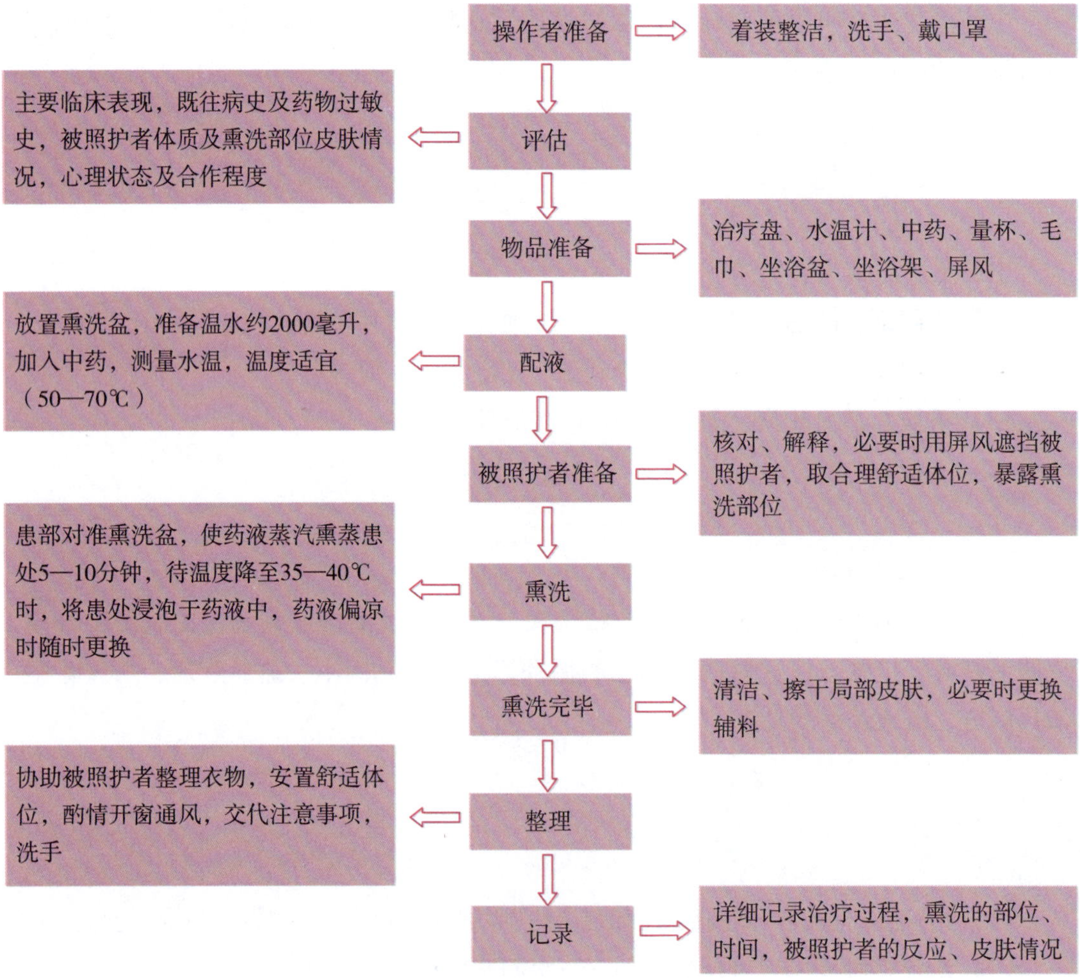

图 5－8　中药熏洗法操作步骤示意

七、注意事项

（1）熏洗过程中观察被照护者反应，若有不适，应立即停止熏洗，对症处理。

（2）被照护者不宜空腹熏洗，餐前后半小时内不宜熏洗，年老者，心、肺、脑病患者，体质虚弱者，水肿患者不可单独熏洗，且时间不超过半小时，以防虚脱。

（3）熏洗药液温度不宜过热，温度应适宜，以免造成烫伤。

（4）孕妇及妇女月经期、阴道出血性疾病患者、高血压患者禁止熏洗。

（5）包扎部位熏洗时，应先揭去辅料，严格按无菌技术操作进行，熏洗结束，重新更换消毒敷料。

（6）所用物品需清洁消毒，一人一用一消毒，避免交叉感染。

（7）冬季注意保暖，防止受凉。

主要参考文献

[1] 张雅丽．实用中医护理．上海：上海科学技术出版社，2015.

[2] 张银柱．图解中医入门一看就懂．杭州：浙江科学技术出版社，2017.

[3] 林政宏，高丽．轻松学中医入门．广州：广东科技出版社，2015.

[4] 毕怀梅，王家兰．中医临床护理学．北京：科学出版社，2017.

[5] 任健．零起点学中医．北京：中国医药科技出版社，2017.

[6] 马可迅．零基础学中医．南京：江苏凤凰科学技术出版社，2017.

[7] 董惠娟．中医护理．上海：第二军医大学出版社，2016.

[8] 王建荣，皮红英，张稚君．基本护理技术操作规程与图解．3 版．北京：科学出版社，2016.

健康照护师职业培训系列教材

总策划　秦银河　何振喜

总主编　王社芬　皮红英

老年护理知识与技能

主　编　刘志英　金　岚

中国科学技术出版社

·北　京·

图书在版编目（CIP）数据

老年护理知识与技能／刘志英，金岚主编．—北京：中国科学技术出版社，2019.2
健康照护师职业培训系列教材／王社芬，皮红英主编
ISBN 978－7－5046－8232－1

Ⅰ.①老…　Ⅱ.①刘…②金…　Ⅲ.①老年医学—护理学—职业培训—教材
Ⅳ.①R473.59

中国版本图书馆CIP数据核字（2019）第033489号

《老年护理知识与技能》

主　编　刘志英　金　岚
编　者　刘志英　金　岚　吴琳娜
杨红旗　王丽媛　李冬梅
李琳丽　罗　政　胡梦梦
孟晓敏　王嘉楠　高艳红

序一

随着我国老龄人口增多，老龄化人群带来的健康养老问题日益突出，加上二孩政策的出台、家庭人口结构的变化，仅仅依靠家庭成员照料老人、孩子和孕产妇往往力不从心。由于经济社会发展进步，健康养老与家政服务多样化、差异化和个性化的需求越来越多，对健康照护的需求日益迫切。

健康照护师关系到家庭成员和人民群众的健康福祉，关系到家庭和社会的和谐安宁。培养健康照护师的意义在于，既适应了当今社会发展的需求，创造了一种新的就业模式，又符合我国老龄化不断加剧的国情。作为健康照护师，不仅要具有良好的职业道德、法律意识和人文素养，而且还要具有老年人护理、孕产妇照护及婴幼儿看护的能力，达到综合型、技能型、实用型的职业标准。

中国研究型医院学会联合北京恒盛春天家政服务有限公司，组织中国人民解放军总医院、北京协和医院等单位的医学和护理专家，共同构建了一套健康照护师培训课程体系，明确了培训目标，建立了教学大纲，编写了培训教材，制订了教学计划，形成了培训模式。这种新型的职业教育模式是一种新的尝试，拓展了职业教育的范围和类型，得到了政府机构、贫困地区及社会各界的广泛好评。应该说，健康照护师就业模式，既对脱贫攻坚具有强烈的政治意义，又对增进家庭福祉具有广泛的社会意义。

衷心希望健康照护师能够敬业奉献、尊老爱幼、服务优质，衷心期望社会各界对健康照护师理解尊重、关心关怀、扶持帮助，衷心期盼健康照护职业成为温暖人心、受人尊敬、不可或缺的新型职业！

中国研究型医院学会名誉会长 秦银河

2018 年 10 月 18 日

序二

护理是一门科学，也是一门艺术。护理工作伴随着人的出生直到老年临终。随着社会的变革，人们观念的改变，护理的内涵在逐步扩大。护理工作的对象不仅只有患者，还包括亚健康人群甚至健康人群；护理工作的范围在逐步延伸，越来越多的护理工作正在由医院内延伸到医院外的家庭及社区。

目前，全国护理人员仍然紧缺，护士的工作场所多是在医院及社区医疗机构，走进家庭开展护理工作的甚少。随着我国人口的老龄化，生育政策的放宽，婴孩数量的增多，目前仍以家庭养老为主的养老模式，给家庭带来了新的压力。社会、家庭对健康照护师的需求日益彰显，促使健康照护师这一新型职业兴起与发展起来，培养出高素质、技能型、实用型以及受服务对象欢迎和让服务对象满意的健康照护师很有必要。

由中国研究型医院学会组织知名医院的护理专家研发《健康照护师职业培训系列教材》、研究确定健康照护师的培训模式是一次改革与创新。培训内容包括基础照护知识与技能、医学基础知识、妇儿护理知识与技能、老年护理知识与技能、中医基础护理知识与技能、运动与康复护理知识与技能、常见疾病的健康教育、常见伤口造口及管道护理知识与技能。这些知识与技能对健康照护师非常适用，比较全面和系统，通过3—6个月的培训，集中授课、实际操作和实地见习，使健康照护师的职业道德、行为规范、家庭一般护理技能、沟通交流技巧、常见疾病家庭护理技能、中医初步养生保健、老年看护能力、孕产妇及婴幼儿照护能力等综合素质有全面的提升，能承担起家庭成员的专业照护、健康指导、沟通交流等任务。

希望健康照护师培训工作能扎实推进，注重内涵建设，形成专业特色，不断发展壮大，为家庭和社会输送合格满意的健康照护师，解除有家庭成员需要照护的家庭的后顾

之忧，减轻被照护者的身心负担，提高家庭健康幸福指数。

预祝健康照护师事业蓬勃发展！

中华护理学会理事长 吴欣娟

2018 年 10 月 18 日

前　言

健康照护师是一种新型职业，已成为社会普遍认可与需求的职业。为了与国际健康照护标准接轨，使健康照护师培训达到专业化、知识化、规范化，让健康照护师真正成为健康生活的照护者、康复运动的帮助者、常见疾病的健康教育者、沟通交流的心理安抚者，我们编写了《健康照护师职业培训系列教材》。本系列教材共有 8 个分册，分别为《基础照护知识与技能》《医学基础知识》《妇儿护理知识与技能》《老年护理知识与技能》《中医基础护理知识与技能》《运动与康复护理知识与技能》《常见疾病的健康教育》《常见伤口造口及管道护理知识与技能》。

本系列教材按照社会与家庭对健康照护师的知识、能力的需求编写，遵循培训高素质、技能型、实用型的专业健康照护师的标准编写，力求做到创新、适用。根据本系列教材培训的健康照护师，可以胜任医院住院患者床旁专业照护，协助护士照护患者；可以胜任养老机构老年人的专业照护，处理老年人常见问题；可以胜任家庭成员专业照护，走进家庭，在侧重照护分娩后产妇、婴幼儿或老年人的同时，也可为其他家庭成员的常见健康问题，提供基本的专业护理帮助与指导，避免家庭成员稍有不适即感恐慌，避免不必要的医院就医，徒增体力上的消耗和经济上的负担。

本系列教材在编写过程中突出了理论与实践技能的结合，渗透了编者多年丰富的临床护理经验，运用通俗易懂的语言，以图文并茂的形式呈现，可作为住院患者照护、养老机构及家庭照护职业培训的教材，也可作为健康照护师的阅读工具书。由于编写体系及内容的创新，编写时间紧张，难免有不妥之处，敬请广大读者提出宝贵意见，待重印时改进，使本系列教材与时俱进，渐臻完善。

编者

2018 年 10 月 18 日

目　录

第三章 老年人安全照护

第四章 老年人饮食与营养照护

第五章 老年人排泄照护

第六章 老年人身体运动方式

第八章 老年临终关怀

第一章
认识衰老

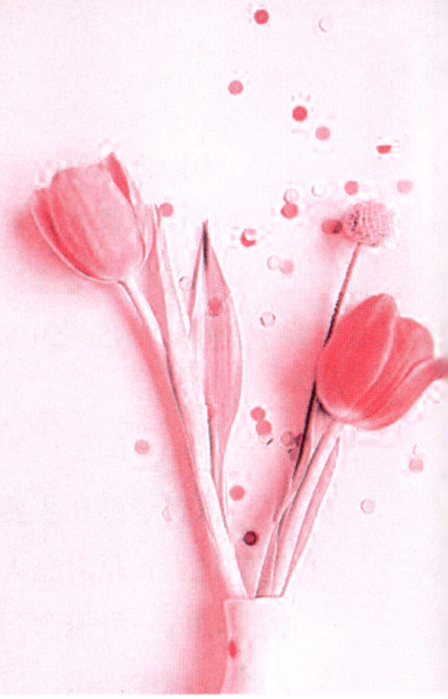

第一节　衰老带来的机体生理改变

一、衰老的概念

衰老是指机体对环境的生理和心理适应能力进行性降低、逐渐趋向死亡的现象。衰老可分为两类：生理性衰老和病理性衰老。前者是指机体成熟期后出现的生理性退化过程。后者则是由于各种外来因素（包括各种疾病）所导致的机体老年性变化，我们常称之为衰弱。

有研究表明，衰老一般具有几个明显特征：①有时间的依赖性；②是生物体内所有细胞、组织、器官和整体普遍存在的现象；③是由自然趋势所造成的内生性变化。它有可能伴随着衰弱、肌少症以及老年失能失智等，导致老年人的疾病难以控制，或者更容易发生各种并发症。总之，衰老是许多病理、生理和心理过程综合作用的必然结果，是个体生长发育最后阶段的生物学心理学过程。

（一）老年人

世界卫生组织对老年人的年龄起点制定了两个标准：分别是发达国家为 65 岁，发展中国家为 60 岁。这两个标准的制定，主要是为了区别对待发达国家和发展中国家的人口状况，考虑了人类平均预期寿命不断延长的发展趋势，同时也考虑了人类健康水平日益提高的必然结果。美国将老年人定义为 65 岁及以上的成年人，并进一步划分了 65—74 岁为低龄老年人、75—84 岁为中龄老年人、85 岁及以上为高龄老年人。

中国古人曰：三十而立，四十而不惑，五十而知天命，六十花甲，七十古稀，八十九十为耄耋，百岁老年人为期颐。现今我国划分老年期的标准是在1982年，在中华医学会老年医学学会的建议下制定的，以60岁为老年人年龄起点，并进一步将年龄进行了分期，45—59岁为老年前期，60—89岁为老年期，90岁及以上则为长寿期。

（二）老龄社会

人口老龄化主要是指某一国家或地区的老年人口数在总人口数中所占比例不断上升的过程，是对总人口中老年人口比例动态上升趋势的描述，反映了特定人口年龄结构变动的一种概念。依照世界卫生组织的有关规定以及当今学术界的统一标准，作为一个发展中国家，当60岁以上人口占总人口的10%或者65岁以上人口占总人口的7%，则意味着这一国家或地区已经开始进入老龄化社会。中国人口学家最新研究统计，到2025年，我国65岁以上的老年人口将达到3.6亿，占总人口比重超过1/4，21世纪的中国将是一个不可逆转的老龄化社会。

二、老年期的变化及特征

老年期生理变化是指个体60岁以后生理上发生的退行性变化。首先从外部出现衰老特征。如牙齿松动脱落，双颊内陷；面部肌肉松弛，眼睑下垂；头发和眉毛变得灰白稀疏；皮脂腺与汗腺萎缩，导致皮肤干枯而粗糙等。之后各系统机能逐渐衰退。

（一）呼吸系统变化

呼吸系统从25岁以后开始出现退行性改变和功能减退，并随着年龄的增长而加速，60岁以后日趋明显。

1. 肺及胸廓的顺应性下降　随着年龄的增长，老年人易出现骨质疏松，脊柱后突和骨关节韧带钙化，肋间肌和辅助呼吸肌萎缩，胸廓活动幅度受限，由扁平胸变为桶状胸，使肺通气功能下降。

2. 气道高反应性　70岁以上老年人有20%表现为气道高反应性。可能与气道退行性改变、吸烟、职业暴露、空气污染、慢性炎症等有关。

3. 呼吸肌功能衰退　老年人呼吸肌活动度及能量储备随年龄增加不断下降。在体力活动后易出现胸闷、气短。

4. 呼吸驱动力减弱　老年人呼吸中枢对二氧化碳的敏感度下降，外周化学感受器对低氧刺激的同期反应能力也明显下降。

5. 通气功能及气体交换功能减退　在老年呼吸功能的改变中，通气功能及气体交换功能变化出现最早，受损最明显。进入老年后期肺活量逐渐降低，而残气量和功能残气量随着年龄增长而上升，使老年人的换气效率明显降低。

（二）循环系统变化

1. 心功能的变化　随着年龄增长，老年人心率减慢，心肌收缩力减弱，心排血量减少，心功能降低，易导致全身各组织供血不足，发生脑缺血、眩晕、嗜睡、无力等症状。

2. 血压的变化　老年人由于主动脉弓和颈动脉易发生动脉粥样硬化，其压力感受器的敏感性降低，对突然的体位变化失去即时和精细的调节，使老年人容易发生体位性低血压。

3. 老年人血管功能变化　主动脉和大动脉老化，弹性减退，伸展性降低，因而老年人大动脉弹性储备降低。老年人因静脉壁张力下降、弹性减退和静脉血管床扩大，静脉压随增龄而降低。

（三）消化系统变化

老年人随着年龄的增加，消化系统营养吸收以及防御功能减弱，最常见的是引起营养吸收障碍、营养不良，以致对机体的抗病能力以及对疾病的预后产生影响。

1. 口腔　唾液腺逐渐萎缩，唾液分泌减少，口腔黏膜萎缩，导致口干，甚至影响食物的吞咽；老年人牙釉质变薄、发黄，使釉质下的牙神经末梢外露，对各种味觉刺激过敏，易产生酸痛，牙髓暴露，易发生感染；牙槽骨萎缩，牙齿松动、脱落，使咀嚼能力大为下降，影响营养吸收，引发营养不良。

2. 食管　老年人食管黏膜逐渐萎缩，黏膜弹性纤维增加，可出现吞咽困难。同时，因食管下段括约肌压力下降，胃、十二指肠内容物发生自发性反流，使得老年人的反流性食管炎、食管癌发病率增高。

3. 胃　胃黏膜萎缩变薄，黏液分泌减少，黏液屏障作用减弱，易引发消化性溃疡。反流性食管炎、胃平滑肌萎缩以及弹性下降容易导致胃下垂。消化吸收功能减弱，常导致缺铁性贫血以及营养不良。

4. 肠道　由于老年人活动受限，肠内容物排空时间延长，增加了水分的重吸收率，粪便坚硬，易发生老年性便秘。

5. 肝、胆囊、胰腺　肝实质细胞逐渐减少、变性，肝萎缩，肝内结缔组织增生，易造成肝纤维化和肝硬化；老年人胆囊不易排空，胆固醇增多，胆汁黏稠，使胆汁容易淤积而引发胆结石；胰腺重量逐渐减轻，老年人对脂肪的消化吸收功能减弱，易引起脂肪泻；胰腺分泌的胰岛素的生物活性下降，相对应的葡萄糖耐量下降，患老年性糖尿病的机会增加。

（四）泌尿系统变化

由于老年人排泄系统老化，肾排泄负担加重，生殖系统也发生了一系列功能改变和生理退化，特别是老年女性表现得尤为明显。

1. 肾　随着年龄的增加，老年人可出现生理性肾小球硬化，同时因为肾是药物和其代谢产物排泄的重要途径，肾排泄下降也会造成代谢产物的蓄积，尤其是大量服药的老年人更易发生药物蓄积中毒，影响给药的安全性。

2. 输尿管　老年人输尿管平滑肌层变薄，收缩力降低，输尿管将尿液送入膀胱的速度减慢，且易发生反流，引起逆行感染。

3. 膀胱　老年人膀胱肌肉萎缩，基层变薄，纤维组织增生，使膀胱括约肌收缩无力，膀胱容量变小。老年男性易出现尿外溢、尿频、夜尿等现象，老年男性前列腺肥大引起排尿困难，易发生慢性尿潴留；老年女性由于盆底肌肉松弛，常会引起压力性尿失禁。

4. 尿道　老年人尿道肌肉萎缩、纤维化变硬、括约肌松弛，出现排尿无力。尿道口充血、狭窄，引起排尿困难。女性尿道短且直，尿道抗菌能力减弱，易发生泌尿系感染。

（五）神经系统变化

神经系统在人体适应内部、外部环境和维持正常生命活动过程中起着主导作用。随着年龄的增长，人的记忆力、智力和认知功能会逐渐减退。

1. 脑　脑细胞数量减少、质量下降，严重影响脑细胞功能。脑血流减少，血脑屏障功能减弱，易发生脑供血不足、脑梗死以及神经系统的感染性疾病等。

2. 神经元　神经元的轴突和树突减少，使得运动和感觉神经纤维传导速度减慢，老年人出现步态不稳、蹒跚、转身不稳以及跌倒等现象。

3. 知觉能力改变　脑血管退行性改变、血流量减少、耗氧量降低，老年人出现反应迟钝、记忆力减退、思维判断能力降低等现象，日常生活受到很大影响。

4. 反射功能改变　老年人常常由于肥胖或腹壁松弛，使得腹壁反射迟钝或消失；深反射如膝反射、踝反射以及肱二头肌反射等逐渐减弱或消失。

（六）内分泌系统变化

老年人较年轻人内分泌器官的重量降低，各类与激素特异性结合的受体普遍减少，当内分泌系统受到刺激时，反应速度相对慢且程度低，同时对药物刺激的反应性也会明显降低。

1. 下丘脑　随着年龄的增长，下丘脑的重量随之减轻，血液供给减少，发生了细胞形态学上的改变，易引起代谢紊乱，中枢调控失常，导致老年人各方面功能的衰退。

2. 垂体　老年人腺垂体分泌的生长激素随年龄增长而降低，生长激素下降到较低水平。生长激素的减少，引发肌肉萎缩，体内脂肪增多，蛋白质合成减少，甚至发生骨质疏松等。由神经垂体分泌的抗利尿激素也相对减少，引起肾小管的再吸收功能减弱，出现多尿、夜尿增多等现象。

3. 甲状腺　老年人甲状腺逐渐发生纤维化和萎缩，体积缩小，重量减轻，会有淋巴细胞的浸润以及结节化。甲状腺分泌甲状腺素减少，老年人基础代谢率下降，给老年人带来了全身性变化，如皮肤干燥、怕冷、便秘、精神障碍、思维和反射减慢以及体温调节功能受损等。

4. 胰腺　胰岛功能减退，胰岛素分泌减少，以致糖尿病的发病率增高。

5. 性腺　性腺老化可导致老年男性前列腺增生，继而压迫尿道，引起排尿困难。睾酮水平的下降，可使老年人出现性功能减退。性腺老化导致老年女性卵巢纤维化，子宫和阴道萎缩，分泌物减少，容易引起老年性阴道炎。雌激素和孕激素分泌减少，可引起性功能和生殖功能减退、月经停止和老年女性更年期综合征。

（七）运动系统变化

老年人在不同程度上都会出现关节僵硬、活动受限以及肌肉酸痛等表现，影响老年人的生活质量。

1. 骨骼　老年人骨骼中的骨胶原、骨黏蛋白含量逐渐减少，骨质进行性萎缩，基质变薄，骨小梁减少并变细，骨质密度减少，继而引起骨质疏松甚至骨折，以桡骨底部、股骨颈为主。由于成骨细胞数量减少及血运障碍，老年人骨折后愈合时间较长，不愈合的比例增加。

2. 关节　老年人普遍存在关节的退行性改变，尤其以腰椎关节和膝关节的改变最常见，引起老年人活动时关节疼痛。关节软骨的变性，韧带、腱膜、关节囊因纤维化及钙化而僵硬，导致关节活动受限。

3. 骨骼肌　老年人肌纤维萎缩，弹性下降，容易产生疲劳和腰酸腿痛。加之老年人大脑功能的减退，引起动作迟缓、行走缓慢及步态不稳等。老年人活动量减少，卧床或限制在轮椅上活动，进一步加剧了肌肉无力、肌肉萎缩。

（八）感官系统变化

1. 视觉　随着年龄的增加，眼晶状体变硬，弹性减弱，导致调节作用减退，加之角膜屈光力下降，引起“老视”。另外，晶状体中非水溶性蛋白随着年龄的增加而逐渐增多，晶体变浑浊，透光度下降，引起老年性白内障。玻璃体因老化而失水，发生成分和色泽的改变，包涵体逐渐增多，可引起“飞蚊症”。老年人泪液分泌减少，眼睛容易干涩。

2. 听觉　老年人听神经功能逐渐减退，声波从内耳传至脑部的功能障碍，使老年人听力逐渐丧失，听力损失是影响老年人生活质量的第三大慢性健康疾病。据统计，大概有 30% 的 65 岁以上老年人会有一定程度的听力损失。

3. 其他　除此之外，老年人味觉、嗅觉、本体感觉等都会出现不同程度的下降。

第二节　衰老带来的心理改变

老年心理学是研究个体和群体成年以后增龄老化过程的心理活动变化、特点、规律的一门科学，即研究老年期个体的心理特征及其变化规律的科学。它是发展心理学的一个分支，也是老年学、心理学和老年社会学的一门交叉学科。

一、一般心理状态

心理学家的研究发现，一个人在进入老年期后，大致都要经历四个阶段，即角色转换阶段、适应阶段、重新计划人生阶段和稳定阶段。老年人在经历这四个阶段的过程中，由于生理和心理的难以适应和逐渐老化，便容易出现一些心理问题。

（一）孤独与失落

孤独是一种主观自觉与他人或社会隔离与疏远的感觉和体验，而非客观状态；是一个人生存空间和生存状态的自我封闭。孤独的人会脱离社会群体而生活在一种消极的状态之中。失落则是指原来属于自己的某种重要的东西，被一种有形的或无形的力量强行剥夺后的一种情感体验，或是某件事失败或无法办成的感觉。

老年人由于离开工作岗位，减少了与同事的来往，配偶、亲人和朋友相继离世，子女成家离巢，很容易出现孤独、失落的心理。此外，抑郁也可能引起孤独等继发不良情绪。

1. 原因

（1）由权势失落而诱发的孤独主要发生于离退休的领导人员。

（2）群众失落感和信息缺乏是多数离退休者对退休生活的不适应所致。

（3）最普遍的是老年人在家庭关系中的失落感。老年人渴望并追求天伦之乐，良好的家庭关系是他们的精神寄托。如果子女由于种种原因忽略或忽视了对他们的关心，很少与他们沟通，家庭中的老年人就会体验到孤独和苦楚。

（4）配偶、亲人、知己朋友的相继离世，身患疾病，而引起孤独。

2. 表现　孤独心理以女性老年人多见，不愿与他人交往、情绪低落、离群索居、心情郁闷、沮丧、唉声叹气、愁眉不展，常伴有失眠、食欲缺乏等症状。孤独的老年人回避与人交往，在交往中也敏感多疑，总认为别人会嘲笑、轻视自己，于是把自己封闭起来，寂寞孤单，语调平淡，从而导致人际关系紧张。

老年人最怕孤独。因为孤独使老年人处于孤独无援的境地，很容易产生被社会抛弃的感觉。这种抛弃感不仅是物质上的、人际关系上的，而且大量表现为精神上、思想观念上，继而使老年人对自身存在的价值表示怀疑、抑郁、绝望。孤独可使人的思考能力和判断能力麻痹，反应迟钝，加速衰老进程，最终容易发展成为阿尔茨海默病。

（二）自卑与恐惧

自卑是指个体对自己的能力和品质作出过低的评价而产生的消极的情绪体验，如人在幼儿时期，由于无力、无能和无知，必须依附父母和周围世界，就会产生一定的自卑感。恐惧则是指人们在面临某种危险情境，企图摆脱而又无能为力时所产生的担惊受怕的一种强烈压抑情绪体验。

1. 原因

（1）随着年龄的增长，社会角色以及家庭地位发生变化，加上孤独寂寞，老年人常产生自卑感，不愿与外界接触，认为自己无社会价值，产生悲观消极的心理反应。

（2）由于体弱多病，最大的恐惧是面对死亡，多种躯体疾病常常给晚年生活带来痛苦和不便，特别是那些患有恶性肿瘤等绝症的老年人，不得不为死亡随时做准备，因此常表现出焦虑、恐惧、不知所措的心理。

（3）有些老年人自认为一生没有大作为，觉得未能妥善安排好子女；有的老年人身患难以治愈的慢性疾病等，都会诱发自卑感。

2. 表现　自卑者消极的自我认识，使自卑感成为一种固定消极的自我暗示，进一步加重自卑感，主要表现有精神忧郁，思想悲观，性格孤僻，常暗自伤心落泪，不愿与他人交往等。随着年龄增长，老年人都会产生衰老感，都会想到死。年龄越大，担心死亡的情绪也就越强烈。绝大多数老年人能够正确对待生老病死这一自然过程。但有的老年人总感到自己老了，经常感到自己临近死亡，常常回想到已故的亲友，进而联想到自己，情绪悲观，意志消沉，甚至万念俱灰，精神空虚，恐惧死亡的心理十分强烈。

（三）猜疑与焦虑

猜疑是指神经过敏、疑神疑鬼的消极心态，表现在交往过程中，自我牵连倾向太重，就是总觉得其他什么事情都会与自己有关，对他人的言行过分敏感、多疑。具有多疑心态的人往往带着固有的成见，通过“想象”把生活中发生的无关事件凑合在一起，或者无中生有地制造出某些事件来证实自己的成见，甚至把别人的善意曲解为恶意，以致与人产生隔阂。

焦虑是对亲人或自己生命安全、前途命运等的过度担心而产生的一种烦躁情绪，其中含有着急、挂念、忧愁、紧张、恐慌、不安等成分。

1. 原因

（1）猜疑常见于一些患慢性病，长期遭受病痛折磨，且治疗效果不佳的老年人。

（2）家庭不和睦、繁杂事件干扰、身体不适或主观要求过高、思想意识狭隘常引起老年人的焦虑心理。

2. 表现　敏感多疑见于某些老年人，尤其病后多疑心理增强，非常敏感，对自己的治疗情况极为关注，治疗过程中会记录下自己使用过的各种药物名称、剂量、用法，甚至把住院期间每次用药几粒都记录下来，一旦发现治疗药物有所改变，便会流露出对疾病的恐惧和不安。有多疑心理的老年人，表现为常常毫无根据地怀疑别人，总认为别人（包括亲属、子女）在议论自己，看不起自己，算计自己。如别人在一起说话时对自己投来不经意的一瞥，他会认为别人在说自己的坏话；如果有人开了极平常的善意玩笑，他会信以为真；即使别人之间的指责，他也会认为是“指桑骂槐”。

老年人心理压力和躯体状况改变，易出现抑郁、焦虑的情绪反应，可表现为紧张恐惧、内心空虚、兴趣丧失，并可出现躯体症状，从而加重焦虑、抑郁情绪，产生恶性循环。老年人的焦虑有时表现为无故的、徒劳的或小题大做的焦虑。如担心在外面的亲友冻着、饿着，为尚且年幼的孙辈今后升学、择业、成家操心，担心子女的工作出现意外变故，偶有小疾或发生本属生理性的衰老现象就惊恐不安，为小小失利而惴惴不安，为一时丢了“面子”而懊恼不已等。如此经常无端地寻找烦恼，使人陷入疲惫不堪、心绪不宁的境地，甚至转化为抑郁症。

因对疾病治疗失去信心而出现烦躁、抑郁甚至绝望的心理状态，对生活中原来感兴趣的东西现在不感兴趣了，对任何事情都是无动于衷，任何事都感到没有意思，对前途悲观失望，对自己的处境毫无办法，别人也帮不了，完全是孤独无助；自认为是没有价值的人、多余的人、给家庭和社会带来负担的人，思维迟钝，联想缓慢，整日焦虑烦躁，忧心忡忡，唉声叹气。自认生不如死，这是导致老年人自杀的重要原因。

（四）自我与依赖

自我亦称自我意识或自我概念，主要是指个体对自己存在状态的认知，是个体对其社会角色进行自我评价的结果。

依赖是指依靠别人或事物而不能自立或自给，俗称成瘾。依赖思想不仅会使人丧失独立生活的能力和精神，还会使人缺乏生活的责任感，造成人格上的缺陷，贪图享受，不能适应社会生活，甚至危害社会和他人。

1. 原因

（1）老年人自我为中心的意识增强，固执己见，希望得到他人的关怀和在意，关注自身健康，但不愿接受他人的意见，患病后甚至拒绝护理和治疗。

（2）老年人退休后，从过去被子女依赖转向依赖子女，处于保持自我和依赖的矛盾心理之间，一方面想保持自我，另一方面却又因为身体机能的变化，不得不在某些方面依赖他人。

（3）身体的衰老演化导致人格改变，自我控制能力差，希冀通过酒精、烟草的麻醉得到精神上的满足和解脱。

2. 表现　由于生理和社会上的一些客观原因，老年人在独立性与依赖性两者之间的斗争中，会不自觉地向依赖性方面转化。依赖主要表现在对具体外在事物的依赖性，比如酒精依赖、烟草依赖以及药物依赖等。有时表现为过度依赖他人，希望得到别人的恭维、照顾，自己能做的事也不愿意去做，甚至行为表现幼稚，导致生活能力减退，甚至不能自理。

（五）疑病与恐病

疑病是指对自身感觉或征象作出患有不切实际的疾病解释，致使整个心身被疑虑、烦恼和恐惧所占据的一种神经症。以对自身健康的过分关心和持难以消除的成见为特点。

恐病是指因为心理问题而坚信自己患病的一种神经症。恐病族的出现主要是因为自己或家人曾经有过病史而造成的心理阴影。

1. 原因

（1）据统计，65 岁以上老年人，大约 1/4 的人经常患病。即使没病，也因为器官和机体功能的老化而感觉四肢酸软、身体疲惫或其他不适，因此常让老年人疑心自己是否患了重病。

（2）死亡是不可避免的，面对死亡，有人从容，有人安详，但大多数老年人会表现出害怕、恐惧和悲观的情绪反应，因此，总是恐惧自己患病，不能面对。

（3）某些有家族病史的老年人，因为担心子女，放心不下子女，害怕自己也患了家族病，不能照顾子女，甚至成为子女家人的负担，而对疾病唯恐避之不及。

2. 表现　疑病主要表现为以自主神经症状为主的躯体症状，对正常躯体功能过度注意，常涉及消化系统症状，便秘、胃肠不适是此类老年人最常见也是较早出现的症状之一。疑病心理是老年人常见的典型多疑心理。疑病者总认为自己患了某种不治之症，医生、家人及周围的人都有意对自己隐瞒了真相。如果自己身体上发生了某种微小的变化，出现轻微的不适感，他会马上把它与癌症等不治之症联系起来，从而焦虑不安，忧心忡忡，甚至发生心身症。

有恐病症的老年人总觉得自己有病，很多老年人会通过报纸、网络、电视等获得很多医学方面的知识，但有的人往往身体有点不舒适，就会盲目地将那些疾病的症状和自己对比，如有相似，就怀疑自己患有此类疾病，即使医生排除其患病却仍要反复化验，做些不必要的检查才愿意相信。

二、老年人常见的心理问题

（一）神经衰弱综合征

神经衰弱综合征是以精神活动过程易受激惹和易衰弱为主的病症，包括精神易兴奋，又容易疲劳，脑力劳动不能持久，注意力不集中，记忆力减退，思考困难，理解迟钝，情绪易激惹，控制能力降低和疲乏无力，常伴有睡眠障碍，肌紧张性头痛及自主神经功能失常。

老年人常常被神经衰弱所困扰，并因此出现严重的睡眠障碍。老年人神经衰弱主要表现为精神易兴奋、控制不住情绪、精力不足、情绪性疲劳、失眠、头痛、心悸等，病程可达数十年，症状可有间歇，病情容易反复。据统计，一般成年人的睡眠时间在7—9小时，而老年人睡眠时间多在5—7小时，并常常有睡眠浅、早醒、多梦的现象。睡眠障碍是老年人神经衰弱最主要的表现之一，不仅会导致老年人睡眠不足、精神不振，还会加重老年人的精神心理负担，引发更为严重的精神心理问题。老年人易患的原因有：长期烦恼、焦虑；老年人离退休后，生活太闲适，居住环境太安静，与周围人群交往甚少，信息不通畅；脑动脉硬化、脑损伤后遗症、慢性酒精中毒以及各种疾病引起的脑缺氧等。

老年人神经衰弱症的主要表现如下。

1. 情感障碍　表现为情绪不稳定，情感脆弱，克制情感，表达能力明显减弱，控制不住感情，无法做到喜怒不形于色。在微小的精神创伤刺激之下，即表现出明显的易伤感、易激动、易发怒、感到委屈等，老年人愿意控制自己的情感，但常常克制不住。因此，有些老年人为此而苦恼，病情严重的老年人可有情感失禁，即强制性哭笑。情感障碍为神经衰弱综合征的典型症状。

2. 各种躯体不适症状　表现为头痛、头晕、肢体麻木、走路向一侧倾倒感、肌震颤、睡眠障碍等，这些症状常常作为主诉症状。

3. 思维能力下降　表现为注意力不集中、思维迟钝、工作效率下降、主动性降低、感到学习新知识困难而不主动学习，伴有记忆力下降，以近事记忆下降较为明显。

（二）焦虑症

引发老年人焦虑的原因有很多，如对身体和健康状况的过分关注，对疾病和死亡的恐惧，对退休后收入的减少和自尊心受到损伤的担心等。老年人的焦虑通常可分为急性和慢性两大类别。急性焦虑主要表现为急性惊恐发作，老年人突然内心产生焦灼、紧张、惊恐、激动等不舒适感觉，并由此产生牵连观念、妄想和幻觉，甚至有轻度的意识不清。急性焦虑发作可以持续几分钟到几小时，病程一般不长，在经过一段时间后会逐渐趋于缓解。慢性焦虑主要表现为老年人比较敏感、易激怒，遇到不如意的事就心烦意乱，无法集中注意力，会生闷气、发脾气等，焦虑情绪持续时间无常，焦虑程度时有波动。

老年人焦虑症的主要表现如下。

1. 过分机警　老年人会随时处于警惕状态，对待周围的人、事或物都小心翼翼，从而影响他们的生活。

2. 身体紧张　老年人焦虑时出现面部肌肉紧绷、眉头紧皱的现象，觉得不能放松下来。

3. 自主神经系统反应过强　老年人焦虑时常出现出汗、眩晕、呼吸急促、心跳过速、手脚冰凉、胃部有异物感、大小便频繁、喉头有阻塞的感觉。

4. 对未来丧失信心　老年人焦虑时总是担心未来，过分担心自己未来的健康状况、亲人关系或是财产情况。

（三）抑郁症

抑郁是一种混合的复杂情绪，主要包含着痛苦和忧郁。主要表现为心境低落、不愉快、烦闷、担忧和忧愁等，抑郁情绪如果得不到及时调整和治疗，就有可能转化为抑郁症。抑郁的核心症状是“缺乏快乐”，抑郁的老年人会丧失体验快乐的能力，感到生活空虚，毫无乐趣可言。抑郁症是老年人最常见的精神疾病之一，并常伴有其他躯体疾病。老年人患上抑郁症十分危险，严重的甚至会导致老年人自杀。因此，老年人患上抑郁症之后要尽快寻求心理治疗，疏导不良情绪、消除或缓解抑郁症状。另外，家属要注意关心和保护老年人，多了解抑郁症的相关知识，积极配合医生进行必要的治疗。

老年人抑郁症的主要表现如下。

1. 对各种活动的兴趣明显减退　什么事都不想做，也不愿做任何尝试，即使是对以前爱好的活动，也提不起任何兴趣。

2. 喜欢独处　少言寡语，不愿意与他人交往。

3. 自卑、自责　认为自己满身缺点，毫无价值，对生活失去希望。

4. 记忆力下降　常常丢三落四。

5. 注意力减退　注意力不集中。

6. 睡眠质量不好　夜里很难入睡，早上过早醒来，且容易疲倦。

7. 食欲缺乏　体重也可能随之减轻。

（四）离退休综合征

离退休综合征是指由于离退休后不能适应新的社会角色、生活环境和生活方式的变化而出现焦虑、抑郁、悲哀、恐惧等消极情绪，或因此产生偏离常态行为的一种适应性的心理障碍。这种心理障碍会引发其他生理疾病，影响老年人的健康。主要是情绪和行为两方面的改变。通常表现为：情绪变化明显，有的老年人急躁、常发脾气，有的老年人忧郁；坐卧不安、不知所措；行为反复，偶尔会出现强迫性定向行走；注意力不集中，做事经常出错；对现实不满，有偏见，容易怀旧。这些情绪和行为的改变往往可以引起一些疾病的发生，或加重原有的慢性疾病。

离退休所引起的心理障碍可以有以下表现。

1. 无助感　老年人离退休后，离开了原有的社会圈子，社交范围缩小了，友人少了，会产生较强的孤单感，在新的生活环境和生活模式下常常使老年人远离了曾经熟悉的人群，遇到问题缺少求助的对象而感到无助和不安。

2. 无力感　老年人离退休后不愿意接受现实，总觉得自己还有充足的体力和精力来参与工作，但是社会的新陈代谢又要求老年人必须将工作移交给年轻人，没有能力改变现实，会使老年人感到无力。

3. 无用感　老年人在离退休后，没有了工作时的事业成就感，没有了周围同事的尊敬，会觉得对社会无用而产生失落感。

4. 无望感　无助、无力和无用感的出现，加之身体的老化、疾病缠身，容易使老年人对未来失去信心，看不到希望甚至绝望。

上述表现的出现，是老年人的个性特点、生活形态和人生观等多种因素共同作用的结果，并非每一位老年人都会出现。

（五）空巢综合征

“空巢家庭”是指无子女共处，只剩下老年人独自生活的家庭。随着我国人口政策的实行，家庭结构以独生子女家庭为主，社会转型和人口流动促使空巢家庭越来越多。空巢老年人主要面临的困难是日常生活照料和患病后的照护。随着年龄的增大，老年人自理能力的下降，空巢老年人的消极情绪会日趋严重，有可能发展为空巢综合征。

空巢综合征的表现如下。

1. 生活闲散，无所事事　子女离开家后，老年人突然结束了多年紧张规律的生活节奏，似乎没有了生活中心，表现为整日无所事事，精神空虚，情绪不稳，有时烦躁不安，有时消沉抑郁。

2. 社会交往减少　老年人在子女独立生活后，在感情和心理上失去了支柱，对自己存在的价值产生怀疑，会深居简出，减少社交活动，表现出孤僻、悲观的情绪，行为退缩，甚至出现自杀的念头和行为。

3. 躯体化表现　可出现失眠、头痛、乏力、心慌气短、消化不良等症状，重者还可能罹患消化道溃疡、高血压、冠心病等疾病。

三、认知能力变化

（一）记忆力衰退

记忆力衰退是老年人心理的一个明显特征，也是用来判断衰老的、易于发现和比较敏感的指标。其是认知能力变化最早出现的表现，表现为爱忘事，刚刚发生的事情回忆不起来，烧水忘记时间，以致水壶烧干，重复地说一句话，重复地问一个问题等。远事记忆良好，近事记忆差，容易遗忘、出现错位记忆。老年人的近期记忆保持效果差，远期记忆保持效果好一些，对往事的回忆准确而生动。从记忆的类型而言，老年人机械记忆下降明显，速记、强记困难，但理解性记忆相对保持。老年人记忆变化的总趋势是随着年龄的增长，而呈现下降的趋势。如放一件东西，过后就想不起放在哪里了；见到以前的同事、朋友，却想不起在哪见过面或叫什么名字了等。据有关资料记载，经常用脑的老年人记忆力下降缓慢。但下降的进度却随个体的差异而不同。

（二）定向障碍

老年人常常搞不清现在是哪年哪月，几点钟，自己身处几楼，自己在什么地方，外出时出现迷路的情况，在家找不到自己的卧室或卫生间等。有意想象力减退，而无意想象力相对增多。对新鲜事缺乏好奇心，对未来生活缺乏憧憬，理想逐渐丧失。

（三）思维混乱

老年人可表现为，对以往常使用的物品，忘记其功能及使用方法，如不会使用微波炉、不会开电视，无法理解对方谈话的意义等。计算能力减低，尤其是心算能力减退。对一些较简单的事不易理解，思维衰退，对表达行为有较大影响，讲话变慢、不流畅，常词不达意，故不断重复，有些啰唆。

（四）固执己见

老年偏执是一种老年人常见的心理问题，多见于65岁以上的老年人，尤其是女性多发。偏执的老年人不愿意接受新鲜事物和新知识，长时间地固执坚持自己偏激的看法，还会因为他人没有遵从自己的看法而对他人充满敌意，严重的会发展为老年偏执症。老年人由于有长期的生活经验及工作经历，饱经沧桑，性格开朗，乐观地认为生老病死是自然规律，轻视所患的疾病，不积极接受治疗，甚至像孩子般固执地自行其是，对其所患的某些慢性病如糖尿病、高血压等病不以为然、麻痹大意，因而导致了疾病的进一步发展。

（五）追忆往事

老年人的心理世界逐渐表现出由主动向被动、由朝向外部世界向朝向内部世界的转变，因此很容易回忆往事，遇到事情也容易联想到往事。越是高龄，这种回忆往事的趋势越明显。老年人常有怀旧心理，经常回忆过去的一切，多愁善感，留恋过去的一切，并沉湎其中。

四、行为改变

（一）行为怪异

老年人的行为异常有时表现为激越行为，即不能用老年人的特定需求或意识混乱来解释的某些不恰当的语言、声音和运动性行为。比如翻箱倒柜、乱放东西、爱藏废物、将废物视作珍宝等。不注意个人卫生，有些老年人会将不合适的物品放进不合宜的场所，如将衣服放进冰箱，将饭碗放进马桶，外出购物时不交钱就拿商品出去，异食癖，玩弄大便等。

（二）行为不符合年龄特征（返老还童）

有些老年人的脾气和性格随着年龄的变大反而越来越幼稚，时常表现出与实际生理年龄不相称的语言和行为，这就是退行性心理。退行性心理是指老年人所表现的与自己的年龄不相符的幼稚的心理和行为，即表现出童年时期的一些思维习惯和行为方式。如有的老年人在自己的要求得不到满足或遭受挫折时，便大哭大闹，甚至就地打滚耍赖如同小孩一样；有的老年人认为自己有病，就可以得到别人的帮助，从而无病呻吟，小病大养，像儿童依赖父母那样依赖别人。

（三）不知羞耻

由于某些疾病的影响，如阿尔茨海默病，有些老年人出现一些不知羞耻和不检点的行为，即性释放症状，如当众大小便，当众裸体，出现对异性性攻击行为等。

第三节　衰老带来的老年疾病特点

一、发病表现不典型

老年人患病时非特异性表现（如认知改变、体重下降、疲劳、跌倒、头晕）增多，典型表现较少，甚至没有典型表现。在照护中要牢记这些不典型表现，早期发现异常，及时报告给专业医护人员。

由于老年人的感受性降低，往往疾病已经比较严重，但是可以无明显的自觉症状，或症状表现不典型。如急性心肌梗死，老年人很少有心绞痛频繁发作、疼痛加剧、心绞痛发作时间延长等表现，常呈现无痛性急性心肌梗死。急性心肌梗死的老年人有的表现为呼吸短促和急性昏迷，甚至发生猝死；有的表现为恶心、呕吐、腹泻，容易被误诊为急性胃肠炎；有的仅感到头昏，或仅表现心衰、心律不齐；有的表现为突然出现的血压降低、休克，或暂时性脑缺血症状，如昏厥、意识丧失、抽搐，易误诊为脑血管供血不足；有的突然出现不能解释的行为改变、不明原因的腹痛并伴有低血压等。因此，老年人常因症状和体征不典型，导致疾病被漏诊或误诊。

（一）老年人常见的不典型发病表现

1. 认知改变　许多老年人患有某种疾病时，首先表现出来的不是该疾病相应的器官受损，而可能表现为精神、认知方面的改变。认知状态改变有时甚至可能是严重疾病的唯一表现。这些状态包括定向力下降、言语减少或言辞混乱、嗜睡、亢奋或嗜睡与亢奋混合型。如果合并意识障碍，在极短时间内发生，并且有疾病诱发，可诊断为谵妄。导致老年人出现认知改变的原因很多，如感染性疾病（呼吸道、尿道、皮肤感染）、用药不良反应、酒精中毒或戒断反应、代谢性疾病（电解质失衡如高钠血症或低钠血症、脱水、低血糖、缺氧）、心血管疾病（如心力衰竭、心肌梗死）、中枢神经系统疾病（如脑膜炎、脑炎、脑卒中、癫痫等）。此外，老年人尿潴留和粪便嵌塞也可导致认知改变。老年精神病、精神抑郁、双相情感障碍、阿尔茨海默病也可伴随认知的改变。

2. 体重下降　非特异的体重下降在社区老年人中的发生率高达15%，常常是疾病并发症或未被诊断的疾病加重的标志。有三种常见病因。第一是社会支持缺乏因素，包括贫困、失能、孤独、受虐；第二是精神心理因素，如抑郁、偏执；第三是医疗因素，如肺部和心脏疾病、肿瘤、药物、感染性疾病、甲状腺功能亢进、糖尿病等。

3. 疲劳　疲劳是指具疲乏感、体能下降，过度的疲劳不是衰老的正常过程。常见的原因有：①生活方式，如体力活动减少、睡眠不足等；②躯体疾病，如血液病、肿瘤疾病、心脏疾病等；③精神心理，如焦虑、抑郁、精神压力大等。

4. 头晕　60岁以上老年人头晕的发生率超过30%。头晕并非衰老的正常过程，但却可以使临床疾病更加困扰老年人，且诊断和治疗都较为复杂。大多数头晕本身的原因都是良性的，但是也有部分头晕是一些更为严重的临床疾病（如心血管疾病）的标志。此外，心理疾病也可能加重老年人头晕；头晕还可导致老年人跌倒、失能的发生比例增高。

5. 发热　发热是感染的典型症状，常见于尿路感染、肺部感染、皮肤感染，也可能是恶性肿瘤、风湿性疾病导致，还可能是由药物不良反应、血肿、甲状腺危象产生。需要注意的是老年人与青年人相比基础体温偏低，国外有文献推荐老年人口腔温度超过37℃即可视为发热。

（二）老年人不同于青年人的疾病表现

老年人由于生理功能的减退，机体的抗病能力和对疾病的反应性也会出现不同程度的降低。因此，老年人的疾病谱与青年不同，即使患同一种疾病，老年人和青年人的临床表现也不尽相同。老年人与青年人相比，对疼痛的反应性和敏感性降低，一种疾病的表现容易被其他疾病掩盖，有时在一种疾病发作时首先表现出来的症状并不像年轻人那样典型，而可能是精神、神经方面的变化。

1. 病情重、变化快　老年人对疾病的反应差，临床表现不典型，当出现明显的症状或体征时，往往病情严重或迅速趋于恶化。如老年人的消化性溃疡，平时无明显胃肠道症状，直至发生消化道大出血时才就诊，发现时已并发血性休克和肾衰竭，病情迅速恶化。

2. 易发生意识障碍　老年人不论患何种疾病，都易发生意识障碍，这与老年人脑血管硬化，脑供血不足，加之各器官功能减退有关。当老年人发生感染、发热、脱水、心率失常等，容易出现嗜睡、谵妄、神志不清甚至昏迷等症状，一旦原发疾病得到控制，意识障碍也会消失。

3. 并发症多　这是老年病的最大特点。

（1）水、电解质和酸碱平衡失常：由于老年人口渴感觉不灵敏，在照顾他们时更应注意舌的干燥与否、皮肤弹性以及有无少尿或体重减轻。老年人肾处理钾的能力降低，如有腹泻或呕吐容易产生低血钾，如因便秘而使用泻药或需利尿而使用利尿剂时，必须小心防止失钾；而肾功能减退伴有感染时，又容易发生高血钾。

（2）多脏器功能衰竭：由于老年人的脏器储备功能低下，免疫力减退，适应能力减弱，机体的自稳性差，在没有意外打击的情况下，尚可保持平衡，进行正常活动，但在疾病或应激状态下如感染、创伤、出血时，很容易发生功能不全或衰竭现象，其中以心、肺、肾和脑的功能较易受影响。

（3）感染：由于老年人的免疫功能减退，在慢性疾病的基础上容易并发呼吸道、胆道及泌尿系统的感染。感染的高危因素包括高龄、瘫痪、肿瘤、长期卧床，应用化疗药及抗生素者更易发生多种病原体感染，包括真菌感染。感染既是老年人常见的并发症，又是其重要的死因。

（4）血栓和栓塞：老年人常因各种疾病或手术长期卧床，易发生深静脉栓塞和肺栓塞，严重者可致猝死。这与老年人的肌肉萎缩、血流缓慢及老年人血液黏度增高有关。故应注意卧床老年人的主动及被动的肢体活动及翻身。

4. 病程长、康复慢　老年人发生急性病变后，受损组织的修复及器官功能的恢复较年轻人缓慢。例如老年人发生急性心肌梗死后，由于心血管基础情况较差，心梗后功能恢复常不理想，泵衰竭较多见，中远期预后较差。恢复期卧床时间大多较长，卧床本身可能带来一系列问题，如情绪不佳、消化不良、食欲减退、排便困难、排痰不畅及肺炎、褥疮、静脉血栓形成和肺栓塞，栓塞甚至成为猝死的诱因等。

5. 药物不良反应多　老年人因肝、肾功能减退导致药物代谢与排泄能力降低，药物在体内代谢速度缓慢，使药物在机体内的半衰期延长，长期使用易引起蓄积中毒。同时，老年人对药物的耐受性和敏感性与中青年不同，加上多药合用等原因，老年人用药容易发生不良反应，甚至危及生命。

6. 对治疗的反应不同　老年人耐受能力降低和个体间的差异扩大，药物易在体内积蓄，治疗量与中毒量更加接近，同等剂量在不同老年人之间反应不同，同样治疗药物，在青年人与老年人之间反应不同，疗效与不良反应也不同。

二、共病逐渐增多

老年人常常同时患有多种疾病，其主要原因如下。

1. 机体各系统生理功能相互联系密切　一个系统发生异常，可以导致另一个或几个系统的异常，如呼吸道感染可以加重充血性心力衰竭；心肌梗死及发作性心律失常可以引起脑缺血。

2. 器官功能减退　很多疾病，如脑、心、四肢等的血管疾患多为慢性过程，当某一器官发生急性改变时，其他器官也随着发生改变。

3. 各种症状的出现及损伤的累积效应　这些随年龄增加而逐渐增加，如高血压、动脉硬化、糖尿病、肿瘤、脊柱弯曲、骨关节炎等常发生于同一位老年人。

4. 免疫功能障碍　癌症、黏液性水肿和严重的贫血常同时见于免疫功能受损的老年人；另外，营养缺乏也可以导致免疫功能降低。

5. 老年病　老年人容易发生骨折、压疮、骨质疏松、尿失禁、感染、血栓形成和支气管炎，且常可同时发生。

6. 老年人患多种疾病时，可出现相同的病症　如泌尿系统感染、前列腺肿瘤，常共同表现为食欲减退、呃逆、恶心、腹胀、腹肌紧张和体重下降等。

三、身体疾病带来心理疾病

老年人患病与心理和精神因素的关系密切，患病后容易发生或加重各种心理问题，同时心理问题又反过来影响疾病的康复进程。自古以来，中医就一直把精神、心理因素列入导致疾病的原因，一方面强调外邪入侵体内而致病，另一方面也不忽视七情致伤、病从心生的道理。中医认为怒伤肝、喜伤心、思伤脾、忧伤肺、恐伤肾。又因心脏为五脏六腑之首，所以喜、怒、忧、思、悲、恐、惊七情中任何情感失调，都可伤及心脏，而心伤则会联动其他脏腑功能失调。因此心理因素、情绪状态不佳既可致病，也可加重已有病情。

第四节 延缓衰老的方法

一、培养健康的生活习惯

（一）不吸烟少饮酒

良好的生活方式是老年人健康长寿的基础，是老年人晚年幸福生活的前提。老年人由于心理冲突、人格不健全、遗传因素等方面原因，加上退休后，无所事事，借以解闷，极易对烟草和酒精等产生情感依赖，进而影响身心健康，引发疾病。

吸烟的害处很多，主要体现在：①影响食欲；②可使体力下降；③可致视力下降；④可致头疼；⑤出现口臭；⑥诱发子宫颈癌；⑦有损骨髓造血机能；⑧加速阿尔茨海默病的发病；⑨损害老年人记忆力；⑩易患胃溃疡。而长期反复饮酒，有酒必醉，容易导致慢性酒精中毒，引起肝硬化、高血压、胃炎等一系列身体疾病和遗忘、幻觉、意识障碍等精神症状。

老年人对自身心理健康关注意识并不强，他们往往不能长久坚持，而良好的生活方式需要老年人持之以恒，而不是三天打鱼两天晒网，坚持不下去，就失去了其应有的意义。

（二）坚持锻炼

老年人坚持锻炼，不但能减少疾病的发生，并且能保持心情愉悦，具体表现为：

1. 增加肺活量　长期锻炼能增强呼吸肌的力量，扩大胸廓的活动范围，增加了肺活量，呼吸时得到的氧气就多，不易出现头晕目眩、记忆力减退等身体疲劳的现象，对于预防呼吸系统疾病、保持健康，有着积极的意义。

2. 促进肠胃消化　经常参加体育锻炼的老年人，对食物的消化和吸收会更加顺利与充分。

3. 改善新陈代谢　运动可调整糖和脂肪代谢，对糖尿病和肥胖症都有辅助治疗作用。

4. 减慢肌少症的发生发展　运动可以增加肌肉量，防止肌肉衰减综合征的发生发展。

老年人应根据自身年龄、身体素质、健康状况、运动基础及场地条件，选择适宜的运动项目及运动量。运动项目包括散步、游泳、健身跑、骑自行车、跳舞、球类运动、医疗体育、太极拳等。运动过程中注意：保证安全、循序渐进、持之以恒、适宜时间、适宜场所、自我监护等。由于体力劳动往往局限于身体某些部位，不能使身体各部位得到均衡活动，所以体力劳动不能完全代替运动锻炼。

（三）平衡饮食

平衡饮食，即膳食中包含的营养素种类齐全，数量充足，比例适当，既不过多又不缺乏，达到平衡。平衡膳食按照每个人的年龄、劳动所需要的热量来安排，各种营养素的供给量按我国生活标准进行配置。老年人由于基础代谢低、消耗少，所需总热量要比青壮年低。一般可采用的饮食结构为：粮食占 20%—40%，蛋、肉、鱼占 8%—10%，油脂食品占 12%—18%，乳制品占 16%—18%，糖和甜食占 10%，蔬菜和水果占 12%—20%。

另外，根据老年人的生理特点，宜少食多餐，避免暴饮暴食或过饥过饱，膳食内容的改变也不宜过快。食物加工应细、软、松，既给牙齿咀嚼的机会，又便于消化；老年人消化道对食物的温度较为敏感，饮食宜温偏热，两餐之间或入睡前可加用热饮料，以解除疲劳，增加温暖，利于睡眠；应遵循“早上吃好，中午吃饱，晚上吃少”的原则，并注意饮食卫生、餐具卫生；注意食用新鲜的食物。

（四）睡眠充足

老年人睡眠时间适中，可促进健康，延年益寿，睡眠过多或不足均会损害健康。老年人每天睡眠时间因人而异。有研究表明，60—70 岁者平均每天睡 8 小时，70—90 岁者每天睡 9 小时，90 岁以上高龄老年人每天睡 10—12 小时，要重视老年人的睡眠习惯，重视对失眠叙述不清的老年人，重视老年人关于失眠的陈述，不必要过分强调夜间才是真正的睡眠时间。要针对老年人的个人习惯和生活规律，合理安排睡眠时间及频次，达到增进健康的目的。

（五）生活有规律

协助老年人安排每日的生活节律，既要有内容，又要使老年人有舒适感。安排恰当的作息时间，将日间活动安排得既丰富多彩又不过于疲劳。以坐、卧休息，听音乐，放松精神，抬高肢体，闭目养神等方式休息，再安排适量的活动，如室内的看书、写字、下棋，还可安排一些家庭事务、买菜做饭等活动，以及室外的散步、慢跑、做体操等。

总之，在制定生活制度时，要注意几点：①尊重老年人的生活习惯；②在尊重老年人行动自理的基础上提供协助；③帮助老年人建立和维持适合健康状况的生活节律；④帮助老年人建立丰富多彩的生活；⑤力求使老年人在精神上感到安心和安全。

（六）保持正常体重

有许多研究表明，老年人体重过低，会增加营养不良和死亡的风险；而体重过高，则增加发生冠心病、糖尿病、高血压等疾病的风险。

步入中老年每年应该定期做身体检查，了解自身的健康状况，针对自身情况，合理安排好饮食和活动，保持适宜的体重。体重过低的老年人，应通过增加食物摄入量、参加活动、调节心情、增加食欲、保证睡眠等方式来增重；而体重过重的老年人，则应适当增加身体活动量和适当控制能量摄入，循序渐进地降低体重。另外，老年人切忌在短时间内使体重出现大幅度变化。

（七）爱整洁

人到老年要爱整洁，适度老来俏，不仅是个人身心健康的需要，也是现代文明的需要。白发一经染黑，也就显得年轻许多；胡子勤刮，可使颜面保持整洁，容光焕发。不仅美化了自己，增添精神，而且也美化了社会，成为一道夕阳风景，还利于社交活动，益于身心健康。正如谚语中所说“老要时髦少要乖”。

老年人的衣着要考虑实用性，是否有利于健康及穿脱方便。要选用透气、舒适、宽大的衣料，其不仅对皮肤刺激小，且能让老年人感到舒适。

（八）少管事

保持身心健康，愉快地安度晚年，是所有老年人的共同愿望。有专家建议老年人应做到三个“不管”。一不管晚辈不节俭：现在的消费观念变了，“月光族”“负翁”成了许多人的生活方式。二不管晚辈不孝顺：在现代社会中，家庭向小型化发展，子女都有自己的工作，不可能每天厮守在老人身旁。三不管社会不平等：要学会全面、客观地看问题，这样生活中就会多一些阳光、少一些阴影，内心也就少一些不必要的困扰。

（九）不轻信外人

社会上有不少以老年人为目标的诈骗团伙如“保健品推销”等，老年人不要轻信外人的话，以免上当受骗。

二、培养健康的心理

中国十大寿星平均年龄为 119.7 岁①，他们长寿的共同秘诀是心态平和、顺其自然、不苛求、不攀比、不埋怨。老年人要身体健康，首先要有好心态，感到心情愉快。保持乐观精神，培养健康的心理，就需要做到三个“正确”，即正确对待自己、正确对待他人、正确对待社会，这样才能真正达到身心健康，延年益寿。

（一）退而不休有所为

老年人对社会的认知度会随着年龄的增长而退化，大多数老年人不愿接受新事物。事实证明，越封闭的老年人衰老得越快，就越认为自己与这个社会不协调。许多老年人退休后发现，精神变得无以寄托，每天都打不起精神来，所以让老年人从封闭的环境中走出来会更有利于老年人的健康。要做到退而不休，如果老年人也能像年轻人那样热衷于上网、旅游，那么老年人就会身心愉悦，进而减少疾病的发生。

美国心理学家研究表明，理解与帮助他人，也有利于自身的心理健康。平时做点小事，比如帮人送送报、收收水电费，同样可以充实他们的生活，减少抑郁症的发生。老年人的心理和身体都比以前差，但可以做些力所能及的事，这样不仅不会累坏身体，反而有益于健康。

（二）多交朋友勤交流

离退休导致了老年人社会角色的转换，从社会的职业角色转变为居家角色，从主题角色转换为辅助角色，从交往范围广泛的动态型角色转变为交往范围狭窄的相对静态型角色。重视人际关系和心理交流，不仅可以帮助老年人走出角色限制，安全度过新旧角色转换间出现的矛盾和冲突，实现社会角色的顺利转变，而且能让老年人在适应新的社会角色中，找到自己的新方向和生活目标，增强老年人生活的信心及能力。

老年人既要注意联系老朋友，又要善交新朋友，要经常和好友聊天谈心，交流思想感情，这样不仅能满足自身的情感需求，又使新老朋友从交往中得到适当的生活经验和阅历，从而感情升华；生活上亦可做到互相关心体贴，思想上沟通交流，在集体活动和人际交往中取长补短，汲取生活营养，建立新的生活规律和情感支持系统，避免出现情绪低落、心情不佳等情况，使自己心情舒畅、生活愉快。

---

① 数据来源于中国老年学学会发布的第七届中国十大寿星排行榜。

（三）参加活动怡情志

老年人离开工作岗位后，感到社会地位、经济收入下降，毕生从事的事业统统“丧失”，加上健康状况每况愈下，年轻时的容貌、风采不再，有的老年人老伴撒手人寰、儿女远居国外，这些客观原因或多或少影响着老年人的情感，使老年人产生风烛残年的消极情绪，并逐渐形成孤独、自卑、抑郁、多疑、急躁、固执己见等个性心理特征，随着年龄的增长，出现大脑功能和躯体疾病等，阿尔茨海默病和老年抑郁症的发生随之而来。

为了预防不良情绪带来的危害，老年人应积极拓展丰富多彩的生活空间，使身心得到长足的锻炼和发展，借以延年增寿。可鼓励老年人根据自身情况，举办一些家庭聚会，或者跟亲戚、朋友一起外出郊外游玩，到老年人比较集中的公园、社区散步、唱歌、跳舞等，使老年人重新建立生活的信心和热情。生活中遇到麻烦，可以找亲戚或好友聊一聊，不闷在心里。老年人要关心自己的身体健康，更要关注自己的心理和情绪。建立良好的社会关系，包括与家人亲属保持和谐关系，对于老年人身心健康是非常重要的。

（四）培养爱好提兴趣

许多老年人认为，辛苦了一辈子，到了退休一定要好好休息，什么都不做，吃好睡好就可以了，其实这是一种错误的观念。随着时间的推移，老年人只会越来越不愿意活动，渐渐变得“懒惰”。

老年人对生活要充满信心，要做到性情豪爽，心胸开阔，情绪平稳，尽量发挥自己在知识、经验、技能、智力及特长上的优势，培养兴趣爱好，寻找新的生活乐趣，积极增加与外界的联系。学会欣赏是培养兴趣的基础，热爱生活、热爱人生、热爱自然的人，就会发觉周围充满着生机和活力。高学历的老年人在退休前就需要思考退休后的安排问题，培养一些有益健康的爱好。适宜老年人兴趣爱好的活动有很多，如练习书法、钓鱼、养花、打太极拳等，能够增加心理寄托，缓解紧张情绪，可使老年人感到生活依旧有意义、有兴趣、有安全感。

（五）学而不止进学校

心理学家认为，老年人心理衰老的程度和平时脑力活动有密切的关系。经常用脑的人，可以减缓阿尔茨海默病和认知障碍的进展。所以为确保大脑健康，要坚持学习，经常读书、看报，勤思考，使大脑在思考中得到充分运动和锻炼，推迟脑细胞的退休并促进思维敏锐。

鼓励老年人勤干、用脑，善于用科学的知识养生保健，既锻炼了智力，又学会了自我保健和照顾的技能。进入老年可以学习的东西很多，如老年自我保健、老年社会学、老年家政学等，甚至可以重新回归校园，学习自己一直梦想却从未涉足的领域，重温学生时代，了却年轻时的心愿；同时还可以了解国内外大事，了解社会变更，更新观念，紧跟时代步伐，既丰富了自己的生活，也锻炼了智力，加强脑的保健，延缓神经衰老。

（六）加强修养保晚节

加强道德修养，保持晚年高风亮节，不仅能使老年人快乐、幸福，还可以树立良好的社会风气，为新一代青年人做好榜样，促进家庭幸福、社会和谐发展。老年人应主动去培养幸福感。

首先，心态要平衡。不对自己过分苛求，对他人不过高期望，在无损原则下不要过分坚持，助人为乐，与人为善，疏导自己的愤怒情绪，懂得倾诉，善于自娱自乐。

其次，要看到自己的长处。要知足常乐，想想自己并不比别人差，心情就会好很多，不怨天怨地，不左右攀比，社会安定，子女孝顺，衣食不愁，与世无争，就可以感到日子过得很幸福。

最后，要抛弃一切烦恼。不愉快的人和事不要去纠结，加强自己的思想修养，心胸宽阔，尽量控制自己的情绪，不斤斤计较，不苛求别人。

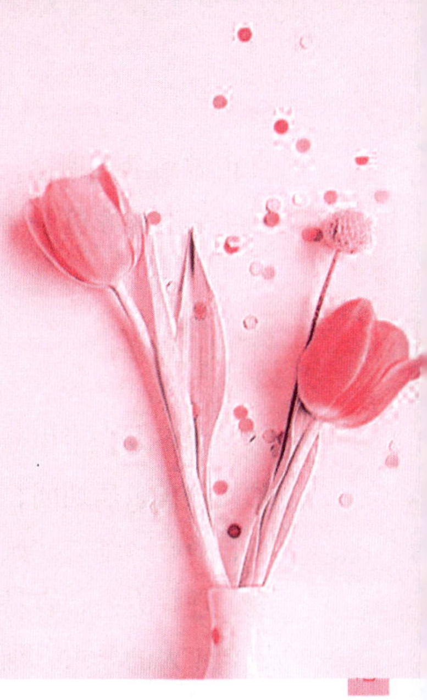

第二章 老年照护师的职业素养与理念

第一节　老年照护的理念

老年照护是对需要帮助的年老体弱、不能自理或半自理的老年人提供日常生活、心理疏导等方面的帮助和支援的服务。

国际老龄联合会提出了21世纪的老年照护新理念，概念上由满足老年人物质需求向满足精神需求为重点转变。其基本原则不再仅是经验照护，而是科学为主的精心照护，其意义由安身立命之本转变为情感心理依托，老年照护的目标也由传统的长寿转变为现代的健康长寿。现代思想越来越重视身心并护。

一、全人理念，身心照护

照护是指以照顾日常生活起居为基础，为独立生活有困难者提供帮助。老年人的照护更是需要照料、康复和保健相结合，实现对老年人的全身心照护。老年人的心理状态可以很大程度地影响老年人的机体功能。尤其是老年人患病后，往往对未来失去信心和希望，自认为成为家人的累赘而充满负疚感。

照护师在照护老年人的过程中，不仅要关注老年人的身体健康，还要注重心理和社会等全方位的健康。照护工作不只是为老年人提供单纯技术性的照护，还应了解他们复杂的心理活动，尊重并理解他们，及时给予安慰、支持和心理疏导，调整不良情绪，解除或缓解各种压力，使老年人处于最佳的心理状态。要重视老年人的心理康复，同时也要指导老年人的家属关心老年人的心理康复，既不过分保护也不忽视老年人，真正做到全人理念，身心皆要照护，禁止歧视、侮辱、虐待或者遗弃老年人，禁止对老年人实施家庭暴力和精神暴力。

二、尊重老年人自己的意愿

老年人大半生操劳，为社会做出了贡献，人到老年，理应受到社会的尊重和敬爱，尤其是在患病期间，需要得到精心的治疗和高质量的护理。照护工作中要始终贯穿耐心、爱心、细心、诚心的原则，尊重、体谅老年人。有时老年人因身体不灵活、行动慢、理解力差、容易遗忘等，提出更多的要求，照护人员要采取恰当的措施，尽量满足老年人的要求，维持和保护老年人的自尊心，使他们感到有足够的安全感、舒适感和信任感。不论职位的高低、病情的轻重、自理能力的强弱，都应和善对待，真诚相处，并能提供个性化的服务。

三、发挥老年人的自我能力

通过健康教育调动老年人的主观能动性，变被动接受照护为主动参与照护，即由“替代护理”到“自我护理”及“协同护理”，以替代或补偿残损的部分。还要指导与鼓励老年人家属的参与，使他们在日常生活中随时关注老年人的康复情况，能积极引导、鼓励、帮助老年人努力提高自我护理能力，恢复生活自理的信心和能力，适应新的生活。

大部分老年人尚存部分自理能力，照护工作除了注意缺损的功能之外，同样也要注意残存功能的保护。根据老年人的情况提供全部照护、部分照护和健康教育支持，既能帮助老年人保持现存功能，又能减轻老年人的依赖心理，鼓励老年人最大程度地发挥残存的功能，使其基本的日常生活活动能够自理。

四、重视老年人的安宁疗护

安宁疗护是指对于那些得了不治之症的老年人所采取的全人化医疗护理照顾，以维护老年人和家属最佳的生命品质。主要是通过疼痛控制减缓身体上的不适症状，同时注重处理老年人及家属在心理、社会和心灵上的问题。

目的是让每个进入生命终末期的人都能得到以人为本的关爱和照料，舒适、安宁、有尊严地走完人生最后的旅程；同时对其家属给予社会心理支持，提供善别服务，平安地度过哀伤期，帮助他们在最短的时间内重新回归社会。安宁疗护是对死亡过程的科学化人工调节，是一种死亡文明。安宁疗护对终末期老年人的照料，是社会文明的标志，反映了社会文化历史和时代特征，真正体现了人道主义真谛，显示了生命的尊严和价值。

第二节　老年照护师的职业伦理和责任

一、老年照护师的职业伦理

老年照护师的职业道德是在进行养老护理工作中应当遵守的行为规范。根据中华人民共和国人力资源和社会保障部的国家职业技能标准《养老护理员》（2011 年修订）的要求，老年照护师职业守则的主要内容有以下三点。

（一）诚实守信，遵纪守法

在为老年人提供照护服务时，必须遵守国家的法律、法规，做到诚实、守信、慎重、自重。尤其做养老服务，更应把诚实守信放在首位，因为老年人是弱势群体，不论最终长者是失智还是失能，照护师均应诚实守信地把服务工作做好，道德重在实践，实践是评价道德的唯一标准。

照护师要自觉学习相关法律法规，切实尊重并维护老年人的合法权益。通过学习相关法律法规，更好地运用法律法规保护机构、老年人以及自己。我国 1996 年 8 月颁布的《中华人民共和国老年人权益保障法》，通过立法制止和制裁侵害老年人权益的行为，是保障老年人合法权益的体现，也促进和保障了社会经济、文化进一步健康稳定、持续发展。该法对老年人在家庭生活和社会生活中的权益和保障进行了阐述。

（二）爱岗敬业，尽职尽责

老年照护师最基本的职业道德就是要忠于职守，热爱养老护理工作，在养老护理工作中必须贯彻“以老年人为本”的基本原则。尊重老年人、爱护老年人是中华民族几千年来的传统美德，更是做好养老护理工作的前提条件。

照护师的主要工作就是为老年人提供必要的生活协助、健康照护，属于服务性工作。因此，老年照护师必须树立服务第一的理念，不断学习老年护理知识，接受新的理念，努力提高自己的服务技能，以强烈的责任心关爱和理解老年人，尽职尽责地为老年人提供全方位的身心照顾，采取最有效的照护干预措施为老年人提供最优质的照护服务，提高老年人的生存质量。

（三）尊重被照护者，保护隐私

尊重老年人，就要做到维护老年人的尊严，尊重老年人的民族风俗习惯及宗教信仰，主动了解被照护者的饮食习惯、服饰、年节等生活习惯、丧葬习俗等，不得歧视或者背后议论；了解被照护者的民族风俗及宗教信仰中的禁忌情况，理解其个体化行为和特性，不干涉，不嘲笑，让被照护者能够按照自己的方式行事和表达自己，加强沟通交流，满足被照护者的正常需求。

尊重老年人的日常生活习惯，不要乱动老年人房间的物品及摆设，在为老年人打扫卫生时对一些物品的摆放位置一定要先征求老年人的意见，不要按自己的习惯和眼光去自作主张。如果认为某些物品的摆放不科学或是不安全，可以提醒老年人或是引导他改变习惯，而不是强制改变老年人原本的习惯。

保护老年人的隐私，不把被照护者个人和家庭的隐私张扬出去，是每一个照护师应有的道德素养。同时，照护师还要注意不参与被照护者家的内部事务。当遇到被照护者家庭内部矛盾时，要保持清醒的头脑，不介入，不为双方的过激言辞做旁证，必要时，可为双方做些劝解工作，缓解矛盾，积极促进家庭和睦，维护被照护者的权利。

二、老年照护师的职责

（一）提供安全的医疗保健与照护服务

为老年人提供的所有医疗保健与照护服务，必须以安全为最大的前提条件，安全不只是要保证被照护者的人身安全，同时还包括环境安全、设施安全、操作安全、使用约束物品、采取安全预防措施等，确保提供的服务在尊重老年人的意愿和习惯的基础上，发挥最大的效果，为老年人提供满意的服务。使用约束物品包括提供床挡、防护垫、安全标识、安全扶手、紧急呼救系统等；安全预防措施包括评估老年人不安全因素和潜在隐患，制定意外灾害、常见意外的预防方案，定期检查安全程序落实情况等。

同时，照护师还要提供协助医疗护理服务，协助医师、护士完成简单的医疗护理照顾服务。服务范围包括：观察老年人日常生活情况变化；协助老年人服药，协助生活不能自理的老年人进行肢体活动；搬运；协助老年人使用助行器具；完成标本的收集送检；协助进行并发症的预防；完成物品的清洁、消毒，协助做好院内感染的预防工作。

具体内容包括：①基础护理。包括老年人的清洁护理、饮食护理、排泄护理，监测老年人的生命体征。②老年专科疾病护理。实行老年专科疾病护理及技术操作。

③老年心理护理。包括老年人心理卫生教育、老年人心理问题评估、实施老年心理护理干预措施。④老年康复指导。传授老年期自我护理技术、老年病并发症康复预防和指导如何使用康复治疗技术。⑤老年期健康教育。传播老年期健康知识、矫正不良健康行为。⑥健康咨询。提供老年病的预防、康复，老年期的营养、心理卫生和社会活动等咨询服务。⑦护理技术操作。包括基础护理技术操作、老年专科护理技术操作、急救技术操作等。

（二）完成老年人日常生活照护

居家生活照料服务应使老年人能在居住的环境中得到健康照料，帮助老年人和家庭提高自我照顾的能力。

服务范围包括：指导家务管理、协助维持家庭生活、帮助老年人进行日常生活活动、咨询建议等。

具体的内容包括：①躯体功能方面的照护，包括饮食和服药、身体清洁、卫生处置、变换体位、使用轮椅、更衣、排泄如厕、大小便控制等方面的照护。②日常生活方面的照护，包括准备饭菜和饭后收拾整理、衣服的清洁整理及修补、打扫卫生、采购物品、外出、管理钱物、打电话等方面的照护。③健康维护方面的照护，包括陪伴就诊、体检、健康宣传、健康教育、身心保健等方面的照护。④咨询建议，是指照护者针对老年人提出生活、身体、心理等方面的提议与见解。

（三）提供心理照护

在实施老年照护的过程中，照护师应主动关心老年人及其家属，鼓励其表达内心的感受，并给予一定的心理支持。鼓励老年人回忆往事，对其以往的成就、贡献给予肯定；对于不服老、角色缺如的老年人，应引导其接受老化、患病的事实，使其能正确对待老化、疾病等。

同时，照护师应对老年人及家属的努力给予充分肯定，使整个家庭能更有信心及耐心地持续照顾，维持老年人良好的生活品质。提供心理精神支持服务应满足老年期特殊心理需求。及时掌握每个老年人的情绪变化，对普遍性问题和极端的个人问题可寻求机构集体研究解决，保持老年人的自信状态。

（四）提供临终关怀照护

临终关怀又称善终服务、安宁照顾、终末护理、安息护理等。临终关怀是一种特殊的卫生保健服务，是指由社会各层次（护士、医生、社会工作者、志愿者以及政府和慈善团体人士等）组成的团队向临终老年人及其家属提供的包括生理、心理和社会等方面的一种全面的支持和照料。其目的在于使临终老年人的生命质量得以提高，能够无痛苦、舒适地走完人生的最后旅途，并使家属的身心得到维护和增强。

作为照护师，在老年人将要到达人生终点的时刻，了解其心理和生理反应，提供身心两方面恰当、正确的照护，尊重老年人的意愿，维护老年人的尊严，提高临终老年人的生命质量十分重要。同时，对临终老年人的亲属，给予安慰和指导，使其早日从悲伤中得以解脱也是十分必要的任务。

照护师应具有真诚、忠实的态度，根据老年人对其病情的认识程度进行沟通，耐心倾听老年人的诉说，在沟通中注意因势利导，循循善诱，实施正确的人生观、死亡观的教育，使老年人逐步面对现实。经常陪伴在老年人身旁，注意非语言交流技巧的使用，尽量满足老年人心理方面的需求，使他们感受到温暖和关怀；应积极主动地帮助老年人了却未完成的心愿，给予临终老年人安静、舒适的环境，减少外界干扰；使老年人平静、安详、有尊严地离开人间。

第三节　老年人沟通技巧

有效的沟通，不仅能让人们可以分享彼此之间的感情和知识，也可以减少或消除误会，增进彼此之间的了解，促进社会秩序的和谐。

与老年人关系的建立和发展同样需要在沟通过程中实现。因此，全面、准确地了解老年人的心理状态以及需要，注意沟通的艺术、技巧和有效的沟通方法是很有必要的。老年人常由于生理机能的老化、独居或是丧偶等原因，孤独感尤为突出，照护师就要采用适当的方式和老年人进行沟通交流，使老年人感受到关爱和温暖，促进老年人身心健康、家庭和谐。

如何与老年人沟通？首先就是要切实了解老年人生理与心理特征（孤独感、缺乏安全感、无能感、失落感、焦虑感），还要掌握与老年人沟通的态度与技巧（真挚、接纳、尊重、主动、耐心、个性化），避免与老年人沟通的障碍因素（情绪障碍、生理疾病、心理因素、环境因素、不适合的时间），熟记老年人沟通的七项原则（亲切胜于亲热、态度胜于技术、多听胜于多说、了解胜于判断、同理胜于同情、理喻胜于教训、启发胜于代劳），最终达到有效沟通的目的。

与老年人沟通的特点：①因生理改变导致其沟通能力下降，主要表现在老年人听力下降、皮肤感受刺激退化、咽喉肌肉萎缩、声带弹性下降、发声困难、视力减退、认知功能障碍等。②价值观的差别，如时代印记的不同，独立价值观、世界观存在差异等。③环境的变化，如住院、入住养老院或独居与亲属分离等。④社交能力降低，如老年人接收信息量减少、社会支持逐渐降低等。

与老年人沟通的原则：①尊重老年人；②全面了解老年人；③简洁、明确的语言输出和耐心的倾听；④非语言沟通的应用。

一、合适的称谓

我国是礼仪之邦，素有尊老敬老之风俗，而老年人的别称也颇多。对老年人要给予恰当的称呼（此处以老年男性为例）。

1. 老爷爷　这个是最常见、最普通的称呼，如果你不知道如何称呼的时候，就叫对方老爷爷，或者直接叫爷爷。

2. 老先生　有些人从外表看是儒雅学究式的，不妨直接就叫对方为老先生，也不失礼仪。

3. 您老　如果实在是不知道如何称呼，可以直接用您老来代替。

4. 称职位　有职务的老年人要称职位，例如，首长您好、政委您好、局长您好、总经理您好、董事长您好等。

二、尊重习惯

尊重是沟通的基础。老年人退休前，可能是单位里的领导、骨干，受到同事的尊重，在家里掌握经济和事物的大权。由于社会和家庭角色发生重大改变，同事的热情和尊重少了，家庭事务也不需要操心了，这样很容易使老年人产生一种“人老不中用”的自卑心理。

老年人由于自卑心理比较明显，迫切需要被重视和受到尊重。要给予明显尊重、支持，增强其自爱和自尊心，提升其自身形象。同时，尊重老年人的生活习惯、兴趣爱好，以及满足其受人尊重的需要。老年人无法回避自我衰老的现实问题，但他们在心理上不希望被认为是社会的累赘、家庭的负担，他们仍然需要独立自主，希望得到关注和尊重，因此需要无区别地对待老年人群，使他们得到平等的待遇和充分的尊重。

三、多倾听

何谓倾听？“倾听”侧重于“倾”，即“身子向前稍倾、认真地听”，含有尊重的意思。老年人由于种种原因产生不解、误会或由于言语障碍表述不清时，照护师都应该耐心、认真聆听，切忌注意力不集中，更不要争辩，在聆听全部叙述后再追问有没有其他问题，心平气和地给予解释或回答，往往会收到良好的效果。

在与老年人交谈中，首先要调整适当的身体姿势，近距离弯下腰与老年人交谈，老年人才会觉得与你平等，觉得你重视他。其次要用心交流，要注视对方的眼睛，视线不要游走不定，要让老年人觉得你关注他。再次，在语言上善于寻找和发现老年人喜欢或希望用什么样的交谈方式；说话的速度要相对缓慢些，语调适中，看老年人表情和反应，判断他们的需求。最后，要积极倾听，抱着谦虚的态度诚心去听；要仔细地听，要专心认真，不要三心二意；要用心去听，捕捉对方话语中的含义或言外之意；老年人讲话比较啰唆，要有耐心，不要轻易插嘴打断对方的话语，但要给予适当的回应。

四、多顺从

照护师应顺从老年人的心理意愿，满足其合理的心身需求，以期改善不良的情感状态，纠正身心异常现状。老年人生平必定有喜欢的物件，放置在身边，一定能安慰老人身心；如果老年人有急需的某件物品或者老年人牵挂的子女，如能常看到，胜于吃药。不过照护师在实施中，应该看其需求是否合情合理，是否现实可行，是否适度适量，如若老年人存在胡思乱想或放纵妄想的欲念，则应适度劝说或引导，顺从他们的意愿，满足他们的需求，不能盲目满足。

五、观察老年人的反应

老年人情感不稳定，易伤感，易激怒，易兴奋，爱唠叨，办事固执刻板，还有的以自我为中心，影响人际关系。老年人不仅对当前事情易怒，而且对以往情绪压抑的怒火也容易爆发。发火以后又常常感觉到如果按自己以前的性格，是不会对这点小事发火的，从而产生懊悔心理。恐惧也是老年人常见的一种心理状态，表现为害怕，有受惊的感觉，当恐惧感严重时，还会出现血压升高、心悸、呼吸加快、尿频、厌食等症状。抑郁是常见的情绪表现，症状是压抑、沮丧、悲观、厌世等，这与老年人脑内生物胺代谢改变有关。长期存在焦虑心理会使老年人变得心胸狭窄、吝啬、固执、急躁，久则会引起内分泌失调，促使疾病发生。老年人由于大脑皮质兴奋和抑制能力低下，造成睡眠减少、睡眠浅、多梦、早醒等睡眠障碍。

因此，当老年人出现心理问题时，要及时发现并进行心理治疗，以免心理问题加剧，引发严重的精神心理疾病。指导老年人经常与别人进行思想和感情交流。封闭自己和孤独感是危害老年人心身健康的重要因素，是引起老年抑郁症和阿尔茨海默病的原因之一。聊天是一种最经济实惠而且又非常有益于心身健康的活动，对防治抑郁症和阿尔茨海默病均有益处。

六、酌情使用触摸

触摸是非语言沟通交流的特殊形式，包括抚摸、握手、依偎、搀扶等。触摸可表达照护师对老年人的关爱，而触摸他人或事物则可帮助老年人了解周围环境，肯定其存在价值。

触摸是一种无声的语言，可以交流关心、理解等情感。老年人由于长期患病，常出现焦虑、沮丧等心理，特别是临终老人，他们大多经历了否认、愤怒、抑郁、接受等复杂心理，精神极度脆弱，因此，实施非语言行为往往比语言更有效，照护师可握住老人的手，耐心倾听对方诉说，适当地给老人拉拉被子，理好蓬松的头发，通过皮肤的接触满足老人的心理需求，用无语的交流表现出对老人的理解和爱，使他们有安全感、亲切感。

在与老年人的非语言沟通中，应注意使用触摸技巧。

（1）面部表情真诚，注视对方眼睛。

（2）维护老年人的尊严及尊重其社会文化背景。

（3）渐进地开始治疗性触摸。

（4）照护师把握触摸力度，避免老年人受威胁或受刺激。

（5）照护师清楚适宜的触摸位置，如手、肩、膝盖，禁止触摸头部。

（6）运用一般护理活动和了解触摸的疗效。正确对待老年人对触摸的反应，当老年人情绪有变时，尽量先不要劝说，用手轻拍对方的手或肩膀以作安慰，也可扯开话题以稳定其情绪。

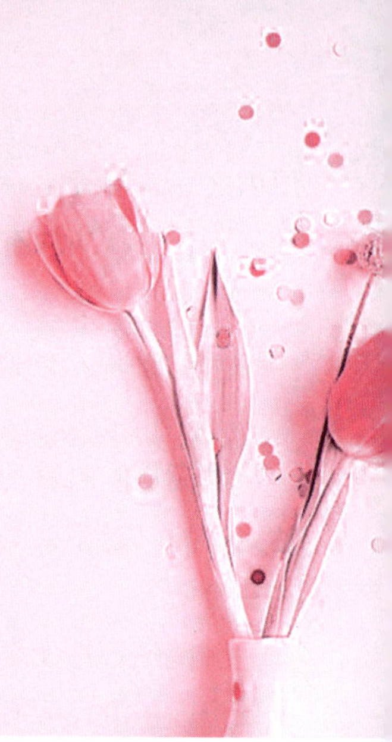

第三章
老年人安全照护

第一节　老年安全评估

马斯洛需求层次理论是行为科学的理论之一，由美国心理学家亚伯拉罕·马斯洛在 1943 年在《人类激励理论》论文中所提出。他将人类需求像阶梯一样从低到高分为五个层次，分别是：生理需求、安全需求、社交需求、尊重需求和自我实现需求。

在马斯洛的人类需要层次理论中，安全需求是仅次于生理需求的基本需求。对于老年人来说，安全问题尤为重要。

一、影响老年人安全的因素

（一）个体因素

1. 生理因素　随着老年人年龄的增长，各组织器官、系统功能出现老化的现象，进而影响个体的感觉、知觉、记忆、平衡、肌肉的力量、步态的稳定等，从而增加了跌倒、误吸、走失等安全问题的风险。

2. 病理因素　老年自身疾病增大了安全隐患的风险。例如脑卒中、帕金森病等神经系统病变可能会导致老年人平衡功能、前庭功能、认知功能等受损；白内障、视网膜病变等可能会导致视觉功能受损。以上这些均会导致老年人跌倒、呛咳、走失等安全问题。昏厥、眩晕、惊厥、偏瘫等都会影响机体的平衡功能、稳定性、协调性，导致神经反射时间延长和步态失常。老年人泌尿系统疾病或其他原因伴随尿频、尿急、尿失禁等症状而匆忙去洗手间、排尿性晕厥等也会增加跌倒的危险。

3. 药物因素 很多药物可以影响人的神智、精神、记忆、视觉、步态、平衡、吞咽等功能，从而增加老年人跌倒等安全风险。此外老年人服药过量、服药依从性不良等问题可能会进一步增加安全问题的风险。

可能增加跌倒风险的药物包括：抗抑郁药、抗焦虑药、催眠药、抗惊厥药、安定药、抗高血压药、利尿剂、血管扩张药、降糖药、镇痛剂、多巴胺类药物、抗帕金森病药等。长期口服催眠药、抗焦虑药、抗抑郁药的老年人容易发生慢性误吸，从而导致噎呛等安全问题。

4. 心理及认知因素 有两种常见心理状态可能会危及老年人的安全，一是不服老，二是不愿麻烦他人。例如有的老年人明知自己不能独自上厕所，但却不要别人帮忙，结果难以走回自己的房间。有的老年人想自己倒水，但提起暖瓶后，却没有力量将暖瓶里的水倒进杯子，从而引发烫伤、摔伤等安全问题。

此外，沮丧、抑郁、焦虑、情绪不佳等一般心理问题或者心理障碍，及其导致的与社会的隔离均增加了跌倒、死亡率增加等安全风险。

（二）照护师因素

照护师因素包括照护师的数量和素质。照护师的素质包括人文素质、职业素质和业务素质等。合适的人员配备有利于及时满足老年人的基本需求和病情监测。但当照护师专业素质未达到照护师职业的要求时，就又可能因为行为不当或过失，造成老年人身心伤害。

（三）环境因素

昏暗的灯光，湿滑、不平坦的路面，在步行途中的障碍物，不合适的家具高度和摆放位置，楼梯台阶、卫生间没有扶栏、把手等都可能增加跌倒的危险，不合适的鞋子和行走辅助用具也与跌倒有关。

二、老年安全评估的内容及评估量表

老年安全评估旨在测试个体自理及风险程度，根据评分结果，给予对应安全及照护措施。老年人安全评估的内容主要包括躯体功能、跌倒/失衡、认知功能、视力听力障碍、居家安全等方面，每个隐患分别有对应量表可进行评估，评估结果有风险的，应做到提前预防干预，防范安全问题的发生。

（一）躯体功能评估

躯体功能的评估主要包括日常生活活动能力及步行速度两方面。

1. 日常生活活动能力　目前用于基本日常生活能力的常用评估工具主要是日常生活活动能力量表，也称巴塞尔指数（表 3－1）。

表 3－1　日常生活活动能力量表（巴塞尔指数）

项目	评分	标　　准	评分日期		
大便	0 5 10	失禁或昏迷 偶有失禁（每周 <1 次） 控制			
小便	0 5 10	失禁或昏迷或需由他人导尿 偶有失禁（每 24 小时 <1 次） 控制			
修饰	0 5	需要帮助 自理（洗脸、梳头、刷牙、剃须）			
用厕	0 5 10	依赖他人 需部分帮助 自理（去和离开厕所、使用厕纸、穿脱裤子）			
进食	0 5 10	较大或完全依赖 需部分帮助（切面包、抹黄油、夹菜、盛饭） 自理（能进食各种食物，但不包括取饭、做饭）			
转移	0 5 10 15	完全依赖他人，无坐位平衡 需大量帮助（1—2 人，身体帮助），能坐 需少量帮助（言语或身体帮助） 自理			
活动	0 5 10 15	不能步行 在轮椅上能独立行动 需 1 人帮助步行（言语或身体帮助） 独立步行（可用辅助器，在家及附近）			
穿衣	0 5 10	依赖他人 需一半帮助 自理（自己系、开纽扣，关、开拉锁和穿鞋）			
上下楼梯	0 5 10	不能 需帮助（言语、身体、手杖帮助） 独立上下楼梯			
洗澡	0 5	依赖 自理（无指导能进出浴池并自理洗澡）			
		总得分			
		评估人			

注：评分结果如下。满分 100 分；<20 分为极严重功能缺陷，生活完全需要依赖；20—40 分为生活需要很大帮助；40—60 分为生活需要帮助；>60 分为生活基本自理。巴塞尔指数得分 40 分以上者康复治疗的效益最大。

巴塞尔指数主要针对慢性病患者日常生活活动能力进行评定，方法简单，可信度及灵敏度高，因此被广泛应用。

2. 步行速度　除了评估日常生活能力，步行速度也是预测老年人功能下降和死亡率的重要指标。步行速度 <0.8 米/秒的老人往往需要做进一步评估，例如是否存在跌倒风险的增加。

（二）跌倒/失衡评估

对于老年人，尤其是发生过跌倒的老年人应该对其进行跌倒危险因素的评估，并根据评估结果选择有效的干预措施。目前最常用的评估量表有老年人跌倒风险评估量表（2011年卫生部版，表3－2），以及用于评估老年人平衡功能的伯格平衡量表（表3－3）。

表3－2　老年人跌倒风险评估表（2011年卫生部版）

运动	权重	得分	睡眠状况	权重	得分
步态异常/假肢	3		多醒	1	
行走需要辅助设施	3		失眠	1	
行走需要旁人帮助	3		夜游症	1	
跌倒史			用药史		
有跌倒史	2		新药	1	
因跌倒住院	3		心血管药物	1	
精神不稳定状态			降压药	1	
谵妄	3		镇静、催眠药	1	
痴呆	3		戒断治疗	1	
兴奋/行为异常	2		糖尿病用药	1	
意识恍惚	3		抗癫痫药	1	
自控能力			麻醉药	1	
大便/小便失禁	1		其他	1	
频率增加	1		相关病史		
保留导尿	1		神经科疾病	1	
感觉障碍			骨质疏松症	1	
视觉受损	1		骨折史	1	
听觉受损	1		低血压	1	
感觉性失语	1		药物/乙醇戒断	1	
其他情况	1		缺氧症	1	
			年龄80岁及以上	3	

注：结果评定如下。
最终得分：
低危：1—2分；中危：3—9分；高危：10分及以上。

表 3－3　伯格平衡量表

检查项目	完成情况	评分			
1. 从坐位站起	不用手扶能够独立地站起并保持稳定	4			
	用手扶着能够独立地站起	3			
	若干次尝试后自己用手扶着站起	2			
	需要他人少量的帮助才能站起或保持稳定	1			
	需要他人中等或最大量的帮助才能站起或保持稳定	0			
2. 无支持站立	能够安全站立 2 分钟	4			
	在监护下能够站立 2 分钟	3			
	在无支持的条件下能够站立 30 秒	2			
	需要若干次尝试才能无支持地站立达 30 秒	1			
	无帮助时不能站立 30 秒	0			
3. 无靠背坐位，但双脚着地或放在一个凳子上	能够安全地保持坐位 2 分钟	4			
	在监护下能够保持坐位 2 分钟	3			
	能坐 30 秒	2			
	能坐 10 秒	1			
	没有靠背支持，不能坐 10 秒	0			
4. 从站立位坐下	最小量用手帮助安全地坐下	4			
	借助于双手能够控制身体的下降	3			
	用小腿的后部顶住椅子来控制身体的下降	2			
	独立地坐，但不能控制身体的下降	1			
	需要他人帮助坐下	0			
5. 转移	稍用手扶着就能够安全地转移	4			
	绝对需要用手扶着才能够安全地转移	3			
	需要口头提示或监护才能够转移	2			
	需要一个人的帮助	1			
	为了安全，需要两个人的帮助或监护	0			
6. 无支持闭目站立	能够安全地站立 10 秒	4			
	监护下能够安全地站立 10 秒	3			
	能站 3 秒	2			
	闭眼不能达 3 秒，但站立稳定	1			
	为了不摔倒而需要两个人的帮助	0			

续表

检查项目	完成情况	评分			
7. 双脚并拢无支持站立	能够独立地将双脚并拢并安全站立 1 分钟	4			
	能够独立地将双脚并拢并在监视下站立 1 分钟	3			
	能够独立地将双脚并拢，但不能保持 30 秒	2			
	需要别人帮助将双脚并拢，但能够双脚并拢站立 15 秒	1			
	需要别人帮助将双脚并拢，双脚并拢站立不能保持 15 秒	0			
8. 站立位时上肢向前伸展并向前移动	能够向前伸出 >25 厘米	4			
	能够安全地向前伸出 >12 厘米	3			
	能够安全地向前伸出 >5 厘米	2			
	上肢可以向前伸出，但需要监护	1			
	在向前伸展时失去平衡或需要外部支持	0			
9. 站立位时从地面捡起物品	能够轻易且安全地将地面物品（如鞋）捡起	4			
	能够将地面物品（如鞋）捡起，但需要监护	3			
	伸手向下达 2—5 厘米且独立地保持平衡，但不能将地面物品（如鞋）捡起	2			
	试着做伸手向下捡物品的动作时需要监护，但仍不能将地面物品（如鞋）捡起	1			
	不能试着做伸手向下捡物品（如鞋）的动作，或需要帮助，免于失去平衡或摔倒	0			
10. 站立位转身向后看	能从左右侧向后看，身体转移良好	4			
	仅从一侧向后看，另一侧身体转移较差	3			
	仅能转向侧面，但身体的平衡可以维持	2			
	转身时需要监护	1			
	需要帮助以防失去平衡或摔倒	0			
11. 转身 360 度	在 4 秒的时间内，安全地转身 360 度	4			
	在 4 秒的时间内，仅能从一个方向安全地转身 360 度	3			
	能够安全地转身 360 度，但动作缓慢	2			
	需要密切监护或口头提示	1			
	转身时需要帮助	0			
12. 无支持站立时将一只脚放在台阶或凳子上	能够安全且独立地站立，在 20 秒的时间内完成 8 次	4			
	能够独立地站立，完成 8 次 >20 秒	3			
	无须辅助具在监护下能够完成 4 次	2			
	需要少量帮助能够完成 >2 次	1			
	需要帮助以防止摔倒或完全不能做	0			

续表

检查项目	完成情况	评分			
13. 一脚在前的无支持站立	能够独立地将双脚一前一后地排列(无距离)并保持30秒	4			
	能够独立地将一只脚放在另一只脚的前方（有距离）并保持30秒	3			
	能够独立地迈一小步并保持30秒	2			
	向前迈步需要帮助，但能保持15秒	1			
	迈步或站立时失去平衡	0			
14. 单腿站立	能够独立抬腿并保持>10秒	4			
	能够独立抬腿并保持5—10秒	3			
	能够独立抬腿并保持≥3秒	2			
	试图抬腿，不能保持3秒，但可维持独立站立	1			
	不能抬腿或需要帮助以防摔倒	0			
总分（56分）					
检查者签名					

注：①本量表有14个项目，需20分钟完成，满分56分。评测结果介于两项评分标准之间时，取低分。总分低于40分表明有摔倒的危险。②上肢向前伸展达水平位，检查者将一把尺子放在指尖末端，手指不要触及尺子。测量的距离是被检查者身体从垂直位到最大前倾位时手指向前移动的距离。如可能，要求被检查者伸出双臂以避免躯干的旋转。③评定工具包括秒表、尺子、椅子、小板凳和台阶。

（三）压疮/褥疮评估

老年人由于身体功能退化、活动能力差、经常卧床、免疫功能降低、营养不良、翻身不及时等因素，是压疮最为高发的人群。因此，对于长期卧床的老年人应该对其进行压疮危险因素的评估，并根据评估结果选择有效的干预措施。目前最常用的压疮筛查量表是布雷登压疮危险因素测量表（表3－4）。

表3－4　布雷登压疮危险因素测量表

评分内容	评估计分标准				评分
	1分	2分	3分	4分	
1. 感知能力	完全受限	大部分受限	轻度受限	无损害	
2. 潮湿程度	持续潮湿	常常潮湿	偶尔潮湿	罕见潮湿	
3. 活动能力	卧床	坐椅子	偶尔步行	经常步行	
4. 移动能力	完全受限	非常受限	轻微受限	不受限	
5. 营养摄取能力	非常差	可能不足	充足	非富	
6. 摩擦力和剪切力	存在问题	潜在问题	不存在问题		

注：压疮评分分级如下。①轻度危险（15—16分）；②中度危险（13—14分）；③高度危险（≤12分）。

（四）认知功能评估

在过去的30年里，大量的认知功能评估量表产生，如何选择一个合适的量表需考虑多种因素，如量表的内容、结构效度、信度、灵敏度、特异性、阳性和阴性预测值等。目前最常用的有两种量表：简易精神状况检查和简易智力状态评估量表。简易精神状态检查量表（表3－5）现已成为许多国家和地区广泛应用的认知量表，是目前被临床使用最多的测试阿尔茨海默病患者认知状况的工具；简易智力状态评估量表主要用于大范围的筛查（表3－6）。

表3－5 简易精神状况检查量表

<table>
<tr><td colspan="4">日期</td><td></td><td></td><td></td><td></td><td></td></tr>
<tr><td colspan="4">时间</td><td></td><td></td><td></td><td></td><td></td></tr>
<tr><td colspan="4">文化程度：□文盲 □小学程度 □中学或以上程度</td><td></td><td></td><td></td><td></td><td></td></tr>
<tr><td colspan="4">评估项目（一）：有以下任何一项的为高危对象</td><td></td><td></td><td></td><td></td><td></td></tr>
<tr><td colspan="2">既往史（近三年）</td><td colspan="2">曾经发生走失</td><td></td><td></td><td></td><td></td><td></td></tr>
<tr><td colspan="2">医学诊断</td><td colspan="2">认知功能障碍（智障、阿尔茨海默病、精神分裂）</td><td></td><td></td><td></td><td></td><td></td></tr>
<tr><td colspan="2">意识状态</td><td colspan="2">有精神行为异常</td><td></td><td></td><td></td><td></td><td></td></tr>
<tr><td colspan="2">视力状态</td><td colspan="2">失明</td><td></td><td></td><td></td><td></td><td></td></tr>
<tr><td colspan="4">评估项目（二）：简易精神状况检查量表</td><td></td><td></td><td></td><td></td><td></td></tr>
<tr><td rowspan="10">定向力（10分）</td><td rowspan="5">1. 现在是（5分）</td><td>星期几</td><td>1分</td><td></td><td></td><td></td><td></td><td></td></tr>
<tr><td>几号</td><td>1分</td><td></td><td></td><td></td><td></td><td></td></tr>
<tr><td>几月</td><td>1分</td><td></td><td></td><td></td><td></td><td></td></tr>
<tr><td>什么季节</td><td>1分</td><td></td><td></td><td></td><td></td><td></td></tr>
<tr><td>哪一年</td><td>1分</td><td></td><td></td><td></td><td></td><td></td></tr>
<tr><td rowspan="5">2. 我们现在在哪里（5分）</td><td>省市</td><td>1分</td><td></td><td></td><td></td><td></td><td></td></tr>
<tr><td>区或县</td><td>1分</td><td></td><td></td><td></td><td></td><td></td></tr>
<tr><td>街道或乡</td><td>1分</td><td></td><td></td><td></td><td></td><td></td></tr>
<tr><td>什么地方</td><td>1分</td><td></td><td></td><td></td><td></td><td></td></tr>
<tr><td>第几层楼</td><td>1分</td><td></td><td></td><td></td><td></td><td></td></tr>
<tr><td rowspan="3">即刻记忆力（3分）</td><td rowspan="3">3. 现在我要说三种东西，在我说完后，请您重复说一遍，请您记住这三样东西，因为几分钟后要再问您的（3分）</td><td>皮球</td><td>1分</td><td></td><td></td><td></td><td></td><td></td></tr>
<tr><td>国旗</td><td>1分</td><td></td><td></td><td></td><td></td><td></td></tr>
<tr><td>树木</td><td>1分</td><td></td><td></td><td></td><td></td><td></td></tr>
</table>

续表

注意力和计算力（5 分）	4. 请您算一算 100 − 7 = ？连续减 5 次（若错了，但下一个答案正确，只记一次错误）（5 分）	93	1 分					
		86	1 分					
		79	1 分					
		72	1 分					
		65	1 分					
回忆能力（3 分）	5. 请您说出我刚才告诉您让您记住的那些东西（3 分）	皮球	1 分					
		国旗	1 分					
		树木	1 分					
语言能力（9 分）	6. 命名能力（2 分）	出示手表，问这个是什么东西	1 分					
		出示钢笔，问这个是什么东西	1 分					
	7. 复述能力（1 分）	我现在说一句话，请跟我清楚地重复一遍（44 只石狮子）	1 分					
	8. 阅读能力（1 分）	请您念念这句话，并按上面的意思去做	1 分					
	9. 三步命令（3 分）我给您一张纸请您按我说的去做，现在开始	用右手拿着这张纸	1 分					
		用两只手将它对折起来	1 分					
		放在您的左腿上	1 分					
	10. 书写能力（1 分）	要求受试者自己写一句完整的句子（句子必须有主语、动词、有意义）	1 分					
	11. 结构能力（1 分）	（出示图案）请您照下面图案画下来 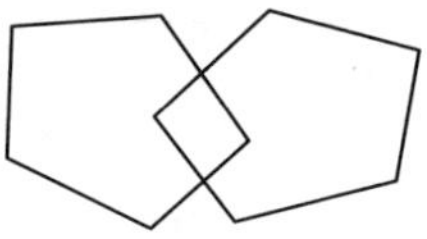	1 分					
评估总分								

注：总分 30 分。分数值与受教育程度有关，文盲≤17 分，小学程度≤20 分，中学或以上程度≤24 分，为有认知功能缺陷，以上为正常。13—23 分为轻度痴呆，5—12 分为中度痴呆，<5 分为重度痴呆。认知功能缺陷的必须作以下家属告知及签名。

尊敬的患者/家属： 您好！根据患者疾病特征/简易精神状况检查量表评估，患者有认知障碍表现，会影响患者日常生活、社会交往和工作能力，严重者还可发生走失意外等风险。我们会努力帮助患者促进康复，防范并降低走失的风险，希望得到您的理解及配合。	家属签名： 时间： 年 月 日
护理措施	

续表

1. 向患者/家属/陪护介绍居室环境及安全设施						
2. 床旁悬挂警示标识。告知家属/陪护患者存在的潜在风险，走失的危害性。患者每次外出，应随身携带写有详细联系方法的卡片，并有家人/照护师陪同						
3. 住院时签署住院患者陪护知情同意书，24 小时留陪护						
4. 佩戴手腕带，穿防走失背心，且在安全距离内活动						
5. 各班护士定时巡视病房，及时追问外出患者去向。必要时按规定逐级上报。发现患者四处徘徊时提高警觉并询问						
6. 做好外出检查、治疗的交接班，记录出入时间、去向						
7. 协助、监督患者服药到口，并需第三者在场						
8. 指导、照顾患者日常生活，避免伤害（烫伤、跌倒、误伤他人）。将锐器、热水瓶置于患者不能拿到的地方，电源插座戴上保护套						
9. 注意健康生活方式：合理饮食，戒烟酒，适当的运动。努力参加集体活动，保持乐观，保证休息及睡眠						
责任人签名						
审核者签名						

表 3－6　简易智力状态评估量表

序号	评　估　项　目
1	请受试者仔细听和记住 3 个不相关的词，然后重复
2	请受试者在一张空白纸上画出钟的外形，标好时钟数，给受试者一个时间让其在钟上标出来（画钟试验正确：能正确标明时钟数字位置顺序，正确显示所给定的时间）
3	请受试者说出先前所给的 3 个词

注：评估建议如下。

0 分：3 个词一个也记不住，定为痴呆。

1—2 分：能记住 3 个词中的 1—2 个；画钟试验正确，认知功能正常；画钟试验不正确，认知功能缺损。

3 分：能记住 3 个词，不定为痴呆。

（五）视力及听力评估

老年人的视力下降与跌倒风险增加、认知功能下降、抑郁发生率增加相关。我们建议对近来出现认知下降、功能障碍或者跌倒的老人进行常规的视力评估（表3－7）。听力下降是老年常见疾病，仅次于高血压和关节炎，往往导致抑郁、社交障碍、自卑心理、住院率增加、认知力下降和失能。我们推荐对65岁以上出现听力下降、存在躯体功能下降风险、住院或者认知障碍的老人进行听力筛查，询问患者是简单有效的听力筛查方法（表3－8）。

表3－7　视力评估

序号	筛查项目	评分方法	得分
1	目前您阅读、行走和看电视时，觉得吃力吗	0＝是 1＝否	
2	目前您看东西时觉得有东西遮挡或视物有缺损吗	0＝是 1＝否	
3	目前您看东西时事物变形、扭曲吗	0＝是 1＝否	

注：计算总分。

结果判定标准：≤1分，视力差；2分，视力较差；3分，视力良好。

表3－8　听力评估

序号	筛查项目	评分方法	得分
1	是不是别人总抱怨您把电视机或收音机的声音开得太大	0＝是 1＝否	
2	是不是经常需要别人重复所说的话	0＝是 1＝否	
3	是不是感到听电话或手机有困难	0＝是 1＝否	

注：计算总分。

结果判定标准：≤1分，听力差；2分，听力较差；3分，听力良好。

（六）居家安全评估

常见的躯体疾病或者认知问题都增加了家庭事故在老年人中的发生率，减少老年人家庭意外伤害的风险尤为重要。对于我国老年人来说，最适用的居家环境量表是家庭危险因素评估工具（表3－9）。

表 3-9 居家危险因素评估工具及干预建议

1. 对室内灯光的评估与建议			
序号	评估内容	评估结果	建　　议
1	居家灯光是否合适	□是　□否	灯光不宜过亮或过暗
2	楼道与台阶的灯光是否明亮	□是　□否	在通道和楼梯处使用60瓦的灯泡。通道上宜装有光电效应的电灯
3	电灯开关是否容易打开	□是　□否	应能轻松开关电灯
4	在床上是否容易开灯	□是　□否	在床上应很容易开灯
5	存放物品的地方是否明亮	□是　□否	在黑暗处应安装灯泡。从亮处到暗处应稍候片刻
2. 对地面（板）的评估与建议			
序号	评估内容	评估结果	建　　议
1	地面是否平整	□是　□否	地面不宜高低不平，如有应以斜坡代替。室内不应有门槛
2	地毯（垫）是否平放，有没有皱褶和边缘卷曲	□是　□否	确保地毯（垫）保持良好状态，去除破旧或卷曲的地毯
3	地板的光滑度和软硬度是否合适	□是　□否	地面（板）不宜光滑，可以刷防滑的油漆，可铺地毯
4	地板垫子是否滑动	□是　□否	除去所有松动的地垫，或者将它们牢牢固定在地上，并且贴上防滑地衬垫
5	一有溢出的液体是否立即擦干净	□是　□否	一有溢出的液体立即将其擦干净
6	地面上是否放置杂乱的东西或障碍物	□是　□否	地面上应整洁，尽可能不放或少放东西，应清除走廊的障碍物
7	通道上是否没任何电线	□是　□否	通道上不应有任何电线
3. 对卫生间的评估与建议			
序号	评估内容	评估结果	建　　议
1	在浴缸或浴室内是否使用防滑垫	□是　□否	在湿的地面易滑倒，浴室内应使用防滑垫，在浴缸内也应使用防滑材料
2	洗刷用品是否放在容易拿到的地方	□是　□否	洗刷用品应放在容易拿到的地方，以免弯腰或伸得太远

续表

3	在马桶周围、浴缸或淋浴间是否有扶手	□是　□否	应装合适的扶手
4	是否容易在马桶上坐下和站起来	□是　□否	如马桶过低，或老人不易坐下和站起来，应加马桶增高垫，并在周围装上合适的扶手
5	浴缸是否过高	□是　□否	浴缸不宜过高。如过高，应加用洗澡凳或洗澡椅等
4. 对厨房的评估与建议			
序号	评估内容	评估结果	建　　议
1	是否不用攀爬、弯腰或影响自己的平衡就可很容易取到常用的厨房用品	□是　□否	整理好厨房，以便能更容易取到最常用的厨具。可配用手推托盘车。如必须上高处取物，请用宽座和牢靠的梯子
2	厨房内灯光是否明亮	□是　□否	灯光应明亮
3	是否常将溢出的液体立刻擦干净	□是　□否	应随时将溢出的液体抹干净
4	是否有良好的通风设备来减少眼睛变模糊的危险性	□是　□否	留置通风口，安装厨房抽油烟机或排气扇，做饭时更应通风
5	是否有烟雾的报警装置	□是　□否	应装烟雾报警装置
6	是否有家用灭火器	□是　□否	应配家用灭火器
5. 对客厅的评估与建议			
序号	评估内容	评估结果	建　　议
1	是否可以容易从沙发椅上站起来	□是　□否	宜用高度适宜又有坚固扶手的椅子
2	过道上是否放置电线、家具和凌乱的东西	□是　□否	不可在过道上放置电话线、电线和其他杂物
3	家具是否放置在合适的位置，使您开窗或取物时不用把手伸得太远或弯腰防滑	□是　□否	家具应放置在合适的位置
4	窗帘等物品的颜色是否与周围环境太相近	□是　□否	窗帘等物品的颜色尽可能鲜艳，与周围环境应有明显区别

续表

6. 对楼梯、台阶、梯子的评估与建议			
序号	评估内容	评估结果	建　　议
1	是否能清楚地看见楼梯的边缘	□是　□否	楼梯与台阶处需要额外的照明，并应明亮。楼梯灯尽量使用自动开关
2	楼梯与台阶的灯光是否明亮	□是　□否	
3	楼梯上下是否有电灯开关	□是　□否	
4	每一级楼梯的边缘是否安装防滑踏脚	□是　□否	在所有阶梯上必须至少一边有扶手，每一级楼梯的边缘应装防滑踏脚
5	楼梯的扶手是否坚固	□是　□否	扶手必须坚固
6	折梯和梯凳是否短而稳固，且梯脚装上防滑胶套	□是　□否	尽量避免使用梯子，如需用时最好有人在旁。折梯应保持良好状态，最好用有扶手的梯子，以保证安全
7. 对老年人衣服和鞋子的评估与建议			
序号	评估内容	评估结果	建　　议
1	是否穿有防滑鞋底的鞋子	□是　□否	鞋子或拖鞋上应有防滑鞋底和凸出的纹路
2	鞋子是否有宽大的鞋跟	□是　□否	鞋子上应有圆形宽大的鞋跟
3	在房里以外的地方是否穿的是上街的鞋子而不是拖鞋	□是　□否	避免只穿袜子、宽松的拖鞋、皮底或其他滑溜鞋底的鞋子和高跟鞋
4	穿的衣服是否合身和没有悬垂的绳子或摺边	□是　□否	衣服不宜太长，以免绊倒（尤其是睡衣）
5	是否坐着穿衣	□是　□否	穿衣应坐下，而不要一条腿站
8. 对住房外面的评估与建议			
序号	评估内容	评估结果	建　　议
1	阶梯的边缘是否已清楚标明	□是　□否	应在阶梯的前沿漆上不同的颜色确保所有外面的阶梯极易看到
2	阶梯的边缘是否有自粘的防滑条	□是　□否	阶梯边缘应贴上防滑踏脚
3	阶梯是否有牢固且容易抓的扶手	□是　□否	阶梯应有牢固且容易抓的扶手
4	房子周围的小路情况是否良好	□是　□否	应保持小路平坦无凹凸。清除小路上的青苔与树叶，路潮湿时要特别小心

续表

5	夜晚时小路与入口处灯光是否明亮	□是　□否	小路与入口处晚上应有明亮的照明
6	车库的地板是否有油脂和汽油	□是　□否	车库的地板应没有油脂和汽油
7	房子周围的公共场所是否修缮良好	□是　□否	公共场所应修缮良好
9. 对卧室的评估与建议			
序号	评估内容	评估结果	建　议
1	室内是否有安全隐患，如过高或过低的椅子、杂乱的家居物品等	□是　□否	卧室的地板上不要放东西。要把卧室内松动的电线系好，通道上不得有杂乱物品。椅子高度应合适
2	室内有无夜间照明设施，是否可以在下床前开灯	□是　□否	床边安一盏灯，考虑按钮灯或夜明灯。夜晚最好在床边放一把手电筒
3	室内有无紧急呼叫设施	□是　□否	安装紧急呼叫器
4	是否容易上、下床	□是　□否	床高度应适中，较硬的床垫可方便上、下床。下床应慢，先坐起再缓慢站立
5	卧室内是否有电话	□是　□否	卧室应装部电话或接分机，放在在床上就可够着的地方
6	电热毯线是否已安全地系好，不会使您绊倒？按钮是否可以在床上够得着	□是　□否	应将线系好，按钮应装在在床上就可够得着的位置
7	床罩是否有绳圈做的穗	□是　□否	床罩上不应有穗或绳等
8	如果您使用拐杖或助行器，它们是否放在您下床前很容易够得着的地方	□是　□否	将拐杖或助行器放在较合适的地方

第二节　创建安全居家环境

老年人的身心健康和安全与其居住环境有密切关系。调整并改善环境中的不利因素，为老年人营造一个安全、舒适、整洁和便利的居住环境，对于促进老年人健康、提高老年人生活质量具有重要意义。

一、室内环境

（一）温度、相对湿度

老年人体温调节能力降低，室温应以 22—24℃适宜。室温过高时，机体散热受阻，老年人容易感到烦躁，呼吸、消化功能均受干扰。室温过低，老年人容易受凉。相对湿度则以 40%—60%为宜。

（二）采光

日照能使血管扩张、血流加快，改善皮肤组织营养状况，对老年人尤为重要，特别是活动受限的老年人。房间采光要好，老年人即使足不出户，也能享受阳光。老年人视力下降，尤其注意老年人暗适应力低下，室内光线要分布均匀，卧室宜采用可调节亮度的灯具，并将开关设在床头。夜间照明要保持光线强弱适中，如保障走廊、卧室和厕所的灯光，可安装地灯，但要避免直射眼睛，以免妨碍睡眠。

（三）通风

居室要经常通风，保证室内空气新鲜，雾霾天应尽量少开窗，冬天要避免对流风。老年人长期卧床不能如厕排便时，易导致房间充满异味，应及时清理排泄物。老年人嗅觉不敏感，应注意及时换洗污衣被服。

（四）地板

地板应平整防滑，不要打蜡，不反光，便于清洁且无障碍，更适用于老年人。

（五）入口

应适当增大入口处的面积和门的宽度，门的理想宽度为 80—86 厘米，以便于坐轮椅的老年人可以顺利通过。出入口内外应留有不少于 1.5 米×1.5 米的轮椅回旋面积。

（六）楼梯

老年人使用的楼梯台阶的边缘要装防滑带，避免踢脚板漏空或踏面过于突出的设计，踏步平面与立面宜为异色，以便老年人行走时能辨认。

（七）卧室

老年人最好有独立的卧室以保护其隐私，但要注意与家人的卧室、厕所相连，以方便联系。卧室房间朝南最佳，冬暖夏凉，利于采光。窗户宜宽大，有良好的隔窗观景视线，以便减少老年人独居室内的烦闷，并有利于通风换气。

（八）通道

设计老年人住宅通道时，应充分考虑老年人身体状况、行走能力，并为今后的功能退化做好准备。通道空间不能过小、过窄，除了方便坐轮椅的老年人可以顺利进出外，还可便于照护。

二、室内设施

（一）门槛及台阶

地面不要有门槛，在有门槛处可以垫一块有倾斜度、固定的木板，形成牢固的斜坡，以便老年人行走。如需设台阶，则必须设置轮椅坡道及扶手。

（二）门锁及灯具开关

门锁及灯具开关位置和高度要适当，应考虑坐轮椅的老年人能够使用。最好使用可以发亮的开关板，便于老年人在黑暗中寻找开关位置。

（三）窗帘

窗帘最好为两层纱，薄的纱层既可透光又可遮挡屋内情况，厚的则可遮住阳光有利于睡眠，颜色宜淡雅。

（四）扶手

在走廊、厕所、楼梯边上、浴室等老年人经常走动的通道墙面，应安装固定的扶手。

1. 可行走的老年人　扶手标准为直径3—4厘米，高度70—90厘米，与墙的间距3—5厘米，以便于老年人抓握。如果使用者是具体某个人，则可根据其身高决定扶手高度，以大腿髋关节水平为最佳。

2. 坐轮椅的老年人　扶手安装的位置需满足可让老年人站起来的“身体前倾”条件，即伸手抓住扶手时，头部向前探出要超过脚的位置。扶手的高度大约与坐位时人的脐部高度相同（50—60厘米），站起来时距扶手距离为椅子前腿与墙之间的距离（50—60厘米）。

（五）地毯

地毯虽然表面温暖、舒适，但易产生静电反应、吸附异味、蚊虫寄生且不易清洁。此外，容易对轮椅的活动造成障碍。区域性的地毯也容易诱发跌倒，最好避免使用。如必须要使用地毯，最好选择背面有橡皮的地毯，并将地毯边缘固定，边缘卷曲要及时更换。电线、网线等应粘在房间四周的地上。

（六）安全防卫设备

住宅楼电梯、过道内应设置电话、报警灯，卧室应设置紧急呼叫装置，紧急呼叫按钮应设在既易于触摸又能避免误碰的地方，高度应在老年人适宜操作的范围内。如床头附近的呼叫按钮应保证老年人躺卧姿势也能方便触摸到，还可另设拉绳，拉绳端头下垂距地面 10 厘米，使老年人倒地后也可拉拽求救。

（七）家具

家具应小巧、轻便、方便使用，不用经常爬高取物，宜选配圆滑、牢固、稳定、没有棱角的家具，以防老年人碰伤。家具的材质以环保无毒无害型为佳。色彩宜用暖色调。家具的把手应在适当的位置，使用省力的开门、拉抽屉等操作方式，避免老年人费力蹲下或踮脚尖才能使用。沙发不宜过软、过低，否则老年人坐下后起身比较困难。对于能离床活动的老年人来说，床的高度应方便老年人上、下床，以坐在床边足底能完全着地为宜。如有条件可选择可以抬高床头、调节高度的床。对于卧床的老年人，床的高度宜位于照护师腰部的水平。空间许可条件下，床应越宽越好，以使老年人可以安心翻身或坐起。床两边应有可以抬起、放下并调节高度的护栏，床脚带有可以固定的轮子便于床的移位。床垫软硬应以身体不下陷并能在床垫上“放心行走”为宜，便于老年人翻身和坐起。家居摆设应整齐、不易滑动，不应有太多杂物以免老年人绊倒。床应放在靠墙并且没有对流风的位置，以防老年人坠床或受凉感冒。

三、厨房、卫生间与浴室

（一）厨房

（1）空间尺寸要为坐轮椅的老年人做准备，操作台间的距离应保证轮椅的回转。由于轮椅旋转比平移更为方便省力，因此“U”形、“L”形操作台更适合坐轮椅的老年人使用。

（2）厨房应保证有效的采光和通风，除自然通风外，还应加强机械排风，保证油烟气味及时散出。

（3）炉灶不要过于靠近厨房门和窗，以免火焰被风吹灭或行动时碰翻炊具。老年人记忆衰退，炉灶最好有时间设定和自动断火功能。

（4）燃气热水器必须接近外墙、外窗，以达到直接对外排气的要求。

（5）厨房应设置燃气泄漏报警器、火灾报警器、紧急呼叫按钮等安全保障设施，可帮助老年人应对紧急事件。

（二）卫生间

（1）卫生间最好设置在老年人卧室内或卧室旁边。

（2）对腿脚不便的老年人在厕所和浴室应设置必要的辅助设施。应在坐便器前方和侧方留出一定空间，便于坐轮椅的老年人靠近，也可方便照护师在坐便器前侧方抱住老年人的身体，协助老年人擦拭、起身。

（3）坐便器前方有墙或其他高起物时，可设置水平扶手，以帮助老年人借力起身。坐便器应一侧靠墙，便于安装扶手，辅助老年人起坐。扶手的水平部分应距地面65—70 厘米，竖直部分距坐便器前沿 20—25 厘米，上端不低于 140 厘米。

（4）坐便器旁应加紧急呼叫器，为了让老年人跌倒后仍能使用紧急呼叫器，可加设拉绳，绳端下垂至距地面 10 厘米处。

（三）浴室

（1）地面应选用防水、防滑材质，地漏位置应合理，使地面排水顺畅，避免积水。

（2）将淋浴与盆浴分开独立设置，避免让老年人站在浴缸中淋浴。洗漱、更衣一般持续时间较长，可在盥洗台前安排坐凳，淋浴区放置淋浴椅。在浴缸边放置与浴缸等高的浴凳，以便老年人出入浴缸时使用。

（3）理想的浴缸长度以老年人膝盖能微微弯曲，足底能蹬到对侧浴缸壁为宜，浴缸过长会令老年人身体失去支撑点，不能保持稳定的姿势。浴缸边缘厚度宜在 5 厘米以内，使老年人易于抓握，可以代替扶手使用。淋浴喷头、浴缸旁边应设置“L”形扶手，可辅助老年人进入洗浴区域，以及在洗浴中转身、起坐等。

（4）不宜采用向内开启的门，选用易于开关的推拉门或是外开门，以保证发生意外时救援人员可及时入内。

四、房间清洁消毒

（一）开窗通风

通风是最简便有效的清洁空气方法，居室内各房间应定时开窗通风，以保持室内空气新鲜和降低微生物的密度。此外，日常湿式打扫卫生，如用湿抹布擦拭各种家具、物品，湿拖布擦地以减少室内尘埃，达到洁净空气的目的。但应注意每次打扫卫生后，将抹布及拖布清洗干净、晾干，减少细菌繁殖。

（二）碗筷消毒

1. 煮沸法　煮沸是碗筷等食具最简便可靠的消毒方法。煮沸消毒时，水一定要浸没碗筷，杯、碗等直立放置不应叠放。煮沸时间为 5—10 分钟（以水沸后开始计时）。如怀疑有肝炎病毒等抵抗力较强的微生物污染，煮沸时间应为 15—20 分钟。

2. 蒸汽消毒法　家庭蒸汽消毒可使用蒸锅，水烧开冒出蒸汽后蒸 10—15 分钟。也可用高压锅，将碗筷放入高压锅内架上，加一定量的水，水烧开产生蒸汽后计时，1 分钟可杀灭一般细菌，5 分钟可灭活乙型肝炎病毒。

3. 远红外消毒柜消毒法　远红外碗筷消毒柜采用干热消毒法，温度达 125℃，维持 15 分钟。此消毒方法效果好，但对碗筷损坏大。消毒待冷却后再打开箱门，以免烫伤及防止碗盘破裂。

4. 消毒剂浸泡消毒法　不耐高热的食具可采用此法。常用消毒剂有含氯消毒剂（一般污染用 250—500 毫克/升有效氯，肝炎和结核菌污染用 1000—2000 毫克/升有效氯）、0. 2%—0. 5% 过氧乙酸等，消毒时需将碗筷完全浸没，浸泡时间为 10—30 分钟，消毒后用清水冲洗干净。

（三）床单、被套、衣服、毛巾消毒

1. 洗涤消毒法　床单、被套、枕套、衣服等棉布织品一般采用洗涤消毒法，可放入洗衣机用肥皂或洗衣粉进行洗涤，洗完后晒干或烘干。

2. 煮沸消毒法　棉织品、毛巾可用煮沸的方法进行消毒，可直接煮沸 20—30 分钟。

3. 消毒剂浸泡消毒法　不耐高温的化纤制品或纯毛制品可以用化学消毒液浸泡（如 84 消毒液等），如用含氯消毒剂（一般污染用 250—500 毫克/升有效氯，肝炎和结核菌污染用 1000—2000 毫克/升有效氯）浸泡 30 分钟，然后再进行洗涤。

4. 日光暴晒法　较大的被褥可以置于阳光下暴晒 4—6 小时，翻动一两次，使每

个部位都被晒到。一般的衣被都可用此法消毒。患传染病的老年人用过的被服应先消毒后拆洗。

（四）剃须刀、修面刀、牙刷消毒

1. 专人专用　通过血液传播的传染病如乙型肝炎、丙型肝炎、艾滋病等，可通过剃须刀、修面刀、牙刷等传播。牙刷不能共用，剃须刀、修面刀一人一用一消毒。

2. 浸泡消毒　剃须刀、修面刀如不能做到专人专用，应该用适当的消毒剂浸泡消毒。

（五）浴缸消毒

家用浴缸每次用完后应用浴缸清洗剂彻底刷洗干净，同时定期用 84 消毒液对浴缸进行消毒。方法：用含有效氯 250—500 毫克/升的 84 消毒液擦拭浴缸，保留 30 分钟后清洗干净。

（六）坐便器消毒

坐便器易被微生物污染或污垢积聚。可用装有粉状含氯消毒剂的小布囊或消毒块挂在坐便器冲洗缘，消毒剂每次冲洗释放部分进入坐便器。同时，每日应用清洁剂等对坐便器、马桶坐垫圈、马桶盖进行清洁洗刷。

第三节　老年人用药安全

老年人由于各器官功能的衰退，机体对药物的代谢和反应发生改变。评估老年药物代谢动力学的特点，为指导合理用药及药物照护提供重要信息。

一、药动学特点

药物代谢动力学，简称药动学，是研究机体对药物处置的科学，即研究药物在体内的吸收、分布、代谢和排泄过程及药物浓度随时间变化规律的科学。老年药动学改变的特点为：药物代谢动力学过程减慢，绝大多数药物的被动转运吸收不变而主动转运吸收减少，药物代谢能力减弱，药物排泄功能降低，血药浓度增高。

（一）药物的吸收

药物的吸收指药物从给药部位转运至血液的过程。大多数药物通过口服给药，经

胃肠道吸收后进入血液循环，到达靶器官而发挥效应。因此，胃肠道环境或功能的改变可能对药物的吸收产生影响。

1. 胃酸分泌减少　老年人胃黏膜萎缩，胃壁细胞功能下降，胃酸分泌减少，胃液 pH 值升高，可影响药物吸收。

2. 胃排空速度减慢　老年人胃肌萎缩，胃蠕动减慢，使胃排空速度减慢，延迟药物到达小肠的时间。

3. 肠肌张力增加和活动减少　老年人肠蠕动减慢，肠内容物在肠道内停留时间延长，药物与肠道表面接触时间延长，使药物吸收增加，但胃排空延迟、胆汁和消化酶分泌减少等因素都可以影响药物的吸收。

4. 胃肠道和肝血流量减少　胃肠道和肝血流量随年龄增长而减少。胃肠道血流量减少影响药物吸收速率。

（二）药物的分布

药物的分布不仅与药物的贮存、蓄积及清除有关，而且影响药物的效应。影响药物在体内分布的主要因素有：机体的组成成分、药物与血浆蛋白的结合能力及药物与组织的结合能力等。

（三）药物的代谢

肝脏是药物代谢的主要器官。老年人肝血流量和细胞量比成年人降低 40%—65%。肝脏微粒体酶系统的活性也随之下降，肝脏代谢速度只有年轻人的 65%。因此，药物代谢减慢、半衰期延长易造成某些主要经肝脏代谢的药物蓄积。

（四）药物的排泄

肾脏是大多数药物排泄的重要器官。老年人肾功能减退，包括肾小球滤过率降低、肾血流量减少、肾小管的主动分泌功能和重吸收功能降低。这些因素均可导致由肾以原形排出体外的药物蓄积，表现为药物排泄时间延长，清除率降低。

二、药品的正确保存方法

（一）药品放置

药品应放在干燥、阴凉、清洁和老人容易拿取的地方，避免阳光直射，保持整洁，定期检查药品质量，以确保药品安全。

（二）分类放置

药品应按内服、外用、注射等分类放置，放在干燥、阴凉、清洁处。并注意有效期，以免失效。

（三）标签明显

在药瓶上贴明显标签，如内服药标签为蓝色边、外用药为红色边。标签要字迹清楚，标签上应标明药名、浓度、剂量。

（四）定期检查

药品要定期检查，如有沉淀、浑浊、异味、潮解、霉变等现象，或标签脱落、辨认不清，应立即停止使用。

（五）妥善保存

根据药物的性质妥善保存。

1. 容易挥发、潮解或风化的药物　如碘酊（碘酒）、酒精、复方甘草片、酵母片等应装瓶、盖紧瓶盖。

2. 易氧化和遇光易变质的药物　如维生素 C、氨茶碱等，应装入有色密盖瓶中，或放在黑色遮光的纸盒内，放于阴凉处。

3. 对栓剂、水剂药和遇热容易变质的药物　如胎盘球蛋白、金双歧、利福平眼药水、胰岛素、重组人表皮生长因子等，可放入冰箱冷藏室内保存。

4. 易过期的药物　如各种抗生素、胰岛素等，应按有效期先后，有计划地使用，避免因药物过期造成浪费。

5. 药品放置位置　药品应固定放在照护师和老年人都知道的地方，每天早晨可将老年人一天的药量分别放在几个药杯或小空瓶内，以防忘记服用或误服。

三、协助服药方法

（一）了解用药途径

用药的目的不同，给药的途径也不同。常用的给药途径有：口服、舌下含服、吸入、皮肤黏膜用药、注射（皮内、皮下、肌内、静脉）以及插入法（直肠、阴道给药）等。除动、静脉注射药液直接进入血液循环外，药物均有一个吸收过程，吸收顺序依次为：吸入 > 舌下含服 > 直肠 > 肌内注射 > 皮下注射 > 口服 > 皮肤。有些药物不同的给药途径可产生不同的药物效应，例如硫酸镁口服液可产生导泻与利胆作用，而注射液则产生镇静和降压作用。

（二）了解用药方法

1. 口服给药法　优点是最常用、方便、经济、安全、适用范围广；缺点是吸收慢，不适用于急救。对意识不清、呕吐不止、禁食等患者不宜用此法。

（1）口服片剂：指自口腔服下，经胃肠道吸收而作用于全身，或滞留于胃肠道内作用于胃肠局部的片剂；一般用温开水送服，但维生素类、助消化药、止咳糖浆类不宜用温水送服。助消化类药多含酶类和益生菌，热水能降低甚至杀灭其活性。热水能影响药物的化学活性，降低药效，增加药物的不良反应。

（2）口服溶液：多见于糖浆类药物，如急支糖浆、复方甘草合剂、蜜炼川贝枇杷膏等。不宜用温开水送服，因服药后药物可在病变咽喉部黏膜表面形成保护膜。

（3）口服胶囊：指将药物填装在空心硬质胶囊中，或密封于弹性软质胶囊中制成的药剂，以掩盖药物不良味道及提高药物稳定性；服用时，不能将胶囊破坏，应整粒吞服。

（4）口含片：多用于口腔及咽喉疾病，有局部消炎、杀菌、收敛、止痛作用，如西瓜霜润喉片、草珊瑚含片、西地碘含片等。使用时应在口腔内含化，不可咀嚼、吞咽，含服中、含服后不可饮用液体，以延长疗效。

（5）舌下含服：通过舌下口腔黏膜丰富的毛细血管吸收，可避免胃肠刺激、吸收不全和首过消除作用，生效快。放在舌下，让其自然溶解吸收，不可嚼碎或吞服。

注意事项：①严格查对；②需吞服的药物通常用40℃温开水送下，不要用茶水、咖啡或酒类服药；③对牙齿有腐蚀作用的药物，如酸类和铁剂，应用吸管吸服后漱口，以保护牙齿；④健胃药宜在饭前服，助消化药及对胃黏膜有刺激性的药物宜在饭后服，催眠药在睡前服；⑤服用对呼吸道黏膜起安抚作用的药物如止咳糖浆后，不宜立即饮水；⑥某些磺胺类药物由肾脏排出，尿少时易析出结晶堵塞肾小管，服药后要多饮水；⑦服强心苷类药物时需加强对心率及节律的监测，脉率低于每分钟60次或节律不齐时应暂停服用。

2. 雾化吸入法　常用的方法有超声波雾化吸入法和氧气雾化吸入。主要起控制呼吸道感染，消除炎症；解除支气管痉挛；稀释痰液，帮助祛痰，减轻呼吸道黏膜水肿的作用。

（1）超声雾化吸入法：应用超声波能将药液变成细微的气雾，再由呼吸道吸入。

操作步骤：检查雾化器→连接雾化器主件与附件→加冷蒸馏水于水槽内→加药→核对→开始雾化，定时，调水温、连续用的间隔时间→结束雾化→操作后处理。

注意事项：①水槽内应保持足够的水量，水温不宜超过 60℃；②观察患者痰液排出是否困难；③保护药杯及水槽底部晶体换能器。

（2）氧气雾化吸入法：借助高速气流通过毛细管并在管口产生负压，将药液由接邻的小管吸出；所吸出的药液又被毛细管口高速的气流撞击成细小的雾滴，成气雾喷出。

操作步骤：检查氧气雾化吸入器→核对→连接→调节氧气流量→开始雾化→结束雾化→操作后处理。

注意事项：①正确使用供氧装置，注意用氧安全，氧气湿化瓶内勿盛水；②观察及协助排痰；③使用雾化器时，应取下湿化瓶，防止湿化瓶老化，注意使用安全。

3. 皮肤给药　涂搽药物前先用温水与中性肥皂清洁皮肤，如有皮炎则仅用清水清洁。遵医嘱，根据药物的剂型采取相应的照护方法。

注意事项：

（1）观察用药后局部皮肤反应情况，有无红肿、瘙痒、皮疹等症状。

（2）了解患者对局部用药处的主观感觉，并有针对性地做好解释工作。

4. 插入法　分为直肠栓剂插入法和阴道栓剂插入法。

（1）直肠栓剂插入法：直肠插入甘油栓，软化粪便，以利排出。栓剂中有效成分被直肠黏膜吸收，而达到全身治疗作用，如解热镇痛栓剂。

操作步骤：携用物至床旁，协助老年人取侧卧位，膝部弯曲，暴露肛门，戴上指套或手套，让老年人尽量放松，将栓剂插入肛门，并用食指将栓剂沿直肠壁朝脐部方向送入 6—7 厘米，保持侧卧位 15 分钟。

注意事项：①严格执行查对工作；②注意保护老年人隐私部位；③指导老年人放松以及配合的方法，采取提高用药效果的措施，说明在置入药物后至少平卧 15 分钟的目的。

（2）阴道栓剂插入法：自阴道插入栓剂，以起到局部治疗的作用，如插入消炎、抗菌药物治疗阴道炎。

操作步骤：携用物床旁，核对。协助患者取屈膝仰卧位，铺橡胶单及治疗巾于会阴下，温水清洗外阴后，一手戴上指套或手套取出栓剂，嘱患者尽量放松，利用置入器或戴上手套将栓剂沿阴道下后方轻轻送入 5 厘米，达阴道穹隆，嘱咐患者至少平卧 15 分钟，以利药物扩散至整个阴道组织，利于药物吸收，操作后处理。

注意事项：①严格执行查对工作；②注意保护患者隐私部位；③准确判断阴道口，必须置入足够深度；④做好提高用药效果的措施；⑤嘱患者在置入药物后，至少平卧 15 分钟。

（三）服药时的照护

1. 操作步骤

步骤1：

物品准备：药杯内盛装药物、温开水，根据需要准备量杯、汤匙、滴管、纸巾（或老人自己的毛巾）

环境准备：环境整洁，温湿度适宜，安静，光线明亮。

照护师准备：照护师穿清洁的工作服，洗净并擦干双手。

老年人准备：老年人取舒适体位。

步骤2：协助服药。

（1）将备好的温开水、纸巾和已经配好的药物（放在药杯内）拿至老人的床边。

（2）礼貌称呼老年人，并向老年人解释服药的时间、药物、服药的方法等。

（3）核对医嘱、药物（若药物在老年人处应与老年人共同核对药物名称、查看有效期及药物的质量）。

（4）协助老年人取坐位或站位（坐位：坐正直，上身稍前倾，头略低，下颏微向前；卧位：抬高床头，呈30—50度角，将老年人的头转向一侧或将后背垫起呈半坐位姿势；卧床老年人需扶着坐起，背后垫软枕）。

（5）将温开水递到老年人手中，让老年人先喝一口水，再将药杯递给老年人，协助老年人将药放入口中后喝水约100毫升。待老年人完全将药物咽下，放下水杯协助老年人擦净口周围。①服用片剂时，若有大片药老人难以咽下，可将其研成粉状并加水搅拌成糊状再服用；②服用水剂时，先将药水摇匀，一手将量杯上举使其刻度与视线平齐，另一手持药瓶（将标签面放于掌心），倒药液至所需的刻度处，计量准确后倒入药杯再服用；③服用油剂溶液或按滴数计算的药液时，先将少许凉开水倒入小勺中，再将药液按照应服的剂量滴入凉开水中一起服用；④服用中药大蜜丸时，可根据老人的具体情况将药丸搓成小丸，以便老人服用；⑤服中药冲剂时，将药粉用温开水冲调后再服用。

步骤3：服药后再次查对所服的药物是否正确，确认无误后整理物品，将物品放回原处，将药杯（小勺）洗净。

步骤4：协助老年人取舒适的体位，洗净双手。

2. 注意事项

（1）帮助老年人口服药时，应注意按照医嘱查对药物剂量和药物的质量。

（2）协助老年人服药时必须待老年人服下药后方可离开。

（3）如老年人需同时服用几种水剂药时，在更换药物品种时，要洗净量杯。倒毕药水后，应将瓶口用清洁的湿巾擦净，放回原处。

（4）自理困难的老人应喂服，对鼻饲的老人须将药研细，用水溶解后从胃管内灌入。灌药前、后均应灌入适量温开水。

（5）老年人服药后随时注意观察服药的效果及不良反应。

（6）当老年人有疑问时，应虚心听取，及时向医务人员反映老年人的意见。

四、药物疗效及不良反应的观察与注意事项

（一）老年人常见药物不良反应

1. 精神症状　中枢神经系统，尤其大脑最易受药物作用的影响。老年人中枢神经系统对某些药物的敏感性增高，可导致神经系统的毒性反应，如吩噻嗪类、洋地黄、降压药或吲哚美辛等可引起老年抑郁症；中枢抗胆碱药苯海索，可致精神错乱；阿尔茨海默病患者使用中枢抗胆碱药、左旋多巴或金刚烷胺，可加重痴呆症状。长期使用咖啡因、氨茶碱等可导致精神不安、焦虑或失眠。长期服用巴比妥类镇静催眠药可致惊厥，产生身体及精神依赖性，停药会出现戒断症状。

2. 直立性低血压　老年人血管运动中枢的调节功能没有年轻人灵敏，压力感受器发生功能障碍，即使没有药物的影响，也会因为体位突然改变而头晕。使用降压药、三环类抗抑郁药、利尿药、血管扩张药时，尤其易发生直立性低血压。

3. 耳毒性　老年人由于内耳毛细胞数目减少，听力有所下降，易受药物的影响产生前庭症状和听力下降。前庭损害的主要症状有眩晕、头痛、恶心和共济失调；耳蜗损害的症状有耳鸣、耳聋。由于毛细胞损害后难以再生，故可产生永久性耳聋。年老体弱者应用氨基糖苷类抗生素和多黏菌素可致听神经损害。

4. 尿潴留　三环类抗抑郁药和抗帕金森病药有副交感神经阻滞作用，老年人使用这类药物可引起尿潴留，特别是伴有前列腺增生及膀胱颈纤维病变的老年人。所以在使用三环类抗抑郁药时，开始应以小剂量分次服用，然后逐渐加量。患有前列腺增生的老年人，使用呋塞米、依他尼酸等强效利尿药也可引起尿潴留，在使用时应加以注意。

5. 药物中毒　60 岁以上老年人的肾脏排泄毒物的功能比 25 岁时下降 20%，70—80 岁时下降 40%—50%。60 岁以上老年人肝脏血流量比年轻时下降 40%，解毒功能也相对降低。因此，老年人用药容易产生肝毒性反应、神经毒性反应及心脏毒性反应。

（二）严重不良反应处理

（1）出现严重不良反应时，立即停药，马上报告医生或家属。

（2）协助老年人平卧，头侧向一边防止呕吐时窒息，保持呼吸道通畅。

（3）如果发生心跳、呼吸骤停，立即进行心肺复苏抢救。

（4）加强病情观察和照顾，密切观察老年人呼吸、心跳、意识、尿量。

（5）遵医嘱给药或送往医院。

（三）老年人用药注意事项

（1）遵照医嘱协助老年人服药，不得私自加、减药物或停药。

（2）老年人对药品有疑问时，需再次核对无误方能给药，并要向老年人解释说明。

（3）用药后发现异常，应及时报告医护人员或协助就诊。

（4）对于吞咽困难的老年人，照护者要咨询医护人员或根据药物的说明书，决定是否可以将药物切割成小块或研碎服用。

（5）协助精神疾患老年人服药，并要求其张口，检查药物是否全部咽下。

（6）一般服药的姿势采取站立位、坐位或半卧位，因平卧位服药容易发生误咽呛咳，并使药物进入胃内的速度减慢，影响药物的吸收。对卧床老人尽可能地协助其坐起来服药，服药后 10—15 分钟再躺下，对不能坐起的老人，服药后尽可能多喝水，以便将药物冲下。

（7）服药前需先饮一口水以湿润口腔，服药中还需多喝水（不少于 100 毫升），以防药物在胃内形成高浓度而刺激胃黏膜，尤其是不可将药片干吞咽下，防止药片滞留在食管狭窄处，刺激或腐蚀食道黏膜造成损伤。

第四节　老年人意外伤害防范及紧急处理

老年人由于衰老，各组织功能退化，神经反射减弱，反应不灵敏，视力减退，记忆力下降，再加上老年人多病共存，易发生意外伤害。老年人常见的意外伤害有跌倒、误吸、烧烫伤、褥疮、猝死、走失等。

一、跌倒

（一）概念

跌倒是一种不能自我控制的意外事件，指个体突发的、不自主的非故意的体位改变，脚底以外的部位停留在地上、地板上或者地势低的地方。国际疾病分类将跌倒分为两类：①从一个平面至另一个平面的跌落；②同一平面的跌倒。

老年人跌倒发生率高，是老年人伤残和死亡的重要原因之一。跌倒是我国人群伤害死亡的第四位原因，而在 65 岁以上的老年人中则为首位。按 30% 的发生率估算每年有 4000 多万老年人至少发生 1 次跌倒。老年人跌倒死亡率随年龄增长急剧上升。跌倒可导致骨折、软组织损伤及脑部伤害等，不仅致残、致死，还可影响老年人的身心健康。如跌倒后的恐惧心理可以降低老年人的活动能力，使其活动范围受限，生活质量下降等。

（二）跌倒的危险因素

1. 年龄因素　随着年龄的增长，老年人身体机能逐渐退化，身体的协调平衡功能日趋下降，五官失聪，思维反应迟钝，是引发老年人跌倒的常见原因。

2. 疾病因素　神经系统疾病、心血管疾病、眼部疾病、心理及认知因素等影响机体的平衡功能、稳定性、协调性，都可增加跌倒的危险性。其他疾病比如眩晕、足部畸形、贫血、尿频、尿失禁等都是引起跌倒的可能性因素。

3. 药物因素　许多药物都可以通过影响人的意识、精神、步态平衡等方面从而引起跌倒。

诱发跌倒的药物如下。

（1）精神类药物：抗抑郁药、抗焦虑药、抗惊厥药等。

（2）镇静催眠药物：如地西泮、咪达唑仑、异戊巴比妥等，由于这类药物对中枢神经有广泛的抑制作用，故常出现眩晕、运动失调或嗜睡导致跌倒。

（3）降压药物：如利尿剂类降压药（利血平、安体舒通）、中枢性降压药（可乐定）等可导致低血压，从而增加了跌倒发生的可能性。

（4）降糖药物：降糖药物导致跌倒主要是用法不当或药物过量引起的低血糖所致。注意观察早期低血糖征象（如心悸、乏力、出汗、心慌、手抖、饥饿感等），根据进食量和血糖水平，及时调整胰岛素和口服降糖药剂量。

（5）其他如感冒药、抗癫痫类药物也可以起到一定镇静作用，从而增加了风险。

4. 心理因素　消极情绪导致的社会隔离会明显增加跌倒的危险。沮丧会削弱老年人的注意力，潜在的心理状态混乱也与抑郁、沮丧、焦虑情绪相关，都会导致老年人对环境危险因素的感知和反应能力下降。

5. 环境因素　室内不合理的布置，大大增加了老年人在家跌倒的发生率，如照明不足、楼梯缺乏扶手、浴缸/淋浴室缺少扶手、浴室缺少防滑垫、走道有家具设置等危险因素，都能增加居家老年人的跌倒风险。公共区域的环境致跌倒因素如地面有反光、局部地砖凹凸不平、楼梯无色差等都是室外易致绊倒的因素。对有跌倒史的老年人，应由专业人员为其进行家庭危险评估和环境改装。

6. 社会因素　老年人受教育程度、收入水平、享受卫生保健水平、卫生服务途径、室外环境安全设计，以及老年人是否独居、与社会交往和联系程度等都会影响老年人跌倒的发生率。

（三）跌倒照护评估

1. 病史评估

（1）跌倒发生时的环境情况：跌倒的时间、地点，跌倒时老年人正在做什么。

（2）跌倒前及跌倒后的症状：跌倒前老年人是否有头痛、头晕、胸痛、心悸、口齿不清等症状；跌倒后老年人是否出现大小便失禁、意识丧失、骨折、行动障碍、疼痛、记忆丧失等问题。

（3）既往病史及用药史：是否患有脑卒中、视力障碍、帕金森等疾病。是否服用降压药、降糖药、感冒药等药物。

（4）跌倒史：既往是否曾经跌倒过，以及既往跌倒的情况。

2. 身体评估　重点评估生命体征、视力、听力、头颈部、皮肤、肺部、心脏、骨骼肌肉、步态、神经系统、记忆及认知能力、心理状况。在身体评估时，需要结合老年人跌倒后的情况进行。

3. 环境评估　对发生跌倒的环境进行评估，如是否地面湿滑、有障碍物、灯光昏暗等，以及老年人鞋袜、衣物是否合身。

（四）跌倒危险评估工具

老年人跌倒风险评估可使用老年人跌倒风险评估表（表 3－2）。

（五）紧急处理

老年人跌倒后，不要急于扶起，要分情况进行跌倒后的现场处理，检查确认伤情，并根据其意识清楚与否采取相应措施。

1. 若意识清楚

（1）询问老年人跌倒情况及对跌倒过程是否有记忆，如不能记起跌倒过程，提示可能为晕厥或脑血管意外，需要行电子计算机断层扫描（CT）、磁共振成像（MRI）等检查确认。

（2）询问并观察是否有剧烈头痛或口角歪斜、言语不利、手脚无力等，若有提示可能为脑卒中，处理过程中注意避免加重脑出血或脑缺血。

（3）检查有无骨折：检查摔伤部位是否有明显压痛；肢体是否畸形；有无异常关

节活动或骨摩擦音。①如有骨折，应对伤侧肢体加以固定。如有出血者要先止血后固定，尽可能使患者在运送过程中不因出血过多或搬运、颠簸导致骨折断端刺伤血管、神经避免二次损伤。若怀疑患者有脊柱的损伤，不要搬动患者，等专业救护人员到场后进行救治。若怀疑头部创伤且昏迷者，应尽快通知急救中心及时救治，保持呼吸道通畅。②如无骨折，只是局部剧烈疼痛、红肿、皮肤青紫、关节不能活动时，可能为急性扭伤。应该立即停止活动，局部制动，冷敷 10—20 分钟，2 天以后热敷或局部按摩，抬高患肢。或是局部贴伤湿止痛膏，喷云南白药，疼痛剧烈者可口服止痛药物。腰部扭伤的患者应卧硬板床休息，局部冷敷，外贴膏药，疼痛剧烈时口服止痛药物，休息 2—3 天后适当进行按摩或者热敷。如果症状仍不缓解或怀疑有骨折等其他情况时，应及时到医院就诊。

（4）检查摔伤部位，查看是否有开放性伤口，若有开放性伤口，应用干净的毛巾等变开放伤口为闭合伤口，若有大出血时，应对局部进行加压止血，并迅速拨打“120”急救电话寻求帮助。

（5）若怀疑有脊柱受伤，则先固定身体，使身体保持在一条直线上搬动，如不能判断，暂不要搬动身体。

（6）若患者一般情况好，试图自行站立，可协助患者缓慢行动，并观察患者有无其他异常。

（7）发生跌倒后应对患者跌倒的危险因素进行评估，告知患者注意事项，预防再次跌倒。

2. 若意识不清　应立即拨打“120”等急救电话，同时协助患者平卧在平整安全地面。评估患者的身体状况，首先应判断患者有无呼吸、心跳、大动脉搏动，若没有应立即行心肺复苏；若有呕吐，迅速将患者头部偏向一侧，清理鼻、口腔中的呕吐物，保持呼吸道通畅；若有抽搐，应将患者转移至平整柔软的地方，防止意外肢体损失，牙间垫硬物，防止舌咬伤。

（六）跌倒的预防措施

1. 评估并确定危险因素、制订针对性指导措施　通过监测、调查、常规工作收集老年人跌倒信息，进行分析评估，确定老年人跌倒的危险因素，制订预防老年人跌倒的指导措施。

2. 健康指导　根据评估结果，指导老年人改变不健康的生活方式和行为，规避或消除环境中的危险因素，防止跌倒的发生。

（1）增强防跌倒意识：加强预防跌倒知识和技能的宣教，帮助老年人增强预防跌倒的意识；告知老年人发生跌倒时不同情况的紧急处理措施，同时告知其在紧急情况发生时应如何寻求帮助等，做到有备无患。

（2）合理运动：指导老年人坚持参加适宜的、规律的体育锻炼，以增强其肌肉力量、柔韧性、协调性、平衡能力、步态稳定性和灵活性，从而减少跌倒的发生。适合老年人的运动包括太极拳、散步、慢跑、游泳、平衡操等。

（3）合理用药：指导老年人按医嘱正确服药，不要随意加药或减药，更要避免自行同时服用多种药物，并且尽可能减少用药的剂量，了解药物的不良反应，注意用药后的反应。用药后动作宜缓慢，以防跌倒。

（4）选择适当的辅助工具：指导老年人使用长度合适、顶部面积较大的拐杖，并将拐杖、助行器及经常使用的物件等放在老年人触手可及的位置；有视觉、听觉及其他感知障碍的老年人应佩戴视力补偿设施、助听器及其他补偿设施。

（5）创造安全的环境：详见第三章第二节。

（6）改进生活方式：①避免走过陡的楼梯或台阶，上下楼梯、如厕时尽可能使用扶手；②转身、转头时动作一定要慢；③走路保持步态平稳，尽量慢走，避免携带沉重物品；④避免去人多及地面湿滑的地方；⑤使用交通工具时，应等车辆停稳后再上下；⑥晚上床旁尽量放置小便器；⑦指导老年人遵守三步起床法，即醒后半分钟再坐起，坐立半分钟再下地站立，站立半分钟才能行走；⑧避免在他人看不到的地方独自行动。

（7）保证良好的睡眠质量：夜间睡眠差可导致思维和判断力下降，易发生跌倒。

（8）防治骨质疏松：跌倒所致损伤中危害最大的是髋部骨折，尤其对于骨质疏松的老年人。因此，老年人要加强膳食营养，保持均衡的饮食，适当补充维生素 D 和钙剂；绝经期老年女性必要时应进行激素替代治疗，增强骨骼强度，降低跌倒后的损伤严重程度。

（9）加强沟通，注重心理健康：自信心和跌倒时的情绪是影响老年人跌倒的重要心理因素。不服老和不愿意麻烦别人、害怕跌倒的心理普遍存在于老年人中，使其产生焦虑、抑郁情绪，不仅增加了老年人摔倒的概率，还限制了老年人的活动，降低了活动能力。

二、误吸

（一）概念

误吸是指进食或者非进食时在吞咽过程中有数量不一的液体或固体食物（甚至还可包括分泌物或血液等）进入声门以下的气道，而不是像通常一样全部食团随着吞咽动作顺利地进入食管。误吸分显性误吸与隐性误吸两类。伴有咳嗽的误吸称为显性误吸，不伴咳嗽的误吸称隐性误吸。隐性误吸可以毫无知觉地发生或有先兆，但有50%—70%的患者是在无症状的情况下发生的。显性误吸轻者可致呛咳，重者可引起肺部感染、完全性或不完全性气道梗阻、急性心力衰竭和急性呼吸衰竭，并可直接引起窒息甚至死亡。

呼吸困难常是较重的显性误吸的首发和突出的临床表现。发生误吸时较难通过有力的连续咳嗽排出气管内的异物，从而可能引起气管的部分或完全堵塞导致窒息死亡。

（二）危险性评估

1. 一般状况评估　评估老年人年龄、疾病、消化功能、现病史、既往病史、用药史、有无误吸史。评估老年人生活习惯及自理能力，义齿是否合适及口腔的卫生状态，以判断其发生误吸和窒息的可能性。

2. 吞咽功能的评估　吞咽功能可应用洼田饮水试验进行评估。洼田饮水试验即让患者按习惯喝下30毫升温水，观察呛咳情况，根据饮水结果进行分级（表3－10）。

表3－10　洼田饮水试验分级

级别	评 定 标 准
Ⅰ级	能不呛地一次饮下30毫升温水
Ⅱ级	分两次咽下，能不呛地饮下
Ⅲ级	能一次饮下，但有呛咳
Ⅳ级	分两次以上饮下，有呛咳
Ⅴ级	屡屡呛咳，难以全部咽下

3. 误吸分度评估　误吸分度如下（表3－11）。

表3－11　误吸分度

级别	评 定 标 准
Ⅰ度	偶有误吸，无并发症
Ⅱ度	对液体有误吸，但对自身的分泌物或进食时能控制，临床上无肺部炎症和慢性缺氧症状
Ⅲ度	经口进食流质或固体食物时均有误吸，间歇性发生肺炎或缺氧症状
Ⅳ度	对液体、固体食物或口腔、咽腔分泌物有严重危及生命的误吸，并有慢性肺炎或低氧血症

4. 临床表现　轻者呛咳，严重剧烈咳嗽、喘憋、呼吸困难、发绀明显、血氧饱和度下降，甚至发生窒息危及生命。

（三）误吸的预防

1. 进食时保持正确的体位　意识清楚的老年人进餐时应保持体位舒适，尽量取坐位或半卧位，颈部轻度屈曲。病情不允许抬高床头或颈、胸、腰部骨折或手术的老年人，可采取侧卧位。意识障碍的老年人在餐中和餐后 1 小时保持半卧位，或者取侧卧位，保持气道通畅或头偏向一侧，以免误吸。进食后，不要立即躺下，尽量避免刺激咽喉部。

2. 经口进食的喂养照护　老年人进食应在安静的状态下缓慢进行，精力集中，不要与人谈话及思索与进食无关的问题，以免精力分散引起呛咳。喂饭时，态度要和蔼亲切、不急不躁；每勺饭量不要太多，速度不要太快，要给老年人充足的时间进行咀嚼和吞咽。出现恶心、呕吐反应时，暂停进食。

喂食时注意观察老年人进食吞咽时的表现：①进食时的意识状态、口唇开合状态、咀嚼情况、有无呛咳的现象。②吞咽后的状态、咽喉部有无不适、吞咽所需要的时间。③吞咽后有无吐酸水、烧心感及堵塞感。

3. 选择合适的食物，避免进食易引起呛咳、误吸的食物　①果冻。②黏稠、不易消化的食物，如年糕、汤圆、花生酱等。③不易咀嚼的食物，如麻花、糖果等容易噎住喉咙，建议先切成丁状再给老年人食用。④纤维过长、咬感过硬的零食，如鱿鱼丝、牛肉干等。⑤小巧圆形但里面带核的水果，如龙眼、葡萄、红枣等，可剥开去核后再食用。⑥纤维多且不易咬烂的蔬菜，如金针菇、韭菜、芹菜等。⑦大块的肉块，老年人不易咬烂，若强吞下很容易噎到，应该切成薄肉片或肉丁。⑧带骨带刺的食物，如鸡块、多刺的鱼等。⑨太长的面条，老年人若以吸食的方式食用也容易噎到，可先切成小段再烹煮。

4. 吞咽功能的训练　对有吞咽困难的老年人，可采取下列措施训练吞咽功能。

（1）冰按摩法：用结冰的棉签蘸水或者凉匙刺激前颚，可以引起吞咽反射。

（2）屏气吞咽法：嘱老年人屏气反复做吞咽的动作。

（3）吞咽协作运动：包括颈与肩、颚、颊、口唇、舌的主动和被动运动。

（4）吹气法：将吸管放入水中吹气，或者吹点燃的蜡烛。

（5）构音练习法：嘱老年人反复练习“叭、爸、妈”等口唇音，练习“他、大、啦”等舌尖音，练习“卡、嘎”等舌根音。

（四）紧急处理

如果老年人在进食时发生剧烈咳嗽、呼吸困难、面色青紫、表情恐惧、双手乱抓或者抽搐，提示出现误吸，照护者应该及时采取下列措施。

1. 清除口腔积存食物　迅速清除老年人口腔内积存的食物，有条件时，用负压吸引器吸出食物。

2. 鼓励咳出食物　对于意识清晰的老年人，鼓励其连续用力咳出食物。

3. 可采取海姆立克手法急救

（1）若噎食者站着或坐着，照护人员站在老年人身后，从背后抱住其腹部，双臂围环其腰腹部，一手握拳，拳心向内按压于其的肚脐和肋骨之间的部位；另一手成掌捂按在拳头之上，双手急速用力向里向上挤压，反复实施，直至阻塞物吐出为止（图3－1）。

（2）若噎食者躺倒在地，因缺氧致昏迷，照护人员托住老年人背部使之仰卧，两脚左右分开跪于受害者臀部两侧，一手以掌根按压肚脐与肋骨之间的部位，另一手掌覆盖其手掌之上，用力迅速挤压，反复至咽喉异物吐出（图3－2）。

（3）若老年人独自进食时发生噎食，用自己的拳头和另一只手掌，或用圆角或椅背快速挤压腹部。在这种情况下，任何钝角物件都可以用来挤压腹部，使阻塞物排出（图3－3）。

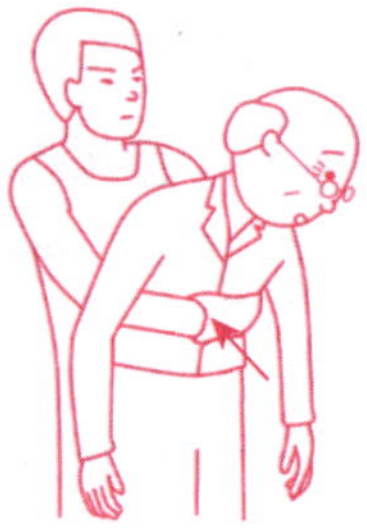

图3－1　海姆立克手法（站位）

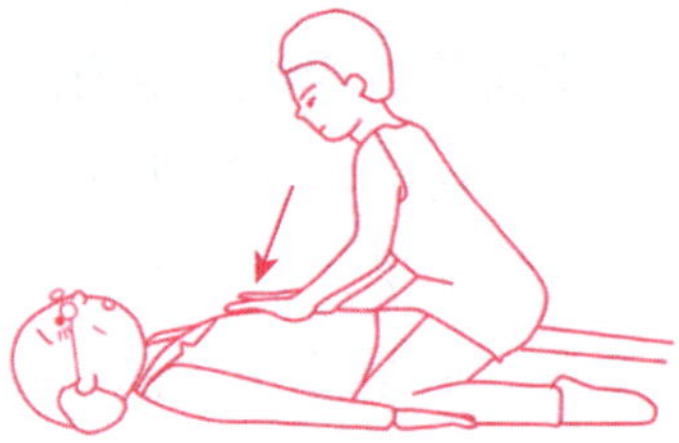

图3－2　海姆立克手法（躺位）

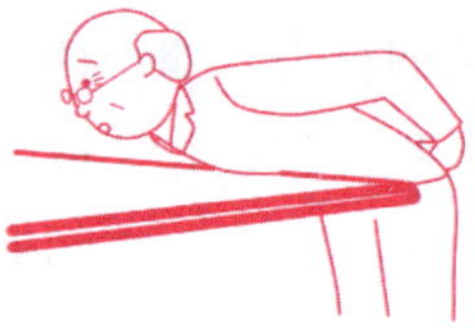

图3－3　海姆立克手法（独自施救）

4. 心搏停止时　如果上述方法均不能奏效，患者已经发生心搏停止，此时应按照心肺复苏的常规步骤实施心肺复苏，直到急救人员到来。

三、烧烫伤

（一）概念

烧烫伤，指热力所引起的组织损害，热源包括热液、蒸汽、高温气体、火焰、炽热金属液体或固体（如钢水）等。烧烫伤主要引起皮肤和（或）黏膜损伤，严重者也可伤及皮下组织，包括肌肉、骨、关节甚至内脏。烫伤属于烧烫伤的一种，是由无火焰的高温液体（沸水、热油、钢水）、高温固体（炽热的金属）或高温蒸汽等所致的组织损伤。低温烫伤指长时间接触高于体温的低热物体而造成的烫伤，它要求热力和作用时间具备一定的条件，比如接触70℃的温度持续1分钟，皮肤可能引起低温烫伤；而当皮肤接触近60℃的温度持续5分钟以上，也能造成低温烫伤。烧烫伤不仅让老年人机体组织受到损伤，伤口创面深且愈合慢、易感染，伤口疼痛增加了老年人的痛苦，也带来了生活的不便，降低了老年人的生活质量。

（二）危险性评估

1. 老年人烧烫伤的危险因素

（1）生理因素：老年人身体各器官和功能逐步退化，神经系统生理性老化、皮肤组织老化，皮肤变薄，尤其是暴露在外面的皮肤更加明显；皮肤的调节功能及神经末梢的敏感性下降，对疼痛刺激的回避反射减弱，感觉相对迟钝。一旦感觉皮肤疼痛或者有烧灼感时，可能已经造成皮肤烧烫伤。

（2）病理因素：老年人常患有多种慢性病，如糖尿病、脉管炎、脑血管病等，这些老年人多伴有周围神经病变，痛温觉减退，沐浴或泡脚或使用热水袋保暖的时候，往往因为水温过高而导致烫伤。

（3）环境因素：老年人黑色素细胞不断减少，对有害射线的抵抗力降低，若长时间暴露在强烈的日光下，皮肤易出现晒伤。

（4）治疗因素：一些药物热疗方法和理疗手段使用不当容易导致老年人出现烫伤，使用烤灯等热疗仪器如温度设置、距离调节不当，很容易导致老年人治疗部位出现烫伤。一些中医治疗手段如中医拔罐、针灸、艾灸等理疗手段，理疗仪温度过高或者操作技术不当等均会造成烫伤。

（5）主观因素：老年人常由于行动不畅或者视力衰退，生活自理能力下降，在日常生活中经常会出现不小心碰倒热水壶、热水杯、热锅等或者未正确使用都容易被烫伤。

（6）照护者因素：家属或照护师对烫伤的危险因素预估不足，没有提前加强预防或未及时发现异常情况也容易造成老年人烧烫伤。

（7）健康教育因素：对烧烫伤的相关健康教育不及时、不全面、不重视，没有引起老年人和照护者的重视，没有提前预防，使烫伤的风险增加。

2. 老年人烧烫伤危险性评估　全面评估老年人，观察存在烧烫伤的危险因素，了解其有无烧烫伤的可能，根据老年人的年龄、所患疾病、视力、生活自理能力、意识状态、感知觉、末梢循环情况、治疗物品、照护情况等评估有无烧烫伤风险。

（1）一般情况评估：评估老年人的年龄、性别、吸烟、意识状态、视力、听力、所患疾病、生活条件、照护者情况、生活自理能力及全身皮肤情况等，评估引起烧烫伤的疾病及危险因素，了解老年人的心理状态、生活方式及被照顾的方式。

（2）烧烫伤史：老年人既往是否发生过烫伤，发生烧烫伤的部位、持续时间、面积和深度，发生烧烫伤的次数及当时的情况。

（3）治疗物品评估：评估老年人使用的治疗仪器，如烤灯的温度、距离等。评估老年人药物性热疗的使用情况。

（4）取暖物品评估：评估老年人的取暖物品的类型、品质、性能等，如电热毯、热水袋、护手宝等是否正确使用。评估老年人对取暖物品及其使用方法的认知程度。

（5）照护者评估：评估家属或照护师是否对老年人有烧烫伤风险预见性，安全防范意识是否强，能否及时发现日常生活中存在的安全隐患，了解他们对烧烫伤的认知程度。

3. 烧烫伤的程度评估

（1）按烧烫伤的临床表现分度：常用三度四分法，分为Ⅰ度、浅Ⅱ度、深Ⅱ度、Ⅲ度（表3－12）。

表3－12　烧烫伤的分度及临床表现

深度	损伤组织	外观特点及临床表现	感觉	拔毛试验	温度	创面愈合过程
Ⅰ度	表皮（角质层、透明层、颗粒层、棘细胞层等）。生发层健在	局部红斑，轻度红、肿、热、痛，无水疱。皮肤干燥，无感染	微过敏，常为烧灼感	痛	略高	2—3天内症状消退。3—5天痊愈。脱屑，无瘢痕
浅Ⅱ度	真皮浅层（部分生发层、乳头层）	水疱较大，去皮后创面湿润、潮红、水肿	剧痛、感觉过敏	痛	较高	如无感染，1—2周痊愈，不留瘢痕
深Ⅱ度	真皮深层	表皮下积薄液或水疱较小，去皮后基底稍湿或红白相间。有时可见许多红色小点或细小血管。水肿明显	剧痛、感觉迟钝	微痛	局部温度较低	一般3—4周痊愈，可遗留瘢痕，局部功能障碍
Ⅲ度	全皮层、皮下脂肪甚至肌肉、骨骼、脏器	无水疱，创面干燥、苍白、焦黄、炭化，创面硬如皮革，可见树枝样血管栓塞	疼痛消失、感觉迟钝	不痛且易拔除	局部发凉	3—4周脱痂，有瘢痕，局部功能丧失

（2）按烧烫伤的面积分度：烧烫伤面积可采用手掌估计法，即伤者本人五指并拢后的掌面为体表面积的1%，以此为单位衡量烧烫伤面积（表3－13）。

表 3－13 烧烫伤的面积分度

程度	面积评估
轻度	总烧烫伤面积 <9% 的Ⅱ度烧烫伤
中度	总烧烫伤面积 10%—29% 或Ⅲ度烧烫伤面积 <10%
重度	总烧烫伤面积 30%—49% 或Ⅲ度烧烫伤面积 10%—19%；或面积未达到上述比例，但出现休克、吸入性烧伤、复合伤等其中一种情况
特重度	总烧烫伤面积 >50% 或Ⅲ度烧烫伤面积 >20%；或已有严重并发症

4. 救护程序

（1）急救原则：①迅速脱离热源。②及时进行冷疗。立即用洁净冷水冲洗，浸泡或冷敷烧烫伤部位 30 分钟，以终止热力对组织的继续损害，有效减轻损伤程度和疼痛。注意这是最重要的急救措施，切勿不经冷水冲洗就急忙将老年人送至医院。③正确保护创面。让创面不再被污染，不再受到损伤，利用现场可用资源，可用干净的敷料或布料保护后立即送医院处理。④尽早送往医院进行相应处理。全面评估伤者情况，根据烧烫伤的分度进行相应处理。所有超过 1% 的烧烫伤都应该送医。老年人全身 10%—15% 面积烧烫伤会危及生命，此时一定尽快送医。另外，颜面部、四肢、生殖器、会阴部烫伤及Ⅱ度以上烧烫伤，不论面积大小，都应该立即拨打 120 或送至医院救治。

（2）伤情分级处理：根据烧烫伤程度、面积大小给予适当处理。

1）Ⅰ度烧烫伤：仅有表皮烧烫伤，皮肤有发红、疼痛的现象，立即用冷水冲洗或将伤处浸在凉水中，进行冷却治疗，迅速降温、减轻余热损伤、减轻肿胀、止痛、防止起疱。冷却 30 分钟左右就能完全止痛。随后用鸡蛋清、香油、新鲜芦荟汁、万花油或烧烫伤膏涂于烧烫伤部位，3—5 天便可治愈。有条件者可贴水胶体敷料（如透明贴）或使用湿润烧烫伤膏等措施。

2）Ⅱ度烧烫伤：包括浅Ⅱ度烧烫伤及深Ⅱ度烧烫伤，正确处理水疱，避免小水疱破损，水疱未破者不要弄破水疱，先进行冷却治疗，再迅速就医。大水疱可在无菌操作下低位用消毒针头刺破、抽吸，创面以消毒敷料保护或局部涂上烧烫伤膏后用纱布包扎，松紧度适宜。已破的水疱或污染较重者，彻底消毒、清洗创面，外敷水胶体敷料或湿润烧烫伤膏。

3）Ⅲ度烧烫伤：创面直达皮下组织，皮肤有发硬、发白或发黑的现象，虽然疼痛感并不明显，但却是非常严重的烧烫伤，须立即就医。立即用清洁的被单或衣服简单包扎，避免污染和再次损伤，创伤面不要涂药物，保持清洁，切不可在创面上涂紫药水或牙膏等药物，影响病情观察与处理，迅速前往医院救治。

（3）烧烫伤的急救处理流程：烧烫伤的急救处理，谨记五字口诀，即冲、脱、泡、盖、送。

1）冲：烧烫伤后立即用流动的冷水、自来水轻轻冲洗伤处 20—30 分钟，或把烧烫伤部位置入洁净的冷水中浸泡 30 分钟以上，水温 5—20℃为宜。如无法冲洗或浸泡，则可用冷敷。烧烫伤后越早冷却治疗，效果越好，避免热力持续作用使烧烫伤加重。

2）脱：边冲边轻柔地脱掉烧烫伤处的衣物，若衣物与伤处粘在一起，切勿使用蛮力强扯，可在流动水下用剪刀剪开，避免弄破伤处的水疱。

3）泡：将伤处继续浸泡在冷水中 15 分钟，减轻疼痛。

4）盖：用干净的衣物、毛巾、布单、纱布等覆盖伤处。

5）送：尽快送至具有救治烧烫伤资质的医院治疗。

5. 预防措施

（1）健康宣教：加强对老年人及其家属烧烫伤预防和急救的知识的宣教，准确评估老年人，对高龄、视力障碍、肢体感觉障碍、使用睡眠药、糖尿病、脉管炎或中风后遗症、长期卧床等高风险的老年人更为重视，告知其及家属发生烧烫伤的危险因素和后果，让他们认识到预防烧烫伤的重要性。

（2）日常生活方面：①洗澡时，先开冷水，再开热水，试好水温后再洗澡。②喝热汤或者喝热水时，提前给老年人放凉，必要时向老年人说明，引起注意。③做饭做菜时避免掀开锅盖时蒸汽烫伤或触碰热汤锅烫伤。④热水瓶、电蚊香器等放在固定或者房间的角落等不易碰倒的地方。⑤使用电器时要反复告知其使用注意事项，并定期检查电器是否完好。⑥外出时，做好遮阳措施，如给老年人佩戴遮阳帽或打遮阳伞，不要在太阳直射的地方长时间停留。⑦指导老年人及家属正确使用热水袋等取暖设备。如电热毯使用时，提前预热，上床睡觉时关闭或拨至保温，通电时间不宜过长，不能通宵使用；老年人热水袋使用水温不宜高于 50℃，外面最好用毛巾等包裹隔热，不直接接触皮肤，注意把盖拧紧，防止漏水；其他各种新潮取暖设备使用时一定要严格按照说明书操作，使用金属和电子取暖器时有封套的要使用封套，且不能紧贴皮肤，不要长时间地贴近暖气片等取暖设备。

（3）治疗方面：①使用烤灯时与老年人皮肤距离大于 30 厘米，注意观察皮肤情况。②使用理疗仪等严格按照说明书正确使用，密切观察治疗部位的局部情况。③药物热疗严格掌握适应证，注意观察皮肤状况，若有明显红、肿、热、痛等不适应立即停止，并及时处理。

6. 烧烫伤急救的常见误区

（1）烧烫伤后胡乱扯下衣物：烧烫伤后及时脱去伤处的衣物看伤势是正确的，但是胡乱扯下衣物时衣物对表皮的摩擦会加重对烧烫伤皮肤的损害，甚至会将表皮扯离，可在流动水的冲洗下用剪刀剪开。

(2) 烧烫伤后涂抹牙膏、红药水、酱油等：老年人在家里烧烫伤后通常会自行涂抹牙膏、红药水、酱油等，这是错误的，这些处理会遮盖伤处，不利于医护人员观察和处理，有的甚至会加重损伤，引发感染，可用烧烫伤膏涂抹。

(3) 烧烫伤后用自来水冲洗会导致感染：自来水虽不是无菌水，但是清洁度很高，冷疗处理后再到医院进行消毒处理，可以减轻烧烫伤程度，也不会导致感染。

(4) 烧烫伤后感觉不疼是病情轻的表现：从表 3－12 烧烫伤的分度和临床表现中我们可以看出，恰恰相反，烧烫伤损害表皮和真皮浅层时，神经细胞敏感，疼痛是明显的，而当烧烫伤损害真皮深层甚至全皮层时，疼痛反而不明显甚至无痛感。

(5) 烧烫伤后看到水疱就弄破：烧烫伤后出现的水疱对皮肤有保护作用，应该保护水疱不被破坏，直径 <2 厘米的水疱不需弄破，直径 >2 厘米或位置在关节处及易摩擦处的水疱也避免弄破造成更大的伤口，应该用干净的毛巾或布料等覆盖后由专业医护人员进行处理。

(6) 烧烫伤后立即送医院：烧烫伤后应该立即送医院，但是在去医院之前要做一些恰当的处理，即冷却疗法，用干净的流动水、冷水冲洗或浸泡，冷却创面，减轻进一步的热损伤。

7. 冷却治疗的注意事项

(1) 冷却治疗应在烧烫伤后立即进行，因为烧烫伤之后 5 分钟内烧烫伤的余热还继续损伤肌肤，过了 5 分钟后才浸泡在冷水中，则只能起到止疼作用，不能保证不起水疱。

(2) 烧烫伤部位除手和脚外，其余部位不能将伤处浸泡在水中进行冷却治疗时，可将受伤部位用毛巾包好，再在毛巾上浇水。

(3) 冷疗时浸泡时间越早，水温越低，效果越好，但水温不得低于 5℃，以免冻伤。

(4) 若伤处水疱已破，不可浸泡，以防感染。可用无菌纱布或者干净的布料包裹伤处，冷敷伤处周围，并立即就医。

四、压疮

(一) 概念

压疮也叫褥疮，属于疮疡类伤口疾病，是由于身体局部组织长期受压，血液循环发生障碍，不能适当供给皮肤和皮下组织所需营养，以致局部组织失去正常功能而形成溃烂和坏死。

（二）引起压疮的因素

压疮是多种因素相互作用的结果，压疮的危险因素分为内在因素和外在因素。

1. 外在因素　包括垂直压力、剪切力、摩擦力、潮湿环境。

（1）垂直压力：长期卧床、长期坐轮椅时或受到过度约束防护时，局部组织长时间承受超过毛细血管的正常压力，局部微循环会受到影响，从而产生压疮。老年人在同等压力及受压时间条件下，比年轻人更容易发生压疮。

（2）剪切力：是由两层组织相邻表面间的滑行而成，与体位有密切关系。当仰卧的老年人床头被抬起超过 30 度或采取半坐卧位时，由于重力作用深筋膜和骨骼趋向下滑，而床单的摩擦力使皮肤和浅筋膜保持原位，从而产生了剪切力。实验表明，剪切力持续存在超过 30 分钟，即可造成深部组织的不可逆损害。

（3）摩擦力：摩擦力作用于皮肤，可破坏皮肤角质层，增加压疮的发生可能性。此外摩擦力可使局部温度升高，促成了代谢障碍的出现及压疮的最终形成。搬动患者时的拖拉动作、床单皱褶或有渣屑等是临床常见的摩擦来源。

（4）潮湿：过度潮湿造成皮肤异常脆弱的状态。临床常见的潮湿因素有大小便失禁、大汗或多汗、伤口大量渗液等。据统计，失禁患者发生压疮的概率是一般患者的 5.5 倍。现已证明，过度潮湿或干燥均可促成压疮的发生，但潮湿皮肤的压疮发生率比干燥皮肤高出 5 倍。

2. 内在因素　包括年龄、活动度、营养、组织灌注状态。

（1）年龄：老年人皮肤保护功能、感觉功能和温度调节功能逐渐衰退，皮肤组织新陈代谢率低使皮肤修复能力衰退，使得老年人成为压疮的高危人群。

（2）活动度：老年人自主改变体位的能力减退，使局部组织受压时间延长，压疮发生概率增加。活动受限的老年人是发生压疮的高危人群。

（3）营养：营养不良可造成皮下脂肪减少、肌肉萎缩、组织器官应激代谢的调节能力减弱。脂肪组织较薄的部位受压，更易发生血液循环障碍，增加了压疮发生的危险。同时，过度肥胖则脂肪组织血液供应相对较少，影响局部血液循环，同样会增加压疮发生的风险。

（4）组织灌注状态：贫血、气道梗阻疾病会影响组织的氧供应；水肿减慢组织的灌注；老年人心脏血管的功能减退，毛细血管弹性减弱，末梢循环功能减退，局部受压后更易发生皮肤及皮下组织缺血缺氧。

（三）压疮分期评估

根据美国国家压疮咨询委员会的规定最新压疮分期可分为六期。

1. Ⅰ期　皮肤完整，发生于骨隆突处的局限性红斑指压不变色。肤色较深的患者可能无明显的发白，但受累部位的皮肤可能有疼痛、红肿、柔软，比相邻组织皮温升高或降低。深色皮肤的患者很难识别。

2. Ⅱ期　表皮和部分真皮缺损，表现为完整的或开放/破溃的血清性水疱，也可表现为浅表开放的粉红色创面，周围无腐肉。此期压疮应该与皮肤撕裂伤、胶带撕脱损伤、浸渍或表皮脱落、会阴部皮炎相鉴别。出现局部组织淤血、肿胀，说明可疑深部组织损伤。

3. Ⅲ期　全层皮肤组织缺损。可见到皮下脂肪，但肌肉、肌腱或骨组织尚未暴露。其腐肉不影响组织缺损深度的判断。可能存在潜行和窦道。因解剖位置的差异，Ⅲ期压疮的深度各有不同，缺乏皮下组织的部位，如鼻梁、耳郭、枕部及踝部，Ⅲ期压疮可能较表浅。而脂肪多的部位如臀部，溃疡可能已经侵犯到深部组织。

4. Ⅳ期　全层组织缺损伴有肌肉、肌腱或骨骼的暴露。在伤口床可以部分伴有腐肉或焦痂。常伴有潜行和窦道。与Ⅲ期压疮相似，Ⅳ期压疮的深度因解剖部位不同而各有差异。鼻梁、耳郭、枕部及踝部，压疮可能较表浅。此期压疮可深达肌肉、筋膜、肌腱或关节囊，严重时可导致骨髓炎。

5. 可疑深部组织损伤期　由于压力和（或）剪切力造成皮下软组织损伤，导致完整皮肤出现局部紫色或褐紫色或形成充血性水疱。受累区域可先出现疼痛、坚硬、糜烂、松软，皮温升高或降低。可疑深部组织损伤发生于深色皮肤的个体时很难识别。伤口可能进一步发展成薄层焦痂覆盖，即使接受最佳的治疗，也可能会迅速发展成深层组织的溃疡。

6. 不可分期　全层组织缺损，溃疡完全被腐肉（黄色、黄褐色、灰色、绿色和褐色）和（或）焦痂（黄褐色、褐色或黑色）覆盖。如果不清除相当的腐肉和（或）焦痂，使伤口床暴露，无法确定其实际深度。这种情况可能为Ⅲ期或Ⅳ期。

（四）照护措施

1. 伤口处理　目前湿性疗法使用的新型敷料主要包括水胶体敷料、水凝胶敷料、半透膜类敷料、藻酸盐敷料、泡沫敷料、含银敷料、蜂蜜敷料等，或是以上几种材质组合的复合敷料，分别具有消炎抗菌、促进坏死组织自溶、吸收渗液、促进凝血、促进伤口上皮化的功效，或是复合多种疗效。处理局部伤口必须严格遵守无菌操作原则，可用生理盐水涡流式冲洗创面（不主张创面过多使用消毒液）及周围皮肤，干燥后用敷料封闭伤口。

（1）Ⅰ期：皮肤完整性未破坏，如及时去除致病原因，可阻止压疮的发展。应用透明贴、水胶体或泡沫敷料粘贴在皮肤发红部位，可减少摩擦力和压力。给患者翻身时不可拖拉，防止敷料卷边。换药间隔 7—10 天，如有卷边应及时更换。

（2）Ⅱ期：小水疱可自行吸收，要避免摩擦，防止破裂感染。大水疱则在无菌操作下加以处理。按照伤口消毒标准消毒后，用无菌注射器抽出水疱内液体，早期保留疱皮，外层粘贴透明薄膜敷料，每天观察水疱吸收情况，直至水疱完全吸收后将敷料揭除。对于部分皮层受损的浅表性创面，根据伤口基底部情况及渗液情况选择敷料，创面渗液少时可选用水胶体敷料，创面渗液多时可选用藻酸盐敷料。根据伤口渗液情况决定换药间隔，一般间隔 3—5 天。

（3）Ⅲ期和Ⅳ期：采取湿性疗法，根据各阶段治疗目标选用不同类型的敷料，促进伤口愈合。若伤口有坏死组织，在使用敷料之前应根据坏死组织量决定是否需先进行清创。坏死量小，伤口基底呈黑色或有黄色腐肉，渗液较少、较干燥时，可选用水凝胶类，如清创胶，溶解、软化坏死组织，达到自溶清创的作用。坏死量大，应选择外科清创。若机体无愈合能力，则不考虑清创。伤口周围出现红、肿、热、痛，渗液增多，有异味等感染征象时，外周血白细胞升高，可行细菌培养和药敏试验，按医嘱使用抗生素治疗，同时使用含银离子或纳米银抗菌敷料，既有抗菌功能，又可以提供湿性愈合的环境，禁忌使用密闭性湿性愈合敷料。

（4）可疑深部组织损伤：在取得患者及家属同意的前提下谨慎处理，不能被表象所迷惑。早期可用水胶体敷料，使表皮软化。严禁强烈和快速的清创。

（5）不可分期：清创是基本的处理原则。足跟部稳定的焦痂（干燥、牢固、完整而无红肿或波动性），相当于机体的自然保护膜，不应去除。

2. 一般护理

（1）缓解压力、摩擦力和剪切力：适时的体位变换是最基本、最简单而有效的缓解压力的方法。对于无法自理的患者应当规律地为其翻身，某一种体位最长持续时间是 2 小时。侧卧时，使人体与床成 30 度角，以减轻局部所承受的压力。半坐卧位床头抬高最好不超过 30 度，并注意不超过半小时，以减少剪切力对组织的损伤。保护性约束措施只能短期使用，使用时应保证肢体各关节处于功能位置，每小时观察受约束肢体 1 次。床边挂翻身卡，记录翻身时间、卧位、皮肤情况、末梢循环情况。还可使用静态或动态的减压装置如坐垫、加厚床垫、泡沫床垫、气垫等，保持床单清洁、平整、无皱褶、无渣屑，减少其对局部的摩擦。

（2）皮肤照护：密切观察皮肤情况，特别是容易发生压疮的部位。保持皮肤清洁，及时擦去汗液、尿液及粪便等。保持皮肤干湿度适宜，必要时予润肤霜外涂。避免对局部发红皮肤进行按摩。

（3）营养：保持健康均衡的饮食和适当的液体摄入是压疮照护中绝对不可忽视的问题。积极评估患者的营养情况，包括热量、蛋白质、液体等，判断患者摄入总量是否足够。早期鉴别和治疗营养不良是伤口最佳愈合的重要基础。

（4）原发病：患者的原发病可严重影响压疮的治疗，如糖尿病患者的血糖水平，若不加以控制则会严重影响压疮愈合，水肿亦可影响压疮愈合。应积极治疗原发病。

3. 健康指导

（1）保护受压部位，避免摩擦：保持床单整洁、干燥、平坦无褶皱。瘦弱者使用气垫；在易受压部位及骨骼突出处可垫海绵垫或软枕等，减少受压和摩擦。

（2）避免局部组织长期受压：经常翻身是卧床患者最简单又有效地解除压力的方法。经常翻身可使骨隆突部位交替地减轻压迫，轮流承受身体的重量。一般每 2 小时翻身一次。掌握翻身技巧，避免拖、拉、推等动作。

（3）皮肤清洁方法：当皮肤出汗或被大小便污染后应及时用温水清洁，避免使用肥皂水、乙醇等刺激性溶液；清洁时注意不要用力揉搓皮肤，清洁后应使用润肤霜滋润皮肤。

（4）营养：对全身营养差的患者，给予高蛋白、高维生素、易消化食物，另外维生素 A、维生素 C 及矿物质对伤口的愈合也有重要作用。患者应多吃新鲜蔬菜、水果，鼓励患者多进食，必要时少食多餐，利于消化吸收。进食困难者鼻饲或静脉给予高营养液体，以维持全身营养状况。

五、猝死

（一）概念

世界卫生组织关于猝死的定义：指平素看来健康或病情已基本恢复或稳定者，突然发生意想不到的非人为死亡。猝死大多数发生在急性发病后即刻至 1 小时内，最长不超过 6 小时，主要由于原发性心室颤动、心室停搏或电机械分离，导致心脏突然停止有效收缩功能者。猝死占所有自然性死亡的 10%—15%。对老年人来说，心血管系统疾病引起的猝死占首位，其次为呼吸系统疾病及中枢神经系统疾病。

（二）猝死的分类

1. 心源性猝死　是猝死最为常见的类型，占猝死原因的 50%—90%。一般会有心脏的基础疾病，老年人常常在发病后的 1 小时内，甚至短短几分钟内猝死。引起心源性猝死常见的疾病包括急性心肌梗死、主动脉夹层等，少见有梗阻型肥厚性心肌病、急性心肌炎、主动脉瓣病变、二尖瓣脱垂综合征、电解质失常等。

2. 脑源性猝死　许多情况下的猝死与神经系统疾病有关，其被称为脑源性猝死。引起脑源性猝死的因素包括各种类型的卒中、抽搐或癫痫、脑外伤、神经外科手术、强烈的情绪反应等。

3. 肺源性猝死　引起肺源性猝死的疾病包括大咯血、肺栓塞、慢性支气管炎、肺气肿、支气管哮喘等。长期卧床不起的老年人，因体弱无力咳嗽排痰，可致痰栓阻塞气道，在继发肺部感染时更为加重，从而导致肺源性猝死。

4. 噎食性猝死　在进食和饮酒的时候，会发生食物团块将气管阻塞，因为噎食突然引发窒息猝死。

（三）危险性评估

1. 病史评估

（1）病史情况：是否存在容易引起猝死的心脑血管疾病、肺部疾病。

（2）生活方式与饮食习惯：是否有吸烟、喝酒、熬夜等不良生活习惯。

（3）病因和危险因素：心血管疾病的老年人潜在猝死的风险高，冠心病在某些诱因下如情绪激动、劳累、寒冷、失眠、排便时用力易发生猝死；水电解质酸碱平衡失常、高血压、高血脂、吸烟、合并糖尿病是心源性猝死的高危因素。

2. 危险因素评估

（1）心脏本身原因：以冠心病最常见，心室颤动是引起心脏骤停常见的直接原因，其他类型心脏病、严重心律失常亦可引起。

（2）非心脏的原因：包括电击、淹溺、药物毒物、电解质失常、缺氧、休克、麻醉意外、心导管检查和造影等。

（3）药物使用：老年人用药不当会直接或间接造成猝死。如患有房颤的老年人停服抗凝药物，可导致血栓形成，进一步引起肺栓塞；血管扩张剂、心律失常等药物会导致其低血压、心动过缓甚至发生心搏骤停；漏服控制高血压药物，可导致血压过高，引起脑血管出血等。

（4）排便用力：患有冠心病的老年人常因病情危重、卧床、环境等因素，导致发生便秘，便秘可诱发心绞痛、心律失常、心源性休克甚至发生猝死。排便时用力使交感神经兴奋性增加，猝死的风险增大。

（5）跌倒意外：心血管疾病常见于中老年人，其生理因素、疾病因素、药物、环境因素均可能导致跌倒。跌倒可导致老年人严重的身体损伤，加重原有心血管疾病病情，造成功能丧失甚至死亡。

（四）临床表现

（1）意识突然丧失，若伴抽搐，称之为阿斯综合征，数秒或1—2分钟可恢复，持续时间长可致死。

（2）脉搏触不到，心音消失。由于心搏骤停，心脏无有效收缩，不能闻及心脏搏动，同时外周动脉搏动消失，血压测不出。

（3）呼吸断续，呈叹息样，随后停止。

（4）皮肤苍白或明显发绀。

（5）瞳孔散大，对光反射迟钝或消失。

（五）救护程序

对于发生猝死的老年人来说时间就是生命，心搏骤停的严重后果以秒计算。当发生心脏骤停时，5—10 秒即出现意识丧失，突然倒地；30 秒时可出现全身抽搐；60 秒时发生瞳孔散大，自主呼吸逐渐停止；3 分钟时开始出现脑水肿；4 分钟时已开始出现脑细胞死亡；8 分钟时已基本处于“脑死亡”或植物状态。

老年人发生猝死，应立即行心肺复苏术。心肺复苏术开始得越早，成功率越高，1 分钟内实施抢救，成功率大于 90%；4 分钟内抢救，成功率达到 60%；6 分钟内可达到 40%；8 分钟内，达到 20%；但当抢救时间超过了 10 分钟，成功率几乎为零。因此，4—6 分钟被医学界称为救命的“黄金时刻”。

心肺复苏术是针对心跳、呼吸停止所采取的抢救措施，即用心脏按压或其他方法形成暂时的人工循环并恢复心脏自主搏动和血液循环，用人工呼吸代替自主呼吸并恢复自主呼吸，达到挽救生命的目的。心肺复苏分为两个部分：基本生命支持和高级生命支持。

1. 基础生命支持　又称初步急救或现场急救，目的是在心脏骤停后，立即以徒手方法争分夺秒地进行复苏抢救，以使心搏骤停患者心、脑及全身重要器官获得最低限度的紧急供氧。

（1）识别：首先确认现场安全，如有无高压电线、有无坠落物体，将患者移至安全处开始抢救。①意识判断。通常是拍打双肩，靠近其耳朵，同时左右双侧进行呼叫，以防老年人有单侧耳聋引起误会。②呼吸的判断。头部稍微仰起，开通呼吸道，耳朵贴近其口鼻处，来感觉有无气流的呼出，同时要听有没有呼吸，并要看胸廓有没有起伏。③循环的判断。查看颈动脉搏动是否存在。右手食、中指并拢，指尖触及患者气管正中旁开 2—3 厘米，若无搏动，立即呼救，并准备行心肺复苏术。

（2）心肺复苏术操作流程：①胸外按压。迅速将患者呈仰卧位于地面或平面处，解开上衣，充分暴露胸部，急救者可采用跪式或踏脚凳体位，将一只手的掌根紧贴胸骨中下 1/3 处，两乳头连接中点，或剑突上两横指，另一只手重叠其上。指指交叉，肘关节伸直并与其胸部呈垂直方向，用身体重力下压。老年人按压频率为 100—120 次/分，按压深度应 >5 厘米，但 <6 厘米，按压与放松比为 1∶1。如双人或多人施

救，应每2分钟或5个周期（每个周期包括30次按压和2次人工呼吸）更换按压者，并在5秒内完成转换。②开放气道。头偏向一侧，检查并清理呼吸道，老年人有假牙者应取出假牙。左手小鱼际置于患者前额，手掌用力后压使其头部后仰；右手中指、食指剪刀式分开上提下颌（仰面举颏法）。③人工呼吸。捏紧鼻翼，吸一口气（500—600毫升）口对口包严患者的口唇周围，持续将气体吹入（大约1秒钟），观察胸廓隆起。连续做2次口对口人工呼吸（5秒2次）未见明显的胸廓隆起时，重新开放气道，再做一次人工呼吸。如果简易除颤仪没有到达，继续行心肺复苏术。

（3）除颤仪除颤：除颤仪适用于心室颤动及无脉性室速。对于患有室颤的老年人，如果能在意识丧失的3—5分钟内立即实施心肺复苏及除颤，存活率是最高的。对于医院外发生心脏骤停的老年人，迅速除颤是短时间消除室颤的最好方法。目前我国已逐步普及在机场、商场、公园等公共场所对除颤仪的安装配备。除颤仪电极板放置的位置：右侧电极板放置于胸骨上端右缘，即在右锁骨下区，左侧电极板放置在左乳头侧，电极中心在腋中线位。单向波除颤器360焦，如需重复仍360焦；双向波除颤器150—200焦。

2. 高级生命支持　老年人发生心脏骤停后，在第一时间进行心肺复苏术的同时，应尽快送医院抢救，以得到更进一步的高级生命支持，从而得到更好的愈后效果。高级生命支持又称二期复苏或高级生命维护，主要是在基础生命支持基础上应用器械和药物，建立和维持有效的通气和循环，识别及控制心律失常，直流电非同步除颤，建立有效的静脉通道及治疗原发疾病。高级生命支持应尽可能早开始。

3. 复苏有效指标

（1）颈动脉搏动恢复：按压有效时，每按压1次可触摸到颈动脉1次搏动。若中止按压搏动亦消失，则应继续进行胸外按压。如果停止按压后脉搏仍然存在，说明心搏已恢复。

（2）自主呼吸恢复，瞳孔较前缩小并有对光反射存在，有眼球活动及睫毛反射、对光反射出现。

（3）面色及口唇发绀较前减轻。

（4）其他：四肢抽动、肌张力恢复或增高、神志意识改变。

4. 终止抢救的标准

（1）呼吸和循环已有效恢复，高级生命支持。

（2）无心搏和自主呼吸，心肺复苏术在常温下持续30分钟以上，提示不可逆死亡。

（3）有急救医疗人员接手承担复苏或其他人员接替抢救。

第五节　失智老人的安全照护

失智症是一种因脑部损伤或疾病所导致的渐进性认知功能减退，影响记忆、注意力、定向力、语言、理解能力、人格或行为的改变等，典型的起始症状为记忆障碍，以短期记忆障碍为主，最常见的疾病种类为阿尔茨海默病。年龄是失智症最主要的危险，大部分失智症患者会出现徘徊、激越行为、幻觉、妄想、谵妄、焦虑、抑郁、异常动作、睡眠失常等精神行为异常症状，导致日常生活能力下降，影响患者的社会功能和生活质量，增加了自伤和伤人的危险，加重了照护者负担。

一、行为异常的观察评估

行为异常主要从失智老人精神行为症状的背景信息和量表评估两部分进行观察评估。

（一）精神行为症状的背景信息

1. 认知情况的评估

（1）记忆力评估：老年人会出现记忆力下降的表现，如经常会忘记一些事情，尤其是最近发生的事，回忆不起刚刚发生过的事，反复问同一个问题等。

（2）注意力评估：大多数患者注意力分散，如走神发愣，极易受外界环境刺激而分神，借故逃避或厌烦回答问题等。

（3）定向力评估：老年人常常会不知道现在是哪年哪月哪日、几点钟，不知道自己在什么地方，家住哪里，外出会迷失方向，在家里会找不到卫生间等。

（4）判断力与执行能力评估：老年人会表现出判断力和执行功能减退，如过马路时不知道看红绿灯，不知道躲避车辆，意识不到这是危险的事，去超市买东西不知道付款，轻易相信陌生人，并将家里贵重财物位置告知，不注意个人卫生等。

（5）语言与理解能力评估：老年人语言内容贫乏，表现为说话唠叨、重复、绕圈子，交流出现问题，词不达意，语句理解能力减退，命名困难，如对熟悉的人或物等叫不出名字，计算力下降或丧失，如简单的加减法算不出，去买东西不知道应该找多少钱等。

2. 日常生活能力评估

（1）难以完成熟悉的工作：患者对以往能轻松熟练完成的事情感到陌生，完成起来有困难或不能正确完成，经常提笔忘字，不会开电视机、不会用微波炉等。

（2）自理能力下降：患者表现为穿衣服、洗脸、如厕、打电话等出现困难，或不能独立完成。

3. 异常行为评估　老年人会经常出现重复性行为，如重复提问、徘徊、不停地扣扣子等，有的还表现为喜欢藏东西、偏执、打骂人、性行为异常、半夜吵闹、睡眠颠倒、出现幻觉、说一些莫名其妙的话等。

4. 躯体疾病情况评估　通过对躯体疾病情况的评估可以帮助鉴别其他引起记忆丧失、思考混乱、无法集中精神等类似失智症的因素，包括贫血、营养不良或缺乏某种特定的维生素、过度饮酒、糖尿病、甲状腺异常，以及心、脑、肺等脏器疾病。有些老年人因躯体处于有急性健康问题状态，如疼痛、感染、过度疲劳、睡眠不足、瘙痒等，可能会导致精神行为异常的发生。

5. 服用药物情况评估　有些老年人会因长期服用精神类药物或出现药物不良反应而引起精神行为症状。

6. 感官功能缺陷情况（如视力、听力、触觉等）　有些老年人存在视力、听力或触觉方面的障碍或缺失，如因听力下降所致交流困难，或因触觉障碍而致的重复语言、重复动作等不一定就是精神行为异常；又如有些老年人视力差，在光线弱的环境下总感觉有人进入而出现幻觉，可以试着将光线调亮一些也许幻觉症状就消失了，不一定是失智症而引起精神行为症状。

7. 心理因素评估　注意老年人情绪和性格改变，有些老年人患病后情绪波动大，反复无常，极易出现烦躁不安，前一秒还与你平静地开心交谈，下一秒可能就会焦虑不安，患病前性格内向、温文尔雅，患病后可能就会变得外向、多疑、自私、抱怨、喜怒难以克制。

8. 环境因素评估　有些老年人居住环境光线太强或太弱、噪声太大、房间格局太乱、温湿度不恒定、室内有刺鼻气味、房间色彩暗淡，老年人对居住的环境不熟悉、缺乏安全感等，也会诱发精神行为问题的发生。

9. 社会因素评估　有些老年人患病后个人兴趣爱好会有所改变，对曾经喜欢的活动都失去了兴趣，随着记忆和沟通能力的改变，对自己的爱好、工作、社交等会逐渐远离，不愿意外出，不愿与人接触等，极易性格变得孤僻、看待事物表现出淡漠、发生抑郁等，有时因照护师互动方式以及照护师本人的行为方式与老年人出现矛盾、沟通不畅时也容易诱发精神行为异常的发生。

（二）量表评估

为了能早期发现失智症患者并能简单快速判断出失智症对日常生活能力的影响，

早期的筛查工具具有很好的使用价值。下面介绍几种由照护师可以执行完成的早期筛查评估量表。

1. 记忆障碍自评量表　是一种简单、准确率高的神经心理量表，用于检测早期认知功能改变非常敏感。（表 3－14）

表 3－14　记忆障碍自评量表

序号	项　　目	是（有变化）	否（无变化）	无法判断
1	判断力出现问题：解决日常生活问题、经济问题有困难，如不会算账了，做出的决定经常出错，辨不清方向或容易迷路			
2	缺乏兴趣爱好了，活动减少了，例如几乎整天躺着看电视，或平时厌恶外出，常闷在家里，懒得活动，无精打采			
3	不断重复同一件事，例如总是提相同的问题，一句话重复多遍等			
4	学习使用某些日常工具或者家用电器，例如使用电视、空调、遥控器、微波炉等有困难			
5	记不清当前的月份或者年份			
6	处理个人财务困难，忘了如何使用存折，忘了付水、电、煤气账单等			
7	记不住和别人的约定，如忘记和家人已约好的聚会，拜访亲朋好友的计划			
8	日常记忆和思考能力出现问题。例如，自己放置的东西经常找不着，经常忘了服药，想不起熟人的名字，忘记要买的东西，忘记看过的电视、报纸、书籍的主要内容，与别人谈话时无法表达自己的意思等			
项目合计	当“是”项目≥2 项，很可能是记忆出了问题，建议去记忆障碍门诊或者找专业医生咨询			

2. 画钟试验　徒手画钟表是一项复杂的行为活动，除了空间构造技巧外，还涉及记忆、注意、设计、计算、时空定向等多种认知功能，是目前广泛应用的早期失智症筛查工具，操作简单、省时，在家里就可以做。

画钟试验要求接受测试的老人在白纸上画一个钟，并按照要求标出指定的时间，

10 分钟内完成。如指导老年人的指导语可以这样说："请您在纸上画一个钟，包括表盘和数字；时针分针指向的时间是 11 点 10 分"。避免使用带有提示性如"指针"之类的词语；所指向的时间避免时针和分针离得太近。

评分方法：画出封闭的圆（表盘），1 分；表盘上的 12 个数字正确，1 分；将数字安置在表盘的正确位置，1 分；将指针安置在正确的位置，1 分。最高 4 分，表明认知水平正常；3 分表明认知水平轻度下降；0—2 分则表明认知水平明显下降。

3. 工具性日常生活活动量表　用来评价与老年人身体活动有关的日常生活能力，既可以帮助照护师知晓老年人在各个方面的生活能力，又可以通过定期持续评估让照护师对老年人能力发生的改变全然掌握，帮助照护师随时调整照护计划。量表的最高分为 56 分，<16 分为完全正常，≥16 分表示有不同程度的功能下降，≥22 分表示有明显的功能障碍了（表 3－15）。

表 3－15　工具性日常生活活动量表

项　　目	分数
第一部分　工具性日常生活和活动	
A. 使用电话的能力	
1. 自己主动操作电话，能查号码、拨号等	0
2. 能拨几个熟悉的号码	1
3. 能接电话但是不会拨电话	2
4. 完全不会使用电话	4
B. 购物	
1. 独立处理所有购物需要	0
2. 独立进行少量购物	1
3. 部分购物行为需要有人陪伴	2
4. 无论什么样的购物，都需要有人陪伴	3
5. 完全不能购物	4
C. 做饭	
1. 独立计划、准备并做好足量的饭菜	0
2. 如果供给食料，能准备并做好适量的饭菜	1
3. 能加热、准备饭菜和做饭；或者能做饭，但不能保证适量	2
4. 需要他人把饭准备好并做好	3
5. 完全不能做	4

续表

项　　目	分数
D. 主持家务	
1. 能独立做家务，或偶尔需要帮助（如干重活需要帮忙）	0
2. 能做日常轻体力家务，如洗碗、铺床	1
3. 能做日常轻体力家务，但不能保证可接受的整洁水平	2
4. 所有家务都需要帮助	3
5. 不能参与任何家务	4
E. 洗衣	
1. 能独立完成衣物的清洗	0
2. 能洗小件衣物，如袜子等	1
3. 所有洗涤必须靠其他人完成	4
F. 交通方式	
1. 能独立乘坐公共汽车，或驾驶小汽车	0
2. 可以乘出租车出行，但不再乘坐公共车辆	1
3. 在其他人陪伴下，可以乘坐公共车辆	2
4. 在他人帮助下，有时乘出租车或汽车出行	3
5. 完全不旅行	4
G. 承担自己管理药物的责任	
1. 能按照正确的时间和剂量吃药	0
2. 能按照别人预先准备好的每次剂量，按时服药	1
3. 不能自己准备和完成服药	4
H. 理财能力	
1. 独立处理财务，如去银行、付款、收款、记录收入等	0
2. 管理日常购物，但在处理银行业务和大宗购物等情况下需要帮助	1
3. 不能处理钱财	4
第二部分　躯体性自理能力表	
A. 大小便卫生	
1. 在盥洗室能完全自理，没有弄脏的情况	0
2. 在自我清洁方面需要提醒，或需要帮助，或有少量的事故发生（至多 1 周 1 次）	1
3. 睡眠时弄脏或弄湿，超过 1 周 1 次	2
4. 清醒时弄脏或弄湿，超过 1 周 1 次	3
5. 大小便失禁	4

续表

项　目	分数
B. 吃饭	
1. 吃东西无须帮助	0
2. 吃饭时间吃东西需要少量帮助和（或）需要准备特殊食物，或在餐后清洁时需要帮助	1
3. 自己吃饭需要适度帮助，并且不整齐	2
4. 所有的就餐需要多方面的帮助	3
5. 完全不能自己吃饭，并抗拒他人喂食	4
C. 穿衣	
1. 能穿衣服、脱衣服，并能从自己的衣柜里选择衣服	0
2. 自己穿衣服和脱衣服，但需要少量的帮助	1
3. 在穿衣服或选择衣服方面需要适度帮助	2
4. 在穿衣服上需要很多帮助，但能够配合他人的帮助	3
5. 完全不能自己穿衣服，并对他人的帮助有抵触	4
D. 梳理（整洁、头发、指甲、手、脸、衣服）	
1. 总是穿戴整洁，妆饰恰当，无须帮助	0
2. 能自己适当梳洗，偶尔需要少量帮助，如修胡须	1
3. 在梳洗上需要适度合理的帮助和指导	2
4. 所有的梳洗都需要帮助，但在他人帮助后能保持整洁	3
5. 主动抗拒他人帮助梳洗的所有努力	4
E. 躯体步行	
1. 步行到场地或市区	0
2. 在居住区内步行，或在一条街道附近步行	1
3. 步行时需要选择手杖或步行器或轮椅	2
4. 坐在椅子上或者轮椅上无须支持，但没有帮助就不能自己推进	3
5. 一半多的时间卧床不起	4
F. 洗澡	
1. 自己洗澡，无须帮助	0
2. 在进出浴盆时需要帮助	1
3. 自己只能洗脸和手，不能洗身体其他部位	2
4. 不能自己洗澡，但配合他人给自己洗澡	3
5. 不能自己洗澡，并且抵抗他人让自己保持清洁的努力或帮助	4

二、行为异常的安全照护

（一）防意外事故

1. 防跌倒　失智老年人跌倒风险明显高于一般老年人群，除安排一些平衡训练加强体力外，还需要做好防跌倒的环境整理。

（1）避免限制或阻止老年人走动，主动陪老年人散步，积极鼓励老年人做些力所能及的家务和利于身体协调性的锻炼活动，提高平衡能力，预防跌倒发生。

（2）选择地势平坦、障碍物少的地方活动，以缓坡代替台阶，避免老年人由于空间定位障碍而出现意外，尽量选择居住在低楼层以减少上、下楼梯的机会，地面保持干燥，使用防滑地砖或地板等。

（3）衣裤要舒适合身，穿防滑鞋，刚拖过的地面不要让老年人随意走动，学会三步起床法，坐便器两旁、淋浴房墙壁等处安装扶手，便于老年人抓握，配有带扶手的洗澡椅，防止跌倒的发生。

（4）对于服用镇静、催眠类药物的老年人，让老年人先上床后再服药到口，服药后直接就寝，避免再下床活动，避免因药物带来的不适感增加跌倒风险。

2. 限制使用危险物品　有些失智老年人虽然还有活动和做家务的能力，但切记不要让他做超出能力范围的事情，有些危险工具必须限制使用，防止自伤或伤人等意外的发生。

（1）厨房有菜刀、剪刀、燃气等危险物品，是意外的高发场所，应防止老年人进入，避免使用可能对其安全产生威胁的物品。

（2）失智老年人会无意识或主动触碰电源、烫热物体等，引起触电、烧烫伤等意外发生，因此避免老人独自在家煮饭，直接接触家用电器、开关、电线、电源、煤气、开水瓶、热水袋、微波炉等危险物品。如将老年人独自留在家中时，需确保家里水、电、煤气开关全部处于关闭状态或使用带有自动锁闭提醒功能的水、电、燃气安全阀。如需使用剪刀、小家电时需先评估老年人的使用能力并在照护者监督下完成，确保安全。冷、热水标识要清楚，淋浴器采用自动控温装置，温度控制在37℃以下，防止烫伤。

（3）妥善保管好杀虫剂、药物、汽油、火柴、电动工具、锋利的刀具、锐器等危险物品，放置在失智老年人拿不到的地方或锁在柜子里。

（4）餐具的选择上注意不要使用玻璃或陶瓷制品，防止不慎碰碎而导致划伤。

（5）根据老年人认知功能水平，讲解用电安全、煤气安全的相关知识。

3. 防误食　失智老年人随着辨别事物能力的下降，极易发生误食。

保证家里的药品放在安全的位置，以免误服。

保证冰箱内的食物新鲜、安全，无过期、无变质。

4. 学习交通安全知识　避免独自外出，学会看红绿灯，学会躲避车辆，防止意外发生。

（二）防走失

失智老年人因认知功能、定向力、导航寻路能力下降，经常漫无目的地徘徊，极易发生走失或迷路，最严重的是夜间游走，一旦走到不安全的环境，会造成不必要的伤害。为预防止走失的发生，可采用以下照护措施。

1. 随身携带联系卡　失智老年人要随身携带写有姓名、家庭地址、联系人及电话等信息的联系卡或具有二维码身份识别功能的腕带，以便走失时能及时得到帮助。

2. 外出时要有人陪伴　外出时照护师要紧握住老年人的手，在公共场所，照护师应了解出口位置，防止老年人从不同出口走出去。

3. 佩戴防走失设备　如防走失手环、具有卫星定位功能的手表或手机，进行地理位置的实时跟踪。

4. 安装预防走失提醒器　失智老年人出门时，可设置安全距离，通过震动或声音让照护师察觉老年人已离开安全距离，防止走失。

5. 避免老年人独自一人在家　失智老年人需要时刻有人照看，如遇到特殊情况时最好使用老年人不会打开的密码锁，避免使用大铁锁将老年人锁在家里，增加老年人的恐惧感，可以用画布或装饰物将出口或门锁掩饰起来，让老年人找不到门或出口在哪，降低走失风险。

6. 沟通时注意技巧　在与失智老年人沟通上要掌握一定的技巧，要有认可的态度，因为在失智老年人的世界里已经没有对和错，尽量顺其意而为之，不要与其争吵或试图劝说，这样只会适得其反，增加走失风险。

7. 居室设计　条件允许的情况下，可将老年人的活动空间设计成环形，有研究表明环形设计更符合老年人徘徊的特点，降低老年人走失风险，国内有很多养老机构在失智老年人居住的楼层已采取环形设计。

（三）保持环境熟悉、稳定

失智老年人对新环境的适应能力越来越差，需要发自内心的安全感和充分的照顾，熟悉、安全的环境及规律的生活能带给他们安全感，有助于维持病情的稳定以及日常功能，陌生的环境容易使失智老年人产生困惑和不安，从而诱发精神行为症状。因此要为失智老年人提供一个“没有应激”的家居环境。

1. 居家氛围　家居明了化，摆放设计以简单、熟悉、安全为原则，留有足够的活动空间；家具材质上选择质软的，边角设计为钝角，防止摔倒时尖锐棱角对老年人产生二次伤害；室内多摆放些老照片，消除老年人对陌生的恐惧；厕所的门始终开着可让老年人容易找得到；室内不要安放镜子，避免失智老年人产生茫然不知所措的感觉；夜间提供适当的光线，减少混乱与不安。

2. 物品放置相对固定、标识醒目

（1）老年人常用物品定点放置，方便拿取，不随意移动或更换物品摆放位置。

（2）放置物品的柜子、抽屉上贴有醒目标识，提醒老年人识别物品的位置。

（3）在卧室房间、卫生间、餐厅门上贴上老年人能辨识的图案、物品或照片，引导老年人辨认。

（4）洗漱用物要色泽鲜艳、造型漂亮，吸引老年人愿意去清洁。

3. 适当的感官刺激

（1）颜色刺激：整个房间设计以暖色调为主，失智老年人卧室可选择蓝色系，因蓝色环境下人的情绪会比较沉静，稳定的情绪更利于促进睡眠。客厅等老年人活动的地方可选择红色系布置，因为在红色环境中人的情绪会比较兴奋，可提高老年人活动的兴趣。在坡道、台阶或有棱角等地方尽量选择易于老年人识别的颜色加以区分，起到警示作用。

（2）声音刺激：适当地为老年人播放其爱听的音乐，音乐疗法可帮助老年人恢复部分记忆功能，睡前可播放些轻缓柔和的音乐以促进睡眠。

（3）光线刺激：明亮、柔和、均匀的光线更有利于心情平和。在门口、房间过道区域等地可增加光源，夜间在卧室、过道和洗手间可以使用地灯，既不影响睡眠，又可以保证夜间如厕的安全。

4. 避免住所和照护师频繁更换　居家失智老年人，尽量生活在自己熟悉的家里，尽量避免搬家、到子女家短暂轮住或入住养老机构。

必须要变换住所（如搬家、装修、入住养老机构）时，在老年人房间内保留熟悉或喜欢的物品，如老年人能识别的旧照片、喜欢的小家具、装饰物等，帮助老年人辨识周围环境。

避免频繁更换房间内物品及家具，新的事物会让老年人感到陌生。

避免频繁更换照护师，因适应与熟悉需要时间和过程，不利于病情稳定。

5. 照护机构尽量营造家庭环境氛围　随着病情进展，居家照护出现困难时，老年人需入住专业照护机构，应选择小单元房间，避免与人合住。

照护机构的小单元布置上参照老年人居家时的房间布局，尽量营造像家一样的环境，提供像家一样的门厅、衣帽间、客厅、卫生间等。

照护机构的门牌号旁可以放置老年人自己的照片或老年人喜欢的干花等，更利于老年人找到自己的房间。

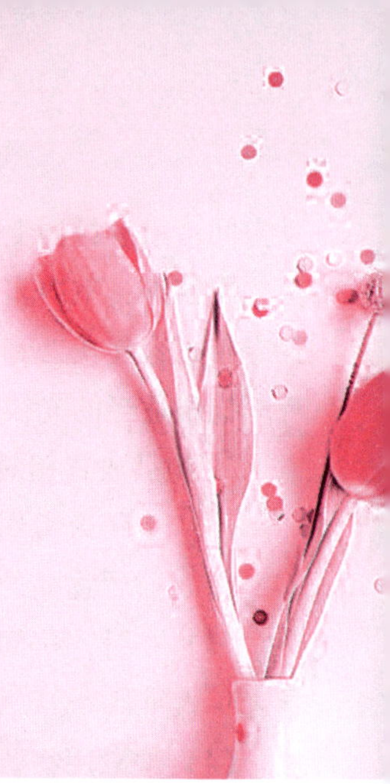

第四章
老年人饮食与营养照护

第一节　老年人营养需求

合理的营养支持对防止衰老、老年多发病和延长寿命可起到一定的作用。老年人的基础代谢率与年轻人或中年人相比，降低 10%—20%。由于基础代谢率降低和体力活动减少，故每天所需的热能减少，60 岁以上的老年人比正常中青年所需的热能减少 20% 左右，70 岁以上减少 30% 左右。

一、各种营养素的功能与来源

（一）能量

老年人由于基础代谢率下降、体力活动减少和体内脂肪组织增加，对能量的需要量减少。因此，每天饮食摄入的总能量也应相应降低，以免过剩能量转变为脂肪储存在体内引起肥胖，进而导致代谢综合征和心脑血管疾病。60 岁以上的老年人，如果能够保持良好的心态，在医学认可的条件下进行适当的体力活动，或是能持之以恒地进行原已习惯的有氧运动，这对营养状况将是非常有益的。在老年人发生一些疾病后，为了尽快恢复健康，还应根据疾病的需求适当提高能量摄入，因而能量摄入要根据个体情况而定。

（二）蛋白质

老年人体内蛋白质以分解代谢为主，合成代谢逐渐减慢，因此老年人较易出现营养不良，表现为血液中氨基酸浓度降低、血红蛋白合成减少、出现贫血。虽然老年人营养不良发生率很高，但很少被重视。很多状况都是营养不良的表现：褥疮、伤口愈合不良、感染、免疫功能低下等。因此，应特别注意优质蛋白质的供给，优质蛋白质的摄入比例应达到50%左右。目前对于老年人的蛋白质需要量仍然有争议，范围为0.7—1.25克/（千克体重·天）。现在的推荐量为0.9克/（千克体重·天），可视个人健康状况而定。

（三）脂肪

食物中如缺少脂肪，或脂类消化吸收出现障碍时，可导致必需脂肪酸的缺乏和脂溶性维生素摄入不足。老年人体内的脂肪组织随年龄逐渐增加，过多的脂肪不利于心血管系统、消化系统等脏器的运行，会引起血脂升高，增加心脑血管疾病的发生概率。老年人脂肪摄入量占总热量的20%为宜，应占饮食总量的15%。

（四）维生素

老年人各种维生素的摄入量应充足，以促进代谢，保持平衡及增强抵抗疾病的能力。维生素A可发挥重要作用，其主要来源于各种动物肝脏（如鸡、羊、猪肝）和蛋类。胡萝卜素以胡萝卜、绿叶蔬菜含量较高。维生素C具有较强的抗氧化作用，含维生素C丰富的食物主要是新鲜蔬菜、水果，以辣椒、蒜苗、枣类为高。维生素E是高效抗氧化剂，可以防止不饱和脂肪酸的抗氧化，预防衰老，提高平均寿命。

二、老年人的饮食选择

（一）合理的膳食结构

食物营养要符合平衡膳食的原则。应为老年人提供低热能、充足的蛋白质、少量的脂肪、多种维生素和无机盐的平衡膳食，结合当前膳食指导方针，老年人的膳食结构可概括如下。

1. 谷类　多为粮食，每天最好食用2种以上。摄入量在250—400克/天。不要长期食用过于精细的大米，并且淘洗的次数不宜过多，以防过度破坏B族维生素。粗杂粮要占主食的1/3。多吃杂豆类食物。

2. 多吃新鲜蔬菜、水果　多吃抗氧化营养素（胡萝卜素、维生素E、维生素C和含硒水果），宜食颜色为红、黄、绿色的蔬菜，叶菜类要不低于50%。经常食用菌类制品，每周不低于50克，有预防癌症和感冒的作用。海带、紫菜属于藻类食品，富含褐藻胶、碘、钙、粗纤维，有助于降低胆固醇，软化血管。蔬菜摄入量300—500克/

天，水果摄入量200—400克/天，种类在两种以上。

3. 经常摄入适量肉类　要选择低脂肪瘦肉，不吃油炸和烧烤肉类，否则会导致饱和脂肪摄入超标。畜禽类摄入量为50—75克/天。选择新鲜的海鲜产品食用，因为鱼类蛋白质含量丰富而且为优质蛋白质，含不饱和脂肪酸比较多。鱼虾类摄入量为75—100克/天。

4. 每天吃奶类、大豆或其制品　奶类及奶制品摄入量为300克/天。大豆及坚果的摄入量为30—50克/天。

5. 减少烹调油的用量　烹调油控制在25克/天以下，应以优质植物油为主，食盐的摄入量为6克/天。少食腌渍的食品，要以清淡饮食为主，以减少高血压及并发症的发生。

（二）合理的烹调方式

老年人的食物以清淡易消化为主。食物搭配要多样化、色香味俱全、软硬度适中，既适合老年人的咀嚼与吞咽功能，又能保持食物的营养。

1. 烹调方式　烹调多采用焖、炖、煮、蒸、汆等方法，少用煎、炸、熏以及油腻食品及刺激性调味品等。

2. 保留营养　最大程度地保留食物的营养，避免损失维生素。如粮食不宜过于精细，烹饪温度不宜过高，浸泡时间不宜过长，蔬菜应急火快炒等。

3. 对动物性食品　老年人应以清炖、炒或清蒸为宜，少吃生、冷、硬等不易消化的食物。

4. 其他　荤素要搭配，稠稀适中，色香味俱全，以增进食欲，促进消化。

（三）合理的膳食制度

老年人的食物摄入总量减少，往往不能满足某些微量营养素的每天推荐摄入量，可通过适当增加营养素及少量多餐的方式进行补充。

1. 一日三餐应将食物进行合理分配　一般情况下，各餐提供的能量占全天总能量的比例以早餐占25%—30%、午餐占30%—40%、晚餐占20%—30%为宜。

2. 一日三餐的时间应相对固定、规律　早餐安排在6：30—8：30，午餐在11：30—13：30，晚餐在18：00—20：00进行为宜。早餐所用时间以15—20分钟，午、晚餐以30分钟为宜，不宜过短，也不宜过长。进餐时间过短，不利于消化液的分泌及消化液与食物的充分混合，影响食物的消化，带来胃肠不适；进餐时间太长，会不断地摄取食物，导致食物摄取过量。

3. 一日三餐食物种类应符合老年人的生理需要　老年人蛋白质需要量不低于中青

年人，且要求更高比例的优质蛋白，还需要多补充矿物质、维生素、膳食纤维等，所以每日应保持进食一定量的动物性食品，尤其是鱼虾类食品。每餐应有谷类、蔬菜、水果、豆类和动物性食品，应尽量分散在一日三餐中，必要时应从加餐中补充进食的不足。力求做到早餐要吃饱、午餐要吃好、晚餐要适量、加餐视情况。

第二节 老年人进食的照护

一、进食能力的评估要点

（一）完成进食的能力

1. 老年人的失能程度　对失能老年人协助床上进食；对半失能老年人协助在餐桌旁进食或自行进食。

2. 老年人的上肢功能　对上肢功能良好者尽量鼓励自行进食；对上肢功能障碍者协助进食。

3. 老年人的配合程度　对拒绝进食的老年人，应先与其进行沟通，了解拒绝进食的原因，对症处理，取得同意后方可进食，禁止强行喂食。

4. 老年人的口腔情况　有活动性义齿者进餐前佩戴义齿，进餐后将义齿取下清洗干净；口腔破溃严重者，避免进食刺激性食物，可用吸管进食流食，进食后漱口，清洁口腔。

（二）实施进食的相关因素

1. 进食环境　环境清洁、整齐、美观、安静，空气清新，光线适宜，进食前协助排便，洗手，清洁口腔。

2. 食物温度　食物应温热（38—42℃）。

3. 食物种类和形态　软食、干净、清淡、无骨无刺，种类齐全，搭配合理。

4. 进餐时间及进餐量　根据老年人用餐习惯合理安排一日三餐，每餐以八九分饱为度。

5. 老年人进食体位　进餐时取坐位或半坐位，体位要舒适。

6. 喂饭速度和喂食量　老年人咀嚼、吞咽、消化功能减弱，进食宜细嚼慢咽、照护者喂食速度要慢。

7. 每次喂食适量　喂食量为汤勺1/3，以便咀嚼和吞咽，避免呛咳误吸发生。

8. 照护师的仪表形象　照护师着装整洁，洗净双手，态度和蔼，面带微笑。

9. 照护师对老年人进食照护技术知识的掌握　发生呛咳误吸时，立即停止进食，将老年人头偏向一侧，用食指裹上毛巾或布块伸进口腔将食物掏干净，或用吸引器吸净，必要时送医院救治。

二、协助进食的方法

（一）进餐前的准备

1. 老年人不完全清醒时禁止进食　如刚睡醒时。

2. 老年人情绪不稳定时禁止进食　如伤心、生气等情绪激动时。

3. 进餐姿势　协助老年人洗手，采取舒适的进餐姿势，卧床者可取坐位或半坐位进餐（即上半身直立 90 度），头部向前倾斜 15 度。

4. 佩戴餐巾　征得老年人同意，将餐巾佩戴于老年人胸前，保持衣服的干净整洁。

5. 选用餐具　为老年人提供方便易用的餐具，必要时可根据老年人情况改造餐具。

（二）协助老年人安全进餐

1. 营造安静的就餐环境　关闭电视。避免谈论令人不愉快的事情或其他干扰老年人进食的影响因素，以防噎呛的发生。

2. 餐前服药　对于餐前口服降糖药或注射胰岛素的老年人，一定在用药后规定时间内进食，以免引起低血糖反应。

3. 饭菜摆放　饭菜温度适宜，摆放位置合理，易于取食。

4. 根据老年人的就餐情况，鼓励老年人自己进餐　不能自己进食者，由照护人员喂食。在喂食过程中一定有耐心，每勺的饭量不要太多，喂食速度要适中。

5. 进食时请老年人细嚼慢咽　要给老年人充足的时间进行咀嚼和吞咽，务必咽进一口食物后再进食下一口食物，确保口腔内无残余食物。

（三）进餐后的照护

（1）进餐结束协助老年人洗手、漱口。

（2）鼓励老年人自己收拾餐具，照护人员记录老年人的进食情况。

（3）进食后，老年人保持上身直立至少 30 分钟，若需躺在床上，应抬高床头至少 60 度。

（4）如老年人没有进食，应了解原因，必要时寻求帮助。

（四）饮水的照护

1. 饮水量　老年人应该摄取足够的液体，一般无特殊要求者每日应饮水 1500 毫升左右。

2. 主动饮水　少量多次。

3. 首选温热白开水　每次 50—100 毫升。

4. 清晨和睡前 1—2 小时　均可饮用一杯。

5. 心肾功能不全或水肿　应在医生的指导下控制水分摄入量。

6. 吸水方式　老年人可用吸管饮水，有呛咳及吞咽困难的老年人，建议以小勺喂食。

第三节　特殊类型饮食及观察要点

一、匀浆膳的制作方法

（一）制作前准备

1. 各种肉类　猪里脊肉、鸡胸脯肉、鱼肉、猪肝按需要量分别称重，要求肉质新鲜。

2. 米类　大米、小米、莲子等按需要量分别称重，清洗。

3. 菜类　叶菜、木耳、胡萝卜等洗净后称重，并备好鸡蛋。

（二）制作方法

1. 菜类　木耳泡开，叶菜、胡萝卜切碎，水烧开。

2. 加菜　叶菜煮 5 分钟，再加木耳煮 5 分钟。

3. 鸡蛋　按需要量煮熟。

4. 加工　肉类（可做成肉泥）、米饭、莲子、胡萝卜等煮熟或蒸熟备用。

5. 制熟后的食物　加入适量食盐，放入搅拌机捣碎，加入适量水搅拌成匀浆后，将其分成 4—6 份，可根据个人情况加牛奶混合，可加香油调味。

（三）注意事项

1. 食材和用量　根据营养师的建议，每日选用不同的食材和用量。

2. 食量适当　每日制作一天的量，现做现喂，余下的分次放在带盖的容器中，放入冰箱保存。

3. 每次喂食前　需要经汽锅蒸 20—25 分钟或微波炉加热 5 分钟。

二、管饲进食的操作方法

1. 管饲前　取坐位或半坐位，卧床的老年人需抬高床头 30 度以上，回抽胃液，判断胃管位置，防止胃管异位，同时观察消化情况，如抽出未消化的匀浆膳，需延长喂养间隔或暂时停止管饲。

2. 管饲时　营养液温度应保持在 38—40℃，注射器推注速度≤10 毫升/分钟。营养泵间断或持续喂养速度 30—120 毫升/小时。管饲后注入 20—30 毫升温开水脉冲式冲管，防止堵管。

3. 持续喂养　每 2—4 小时以 20 毫升温开水脉冲式冲洗管道；管饲开始前、结束后都应冲洗；间歇式肠内喂养前、后应冲洗，保持管路通畅。

4. 封管方法　喂养结束后，采用米曲菌胰酶 1 片（220 毫克）研碎，溶于 20 毫升温开水中，用 20 毫升注射器以脉冲式冲管并封管，将冲洗液保留于鼻肠管腔内，可有效预防堵管。

5. 管饲　管饲后 30—60 分钟内避免翻身、吸痰等操作，防止反流误吸。

6. 清洗与消毒　管饲用物每餐用后清洗，每日消毒。

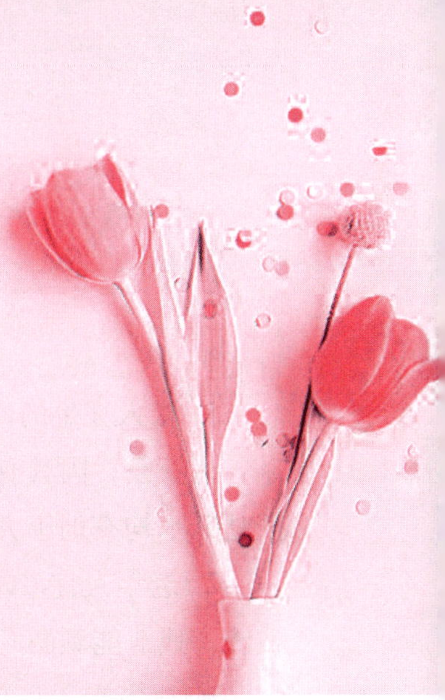

第五章
老年人排泄照护

第一节　便秘的照护

60 岁以上老年人便秘的发生率在 15%—30%，而且随着年龄的增长发生率逐年升高。便秘病程长，可长达 20—30 年。便秘导致排便用力过度，易诱发老年人心脑血管意外，危害极大。

一、便秘的评估

排除使用药物及直肠、结肠器质性疾病者，老年人便秘是指大便次数每周少于 3 次，伴有大便干硬、排便困难等症状。常表现为腹胀、腹痛、食欲不佳、消化不良、乏力、舌苔变厚、头痛等。老年人便秘地区差异明显，总的趋势是北方高于南方。这可能与南北的气候、饮食习惯、生活水平等有关。南方空气湿润，四季新鲜蔬菜、水果较多，饮食中含膳食纤维及果胶较多。另外，南方气候宜人，老年人可进行较多的户外活动。老年女性便秘发生率高于男性，可能与女性平时较男性体力活动少有关。便秘的原因有：各种原因所致的粪便水分减少、粪便干结；老年人直肠顺应性下降，感受性降低导致无法及时感受便意，或需要更大的容积才能引发便意；腹部肌肉、盆底肌肉、肛门外括约肌收缩无力；老年人缺少活动及饮食不合理、疾病、药物因素、心理因素的影响等。

二、便秘的照护

（一）便秘的饮食照护

1. 摄入充足的水分　能达到软化粪便的目的。应嘱老年人多饮水，可适量饮红茶、老茯茶，因其有润肠通便、降血脂的作用。睡前喝一杯蜂蜜水或清晨空腹饮一杯淡盐开水均有助于大便通畅。

2. 老年人宜多吃含膳食纤维丰富的食品　如各种新鲜蔬菜、水果等，以增加食物残渣。残渣能刺激肠蠕动，维持成人正常排便的膳食纤维摄取量为每日 20 克。

3. 适当吃一些有润肠通便作用的食物　如香蕉、猕猴桃、蜂蜜、芝麻、核桃、牛奶、奶油等。

4. 在烹调菜肴时可适当多放一些食用油　如豆油、芝麻油、菜籽油、亚麻籽油、花生油等。

5. 适当进食一些含 B 族维生素丰富的食物　如豆类、粗粮、甘薯、马铃薯等，以促进肠道蠕动。

6. 忌食刺激性食物　如烈酒、浓茶、咖啡、韭菜、蒜、辣椒等，少吃荤腥厚味的食物。

（二）排便习惯的照护

应向老年人做好解释工作以取得合作。首先，应指导老年人有规律地生活，注意养成良好的排便习惯。嘱其尽可能每日早餐后排便，因早餐后易引起胃－结肠反射，此时训练排便，易建立条件反射。每日定时去厕所蹲 20—30 分钟，日久便可建立定时排便的习惯。另外，应为老年人提供隐蔽性环境，设法解除紧张不安的情绪。在床上排便的老年人，依赖他人，会产生羞耻感和种种顾虑，要安慰好老年人，给予必要的遮挡，保护老年人的隐私。

（三）便秘的运动照护

为了提高整个机体的紧张度，加强生理排便功能，恢复正常的排便反射机制，可根据老年人的情况按下列办法进行体疗照护。

1. 练习腹肌及腰部　在全面锻炼的基础上，着重练习腹肌和腰部动荡的动作，如仰卧起坐、高抬腿踏步运动。

2. 练习扭腰甩臂　甩动两手或双手捶击腰部和脐部。

3. 便秘医疗体操（共 4 节）　第一节屈腿运动，仰卧位，两腿同时屈膝提起，使大腿贴腹反复十几次。第二节举腿运动，仰卧位，两腿同时举起，膝关节保持伸直，然后慢慢放下，重复十余次。第三节踏车运动，仰卧位，轮流伸屈两腿，模仿踏车运动，伸屈运动范围根据个人情况尽量大些。第四节仰卧起坐，从仰卧位起坐，坐起后两手摸足尖，再倒下，如此反复4—8次。

4. 便秘腹式呼吸运动　吸气时鼓腹并放松肛门、会阴；呼气时收腹并缩紧肛门、会阴。气呼尽略加停顿，再进行呼吸，如此反复6—8次。

5. 多活动　能够下床活动的老年人，应鼓励其每日散步、做体操等各种适合自己的活动等。对不能下床的老年人应鼓励做好床上运动，如仰卧起坐、平卧抬腿及抬高臀部等。

（四）掏便、灌肠及栓剂、导泻药的应用

对直肠性便秘的老年人，应用掏便、灌肠、使用栓剂、导泻药等方法是有效的。使用栓剂或灌肠时，要熟知所用药物的作用。掏大便时，要了解肛门的解剖和生理，以免因物理刺激引起出血。灌肠所用溶液有0.1%或0.2%肥皂水、甘油等，顽固性便秘可先用1、2、3灌肠液（50%硫酸镁30毫升，甘油60毫升，温开水90毫升）灌肠，以软化粪便，促进顺利排便。但不能长时间滥用泻药或灌肠，否则可引起结肠痉挛性便秘、消化功能失常。长期卧床老年人应给予作用温和的轻泻剂，如轻质液状石蜡油、香油、酚酞片、乳果糖口服溶液等。

（五）便秘的穴位按压

按压天枢穴（位于腹部，横平脐中，前正中线旁开6—7厘米处）治疗便秘，能取得良好效果。

（六）便秘的心理照护

老年人心理、精神上的紧张和压力会引起便秘。卧床老年人往往心情忧虑，精神痛苦，应耐心开导老年人树立战胜疾病的信心，解除思想负担。要让老年人学会自我调节，疏解压力。

总之，为了解除便秘，要因人而异实施有针对性的照护，以期获得最佳效果。

第二节　大便失禁的照护

老年人由于机体功能衰退，肛门括约肌逐渐失去对粪便及气体排出的控制能力，

容易发生大便失禁。大便失禁最常见的并发症是失禁相关性皮炎和压力性溃疡。这是因为粪便刺激了皮肤，使会阴部皮肤经常处于潮湿和代谢产物浸湿的状态，加上皮肤间的摩擦，或皮肤与床单位、便器的摩擦，形成皮肤红肿、破溃。

一、大便失禁的评估

大便失禁是指肛门括约肌失去对粪便及气体排出的控制能力，属于排便功能失常的一种。大便失禁易造成多种并发症。大便失禁表现为不同程度的排便和排气失控，对干便和稀便都不能控制者，称完全失禁。能够控制干便，不能控制稀便和气体者，称不完全失禁。女性的发生率明显高于男性，经产妇到老年后更多见。若老年人患有精神疾病，大便失禁的发生率将大大提高。造成大便失禁的原因有：老年人肛门括约肌萎缩或其他原因导致括约肌及盆底肌异常；粪便成分异常等。

二、大便失禁的照护

（一）失禁相关性皮炎

失禁相关性皮炎，是指皮肤长期或反复暴露于尿液和粪便中所造成的炎症，伴或不伴有水疱或皮肤破损。这是失禁老年人常见的，同时也会造成其他一些问题，如疼痛、感染和压疮。失禁相关性皮炎表现为：红斑、水肿、浸渍、剥脱、破损、丘疹和水疱的形成。伤口的边界通常不清晰，呈弥散状，伴有瘙痒或疼痛以及继发性的真菌感染。失禁性皮炎有时会和一、二期压疮的表现相似，但失禁性皮炎发生的区域不在骨突部位，通常呈弥散状，发生在一些皮肤皱褶处。皮肤问题，永远是预防胜于治疗。因此在皮肤尚未出现严重的问题时，就应该采取必要的预防措施，主要有温水皮肤清洗、皮肤滋润、皮肤保护剂的使用。

（二）皮肤照护

大便失禁的老年人最常见的并发症是会阴部、骶尾部、肛门皮肤炎性反应。部分老年人还可以有逆行性尿路感染或阴道炎及皮肤红肿、溃烂。因此对于大便失禁的老年人做好皮肤的照护很重要。

1. 一次性尿垫（裤）　有大便后一定要及时更换。

2. 必要时使用肛门塞　可将肛门塞置于肛直肠交界处，定时取出，处理大便。

3. 每次处理完大便后　涂抹软膏保护老年人的肛周皮肤。软膏有鞣酸软膏、凡士林油膏、二甲硅油软膏、氧化锌软膏等。

4. 褥疮 是大便失禁老年人最常见、最严重的并发症，因此要保持皮肤清洁干燥，减轻皮肤受压，必须每隔 2 小时给老人变换 1 次体位。常用的体位有平卧位、左侧卧位、右侧卧位。

5. 保持皮肤清洁干燥，减轻皮肤机械性刺激 照护中应做到勤、软、蘸、涂、烤、防。“勤”是指每次便后均应用温水清洗或用护肤湿纸巾清理。“软”是指清洗的用物应选择质地柔软的纸巾和毛巾。“蘸”是指在清洗的过程中应蘸洗，切忌用力擦，过多的机械摩擦会加速皮肤的损害。“涂”是指每次清洗、晾干后应涂些软膏。“烤”是指便后可用红外线照射。“防”是指用纸尿裤或卫生巾兜住臀部，也可用浸透色拉油的软纸堵住肛门，外包尿布以免使大便污染面过大造成清理困难。

（三）饮食照护

要给老人加强营养，增加膳食中膳食纤维的含量。膳食纤维不会被机体吸收，但可以增加粪便的体积，刺激肠蠕动，有助于恢复肠道功能，加强排便的规律性，有效改善大便失禁情况。

（四）心理照护

大便失禁的老年人常有心理障碍，惧怕社交，由此引起孤寂和抑郁。应采取启发、开导、疏通、宣泄等技术，通过观察、谈话，引导老人说出自己的痛苦、委屈及内心的不安，消除心理积郁，从而调整到理想心态。对内心孤单、失落感严重的老年人，照护师应积极与其家属沟通，使其家属给予更多的关心和照顾，引导老年人与老年人之间广泛交往。

（五）健康教育

照护师要了解每一位老年人的背景情况及心理状况，制订有效的健康教育计划实施措施，定期为老年人举行健康教育讲座。根据情况，可采用多种形式教学，如幻灯片、图片、口头讲授、阅读材料、演示等。注意每次讲的内容不要过多，时间不要太长。通过健康教育可以帮助老年人改变不良习惯，形成良好的生活方式、开朗的性格、稳定乐观的心态。

（六）运动照护

对认知能力好、有自控能力的老年人可做腹肌和盆底肌的训练。教会老年人做提肛运动，即指导老年人吸气时收缩会阴部和肛门肌肉并屏住呼吸保持 5—10 秒，呼气时再放松，循环往复。会阴部及肛门部肌肉的收缩－放松过程计数为 1 次，每日总量

200—300 次，或依据身体状况和训练效果增量或减量。每做 10 次，休息一会儿，每组练习 30 次，每天练习 3—5 组，持之以恒，最少坚持半年以上才有效。

（七）腹部照护

腹部冷刺激会使肠蠕动加快，应注意调整老年人所用的衣物及对腹部保暖。可以用热水袋热敷，温热刺激可减少肠蠕动。避免腹部按摩、压迫等机械性刺激，以减少肠蠕动。

大便失禁是对老年人颇有影响的问题。照护师对此必须予以足够的重视，详细询问，以便利用专业知识给予老年人更好的帮助指导。

第三节　尿潴留的照护

前列腺肥大的老年人数逐渐增多，并发急性尿潴留发生率也相应地提高。老年男性尿潴留是常见问题。

一、尿潴留的评估

尿潴留指尿液大量留存在膀胱内不能自主排出。老年人自述下腹部胀痛、排尿困难。尿液完全不能排出，称完全性尿潴留。若排尿后膀胱仍残留有尿液，称部分性尿潴留。造成尿潴留的原因有：尿道、前列腺急性炎症；尿路或膀胱结石、肿瘤；尿道梗阻性疾病；神经系统的病损导致的膀胱排尿功能障碍；各种原因引起的不能用力排尿或不习惯卧床排尿等。

二、尿潴留的照护

（一）心理照护

有些老年人的尿潴留是因为情绪紧张或焦虑所引起，照护师应给予老年人充分安慰，做好思想工作，使其心情放松，促进排尿。

（二）饮食照护

尿潴留老年人饮食以清淡、易消化为主，适当控制饮水量，戒烟戒酒，限制厚味、辛辣刺激性食物。多食蔬菜、大豆制品及粗粮，适量食用鸡蛋、牛肉、种子类食物如核桃、南瓜子、葵花子、莲子、山药、枸杞子等。可用麦冬、菊花、薄荷煎水代茶饮。

（三）诱导排尿照护

可让老年人听流水声，利用条件反射缓和排尿抑制，使老年人产生尿意，促进排尿。可采取腹部热敷，对尿潴留时间较短、膀胱充盈不严重的老年人常有很好的疗效。将热毛巾或热水袋放在下腹部膀胱区域，热敷耻骨上膀胱区及会阴，利用热力使松弛的腹肌收缩、腹压升高而促进排尿。可采取中医按摩手法，按摩时将手掌放在下腹部膀胱膨隆处，向左向右轻轻按摩数十次，再用手掌在膀胱前壁、底部由浅入深、自上而下推移按压。按压时用力要均匀，避免简单粗暴，以免造成膀胱破裂。可利用热气熏蒸外阴部，用温水冲洗会阴部后，让老年人取蹲位，将盛有开水的水盆置于老年人会阴部下，利用水蒸气刺激尿道周围神经，从而促进排尿。也可采用热水浴，当老年人在热水中有排尿的感觉时，可嘱其在水中试排，不要坚持出浴盆再排尿，防止失去自行排尿的机会。不习惯床上排尿者，在病情许可下，可以帮助老年人坐起排尿，或下床排尿，最好是如厕排尿；可用开塞露诱导排尿，让老年人左侧卧位，给开塞露20—40毫升纳肛，3—5 分钟后扶其如厕排便，可促使逼尿肌收缩，内括约肌松弛而导致排尿。

（四）导尿术

对各类措施均无效时，应在严格无菌条件下进行导尿。导尿是急性尿潴留时最常用的方法，任何情况下膀胱高度膨胀时都应立即导尿。导尿时选用对尿路刺激小、粗细适中的硅胶导尿管，操作时动作轻柔、缓慢，应使尿液分段排出。初次放尿不超过1000 毫升，以防膀胱内压突然下降而引起休克或膀胱出血。前列腺肥大的老年人由于前列腺充血，导尿时可能会出现血尿，照护师要告诉其原因，以消除恐惧心理。若有明显出血，需行膀胱冲洗至引流液清亮为止，避免血块形成。要鼓励老年人多饮水，保持尿液引流通畅，以增加尿量达到膀胱冲洗的目的，防止尿液浑浊、沉淀、结晶及泌尿系感染的发生。

（五）拔尿管前的照护

长期留置尿管的老年人，拔尿管前 2—3 天需定时夹闭尿管，有尿意时再放尿。必要时进行盆底肌训练，每日总量 200—300 次，以增强尿道括约肌的收缩力。为避免出现拔尿管后再次排尿障碍，选择拔尿管时机非常重要，通常在有尿意感时或经导尿管注入 200—300 毫升无菌生理盐水充盈膀胱时，采取边排尿边拔尿管的方法确保一次拔尿管成功。拔尿管前须先用注射器抽净水囊内的液体，再拔出导尿管，切勿硬拉导尿管以防发生尿道损伤。

（六）膀胱造瘘术的照护

行导尿术失败的老年人有必要行膀胱造瘘术。膀胱造瘘有的是暂时的，待排尿功能恢复后可拔出造瘘管，尿液仍可从尿道排出。如果需要长期留置膀胱造瘘的老年人，告知家属，要鼓励老年人以乐观的心态面对现实，积极参加有益的健康活动。注意保持造瘘口周围皮肤清洁干燥，及时清理造瘘口周围的分泌物。每日用碘附棉球消毒造瘘口周围的皮肤并清除分泌物后，用2片剪口无菌纱布交叉覆盖，用胶布田字固定纱布于腹壁，再用胶布交叉固定膀胱造瘘管于腹壁，每日2次。换药时注意观察造瘘口周围皮肤有无红肿，出现红肿时给予莫匹罗星软膏（百多邦）涂抹，并加强换药的次数。膀胱造瘘的引流袋放置一定低于造瘘口10厘米左右，防止反流造成逆行感染。照护师要注意观察引流液的颜色、量、气味。膀胱造瘘管要妥善固定，防止牵拉、打折、脱出。

第四节　尿失禁的照护

一、尿失禁的评估

尿失禁是指排尿失去意识控制或不受意识控制，尿液不自主地流出，是老年人常见的问题。造成尿失禁的原因有：中枢神经系统疾患；手术损伤；妇女绝经期后，雌激素缺乏引起尿道壁和盆底肌肉张力减退；膀胱肿瘤、结石、炎症、异物等引起的不稳定性膀胱等。

（一）压力性尿失禁

压力性尿失禁即当咳嗽、打喷嚏或运动时腹肌收缩，腹内压升高，以致不自主地排出尿液。

（二）真性尿失禁

真性尿失禁即膀胱稍有一些存尿就会不自主地流出，膀胱处于空虚状态。

（三）假性尿失禁

假性尿失禁即膀胱内贮存部分尿液，当膀胱充盈达到一定压力时，可不自主溢出少量尿液。当膀胱内压力降低时，排尿立即停止，但膀胱仍呈胀满状态而不能排空。

二、尿失禁的照护

（一）心理照护

当老年人卧病在床并尿失禁时，首先是让老年人面对现实，接受现实，拥有一个良好的心态，配合治疗。照护师应多安慰、鼓励并及时消除不良因素。对于卒中后神志清楚却合并失语的老年人，常因不能准确表达排尿意愿而尿床，被误认为是尿失禁。此时要多关心老年人，教会其正确表达排尿意愿的方法。此种情形最好不要插尿管，以免使老年人依赖尿管而放弃康复训练。

（二）皮肤照护

因尿液刺激皮肤，使会阴部皮肤经常处于潮湿状态，加上皮肤间的摩擦，形成皮肤红肿、溃烂，所以尿失禁的老年人最容易出现失禁性皮炎及压疮。照护师要及时更换尿垫或者保鲜袋，并用温水清洗会阴部、阴茎、龟头及臀部皮肤，保持会阴部皮肤清洁干燥，防止失禁性皮炎及压疮的发生。

（三）饮食照护

科学指导老年人的饮食，做好饮食宜忌，既要营养均衡，又要讲究合理搭配。饮食应以低盐低脂为原则，宜饮食清淡，增加蛋白质及维生素的摄入，多食瓜果蔬菜。禁食辛辣刺激及肥甘厚味的食物。

（四）健康教育

通过通俗易懂的语言及形象直观的示教方法，让老年人及家属掌握如厕技巧、皮肤照护、正确使用尿垫及尿裤等知识，提高老年人及其家属的健康意识。

（五）建立排尿频次/尿量表

准确记录尿失禁的次数、间隔时间及尿量，以此为依据分析老年人的排尿习惯，确定膀胱的功能性容量。

（六）环境的照护

对于因环境因素和体位不适而造成的尿潴留，应采取多种方式帮助其排尿。改善生活环境中可能影响老年人如厕的因素，如升高马桶座、厕所内增加扶手等。照护师要学习如何指导老年人移动，如何使用轮椅等，以使老年人在家庭生活中达到最大的自理。

（七）照护用具

照护师要对老年人日常生活活动和自我照护的情况、膀胱及尿道障碍情况进行评估，选择适宜的照护用具。对卧床尿失禁的女性老年人，选用吸附尿液强的尿裤；男性老年人选用套袋型便器或保鲜袋、尿壶；教会老年人及其家属使用方法。

（八）训练照护

对认知功能正常的尿失禁老年人应加强膀胱功能训练，不管膀胱充盈状况如何，每2—4小时排尿1次，在感觉阈达到之前，指导老年人集中注意力放松膀胱，抑制尿意，然后缓慢排尿。逐渐延长排尿的时间，以逐步增加膀胱容量，重建大脑皮质对膀胱功能的控制。指导老年人有意识地对以肛提肌为主的盆底肌肉进行自主性收缩，以增强控尿能力。在排尿过程中，主动中断排尿，之后再继续排尿，有助于尿道括约肌功能的恢复。

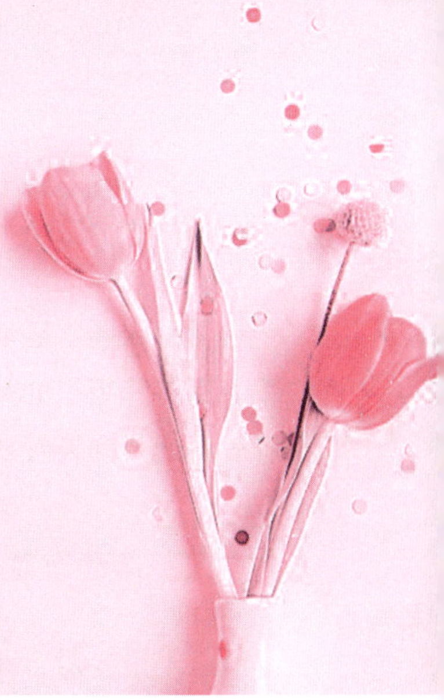

第六章
老年人身体运动方式

第一节　运动对老年人健康的益处

“流水不腐，户枢不蠹。”科学合理的身体运动，能使老年人的身体机能得到改善，防止失用性肢体功能障碍，在生理、心理及功能上带来诸多益处，从而达到延迟身体衰老、增进身体健康、提高生活质量的目的。

一、运动有益于心血管健康

老年人经常参加运动，可推迟心血管系统的老化过程。运动能提高心脏功能，促进冠状动脉侧支循环的形成，相当于自己给心脏“搭桥”，改善心肌供血，使心肌利用氧的能力提高，心肌收缩力量加强，心脏输出量增加。运动还能促进代谢酶的活力，改善脂质代谢，降低血脂，延缓血管硬化，有助于控制老年人动脉粥样硬化发展，减少老年人心血管疾病的发病率。

二、运动有益于大脑功能改善

坚持运动的老年人，脑部血流加强，动脉血氧含量升高，脑细胞的氧供应得到改善，从而减缓脑萎缩和脑动脉硬化，预防大脑衰老。运动还能使大脑皮质神经过程的兴奋性、均衡性和灵活性提高，反应的潜伏期缩短，从而使老年人精力充沛、动作敏捷。

三、运动有益于改善呼吸系统

老年人经常运动，可增加肺呼吸肌的力量和耐力，增加肺通气量，提高肺泡张开率，保持肺组织的弹性，延缓因肺泡活动不足而加厚的老化进程。经常运动还能改善肺脏的通气和换气功能，增强氧合作用，从而提高全身器官的新陈代谢。

四、运动有益于提高消化系统功能

老年人长期坚持运动，可以增强消化系统的功能，使胃肠道蠕动加强，加速营养物质在体内的运输和吸收。同时，运动能促进脂肪代谢，对脂肪肝和肝硬化有良好的防治效果；能改善胃肠黏膜的血液循环，提高肠道的抗病能力和自愈能力，促进胃炎、胃溃疡、结肠炎等胃肠壁疾病的痊愈。

五、运动有益于增强骨骼肌肉活动

老年人骨骼中的钙元素逐渐流失，骨质疏松成为老年人常见的健康问题。治疗骨质疏松仅靠口服补钙是不够的，运动也是有效方法之一。2005 年世界骨质疏松日（10 月 20 日）的主题就是“选择运动，防止骨松”，强调运动在骨骼健康中的作用。经常运动可以改善骨骼的血液循环，加强骨骼的物质代谢，保持并提高骨骼的弹性和韧性，从而延缓骨细胞的老化进程。同时，运动可使肌纤维增粗，改善肌纤维的收缩性、传导性、反应性，使肌肉和韧带更为坚韧有力，延缓肌肉机能的下降，降低老年人跌倒和骨折的风险，减少老年人致死率和致残率。

六、运动有益于改善心理状态

身体的运动能引起大脑运动中枢的兴奋，有利于转移和消除烦躁、焦虑、抑郁、消沉等负性情绪。运动可以提高副交感神经活性，使人体进入放松状态，使老年人体内儿茶酚胺、5－羟色胺等“快乐因子”分泌增多，带来幸福感和快乐感，使老年人精力旺盛，心情舒畅，有益于身心健康。

综上所述，适量、规律的运动对人体各个系统都能带来益处，是解决健康问题的良好途径。对老年人来说，虽然也有一些运动禁忌证，如新发的心肌梗死、不稳定心绞痛、处在活动期的关节炎等，但无论存在什么样的干扰因素，运动的好处总是多于风险。动起来总比“坐着不动”强。

第二节 适合老年人的运动方式

老年人的运动方式，取决于运动目标、健康状况、气候、场地、体育设备和个人爱好等。首先应该考虑运动的安全性，避免受伤和可能由运动不当带来的负面影响。

一、有氧运动

一般来说，运动可分为无氧运动和有氧运动两种。

所谓无氧运动，是指不利用氧气代谢产生能量供给的运动，通俗的解释为高强度、高频率、持续时间短的运动，不能按照一定的节奏完成正常呼吸的运动项目。比如专业的力量训练、百米赛跑、举重等这些需要瞬间爆发力的运动。这类高强度运动不适合老年人。

所谓有氧运动，是指利用氧气代谢产生能量供给的运动，通俗的解释就是呼吸顺畅类型的运动。其强度低且持续时间久，为连续不断或反复多次的活动，并在一定的时间内完成一定的运动量，在整个运动的过程中能够顺畅地完成呼吸。有氧运动可使人体吸入比静息状态多十几倍的氧气，使机体供氧充足，营养物质利用充分，帮助老年人增加心肺功能、改善耐力、增加心排血量，提高运动耐量，减少慢性疾病的发生。例如快走、游泳、太极拳、健身操等。

（一）快走

快走是运动量介于散步和竞走之间的运动。早在几千年前，西方医学之父希波克拉底就把快走视为“人类最好的医药”。我国也有“百练走为先”的民谚。快走运动，不仅能够促进中等水平的有氧运动能力，而且还能够优化身体成分指标。同时，快走运动简便易行，对于技术和器械的要求很少，也是最便宜的“长寿丹药”。快走强度低，冲击力小，安全性较高，容易被老年人接受。

科学研究表明，经常快走能调节大脑皮层功能，改善呼吸，强化心脏功能，帮助控制血糖，降低坏胆固醇含量，使硬化血管恢复弹性，促进新陈代谢及增强免疫力等。常年坚持快走，还有助于体内释放内啡肽等化学物质，不仅令人精神欢愉，而且可预防阿尔茨海默病。

1. 快走的方法　在自然行走的基础上，躯干伸直，收腹、挺胸、抬头，随走步速度的加快而肘关节自然弯曲，以肩关节为轴自然前后摆臂，同时腿朝前迈，脚跟先着地，过渡到前脚掌，然后推离地面。快走时，上下肢应协调运动，并配合深而均匀的呼吸。

2. 快走的速度　速度是决定锻炼效果的关键因素，通常可分为慢步走（每分钟70—90 步）、中速走（每分钟 90—120 步）、快步走（每分钟 120—140 步）、极快速走（每分钟 140 步以上）。老年人可根据自己的体力情况，选择适合的速度。速度太慢，很难起到锻炼的效果；速度太快，可能会超出身体的负荷，容易带来疼痛和损伤。因此，最好因人而异，由年龄和耐受程度来决定速度快慢。运动专家推荐，健康成人应进行中等强度身体运动，就是一般的中速走（90—120 步/分）。运动时，应该是心率加快，身体微微出汗，说话语气连贯。

3. 快走注意事项

（1）快走时间有讲究：只要气温适宜，快走的时间可灵活选择。喜欢晚饭后快走的老年人，最好在饭后 20—30 分钟之后再开始。吃饱后立即运动会影响肠胃蠕动，让人感觉不舒服，尤其是肠胃功能较差的老年人。

（2）选择舒适的运动鞋：快走时运动鞋要舒适，尤其是鞋底要选厚的，弹性及缓冲能力较好，避免足弓受伤；鞋号不能过大、过小，特别是不能挤脚，应以鞋后跟处有一手指的空间为宜；鞋面要选择柔软、透气性好的材质。

（3）着装要宽松鲜艳：一般情况下，快走时衣服要轻便宽松，最好是透气的材质。如果是夜晚走，最好穿鲜艳颜色的衣服，或有反光条装饰，这样可减少或避免他人碰撞、交通事故等意外情况发生。

（4）选择合适的场地：快走的场地一定要选择视野开阔、安全的场所，避免在人烟稀少、车流量大的马路上行走。如果条件允许，最好选择塑胶场地或草地，因为柏油路、水泥路面太坚硬，对膝盖和脚踝冲击力较大。

（二）游泳

游泳是一项全身参与的运动，长期锻炼能够使肌肉的力量、速度、耐力和关节的灵活性都得到提高。经常游泳可以增强呼吸肌的力量。因为人的胸腔和腹腔在水中受到的压力，比在空气中受到的压力大很多，迫使呼吸肌用更大的力量进行呼吸，提高呼吸系统的机能。

游泳还是一项为数不多的保护脊柱和关节的运动。因为游泳时身体由直立状态改为水平状态，脊柱和关节不必像在陆地上做其他运动那样，要承受几倍体重的压力。游泳使脊柱和关节获得放松和休息，有助于炎症消退和功能康复，对关节炎、颈椎病、腰椎病患者的症状起到明显的缓解和改善作用。长期进行游泳锻炼还能增强机体抵御寒冷、适应环境的能力，可以预防感冒、肺炎等疾病，使身体日益强壮。

游泳时应注意以下事项。

1. 忌剧烈运动后游泳　如果剧烈运动后马上游泳，会加重心脏的负担。同时，由于体温的急剧下降，会导致抵抗力减弱，引起感冒、咽喉炎等。

2. 忌不做准备活动就游泳　一般来说，水温通常都比体温低，因此下水前必须做准备活动。即使是在夏天，也应先热身10—15分钟，活动关节及各部位肌肉，防止入水过冷造成身体肌肉抽筋。

3. 忌空腹游泳　游泳时四肢肌肉活动的幅度大，会消耗人体的大量热量。如果空腹时去游泳，会造成身体血糖过低，特别是糖尿病患者发生低血糖昏迷的危险性更大。因此，老年人在游泳之前，应适当补充一些水果、牛奶、糖果之类的食物，然后再下水游泳。

4. 防止游泳带来的不良反应　游泳对心血管系统改善有相当重要的作用，但游泳也是一把“双刃剑”。游泳会造成高血压患者血压突然升高，有诱发脑卒中的风险，也会造成心血管疾病患者冠状动脉痉挛、心肌缺血等现象。因此，有心血管疾病的患者必须在医生指导下游泳。

（三）练太极拳

经很多体育工作者、医学家、科学家进行的原理性研究，以及长期大量的实践证明，并从传统的养生、中医学和现代医学等方面都得到验证，太极拳具有健身养生的功效，对促进中老年练习者的身心健康起着积极作用。主要包含以下5个方面。

1. 呼吸方式科学　太极拳强调腹式呼吸。经常练习太极拳的人熟练掌握此科学的呼吸方式，不仅能扩大肺活量，增强肺脏功能，而且能减少呼吸次数，延缓心脏舒张期，使心肌得以充分修整，促使心肌收缩力加强，心输出量增加，进而提高心脏的工作能力。

2. 气血运转流畅　太极拳锻炼要气达末梢。行功走架，上下运行，能促进血液循环，疏通经络，加快血液循环频率，使大动脉畅通无阻，毛细血管经久不衰，四肢百骸及肌肤都延缓了老化。长期坚持练习，可使气血饱满，健康长寿。

3. 对称运动　人们在日常生活、工作中，有意或无意地形成了诸多习惯定势。这些习惯定势，一方面提高了工作效率，另一方面也酿成了人体运动的缺陷。太极拳的练习，要求身心各部分都松紧结合，举手投足都要求身体各部配合，久而久之，可缓解养成的习惯定势，身体各部分的肌肉都能得到很好的锻炼，有效弥补了人体机能后天的不足。

4. 延缓骨质、关节、韧带的老化　老年人骨质疏松、关节僵化、韧带松弛、血管硬化等，都是机体失去了柔韧性的结果。太极拳中的螺旋运动，其实质就在于强化周身筋、骨、皮及内脏各部分器官的弹性，即柔韧性。柔韧性的延长，就是在延寿，而机体内脏任何一个器官失去了弹性，也就意味着寿命的缩短或生命终结。

5. 陶冶超然脱俗的心境　太极拳的锻炼过程，就是调节心性的过程。在运功过程中，身心各部分都要求收放自如，因此进退若行云流水，身心放松。

（四）健身操

健身操（包括广场舞）的运动强度适中，属于有氧运动。一套操运动时间不会过长，且围绕颈、肩、腰、髋、膝、踝等关节来进行伸展、屈伸肢体。整套操一系列的动作下来可以调动身体的各个部位。健身操具体功能如下。

1. 增进健康美　健身操的特点是强度低、密度大，运动量可大可小容易控制。这不但对正常健康的老年人有良好的健身效果，对一些患者、残疾人等来说，也是一种医疗保健的理想手段。

2. 塑造形体美　健身操不但可以保持完美的身形，而且通过有针对性的训练，可以改变身材，维持正常体重。

3. 缓解精神压力且娱乐身心　健身操一般富有节奏感，特别适于中老年人参加。在锻炼之中，能充分调动老年人的情绪，缓解来自方方面面的精神压力，充分放松身心。

4. 缓解疾病　经常做健身操，有助于提高参与者心血管、呼吸系统等功能，同时有利于加速机体新陈代谢。经常从事这种锻炼，对身体是一种很好的伸展作用，能增强体力，提高身体灵活性。

二、肌肉力量训练

美国运动医学学会研究表明，从 50 岁以后，几乎每 10 年人体肌肉力量下降 15%—20%。力量的下降会严重影响老年人的日常生活能力。肌肉力量训练能延缓心脏、动脉血管和免疫系统的衰老速度。最重要的是，肌肉力量训练塑造了骨骼，是维持骨骼密度及防治骨质疏松症的最好方法之一。

力量训练就是拉或推重物，只要能提供阻力就可以，不管是使用哑铃、弹力带，还是借助自身重力的俯卧撑、仰卧起坐，甚至下蹲、弓步等运动都是肌肉力量训练。老年人每周应进行 2—3 次肌肉力量训练，包括腿、髋、胸、背、腹、肩、臂部肌肉。

需要注意的是，在肌肉力量练习的过程中，要自然呼吸，舒缓地运动，不要憋气、过度用力、动作过快。

三、柔韧训练

柔韧训练，又称拉伸运动，主要是运用各种方法，拉长人体关节肌肉和韧带的长度，扩大关节韧带的活动范围，使僵硬的肌肉得到松弛，防止肌肉痉挛。柔韧性训练有利于提高身体的灵活性和协调性，防止在运动中受伤。

瑜伽是一种普及性很高的柔韧性运动方法。广播体操中的伸展运动就是源自瑜伽。这种古老的运动方法建立在拉伸、协调和呼吸法则的基础上，实质是身体可以在任意方向上运动。瑜伽优点很多，从健身的角度考虑，瑜伽有 3 个主要优点：第一，能提高身体灵活性；第二，有助于锻炼者掌握正确的深呼吸方法；第三，简单易学，不需要完成复杂的肢体扭曲运动。

需要注意的是，在开始柔韧训练时不要伸展到疼痛的程度，也不要在伸展时屏住呼吸。筋长一寸，寿延十年，适当的伸展运动对老年人有很多好处。柔韧训练，可以选择在起床后、外出前、洗澡后等时段进行，也可以作为运动前的热身活动和运动后的放松整理活动。

四、平衡训练

平衡能力，是指在不同的环境和情况下维持身体姿势的能力。随着年龄的增长，老年人平衡能力下降，在日常生活中，经常会发生不慎跌倒的情况。平衡能力的训练，可以提高和恢复平衡能力，降低跌倒风险，提高日常生活能力和生活质量。平衡训练包括倒走、侧走、脚跟行走、脚尖行走、太极拳等，最常用的是单脚站立（金鸡独立）的闭目平衡法，也可以采用脚跟对脚尖直线行走。老年人开始锻炼时，旁边要有人保护，或者靠近扶持物进行练习。

需要注意的是，各种运动前都应有 5—10 分钟的热身准备活动，目的是使身体逐渐从安静状态进入运动状态，逐渐适应运动强度较大的训练运动，避免出现心血管、呼吸等内脏器官突然承受较大运动负荷而引起意外，避免肌肉、韧带、关节等运动器官的损伤。运动后也至少要有 5—10 分钟的放松整理活动，主要是避免出现因突然停止运动而引起的心血管系统、呼吸系统、自主神经系统的症状，如头晕、恶心、虚脱等。常用的热身准备活动和放松整理活动，包括散步、放松体操、自我按摩等。

第三节　老年脑血管意外患者的功能锻炼

常见的脑血管意外疾患是脑卒中（中风），是一组急性起病的脑血液循环障碍疾病，包括脑梗死、脑出血和蛛网膜下腔出血，脑梗死包括脑血栓形成、脑栓塞和腔隙性脑梗死。脑卒中患者可出现认知、吞咽、言语、感觉、运动、心理、情感等方面的障碍，最常见的是运动功能障碍——偏瘫，严重影响了患者的日常生活和身心健康。肢体功能康复锻炼可促进受损功能的恢复，最大程度地降低脑卒中致残率，提高患者生存质量。床上被动活动是脑卒中康复最重要的内容，目的是预防褥疮、肌肉萎缩、深静脉血栓形成及失用综合征等并发症的发生，维持和改善正常关节活动度，预防关节挛缩、僵硬和畸形，同时为主动功能锻炼做准备。

一、良肢位摆放

良肢位摆放的目的是防止出现痉挛姿势，保护肩关节，防止半脱位，防止骨盆后倾和髋关节外展、外旋。为增加患侧的感觉刺激，多采用患侧卧位，适当采取健侧卧位，少取仰卧位，避免半卧位。

（一）患侧卧位

患侧在下，健侧在上。患侧上肢肩关节前伸、外展 90 度，肘关节伸直，腕关节、五指伸展，掌心朝上，健侧上肢自然屈曲放在舒适位置；患侧下肢伸髋、屈膝、踝背屈 90 度，健侧下肢自然屈曲放于软枕上，背后垫软枕支撑（图 6－1）。

（二）健侧卧位

健侧在下，患侧在上。患者患侧上肢放于软枕上，患侧肩关节、肘关节、腕关节及掌指处于伸展位，掌心朝下，患侧上肢与躯干成角大于 90 度；患侧下肢下面垫软枕支撑，呈伸髋、屈膝、踝背屈 90 度（图 6－2）。

（三）仰卧位

患侧肩下垫软枕，患侧上肢呈肩关节稍外展，肘关节、腕关节及掌指处于伸展位，五指张开，掌心朝下；患侧下肢呈伸髋、伸膝、踝背屈 90 度（图 6－3）。

（四）床上坐位

患侧上肢下面垫软枕放在小桌上，减轻肩关节的负荷（图6－4）。

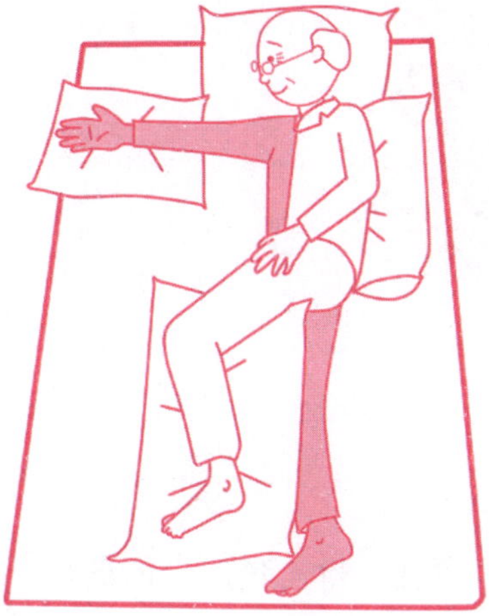

图6－1　患侧卧位

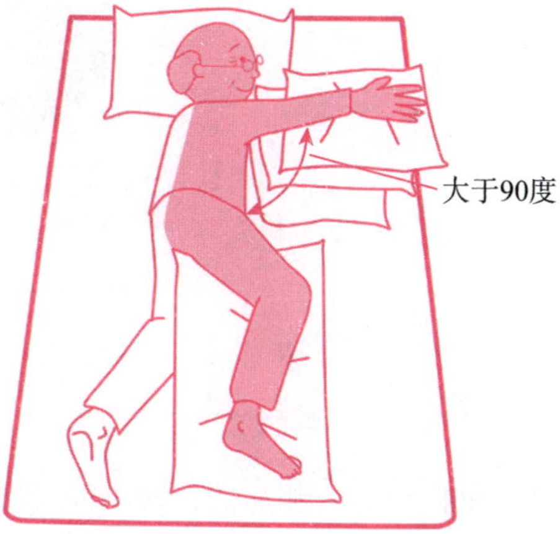

图6－2　健侧卧位

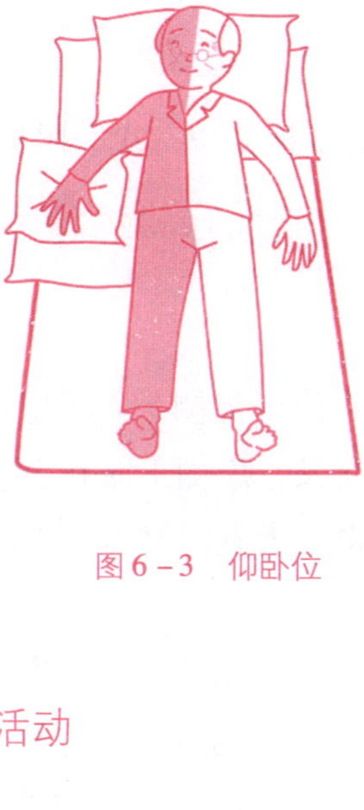

图6－3　仰卧位

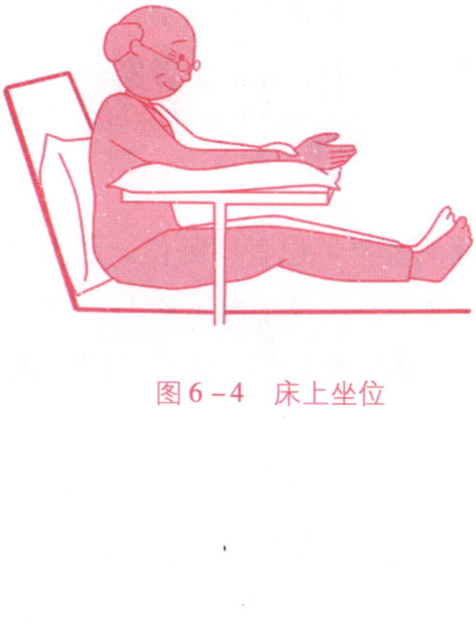

图6－4　床上坐位

二、床上活动

（一）双手叉握上举运动

患者双手手指交叉握在一起，患侧拇指在上，这种握手方式称为博巴斯式握手（图6－5）。用健侧上肢带动患侧上肢做双上肢上举、肘关节伸展运动，双上肢可前后摆动进行肩关节和肩胛带被动活动。

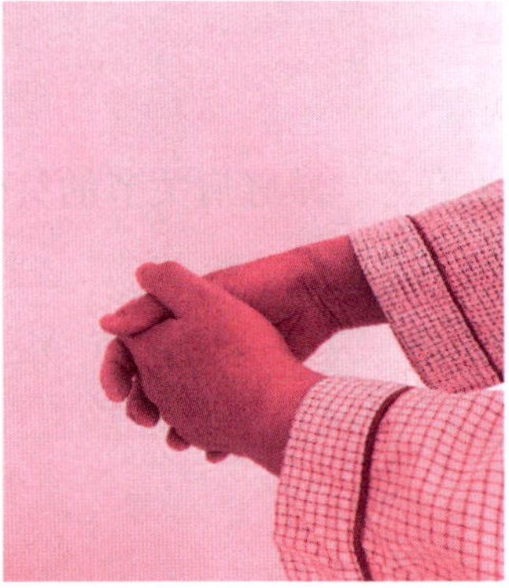

图 6－5　博巴斯式握手

（二）双手叉握抱膝运动

患者取仰卧位，双腿屈曲，博巴斯式握手抱住双膝，将头抬起，前后摆动使下肢更加屈曲。

三、体位变换

为了预防压疮、肺部感染及痉挛，一般 2 小时变换体位一次，照护师站在翻身侧，做好保护，适当予以帮助，保证患者安全。

（一）床上翻身

1. 被动向健侧翻身　患者仰卧位。照护师站在患者健侧，先将患者躯体移至患侧床边，用患者的健手握住患手放于胸前，双下肢交叉，患侧下肢在上。照护师一手扶患侧肩部，另一手扶患侧髋部，两只手同时用力将患者翻向健侧，将患侧肢体按良肢位摆放。

2. 被动向患侧翻身　患者仰卧位。照护师站在患者患侧，先将患者躯体移至健侧床边，将患侧上肢放置于外展 90 度位置，嘱患者自行将身体转向患侧。

3. 主动向健侧、患侧翻身　患者仰卧位，博巴斯式握手，双腿屈曲，双足踩在床上，用健手带动患手将上肢上举与躯干呈 90 度，肘关节伸直，双侧上肢做左右侧向摆动，借助摆动的惯性或照护师在患侧肩部给予的支持，使双上肢、头和躯干一起向健侧用力，同时双膝倒向健侧，呈健侧卧位。回到仰卧位，用同样的方法再翻向患侧卧位（图 6－6）。

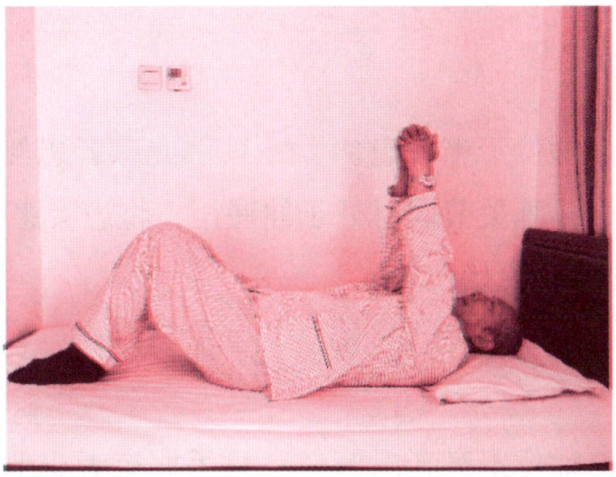

图6-6 主动向健侧、患侧翻身

（二）卧位到坐位

让患者翻身至患侧卧位，用健腿插入患腿下方将患腿带到床边，并保持膝关节屈曲。再将健手置于患侧腋下支撑床，用健手将自己推起来成坐位（图6-7）。

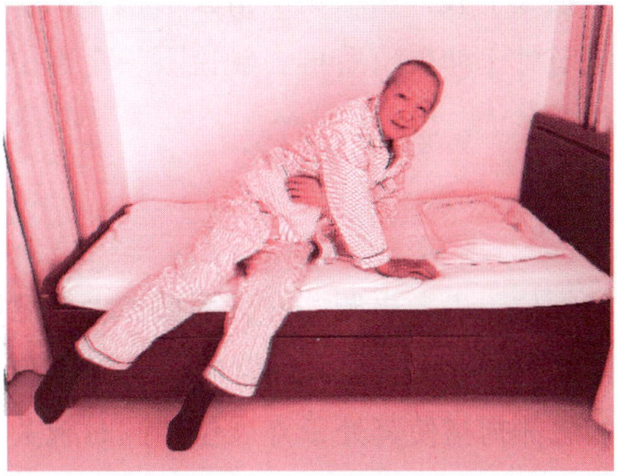

图6-7 卧位到坐位

四、上肢关节的被动活动

上肢关节的被动活动包括肩关节屈曲、外展、外旋内收运动，肘关节屈伸运动、腕关节屈伸运动和掌指关节屈伸运动，均由照护师完成。

（一）肩关节屈曲运动

患者取仰卧位。照护师位于患者患侧，一只手握患者患侧腕关节，另一只手握患者患侧肘关节，将患者患侧前臂外旋，向前，向上高举90度，保持患者患侧肘关节处于伸直状态，然后缓慢回到原始位置。

（二）肩关节外展运动

患者取仰卧位。照护师位于患者患侧，一只手握患者患侧腕关节，另一只手握患者患侧肘关节，使肘关节、腕关节同时处于伸展位，将患者患侧上肢抬高 30 度后再自然外展 90 度，然后缓慢回到原始位置。

（三）肩关节外旋内收运动

患者取仰卧位。照护师位于患者患侧，一只手握患者患侧腕关节，另一只手握患者患侧肘关节，使肘关节、腕关节同时处于伸展位，做肩关节外旋至掌心朝上，再做肩关节内收至掌心朝下，然后缓慢回到原始位置。

（四）肘关节屈伸运动

患者取仰卧位。照护师位于患者患侧，一只手握患者患侧肘关节并固定好，另一只手握患者患侧腕关节，抬起上肢，用患侧手指去触摸他的鼻尖、额头、头顶，每次触摸一个部位后保持肘关节处于伸展位后再去触摸下一个部位，三个部位触摸完成后缓慢将患者放回到原始位置。

（五）腕关节、掌指关节屈伸运动

患者取仰卧位。照护师位于患者患侧，一只手握患者患侧腕关节，另一只手使患侧手的掌指关节先屈曲同时使腕关节与患侧前臂内侧成 90 度屈曲，再将掌指关节打开呈伸展位，固定好患者的患侧拇指使其处于外展位，同时腕关节向后背伸至最大活动度，然后缓慢回到原始位置。

五、下肢关节的被动活动

下肢关节的被动活动包括髋关节、膝关节、踝关节及足趾关节被动活动，均由照护师完成。

（一）髋、膝关节屈伸运动

患者取仰卧位。照护师位于患者患侧，一只手托住患者的患侧足跟，另一只手托住患侧膝关节，双手同时向患者头顶方向运动，使患者的患侧髋、膝关节呈屈曲状态，然后缓慢回到原始位置。患侧髋、膝关节屈曲角度以健侧关节活动度为标准，照护师操作时速度宜均匀、缓慢。

（二）髋、踝关节外展运动

患者取仰卧位。照护师位于患者患侧，将患者的患侧下肢屈髋、屈膝，脚踩床面，一只手握患者的患侧踝关节，另一只手扶患侧膝关节，双手同时向照护师方向运动，使患者的患侧髋踝关节外展至感觉有阻力即可。然后，照护者双手同时向远离自己的方向运动，使患者的患侧髋踝关节内收至感觉有阻力即可。

（三）踝关节背屈运动

患者取仰卧位，下肢自然放松。照护师位于患者患侧，一只手固定患者的患侧踝关节，另一只手掌心握住患侧足跟部，前臂紧贴患侧脚掌，用力向上拉动使踝关节屈曲。

（四）足趾关节前屈、背伸、踝关节伸展、环绕运动

患者取仰卧位，下肢自然放松。照护师位于患者患侧，一只手固定患者的患侧踝关节，另一只手握患侧脚趾，使患侧脚趾前屈同时踝关节处于伸展位，再将患侧脚趾做向后伸展同时踝关节处于屈曲状态，缓慢恢复到原始位置。之后，照护师一只手固定患者的患侧踝关节，另一只手握患侧脚掌中上部，以顺时针方向做患者患侧踝关节环绕运动，然后缓慢回到原始位置。

六、桥式运动

桥式运动就是选择性髋伸展运动，可增强腰背部肌群、臀大肌和股四头肌的肌力，是一种良好的抑制痉挛的运动，有利于提高骨盆对下肢的控制和协调能力。它也是早期床上体位变换训练重要内容之一。熟练动作后，患者可随意将臀部抬起至舒适位置，减少褥疮的发生，同时方便便盆的放置和更换衣物，提高患者的日常生活能力。此外，还是下肢自助训练的第一步，对患者日后的站立和步行起着重要的作用。桥式运动包括双桥运动、单桥运动、床边桥式运动和动态桥式运动。训练过程中照护师要站在患者患侧加以保护。

（一）双桥运动

患者取仰卧位，上肢掌心朝下放于身体两侧，双腿屈曲稍分开。照护师嘱患者尽量自己控制患侧下肢保持中立位，使小腿与水平面尽可能呈 90 度，双足踩在床上，慢慢抬起臀部保持 5—10 秒后慢慢放下，指导患者稳定患肢及重心的平衡（图 6 – 8）。训练

时，两腿之间夹枕头或其他物体，有助于患者进行伸髋训练和患侧下肢的负重训练。

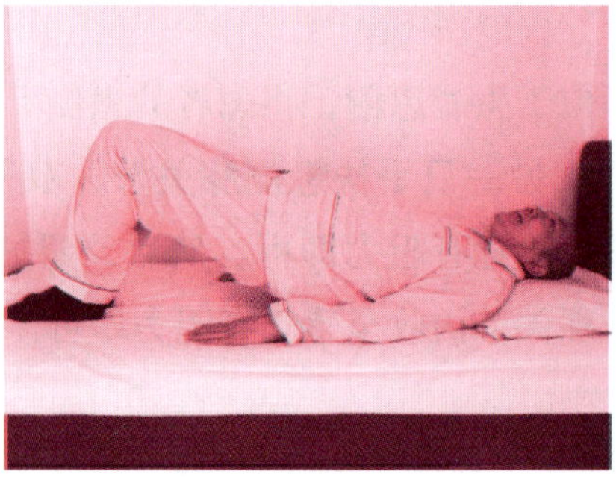

图6－8　双桥运动

（二）单桥运动

患者在双桥运动的基础上，将健侧腿伸展，向前向上抬起，维持患足支撑，保持臀部抬离床面（图6－9）。

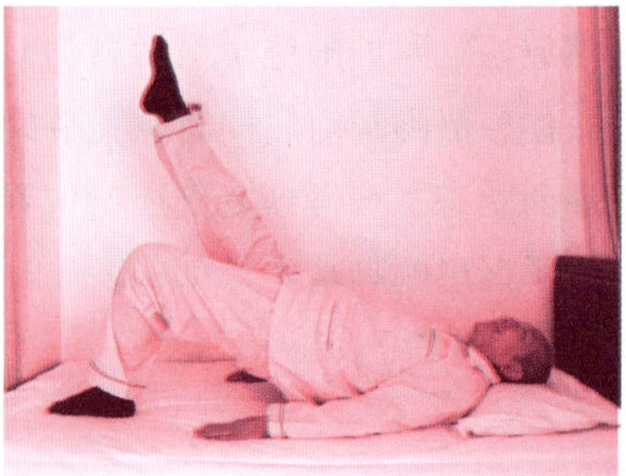

图6－9　单桥运动

（三）床边桥式运动

患者仰卧位，移动至患侧床边，床边放置一矮凳，患足平踩在矮凳上，患侧下肢支撑使臀部抬离床面。

（四）动态桥式运动

患者在做双桥运动时，健侧下肢保持不动，患侧下肢做内收和外展动作。注意自己控制幅度和速度。然后，患侧下肢保持中立位，检测下肢做内收和外展动作。

七、辅助行走

辅助行走可增加患者平衡能力和步行能力，包括双杠内步行和持拐步行训练。遵循的原则是健手扶、患足跟、健足带领向前进。

（一）双杠内步行

患者保持身体直立，目视前方，健手握住一侧杠杆，健手先向前伸出扶杠，随后患足向前迈出一小步，健足跟上，带动身体向前进（图 6－10）。

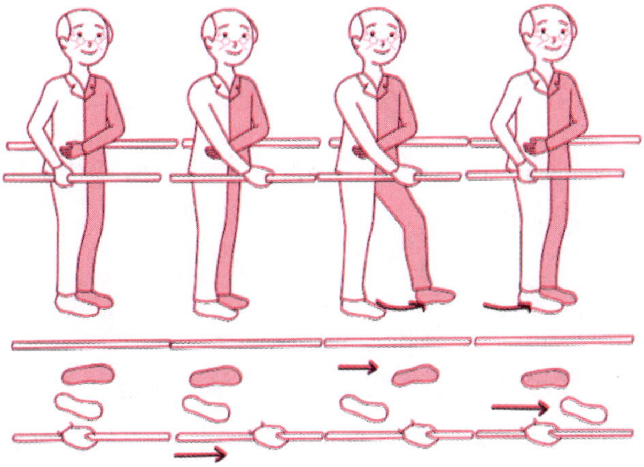

图 6－10 双杠内步行

（二）持拐步行训练

在双杠内步行比较稳定之后，进行持拐步行训练。健手持拐，先将拐杖向前移动，患足迈出一小步，健足跟上，带动身体向前进。注意持拐高度与患者股骨大转子高度相等，然后将拐杖立于距足尖 15 厘米的前、外方。将肘关节屈曲 30 度时手臂握住拐杖手柄的位置为最佳位置（图 6－11）。

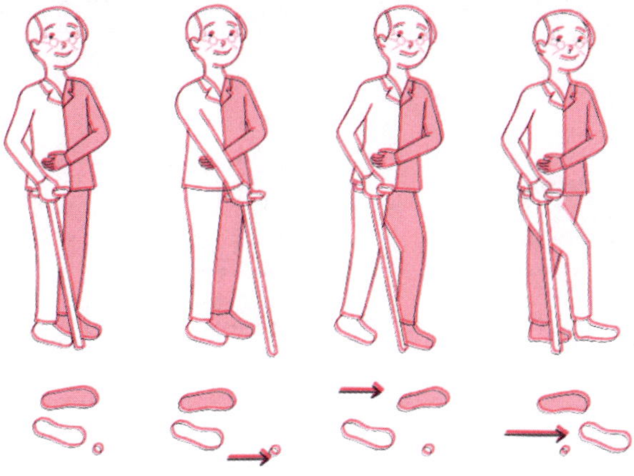

图 6－11 持拐步行训练

（三）扶持步行训练

照护师站在患者患侧，一只手握住患手，掌心向前，另一只手从患侧腋下穿出置于胸前，手背靠在胸前处，与患者一起缓慢向前步行。训练时，严格按照正确的双杠内步行和持拐步行动作进行。

八、独立行走

患者经过桥式运动、辅助行走锻炼等获得一定的平衡和行走能力且下肢有一定的力量支撑可进行独立行走训练。

（一）改善独立行走步态训练

独立行走早期常有膝过伸和膝突然屈曲的现象，应进行有针对性的膝控制训练。如出现患侧骨盆上提的画圈步态，应重点进行膝关节屈曲和踝背屈训练，也可采用简易步态训练法来纠正不良步态。指导患者进行正确的步态训练，可提高平衡能力和行走能力。下面对简易步态训练法进行介绍。

1. 场地选择　选用室内长度大于 6 米、宽度大于 1 米的平坦场地。在地上画线路标记，每 50 厘米画一条醒目的直线，共 11 条。

2. 起步训练　身体直立、目视前方。起步时，足尖尽量抬高。着地时，先足跟，再足尖。嘱患者训练时步子尽量迈大（不超过 50 厘米）；脚尽量抬离地面，平稳后再迈下一步；在病情允许的情况下，坚持每天进行练习（图 6－12）。

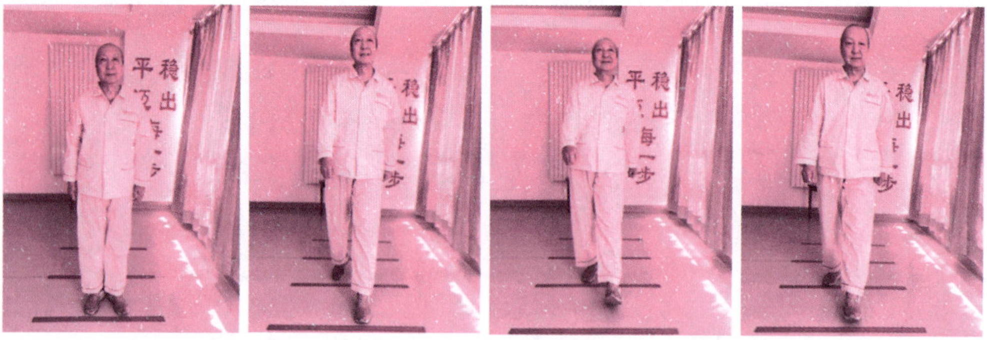

身体直立，目视前方　足尖尽量抬高　着地时先足跟　再足尖

图 6－12　独立行走步态训练

3. 步长、步频的控制　严格按照线路标记控制患者的步长，用指令行走的方法来控制患者的步频。患者每迈出一步，都要经过迈步→停止动作→获得平衡→再迈步的

过程。

4. 注意事项

（1）保证患者在整个训练过程中衣裤合身、鞋子舒适、防滑、易于行走，训练场地平坦、干净无异物，每走一步都要有照护师陪同。

（2）在训练过程中照护师要有耐心、态度和蔼、多给予鼓励。

（3）训练中注意观察患者面色、呼吸、脉率等有无异常。重视患者的主诉，经常询问，发现异常，立即停止训练。

（二）上下楼梯训练

上下楼梯训练应遵循健侧下肢先上、患侧下肢先下的原则。①上楼梯时，照护师站在患者患侧后方，一只手协助控制患膝，另一只手扶健侧腰部，帮助患者将重心转移至患侧，使健足先上台阶。健侧下肢支撑稳定后，嘱其重心充分前移。此时，照护师一手固定腰部，另一只手协助患侧下肢抬起，髋膝关节屈曲，将患足置于高一层台阶。②下楼梯时，照护师站在患者患侧前方，协助完成患侧膝关节的屈曲及迈向低一层台阶，健足跟上。如此反复训练，照护师逐渐减少帮助，最终能独立完成上、下楼梯。上、下楼梯时，患者健手可轻扶楼梯扶手以提高稳定性，但不能把整个前臂都放在扶手上。

第四节　老年心血管疾病患者的有氧运动处方

一、运动对老年心血管疾病患者的影响

在人们的传统观念里，得了心脏病就应该静养，其实这是一种错误观念。最新科学研究证实，心脏病患者病情平稳后，越早开始活动预后越好。适度运动可以增加心脏的血流量，促进冠状动脉自身侧支循环的建立和损伤心肌的修复；运动能降低体重，改善高血压、高血糖、脂质代谢异常、肥胖等动脉硬化的危险因素；运动能缓解压力，调整、改善身心状态，提高生活质量。

心血管疾病患者一定不要盲目地进行运动。因为运动对心脏的影响如同一把双刃剑，过量和不恰当的运动都会加重心脏负荷，增加猝死的风险。老年心血管疾病患者在开始运动锻炼前，要先请医生做科学全面的评估，再在医生指导下制订科学、合理、安全的个性化运动方案，也就是运动处方。

二、老年心血管疾病患者的有氧运动处方

一份完整的运动处方，通常包括运动方式、强度、频率、运动时间、运动时长及注意事项等。

（一）运动方式

心血管疾病患者的运动方式，以有氧运动效果最佳，如快走、慢跑、练太极拳、做体操、游泳、骑自行车等。

（二）运动强度

运动强度，是运动处方的核心。由于体能及生理特性上的限制，老年人并不是运动强度越大效果越好。强度过大，会使肌肉中产生疲劳物质（乳酸）并释放到血液中，增加心脏负荷，不仅降低运动效果，而且非常危险。强度过小，又起不到锻炼的作用。老年人在运动过程中，可以通过以下 3 种方式判断运动强度是否合适。

1. 靶心率　心率是最简单的反映运动强度的指标，运动时最适宜的心率又称靶心率。靶心率的算法是：（220 - 年龄）×（60%—70%）。例如，某人 50 岁，适宜运动强度对应的靶心率（脉搏数）是（220 - 50）×（0.6—0.7）= 102—119 次/分。医生的运动处方里，也会通过心肺运动试验算出老年人的靶心率。另外一种以心率评价运动强度的方法是：运动时的心率比安静时心率高 20—30 次/分为宜。

2. 博格自觉吃力程度量表　博格自觉吃力程度，是指将老年人自我感觉分为 6—20 级来评价运动强度，运动强度以感到“稍微有些累”，博格计分 13—14 分的程度为宜（表 6 - 1）。

表 6 - 1　博格自觉吃力程度量表

序号	博格计分	自我感知的用力程度
1	6—8	非常轻松
2	9—10	很轻松
3	11—12	轻松
4	13—14	稍微有些累
5	15—16	累
6	17—18	比较累
7	19—20	非常累

3. 运动谈话测试法　老年人在运动中的合适强度是没有呼吸不畅，可以有少许的

出汗，能和周围的人进行正常的语言交流。反之，如果出现呼吸急促或说话断断续续的情况，就表明运动强度过大。

（三）运动环境和时间

在人们传统的意识里，清晨是运动和锻炼的最好时段。其实，这是错误的意识和做法。据科学研究表明，清晨和上午是心脏病发作的高峰期，而且清晨是一天中二氧化碳浓度最高、空气污染程度严重的时期。因此，老年心血管病患者进行体育运动最好避开清晨。科学研究表明，人体在下午 4：00—7：00 体内激素的活性处于良好状态，身体适应能力和神经的敏感性也最好。因此，专家建议傍晚锻炼为宜，但要注意运动的强度。强度过高会使交感神经兴奋，妨碍入睡，而且锻炼地点宜选择在公园、林间、草地、田野等空气新鲜和环境清静处运动和锻炼。另外，过冷或过热的天气，都不适宜运动和锻炼。

（四）运动频率和时长

一般来说，心血管疾病患者每周至少运动和锻炼 3 次为宜；体质较好且运动后又不感觉疲劳的患者，可坚持每天运动。每次运动时长，最初可以为 5—10 分钟，随着心功能的恢复，可以逐步增加至 30—60 分钟。

（五）运动注意事项

1. 运动量不宜过大　如果运动后，次日早晨仍感觉疲劳，心率加快、减慢或血压异常，关节或肌肉出现疼痛或疼痛加剧，运动能力下降，这意味着老年人运动量过大，需要及时减少运动量。

2. 遇有不适，立即停止运动　运动过程中，出现胸闷、气短、头晕或其他不适感觉，应立即停止运动，千万不要勉强运动。

3. 补充水分　在运动之前和运动后，要注意补充水分，因为运动出汗会使血液浓度增加，易导致血栓形成。

4. 选择适合的运动方式　老年人选择一种适合自己、感兴趣的运动方式很重要，不喜欢的运动方式会让人很难坚持。

5. 日常生活也是锻炼　老年人平日打扫房间、购物、上下楼梯、做家务活等日常生活活动，也是很好的运动锻炼。在每天的日常生活中，要有意识地进行身体运动，这是老年人运动的很重要方面。

6. 要有热身准备与放松整理活动　运动锻炼前，要有 5—10 分钟的热身准备活动，目的是逐步增加心率，防止关节和肌肉损伤。运动锻炼后，要有放松整理活动，让心率慢慢恢复到正常。

第五节　老年运动损伤的照护和预防

一、运动损伤的评估内容及照护要点

运动损伤，是指运动过程中及之后发生的各种伤害及并发症。运动损伤的发生，与运动项目、运动环境、运动者的自身条件及运动前准备是否充分等有密切关系。例如，行走在不平的地面上造成踝关节扭伤，准备活动未做好引起韧带拉伤，鞋袜不合适引起足部摩擦伤，户外受凉引起上呼吸道感染，运动量过大诱发心绞痛等，都属于运动损伤。

（一）皮肤外伤

1. 症状与体征

（1）受伤部位皮肤或黏膜破裂：伤口与外界相通，常有组织液和血液自伤口流出。

（2）擦伤最为常见：一般只伤及表皮及真皮层，是最轻的一种损伤，主要表现为表皮有少许出血点、渗血和擦痕。

2. 处理　皮肤外伤的处理原则是及时止血和处理伤口，预防感染。

（1）处理伤口：对于擦伤，用碘附涂抹伤口表面后贴上创可贴即可，夏天可采用暴露疗法。如果擦伤创面较脏或有渗血时，应用生理盐水冲洗后，再涂上碘附；如果面积大且深的伤口，尤其是伤口中混杂小石子、沙子等脏东西时，应及时到医院由医生清创后缝合，还需注射破伤风抗毒素血清以预防破伤风。

（2）止血

1）高位止血法：抬高受伤肢体，可以降低出血部位的压力而减少局部出血。

2）指压止血法：适用于头面部和四肢的动脉出血，用手将伤口近心端的动脉压向深部的骨骼，用以阻断血流，从而达到临时止血的作用。

A. 头顶部出血：一侧头顶部出血时，用拇指用力压迫同侧耳前方颞浅动脉搏动点，另一手固定头部（图 6－13）。

B. 上臂出血：一手抬高患肢，用另一手的拇指对准上臂中段内测肱动脉搏动处，阻断肱动脉血流（图 6－14）。

C. 手指（脚趾）出血：将患肢抬高，用拇指和食指分别压迫手指（脚趾）两侧

的指（趾）动脉，阻断血流（图6-15）。

D. 腿部出血：在腹股沟中、稍下方，用手掌根部向后用力压迫股动脉（图6-16）。

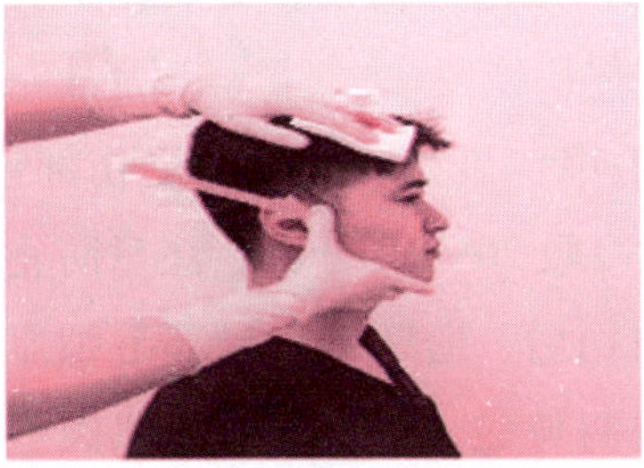

图6-13 头顶部出血的止血

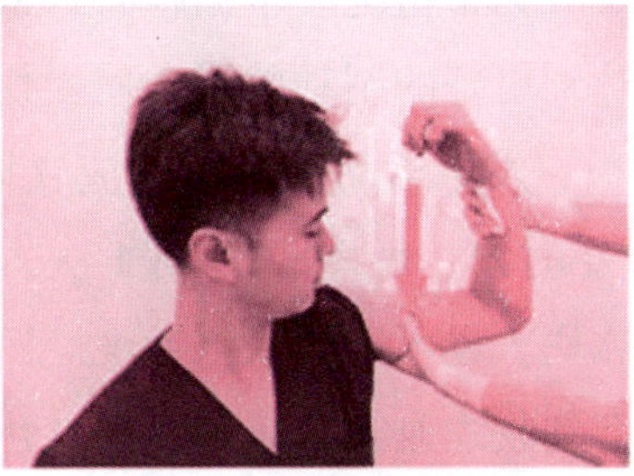

图6-14 上臂出血的止血

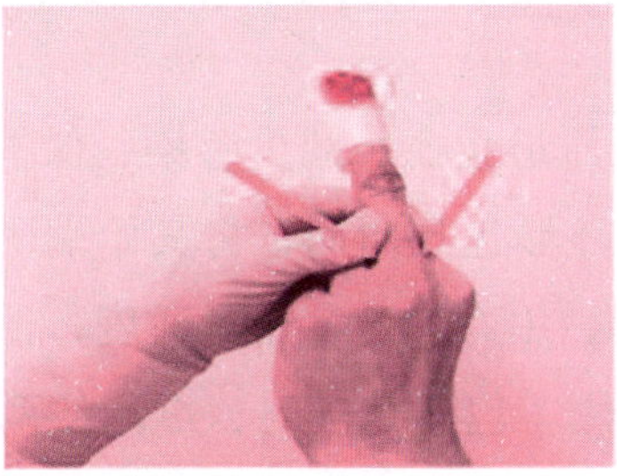

图6-15 手指出血的止血

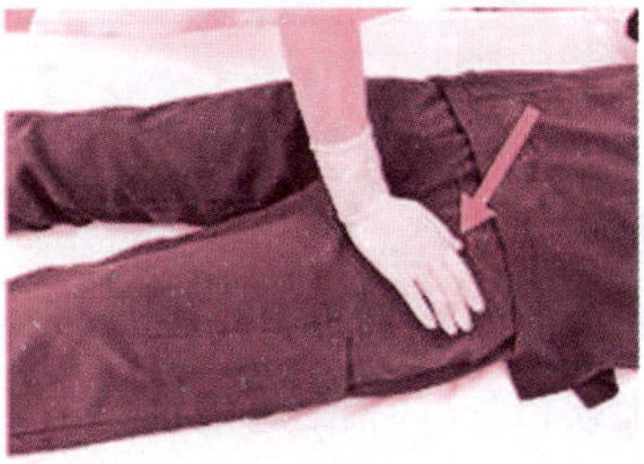

图6-16 腿部出血的止血

（二）软组织损伤

运动系统中除骨骼以外的其他组织，包括肌肉、韧带、软骨等，能将全身的骨骼有机地连接在一起，并赋予其力量和灵活性，统称为软组织。软组织是最易发生运动损伤的部位，如关节和韧带扭伤、肌肉拉伤等。

1. 症状与体征　以患处肿胀、疼痛为主要表现。急性期，局部渗血、水肿，疼痛剧烈。晚期可能出现肌肉、肌腱的粘连，缺血性挛缩，关节周围炎，甚至引起关节僵直。

2. 处理　在软组织运动损伤出现时，必然会引起肿胀及疼痛。为防止这类症状进一步加重，应进行紧急处置。紧急处置方法，即RICE原则，主要包括制动、冷敷、加压包扎和抬高等措施。RICE是四个英文单词首字母的缩写，即休息（rest）、冰敷（ice）、加压（compression）、抬高（elevation）。急性肌肉、韧带等软组织损伤后，损伤局部会出现出血、渗出和疼痛，这时候及时使用RICE原则，可以减少受伤部位的出血和渗出，缓解疼痛和肿胀，有利于组织愈合，使受伤部位尽快恢复。

（1）休息制动：一旦受伤后，必须立即停止一切运动，可以就地平躺或者坐地休息。及时终止运动实施制动，不仅能够控制机体出现的肿胀及炎症，还能够减小出血的可能，避免机体再次受到伤害。如果损伤比较严重，或者损伤两三天后疼痛、肿胀没有明显缓解，要立即送往医院治疗。通常需要拍摄 X 射线片确定是否骨折，或者进行核磁共振检查韧带情况。根据检查诊断情况，可选用拐杖、支具或护具等，保护损伤部位，以达到更好的制动效果，使受伤部位尽快恢复。

（2）冷敷：发生运动损伤后，应立即用毛巾包裹冰块，放在受伤部位进行冷敷。在受伤后 48 小时内，每 2—3 小时 1 次，每次冷敷 20—30 分钟，注意防止冻伤。如果一时找不到冰块，也可以用冷水冲洗。因为扭伤后，通常伴有局部毛细血管破裂，冷敷的目的是起到收缩血管，减少液体渗出，限制炎症，减轻疼痛和肌肉痉挛，减缓细胞新陈代谢，防止组织破坏的作用。48 小时后，改为热敷，热敷的目的是使血管扩张，加快淤血的吸收、消散，减轻疼痛。运动受伤后，切忌一开始就进行热敷，防止加重局部出血和肿胀。

（3）加压包扎：实施加压包扎的目的，是压迫止血、减少感染、保护伤口、减轻疼痛。实施加压包扎时，均由远心端开始，先环形包扎两周，将其始端固定。再向近心端包扎，每缠绕一周应压住前周的 1/3—1/2，用力均匀，松紧适度，使绷带平整均匀。包到出血伤口处，宜稍加用力，起止血作用。包扎完毕时，再环绕两周以胶布固定。如果没有绷带，可以使用干净的毛巾、手帕、撕成窄条的床单等，做临时的包扎材料。

包扎完成后，必须检查肢体末端血液循环。若出现变凉、变色情况，应适当调整松紧度，防止导致血液循环不良，肢体缺血坏死。加压包扎后打结应打在肢体外侧，不可打在伤口、骨隆起及坐卧受压处。

（4）抬高患肢：运动损伤发生后，应立即将患肢抬起，达到高于心脏水平的位置。使患肢抬高能够减轻机体内出血，减少组织液的回流，既能够使通往损伤位置的血液，包括自体液产生的压力减小，又能减轻患部肿胀淤血情况。患者平躺时，可在患肢下方放置一个枕头，使受伤肢体位置大略高于心脏，这样有利于血液回流，减轻患处肿胀疼痛。

（三）骨折

老年人普遍存在不同程度的骨质疏松。当运动中发生较大撞击，如突然跌倒时会发生骨折、骨裂等严重伤害。

1. 症状与体征

（1）血肿：患处会形成血肿，出现青色或紫色的淤斑，有疼痛感。

（2）畸形：骨折段移位可使患肢外形发生改变，主要表现为肢体缩短。

（3）异常活动：正常情况下肢体不能活动的部位，骨折后出现不正常的活动。

（4）骨擦音或骨擦感：骨折后，两骨折端相互摩擦时，会产生骨擦音。

2. 处理

（1）封闭伤口：常见骨折分为两种。一种是皮肤不破，没有伤口，断骨不与外界相通，称为闭合性骨折；另一种是骨头的尖端穿过皮肤，有伤口与外界相通，称为开放性骨折。开放性骨折应立即用清洁、干净的布片、衣物覆盖伤口，再用布带包扎；包扎时不可用手将外露骨折端回纳，以免引起深部严重感染。

（2）临时固定：骨折后伤肢不稳定，容易移动，会加重损伤和剧烈疼痛，可找木板、塑料板等将肢体骨折部位的上下两个关节固定起来。如一时找不到外固定的材料，可利用自身固定，骨折在上肢者，可屈曲肘关节固定于躯干上；骨折在下肢者，可伸直腿足，固定于对侧的肢体上。怀疑脊柱有骨折者，需平卧在门板或担架上，躯干四周用衣服、被单等垫好，避免移动。不能搬运伤者的头部，这样会引起伤者脊髓损伤或发生截瘫。昏迷者应俯卧，头转向一侧，以免呕吐时将呕吐物吸入气管或肺内，造成窒息。怀疑颈椎骨折时，需在头颈两侧置一枕头或扶持患者头颈部，不使其运输途中发生晃动。

二、运动损伤的预防

（一）应选择适合老年特点的运动

造成运动损伤的原因是多方面的，与运动者的年龄、体重、生理状态、心理状态、训练和人体解剖生理学特点，以及外界环境都有着密不可分的关系。超过 60 岁的老年人，全身各组织、器官的功能会出现明显的衰退，运动器官也会发生一系列的退行性改变，出现如肌肉萎缩、兴奋性降低、速度减慢、骨质疏松等改变，从而容易引发运动损伤。因此，老年人在健身运动中对运动项目和运动强度应有所选择。宜选择动作缓慢柔和、肌肉协调放松、全身得到活动的练习。不要做负重练习和高强度运动，也不适宜进行比较激烈的运动竞赛。

（二）应重视运动场所和环境因素

如果运动场所、外界环境等因素不合适，也容易造成运动损伤。如运动场地不平坦、积水较深或有小碎石杂物等，雨后路滑、光线不足、气温过高或过低、空气过于潮湿，器械劣质，服装和鞋子不合适，缺乏必要的防护器具等。这些都是老年人运动健身时应避免的因素。

（三）应避免头部变换剧烈的运动

前俯后仰、各种翻滚、头低脚高、脚朝上倒立等活动，都不适宜老年人。这些动作会使血液向头部流动。老年人本身血管壁变硬，弹力又差，一旦经受不住发生血管破裂，就会造成脑出血，重者危及生命。

（四）应做好运动前准备活动

运动前要进行充分的热身。热身能够打开身体的关节，促进关节液的流动，达到较好的锻炼效果。例如，进行拉伸练习，是把肌肉和软组织的内部黏性降低，增加弹性，提高肌肉温度，预防运动中的肌肉拉伤，主要采用主动性的拉伸训练。训练后的拉伸练习，则是放松僵硬疲劳的肌肉，加速肌肉内部的代谢产物的排出，减少肌肉的酸痛，尽快恢复体能，主要采用被动拉伸。尽量避免过于剧烈的运动，买一些保护的器械，例如护膝、护踝、护腕、护肘。

（五）应控制运动节奏防止过度疲劳

在疲劳的状态下，人的体力、精准度、共济功能、警觉性、注意力均显著下降，运动损伤的风险很大，容易发生意外的损伤。因此，老年人运动锻炼时要循序渐进，切忌操之过急而使活动量负荷过大。尤其要注意的是，老年人运动应以健身为主，尽量减少参加竞技比赛。比赛场上的紧张气氛，会引起老年人情绪上的过多激动，心理上的过度紧张，血液循环、呼吸、内分泌等急速改变，极易诱发运动损伤。如果在身体情况允许下进行竞技比赛时，场上最好配有医务人员。运动负荷不要过大，绝不可不顾老年生理、心理特点，争强好胜，轻率拼搏。

第六节　行动辅助用具的使用

行动辅助用具种类繁多，老年人常用的种类包括轮椅、拐杖、助步器。

在使用行动辅助用具时需要注意几点。首先是功能合理。合适的用具尺寸和合理的功能可以帮助患者更好地使用辅助用具。其次是设计简洁。使用行动辅助用具时要避免出现尖锐角、突出物，尽量减少装饰性的结构，同时重视辅助用具外观的简洁、完整、舒适和美观。再者是要易学易用。简单易学的辅助用具，可以帮助患者快速而灵活地掌握其用法，从而减少学习过程中出现的突发情况。最后要保证使用时的安全可靠。照护师要全面掌握辅助用具的使用方法，做好环境、用物及突发情况的准备，杜绝安全隐患问题，保证辅助器具的安全可靠。行动辅助用具评估要点如下（表6－2）。

表6－2 评估内容及照护要点

行动辅助用具	评估内容
轮椅	评估患者的体能、上下肢力量、目标地点的距离及对轮椅的需求情况，以及患者能够维持坐位的时间
拐杖	评估患者肢体活动能力及上下肢力量；平衡能力和协调能力；活动意愿、认知和合作能力
助行器	评估患者步行稳定性，平衡和协调能力；上下肢力量，腕和手的支撑能力
其他评估内容	1. 评估地面环境是否平整、有无湿滑、有无杂物及障碍物； 2. 使用前，检查轮椅、拐杖及助行器性能，确保安全； 3. 如发现老年人面色、脉搏、呼吸异常时应停止操作； 4. 注意节力原则，力量适中，避免骨折； 5. 妥善安置各种管路，避免牵拉，注意保暖

一、轮椅

轮椅是常用的代步工具，可以帮助下肢无力、偏瘫、胸以下截瘫者及全身虚弱的老年人完成移动，扩大活动范围。轮椅可分为手动轮椅、电动轮椅与特殊轮椅。

（一）手动轮椅

普通轮椅一般由轮椅架、车轮、刹车装置及座靠四部分组成。手动轮椅是在普通轮椅的基础上，增加手摇装置。

【使用方法】

1. 选择合适的轮椅　老年人坐上轮椅后，臀部两侧各有2.5厘米（约2横指）的空隙，座垫的前缘与腘窝相距6.5厘米（约4横指），座位高度与踏板高度协调，脚踏板与地面至少有5厘米的距离，前臂放置于扶手背上，肘关节屈曲90度为宜。

2. 检查轮椅的性能　使用前应先检查轮椅，检查轮胎是否漏气，刹车是否完好，轮椅脚踏板是否完好，保证完好无损方可使用。

3. 转移至轮椅　将轮椅推至老年人身边便于转移的位置，锁住车闸，竖起脚踏板，帮助老年人移动至轮椅坐好，将双足放置于脚踏板上，双臂自然放于扶手上，手握扶手，系好安全带。

4. 平地行进　照护师手握轮椅把手匀速、缓慢行进。若老年人自己驱动轮椅，双手握手轮向前或向后转动轮椅；拐弯时，内侧的手固定内侧的手轮，外侧的手转动外侧的手轮。

5. 上、下坡　老年人背靠轮椅靠背，上坡时，轮椅在前、照护师在后，将轮椅推上坡；下坡时，尤其是坡度比较大时，照护师在前、轮椅在后，轮椅背向行进方向，照护师推着轮椅倒着下坡。

【注意事项】

1. 上、下轮椅前　必须确保车闸已锁住，防止转移过程中轮椅移动导致老年人重心不稳而跌倒。

2. 认真评估老年人坐位维持的时间和能力　因过度虚弱或躯体僵直而不能维持坐位者避免长距离使用轮椅。

3. 防止压疮　注意观察肩背、臀部及两侧等受压部位的皮肤情况，防止发生压疮。

4. 行进速度　应缓慢、均匀，防止磕碰，避免过快引起不适。坐轮椅停下来休息时，必须锁住车闸，停在地势平整无坡度的空地，以免轮椅顺坡下滑，发生危险。

5. 避免老年人过度依赖轮椅　在能力及安全范围内鼓励老年人锻炼行走能力。

6. 其他　搬运过程中，妥善安置各种管路，避免牵拉。

【轮椅保养】

1. 清洁　保持车身清洁，放于干燥通风处，防止配件锈蚀。

2. 检查　轮椅使用前及使用后一个月内，应检查各螺栓是否松动。若有松动，要及时紧固。正常使用中，每3个月进行一次检查，以确保所有部件均良好。检查轮椅上各种坚固螺母，如发现松动，需及时调整、紧固。轮椅车座架的连接螺栓为松连接，严禁旋紧。

3. 轮胎　定期检查轮胎使用状况，保持气压充足，不能与油、酸性物质接触，以防变质。

4. 其他　经常检查活动、转动结构的灵活性，并涂润滑剂。

（二）电动轮椅

电动轮椅是在普通轮椅基础上增加电子助力系统，减轻了使用者的体力消耗，适用于高位截瘫或偏瘫等但有单手控制能力的人群。电动轮椅由蓄电池提供动力，有单手控制装置，能够前进、后退和转弯，可在室内外使用。

使用电动轮椅时，电池电量应保持饱满。闲置的电动轮椅要定期充电，禁止亏电存放。避免雨淋，轻拿轻放等。

（三）特殊轮椅

特殊轮椅指功能比较齐全，不单单做残疾人和行动不便人的行动工具，同时还具备其他功能的轮椅。

1. 高靠背可躺式轮椅　适用于高位截瘫者及年老体弱多病者。靠背可分段式调整角度或可无段式任意调整至水平（相当于一张床），使用者可在轮椅上休息。

2. 座厕轮椅　适用于不能自行入厕的肢残人和老年人使用。分为小轮式坐厕椅和带便桶的轮椅，可根据使用的场合选择。

3. 助站轮椅　助站轮椅是一种站、坐两用轮椅，适用于截瘫或脑瘫患者进行站立训练。一是防止患者骨质疏松，促进血液循环和加强肌力训练。二是可方便患者取物。

4. 智能轮椅　在电动轮椅基础上，增加了定位移动、站立移动、遥控移动以及相关互联网 + 辅助生活。

二、拐杖

拐杖是协助使用者保持平衡，在行走时提供力量支撑，帮助其独立行走的行动辅助用具。常用的拐杖为手杖和肘杖。

（一）手杖

手杖用于具有独立行走的能力但步态不稳、行走不便、下肢乏力或疼痛的患者。使用手杖可因增加支撑点而提高行走的稳定性，避免跌倒；可因减轻患肢的受力而减轻疼痛。

【使用方法】

1. 选择合适的手杖　常用的手杖包括单足手杖和四足手杖，单足手杖适用于握力好、上肢支撑力强的患者；四足手杖较单足手杖稳定，用于平衡能力和协调能力欠佳、用单足手杖不安全的老年人。

2. 手杖高度的选择　垂直站立时，手杖的高度与手腕横纹处平齐，或上下 2 厘米处。

3. 检查手杖的安全性和稳定性　检查手杖是否牢固，橡皮头及螺丝有无变形或损坏，有无毛边、尖锐突出部等。

3. 以健腿一侧的手握手杖　站直时，手握手杖时肘关节屈曲 30 度。穿合身的衣裤、防滑平底鞋、系好鞋带，照护师在旁不超过半臂的距离。

4. 行走　手杖先向前移动 30 厘米，迈出伤腿，再以手杖为主要支撑着力点，身体略向健腿一侧倾斜，迈出健腿。如此可减轻伤腿一侧的负重。

5. 上、下楼梯　上楼梯时，先将重心置于伤腿与手杖着力点之间，健腿向上迈出一个台阶，健腿站稳后将伤腿及手杖移至同一台阶；下楼梯时，先将伤腿及手杖移至下一台阶，健腿再迈至同一台阶。

【注意事项】

引导患者正确认识拐杖的作用，只在需要时使用，避免对拐杖产生依赖。

使用拐杖行走时应目视前方，尽量用足跟先着地和足趾支撑离地的步态。

使用手杖时，把手的开口向侧后方，步行时手杖不要离身体太近，以免靠在杖上求得平衡，尤其是四足手杖，避免前进时手杖的足将老年人绊倒；也不要离得过远，以免手杖负重时向内倾倒。

（二）肘杖

肘杖适用于上肢功能健全、下肢功能不全或行动不便的老年人。由于有固定带或臂套将肘杖固定于前臂，因此在必要时手部可以活动，例如开门、接物等，较手杖有一定的便利。可单侧使用，也可双侧使用。

【使用方法】

1. 选择合适的肘杖　肘杖长度为肘横纹下约 5 厘米，即前臂肌腹最饱满处至地面的高度。前臂的固定带应松紧适宜，以容纳一指为宜。

2. 使用方法　同手杖。

【注意事项】

1. 使用时的位置　使用肘杖时避免将肘杖放在离身体前方较远的位置，以免肘杖受力方向偏斜造成不平衡。

2. 在监护下使用肘杖或使用前确认具有充分的平衡和协调能力　因为前臂固定于肘杖之上，遇到危险不能迅速扔掉肘杖，妨碍手的保护性动作。

3. 看护　对于有跌倒高风险的老年人，使用肘杖行走时，照护师在旁边不超过半臂的距离，防止跌倒发生损伤。

三、助行器

助行器由较为稳固的三边形金属框架结构构成，可将老年人保护其中，较拐杖更为稳固，适用于步行平稳性非常差或长期卧床引起下肢肌力减退的老年人。它可以负担部分体重，减轻行走负担，增加行走时的稳定性，同时帮助下肢锻炼，改善膝关节活动度，提高步行能力。主要类型有：固定型助行器、交互型助行器、带轮助行器、平台式助行器等。

【使用方法】

1. 检查　检查助行器的稳定性和安全性。

2. 调整助行器的高度　身体直立，手扶助行器的扶手时，肘关节可自然屈曲30度。

3. 穿戴与照护师的位置　衣裤合身、平底鞋合脚防滑，鞋带系好。照护师站立于老年人侧后方，小于半臂的距离。

4. 由坐位站立　患侧手扶助行器扶手，健侧手扶椅子扶手，身体重心向前站起。如果为带轮助行器，需用手闸将轮子锁住，防止滑出导致重心不稳而跌倒。

5. 行走

（1）固定型助行器：提起助行器放在前方一步距离，向前迈一步，落在助行器两后足连线水平附近。如一侧下肢较弱，则先迈患肢后迈健侧肢。

（2）交互型助行器：双手握住扶手站稳，将助行器一侧向前移动一步距离，先迈对侧下肢，再移动助行器另一侧，再迈另一侧下肢使身体平直，重复动作交互式前进。

（3）带轮助行器及平台式助行器均为推动前进。

【注意事项】

步行时，应将助行器放在合适的位置。位置过远，老年患者比较吃力，且四足受力不均匀易导致助行器倾倒，影响平衡；过近，影响迈步的距离，且老年患者容易向后倾倒。

步行时，双足落于助行器两后足连线附近较为适宜。

使用助行器时，避免将身体趴在助行器上行走，防止向前倾倒。尤其是四轮助行器使用时要注意保持身体与地面垂直，避免滑倒。

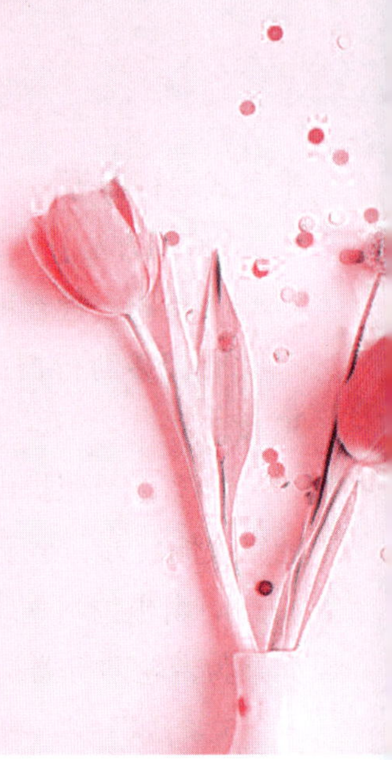

第七章
常见老年疾病的家庭护理

第一节　老年性黄斑变性

一、病种简介

老年性黄斑变性又称年龄相关性黄斑变性，是由多种因素诱发的与年龄相关的一组黄斑疾病，为黄斑区结构的衰老性改变。常见症状为进行性色素上皮萎缩，色素上皮层下有活跃的新生血管。通常由于视力受损，导致生活和认知能力下降，如在日常生活中不能识别日用品标签，不能确定物品的位置，甚至造成摔跤及骨折等，严重影响生活质量。

（一）病因

老年性黄斑变性的病因目前尚不明确，可能与遗传、中毒、免疫异常、慢性光损伤、远视眼、虹膜的颜色、营养的缺乏、肥胖、心血管系统及呼吸系统疾病等因素有关，也可能是多种因素相互作用的结果。中年以后色素上皮细胞中的有害代谢产物逐渐增多，色素上皮层功能下降，不能消除它，从而沉积在眼底黄斑部破坏感光细胞，形成病变。

（二）临床表现

临床上，一般将老年性黄斑变性分为干性和湿性两种类型。

1. 干性型老年性黄斑变性　又称为萎缩型黄斑变性。视力表现为缓慢进行性下降或视物变形，占老年黄斑变性发病的90%以上。

（1）早期（萎缩前期）：中心视力轻度下降，偶有视物变形。眼底检查可见黄斑区色素失常，中心凹反光不清，有散在的玻璃膜疣。

（2）晚期（萎缩期）：中心视力严重下降，视野中心有黑影遮挡，色觉异常。眼底检查黄斑部可有金属样反光，有密集或融合的玻璃膜疣及大片浅灰色萎缩区，视网膜色素上皮萎缩呈地图状，可见囊样变性。

2. 湿性型老年性黄斑变性　其特征是黄斑区出现视网膜下新生血管，从而引起渗出、出血、瘢痕改变，危害较大。

（1）早期（盘状变性前期）：中心视力明显下降。眼底检查多有融合的边界不清的玻璃膜疣。

（2）中期（突变期）：视力急剧下降，黄斑部由于新生血管渗漏，形成色素上皮层和出血性脱离。眼底检查大量视网膜下出血，可进入玻璃体内，形成玻璃体积血。

（3）晚期（修复期）：视力进一步损害，渗出和出血逐渐吸收形成瘢痕组织，眼底检查有略隆起的团块状或不规则的白色斑块。

（三）常见并发症

1. 局灶性萎缩斑　玻璃膜疣发展的结果是视网膜色素上皮消失，产生萎缩区。此时玻璃膜疣消失，导致萎缩区与脉络膜毛细血管功能不全，形成视网膜色素上皮萎缩斑。

2. 视网膜色素上皮层脱离　视网膜色素上皮层浆液性脱离是黄斑变性的一种渗出性并发症。由于内层布鲁赫膜弥漫性增厚而产生裂隙，实际是布鲁赫膜内部彼此之间的脱离，增加了脉络膜新生血管发生的危险性。

3. 脉络膜新生血管形成　软性玻璃膜疣容易形成脉络膜新生血管。荧光血管造影时有进行性渗漏的大的融合性玻璃膜疣者，易发生盘状变性；有融合性玻璃膜疣及黄斑区有局灶性色素增生者，易发生脉络膜新生血管形成。

4. 盘状瘢痕　黄斑区发生盘状瘢痕是脉络膜新生血管形成的最主要结局。由于增厚的内层布鲁赫膜产生裂隙，新生血管侵入，薄壁的新生血管常发生出血及渗出，导致视网膜色素上皮层脱离及内层布鲁赫膜发生浆液性渗出及出血，使两层组织之间有纤维组织增生，形成瘢痕组织。

（四）治疗原则

老年性黄斑变性目前没有很好的治疗方法，应该遵循预防为主，早期治疗，急重病例标本共治以缓病情的治疗原则。

1. 药物治疗　抗氧化剂和抗血管内皮细胞因子治疗。

2. 激光光凝术　是一种对症治疗，激光光凝仅是为了封闭已经存在的新生血管，并不能阻止新的新生血管的形成。易产生视网膜暗点，激光稍过量，附近的正常组织即受损，将严重影响视功能。

3. 经瞳孔温热疗法　治疗效果不确定，国内使用少。

4. 光动力疗法　不属于医保范围，需要重复治疗，且价格昂贵。

5. 手术治疗　视网膜下新生血管膜的切除、黄斑转位术、视网膜移植等，操作难度较大，并发症较多，目前较少应用。

二、一般护理措施

（一）避免长期过量接触辐射线

长期接触长波紫外线辐射，可导致慢性蓄积性晶状体损伤，诱发或加速老年性黄斑变性生成和发展。要避免在强烈的阳光、灯光或其他辐射线照射下学习。户外活动时，佩戴深色眼镜，减少光损伤。

（二）避免过度视力疲劳

用眼应以不觉疲倦为度。注意正确的用眼姿势，距离是否合适、光源是否充足等。每用眼 1 小时左右，让眼睛放松一下，如闭眼养神、走动、望天空或远方等，使眼睛得到休息。尽量不要长时间在昏暗环境中阅读和工作。

（三）保持心情舒畅

避免情绪激动，保证全身气血流通顺畅，提高机体免疫力，这对老年性黄斑变性的康复，同样很重要。

（四）定期眼部按摩

每天坚持做眼保健操。通过眼部按摩，加速眼部血液循环，提高眼球自身免疫力，延缓晶体浑浊的发展。

三、健康教育

（一）常用药物的作用和不良反应观察

老年性黄斑变性常用药物的作用和不良反应如下（表 7－1）。

表 7-1 老年性黄斑变性常见药物的作用和不良反应

药物类型	代表药物	作用	不良反应
营养支持类	维生素 B_6、维生素 C、维生素 E，含锌制剂，叶黄素，玉米黄质	保护视细胞，视网膜营养剂	过量服用可引起毒性作用
抗血管内皮细胞因子	朗沐（康柏西普眼用注射液）	适用于湿性型老年性黄斑变性，玻璃体腔注射，可结合血管内皮细胞因子异构体，减少血管的渗透性，抑制脉络膜新生血管形成	眼内炎、眼内压升高、视网膜色素上皮撕裂

（二）饮食护理

老年性黄斑变性的产生与晶体内缺乏维生素 C、维生素 B_6、氨基酸、某些微量元素有关。应多食富含上述物质的蔬菜、水果、鱼、肉、动物肝脏、蛋类食物。忌辛辣、油腻食物，戒烟、酒。

1. 补充叶黄素　叶黄素是一种对眼睛非常有益的营养素，多食富含叶黄素的蔬菜、水果如玉米、菠菜、甘蓝、猕猴桃、樱桃、芒果、草莓、葡萄、橙子、西红柿等。

2. 多吃含锌食物　如瘦肉、猪肝、鱼类、蛋黄、牡蛎、豆类、花生、小米、萝卜、大白菜等。

3. 多吃含脂肪酸和 B 族维生素的食物　如玉米、糙米、胚芽米、小米、小麦、芝麻、核桃等。

4. 多吃含胡萝卜素和维生素 C 的食物　如甜椒、菜花、西蓝花、菠菜、芹菜、紫甘蓝、韭菜、莴苣、黄瓜、南瓜、胡萝卜、红薯、豌豆、枸杞、红豆、桑葚等。

5. 多吃含蛋白质丰富的食物　如牛乳、豆浆、鸡蛋、鱼、虾、牛肉等。

6. 多吃含碘食物　如海带、紫菜等海产品有助于黄斑渗出的吸收。

（三）运动康复指导

1. 转眼法　保持头颈部不动，眼球在眼眶内先顺时针方向转动 6 圈，再逆时针方向转动 6 圈。

作用：眼球转动可锻炼眼外肌协调性，提高睫状肌的调节功能，增强晶体弹性，开发周边视野，使眼球运动灵活自如。

2. 眼呼吸凝神法　双眼平视前方，深吸气的同时眼睛随之睁大，吸足气后屏住呼吸片刻，在缓慢将气体呼出的同时眼睛也随之慢慢微闭，反复做 9 次。

作用：通过深呼吸，增强新陈代谢功能，促进眼部血液循环，改善眼部营养，提高眼屈光系统调节功能。

3. 熨眼法　身体放松，闭上双眼，两掌心快速相互摩擦生热后用双手捂住双眼，热散后双手猛然拿开，两眼同时用力睁开，反复做3—5次。

作用：有利于放松睫状肌，恢复调节功能，缓解视疲劳，提高视力康复效果。

（四）心理护理

1. 心态平和　为患者营造安静、整洁的居家环境，满足患者对环境的需求，调整好心态，保持心情舒畅。

2. 积极治疗　向患者讲解疾病相关知识，多举治疗成功的病例来帮助患者树立信心，积极主动配合治疗和康复。

3. 消除不良情绪　对患者进行日常生活指导，让患者尽快适应视力下降情况下的生活，避免产生不良情绪。

第二节　阿尔茨海默病

一、病种简介

阿尔茨海默病旧称老年性痴呆，是中枢神经系统退行性、以认知功能缺损为核心症状的获得性智能损害综合征。认知损害可涉及记忆、学习、语言、执行、视空间等认知领域。其损害的程度足以干扰日常生活能力或社会职业功能，在病程某一阶段常伴有精神、行为和人格异常。

（一）病因

阿尔茨海默病病因迄今不明，与下面危险因素有关。

1. 基因学说　与脑内β淀粉样蛋白异常沉积有关，β淀粉样蛋白对其周围的突触和神经元具有毒性作用，破坏突触膜引起神经细胞死亡，可解释约50%阿尔茨海默病患者的病因。

2. 胆碱能学说　乙酰胆碱的缺乏与认知功能障碍密切相关，随着疾病进展，脑内乙酰胆碱水平下降。

3. 流行病学　最主要的危险因素有年龄增长、阳性家族史及载脂蛋白E4基因。

4. 病理改变　阿尔茨海默病的典型三大病理特征为老年斑、神经元纤维缠结、广泛神经元缺失。

（二）临床表现

阿尔茨海默病主要表现为认知功能障碍、日常功能受损、精神行为症状。

1. 早期　以记忆力减退为首发症状，主要影响近记忆，远记忆力可以保存，表现为刚说过的话或刚做过的事就不记得了，而对陈年往事的记忆相对清楚；日常生活会逐渐受到影响，表现为经常忘记东西放哪了而找不到，忘记电话号码等，能独立生活；有些患者经常会有重复性行为，如反复问同一个问题等。

2. 中期　有较严重记忆障碍，出现认知障碍，表现为学习和社交能力下降，对事物完全缺乏兴趣，严重时出现定向力、视空间障碍，表现为不能顺利到达自己想要去的地方，已影响独立生活，需有人看护。语言功能受损，言语不流畅，表述理解能力下降，穿衣、吃饭等不能完成，计算能力下降。情绪易激动，常会出现幻觉、错觉等精神行为症状。

3. 晚期　有严重记忆障碍，判断力、认知力完全丧失，精神行为症状更为突出，生活完全不能自理。

（三）常见并发症

1. 压疮　疾病晚期生活不能自理，长期卧床，极易出现压疮。照护师要为患者勤翻身、勤擦洗，保持床单位平整、干燥，做好骨隆突处的保护，条件允许的情况下使用气垫床，防止压疮的发生。

2. 肺部感染　患者吃东西时会忘记咀嚼而出现呛咳、呛噎，极易导致吸入性肺炎的发生。照护师要掌握正确的进食方式、方法，引导或协助患者采用正确的进食方式，防止误吸的发生。

3. 深静脉血栓　阿尔茨海默病患者后期活动能力下降，长期久坐、久卧极易发生深静脉血栓。照护师要鼓励、督促患者下床活动，不能下床活动者，给予床上被动活动、肢体按摩，预防深静脉血栓的形成。

4. 失用综合征　随着阿尔茨海默病的病情进展，患者会逐渐出现穿衣、吃饭、写字、言语、认知、定向力等方面的功能障碍而导致失用综合征的发生。照护师要尽量鼓励患者做力所能及之事，发现有功能失用倾向，给予有针对性的康复训练指导。

（四）治疗原则

在早期支持、对症等综合性治疗的基础上进行有针对性的病因干预治疗，早期识别、早期诊断、早期治疗非常重要。以药物治疗为主，同时给予康复训练和心理支持治疗。

二、一般护理措施

（一）安全护理

1. 环境评估　创造简单安全的环境，标识清楚、醒目，无障碍物，物品定位放置（禁放置尖锐物品）。

2. 预防走失　外出时要有人陪伴，在患者身上携带联系卡，写有姓名、家庭地址、联系人及电话等信息，或佩戴手腕识别牌。不要把患者一个人锁在家里。门锁加装防儿童开锁装置，或安装锁钮、插销，增加从室内开锁的难度。

3. 防跌倒、坠床　行走时穿防滑鞋，房间内光线要充足，避免地面湿滑，教会患者三步起床法，选择合适的手杖或助行器，在马桶旁、淋浴设施周围安装扶手杆，夜间睡觉时加床档，床旁备尿壶，外出时选择安全的出行方式，避免危险行为（图 7－1）。

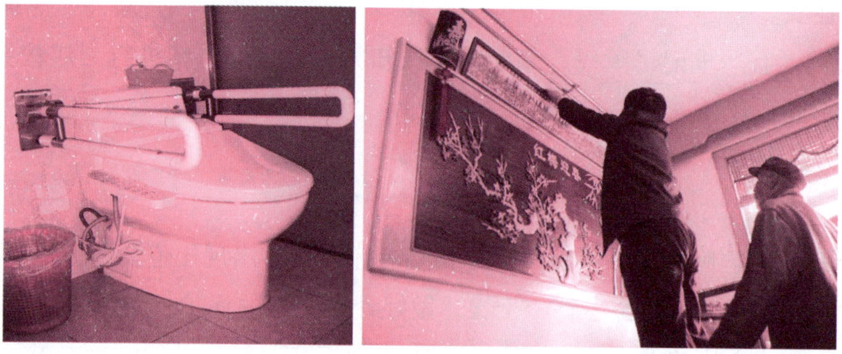

图 7－1　安装扶手，避免危险行为

4. 服药安全　发药时查对，检查药品有效期，选择正确的服药方式，服药到口，防止错服、漏服；伴有抑郁、幻觉等症状的患者，药品由照护师保管。遇到患者拒绝服药时，照护师可转移其注意力，与甜食同服，或将药研碎后拌入饭中服用；服药后，照护师要注意观察药物反应。

5. 防止烫伤　洗澡时有人陪同，穿防滑拖鞋，水温调至 37℃ 以下，避免烫伤患者。避免使用热水袋、电热毯等取暖装备，防止低温烫伤的发生。

（二）日常生活护理

穿衣的件数不宜过多，以宽松、简单、舒适为宜，尽量不穿带纽扣的衣物，裤子尽量选用松紧带式，方便患者穿、脱，同时也能增强患者成就感。协助患者养成良好的卫生习惯，每日洗脸、刷牙、梳头，定期洗澡、剪指甲，洗漱、洗澡时必须有人陪伴，照护师尽量以协助为主，保持形象、外观整洁，有利于增强患者自信心。

（三）皮肤护理

长期卧床患者的床位要清洁、干燥。要每 2 小时为患者更换一次卧位，按摩受压部位，骨隆突处垫上软枕或海绵圈，防止压疮的发生。接触患者皮肤时动作要轻柔，避免划伤皮肤。

（四）精神行为异常的护理

1. 沟通态度“四个不”

（1）不放弃：始终保持平和的心态、微笑的面容，仔细聆听患者的讲话，不随意打断，不考验他的记忆，鼓励他自我表现。

（2）不否定：对于阿尔茨海默病患者的重复行为，不要试图告诉他这已经是第一百次回答他问的相同问题了，而要保持冷静和耐心，体谅他的感受。

（3）不纠正：如果患者说错话、用错词，不要急于纠正、批评或者争论。

（4）不责备：如果患者做错事或是未完成任务，不要指责埋怨他。

2. 尊重患者的选择　不要强迫患者去做任何事情，使患者保持乐观、积极向上的态度。

（五）睡眠障碍的护理

阿尔茨海默病患者因认知障碍会发生白天晚上分不清的现象，出现白天睡觉，夜间不睡。照护师可尽量在白天为患者安排丰富多彩的活动，减少白天睡觉的机会，养成规律睡眠。夜间睡觉前让患者先去厕所，避免半夜醒的次数。

（六）照护师指导

1. 积极学习疾病的相关知识　包括病因、治疗、进展及预后；正确的照护方式及照护技巧，养成细心观察的习惯，积极预防并发症和及时识别病情变化，引导患者积极面对生活。

2. 牢记基本照护原则

（1）尽量鼓励患者做力所能及的事情。体验自己生活自理甚至还能对别人有所帮助，能让老人感受到莫大的喜悦和价值感。

（2）必须特别注意避免“过度照顾”。过度的协助及照护会导致原本还残存的功能越来越低下。

（3）依据患者的健康状况及现存能力给予支援。先判断哪些事情患者做得来，哪些做不来，再从旁给予适当的协助。

3. 教会家属及其他照护者居家环境的认知康复训练法。使患者的认知康复训练持之以恒不间断，最大程度地提高认知功能，有效延缓疾病进展。

三、健康教育

（一）常用药物的作用和不良反应观察

阿尔茨海默病常用药物和不良反应如下（表7－2）。

表7－2 阿尔茨海默病常用药物和不良反应

药物类型	代表药物	作用	不良反应
胆碱酯酶抑制剂	多奈哌齐（安理申），卡巴拉汀（艾斯能），利斯的明，加兰他敏，石杉碱甲（哈伯因）	改善胆碱能神经传递药物，改善认知功能、精神行为和日常生活能力，用于早期轻、中度阿尔茨海默病治疗	恶心、呕吐、腹泻
N－甲基－D－天冬氨酸受体拮抗剂	盐酸美金刚	调控退化的谷氨酸能神经元的突触活性，适用于轻、中、重度阿尔茨海默病治疗	头晕、头痛、便秘
银杏制剂	银杏叶提取物片，银杏叶提取物注射液（金纳多）	保护神经、清除自由基、改善神经细胞代谢作用，治疗记忆力减退、智力减退等症状	罕有胃肠道不适、头痛、血压降低等现象
精神类	氟哌啶醇，奥氮平（再普乐），喹硫平（思瑞康）	用于抗抑郁、抗焦虑、抗精神病等精神行为异常症状的控制	头晕、嗜睡、口干、消化不良、便秘

（二）饮食护理

饮食要有规律，每天定时定量，进食或饮水时保持坐位或半卧位，注意力集中，并给予患者充足的时间和安静的进食环境，不催促、打扰患者进食，给予易消化、易咀嚼的细软、无刺激性的食物为主，保证食物的温度适宜，鼻饲的患者进食前要抬高床头，回抽胃液，评估消化情况，推注速度要均匀，温度适宜，防止呛咳导致误吸引起肺部感染。

阿尔茨海默病患者吃东西时会忘记咀嚼，将食物下咽发生呛咳。出现呛咳时，照护师应扶托患者使其弯腰低头，下颌靠近胸部，在肩胛骨之间快速连续叩击，使食物残渣咳出，也可使用海姆立克法将食物咳出。

（三）运动康复指导

1. 认知康复训练指导　对患者进行认知康复训练时，不要固定训练模式。要根据患者的能力和喜好，设计一些锻炼认知能力的多元化游戏或者活动，并陪患者一起完成。在训练的过程中，观察患者最感兴趣的训练方法（图 7－2）。

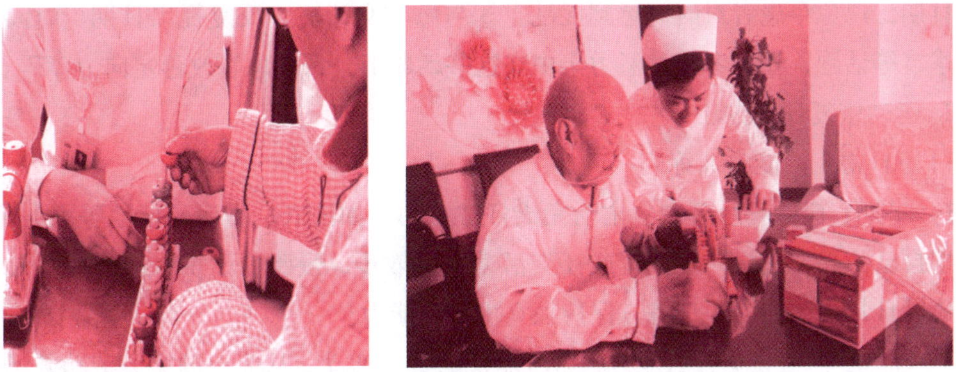

图 7－2　老年人认知康复训练

（1）记忆能力的训练

1）改善、维持远期记忆。①可以采取缅怀训练的方法，比如陪患者一起看老照片、回忆往事、鼓励患者讲述自己的故事。②若患者患病前喜欢用文字记录事情，可以鼓励他们在疾病早期阶段继续记日记，也可以一起回顾以往日记中的内容。③可以邀请患者一起玩游戏：准备适量的竹签，邀请患者拿出 15—20 支竹签并握在手中，把竹签平放于桌面，然后放手，让竹签散落于桌面上，让患者拿取一支竹签，但不能触动其他竹签，最后计数患者拿到竹签的数量或者计算所需的时间。需要注意的是竹签顶部尖锐，在活动过程中，应避免弄伤眼睛或手指。竹签也可替换为患者童年时的其他玩物，比如跳绳、毽子等。

2）改善、维持近期记忆。①在居住环境中放置醒目的提醒工具，比如提示板、布告栏、患者和家人的照片、带图片的电话号码本、便笺纸等。②可以准备一些风景或人脸图卡，和患者一起玩“辨识图卡”的游戏：每次拿出 3—5 张让患者记忆，然后给出目标图卡，问患者目标图卡是否在前面出现过。

（2）思维和视空间感的训练

1）可以邀请患者一起下象棋、打扑克牌和玩麻将。需要注意的是，患者在玩这些游戏的过程中难免会出错，此时不需要去纠正，因为对错输赢都不重要，患者感觉愉悦才是最重要的。

2）可以让患者按照图例或自己的创意搭积木，或者玩简单的拼图、七巧板、魔方等。

3）可以准备一些大小不同的几何图形，和患者一起玩“大小匹配”的游戏：每次拿出5个大小不同的几何图形，然后给定一个目标，让患者从5个图形中找出与它大小相同的那一个。

（3）定向力的训练：①在居住环境中放置带日历的电子时钟。②和患者一起玩手撕日历的游戏：让患者读出当天的日期或通过问答形式鼓励患者讲出正确日期。如临近节日，可加入节日道具以提升患者的投入感。需要注意的是应尽量避免询问多个不同的日期，以免令患者对时间感到混乱。③与患者交谈时，反复提出日期、时间、场所、季节等话题，让患者将注意力集中在这些话题上，帮助患者改善定向力障碍。

2. 运动康复训练方法

（1）日常生活能力训练

1）早期：应鼓励患者独立主动完成日常活动，如洗衣、做饭、拖地等家务劳动，并根据自己的兴趣选择一些体育或社交活动，如散步、慢跑、下棋、打球、打太极拳等。通过日常生活能力的训练，保持独立生活的能力。

2）中期：患者根据自身能力做力所能及的日常活动，从简单的家务劳动开始，如收拾房间、擦桌子等。能独立完成的，给其充分的时间独立完成。对于部分日常生活能力丧失的，采用反复提醒、反复教导、反复练习等方法，坚持每天训练，直到学会为止。

3）晚期：患者因日常生活能力严重受损，需从最基本的生活功能开始训练，如训练进食，喂食—自喂或协助喂食—自行进食；训练握勺，单手持握—到碗中盛饭—送到嘴边—送入口中。需长期反复练习才会有效。

（2）卧床期的被动活动：患者晚期活动能力明显下降，以卧床为主，此时运动康复训练以床上关节被动运动为主，要活动到身体每一个关节，预防肢体失用性萎缩。

（3）单侧健脑操：通过左半身的运动来提高大脑功能。①举臂运动：身体直立，目视前方，左手握拳，左臂先屈曲90度，慢慢上举至左臂伸直，停留5秒后，慢慢放下，放臂时先屈曲90度，再恢复垂手直立姿势。②划弧运动：身体直立，目视前方，头部不要左右晃动，左臂先侧平举与肩部平齐，再慢慢上举至左臂直立，停留5秒后，慢慢放下，放臂时先放置到与肩部平齐，再恢复垂手直立姿势。③抬腿运动：仰卧，两手放于身体两侧，手心朝下，左腿保持伸直慢慢向上抬起至尽量与身体垂直，抬至最高点处停留5秒后慢慢放回到原位置。

（4）辅助用具的选择与使用

1）手杖：适用于上肢及肩部肌力正常者。单足手杖适用于握力好、上肢支撑力强者；三足手杖适用于平衡能力稍欠佳，用单足手杖不安全者；四足手杖适用于平衡能力欠佳、臂力较弱或上肢有震颤、用三足手杖不安全者。

2）肘拐：适用于握力差、前臂力量较弱但又不需用腋拐者。

3）腋拐：适用于身体情况较差者。

4）助步器：助行架适用于站立平衡差、下肢肌力低下者；助行车适用于步行不稳者。

（5）运动康复注意事项

1）禁忌证：感染、心功能差、身体衰弱、剧烈疼痛者。

2）训练原则：循序渐进、持之以恒、劳逸结合、安全第一。

3）运动量的选择：以训练后无持续的疲劳感或其他不适为宜，训练过程中有任何不适，应停止训练及时就医。

4）饭后及空腹时不宜做剧烈运动，训练结束后不宜立即洗澡。

5）训练时要尊重患者，有耐心，多鼓励，让其感受到自己的进步，增强自信心和训练的主动性，切忌嘲笑、训斥，以免伤害其自尊心而拒绝训练。

（四）心理护理

1. 照护师说话语气要温柔、平和，使用简单的词语　与患者进行亲切的交谈，帮助患者适应目前的生活状态，使其从中找到快乐。

2. 家庭支持很重要　家人的陪伴会让患者感觉到家的温暖，利于情绪稳定。加强与患者家属及其他照护者沟通，引导其多陪伴患者，给予患者鼓励。

3. 要有耐心　患者在接受指导时，大多反应较慢或遗忘照护师的要求，照护师对患者要尊重，有耐心，给患者足够的时间做出反应，不要中途打断患者的说话，心平气和地反复指导。

4. 照护师要时刻以患者为中心　生活上遵循简单原则，尽量让患者自己完成日常活动，增强自信心，在保证患者安全的前提下，必要时可提供适当的帮助。

5. 采用认可疗法　通过换位思考进入患者的内心世界，接纳、观察、沟通，建立信任关系，信任会带来安全感、带来力量，使患者重获人生价值，重塑尊严，如被认可，所有人都会感到幸福。

第三节　帕金森病

一、病种简介

帕金森病旧称震颤麻痹，是一种常见的神经系统退行性疾病，为锥体外系疾病（运动障碍病）的典型代表，以黑质多巴胺能神经元变性缺失和路易小体形成为主要病理改变。病程进展缓慢，早期容易被忽视。每年的4月11日为“世界帕金森病日”。

（一）病因

本病的病因迄今为止仍不清楚，但并非单一因素所致，而是多种因素交互作用。可能与以下危险因素有关。

1. 年龄老化　为促发因素。

2. 职业　农民的发病率较高，与经常接触杀虫剂、除草剂有关。

3. 环境因素　居住、生活、工作环境（装修污染、手机、电脑辐射等），农业环境中神经毒物（如杀虫剂、除草剂），工业环境中暴露的重金属等。

4. 遗传因素　患者中10%有家族遗传史。

（二）临床表现

本病起病缓慢，逐渐进展，65%—70%患者的症状呈“N”字形进展，自一侧上肢远端（手指）开始，逐渐扩展到同侧的下肢及对侧肢体，最后累及舌、口唇、下颌、头部，甚至躯干。典型临床表现有四主征：静止性震颤、肌强直、运动迟缓、姿势步态异常。

1. 静止性震颤　多为首发症状，可发生于下颌、唇、面和四肢。发生于手指者拇指与食指间呈“搓丸样”或“点钞样”动作，具有静止或紧张时震颤明显，随意运动时减轻，入睡后消失等特征。

2. 肌强直　全身关节、肌肉均可发生。当锥体外系受损时，屈肌与伸肌的张力同时增高，关节被动运动时阻力增高，患者感觉肢体僵硬、行动笨拙，伸屈四肢关节可出现铅管样强直或齿轮样强直、腕关节强直。

（1）铅管样强直：当腕、肘关节被动运动时，无论肢体伸或屈到什么角度，检查者都感受到一种均匀的阻力，犹如在伸屈一根铅管时的感觉，所以称之为“铅管样强直”。

（2）齿轮样强直：同时合并震颤的患者，在弯曲前臂时，有断续的停顿感，就像两个咬合的齿轮转动时的感觉，称之为“齿轮样强直”。

（3）腕关节强直：又称“帕金森手”。将双肘置于桌上，前臂与桌面呈垂直位置，两臂及腕部肌肉尽量放松，正常人腕关节与前臂约呈90度屈曲，而帕金森病患者腕关节保持伸直位置，俨如竖立的路标，也称“路标现象”。

3. 运动迟缓　初期表现为随意运动减少，多种动作的困难和缓慢，如行走时起动和终止均有困难，穿衣、洗脸、刷牙、系鞋带等日常生活很难完成，书写困难，所写的字弯弯曲曲，越写越小，呈现“写字过小征”。

晚期表现为吞咽困难、流涎过多、说话慢、声音低沉，面部表情少，双眼凝视，眨眼动作减少，好像戴了一副面具，医学上称为“面具脸”。

4. 姿势步态异常　站立时呈“屈曲体姿”，表现为头部前倾、躯干俯屈、肘关节屈曲、腕关节伸直、前臂内收、髋和膝关节略弯曲。行走时呈“慌张步态”，这是帕金森病患者特有的体征，表现为起步困难，碎步前冲，不能随意停止。有时行走过程中双脚突然不能抬起好像被粘在地上一样，称为冻结现象。转弯时出现平衡障碍，连续小步态，躯干与头部一起转动，转身困难。

晚期不能自理，坐下不能自行站立、卧床不能自行翻身，日常生活不能自理。

5. 其他症状　帕金森病除了上述运动障碍症状外，还有非运动症状，如精神方面症状有抑郁、焦虑等；自主神经症状有便秘、多汗、唾液增多、体位性低血压等；感觉障碍有麻木、嗅觉障碍等。

（三）常见并发症

1. 外伤　上肢震颤未能控制、日常生活动作笨拙，极易发生烧烫伤、割伤等外伤。

2. 压疮　晚期因严重肌强直、全身僵硬而卧床不动，极易导致压疮的发生。

3. 感染　晚期因长期卧床，吞咽困难，极易发生皮肤感染、误吸、肺部感染等，肺部感染是导致死亡的最终原因。

4. 骨折　老年人随着年龄的增长，骨质疏松越来越严重，在为卧床患者进行关节被动运动和肢体按摩时，僵硬的肢体极易发生骨折。

（四）治疗原则

帕金森病治疗原则是综合治疗、药物为主、改善症状、延缓病程、提高生活质量。

主要治疗手段有药物治疗和手术治疗。首选药物治疗，效果好，但不良反应大。当左旋多巴疗效下降、出现运动并发症、药物难以改善、影响工作及生活时，可考虑手术治疗。

二、一般护理措施

（一）生活护理

照护师要主动了解患者所需，关心体贴患者，多倾听患者的感受，给予理解、支持。多鼓励患者做自己力所能及的事情，培养日常生活的自理能力，如穿衣、进食、如厕等，必要时给予协助，做好安全防护。保持个人卫生清洁，对出汗多的患者，勤洗勤换，对卧床多的，勤翻身、勤擦洗，做好皮肤清洁，有条件的可以使用气垫床，骨隆突处垫软枕或使用美皮康予以保护，防止皮肤受损，预防压疮。

（二）安全护理

1. 防跌倒　由于行动不便，24 小时都要有人照护。要为患者创造简单安全的环境，标识清楚、醒目，无障碍物。日常生活用品放在伸手可及处。增设安全设施，如在楼道、门把附近的墙上、厕所及浴室安装扶手。地面保持平整干燥。衣裤合身，穿防滑鞋，床铺有保护性床挡。行走不稳或步态不稳者，选用手杖、助行器等合适的辅助工具，可以帮助患者限制小步前冲步态和维持平衡，避免在行走时突然呼唤患者，分散其注意力。

2. 防自伤　帕金森病患者有不自主抖动，常手握物品不稳，极易掉落。餐具尽量选用不锈钢制品，避免使用陶瓷或玻璃制品，以防划伤。不要让老年人自行打开水或用热水瓶倒水，防止烫伤。

3. 防意外发生　对出现幻觉、合并有抑郁、认知功能障碍等的帕金森病患者，照护师要严加看护，并在患者上衣口袋里放置带有患者姓名、家庭住址及家人联系方式的卡片，防止走失。每次为患者服药到口。不要让患者自己保管药物，防止错服、漏服等。禁止将剪刀、钢针等锐器放于患者房间内，防止意外发生。

（三）药物治疗护理

1. 服药原则　坚持“细水长流，不求全效”，即从小剂量开始、缓慢递增，以较小剂量获得较满意疗效。

2. 服药方法　空腹服药（餐前 0. 5—1 小时）。忌与牛奶等蛋白质含量高的食物同服，以免影响吸收效果。

3. 药物不良反应的观察　遵医嘱准时服药，预防或减少“开 – 关”现象，剂末现象。

（1）“开 – 关”现象：长期应用多巴胺后出现的药效波动现象，症状在突然缓解（开期）与加重（关期）之间波动，一天中可反复迅速交替出现多次，变化速度可以非常快，并且是不可预测的，就像电源开关一样。

（2）剂末现象：指药效维持时间越来越短，每次用药后期出现症状恶化。

（3）其他：如有胃肠不适、严重精神症状时遵医嘱停药或减药，防止意外发生。

（四）睡眠障碍的护理

1. 创造良好的睡眠环境　保持房间内安静，温度、光线适宜；床垫以患者感觉舒适为宜；床的高度以患者上、下床方便为宜，室内有卫生间或备好尿壶、便盆，利于患者如厕；在患者睡眠过程中，尽量避免打扰。尽量让患者养成良好的睡眠习惯和方式，活动休息有规律。

2. 睡眠行为干预

（1）只在有睡意时才上床。

（2）让患者意识到床和卧室只能用于睡眠，不能在床上做除睡觉以外的其他事。

（3）如果上床 15—20 分钟还没有入睡，可考虑换个房间，仅在只有睡意时才上床。

（4）无论夜间睡了多久，早晨应准时起床。

（5）白天尽量不要让患者睡太长时间，防止睡眠颠倒。

3. 正确选用镇静催眠药物　上述方法都无效时，可遵医嘱正确使用镇静催眠药物。

三、健康教育

（一）常用药物的作用和不良反应观察

帕金森病常用药物和不良反应如下（表 7－3）。

表 7－3　帕金森病常用药物和不良反应

药物类型	代表药物	作　　用	不良反应
抗胆碱药	盐酸苯海索（安坦）	对震颤和肌强直有效，适用于震颤突出、年龄较轻患者	口干、视物模糊、便秘、出现幻觉、精神错乱等，停药或减少剂量即可消失。长期使用可影响记忆力，青光眼和前列腺肥大者禁用
多巴胺释放促进剂	金刚烷胺	可促进神经末梢释放多巴胺并阻止再吸收，能改善震颤、肌强直和运动迟缓症状。适用于轻症患者	较少见，如失眠、头晕、头痛、恶心等。癫痫患者慎用，哺乳期妇女禁用
复方左旋多巴	复方左旋多巴（美多芭），多巴丝肼，卡左双多巴控释片（息宁）	是目前治疗效果最好、最常用的药物，可补充黑质纹状体内多巴胺的不足，对震颤、肌强直、运动迟缓均有效	不良反应多，如恶心、呕吐、腹部不适、心律失常、体位性低血压等，最严重的是长期用药产生的运动并发症和精神障碍，青光眼和精神分裂症患者禁用
多巴胺受体激动剂	甲硫酸溴隐亭片，盐酸普拉克索片	能直接激动纹状体，产生和多巴胺相同作用的药物。适用于年轻患者或病程初期	恶心、呕吐最常见，症状波动和异动症发生率低，体位性低血压和精神症状发生率较高
单胺氧化酶 B 抑制剂	盐酸司来吉兰	可抑制神经元内多巴胺分解代谢，增加脑内多巴胺含量，与复方左旋多巴合用有协同作用，同时对多巴胺能神经元有保护作用	晚上服用可引起失眠，胃溃疡者慎用

（二）饮食护理

1. 饮食原则　给予高热量、高维生素、低盐、低脂、含适量优质蛋白、粗纤维饮食或糊状的食物。戒烟、酒。鼓励患者多吃新鲜蔬菜、水果，补充水分，保持大便通畅，预防便秘。

2. 选择正确的进食方法　进食或饮水时保持坐位或半卧位，给予充足的进食时间，营造安静、愉快的进食环境。对于流涎过多的患者可使用吸管吸食流质食物。对于咀嚼能力和消化功能减退者应给予易消化、易咀嚼、无刺激的软食或半流食，少量多餐。对于吞咽障碍者应选择面片、稀粥等不易反流的食物，协助患者少量分次吞咽。对于进食困难、饮水呛咳者，应给予鼻饲喂养，照护师要掌握正确的鼻饲喂养方法，防止反流、误吸的发生。

（三）运动康复指导

告知患者运动康复训练可防止和推迟关节僵直和肢体挛缩；在帕金森病的治疗过程中，康复的作用是药物治疗所无法代替的；康复训练和药物治疗缺一不可。重点强调运动时间的选择上要避开服用药物的前后 1 小时。

1. 日常生活，多予鼓励　鼓励患者尽量试着自己独立完成日常生活，如进食、洗漱、穿衣等；自己安排娱乐活动，培养兴趣；坚持主动运动，尽量参与各种形式的活动，如散步、打太极拳等，注意保持身体和各关节的活动强度与最大活动范围。同时也鼓励患者做蹲马步、反复起坐、桥式运动、仰卧起坐等增强肌力的训练。

2. 注意姿势，预防畸形　小心观察患者头与颈部是否有弯曲的倾向，指导正确的姿势，有助于头、颈直立。躺在床上时，不应垫枕头，且应定期俯卧。可做姿势转换训练如翻身，卧位转为坐位、坐位转为站位训练。

3. 步态训练，改善平衡

（1）“5 米步行训练法”：此方法简单易行且非常适合患者居家练习，可增加患者训练依从性。通过起步训练，控制步长、步频，提高平衡能力，纠正不良步态。①场地选择，选用室内长度大于 6 米、宽度大于 1 米的平坦场地，在地板上划线路标记，每 50 厘米画一条醒目的直线，共 11 条。②起步训练，嘱患者身体站直、两眼目视前方，起步时足尖尽量抬高，着地时先足跟再足尖，获得平衡后开始步行。③控制步长、步频，严格按照线路标记控制患者的步长，用指令行走的方法来控制患者的步频，经过迈步→停止动作→获得平衡→再迈步过程。④训练频率，坚持每日训练 1—2 次，每次 10 轮，每 5 轮休息 10 分钟。根据患者的体力和意愿可以增加训练频率和时间。

（2）有重心感丧失的步态障碍者，让其练习原地站立，高抬腿踏步，行走时身体直立，双眼平视，上下肢体保持协调。

（3）对于起步困难者，可在患者足前地上放一矮小障碍物，提醒患者迈过时方能起步。

（4）有小碎步者，可穿鞋底摩擦力大的鞋，如橡胶底，使走步不易滑溜；前冲步态时，避免穿有跟或斜跟的鞋，平跟鞋可减慢前冲步态。

（5）正确使用手杖可帮助患者限制前冲步态及维持平衡。

4. 过度震颤，手扶椅臂　过度震颤者可以让患者坐在有扶手的椅子上，手抓椅臂，可以稍加控制震颤。

5. 运动障碍，被动活动　出现运动障碍患者，要帮助他们做关节的被动活动和按摩肢体。

6. 全国首套“帕金森”健康操　健康操主要分为三个部分——放松热身、牵伸运动和协调平衡运动，是由中华医学会神经病学分会帕金森病及运动障碍学组专家和康复科专家为帕金森病患者量身打造的。患者和家属可以到帕金森病的专业公益网站“帕友网”上下载相关视频。

（四）心理护理

帕金森病患者由于动作迟钝笨拙、流涎，随着病情进行性加重，生活自理能力逐渐下降，长期的自尊心低下，极易产生自卑、焦虑、抑郁的心理。作为照护师要给患者必要的尊重、友爱和关怀，注意倾听患者的心理感受，对于动作笨拙的患者，多鼓励患者做力所能及之事，增强患者的自信心；对于流涎过多的患者，衣服口袋里常备手绢，及时擦拭，来增强患者的自尊心。给予患者正确的引导，使其能够接受和适应目前的状态并努力改善，积极配合治疗，坚持服药。在生活护理上避免不良刺激，培养患者的兴趣爱好（如看书、听音乐等），充实生活内容。使患者始终感觉到家庭给予他们的温暖，让其觉得自己在家庭中的重要性，获得精神上的安慰。

第四节　慢性阻塞性肺疾病

一、病种简介

慢性阻塞性肺疾病是一种常见的以持续性气流受限为特征的可以预防和治疗的疾病，气流受限不完全可逆，呈进行性发展。与气道和肺脏对有毒颗粒或气体的慢性炎性反应增强有关，急性加重和并发症影响着疾病的严重程度和个体的预后。

慢性阻塞性肺疾病与慢性支气管炎及肺气肿密切相关。当慢性支气管炎和（或）肺气肿患者肺功能检查出现气流受限并且不能完全可逆时，则诊断为慢性阻塞性肺疾病。

（一）病因

确切的病因尚不清楚。有关危险因素包括个体易感因素及环境因素，且两者相互影响。吸烟为重要的发病因素。其他因素包括职业粉尘和化学物质、空气污染、感染因素。遗传性抗胰蛋白酶 $\alpha-1$ 缺乏是最重要的基因易感危险因素。

（二）临床症状

1. 慢性咳嗽　常晨间咳嗽明显，夜间有阵咳或伴有排痰。随病程发展，咳嗽可终身不愈。

2. 咳痰　清晨排痰较多，一般为白色黏液或浆液性泡沫痰，偶可带血丝。急性发作期痰量增多，可有脓性痰。

3. 气短或呼吸困难　早期在劳累时出现，逐渐加重，以致在日常活动甚至休息时也感到气短，是慢性阻塞性肺疾病的标志性症状。

4. 喘息和胸闷　重度患者或急性加重时可出现喘息。

5. 其他　晚期患者有体重下降、食欲减退等。

（三）常见并发症

慢性阻塞性肺疾病可并发慢性呼吸衰竭、自发性气胸、慢性肺源性心脏病等。

（四）治疗原则

1. 稳定期治疗　主要目的是减轻症状，阻止病情发展，缓解或阻止肺功能下降，改善患者的活动能力，提高生活质量，降低病死率。

（1）教育与管理：短期按需应用以缓解症状，长期规律应用以减轻症状。

（2）祛痰药：对痰不易咳出者可选用盐酸氨溴索 30 毫克，每天 3 次。

（3）糖皮质激素：目前认为 1 秒用力呼气容积 <50% 预计值并有并发症或反复加重的患者可规律吸入糖皮质激素，以有助于减少急性发作频率，提高生活质量。

（4）长期家庭氧疗：对伴有慢性呼吸衰竭的患者，长期氧疗（每天 >15 小时）可以提高生存率。一般用鼻导管吸氧，氧流量 1—2 升/分钟，吸氧持续时间 >15 小时/天。目的是使患者在静息状态下，达到血氧分压 >60 毫米汞柱和（或）动脉血氧饱和度升至 90%。

（5）机械通气支持：对于白天高碳酸血症的患者，持续气道内正压通气具有改善生存率和减少住院风险的明确益处。

2. 急性加重期的治疗　急性加重发作，指短期内患者的呼吸道症状加重，超出了其日常的波动范围，需要遵照医嘱更改药物治疗。

二、一般护理措施

1. 环境与休息　为患者提供安静、舒适的居室环境，保持室内空气清新、洁净，注意通风。维持合适的室温（18—20°C）和相对湿度（50%—60%）。使患者保持舒适体位，采取坐位或半坐位有助于改善呼吸和咳嗽排痰。病情严重者应卧床休息，协助患者采取舒适体位，极重度患者宜采取身体前倾位。

2. 病情观察　观察咳嗽、咳痰及呼吸困难的程度，监测动脉血气分析和水、电解质、酸碱平衡情况。

3. 保持呼吸道通畅　协助患者清除呼吸道分泌物及异物，指导患者有效咳嗽、胸部叩击和使用支气管舒张剂。

（1）有效咳嗽：尽可能采用坐位。首先采用深而慢的腹式呼吸 5—6 次，然后深吸气至膈肌完全下降，并屏气 3—5 秒，身体前倾，继而进行 2—3 次短促有力的咳嗽，帮助痰液咳出。观察并记录痰液的量、颜色及性质。

（2）胸部叩击：是一种借助叩击所产生的振动和重力作用，使滞留在气道内的分泌物松动，并移行到中心气道，最后通过咳嗽排出体外的胸部物理治疗方法。该方法适用于久病体弱、长期卧床、排痰无力者。禁用于未经引流的气胸、肋骨骨折、有病理性骨折史、咯血、低血压及肺水肿等患者。

1）方法：患者侧卧位或在他人协助下取坐位，叩击者两手手指弯曲并拢，使掌侧呈杯状，以手腕力量，从肺底自下而上、由外向内、迅速而有节律地叩击胸壁，每一肺叶叩击 1—3 分钟，每分钟叩击 120—180 次，叩击时发出一种空而深的拍击音则表明叩击手法正确。

2）胸部叩击注意事项：叩击前听诊肺部有无呼吸音异常及干、湿啰音，明确痰液潴留部位。用单层薄布覆盖叩击部位，以防止直接叩击引起皮肤发红，但覆盖物不宜过厚，以免降低叩击效果。叩击时避开乳房、心脏、骨突部位（如脊椎、肩胛骨、胸骨）及衣服拉链、纽扣等；叩击力量应适中，以患者不感到疼痛为宜；每次叩击时间以 5—15 分钟为宜，应安排在餐后 2 小时至餐前 30 分钟完成，以避免治疗中引发呕吐；叩击时应密切注意患者的反应。操作后嘱患者休息并协助做好口腔护理，去除痰液气味；询问患者的感受，观察痰液情况，复查生命体征、肺部呼吸音及啰音变化。

4. 氧疗护理　一般用鼻导管吸氧，氧流量保持在1—2升/分钟，吸氧持续时间>15小时/天。应避免吸入氧浓度过高而引起二氧化碳潴留。氧疗有效的指标为：患者呼吸困难减轻、呼吸频率减慢、心率减慢，活动耐力增加。

5. 用药护理　遵医嘱应用抗生素、支气管舒张剂、祛痰药等，观察药物疗效和不良反应。

三、健康教育

（一）常用药物的作用和不良反应观察

慢性阻塞性肺疾病常用药物的作用和不良反应如下（表7－4）。

表7－4　慢性阻塞性肺疾病常用药物的作用和不良反应

药物类型	代表药物	作　　用	不良反应
吸入用激素	氟替卡松，布地奈德	抗炎、抗毒、抗过敏、非特异性抑制免疫及退热等多种作用	少数患者可出现声音嘶哑、咽部不适和口腔念珠菌感染，吸入药物后及时用清水含漱口咽部
支气管舒张剂	沙丁胺醇，沙美特罗，噻托溴铵，异丙托溴铵	松弛支气管平滑肌、扩张支气管、缓解气流受限	沙丁胺醇用药过程中观察有无心悸、骨骼肌震颤、低血钾等不良反应，噻托溴铵和异丙托溴铵有发生尿潴留的风险，青光眼患者禁用
茶碱类药物	茶碱缓释胶囊，茶碱缓解片	对支气管有舒张作用	不良反应有恶心、呕吐、心律失常、血压下降和呼吸中枢兴奋，严重者可致抽搐甚至死亡
止咳药	喷托维林，可待因	止咳平喘，能缓和或抑制咳嗽喘息	不良反应有口干、恶心、腹胀、头痛等。可待因等强镇咳药会抑制咳嗽反射，加重痰液的积聚，应慎用
祛痰药	溴己新，盐酸氨溴索	稀释痰液，降低气管和支气管分泌物的黏稠度	偶见恶心、转氨酶增高，消化性溃疡者慎用

（二）饮食护理

慢性咳嗽使能量消耗增加，应给予足够热量的饮食。适当增加蛋白质和维生素，尤其是维生素C及维生素E的摄入；避免油腻、辛辣刺激的食物。如患者无心、肾功能障碍，应给予充足的水分，使每天饮水量达到1.5—2升，以有利于呼吸道黏膜的湿润，使痰液稀释以促进排痰。

（三）运动康复指导

1. 缩唇呼吸　缩唇呼吸是通过缩唇形成的微弱阻力来延长呼气时间，增加气道压力，防止呼气时小气道过早闭陷，以利于肺泡气体排出，减少残余气量，延缓气道塌陷。患者闭嘴经鼻吸气，然后通过缩唇（吹口哨样）缓慢呼气，同时收缩腹部。吸气与呼气时间比为 1∶2 或 1∶3。缩唇程度与呼气流量，以能使距口唇 15—20 厘米处、与口唇等高水平的蜡烛火焰随气流倾斜又不至于熄灭为宜。每次训练 5—10 分钟，每天 4 次。注意事项：呼气时将嘴唇缩成吹口哨状或口含吸管状。用鼻吸气可计数到 3，缩唇呼气时可计数到 6—9。患者在感到呼吸困难时可采用此训练。

2. 膈式或腹式呼吸　腹式呼吸可以减慢呼吸频率，增加潮气量，减少功能残余量，加强胸、膈呼吸肌的肌力和耐力，改善呼吸功能。可取立位、平卧位或半卧位，两手分别放于前胸部和上腹部。吸气时，用鼻缓慢吸气，膈肌最大程度下降，腹部尽可能地扩张，手感到腹部向上抬起。呼气时，经口呼出，腹肌收缩，推动肺部气体排出，手感到腹部下降。如此反复训练 1 分钟，休息 2 分钟，每天训练 3—4 次。

注意事项：可以在腹部放置小枕头、杂志或书帮助训练腹式呼吸。吸气时，物体上升，证明是腹式呼吸。腹式呼吸需要增加能量消耗，在疾病恢复期或出院前进行训练。

（四）心理护理

慢性阻塞性肺疾病患者因长期患病、社会活动减少、经济收入降低等因素失去自信，易形成焦虑和抑郁的心理状态，部分患者因此不愿意配合治疗，应保证患者消除导致焦虑的原因。引导患者适应慢性病并以积极的心态对待疾病，培养生活兴趣，如听音乐、养花种草等爱好，减少孤独感，缓解焦虑、紧张的精神状态。

第五节　骨质疏松症

一、病种简介

骨质疏松症是老年人的一种常见病。骨质疏松症的防治已成为一个世界性的重要公共卫生问题之一。老年人常见的是原发性骨质疏松症，可分为两种类型：Ⅰ型又称为绝经后骨质疏松症，最常见于绝经后不久的女性（多在 51—65 岁），快速丢失的主要为小梁骨，特别是脊柱和桡骨。Ⅱ型又称为老年性骨质疏松症，多在65岁以后发生，主要侵犯椎体和髋骨，与高龄、慢性钙缺乏、骨形成不足有关。

（一）病因

1. 雌激素的缺乏　可导致骨吸收增强，从而导致快速骨丢失，如卵巢摘除或过早闭经的女性，由于雌激素缺乏，较易发生骨质疏松。

2. 1,25－二羟维生素D_3的缺乏和血清钙浓度降低　导致骨丢失。

3. 不良生活习惯　吸烟、酗酒、高蛋白和高盐饮食、饮大量咖啡、维生素D摄入量不足或光照少均为骨质疏松症的危险因素。

4. 药物因素　一些药物（例如糖皮质激素、过多甲状腺激素治疗、抗癫痫药、肝素和化疗药等）均为骨质疏松症的危险因素。

（二）临床表现

1. 疼痛　为原发性骨质疏松症最常见的症状，除了骨折可引起疼痛以外，在骨量减少期就可出现全身骨骼疼痛，尤以腰背痛最为多见，其余依次为膝关节、肩背部、手指、前臂、上臂。

2. 身长缩短、驼背　多在疼痛后出现。脊椎椎体前部几乎都由松质骨组成，而且此部位负重量大，容易压缩变形，使脊椎前倾形成驼背。老年人骨质疏松时椎体压缩，每椎体缩短2毫米左右，身长平均缩短3—6厘米。

3. 骨折　为最常见和最严重的并发症，尤以高龄（80岁以上）女性老人为甚。骨质疏松症所致骨折在老年前期以桡骨远端骨折（柯莱斯骨折）多见，老年期以后腰椎和股骨上端骨折多见。

4. 呼吸功能下降　胸、腰椎压缩性骨折，脊椎后弯，胸廓畸形，可使肺活量和最大换气量显著减少，肺上叶前区小叶型肺气肿发生率可高达40%。老年人多数有不同程度的肺气肿，肺功能随着增龄而下降，若再加骨质疏松症所致胸廓畸形，患者往往会出现胸闷、气短、呼吸困难等症状。

（三）常见并发症

最常见的并发症为骨质疏松症骨折。多发生在扭转身体、持物、开窗等室内日常活动中，即使没有明显较大的外力作用，亦可发生骨折。骨折发生部位多为胸、腰椎椎体、桡骨远端及股骨上端。

（四）治疗原则

1. 调整生活方式

（1）采用富含钙、低盐和适量蛋白质的均衡膳食。

（2）增加适当的户外活动、体育锻炼和康复锻炼。

（3）避免嗜烟、酗酒和慎用影响骨代谢的药物。

（4）采取防止跌倒的各种措施，加强自身和环境的保护措施等。

2. 补充钙剂和维生素 D　是防治原发性骨质疏松症的基本药物，剂量不宜过大或过小。成人元素钙摄入量应不小于 800 毫克/天，孕妇及哺乳期可增至 1000—1500 毫克/天。通常钙剂没有不良反应，个别有便秘、腹胀。维生素 D 主要来源是光照，若不足应补充，一般成人需要 400 国际单位/天，老人 600—800 国际单位/天。

3. 药物治疗

（1）性激素补充疗法：雌激素是女性绝经后骨质疏松症的首选用药。雄激素则可用于男性老年患者。常用的药物有尼尔雌醇和替勃龙。

（2）抑制骨吸收的药物：二磷酸盐能抑制破骨细胞生成和骨吸收，增加骨密度，缓解骨痛。常用药物有依替膦酸钠和阿伦膦酸盐等。

（3）降钙素：对骨质疏松症患者有镇痛、增进活动功能、改善钙平衡、减慢骨丢失作用。不良反应有食欲减退、恶心、脸耳潮红。

4. 对症治疗　有疼痛者可给予适量非甾体镇痛药，如阿司匹林或吲哚美辛。骨畸形者应局部固定或采用其他矫形措施以防止畸形加重。

二、一般护理措施

（一）运动

少年时代起应有适量运动，尤其负重训练，以期获得理想的骨峰值。

（二）营养

合理膳食，自幼年起摄入足够钙、维生素 D、维生素 B_{12}、维生素 K，蛋白质的摄入应适量。老年人膳食亦应合理，少饮酒和咖啡，不吸烟，不滥服镇静药。

（三）防止摔倒

保证居家环境安全，如浴室地面干燥，灯光明暗适宜，过道避免有障碍物等。指导患者改变体位时动作应缓慢，必要时建议患者使用手杖或助行器，将日常用物放于患者随手可及处。鞋子大小适中，衣服合适，有利于活动。加强自我保护意识，加强体育锻炼，做力所能及的事，注意防止摔倒，减少骨折的发生。

三、健康教育

（一）常用药物的作用和不良反应观察

骨质疏松症常用药物的作用和不良反应如下（表7－5）。

表7－5　骨质疏松症常用药物的作用和不良反应

药物类型	代表药物	作　　用	不良反应
钙剂	碳酸钙D3，葡萄糖酸钙	增加毛细血管的致密性、降低其通透性，使渗出减少；促进骨骼和牙齿的发育	易形成泌尿系结石，建议空腹服用。服用维生素D时，不可同时进食绿叶蔬菜，以免形成钙螯合物而减少钙的吸收
维生素D	骨化三醇	促进钙吸收	长期摄入高剂量维生素D会在体内蓄积，引起中毒，表现为口渴、眼睛发炎、皮肤瘙痒等
二磷酸盐	阿仑膦酸钠，伊班膦酸钠	抑制破骨细胞活性，从而抑制骨质吸收	服用时，应晨起空腹服用，同时饮清水200—300毫升，至少在半个小时内不能进食或喝饮料，也不能平卧，应采取立位或坐位，以减轻对食管的刺激。同时，应嘱患者不要咀嚼或吮吸药片，以防发生口咽部溃疡

（二）饮食护理

注意合理膳食，保证营养。应从儿童、青少年做起，多食用含钙、磷高的食品，如鱼、虾、牛奶、乳制品、骨头汤、鸡蛋、豆类、杂粮、绿叶蔬菜等。坚持科学的生活方式，如坚持体育锻炼，多接受日光浴，不吸烟、不饮酒，少喝咖啡、浓茶及含碳酸饮料，少吃糖及食盐，动物蛋白也不宜过多，晚婚、少育，哺乳期不宜过长，尽可能保存体内钙质，丰富钙库，将骨峰值提高到最大值是预防生命后期骨质疏松症的最佳措施。

（三）运动康复指导

运动是保证骨骼健康的有效措施之一，要循序渐进、持之以恒、因人而异。指导患者进行步行、游泳、慢跑、骑自行车等运动，应避免剧烈、有危险的运动。老年人进行规律的户外活动有助于全身肌肉和关节运动的协调性，对预防跌倒、减少骨折的发生很有好处。

（四）心理护理

骨质疏松症患者由于疼痛及害怕骨折，常不敢运动而影响日常生活。当发生骨折时，需限制活动，不仅患者本身需要角色适应，其家属亦需要面对此情景。因此，照护师要协助患者及家属适应其角色，尽量避免对患者康复治疗不利的心理因素。

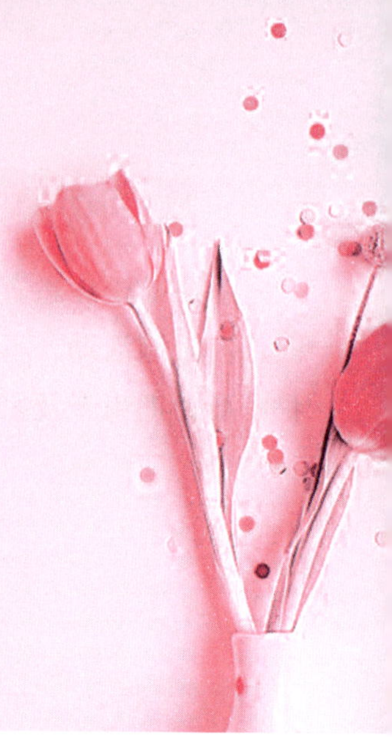

第八章
老年临终关怀

第一节　临终关怀

临终关怀就是帮助临终者在复杂的心理反应中，积极回顾生命，寻找属于自己生命意义的答案，不再恐惧并能坦然接受死亡，平静、舒适、安宁地走完人生的最后旅程。随着社会的进步发展，人们对临终关怀的需求越来越强烈，临终关怀将和预防、治疗一起成为当代卫生保健体系的三大基本组成部分。

一、概述

（一）相关定义

1. 死亡　是指个体生命活动和新陈代谢的永久终止。临床上当患者呼吸停止、心脏停搏、瞳孔放大且固定、所有反射均消失、心电示波平直，即可宣布死亡。

但随着医学科技的发展，患者的心跳、呼吸、血压等生命体征都可以通过一系列药物和先进设备加以逆转或长期维持。目前公认的医学观念以脑死亡作为死亡的标准。脑死亡的四条标准为：无感受性和反应性、无运动和呼吸、无反射、脑电图平直。

2. 濒死　指患者接受治疗性和姑息性的治疗后，虽然意识清楚，但病情加速恶化，各种迹象显示生命即将终结的一种临终状态。

濒死分为两个阶段：濒死进行前期和濒死进行期。濒死进行前期，约为死亡前2周。濒死进行期，为生命的最后两三天，老年人会出现虚弱无力感、外观憔悴、嗜睡、摄食困难、注意力差、方向感渐失、皮肤颜色改变、肢体温度改变、血压脉搏难测量等无法恢复的症状。

濒死觉知是指对死亡的自觉感受，是临终患者在临终前的一种自身体验。濒死觉知一般有几种情况：①告诉身边人自己要出门或去旅行；②感觉看到故人或被陌生人接走；③谈论另一个世界的景象。

3. 临终　一般指临床死亡前主要生命器官生理功能趋向衰竭、生命活动趋于停止的时间，即生命活动的最后阶段，临近死亡的阶段。但这一阶段究竟是多长时间，并无较为明确的规定。美国将临终定义为患者已无治疗意义，预计生存时间在 6 个月以内，日本以患者只有 2—6 个月存活时间为终末阶段，英国以预后不超过 1 年为临终期。我国对临终患者概念定义为：在医学上已经判明在当前医学技术水平条件下治愈无望，估计 6 个月内将要死亡的患者。

4. 临终关怀　临终关怀也称为姑息照护，在中国台湾及和日本被称为安宁疗护，在中国香港特区被称为善终服务，在英国被称为舒缓护理，是指社会各层次人员组成的团队对生存时间有限的患者及其家属提供的生理、心理和社会等方面的全方位、立体式、连续性的支持和照料。它以优化临终老人的生存质量为宗旨，强调减少和缓解痛苦，使生命得到尊重，症状得到控制，生存质量得到提高，家属的身心健康得到维护和增强，使患者在临终时能无痛苦、安宁、舒适地走完人生的最后旅程。

随着世界各地临终关怀服务的发展，世界卫生组织提出了临终关怀的 6 条标准：①肯定生命，认同死亡是一种自然历程；②不加速和延长死亡；③尽可能减轻痛苦及其他身体不适症状；④支持患者，使他在死亡前能有很好的生活质量；⑤结合心理、社会及精神照顾；⑥支持患者家属，使他们在亲人患病期间及去世后的悲伤期中能做适当的调整。

（二）临终关怀的意义

1. 对临终患者有利于维护生命尊严、提高死亡质量　每个人都有被尊重的愿望，希望自己的尊严和权利得到别人的尊重，临终阶段患者也是如此，他们的尊严和权利也不应随病情恶化而削弱。临终关怀尊重临终患者作为社会人的权利，强调直到生命的最后一刻，其尊严也应得到维护，而不能仅仅把他看作需要别人照顾和失去一切的临终患者，强调不论家属、亲友还是医护人员，都应该以对待常人的方式来对待临终患者，尊重其合理要求，让其选择自己喜欢的方式生活。通过爱心关怀，使临终患者在身体、心理、精神和社会状况等方面感到相对满意。让临终患者享受最后的人间温暖，在一个相对舒适的环境中满足地度过人生的最后一站，提升临终的生命质量，减轻生理痛苦和心理恐惧，使其能安宁、无痛苦、有尊严、舒适地走完人生的最后旅程。

2. 对临终家属有利于满足照护需求、减少遗憾、减轻痛苦　对家属，临终关怀通过陪伴与聆听，鼓励参与临终照护计划制订，协助办理丧事，鼓励表达内心的悲伤情绪，协助处理实际问题等，让家属在患者死亡后不留下任何遗憾和阴影，同时通过专业照护帮助他们从心理和精神的不安与痛苦中解脱出来，顺利地度过居丧期，找寻到新的生活目标。

3. 从医学角度有利于完善医疗服务体系　临终关怀以医学人道主义为出发点，以提高老年人的生命质量为宗旨，是生物－心理－社会医学模式的具体体现。我国现行的医疗服务体系在满足临终患者及其家属的需求方面还存在着一些缺陷，临终关怀对适应我国老龄化社会、计划生育政策，以及满足人们临终关怀的需求方面具有重要的意义，是一种新的医疗服务形式，是对现存医疗服务体系的进一步完善和补充。

4. 从社会角度体现了人类文明进步、彰显了人道主义的真谛　临终关怀是对临终患者全方位实行人道主义的一种服务措施，是非物质文化中宗教、信仰、社会风气、价值观和伦理道德等的集中体现，是人类文明的重要标志。其实质上是一种慈善事业，是一种伦理道德品位极高的事业，真正体现了生命的价值和尊严。临终关怀倡导接纳死亡的观点，像迎接新生命、翻开人生历程的第一页一样，去无遗憾地、安祥地送走、合上人生历程的最后一页，画上人生的完美句号。

二、理念与组织形式

（一）理念

1. 以照料为中心　对临终患者来讲，治愈的希望已变得十分渺茫，最重要的是身体舒适、疼痛控制、生活护理和心理支持，因此目标由以治愈为主的疾病治疗转变为对症处理和护理照料为主。

2. 维护人的尊严和权利　尽管处于临终阶段，但患者的个人尊严不应该因生命活力的降低而递减，个人权利也不可因身体衰竭而被剥夺，照护师应尽力维护临终患者的尊严和权利，满足其合理要求，维护其社会人的功能。

3. 提高临终患者生命质量　临终是一种特殊类型的生活，正确认识和尊重患者最后生活的价值，提高其生活质量是对临终患者最有效的服务。有些临终老年人片面地认为临终就是等待死亡，对周围的一切失去兴趣，认为生活已没有价值，甚至有的照护师也这样认为，不知该如何面对患者，这样是错误的观念。临终患者的照护应采取适度原则，主要是促进舒适，尽最大可能减轻其痛苦，维持和提高生命质量。

4. 加强死亡教育以使其接纳死亡　对于传统的中国人来讲，死亡是绝大多数人所忌讳的话题。死亡教育就是帮助人们在面对死亡时寻求良好的心理支持，实质是帮助人们认清生命的本质，明白和接纳死亡，从而树立科学、合理、健康的死亡观，消除人们对死亡的恐惧、焦虑等心理现象，教育人们坦然接受死亡，并有能力处理和对待死亡。

5. “四全照顾”理念　中国台湾安宁疗护的“四全照顾”理念，包括全人、全家、全程、全队的照顾。全人是指满足患者身体、心理、社会及精神的需要；全家是指生病期间及患者去世后对家人的哀伤辅导，治疗前也要进行护理指导及相应的帮助；全程是指从患者生病到去世期间延续性的哀伤（居丧）辅导；全队是指以一组受过训练的团队方式照顾患者全家。

（二）组织形式

临终关怀作为一种新兴的医疗保健服务项目和新兴学科，从传入我国至今已经有30年的历史。近些年，临终关怀逐渐引起社会的关注。1988年7月，我国天津医学院成立了中国第一家临终关怀研究机构。同年10月，上海南汇县创建了我国第一家临终关怀医院——南汇护理院。目前，我国的临终关怀已初具规模，并建立了100多家临终关怀机构。但相比于西方，我国的临终关怀发展比较缓慢，临终关怀机构只局限于少数的大中城市，且其容纳患者的数量有限。

目前临终关怀的组织形式主要有四类：一是临终关怀专门机构（独立的临终关怀院）；二是综合医院或肿瘤医院附设的临终关怀病房；三是社区医院临终关怀病房或服务中心；四是养老院或护理院临终关怀场所。

1. 独立的临终关怀院　指不隶属于任何医疗护理或其他医疗保健服务机构的临终关怀服务基地。

世界上一些著名的现代临终关怀机构，如桑德士博士创办的圣克里斯多弗临终关怀院、中国香港善终服务会主任钟淑子女士等创建的白普里宁养中心、李伟创办的北京松堂关怀医院等，都是独立的临终关怀院。独立的临终关怀院住院部床位一般为30—50张，最多不过100张。临终关怀院多建立相应的分支服务机构，主要包括临终关怀住院部、日间临终关怀部和家庭临终关怀部。

2016年11月，国家卫生计生委关于修改《医疗机构管理条例实施细则》的决定明确提出，安宁疗护中心被认可为独立的医疗机构。其缺点是必须筹集庞大的建院经费，并投入大量人力、物力和财力的经营成本。

（1）临终关怀住院部：专门提供临终关怀服务的机构，其软硬资源较齐备，环境可以像家庭一样温馨，能够提供良好的环境，给予临终老人身体、心理、社会和精神全面的照护。

（2）日间临终关怀部：又称为“日间照护部”或“日间照护中心”，是国外近年来发展起来的一种临终关怀服务项目，为临终患者和家属提供了新的选择。日间临终关怀的服务方式多种多样，基本方式有两种。一是“周末型”日间临终关怀服务。患者每周大约有 5 日是在自己的家中接受家庭临终关怀服务，主要由家属照顾。每周周末的 2 个白天是在临终关怀机构接受照护。二是“平日型”日间临终关怀服务。患者白天被家属或志愿者送到临终关怀院，接受照护，晚上被接回家。主要针对那些家属白天必须工作、无法照顾患者，但是下班以后可以照顾患者的家庭，同时还要满足患者和家属都希望他们在一起的时间能够多一些，而且，患者的身体等各方面条件也允许患者每日回家。

（3）家庭临终关怀部：家庭临终关怀是现代临终关怀服务的基本方式之一，世界上很多国家和地区的家庭临终关怀服务都受到患者和家属的普遍欢迎，也是社区家庭病床的一种类型。指患者住在自己家中，由家属提供基本的日常照护，临终关怀团队视患者病情需要，定期对居家患者进行上门医疗护理、生活、心理等方面的照顾。李嘉诚基金会实施的“‘人间有情’全国宁养医疗服务计划”，在全国各地的重点医院共建立三十余所宁养院，坚持“贫困、癌痛、免费、家居”的服务方针，是家庭型临终关怀的典型。

2. 综合医院或肿瘤医院附设的临终关怀机构　指在医院、护理院、养老院、社区保健站、家庭保健服务中心机构内设置的“临终关怀病区”“临终关怀病房”“临终关怀单元（病室或病床）”或“附属临终关怀院”，这是目前我国最常见的临终关怀机构。

在综合医院内开设临终关怀病房较为简便，可依附于现有的医院资源，利用现有的病房设备，对现有的专业医务人员加以培训，即可在较短的时间内投入运转，发挥应有的作用。我国很多省市和地区，在发展临终关怀事业方面，多以创办附设的临终关怀机构为起步方式，如北京市朝阳门医院临终关怀病区（第二病区），李嘉诚基金会“‘人间有情’全国宁养医疗服务计划”中的汕头大学医学院第一附属医院宁养院等。

3. 社区医院临终关怀病房或服务中心　是指在社区医院或社区卫生服务站开设的临终关怀病房或服务中心，如广州市番禺区市桥医院的康宁病区、上海市闸北区临汾社区卫生服务中心等。社区医院具有近距离接触居民的天然优势，既可以提供住院护理，又可以为临终老人办理家庭病床，通过上门服务为部分家庭临终护理老年人提供方便。

2008 年，上海市杨浦区开始试点临终关怀，建立家庭宁养制度。2012 年，上海市在 18 个区（县）的社区卫生服务中心专门设立了临终关怀病区（又称舒缓疗护病区），每个病区有 10—20 张病床，给患者提供相应的医疗补助，还包括给癌症晚期患者免费提供止痛药，志愿者定期或不定期地到临终关怀病房陪伴临终患者、开展小型活动、进行心理疏导等。此外，居家宁养的患者每月也能得到医疗补贴。

4. 养老院或护理院临终关怀场所　护理院属于非营利性的养老机构，由社会、集体、个人出资兴办，在当地民政部门以民办非企业单位注册登记，享受国家优惠政策。一般服务于老年群体，集疾病预防、治疗护理和临终关怀为一体，主要针对身患疾病而又缺人照顾的老年人而设。根据原卫生部颁发的《护理院基本标准（2011 版）》（卫医政发〔2011〕21 号）的要求，护理院的临床科室至少应设内科、康复医学科、临终关怀科等。护理院不同于一般的社会养老机构，它既可以为老年人提供日常的养生保健、康复治疗、生活照顾、健身娱乐等养老服务，又可以随时提供医疗救助和临终关怀。

三、临终老年人及亲属的照护原则

（一）临终老年人的照护原则

1. 以舒缓治疗为主原则　不以延长临终老年人的生命时间为主，而以提供全面照护、提高生命质量为主，从而维护临终患者作为人的尊严与价值，践行以临终患者和家属为中心的人道主义精神，创造整洁、温馨、安全和具有家庭氛围的人文环境，满足临终患者及家属愿望。

2. 适度治疗原则　临终关怀不主张为延长临终老年人的生命过程而大量采用昂贵的特殊治疗，而是以解除患者躯体不适、减轻心理痛苦为目标，对临终老年人采取姑息性对症治疗措施，尽可能维持或提高其生存质量。

3. 全方位照护原则　提供生理、心理、精神、社会等方面全方位整体优质照护，给予老年人及家属更多的理解与关爱，同时对生前与死后提供连续性全程服务，使其身心获得平安。

4. 人道主义原则　对临终老年人提供更多的爱心、同情与理解，尊重他们作为人的权利与尊严，尽可能了解和满足临终老年人各种需要，控制老年人疼痛及其他临床症状，尽可能地使临终老年人处于舒适的状态。

（二）临终老年人亲属的照护原则

1. 帮助亲属做好心理准备　增加与家属的交流沟通，使家属了解疾病的发展和死亡过程，告知临终老年人可能出现的症状表现和医护人员能够采取的干预措施，让临终老年人和家属做到“有心理准备”，而不致因突发状况产生巨大的心理打击。

2. 陪伴和聆听　亲属在临终老年人的整个临终阶段都会面临来自生活、精神等多方面的压力，通常此时的丧亲者最需要的是能够理解且有同情心的听众。因此，作为居丧照护的实施者应引导丧亲者说出内心的悲伤与痛苦，安静陪伴与聆听。

3. 协助办理丧事　协助丧亲者组织、完成葬礼，可以达到以下目的：①帮助丧亲者接受逝者已逝的事实。②给予丧亲者表达内心悲痛的机会。③将亲朋好友聚在一起，向丧亲者表达关怀与爱，提供社会支持与帮助。

4. 帮助释放哀伤情绪　要教会家属自我调适的方法，如大声哭泣、饮食调理等，必要时提供合适的场所，如安静的房间，鼓励他们将内心的悲伤情绪发泄出来，帮助他们排除因悲伤而产生的非理性的、不符合实际的想法，减少对健康的影响。家属越容易表达自己的悲伤，则在失去亲人后，越不容易被击溃。

第二节　临终护理

临终护理是指由照护人员向临终老年人及其家属提供的一种积极的综合护理措施，是临终关怀的重要组成部分。临终护理的核心是“关怀”和“照护”，目的是使临终患者症状得到控制，家属身心健康得到维护和增强。

一、临终老年人的生理变化观察及护理

死亡临近是有迹象的。这些征象或快或慢，照护师需注意观察临终老年人征象，及时做好相应的处理与安排。

（一）观察临终老年人的生理变化

1. 肌肉张力丧失　临终老年人肌张力丧失，表现为尿、便失禁，吞咽困难，无法维持良好舒适的功能体位，肢体软弱无力，不能进行自主躯体活动，脸部外观改变呈希氏面容，即面肌消瘦、面部呈铅灰色、眼眶凹陷、双眼半睁、下颌下垂、嘴微张等。

2. 循环功能减退　临终老年人多会出现循环衰竭症状，表现为皮肤苍白、湿冷、大量出汗，四肢发绀、有斑点，脉搏快而弱、不规则或测不出，血压降低或测不出，心尖搏动常为最后消失。

3. 胃肠蠕动减弱　因身体器官功能日渐衰竭，此时临终老年人出现吞咽功能减退或拒食等现象，造成食量少、无食欲、吃不下或不想吃、腹胀、呃逆、恶心、呕吐等。

4. 呼吸功能减退　呼吸功能减退是临终老年人常见的症状，除了胸腔积液、血气恶化等会造成呼吸困难外，巨大的心理压力与恐惧、焦虑、无助感也会令他们感到呼吸困难。主要表现为呼吸变浅、变慢伴呼吸节律失常，点头样呼吸、叹气样呼吸、间

停呼吸、潮式呼吸等征象，不能排出呼吸道分泌物，并伴有痰鸣音，最终呼吸停止。

5. 知觉改变 由于神经系统机能衰退，临终前老年人视力变得模糊，逐渐丧失，双眼半睁呆滞，眼眶凹陷，瞳孔固定，对光反射迟钝。语言可能变得混乱难懂，有时不能讲话。听力常常最后消失，很多老年人直到死亡最后一刻仍能听到外界的声音。

6. 意识丧失 意识丧失是临终的常见状态，有时可先出现谵妄，特别是死亡前的几天和死亡前的几个小时，常出现意识状态的改变，如嗜睡、意识模糊、昏睡、昏迷等。由于血液循环减慢，造成脑部缺氧，临终老年人可能会看见一些其他人看不见的人或事物，如已经去世的亲友，或出现其他幻觉。

7. 疼痛 疼痛是最严重的症状，是临终老年人痛苦的主要来源，尤其是晚期癌症患者。在生命的最后几天，超过一半的人会有新的疼痛产生。疼痛的常见反应有恶心、烦躁不安、疼痛面容和焦虑等，但没有这些表现并不意味着疼痛不存在。对于不想公开表达疼痛的老年人，可以根据他们的睡眠障碍、活动变少、发汗、皮肤苍白、食欲缺乏、面部痛苦表情等表现来判断疼痛是否存在。

（二）临终老年人的身体变化护理

1. 改善呼吸状态 临终老年人如呼吸时喉咙出现嘈杂音，可能是呼吸道分泌物无法咳出，积在喉部，处理方式是协助取侧卧位或将头部抬高，必要时给予吸痰。由于唾液分泌减少，老年人可能会出现口渴感觉，并容易生出舌苔，出现口臭，可用棉棒沾水湿润嘴唇，用柠檬水等进行口腔护理等，促进口腔卫生与舒适。

2. 减轻疼痛症状和体验 有些严重疼痛的老年人，应采用综合治疗的方法，遵循疼痛药物治疗的基本原则和要求，采用世界卫生组织推荐的“三阶梯止疼法”，遵医嘱给予止疼药物，还可以指导老年人使用非药物方式减轻疼痛，如松弛疗法，指应用某种身体活动或有规律地使肌肉紧张和松弛，以达到减轻疼痛的目的，如节律性呼吸、温水擦浴、音乐疗法、芳香疗法等。

3. 促进老年人舒适

（1）保持适宜的室内温湿度，定时通风：保持室内空气的新鲜，冬季温度以 20—22℃为宜，相对湿度以 50%—60%为宜，根据老年人的需要和天气的变化，可以适当调整。每日开窗通风 2 次，注意在通风时不要直吹老年人，如居室位置不好安排，靠窗边的老年人容易受风，可用窗帘遮挡。

（2）保持环境安静，物品整洁有序：工作人员和家属应保持环境的安静，做到“四轻”，即说话轻、走路轻、开关门窗轻、一切操作轻。不要在老年人面前随便议论病情或他人病情，尊重老年人的要求。居室、卫生间按时洗刷，防止产生异味。床单、被罩应根据情况随时清洗更换，便器不要放在床边，用后及时倾倒，有引流者，应按规定时间更换引流用具。物品摆放整齐，暂时不用的衣物存放在衣柜内，室内适当放置一些花卉，给老人一种温馨、舒适感。

（3）停止不必要的照护介入：从常规的体位调整转变为只要求舒适的体位，将频繁的体征测量变为适当进行，减少频繁翻动带来的身体不适；缓慢轻柔的按摩受压部位以产生舒适感，加强四肢的保暖。

4. 加强营养、增进食欲　临终老年人几乎都会出现食欲差、吞咽困难、味觉改变、恶心、进食困难、轻微脱水等情况。摄食对于他们来说是项艰巨的任务，照护中注意不勉强老年人进食或喝水，尽量提供他们喜欢吃的食物，少量多餐，以减轻恶心。协助进食时要注意速度、温度，以防呛噎或烫伤老年人。老年人需要鼻饲时，应注意观察管道是否通畅。最重要的是尊重老年人的意愿及喜好，如果本人希望，直至最后都要尽量珍惜老年人这种味觉的乐趣（比如吃一勺冰淇淋、舔一口棒棒糖等）。

5. 减轻感知觉改变的影响　为临终老年人提供安静、空气新鲜的环境，保持适宜的光照，以增加安全感。注意眼部的清洁，及时拭去眼部分泌物，如老年人双眼半睁，应定时涂金霉素、红霉素眼膏，并用生理盐水湿纱布覆盖，以防发生角膜溃疡或结膜炎。因听觉通常最后消失，故照护中应注意语言亲切、柔和、清晰，避免在床旁讨论病情，以减少不良刺激。如老年人视力减退，可配合触摸等非语言性交流，使其感到即使在生命的最后一刻，仍不孤独。

6. 密切观察病情变化　观察临终老年人生命体征的变化，重点观察体温、心率、血压、瞳孔、意识、脉氧饱和度、肌张力、尿量等情况，出现异常及时报告医护人员。如果老年人出现体温持续偏低（<36℃）、脉搏细弱、呼吸节律不齐、呼吸暂停、血压持续偏低等现象，应引起高度重视。特别是呼吸的变化，当老年人出现呼吸异常时，应立即给予氧气吸入，保持呼吸道的通畅。

7. 维持老年人的整齐状态　帮助老年人洗脸、刷牙、洗头、梳发、整理仪容等，保持个人卫生清洁，增进老年人的自尊、安全感及生命尊严。保持床铺、床单、被套清洁、平整、干燥，发现被污物弄脏后，应及时更换。随时保持老年人皮肤清洁、干燥，由于其基础代谢低下，四肢变凉，所以要进行局部保暖，根据实际需要为老年人沐浴或擦身，温暖手足，每日进行会阴清洁至少 1 次，每晚用热水为老年人泡脚。每 1—2 小时为老年人翻身或更换体位 1 次，必要时可用各种护垫加以保护，防止压疮的发生。注意大小便的及时处理，保护臀部皮肤，避免皮肤破溃，勤换纸尿裤，必要时可给予留置导尿管或应用集尿袋。

8. 对谵语和躁动老年人的照护　临终老年人由于大脑软化和临终前大脑抑制功能降低而出现谵妄和躁动，也可能是病情危重的征象。对这类老年人应加强保护，注意安全，床边加用防护栏，以免躁动时发生坠床、摔伤。出现谵妄情况时，照护师不要紧张，此时，最好请家属共同陪伴老年人，协助老年人翻身摆放体位时要轻柔、谨慎并注意安全。

9. 输液老年人的照护　尽量避免给予临终老年人过度输液治疗，如有输液时，照护师要仔细观察输液的部位，注意针眼处有无水肿、渗血和管道接头漏液；要注意输液的速度，滴注速度不得多于每分钟 60 滴，以每分钟 30—40 滴为宜，随时观察老年人输液的反应。

二、临终老年人的心理变化观察及护理

（一）观察临终老年人的心理变化

美国心理学家伊丽莎白·库柏乐·罗斯博士经过科学研究提出了濒死过程理论，将临终老年人的心理分为否认、愤怒、协议、抑郁、接受 5 个时期。

1. 否认期　老年人得知自己将面临死亡时，常常出现极力否认的心理反应。他们拒绝接受事实，怀着侥幸心理让家人四处求医，希望是被误诊或希望医生承诺他们病情会好转。此种防卫机制可减少不良信息对老年人的刺激，降低老年人现实的压迫感，从而有较多时间调整自己以面对于死亡。这段时间的长短因人而异，大部分老年人能很快停止否认，而有些老年人会持续地否认直至死亡。

2. 愤怒期　当否认无法再持续时，临终老年人常表现为生气与激怒，产生挫折与无助、怨天尤人等心理。他们将愤怒的情绪发泄到专业照护人员、朋友及家属的身上，或对入住机构管理、治疗等方面产生不满，以此来弥补内心的不平衡。

3. 协议期　当临终老年人意识到否认或愤怒都不能改变事实的时候，愤怒心理会慢慢消失并逐渐接受临终的事实。他们开始觉悟所剩时日不多，并不断地祈求奇迹出现，力求尽可能延长生命。此期老年人变得友善，对病情心存希望，愿意努力配合治疗。处于该期的临终老年人会试图通过自己的合作、友善的态度改变命运，延长生命。

4. 抑郁期　老年人意识到自我生命垂危，情绪极为伤感，表现出明显的忧郁与悲哀。在此期间不但要忍受生理上的痛苦，心理上还要忍受将与亲人永别的痛苦。当入院次数频繁，身心状况日益恶化，伴随的并发症增多，无法阻止死亡临近时，老年人会产生强烈的失落感，同时伴随出现悲伤、退缩、情绪低落。这对于临终老年人是正常的心理反应，应允许他们根据自己的需要表达这些感情。

5. 接受期　接受期是临终的最后阶段。在此期间，老年人已有面对死亡的心理准备，表现平静。此期的老年人对即将面临的死亡已有所准备，恐惧、焦虑等情绪逐渐消失。他们开始处理先前未了的事或未完成的梦想，喜欢安静独处，睡眠时间增加，情感减退，平静、安然等待死亡的到来。

（二）临终老年人的心理护理

临终老年人各个阶段所反映的心理活动不同，照护师应针对老年人实际情况细致观察，找到心理症结，有针对性地进行细致的心理疏导。现实中临终老年人不都是按上述顺序进入各个阶段的，甚至某些阶段会反复出现，所以不能机械地对待。

1. 否认期照护　这一时期的照护重点是给予老年人适当的希望，保证他们不会被遗弃，会得到妥善的治疗和照护。照护师应公开坦诚地回答老年人对病情的询问，多陪伴他们，耐心地倾听他们，并注意非语言交流，让他们感觉到自己没有被抛弃，时刻受到照护和关心。同时应注意所有医护人员对临终老年人病情表述的一致性，做好与他们一起讨论死亡的准备。有宗教信仰的老年人可尝试用宗教文化来诠释死亡，这样可能更有助于老年人坦然接受。

2. 愤怒期照护　鼓励老年人表达愤怒是克服此阶段心理反应的第一步。照护师需认识到这种宣泄对临终老年人是有一定益处的，它是情绪转换的一种方式和过程，是一种健康的适应性反应，照护师不仅要给予充分的理解、体谅和容忍，还应劝老年人说出自己的不快，发泄不良的情绪，并同情、陪伴他们，给予支持。如患者发泄的语言是抱怨性的，照护师一般应保持沉默来削弱患者愤怒的心理强度。同时应做好家属工作，共同给予临终老年人关爱、宽容和理解。让家属意识到这是老年人对即将面临的死亡所产生的反应，并不是针对他们。做一个忠实的倾听者和体谅者，让临终老年人感受到温暖。

3. 协议期照护　此期老年人将抵抗意志化为面对治疗的态度，因此了解临终老年人的感受非常重要，照护师应给予老年人指导和关心，尽量满足其要求，使老年人积极配合治疗。照护师应认真观察老年人的病情，加强护理措施的实施，如及时补充营养和液体，做好基础护理，预防压疮和感染。值得注意的是，此阶段临终老年人的协议行为可能是在私下进行的，照护师不一定能观察到，所以在与他们交谈中应鼓励老年人说出内心的感受，积极引导，减轻其压力。

4. 抑郁期照护　对妥协、抑郁的老年人需做心理辅导。照护师应及时察觉临终时老年人的宗教需求，根据老年人的合理要求，协调联系安排共同信仰的人见面、相聚，建立人际关系，满足他们的精神需求。若老年人因心情抑郁而忽视个人卫生，照护师应协助和鼓励老年人保持身体的清洁与舒适。同时应注意安全防范，预防临终老年人自残、自杀等极端行为发生。倘若发现老年人有自杀风险，应多给予倾听与关怀，给予老年人希望与支持，并配合医师，对老年人实施详细的评估与沟通，给予药物与心理治疗，必要时安排专人看护，以免自杀的发生。此外，还应帮助临终老年人家属理解老年人的情绪，安慰家属并告知他们在这个阶段，抑郁对临终老年人逐渐接受死亡、心情渐渐地平复下来很必要。

5. 接受期照护　在此阶段，尊重老年人的选择，给予独处的空间，不要强迫与他们交谈，避免过多地打扰他们，营造安静、明亮、单独的环境，减少外界的干扰，但要保持适度的陪伴和支持。照护师应继续保持对临终老年人的关心，倾听心声并协助其完成心愿，使老年人不带遗憾地离开，加强其生活护理，多安慰支持，使其安详、平静地走完最后的时光。

第三节　临终老年人家属的护理

面对亲人即将亡故，家属可能比将要去世的老年人更加悲痛，心理反应在不同时期各具特点。因此，在临终的各阶段养老照护师应有针对性地做好家属的心理安抚工作。

一、临终老年人家属的心理反应及其特点

临终老年人家属从被告知老年人濒死直到死亡，要承受精神上的打击和继而出现的难以抑制的悲痛，甚至持续到老年人死后很长一段时间。有学者将家属的悲伤心理过程和临终、死亡、居丧期之间的对应关系制成图，便于分析（图 8－1）。这几个阶段并非都必然发生，并且发生的先后次序也有可能改变。

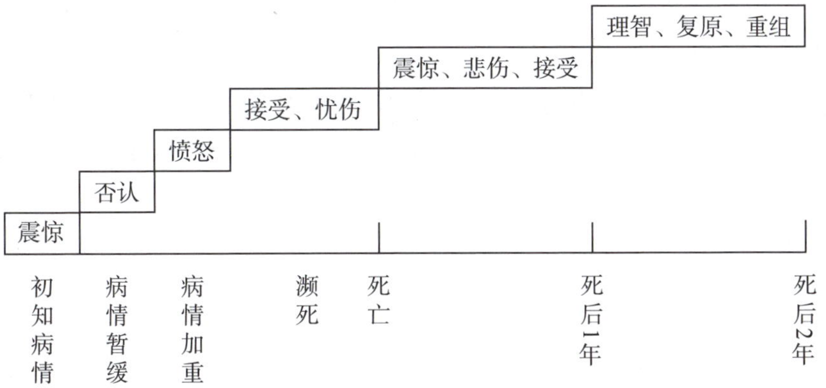

图 8－1　临终老年人家属悲伤心理过程

（一）临终老年人家属的心理反应

一般情况下，临终老年人家属要经历震惊、否认、愤怒、悲伤和接受以及解脱和重组几个阶段。

1. 震惊阶段　当被告知自己朝夕相处、相亲相爱的亲人罹患癌症或其他不治之症即将离开人世时，家属感到巨大的心理冲击，难以接受目前存在的事实，表现出不理解、不知所措、惊恐、难以接受等。家属的情绪会波动较大，举止和言谈甚至出现一些反常现象，以拒绝接受亲人即将或已经死亡的事实。

2. 否认阶段　老年人经过一段时间的治疗和照护后，病情得到暂时控制或有些缓解，家属往往会幻想疾病可以治愈或是怀疑医生诊断出错，试图否定医生的诊断。

3. 愤怒阶段　当老年人经过治疗不见好转，且病情日益加重，家属确认医治无望时，可能产生愤怒、怨恨的情绪，行为上表现为烦躁不安，甚至在照护老年人时亦出现不耐烦的情绪。这实际上是一种舍不得亲人的表现。

4. 接受、悲伤阶段　家属开始逐渐接受老年人即将死亡的事实，情绪变得平和，进而陷入无尽的悲伤和忧郁中。在老年人死后，家属最主要的心理表现是悲伤，有时还会有负罪感，觉得对死者没有做到最好的照护，甚至觉得自己对死者的离世要负责任，同时有失落和孤独感。

5. 解脱、重组阶段　随着时间的流逝，家属开始认清逝者已逝，一切都已成为过去，逐步解脱，重新寻找新的生活方向，开始新的生活。在此阶段多表现为对死者的回忆，其重组过程一般是缓慢而渐进的。

（二）临终老年人家属的心理特点

老年人的临终过程实际上也是家属心理应激的过程，其心理表现主要有以下特点。

1. 个人需要的推迟或放弃　面对临终老年人，家庭的整个平衡状态被打破，给家属带来经济、精神各方面的压力。家属角色被强化，其他社会角色及个人的需求被弱化，家属的个人需要被延迟或放弃。

2. 家庭中角色的调整与再适应　家庭重新调整有关成员的角色，如慈母如严父、长姐如母等，从而保持整个家庭结构的稳定，使家庭成员各司其职，平稳度过临终这一生活事件。

3. 压力增加，社会交往减少　照料临终老年人期间，家属因精神的哀伤，体力、财力的消耗，而感到心力交瘁，因此社会交往明显减少。

二、临终老年人家属的护理

临终老年人家属常常面临生理、心理、社会等多方面的压力，照护师应积极给予家属心理支持，以帮助他们顺利度过亲人临终时期。

（一）满足家属照顾老年人的需求

安排家属与主管医生进行会谈，使家属充分了解老年人的病情与预后，使其参与老年人临终阶段的整个过程。鼓励家属陪伴在老年人的身边，为其提供相处的时间和环境，让他们彼此能更多的陪伴，相互宽慰与鼓励。费尔斯和霍克在1986年提出临终患者家属的七大需要：①了解患者病情、照顾等相关问题的发展；②了解临终关怀小组中哪些人会照顾患者；③参与患者的日常照顾；④知道患者受到临终关怀医疗小组的良好照护；⑤被关怀与支持；⑥了解患者死亡后的相关事宜；⑦了解有关资源，如经济补助、社会资源、义工团体等。

（二）鼓励家属表达感情

当被告知亲人临终的信息时，家属最初的反应是震惊、麻木和不知所措，此时照护师最好的应对方法是陪伴、抚慰和认真地聆听。做家属的好听友，与家属建立良好的信任关系，鼓励家属表达目前的想法与感受，提出存在的困难及疑惑，积极解释临终老年人身心变化的原因，并给予家属适当的心理安慰。运用非语言的肢体动作，如适当触摸、握手、拍肩等，表达理解与安慰。理解并允许家属通过哭泣、愤怒等表达悲伤的情绪，用语言和非语言的一些沟通交流技巧给予关心、理解、支持和安慰。

（三）指导家属对老年人进行生活照顾

照护师指导家属参与对临终老年人的生活照顾，如翻身、擦脸、按摩、喂水等，使临终老年人生活更加舒适，同时使家属在照护过程中因为付出和陪伴而得到心理慰藉，降低在失去亲人后的悲痛。

（四）协助维持家庭的完整性

协助家属安排日常的家庭活动，增进老年人及家属的心理舒适，如一同进餐、看电视、读书报等，可增强家庭成员的凝聚力与和谐氛围，在老年人身体条件允许的情况下，可以鼓励家属安排老年人完成没有完成的心愿，或一起做一些一直没有做成的事。

（五）满足家属本身生理、心理和社会方面的需求

临终老年人家属的眼泪与悲伤不能使老年人避免死亡，丧亲是人生中最痛苦的经历，此时应尽量满足家属的合理要求。对于无法做到的要善言相劝，耐心解释，以取得他们的谅解和合作。照护师应该注重对临终老年人家属进行身心照护，要花费精力帮助家属以积极的态度去面对现实、面对生活。

（六）适当给予哀伤辅导

在老年人去世后协助做好善后事宜，尊重死者和家属的生活习俗和宗教信仰，协助做好善后事宜，帮助家属接受死者已逝的事实，早期给予家属适当的哀伤干预，劝慰家属死者的希望是生者能够继续带着他的心愿好好生活，帮助家属找到生活新目标，从而尽早走出悲痛。

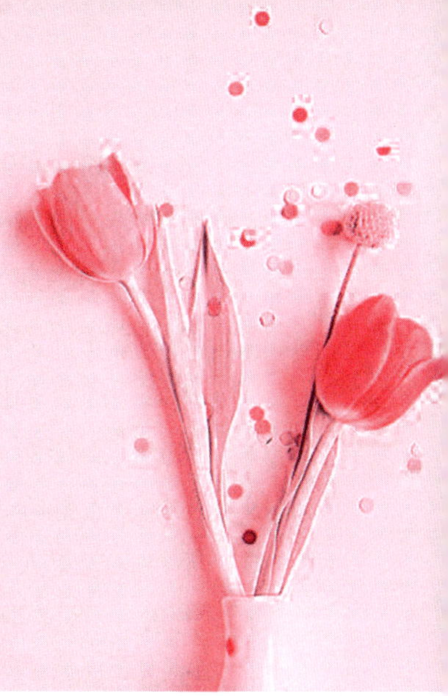

主要参考文献

［1］丁福，肖谦．老年护理学．北京：人民卫生出版社，2017.

［2］陈金宝，刘强．老年护理学．2 版．上海：上海科学技术出版社，2017.

［3］范利，王陇德，冷晓．中国老年医疗照护：基础篇．北京：人民卫生出版社，2017.

［4］段萱，徐国英．医养结合照护师实务培训：初级．北京：北京大学医学出版社，2017.

［5］郭红，邓宝凤．养老护理学．北京：北京大学医学出版社，2017.

［6］马晓风，董会龙．老年人心理护理．北京：海洋出版社，2017.

［7］李小鹰．专科医师规范化培训教材——老年医学．北京：人民卫生出版社，2015.

［8］林丽娟，蔡娟秀，薛桂香，等．老年护理学．台北：华杏出版股份有限公司，2015.

［9］陈长香，余昌妹．老年护理学．北京：清华大学出版社，2013.

［10］刘祚燕，吴琳娜，杜春萍，等．住院老年综合征患者的现状调查．中国实用护理杂志，2014，30（25）：4－7.

［11］陈锦贤．实用老年医学．北京：中国协和医科大学出版社，2015.

［12］陈素红，林楷，王含笑，等．长期护理机构老年痴呆患者精神行为症状的症状簇及其照护困扰．广东医学，2018，39（1）：129－136.

［13］中华医学会精神医学分会老年精神医学组．神经认知障碍精神行为症状群临床诊疗专家共识．中华精神科杂志，2017，50（5）：335－339.

［14］吴章英，钟笑梅，陈辛茹，等．轻度认知功能障碍与阿尔茨海默病患者精神行为症状的特征分析．中华精神科杂志，2016，49（3）：175－181.

［15］潘露，曾慧，李腾腾，等．痴呆精神行为症状评估．中国老年学杂志，2016，

36：4388－4390.
[16] 顾爱芳，诸凤芳，董萍，等．住院老年痴呆患者徘徊行为发生情况及危险因素分析．中华现代护理杂志，2017，23（14）：1900－1903.
[17] 中国老年保健医学研究会老龄健康服务与标准化分会．居家（养护）失智老人评估、康复和照护专家建议．中国老年保健医学，2018，16（3）：34－40.
[18] 洪立，王华丽．聪明的照护者．北京：北京大学医学出版社，2014.
[19] 王军，王虹峥，杨莘．失智老人照护师．北京：北京出版社，2017.
[20] 熊睿．老年人营养需求及膳食对策研究．医药与保健：2015（23）：225－227.
[21] 杨波，熊文燕，初喆．失禁性皮炎的预防及护理．吉林医学，2013，22：4562－4563.
[22] Jeannette E South－Paul．家庭医学——最新诊断与治疗．蔡小兵，译．北京：人民军医出版社，2015.
[23] 上月正博，伊藤修．图解心脏康复指南．郭琪，译．天津：天津科技翻译出版公司，2014.
[24] 胡大一．中国心血管疾病康复/二级预防指南．北京：北京科学技术出版社，2015.
[25] 郭兰，王磊，刘遂心．心脏运动康复．南京：东南大学出版社，2014.
[26] 吴毅．脑卒中康复治疗图解．北京：人民军医出版社，2014.
[27] 黄晓琳，燕铁斌．康复医学．6版．北京：人民卫生出版社，2018.
[28] 毛桂梅，周章金．养老护理员．北京：北京希望电子出版社，2016.
[29] 皮红英，张立力．中国老年医疗照护：技能篇（日常生活和活动）．北京：人民卫生出版社，2017.
[30] 贾红红．养老护理员培训教程．北京：人民卫生出版社，2017.
[31] 化前珍，胡秀英．老年护理学．4版．北京：人民卫生出版社，2017.
[32] 邸淑珍．临终关怀护理学．北京：中国中医药出版社，2017.

健康照护师职业培训系列教材

总策划　秦银河　何振喜

总主编　王社芬　皮红英

妇儿护理知识与技能

主　编　孙婷婷　张　静

中国科学技术出版社

·北　京·

图书在版编目（CIP）数据

妇儿护理知识与技能 / 孙婷婷，张静主编 . —北京：中国科学技术出版社，2019. 2
健康照护师职业培训系列教材 / 王社芬，皮红英主编
ISBN 978 - 7 - 5046 - 8232 - 1

Ⅰ. ①妇…　Ⅱ. ①孙…　②张…　Ⅲ. ①妇产科病—护理—职业培训—教材　②小儿疾病—护理—职业培训—教材　Ⅳ. ①R473. 71②R473. 72

中国版本图书馆 CIP 数据核字（2019）第 033495 号

《妇儿护理知识与技能》

主　编　孙婷婷　张　静
编　者　孙婷婷　张　静　杨亚南
嵇升云　崔红梅

序一

随着我国老龄人口增多，老龄化人群带来的健康养老问题日益突出，加上二孩政策的出台、家庭人口结构的变化，仅仅依靠家庭成员照料老人、孩子和孕产妇往往力不从心。由于经济社会发展进步，健康养老与家政服务多样化、差异化和个性化的需求越来越多，对健康照护的需求日益迫切。

健康照护师关系到家庭成员和人民群众的健康福祉，关系到家庭和社会的和谐安宁。培养健康照护师的意义在于，既适应了当今社会发展的需求，创造了一种新的就业模式，又符合我国老龄化不断加剧的国情。作为健康照护师，不仅要具有良好的职业道德、法律意识和人文素养，而且还要具有老年人护理、孕产妇照护及婴幼儿看护的能力，达到综合型、技能型、实用型的职业标准。

中国研究型医院学会联合北京恒盛春天家政服务有限公司，组织中国人民解放军总医院、北京协和医院等单位的医学和护理专家，共同构建了一套健康照护师培训课程体系，明确了培训目标，建立了教学大纲，编写了培训教材，制订了教学计划，形成了培训模式。这种新型的职业教育模式是一种新的尝试，拓展了职业教育的范围和类型，得到了政府机构、贫困地区及社会各界的广泛好评。应该说，健康照护师就业模式，既对脱贫攻坚具有强烈的政治意义，又对增进家庭福祉具有广泛的社会意义。

衷心希望健康照护师能够敬业奉献、尊老爱幼、服务优质，衷心期望社会各界对健康照护师理解尊重、关心关怀、扶持帮助，衷心期盼健康照护职业成为温暖人心、受人尊敬、不可或缺的新型职业！

中国研究型医院学会名誉会长 秦银河

2018 年 10 月 18 日

序二

护理是一门科学，也是一门艺术。护理工作伴随着人的出生直到老年临终。随着社会的变革，人们观念的改变，护理的内涵在逐步扩大。护理工作的对象不仅只有患者，还包括亚健康人群甚至健康人群；护理工作的范围在逐步延伸，越来越多的护理工作正在由医院内延伸到医院外的家庭及社区。

目前，全国护理人员仍然紧缺，护士的工作场所多是在医院及社区医疗机构，走进家庭开展护理工作的甚少。随着我国人口的老龄化，生育政策的放宽，婴孩数量的增多，目前仍以家庭养老为主的养老模式，给家庭带来了新的压力。社会、家庭对健康照护师的需求日益彰显，促使健康照护师这一新型职业兴起与发展起来，培养出高素质、技能型、实用型以及受服务对象欢迎和让服务对象满意的健康照护师很有必要。

由中国研究型医院学会组织知名医院的护理专家研发《健康照护师职业培训系列教材》、研究确定健康照护师的培训模式是一次改革与创新。培训内容包括基础照护知识与技能、医学基础知识、妇儿护理知识与技能、老年护理知识与技能、中医基础护理知识与技能、运动与康复护理知识与技能、常见疾病的健康教育、常见伤口造口及管道护理知识与技能。这些知识与技能对健康照护师非常适用，比较全面和系统，通过3—6个月的培训，集中授课、实际操作和实地见习，使健康照护师的职业道德、行为规范、家庭一般护理技能、沟通交流技巧、常见疾病家庭护理技能、中医初步养生保健、老年看护能力、孕产妇及婴幼儿照护能力等综合素质有全面的提升，能承担起家庭成员的专业照护、健康指导、沟通交流等任务。

希望健康照护师培训工作能扎实推进，注重内涵建设，形成专业特色，不断发展壮大，为家庭和社会输送合格满意的健康照护师，解除有家庭成员需要照护的家庭的后顾

之忧，减轻被照护者的身心负担，提高家庭健康幸福指数。

预祝健康照护师事业蓬勃发展！

中华护理学会理事长 吴欣娟

2018 年 10 月 18 日

前　言

健康照护师是一种新型职业，已成为社会普遍认可与需求的职业。为了与国际健康照护标准接轨，使健康照护师培训达到专业化、知识化、规范化，让健康照护师真正成为健康生活的照护者、康复运动的帮助者、常见疾病的健康教育者、沟通交流的心理安抚者，我们编写了《健康照护师职业培训系列教材》。本系列教材共有 8 个分册，分别为《基础照护知识与技能》《医学基础知识》《妇儿护理知识与技能》《老年护理知识与技能》《中医基础护理知识与技能》《运动与康复护理知识与技能》《常见疾病的健康教育》《常见伤口造口及管道护理知识与技能》。

本系列教材按照社会与家庭对健康照护师的知识、能力的需求编写，遵循培训高素质、技能型、实用型的专业健康照护师的标准编写，力求做到创新、适用。根据本系列教材培训的健康照护师，可以胜任医院住院患者床旁专业照护，协助护士照护患者；可以胜任养老机构老年人的专业照护，处理老年人常见问题；可以胜任家庭成员专业照护，走进家庭，在侧重照护分娩后产妇、婴幼儿或老年人的同时，也可为其他家庭成员的常见健康问题，提供基本的专业护理帮助与指导，避免家庭成员稍有不适即感恐慌，避免不必要的医院就医，徒增体力上的消耗和经济上的负担。

本系列教材在编写过程中突出了理论与实践技能的结合，渗透了编者多年丰富的临床护理经验，运用通俗易懂的语言，以图文并茂的形式呈现，可作为住院患者照护、养老机构及家庭照护职业培训的教材，也可作为健康照护师的阅读工具书。由于编写体系及内容的创新，编写时间紧张，难免有不妥之处，敬请广大读者提出宝贵意见，待重印时改进，使本系列教材与时俱进，渐臻完善。

编者

2018 年 10 月 18 日

目　录

第五章 分娩期护理

第六章 产褥期护理

第一章

女性生殖系统基本知识

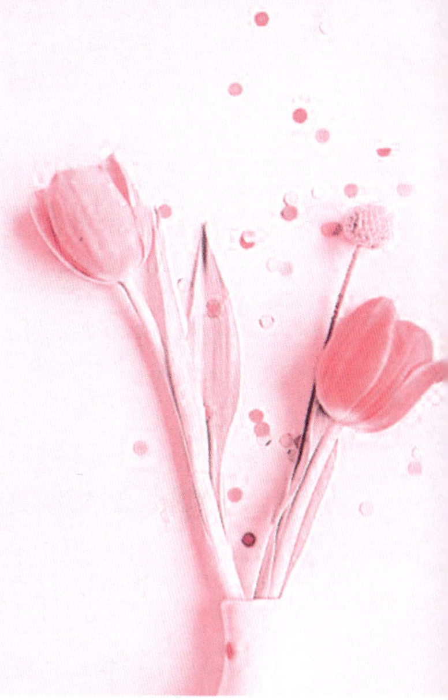

本章简单讲述女性生殖系统解剖、生理变化和妊娠生理，为后期学习妇科疾病及产前产后的护理奠定基础。

第一节　女性生殖系统解剖

女性生殖系统包括内生殖器、外生殖器及相关的组织。本书重点讲述内生殖器、外生殖器及骨盆。

一、外生殖器

女性外生殖器指生殖器外露部分，包括阴阜、大阴唇、小阴唇、阴蒂、阴道前庭等，统称为外阴。

1. 阴阜　为耻骨联合前方的皮肤隆起，有丰富的皮下脂肪。青春期后生长阴毛，呈倒三角形分布。

2. 大阴唇　为左右股内侧一对纵行隆起的皮肤皱襞，前连阴阜后接会阴。

3. 小阴唇　为大阴唇内侧一对较薄的皮肤皱襞。大、小阴唇在后端汇合，在正中形成阴唇系带。

4. 阴蒂　位于两侧小阴唇顶端上方，在性兴奋时勃起。

5. 阴道前庭　为一菱形区域，前为阴蒂，后为阴唇系带，两侧为小阴唇。该区域内有以下结构：前庭球、前庭大腺、尿道外口、阴道口。

二、内生殖器

女性内生殖器位于骨盆腔内，包括阴道、子宫、输卵管、卵巢。

（一）阴道

阴道是性交器官，也是月经血排出和胎儿娩出的通道。

1. 形态　阴道为一上宽下窄的管道，前壁长 7—9 厘米，后壁长 10—12 厘米。

2. 位置　位于真骨盆盆腔中央，前与膀胱及尿道相邻，后与直肠贴近，上端包绕子宫颈阴道部，下端开口于阴道前庭后部。子宫颈与阴道间的圆周状隐窝，称阴道穹隆，后穹隆最深，与盆腔最低的直肠子宫陷凹紧密相邻，临床上可经阴道后穹隆穿刺或引流。

（二）子宫

子宫是孕育胚胎、胎儿和产生月经的器官。

1. 形态　子宫是一腔性器官，呈前后略扁的倒置梨形，长 7—8 厘米，宽 4—5 厘米，厚 2—3 厘米，容量约 5 毫升，重 50—70 克；子宫上部较宽为子宫体，子宫体顶部为子宫底，宫底两侧为子宫角，子宫下部较窄呈圆柱状，称子宫颈；子宫体壁由外向内分为浆膜层、肌层和子宫内膜层。

2. 位置　子宫位于盆腔中央，前为膀胱，后为直肠，下端连接阴道，两侧有输卵管和卵巢；成年女性子宫呈轻度前倾前屈位；子宫的正常位置依靠子宫韧带及盆底肌肉和筋膜的支托。

（三）输卵管

输卵管为卵子与精子结合场所及运输受精卵的通道。

1. 形态　输卵管为一对细长而弯曲的肌性管道，长 8—14 厘米，由内向外分为 4 部分。①间质部：潜行于子宫壁内的部分，长约 1 厘米；②峡部：在间质部外侧，管腔较窄，长 2—3 厘米；③壶腹部：在峡部外侧，壁薄，管腔宽大且弯曲，长 5—8 厘米，内含丰富皱襞，受精常发生于此段；④伞部：在输卵管最外侧端，长 1—1. 5 厘米，开口于腹腔，有“拾卵”作用。

2. 位置　输卵管内侧与子宫角相连通，外端游离呈伞状，与卵巢相近。

（四）卵巢

卵巢是产生与排出卵子并产生激素的性器官。

1. 形态　卵巢为一对扁椭圆形的性腺，其大小、形态随年龄大小而异。青春期前卵巢表面光滑，青春期开始排卵后表面逐渐凹凸不平，育龄期妇女卵巢大小约 4×3×1 厘米，重 5—6 克，呈灰白色。

2. 位置　悬于骨盆壁与子宫之间，内外侧均由韧带固定。

三、骨盆

女性骨盆是脊柱和下肢之间的骨性连接，是支持躯干和保护盆腔脏器的重要器官，同时又是胎儿娩出必经的骨性产道。

（一）骨盆的组成

1. 骨盆的骨骼　骨盆由骶骨、尾骨和左右两块髋骨组成。每块髋骨又由髂骨、耻骨、坐骨融合而成；骶骨由 5—6 块骶椎组成，呈倒三角形；尾骨由 4—5 块尾椎合成（图 1－1）。

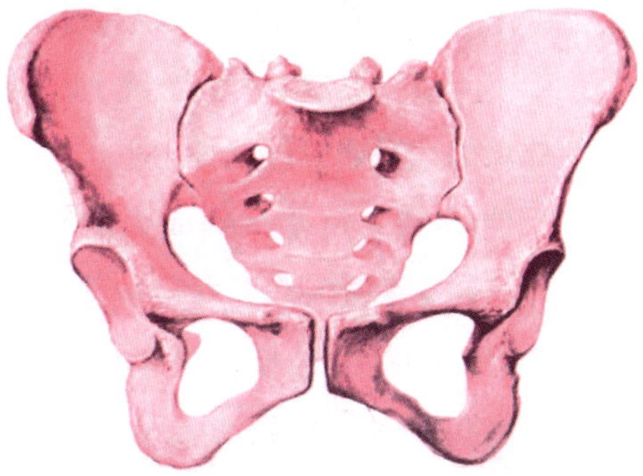

图 1－1　骨盆模型

2. 骨盆的关节　包括耻骨联合、骶髂关节、骶尾关节。

3. 骨盆的韧带　包括骶棘韧带和骶结节韧带。

（二）骨盆的分界

骨盆以耻骨联合上缘、髂耻缘及骶岬上缘的连线为界，将骨盆分为假骨盆和真骨盆 2 部分。假骨盆又称大骨盆，位于分界线之上，为腹腔的一部分；真骨盆又称小骨盆，位于分界线之下，是胎儿娩出的骨产道。

四、骨盆底

骨盆底由多层肌肉和筋膜构成，封闭骨盆出口，承托并保持盆腔脏器于正常位置。如果盆底结构或功能出现异常，可导致盆腔脏器膨出、脱垂或功能障碍；怀孕分娩可导致不同程度的盆底组织损伤或功能障碍。

第二节　女性生殖系统生理

女性一生各阶段具有不同的生理特征，其中变化最明显的是生殖系统。

一、女性一生各阶段生理特点

女性从出生到衰老是渐进的生理过程。根据其生理特点可按年龄划分为 6 个阶段，但并无截然界限。

1. 新生儿期　出生后 4 周内称新生儿期。常见外阴较丰满，乳房略隆起或少许泌乳，可出现少量阴道流血。这些生理变化短期内均能自然消退。

2. 儿童期　从出生 4 周到 12 岁左右称儿童期。在 10 岁之前，儿童体格持续增长和发育，但生殖器仍为幼稚型。在儿童后期，约 10 岁起，女性特征开始呈现。

3. 青春期　是儿童到成人的转变期，是生殖器官、内分泌、体格逐渐发育至成熟的阶段；通常将 10—19 岁定位为青春期。这时期身高增长加快，月经来潮，乳房开始发育，阴毛和腋毛生长，声调变高，体型渐达成人女型。心理变化大，出现性意识，情绪变化明显，容易激动。

4. 性成熟期　一般自 18 岁左右开始，历时约 30 年，性成熟期又称生育期。这时期是卵巢生殖功能和内分泌功能最旺盛的时期，规律的周期性排卵；生殖器官及乳房在卵巢分泌的性激素作用下发生周期性变化。

5. 围绝经期　卵巢功能逐渐衰退，生殖器官从开始萎缩向衰退变更，也称为更年期，此期长短不一，因人而异。绝经前期多数妇女月经周期不规律，常为无排卵性月经；80% 的妇女 44—54 岁绝经；绝经后卵巢进一步萎缩，内分泌功能逐渐消退，生殖器官萎缩。围绝经期妇女可能出现潮热、出汗、情绪不稳定、烦躁不安、抑郁、失眠和头痛等症状。

6. 老年期　一般 60 岁后妇女机体逐渐老化，进入老年期。此时，机体雌激素水平低下，生殖器官进一步萎缩老化。骨代谢失常引起骨质疏松，易发生骨折。

二、月经与子宫内膜的周期性变化

（一）月经及经期症状

1. 月经　是指随卵巢的周期性变化，子宫内膜周期性脱落及出血。

2. 月经初潮 月经第一次来潮称月经初潮，多在 11—15 岁。

3. 月经周期 出血的第 1 天为月经周期的开始，两次月经第 1 天的间隔时间称一个月经周期，一般 28—30 天。

4. 月经持续时间及出血量 正常月经持续时间为 2—7 天，多数为 3—6 天。每月失血量 30—60 毫升。

5. 月经血的特征 月经血一般呈暗红色，除血液外，还有子宫内膜碎片、宫颈黏液及脱落的阴道上皮细胞；月经血的主要特点是不凝固，偶尔有些小凝块。

6. 月经期的症状 下腹部及腰骶部下坠感，个别可有尿频、轻度头痛、失眠、精神忧郁、易于激动、食欲不振、恶心、呕吐、便秘或腹泻、鼻黏膜出血、皮肤痤疮等症状，一般不严重，不影响工作和学习。

（二）子宫内膜的周期性变化

卵巢的周期性变化使女性生殖器发生一系列周期性变化，尤以子宫内膜的周期性变化最显著。

1. 增殖期 月经周期的第 5—14 天，子宫内膜逐渐增厚，由 0.5 毫米增生至 3—5 毫米。

2. 分泌期 月经周期的第 15—28 天，子宫内膜进一步增厚，可达 10 毫米。

3. 月经期 月经周期第 1—4 天，变性、坏死的内膜与血液相混而排出，形成月经血。

月经周期的调节是一个非常复杂的过程，主要涉及下丘脑、垂体和卵巢。月经周期的第 1—14 天为卵巢内卵泡逐渐发育成熟至排卵的阶段；月经周期的第 15—28 天，为排卵后黄体形成并逐渐发育成熟的阶段，使子宫内膜发生分泌期改变，有利于受精卵着床和发育。

第三节 妊娠生理

妊娠是胚胎和胎儿在母体内发育成长的过程，卵子受精是妊娠的开始，胎儿及其附属物排出是妊娠的终止，妊娠全过程约 280 天（40 周）。

一、受孕过程

成熟的精子和卵子相结合的过程称为受精；正常发育成熟并已获能的精子和正常

发育成熟的卵子相遇是受精的必要条件。

1. 受精卵的形成　精液射入阴道 36—48 小时，精子离开精液经宫颈管、子宫腔进入输卵管腔。精子在经过宫腔时，受子宫内膜产生的淀粉酶影响，获得受精能力。卵子经卵巢排出后，被输卵管伞端的“捡拾作用”所捕获，然后由输卵管黏膜上皮的纤毛活动，将卵细胞输送到输卵管壶腹部。卵子在壶腹部停留并在此受精。受精一般发生在排卵后 12 小时内。受精后 30 小时，受精卵借助输卵管蠕动和输卵管上皮纤毛细胞向宫腔方向移动。受精后第 4 天，胚胎进入宫腔。

2. 受精卵着床　着床是指受精卵经过定位、黏附和侵入三个过程，使胚囊完全埋入子宫内膜且被内膜覆盖的过程。

二、胚胎、胎儿发育过程

1. 胚胎、胎儿发育特征

（1）妊娠 4 周末：可以辨认出胚盘与体蒂。

（2）妊娠 8 周末：胚胎初具人形，能辨认出眼、耳、口、鼻、手指、足趾，B 超可见早期心脏形成并有搏动（图 1－2）。

（3）妊娠 12 周末：胎儿外生殖器已发育，四肢可活动，身长约 9 厘米（图 1－3）。

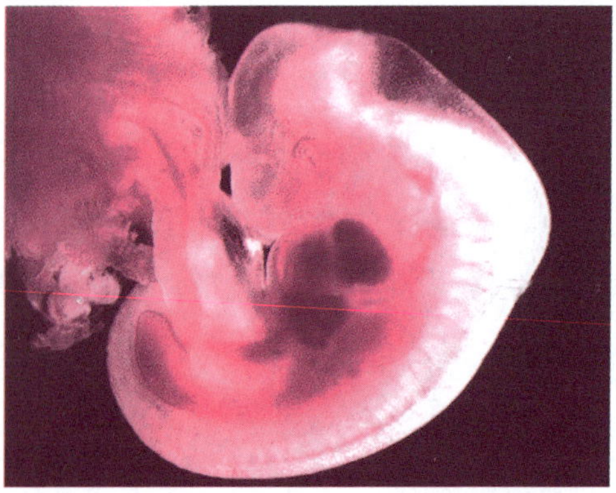

图 1－2　妊娠 8 周

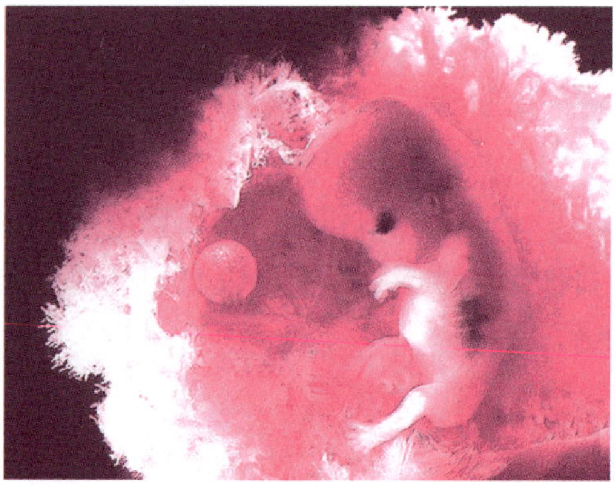

图 1－3　妊娠 12 周

（4）妊娠 16 周末：从外生殖器可以确认胎儿性别。胎儿在宫内活动、孕妇自觉胎动感，临床上可听到胎心音，胎儿身长约 16 厘米，体重约 110 克（图 1－4）。

（5）妊娠 20 周末：开始出现吞咽、排尿功能，活动明显增加，身长约 25 厘米，体重约 320 克（图 1－5）。

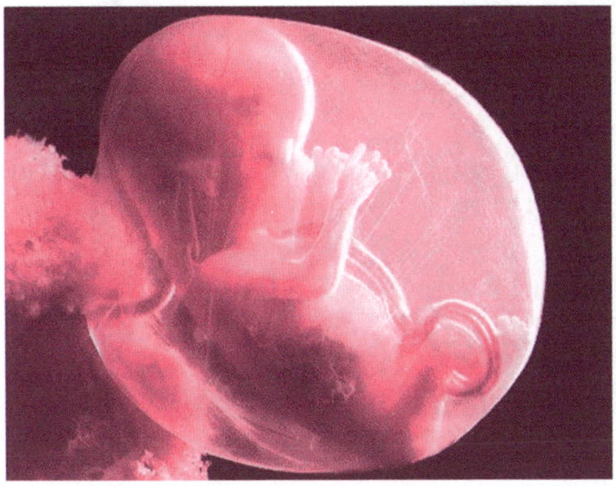

图 1－4 妊娠 16 周

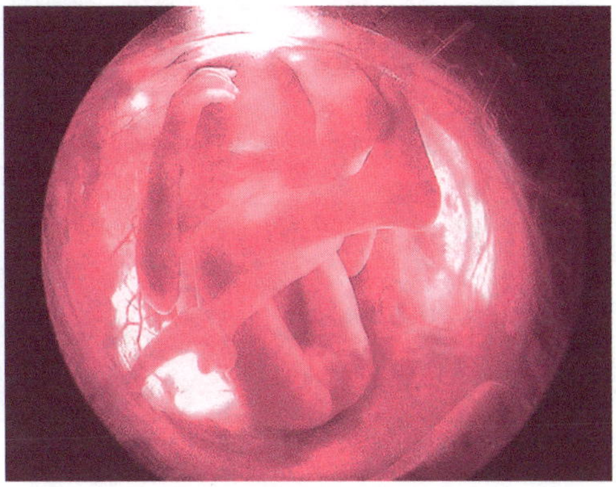

图 1－5 妊娠 20 周

（6）妊娠 24 周末：皮下脂肪开始沉积，出现眉毛和睫毛。细小支气管和肺泡已经发育，此时出生可有呼吸但生存力很差，胎儿身长约 30 厘米，体重约 630 克（图 1－6）。

（7）妊娠 28 周末：四肢活动好，有呼吸运动。胎儿娩出后经特殊护理能存活，具有早产儿的特点。胎儿身长约 35 厘米，体重约 1000 克（图 1－7）。

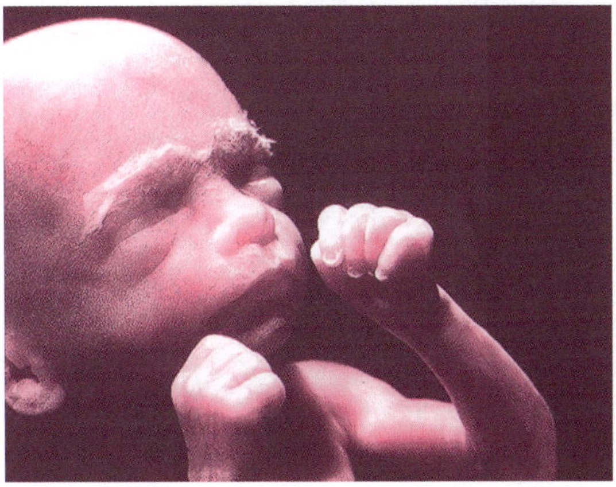

图 1－6 妊娠 24 周

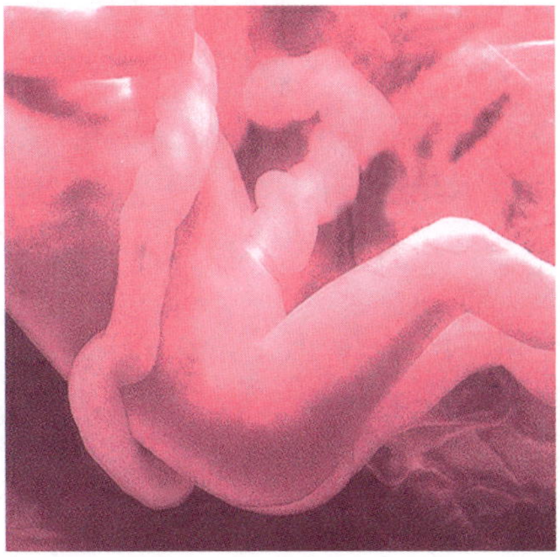

图 1－7 妊娠 28 周

（8）妊娠 32 周末：出生后经一般护理，可以存活，胎儿身长约 40 厘米，体重约 1700 克（图 1－8）。

（9）妊娠 36 周末：娩出后同足月儿，可以存活，指（趾）甲已达到指（趾）端，胎儿身长约 45 厘米，体重约 2500 克（图 1－9）。

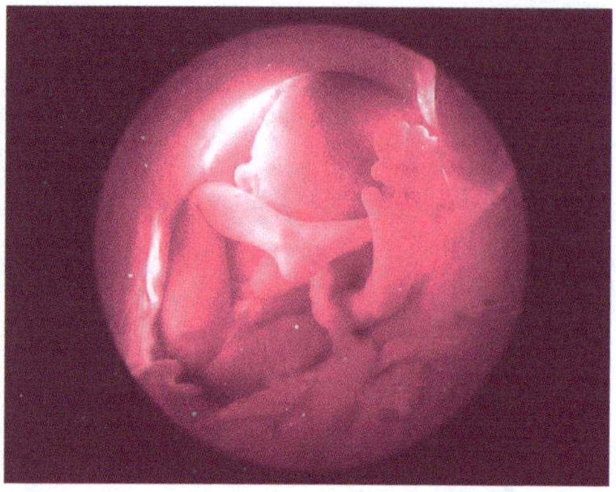

图 1－8　妊娠 32 周

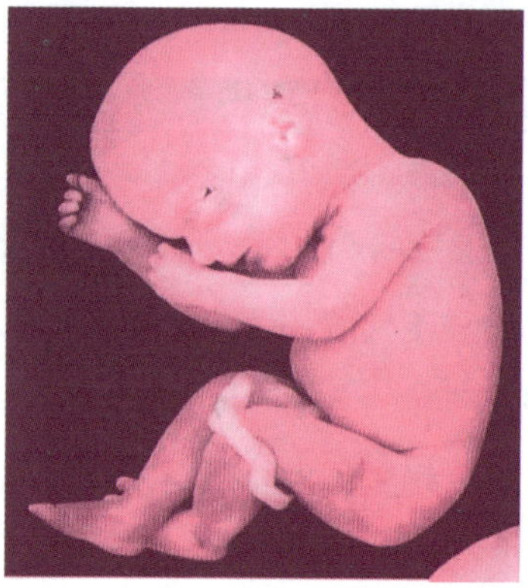

图 1－9　妊娠 36 周

（10）妊娠 40 周末：娩出后称为足月新生儿；男性睾丸已降至阴囊内，女性大小阴唇发育良好。出生后哭声响亮，吸吮能力强。胎儿身长约 50 厘米，体重约 3400 克（图 1－10）。

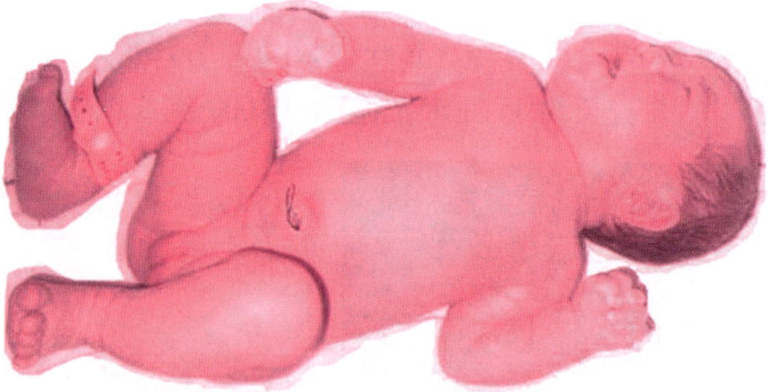

图 1－10　足月新生儿

2. 胎儿生理特点　胎儿的营养供给和代谢产物排出，均需胎盘转输后由母体完成；胎儿在宫内无自主呼吸；胎儿体内无纯动脉血，而是动静脉混合血；红细胞数较成人多，但红细胞的生命周期较成人短；肝脏内缺少许多种酶，胎粪呈黄绿色；胎儿的性别由性染色体决定，性染色体 XX 或 XY 在受精卵形成时已确定；妊娠 24—26 周，胎儿在宫内能听到声音；妊娠 28 周，眼睛对光出现反应。

三、胎儿附属物及其功能

胎儿附属物是指胎儿以外的其他组织，包括胎盘、胎膜、脐带和羊水。附属物对胎儿宫内生长发育起重要作用（图 1－11）。

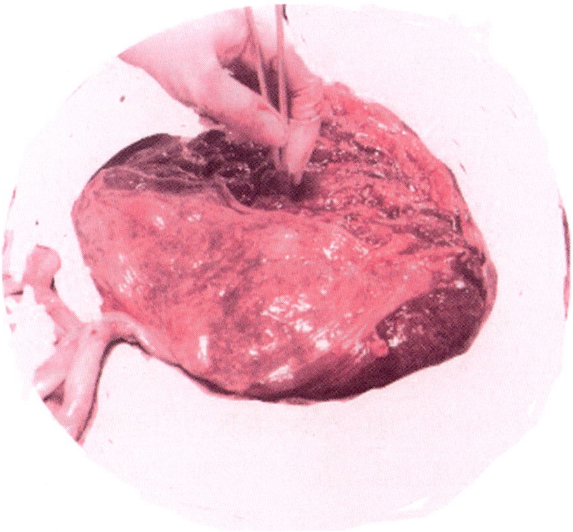

图 1－11　胎盘、胎膜及脐带

1. 胎盘功能　胎盘介于胎儿与母体之间，具有物质交换、防御、合成及免疫功能。

2. 胎膜功能　胎膜的主要功能是维持羊膜腔的完整性，对胎儿起保护作用。

3. 脐带功能　脐带是连接胎盘和胎儿的条索状组织，内有 2 条动脉 1 条静脉，是母体与胎儿进行气体交换、营养供给及代谢产物排出的重要通道。

4. 羊水功能　羊膜腔内恒温，适量的羊水对胎儿有缓冲作用，保护胎儿免受挤压，防止胎体粘连，临产后羊水可使宫缩压力均匀分布，避免胎儿局部受压导致的胎儿窘迫；妊娠期可减少母亲因胎动导致的不适感，破膜后羊水冲洗阴道，可减少感染机会。

四、妊娠期母体变化

1. 生殖系统变化　子宫增大变软，子宫大小由非妊娠时 7 厘米 ×5 厘米 ×3 厘米（拳头大小）增大至妊娠足月时的 35 厘米 ×22 厘米 ×25 厘米；宫腔容积由非孕时 5 毫升增加到足月妊娠时约 5000 毫升，增加约 1000 倍，子宫重量由非妊娠时 50 克增加到足月妊娠约 1100 克；子宫峡部由非妊娠时 1 厘米长，足月后子宫下段伸展至 7—10 厘米；子宫颈变软，呈紫蓝色；卵巢略增大，停止排卵；输卵管伸长但肌层不变厚；阴道黏膜着色、增厚，组织变松软，伸展性增加，阴道内 pH 值降低，不利于细菌生长，有利于防止感染；外阴部充血，皮肤增厚，伸展性增加，有利于分娩时胎儿通过。

2. 乳房变化　乳房增大、乳头乳晕着色，乳晕上皮脂腺肥大形成蒙氏结节；妊娠期间乳腺充分发育，为产后泌乳做好准备。

3. 循环及血液系统变化　心率每分钟增加 10—15 次，心脏容量约增加 10%，心搏出量增加 30%。血容量逐渐增加，至妊娠 32—34 周达高峰，增加 40%—45%，血浆增加较多，出现生理性贫血，血液处于高凝状态。

4. 消化系统变化　孕早期可出现不同程度的恶心、呕吐反应，孕 12 周左右多会自然消失；肠蠕动减弱，易便秘，诱发痔疮。

5. 其他系统变化　各种内分泌腺均有体积增大或功能增强，新陈代谢率增高；体重增加，皮肤色素沉着，矿物质缺乏，骨盆韧带松弛，孕晚期为维持身体平衡，孕妇重心前移。

6. 心理社会变化　孕妇在得知怀孕后常表现为惊讶和震惊，如果夫妻双方未做好充分准备时，会出现强烈的心理矛盾，在经历“要”与“不要”的思想斗争后，选择了接受，孕妇情绪波动大，易伤感，更多的是关心自己的身体变化。

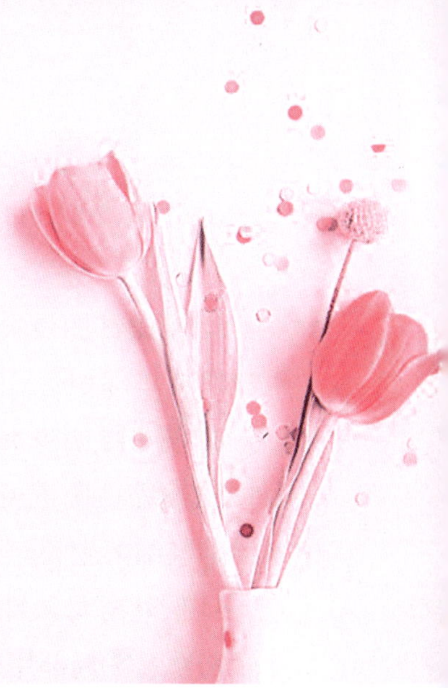

第二章
妇科常见疾病护理

妇科疾病通常包括女性生殖系统炎症、损伤、功能异常、良性或恶性肿瘤等，本书仅讲述 4 种常见的影响女性身心健康的慢性疾病的护理。

第一节　外阴及阴道炎症

当阴道的自然防御功能受到破坏时，病原体入侵，导致外阴及阴道出现如瘙痒、灼痛、刺激和异常流液症状的一组病症称外阴及阴道炎症。

一、分类及临床表现

1. 细菌性阴道炎　白带增多，有鱼腥臭味，尤其性交后加重，可伴有轻度外阴瘙痒或烧灼感；白带呈灰白色，均匀，常黏附于阴道壁；有少部分患者局部无症状。

2. 滴虫性阴道炎　白带增多，外阴瘙痒为主要症状，分泌物特点为稀薄脓性、黄绿色、泡沫状、有腥臭味，病变严重时会混有血液，其次为腰酸、尿频、尿痛、下腹隐痛，偶尔会引起性交疼痛。

3. 萎缩性阴道炎　外阴灼热不适、瘙痒及阴道分泌物增多。阴道分泌物稀薄，呈淡黄色，严重感染者呈脓血性白带；阴道黏膜充血，有散在的点状或大小不等的片状出血斑，有时伴有浅表溃疡。

4. 假丝酵母菌性阴道炎　外阴重度瘙痒、灼痛、性交痛、尿痛，白带增多，白色黏稠呈豆腐渣样，阴道黏膜可见糜烂及浅表溃疡。

二、治疗原则

1. 细菌性阴道炎 选用抗厌氧菌药物，主要有甲硝唑、替硝唑、克林霉素；药物可口服或局部用药。

2. 滴虫性阴道炎 全身用药，口服甲硝唑、替硝唑；性伴侣需同时进行治疗。

3. 萎缩性阴道炎 局部或全身补充雌激素，增加阴道抵抗力；阴道内应用抗生素，抑制细菌生长。

4. 假丝酵母菌性阴道炎 ①消除病因：及时停用广谱抗生素、雌激素及醛固醇类激素药物。②局部用药：局部选用抗真菌药物放于阴道内，如咪康唑栓剂、克霉唑栓剂、制霉菌素栓剂。③全身用药：对不宜局部用药者，可口服给药，如氟康唑 150 毫克，顿服。性伴侣有症状者需同时进行治疗。

三、临床护理配合

1. 一般照护 了解医院规章制度，帮助被照护者熟悉病房环境及如何与医生护士沟通。保持病房清洁安静、床单位整齐、空气清新。

2. 用药照护 协助被照护者按时服药，注意有些对胃肠道有刺激性的药物如甲硝唑片剂需饭后服用，以减轻对胃肠道刺激。指导被照护者在阴道放药前，洗净双手，采取下蹲位将药片送入阴道后穹隆。用药后注意观察用药效果及药物不良反应，及时与医生护士沟通。

3. 生活照护 帮助被照护者剪短指甲，嘱勿抓挠局部外阴，瘙痒难忍时可用温水毛巾轻轻擦拭，保持局部清洁干燥，勤换内衣裤。

4. 预防交叉感染 被照护者洗涤用品需要专人专用，换下的内衣裤需开水烫洗后暴晒，避免引起交叉感染。

四、居家照护

1. 用药照护 妥善保管药物，将药物放置在家内幼儿不易触碰的位置，避免潮湿。帮助被照护者根据医嘱查对药物名称、剂量、用法，协助或指导被照护者及家属按时用药。嘱被照护者使用甲硝唑、替硝唑治疗期间及停药 3 天内禁止饮酒，哺乳期用药需暂停哺乳。记录被照护者用药后效果及不良反应。

2. 卫生宣教 建议被照护者养成良好的生活习惯，保持外阴清洁，勤换内裤，避免到公共浴池洗浴，减少再次感染的机会。被照护者的内裤、洗涤毛巾及盆需煮沸5—10分钟以消灭病原体，防止重复感染。

3. 心理照护　理解被照护者的感受，尊重被照护者隐私，当被照护者说出自己的痛苦和顾虑时，要耐心倾听，提供必要的帮助。由于本病如果治疗不彻底，容易反复发作，影响被照护者的工作和生活，要鼓励被照护者坚持规范治疗，帮助被照护者与家人共同制订家庭康复计划。

4. 复诊照护　协助被照护者回顾家庭治疗过程及治疗效果，根据医嘱，带上就诊相关资料及证件陪被照护者按时去医院复诊。

第二节　子宫脱垂

子宫从正常位置沿阴道下降，宫颈外口达到坐骨棘水平以下，甚至子宫全部脱出阴道口以外称为子宫脱垂（图2－1、图2－2）。

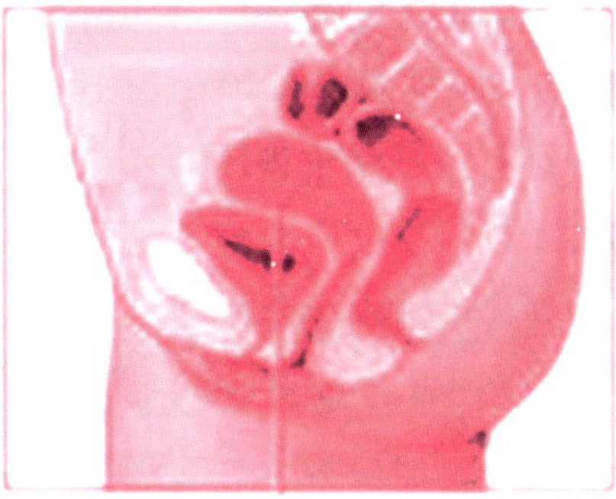

图2－1　正常子宫位置

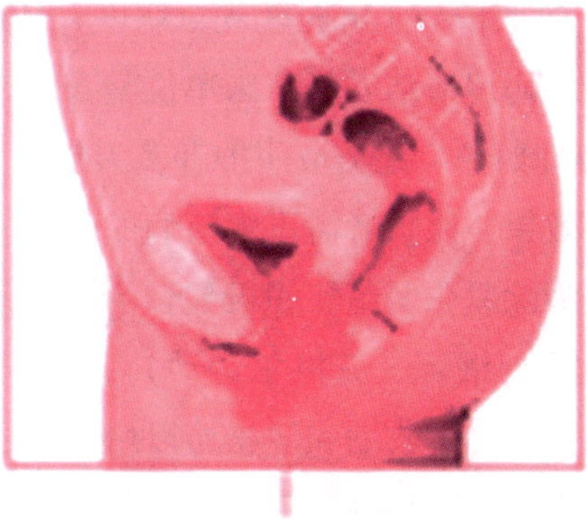

图2－2　子宫脱垂

一、临床表现

轻症患者一般无不适，重症患者有不同程度的腹部下坠、腰酸，站立过久及走路下蹲时更明显；轻度脱垂者阴道脱出物在平卧休息后能自行还纳，严重时脱出物不能还纳，影响行动；子宫颈因长期暴露在外而发生黏膜表面增厚、角化或发生糜烂、溃疡；患者白带增多，有时呈脓样或带血，有的发生月经紊乱，经血过多、伴有膀胱膨出时，可出现排尿困难、尿潴留、压力性尿失禁等。根据子宫颈脱垂的位置临床分为3度。

1. Ⅰ度　轻型，宫颈外口距离处女膜缘小于4厘米，未达处女膜缘；重型，宫颈已达处女膜缘，阴道口可见宫颈。

2. Ⅱ度　轻型，宫颈脱出阴道口，宫体仍在阴道内；重型，宫颈及部分宫体脱出阴道口。

3. Ⅲ度　宫颈与宫体全部脱出阴道口外。

二、治疗原则

1. 非手术治疗　包括盆底肌肉锻炼和物理治疗、放置子宫托、中药及针灸治疗，适用于各种程度的患者。

2. 手术治疗　包括曼氏手术、经阴道子宫全切及阴道前后壁修补术、阴道封闭术、盆底重建术。适用于脱垂超出处女膜且有症状者，根据患者年龄、生育要求及全身健康状况，选用不同术式。

三、临床护理配合

1. 一般照护　了解医院规章制度，帮助被照护者熟悉病房环境及如何与医生护士沟通。保持病房清洁安静、床单位整齐、空气清新。嘱被照护者多卧床休息。

2. 心理照护　此类被照护者多为年老女性，对自身疾病重视不够，又担心医疗费用及治疗效果。照护者需讲解疾病的相关知识和及时治疗的必要性，耐心陪伴，帮助被照护者消除紧张情绪，积极配合治疗。

3. 盆底肌锻炼（凯格尔运动）指导　督促被照护者有意识地对盆底肌肉进行重复、选择性地自主收缩和放松，以恢复衰弱的盆底肌，加强对子宫的支撑力度；收缩盆底肌肉 3—5 秒后放松 3—5 秒，连续 15—30 分钟为一组训练，每天做 2—3 组。

4. 坐浴指导　协助被照护者用 1∶5000 高锰酸钾溶液坐浴，坐浴液需要用开水晾温至 38℃左右，以被照护者感觉热而不烫为宜，用量杯计算水量，再按比例加入高锰酸钾粉，每天 2 次，每次 20—30 分钟。

5. 外阴照护　每日常规外阴冲洗 2 次，大便后随时冲洗。冲洗时，注意观察阴道分泌物有无异常，观察脱出物有无糜烂、溃疡。对于Ⅱ度、Ⅲ度被照护者，会阴冲洗后协助涂抹抗生素药膏，再将脱垂的子宫还纳于阴道内，平卧 30 分钟以上。

6. 体位照护　术后嘱被照护者卧床休息 7—10 天，以平卧位为主，禁止半卧位，避免增加腹压的动作，以防张力过大，影响伤口愈合。

7. 留置尿管照护　保持尿管固定通畅，避免打折或翻身时过度牵拉，尿袋上缘应低于被照护者膀胱位置，尿袋下缘应高于地面 10 厘米以上；观察尿色、尿量，尿液达尿袋 2/3 容积时，通知护士。

8. 生活照护　被照护者生活不能自理期间，协助洗漱、进食、更衣等，满足被照护者基本的生活需求，保持良好的卫生状态。

9. 饮食护理　建议多吃高蛋白及粗纤维食品，增加营养，预防便秘。

四、居家照护

1. 个人卫生宣教　嘱每次便后温开水清洗外阴，保持外阴清洁、干燥，勤换内裤，需选择浅色、棉质、质地柔软的内裤；术后 3 个月内禁止盆浴和性交，术后半年内避免重体力劳动。

2. 饮食照护　加强营养，多吃瘦肉、海鲜、蔬菜、水果等高蛋白及粗纤维食品。

3. 凯格尔运动指导　督促被照护者每天坚持做自主收缩肛门和阴道的动作，随着循序渐进的训练，每次收缩和放松时间可由 3—5 秒逐渐增加至 5—10 秒，锻炼时间也可逐渐延长 30 分钟，每日坚持锻炼 2—3 组。

4. 生活方式指导　指导被照护者改善生活方式，减少引起子宫脱垂的高危因素。生活方式干预主要包括控制体重，避免提重物，治疗慢性咳嗽，改善便秘。

5. 理疗康复　陪伴被照护者定期到医院进行电刺激或磁刺激治疗，可增加盆底肌收缩力，促进康复。

6. 指导被照护者使用子宫托

（1）选择合适的型号：放置后不脱出又无不适感为宜。

（2）局部用药：放置前阴道应有一定水平的雌激素作用，绝经后妇女可选用雌激素霜剂，一般在应用子宫托前 4—6 周开始使用，并在放托的过程中长期使用。

（3）放置子宫托：嘱被照护者排尽大小便，洗净双手，在子宫托顶端的边缘可以涂抹少量的润滑剂，取蹲位或卧位，两腿分开，一手握托柄，使托盘呈倾斜位进入阴道口内，然后将托柄边向内推边向前旋转，直至托盘达子宫颈（图 2－3）。

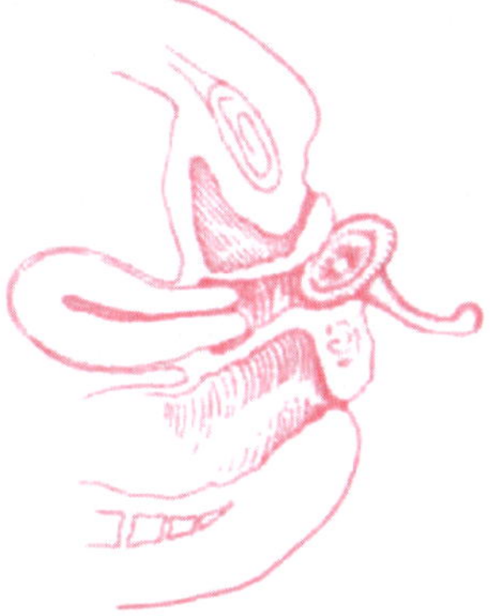

图 2－3　放置子宫托方法

（4）取出子宫托：嘱被照护者洗净双手，以手指捏住托柄，上下左右轻轻摇动，待负压消除后，向后外方向牵拉，即可自阴道内滑出。

（5）子宫托护理：使用子宫托第一周每天早晨置入，每天晚上取出；第二周建议被照护者 2—3 天取一次，之后随着被照护者的适应，可适当延长子宫托在阴道内的连续放置时间，但最长不超过一周，避免放置过久压迫生殖道而致糜烂、溃疡，甚至坏死造成生殖道瘘。取出的子宫托用流水清洗干净，彻底晾干后在清洁的容器内放置一夜，第二天再放入阴道内。月经期和妊娠期停止使用。子宫托在大便或用力时可能会脱出，嘱被照护者每次便后冲洗马桶前要检查马桶。如果排便时感到子宫托外移，可以用手放在阴道口以防掉入马桶。

7. 复诊照护　协助被照护者回顾家庭治疗过程及治疗效果，根据医嘱，带上就诊相关资料及证件陪被照护者按时去医院复诊。使用子宫托的被照护者，分别于放托后第 1、3、6 个月时到医院检查 1 次，以后每 3—6 个月复查，如果出现阴道出血、分泌物异味、疼痛、大小便困难等症状需提前就诊。

第三节　压力性尿失禁

压力性尿失禁是指当腹压突然增加时（如咳嗽、喷嚏、大笑、提取重物或体位改变时），排尿失去控制，尿液不自主地流出，但不是由逼尿肌收缩压或膀胱壁对尿液的张力压所引起。特点是正常状态下无漏尿，只有腹压突然增高时尿液自动流出。压力性尿失禁的主要原因为盆底组织松弛。

一、临床表现

腹压增加时尿液不自主流出是典型症状，常伴有尿频、尿急症状，80% 患者伴有阴道壁膨出；根据患者的症状压力性尿失禁可分为轻、中、重度：

1. 轻度　仅发生在剧烈压力下，如咳嗽、打喷嚏或慢跑；
2. 中度　发生在日常活动时，如快速运动或上下楼梯；
3. 重度　发生在轻度压力下，如站立时即发生尿失禁。

二、治疗原则

1. 非手术治疗　包括盆底肌肉锻炼、电刺激治疗、磁刺激治疗、膀胱训练和阴道局部雌激素治疗，用于轻、中度压力性尿失禁患者改善症状，也可用于手术治疗前后的辅助治疗。

2. 手术治疗　包括耻骨后膀胱尿道悬吊术、阴道无张力尿道中段悬吊带术和阴道前后壁修补术等，用于中、重度尿失禁的治疗。

三、临床护理配合

1. 一般照护　了解医院规章制度，帮助被照护者熟悉病房环境及如何与医生护士沟通。保持病房清洁安静、床单位整齐、空气清新。协助被照护者勤换内裤，保持外阴清洁干燥无异味。

2. 术前心理照护　由于漏尿长期以来对生活质量的影响，被照护者渴望手术的成功，但又非常担心手术效果不满意；照护师要使用温和的语言，耐心地让被照护者充分表达自己的担忧、感知和心情，理解她们的感受；创造舒适、温馨的环境，安抚被照护者的情绪，缓解她们的压力；配合医护人员完善术前相关检查及化验，术晨禁食水。

3. 术后照护

（1）病情观察：因老年患者居多，术后应严密监测生命体征及做好内科并发症的观察护理，评估被照护者的疼痛程度。

（2）留置尿管照护：一般术后留置尿管 24 小时，行阴道前壁修补术者需保留尿管 48—72 小时，留置尿管期间，需保持尿管固定通畅，避免打折或翻身时过度牵拉，尿袋上缘应低于被照护者膀胱位置，尿袋下缘应高于地面 10 厘米以上（图 2－4）；观察尿量尿色，尿液达尿袋 2/3 容积时，通知护士。

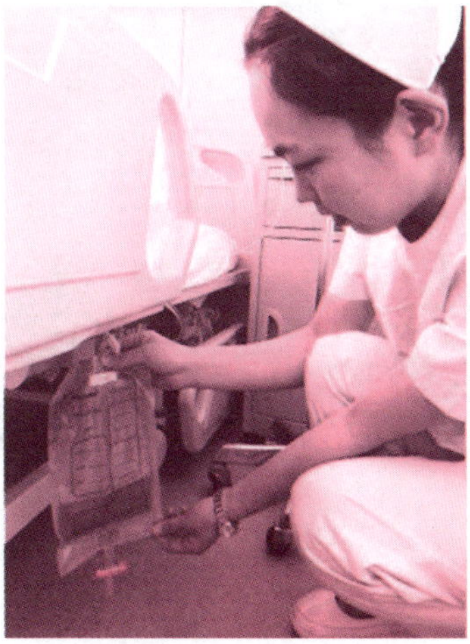

图 2－4　尿袋护理

（3）排尿照护：拔除尿管后，协助被照护者适量饮水，尽早排小便。排尿困难者可用听流水声、会阴热敷、开塞露纳肛等方法诱导排尿，4 小时仍未排尿者需报告医护人员，必要时插尿管；排出小便者，于当日下午行 B 超检查测残余尿，小于 200 毫升为合格。不合格者需重置尿管。

（4）输液照护：注意观察输液针头固定处有无松动（图 2－5、图 2－6、图 2－7），局部皮肤有无红肿渗液，输液管道有无打折（图 2－8），液体滴速有无变化（图 2－9），发现异常或液体快滴完时需呼叫护士，不可自行更换液体。注意观察被照护者有无不良反应，如皮疹、瘙痒、心慌、呼吸急促等，发现异常，及时报告医护人员。

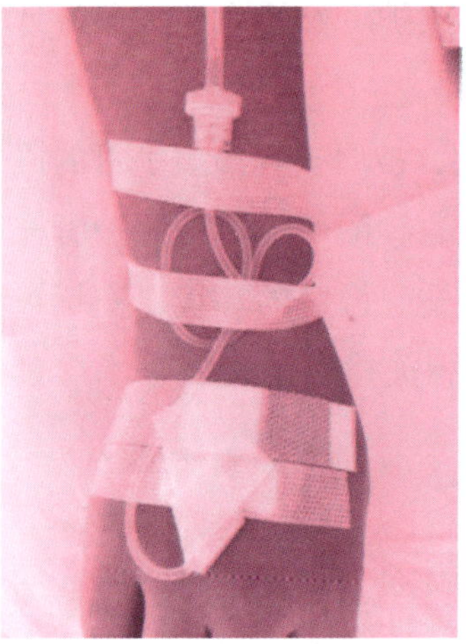

图 2－5　头皮针固定法

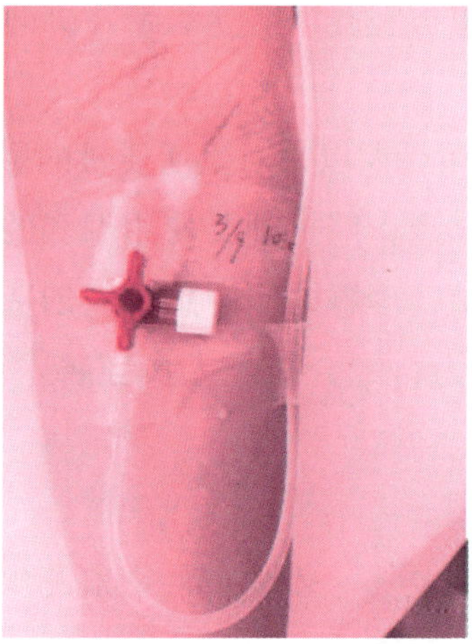

图 2－6　套管针固定法

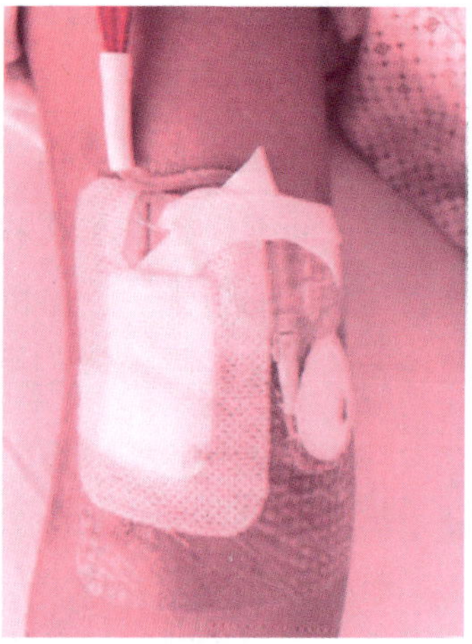

图 2－7　外周中心静脉导管固定法

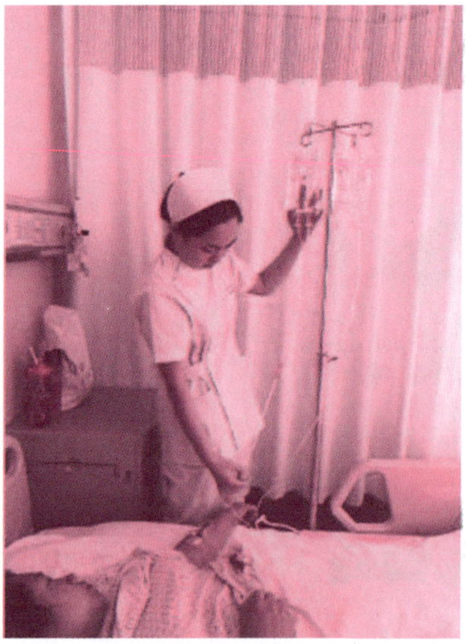

图 2－8　检查输液管路

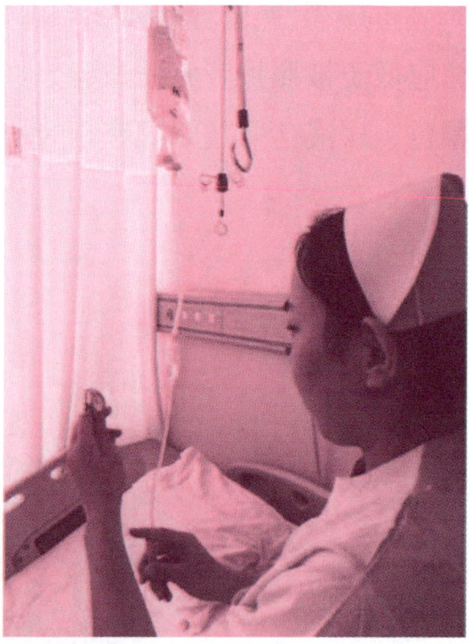

图 2－9　检查滴速

（5）饮食照护：术后 4 小时内禁食水，4 小时后清淡免糖免奶流食，肠道通气后可进普通饮食，建议加强营养，多吃高蛋白、高维生素及粗纤维食品。

（6）生活照护：被照护者生活不能自理期间，协助洗漱、进食、更衣，会阴冲洗1—2次/日。

4. 盆底肌锻炼指导　指导被照护者尽早开始做凯格尔运功，进行自主收缩肛门和阴道的动作，每次收缩3秒后放松3秒，连续15—20分钟为一组，每日坚持锻炼2—3组。

四、居家照护

1. 个人卫生宣教　嘱每次便后温开水清洗外阴，保持外阴清洁、干燥，勤换内裤，术后3个月内禁止盆浴和性交。

2. 生活方式指导　避免重体力劳动或提重物，治疗慢性咳嗽，预防便秘。

3. 凯格尔运动指导　督促被照护者每天坚持做自主收缩肛门和阴道的动作，随着循序渐进的训练，每次收缩和放松时间可由3秒逐渐增加至5—10秒，锻炼时间也可逐渐延长20—30分钟，每日坚持锻炼2—3组，4—6周1个疗程。

4. 理疗康复　陪伴被照护者定期到医院进行电刺激、生物反馈或磁刺激治疗，可加强盆底肌收缩力和尿道肌肉的张力，增加控制尿液的能力。

5. 指导疗效观察　治愈：强腹压增加下无不自主溢尿；改善：腹压下不自主漏尿减少50%以上；无效：症状同于以往。

6. 复诊照护　协助被照护者回顾家庭治疗过程及治疗效果，根据医嘱，带上就诊相关资料及证件陪被照护者按时去医院复诊。

第四节　功能失调性子宫出血

功能失调性子宫出血简称功血，是由于下丘脑—垂体—卵巢轴的功能失调、并非器质性病变引起的异常子宫出血；按发病机制可分为无排卵性功血和排卵性功血两大类。

一、临床表现

1. 无排卵性功血　表现为月经周期和经量的不正常；月经周期或经期长短不一，出血量时多时少，多为停经数周或数月后大量出血，可持续2—3周甚至更长；少数表现为长时间少量点滴出血、淋漓不尽，出血多者可致贫血或休克，出血期间多无腹痛或其他不适；一般有数月无月经的病史，基础体温呈单相型。

2. 有排卵性功血　表现为月经周期缩短，因此月经频发；育龄妇女常可表现为不易受孕或在孕早期流产。

二、治疗原则

（一）无排卵性功血

1. 支持治疗　加强营养，改善全身情况。

2. 药物治疗

（1）止血：雌孕激素联合用药、单纯雌激素、单纯孕激素治疗。

（2）调整月经周期：①雌孕激素序贯疗法。②雌孕激素联合疗法。③孕激素疗法。

（3）促进排卵：常用药物有枸橼酸氯米芬、人绒毛膜促性腺激素。

3. 手术治疗　刮宫术、子宫内膜切除术、子宫切除术。

（二）排卵性功血

1. 黄体功能不足　促卵泡发育、黄体功能刺激疗法及黄体功能替代疗法等。

2. 子宫内膜不规则脱落　常用药物有孕激素、绒毛膜促性腺激素。

三、临床护理配合

1. 病情观察　观察异常子宫出血的表现，如出血量、性状、发病时间。记录出血量，嘱被照护者保留被血污染的卫生巾、尿垫及内裤等便于准确估计失血量，为及时补充液体和血液提供依据；对于严重失血的被照护者要密切观察精神状况、面色、血压、脉搏、呼吸、尿量，并嘱其卧床休息、不单独起床，以防晕倒受伤；随时观察出血情况，如有异常及时报告医护人员。

2. 心理照护　加强与被照护者沟通，安慰鼓励被照护者，适时进行有关功血知识的宣教，向青春期功血患者及家属强调尽早治疗有利于月经恢复正常周期；育龄期功血患者中未育者用促排卵药后妊娠生育可能性很大，已育者要定期到医院随诊；绝经过渡期的功血患者在除外恶变后可定期随诊观察。

3. 用药照护　如有口服药物治疗，需协助被照护者按时按量准确服药，不随意停药或漏服药，稳定的血药浓度，可避免造成意外的阴道出血；停药 3—7 日会发生撤药性出血，用药过程中可能会发生过敏反应，如发现阴道出血量过多或有过敏反应，应立即通知医护人员。

4. 术前照护　根据手术方式不同，遵医嘱术前肠道准备、禁食水，协助被照护者做全身特别是会阴部皮肤清洁；术晨协助被照护者摘除活动义齿、饰品等所有身外之物，贵重物品交家属保管，陪伴被照护者到手术室门口。

5. 术后照护　被照护者返回病室，首先祝贺其顺利度过手术关；详细听取手术护士向病房护士交班的信息，向护士了解术后护理注意事项；注意阴道出血的量及性状，观察伤口渗血、渗液的情况，询问被照护者疼痛程度，发现异常及时通知医生；腹腔镜术后，当日可协助被照护者床上翻身活动，术后一日拔除尿管后即可下地活动，协助被照护者多饮水，尽早排尿；术后第一日进半流食，未排气及排气不畅时禁食产气食物，如甜类、奶类、豆类，防止加重腹胀，排气后进普食，气腹引起的腹胀可协助被照护者膝胸卧位，以缓解症状。

6. 生活照护　被照护者卧床期间，照护师应协助被照护者早晚洗漱及床上饮食，会阴冲洗 2 次/日，床上擦浴更衣 1 次/日，保持床单位干净整洁舒适。指导被照护者床上做双下肢主动运动，预防下肢静脉血栓。

四、居家照护

1. 一般照护　协助家属为被照护者创造良好的休养环境，制定合理的作息时间；注意房间通风，保持空气新鲜。

2. 用药照护　如居家使用激素类药物治疗，服药前照护师必须和被照护者或家属仔细查对药品名称、医嘱剂量、使用时间，协助被照护者遵照医嘱按时按量准确服药，不可随意停药或漏服药，以保证血药浓度稳定，避免造成意外的阴道出血。

3. 病情观察　观察并记录阴道出血量，嘱被照护者保留被血污染的卫生巾、尿垫及内裤等便于准确估计失血量，对于失血严重者需尽快送往医院治疗。

4. 饮食照护　嘱被照护者进食粗纤维、高蛋白、高维生素、高铁剂的饮食，纠正贫血；如青春期被照护者可多食猪肝、禽类，更年期的被照护者可多食鱼虾、新鲜水果和蔬菜等低胆固醇高铁剂的食品，尽可能地在短期内纠正贫血。

5. 活动照护　出血量多时，需卧床休息，避免过度劳累、剧烈运动，下地活动时需有人协助，防止摔伤；病情好转后，可逐渐增加活动量。

6. 个人卫生指导　保持外阴清洁，每日用流动水进行冲洗；勤换内裤、卫生巾、卫生垫，以防逆行感染；手术治疗的患者术后 1 个月内禁盆浴和性交。

7. 教会被照护者测量基础体温的方法　每晚临睡前将体温表水银柱甩至 35℃以

下，如果是电子体温计则变成初始值，放在醒来后伸手可及的地方，清晨醒后，立即将体温表放在舌下，测量5分钟后拿出来读数，把结果记录在基础体温单上，并连成曲线，连续测量3个周期以上；注意：保持每日睡眠习惯与时间固定不变、每日测量时间不变，清晨醒后，测量体温前不可起床、大小便、进食、说话等，以确保结果的准确性；如有影响基础体温的因素应记录在体温单上，如月经期、性交、饮酒、服药等。

8. 复诊照护　协助被照护者回顾家庭治疗过程及治疗效果，根据医嘱，带上就诊相关资料及证件陪被照护者按时去医院复诊。测基础体温者，需带上基础体温单，便于医生诊断。

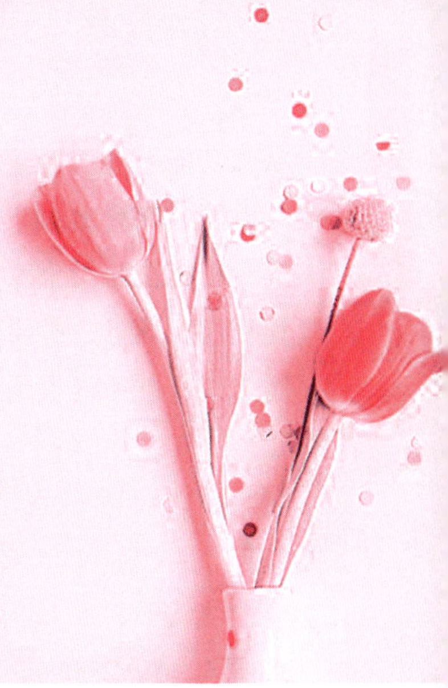

第三章
产前检查与孕期保健

产前检查与孕期保健包括定期产前检查、妊娠期营养、运动及用药指导。目的是对胎儿宫内情况进行监护，保证孕妇和胎儿健康直至安全分娩。

第一节　产前检查

一、如何确定怀孕

育龄期有性交史的健康妇女，平时月经规律，一旦月经过期，随后出现头晕、乏力、恶心、晨吐等反应，应考虑到妊娠；用早早孕试纸检测尿液，出现阳性反应；通过 B 超进一步确定宫内妊娠。

二、预产期的计算

正常孕期：280 天（40 周）。计算方法：末次月经第一日，月份减 3 或加 9，天数加 7；如末次月经为 8 月 21 日，预产期应为次年 5 月 28 日。月经不准者可通过早孕反应时间、胎动出现时间和 B 超（3 个月前）推测预产期。

三、早孕期有关检查

孕 11 周前通常需对孕妇的健康状况进行全面检查，包括肝肾功能、凝血四项、甲状腺功能七项、血尿常规、血型（ABO，RH）、乙型肝炎、丙型肝炎、艾滋病、梅毒、心电图、妇科 B 超、宫颈 TCT 等。筛出肝炎、肾炎、贫血、艾滋病、性病、宫颈病变等，根据化验结果及病史，了解是否存在严重的心脏病、甲状腺功能异常、糖尿病、免疫性疾病等；必要时请内科医生协助诊断，决定能否继续妊娠；终止妊娠尽量在 28 周之前，避免进入围生期。

四、产前检查的时间与频次

孕妇于妊娠 12 周起进行产前系列检查，妊娠 12—28 周期间每个月检查一次，自 28 周至 36 周期间每 2 周检查一次，妊娠 36 周起每周检查一次，正常 13 次；高危孕妇，应酌情增加产前检查次数。

五、产前检查常规项目

产前检查常规项目包括血压、体重、胎心、胎位、血常规、尿常规、宫高、腹围等。

六、特殊检查项目及时机

1. 孕 11—13 周　彩色超声检查，进行新生儿畸形初筛。
2. 孕 16—21 周　抽血筛查唐氏综合征（21－三体）、18－三体、开放性神经管畸形等疾病。
3. 孕 20—24 周　彩色超声筛查新生儿畸形。
4. 孕 24—28 周　筛查妊娠期糖尿病。
5. 孕 32—34 周　第 3 次超声，了解胎儿发育情况。
6. 孕 34—36 周　骨盆测量，阴道细菌培养。
7. 孕 36 周后　每周胎心监护一次。
8. 孕足月　酌情做第 4 次 B 超。

第二节　孕期膳食指导

妊娠期是生命早期的起始阶段，营养作为最重要的环境因素，对母子双方的健康都将产生至关重要的影响。孕期胎儿的生长发育、母体乳腺和子宫等生殖器官的发育以及为分娩后乳汁分泌进行必要的营养储备，都需要额外的营养。因此，妊娠各期妇女的膳食应在非孕妇女的基础上，根据胎儿生长速率及母体生理和代谢的变化进行适当的调整。

一、重视微量元素的补充

1. 孕期叶酸的补充　富含叶酸的食物有动物肝脏、蛋类、豆类、酵母、绿叶蔬菜、水果及坚果类。每天保证摄入400克各种蔬菜，其中1/2以上为新鲜绿叶蔬菜，可提供叶酸约200微克（如一天摄入小白菜、甘蓝、茄子、四季豆各100克或韭菜、油菜、辣椒、丝瓜各100克都可获得200微克的叶酸）。孕期除了常吃富含叶酸的食物外，还应补充叶酸400微克/天，以满足其需要。

2. 孕期铁的补充　动物血、肝脏及红肉中含铁量较为丰富，且所含的铁为血红素铁，其生物利用率较高，可通过适当增加这类食物的摄入来满足孕期对铁的额外需要。孕中晚期每天增加20—50克红肉，每周摄入1—2次动物血和肝脏，每次20—50克，基本可以满足孕期增加的铁营养需要。

3. 孕期碘盐的补充　除了每天从碘盐中可摄入碘之外，建议孕妇常吃富含碘的海产品，如鲜海带100克或紫菜干2. 5克或裙带菜干0. 7克或贝类30克或海鱼40克，即可获得足量的碘。

二、保证糖类的摄入

1. 孕早期无明显早孕反应者　保持孕前平衡膳食，无须额外增加食物摄入量，以免孕早期体重增长过多。

2. 早孕反应明显者　不必过分强调平衡膳食，也无须强迫进食。可根据个人的饮食嗜好和口味选用容易消化的食物，少食多餐。进餐的时间地点也可依个人的反应特点而异，可清晨醒来起床前吃，也可在临睡前进食。

3. 保证每天摄取至少130克糖类　应首选富含糖类、易消化的粮谷类食物，如米、面、烤面包、烤馒头片、饼干等。各种糕点、薯类、根茎类蔬菜和一些水果中也含有较多糖类，可根据孕妇的口味选用。食糖、蜂蜜等易于吸收，进食少或孕吐严重时食用可迅速补充身体需要的糖类。可提供130克糖类的食物有：200克左右的全麦粉；170—180克精制小麦粉或大米；大米50克、小麦精粉50克、鲜玉米100克、薯类150克的食物组合。

三、孕中晚期适量增加优质蛋白的摄入

1. 孕中期开始，每天增加奶200克，使奶的总摄入量达到500克/天。可选用液态奶、酸奶，也可用奶粉冲调，可分别在正餐或加餐时食用，孕期体重增长较快时，可选用低脂奶，以减少能量摄入。

2. 孕中期每天增加鱼、禽、蛋、瘦肉共计50克，孕晚期再增加75克左右。

3. 每周最好食用2—3次深海鱼类。

4. 孕中晚期一天食量及种类建议，见表3－1。

表3－1　孕中期及孕晚期孕妇1天食物建议量

单位：克/天

食物种类	建议量	
	孕中期	孕晚期
谷类/薯类	200—250/50	200—250/50
蔬菜类	300—500	300—500
水果类	200—400	200—400
鱼、禽、蛋、肉类（含动物肝脏）	150—200	200—250
牛奶	300—500	300—500
大豆类	15	15
坚果	10	10
烹调油	25	25
食盐	6	6

四、加强体重管理，维持孕期适宜增重

建议从孕前开始对体重进行监测和管理。孕早期体重变化不大，可每月测量1次，孕中晚期应每周测量体重，并根据体重增长速率调整能量摄入水平。体重增长不足者，可适当增加高能量密度的食物摄入；体重增长过多者，应在保证营养素供应的同时注意控制总能量的摄入，并适当增加身体活动。除了使用校正准确的体重秤，还要注意每次称重前均应排空大小便，脱鞋帽和外套，仅着单衣，以保证测量数据的准确性和监测的有效性。不同孕前体重指数妇女孕期体重总增重的适宜范围及孕中晚期每周的增重速率参考值见表3－2。

表 3－2 孕期适宜体重增长速率

孕前体重指数	总增重范围/千克	孕中晚期增重速率/（千克/周）
低体重（<18.4）	12.5—18.0	0.51
正常体重（18.5—24.9）	11.5—16.0	0.42
超重（25.0—29.9）	7.0—11.5	0.28
肥胖（>29.9）	5.0—5.9	0.22

注：体重指数=体重（千克）/身高的平方（米）。

五、禁烟酒，积极准备母乳喂养

1. 孕妇需避免烟酒和不良生活环境对胎儿的危害　孕妇除了禁止吸烟饮酒外，还要注意避免被动吸烟的影响，尽量避免身处于通风不良和人群聚集的环境中。

2. 准备母乳喂养　孕期平衡膳食和适宜的体重增长，使孕妇身体有适当的脂肪蓄积和各种营养储备，有利于产后泌乳。

第三节　孕期运动指导

一、合理运动的重要性

由于孕期对多种营养物质的需求量增加大于非孕期，大多数孕妇会增加摄入量以满足各项微量元素的需求量，可能引起体重过多增长，因此会增加妊娠期糖尿病及巨大胎儿的风险；适宜的身体活动有利于孕期体重的控制及自然分娩。

二、孕期各阶段运动方式的选择

1. 孕周<16周　少运动，避免剧烈的大运动量的锻炼，以免引起流产。可以选择散步、打太极拳等运动，建议每次不超过30分钟。

2. 孕周在16—27周　可以游泳、瑜伽，建议每次不超过20分钟。

3. 孕周>27周　选择低强度的身体活动，例如每天散步30分钟。

三、孕期保健操

1. 脚部运动

（1）把一条腿搭在另一条腿上，然后放下来，重复 10 次，每抬 1 次高度增加一些，然后换另一条腿，重复 10 次（图 3－1）。

（2）两腿交叉向内侧夹紧、紧闭肛门，收缩阴道，然后放松；重复 10 次后，把下面的腿搭到上面的腿上，再重复 10 次。

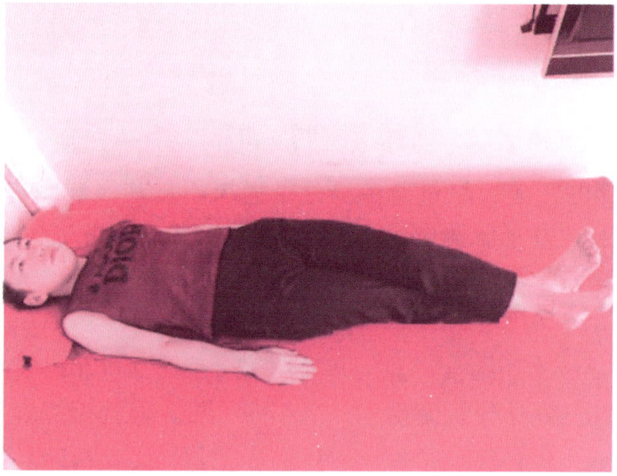

图 3－1　腿部运动

2. 腹肌运动　锻炼支持子宫的腹部肌肉。

（1）单腿曲起、伸展、曲起、伸展，左右各 10 次（图 3－2）。

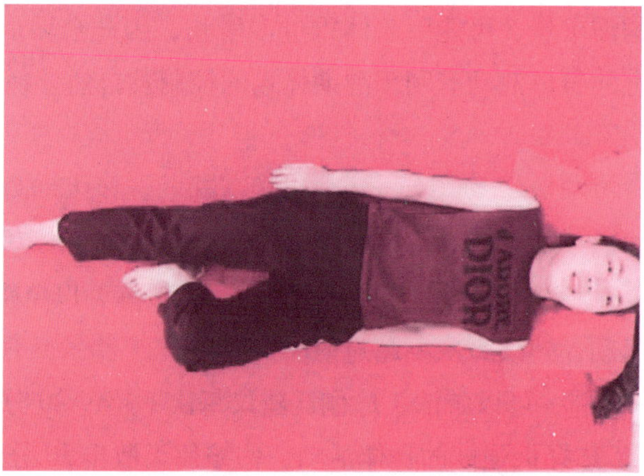

图 3－2　单腿屈伸

（2）双膝曲起，单腿上抬，放下，上抬，放下，左右各10次（图3－3）。

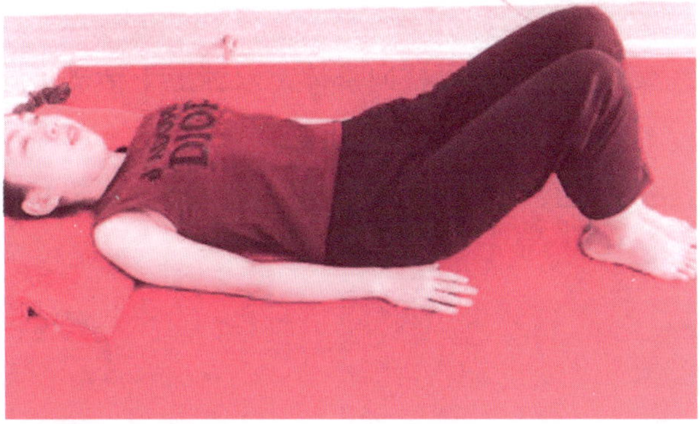

图3－3　双腿屈伸

3. 骨盆的运动　放松骨盆的关节与肌肉，使其柔韧，利于顺产。

（1）单膝曲起，膝盖慢慢向外侧放下，左右各10次（图3－4）。

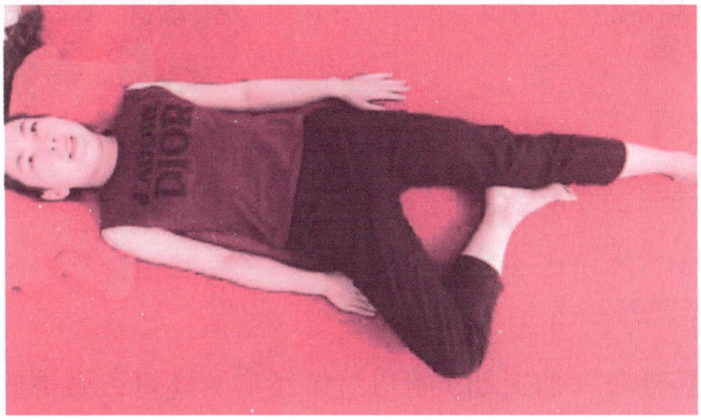

图3－4　单腿运动

（2）双膝曲起，左右摇摆至床面，慢慢放松，左右各10次（图3－5）。

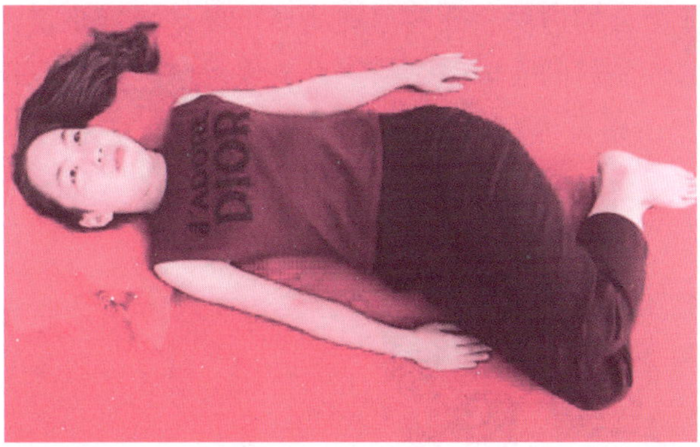

图3－5　双腿运动

4. 盘腿运动　放松耻骨联合与股关节，伸展骨盆底肌肉群，这样胎儿可顺利通过产道。

（1）笔直坐好，双脚合十，用手拉向身体，双膝上下活动，宛如蝴蝶振翅，重复10次（图3－6）。

（2）同一姿势，吸气伸直脊背，呼气身体稍向前倾，重复10次。

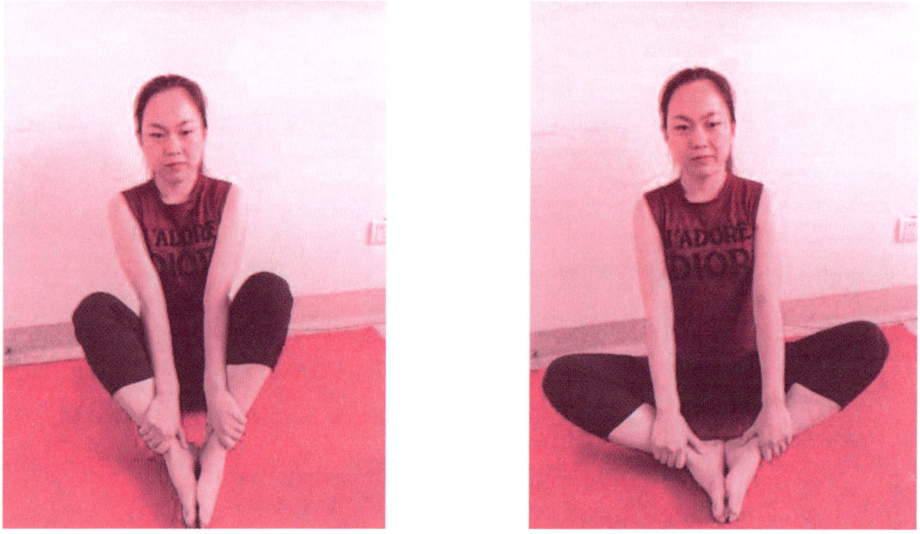

双脚合十　　　　用手拉向身体

图3－6　盘腿运动

5. 猫姿　这是振动骨盆的运动，可以缓解腰痛，还可以锻炼腹部肌肉，更好地支持子宫。

（1）趴下，双臂与双膝分开（图3－7）。

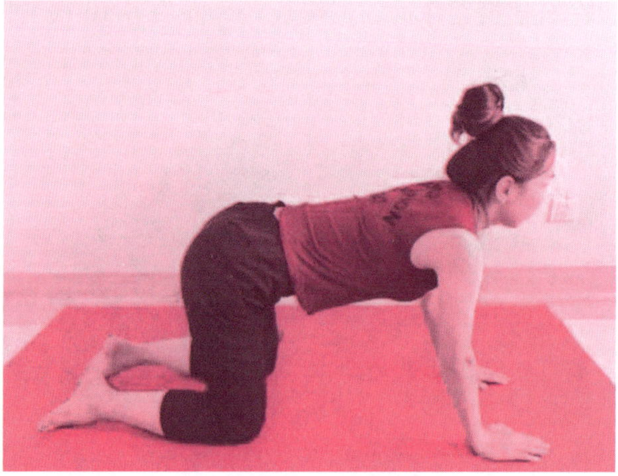

图3－7　猫姿1

（2）边吸气边拱起背部，头部弯向两臂中间，直至看到肚脐（图3－8）。

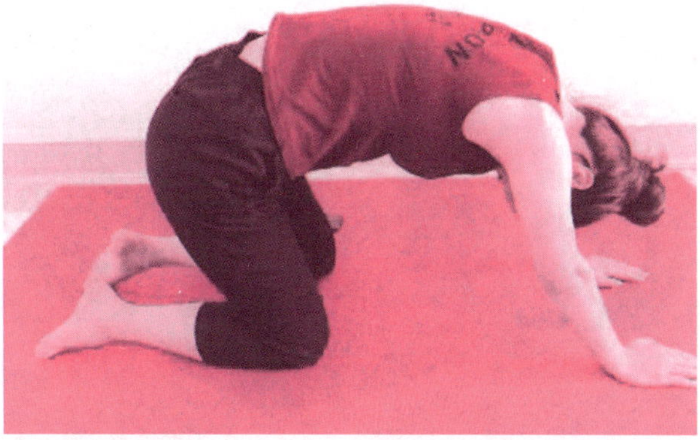

图3－8　猫姿2

（3）边呼气边恢复到猫姿1的姿势，边吸气边前抬上身（图3－9）。

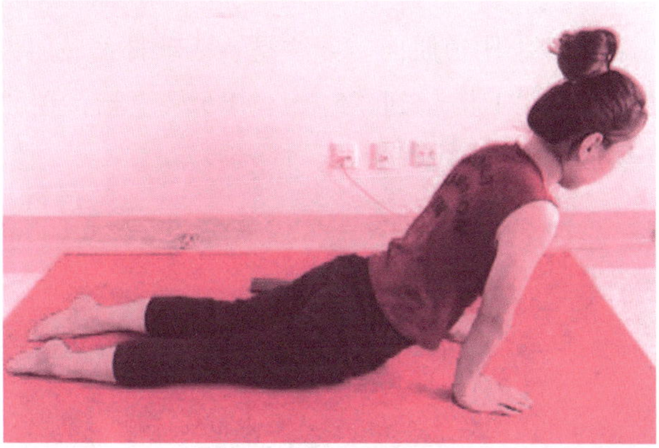

图3－9　猫姿3

（4）边呼气边后撤身体，直至趴下；4种动作重复10次（图3－10）。

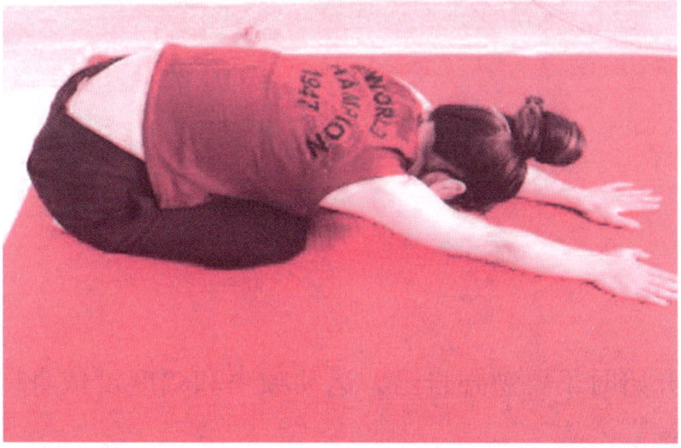

图3－10　猫姿4

6. 吹蜡式运动　锻炼腹肌，产后可恢复松弛的腹肌。方法是：仰卧，曲起双膝，将手指立于离嘴30厘米处。把手指视为蜡烛，为吹熄烛焰而用力呼气（图3－11）。

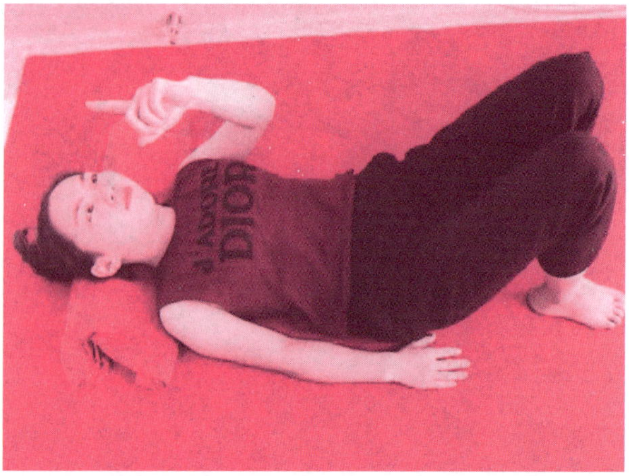

图3－11　吹蜡式运动

7. 电梯式运动　练习收缩阴道肌肉。方法是：活动骨盆底肌肉群，同时要收缩臀部，如电梯般上抬腰部，从“1楼”到“5楼”分5层上抬，在“5楼”处保持2—3秒后，边呼气边分5层放下腰部（图3－12）。

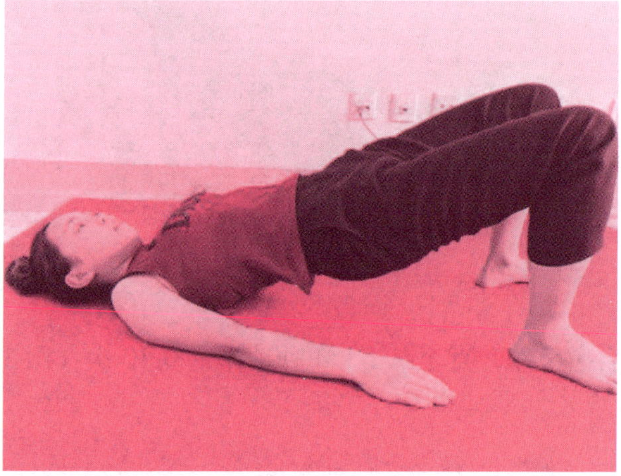

图3－12　上抬腰背部

四、注意事项

1. 循序渐进　开始时不要勉强自己，运动频率和幅度可依身体状况循序渐进，以后可逐日增加运动量。

2. 适量运动　做完一遍体操后如果感到累，就应该适当减少运动量；运动适量的感觉为：身体微微发热，略有睡意。

3. 依身体状况酌减　腹部发胀、生病等身体不舒服的时候，可酌减体操的种类、次数、强度等。

4. 早晨不宜做操　沐浴后可以做。

5. 猫姿与电梯式体操　可能会改变胎位，所以怀孕 8—9 个月时不要做。

第四节　家庭胎心监测

胎心监测是了解胎儿宫内是否缺氧的重要手段，照护师应熟练掌握听胎心的方法。

一、胎心正常范围及临床意义

胎心正常范围在 120—160 次/分，低于 120 次/分或高于 160 次/分可能是胎儿宫内缺氧的表现。

二、操作方法

1. 体位　协助孕妇取仰卧位或半坐卧位，暴露腹部。

2. 确定胎心听诊区　胎心音在胎背侧上方的孕妇腹壁上听诊最清楚。听诊时，涂少量耦合剂于腹壁（图 3－13）。如家里无耦合剂者，可用温开水代替。

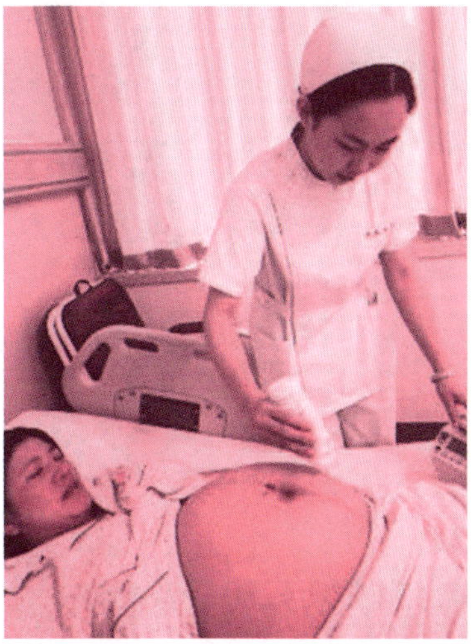

图 3－13　涂耦合剂

3. 打开多普勒胎心仪开关　在孕妇宫缩间隙时，将探头放于听诊区听取胎心音，当听到强而有力、有节奏的搏动声时，以手固定探头（图 3－14）。

4. 以手表或时钟计时　数 60 秒胎心跳动次数，将结果告诉孕妇（图 3－15）。

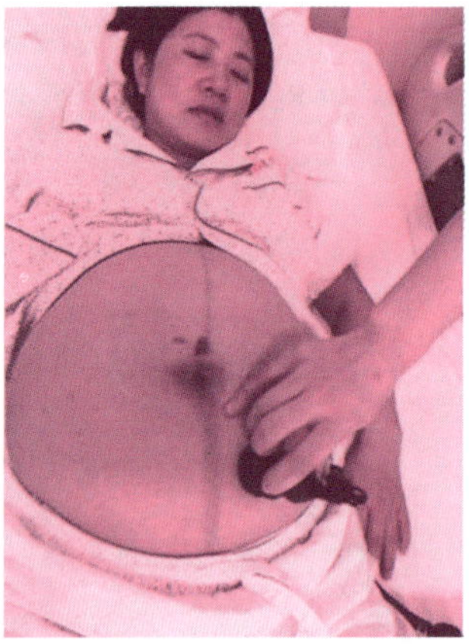

图 3－14　听取胎心音

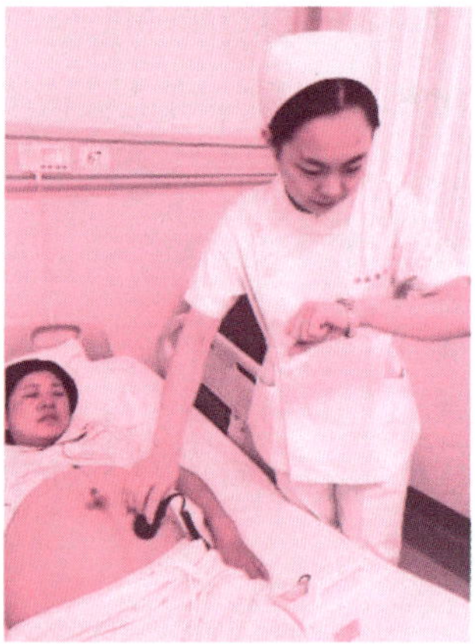

图 3－15　胎心计数

5. 关闭多普勒开关　取卫生纸将孕妇腹部的耦合剂擦净，协助孕妇整理衣裤（图3－16）。

6. 讲解胎心率　正常波动范围为 120—160 次/分，告诉孕妇胎心率过快或过慢都可能是胎儿窘迫的表现。

7. 记录　包括听胎心的时间、部位、胎心率（图 3－17）。

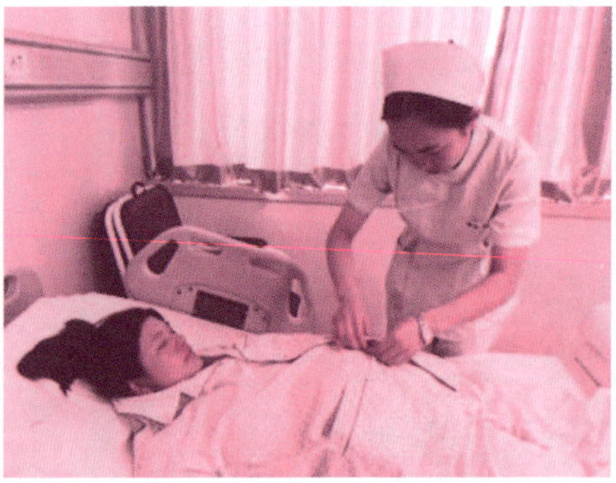

图 3－16　整理衣裤

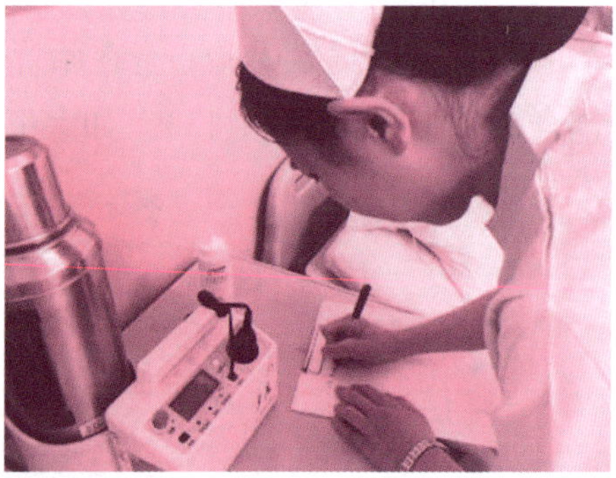

图 3－17　详细记录

三、注意事项

1. 有宫缩的孕妇　应在宫缩间隙听取胎心音。

2. 如为双胎　两个胎心率相差 10 次/分以上或两个听诊部位之间有 10 厘米以上的无胎心音区，方可认为是两个胎儿的心率。

3. 胎心音　需与子宫动脉、腹主动脉及脐带血管杂音相鉴别。

4. 胎心率　如低于 120 次/分或高于 160 次/分，需再数 1 分钟。若仍不正常，嘱孕妇左侧卧位并予吸氧 30 分钟后复测。结果异常需陪伴孕妇到医院就诊。

第五节　胎动监测

胎动监测是通过孕妇自测评价胎儿宫内情况最简单有效的方法，随着孕周增加，胎动逐渐由弱变强，至妊娠足月时，胎动又逐渐减弱。

一、胎动正常范围及临床意义

孕晚期，12 小时胎动 > 30 次，或≥6 次/2 小时，表明胎盘功能好，胎儿状态良好。12 小时胎动 < 10 次，或 < 6 次/2 小时，或胎动较以往减少 50% 为胎动过少，可能是胎儿窘迫的早期表现，需要到医院进行检查。

二、监护胎动的方法

嘱孕妇取侧卧位或坐位，集中注意力计数胎动（图 3 – 18），每日 3 次，早、中、晚固定时间各数 1 次，每次 1 小时，连续胎动一阵计数为 1 次；将 3 个小时的胎动次数相加再乘以 4，即 12 小时胎动总数。也可每日固定时间，连续计数 2 小时。

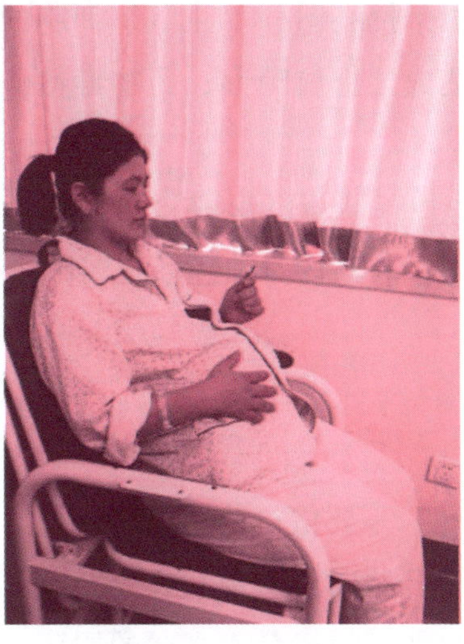

图 3 – 18　计数胎动

三、注意事项

1. 环境安静　数胎动期间，不要打扰孕妇。

2. 重视孕妇对胎动的主诉　有时计数在正常范围，但较平时明显减少或频繁者，需严密监测。

3. 发现胎动异常　需及时陪伴孕妇就医。

第六节　孕期合理用药

妊娠期是特殊的生理期，母亲用药可直接作用于胎儿，也可间接通过生物转化成代谢产物后产生致畸作用，所以孕期需在医生指导下合理用药。

一、药物对妊娠不同时期的影响

1. 着床前期　一般在受精后 2 周，是卵子受精至受精卵着床于子宫内膜前的一段时期。此期的受精卵还在输卵管腔或者宫腔分泌液中，受精卵与母体组织尚未直接接触，故在此期间用药对其影响不大。若药物对胚胎的毒性极强，可导致极早期流产。

2. 晚期囊胚着床后至妊娠 12 周　此阶段是药物的致畸期，是胚胎、胎儿各器官高度分化、迅速发育、不断形成的阶段，首先是心脏、脑开始分化，随后是眼、四肢等。在此期间用药，其毒性能干扰胚胎、胎儿组织细胞的正常分化，任何部位的细胞受到药物毒性的影响，均可造成某部位畸形；药物毒性作用出现越早，发生畸形的可能性越严重。

3. 妊娠 12 周至分娩　胎儿各器官已形成，药物致畸作用明显减弱。神经系统因在整个妊娠期间持续分化发育，故药物对神经系统的影响可以一直存在。

二、孕期用药原则

1. 必须在医生指导下用药　不要擅自使用药物。

2. 尽量少用药　可用一种药物时，避免联合用药。

3. 必须用药时　要有明确指征，避免不必要的用药。

4. 剂量选择　能选择小剂量药物时，不选择大剂量药物。

5. 用药时间　严格掌握药物剂量和用药持续时间，注意及时停药。

6. 其他　若病情需要，在妊娠早期应用对胚胎、胎儿有害的致畸药物，应先终止妊娠，随后再用药。

第七节　孕期常见症状护理

妊娠期随着胎儿的生长发育，子宫体积变大及激素水平的变化，孕妇常会出现一些不适症状。照护师应积极帮助孕妇缓解不适。

一、便秘

1. 生活规律　晨起一杯温开水，每天进行 30 分钟的轻体力活动。

2. 饮食　多食用一些富含纤维素的食物，膳食纤维能刺激胃肠蠕动。

3. 排便指导　养成每日排便一次的习惯，在早餐或清晨起床后无论有无便意，都应该做排便动作，促进排便，避免同时看手机玩游戏。

4. 腹部按摩　由孕妇自己进行，顺时针环形轻轻按摩，促进血液循环和肠蠕动。

5. 药物治疗　必要时，在医生指导下使用缓泻药物，如乳果糖口服液。

二、痔疮

1. 饮食　多吃蔬菜、水果，少吃辛辣油炸食品。

2. 坐浴　严重时温水坐浴，每日早、晚各 1 次，每次 15—20 分钟。

3. 锻炼　指导孕妇坚持做凯格尔运动，每日 3 次，每次 15—20 分钟。

三、恶心呕吐

1. 饮食　少食、多餐，忌油腻食物。

2. 药物　呕吐较频繁者，遵医嘱口服维生素 B_6，10—20 毫克，每日 3 次。

3. 体位　卧床休息时取头高位或侧卧位，建议适当活动，避免弯腰动作。

四、腰背痛

1. 腰背部垫软枕　可缓解疼痛。

2. 护理　必要时卧床休息，局部热敷。

3. 坚持做孕期保健操　锻炼腰背部肌肉。

4. 行走时　使用孕期腹带，托起腹部。

五、下肢肌肉痉挛

下肢肌肉痉挛多发作于夜间，常能很快自行缓解；补充钙剂可预防或减少下肢肌肉痉挛的发生。

六、下肢水肿

下肢水肿时睡眠取左侧卧位，下肢垫高 15 度可以使血液回流改善，减轻水肿。

七、仰卧位低血压

孕晚期避免长时间平卧。仰卧时，可将床头抬高 15—30 度（图 3－19），建议多取左侧卧位。当孕妇出现体位性低血压时立即改为侧卧位。

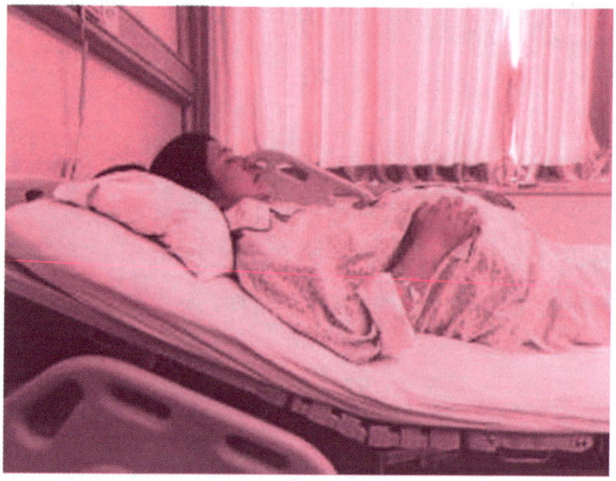

图 3－19　抬高床头

第四章
孕期并发症护理

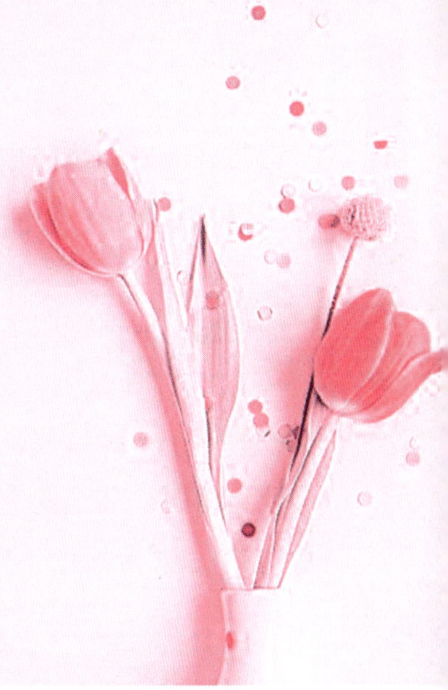

孕期并发症包括范围很广。本书只选择较常见的且需要照护师积极参与护理的6种并发症进行讲述。

第一节　自然流产

妊娠不足28周、胎儿体重不足1000克而终止者，称为流产。未经人工干预的流产，为自然流产。流产发生于妊娠12周以前者称为早期流产，发生在妊娠12周至不足28周者称晚期流产。

一、临床表现

临床表现主要以月经停止后阴道流血和腹痛为主要临床症状。

1. 早期流产　妊娠物排出前，胚胎组织大多已经死亡，开始出现阴道流血。随着子宫收缩，排出胚胎组织及其他妊娠物，产生阵发性下腹部疼痛。胚胎及其附属物完全排出后，子宫收缩，血窦关闭，出血停止。

2. 晚期流产　胎儿排出前后往往还有生机，其临床过程与早产相似，胎儿娩出后胎盘娩出，出血不多。也有少数晚期流产前胎儿已死亡，其原因多与胎儿发育异常、自身免疫异常、血栓前状态、宫内感染等有关。

根据自然流产发展的不同阶段，可分为4种临床类型。

1. 先兆流产　指妊娠28周前，先出现少量阴道流血。此时，常见暗红色或血性白带，无妊娠物排出，随后出现阵发性下腹痛和腰背痛。经休息及治疗后症状消失，可继续妊娠。

2. 难免流产　指流产不可避免，在先兆流产基础上，阴道流血量增多，阵发性腹痛加剧，或出现阴道流液。

3. 不全流产　难免流产继续发展，部分妊娠物排出宫腔，还有部分残留于宫腔内或嵌顿于宫颈口处，或胎儿排出后胎盘滞留宫腔或嵌顿于宫颈口，影响子宫收缩，导致大出血，甚至发生休克。

4. 完全流产　指妊娠物已全部排出，阴道流血逐渐停止，腹痛逐渐消失。

二、治疗原则

若胎膜未破，胎儿存活、无胎儿窘迫，无严重并发症时，应设法抑制宫缩，尽量延长孕周。对于不同流产类型的孕妇，处理原则不同。

1. 先兆流产　绝对卧床休息，禁止性交，减少刺激，必要时给予对胎儿危害小的镇静剂。对于黄体功能不足的孕妇，按要求每日给予肌内注射黄体酮 20 毫克，以利于保胎。

2. 难免流产　一旦确诊，应尽早使胚胎及胎盘组织完全排出，以减少出血。

3. 不全流产　尽快行刮宫术或钳刮术，清除宫腔内的残留物。阴道出血多伴休克者，需输血输液及抗感染治疗。

4. 完全流产　流产症状消失，行 B 超检查，若宫腔内无残留物且无感染征象者，不需要处理。

三、临床护理配合

1. 病情观察　注意观察宫缩及阴道流血情况，提醒晚期先兆流产孕妇每日按时计数胎动，出现疼痛加重、阴道流血增多或胎动明显减少要及时报告医护人员。

2. 保胎期间生活照护　先兆流产孕妇卧床保胎期间，照护者应全方位照顾孕妇生活，协助孕妇床上饮食，每日 3—4 餐，早晚洗脸刷牙各 1 次，床上泡脚 1 次/日，会阴冲洗常规 2 次/日，协助床上大小便，大便后随时冲洗外阴，床上擦浴更衣 1 次/（1—2 天），保持床单位干净整洁舒适。指导孕妇床上坚持双下肢主动运动，帮助孕妇按摩双下肢，每日 3—4 次，每次 5—10 分钟，预防静脉血栓。

3. 饮食照护　鼓励孕妇进食高蛋白、高维生素、粗纤维类食物，预防因便秘增加腹压而加大流产风险。

4. 心理照护　鼓励孕妇积极配合治疗，争取最大限度的延长孕周，当病情发展到难免流产或不全流产时，应理解孕妇的悲伤，安慰孕妇及家属，尽可能陪伴孕妇完成流产或清宫手术。

5. 流产后照护　流产后 2 小时内，协助产妇喝温开水 1—2 杯，4 小时内督促并协助产妇如厕排尿。需注意观察阴道出血及宫缩情况，出血多于月经量要及时报告医护人员。

四、居家照护

1. 居家环境准备　利用空调和加湿器调节房间温湿度，使温度在 24—26℃，相对湿度在 50%—60%，空调风不可直吹到孕妇身上。

2. 病情观察　继续观察孕妇阴道出血的颜色和量。若大于月经量或颜色鲜红，或流血持续大于 10 天，应及时陪伴就诊。

3. 心理照护　照护师应同情和理解产妇及家属的悲伤，帮助他们接受现实，顺利度过悲伤期。

4. 知识宣教　向家属及产妇讲解流产的相关知识，帮助他们消除顾虑，为再次妊娠做好准备。建议有多次流产史的妇女，在下一次备孕前到医院进行专业的产前咨询。

5. 饮食照护　流产后可适当加强营养，每日 3—4 餐，多食肉类、海鲜、桂圆、大枣等食物，促进康复。

6. 个人卫生　协助产妇勤换内衣裤、卫生巾，嘱 42 天内禁止性交，以免逆行感染。

7. 乳房照护　晚期流产产妇可出现奶胀，建议冷敷和饮用大麦茶，一般 5—7 天后可自然回奶。

8. 复诊照护　根据医嘱，携带好相关资料和证件按时陪产妇回院复查。

第二节　妊娠剧吐

孕 5—10 周频繁恶心呕吐，不能进食，排除其他疾病引发的呕吐，体重比妊娠前减轻 5% 以上、体液电解质失衡及新陈代谢障碍，需住院输液治疗者，称为妊娠剧吐。

一、临床表现

多见于初产妇。一般停经 40 天左右出现早孕反应，逐渐加重直至频繁呕吐不能进食、呕吐物中有胆汁或咖啡样物质。严重时，体重下降，面色苍白、皮肤干燥、脉搏细数、血压下降、尿量减少，甚至引起代谢性酸中毒及急性肾衰竭。

二、治疗原则

1. 输液　静脉补充液体及电解质，每日根据化验结果调节液体及电解质输入量，维持新陈代谢平衡。

2. 补充维生素　可通过输液或肌内注射补充维生素。

3. 饮食　先禁食，经治疗症状好转，呕吐停止后，可试进少量流食，同时调整补液量，继续妊娠。

4. 终止妊娠　治疗后如果病情加重，危及孕妇生命时，需考虑终止妊娠。

三、临床护理配合

1. 环境照护　保持病房内整洁、安静。每天通风 2 次，每次 30 分钟，保持空气清新，利于孕妇休息。

2. 体位照护　根据医嘱为孕妇取舒适安全的体位，床头摇高 15—30 度，严格卧床休息。休克时，需平卧位，注意保暖。

3. 呕吐照护　孕妇呕吐时，尽量侧身、头偏向一侧或扶孕妇上身抬起，面部冲下呕吐，避免呕吐物误吸到气管内。照护者一手扶住孕妇肩部，一手用准备好的一次性纸杯或袋子收纳呕吐物，每次呕吐后记录呕吐物的量、颜色和性质，用温开水给孕妇漱口，取餐巾纸擦拭口周。消除可能引起呕吐的因素，及时倾倒呕吐物，保持病房内无异味。当孕妇只是恶心强烈而无呕吐物时，鼓励孕妇做深呼吸和吞咽动作，抑制呕吐反射，避免过多体力消耗。

4. 输液照护　输液过程中，注意观察输液针头固定处有无松动，局部皮肤有无红肿渗液，输液管道有无打折，液体滴速有无变化。发现异常或液体快滴完时，需呼叫护士，不可自行更换液体。注意观察孕妇有无不良反应，如皮疹、瘙痒、心慌、呼吸急促等，发现异常，及时报告医护人员。由于补充钾离子，输液局部可能出现疼痛，可用热毛巾进行局部湿热敷，或在护士指导下使用热水袋热敷，以减轻疼痛。严禁使用水杯、矿泉水瓶等替代热水袋。

5. 排尿照护　如已留置尿管，需保持尿管固定通畅，避免打折或翻身时过度牵拉。尿袋上缘应低于孕妇膀胱位置，尿袋下缘应高于地面 10 厘米以上。观察尿量尿色。尿液达尿袋 2/3 容积时，通知护士。在孕妇禁食期间，需准确记录尿量。如果未放置尿管，可拿便盆协助孕妇床上排尿。医嘱可如厕者，也要将尿液排到便盆内便于计量。如厕时需全程陪护，避免摔伤。

6. 饮食照护 呕吐严重时，需禁食水。随着治疗后症状好转，饮食可改为清流、半流，最后过渡到普通饮食。在食用清流期间，建议孕妇多喝现榨的橙汁。在改食半流后，建议孕妇喝稀饭时吃点榨菜，鼓励孕妇多吃香蕉及新鲜水果以有助于补钾。所有饮食添加需循序渐进，少食多餐。每餐后为孕妇漱口。

7. 卧床期间生活照护 每日早晚洗脸、刷牙各 1 次，床上泡脚 1 次/日，会阴冲洗常规 2 次/日。协助床上大小便，大便后随时冲洗外阴。床上擦浴更衣 1 次/（1—2）天。由于孕妇呕吐，脱水导致皮肤干燥，每次清洗后需涂抹润肤油。保持床单位干净、整洁、舒适。指导孕妇床上坚持双下肢主动运动。帮助孕妇按摩双下肢，每日 3—4 次，每次 5—10 分钟，以预防下肢静脉血栓。

8. 心理照护 陪伴安慰孕妇，减少恐惧心理。关心理解孕妇的感受，介绍一些自己见过的成功康复案例，经常使用正向积极的语言引导孕妇，树立战胜疾病的信心。鼓励家属多与其交谈过去共同经历的美好事件及对孩子未来的规划。使用手机、掌上电脑等设备播放孕妇喜爱的轻松音乐或视频，以分散注意力，稳定情绪。

四、居家照护

1. 环境照护 与家属共同为孕妇创造一个安静舒适的休养环境，定时开窗通风，调整温湿度。

2. 饮食照护 制作清淡、易消化、富含营养和适合孕妇口味的饮食，少量多餐，每餐后及时协助漱口，保持良好的食欲。

3. 知识宣教 向孕妇宣教孕期营养与胎儿发育知识，鼓励她把进餐当成轻松愉快的享受而不是负担，使胎儿有足够的营养，顺利度过早孕反应期。

4. 心理照护 告诉孕妇经过治疗和护理妊娠剧吐是可以治愈的，消除不必要的思想顾虑，树立继续妊娠的信心，提高心理舒适度，多与家人、亲戚、朋友交流，分散对自己身体的过分关注，以减少孕期不适感。

5. 运动指导 建议孕妇待体力恢复后，逐渐增加运动量，参与适量的家务或工作，定时锻炼。

6. 复诊照护 呕吐症状消除后，可按正常产检频次，陪伴孕妇定时产检。

第三节　异位妊娠

受精卵在子宫体腔以外着床称为异位妊娠，俗称宫外孕。根据受精卵着床部位不同分为：输卵管妊娠、卵巢妊娠、腹腔妊娠、阔韧带妊娠、宫颈妊娠等，其中95%为输卵管妊娠，因管腔狭小，随妊娠囊不断增大，易发生输卵管妊娠流产和破裂。

一、临床表现

1. 停经　一般有6—8周停经史。

2. 腹痛　早期有一侧下腹部隐痛或酸胀感。一旦发生流产或破裂，会出现一侧下腹部撕裂样疼痛，伴有恶心、呕吐，可有肛门坠胀感，疼痛可由下腹扩散到全腹部，腹部有明显压痛和反跳痛。

3. 阴道流血　胚胎死亡后，常有不规则阴道出血，色暗红或褐色，量少，不超过月经量。

4. 晕厥与休克　随着输卵管破裂后腹腔内大量出血及剧烈腹痛，孕妇可出现晕厥和休克表现（皮肤湿冷、面色苍白、脉搏细速、意识淡漠、尿量减少等）。休克程度与阴道出血量不成正比。

二、治疗原则

1. 药物治疗　使用化疗药物（甲氨蝶呤），主要适用于早期输卵管妊娠、要求保存生育能力的年轻患者。

2. 手术治疗　分为保留输卵管的保守手术和切除输卵管的根治手术。手术方式有开腹手术和经腹腔镜手术。

3. 预防休克　孕妇一旦发生输卵管破裂后腹腔出血，需建立两条以上静脉通道，快速输血输液，同时积极准备手术。

三、临床护理配合

1. 一般照护　陪伴、安慰孕妇，减少恐惧心理；根据医嘱为孕妇取舒适安全的体位，严格卧床休息，休克时需平卧位，注意保暖；密切观察孕妇的意识及生命体征，认真倾听孕妇的主诉，发现异常及时通知医护人员；有阴道出血，会阴冲洗 2 次/日，保持外阴清洁；确定治疗方案前，嘱孕妇暂禁食水。

2. 输液照护　输液过程中，注意观察输液针头固定处有无松动，局部皮肤有无红肿渗液，输液管道有无打折，液体滴速有无变化，发现异常或液体快滴完时需呼叫护士，不可自行更换液体。静脉输血输液时，注意观察孕妇有无不良反应，如皮疹、瘙痒、心慌、呼吸急促等，发现异常，及时报告医护人员。

3. 排尿照护　如已留置尿管，需保持尿管固定通畅，避免打折或翻身时过度牵拉，尿袋上缘应低于孕妇膀胱位置，尿袋下缘应高于地面 10 厘米以上。观察尿量尿色，尿液达尿袋 2/3 容积时，通知护士，如果未放置尿管，可拿便盆协助孕妇床上排尿；医嘱可如厕者，如厕时需全程陪护，避免在厕所晕倒。

4. 术前照护　协助孕妇与家属取得联系，建议孕妇将贵重物品交予家属管理。在病情允许的情况下，帮助孕妇擦浴、更衣、剪指甲。护士接手术时，可协助护士将孕妇移到手术车上，在此过程中，注意保护各种管道，避免被牵拉。护送孕妇到手术室门口，鼓励孕妇术中要坚强。

5. 术后照护　首先祝贺患者顺利完成手术，协助医护人员将患者安全移到病床上。仔细听取手术室护士向病房护士的交接内容，向护士了解术后注意事项。观察患者的神志及生命体征，询问疼痛程度。检查吸氧管、输液管、留置尿管、各引流管是否通畅，定时记录引流液的颜色和量。观察切口是否干燥，有无渗血；协助患者定时翻身；晨晚间帮助患者洗漱、擦浴及更衣，保持床单位平展，全身皮肤清洁干爽，口腔无异味。根据医嘱调整饮食。

6. 康复期照护　在护士指导下，协助患者使用“三部起床法”下床活动，逐渐增加活动量。拔出尿管后，3—4 小时协助患者如厕或床上排尿。腹腔镜术后如腹胀明显，可协助患者取膝胸卧位，促进气体排出。肛门排气后，嘱患者进食易消化高蛋白食物。与患者一起向医护人员了解出院后的注意事项。

四、居家照护

1. 环境照护　根据家庭条件，建议家人尽可能为患者创造一个有利于康复的环境，房间要定时通风，每日至少 2 次，每次 30 分钟以上。使用空调时，空调风口不能直对患者。房间内光线要柔和，休息时要拉上窗帘，为患者创造良好的睡眠环境，保证充足睡眠。

2. 病情观察　遇到阴道流血颜色鲜红或血量较住院时增多，伤口处有红肿、渗液，体温升高及腹痛等情况，需陪患者及时就诊。

3. 用药照护　妥善保管药物，根据医嘱帮助患者查对药物名称、剂量、用法，协助患者按时用药，并观察用药后效果。

4. 饮食照护　鼓励患者加强营养，多食肉类、蛋类、奶类、红枣、木耳及新鲜的蔬菜、水果，以利于身体康复。

5. 生活照护　在患者生活不能自理期间，需协助患者早晚洗漱、会阴冲洗、更衣、进餐。协助患者室内活动，并逐渐增加活动量，尽快恢复生活自理能力。

6. 个人卫生指导　建议患者使用淋浴，避免盆浴，日常保持外阴清洁；嘱患者 30 天内禁止性交，以免发生逆行感染。

7. 心理照护　当患者说出自己的痛苦和顾虑时，要耐心倾听，提供必要的帮助。

8. 复诊照护　根据医嘱，带上就诊相关资料及证件陪患者按时去医院复诊。

第四节　先兆早产

先兆早产是指妊娠满 28 周至不足 37 周出现规律或不规律宫缩，伴有宫颈管的进行性缩短。如果这种宫缩得不到抑制，逐渐发展为规律宫缩，则可能发展为早产。

一、临床表现

最主要的临床表现是子宫收缩。最初为不规则宫缩，伴有少量阴道流血或血性分泌物，部分胎膜早破的孕妇有阴道流水。

二、治疗原则

卧床休息，抑制宫缩，控制感染，促胎肺成熟。在母胎条件允许的情况下，尽量保胎至 34 周以上。

（一）药物抑制宫缩

1. 盐酸利托君　盐酸利托君 100 毫克加于 5% 葡萄糖注射液 500 毫升中静脉泵入。初始剂量为 5 滴/分。根据宫缩情况进行调节，待宫缩抑制后持续静脉滴注 12 小时。停止静脉滴注前 30 分钟改为口服 10 毫克，每 4—6 小时一次。用药期间孕妇心率大于 120 次/分需减量或停药。

2. 硫酸镁　高浓度的硫酸镁直接作用于子宫平滑肌细胞，有较好抑制子宫收缩的作用。使用方法：25%硫酸镁15克加于5%葡萄糖注射液500毫升中静脉滴注，以1—2克/小时速度泵入，每日总量不要多于30克。用药过程中必须监测血镁浓度，若血镁>3.5毫摩尔/升，呼吸<16次/分，尿量<17毫升/小时、膝腱反射消失，应立即停药，并给予钙剂拮抗。因抑制宫缩所需要的镁离子与中毒浓度接近，肾功能不良、肌无力、心肌病患者禁用。

（二）控制感染

胎膜未破者根据阴道分泌物细菌学检查结果，阳性者使用抗生素；胎膜已破者，必须使用抗生素。抗生素应选择对胎儿相对安全的种类。

（三）促胎肺成熟

妊娠<34周，预计一周内可能分娩者，需进行促胎肺成熟治疗。常用药物为：地塞米松磷酸钠注射液。

三、临床护理配合

1. 一般照护　陪伴安慰孕妇，减少焦虑恐惧心理。嘱孕妇卧床休息，左侧卧位为主。保持病房内整洁、安静，定时通风换气，保持空气清新。

2. 观察宫缩　准备好带秒针的表，一手放在孕妇腹部，从感到全腹变硬开始计时，到腹部变软结束，为宫缩持续时间。接着开始计时到下一次腹部变硬结束，为宫缩间隔时间。如此记录3—4次，如果宫缩持续时间分别是13秒、10秒、20秒，间隙时间分别是7分、5分、8分，可将宫缩描述为（10—20秒）/（5—8分）。孕妇自觉宫缩有变化时，可随时观察，如无主诉，一般4—6小时观察记录一次。

3. 观察阴道流液　胎膜已破的孕妇，需观察阴道流出羊水的量和颜色。胎膜未破者需观察阴道分泌物的颜色、量及气味。

4. 用药照护　静脉滴注盐酸利托君和硫酸镁期间，需严格控制液体速度，在护士调好滴速后照护师不可自行调整。如使用输液泵，孕妇如厕时需携带输液泵，避免自行脱离输液泵而出现药物快速大量输入导致孕妇心衰、药物中毒等风险。静脉滴注盐酸利托君期间，如孕妇心率大于120次/分需减量或停药。静脉滴注硫酸镁期间，需每2小时观察一次呼吸、尿量和腱反射，若呼吸<16次/分，尿量<17毫升/小时、膝腱反射消失，应立即停药。使用抗生素的孕妇，需观察药物有无过敏反应。

5. 生活照护　先兆早产孕妇保胎期间，照护人员应协助孕妇床上饮食每日3—4餐，早晚洗脸刷牙各1次，床上泡脚1次/日，会阴冲洗常规2次/日。需协助胎膜早破者床上大、小便，大便后立刻冲洗。床上擦浴更衣1次/（1—2天），并保持床单位干净整洁舒适。指导孕妇床上坚持双下肢主动运动。帮助孕妇按摩双下肢，每日3—4次，每次5—10分钟，预防下肢静脉血栓。

6. 饮食照护　鼓励孕妇进食高蛋白、高维生素、粗纤维类食物，预防因便秘而增加腹压，加大早产风险。

7. 心理照护　孕妇可能担心早产给孩子带来危险，有时会自责。照护师要关心理解她的感受，介绍目前随着保胎药物的应用及新生儿救治技术的提高，延长孕周及提高新生儿生存质量都已成为现实。讲述一些自己见过的保胎成功案例，经常使用正向积极的语言引导孕妇。对需长期保胎的孕妇，帮她设定一个长期目标和多个短期目标。在每一个短期目标实现后，都向她表示祝贺或给予小小的奖励，鼓励孕妇积极配合治疗，争取最大限度的延长孕周。

8. 胎动监测　提醒孕妇注意胎动变化。定时自数胎动，每天3次，每次1小时。发现异常及时报告医护人员。

9. 临产症状观察　即便在用药保胎期间，也会出现早产。照护师如果发现宫缩间隙缩短、持续时间变长，达到（30—40秒）/（3—5分），特别是孕妇感觉疼痛明显时，要立即报告医护人员。如果孕妇在宫缩时伴有强烈的便意感，很可能是胎头下降压迫直肠所致，嘱孕妇大口呼气免用力，同时大声呼叫医护人员到场，请医护人员检查。如已临产，协助护士将孕妇送入产房待产。

四、居家照护

1. 环境照护　与家属共同为孕妇创造一个安静、舒适、光线充足的休养环境。定时开窗通风，保持空气清新。

2. 卧床照护　嘱孕妇尽量卧床休息，以左侧卧位为宜。卧床期间注意双下肢的主动锻炼，帮助孕妇做双下肢按摩。

3. 饮食照护　进食高蛋白、易消化、粗纤维、富含维生素的饮食为主，少量多餐。

4. 生活照护　卧床期间，照护师需协助孕妇早、晚洗漱。会阴擦洗每日2次，全身擦浴每周至少2次，每日更换内衣裤，及时更换污染的衣被。

5. 家庭监护　指导孕妇定时自数胎动，每天3次。有家用胎心多普勒或远程监护仪者，照护师帮助听胎心4—6次/日，或胎心监护1—2次/日。发现胎心或胎动异常，要及时联系医护人员或到医院就诊。

6. 复诊照护　如宫缩已完全控制，可遵医嘱按时复诊。备好母婴住院用品，随时准备住院分娩。如果发现初产妇宫缩 10—20 分钟一次，并有逐渐增强趋势，或经产妇出现一次强而痛的宫缩，都应建议孕妇尽快到医院就诊。

第五节 产前出血

妊娠中晚期及分娩前阴道流血超过月经量称为产前出血。产前流血严重时可发生休克，危及母儿生命，需要医护人员积极救治。引起产前出血的主要原因为前置胎盘和胎盘早剥。

一、临床表现

（一）前置胎盘

前置胎盘是指孕 28 周后胎盘附着于子宫下段，下缘达到或覆盖宫颈内口，位置低于胎儿先露部。

1. 无痛性阴道流血　妊娠晚期或临产时，突发无痛性、无诱因的阴道流血，可能是一次大量出血，也可能是反复多次少量出血。

2. 贫血、休克　反复出血可致孕妇贫血，其程度与阴道流血量及流血持续时间呈正比，一次大量出血可导致孕妇休克。

3. 腹部体征　子宫软，无腹痛，宫高与妊娠周数相符。

（二）胎盘早剥

胎盘早剥是指妊娠 20 周后或分娩期，正常位置的胎盘于胎儿娩出前，全部或部分从子宫壁剥离。常有明确诱因，如孕妇血管病变、宫腔内压力骤减、腹部受到碰撞或挤压等。出血程度随胎盘剥离面积的加大而加重。

1. 轻度　当胎盘剥离面不超过胎盘总面积的 1/3 时，以外出血为主，有较多量的阴道流血，色暗红，无腹痛或伴轻微腹痛，贫血体征不明显。

2. 中度　随着胎盘剥离面加大，出现持续性腹痛，腰酸及腰背痛，严重时可出现恶心、呕吐、出汗、面色苍白、脉搏细弱、血压下降等休克征象。休克程度与阴道出血量不成正比，子宫硬如板状，压痛明显，子宫往往大于妊娠周数，宫底随胎盘后血肿的增大而增高，子宫多处于高张状态，胎位触不清楚。

3. 重度　当剥离面超过胎盘面积的 1/2 时，由于缺氧，常常胎心会消失，胎儿死亡，产妇可出现休克和凝血功能障碍。

二、治疗原则

1. 前置胎盘　期待治疗期间要抑制宫缩、止血、纠正贫血预防感染；禁止阴道检查和肛诊；严重者及时终止妊娠。

2. 胎盘早剥　早期识别、纠正休克、及时终止妊娠及预防并发症。

三、临床护理配合

1. 一般照护　陪伴安慰孕妇，减少焦虑恐惧心理，嘱孕妇卧床休息，注意保暖。保持病房内安静、整洁，避免抢救慌乱引起孕妇及家属紧张。

2. 病情观察　观察并记录阴道出血的颜色、量及有无血凝块；观察有无腹痛及腹痛程度；注意子宫底有无升高；嘱产妇注意胎动变化；观察孕妇有无意识淡漠、面色苍白、出虚汗、脉搏细弱、尿量减少等休克征象。发现任何异常，需及时报告医护人员。

3. 饮食照护　在治疗方案未确定前，嘱孕妇暂禁食水（一般术前需禁食水 6—8 小时）。如果确定期待治疗，需提供高蛋白、高维生素、高铁及粗纤维食物。

4. 用药照护　使用宫缩抑制剂如盐酸利托君或硫酸镁期间，需严格控制液体速度，在护士调好滴速后照护师不可自行调整。如使用输液泵，孕妇如厕时需携带输液泵，避免自行脱离输液泵而出现药物快速大量输入导致孕妇心衰、药物中毒等风险。静脉滴注盐酸利托君期间，如孕妇心率大于 120 次/分需减量或停药；静脉滴注硫酸镁期间，需每 2 小时观察一次呼吸、尿量和腱反射，若呼吸 <16 次/分，尿量 <17 毫升/小时、膝腱反射消失，应立即停药。使用抗生素的孕妇，需观察药物有无过敏反应。

5. 术前照护　协助护士备皮，建议孕妇将发卡、首饰、义齿等交予家属管理；在病情允许的情况下，帮助孕妇擦浴、更衣。接手术时，可协助护士将孕妇移到手术车上，在此过程中，注意保护各种管道，避免被牵拉。护送孕妇到手术室门口，告诉孕妇："我们在期待母婴平安归来。"

6. 术后照护　首先祝贺产妇母婴平安，协助医护人员将产妇安全移到病床上。仔细听取手术室护士向病房护士的交接内容，向护士了解术后注意事项。观察孕妇神志及生命体征，询问疼痛程度。检查吸氧管、输液管、留置尿管是否通畅。每 15—30 分钟观察子宫收缩及阴道出血情况，注意腹部切口是否干燥，有无渗血，发现异常及时报告医护人员。

7. 输液照护　输液过程中，注意观察输液针头固定处有无松动，局部皮肤有无红肿渗液，输液管道有无打折，液体滴速有无变化，发现异常或液体快滴完时需呼叫护士，不可自行更换液体。静脉输血输液及使用抗生素时，注意观察孕妇有无不良反应，如皮疹、瘙痒、心慌、呼吸急促等，发现异常，及时报告医护人员。

8. 生活照护　照护师应协助产妇每日早晚洗脸刷牙各 1 次，床上泡脚 1 次/日，及时更换会阴垫，会阴冲洗 2 次/日，大便后冲洗，床上擦浴更衣 1 次/（1—2 天）。协助产妇定时翻身，保持全身皮肤清洁干爽，床单位干净整洁舒适，口腔无异味。

9. 排尿照护　如已留置尿管，需保持尿管固定通畅，避免打折或翻身时过度牵拉。尿袋上缘应低于孕妇膀胱位置，尿袋下缘应高于地面 10 厘米以上。观察尿量尿色。尿液达尿袋 2/3 容积时，通知护士。如果未放置尿管，可拿便盆协助孕妇床上排尿。医嘱可如厕者，如厕时需全程陪护，避免在厕所晕倒。

10. 哺乳照护　如新生儿存活，能母婴同室者，照护师要协助母乳喂养。不能母婴同室者，照护师要协助产妇挤奶，1 次/（2—3 小时），将挤出的乳汁喂给新生儿。如新生儿未存活，需做回奶处理。

四、居家照护

1. 孕期保健指导　嘱孕妇定期到医院产检，及时治疗妊娠合并症，避免到人多拥挤的地方活动。如果 B 超提示有前置胎盘，应以卧床休息为主，多吃蔬菜水果，预防便秘使腹压增加诱发阴道出血。向孕妇及丈夫讲解前置胎盘的相关知识，禁止性交。

2. 孕期病情观察　观察有无阴道出血及出血的颜色、量和性质。观察有无腹痛及腹痛程度。注意子宫底有无升高。嘱孕妇注意胎动变化。观察孕妇有无意识淡漠、面色苍白、出虚汗、脉搏细弱、尿量减少等休克征象。

3. 入院过程照护　一旦发生以上病情变化，需立即护送孕妇入院治疗，必要时呼叫救护车接送。孕妇取侧卧位，垫好会阴垫，安慰陪伴孕妇，嘱家属带好相关证件和资料。到达医院后，要向医护人员详细介绍发病过程。

4. 出院后照护　同剖宫产术后护理。

第六节　胎膜早破

孕 20 周后，临产前发生胎膜破裂，称胎膜早破。孕周越小，围产儿预后越差。胎膜早破可引起胎盘早剥、羊水过少、脐带脱垂、胎儿窘迫等，孕产妇感染率和围产儿病死率也增高。

一、临床表现

孕妇感觉有较多液体从阴道流出。有时仅感外阴较平时湿润，有时可混有胎脂及胎粪，无腹痛等其他征兆。

二、治疗原则

妊娠 <24 周的孕妇应该终止妊娠。妊娠 28—35 周的孕妇若胎肺不成熟，无感染征象、无胎儿窘迫可期待治疗，但必须无宫内感染。若胎肺成熟或者有明显感染时，应立即终止妊娠。对有胎儿窘迫的孕妇，妊娠 >36 周，应终止妊娠。

1. 足月胎膜早破的处理　一般在 12 小时内自然临产。如破膜 12 小时未临产，可给予药物引产。

2. 未足月胎膜早破的处理　卧床休息，预防感染，抑制宫缩，促胎肺成熟，纠正羊水过少，适时终止妊娠。

三、临床护理配合

1. 一般照护　保持病房内整洁、安静。定时通风换气，保持空气清新。陪伴安慰孕妇，减少焦虑恐惧心理。协助保持外阴清洁，及时更换会阴垫。

2. 风险防范　嘱孕妇严格卧床休息。向孕妇讲解胎膜早破后站起活动会增加脐带脱垂、胎儿窘迫的风险，嘱孕妇未经医护人员允许不得擅自下床。臀位胎膜早破或头位羊水流出速度较快者需抬高臀部。

3. 羊水观察　注意观察羊水的颜色、性质和量。正常羊水颜色清亮，可混有少量胎脂和毳毛。根据羊水被胎粪污染程度不同分为 3 度：Ⅰ度污染，羊水淡黄色；Ⅱ度污染，羊水黄绿色，稀薄；Ⅲ度污染，羊水深绿色，黏稠，混有块状胎粪。羊水Ⅱ度以上污染是胎儿宫内缺氧的表现。

4. 胎动监测　教会孕妇注意胎动变化，定时自数胎动，每天 3 次，每次 1 小时。发现异常及时报告医护人员。

5. 用药照护　孕周 <34 周，静脉滴注盐酸利托君或硫酸镁保胎时，需严格控制滴液速度。在护士调好滴速后照护师不可自行调整。如使用输液泵，孕妇如厕时需携带输液泵如厕，避免自行脱离输液泵而出现药物快速大量输入导致孕妇心衰、药物中毒等风险。静脉滴注盐酸利托君期间，如孕妇心率大于 120 次/分需减量或停药。静脉滴

注硫酸镁期间，需每 2 小时观察一次呼吸、尿量和腱反射。若呼吸 < 16 次/分，尿量 <17 毫升/小时、膝腱反射消失，应立即停药。使用抗生素的孕妇，需观察药物有无过敏反应。

6. 生活照护　胎膜早破孕妇需严格卧床休息，照护师应全方位协助。床上饮食，每日 3—4 餐，每日早晚洗脸刷牙各 1 次，床上泡脚 1 次/日，会阴冲洗常规 2 次/日，协助孕妇床上大、小便，大便后随时冲洗。督促孕妇每 2—3 小时小便一次，避免发生尿潴留。床上擦浴更衣 1 次/（1—2 天），保持床单位干净整洁舒适。指导孕妇坚持双下肢主动运动，帮助孕妇按摩双下肢，每日 3—4 次，每次 5—10 分钟，预防下肢静脉血栓。

7. 饮食照护　鼓励孕妇进食高蛋白、高维生素、粗纤维类食物，预防便秘，防止因腹压增加导致脐带脱垂。

8. 心理照护　关心理解孕妇的感受。讲述一些自己见过的成功案例，经常使用正向积极的语言，鼓励孕妇配合治疗护理，争取最好的妊娠结局。

9. 临产症状观察　如果发现宫缩间隙缩短、持续时间变长，达到（30—40 秒）/（3—5 分），特别是孕妇感觉疼痛明显时，照护师要立即报告医护人员。如果孕妇在宫缩时伴有强烈的便意感，很可能是胎头下降压迫直肠所致，嘱孕妇大口呼气免用力，同时立即呼叫医护人员到场。如已临产，协助护士将孕妇送入产房待产。

四、居家照护

1. 应急照护　如果孕妇在家发生胎膜早破，应立即嘱孕妇平卧，在臀下垫一软枕。如有多普勒仪，听一次胎心，嘱产妇不必紧张。

2. 羊水观察　观察羊水的量、颜色、气味、注意是否会有胎便。如有异常，需留下被污染的内裤或垫巾，带到医院请医生检查。

3. 预防感染　保持外阴清洁，垫消毒卫生垫并及时更换。

4. 护送入院　呼叫孕妇家人协助，准备好住院相关资料及母婴日常用品。酌情呼叫救护车，将孕妇平躺着送往医院。在办理住院过程中，如果时间较长，设法帮助孕妇床上排尿一次。在医生治疗方案确定前，嘱孕妇暂禁食水。

5. 产后照护　同阴道分娩后护理或剖宫产术后护理。

第五章
分娩期护理

分娩是指孕满28周及以上，胎儿及其附属物自临产开始由母体排出体外的全过程。妊娠≥28周至＜37周分娩者，称为早产；妊娠≥37周至＜42周分娩者，称为足月产；妊娠≥42周者，称为过期产。分娩通常需要在有助产资质的医院完成。

第一节　住院分娩前准备

孕期产检各项指标正常，当出现临产征兆时要尽快办理住院。因此，照护师需识别先兆临产的指征，并为住院分娩提前做好相应的准备。

一、先兆临产指征

1. 见红　妊娠晚期由于子宫收缩，胎儿的头开始下降入盆，胎膜和子宫壁由于宫缩而逐渐分离，引起毛细血管破裂而出血，就是俗称的“见红”。

2. 宫缩　宫缩出现的规律是：由无宫缩到不规律宫缩，直至宫缩与间歇交替出现。每次规律宫缩持续时间约30秒、间歇时间长5—6分钟。

3. 胎膜破裂　部分孕妇在规律宫缩前后可出现胎膜破裂，阴道流水。

二、入院前母婴用品准备

1. 产妇物品准备　一次性内裤、卫生巾、毛巾、牙膏、牙刷、巧克力、高热量饮料、水杯、吸管、缩腹带、拖鞋等。

2. 婴儿物品准备　尿布、护臀膏、爽身粉、换洗的衣服、包被、湿纸巾、小方巾、洗澡盆、浴巾等。

三、住院资料准备

1. 资料　母子保健档案。

2. 证件　夫妻双方身份证原件。

3. 就诊用物品　医保卡或就诊卡。

照护师可以在孕检时与分娩医院沟通住院所需物品，了解哪些是个人必备物品。帮助孕妇提前准备好，集中放在一个箱子里，便于紧急情况下随手携带。

第二节　分娩相关知识

分娩的动因尚不完全清楚，但分娩过程有一定规律。了解临产指征、产程规律及影响分娩的因素，可以更好地帮助孕产妇顺利分娩。

一、临产判定

1. 规律宫缩　出现规律性子宫收缩，俗称“阵痛”。宫缩持续时间 30 秒，间歇 5—6 分钟，并有逐渐加强趋势。

2. 宫口开大　宫颈管消失，宫口开大是规律宫缩的结果。医护人员通过阴道检查可以确定宫口扩张程度。

3. 胎头下降　随着宫缩加强，胎头会逐渐下降。胎头下降程度是确定胎儿能否经阴道分娩的重要观察指标。

二、产程划分

从规律性宫缩开始到胎儿胎盘娩出，即总产程。一般初产妇不大于 24 小时，经产妇 6—10 小时。临床上分为以下三个产程。

1. 第一产程（宫口扩张期）　从规律性宫缩开始到宫口开全，初产妇需要11—12 小时，经产妇需要 6—8 小时。

2. 第二产程（胎儿娩出期） 从宫口开全到胎儿娩出，初产妇需 1—2 小时。经产妇通常数分钟即可完成，也有长达 1 小时者。

3. 第三产程（胎盘娩出期） 从胎儿娩出到胎盘娩出，需 5—15 分钟。

三、影响分娩的因素

1. 产力 包括子宫收缩力、腹壁肌及膈肌收缩力、肛提肌收缩力。

2. 产道 包括骨产道和软产道。

3. 胎儿 包括胎儿大小、胎位、胎儿畸形等因素。

4. 精神因素 产妇的精神心理因素影响机体内部的平衡及适应力，进而影响产程进展。

第三节 临产后护理

临产后由于宫缩逐渐加强，宫缩痛越来越剧烈，产妇精神紧张，体力消耗大，照顾好产妇，对促进自然分娩有重要作用。

一、心理照护

鼓励安慰产妇，在医院允许的情况下全程陪伴产妇，增加安全感。建议丈夫参与，给予产妇生理上、心理上、情感上的支持。

二、疼痛照护

1. 暗示和想象法 为产妇播放轻松愉快的音乐，鼓励产妇将宫缩和分娩想象成美好的事情。如将宫颈口的扩张想象成花蕊的绽放，每一次宫缩都会使花苞开放一点，待花苞全部打开，宝宝就出来啦。或将一阵阵宫缩想象成海浪，正在帮助宝宝乘风破浪驶向彼岸，来到妈妈身边。指导产妇宫缩间歇时尽可能安静休息，使情绪放松，设想一些可以让自己感到愉快的事情，转移对宫缩痛的注意力。

2. 呼吸指导 当分娩阵痛来临时，通过呼吸指导使产妇将注意力集中在对自己呼吸的控制上，以转移疼痛，并将原本疼痛时立即出现的肌肉紧张经过多次呼吸练习转化为主动肌肉放松，从而减轻疼痛。指导产妇使用拉玛泽生产呼吸法。

拉玛泽呼吸法

【目的】

控制呼吸，放松肌肉，缓解疼痛。

【实施】

1. 协助产妇　取仰卧位，头部稍抬高，放松全身。

2. 指导产妇进行呼吸

（1）廓清式呼吸：即深呼吸，全身肌肉放松。

（2）缩紧与放松运动：紧缩左臂、握拳、伸直、抬高、放下左臂、放松，把紧缩的左臂想象成子宫收缩，要做到除了子宫之外的其余部分放松。

（3）呼吸运动：用于宫缩时，采取胸式呼吸的方法，减少子宫压迫。

第一产程早期，宫缩每隔 5—6 分钟一次，每次宫缩持续时间为 20—30 秒，宫口开 3 厘米前。

呼吸口令：①收缩开始；②廓清式呼吸；③吸、二、三、四、呼、二、三、四（重复 6—9 次）；④廓清式呼吸；⑤收缩结束。

第一产程中期，宫缩每隔 2—4 分钟一次，每次宫缩持续时间为 45—60 秒，宫口开 4—8 厘米。

呼吸口令：①收缩开始；②廓清式呼吸；③吸、二、三、四、呼、二、三、四，吸、二、三、呼、二、三，吸、二、呼、二，吸、呼、吸、呼、吸、呼，吸、二、呼、二，吸、二、三、呼、二、三，吸、二、三、四、呼、二、三、四；④廓清式呼吸；⑤收缩结束。

第一产程后期，宫缩 30—60 秒一次，每次持续时间为 60—90 秒，宫口开 8—10 厘米。

呼吸口令：①收缩开始；②廓清式呼吸；③吸、吸、吸、吸、嘘（为浅呼吸，停留在喉部）；④廓清式呼吸；⑤收缩结束。

闭气运动：闭气运动时为第二产程，宫口全开 10 厘米，胎儿娩出。

呼吸口令：①收缩开始；②廓清式呼吸；③吸气、憋气、用力（从 1 数到 10）；④廓清式呼吸；⑤收缩结束。

哈气运动：哈气运动用于胎头娩出到一定范围，此时孕妇不要用力。练习时闭气运动和哈气运动要穿插进行。

吹蜡烛运动：以吹蜡烛方式快速呼吸。

口令：不要用力——吹蜡烛。

【注意事项】

（1）避免过度通气。

（2）发现产妇紧张焦虑、疼痛难忍等情况，要报告医生护士，积极寻找原因。

3. 促进舒适　保持床单位清洁，及时更换脏污的床单，随时帮产妇擦汗，保持会阴部清洁与干燥，增进舒适，预防感染。在医嘱允许的情况下，扶产妇坐到分娩球上或下床行走。有条件的医院，可以让产妇在水中待产，以减轻宫缩痛。

4. 按摩揉捏　利用触觉的刺激帮助产妇放松以及减轻疼痛和不适。可以在下腹部作轻柔的按摩，也可以在产妇背部或下肢按摩。按摩法对轻、中度的疼痛较有效，对于强度很大的疼痛，效果不明显。揉捏法可用来减轻产妇颈部、肩膀及背部的不适。

三、饮食照护

在医嘱允许的情况下，根据产妇平时的口味，以高蛋白、高热量、易消化的饮食为主，如皮蛋瘦肉粥、鸡蛋羹、三鲜馄饨等。鼓励产妇在宫缩间隙进食和饮水，可以喝温开水，也可以喝牛奶、可乐等高热量饮料。注意患糖尿病的产妇不可饮用甜食。

四、排尿照护

产程中，由于胎头下降压迫膀胱，产妇可能出现尿频或尿潴留。尿频的产妇可根据医嘱协助其床上排尿或如厕排尿。如果超过 2 小时未排尿者，需主动提醒并协助产妇排尿。未能排出时，需报告医护人员。

五、产程进展观察

产妇宫缩时，出现不自主的用力，或阴道血性分泌物明显增多，或宫缩时肛门打开，提示宫口可能近开全。产妇需准备上产床分娩。

六、产时照护

分娩时，如果能到产床旁陪伴，可帮助产妇擦汗、适当饮水，持续鼓励并指导产妇用力。助产士铺好接生产台后，照护师不得靠近或触碰，避免污染。胎儿娩出后，放在母亲胸前进行皮肤接触寻乳时，照护师必须耐心守护新生儿，避免坠床或窒息。

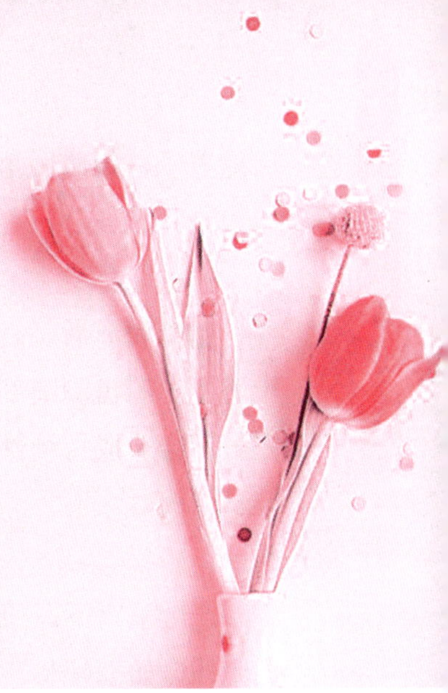

第六章 产褥期护理

从胎盘娩出至产妇全身各器官的形态、功能（除乳腺外）恢复至妊娠前状态，这一阶段称产褥期，一般为6周。此阶段产妇体质虚弱、免疫功能低下，传统的“坐月子”观念强调“坐”和“捂”，用现代的观点看有一些不科学的成分。产褥期护理是在现代医学和传统中医理论的基础上根据产妇分娩时的个体状况而采取的一系列护理措施，以帮助产妇尽快恢复至非孕状态。

第一节　产褥期的母体变化

在产褥期，产妇的全身各个系统均发生了一定程度的生理变化，以生殖系统的变化最为显著。新生儿的出生使产妇的角色和心理也随之发生了变化。

一、生殖系统

（一）子宫

胎盘娩出后子宫逐步恢复到妊娠前的大小和功能，这个过程称为子宫复旧。胎盘娩出后子宫立即产生强有力的收缩，此时子宫的高度在脐下1—2厘米，子宫大小一般重1000克。以后每天下降1—2厘米，大约10天后在腹部触不到子宫，产后6周恢复至孕前大小，重50—70克。

（二）子宫内膜

随着胎盘娩出，子宫蜕膜的表面变得很不规则和厚薄不一，而且充满着血液。产后随着子宫蜕膜脱落，含有血液及坏死蜕膜等组织经阴道排出称为恶露。

（三）胎盘剥离面

胎盘剥离后，表层组织因为坏死而剥落，剥落部位的边缘及内膜底层便开始有细胞增生。胎盘剥离部位需要42天修复，形成新的子宫内膜。如果胎盘剥离部位愈合不完全，会造成持续性的恶露流出及大量无痛性的阴道流血。

（四）子宫下段及子宫颈

产后子宫下段肌纤维缩复，逐渐恢复为非孕时的子宫峡部。胎儿娩出后子宫颈松软，外口如袖管状，紫红色，水肿，厚约1厘米；次日宫口张力逐渐恢复，产后2—3日宫口仍可容两指；产后一周子宫内口关闭，宫颈管形成。

（五）排卵和月经的重现

不哺乳的产妇，一般排卵和月经的复潮多发生于产后6—10周。持续纯母乳喂养的妇女，其排卵和月经的重现时间可延后，平均在产后4—6个月，月经复潮前多有排卵，所以哺乳期妇女虽未恢复月经，但有受孕可能。

（六）阴道

由于受激素的影响及分娩过程中强力的伸展，阴道皱褶便消失不见。产后阴道逐渐地恢复其形状和弹性，皱褶再度出现完全恢复至孕前状态需要6周的时间。分娩过程中处女膜破碎撕裂，产后妇女的处女膜呈现不规则的形状，称为处女膜痕。

（七）会阴

产后初期会阴和周围组织因会阴切开、裂伤、伤口水肿或痔疮而引起疼痛，大约需要1周的时间会阴及肛门部的水肿和疼痛减轻。会阴伤口的不适感需要1个月左右才会逐渐消退。

（八）乳房

胎盘娩出后，体内催乳素水平升高，促使乳汁分泌增多，且乳房饱满。宝宝吸吮乳头时，感觉冲动从乳头传到大脑，脑垂体就会分泌泌乳素和催产素。泌乳素刺激泌乳细胞分泌更多乳汁。催产素促使乳腺泡周围和输乳管壁的肌上皮细胞收缩，进而导致输乳管的开口张大，使输乳管内的乳汁移出，即“喷乳反射”。如果乳房内积存大量的乳汁，由乳腺内上皮细胞产生的泌乳抑制因子增加，便会减缓乳汁的分泌，以保护乳房免于过度肿胀的状况。

二、循环系统

子宫胎盘循环结束后，大量血液进入母体循环中。产后 72 小时心脏负担明显加重，患有心脏病的产妇应注意预防心脏衰竭的发生。一般产后 2—3 周血容量恢复到孕前水平。

三、泌尿系统

产后第 1 周，一般为多尿期。产后最初 24 小时内，由于膀胱肌张力降低，对膀胱内压的敏感性降低，加之外阴切口疼痛、不习惯卧床排尿、局部阻滞麻醉等因素，可出现一过性尿潴留。

四、消化系统

产后 1—2 周消化功能逐渐恢复正常。产褥早期胃肠肌张力仍较低，产妇食欲欠佳，喜进汤食。由于产妇活动少，肠蠕动减弱，容易发生便秘。

五、产褥期的心理变化

分娩期经受的压力和新生儿出世，给产妇的心理带来较大变化，必须重新调整及适应。产后 1—3 天为心理依赖期，3—14 天为依赖独立期，2—4 周后多数产妇能进入独立期。

第二节　产褥期临床表现

一、生命体征变化

1. 体温　在产后 24 小时内略有升高，一般不超过 38℃。产后 3—4 天出现乳房血管、淋巴管极度充盈，乳房肿大，伴发热，可高达 39℃，称为泌乳热。持续时间不超过 16 小时，体温即下降，不属于病态，但需排除其他原因感染引起的发热。

2. 脉搏　脉搏慢，60—70 次/分。

3. 呼吸　深慢，14—16 次/分。

4. 血压　产前血压正常的产妇，无明显变化。患妊娠期高血压的产妇，产后血压多有较明显的下降。

二、子宫复旧

胎盘娩出后，子宫圆而硬，宫底在脐下一指。产后第一天略上升至脐平，以后每天下降 1—2 厘米，至产后 10 天子宫降至骨盆腔内。

三、产后宫缩痛

常在产后 1—2 天出现。哺乳时明显，常见于经产妇。

四、恶露

正常恶露有血腥味，无臭味，总量可达 500 毫升。大多数产妇的恶露在产后 1 个月内排尽，但个体差异很大。

1. 血性恶露　颜色鲜红，出现在产后最初 3—4 天。如果血性恶露的时间过长，表示子宫复旧不良。

2. 浆液性恶露　颜色淡红，出现在产后 3—10 天，以后逐渐变为白色恶露。

3. 白色恶露　颜色淡黄渐至白色，出现在产后 10 天后，持续 3—4 周干净。

日间恶露量较多，夜间较少。若有胎盘、胎膜残留或感染，可使恶露持续时间延长并有臭味，需进一步检查。

五、褥汗

产后 1 周内皮肤排泄功能较旺盛，排出大量汗液，以夜间睡眠和初醒时明显。

第三节　正常产后护理

正常产后护理是指为妊娠足月经阴道分娩且无特殊并发症产妇提供的康复护理。

一般住院观察 2—3 天，然后居家养护。

一、临床护理配合

1. 一般照护　首先向产妇及家属表示祝贺，给产妇送上一杯红糖水（如有糖尿病的产妇送温开水）。向产妇说一声："您辛苦了！"

2. 观察阴道出血　每 30—60 分钟经腹部按摩子宫一次。观察宫缩和阴道出血，帮助产妇及时更换会阴垫。将血量较多的会阴垫和被血液浸湿的衣物收集好，便于称重估计出血量。发现出血量较多，需立即呼叫医护人员。注意观察产妇神志和皮肤颜色。发现产妇神志淡漠、口唇青紫或面色苍白、脉搏 > 100 次/分，应立即报告医护人员。

3. 饮食照护　产后 2—3 日，以易消化、清淡食物为主，适量补充维生素和铁元素，如鸡蛋挂面、蒸鸡蛋羹、蛋花汤、甜藕粉、红豆粥等。不宜生冷、辛辣、刺激性食物，不宜过多进补汤类，不可暴饮暴食。建议少食多餐，4—5 餐/日。

4. 喂养指导　协助产妇尽早开奶。具体方法详见本章第七节"母乳喂养指导"。

5. 预防产后晕厥　产后晕厥多为一过性，常发生在产后首次起床或首次排尿后，特别是产后出血多、夜间分娩缺乏睡眠或较长时间未进食的产妇。协助产妇起床前少量进食，用腹带固定松弛的腹部（图 6－1）。起床时，照护师要协助并教会产妇"三步起床法"，即床上坐起 1 分钟、床边坐起 1 分钟、床边站立 1 分钟，每一步适应后再进行下一步，如有不适，回到上一步（图 6－2、图 6－3、图 6－4）。产妇如厕排尿时，照护师必须全程陪护，特别是产妇排尿后站起的瞬间，最容易发生一过性脑缺血导致的晕厥。一旦发生，照护师需保持镇静，一边扶住产妇避免摔伤，一边呼叫他人协助，并设法通知护士。扶产妇就地坐下或躺下，指压人中，待产妇意识恢复后，协助产妇上床休息。待产妇充分进食和休息 1—2 小时后，再协助产妇下地活动。

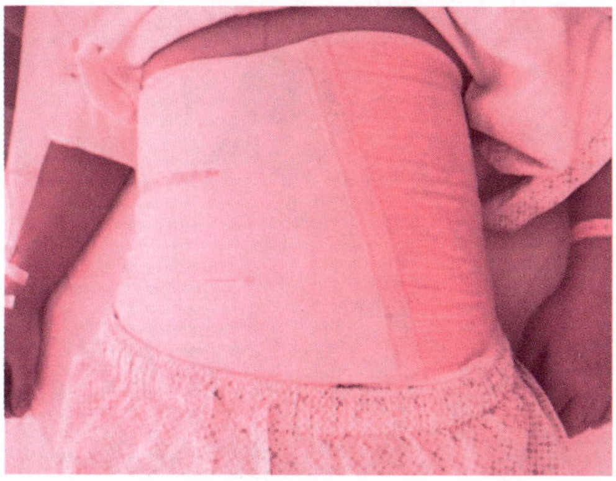

图 6－1　腹带固定

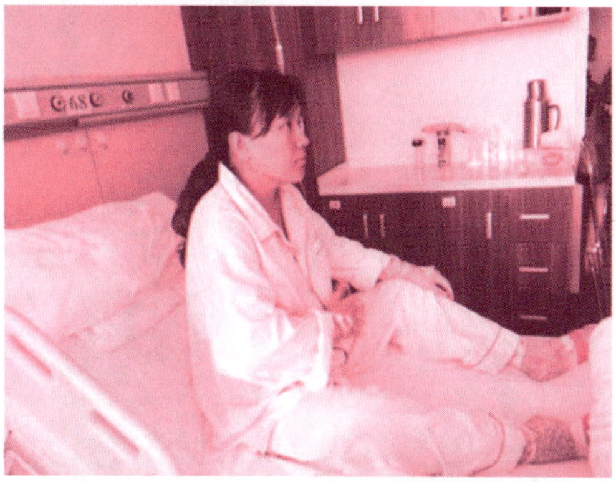

图 6－2　三步起床法（1）

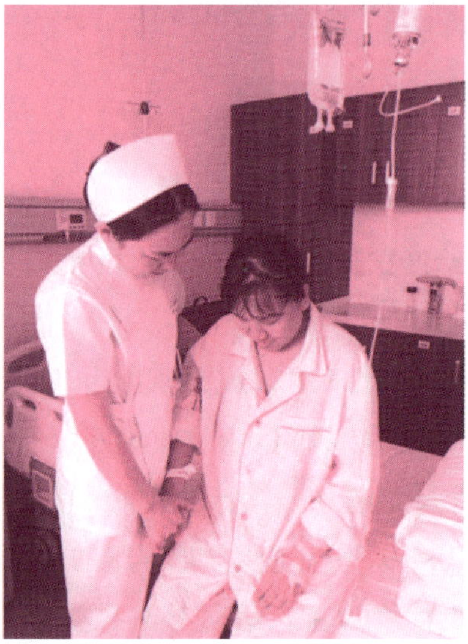

图 6－3　三步起床法（2）

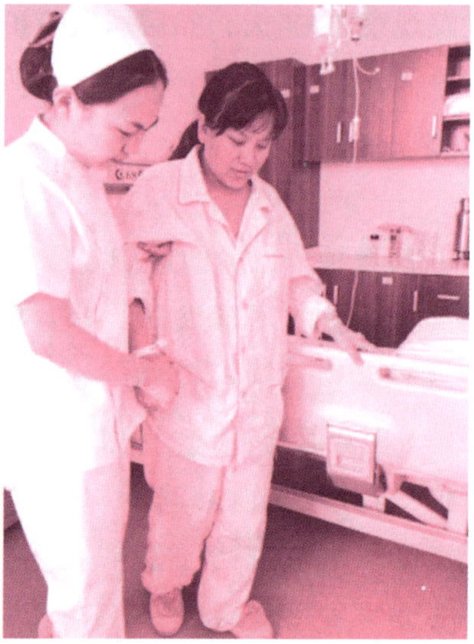

图 6－4　三步起床法（3）

6. 产后排尿照护　由于产程中膀胱受胎头压迫及产后腹腔内压力降低等因素可能导致产妇膀胱充盈而无尿意。因此，要协助产妇适量饮水、进食，产后 4 小时内提醒排尿。对于体质虚弱的产妇，可拿便盆协助产妇床上排尿。对可以下床的产妇，全程陪同产妇如厕排尿（图 6－5、图 6－6）。若排尿困难，用温水冲洗外阴或打开水龙头听流水声诱导排尿，也可按摩下腹部促进排尿。必要时，遵医嘱用开塞露 40 毫升纳肛，利用刺激大便的方式促进排尿。经上述措施无效者，需报告医护人员，给予导尿。尿管一般留置 1—2 天，让膀胱充分休息，拔尿管后 4 小时内需督促产妇如厕自行排尿。

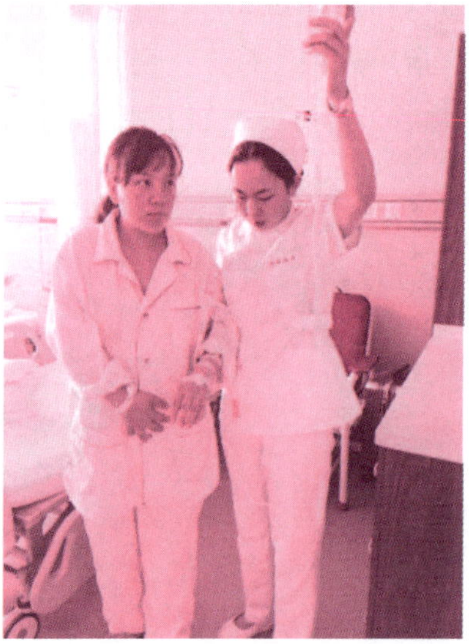

图 6－5　陪同产妇如厕

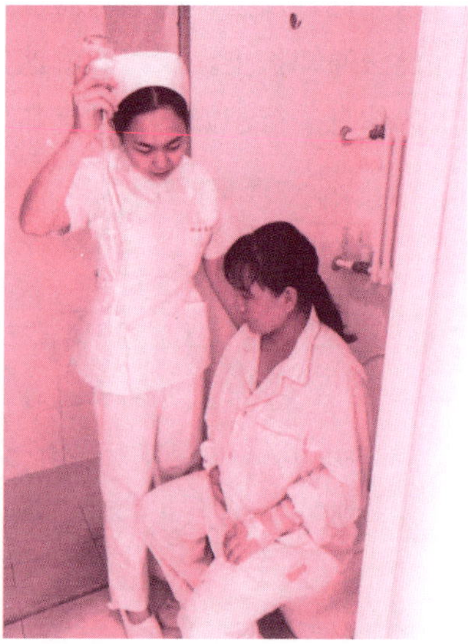

图 6－6　全程陪同排尿

7. 产后排便照护　产后由于腹压降低、产妇卧床等因素可造成肠蠕动减弱，排空时间延长，会阴切口的疼痛使得产妇不愿意做排便的动作，产褥期出汗又多，以上原因均易导致便秘。指导产妇注意多吃富含纤维素的新鲜水果和蔬菜，适当下床活动，并养成每日按时排便的良好习惯。可以口服蜂蜜、吃香蕉等，以促进肠蠕动；必要时遵医嘱给予开塞露 40 毫升纳肛，缓解便秘。

8. 会阴切口照护　保持会阴部清洁干燥，勤换卫生垫，每日会阴冲洗 2 次，如厕后随时用温水冲洗外阴，预防感染，增加舒适。会阴切口缝合线依缝合方式不同决定是否需要拆线，拆线时间一般是 2—3 天。嘱产妇多取健侧卧位，以减少恶露对侧切伤口的污染。如有会阴部水肿，可用 50% 硫酸镁湿热敷。观察伤口部位有无渗血、红肿、裂开现象，发现异常及时报告医护人员。

9. 生活照护　勤帮产妇擦汗，协助产妇梳头、刷牙、洗脸、擦浴、更衣、进餐，保持床单位清洁。

二、居家照护

（一）休养环境

1. 室内温度及调节方法　室内温度以 22—26℃ 为宜。夏天用空调、风扇、室内放冰块等方式降温，切记空调、风扇不可直接对着产妇；冬天可用暖气、电暖风、燃气壁挂炉等方法提高室温。

2. 室内湿度及调节方法　相对湿度 50%—60% 较为舒适，可使用加湿器或空调除湿器进行调节。

3. 保持室内空气清新　开窗通风每日 2—3 次，每次 30—60 分钟。家庭通风可分房间轮流进行，通风时协助产妇暂到其他房间休息，避免直吹对流风。

（二）产妇个人卫生指导

传统的观点认为“坐月子”期间，不能刷牙、不能洗头洗澡、不能“受风”。在几百年前，基于当时的生活条件和饮食结构，这些观点是有必要的。但是，现代女性的饮食结构、身体素质、洗浴条件和卫生习惯等都有很大变化，传统的一些做法已经不适用了。

1. 刷牙　由于产妇分娩时，体力消耗大，抵抗力低，口腔内细菌容易侵入体内，加之产褥期吃一些含糖量较高的滋补品，如果不刷牙，食物残渣在口腔内发酵、产酸，容易引起口腔发炎。因此，建议产妇要坚持早、晚刷牙，饭后漱口，以保持口腔卫生，保护牙齿。

2. 洗浴　产褥期出汗多，有恶露，加之时常有乳汁流出，如果不洗澡不仅影响产妇舒适，还会导致感染。建议正常产后1—2天即可淋浴，注意调好室温，避免受凉。

3. 更衣　为保持会阴部及全身皮肤清洁、干燥，需勤换会阴垫、内衣、内裤。特别是被乳汁浸染的内衣，局部会变硬，摩擦乳头导致疼痛并容易滋养细菌导致感染，需及时更换。衣着应温暖舒适，预防着凉。

4. 手卫生　每次饭前、哺乳前、大小便前后均要洗手。

5. 计生指导　产褥期禁止性交，哺乳期即使无月经也要注意避孕，方法以工具避孕为主，如果准备再次怀孕，建议至少避孕到产后6个月。

（三）恶露观察

恶露是子宫复旧的晴雨表。正常恶露最初3—4天为红色，产后3—10天恶露颜色淡红，以后逐渐变为白色恶露，持续3—4周干净。如果血性恶露持续时间长，可能有子宫复旧不良；如果出现一次大量阴道出血，可能有胎盘胎膜残留，应将排出物收集好，带到医院请医护人员检查，必要时送病理检查；如果有臭味并有发烧症状，常提示有感染。遇到以上异常情况，应陪伴产妇到医院就诊。

（四）会阴侧切伤口护理

产后要保持会阴部清洁干燥。大小便后及时用温开水冲洗会阴，避免感染。产后1周，可开始温水坐浴，2次/日，30分钟/次。一旦伤口出现了局部的红、肿、热、痛、开裂等现象，或者出现脓性分泌物、体温升高等，需陪同产妇到医院检查治疗。

（五）盆底康复指导

怀孕及经阴道自然分娩，过度牵拉盆底肌肉、神经和韧带等结构，会造成肛提肌损伤、神经损伤和会阴撕裂。盆底肌肉受损后，如不能及时修复，会出现尿潴留、子宫脱垂、尿失禁等远近期并发症。产后1年内是盆底康复的黄金期，建议产妇尽早开始凯格尔运动。

1. 收紧阴道　指导产妇找到耻骨—尾骨肌肉群（即肛提肌）的位置，嘱产妇双手消毒后，将两根手指戴无菌手指套放入阴道内，感觉上述肌群的收缩。如果指尖感受到来自侧方的压力，则说明有效。提示产妇如同小便时需中断尿流那种收紧和向上提拉的感觉。

在做收紧阴道时，嘱产妇注意保持身体其他部位的放松，不要收紧腹部、大腿和臀部，或者屏住呼吸。可将另一只手放于腹部，感受到腹部处于放松状态。

2. 收缩肛门　产妇可取不同姿势（躺着、坐着或站立），吸气时尽量收缩肛门，持续 3—4 秒，呼气时放松，反复练习，找出最容易练习的姿势，并持续的加以训练，直到掌握为止。

练习 15—30 分钟为一组，每天练习 2—3 组；或者不刻意分组，自择时段每天做 150—200 次，6—8 周为一疗程。

3. 其他康复练习　建议产妇如果条件允许，产后 6 周开始可到医院做盆底肌肉电刺激加生物反馈治疗（图 6－7）或磁刺激治疗（图 6－8），更有助于盆底组织康复。

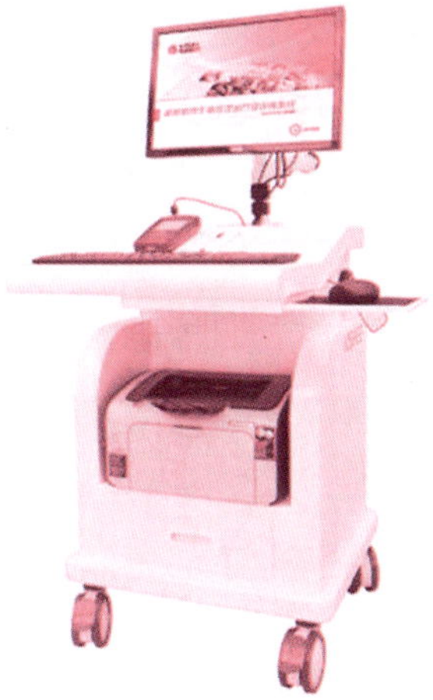

图 6－7　生物反馈治疗仪

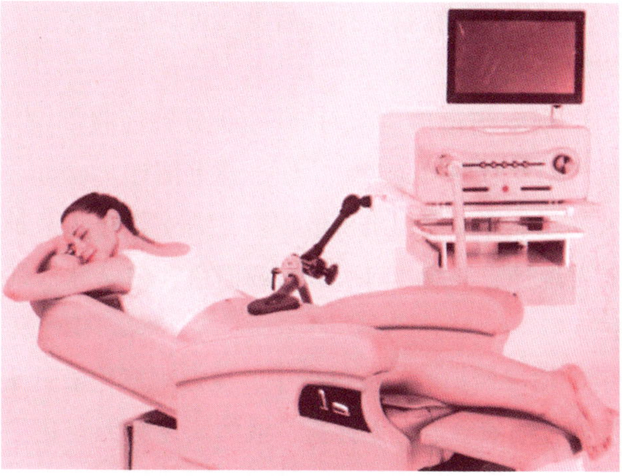

图 6－8　磁刺激治疗

三、其他

如饮食护理、母乳喂养指导、乳房护理、运动指导、心理护理见本书相关章节内容。

第四节　剖宫产术后护理

剖宫产术是指由于母婴各种原因导致无法经阴道分娩，而通过开腹剖宫取出胎儿的手术。术后护理较正常产有所不同。

一、临床护理配合

1. 一般照护　首先祝贺产妇母儿平安，协助医护人员将产妇安全移到病床上。然后，仔细听取手术室护士向病房护士的交接内容，向护士了解术后注意事项。最后，观察产妇神志及生命体征，询问疼痛程度。

2. 术后体位照护　根据手术采取的麻醉方式不同选择不同的体位，一般使用硬膜外麻醉。产妇返回病房后可采用薄枕平卧或侧卧位。少数全麻的产妇，可使用垫枕平卧或去枕半卧，半卧位有助于恶露排出。帮助产妇1—2 小时翻身1 次。

3. 术后饮食照护　术后6 小时内禁食水，6 小时后可进清流食（如米汤、萝卜汤、菜汁、果汁、肉汤），1 天后可进稀、软、烂的半流食（如粥、肉末、肝泥、蛋羹、烂面），待产妇肠道排气后，可进正常产后饮食。注意：未排气前禁食糖水、牛奶、鸡蛋、豆浆等产气食物；排气后虽然可以正常饮食，但饮食添加需要循序渐进，同时注意产妇有无腹胀情况。

4. 观察阴道出血　每30—60 分钟经腹部按摩子宫一次，观察宫缩和阴道出血，帮助产妇及时更换会阴垫，便于称重估计出血量。将血量较多的会阴垫和被血液浸湿的衣物收集好。发现出血量较多，需立即呼叫医护人员。注意观察产妇神志和皮肤颜色。发现神志淡漠、口唇青紫或面色苍白、脉搏细弱，心率 > 100 次/分，应立即报告医护人员。

5. 输液照护　输液过程中，注意观察输液针头固定处有无松动，局部皮肤有无红肿渗液，输液管道有无打折，液体滴速有无变化。发现异常或液体快滴完时需呼叫护士，不可自行更换液体。静脉输血和使用抗生素时，注意观察产妇有无不良反应，如皮疹、瘙痒、心慌、呼吸急促等，发现异常，及时报告医护人员。

6. 排尿照护　术后需留置尿管24 小时，要保持尿管固定通畅，避免打折或翻身时过度牵拉，尿袋上缘应低于产妇膀胱位置，尿袋下缘应高于地面10 厘米以上。观察尿量尿色，尿量少且为深黄色，提示产妇入量不足，在医嘱允许的情况下，协助产妇多饮水；如有红色血尿需报告医护人员；尿液达尿袋2/3 容积时，通知护士。术后24 小时拔除尿管，之后的4 小时内协助产妇可如厕或床旁排尿，此时照护师需全程陪同，注意预防晕厥发生。

7. 术后排便照护　剖宫产术后由于产妇活动量小、肠蠕动弱及惧怕腹部切口疼痛等原因，常出现第一次排便困难。照护师可帮助产妇增加活动量和进食粗纤维食物促进排便。如果术后3 天仍未排便，可遵医嘱使用开塞露。

8. 术后早期活动照护　向产妇解释术后活动的好处，如促进排气、增加食欲、减少肠粘连和下肢静脉血栓。留置尿管期间，协助产妇1—2 小时翻身一次；拔除尿管后第一次下床，帮产妇系好腹带，嘱产妇双手摁住腹部切口。可用缓慢摇起床头的方法帮助产妇床上坐起，适应后再协助产妇旋转身体90 度，同时将其双腿搭到床沿，扶产妇床边坐一会，无不适，再协助产妇缓慢站起，扶住产妇并鼓励她先站直身体后移步。在起床过程中，一旦产妇感觉头晕不适、立即回到前一步。第一次下地活动时间不超过30 分钟，当天活动2—3 次即可，之后可逐渐增加活动时间和频次，以产妇能耐受为宜。

9. 基本生活照护　协助产妇梳头、刷牙、洗脸、进餐，床上擦浴及泡脚 1 次/日，会阴冲洗 2 次/日，大便后随时冲洗，预防逆行感染。勤帮产妇擦汗，及时更换污染的衣被，保持床单位清洁。

10. 手术切口照护　观察切口敷料有无翻卷脱落、有无渗血渗液（图 6 - 9），如有异常需及时通知医护人员。手术切口依缝合方式不同，有的需要 5—7 天拆线，有的不需要拆线；一般 7 天后可取下敷料，温水清洗保持局部清洁。当有咳嗽、呕吐时先双手按压保护伤口，预防腹压突然增加引起切口疼痛或裂开。注意观察切口有无红肿、局部有无隆起、切口有无裂开等现象（图 6 - 10），发现异常及时报告医护人员。

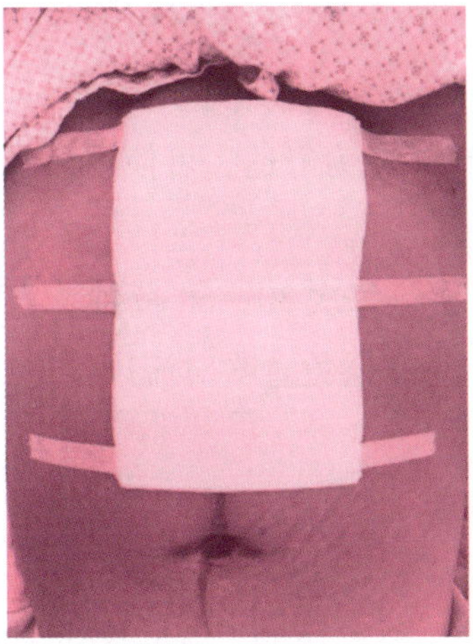

图 6 - 9　切口辅料

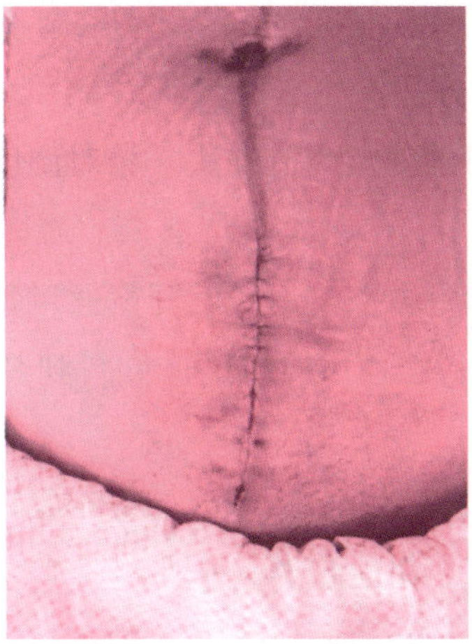

图 6 - 10　剖宫产纵切口

11. 疼痛照护　评估产妇疼痛程度：将一条 10 厘米的直线分为 10 等份，其中 0 代表无痛，1—3 代表轻度疼痛，4—6 代表中度疼痛，7—10 代表重度疼痛，让产妇画出一个最能代表疼痛程度的数字，作为疼痛分值（图 6 - 11）。一般轻度疼痛可使用转移注意力、安慰等方式帮助产妇；中、重度疼痛需报告医护人员，采取药物镇痛。如术后使用了微量镇痛泵，需注意保持泵入通畅，在产妇疼痛加剧或在翻身活动前，可按压手控按钮追加一个泵入剂量，此按钮连续使用无效，最短间隔时间为 5 分钟。使用镇痛药物后，要注意观察镇痛效果。

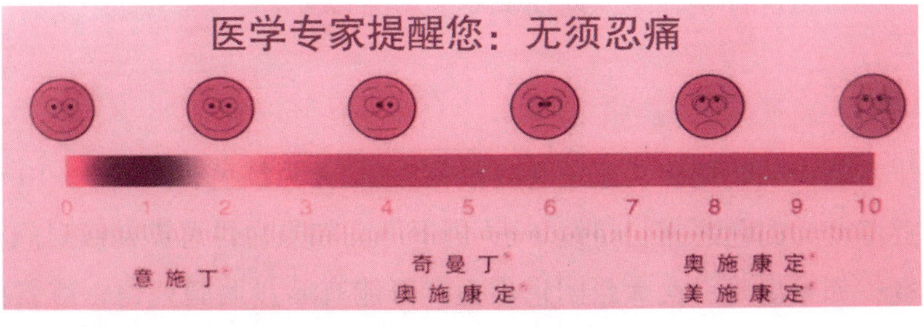

图 6 - 11　疼痛评分尺

12. 喂养指导　协助产妇侧卧位喂养，具体方法详见本章第七节“母乳喂养指导”。

二、居家照护

剖宫产术后居家护理除个别部分，其他基本同正常产后居家护理。

（一）休养环境

1. 室内温度及调节方法　室内温度以22—26℃为宜。夏天用空调、风扇、室内放冰块等方式降温，切记空调口、风扇不要直接对着产妇。冬天可用暖气、电暖风、燃气壁挂炉等方法提高室温。

2. 室内湿度及调节方法　相对湿度50%—60%较为舒适，可使用加湿器或空调除湿器进行调节。

3. 保持室内空气清新　开窗通风每日2—3次，每次30—60分钟。家庭通风可分房间轮流进行，通风时协助产妇暂到其他房间休息，避免直吹对流风。

（二）产妇个人卫生指导

1. 刷牙　同前相关内容。

2. 洗浴　产褥期出汗多，有恶露，加之时常有乳汁流出，如果不洗澡不仅影响产妇舒适，还会导致感染。建议剖宫产后5—7天，拆线或去除敷料后即可淋浴，注意调好室温，避免受凉。

3. 更衣　为保持会阴部及全身皮肤清洁、干燥，需勤换会阴垫、内衣、内裤，特别是被乳汁浸染的内衣，局部会变硬，摩擦乳头导致疼痛并容易滋养细菌导致感染，需及时更换。内裤应选择棉质高腰款式，避免腰带压在腹部切口上。衣着应温暖舒适，预防着凉。

4. 手卫生　每次饭前、哺乳前、大小便前后均要洗手。

5. 计生指导　产褥期禁止性交，哺乳期即使无月经也要注意避孕，方法以工具避孕为主，如果准备再次怀孕，建议避孕到术后2年以上。

（三）恶露观察

恶露是子宫复旧的晴雨表。正常恶露最初3—4天为红色，产后3—10天恶露颜色淡红，以后逐渐变为白色恶露，持续3—4周干净。如果血性恶露持续时间长，可能有子宫复旧不良；如果出现一次大量阴道出血，可能有胎盘胎膜残留，应将排出物收集好，带到医院请医护人员检查，必要时送病理检查；如果有臭味并有发热症状，提示有感染，应陪伴产妇到医院就诊。

（四）腹部切口护理

手术5—7天后，切口无须覆盖敷料，可用温水擦洗，保持局部清洁。观察腹部切口，如出现红、肿或开裂等现象，或者出现分泌物、体温升高等，需陪同产妇到医院检查治疗。为预防腹部切口疤痕过度生长，可遵医嘱使用疤痕贴。

（五）盆底康复指导

剖宫产的产妇，虽然未经阴道分娩，怀孕过程也会引起盆底肌肉受损，如不能及时修复，会出现尿潴留、子宫脱垂、尿失禁等远近期并发症。产后1年内是盆底康复的黄金期，建议产妇尽早开始凯格尔运动。具体方法与注意事项见本章第三节。

如果条件允许，产后6周开始到医院或康复机构做盆底肌肉电刺激加生物反馈治疗或磁刺激治疗，更有助于盆底组织康复。

三、其他

如饮食护理、母乳喂养指导、乳房护理、运动指导、心理护理见本书相关章节内容。

第五节　产后出血的护理

胎儿娩出后24小时内出血量大于500毫升，或剖宫产时出血量超过1000毫升，称为产后出血。产后出血为分娩期的严重并发症，是产妇死亡的重要原因之一，在我国居产妇死亡原因的第一位。

一、病因及临床表现

子宫收缩乏力、软产道损伤、胎盘因素及凝血功能障碍是产后出血的4大病因。这些原因可单独存在，也可共存或相互影响。子宫收缩乏力是产后出血的最主要原因，占产后出血总数的70%—80%。凝血功能障碍所致的产后出血常为难以控制的大量出血。临床表现随病因的不同而有差异。

1. 宫缩乏力　胎盘剥离后子宫出血不止，流出的血液能凝固，检查腹部时往往感到子宫轮廓不清，松软如袋状，摸不到宫底或宫底升高。按摩子宫及使用宫缩剂后子宫变硬，阴道流血停止或减少。严重者可出现失血性休克表现，即面色苍白、出冷汗，主诉口渴、心慌、头晕，脉搏细弱及血压下降。

2. 软产道裂伤　胎儿娩出后立即发生阴道流血，血液鲜红能自凝。阴道壁血肿的产妇会有尿频或肛门坠胀感，且有排尿疼痛。子宫收缩良好，检查宫颈有裂伤，个别可裂至子宫下段。

3. 胎盘因素　胎儿娩出 30 分钟后，胎盘剥离缓慢或未剥离或剥离不全，伴有阴道大量出血。胎盘和（或）胎膜残留时，可在胎盘娩出后仔细检查胎盘、胎膜，发现胎盘母体面有缺损或胎膜有缺损或边缘有断裂的血管。

4. 凝血功能障碍　胎盘剥离或产道有损伤时，出现凝血功能障碍，血不凝、不易止血，失血严重。

二、治疗原则

1. 边抢救边查找原因　产后出血常常来势凶猛。值班医护人员发现出血较多时，要先求助，呼叫同事和上级医护人员到场参加抢救。然后，开放至少 2 条有效静脉通路，通知血库备血，积极补充血容量；进行呼吸管理，保持气道通畅，给予低流量吸氧；监测生命体征及出血量，留置尿管，记录尿量；进行基础实验室检查（血常规、凝血功能、肝肾功能），行动态监测。

2. 针对病因止血

（1）产后宫缩乏力者：可通过腹壁节律性按摩子宫底、使用宫缩剂药物、纱布条填塞或气囊压迫子宫腔、髂内动脉栓塞术、B－Lynch 缝合压迫子宫、切除子宫等方法达到止血的目的。

（2）软产道裂伤者：及时准确地修补、缝合裂伤可以有效止血。

（3）胎盘因素造成出血：取出宫腔内的胎盘；从腹部挤压宫底，使胎盘排出；刮出小的残留的胎盘；植入性胎盘应作子宫次全切除术。

（4）凝血功能障碍者所致出血：排除其他原因的出血，尽快输血、血浆，补充血小板、纤维蛋白原或凝血酶原复合物、凝血因子等。

3. 积极预防失血性休克　加强监护，快速大量补充平衡液和血液制品，纠正低血压。

4. 预防感染　使用大剂量广谱抗生素预防感染。

三、临床护理配合

1. 一般照护　保持病房安静、整洁、舒适，保持床单位平展，全身皮肤清洁干爽，利于产妇休息，休克时需平卧位，注意保暖。

2. 预防出血　督促产妇及时排空膀胱，以免影响宫缩致产后出血。协助早期哺乳，可刺激子宫收缩，减少阴道出血量。协助医护人员定时经腹部按摩子宫。

3. 观察出血　15—20 分钟观察宫缩和阴道出血一次，并帮助产妇及时更换会阴垫。将血量较多的会阴垫和被血液浸湿的衣物收集好，便于称重估计出血量。发现出血量较多，需立即呼叫医护人员。注意观察产妇神志和面色。发现产妇神志淡漠，口唇或面色苍白，脉搏细弱，应及时报告医护人员。

4. 输液输血照护　输液过程中，注意观察输液针头固定处有无松动，局部皮肤有无红肿渗液，输液管道有无打折，液体滴速有无变化，发现异常或液体快滴完时需呼叫护士，不可自行更换液体。静脉输血输液时，注意观察产妇有无不良反应，如皮疹、瘙痒、心慌、呼吸急促、尿色改变等，发现异常，及时报告医护人员。

5. 排尿照护　如已留置尿管，需保持尿管固定通畅，避免打折或翻身时过度牵拉，尿袋上缘应低于产妇膀胱位置，尿袋下缘应高于地面 10 厘米以上。观察尿量尿色，尿液达尿袋 2/3 容积时，通知护士。如果未放置尿管，需在产后 4 小时内协助产妇床上排尿；医嘱可如厕者，如厕时需全程陪护，避免在厕所晕倒。

6. 心理照护　陪伴安慰产妇及家属，认真倾听产妇的主诉，提供心理支持，缓解恐惧、紧张情绪，积极配合治疗。

其他护理同正常产后或剖宫产术后护理。

四、居家照护

1. 预防晚期产后出血　少数产妇可能因为胎盘、胎膜残留或子宫复旧不全等因素导致产褥期阴道流血，常伴有感染症状。照护师需注意观察恶露的颜色、量及有无异味，发现异常需及时陪同就诊。

2. 生活照护　产后出血的产妇，身体虚弱，体力恢复比较慢，照护师应协助产妇保持外阴清洁，预防感染，帮助产妇更衣、洗漱及护理婴儿，给产妇充分时间休息，协助产后活动需循序渐进。

3. 饮食照护　鼓励产妇进食高蛋白、高维生素、易消化、含铁高和粗纤维类食物，如瘦肉、鱼虾、牛奶、豆腐、红枣、木耳、菠菜、芹菜等，避免食用凉的、辣的、刺激性强的食物。

其他护理同正常产后或剖宫产术后护理。

第六节　产后饮食指导

一、产后营养调配的重要性

1. 分娩时营养物质消耗过多　由于分娩时体力大量消耗及出血，流失了大量蛋白质、脂肪、糖类、各种维生素、多种矿物质及水分，产妇会出现面色苍白、虚弱无力、食欲不振等症状。如不及时调整饮食，可能出现体质虚弱、抵抗力下降、骨质疏松等亚健康状态。适当营养可补偿妊娠、分娩时的营养素损耗并促进各器官、系统功能的恢复。

2. 产后泌乳消耗产妇能量及营养素　乳汁中的营养全部来源于产妇。由多样化食物组成的营养均衡的膳食，除满足新生儿正常生长发育的需要外，还通过乳汁的口感和气味，潜移默化地影响较大婴儿对辅食的接受和后续多样化膳食结构的建立。

二、产后膳食调配原则

产后饮食需分三个阶段进行调养，总的原则是：一清，二温，三补。

1. 第一阶段　“一清”，扶正，化瘀，以清淡食物为主。

2. 第二阶段　“二温”，温和调理。顺乳、催乳、调肝健脾。营养补充要循序渐进，缓慢补充。

3. 第三阶段　“三补”，补肾固本，滋补营养。

三、产褥期妇女饮食推荐

（一）增加富含优质蛋白质及维生素 A 的动物性食物和海产品，选用碘盐

1. 富含蛋白质食物　每天比孕前增加 80—100 克的鱼、禽、蛋、瘦肉（每天总量为 220 克），必要时可部分用大豆及其制品替代。如：牛肉 50 克 + 鱼 50 克 + 牛奶 200 克；或瘦猪肉 50 克 + 鸡肉 60 克 + 鸡肝 20 克；或鸭肉 50 克 + 虾 60 克 + 豆腐 80 克。

2. 含钙食物　每天比孕前增饮 200 毫升的牛奶，使饮奶总量达到每日 400—500 毫升。增加食物中钙的摄入。获得 1000 毫克钙的膳食举例：牛奶 500 毫升 + 豆腐 100 克 + 虾皮 5 克 + 蛋类 50 克 + 绿叶菜 200 克 + 鱼类 100 克；或牛奶 300 毫升 + 豆腐干 60 克 + 芝麻酱 10 克 + 蛋类 50 克 + 绿叶菜 250 克 + 鱼类 100 克。为增加钙的吸收和利用，乳

母还应补充维生素 D 或多做户外活动。

3. 富含维生素 A 食物　每周吃 1—2 次动物肝脏（总量达 85 克猪肝，或总量 40 克鸡肝）。

4. 海产品　至少每周摄入 1 次海鱼、海带、紫菜、贝类等海产品。

5. 碘盐　采用加碘盐烹调食物。

（二）产褥期食物多样不过量，重视整个哺乳期营养

产褥期膳食应是由多样化食物构成的平衡膳食，无特殊食物禁忌。以保证整个哺乳期的营养充足和均衡以持续进行母乳喂养。产褥期每天应吃肉、禽、鱼、蛋、奶等动物性食品，但不应过量。吃各种各样蔬菜水果，保证每天摄入蔬菜 500 克。

（三）合理安排产褥期膳食

产妇在分娩后的最初 1—2 天常感到疲劳无力或肠胃功能较差，可选择较清淡、稀软、易消化的食物，如面片、挂面、馄饨、粥、蒸或煮的鸡蛋及煮烂的肉菜，之后就可过渡到正常膳食。对于剖宫产妇女，由于剖宫手术一般采用硬膜外麻醉，对胃肠道的影响比较轻，术后一般给予流食，但忌用牛奶、豆浆、含大量蔗糖等胀气的食物；肛门排气后可恢复正常饮食。产褥期可比平时多吃些鸡蛋、禽肉类、鱼类、动物肝脏、动物血等以保证供给充足的优质蛋白质，并促进乳汁分泌，但不应过量。还必须重视蔬菜水果的摄入。

产褥期一天膳食搭配举例如下所述。

早餐：菜肉包子、小米红枣稀饭、拌海带丝；

上午加餐：牛奶；

午餐：豆腐鲫鱼汤、炒黄瓜、米饭；

下午加餐：苹果；

晚餐：炖鸡汤、虾皮炒小白菜、米饭；

晚上加餐：牛奶、煮鸡蛋。

（四）产妇一天食物建议量

谷类 250—300 克，薯类 75 克，全谷物和杂豆不少于 1/3；蔬菜类 500 克，其中绿叶蔬菜和红黄色等有色蔬菜占 2/3 以上；水果类 200—400 克；鱼、禽、蛋、肉类（含动物内脏）每天总量为 220 克；牛奶 400—500 毫升；大豆类 25 克，坚果 10 克；烹调油 25 克，食盐不超过 6 克。为保证维生素 A 的供给，建议每周吃 1—2 次动物肝脏，总量达 85 克猪肝，或总量 40 克鸡肝。根据一天各类食物摄入量的建议值，产妇一天

食谱举例如下所述。

早餐：肉包子（面粉 50 克，猪肉 25 克），红薯稀饭（大米 25 克，红薯 25 克，红糖 10 克），拌黄瓜（黄瓜 100 克）；

上午加餐：牛奶 250 克，煮鸡蛋 50 克，苹果 150 克；

午餐：生菜猪肝汤（生菜 100 克，猪肝 20 克，植物油 5 克），丝瓜炒牛肉（丝瓜 100 克，牛肉 50 克，植物油 10 克），大米饭 100 克；

下午加餐：橘子 150 克；

晚餐：青菜炒千张（小白菜 200 克，千张 50 克，植物油 10 克），香菇炖鸡汤（鸡肉 75 克，香菇适量），玉米面馒头（玉米粉 30 克，小麦粉 50 克），蒸红薯 50 克；

晚上加餐：牛奶煮麦片（牛奶 250 毫升，麦片 10 克，白糖 10 克）。

四、科学饮汤，促进乳汁分泌

产妇每日需水量比一般人增加 500—1000 毫升，每餐应保证有带汤水的食物，如鸡汤、鲜鱼汤、猪蹄汤、排骨汤、菜汤、豆腐汤等。大豆、花生以及各种肉类，如猪腿、猪排骨或猪尾煮汤，鲫鱼汤、黄花菜鸡汤、醋与猪蹄或鸡蛋煮汤等，均能促进乳汁分泌。但汤水的营养密度不高，过量喝汤会影响其他食物如主食和肉类等的摄取，造成贫血和营养不足等营养问题，因此喝汤也应讲究科学。

1. 餐前不宜喝太多汤　餐前多喝汤可减少食量达到减肥的效果，但对于需要补充营养的乳母而言，应该增加而不是减少食量，所以餐前不宜喝太多汤。可在餐前喝半碗至一碗汤，待到八九成饱后再喝一碗汤。

2. 喝汤的同时要吃肉　肉汤的营养成分大约只有肉的 1/10，为了满足产妇和宝宝的营养，应该连肉带汤一起吃。

3. 不宜喝多油浓汤　太浓、脂肪太多的汤不仅会影响产妇的食欲，还会引起婴儿脂肪消化不良性腹泻。煲汤的材料宜选择一些脂肪含量较低的肉类，如鱼类、瘦肉、去皮的禽类、瘦排骨等，也可喝蛋花汤、豆腐汤、蔬菜汤、面汤及米汤等。

4. 根据传统说法　也可加入对“补血”有帮助的煲汤材料，如红枣、红糖、猪肝等，还可加入对催乳有帮助的食材，如仔鸡、黄豆、猪蹄、花生、通草等。

五、产后营养餐制作及功效举例

1. 猪骨通草汤

（1）材料：猪骨（腔骨、排骨、腿骨皆宜）500 克，通草 6 克，少许酱油。

（2）做法：猪骨和通草加水1000毫升，熬1—2小时，熬成猪骨汤约1小碗，加入少许酱油，一次喝完，每日喝一次，连服3—5天。

（3）功效：猪骨有补气血、生乳作用，对产妇有通乳汁、补身体、促康复的功效。

2. 猪蹄通草汤

（1）材料：猪蹄1只，通草3克。

（2）做法：放水1500毫升，放入锅（砂锅为佳）内共煮，先用武火，水开后改文火，煮1只猪蹄，连续服3—5天，猪蹄在午餐时吃掉。

（3）功效：猪蹄含丰富的蛋白质和脂肪，有较强的补血、活血作用。通草可利水，通乳汁。二者配伍，对产妇有康复身体，通乳之功效。

3. 花生猪蹄汤

（1）材料：花生米200克，新鲜猪蹄2只，黄酒、葱、姜、精盐各适量。

（2）做法：将猪蹄净毛，刮洗净，用刀劈开，斩成块下锅，加足水，放入花生米和调料，水沸后用小火炖2小时至猪蹄烂熟。

（3）功效：滋阴补血，通乳下奶。主要用于产后血虚乳少者。

4. 黄花炖瘦肉

（1）材料：干黄花菜（又名金针菜）25克，瘦猪肉250克。

（2）做法：干黄花菜25克，瘦猪肉250克，煮或炖至熟烂做菜佐餐。亦可用同量黄花菜与猪蹄1只共煮来吃。

（3）功效：黄花菜有清热利尿、解毒消肿、止血除烦、养血平肝、利水通乳、发奶等功效。

5. 清淡肘子

（1）材料：猪肘子1只，当归身、王不留行各1份。

（2）做法：猪肘子1只，当归身、王不留行各1份。三者按100∶2∶2的比例，用清水文火炖煮至烂熟。午餐吃肉，晚餐喝汤。

（3）功效：当归为补血调经的妇科要药，且有润肠通便作用。王不留行有行血调经、催乳、消肿功效。猪肘肉具有丰富的蛋白质和脂肪。三者相配，有活血补血、通经下乳、强健身体作用，对产后无乳且体虚者更好。

六、注意事项

1. 避免油腻、辛辣、油炸食物。

2. 忌饮咖啡、茶、酒等刺激性饮料，忌食腌制鱼、肉等。

3. 避免生、冷、坚硬的食物。

4. 产后 10 日内饮用红糖有益健康，但不宜长时间使用。

第七节　母乳喂养指导

一、宣传母乳喂养好处

照护师应利用与孕产妇及家属接触的各个环节，适时宣教母乳喂养的好处。

（一）母乳喂养对婴儿的好处

1. 母乳是婴儿最理想的天然食物　可满足婴儿同时期生长发育的营养需求，易被消化和吸收，可提供 6 个月以内宝宝所需要的全部营养物质。

2. 母乳喂养可以提供生命最早期的免疫物质　母乳可提供一系列抵抗感染的生理或生化屏障，以加强婴儿的免疫力，减少婴儿疾病的发生。

3. 促进婴儿胃肠道发育　母乳喂养能提高对母乳营养物质的消化、吸收和利用。

4. 促进婴幼儿神经系统发育　母乳中含有矿物质、维生素、胆固醇、必需脂肪酸（牛磺酸、DHA）等必需营养素，对促进婴儿神经系统发育有益。

5. 母乳喂养过程　能通过嗅、味、温、听、视、触觉刺激，增强婴儿对外环境的认识及适应能力。

（二）母乳喂养对母亲的好处

1. 促进母亲乳汁分泌。

2. 促进子宫收缩，预防产后出血。

3. 母子间的亲密接触与交流，可增进母子感情，促进母亲心理健康。

4. 哺乳可推迟排卵，延长生育间隔。

5. 降低母亲患乳腺癌及卵巢癌的风险。

6. 能消耗母亲孕期积累的脂肪，有助于产后体型的恢复。

（三）母乳喂养对家庭的好处

1. 不用花钱购买奶粉及奶瓶，减少了家庭经济负担。

2. 母乳喂养最清洁、安全、方便快捷。

3. 增加父母对家庭子女的社会责任感，促进家庭和谐。

二、母乳喂养现状评估

（一）母亲方面的评估

1. 评估母亲对母乳喂养的信心　母亲是否了解母乳喂养的好处，相信自己有足够的乳汁喂养宝宝是母乳喂养成功的关键。

2. 评估母亲的身体及精神状态　了解母亲孕产期情况，排除不适宜母乳喂养的指征，如母亲患艾滋病、结核病传染期、使用某些不宜哺乳的药物期间、心功能衰竭或其他严重疾病。了解母亲饮食和睡眠情况，是否存在过度疲劳或紧张焦虑状态。

3. 评估乳房情况　看乳房有无充血肿胀，乳头有无凹陷、疼痛。

4. 评估母亲对喂养方法的掌握情况　观察母亲喂奶时体位是否舒适放松，托抱婴儿的手法是否正确，托起乳房的手法是否适当。

5. 询问母亲如何掌握喂奶指征，是否做到按婴儿提示喂奶。

以上对母亲的评估，无论她做的和说的是否正确，都不可直接否定或批评，首先要肯定她做得好的方面，然后再指导她尝试正确的方法。

（二）婴儿方面的评估

1. 评估婴儿的精神状态　了解婴儿出生时的孕周、体重，肤色是否红润，哭声是否响亮，觅食反射是否强烈。

2. 评估婴儿出生后体重增减情况　出生后体重下降是否超出生理性范围，婴儿体重增减情况是反应母乳是否够宝宝吃的重要指征之一。

3. 评估婴儿大小便的情况　婴儿大小便的量和次数也是反应宝宝是否吃够奶的重要指征。产后1—7天，主要观察小便次数（色为无色或浅黄色）、大便次数和颜色（表6－1），可以判断是否摄入足够的母乳。低于下述次数或者颜色明显偏离的，应及时与医护人员联系。

表6－1　不同日龄婴儿大小便情况

日　龄	小便次数	大便次数	大便颜色
第1天	1	1	黑色
第2天	2	2	黑色或墨绿色
第3天	3	3	棕、黄绿、黄
第4天	4	4	棕、黄绿、黄

续表

日　龄	小便次数	大便次数	大便颜色
第5天	5	4	黄色
第6天	6	4	黄色
第7天	6	4	黄色

（三）评估母婴关系

观察婴儿含接母亲乳头乳晕的部位、吸吮的频率、有无吞咽动作，吸吮、吞咽、呼吸的比例。观察母亲身体是否足够放松，婴儿是否被安全的抱着，是否为婴儿自主寻乳。

（四）评估家庭成员对母乳喂养的态度

1. 家人是否支持母乳喂养　通过交谈，了解产妇丈夫及老人对母乳喂养的态度。

2. 家庭是否做了人工喂养的准备　观察家庭是否准备了奶瓶、奶粉等人工喂养的物品。

三、母乳喂养技巧指导

1. 母亲的体位　母亲舒适而自然的哺乳姿势是保证婴儿正确含接的前提，无论何种姿势，都要保证母亲放松舒适。如坐位哺乳时椅子的高矮要合适，用一个垫或枕头放在母亲的背后。如果椅子太高，放一小凳子在母亲脚下，注意不要使母亲的膝盖过高，使得新生儿的鼻头不能对着母亲的乳头。如母亲坐在床上，背后垫一枕头会有帮助；如果母亲将孩子放在膝上，用一软枕帮她将孩子托高些，使母亲不必弯腰向前倾着喂奶。

2. 照护师体位　应坐下，身体放松，保持舒适体位。如果体位不舒服，就不可能很好地帮助母亲。

3. 常用抱奶姿势

（1）摇篮式——最常用姿势：母亲用肘弯托着宝宝的头颈部，同侧手臂和手抱住宝宝的背和腰部，使其面向母亲，头和身体呈一条直线，头部稍高。母亲用另一只手托起乳房，帮助婴儿含接（图6－12）。

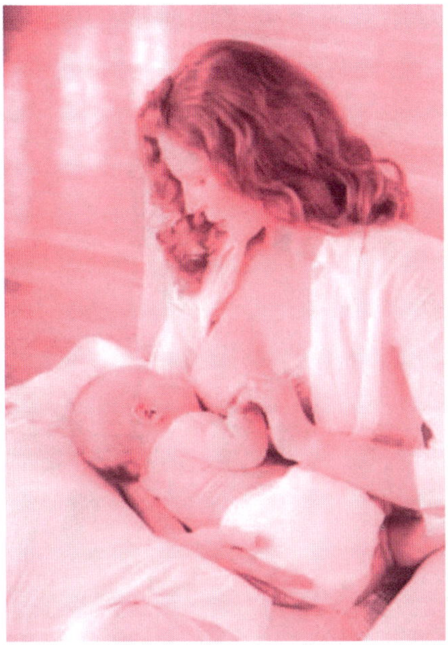

图 6－12　摇篮式

（2）侧卧位：协助妈妈侧卧位在床上，身体与床面呈 90 度，后背垫一软枕，下方的手臂抬起放于枕旁。婴儿侧卧与妈妈胸腹相贴，下颏贴着乳房，用乳头刺激宝宝口周，待张开嘴巴时将乳头放到宝宝嘴里（图 6－13）。适用于：①剖宫产术后切口愈合前，以免伤口受到压迫。②母亲倍感疲惫，希望在新生儿吃奶时休息。③乳房较大的母亲，利于新生儿含接。

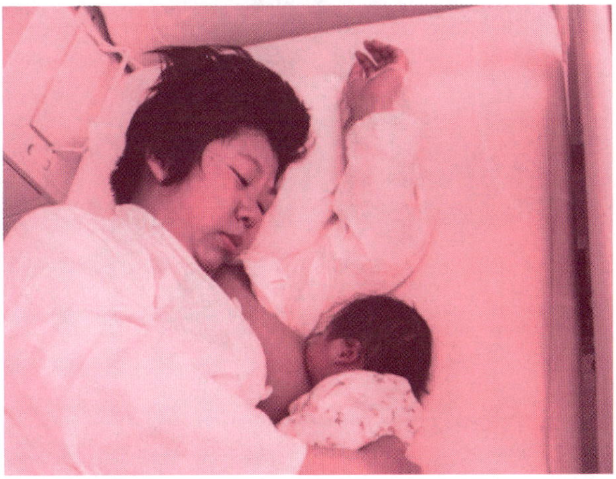

图 6－13　侧卧位哺乳

（3）橄榄球式：帮助母亲将婴儿抱在身体一侧，肘部弯曲，手掌伸开，托住婴儿的头颈部。婴儿面对乳房，母亲的前臂托着婴儿的背部（图 6－14）。开始喂奶后，身体稍向前倾。适用于：①双胎，两个宝宝同时喂；②乳头内陷、乳头扁平的产妇；③剖宫产术后早期。

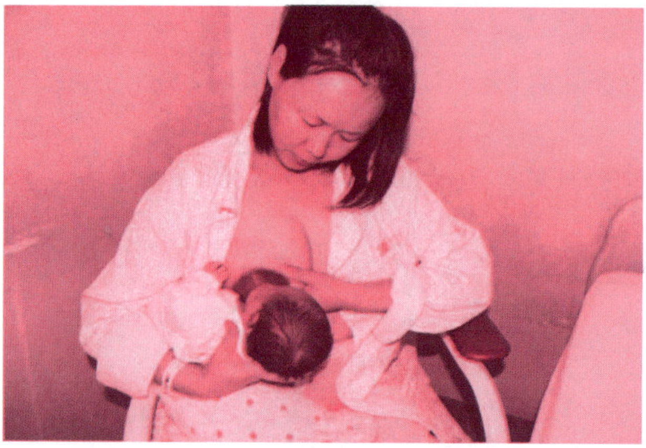

图 6－14　橄榄球式喂奶

（4）交叉式：指导母亲用一手掌握住婴幼儿的头枕部，使婴儿的面朝哺乳侧乳房，嘴巴对着乳头，手腕放在婴儿两肩胛之间，大拇指和其余四指张开分别贴放在头部两侧的耳后。同时，另一手拇指和其余四指张开呈“八字形”贴于乳房外侧，大拇指放在乳晕外上方，食指则放在乳晕内下方，协助婴儿含接（图 6－15）。适用于：①非常小的新生儿、病儿或伤残儿；②母亲喜欢这种体位。

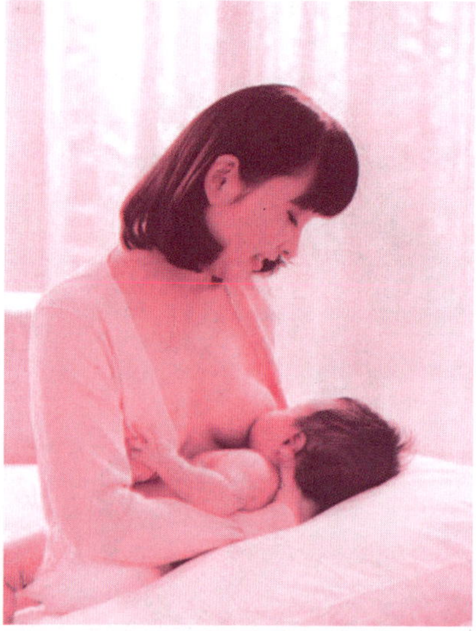

图 6－15　交叉式喂奶

（5）半躺式：帮助母亲将床头摇高 45 度，或在后背垫软枕，使母亲上身呈 45 度仰卧，宝宝趴在母亲胸前，下颌贴着乳房，由宝宝自主式含接，母亲双手扶住宝宝的后背及臀部。适用于：各种状态下的哺乳，但母亲必须清醒，要注意宝宝安全。

4. 指导母亲抱奶体位的4个要点　①孩子的头及身体应呈一直线；②孩子的脸对着乳房，他的鼻子对着乳头；③母亲抱着孩子贴近她自己；④若是新生儿，母亲不只是托他的头及肩部，还应托着他的臀部（图6－16）。

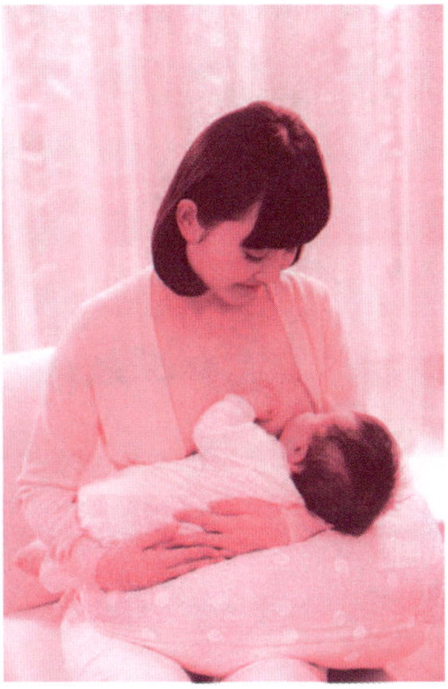

图6－16　抱奶体位

5. 母亲托起乳房的方法　指导母亲将拇指与其余四指分别放于乳房上、下方，呈“C”形托起整个乳房（图6－17）。食指支撑着乳房基底部，靠在乳房下的胸壁上，大拇指放在乳房的上方，两个手指可以轻压乳房，改善乳房形态，使孩子容易含接。托乳房的手不要放在太靠近乳头处，如果母亲的乳房大而且下垂，用手托住乳房可帮助乳汁流出。如果乳房小而高，在喂奶时手不需要总托住乳房，照护师尽可能不要去接触母亲和新生儿，假如你为了向母亲示范，必须接触母亲和新生儿，把你的手放在母亲的手或手臂上，帮助母亲了解你的意图，真正掌握正确的方法。注意不要将新生儿的头往乳房上推。

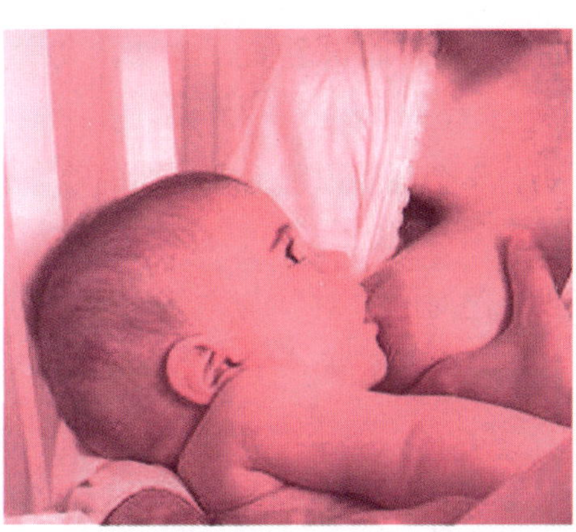

图6－17　托起乳房手法

6. 新生儿含接姿势　用乳头触碰新生儿的唇周使其将嘴张开，当新生儿的嘴张大时，将乳头及乳晕放进新生儿口中（图 6 – 18）。含接姿势正确的指征如下所述。

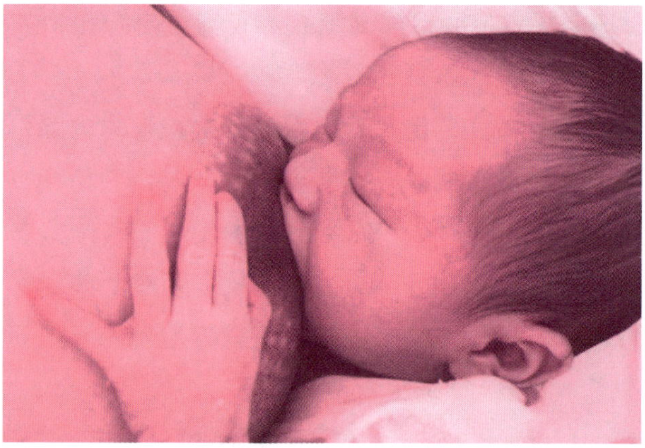

图 6 – 18　新生儿正确含接

（1）嘴张得很大。

（2）下唇向外翻。

（3）舌头呈勺状环绕乳晕。

（4）面颊鼓起呈圆形。

（5）新生儿口腔上方有更多的乳晕。

（6）慢而深地吸吮，有时突然暂停。

（7）能看或听到吞咽。

7. 注意事项

（1）为母乳喂养创造安静无打扰的环境，母亲面对面注视新生儿，通过目光、语言、抚摸等与新生儿进行情感交流。

（2）母亲在喂奶时要保持清醒状态，不要用手按压新生儿头部，避免乳房堵塞新生儿鼻孔造成窒息。

（3）母亲如感觉乳头疼痛，需取出乳头，改变抱奶体位，让新生儿尝试重新含接。

（4）帮助母亲尽早开奶，学会观察识别宝宝早期的喂养提示，实行按婴儿喂奶提示哺乳。

（5）所有的哺乳姿势没有绝对的“对”与“错”，不要过多纠正，帮助母亲找到适合她自己的姿势最重要。

第八节 母乳喂养常见问题指导

一、怎么知道宝宝吃到了足够的乳汁

1. 哺乳时听到吞咽声。

2. 哺乳后孩子自己吐出奶头，两次哺乳之间婴儿很安静和满足。

3. 出生 4 天后，每天有 4 次以上的小便，并有 3—4 次大便。

4. 出生后生理性体重下降小于 9%，7—10 天恢复到出生体重。第 2 周至 3 个月，每天体重增加 20—30 克，3 月后每天增加 15 克。

5. 哺乳前母亲有乳房充满感，哺乳后乳房较柔软。

二、宝宝早期的喂养提示有哪些

1. 吸吮运动。

2. 吸吮声音。

3. 手向嘴移动。

4. 快速动眼。

5. 柔和的咕咕和叹息声。

6. 不安情绪。

7. 寻找乳房。

8. 哭闹是最晚的喂养提示。

三、如何增加泌乳量

1. 婴儿频繁有效地吸吮，8—12 次/日；哺乳后或者两次哺乳间吸乳，每次 15 分钟，3—5 次/日；强调夜间也要哺乳。

2. 热敷、按摩乳房，使用手工挤奶，刺激泌乳。

3. 产妇放松身心，保持心情愉快，情绪稳定。

4. 适当增加液体摄入和营养，如多喝鸡汤、鱼汤、猪蹄汤等。

5. 遵医嘱使用促泌乳药物，如催乳颗粒等。

四、如何手法挤奶

1. 单手挤奶　指导母亲用单手拇指、食指指腹呈“C”形压在乳晕两侧，与乳头三点呈一线，向胸壁方向按压、对挤，不同角度交替挤压，一侧 3—5 分钟，双侧交替，每次 20—30 分钟（图 6－19）。

2. 双手挤奶　需要经常挤奶且乳腺管通畅的母亲可用双手环形抱住乳房，从基底向乳头方向轻柔按压挤奶（图 6－20）。

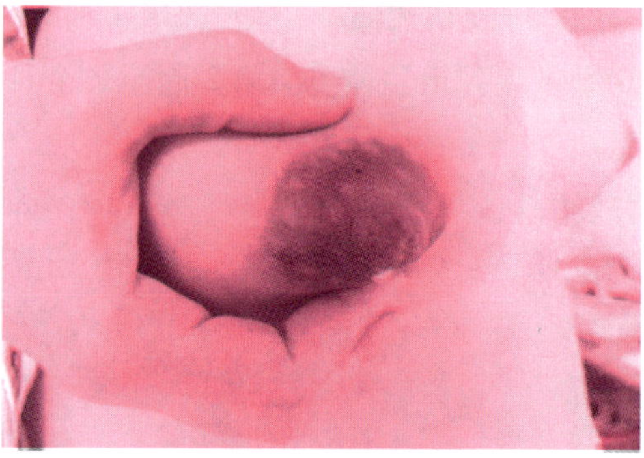

图 6－19　单手挤奶

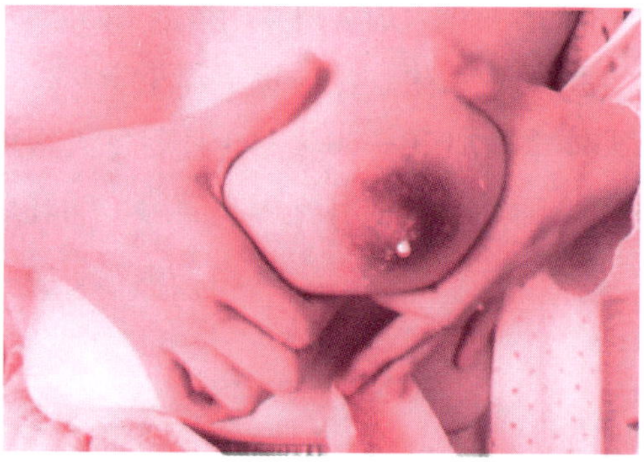

图 6－20　双手挤奶

3. 反式按压　乳晕部胀奶不利于婴儿含接时，母亲可以使用反式按压法（图 6－21），将双手食指或中指放在乳头两侧的乳晕上，向胸壁方向轻轻下压。

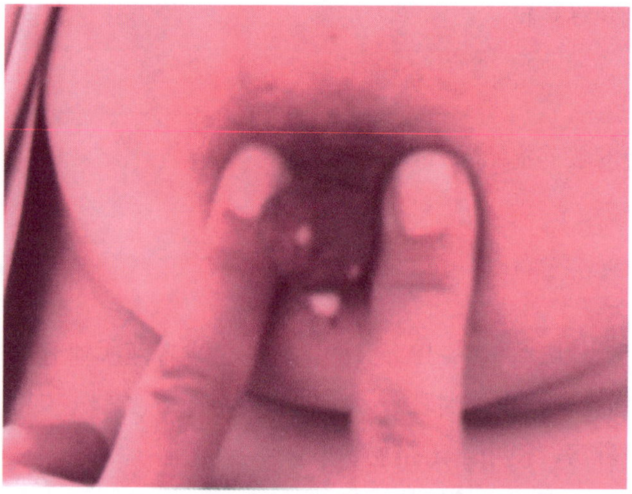

图 6－21　反式按压

五、母乳喂养期间是否需要给宝宝加水

母乳中有80%是水分，6个月内纯母乳喂养的宝宝不需额外加水；6个月后添加辅食，可在两顿辅食之间适当补充水分。

六、母亲生病发热是否还能母乳喂养

到母亲在体温升高前，致病因子可能已经通过乳汁传给了宝宝。母亲体温升高后，体内产生了抗体，通过继续母乳喂养能将抗体传给宝宝，增加宝宝的抗病能力，所以母亲发热可以继续喂养。使用了抗生素和退烧药，需向医生了解所用药物是不是哺乳期禁用药。如果不是禁用药物，鼓励母亲继续喂奶；如果是，需询问医生停药多长时间可以继续哺乳，建议母亲暂时将乳汁挤出，保持泌乳，待停药一定时间后继续母乳喂养。

七、母乳喂养多久合适

世界卫生组织和国际母乳喂养学会建议纯母乳喂养应持续到6个月。6个月后需添加辅食，母乳喂养应至少12个月。12月以上一定量的母乳喂养对幼儿仍有很多好处：降低幼儿患病率，增加过敏保护，促进口腔发展，增进说话和阅读的能力。幼儿生病时，母乳是最容易被接受的食品和安慰剂，建议最好坚持到2岁或以上。

八、如何科学离乳

正常离乳分为自然离乳和逐渐离乳2种方式。自然离乳是听从孩子的需求，以孩子为主导的方式，随着月龄增加婴儿从家庭食物中获得能量增加，减少对奶量的需求，所有孩子都会因为长大而不再要求哺乳。逐渐离乳是指由母亲主导，是渐进式离乳。通过逐渐减少哺乳次数和当感觉乳房胀痛时排出少量乳汁，逐渐减少乳汁分泌量，可避免乳房胀痛和减低患乳腺炎的风险，尽量舒适地离乳。在离乳的过程中，建议使用以下措施。

1. 减少依赖　为婴儿提供丰富的日常生活，改变每天的生活规律，在每次需要哺乳的时间之前，提供食物，通过固体食物的多样性转移对母乳的兴趣，减少对乳房的依赖。

2. 建议不主动提供乳房作为安慰方式　照护师要多协助照顾婴儿，但当婴儿过度哭闹，用其他方式安抚无效时，也不必完全拒绝母乳喂养婴儿。

3. 减少哺乳次数、缩短哺乳时间　可从白天开始，待婴儿适应后再过渡到夜间少喂，其间要注意观察婴儿情绪，不要强行离乳伤害婴儿感情。

4. 减少挤奶量　建议母亲在现有哺喂或挤奶基础上，减少挤奶量，适当保持乳房充盈，又不过度胀奶的状态，持续几天后再次减少挤奶量，延长挤奶间隔，直到完全不需要额外挤奶。

5. 离乳过程　长短因人而异，也取决于决定离乳时的奶量，一般 2—3 周可完成。

第九节　哺乳期乳房常见问题护理

一、乳头凹陷护理

乳头凹陷指乳头不能突出于乳晕表面而是向内凹陷。内陷程度因人而异，有的表现为无乳头颈，有的乳头全部埋在乳晕下。乳头埋在乳晕下多为先天发育不良导致，容易并发乳头乳晕炎症或乳腺炎（图 6－22）。

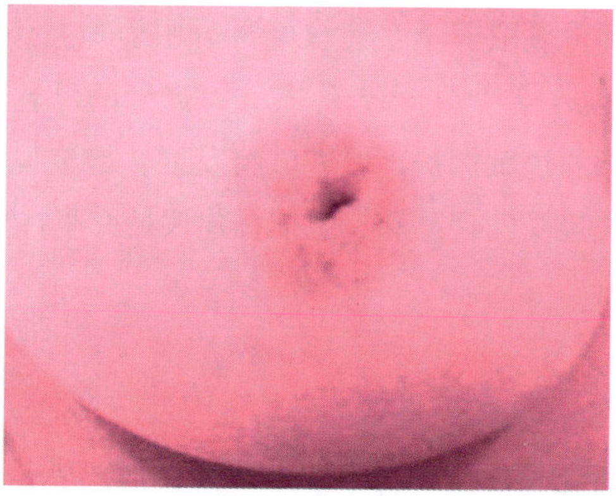

图 6－22　乳头凹陷

1. 手法矫正　孕前和邻近足月阶段，用双手拇指轻压乳晕两旁，再向上下左右推开，每天 1—2 次，每次 10—15 下。哺乳前，可用手指将乳头向外轻轻牵拉，并按、捏乳头乳晕，每次 10—30 下。

2. 乳头矫正器矫正　在孕晚期和哺乳间隙使用乳头矫正器（图 6－23），对乳晕施以柔和而均匀的压迫，使乳头外突。

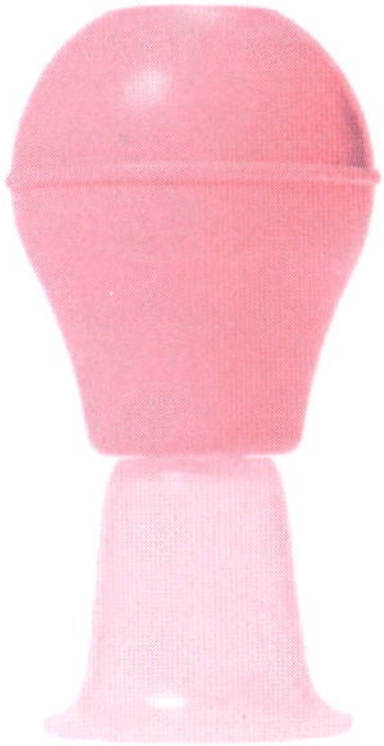

乳头矫正器

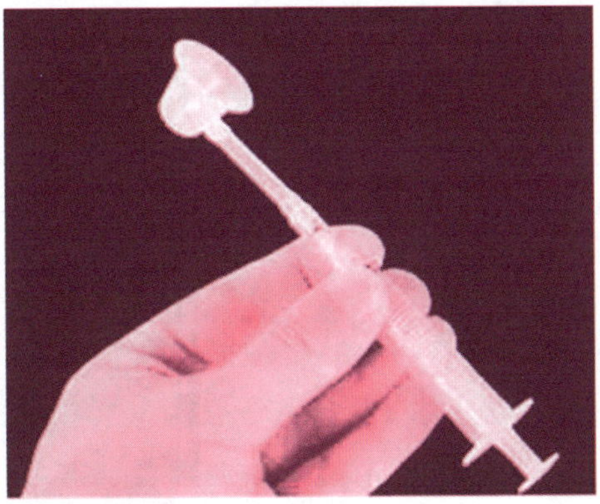

乳头矫正器

图 6－23 乳头矫正器

3. 吸乳器 通过适当负压形成牵引力将乳头拉出，尝试让宝宝直接含接哺乳。如不能成功含接，需将乳汁吸出，吸奶频率：每 24 小时 8—10 次，每次 15—20 分钟，最好双侧同时吸。

4. 使用乳头辅助器 选择亲密接触型乳头护罩（图 6－24），帮助宝宝衔乳。

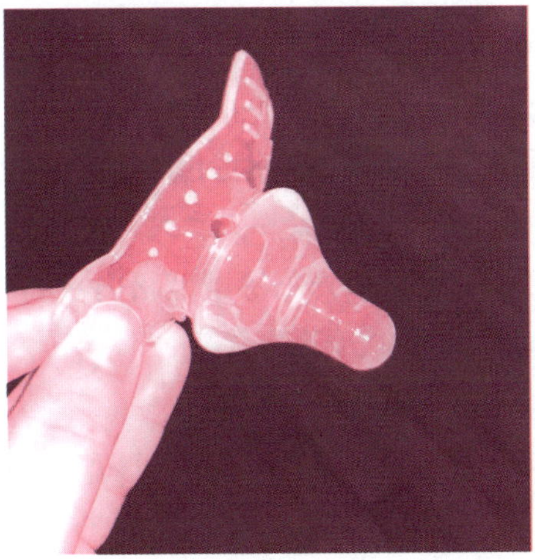

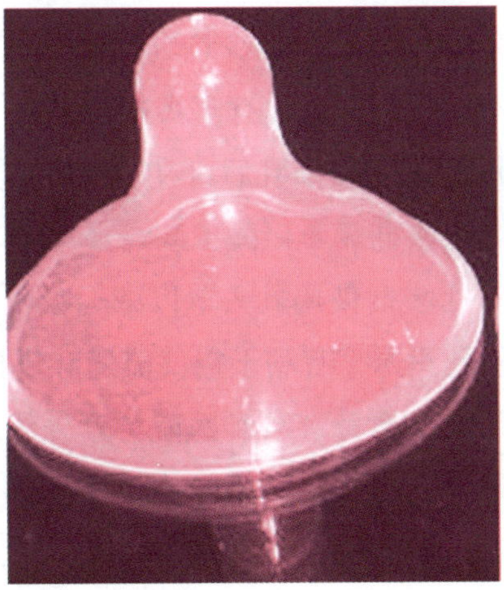

图 6－24 乳头护罩

二、乳头皲裂的护理

乳头皲裂是哺乳期常见问题之一。轻者仅乳头表面出现裂口，重者局部渗液渗血，日久不愈反复发作易形成小溃疡，处理不当又极易引起乳腺炎。乳头皲裂后，当婴儿吮吸时，母亲会觉得乳头发生剧痛，会出血、渗出，并结黄痂。可裂一处或多处，深浅不一，乳头的裂开可呈环形或垂直形，皲裂处多有触痛，乳头周围沟内常可发现糜烂（图 6－25）。护理时的要点如下。

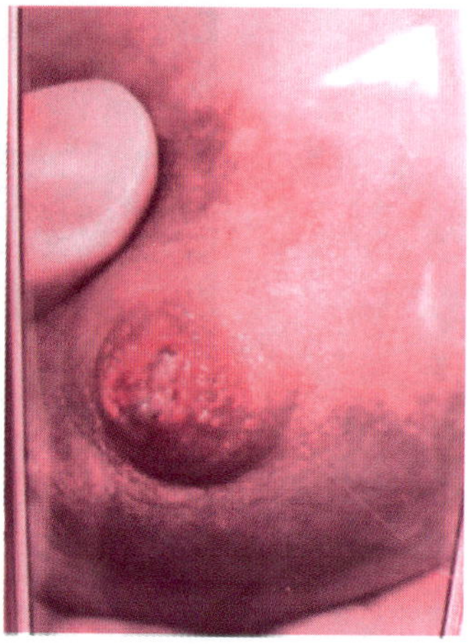

图 6－25　乳头皲裂

1. 哺乳时　应先从疼痛较轻的一侧乳房开始，以减轻对另一侧乳房的吸吮力，并让乳头和大部分乳晕含吮在婴儿口内，以防乳头皮肤皲裂加剧。

2. 提倡以婴儿为主导的母乳喂养方式，调整哺乳姿势。

3. 勤哺乳　以利于乳汁排空，乳晕变软，利于婴儿吸吮。

4. 在哺乳后挤出少量乳汁涂在乳头和乳晕上，短暂暴露以便干燥乳头，由于乳汁具有抑菌作用，且含有丰富蛋白质，有利于乳头皮肤的愈合。

5. 严重者　哺乳后可在乳头局部涂抹康复新药液、水凝胶或生长因子等，缓解疼痛，促进愈合。

6. 必要时使用乳头罩以减轻吸吮时的疼痛　哺乳后嘱产妇穿戴宽松内衣和胸罩，并取下乳头罩，有利于空气流通和皮损的愈合。

7. 局部理疗　可到医院行紫外线或红外线照射，促进愈合。

8. 挤出乳汁　如果乳头疼痛剧烈或婴儿口腔结构异常（如舌系带过短），婴儿不能很好地吸吮乳头，可暂时停止哺乳，但应将乳汁挤出，用小杯或小匙喂养婴儿。

三、生理性胀奶的护理

生理性胀奶是母体为正常泌乳所要做的必然生理准备，是乳腺腺泡开始分泌成熟乳的阶段。这时，受泌乳素的影响，乳房充盈肿胀变大变硬，出现水肿、疼痛，甚至会伴有短暂的发热症状，一般体温不会超过 39℃，产后 3—4 天出现，持续时间不超过 48 小时。护理要点如下。

1. 指导母亲喂养　指导产妇按需哺乳，让婴儿频繁有效的吸吮，夜间也要喂。

2. 冷敷　具有减少血运、消肿镇痛作用。方法：柔软的冰袋外包湿毛巾敷在乳房上，一次 20—30 分钟，一日 3—4 次；可用于冷敷的物品有：圆白菜叶、土豆片、芦荟汁、仙人掌汁、芒硝、发面（图 6－26）、如意金黄散、50% 的硫酸镁等。

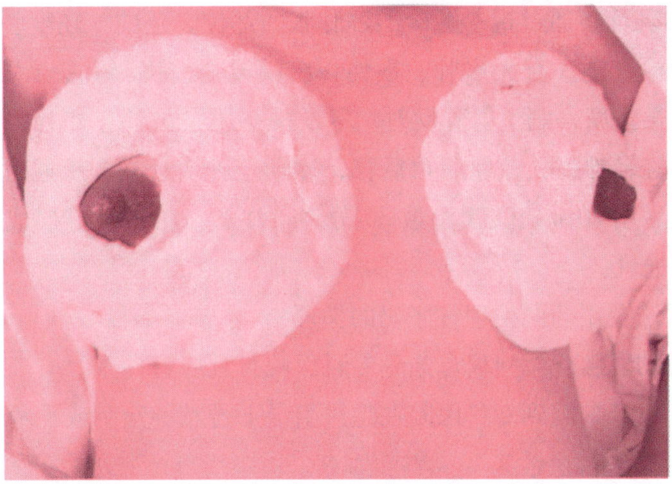

图 6－26　发面外敷

3. 挤奶　指导母亲手法挤奶。

4. 物理治疗　低频电刺激，红外线照射。

5. 饮食管理　产后 2—3 天减少催乳、汤类饮食的摄入。

6. 情绪管理　哺乳期母亲需保持心情舒畅，避免着急生气。

四、急性乳腺炎护理

急性乳腺炎表现为哺乳期乳房的红、肿、热、痛，局部肿块、脓肿形成，体温升高，白细胞计数增高。在脓肿形成前，以抗感染和促进乳汁排出为主，脓肿形成后，以引流为主（图 6－27、图 6－28）。

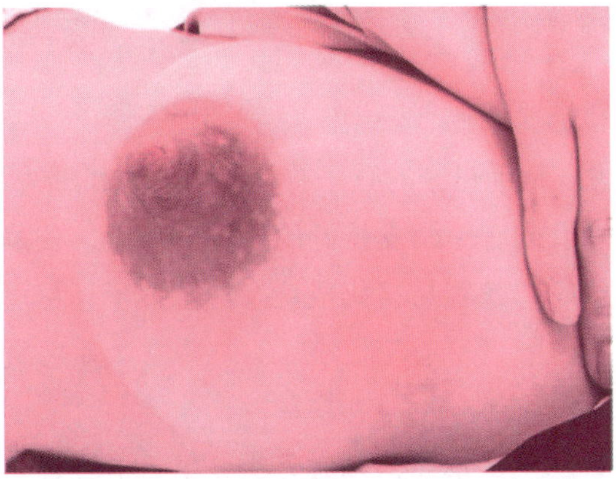

图 6－27　乳腺红肿

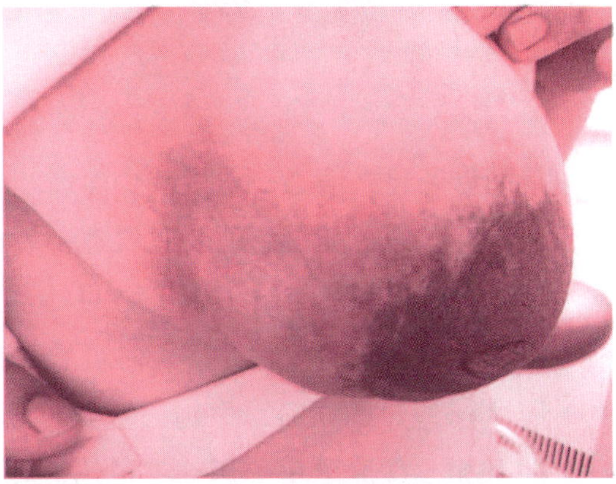

图 6－28　乳腺脓肿

1. 抗感染　遵医嘱使用口服或静脉输入抗生素，除使用哺乳期禁用药物，一般可继续哺乳。

2. 排出感染乳汁　通过视、触诊了解肿胀的部位、范围、硬度、皮温、颜色、有无波动感，仔细检查乳头有无水肿、损伤、白膜覆盖，挤压乳头看乳腺管是否通畅；排奶前热敷、轻柔按摩，刺激射乳反射，尽量排空感染乳汁；如有肿块，从肿块近乳头端向乳头方向轻轻推捋，疏通后再后移，逐渐至肿块远端；疏通时间以5—10分钟为宜；每次排乳后用50%硫酸镁湿敷30分钟。注意：脓肿一旦形成，忌按摩！手法要轻柔，忌暴力通乳。

3. 冷敷　方法及用药同生理性胀奶的护理

4. 难以疏通的乳腺管　建议母亲到专科医院行乳腺管探查。

5. 脓肿已形成者　需到专科医院在超声引导下行脓肿穿刺或手术引流。

第十节　挤奶与储存

一、挤奶的目的

1. 促进乳汁分泌，保持乳腺管通畅。

2. 减轻乳房肿胀，防止乳汁淤积，预防乳腺炎的发生。

3. 使母婴分离的新生儿能喂哺母乳，增强新生儿免疫能力。

4. 母婴分离、产妇工作或外出时，母亲或婴儿生病时，保持泌乳。

5. 早产儿、低体重儿或无吸吮能力时，挤奶喂养。

二、人工挤奶方法

（一）建立射乳反射

帮助母亲建立信心，尽量减少疼痛和焦虑。帮助母亲对孩子有美好的想法和感情。给母亲以实际的帮助，帮助及建议她：单独一人或有一位支持她的好友陪伴她，安静地坐好。有些母亲在与给孩子挤奶的母亲相伴时，就容易挤奶成功。抱着孩子，尽可能进行皮肤与皮肤的接触，挤奶时可看着孩子。

1. 喝一些热的饮料　牛奶、汤类。

2. 热敷、按摩乳房　用热毛巾热敷乳房，或热水淋浴，刺激乳头。用手指轻轻拉动或揉搓乳头，轻柔按摩或拍打乳房。用指尖从乳房上方向乳头处轻轻叩打或用梳子梳理。

3. 按摩后背　母亲取坐位，向前弯曲，双臂交叉放在桌子或床边，并将头枕于手臂上。脱去上衣，使乳房松弛下垂，照护师在脊柱两侧向下按摩，双手握拳，伸出拇指，用双拇指用力点压、按摩、移动并兼做小圆周运动，自颈部沿脊柱下移到肩胛骨，持续按摩 2—3 分钟（图 6－29）。

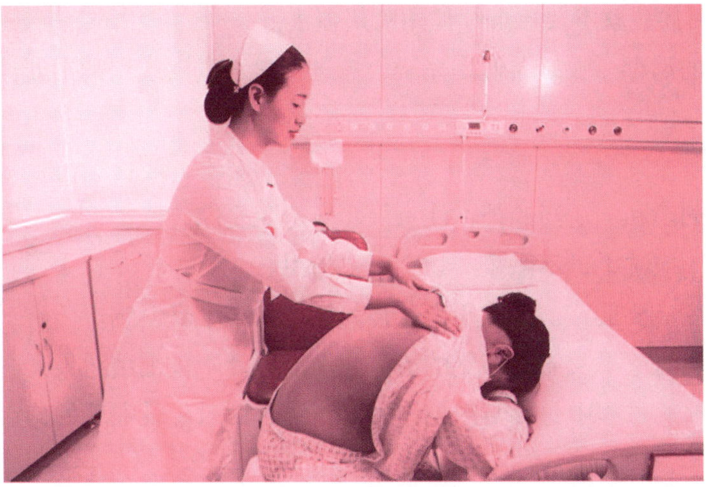

图 6－29　按摩后背

（二）手工挤奶收集乳汁的方法

1. 指导产妇洗净双手，选择舒适的坐位或站位。

2. 选用清洁的大口径的杯子或广口瓶贴近乳房。

3. 将拇指和食指呈“C”字形放在乳晕外侧，指腹距乳头根部 2—3 厘米处，使两指指腹与乳头三点在一条直线上，二指相对，指腹向胸壁方向轻轻下压、对挤，其他手指托住乳房。

4. 第一次挤压可能没有乳汁滴出，但压过几次后，就会有乳汁滴出，如果射乳反射活跃，乳汁还会喷出。本操作不应引起疼痛，否则方法可能不正确。

5. 一个部位挤压 3—5 次，移动手指，变换不同方向挤压；一侧乳房至少挤压 3—5 分钟，待乳汁少了，就可挤压另一侧乳房，如此反复数次。双手可交换使用，以免疲劳。

6. 注意不要挤压乳头，压乳晕的手指不应有滑动或摩擦式动作，为挤出足够的乳汁，持续时间应以 20—30 分钟为宜。

（三）吸奶器使用方法

1. 放松乳房　开始吸奶前最好对乳房进行热敷。

2. 吸奶器的选择　母亲按照自己的身体情况选择合适的吸奶器，将吸奶器的漏斗放在乳晕上，使其封闭严密。吸奶过程中要注意控制吸奶的时间和节奏。

3. 吸奶时间　一般用吸奶器时间大概在 8 分钟左右，整个过程控制在 20 分钟以内。

4. 吸奶频率　按照循序渐进的步骤，吸奶频率要由慢到快。当感觉到乳头疼痛或者吸不出奶的时候，就不要再继续使用吸奶器了。

5. 吸奶器的消毒　吸奶器使用完毕，需进行热水煮沸或用消毒器消毒。

（四）注意事项

1. 保护产妇隐私　适当遮挡；注意保暖，避免受凉。
2. 按摩前　应洗手，不佩戴饰物，不留指甲。
3. 按摩力度　要适宜，切忌用力过猛，使产妇产生恐惧感。
4. 注意挤奶时　手及储奶容器的清洁，保证乳汁不被细菌污染。
5. 按摩及挤奶过程中　要与产妇沟通，增强产妇对母乳喂养的信心。

三、母乳的储存

吸出的乳汁应存放于经消毒的密封奶瓶或储奶袋中；冷冻乳汁量不超过容器体积的 3/4；乳汁吸出后需马上放入冰箱或冷包冷藏；为保证乳汁质量，专家对不同储存条件下乳汁的可使用时限进行了研究，具体要求如下（表 6－2）。

表 6－2　不同储存条件下乳汁的可使用时限

母　　乳	室　　温	冰　　箱	冰　　柜
新吸出的母乳，置于密闭容器中	6—8 小时（不高于 26℃）。如果条件允许，储存在冰箱内	3—5 天（不高于 4℃），存放在冰箱最里面温度最低的地方	冰箱冷藏室可存放 2 周。冰箱内单门冷冻柜存放 3 个月，深冻冰柜（－18℃以下）存放 6—12 个月
冷冻母乳移至冷藏但未加热的母乳	不超过 4 小时（下次哺喂）	冷藏 24 小时	不能再冰冻
热水解冻的母乳	哺喂	4 小时到下次哺喂时	不能冰冻
喝剩的母乳	哺喂（喝不完便丢弃）	丢弃	丢弃

四、乳汁解冻方法

1. 可以将容器放在流动的冷水里解冻，然后逐渐增加水温，加热母乳至合适的喂养温度。

2. 从冰箱取出后直接放在室温的环境中，待乳汁完全解冻再放温水中加热至喂养温度。

3. 解冻后的乳汁就不能再次冰冻。

第十一节　产后运动指导

一、产后运动的重要性

产妇适当运动和做产后健身操，可促进机体复原，逐步恢复适宜体重，恢复盆底和腹部肌肉张力，减少尿失禁、盆腔脏器脱垂、下肢深静脉血栓等产后并发症。产妇适当运动还有利于预防远期糖尿病、心血管疾病、乳腺癌等慢性非传染性疾病的发生。

二、产后运动推荐

1. 产后 2 天　开始做产褥期保健操。

2. 产后 6 周　开始规律有氧运动，如散步、慢跑等。

3. 有氧运动　从每天 15 分钟逐渐增加至每天 45 分钟，每周坚持 4—5 次，形成规律。对于剖宫产的产妇，应根据产妇的身体状况，如贫血和伤口恢复情况，缓慢增加有氧运动及力量训练。

三、产褥期保健操运动前准备

1. 环境准备　室内温度 22—24℃，保持环境整洁，可播放轻音乐。

2. 物品准备　产后运动宣教图、小型音响设备（播放产妇平时喜欢的音乐）、瑜伽垫。

3. 产妇准备　穿宽松有弹力的衣服，排空膀胱。

四、产褥期保健操运动方法指导

1. 上肢运动　仰卧，两臂水平放展，内收。可重复做 10 次。将上臂缓缓举过头部，再慢慢收回。可重复做 10 次。

2. 屈伸运动　仰卧，两手平放于躯干两侧，将双下肢向内屈曲，再放平伸直。可重复做 10 次。

3. 缩肛运动　有节奏的使肛门收缩、放松。可重复做 10 次。

4. 伸腿运动　仰卧，两臂平放于身旁，双腿交替上举和双腿并举，与身体呈 90 度角，然后放平（图 6－30）。可重复做 15 次。

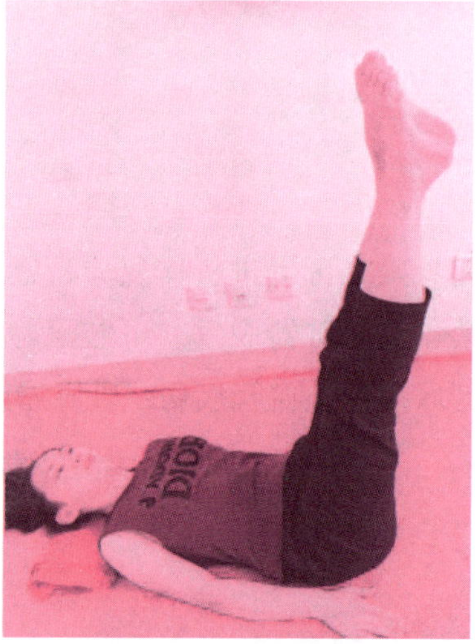

图 6－30　伸腿运动

5. 腰背运动　仰卧，髋和腿放松分开稍屈，足底平放在床上，尽力抬高臀部和背部，离开床面（图 6－31）。可重复做 15 次。

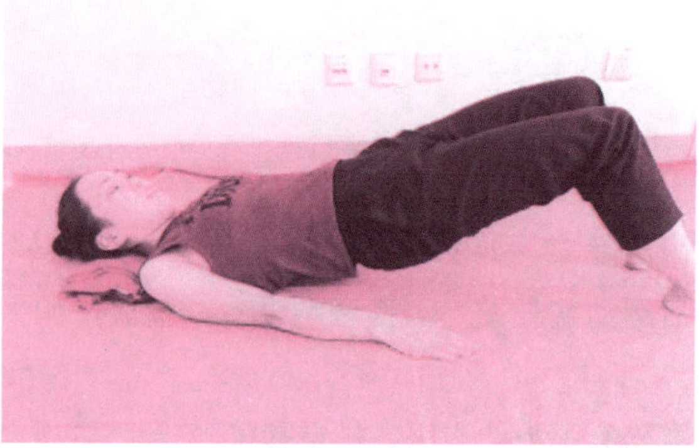

图 6－31　腰背运动

6. 腰部运动　跪姿，两膝分开与肩同宽，两上肢伸直垂直于床面，双手平放，腰部进行左右旋转动作（图 6－32）。可重复做 15 次。

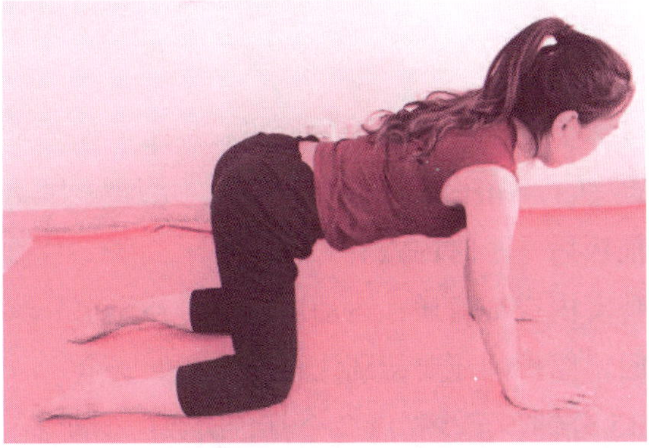

图 6－32　腰部运动

7. 全身运动　跪姿，双臂支撑床面，左右腿交替向背部高举（图 6－33）。可重复做 15 次。

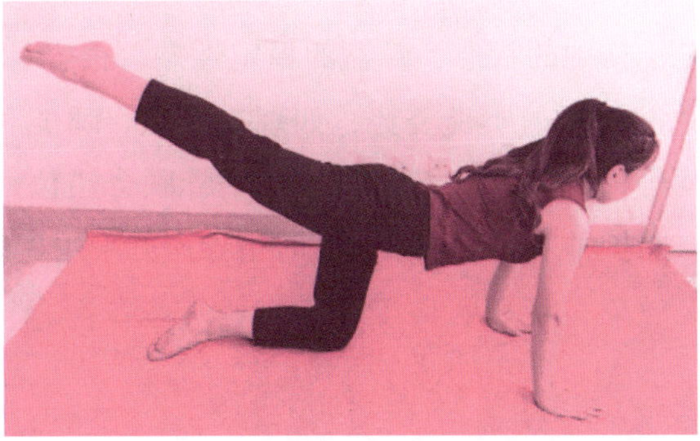

图 6－33　腰部运动

8. 深呼吸运动　仰卧，两臂平放于身旁，先深吸气，再深呼气（图 6－34）。可重复做 10 次。

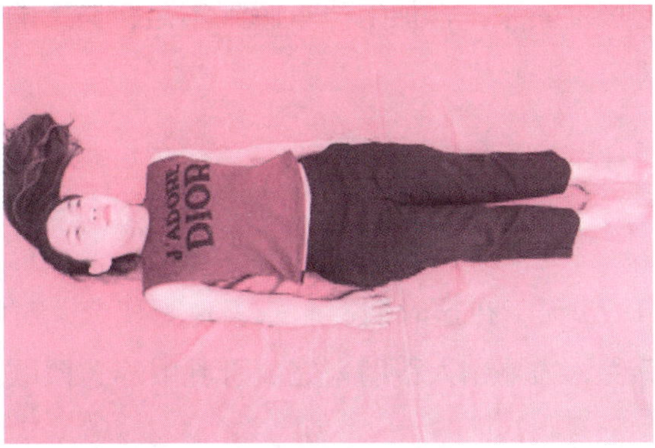

图 6－34　深呼吸运动

9. 运动结束　协助产妇饮水、更衣，整理用物。

五、运动注意事项

1. 产妇（顺产者 2 天，剖腹产者 3 天后）可在床上开始运动锻炼，运动项目需根据产妇体力选择力所能及的，循序渐进，保证安全，增加耐力。
2. 运动避免于饭前饭后一小时内做。
3. 运动时注意保持室内空气流通；运动后需及时补充水分。
4. 指导产妇运动时，照护师还要特别注意保护产妇安全。
5. 每天早晚各做 15 分钟，至少持续 2 个月，次数由少渐多，勿勉强或过累。
6. 运动后若有恶露增多或疼痛增加，需暂停运动，等恢复正常后再开始。

六、纠正日常不良姿势，预防产后骨盆旋移

产妇的骨盆连接处于松弛的状态，骨盆的稳定性差，很容易引起错位，骨连接及肌肉的力量都相对松弛。很多的不良姿势，如翘二郎腿、睡姿和坐姿不良，抱孩子、哺乳、换尿布姿势不良等，都将导致骶髂关节及耻骨联合错位，从而形成骨盆旋移，致以后长期的腰腿痛。照护师应注意观察，及时指导产妇采用正确的日常活动姿势。

第十二节　产后心理护理

分娩后，由于机体的疲惫可导致内分泌不稳定。此外，心理准备不充分，缺乏妊娠分娩和新生儿护理知识，过分担心难产和新生儿意外，对新生儿护理束手无策，增加了心理压力，易引起极度紧张，再加上严重睡眠不足，会影响产妇的情绪，严重的会出现产后抑郁症状。

一、产后心理特点

1. 依赖期　产后 1—3 天。在这时期，产妇表现为疲劳，对睡眠需求很强烈，喜欢谈论妊娠及分娩的感受，需要别人帮助来完成母乳喂养、照顾新生儿及自身的生活护理。

2. 依赖独立期　产后 3—14 天。在这一时期，产妇表现较为独立，热衷于学习和

练习护理新生儿，主动参与婴儿护理，能独立进行母乳喂养，对自身的产后康复十分关注。但这一时期产妇容易产生压抑，与分娩后产妇感情脆弱、太多的母亲责任、由新生儿诞生而产生爱的被剥夺感、痛苦的妊娠和分娩过程及皮质激素和甲状腺素处于低水平等因素有关，表现为易哭泣、不耐烦、焦虑、对周围漠不关心等。

3. 独立期　产后 2 周至 1 个月。顺利度过前两期后，新家庭形式已经建立，产妇开始承担哺育孩子、照顾家务及维持夫妻关系的各种角色。

二、护理措施

1. 依赖期　照护师的关心指导和丈夫及家人的关心帮助都极为重要。为产妇创造一个轻松和谐而又温馨的产后恢复环境，给予产妇无微不至的关怀。帮助产妇照料婴儿，让产妇有充分时间休息睡眠。耐心倾听她的感受，满足其心理需求，减轻产妇的心理负担。

2. 依赖独立期　鼓励、支持、耐心指导产妇照顾新生儿，可增强其做母亲的自信。对产妇进行母乳喂养的指导，讲解新生儿正常的生理发育过程，提高产妇喂养和照顾新生儿的能力，使其逐渐胜任母亲的角色。鼓励产妇参加有人际接触的集体活动，利用来自家庭、朋友等支持系统的资源，改善情绪。鼓励家属做出更多的努力，多多听取产妇的话语，多加体谅，为产妇提供更多的情感支持及社会支持。如果产妇有哭泣、紧张、焦虑的情况，要经常与之交谈，了解原因，争取家庭配合，尽量调整好家庭成员之间的各种关系，进行针对性的处理和提供必要的帮助，及时解决困难。帮助产妇开始做产后运动，可促进身心康复。

3. 独立期　合理膳食，不饮酒，不吃含咖啡因的食物，进食清淡而富有营养的产后饮食，享受被亲人照顾的亲情。指导产妇与婴儿同步睡眠，根据宝宝的生活规律调整自己的作息时间，当宝宝睡觉的时候，妈妈也要抓紧时间休息，保证自己有足够的精力。鼓励产妇在身体允许的情况下，自己照顾新生儿并做些轻松的家务，坚持适度运动，做一些自己喜欢做的事情，如看杂志、听音乐等，调节情绪，放松心情。

三、产后抑郁症状的识别

1. 情绪改变　常感到心情压抑、沮丧、情绪淡漠，甚至焦虑、恐惧、易怒，夜间加重；有时表现为孤独、不愿见人、伤心、流泪。

2. 自我评价降低　自暴自弃、自罪感，对身边的人充满敌意、戒心，与家人、丈夫关系不协调。

3. 创造性思维受损　行为上反应迟钝，注意力难以集中。

4. 对生活缺乏信心　常出现厌食、睡眠障碍、易疲倦、性欲减退，还可能伴有头晕、头痛、恶心、便秘、泌乳减少等症状，严重的可有自杀或残害婴儿的倾向。

照护师如果发现产妇有抑郁倾向，要及时设法避开产妇与家属沟通，建议家属尽快带产妇到医院就诊。

第十三节　产后居家照护技术指导

一、会阴冲洗

通过外阴冲洗可以清除会阴部污垢及血迹，保持外阴清洁，使产妇舒适，有利于会阴伤口愈合，预防和减少生殖系统和泌尿系统的逆行感染，是产褥期常用的护理技术。

1. 目的

（1）保持外阴部的清洁，促进舒适。

（2）去除分泌物和异味，预防感染。

（3）防止皮肤破损，促进伤口愈合。

2. 评估

（1）产妇年龄、病情、意识状态、自理能力。

（2）有无留置尿管。

（3）会阴部皮肤情况及伤口情况。

（4）恶露的量、颜色及性状。

（5）产妇的需求和合作程度。

3. 操作前准备

（1）照护师准备：着装整齐，洗手、戴口罩和医用无菌手套。

（2）物品准备：①一次性会阴擦洗盘：内有无菌弯盘 2 个、无菌镊子 2 把、消毒棉球若干、无菌干棉球 1—2 个。②便盆、装有冲洗液的冲洗壶或冲洗瓶（水温 39—41℃）。③一次性会阴垫、医用无菌手套、垃圾袋。

（3）环境准备：室内温度 22—26℃，请其他人员离开房间，关闭门窗。

（4）产妇准备：产妇处于清醒状态，取仰卧屈膝位，注意保暖。

4. 操作步骤

（1）协助产妇脱去右侧裤腿，盖到左腿上，左腿部盖好被子，右腿用浴巾遮盖，取屈膝仰卧位（图 6－35），两腿分开，将便器放置在产妇臀下（图 6－36）。

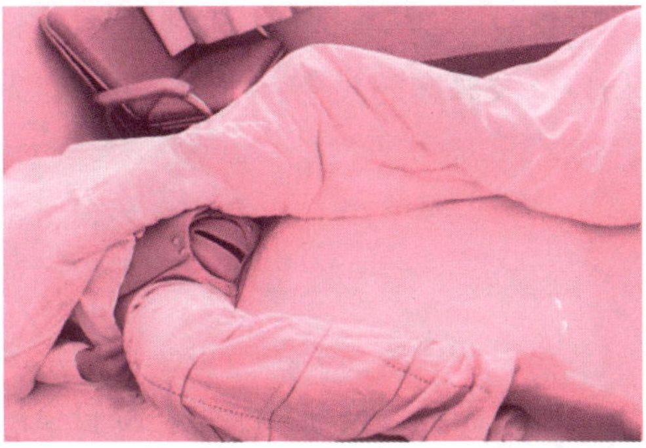

图 6－35　摆体位

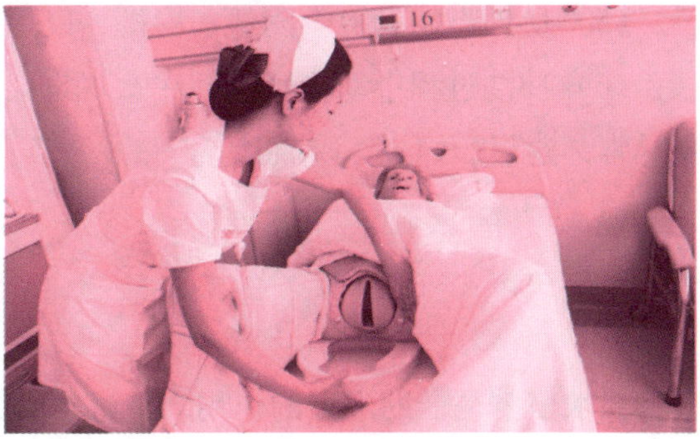

图 6－36　垫便盆

（2）打开冲洗包（图 6－37），戴医用无菌手套，左手提取冲洗壶，右手持镊子夹取棉球，将冲洗溶液缓缓倒少许于阴阜部，询问产妇水温是否适宜。边冲洗、边擦拭。顺序依次为：由阴阜至会阴体、对侧小阴唇、近侧小阴唇、对侧大阴唇、近侧大阴唇，最后擦肛门，每擦洗一个部位更换一个棉球（图 6－38）。

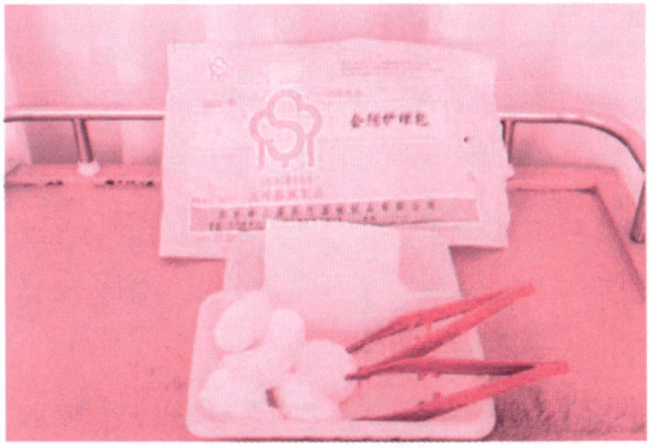

图 6－37　一次性会阴冲洗包

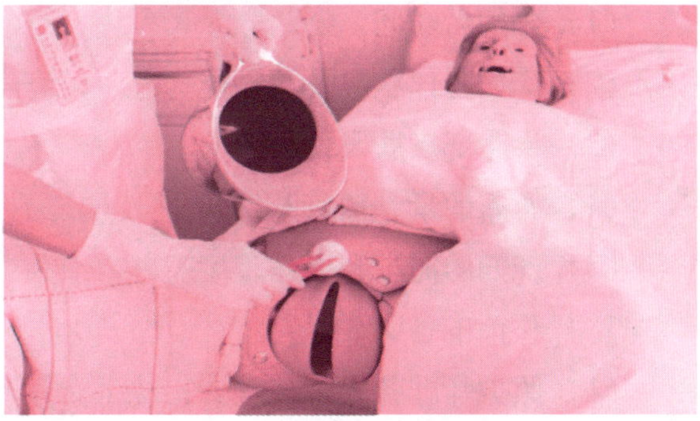

图 6－38　依次冲洗会阴

（3）用干棉球擦干外阴及臀裂处水迹，取出便盆，冲洗用物放于垃圾袋内，更换清洁尿垫。

（4）脱手套后协助产妇整理衣物，取舒适体位。

（5）撤除浴巾，整理床单位，洗手。

5. 注意事项

（1）尊重产妇隐私和个人习惯，操作过程中，不可过多暴露产妇身体，以免着凉；

（2）冲洗液于冲洗前配制，冲洗后的余液及时倾倒；冲洗频次为 1—2 次/日，便后可随时冲洗。

（3）如有留置尿管，应保持尿管通畅，避免脱落、扭曲和受压。

（4）冲洗时避免淋湿衣被，如潮湿，要及时更换，以保持床单位的清洁干燥。

（5）协助产妇勤换会阴垫、内裤，以保持外阴清洁。

（6）冲洗过程中动作轻柔，注意观察会阴伤口以及恶露的颜色、性状、气味，发现异常，建议产妇去医院就诊。

二、温水坐浴

温水坐浴是借助水温的作用，促进局部组织的血液循环，增强抵抗力，减轻会阴侧切伤口的疼痛，加快创面愈合，利于组织的恢复。

1. 目的

（1）减轻会阴部肿胀，增加舒适感。

（2）温热刺激，减轻疼痛。

（3）增加局部血液循环，促进康复。

2. 评估

（1）分娩后时间。

（2）产妇身体状况及自理能力。

（3）会阴部皮肤及伤口情况。

（4）恶露的量、颜色及性状。

（5）产妇的需求和合作程度。

3. 操作前准备

（1）照护师准备：着装整齐，洗手。

（2）物品准备：坐浴盆 1 个，水温计 1 支，温开水 2000 毫升，30—40 厘米高坐浴椅 1 个，无菌纱布 2 块。

（3）环境准备：请无关人员回避，采取适当遮挡，关闭门窗，调节室温。

（4）产妇准备：排空膀胱，清洗外阴及肛门。

4. 操作步骤

（1）向产妇解释温水坐浴的目的、方法，鼓励产妇积极配合。

（2）取水温计测量水温，温度控制在 38—40℃；取无菌纱布 1 块，擦干水温计放于原处。

（3）将坐浴盆置于坐浴架上，并将温开水倒入盆内；请产妇用手感受水温是否合适。

（4）协助产妇全臀和外阴部浸泡于液体中，持续 20—30 分钟，可根据产妇需要随时加热水调节水温。

（5）坐浴结束后用无菌纱布擦干外阴，扶产妇站起，协助产妇穿好裤子。

（6）倒掉坐浴盆内水，清洁坐浴盆，整理用物，洗手。

5. 注意事项

（1）产后 7 天，宫颈内口关闭后方可坐浴。

（2）水温以产妇自我感觉热但无烧烫感为准，一般不宜超过 40℃，以防水温过高导致烫伤。

（3）坐浴过程中注意保暖，以防受凉。

（4）产妇体质虚弱，照护师需随时观察产妇一般情况，提供生活所需。

（5）产妇久坐后容易晕倒，照护师需在一旁观察、保护。

三、会阴湿热敷

热敷可促进血液循环，增强局部白细胞的吞噬作用和组织活力，有助于消炎、消肿、减轻疼痛，刺激局部组织的生长和修复。会阴湿热敷常用于会阴水肿、血肿、伤口硬结及早期感染的产妇。

1. 目的

（1）促进局部血液循环，消炎、消肿、减轻疼痛。

（2）促进陈旧性血肿局限、吸收，利于外阴伤口的愈合。

2. 评估

（1）产妇病情、自理能力及配合程度。

（2）分娩后时间。

（3）外阴皮肤红肿及疼痛程度。

3. 操作前准备

（1）照护师准备：着装整齐，洗手、戴口罩和医用无菌手套。

（2）物品准备：水温计、治疗碗 1 个（内放 50% 硫酸镁浸湿纱布 1 块）、医用无菌手套、一次性检查垫、棉垫、一次性会阴擦洗包、热水袋（45—50℃，倒置检查是否漏水）。

（3）环境准备：关闭门窗，调节室温为 22—24℃，请其他人员离开。

（4）产妇准备：排空膀胱，清洗外阴，取仰卧屈膝位。

4. 操作过程

（1）向产妇解释操作目的，取得配合。

（2）协助产妇脱去右侧裤腿，盖到左腿上，左腿部盖好被子，右腿用浴巾遮盖，取屈膝仰卧位，两腿分开，臀下垫一次性检查垫（图 6 - 39）。

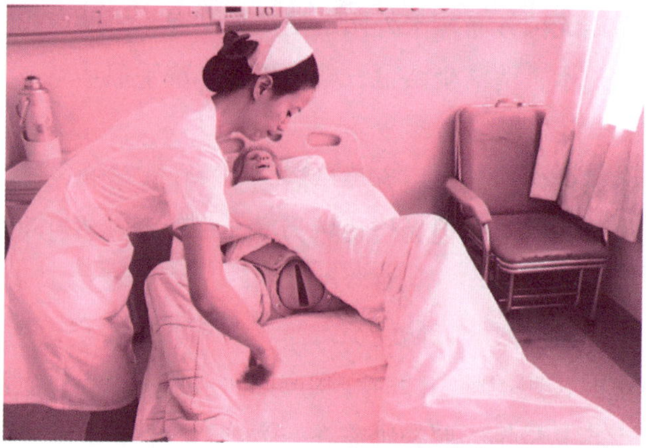

图 6－39　摆体位

（3）戴医用无菌手套，将 50% 硫酸镁浸湿的纱布打开，敷于会阴部（图 6－40），外面覆盖棉块，将热水袋置于外阴部（图 6－41），询问产妇温度是否适当，盖好被子。

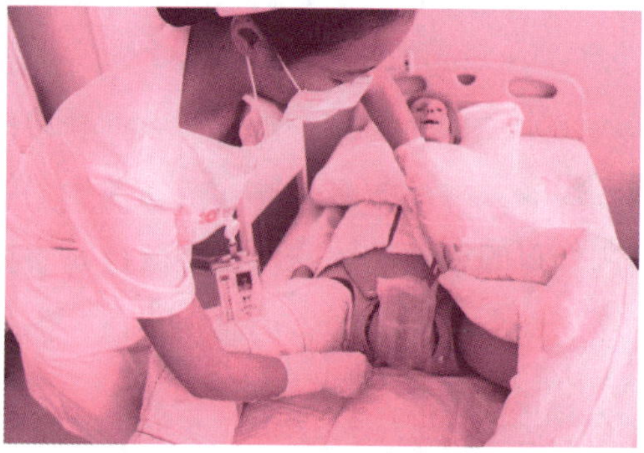

图 6－40　敷硫酸镁纱布

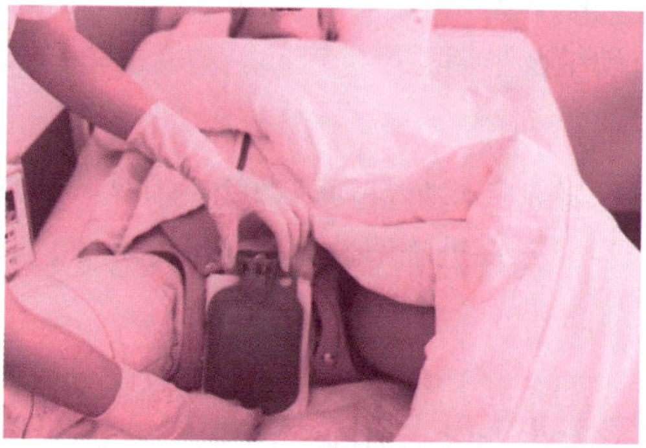

图 6－41　外置热水袋

（4）湿热敷 15—20 分钟后，取出热水袋及纱布。

（5）协助产妇整理衣裤，并取舒适体位。

（6）整理用物，脱手套，洗手，记录热敷时间及会阴部情况。

5. 注意事项

（1）如外阴有血迹及分泌物时，应先冲洗外阴。

（2）严格无菌操作。

（3）热水袋使用前要倒置检查是否漏水，防止烫伤。

（4）湿热敷面积应是病损范围的 2 倍。

（5）在湿热敷的过程中，注意询问产妇的感受，如感觉温度过高要及时调整。

（6）每次湿热敷前后，注意观察会阴部情况有无改善，评价湿热敷的效果。

四、产后淋浴

产后妇女褥汗多，在睡觉时和醒来时，常会大汗淋漓，浸透内衣，极易污染皮肤，利于细菌生长繁殖，引起炎症。产妇淋浴可以清洁全身皮肤，减少炎症发生。

1. 目的

（1）清洁全身皮肤，预防感染。

（2）促进血液循环，缓解疲劳。

（3）增加舒适感，保持心情舒畅。

（4）促进乳汁分泌。

2. 评估

（1）产妇病情、自理能力及配合程度。

（2）分娩方式及产后时间。

（3）剖宫产切口或会阴侧切口的愈合情况。

（4）产妇及家属对淋浴的接受程度。

3. 操作前准备

（1）照护师准备：着短装，穿塑料拖鞋，戴防水围裙。

（2）物品准备：淋浴设备 1 套、浴巾、毛巾、沐浴液、洗发液、吹风机、清洁的塑料座椅、衣帽架、干净的内衣及家居服。

（3）环境准备：关闭淋浴间门窗，用浴霸或暖气调节室温为 26—28℃。

（4）产妇准备：换塑料拖鞋，取下首饰。

4. 操作过程

（1）向产妇解释操作目的，取得配合。

（2）取下淋浴水洒，旋转开关，调节水温至 36—38℃，请产妇用手试温，以产妇能接受为宜。

（3）协助产妇脱衣服，挂到衣帽架上。

（4）洗头时，请产妇坐在塑料座椅上，嘱产妇低头闭眼，照护师拿水洒将头发淋湿，取适量洗发液涂于头部，轻轻搓洗头发，再取水洒冲干净，用毛巾擦干脸面部及头发水迹，以毛巾包住头发。

（5）清洗全身时，产妇可站起，用水洒自上而下冲洗身体，涂浴液，反复冲洗干净，关水。

（6）取浴巾快速蘸干全身水迹。

（7）协助产妇在浴室内穿上清洁的内衣和家居服。

（8）取下头部毛巾，用吹风机热风将头发吹干。

（9）给产妇准备一杯温开水。

（10）整理用物。

5. 注意事项

（1）洗澡时间不宜过长，每次淋浴 10 分钟左右即可。

（2）洗澡后产妇要尽快擦干身体，穿衣，避免吹风着凉。

（3）正常产后 2—3 天、剖宫产术后 5—7 天伤口愈合后即可淋浴，但分娩不顺利、出血过多、平时体质比较差的产妇，不宜太早淋浴，可改擦浴。

（4）洗澡前可少量进食，避免空腹发生低血糖、头晕等不适。

（5）适当调整室温和水温，避免产妇洗得大汗淋漓，导致产妇更加疲劳，甚至虚脱。

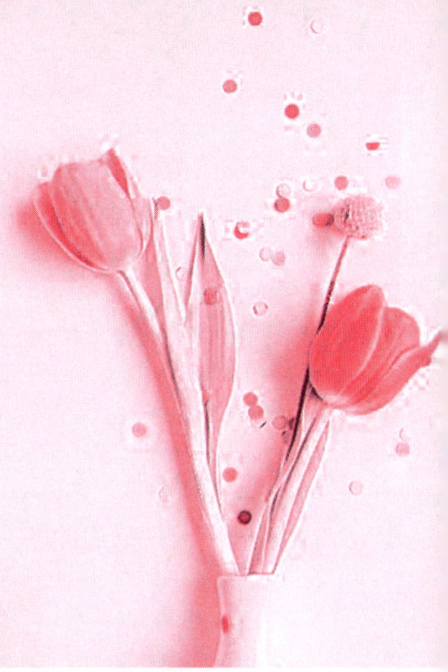

第七章 新生儿护理

新生儿期是人类生长发育的特殊时期。新生儿具有自己的生理发育特点，且任何需求或不适都无法用语言表达，需要成人细心观察，耐心照护。

第一节　新生儿生理及发育特点

一、新生儿定义

新生儿是指自出生断脐到满 28 天这段时间的新生儿。

二、新生儿生长指标及生理特点

（一）生长指标

1. 体重　出生体重与新生儿的胎次、胎龄、性别及宫内营养状况有关。男婴的平均出生体重为（3.33 ± 0.39）千克，女婴为（3.24 ± 0.39）千克。正常新生儿生后 3 个月的体重约为出生时体重的 2 倍。

1—6 个月　体重（千克）＝出生体重（千克）＋月龄 × 0.7（千克）。

7—12 个月　体重（千克）＝6（千克）＋月龄 × 0.25（千克）。

2. 身高　新生儿出生时的平均身长为 50 厘米，6 个月达 65 厘米。

3. 头围　出生时平均为 34 厘米，6 个月为 44 厘米。

4. 胸围　出生时平均为 32 厘米，1 岁时胸围与头围大致相等。

5. 颅骨发育　前囟出生时为1.5—2厘米，1—1.5岁闭合。后囟出生时已闭合或很小，最迟于出生后6—8周闭合。颅骨缝于3—4个月闭合。

6. 脊柱发育　新生儿时脊柱轻微后凸，3个月能抬头时出现颈椎前凸，6个月会坐时出现胸椎后凸。

（二）生理特点

1. 外观　头大，躯干长，头部与全身的比例为1:4，胸部多呈圆柱形；腹部呈桶状。四肢短，常呈屈曲状。新生儿出生后采取的姿势，通常反映了胎内的位置（图7－1）。

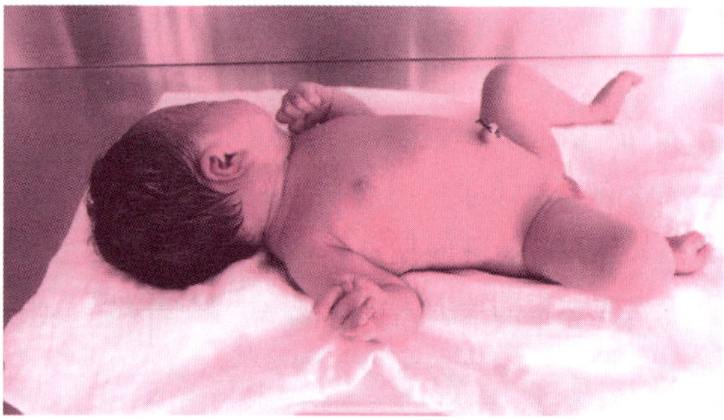

图7－1　新生儿

2. 皮肤

（1）胎脂：新生儿出生时，皮肤覆盖一层灰白色胎脂，有保护皮肤的作用。

（2）黄疸：生理性黄疸多在生后2—3天出现。一般持续1周后消失。

（3）水肿：生后3—5天，在手、足、小腿、会阴部及眼窝等处易出现水肿，2—3天后消失。

（4）新生儿红斑：常在1—2天出现，皮疹呈大小不等、边缘不清的斑丘疹，散布于头面部、躯干及四肢，新生儿无不适感（图7－2）。

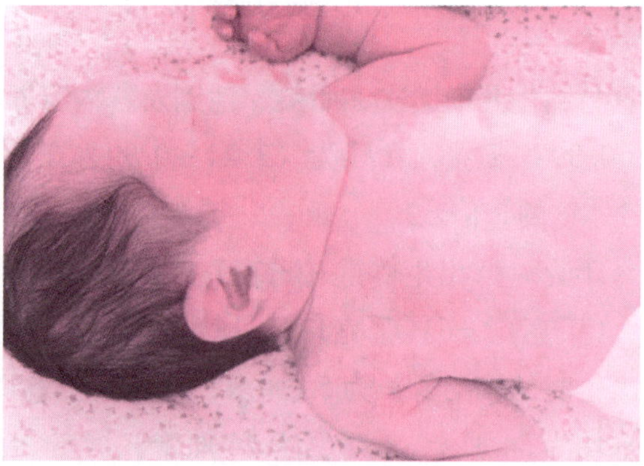

图7－2　新生儿红斑

（5）粟粒疹：在鼻尖、鼻翼、脸颊、颜面等处，常可见到因皮脂腺堆积形成针头样黄白色的粟粒疹，脱皮后自然消失（图 7-3）。

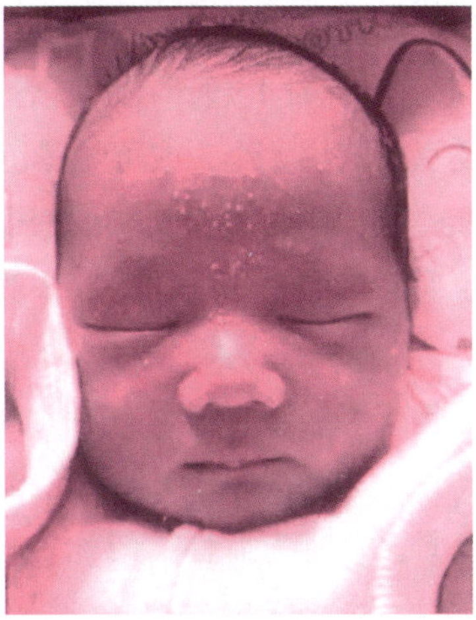

图 7-3 粟粒疹

（6）青记：一些新生儿在背部、臀部常有蓝绿色色斑，此为特殊色素细胞沉着所致，俗称青记。

（7）橙红斑：分布于新生儿前额和眼睑上的微血管痣，数月内可消退。

3. 头面部

（1）颅骨：颅骨软，骨缝未闭，有前囟和后囟，有时在前后囟之间可触到第三囟门。前囟 1—1.5 岁时闭合，后囟出生时已闭合或很小，最迟 6—8 周闭合。

（2）眼：生后第一天，眼经常闭合，有时一睁一闭，与眼运动功能尚未协调有关。

（3）鼻：鼻梁低，因鼻软骨软而易弯，可见歪斜，但以后不留畸形。

（4）口腔：口唇皮肤和黏膜分界清楚，黏膜红润，牙龈上可见有上皮细胞堆集或黏液包囊的黄白色小颗粒，俗称“马牙”或“板牙”，可存在较长时期，切勿挑破以防感染（图 7-4）。

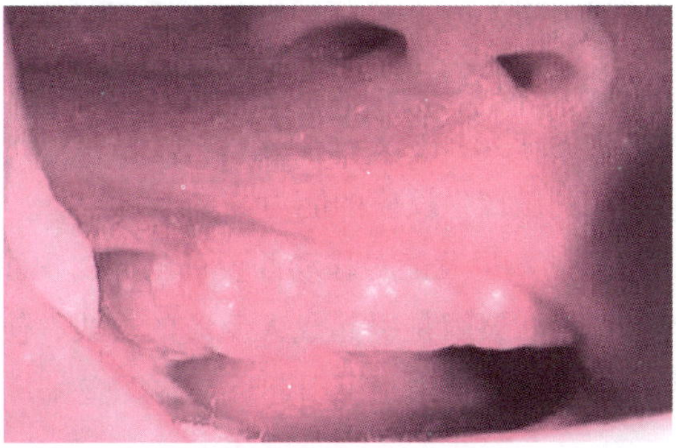

图 7-4 马牙

（5）耳：其外形、大小、结构、坚硬度与遗传及成熟度有关，越成熟耳软骨越硬。

4. 颈部　颈短，颈部皱褶深而潮湿，易糜烂。

5. 胸部　多呈圆柱形，剑突尖有时上翘，在肋软骨交界处可触及串珠。出生后4—7天常见有乳腺增大，如蚕豆或核桃大小，或可见黑色乳晕及分泌乳汁，2—3周可消退，这是由于母体内分泌的激素影响所致，切不可挤压以防感染。

6. 腹部　多稍隆起，出生后脐带经无菌结扎后，一般7—10天脱落，脱落后脐部应保持干燥，定时消毒处理。

7. 生殖器　男婴出生后阴囊或睾丸常有轻重不等的水肿，数日后消退。有时可见一侧或双侧鞘膜积液，常于出生后2月余吸收。女婴在出生后5—7天可有灰白色黏液分泌物从阴道流出，可持续2周，有时为血性，俗称“假月经”，这是由于分娩后母体雌激素对胎儿影响中断所致。

8. 肛门　有时可见肛门闭锁，故要仔细观察大便排出情况。

9. 脊柱和四肢　观察有无脊柱裂，四肢的姿势与胎位有关，一些看似异常者日后可逐渐恢复。

三、新生儿的能力发育

1. 视觉　新生儿视觉不灵敏，2个月可协调地注视物体，4—5个月开始认识母亲。

2. 听觉　新生儿出生数天后听力已相当良好。正常新生儿睡醒状态下，在其耳边柔声呼唤或说话，头会慢慢转向发声方，眼睛寻找发声源。

3. 嗅觉、味觉和触觉　新生儿出生后即存在嗅觉和味觉，表现为将新生儿抱在怀中，其可自动寻找母亲乳头。出生5天新生儿能识别自己母亲的奶垫和其他乳母奶垫的气味。新生儿口周的皮肤接触东西后，会出现寻找动作即为觅食反射；触及其手心和足心时，新生儿会出现指（趾）屈曲动作；突然暴露于冷环境中会大哭、战栗；轻柔抚摸新生儿皮肤，可使其安静、舒适、满足感增强。

4. 习惯形成　完整睡眠周期形成也是新生儿神经系统发育成熟的标志之一。睡眠状态的新生儿均有对光和声刺激产生反应的能力。

5. 与成人的互动　90%的新生儿能对移动并说话的人出现注视、追随动作，对父母会有潜意识的选择性；新生儿哭闹是引起成人反应的方式，使其要求得到满足。此外，新生儿的表情如注视、微笑和皱眉也可引起母亲的反应。

第二节 新生儿日常护理

一、正确抱起新生儿

1. 手托法 用左手托住新生儿的背、颈、头，右手托住臀部和腰部，此法多用于把新生儿从床上抱起和放下（图7－5）。

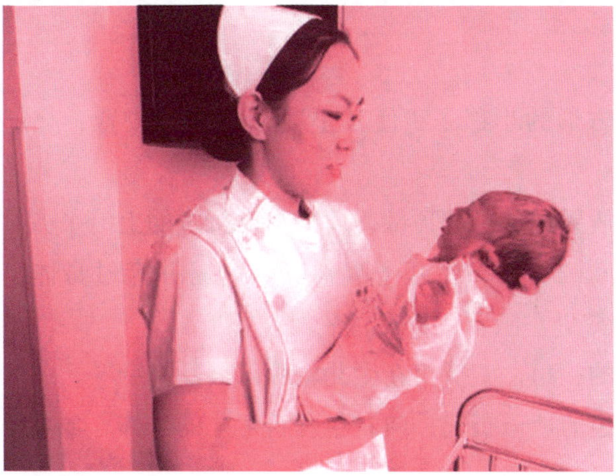

图7－5 手托法

2. 腕抱法 将新生儿的头放在左臂弯里，肘部护着新生儿的头，左腕和左手护着背和腰部，右手臂从新生儿身上伸过护着新生儿的腿部。这是比较常用的姿势，最好不要将新生儿竖抱（图7－6）。

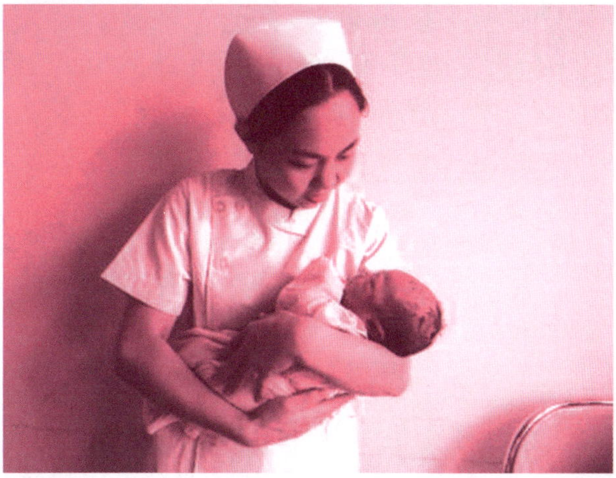

图7－6 腕抱法

二、新生儿衣着

新生儿的衣物应柔软、宽松、舒适。尽量是纯棉质衣物。若用放置时间长的衣服，应在新生儿出生前将衣物除菌清洗、晾晒。如给新生儿穿有带子的衣服，带子不可扎得过高、过紧，以防损伤腋下皮肤。

三、新生儿包裹

1. 室内包裹法

（1）平放一张方形的小毯子，使其呈菱形的形状放置，叠起上角约至菱形中心位置。

（2）将新生儿放置在毯子的顶部，肩膀与已折过的上沿平齐（图 7－7）。

（3）扶着新生儿的右臂，将毯子裹住其右肩膀并穿过身体，注意毯子的松紧度（图 7－8）。将毯子塞进左腋下，放在背后及左臀下。

（4）拿起底部的一角，上折至新生儿胸腹部（图 7－9）。

（5）将整个左边的毯子折起，向右包裹新生儿的身体，放在右侧身下的位置（图 7－10）。

（6）在室内，建议将新生儿双上肢放在包裹外，给小手自由活动的空间。

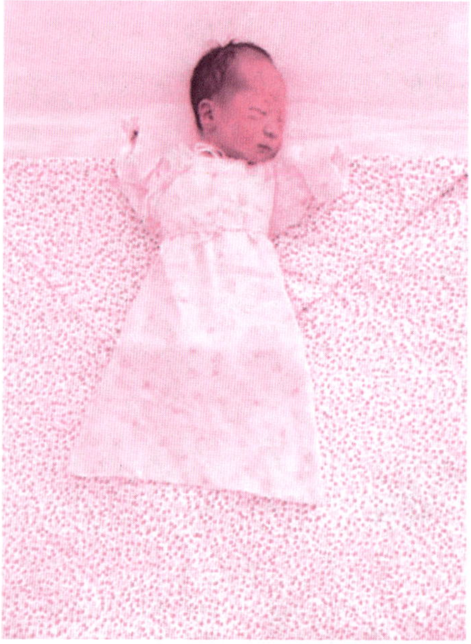

图 7－7　室内包裹法

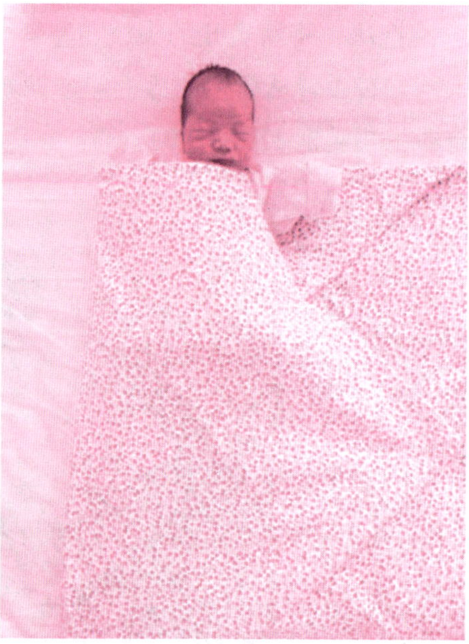

图 7－8　室内包裹法

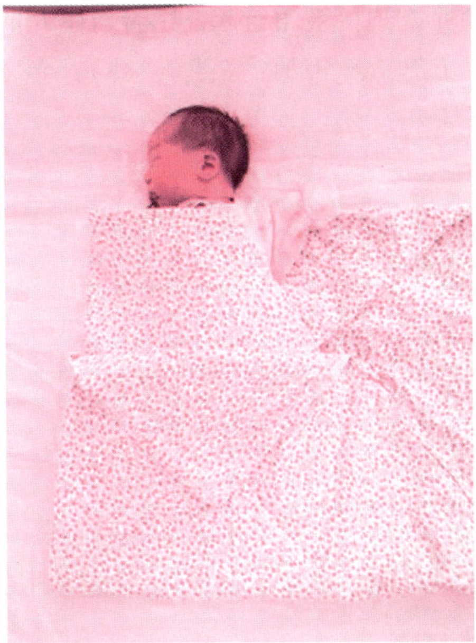

图 7－9 室内包裹法

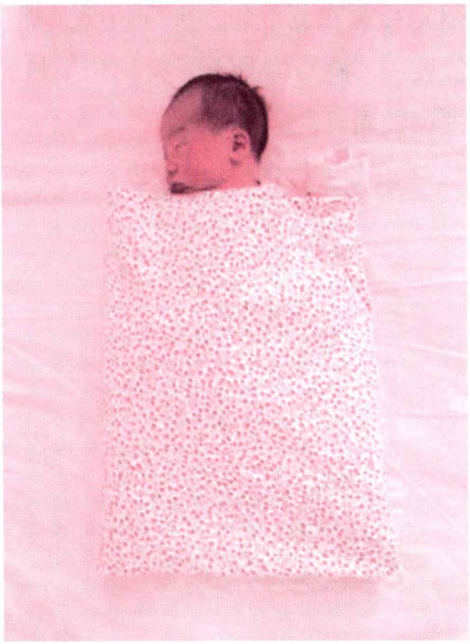

图 7－10 室内包裹法

2. 外出包裹法

（1）平放一张方形的小被子，使其呈菱形的形状放置；将新生儿放置在毯子的中上部，固定新生儿右臂，拿起右侧被角少许折叠，露出头面部，然后向左贴身塞进左腋下（图 7－11）。

（2）拿起底部的一角，上折至新生儿胸腹部（图 7－12）。

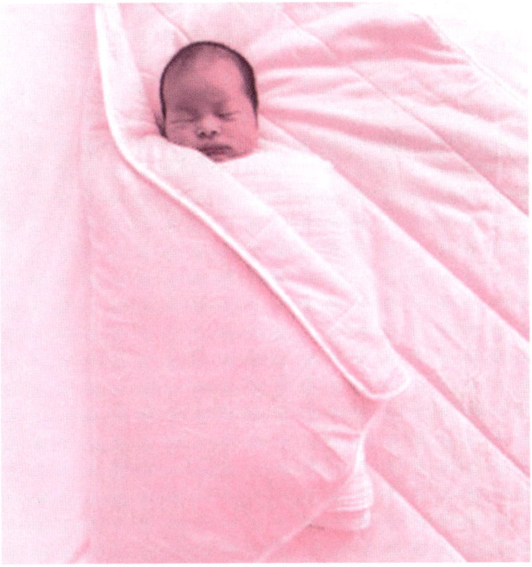

图 7－11 室外包裹法

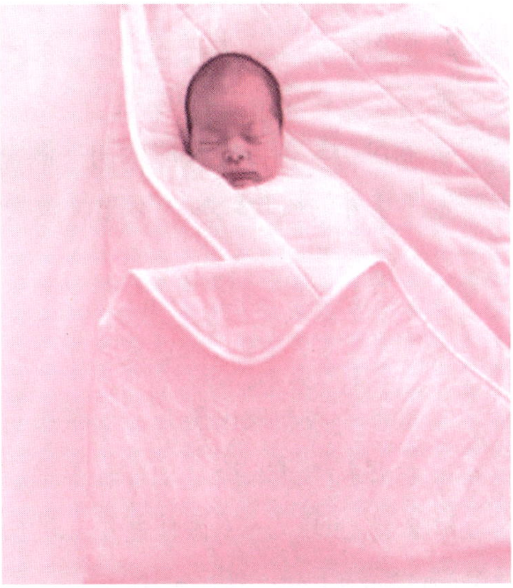

图 7－12 室外包裹法

（3）拉起左侧被角，少许折叠，然后将整个左边的被角折起，贴着新生儿的身体向右包裹，放置右侧身下，将顶角下拉，盖住头部，露出脸面（图 7－13）；必要时可用被带轻轻固定。

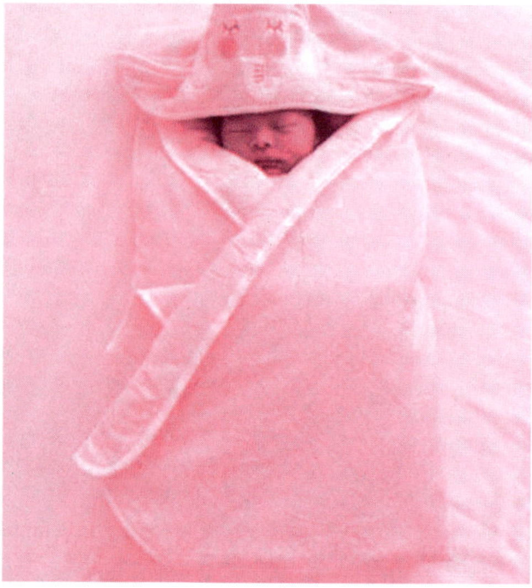

图 7－13　室外包裹法

四、新生儿卧位

1. 仰卧位　此法是新生儿经常且较舒服的卧位，但新生儿易发生呕吐、呛奶，造成误吸的危险。仰卧位时头应偏向一侧，防止误吸。

2. 侧卧位　最好为右侧卧位，能避免心脏受压，又能防止吐奶。但是为避免一侧头颅睡偏，也要经常左右更换。

3. 俯卧位　俯卧时头应偏向一侧，此卧位可增加睡眠量、呼吸量、排气量，但发生新生儿意外的风险较高，不建议做为常规卧位。

五、换尿布方法

1. 准备　尿布取出展开，湿纸巾打开，放置床旁备用（图 7－14）。

2. 解开新生儿衣服　动作轻柔地将污湿的尿裤打开，对折垫于臀下（图 7－15）。

3. 擦洗会阴　一手握住新生儿的两脚轻轻抬起，露出臀部，另一手用湿巾将臀部及会阴部擦洗干净（图 7－16）。

4. 换干净尿裤　取出污湿尿裤，放于一旁。一手再握住并提起新生儿双脚，同时臀部抬高，将干净尿裤的一端垫于腰骶部（图 7－17）。放下双脚，由两腿间拉出尿裤一端并覆盖于腹部裹好尿裤，粘好胶贴。尿裤的松紧以腰部容下成人 1—2 指为宜（图 7－18）。

5. 整理　穿好衣服，将换下的脏尿裤放入垃圾桶，整理用物。

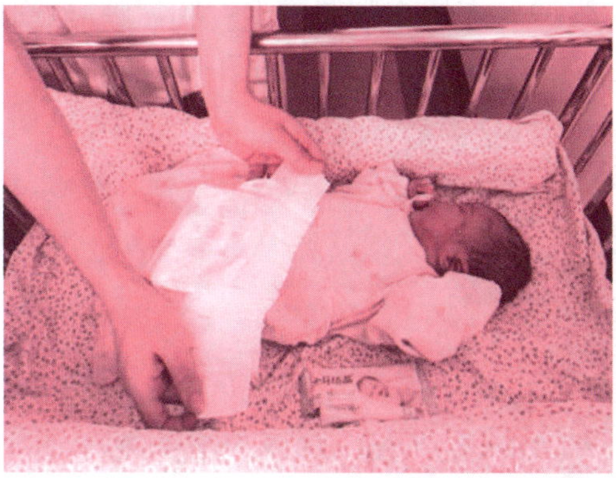

图 7－14　换尿布准备

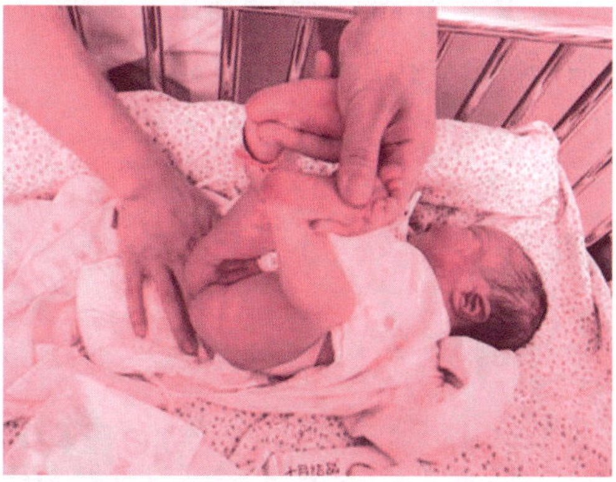

图 7－15　解开新生儿衣物

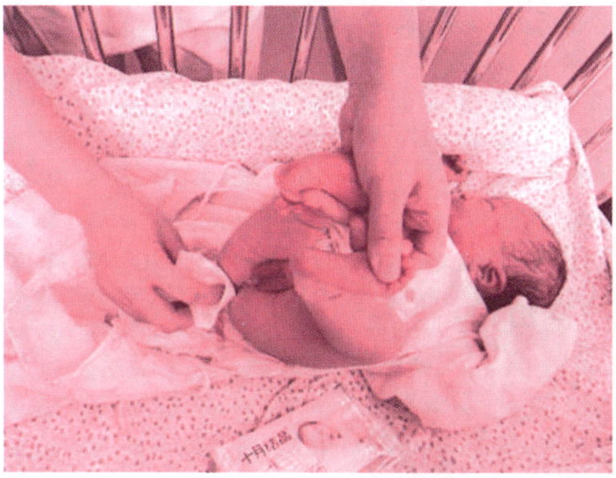

图 7－16　擦洗会阴

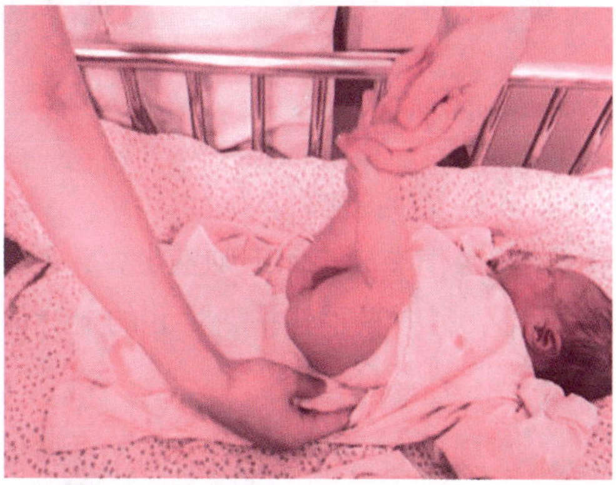

图 7－17　换干净尿裤

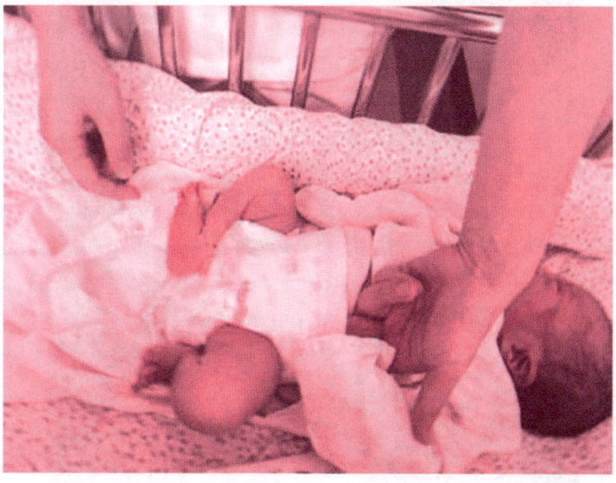

图 7－18　整理新生儿衣物

六、拍嗝方法

1. 竖起拍嗝法　抱起新生儿，使新生儿的头部位于照护师肩膀上，照护师身体轻度后倾，一手托住新生儿臀背部，另一手轻轻的拍打新生儿后背（图 7－19）。

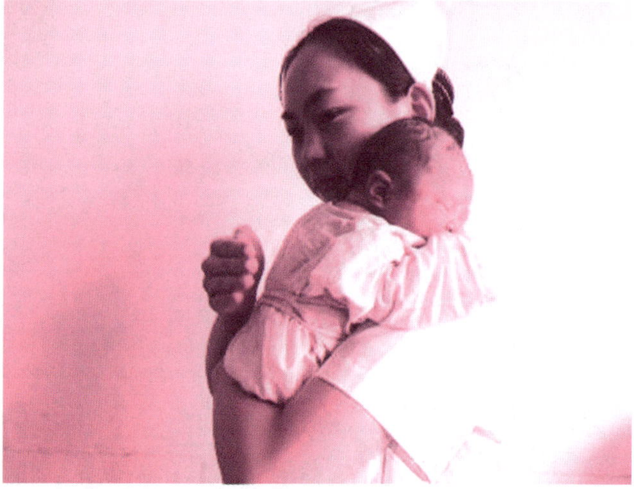

图 7－19　竖起拍嗝法

2. 端坐拍嗝法　照护师端坐，让新生儿坐在大腿上，一只手撑在新生儿头部、颈部及背部，另一只手轻拍新生儿的上背部（图 7－20）。

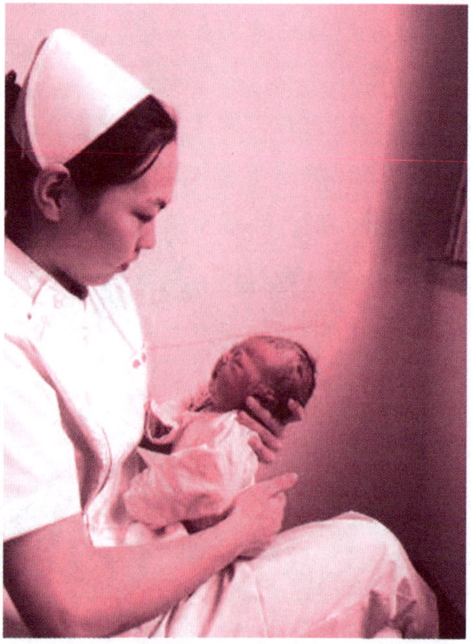

图 7－20　端坐拍嗝法

3. 俯卧拍嗝法 照护师坐好，双腿合拢，将新生儿横放，让其侧趴在腿上，新生儿头部略朝下，以一只手扶住新生儿上半身，另一只手轻拍新生儿上背部（图7－21）。

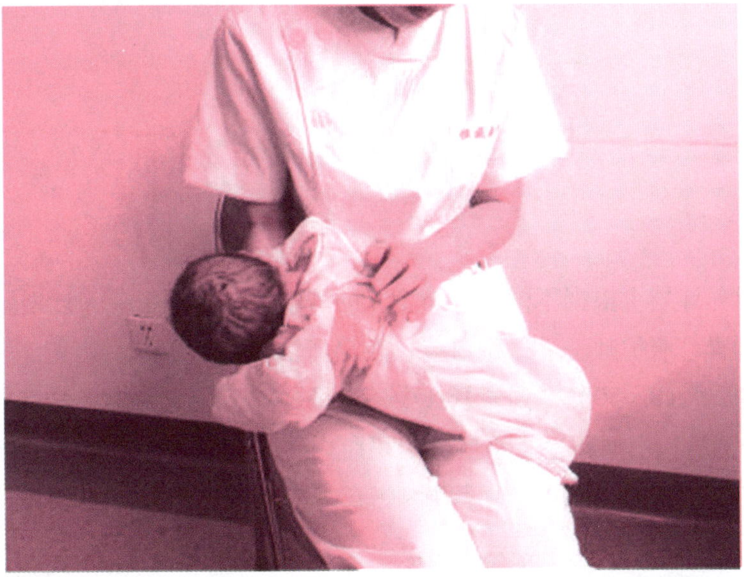

图7－21 俯卧拍嗝法

七、啼哭观察

1. 常见原因

（1）生理性：常见有饥饿、口渴、过冷、过热、睡眠不足、尿布潮湿、蚊虫叮咬、衣着不舒适、需要安抚等情况。

（2）病理性：腹痛首先是新生儿哭闹常见的病理原因，其次是中枢神经系统引起的头痛、中耳炎引起的耳痛、皮肤黏膜破损和皮肤瘙痒等也都是引起哭闹的原因。

2. 常见表现

（1）哭声的大小和持续时间：新生儿出现脑性尖叫提示神经系统疾病；哭声微弱或呻吟者提示病情较重；心力衰竭的患儿哭声低微、短促无力；哭声洪亮多是受惊吓和强烈刺激所致；持续或反复哭闹多为疾病所致。

（2）伴随症状和体征：闹睡眠的小儿哭声由大减小、双眼时睁时闭；尿湿裤子时可伴有表情呆滞或手抓臀部、拉扯裤腿等动作；急腹症所致哭闹伴腹部肌肉紧张拒按；中耳炎所致哭闹可见外耳溢脓等。

针对以上表现，在未找到原因之前，照护师应以极大的耐心关心和爱抚新生儿，以语言和非语言的方式设法沟通，分散他们的注意力，减轻他们的不安与痛苦。同时，安慰家长，做好必要的解释工作，使他们能配合寻找哭闹原因，并指导家长分析孩子哭闹的原因。生理性的尽量满足需求。病理性的及时就医，确定病因，做出正确的处理。

第三节　新生儿人工喂养

一、完全人工喂养

1. 制订喂养计划　根据不同日龄新生儿的需求，制订人工喂养计划。

2. 奶液配置　照护师洗手，戴口罩，取出清洁量杯、量勺、奶瓶、开水壶，将开水壶内晾好温开水 40—50℃，倒入量杯中，用量勺取适量奶粉倒入量杯，用搅拌勺搅匀，使其完全溶解，根据新生儿奶量倒于奶瓶内，配制完毕后用右手将奶瓶倒转，使奶嘴充满奶液，奶液间断滴出，于手臂内侧滴奶液 1—2 滴用于测试温度，以不烫为宜（图 7－22）。

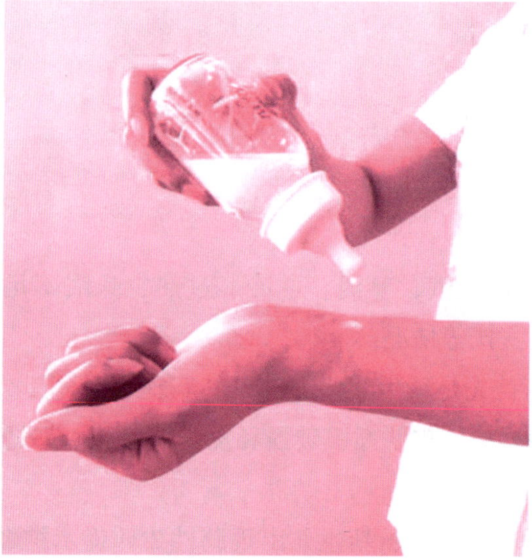

图 7－22　测试奶温

3. 喂哺新生儿　轻轻抱起新生儿置于舒适体位，上身稍高，头和身体呈一直线，取小毛巾垫于新生儿颌下。将奶瓶竖起，使奶嘴内充满奶液，刺激宝宝下唇，刺激觅食反射，当宝宝嘴巴张大时，将奶嘴放入新生儿口中。喂奶期间随时观察新生儿的面色、呼吸、吞咽、有无呛咳等（图 7－23）。

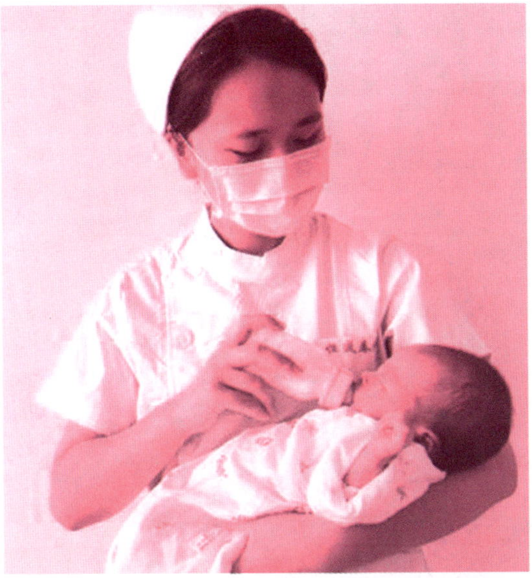

图 7－23　喂哺新生儿

4. 喂奶完毕　竖起新生儿，轻拍背部使其打嗝，排出空气，擦去嘴角的奶渍。放回新生儿床，取右侧卧位，抬高床头 30 度，防止吐奶。

5. 整理用物　所用奶瓶、奶嘴、量杯、搅拌勺等都需先清水冲洗，待水开后，放入锅内煮沸 15 分钟，捞出控干，放入清洁容器内备用。所有奶具都要做到一用一消毒。

6. 注意事项　照护师配奶前必须洗手、戴口罩；配奶时，先准备好适量的温水，再加入奶粉搅拌，现配现吃；配方奶粉开盖后需注明时间，有效期为 14 天；配奶的量勺用后不能放在奶粉罐内，防止奶粉污染。

二、混合喂养

混合喂养是母乳喂养与人工喂养相结合的喂养方式。使用乳旁加奶的方式喂养，既可以满足新生儿需求，又可以避免乳头错觉，适用于产妇乳量不足及各种原因停止母乳喂养后，要求再次母乳喂养者。配奶方法同人工喂养，将配好的奶液用无菌注射器抽吸到奶袋内，喂养时将奶袋放置在新生儿下颌同一水平或偏低（图 7－24），出乳管弯曲低于乳头水平后上旋，管的末端长于乳头约 0.5 厘米，固定于乳房，以便吸吮。为了充分刺激乳房泌乳，需适当控制新生儿吸奶速度，不宜太快。当母亲乳汁量增加时，要减少人工喂养的量。

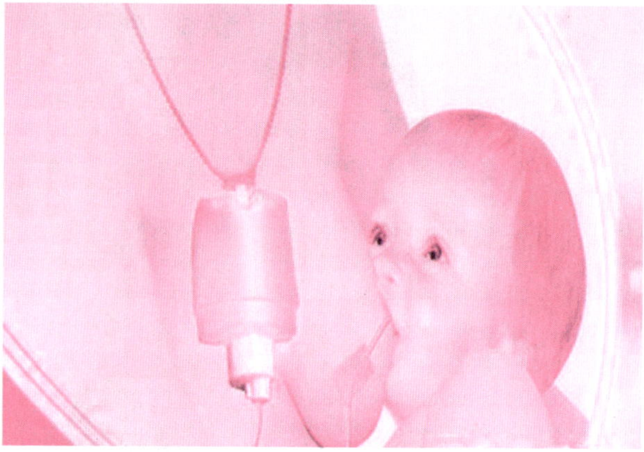

图 7－24　乳旁加奶

第四节　新生儿大小便观察

一、胎便特点

新生儿 24 小时内开始排胎便。胎便主要由肠黏膜脱落的上皮细胞、羊水及消化液组成，呈黑绿、墨绿或深绿色，黏稠像沥青。一般 3—4 天排完。

二、新生儿正常大便颜色、性状及频次

1. 人工喂养的新生儿　大便颜色呈淡黄色或灰黄色，性状较干稠，每日排便 1—2 次。

2. 母乳喂养的新生儿　大便颜色呈黄色或金黄色，性状均匀呈膏状或带少许黄色大便颗粒，有时稍稀或略带绿色，每日排便可 2—8 次，也可 3—4 天排 1 次。

三、异常大便的临床意义

1. 绿色　新生儿消化不良或者是新生儿肠蠕动快，胆汁没有在消化道内和食物充分反应，即被排出体外而导致发绿。

2. 凝乳块便　新生儿乳汁消化不良。

3. 粥样或水样稀便　急性肠胃炎、轮状病毒感染、细菌性痢疾等引起。

四、新生儿正常小便颜色、量及频次

出生5天的新生儿，尿次较少，一日只有4—5次，与液体摄入较少有关。6—10天的新生儿尿次每日可达20次。正常新生儿每日排尿量为400—500毫升，正常小便颜色呈淡黄色，清澈透明，新生儿出生头几天内尿色深而浑浊，2—3天后逐渐转淡变清。

五、异常小便的临床意义

1. 血尿　是指在尿液中含有红细胞或明显有血液，尿如茶水色的现象，提示泌尿系统有病变，女性新生儿有可能是由假月经混到尿液中，尿布上出现红色。

2. 尿中白细胞　尿中有白细胞，且显示3—5个以上白细胞，说明有尿路感染的可能。

第五节　新生儿黄疸观察护理

新生儿早期由于胆红素代谢的特点所致血清胆红素在一定范围内升高，出现皮肤黄染，早期新生儿黄疸发生率为50%—80%。

一、临床表现

生理性黄疸表现为新生儿出生后2—3天出现皮肤、巩膜黄染，4—6天达高峰，足月新生儿在2周内消退，早产儿在3—4周消退。轻者黄疸可局限在面部、颈部和躯干，颜色呈浅黄色，重者可波及全身。除黄疸外，新生儿一般情况良好，吃奶、睡觉、大小便均正常。

如黄疸在出生24小时内出现或持续时间延长，黄疸呈进行性加重，并伴有精神萎靡、低热、呕吐、腹胀、大便淡黄或带血等症状，或黄疸消退后又出现，应考虑病理性黄疸。

如果黄疸程度轻（血清胆红素小于15毫克/分升），持续时间长（1—2个月），婴儿生长发育良好，且无其他病因及并发症，可考虑为母乳性黄疸。

二、治疗原则

1. 生理性黄疸　不需特殊治疗，加强喂养，密切观察病情变化。

2. 病理性黄疸　需积极治疗原发病，尽早喂养，利于肠道菌群的正常建立，保持大便通畅。

3. 母乳性黄疸　确诊后无须特殊治疗，一般不主张放弃母乳喂养，在密切观察下鼓励母乳少量多次喂哺。

无论何种原因引起的重度黄疸，为预防血清高胆红素对神经系统的损害，可考虑进行光疗或换血疗法。

三、临床护理配合

1. 喂养照护　新生儿出生后，照护师应尽早帮助母亲实现成功母乳喂养，保证充足的母乳摄入量。如果有摄入不足的指征，应根据医嘱补充配方奶，少量多次喂养。增加喂养次数可预防母乳性黄疸，还可刺激肠道蠕动，增加排便次数，减少胆红素的吸收。

2. 病情观察　注意观察新生儿的精神状况，大小便的次数及量，在自然光线下观察皮肤黄染的程度、范围，特别注意巩膜、手心、脚心等末梢部位的皮肤颜色变化。若出现精神萎靡、呕吐、腹胀、大便带血、黄疸明显加重等情况应立即报告医护人员。

3. 光疗照护　光疗前，帮助护士为新生儿沐浴，沐浴后不可涂抹爽身粉，穿好尿不湿（遮盖会阴部），佩戴不透光眼罩，剪短手指甲，以防抓挠皮肤。光疗期间，需增加奶或水分的喂养，以防脱水。

四、居家照护

1. 喂养照护　鼓励母亲继续按宝宝的提示母乳喂养，观察母亲乳汁移除的情况，记录母乳喂养次数、哺喂时间、宝宝体重增长及大小便情况，保证宝宝每日足够的摄入量。

2. 病情观察　根据生理性黄疸出现和消退的时间规律，观察皮肤、黏膜及巩膜的颜色，了解宝宝黄疸的转归情况，如果持久不退或黄疸程度加重，应建议家属带宝宝到医院就诊。

3. 知识宣教　向新生儿父母及家人提供生理性黄疸的相关知识，安抚家属，减轻焦虑情绪。

第六节　新生儿常用护理技术

一、体温测量

新生儿体温调节功能差，皮下脂肪较薄，体表面积相对较大，容易散热。体温受环境温度影响较大，室温过高时足月儿通过皮肤蒸发和出汗散热，如摄入水分不足，血液浓缩可导致“脱水热”，因此需对新生儿进行体温监测。

1. 目的　监测新生儿体温变化，及时发现新生儿体温异常（高于 37.5℃或低于 36℃）。

2. 评估

（1）评估室温及新生儿衣着薄厚程度。

（2）评估新生儿状态，是否哭闹、是否正在哺乳。

（3）评估新生儿适宜的测温方法。

3. 操作前准备

（1）照护师准备：洗手。

（2）物品准备：消毒体温计 1 支、清洁纱布 1 块、记录本、笔。

（3）环境准备：室温 24—26℃，房间清洁。

（4）新生儿准备：处于安静状态，适当保暖。

4. 操作步骤

（1）向家长解释操作目的，以取得配合。

（2）检查体温计水银柱是否在 35℃以下或电子体温计是否处于归零状态（此处以水银柱体温计为例讲解）。

（3）解开上衣，擦干腋下。

（4）将体温计水银端放于新生儿腋窝深处紧贴皮肤，帮助夹紧体温计。

（5）待 5 分钟后取出查看体温读数。

（6）将体温表水银柱甩至 35℃以下，置于消毒液中浸泡或擦拭消毒。

（7）洗手，记录测试时间和体温读数。

5. 注意事项

（1）测温时动作轻柔，防止损伤皮肤黏膜。

（2）腋下测量时擦干腋窝，需帮助新生儿夹紧上肢，以保证测量温度的准确性。

（3）选择适宜的测温时间，在哭闹、洗澡、进食 20 分钟后方可测温。

（4）测温过程中要注意保暖。

（5）告知母亲或家属新生儿体温正常范围；每日测温 2 次，如体温高于 37.5℃或低于 36.0℃，每 4 小时测量一次；体温过低时应给予保暖，体温过高应检查是否衣着过多、盖被太厚、室温过高；必要时看医生。

二、体重测量

新生儿出生时测量体重，评估与孕周是否相符及发育状况，为监测其生长发育提供基础数据。新生儿出生数日内，因水分丢失、胎便的排出及入量相对不足，出现体重下降，一般不超过出生体重的 10%，生后 10 天左右恢复到出生时体重，否则要及时查找原因，以防影响其生长发育。

1. 目的　监测体重变化，及时发现生长速度异常，及时处理。

2. 评估

（1）评估新生儿出生天数。

（2）评估新生儿基础体重情况。

3. 操作前准备

（1）照护师准备：衣帽整齐，洗手。

（2）物品准备：检查校对新生儿磅秤，平稳放置在桌面或床上；新生儿换洗衣服、尿布。

（3）环境准备：关好门窗，调节室温至 26—28℃，房间清洁。

（4）新生儿准备：处于安静状态。

4. 操作步骤

（1）向家属解释操作目的，以取得配合。

（2）放一块清洁垫巾于磅秤上，调节磅秤至零点后使用。

（3）脱去新生儿衣服及尿布，从床上抱起，将其轻放在秤盘上，一手悬于新生儿上方，以便保证安全，读表。

（4）抱起新生儿送回床上，穿好衣服。

（5）洗手，记录日期和体重。

5. 注意事项

（1）动作轻柔，注意保护新生儿的安全。

（2）每次测量体重前必须检查磅秤放置是否平稳，调节磅秤至零点平衡后方可使用。

（3）若测得体重的数值与前一次所测数值差异较大时，应重新进行测量、核对。

（4）如果家中没有新生儿体重秤，可以由妈妈先抱着新生儿称重，然后放下新生儿称自己的重量，两数相减即为新生儿重量。此方法简单易行，但精确度略低。

（5）告知母亲或家属新生儿体重变化的规律，正常新生儿出生体重是2500—4000克，出生后2—4天由于哺乳量较少，皮肤和呼吸道水分的蒸发及胎粪排出，暂时出现体重下降，一般不超过体重3%—9%的范围，出生4—5天以后逐渐回升，7—10天恢复到出生时体重，之后每天增加20—30克直到3个月后增长稍减缓。

（6）发现体重增长异常，要寻找原因，及时就医。

三、身长测量

新生儿出生时测量其身长，评估与孕周是否相符及发育状况，为监测其生长发育提供基础数据，以后每月测量一次。

1. 目的　测量新生儿身长，监测新生儿发育情况。

2. 评估

（1）评估新生儿的身体状况是否适合测量身长。

（2）评估新生儿出生时孕周及身长。

（3）评估新生儿日龄。

3. 操作前准备

（1）照护师准备：衣帽整齐，洗手。

（2）物品准备：身长测量板或尺、记录本、笔。

（3）环境准备：关闭门窗，调节室温至26—28℃。

（4）新生儿准备：处于安静状态。

4. 操作步骤

（1）向家属解释操作目的，以取得配合。

（2）抱起新生儿，放于测量板上并呈仰卧位。

（3）小儿头顶轻贴测量板的顶端（如不合作者，可由助手固定头部使两耳在同一水平），操作者左手按住小儿双膝使双腿靠拢并伸直，右手移动足板，接触两侧足跟，并与底板相互垂直，使两侧标尺刻度读数相同（图7－25）。

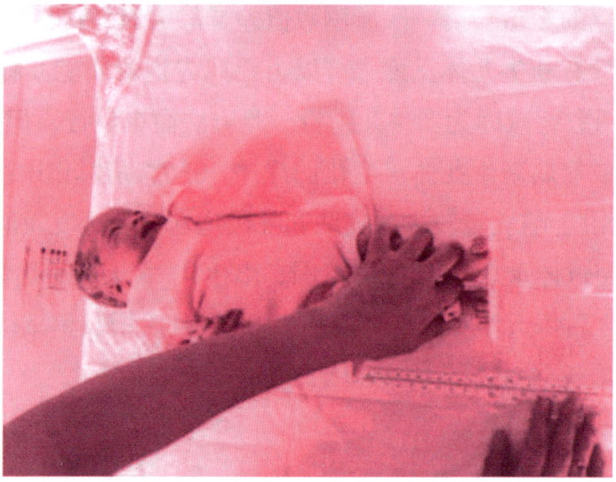

图 7－25　测量身长

（4）查看刻度，准确读出身长厘米数。

（5）抱新生儿放回新生儿床内。

（6）洗手，记录日期和身长。

5. 注意事项

（1）测量时应使新生儿双下肢充分伸展，以减少误差。

（2）测量时推动滑板的动作要轻快，准确读数并与前次身长数比较。

（3）注意安全和保暖。

（4）告知母亲或家属新生儿身长的正常值范围。

四、头围测量

新生儿出生时测量其头围，评估与孕周是否相符及发育状况，为监测其生长发育提供基础数据。

1. 目的　测量新生儿头围，了解新生儿生长发育情况。

2. 评估

（1）评估新生儿的身体状况。

（2）评估新生儿出生时孕周。

（3）评估新生儿日龄。

3. 操作前准备

（1）照护师准备：衣帽整齐，洗手。

（2）物品准备：软尺、笔、记录本。

（3）环境准备：关闭门窗，室温 24—26℃。

（4）新生儿准备：取仰卧位，处于安静状态。

4. 操作步骤

（1）向家长解释操作目的，以取得配合。

（2）新生儿取仰卧位或由一人抱起，测量者站在新生儿前面或右侧，用左手拇指将软尺“0”点定于新生儿头部右侧齐眉弓上缘处，再从头右侧向后经枕后围绕到“0”点，准确读数，以厘米为单位，精确到0.1厘米（图7－26）。

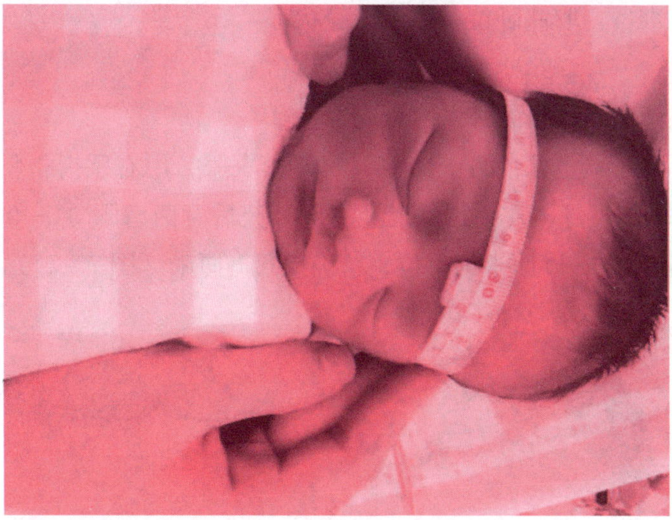

图7－26　测量头围

（3）整理用物，洗手，记录日期和头围的测量值。

5. 注意事项

（1）测量时软尺应紧贴小儿皮肤，左右对称。

（2）正常新生儿出生时头围平均为34厘米，头围过小为小头畸形，为脑发育不全，头围过大常见于脑积水。

（3）测量中应注意观察新生儿头部、囟门的形状，如小儿哭闹或出现异常呼吸，不要勉强测量。

五、胸围测量

新生儿出生时测量胸围，评估与孕周是否相符及发育状况，为监测其生长发育提供基础数据。

1. 目的　测量新生儿胸围，了解新生儿生长发育情况。

2. 评估

（1）评估新生儿的身体状况。

（2）评估新生儿出生时孕周。

（3）评估新生儿日龄。

3. 操作前准备

（1）照护师准备：衣帽整齐，洗手。

（2）物品准备：软尺、笔、记录本。

（3）环境准备：关闭门窗，室温 26—28℃。

（4）新生儿准备：取仰卧位，处于安静状态。

4. 操作步骤

（1）向家长解释操作目的，以取得配合。

（2）测量者立于新生儿前方或右侧，解开其衣服，用右手拇指将软尺“0”点固定于新生儿胸前乳头下缘，左手拉软尺经右侧绕至后背两肩胛骨下角下缘，再经左侧回至“0”点准确读数。以厘米为单位，精确到 0.1 厘米（图 7－27）。

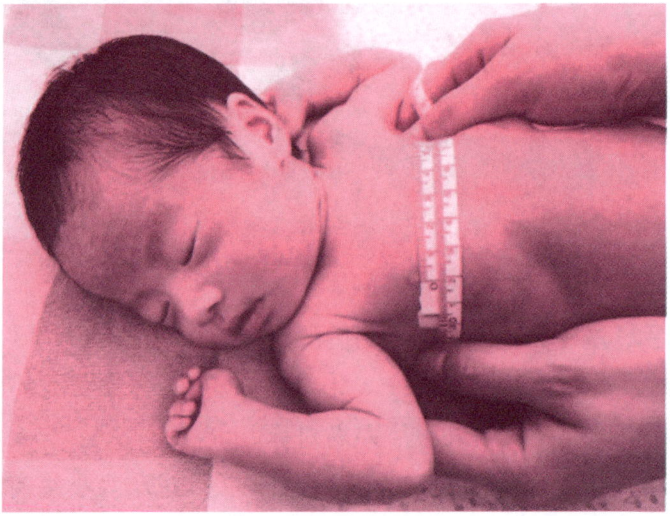

图 7－27　测量胸围

（3）为新生儿穿好衣服，根据需要适当包裹。

（4）整理用物，洗手，记录日期和胸围的测量值。

5. 注意事项

（1）测量时，注意左右对称，软尺轻轻接触皮肤。

（2）如出现异常呼吸或小儿哭闹，不要勉强测量。胸围是指平乳头下缘绕胸一周的长度。出生时胸围比头围小 1—2 厘米，平均约 32 厘米。胸围大小与肺的发育、胸廓骨骼、肌肉及皮下脂肪的发育密切相关。

（3）测量过程中要注意保证新生儿安全和保暖。

六、新生儿脐部护理

脐部护理技术是防止新生儿出生后脐带残端被细菌侵入、繁殖引起脐部感染的技术。该护理技术可降低细菌经脐动脉侵入血液引起败血症或腹膜炎的机会。

1. 目的　保持脐部清洁，防止脐部感染。

2. 评估　新生儿脐部有无红肿、分泌物、渗血、渗液、异常气味和周围皮肤状况。

3. 操作前准备

（1）照护师准备：衣帽整齐，洗手、戴口罩和医用无菌手套。

（2）物品准备：75%乙醇，棉签，无菌纱布。

（3）环境准备：关闭门窗，调节室温至24—26℃，房间清洁。

（4）新生儿准备：新生儿沐浴后取仰卧位，适当保暖。

4. 操作过程

（1）向家属解释操作目的，以取得配合。

（2）暴露新生儿腹部。

（3）取无菌棉签蘸干脐窝内的水分及分泌物。

（4）左手轻轻提起脐带结扎线，右手取75%乙醇棉签消毒脐带残端、脐窝、脐轮及周围皮肤2—3遍，脐周皮肤消毒范围直径约5厘米（图7－28）。

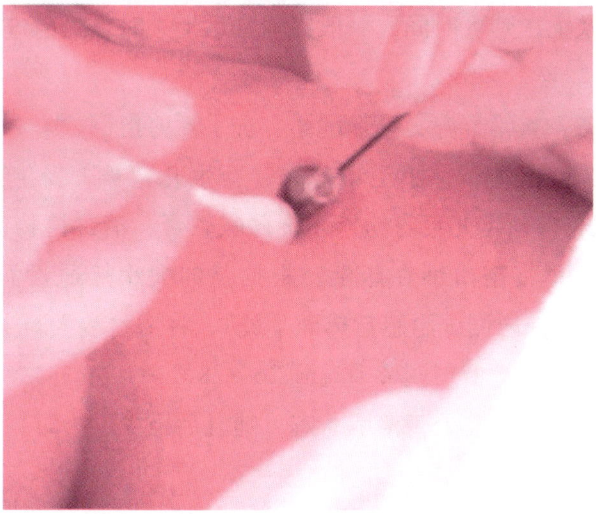

图7－28　脐部护理

（5）正常脐部消毒后，自然晾干，不需包裹。脐轮红肿并有脓性分泌物者，用75%乙醇棉签消毒脐带残端和脐轮后，再以75%乙醇纱布敷于脐带处，每日2次，每次30分钟。必要时，在操作前取分泌物做细菌培养。

（6）整理用物，洗手，记录脐部情况。

5. 注意事项

（1）观察脐部有无异常分泌物，有无渗血、渗液、红肿等异常情况，如发现脐部红肿或分泌物有臭味，提示脐部感染，需及时就诊。

（2）正常脐带1—2周自然脱落，脐带脱落前，勿强行剥落，结扎线如有脱落应重新结扎。

（3）脐带脱落后继续用75%乙醇消毒脐窝处，直至分泌物消失。

七、新生儿盆浴

新生儿沐浴是通过温水洗浴，达到清洁皮肤和促进血液循环的目的，盆浴方法相对安全、实用。

1. 目的

（1）保持皮肤清洁，预防皮肤感染。

（2）促进血液循环，增加舒适感。

2. 评估

（1）评估新生儿的日龄、一般状况。

（2）评估新生儿皮肤的清洁程度及有无损伤。

（3）评估睡眠及上次哺乳时间，一般在哺乳后1小时或睡前进行。

3. 操作前准备

（1）照护师准备：衣帽整齐，系上围裙，洗手，剪指甲。

（2）物品准备：浴巾1条，小毛巾一条，新生儿包被，新生儿专用皂（或沐浴液），清洁衣裤，尿布，新生儿爽身粉，10%鞣酸软膏，消毒植物油，水温计，浴盆、脸盆，脐带护理用品；将浴巾铺在床上，根据盆的大小接适量温水（1/3—1/2盆，38—40℃为宜，或以手腕内侧试温感觉热而不烫），将浴盆端入新生儿房间。

（3）环境准备：关闭门窗，调节室温到26—28℃；

（4）新生儿准备：新生儿处于清醒状态，哺乳后至少1小时。

4. 操作步骤

（1）向家属说明：向家属解释沐浴的目的，以取得配合。

（2）新生儿沐浴准备：解开新生儿包被，脱衣服，打开尿布，抱起新生儿。

（3）新生儿体位：照护师以左手托住新生儿枕部，腋下夹住躯干，左手拇指和中指分别向前折住新生儿双耳廓以堵住外耳道口，防止水流入耳内。

（4）清洁面部：用小毛巾在脸盆中蘸取适量水由内眦向外眦擦拭眼睛，更换毛巾位置，以同法擦另一眼，然后擦面部。

（5）清洗头部：右手将沐浴液涂于手上，洗头、颈、耳后，然后用清水冲洗、擦干（图 7－29）。

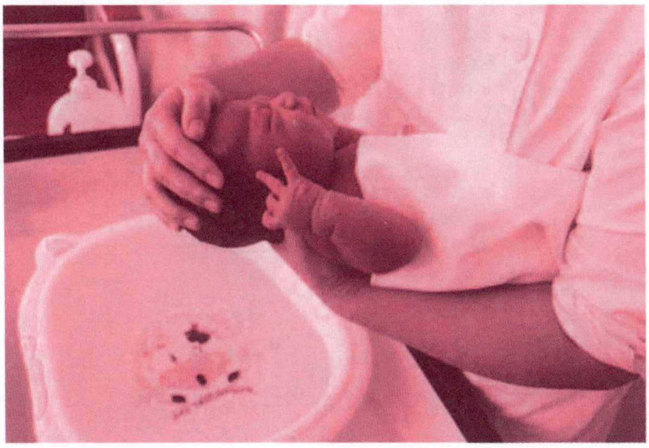

图 7－29　洗头面部

（6）将新生儿放入浴盆中：操作者以左手穿过新生儿颈后握住新生儿左臂，靠近肩处，使其颈枕于照护师手腕处，再以右前臂托住新生儿双腿，用右手握住新生儿左腿靠近腹股沟处，使其臀部位于操作者手掌上，逐渐且缓慢入水。

（7）清洗上半身：照护师左手握住新生儿左上臂，左手臂托住新生儿头颈部，洗净颈部、上肢和胸腹部（图 7－30）。

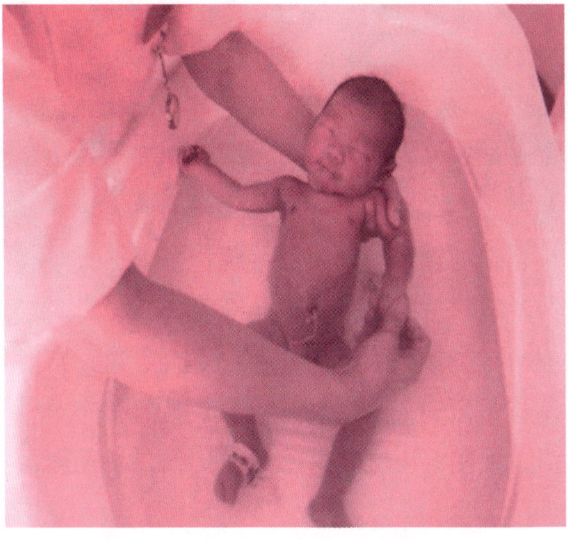

图 7－30　清洗上肢

（8）清洗背部及下半身：照护师右手握住新生儿左上臂，让其上身伏在照护师的右前臂上，取少量浴液清洗背部及下肢。最后洗臀部及会阴，注意洗净皮肤皱褶处（图 7－31）。

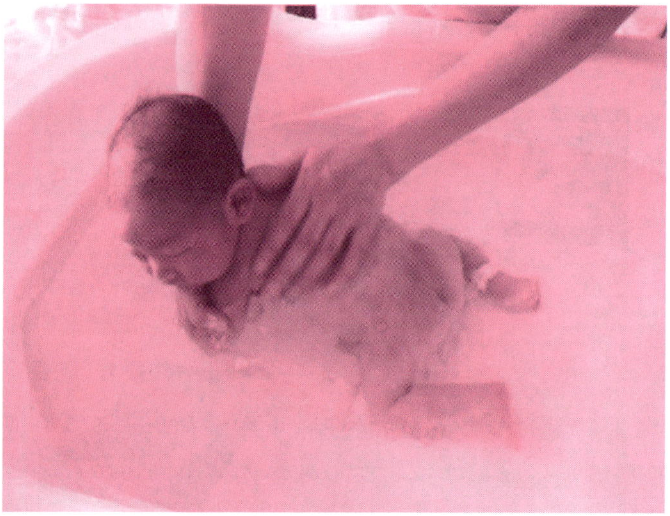

图 7－31　洗背部

（9）蘸干水迹：将新生儿抱至床上，用大毛巾轻轻蘸干全身水迹（图 7－32），必要时行脐部护理。

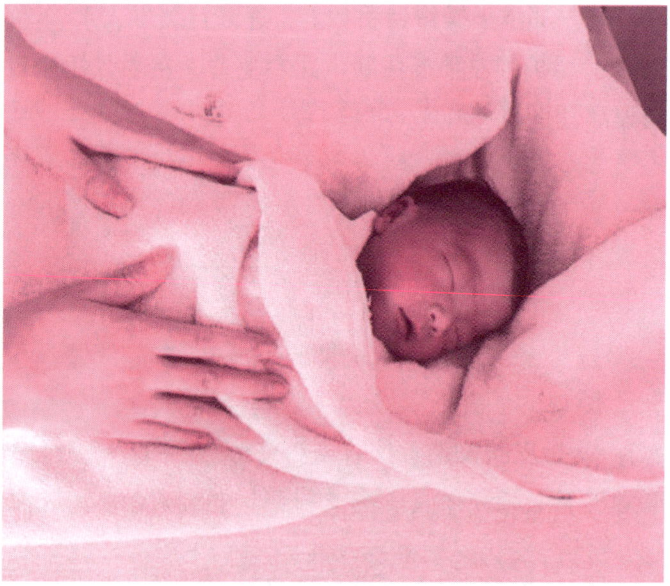

图 7－32　蘸干水迹

（10）护理皮肤：在颈下、腋下、腹股沟等皮肤皱褶处扑爽身粉（图 7－33）。

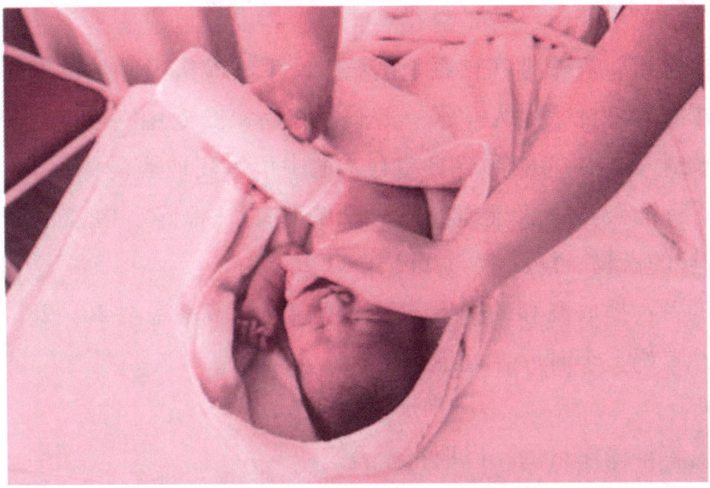

图 7－33　护理皮肤

（11）整理衣物：臀部涂抹 10% 鞣酸软膏或护臀霜，兜尿布，穿上衣服，将新生儿放回小床上。

（12）记录：整理用物，洗手，记录新生儿皮肤及脐部情况。

5. 注意事项

（1）避免喂奶后 1 小时内沐浴。

（2）操作时动作轻快，注意保暖，调节好水温、室温，减少暴露，防止新生儿受凉。

（3）勿使浴水流入耳、鼻、眼、口腔，避免爽身粉进入眼、口或吸入呼吸道。

八、新生儿游泳

新生儿游泳是指新生儿在专用安全保护措施保护下，由专业人员操作和看护，在出生后当天即可进行的一项特定的阶段性的人类水中早期健康保健技术。

1. 目的

（1）使新生儿得到最自然的活动，促进消化、呼吸、循环、骨骼等系统发育，促进中枢系统脑神经细胞的快速生长和发育。

（2）促进新生儿胎便排出，减轻新生儿黄疸，促进婴幼儿生长发育。

2. 评估

（1）适应证：正常足月新生儿。

（2）禁忌证：新生儿窒息，有新生儿合并症、并发症，有特殊治疗者，早产儿，体重 <2000 克的低体重儿。

3. 操作前准备

（1）照护师准备：衣帽整齐，系上围裙，洗手，剪指甲，戴口罩。

（2）物品准备：泳池：一人一水一薄膜，如为家庭专用，可能是充气式，需提前充气；准备温水倒入池中，水温38℃左右，池中可以安放震动棒（产生震波纹）。泳圈：检查游泳圈有无破损，双气道充气达90%左右。备好浴巾（铺于大床或操作台上）、尿片、替换的衣物、润肤液。

（3）环境准备：播放温和的音乐，关闭门窗，调节室温至26—28℃。

（4）新生儿喂奶1小时后，处于清醒状态。

4. 操作步骤

（1）向家属解释操作目的，以取得配合。

（2）检查新生儿游泳圈的型号是否匹配，有无保险按扣，是否漏气。

（3）为新生儿脱去衣服，套好游泳圈，检查下颌部是否垫托在预设位置。

（4）将新生儿逐渐且缓慢放入水中，游泳10—15分钟，全程看护，游泳过程中可做新生儿游泳操。

（5）游泳完毕，抱起新生儿，取下游泳圈；将新生儿放于浴巾上，迅速擦干全身水迹，保暖。

（6）必要时行脐部护理，皮肤皱褶处涂抹爽身粉，垫尿布，穿衣服。

（7）整理用物，洗手，记录游泳时间及新生儿的反应。

5. 注意事项

（1）游泳期间必须专人看护，确保安全。

（2）泳圈型号要合适，确保舒服和安全。

（3）水温不要太高，一般比新生儿体温高1℃即可。

（4）注意清洁卫生，避免感染。

新生儿游泳操

游泳操的操作是通过操作者双手对被操作者的各部位及皮肤进行有顺序、有部位、有力度、有方向、有手法、有爱心、有技巧的游泳操和抚触操作；每个动作做4个8拍。

1. 肩关节　操作者双手握住新生儿的上臂，按节拍前后摆动上臂，小角度的做圆周和外展、内收运动（运动角度约30度，注意不要牵拉）。

2. 肘关节　操作者双手握着新生儿的前臂，按节拍使肘关节屈、伸（大于90度角）。

3. 腕关节　操作者双手握住新生儿的腕关节，拇指放在婴幼儿手掌根部（大小鱼际肌处），食指及中指放在手背腕关节处，使其腕关节有节拍地屈、伸（50—60 度角），之后操作者双手拇指与其他四指前后捏住上臂、前臂，上下左右进行轻柔按摩。操作者双手拇指放于肘关节窝中部，其于四指包绕肘关节，进行轻柔按摩。

4. 髋关节　操作者双手握着新生儿股部，按节拍上下摆动股部（约 40 度角），之后做外展、内收运动（约 40 度角）。

5. 膝关节　操作者双手握着新生儿腿部，有节拍的使膝关节屈、伸（70—90 度角）。

6. 踝关节　操作者食指及中指放在婴幼儿足跟部前后，拇指放在对侧，使其踝关节有节拍地屈、伸（约 40 度角），之后操作者双手拇指与其他四指前后握住大腿、小腿，上下左右进行轻柔按摩。

7. 放松运动　操作者双手在水里摆动，让水产生波浪，新生儿自由活动。

九、新生儿抚触

新生儿抚触是通过抚触者的双手对新生儿的皮肤各部位进行有顺序的、有手法技巧的抚摸和按触，以达到促进新生儿生长发育的目的。

1. 目的

（1）促进新生儿神经系统的发育，增加新生儿应激能力。

（2）加快新生儿免疫系统的完善，提高免疫力。

（3）利于消化吸收，促进体重增长。

（4）减少哭闹，增加睡眠时间。

（5）促进呼吸循环功能。

（6）增进母子感情，满足新生儿的情感需要。

2. 评估

（1）评估新生儿身体状况是否适宜抚触。

（2）评估新生儿日龄。

（3）评估喂奶时间。

3. 操作前准备

（1）操作者准备：衣帽整齐，洗手，剪指甲。

（2）物品准备：抚触台、新生儿抚触油。

（3）环境准备：房间温馨，抚触时室温应在 28℃以上，全裸时，最好在可调温的操作台上进行，台面温度36—37℃，播放一些柔和的轻音乐。

（4）新生儿准备：喂奶后1小时以上，取仰卧位，注意保暖。

4. 实施

（1）向家属解释抚触目的，以取得配合。

（2）打开新生儿衣被，适当保暖。

（3）操作者先温暖双手，倒适量的润肤油于掌心，轻轻地在新生儿的肌肤上滑动；抚触者与新生儿之间距离35厘米左右为宜。

（4）抚触头面部：①两拇指指腹从眉间向两侧推。②两拇指从下颌部中央向两颊以上滑行，让上下唇形成微笑状。③一手托头，用另一手的指腹从前额发际抚向脑后，最后食指、中指分别抚在耳后乳突部；换手，同法抚触另半侧部头。

（5）抚触胸部：两手分别从胸部的外下方（两侧肋下缘）向对侧上方交叉推进，至两侧肩部，在胸部划一个大的交叉，避开新生儿的乳腺。

（6）抚触腹部：食指、中指依次从新生儿的右下腹至上腹向左下腹移动，呈顺时针方向画半圆，避开新生儿的脐部和膀胱。

（7）抚触四肢：①两手交替抓住新生儿的一侧上肢从上臂至手腕轻轻滑行，在滑行的过程中从近端向远端分段挤捏，然后抚触手部。对侧做法相同。②双下肢及足部做法同上肢。

（8）抚触背部：以脊椎为中分线，双手放于背部上端，与脊椎成直角，由中间向两侧同时移动双手至侧胸部，重复进行，部位逐渐下移至臀部，最后由头顶沿脊椎摸至骶部。

（9）抚触完毕：为新生儿穿衣，将新生儿放回小床内。

（10）整理：整理用物，洗手，记录新生儿皮肤情况及抚触时间。

5. 注意事项

（1）出生24小时后的新生儿可开始抚触。

（2）抚触时间一般安排在新生儿不太饥饿或不烦躁的时候，饥饿时或进食后1小时内不宜进行新生儿抚触。

（3）根据小儿状态决定抚触时间，一般时间为10—15分钟，新生儿抚触进行到任何阶段，如出现哭闹、肌张力提高、神经兴奋性增加、肤色出现变化等反应，应暂缓抚触，如持续1分钟以上应完全停止抚触。

（4）抚触者应动作轻柔，用力适度、轻轻按摩、逐渐增加压力以便让新生儿适应，操作中要密切观察新生儿反应及合作程度。

（5）抚触者要心情放松、充满爱意、面带微笑，用眼神和亲切的语言与新生儿进行交流，使新生儿处于安静愉快的状态。

（6）整套动作要连贯熟练，每个部位的动作重复4—6次。

第七节　新生儿红斑护理

新生儿红斑又称新生儿荨麻疹、新生儿过敏性红斑、新生儿毒性红斑，为新生儿常见疾病。是一种病因不明，发生在出生后 2 周内，以红斑、丘疹和脓疱为特征的短暂性皮肤病。

一、临床表现

多数在出生后 4 天内发病，少数出生时即有，最迟约 2 周。皮损有红斑、丘疹、风团和脓疱。有些可先有弥漫性红斑，随后出现淡黄或白色丘疹和脓疱，散在性分布，也有成片分布。除手脚外，可发生于任何部位，但好发于臀、背、肩等受压处，数量或多或少。皮损可在数小时后退去，不久又重新出现，无其他全身症状，经过 7—10 天自愈。

二、治疗原则

1. 轻—中度新生儿红斑　无须特殊治疗，注意皮肤清洁，使用中药野菊花或败酱草洗浴可促进红斑消退。

2. 严重者　在中药浴的基础上，使用外用药物，如炉甘石、儿肤康搽剂等，合并有感染倾向，可外用莫匹罗星。

本病无严重并发症，不需隔离。

三、临床护理配合

1. 保持病房清洁　定时通风，温度保持在 22—24℃，保持新生儿衣着适当。

2. 药浴　协助护士完成药浴。

3. 注意病情　注意观察红斑的进展与消退情况。

四、居家照护

1. 避免家属焦虑　向家属解释本病是一种自限性疾病，不会留下疤痕或色素沉着，减轻家属的焦虑。

2. 恰当保温　保持家庭温度适宜，避免给新生儿穿过多衣物。

3. 注意皮肤清洁　密切观察红斑发生及进展情况。

4. 居家药浴时　需提前将中药用纱布包好，放入适量开水浸泡 1 小时，然后加温水调节到 38℃左右，洗浴方法同新生儿盆浴，新生儿在药液中泡 5—10 分钟，头面部有红斑时，可用纱布包蘸水擦洗；洗浴时不用浴液或肥皂，浴后红斑部位不涂抹爽身粉。

5. 其他　按医嘱局部涂药，涂药后保持干燥。

第八节　新生儿臀红护理

新生儿臀红又称尿布皮炎，是新生儿期的一种常见和多发的皮肤损害性疾病。新生儿臀红是由于臀部长期过于潮湿及尿便共同作用引起的。

一、临床表现

新生儿臀红表现为肛周、会阴部和腹股沟皮肤潮红、糜烂、溃疡，伴散在红色斑丘疹，或脓点及分泌物。主要发生在尿布包裹的部位。

二、治疗原则

做好日常护理，避免潮湿环境，调整喂养方式，减少机械性刺激，防止交叉感染，必要时可理疗。

三、临床护理配合

1. 保持室内空气新鲜　室温保持在 22—24℃，相对湿度保持在 55%—65%，定期进行空气消毒。

2. 做好基础护理　保持患儿皮肤清洁干燥，勤换尿布，选择质地柔软、透气性好、吸水性好的尿布，大小合适，包裹时松紧适宜。

3. 腹泻处理　对腹泻患儿要及时观察病情变化，记录臀红的进展和消退情况以及大便的次数、性状和颜色。

4. 饮食护理　奶具严格消毒，奶温保持适宜，必要时可遵医嘱加用肠道收敛药，如蒙脱石散剂。

5. 协助理疗　首先用温水清洗新生儿臀部，避免用毛巾擦揉，洗净后用浴巾蘸干；将新生儿横放于床上，尿布垫于臀下，新生儿侧卧，暴露臀红部位，打开红外线灯的电源，调好灯距（一般距患处30—40厘米），用前臂内侧试温，以温热感为宜，两手扶持新生儿保持体位，并随时观察皮肤情况，不得离开，以防烫伤。照射时间约20分钟，每日2—3次；照射完毕，将蘸有护臀药膏的棉签在臀部皮肤上轻轻滚动，均匀涂药。

6. 防止交叉感染　操作前后需洗净双手，严格执行消毒隔离制度。

四、居家照护

1. 环境　保持室内空气新鲜，温度适宜。

2. 保持患儿皮肤清洁干燥　勤换尿布，每次换尿布时用湿巾或清水毛巾由前至后擦净臀部。大便时用温水清洗干净，臀部皮肤可涂抹10%鞣酸软膏、凡士林油膏、护臀霜等预防臀红。

3. 衣服　家庭选用质地柔软、吸收性好的尿布，包裹时松紧适宜，经常更换体位，减少皮肤局部长时间受压。

4. 居家清洗可复用尿布　先冲净尿便，再用新生儿专用洗衣液搓洗，然后开水烫泡，最后用清水反复冲洗干净，日光下暴晒。

5. 尽量母乳喂养　母乳易消化吸收，产生粪便刺激性小，能降低臀红的发生；如人工喂养，奶具要严格消毒，奶温适当。

第九节　新生儿脱水热护理

新生儿脱水热是指新生儿出生后经呼吸、皮肤蒸发等非显性失水以及排出大便、小便等丢失大量水分，而生后3—4天母乳量较少，未能及时补充水分致新生儿血液浓缩而导致的发热。

一、临床表现

体温升高，可为39—40℃，患儿烦躁不安、啼哭、面色潮红、呼吸增快，严重者口唇干燥、尿量较少或无尿。

二、治疗原则

首先要明确发热原因，及时补充水分及降低环境温度可缓解发热，必要时补液治疗。

三、临床护理配合

1. 环境护理　降低室温，避免强光刺激，限制探视，定时通风。

2. 寻找发热原因　评估室温是否过高，新生儿的衣被是否过厚，奶量摄入是否过少，新生儿是否长时间被搂在母亲怀中。

3. 降温处理　体温在37.5—38.5℃，可通过松解衣被、温水洗浴、调节室温等方式降温；体温高于38.5℃，需配合医护人员给患儿补液和用药。

4. 病情观察　每2—4小时给患儿测体温、脉搏、呼吸1次，观察患儿尿量、尿色、皮肤弹性及精神状况，注意有无脱水症状。

5. 营养供给　在充分母乳喂养的基础上，经医护人员评估如奶量不足，需给新生儿增加水分或配方奶的摄入。

6. 基础护理　保持患儿皮肤清洁干燥，及时更换潮湿衣物，促进舒适度，同时也要适当保暖。

四、居家照护

1. 宣教　向家属讲解本病的病因、治疗和预后，增加对疾病的了解，以取得配合。

2. 居家环境　将室温控制在22—24℃，房间通风每日2—3次，每次30分钟。

3. 减少搂抱新生儿　建议产妇不将新生儿长时间搂在自己的怀里，避免局部环境温度过高引起发热。

4. 保持新生儿衣着适当　避免穿戴过多，冬季可比成人多穿一层衣服，感觉新生儿脚凉时需加衣服或适当升高室温，前额、肩后或胸腹部微湿时需减衣被。

5. 及时更换潮湿衣物　保持新生儿全身皮肤清洁干燥。

6. 注意观察病情　发现尿色深黄、尿量少要及时补充水分摄入；每日常规测体温2次，体温超过37.5℃，增加测量频次；发现体温高于38.5℃，经常规处理无下降时，建议家属带新生儿到医院就诊。

第十节　新生儿结膜炎护理

新生儿结膜炎是由细菌性感染所致的急性传染性眼病。多发生在春夏温暖季节，以重度结膜充血和脓性分泌物为其特征，如不隔离，易扩散且致流行。

一、临床表现

新生儿结膜炎常为双眼发病，亦可单眼发病，相隔 1—2 天后另一眼发病。本病为眼睑红肿，结膜充血，也常伴有脓性分泌物。

二、治疗原则

分泌物较多时可用生理盐水洗眼，局部可用红霉素眼膏、0.5% 新霉素等眼药治疗，一般不需要全身用药，必要时可口服抗生素。

三、临床护理配合

1. 做好消毒隔离　接触新生儿前后要认真洗手，防止交叉感染。

2. 用物消毒　患儿接触过的毛巾、用具等均需消毒处理。

3. 用药　用柔软清洁的毛巾或无菌棉球及时清理新生儿眼部分泌物，协助护士定时给新生儿点眼药，观察药效。

四、居家照护

1. 家庭护理　向家属讲解本病具有传染性，强调接触新生儿前后要洗手，避免在家庭内发生交叉感染；保持家庭环境卫生，屋内要经常通风，勤晒衣被。

2. 新生儿护理　新生儿不与别人共用毛巾、餐具，奶瓶、奶嘴用后及时清洗干净、煮沸消毒，不让孩子吸吮手和啃咬玩具。

3. 居家用药　用药前注意检查眼药的有效期及保存条件；使用眼药水时，照护师左手固定新生儿头部，右手拿眼药，在距眼部 5 厘米左右的高度向内眦部位挤入眼药

2—3 滴（图 7 - 34）；使用眼药膏时，照护师需先将药膏涂在棉签上，然后左手固定新生儿头部，右手持棉签平行于眼裂方向轻轻涂抹（图 7 - 35）；用药后注意观察眼部症状是否减轻。

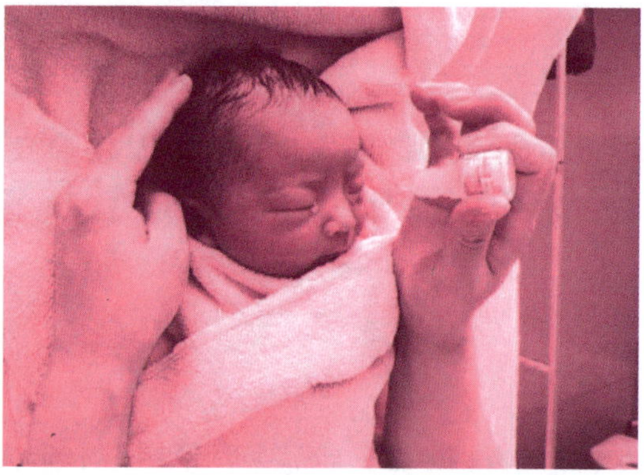

图 7 - 34　点眼液

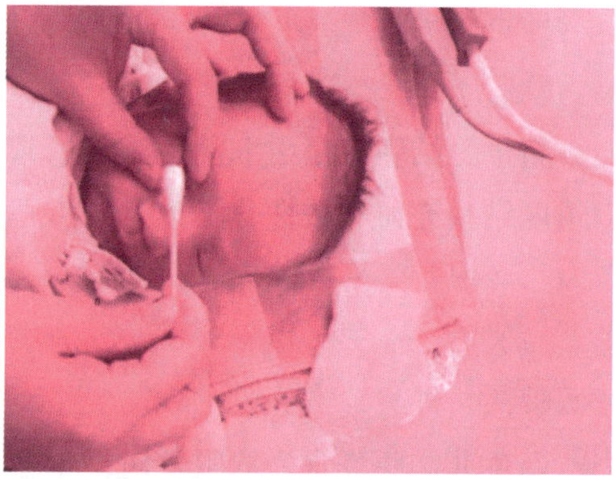

图 7 - 35　涂眼药

4. 外出护理　建议家长不带新生儿到人群聚集、空气流通差的公共场所，以减少感染机会。

第十一节　如何预防新生儿意外事件

一、预防窒息

1. 防呛奶　注意喂养姿势，喂养时新生儿呈头高 30 度的姿势，母乳喂养的新生儿要含住整个乳头，避免吸入空气，喂奶时给予安抚，避免哭闹；人工喂养时要注意奶眼开口不可过大，新生儿期使用的奶眼应选择自然倒置不漏奶、负压或吸吮时可出奶的型号；喂奶后注意及时给予新生儿拍嗝；喂奶后新生儿平卧时头偏向一侧或右侧卧位。

2. 防母亲乳房压迫　母亲要选择正确的哺乳方法，取坐位或半卧位；避免夜间边睡边喂，照顾不到新生儿，导致乳房甚至身体压着新生儿，导致窒息。

3. 防衣被压迫　告诉家长不要与新生儿盖一床被子，成人最好不要与新生儿同床睡觉；衣被不可直接搭在新生儿床上方，避免新生儿无意动作将衣被拉下，盖到自己的脸上，堵住口鼻造成窒息。

4. 预防俯卧窒息　新生儿俯卧时，成人应在一旁看护，夜间不要让新生儿俯卧睡眠。

二、预防烫伤

1. 预防洗澡烫伤　洗澡时用水温计试水温或用肘部试温，感到温热，水温在37—38℃；淋浴时，先放凉水再放热水，调好水温并稳定后，再抱新生儿淋浴，所有水流都应通过照护师的手再流到新生儿身上，以便及时发现水温变化。

2. 预防热水袋烫伤　因新生儿不能明确表达痛觉，所以一般不建议给新生儿使用热水袋；如遇早产儿或其他原因特殊需要使用，水温控制在40℃以内，装水后，拧紧瓶塞，倒置热水袋检查无漏水（图7－36），再将热水袋放在新生儿衣被外。

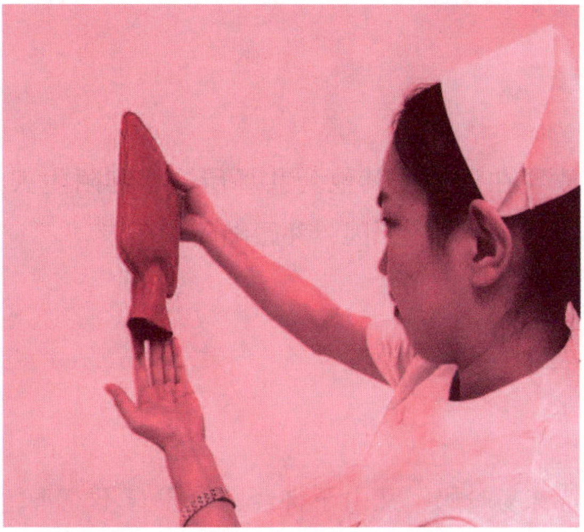

图7－36　检查热水袋

3. 预防人工喂养时烫伤　配置奶粉时，应先将开水晾温，滴到手背内侧感觉不烫，再加适量奶粉搅匀，严禁开水配奶后直接喂哺新生儿。

4. 预防居家意外烫伤　告诉家长平时放置热水瓶、热汤、水杯等要远离新生儿，不将新生儿放在暖气或取暖源旁边睡觉，不给新生儿使用电热毯。

万一被烫伤，不要急于脱衣服，应立即用凉水冲洗，冲洗10—15分钟后再慢慢脱去衣服，如果有水疱形成，需尽快到医院就诊。

三、预防摔碰伤

不将新生儿放置在无遮挡的床上，以防新生儿滚落；新生儿床要有护栏，且护栏间距要小于新生儿双顶径，避免新生儿哭闹时随着腿脚用力蹬踩，头部从护栏间隙挤出。抱新生儿时应精力集中，照护者过度疲劳，可能会摔碰到新生儿；家中地板要干燥，卫生间铺上防滑垫，避免有水渍致滑倒；家用婴儿秤宜选择低矮安全型。

四、预防抱错

新生儿出生后由助产士送回病房，照护师需和病房护士、助产士及家属共同查对床号、姓名（母亲）、性别、出生时间、住院号等信息。住在医院母婴同室病房，如果有2个以上新生儿，就有可能被抱错，要注意查对新生儿腕带和标识牌上各项内容；每次新生儿抱离母亲，送回时都要查对；出院前必须再次查对新生儿腕带上的姓名、性别、出生时间和住院号等内容。

五、预防被盗

不将新生儿单独放置在病房或其他公共场所；遇到陌生人进入病房要询问其事由；任何人带新生儿外出都要问明原因，并跟随陪伴。

第十二节　新生儿呛奶窒息急救

新生儿生理结构特殊易呛奶，又由于神经系统发育不完善，吞咽、咳嗽等反射较弱，不能把呛入气道的奶汁咳出，导致气道机械性阻塞发生窒息缺氧，严重时导致新生儿猝死。争分夺秒的抢救是复苏的关键，每一项急救措施都要体现出急救护理的时效性，为进一步的脑复苏争取宝贵的时间。

一、临床表现

新生儿呛奶可出现颜面青紫、全身抽动、呼吸不规则，吐出奶液或泡沫、鲜血、黑水等。

二、急救方法

1. 体位引流　如新生儿吃奶过急发生呛奶窒息，应立即将其俯卧在抢救者腿上或前臂上，上身前倾45—60度，以利于气管内的奶汁引流出来（图7－37）。如新生儿吃奶后呕吐发生呛奶窒息，应将平躺的新生儿头侧向一边或立即侧卧位，以免吐奶流入咽喉及气管。

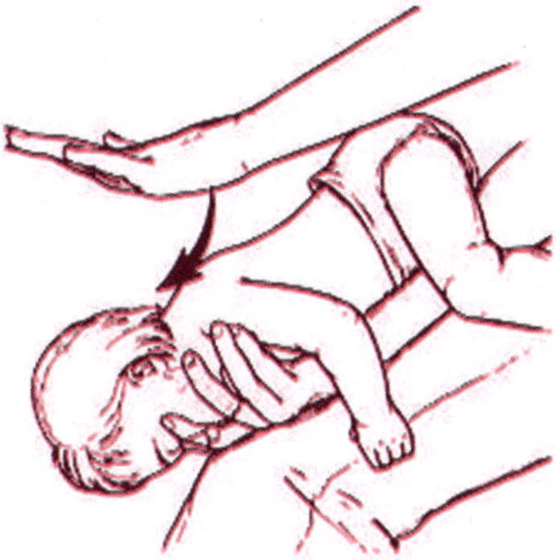

图 7－37　体位引流

2. 清除口咽异物　将新生儿头转向一侧，扒开新生儿口腔，用手指深入口腔中，清除咽喉部奶液。

3. 刺激哭叫咳嗽　用力拍打孩子背部或刺激足底，使新生儿感到疼痛而哭叫后咳嗽，有利于将气管内的奶汁咳出，缓解呼吸。

4. 辅助呼吸　用双手拢在新生儿上腹部，冲击性向上挤压，使其腹压增高，借助膈肌抬高和胸廓缩小的冲击力，使气道的呛奶喷出，并做口对口适当力度的吹气动作，以缓解大脑缺氧状态。

三、家庭预防

1. 喂奶时间要适当　不要等新生儿特别饿了才喂奶；不要在新生儿欢笑或哭闹时喂奶；新生儿吃饱后不可再喂奶。

2. 喂奶姿势要正确　不管是人工喂养还是母乳喂养，新生儿都不应该平躺，应取斜坡位或抱起新生儿，使其头部略高。

3. 控制喂奶速度　人工喂养的奶嘴孔不可过大；母乳喂养的如妈妈奶水量过多时，可用食指和中指呈“剪刀样”轻压乳腺管，减缓奶水的流速。

4. 注意观察　母乳喂养时应注意乳房不可堵住新生儿鼻孔，一定要边喂奶边注意观察新生儿表情，若新生儿的嘴角溢出奶水或口周发青，应立即停止喂奶。

5. 排出胃内空气　喂完奶后，将新生儿直立抱在肩头，轻拍新生儿背部帮助其排出胃内气体，最好听到打嗝后再放到床上，右侧卧位或平卧头偏向一侧。

第八章
正常婴幼儿护理

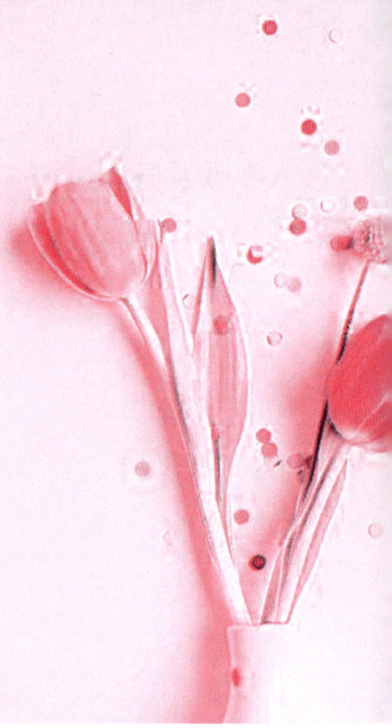

第一节　婴幼儿2岁内的生长发育里程碑

婴幼儿生长发育过程中的某些标志性的动作或行为能预示大脑的生长发育进程，被称为生长发育里程碑，如第一次微笑、第一次迈步。生长发育里程碑是大多数婴儿在某个月龄能完成的动作或行为的集合。

一、1个月内婴儿

1个月内婴儿有拥抱反射、握持反射、觅食和吸吮反射等生理反射，能保持屈曲体位，对声音有反应，会笑，会发出不同的哭声。视觉刺激时会转头，比较喜欢人脸、有色彩的物品、高音调的声音。听到其他婴儿哭时会跟着哭。

二、2个月的婴儿

2个月的婴儿俯卧时能抬头45度，能抓握带声响的玩具，会发出咯咯的笑声。能追踪水平移位的物品，白天清醒的时间延长。

三、3—4个月婴儿

3—4个月婴儿俯卧能抬起胸部，双手能相碰，能伸手去拿看到的玩具，会发出含糊的咕咕声，能逗笑。会看自己的手，会环顾四周，凝视感兴趣物品或熟悉的人脸，能追视并能预测物品的出现。抱起或与之讲话时能安静下来，吸吮或看四周时会安静，有眼神交流，面部表情能表达高兴、生气、惊讶和伤心，入睡时会自我安慰。

四、5—6 个月婴儿

5—6 个月婴儿能拉坐、扶坐，能摇玩具，用单手或双手能握住方形物品，能用手掌和大小拇指抓握小物品。头会转向说话的人，会有语义不明的应答，会笑。能追踪垂直移动的物体，能敲击玩具发出声音。出现作息规律，与人互动时会微笑、面部表情变化和眼神接触，开始出现“认生”，看到其他的婴儿会有兴趣。

五、7—9 个月婴儿

7—9 个月婴儿能独坐、翻滚，用手抓握物品，能手抓食物放入口中，但常不成功。听到熟悉的名称或物品时会转向该目标，能与照护者应答，能听懂“不”。能持久注视物品，能寻找父母所在，能寻找当面隐藏的玩具，与父母或主要照护者形成亲密关系。

六、10—12 个月婴儿

10—12 个月婴儿能从卧位坐起，能爬行、扶走。能抓住滚动的球，手抓食物放入口中，成功率高，手抓物品能放入盒中，能握住杯子喝水。能听懂自己的名字和常用的短语，能用牙牙学语的方式或姿势表示要求、拒绝和交流。能寻找隐藏的物品或玩具，能玩触发式的玩具（如按一个键后放音乐或出一个小动物等）。能玩“躲猫猫”、拍手游戏，会递玩具给其他婴儿表示友好。

七、12—18 个月婴幼儿

12—18 个月婴幼儿能独立站起，独立行走，能扶着上下楼梯，能搭 2—3 块积木，握笔成拳状乱画，会取食物吃。能听懂和遵从一步命令，指认身体部位，用名称标记物品，用语言结合姿势表达需求，开心时会拍手，摇头表示拒绝，能抱玩具动物；使用工具模仿成人，能完成梳头、刷牙等较复杂的动作。能与小朋友互相模仿，会寻找其他小朋友的信息，会发脾气。

八、18—24 个月婴儿

18—24 个月婴幼儿能做跑、跳、踢等动作，能抛球，能独立上下楼梯，会画横线，能搭 6 块积木，会用勺子取食，穿衣时会配合。能讲超过 50 个词语、两个词的组合，讲话时不再辅以动作，会点头表示赞同，会飞吻和击掌庆祝，愿意同陌生人讲话，但语言偏少。能用符号代表物品或者动物，会模仿做家务，如扫地、倒水、推车等，在没有指导下做决定或玩玩具。会理解小伙伴的反应或面部表情，会安慰其他小伙伴，可与同伴做游戏。

通过发育里程碑，照护师可以了解到正常婴幼儿的发育情况，从而可以向父母解释婴幼儿所处时期的行为特点，为婴幼儿喂养及早期教育提供帮助。

第二节　6—24 月龄婴幼儿辅食添加

纯母乳喂养的婴儿自 6 个月起需在母乳的基础上，添加辅食。照护师应了解目前我国对辅食添加的基本要求，根据婴幼儿不同时期的发育特点，提供科学合理的添加方法。

一、6—24 月龄婴幼儿膳食指南

1. 添加辅食　继续母乳喂养，自 6 个月开始添加辅食。
2. 增加食物种类　从富铁泥糊状食物开始，逐步添加达到食物多样。
3. 提倡顺应喂养　鼓励但不强迫进食。
4. 辅食不加调味品　尽量较少糖和盐的摄入。
5. 注重饮食卫生　也要注意进食安全。
6. 定期检测体格指标　追求健康生长。

二、为什么 6 个月后婴幼儿要添加辅食

1. 生长发育的要求　6 个月的婴幼儿的器官发育已经比较完善，可以消化母乳以外的其他食物；对探索外界兴趣增加，抬头稳，伸舌反射消失，可以接受勺子喂养并能吞咽半流质食物。

2. 母乳不能满足需求　纯母乳喂养不能满足 6 个月以后婴幼儿的营养需求，必须

引入除母乳或配方奶以外的其他各种天然的固体或液体食物，以满足婴幼儿营养需求。

3. 建立和形成消化功能　多样化的食物刺激，可促进婴幼儿胃肠道发育及肠道菌群的形成。

4. 能促进感知觉发育　婴幼儿6—24月龄是学习吃的关键期，是从被动接受喂养到主动进食的过渡期，学习吃多样化食物能刺激婴幼儿认知和感知觉发展，提高运动协调能力，促进自我意识形成。

三、如何判断宝宝是否可以开始添加辅食

1. 体重　婴儿的体重是出生时体重的一倍，每月体重增长小于500克。

2. 喂奶的时间　较过去延长，喂奶后婴儿出现异常表现，如哭闹、烦躁不安等，说明母乳量已不足够，是添加辅食的时候了。

3. 行为　婴儿要坐得比较好了，能抬起头，能伸手去抓。

4. 兴趣与反应　宝宝还有一些其他的表现：流口水、咬奶头和玩具、看见照护师吃饭咂嘴、眼睛发亮等，表现出对新食物有兴趣。看见匙羹便张嘴，能闭上嘴巴吞咽食物，这说明都可考虑给宝宝添加辅食了。

5. 具体情况还要具体安排　如宝宝比较胖、早产儿或者正在生病期间应晚一些时间添加辅食，还可以请医生给予辅食添加的建议。

四、添加辅食的顺序

1. 先从低、敏、淡口味的食物开始尝试　一次只喂一种新食物，遵循从少到多、从稀到稠、从细到粗、由软到硬、由淡到浓、从液体到固体的原则，循序渐进，逐步增加。

2. 辅食添加的种类　应该一样一样的添加，每一餐先从新食物吃起，让宝宝适应了一种后再添加另外一种。如果遇到宝宝不喜欢的，应该暂停这种辅食，加入已吃过的食物，5—7天添加一种新食物。

3. 6月龄添加辅食

（1）添加要点：本月龄的宝宝还是要以母乳为主，每天应确保奶量在600—800毫升。这个时期的宝宝，胎儿期储存的铁基本都消耗殆尽，母乳和配方奶中含的铁元素不能满足宝宝的生长需求，所以要从强化铁的婴儿米粉开始添加。

（2）添加方式：先添加米粉5克，如果这个量没有影响宝宝的奶水摄入，则保持这个量添加3天。第4天开始添加其他如胡萝卜泥、南瓜泥等辅食。这个阶段基本以

单米糊或者米糊加另一种蔬菜的方式来添加。

（3）食物种类：强化铁的婴儿米粉、菜泥（小白菜、菠菜、南瓜、胡萝卜等）。

4. 7月龄辅食添加

（1）添加要点：开始添加一些荤菜辅食，比如鸡肉、红肉、鱼肉、肝脏等。

（2）添加方式：延续6月龄的辅食添加方式，坚持无盐、无糖、少油。

（3）添加量：奶量依旧保持在600—800毫升，在不影响奶量的情况下增加辅食，辅食可以单独成一顿，前提是从6月龄开始宝宝就添加辅食了，如果是7月龄开始添加的，请遵循“6月龄”的辅食添加方法。

（4）食物种类：强化铁的婴儿米粉、菜泥、果泥、肉泥、鱼泥、肝泥、肉松等。

5. 8月龄添加辅食

（1）添加要点：8—10个月是宝宝锻炼咀嚼能力的黄金时期，所以从第8个月开始，可以尝试给宝宝添加软烂的碎粒状辅食，来培养宝宝咀嚼能力。

（2）添加方式：可以开始尝试添加烂面条，软烂一点的粥类。面条和粥里面添加的食物可以多样化搭配，并保留少许颗粒感，例如菜末、鱼肉碎末等。

（3）添加量：奶量依旧保持在600—800毫升，辅食可以根据宝宝胃口添加到2顿。

（4）食物种类：蛋黄添加到1/8，米粉、烂面条、粥、蔬菜、水果、肉类、鱼类、肝类等。

6. 9月龄添加辅食

（1）添加要点：9个月宝宝会学着细嚼食物，以牙龈咀嚼为主。这时候宝宝的手部活动能力已经比较强了，可以给宝宝一些软烂的手指食物，类似于蒸软的胡萝卜条、红薯条、蛋黄等进一步锻炼宝宝的咀嚼能力、手脚协调能力和自主进食能力。

（2）添加量：奶量依旧保持在600—800毫升，辅食可以开始慢慢从2顿添加到3顿。

（3）食物种类：软烂的颗粒状食物如蛋黄、米粉、烂面条、稠粥、馒头片、蔬菜、水果、谷物、鱼肉类、肝类等。

7. 10月龄添加辅食

（1）添加要点：这个时候可以添加相比较9月龄稍微再粗糙点的颗粒状食物，也可以让宝宝自己尝试用勺子进食，锻炼小手的精细动作。宝宝在适应全蛋黄的前提下，可以少量尝试添加一点点蛋清。

（2）添加量：奶量依旧保持在600—800毫升，辅食可以开始慢慢从2顿添加到3顿，可以添加一顿点心或水果。

（3）食物种类：全蛋黄、米粉、烂面条、稠粥、馒头片、蔬菜、水果、谷物、鱼肉类、肝类等。

8. 11 月龄添加辅食

（1）添加要点：这个时候应该适时的给宝宝添加稍大颗粒状的食物，以便于更好地锻炼宝宝的口腔肌肉，另外，多咀嚼也可以刺激磨牙的萌生。如果宝宝对鸡蛋不过敏，可以尝试添加蛋类。

（2）添加量：奶量依旧保持在600—800 毫升，辅食可以开始慢慢从 2 顿添加到 3 顿，上午和下午可以给宝宝添加 1 顿点心、水果。

（3）食物种类：全蛋黄、米粉、烂面条、稠粥、馒头片、蔬菜、水果、谷物、鱼肉类、肝类等。

9. 12—17 月龄添加辅食

（1）添加要点：宝宝添加辅食的时间基本跟家长一日三餐的时间一致，培养随餐观念。开始让宝宝自主进食，还可以添加菌菇类，但是要注意切细碎点，煮烂一点。

（2）添加量：奶量依旧保持在600—800 毫升，辅食一天 3 顿，上午和下午可以给宝宝添加 1 顿点心、水果。

（3）食物种类：全蛋黄、米粉、烂面条、稠粥、馒头片、蔬菜、水果、谷物、鱼肉类、肝类、馄饨、饺子、菌菇类、奶酪、酸奶等。

10. 18—24 月龄添加辅食

（1）添加要点：1 岁半以上的宝宝可以开始接受块状食物，这个阶段的宝宝基本告别了以奶为主要食物来源的时期，几乎可以吃所有种类的食物，但要注意过敏性的食物少吃或不吃。

（2）添加量：奶量保持在360—480 毫升，辅食一天 3 顿，上午和下午可以给宝宝添加 1 顿点心、水果。

（3）食物种类：全蛋黄、米粉、面条、软饭、稠粥、馒头片、蔬菜、水果、谷物、鱼肉类、肝类、馄饨、饺子、菌菇类、奶酪、酸奶、牛奶等。

五、如何顺利添加辅食

1. 开始添加辅食　一般选择上午两餐奶之间，注意观察宝宝发出的饥饿和饱足的信号，在宝宝饥饿时提供饮食。

2. 耐心喂养　鼓励和协助宝宝自己进食，为宝宝准备专用的餐具，准备适合手抓的食物如小馒头、土豆条等，允许宝宝抓食。

3. 鼓励增加进食量　但绝不强迫喂养，培养进餐兴趣。

4. 提供愉快的喂养环境　进餐时不看电视，不玩玩具，每次进餐时间控制在 20 分钟以内。

5. 进餐时的交流　照护师与宝宝要有充分的交流，不以食物作为奖励或惩罚。

6. 适时调整　要随时观察宝宝的口味变化和大小便，根据实际情况做出改变。

六、如何制作宝宝辅食

1. 宝宝辅食要单独制作　保持食物原味，不添加糖、盐及各种调味品，或在家庭烹饪食物投放调味品之前，选出部分适合宝宝的食品，1 岁以后逐渐尝试淡口味的家庭膳食。

2. 选择安全、优质、新鲜的食材　制作过程中注意生熟分开，保持厨具、餐具清洁卫生，现做现吃，不给宝宝吃剩饭。

3. 避免油炸、烧烤等烹饪方法　减少营养素的流失。

七、辅食食谱举例

1. 蛋黄奶

（1）材料：熟蛋黄 1 个、牛奶 1/4 杯、婴儿蜂蜜 1/2 勺。

（2）做法：将蛋黄捣碎放入小锅；加入牛奶混合均匀，加热边煮边搅；煮沸后改文火煮 2 分钟；晾温后加蜂蜜调匀。

2. 猕猴桃酸奶

（1）材料：猕猴桃 1/4 个、酸奶 3 勺、草莓酱 1/6 小勺。

（2）做法：剥去猕猴桃皮，取 1/4 捣碎过滤出汁；酸奶放入杯子，将猕猴桃汁倒入；最后加一点草莓酱。

3. 面包粥

（1）材料：面包 1 片、肉汤 3 勺。

（2）做法：将面包切去烤糊的边，切成小块；将面包块和肉汤放入锅内煮；煮至面包变软即可。

4. 胡萝卜粥

（1）材料：胡萝卜 1/4 根，排骨清汤 1 杯，米饭 2 勺。

（2）做法：胡萝卜切碎；将排骨清汤、米饭、胡萝卜放在锅内煮，煮开后文火煮至黏稠。

5. 鱼泥粥

（1）材料：鱼肉 2 勺、米饭 4 勺、牛奶、鱼汤 1/2 杯。

（2）做法：将鱼肉炖熟，剔净鱼刺后捣碎；鱼汤内放入米饭和鱼肉煮；煮黏稠后加牛奶用文火继续煮。

6. 瘦肉泥粥

（1）材料：瘦肉泥2勺、排骨清汤1杯、米饭4勺。

（2）做法：将肉泥、米饭和清汤放入锅内，煮沸后文火煮至黏稠即可。

八、如何知道宝宝添加辅食后生长发育正常

1. 定期测量　宝宝身长、体重、头围等生长指标要定期测量，并根据生长曲线判断是否在正常范围。

2. 体重　宝宝1岁时体重应达到出生体重的3倍，1—2岁增长2.2—2.5千克。

3. 体格检查　每3个月做一次，追求平稳健康生长。

4. 喂养得当的客观指标　婴儿食后不哭闹、睡眠好、大便正常、体重增长满意。

第三节　婴幼儿早期智能开发

早期智能开发要根据婴幼儿不同月龄段的生理特点，通过视觉、听觉、嗅觉、触觉、动作等刺激，进行运动能力、语言能力、认知能力及社交能力等方面的培养与训练。这有助于婴幼儿早期智能的开发。

一、第1个月

（一）运动能力

1. 增强颈、背肌肉力量　将宝宝置于仰卧位，握住宝宝的手腕，轻而缓慢地将宝宝拉起，每天练习2—3次。

2. 促进俯卧抬头　半个月以后在两次喂奶间隙，每天让宝宝俯卧一会，并用玩具逗引其抬头。不要时间太长，以免宝宝太累。

3. 促进竖抱抬头　一人竖直抱着宝宝，另一人用玩具接近宝宝面部的前方，引逗宝宝抬头。

4. 促进俯腹抬头　宝宝空腹时让其自然俯卧在照护师腹部，用双手按摩宝宝背部并逗引其抬头。

5. 促进四肢活动　创造条件训练宝宝在不同的发展阶段充分地做抓、握、拍、打、敲、捏、挖、画等动作，切记不要因为怕宝宝抓破自己的脸而给他戴手套。

6. 训练手的抓握能力　用拨浪鼓或其他带柄的玩具或用照护师的手指触碰宝宝的手掌，让宝宝紧紧抓住，在其手中停留片刻后放开。让宝宝多次练习抓握。

7. 增进手指触觉能力　让宝宝自由挥动拳头，看自己的手，把手放进嘴里吸吮，增进宝宝手指的触觉和活动能力。

（二）语言能力

1. 音乐熏陶　播放优美、柔和、温馨的乐曲，为宝宝提供一个美好的音乐环境。

2. 自发喉音　在做各种操作时，一边注视宝宝，一边多和宝宝说话；唱歌给宝宝听，逗引宝宝面带微笑地自发喉音。

（三）认知能力

1. 促进听觉　通过摇铃或其他响声来训练宝宝对声音的反应；用和蔼可亲并带着微笑的表情和宝宝说话，在宝宝面前发出“啊”“哦”的声音。

2. 促进视听　将宝宝仰卧位放在床上，拿出色彩鲜艳、带响声的玩具，放在距离宝宝眼睛约 25 厘米处，边摇边缓慢移动玩具，让宝宝的视线随着玩具和响声移动。或者一边喊宝宝小名，一边移动自己的脸，宝宝有时会随着你的脸而移动。

（四）社交能力

1. 追踪红绒球　宝宝仰卧位在床上，照护师手持红绒球放在宝宝眼睛的前方，然后左右移动红绒球，使宝宝的眼睛能跟着红绒球看。

2. 认识环境　出生半个月后，照护师每天可抱起宝宝在生活的房间里来回走动，一边看一边讲述室内的东西，使宝宝逐步认识周围的环境。

二、第 2 个月

（一）运动能力

1. 俯卧抬头　让宝宝俯卧，照护师用玩具逗引其抬头，让宝宝下颏短时间离开床面，双肩也随着抬起来。

2. 竖抱抬头　一人竖直抱着宝宝，另一人用玩具接近宝宝面部的前方，引逗宝宝抬头。

3. 转头　将宝宝抱在身上，面向前方，另一人在其背后忽左忽右的伸头，摇铃或呼唤其名字逗引，训练其左右转头。

4. 被动体操　包括胸部运动、上肢伸屈运动、肩部运动、下肢运动、两腿轮流伸屈。两腿伸直向上和髋关节一起运动，提高宝宝肌肉收缩力。

5. 抓握能力 准备一些可以抓握的玩具，让宝宝触摸和抓握。

6. 握持能力 照护师将食指或者拨浪鼓柄塞入宝宝手中，让宝宝握住，并留握片刻。

7. 训练宝宝看、玩小手 创造条件，给予宝宝手腕戴上能响的小手镯，或者颜色鲜艳的布条，吸引宝宝看、玩自己的小手，尽早对自己的小手产生兴趣。

（二）语言能力

逗引宝宝发音，用亲切温柔的语音对着宝宝发出“ɑ”“o”“e”等声音，吸引宝宝看照护师的口型并逐渐学会回应。逗引宝宝发音时，要注意经常停下来跟宝宝互动，以便让宝宝保持心情愉快。

（三）认知能力

1. 听力能力 用带响声的玩具在正面逗引宝宝，给予其声音刺激，让宝宝注意声音。

2. 转头找声源 用带响声的玩具在侧面逗引宝宝，让其听到声音后转头寻找。

3. 音乐激发情绪 每天定时播放一些适合婴儿听的乐曲，或家长哼唱一些节奏明快、简单的歌曲，逗引宝宝发出笑声，激发愉快情绪，吸引宝宝注意力。

（四）社交能力

将红球、铃铛或其他色彩鲜艳的玩具拿到宝宝面前。等其注视后，再缓慢的移动物体，吸引宝宝的眼睛跟着物体移动。或看一些动画片，提高注意力等让宝宝高兴发笑。

三、第 3 个月

（一）运动能力

1. 俯卧抬头 宝宝空腹时，将其放在床上俯卧，逐渐延长俯卧时间，用玩具逗引其俯卧抬头；或将其竖抱，让宝宝头部呈直立状态，并不断地变换方向，改变视野吸引宝宝观察四周，促使其将头竖直。

2. 四肢运动 将色彩鲜艳带声响的玩具固定在床上，并用工具将玩具和宝宝的手腕及脚腕连起来，随着宝宝四肢不规则的运动，玩具会摇晃并发出声响，从而吸引宝宝注意力，让宝宝更加兴奋地活动手脚。

3. 抓握触摸 准备一些方便抓握的玩具，如摇铃、能捏响的橡皮玩具；或将这些玩具放在宝宝能够抓到的地方，让他们练习抓、握、摇、捏等动作。

（二）语言能力

1. 定时听音乐　给宝宝播放一些舒畅、美好、愉快的音乐或歌曲，并提供一个优美的音乐环境，促使其睡眠、激发愉快情绪。照护师也可以唱一些有趣的儿歌，刺激宝宝听觉，唤起其情感。

2. 经常说话　无论什么样的生活场景都是跟宝宝说话的好机会，比如边喂奶边说话，边换尿布边说话等，都是给予宝宝一些有益的语言刺激。

（三）认知能力

宝宝仰卧位，可用红绒球或色彩鲜艳的物体，在宝宝眼前缓慢地左右来回移动，吸引其头部随红绒球的方向移动追视，训练宝宝视觉，提高其适应能力。

（四）社交能力

1. 逗引发笑　经常抱着宝宝，亲吻、抚触，和宝宝说话，唱歌等方式逗引宝宝发笑。

2. 感觉刺激　给予宝宝多种感觉刺激，如多看、多听、多触摸，建立良好的亲子感情。

3. “三浴”锻炼　在条件适合情况下，定时带宝宝进行日光浴、水浴、空气浴，即“三浴”，让宝宝有更多的机会感知周围环境，同时也能提高宝宝适应环境、抵御疾病的能力。

四、第4个月

（一）运动能力

1. 训练宝宝抬头　宝宝俯卧位时，用色彩鲜艳带响的玩具给宝宝看，再将玩具慢慢向上移动，逗引宝宝抬头。

2. 翻身练习　宝宝仰卧时，照护师拍手或用玩具逗引使他的脸转向侧面，并用手轻轻扶背，帮助他向侧面转动，让宝宝做左右侧及俯卧翻身练习。当宝宝翻身向侧面时，可以一边称赞宝宝，一边从侧面帮助他转向俯卧，让他俯卧玩一会，再将它翻回仰卧，休息片刻再做。

3. 锻炼前臂支撑和抬头动作　宝宝俯卧位时，照护师可站在宝宝头前逗引其用前臂支撑上身，将胸部抬起抬头看人。同时，还可在宝宝前方用玩具逗引，从左到右，从远到近移动玩具，促使其抬头和转头。

4. 练习拉坐　宝宝仰卧位时，握住他的小手，仅用很小的力气将他缓慢拉起，让宝宝试着自己用力起来，日后逐渐减力，直至宝宝自己握住大人的手指将自己拉起来。

5. 继续做被动体操　每天上午、下午各锻炼一次，以促进全身肌肉和关节的发展。

6. 发展触觉和抓握能力　将挂着的带响声的玩具拿到宝宝面前摇晃，使其注视，然后将玩具放在宝宝胸前伸手即可抓到的地方，激发他去碰和抓。

7. 锻炼准确抓握的能力，够取悬吊玩具　宝宝仰卧，用绳在宝宝眼前系一晃动的玩具，放在他伸手可以摸到的地方，摸到后再将玩具推远一点，吸引他再伸手碰触玩具。经常做这种练习，宝宝就能用双手一前一后地将玩具抱住。

（二）语言能力

1. 激发宝宝咿呀作语　宝宝清醒时，照护师不断和他交谈或逗引宝宝，逐渐增加时间，刺激宝宝发声。

2. 逗引学发声　拿一色彩鲜艳的玩具，在宝宝面前边摇边说："宝宝，拿!""拿!"鼓励宝宝发出"na"的声音。看到其他卡片或者物品也可以这么训练，逐步由单音向双音发展。

（三）认知能力

1. 听音找物　敲响玩具，让宝宝注意倾听，然后走到房子的一角敲，边敲边问宝宝："这是什么声音?""听听在哪里响呢?"注意宝宝的视线，看他是否朝着有声音的地方注视。平常多为宝宝提供倾听声音的机会，如玩具发出的声音，昆虫和鸟类的啼鸣声，各种交通工具的鸣笛声等。

2. 照镜子　抱着孩子坐在膝上，拿镜子让宝宝照一会，边照镜子边跟宝宝说："你看镜子里是谁，是宝宝吧?"然后拿走镜子，反复几次，逗引宝宝对镜子发生兴趣。还可拿起宝宝的小手放在镜子上摸一摸，通过触摸对镜子有更多的理解。

（四）社交能力

1. 发声　叫名字逗引宝宝发声。

2. 藏"猫猫"　面向宝宝，用一张白纸突然遮住自己的脸，稍过片刻后再将纸迅速拿开，看着宝宝说话微笑，反复几次，宝宝会对这个游戏产生浓厚的兴趣，随即高兴地笑出声来，并伴有四肢的活动。

3. 微笑着与人交流　宝宝清醒时，大人突然出现在他面前看着他但不做任何表示，宝宝看着看着面部会露出微笑。经常跟宝宝玩这样的游戏，让他学会微笑着与成人交流。

五、第5个月

（一）运动能力

1. 训练宝宝俯卧抬头　同前几个月龄俯卧抬头训练。

2. 训练宝宝竖抱抬头　在竖抱基础上，让宝宝观察周围景象，还可移动玩具，宝宝的头随着玩具移动。

3. 训练坐位抬头　紧握宝宝双手，将其缓慢拉坐起来，使其头部抬起，逐步减少头身前倾的程度，让宝宝的头和躯干保持在一条直线上，注意每天练习时间不宜过长。

4. 继续进行翻身练习　同前翻身练习。

5. 练习扶站　照护师扶住宝宝的两腋下，让宝宝的脚接触床面，保持直立姿势，鼓励宝宝双腿活动，促进身体平衡。每天上午、下午各练习1—2次。

6. 练习准确抓握能力　在桌上放几种不同的玩具，鼓励宝宝抓握，反复训练他准确抓握的能力。需要注意的是，玩具要经常更换，以免宝宝厌倦。

7. 培养伸手抓握能力　将宝宝抱成坐位，面前放一些彩色小物品，训练宝宝伸手抓握，培养宝宝亲近、触摸和摆弄物体的能力。

8. 训练手指运动能力　把一些容易抓握和带响的玩具摆放在宝宝面前，鼓励他伸手抓握这些玩具，教宝宝拿着玩具敲一敲、摇一摇。

（二）语言能力

1. 鼓励宝宝发音　经常与宝宝谈话，当宝宝发声时，要及时回应。和宝宝说话时，一定要结合周围环境，面对宝宝一字一字地发出单个音节，以便宝宝看着口型模仿。

2. 练习听觉　用音乐和儿歌训练听觉。

3. 练习回头　练习听名字回头。

（三）认知能力

1. 认物训练　训练听音找物。

2. 发展宝宝的视听觉　用色彩鲜艳和带响的玩具逗引宝宝，先给他看看，然后藏起来，让宝宝听到声音后到处寻找，如此反复练习。

3. 训练视觉　照镜子训练视觉。

（四）社交能力

1. 培养亲子感情　同前几月龄训练。

2. “藏猫猫”游戏　在之前基础上，先由大人掀去遮在脸上的纸，接着鼓励宝宝自己掀，并在揭开纸的时候发出“喵”的声音，同时发出笑声。

3. 举高高　双手将宝宝举过头顶。一定要注意安全，不能吓着宝宝，更不能做抛接动作。

六、第6个月

（一）运动能力

1. 练习翻身　同前几个月龄训练。

2. 练习跳蹲　坐在椅子上扶着宝宝腋下，让他站在大人的腿上，将宝宝提起、放下数次。锻炼宝宝小腿的支撑力，为站立打基础。

3. 练习扶坐　宝宝仰卧，让两手握住大人的拇指，大人紧握宝宝手腕，另一只手扶宝宝头部坐起，再让他躺下，恢复原位。每日练习数次，锻炼宝宝腹部肌肉。

4. 练习独站　在靠坐的基础上，让宝宝练习独站。照护师可先给宝宝一定的支撑，以后逐渐撤去支撑，逐步锻炼颈、背、腰部的力量。

5. 开始试爬　让宝宝俯卧，照护师将手放在宝宝的脚底，帮助他向前匍行。进行一段时间后，在宝宝头部前方用玩具不断跟随着他的动作缓慢向前摇动，鼓励宝宝向前试图爬行够取玩具。

6. 抓握练习　让宝宝俯卧，在双手能够到的地方用玩具左右逗引宝宝主动伸手抓握。发展宝宝的触觉，锻炼其手指肌肉。

7. 摆弄玩具　抱着宝宝坐在桌前，桌子上放几件玩具，让宝宝伸手去拿玩具。练习抓握、摆弄、敲打。

8. 玩具换手　将宝宝抱成坐位，面前放些彩色小气球或其他物品，开始训练时玩具放在宝宝一伸手就能拿到的地方逐渐移到远处，让宝宝伸手去抓握，并鼓励他将彩球从一只手转换到另一只手，从而培养手的灵活性。

9. 抓扔玩具　让宝宝坐在桌旁，照护师一个接一个地将玩具塞入小手，双手握有玩具时继续给他第3个、第4个，促使宝宝扔掉一个玩具再拿另一个不断练习抓握。

（二）语言能力

1. 摇铃鼓，鼓励宝宝发声　照护师用铃鼓在宝宝背后轻轻摇动吸引他的注意力，等宝宝对铃鼓产生兴趣后将其递给宝宝，并不断对宝宝说话逗其发声。

2. 给予宝宝音乐与语言的熏陶　给宝宝放优美动听的音乐，朗读一些有趣的小儿歌，提高他对语言的感受力。

3. 培养宝宝对语言情感的辨别能力　要经常带些感情色彩给宝宝说话，让其在玩和听的过程中逐步提高对语言的辨别能力。照护师要经常对宝宝发出各种简单的辅音，让宝宝模仿发音。

（三）认知能力

1. 培养观察能力　室内布置合适宝宝月龄、色彩鲜艳的画，逗引宝宝注意观察。

2. [illegible]大奶瓶　自喂饼干　训练宝宝用双手自握奶瓶吃奶，两顿奶间隔中给予软质饼干，训练握持能力。

3. 克服认生的弱点　6 个月的宝宝开始认生，可安排有来往的邻居亲戚或亲属接触，或者天气好时多带宝宝外出，让其有更多机会接触陌生人、事及环境，逐步提高宝宝适应陌生的能力。

4. 训练定时睡眠及大小便习惯　6 个月的宝宝已经有最初的独立性，抓好时机培养他良好的生活习惯，从按时睡觉起床、早起排便、定时定量喂养等入手培养宝宝的好习惯。

（四）社会交往能力

1. 强化母子亲情　妈妈下班回家，照护师应抱着宝宝迎上去说“妈妈来了”边说边将宝宝交给妈妈，妈妈接过孩子后应给予及时回应，如“妈妈来了”，利用一切机会与宝宝亲切对话。

2. 学会伸双手求抱　利用宝宝求抱的愿望，如抱着宝宝找妈妈，拿玩具等，向宝宝伸出双臂问他“抱抱，好不好”，以此鼓励宝宝将双臂伸向你。

3. 扩大交往范围　经常抱宝宝去邻居家串门，抱他去公园、广场等公共场所散步，利用这些机会多接触人，提供与人交往的环境。

4. 提高对食品的兴趣　每天用固定的餐具喂宝宝辅食，也可练习给宝宝自己喂一些软的饼干，可帮着宝宝把饼干放到他的嘴边，培养对食品的兴趣。

七、第 7 个月

（一）运动能力

1. 练习爬行　同前几个月龄的训练。

2. 翻身取物　取一玩具在宝宝一侧摇晃，当宝宝试图取玩具时，照护师可将其胳膊轻推至玩具一方，帮助宝宝翻身抓住玩具。在此基础上还可以逐步训练宝宝连续翻滚。

3. 练习独坐 让宝宝坐在硬床上，试着不予支撑。

4. 做被动体操 同前几个月龄训练。

5. 练习捏拉 在宝宝面前放一件玩具，和宝宝一起拉着玩耍。训练其拇指和食指的小肌肉动作。

6. 随意换取 给宝宝一手拿一个玩具，然后在宝宝身旁放两件玩具，让他两手交换拿取玩具。

7. 对击玩具 选用不同质地和形状的带响玩具，让宝宝一手拿一个，给宝宝示范并鼓励宝宝对敲，促进其感知能力的发展。

（二）语言能力

1. 积极练习发音 多和宝宝说话，多引他发音，尽量扩大词汇量，在日常生活中训练宝宝理解语言的能力。

2. 增强亲子对话 这个时期的宝宝常常会主动与他人搭话，照护师应当尽量创造条件和宝宝交流。

3. 继续听音乐和儿歌 坚持每天给宝宝播放一些音乐。

（三）认知能力

1. 听音找物 给宝宝看一些形象逼真的玩具和图片，告诉他名称并逗引他用眼睛去寻找，用手去指。反复练习可促进听觉、视觉和动作的协调发展。

2. 认识身体的一个部位 与宝宝对坐，先指自己的鼻子说“鼻子”，然后把住宝宝的小手指着宝宝的鼻子说“鼻子”。每天重复 1—2 次，依次再指其他部位。持续 7—10 天的训练后，再说鼻子时，宝宝就会用小手指自己的鼻子。

（四）社会交往能力

1. 交往动作 学会挥手和拱手动作。

2. 扩大交往范围 创造条件让宝宝多与同伴交往，引导他正确地表达感情。

八、第 8 个月

（一）运动能力

1. 继续爬行练习 同前几个月龄训练。

2. 拉物站起 在有扶栏的床内，先让宝宝练习从仰卧位扶拉杆坐起，然后再练习拉床栏杆站起。

3. 学习挪动脚步　在活动扶栏挂上玩具，将宝宝放在扶栏内，跟随栏内活动的玩具，练习挪步。

4. 做体操　继续做被动体操，然后试着做少量主动体操。锻炼宝宝肌肉力量和关节的灵活性。

5. 养成拇指、食指对捏能力　首先从练习捏取小的物品，如小糖豆、小米花，每日可训练数次，照护师必须陪同，以免误吞造成危险。

6. 训练食指动作技巧　鼓励宝宝用食指深入洞内钩取小物品，用食指拨动玩具，如拨转盘、拨球、按键等。

7. 其他训练　继续培养对敲、摇动能力。

（二）语言能力

1. 认物发音　在床上放置各种玩具，和宝宝玩认物游戏。

2. 模仿发音，理解语言　练习模仿发音，让宝宝掌握一些有意义的名词如“爸爸”“妈妈”之类的称呼和一些简单的动词如“坐”“走”等，指引他模仿发音后要诱导他主动发出单字的辅音。

3. 给宝宝讲故事　买一些构图简单、色彩鲜艳、故事单一但内容有趣的画报，在孩子有兴趣时，一边翻看一边用清晰、缓慢、准确的语调给他讲故事，同一故事反复讲。

（三）认知能力

1. 接近陌生人　应经常带孩子多接触一些邻居朋友等。

2. 认识身体部位　先指认宝宝身体的某部位，然后再问如“宝宝小手在哪里”等问题，若宝宝无表示，则继续指着宝宝小手说“在这里”。如此类推，让宝宝逐渐认识身体各部位。

3. 认图识物　可给宝宝出示一些色彩鲜艳、图像清晰的动物、水果、人物等图片，每次只给一张，多次复习。

（四）社会交往能力

1. 摇手表示“再见”　当爸爸、妈妈离家或与别人告别时，扶着宝宝的手招手说“再见”，每天有类似场景就练习一次。

2. 拍手表示“欢迎”　通过唱拍手歌，做拍手动作让宝宝将拍手动作和“欢迎”的含义联系起来，促进其愉快情绪和行为的发展。

3. 认识自己　每天抱宝宝照镜子 2—3 次，并告诉他镜中人是谁。

4. 观察模仿成人的行为　经常有意的在宝宝面前做些事情，引导宝宝观察。如“妈妈拿着包上班去了”，让他通过观察了解和模仿家人的各种行为。

九、第9个月

（一）运动能力

1. 充分训练爬行　在宝宝周围放一些他喜欢的玩具，让他开心地向四周爬，增加爬的花样。

2. 拉物站起、坐下　在扶栏床内，先让他练习自己拉杆站起，再用玩具引逗他坐下，过一会再用玩具引逗他主动站起、坐下，如此反复训练，增加宝宝腿部肌肉的力量。

3. 移步学走　将宝宝放在活动栏内，照护师手持鲜艳带响的玩具逗引宝宝在扶栏内走，或自己扶栏蹲下去捡拾玩具。

4. 做体操　继续练习被动体操，并试着做主动体操。

5. 培养拇指食指对捏能力　每日训练数次。

6. 训练小手活动　在盘子里放几颗小糖丸，让宝宝注视并用手去摆弄、捏取，照护师必须全程陪同，以防误吞。

7. 放入和取出　在宝宝面前放一个广口瓶子或杯子，另将一块小方木放在宝宝手中，照护师先示范，将方木投入瓶中，然后鼓励宝宝将方木从瓶中取出。

8. 训练练习对敲、摇动能力　给宝宝两块方木或两种性质的小玩具，鼓励宝宝两手对敲玩具。也可给宝宝一只拨浪鼓，鼓励他主动摇晃。

（二）语言能力

1. 语言和动作的联系　宝宝尽管不会说话，但能理解家人常用的词或句子的意思，可用动作、表情等身体语言与家人交流，所以要有意训练语言和动作，如“谢谢”“再见”等。

2. 标准语音的训练　对宝宝的发音要鼓励。注意教会一种后再教另一种。

（三）认识能力

1. 接近陌生人　应经常带宝宝多接触一些邻居朋友。

2. 认识身体部位　让宝宝继续指认身体各个部位。往往需要3—4个月的时间，要有思想准备，不能操之过急。

3. 认图识物　参照之前方法，在宝宝确实认识后，再给宝宝添加新的图片。

（四）社会交往能力

1. 社交动作　继续练习招手“再见”和拍手“欢迎”。

2. 模仿大人动作　可设计出一套包括拍手、摇头、身体扭动、挥手、踏步、踢腿等在内的许多动作，并配上儿歌给宝宝示范，教宝宝学习。

十、第10个月

（一）运动能力

1. 独站片刻　用双手扶在宝宝腋下，帮助宝宝站稳后，照护师双手慢慢收回，训练宝宝独站，也可让宝宝靠墙独站，然后练习在无栏杆的条件下独站。

2. 迈步走　两手握住宝宝的小手一步步往后退，让宝宝慢慢迈步向前走。

3. 站起、坐下、翻滚　把宝宝放在活动栏内，训练坐位扶栏杆主动站起，再扶栏杆蹲下捡拾玩具并坐下，最后从坐位躺下成俯卧位，接着训练翻身打滚。

4. 做主动体操　同前几个月龄训练。

5. 继续训练拇指食指对捏能力　可让宝宝着重练习捏取小物品的准确性，提高捏取的速度，扩大捏取物品的范围，提高捏取物品的熟练度，每日训练数次。

6. 打开瓶盖　将带盖的塑料瓶放在宝宝面前，照护师先示范打开瓶盖再合上盖子，然后让宝宝练习只用拇指和食指将瓶盖打开再合上的动作。

7. 放入和取出　准备一个空盒子，当宝宝的面将玩具一件一件放入盒子内，然后一件一件拿出来，让宝宝模仿。促进宝宝手、眼、脑的协调发展。

（二）语言能力

1. 继续认物发音　同前几个月龄训练。

2. 继续模仿发音　同前几个月龄训练。

3. 竖起耳朵听儿歌　可选用带各种动作的儿歌，传递给宝宝的不仅是语言的韵律与节奏的信息，还让宝宝理解了像“飞”呀，“拍”呀等动作的意思。

（三）认知能力

1. 用手指表示1岁　问宝宝“你几岁了？”然后教他竖起食指表示1岁。可变更对象，强化关于“1”的概念。

2. 继续练习认识自己身体的部位　同前几个月龄训练。

3. 继续巩固识图认物　同前几个月龄训练。

（四）社会交往能力

1. 培养生活自理能力　在培养宝宝的定时睡眠、定时进食、定时大小便、使用小勺和杯子喝水的基础上，进一步让宝宝学习配合大人穿、脱衣服和自己捧杯喝水，放手让宝宝自己练习。

2. 继续模仿家人动作　按宝宝实际情况随时变换内容，扩大模仿范围，提高模仿能力。

十一、第 11 个月

（一）运动能力

1. 走一走　在宝宝围床上装上可转动的玩具，将宝宝放在围床上，让他手扶围栏自由行走，并鼓励他去抓取自己喜欢的玩具。

2. 爬一爬　大人躺床上，鼓励宝宝从大人身上爬过去。

3. 踢踢球　试着在距宝宝的脚 3—4 厘米处放一个球，让宝宝踢着玩。同时可以帮着宝宝理解“球形物体”能滚动的事实。

4. 捡豆豆　在宝宝前面放 3 个碗，将蚕豆、黄豆和绿豆混合放在一旁，大人示范将 3 种豆子捡出来，分别放在不同的盘子里，然后鼓励宝宝照着用拇指食指对捏的方法，将 3 种豆子分别放在不同的容器里，照护师必须全程陪同，以免误食。

5. 画道道　让宝宝坐在桌前，在桌上放一张白纸和一支彩色蜡笔，先训练宝宝全手掌握住蜡笔在纸上“作画”，不管画得怎样都要多鼓励，以免打消积极性。

6. 寻宝物　当着宝宝面用一张纸把玩具包起来，鼓励宝宝手持包纸，将纸一层层打开，找到被纸包住的玩具。

（二）语言能力

1. 说“再见”　在离别时鼓励宝宝说“再见”。

2. 向宝宝解释一切　无论做什么，都可以向宝宝作解说，帮助他认识各种日常用品，认识各种动作，让宝宝将“实物”“动作”和语言联系起来。

3. 训练听觉　给宝宝听音乐、念儿歌、讲故事。

（三）认知能力

1. 寻找玩具　父母可将宝宝的玩具藏起来，然后问他“小汽车去哪儿了？”逗引宝宝寻找。

2. 学会观察　经常带宝宝到户外观察动植物的特点，如小兔子的耳朵长，大象的个子大等。一定要以宝宝为主体，从他感兴趣的事物入手，每次时间不宜过长，1—2分钟即可。

3. 学会比较　给宝宝两个物品，一大一小，让宝宝学习分辨大小。也可以尝试分辨上下、里外等概念。

（四）社会交往能力

1. 指认动物　在家里挂一些动物图片，或摆放一些小动物玩具，告诉宝宝每种动物的名称和叫声，然后问“小狗在哪里?”让宝宝用眼寻找，用手指，并模仿叫声。

2. 平行游戏　建议家长多邀请家里有宝宝的朋友来做客，找出一些相同的玩具，让宝宝同小朋友一起玩，给宝宝提供相互模仿，互不侵犯的平行游戏机会。

十二、第12个月

（一）运动能力

1. 捡东西　故意将东西放在地上，鼓励宝宝捡起来交给大人。当宝宝做到时，大人应一边说“谢谢”，一边教宝宝点头表示谢意。

2. 拿玩具　在地上放一根颜色鲜艳的彩条，牵成直线和弯线，然后在宝宝前方摆一个玩具，牵着宝宝的手，让他沿着彩条直、弯线行走，最后拿到玩具。

3. 独立走　让宝宝站稳，在前方逗引他，鼓励他独自走过来。

4. 搭积木　手把手地教他一块一块地向上搭，反复练习然后搭两块。

5. 翻书　给宝宝一本图画书，边讲边帮助他自己翻页，然后让他练习独自翻。

6. 扩大手的动作　在桌面放上积木、小勺、小碗等，陪宝宝玩耍，让他看到这些东西就知道用积木搭高，用小勺小碗“吃饭”等。提高手的精细动作技能。

（二）语言能力

1. 看画册　和宝宝一起看大幅的动物画册和图片，一边看一边告诉他动物的名称和叫声，并和宝宝一起模仿。

2. 听音乐起舞　照护师播放一些带有舞蹈节拍的音乐，训练宝宝听到乐曲后，手舞足蹈。

3. 鼓励宝宝开口讲话　当宝宝有什么要求时，鼓励他用语言表达。如果表达不了，可以帮助宝宝说出他的要求，然后教他用语言表达。切忌宝宝一有要求就立刻满足他，这样会阻碍他学习说话。

4. 训练听觉　坚持给宝宝听音乐、念儿歌、讲故事。

（三）认知能力

1. 学认红色　红色是宝宝最感兴趣的颜色，认色先从红色入手。

2. 和成人同桌吃饭　当宝宝吃软食时可以用椅子圈上，和成人同桌就餐。这样做不仅会使宝宝感到非常高兴，让他增加食欲，而且可以加强他的自我意识，培养适应环境的能力。

3. 学会用杯子喝水　每次给宝宝喝水前都对宝宝说“宝宝喝水了，看看杯子在哪里？”诱导宝宝朝杯子的方向注视或用手指杯子，照护师应及时热切回应宝宝“杯子在这儿呢”，然后教宝宝说：“杯子、杯子”数次，再在杯子里装少量水，让宝宝独自拿杯子喝水。

（四）社会交往能力

1. 指认五官　准备一个布娃娃，教宝宝指认布娃娃的五官。

2. 用动作表示配合或表达愿望　在日常生活中要积极训练宝宝学习配合家人的要求，养成良好的生活习惯。如进餐前，知道伸出双手让大人给洗手等。

十三、第13—15个月

（一）运动能力

1. 走呀走　教宝宝握住大人拿着的短棍一步一步学着走，也可以给宝宝一个小车，让他推着小车向前或转弯。

2. 收拾玩具　将玩具放在距离宝宝1米远的地方或分散在场地内，让宝宝捡起来自己玩或交给大人。

3. 取放皮球　把皮球放进筐里，让宝宝自己到筐里拿球，再把球放进筐里。如此反复，训练宝宝朝着指定的方向走。

4. 小鸡吃虫　和宝宝一起玩小鸡吃虫的游戏。

5. 搭积木　在桌上放几块积木，示范后鼓励宝宝自己搭。

6. 倒豆　准备两个瓶子，在一个瓶子里装几粒豆子，让宝宝练习对准瓶口倒入另一个瓶子里。

7. 捡豆豆　给宝宝5—10粒莲子或豆豆，一个小碗，然后让宝宝用拇食指对捏着把莲子捡到碗里，训练宝宝手指的肌肉。每次不宜给的数量过多，以免宝宝对游戏失去兴趣，照护师必须全程陪同，以免误吞。

（二）语言能力

1. 小帮手　每天给孩子展示自己才能的机会。比如吩咐他帮大人开门，拿东西等。

2. 模仿动物叫　给宝宝提供更多开口模仿发出声音的机会。如拿出小狗的玩具，发出“汪——汪”的声音。

3. 我会说　如想喝饮料，他会用手指冰箱，就是不肯说出来，此时可采取延迟满足的办法，教宝宝用“是”或“不是”、“要”或“不要”，并配合点头或摇头动作来表达自己的要求，提高宝宝的语言表达能力。

（三）认知能力

1. 动手游戏　多玩动手游戏，如搭积木、叠小套筒等。照护者先示范，如教他把笔插入笔筒内，开始用大口的笔筒，慢慢改用小口的，或是仅可插一支笔的笔座。

2. 自发涂画　鼓励宝宝模仿画一些笔画，告诉他这些像什么，那些像什么。主要是为了培养他们运用笔的能力，培养他们的创作欲望。

（四）社会交往能力

1. 自己玩　给宝宝准备喜欢的玩具，让他在大人的视线内自己玩。如果宝宝在玩的过程中提出问题，大人要实事求是地认真回答。

2. 培养独立生活能力　养成生活好习惯。如自己将鞋子、衣服放在固定的地方。

3. 能观察和分辨大人的表情　在日常生活中多用自己表情的变化来启发宝宝分辨他人情绪的能力。

4. 听音拍手　给宝宝播放一些节奏明快充满童趣的乐曲或儿歌，和宝宝一起拍手打节拍。

十四、第16—18个月

（一）运动能力

1. 上下楼梯　牵着宝宝扶着栏杆上下楼梯，让孩子扶好楼梯扶手，一步登上，两足站稳后再向上迈。宝宝学会上楼之后再学下楼。

2. 吹泡泡　让宝宝站立，双手放在嘴巴前假装吹泡泡，大人念儿歌并做动作，说到最后一个字时，可以张开做“爆炸了”的动作。

3. 捉蝴蝶　将系在绳子上的彩色蝴蝶晃动着落在某处，当宝宝去捉时，立刻提醒他，让他去追，追到后面提起，反复玩。

4. 套环 给宝宝一些彩环，教他学习将彩环套在垂直的塑料柱上。训练宝宝手指的准确性和灵活性。

5. 穿扣子 用塑料绳穿扣眼，然后让宝宝模仿。训练手的动作准确性和眼、手协调能力。

（二）语言能力

1. 模仿声音 引导宝宝注意分辨环境中的声音，并尝试模仿发出类似的声音。如打鼓的“咚咚”声，拍手的“啪啪”声等。

2. 提高语言表达能力 在学会用语言正确表达自己要求的基础上，可进一步训练用两个字以上的词组来表达，如问他“到哪里去玩?”教他回答“上公园去”。

（三）认知能力

1. 认识颜色 反复练习区分黑、白、黄、绿等比较鲜明易分辨的颜色。

2. 认识图形 区分方形与圆形，如方盒子、方面包、圆皮球。

3. 排位置 用大纸画一个脸，再用小的片块画上脸部器官，让孩子摆在正确的位置上，然后再帮孩子将画好的身躯、四肢、手足、衣服等摆正。

4. 认识数字“1”和“2” 竖起拇指和食指表示要2块饼干，会摆2块积木表示“2”。

5. 绘画 手把手的边教画边复习图形，握着孩子的手教他画直线、竖线。

6. 认识自然现象 通过讲述，让孩子认识大自然的各种现象。

（四）社会交往能力

1. 学习分享 尽可能创造各种机会让宝宝和小朋友在一起玩耍，多做集体游戏。

2. 坐飞机 大人当飞机，把宝宝扛在肩膀上，抓住宝宝的手说“现在起飞了，请宝宝坐好”。然后在室内转着走几圈后告诉宝宝“飞机着陆了，请下飞机”。接着将宝宝放下，开始新一轮游戏。

十五、第19—21个月

（一）运动能力

1. 采集树叶 带宝宝到户外，让宝宝采集尽可能多种类的树叶，给宝宝机会练习四处走动。

2. 投沙包 给宝宝制作一个沙包，在室内、户外都可以投掷。

3. 玩套盒　给宝宝准备大小不同的两个套盒，大人先示范，然后让宝宝将小盒拿出来，再放进去。

4. 穿扣子　给宝宝一个扣子和一条塑料绳，让宝宝用塑料绳练习穿扣眼，穿过扣眼后再教他从另一面将绳拉出，一般这个年龄段的宝宝可穿过 3 个以上的扣子。

5. 捡豆豆　将豆豆撒在桌子上，教宝宝用拇指和食指捡豆豆放入盒中。每次豆豆数量不要太多以免疲劳，照护者必须全程陪同，以免误吞。

（二）语言能力

1. 自我认识　教宝宝准确地说出自己的名字、性别和年龄，培养宝宝对自我认知的能力。

2. 强化语言能力　结合生活中的各种事物，经常给宝宝讲解，扩大宝宝的词汇量，反复强化和训练。

（三）认知能力

1. 配对　是训练宝宝观察和对比能力的最佳办法，可先让宝宝将相同的玩具放在一起，再过渡到将两个相同的图片，相同的汉字卡，相同的数字、图形、颜色放到一起，由浅入深地学习配对。

2. 认颜色　收集红、黄两种颜色的多种物品，让宝宝认识各色的共同特性。

3. 讲礼貌　利用生活中各种各样的场景给宝宝讲故事，创设一些假想的游戏场景，在游戏过程中对宝宝进行礼貌教育。

（四）社会交往能力

1. 学做家务　可以培养宝宝做一些简单家务。如拿拖鞋、倒果皮等。

2. 用语言交流　在与他人交往过程中，要不断提示和教育宝宝学会和人打招呼。

3. 和小朋友玩协同游戏　多创造机会鼓励宝宝和同龄朋友一起玩耍。需要注意的是，由于这个年龄段的宝宝还不懂得分享，因此，最好给他们相同的玩具。

十六、第 22—24 个月

（一）运动能力

1. 蹲下、站起　用一些有趣的玩具放在孩子脚旁，引诱孩子蹲下拾起玩具再站起来，从扶着栏杆到独立完成。

2. 变换体位训练　做一些改变姿势、体位的训练。

3. 学习攀爬　练习爬楼梯、爬椅子、爬沙发及自己爬上床。

4. 上楼时　鼓励拉着手自己走。

5. 训练扔东西　尤其是举手过肩将物体抛向前方的动作。

6. 盖盖子　准备一个带盖子的塑料杯，可给宝宝做个示范，教他把盖子打开再合上，让宝宝慢慢练习。这个活动需要同时使用双手，对培养宝宝两手协调能力很有好处，还能增强宝宝手腕的力量。

7. 翻书　给宝宝几本书，让他随意翻看。从开始的不太灵活逐渐到一页一页地翻书。

8. 敲打乐器　准备好小鼓，播放宝宝熟悉的童谣和歌曲，让他随着节奏用双手敲击乐器，可培养乐感。

（二）语言能力

1. 创造让孩子开口说话的机会　不要总是在孩子的要求刚有所显现，就急于抢先满足，可以等孩子说出来再满足孩子。

2. 创造既丰富又适用于这一年龄段的语言环境　在孩子面前使用的语言，都应是短小和简洁的短语，内容丰富多彩，便于孩子理解和模仿。

3. 多多鼓励　鼓励用语言表达自己的愿望，一旦表达接近正确，立即给予鼓励。

（三）认知能力

1. 认识动物　可给宝宝买一套微型小动物玩具，教孩子认识各种动物，告诉孩子该种动物的相应知识。

2. 认识图形　教宝宝玩积木游戏，将积木搭成简单的图形。

（四）社会交往能力

1. 眼神交流　经常与孩子进行语言交流的同时，重视眼睛对眼睛的直接交流。

2. 做出反应　关心孩子，注意观察孩子的需求信号，正确理解并做出及时、恰当、积极的反应。

3. 同龄交往　鼓励孩子与其他小朋友或成人交流、玩耍。

十七、2 岁—2 岁 6 个月

（一）运动能力

1. 找玩具　把玩具藏在家中各个角落，让宝宝寻找。

2. 摘苹果　在客厅的一端牵一根线，在线上挂一串剪成苹果的纸条，高度正好让宝宝能摘到。给宝宝一个小桶，让宝宝提着小桶去摘苹果。

3. 撕彩条　为宝宝准备有洞的纸条若干，示范后让宝宝学撕纸，撕好后放入纸篓，训练宝宝手指灵活性。

4. 学包糖　用面粉捏一些“糖果”晾干，给宝宝准备色彩鲜艳的纸，示范包糖技巧，然后让宝宝自己包。

5. 折彩旗　准备四方纸，角对角，边对边示范折两次，然后让宝宝动手学着折。

（二）语言能力

1. 多说　鼓励孩子说出更多字组成的句子，用语言叙述过去发生的事。

2. 多用　正确使用人称代词和连词。

3. 多掌握　通过引导有计划的学习和掌握更多名词、动词、形容词和数词。学会用5—7个字组成的句子。

（三）认知能力

1. 认知图片　从彩色向黑白过渡，理解图片中人物的动作和物品的用途。

2. 练习画线　如画垂直线、水平线、交叉线。

3. 理解方位　教孩子理解大、小、上、下、前、后的概念。学习3以内的数。

（四）社会交往能力

1. 广交朋友　多提供机会让宝宝与小朋友一起玩，教育宝宝学会谦让、分享和互助。

2. 判断是非　在和其他小朋友交往过程中，继续培养宝宝的是非观念，增强宝宝的自控力，对宝宝的不良行为要及时制止，态度坚决。但不要打骂，更不能庇护、纵容。

3. 培养生活自理能力　鼓励宝宝饭前、便后自己洗手，自己穿衣，自己吃饭喝水等。

十八、2岁7个月—3岁

（一）运动能力

1. 走圆圈　大人绕着圆圈走，让宝宝紧随其后。

2. 拾落叶　准备落叶若干放在客厅一侧，用线在地上摆出一条小路，让宝宝提着篮子从客厅另一侧出发，沿着“小路”捡落叶。

3. 上台阶训练　上楼梯时一步一个台阶，下楼梯时两步一个台阶。

4. 双腿跳　双腿可以连续向前跳 3—4 米，原地跳 1—20 次。

5. 追人游戏　可以让宝宝和小朋友相互追逐，相互躲闪，可以全面训练宝宝灵活的运动能力。

6. 训练做手工　会画圆和方形，折三角形，边角整齐。会剪纸和穿珠子、粘贴简单图画等。

7. 开始用笔　写 2 个以上的汉字和数字，画人的 2—4 个部位。

8. 开始学会用筷子夹菜　因为用筷子夹取食物时，会牵动肩、胳膊、手腕、手指等部位的多个关节。用筷子进餐可起到“健脑益智”的作用。

（二）语言能力

1. 学习名词　有计划地教和反复地练习。人体、环境、生活用品、玩具名字均可。

2. 学习动词　有计划的学习“蹲”“接”“撕”“说”“扣”“抢”“喜欢”“知道”等动词。

3. 学习代词、形容词、量词和副词。

4. 练习句子　要多教宝宝说 5—7 个字的句子。如“我是好孩子”“我们都是好朋友”等。

（三）认知能力

1. 认时间　在生活中可以利用一切机会教宝宝树立初步的时间观念。如“吃过早饭可以去外面玩耍”等。

2. 学习数数　先教宝宝从 1—10 口头背数，等宝宝熟记后，再从 1 背到 20。

3. 辨认方向　在生活中注意教宝宝分辨上、下、左、右、前、后、里、外等概念。如“把凳子放在桌子下”“摸摸你的左耳朵”等。

4. 认识职业　教宝宝识别农民、工人、解放军、学生、医生、警察等不同职业，理解他们是干什么工作的。

5. 认识地址　教宝宝认识自家住址、门牌号、电话号码、城市等，巩固宝宝记数据的本领。

6. 认识家庭成员　首先能说出自己的姓名、年龄、性别和住址。其次能说出父母姓名、工作。看家庭相册，能介绍亲属关系及他们的职业。

（四）社会交往能力

1. 讲礼貌　带宝宝外出做客时，要求宝宝有礼貌。

2. 培养做事有条理　鼓励宝宝把脱下的衣服叠好，并有序摆在椅子上。玩具排列要有序，玩完收回原处不乱扔。

3. 善于交往　在与他人交往中，训练宝宝能完整做自我介绍，并能倾听其他小朋友的自我介绍，增进交往能力。

4. 生活自理　培养独立生活能力；养成卫生习惯；还要训练管理能力，如帮大人把洗好的衣服叠好，把爸爸、妈妈和宝宝的衣服分开，且会放回固定的地方等。

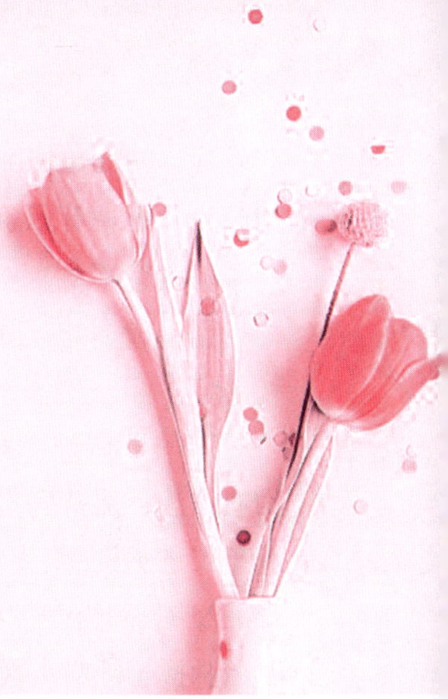

第九章 儿科常见症状与疾病护理

通过了解儿科常见症状及疾病的临床表现、治疗原则，学习小儿护理知识。这有助于患儿减轻痛苦，促进舒适，避免发生并发症。

第一节 发热护理

产热增多或散热减少，均可导致体温升高，称为发热。在安静状态下，体温超过37.4℃时为发热，高于37.4℃，小于38℃时称低热，体温在38.1—39℃称中等度热，体温在39.1—41℃称为高热，41℃以上为超高热。

一、临床表现

1. 体温上升期　其特点为产热大于散热，患儿表现为皮肤苍白、干燥、无汗和畏寒，有时伴有寒战，体温骤升或渐升。

2. 高热持续期　其特点为产热和散热在较高水平上趋于平衡，体温维持在较高状态。患儿表现为皮肤潮红而灼热，呼吸、心率增快。

3. 退热期　其特点为散热增加而产热趋于正常，此时体温恢复正常的调节水平，表现为大量出汗和皮肤温度降低。

二、治疗原则

治疗原则主要是加强护理和对症治疗。如休息、多饮水、注意呼吸道隔离、预防并发症。视血象情况给予抗生素治疗。注意详细询问发病诱因、发热程度、伴随症状、用药史及近期有无急性传染病接触史。并密切观察患儿精神状态。

三、临床护理配合

1. 一般照护　熟悉病房环境，执行儿科病房的管理制度，了解与患儿的医生护士沟通方法；保持病室安静，陪伴患儿阅读或做适当游戏，分散患儿注意力；减少探视，避免二重感染。

2. 观察体温变化　体温高于 38.0℃ 及 39.0℃ 时，应每 6 小时和每 4 小时测量体温、脉搏、呼吸 1 次，处于体温变化过程中的患儿应每 2 小时测量 1 次并做好记录，或按病情需要随时监测。

3. 协助物理降温　用温水全身擦浴；用 75% 乙醇加等量的水擦拭两侧颈部、腋下、腹股沟及腘窝处，这些部位大血管走行较浅，散热效果好；用冰袋包裹毛巾后放置在颈部或腹股沟处；必要时头部使用冰枕降温；鼓励患儿多饮温开水。

4. 用药观察　通过物理降温仍不能使患儿体温下降者，应按医嘱给予药物降温，用药后 30 分钟测量体温，观察降温效果。出汗多者及时更换内衣，防止受凉。如体温骤然下降、大量出汗、面色苍白、四肢发冷，应立即给予保暖，以免降温过快或过低而导致患儿虚脱，并及时将退热情况反馈给医护人员，以便下一步调整治疗方案。

5. 输液照护　输液过程中，注意观察输液针头固定处有无松动，如孩子年龄小可辅助小手板帮助固定。严密观察局部皮肤有无红肿渗液，输液管道有无打折，液体滴速有无变化，发现异常或液体快滴完时需呼叫护士，不可自行更换液体。注意观察患儿有无不良反应，如皮疹、瘙痒、心慌、呼吸急促等，发现异常，及时报告医护人员。在输入高浓度或刺激性强的液体时，输液局部可能出现疼痛，可用温毛巾进行局部湿热敷，以减轻疼痛。

6. 饮食照护　患儿发热期间，食欲差，有时伴有咽喉部疼痛，应给患儿准备软烂半流食，增加牛奶、果汁的摄入，饮食前后漱口，口唇干裂者可涂抹液状石蜡。

7. 预防坠床　对于躁动、有幻觉的患儿，应在护士指导下运用护栏防止发生意外，必要时应用约束带，以防止碰撞或坠床，如使用约束带，需每小时检查约束部位的血运情况。

8. 吸氧照护　高热时，患儿机体耗氧量增加，医嘱用氧时，氧流量需严格遵照执行，不可擅自调节氧流量大小。

四、居家照护

1. 心理照护　建议患儿卧床休息，减少体力消耗，用听故事、玩游戏等方式减轻患儿的不适，热情对待患儿，尽量满足其合理需求，保持心情愉快。

2. 降温照护　体温 38.5℃以下时可物理降温，如温水浴、头部冷敷，颈部或腹股沟处放置冰袋等。38.5℃以上应使用小儿退热药。照护师应根据医嘱准时准量给患儿喂药，喂药前要与家属仔细查对药名、剂量、使用时间和途径，用药后观察体温变化，同时观察尿量和出汗情况。

3. 病情观察　密切观察体温的变化，警惕高热惊厥的发生。注意观察精神状态和食欲，如精神差、嗜睡、烦躁不安、面色苍白、皮肤出现皮疹，或者超过 3 天热峰不退，应尽早就医以免耽误病情。

4. 饮食照护　补充营养和水分，给予高热量、高蛋白、高维生素易消化的流质或半流质饮食，鼓励患儿多进食、多吃水果、多饮水。

5. 环境照护　保持室内整洁，空气新鲜，每日通风 2 次（避免患儿直接吹风以免着凉），保持室内温度 18—22℃，相对湿度 50%—60%。

6. 健康教育　鼓励患儿平时多做户外活动，增加抵抗力是预防生病的关键。但在呼吸道疾病流行期间，尽量减少到人多拥挤的公共场所。

第二节　咳嗽护理

咳嗽是呼吸系统疾病最常见症状，是一种保护性反射动作，呈突然、爆发性的呼气运动，是借助支气管黏膜上皮的纤毛运动、支气管平滑肌的收缩及咳嗽反射，以清除呼吸道分泌物及气道内异物。

一、临床表现

1. 干性咳嗽　即刺激性咳嗽，指咳嗽而无痰或痰量特别少。

2. 湿性咳嗽　常由肺部炎症、过敏、肺水肿、肿瘤、理化刺激等引起，咳嗽伴有较多痰液。痰量常提示病变程度，痰的不同性状可提示不同的病原体感染。

二、治疗原则

1. 查找病因　如呼吸系统的感染；吸入刺激性气体、过冷或过热的天气、呼吸道有异物；过敏因素等。

2. 对症处理　通过咳嗽的性质、出现时间及音色，结合血常规、胸部 X 射线判断感染程度，采取抗感染和镇咳治疗。

3. 痰液黏稠不易咳出者　需先化痰，切忌盲目镇咳。

三、临床护理配合

1. 病情观察　密切观察咳嗽、咳痰情况，详细记录痰液的颜色、量和性质。若有呼吸困难、发绀，协助吸氧，并配合医护人员积极处理。

2. 保证充足的水分及营养　鼓励患儿多饮水，使痰液稀释易于咳出。给予营养丰富、易消化的食物，鼓励患儿进食，但应少量多餐，以免因咳嗽引起呕吐。

3. 保持口腔清洁　患儿咳嗽剧烈时常引起呕吐，故要保持口腔卫生，以增加舒适度，增进食欲。

4. 保持呼吸道通畅　指导并鼓励患儿有效咳嗽，对咳嗽无力的患儿，需经常更换体位、拍背，促进呼吸道分泌物的排出，促使炎症消散。如分泌物多、痰稠，要及时报告医护人员，给予雾化吸入，必要时吸痰。

5. 体位护理　患儿保持舒适体位，采取坐位或半卧位有助于改善呼吸和咳嗽排痰。

6. 用药护理　使用抗生素类药物时，注意观察药物的疗效及不良反应。指导患儿口服止咳糖浆后不要立即饮水，以使药物更好地发挥疗效。

四、居家照护

1. 环境与休息　为患儿提供安静舒适的环境，保持室内空气清新、洁净，注意通风。维持合适的室温（18—22℃）和相对湿度（50%—60%），患儿应注意休息，避免剧烈活动和游戏，避免灰尘和烟雾刺激，以防咳嗽加重，卧床时需经常更换体位，使呼吸道分泌物易于排出。

2. 饮食照护　避免进食辛辣及油腻食物，给予高营养、高维生素、易消化饮食。

3. 预防指导　恢复期指导患儿积极进行户外活动，进行体格锻炼，增强机体对气温变化的适应能力，根据气温变化及时增减衣被，避免受凉。

4. 用药指导　严格遵照医嘱使用祛痰镇咳药物，切勿因患儿咳嗽剧烈而同时使用两种以上止咳药。

第三节　惊厥护理

惊厥俗称抽风，是指四肢、躯干与颜面骨骼肌突然发生不自主收缩，常伴意识障碍。小儿惊厥的发病率为成人的5—10倍，尤以婴幼儿多见，是小儿时期常见的急症。

一、临床表现

1. 惊厥　典型表现为突然起病，意识丧失，头向后仰、眼球固定上翻或斜视、口吐白沫、牙关紧闭、面部和四肢肌肉呈强直性或阵挛性抽搐。婴幼儿惊厥常常只有肢体阵挛性抽搐。新生儿惊厥更不典型，以微小发作多见，如呼吸暂停、两眼凝视、反复眨眼、咀嚼动作、一侧肢体抽动等。

2. 高热惊厥　是小儿惊厥最常见的原因。发病在6个月至4岁，在上呼吸道感染或其他感染性疾病的初期，当在体温骤升至38.5—40℃或更高时突然发生的惊厥。

3. 惊厥持续状态　指惊厥持续30分钟以上，或两次发作间歇期意识不能完全恢复者，为惊厥的危重症。由于惊厥时间过长，可引起高热、缺氧性脑损害、脑水肿甚至死亡。

二、治疗原则

1. 药物控制惊厥发作　抗惊厥药物种类较多，应根据病情选择药物，如果一种药物疗效不满意时，可以重复应用一次或其他药物更替使用，但应注意药物剂量，切不可多次连续使用同一药物。

2. 寻找并针对引起惊厥的病因治疗　详细了解病情，进行细致的查体和必要的化验检查，以分析病因。

3. 先对症处理，查出病因后，必须及时治疗。

4. 其他　预防惊厥复发。

三、临床护理配合

1. 病情观察　密切观察患儿生命体征变化及神志变化，记录惊厥开始时间、次数、持续时间、抽搐部位、双目是否凝视或斜视、大小便有无失禁以及解痉后有无嗜睡等现象，以便帮助诊断和处理。如有抽搐发生要立即呼叫医护人员。

2. 病房环境　病房保持安静、避光，减少不必要的刺激，所有操作尽量集中。

3. 配合急救　由于惊厥发生时常伴有意识丧失、呼吸暂停，造成脑组织缺氧发生脑水肿而加重病情，惊厥持续时间过长，还可导致缺氧性脑损伤，个别病例可发生因窒息导致死亡，所以，必须尽快控制惊厥。在医护人员未到达前，立即将患儿平卧头偏向一侧，清理呼吸道分泌物，防止窒息；保护婴儿，避免摔碰伤；医护人员到达后，协助护士给氧、用药，观察病情变化。惊厥控制后，整理抢救现场。

4. 预防并发症　注意保暖，在不诱发惊厥情况下定时轻柔翻身，预防坠积性肺炎。

四、居家照护

1. 减少刺激　环境应安静，避免强光、噪音等刺激，嘱家属手机和电话铃声调为静音。一切操作应集中进行，避免过多地惊扰患儿。

2. 居家急救　惊厥发作时，应立即呼叫家属协助，松解患儿衣服和领口，平卧头偏向一侧，头下可垫柔软薄枕。口腔内如有食物或分泌物，应立即清除，保持呼吸道通畅，不可过紧约束患儿，专人看护，防止坠床、碰伤或抓伤。

3. 止惊后处理　惊厥控制后，记录发作的时间、次数及有关情况，协助家属尽快送患儿到医院救治，途中尽可能减少刺激。

4. 重视预防　告诉家属高热惊厥的患儿，在日后的发热时可能还会发生惊厥，发热时及时控制体温，给予物理降温及药物降温，防止惊厥复发。

5. 居家急救物品准备　简易吸氧装置、纱布、退热贴、小儿退热药、手电筒等。

第四节　腹泻护理

腹泻是由多种原因引起的以腹泻为主的综合征。夏秋季发病率高，冬季多为病毒感染，夏季多为细菌感染，严重者可引起脱水和电解质失常。

一、临床表现

1. 各类腹泻共同的临床表现

（1）轻度腹泻：每日大便多在 10 次以下，颜色呈黄色或黄绿色，性状多为稀糊状或蛋花样，并有酸臭。可有少量黏液及未消化奶瓣（皂块）。无中毒症状，精神尚好，偶有低热，无明显水、电解质失常。

（2）重症腹泻：大部分由肠道内感染所致或由轻型腹泻引起，腹泻多频繁，每日大便 10 次以上，大便不成形，或者呈水样或蛋花样，有黏液，量多。可有严重的胃肠道症状，伴有呕吐甚至吐出咖啡渣样物。全身症状出现高热或体温不升，烦躁不安，精神萎靡，嗜睡，甚至昏迷、惊厥，并出现水、电解质、酸碱平衡失常。

2. 不同病因所致肠炎的临床表现

（1）轮状病毒肠炎：又称秋季腹泻，此病起病急，常伴有发热和上呼吸道感染症状，多先有呕吐，每日大便 10 次甚至数十次，量多，水样或蛋花汤样，黄色或黄绿色，常伴有水及电解质失常。

（2）大肠埃希菌肠炎：多发生在 5—8 月气温较高的季节，症状为发热、呕吐、腹泻稀水便。重者可有脱水、酸中毒及电解质失常。

（3）真菌性肠炎：多因白色念珠菌所致，患儿免疫力低下或长期应用抗生素易出现真菌性肠炎。临床表现为大便稀黄，泡沫较多，带黏液，有时可见豆腐渣样细块（菌落），偶见血便。

3. 迁延性腹泻和慢性腹泻　病程 2 周至 2 个月为迁延性腹泻，超过 2 个月为慢性腹泻，多与营养不良和急性期未彻底治疗有关，以人工喂养儿多见。

4. 非病理性腹泻

（1）“生理性”腹泻：见于 6 个月以内的新生儿，外观虚胖，常有湿疹。生后不久即腹泻，但除大便次数增多外，精神、食欲及体重增长好，不影响生长发育。

（2）饥饿性腹泻：急性腹泻恢复期，因不敢增加饮食，使患儿长期处于饥饿状态，粪便因缺少食物残渣而呈黏冻状，易被误认为腹泻未愈，仍继续限食。患儿有饥饿感，常因饥饿而哭闹，粪便水分不多量少为其特点，只要逐渐增加饮食，粪便即可转为正常。

二、治疗原则

1. 调整饮食　腹泻时进食减少、吸收不良，而营养需要量增加，如限制饮食过严或禁食过久常造成营养不良，易并发酸中毒，以至病情迁延不愈，影响生长发育。

2. 纠正水、电解质和酸解平衡紊乱　轻、中度脱水并无频繁呕吐的患儿可口服补液盐溶液纠正脱水；中、重度脱水伴周围循环衰竭者需静脉补液。

3. 控制感染　除了静脉补液治疗外，还需明确腹泻病因并采用抗生素治疗。

4. 预防并发症　迁延性、慢性腹泻常伴有营养不良和其他并发症，病情复杂，必须采取综合治疗措施，应注意纠正肠道菌群失调和采用饮食疗法。

三、临床护理配合

1. 腹泻护理

（1）饮食管理：严格遵循医嘱，不得随意增加或改换食物，协助患儿按要求口服补液盐。

（2）控制感染：感染是引起腹泻的重要原因，细菌性肠炎需用抗生素治疗。病毒性肠炎用饮食疗法和支持疗法常可痊愈。严格消毒隔离，护理患儿前后要认真洗手，防止交叉感染。

（3）严密观察病情：观察大便的变化，并记录大便次数、颜色、性状、量，正确采集大便标本（使用专用大便标本盒，采集黏液脓血部分）及时送检。

2. 发热护理　密切监测患儿体温的变化，采用物理降温疗法（头枕冰袋、温水擦浴等）、药物降温，鼓励患儿多喝水。

3. 臀部护理　保持臀部干燥，每次便后用温水清洗臀部并用柔软的毛巾（或纸巾）吸干，局部皮肤可用10%鞣酸软膏涂抹，及时更换尿布，清理排泄物，最好采用柔软的棉质尿布，避免使用不透气的塑料尿片或尿不湿。

4. 输液护理　重度腹泻患儿，由于脱水及电解质紊乱，需补液治疗，在此期间，照护者要保证静脉通道输入通畅，保证液体按医疗计划输入。

（1）期间严密观察患儿病情变化：尤其是患儿的神志、精神、皮肤弹性、前囟和眼眶有无凹陷、体温、尿量及大便等临床表现，记录出入量，并根据患儿的脱水程度动态观察经过补充液体后脱水症状是否得到改善，及时报告医护人员做为调整液体量及速度的依据。

（2）观察低血钾表现：当发现患儿全身无力、不哭或哭声低弱、吃奶无力、肌张力低下、反应迟钝、恶心呕吐、腹胀等症状时常提示有低血钾可能，多发生于输液后脱水纠正时，应及时报告医护人员。

四、居家照护

1. 重视预防　指导患儿及家属注意饮食卫生，食物需要新鲜，定时消毒餐具，培养患儿良好的卫生习惯；鼓励小儿适当户外活动，增强体质；营养不良、佝偻病者要及早治疗；避免长期滥用广谱抗生素。

2. 饮食护理　腹泻患儿多有营养障碍，因此进食（继续喂养）是必须的治疗与护理措施。提倡继续母乳喂养；人工喂养出生6小时以内的小儿，牛奶（羊奶）应加米汤或水稀释，或用发酵奶（酸奶），也可用奶—谷类混合物，每天6次，保证足够的热量。出生6个月以上的新生儿可用平常已经习惯的饮食，选用稀粥、面条，并加些熟的植物油、蔬菜、肉末等，但需由少到多，并逐渐过渡到正常饮食。对糖类不能耐受者，应限制糖量，加强支持疗法，必要时全静脉营养。患儿使用的餐具及时煮沸消毒。

3. 预防交叉感染　胃肠道感染引起腹泻者需要行消化道隔离，避免家庭成员间交叉感染。

第五节　幼儿急疹护理

幼儿急疹也称新生儿玫瑰疹。由疱疹病毒6、7型感染引起，是婴幼儿常见的一种急性发热发疹性疾病。多见于6个月至2岁的婴幼儿。

一、临床表现

幼儿发生急疹时没有任何先兆，体温突然上升为38—39℃，有时可以达到40℃。幼儿高热持续3—4天后体温下降的同时，全身出现玫瑰色的斑丘疹，最先集中在头、颈和躯干，然后波及四肢，不痛不痒，皮疹呈散在性，会在2—3天全部消退，不留色素沉着（图9－1）。幼儿急疹时大多数患儿的精神及食欲正常，但是少数会出现幼儿感冒症状，如咳嗽、流鼻涕、咽痛等。

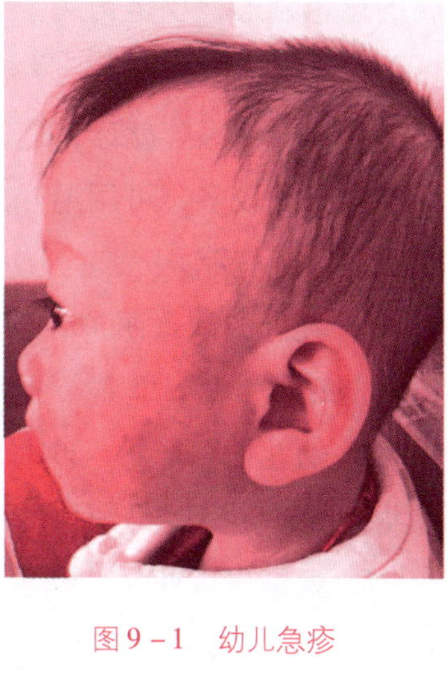

图9－1　幼儿急疹

二、治疗原则

幼儿急疹是一种自限性疾病，没有特殊的治疗方法，主要是加强护理及对症治疗。患儿出现高热体温超过 38.5℃时，遵医嘱给予退热药物治疗，防止患儿出现高热惊厥。

三、临床护理配合

1. 一般护理　保持房间清洁安静，调整房间温湿度，让患儿卧床休息。

2. 降温护理　体温小于 38.5℃时，可给予温水擦浴、退热帖等物理降温，体温大于 38.5℃时，遵医嘱按时口服退热药物治疗，鼓励患儿多喝水，有惊厥史的患儿应及早遵医嘱给予退热药物治疗。

3. 皮肤护理　经常温水擦浴，保持全身皮肤清洁卫生；注意观察患儿皮肤头颈部及全身有无玫瑰色斑丘疹出现。

4. 饮食护理　患儿在发热期间，应进食清淡、易消化的食物，多饮水，主要以温开水为佳。

四、居家照护

1. 稳定家属情绪　告诉家属幼儿急疹是一种自限性疾病，一般药物无效，连续数日发热后出现皮疹，不需要特殊药物治疗能自愈，不会留有疤痕或色素沉着，减轻家属的思想顾虑，稳定情绪。

2. 居家降温处理　发热时多采用温水擦浴、冰袋冷敷等方法降温，体温大于 38.5℃时应到医院就诊，遵医嘱给予药物降温；幼儿包被不要包太多，患儿服用退热药物后出汗较多，可用温热的湿毛巾或柔软的干毛巾擦去汗渍，及时更换被汗浸湿的衣服，以免着凉。

3. 乳母的饮食照护　母乳喂养的患儿妈妈，饮食可影响到患儿，建议不吃鸡蛋、鱼类、虾类、蒜、韭菜等食物，忌生冷或辛辣类食物。

4. 幼儿饮食照护　吃母乳者，继续母乳喂养，同时增加水分摄入，已添加辅食的患儿，可补充清淡易消化的流食，如藕粉、果汁、软面条等。

5. 观察皮疹变化　通常皮疹不会有疼、痒及出水泡的现象，典型的表现为玫瑰色的斑丘疹，如果皮疹发生变化，应及时复诊。

第六节　手足口病护理

手足口病是由多种肠道病毒感染所致，临床特征以手、足、口腔等部位的疱疹常见，不结痂，多发生于学龄前儿童，尤以3岁以下年龄组发病率最高，具有传染性。

一、临床表现

1. 普通病例表现　急性起病，首先出现口痛，厌食或拒吃，伴低热，也可不发热，其次口腔黏膜出现散在疱疹，手足口和臀部出现斑丘疹、疱疹，疱疹周围可有炎性红晕，疱内液体较少（图9－2、图9－3），皮疹消失不留痕迹。可伴有咳嗽、流涕、食欲不振等症状。部分患儿仅表现为皮疹或疱疹性咽峡炎。大多患儿预后良好。

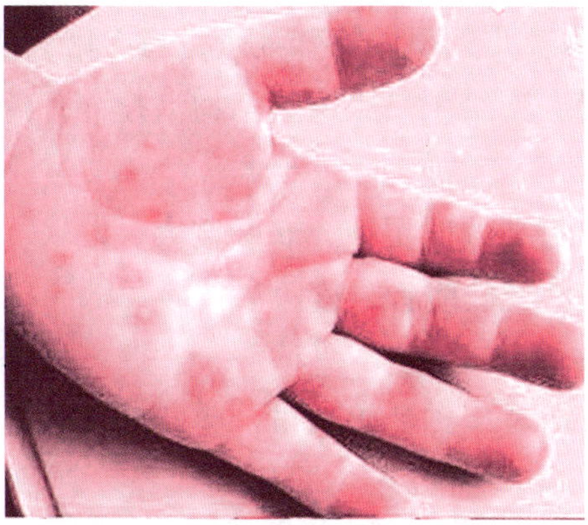

图9－2　手部表现

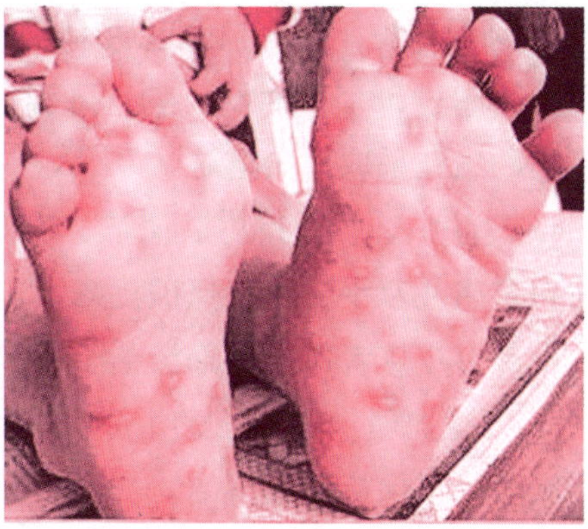

图9－3　足部表现

2. 重症病例表现　少数患儿可出现脑膜炎、脑炎、脑脊髓炎、肺水肿、循环障碍等，病情凶险，可致死或留有后遗症。

（1）神经系统：精神差、嗜睡、易惊；头痛、呕吐；肢体肌肉阵挛、眼球运动障碍等；无力或急性迟缓性麻痹；惊厥。查体可见脑膜刺激征、腱反射减弱或消失；危重患儿可表现为昏迷、脑水肿、脑疝。

（2）呼吸系统：口唇发绀，口吐白色、粉红色或血性泡沫液或痰；呼吸困难或节律改变；肺部有湿啰音等。

（3）循环系统：面色苍灰、皮肤发花、四肢发凉、甲床发绀、出冷汗；心率增快或减慢；脉搏减弱或消失；血压升高或下降。

二、治疗原则

手足口病应着重注意休息、护理及对症治疗。有惊厥者应给予镇静剂；有高热者给予物理降温或药物降温；心衰者应绝对卧床休息，使用利尿剂、小剂量的洋地黄治疗等。此外，要注意预防继发感染。

三、临床护理配合

1. 一般护理　保持房间安静整洁，定时开窗通风，调整房间温湿度，让患儿卧床休息。

2. 病情观察　注意观察患儿的神志和精神状态，监测呼吸、心率、血压情况，观察全身皮肤颜色及温度，皮疹的部位、颜色及局部有无感染，发现异常需及时向医护人员报告。

3. 降温照护　严密监测患儿体温变化，低热患儿无须做特殊处理，可多喂开水；体温持续超过38.5℃时给予物理降温，必要时遵医嘱给予口服退热药物治疗，有高热惊厥史的患儿采取预防措施。

4. 皮肤护理　保持皮肤清洁，患儿衣物、被褥要及时更换，衣服宽大、柔软，必要时包裹患儿双手，防止抓破皮疹。皮疹或疱疹已经破溃者，遵医嘱按时局部涂抹药物。臀部有皮疹者保持臀部清洁干燥，避免皮疹感染。

5. 口腔护理　较年长患儿每次进餐后用温开水或生理盐水漱口，婴幼儿喂奶后少量多次喂水以保持口腔清洁。

6. 饮食护理　宜进高蛋白、高维生素、营养丰富、刺激性小、易消化的流质或半流质饮食，如牛奶、鸡蛋汤、小米粥等。食物宜温凉、清淡，禁食冰冷、辛辣、过咸等刺激性食物。吃饭要定时、定量，少吃零食。患儿因口腔疼痛，咀嚼吞咽困难，唾液经常流出，会引起消化液流失，要嘱患儿咽下唾液。

7. 隔离护理　手足口病是一种肠道传染病，主要通过粪—口途径及密切接触传播为主，做好隔离尤为重要。因此，病房内需定时通风，每日紫外线消毒；接触患儿前后要认真洗手，做好手消毒；患儿接触过的物品也要做好消毒处理；出院后患儿病房要做终末消毒。

四、居家照护

1. 重视预防　多注意孩子个人卫生，饭前便后要洗手，不喝生水、吃生冷食物；

不与别人共用毛巾、餐具，避免病从口入；婴幼儿使用的奶瓶、奶嘴用后及时清洗干净，经常煮沸消毒，不让孩子吸吮手和啃咬玩具。保持家庭环境卫生，屋内要经常通风，勤晒衣被。建议家长在疾病流行期间不带孩子到人群聚集、空气流通差的公共场所，以减少感染机会。

2. 知识宣教　向家属介绍本病的临床表现、流行特点、预防措施等知识，教会家属做好口腔及皮肤护理。

3. 其他　儿童出现相关症状要及时到医院就诊。居家治疗的儿童，不要接触其他儿童，及时对患儿的衣物进行晾晒或消毒，对患儿粪便及时进行消毒处理。

第七节　婴幼儿湿疹护理

婴幼儿湿疹以瘙痒和易复发皮疹为特点，起病大多在出生后 1—3 个月，6 个月以后逐渐减轻，1—2 岁以后逐渐自愈。

一、临床表现

皮疹多见于头面部，严重时躯干四肢也可累及。初起时皮损为对称性分布的红斑，其后出现丘疹、丘疱疹、水疱，常因搔抓、摩擦致水疱破损，形成渗出性糜烂面，水疱干涸后形成黄色痂皮。

二、治疗原则

针对不同婴幼儿病情情况，实施针对性治疗措施。一般局部治疗：醋酸铝溶液湿敷，对急性期出现红肿症状，糜烂渗液较多等具有良好效果。有皮肤破损者，不宜大量采取湿敷疗法，以免大量糜烂液渗出。若继发感染，可使用炉甘石洗剂与新霉素软膏，必要时可口服抗生素。全身治疗：根据婴幼儿病情使用抗组胺药物等。存在消化不良症状时，可使用乳酶酸药物治疗。

三、临床护理配合

1. 一般护理　室内保持安静、清洁，空气清新，为婴幼儿提供较为舒适的睡眠与治疗环境。床铺保持清洁、避免感染，确保患儿皮肤清洁，减少外界刺激。对婴幼儿的手进行必要约束，避免瘙痒时婴幼儿进行抓挠，降低感染发生率。护理时，避免对婴幼儿皮肤过度摩擦，定时对婴幼儿进行皮肤擦洗，但是必须避免外用药物使用不当而加重病情。在治疗期间，配合护士根据处方要求使用药液。

2. 皮肤护理　每日用温水做湿疹部位皮肤清洁，不得使用刺激性清洁剂。清洁完成后，可选用温和的润滑剂，使用柔和、清洁的软棉质衣物，尽量保持宽松，以减少对皮肤的刺激。每日更换的衣物、毛巾等使用后开水烫洗，起到杀菌作用。

3. 饮食护理　提倡母乳喂养，在母乳喂养期间，母亲应停止进食鱼虾、蛋类食物。若婴幼儿为人工喂养，必须选择合适的配方奶，以减少致敏因素。还应对婴幼儿饮食习惯进行必要调整，使其保持良好的饮食习惯，避免喂食过量、过少等情况，保护婴幼儿的消化道能力。

四、居家照护

1. 家庭卫生指导　在生活中，必须消除对婴幼儿皮肤造成影响的危险因素，消除刺激源，家庭人员接触婴幼儿时必须保持手部清洁，以免手部细菌感染婴幼儿，照护师必须密切观察婴幼儿皮肤变化，一旦发现有异常情况，建议就诊。

2. 预防指导　建议家长多给孩子摄入富含维生素类食物，培养良好的生活规律，适当锻炼以增强机体免疫力，这对减少病情反复发作具有重要价值。随着孩子免疫力逐渐发育，抵抗力成熟，逐步增加活动量，也可起到抵抗细菌感染的作用。

3. 用药照护　温水擦洗皮肤，保持皮肤清洁，遵医嘱按时涂抹外用药物。如有口服药，要与家长查对后按时按量喂服，必要时将药片磨碎成末，加水后喂服。

第八节　单纯性肥胖症护理

单纯性肥胖是与生活方式密切相关，以过度营养、运动不足、行为偏差为特征，全身脂肪普遍过度增生、堆积的慢性疾病。

一、临床表现

1. 体重指数增高　体重指数 = 体重（千克）÷身高（米）^{2}，正常体重指数范围在18.5—24，体重指数在24—28为超重，体重指数≥28为肥胖。

2. 有氧运动能力损伤　肥胖儿活动时心跳、气短易累的外部表现和不爱参加体力活动的行为习惯。

3. 心理上的压抑和损伤　肥胖儿因怕被别人嘲笑而不喜欢和其他孩子交往、游戏，易形成孤僻自卑心理，甚至导致心理障碍。

4. 并发症　新生儿期肥胖儿容易患呼吸道感染。重度肥胖儿童走路时两下肢负荷过重，可致扁平足及膝外翻，也可并发关节病、慢性皮炎、高血压、高血脂、糖尿病等。

二、治疗原则

治疗原则以增加机体对热能的消耗和减少高能量食物的摄入为主，使体内脂肪不断减少，体重逐渐下降。其中饮食疗法和运动疗法是主要的两项措施，药物治疗效果不很确定，外科手术治疗的并发症严重，不宜用于小儿。

三、居家照护

（一）设定减肥目标

鼓励家属与患儿根据医生的建议共同设定减肥的长期、中期及短期目标。如长期目标：一年减体重 12 千克；中期目标：一月减体重 1 千克；短期目标：每周减 0.25 千克。

（二）协助患儿实现目标

1. 关心爱护患儿　设身处地理解他（她）的感受，告诉患儿通过自己努力是能够达到理想体重的，告诉他一些名人减肥成功的案例，帮助树立成功减肥的信心。

2. 帮助患儿　根据短期目标及医生建议，制订每日可行的运动和饮食计划，督促患儿每日按计划落实。

3. 帮助患儿克服落实过程中的不适　可帮他按摩放松减轻疲劳，饥饿时少量饮水或吃少量低糖分水果减轻饥饿感；建议家属不要在家中放置零食，不在患儿面前谈论各种美食。

4. 记录患儿每日运动和饮食量　每周测量空腹体重一次，检查短期目标实现与否。

5. 一周体重控制未达标　不要责备患儿，可组织家人共同寻找原因，调整饮食运动方案。如果控制一月体重无变化，需到医院或减肥专业机构咨询，调整措施。

6. 建议家长建立激励机制　在家中醒目位置放一块荣誉板，每周达到目标贴一个小红花，超额完成任务贴 2 个，每月得到 4 个小红花可给孩子一个玩具或一件新衣服或看场电影等小物质奖励；如果一年的目标实现，可由孩子自己选择一项奖励，全家人选择共同户外活动形式祝贺他。

（三）预防宣教

1. 母亲在孕前期及孕期就要注意预防　孕前期营养准备与保护不仅对促进胎儿正常发育有关，对防止出生后发生肥胖亦有重要作用。高热、高脂的食物并不是所谓“补品”，维生素、微量元素、矿物质较脂肪更为有益，其中优质蛋白是必须添加的，控制热量适量是避免日后产生肥胖的重要前提。

2. 家长在孩子婴幼儿时期尽量母乳喂养　按照婴幼儿实际需要量进行适度喂养，避免摄入过量的热量。

3. 家长在孩子学龄期要使其养成良好的进食习惯　不得偏食糖类、高脂、高热量食物。养成参加各种体力活动、劳动的习惯，比如可以走路的场合尽量不坐车，上下楼时不坐电梯等。养成每天都有一定的体育锻炼的习惯。

第九节　锌缺乏病护理

锌为人体必需的微量元素之一。锌作为多种酶的组成成分，广泛参与机体各种代谢活动。锌缺乏病为人体缺锌引起的全身性疾病，包括身材矮小、生殖器发育不良、缺铁性贫血、肝脾大、精神不振、异食癖等症状。

一、临床表现

1. 厌食　缺锌时味蕾功能减退，味觉敏锐度降低，食欲不振，摄食量减少。含锌消化酶活性降低，消化能力也减弱。

2. 生长发育落后　缺锌使小儿身高体重低于正常同龄儿，严重者有侏儒症；可影响小儿智力发育，有认知能力不良，精神萎靡，精神发育迟缓、行为障碍等认知行为改变，补锌皆有良好效果。

3. 青春期发育迟缓　如男性生殖器睾丸与阴茎过小，性功能下降；女性乳房发育及月经来潮晚等，补锌后数周至数月上述症状减轻或消失。

4. 异食癖　缺锌儿童可有喜食泥土、纸张、煤渣或其他异物等现象。

5. 易感染　缺锌儿童免疫功能可降低，易患各种感染性疾病，包括反复感冒、肺炎、腹泻等。

6. 皮肤黏膜表现　可有皮肤干燥、各种皮疹、大疱性皮炎、复发性口腔溃疡及不同程度的秃发等。

7. 胎儿　生长发育落后、多发畸形。

8. 其他　白内障、夜盲症等。

二、治疗原则

去除病因，积极正确治疗原有疾病，改善饮食，适当增加富含锌的食物。婴幼儿、学龄期及青春期前儿童缺锌影响生长发育，可每日口服锌剂治疗。

三、居家照护

1. 向家长宣教　包括锌缺乏的危害及可能的表现，提醒家长重视预防。

2. 鼓励母乳喂养　因初乳中锌含量较高，且其吸收率也较高，故新生儿母乳喂养对预防缺锌有利。

3. 随着年龄增长家长要按时给予婴幼儿添加辅食　如蛋黄、瘦肉、鱼类、动物内脏及坚果类含锌较丰富的食物，需每日适当安排进食。

4. 人工喂养者　家长应选择加锌的婴幼儿配方奶或奶粉喂哺婴幼儿。

5. 发现可疑缺锌症状　建议家长尽快到医院就诊。

6. 协助补锌治疗的患儿　按时按量服药，并注意观察补锌效果。

第十节　注意缺陷障碍症护理

注意缺陷障碍是儿童时期较为常见的心理行为异常。主要表现为与年龄不相称的注意力不集中、过度活动、情绪冲动等，但智力基本正常。本症以男孩多见，起病年龄以5—8岁占多数。

一、临床表现

1. 注意障碍　患儿注意力集中时间短暂，并频繁转移注意力，生活或学习分不清主次，听课不专心，做事虎头蛇尾。

2. 多动　多数患儿自婴幼儿期就出现兴奋、易哭闹、睡眠差、喂食困难等症状。学龄儿童表现为上课不能遵守纪律，无目的动作多，坐立不安，容易激动，行为常显得冲突、过分等。

3. 情绪冲动　情绪易波动，易激惹，过度兴奋，不耐挫折，是本病较常见的症状。

4. 学习障碍　持续或明显的多动症患儿常伴有学习障碍。患儿语言表达能力差，学习能力低，但智力正常，可能与患儿注意力缺陷和缺少毅力有关。

5. 行为问题　适应困难，表现为不听从父母和老师的管教、好斗、打架、干扰集体活动、不守纪律或其他品行问题。

6. 其他　部分多动症儿童存在感知觉障碍，表现为不能分析图形的组合，也不能将图形各部分综合成一整体。

二、治疗原则

治疗主要采取教育引导、行为疗法和药物治疗相结合。

三、居家照护

1. 建议患儿父母参加教育干预培训管理　父母的态度会直接影响症状改善。

2. 协助家属与孩子共同建立家庭奖励和处罚机制　对患儿的进步给予表扬和奖励，使良好的行为得到强化和巩固；对不服从管理的行为要给予批评，扣除某个已得到的奖品或暂停某项娱乐活动。通过奖惩帮助患儿学会预期自己行为的后果，从而控制冲动的行为。

3. 针对患儿的特点施教　照护师要和家属一道配合老师，耐心进行教育和管理，避免对孩子歧视、惩罚或其他不当教育方法。可给予孩子以表扬、鼓励为主的方法，使孩子提高学习的自觉性，克服注意力分散和多动。

4. 建议家属合理安排孩子日常作息时间　动静结合，培养良好的生活习惯。

5. 提醒家属注意自我修养　保持家庭和睦，教养态度一致，为孩子树立良好榜样。

6. 居家药物治疗　照护师应按时协助患儿服药，并注意观察药效及不良反应。

第十一节 儿童孤独症护理

儿童孤独症又称自闭症，是一种较为严重的发育障碍性疾病，男女发病比例为(2.6—5.7)∶1。

一、临床表现

1. 社会交流障碍　表现为缺乏与他人交流兴趣，与父母亲之间缺乏安全依赖关系等。

2. 语言交流障碍　表现为语言发育落后，或在正常语言发育后出现语言倒退，或语言理解力不同程度受损，或言语运用能力受损，如用于交流的言语很少，且不会提出话题，不能进行交谈等。

3. 重复行为　兴趣狭窄，行为方式刻板重复。

4. 智力异常　70%左右的孤独症儿童智力落后，但这些儿童可能在某些方面具有较强的能力，如绘画、音乐等。

5. 感觉异常　表现为痛觉迟钝、对某些声音或图像特别恐惧或喜好等。

6. 其他　常见行为包括多动、注意力分散、发脾气、攻击、自伤等。这类行为可能与父母教育中较多使用打骂或惩罚有一定关系。

二、治疗原则

早发现，早期采取教育干预和行为干预，预防并发症，必要时采用药物治疗。

三、居家照护

1. 交往　建议家属多鼓励孩子与邻居或附近小朋友玩耍、交往，建立友谊。

2. 培养情商　通过生活细节，培养孩子情商，教会孩子爱自己、爱家人、爱朋友。

3. 尽量让孩子参加集体活动　从集体活动中培养孩子性格，从集体活动中体验友谊、智慧与温暖。

4. 培养孩子的自理能力　让孩子学会自己的事情自己做，而且有意让孩子尝苦头，以磨炼孩子的意志力。

5. 注意观察患儿的异常行为　要有专人守护，避免自伤或伤人行为。

6. 引导家属接受现实　用心呵护患儿，积极开发潜在能力，为将来走向社会培养一技之长。

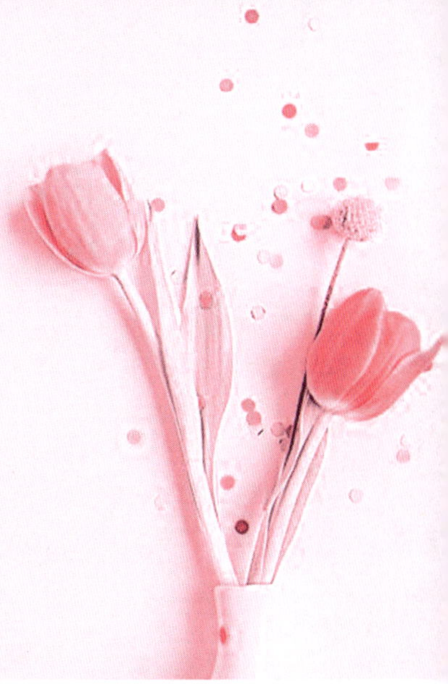

主要参考文献

[1] 谢幸，苟文丽．妇产科学．8 版．北京：人民卫生出版社，2014.

[2] 姜梅．妇产科护理指南．北京：人民卫生出版社，2018.

[3] 任钰雯，高海凤．母乳喂养理论与实践．北京：人民卫生出版社，2018.

[4] 马燕兰，曾伟．儿科疾病护理指南．北京：人民军医出版社，2014.

[5] 皮红英，朱秀勤．内科疾病护理指南．北京：人民军医出版社，2013.

[6] 马燕兰，孙婷婷．妇产科疾病护理指南．北京：人民军医出版社，2012.

[7] 王立新，孙婷婷．妇产科护理技能实训．北京：科学出版社，2014.

[8] 张玉侠．实用新生儿护理学．北京：人民卫生出版社，2015.

[9] 张振香，蔡小红．成人护理学．北京：人民卫生出版社，2014.

[10] 邹丽萍．成长的足迹：儿童成长监测手册（0 ~ 3 岁）．北京：军事医学科学出版社，2010.

[11] 韩棣华．0—3 岁婴幼儿心理与优教．2 版．上海：上海科学普及出版社，2014.

[12] 鲁杰．帮父母读懂幼儿心：儿童心理解读与教养行为引导（0 ~ 3 岁）．贵阳：贵州人民出版社，2012.

健康照护师职业培训系列教材
总策划　秦银河　何振喜
总主编　王社芬　皮红英

常见伤口造口及管道护理知识与技能

主　编　杨　多

中国科学技术出版社
·北　京·

图书在版编目（CIP）数据

常见伤口造口及管道护理知识与技能 / 杨多主编．—北京：中国科学技术出版社，2019. 2

健康照护师职业培训系列教材 / 王社芬，皮红英主编

ISBN 978 -7 -5046 -8232 -1

Ⅰ. ①专…　Ⅱ. ①杨…　Ⅲ. ①护理学—职业培训—教材　Ⅳ. ①R47

中国版本图书馆 CIP 数据核字（2019）第 033506 号

#《常见伤口造口及管道护理知识与技能》

主　编　杨　多
副主编　孟凡师
编　者　陈　晨　陈恩彦　孟凡师
　　　　杨　多　薛　冰

序一

随着我国老龄人口增多，老龄化人群带来的健康养老问题日益突出，加上二孩政策的出台、家庭人口结构的变化，仅仅依靠家庭成员照料老人、孩子和孕产妇往往力不从心。由于经济社会发展进步，健康养老与家政服务多样化、差异化和个性化的需求越来越多，对健康照护的需求日益迫切。

健康照护师关系到家庭成员和人民群众的健康福祉，关系到家庭和社会的和谐安宁。培养健康照护师的意义在于，既适应了当今社会发展的需求，创造了一种新的就业模式，又符合我国老龄化不断加剧的国情。作为健康照护师，不仅要具有良好的职业道德、法律意识和人文素养，而且还要具有老年人护理、孕产妇照护及婴幼儿看护的能力，达到综合型、技能型、实用型的职业标准。

中国研究型医院学会联合北京恒盛春天家政服务有限公司，组织中国人民解放军总医院、北京协和医院等单位的医学和护理专家，共同构建了一套健康照护师培训课程体系，明确了培训目标，建立了教学大纲，编写了培训教材，制订了教学计划，形成了培训模式。这种新型的职业教育模式是一种新的尝试，拓展了职业教育的范围和类型，得到了政府机构、贫困地区及社会各界的广泛好评。应该说，健康照护师就业模式，既对脱贫攻坚具有强烈的政治意义，又对增进家庭福祉具有广泛的社会意义。

衷心希望健康照护师能够敬业奉献、尊老爱幼、服务优质，衷心期望社会各界对健康照护师理解尊重、关心关怀、扶持帮助，衷心期盼健康照护职业成为温暖人心、受人尊敬、不可或缺的新型职业！

中国研究型医院学会名誉会长 秦银河

2018 年 10 月 18 日

序二

护理是一门科学，也是一门艺术。护理工作伴随着人的出生直到老年临终。随着社会的变革，人们观念的改变，护理的内涵在逐步扩大。护理工作的对象不仅只有患者，还包括亚健康人群甚至健康人群；护理工作的范围在逐步延伸，越来越多的护理工作正在由医院内延伸到医院外的家庭及社区。

目前，全国护理人员仍然紧缺，护士的工作场所多是在医院及社区医疗机构，走进家庭开展护理工作的甚少。随着我国人口的老龄化，生育政策的放宽，婴孩数量的增多，目前仍以家庭养老为主的养老模式，给家庭带来了新的压力。社会、家庭对健康照护师的需求日益彰显，促使健康照护师这一新型职业兴起与发展起来，培养出高素质、技能型、实用型以及受服务对象欢迎和让服务对象满意的健康照护师很有必要。

由中国研究型医院学会组织知名医院的护理专家研发《健康照护师职业培训系列教材》、研究确定健康照护师的培训模式是一次改革与创新。培训内容包括基础照护知识与技能、医学基础知识、妇儿护理知识与技能、老年护理知识与技能、中医基础护理知识与技能、运动与康复护理知识与技能、常见疾病的健康教育、常见伤口造口及管道护理知识与技能。这些知识与技能对健康照护师非常适用，比较全面和系统，通过3—6个月的培训，集中授课、实际操作和实地见习，使健康照护师的职业道德、行为规范、家庭一般护理技能、沟通交流技巧、常见疾病家庭护理技能、中医初步养生保健、老年看护能力、孕产妇及婴幼儿照护能力等综合素质有全面的提升，能承担起家庭成员的专业照护、健康指导、沟通交流等任务。

希望健康照护师培训工作能扎实推进，注重内涵建设，形成专业特色，不断发展壮大，为家庭和社会输送合格满意的健康照护师，解除有家庭成员需要照护的家庭的后顾

之忧，减轻被照护者的身心负担，提高家庭健康幸福指数。

预祝健康照护师事业蓬勃发展！

中华护理学会理事长 吴欣娟

2018 年 10 月 18 日

前　言

健康照护师是一种新型职业，已成为社会普遍认可与需求的职业。为了与国际健康照护标准接轨，使健康照护师培训达到专业化、知识化、规范化，让健康照护师真正成为健康生活的照护者、康复运动的帮助者、常见疾病的健康教育者、沟通交流的心理安抚者，我们编写了《健康照护师职业培训系列教材》。本系列教材共有 8 个分册，分别为《基础照护知识与技能》《医学基础知识》《妇儿护理知识与技能》《老年护理知识与技能》《中医基础护理知识与技能》《运动与康复护理知识与技能》《常见疾病的健康教育》《常见伤口造口及管道护理知识与技能》。

本系列教材按照社会与家庭对健康照护师的知识、能力的需求编写，遵循培训高素质、技能型、实用型的专业健康照护师的标准编写，力求做到创新、适用。根据本系列教材培训的健康照护师，可以胜任医院住院患者床旁专业照护，协助护士照护患者；可以胜任养老机构老年人的专业照护，处理老年人常见问题；可以胜任家庭成员专业照护，走进家庭，在侧重照护分娩后产妇、婴幼儿或老年人的同时，也可为其他家庭成员的常见健康问题，提供基本的专业护理帮助与指导，避免家庭成员稍有不适即感恐慌，避免不必要的医院就医，徒增体力上的消耗和经济上的负担。

本系列教材在编写过程中突出了理论与实践技能的结合，渗透了编者多年丰富的临床护理经验，运用通俗易懂的语言，以图文并茂的形式呈现，可作为住院患者照护、养老机构及家庭照护职业培训的教材，也可作为健康照护师的阅读工具书。由于编写体系及内容的创新，编写时间紧张，难免有不妥之处，敬请广大读者提出宝贵意见，待重印时改进，使本系列教材与时俱进，渐臻完善。

编者

2018 年 10 月 18 日

目　　录

第一章　伤口居家护理

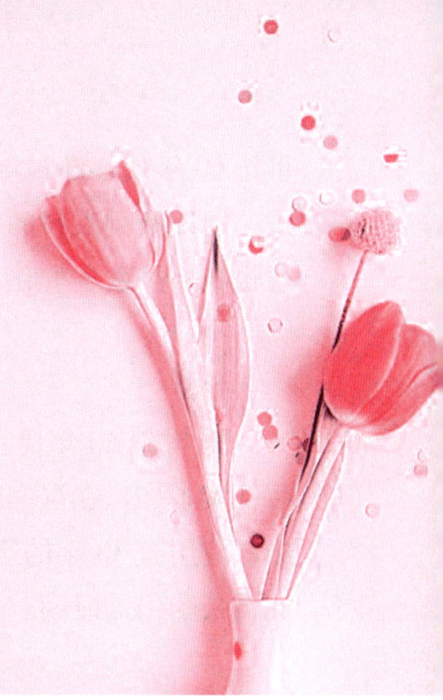

第一章
伤口居家护理

第一节　概　　述

一、伤口的发展简况

古人已有对伤口的观察及症状描述，知道感染会影响伤口的愈合，还有了伤口需要保持清洁及干燥的概念，懂得用暖水、酒及醋清洁伤口。罗马人塞尔苏斯在公元前25年至公元50年首先描述的伤口的急性炎症反应，包括红、肿、热、痛，一直沿用至今。

在伤口愈合方面古人也有自己的方法。在远古时代已懂得用糖覆盖伤口，借以增加伤口的营养，促进愈合。在现代科研中，有足够的理论支持此法不仅有抑菌功能，还可以提供湿性愈合环境以及清创、减痛和清除伤口异味的作用。这些足以证明古人利用天然物品促进伤口愈合的智慧。

缝合伤口加速伤口愈合的概念首先记录于古埃及人的莎草纸上，但有些伤口因感染而失败。18世纪，消毒溶液的问世及抗生素的发明大大减少了伤口感染的机会。

现今伤口处理的概念是：如果没有感染应尽快缝合伤口，降低继发性感染及瘢痕组织形成。此外，湿性伤口愈合理念也取代以往的干性愈合理论，为伤口提供湿性环境，应用新型敷料促进肉芽组织生长，加速伤口愈合。

二、伤口护理现状

伤口护理理念从18世纪末的以干性（痂下）愈合（俗称“结痂”）为主直至20

世纪60年代逐渐被湿性愈合理论取代。到20世纪90年代随着伤口湿性愈合理念的推进、国外新型敷料的应用，重要的是专科护理人员的培养与发展，中国的伤口护理理念也在悄然发生变化。

（一）伤口愈合理念的转变

20世纪60年代，经英国动物生理学家进行动物实验及科学家进行的人体实验，都证实了伤口在湿润的环境下比干性环境下愈合快。这一理论在欧美国家的伤口护理中已应用有30年的历史，但在中国由于干性愈合的观念已在人们思想中根深蒂固，因此被接受仍需时间。

（二）新型敷料的应用

20世纪90年代初，新型医用敷料进入中国市场，临床医护人员经过初期使用的摸索阶段到对敷料的种类及其作用不断深入的认识研究，使得新型敷料逐渐应用于临床各种慢性伤口护理中。

（三）专科护理人员及护理门诊的发展

20世纪初美国最早有了专科护士的培养，在中国专科护士的培养及资质认证晚了近一个世纪。2001年广州中山大学护理学院开办了中国内地第一家专科护士学校（广州造口治疗师学校）。近20年来，专科护理发展迅速，特别是护理门诊的开设，使得护士在伤口处理工作中的独立性充分体现。此外，专科护士运用专业知识对患者及家属进行个体化的健康教育，也起到了教育者和咨询者的作用。

（四）护理人员的社区发展

随着中国老龄化社会的进程，社区护理凸显重要。特别是带有压疮、糖尿病足及下肢血管性溃疡等慢性伤口的人群多以老年人为主，培养社区专科护理人员及具备一定医学护理常识的家政服务人员以改善社区护理服务质量，为更多的家庭服务成为急需。

第二节　伤口的类型及愈合

一、伤口的概念

伤口是指外界物理性、化学性和生物性的致伤因素及机体内在因素（如局部血液供应障碍）等的作用下，导致的身体完整性和正常解剖结构及组织功能的破坏。物理性因素包括外科手术、外力、温度及射线等。化学性因素包括化学药物、化学试剂、化学毒物等。生物性因素包括猫狗咬伤、蚊虫叮咬及人咬伤等。伤口破坏了人体正常的屏障功能，可引起个体生理功能的损害和导致情感脆弱，对于被照护者及照护者的生活质量均带来不同程度的影响。

二、伤口的分类方法

（一）根据伤口受污染状况分类

1. 清洁伤口　常见于外科无污染的无菌手术切口或未被污染的水疱，包括完整的水疱及在无菌操作条件下去除疱皮后形成的伤口（图 1－1）。

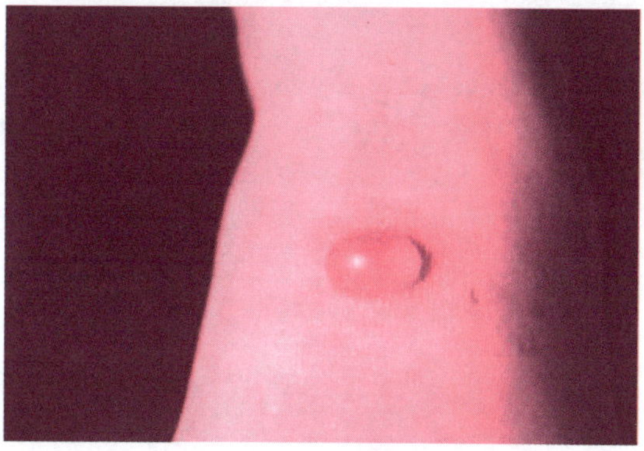

图 1－1　手臂水疱

2. 污染伤口　被细菌污染但尚未感染的伤口，如急性外伤伤口、已污染腔隙的外科手术切口均属于此类伤口（图 1－2）。

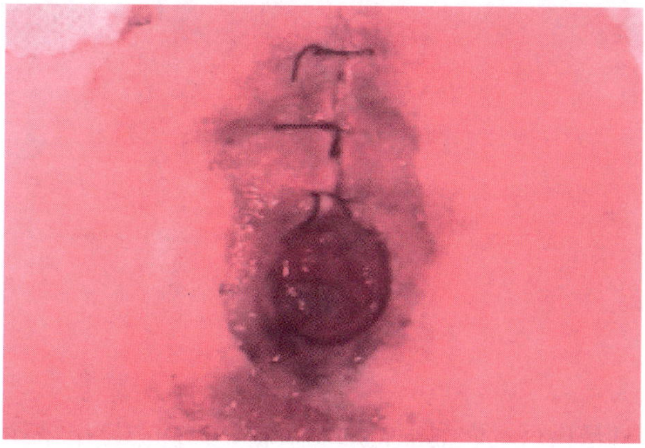

图 1－2　造口处伤口

3. 感染伤口　外观有炎性分泌物，培养出条件致病菌或细菌数量 $>10^5$，伤口表现为红、肿、热、痛等感染症状（图 1-3）。

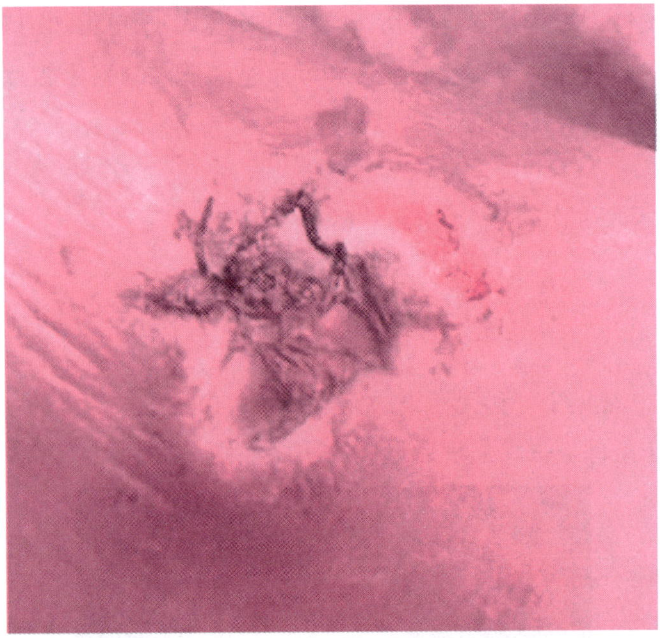

图 1-3　感染伤口

（二）根据伤口组织的颜色分类

1. 红色伤口　是指伤口基底部为健康的红色新鲜肉芽组织，边缘整齐、清洁。此时的伤口处于炎症期或增生期（图 1-4）。

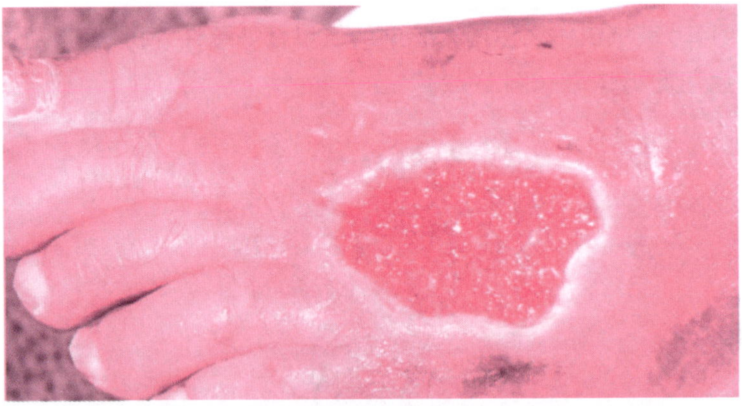

图 1-4　红色伤口

2. 黄色伤口　是指伤口基底部为脱落细胞和死亡细菌，由于伤口出现坏死残留物，有腐肉、渗出液或感染，因此产生黄色的分泌物。此时伤口处于炎症期（图 1-5）。

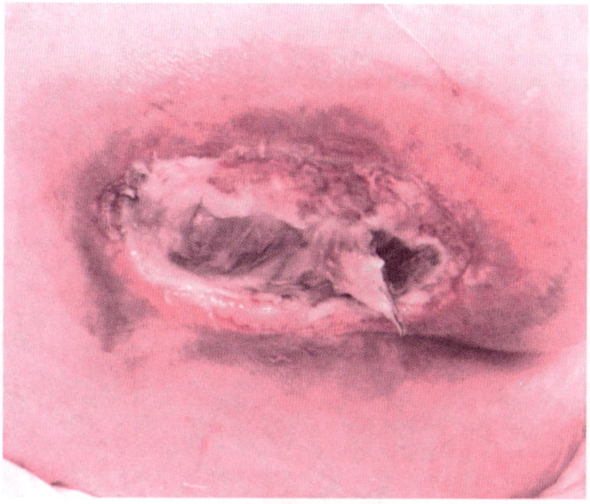

图 1-5 黄色伤口

3. 黑色伤口 是指因缺乏血液供应，伤口表面有黑色的结痂或坏死组织覆盖，无渗出液或少有渗出液。此时伤口处于炎症期（图 1-6）。

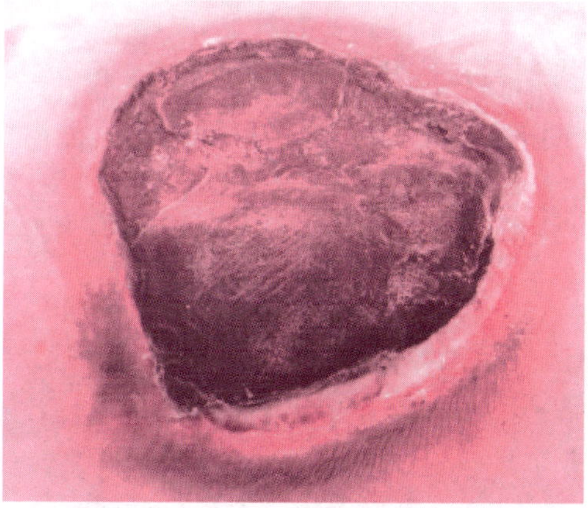

图 1-6 黑色伤口

4. 粉色伤口 是指伤口表面有新生的粉红色上皮组织覆盖。此时伤口通常处于修复期（图 1-7）。

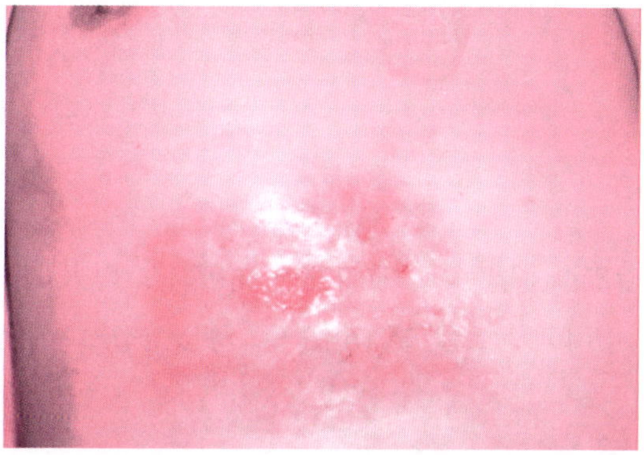

图 1-7 粉色伤口

（三）根据伤口深度分类

1. 部分皮层损伤　是指只是皮肤的表皮和部分真皮损伤的伤口。常见于皮肤的擦伤、水疱、2 期压力性损伤等（图 1－8）。

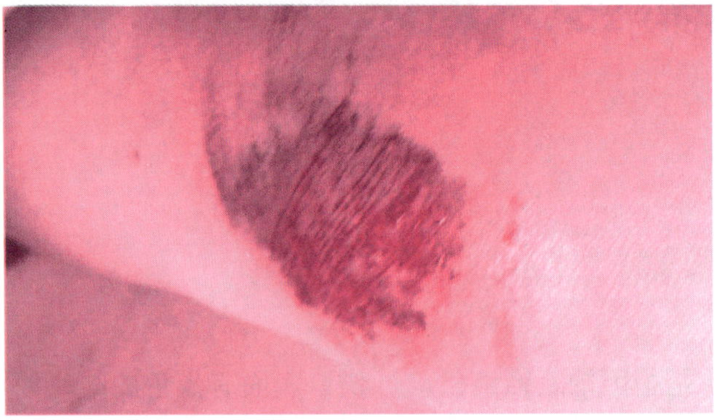

图 1－8　擦伤

2. 全皮层损伤　是指伤口从表皮、真皮扩展到皮下组织、筋膜，甚至损伤肌肉。如静脉性溃疡、3 期及 4 期的压力性损伤的伤口均属于此类损伤（图 1－9）。

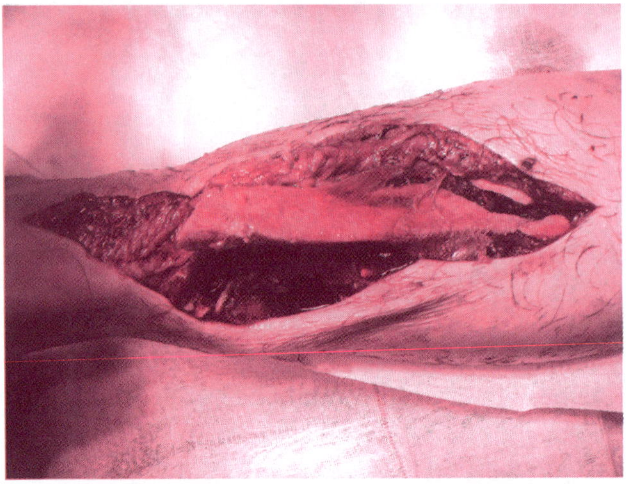

图 1－9　全皮层损伤

（四）根据伤口愈合时间分类

1. 急性伤口　是指皮肤和皮下组织的完整性破坏，以及时、简单的方式愈合的伤口。常见于外科手术伤口、二度烧伤伤口。此类伤口通常在 1—3 周内愈合（图 1－10、图 1－11）。

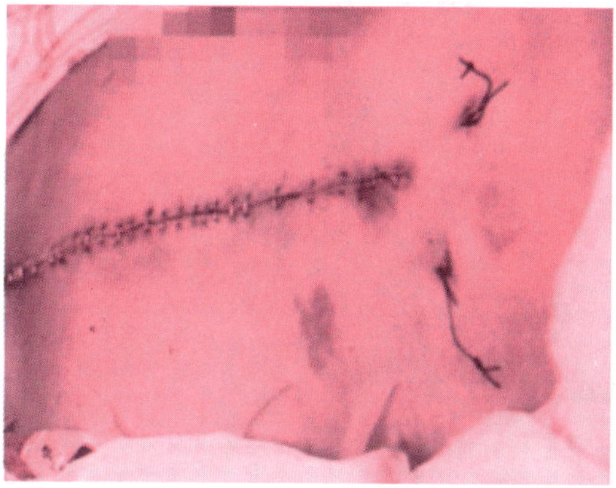

图 1－10　手术切口

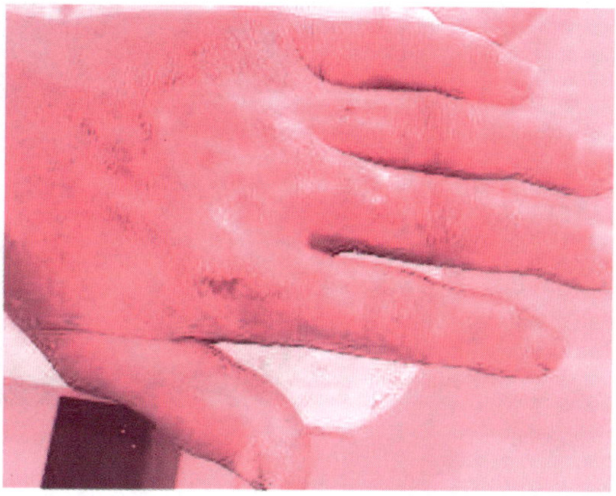

图 1－11　二度烧伤

2. 慢性伤口　是指经过专业人员的处理，持续 4 周以上不愈合或无愈合迹象的伤口。常见的慢性伤口有糖尿病足溃疡、压力性损伤及下肢血管性溃疡（图 1－12、图 1－13）。

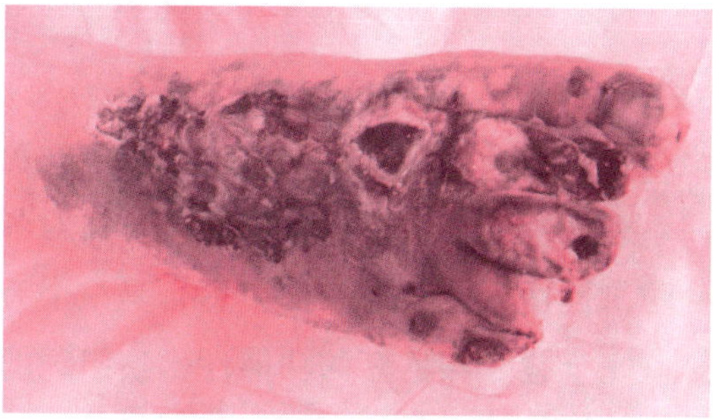

图 1－12　糖尿病足溃疡

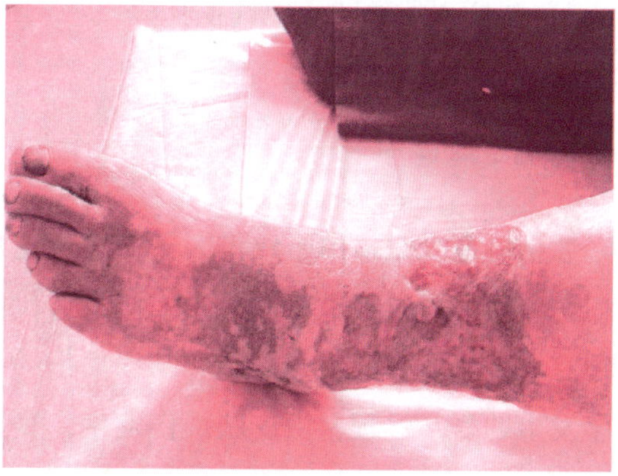

图 1－13　下肢静脉溃疡

（五）根据皮肤完整性分类

1. 闭合性损伤　是指皮肤完整无伤口，如挤压伤早期、扭伤、针刺伤感染早期等伤口。常见的表现为皮下血肿或积液（图 1－14）。

2. 开放性损伤　是指皮肤的完整性及功能均受到损伤，皮下组织或支持结构外露。大部分伤口都属于此类伤口（图 1－9）。

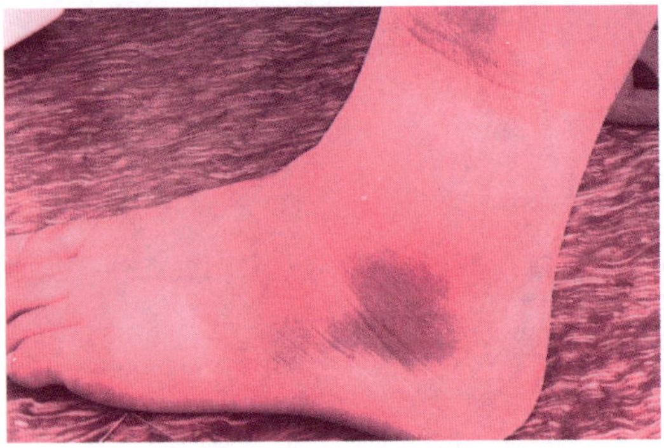

图 1－14　脚踝扭伤

（六）根据致伤原因分类

致伤原因分类是指由于物理性、化学性或生物性原因所造成的创伤性伤口。如静脉疾病引起的静脉性溃疡；糖尿病血管神经病变引起的糖尿病足部溃疡；压力和（或）剪切力造成的压力性损伤等。

三、伤口愈合的概念

伤口愈合是指由于致伤因子的作用造成组织损伤后，局部组织通过再生增殖，对损伤和缺损的组织进行充填、连接或替代的一系列病理修复过程。其本质是机体对各种有害因素所致的组织细胞和结构损伤的一种防御性适应性反应。伤口愈合是一个有序发生的复杂过程，由皮肤损伤发生，直至伤口完全愈合和良好的功能性瘢痕组织的重建。

（一）生理性愈合

生理性愈合是一个复杂的过程，此愈合过程包括出血期、炎症期、增殖期、成熟期这 4 个阶段，且每个阶段在时间上可以相互重叠。

1. 出血（凝血）期　该期持续时间短，受伤后即刻开始至伤后 1 天。损伤后组织破坏、出血，早期反应是短暂的血管收缩，创面血小板聚集，血管收缩持续 5—10 分钟，凝血系统被激活，促使血块形成封闭并保护伤口。创面的止血是一个伤口修复的开始。

2. 炎症期　此期于损伤即刻开始，最新研究认为此阶段可持续至伤后 25 天。受伤后止血的同时炎症反应开始出现。损伤后 3 天内损伤部位以中性粒细胞为主，24—48小时数量达到高峰，主要发挥吞噬细菌、组织碎片和异物的作用，使伤口床

"洁净"，也称伤口的"自洁作用"。目的就是清除损伤或坏死组织，为组织的再生和修复奠定基础。

3. 增殖期（细胞增殖分化和肉芽组织生成期） 此期开始于受伤后3天并持续3周左右，这一阶段的特点就是肉芽组织形成。3天内构成伤口基质的主要成分迅速增殖及合成，如成纤维细胞增殖、胶原蛋白、蛋白多糖及葡萄糖胺聚合糖合成。另外分泌的生长因子和血管形成因子来调节细胞增殖、血管生成。这些新生的血管会长入细胞基质内形成新的血管网络，继而形成外观鲜红的芽状组织。来自伤口边缘的上皮细胞会逐渐变平，发出伪足，向伤口基质移行。在增殖期最后一个特征是伤口收缩，一般开始于受伤后5天。伤口收缩是一个动态的过程，主要是成纤维细胞和肌成纤维细胞等产生收缩力，这些细胞利用粘附机制与胶原蛋白相结合，改变其运动性，使原纤维相互靠近，继而闭合伤口。

4. 成熟期（组织塑形期） 此期从受伤后20天开始，可以持续1—2年。这一期不规则的胶原蛋白不断被分解，同时逐渐被稳定的胶原蛋白所取代，最终达到胶原蛋白的平衡稳定状态。很快形成原纤维束，为伤口提供刚度和拉伸的强度。

（二）病理性愈合

病理性愈合与正常生理性愈合相比有很大差异，是一个更为复杂的过程，因此也称慢性伤口愈合。慢性伤口（皮肤创面/溃疡）是指一次性不能治愈的创面，常会发生二次感染，肉芽组织生长覆盖于伤口底部的创面。研究表明，慢性伤口在愈合过程中与急性伤口的正常生理性愈合过程中所产生的渗出液的性质及对渗出液的处理和微环境的要求均存在较大的差异。慢性伤口的渗出液抑制了细胞的增殖和血管的生成，直接导致伤口坏死组织脱落难、异常炎性反应、酶类活性的改变及难治的感染，致使伤口缺乏达到愈合的条件，表现为停滞或是继续恶化的病理性愈合过程。

四、影响伤口愈合的因素

个体组织受到损伤后，伤口的愈合过程中会受到诸多因素的影响。相同的治疗方案，对于慢性伤口和急性伤口的效果也存在比较大的差异。有些因素（如损伤肢体适当的制动及功能锻炼）对于伤口愈合是积极有利的；有些因素（如高血糖、营养状况差、吸烟等）对于伤口愈合不但无利更阻碍了伤口的正常愈合。

（一）全身因素

1. 年龄 不同年龄，组织细胞的再生能力不同。一般组织的再生能力随年龄的增加而减退，加之血管的硬化致局部血液供应减少、炎症反应减退、新血管与胶原蛋白合成减少。另外，年龄的增加也带来皮肤干燥、皮脂腺分泌功能减弱等原因均致使伤口的愈合过程延迟。

2. 营养状况　营养状况的好坏，直接或间接影响伤口的愈合。这里提到的营养物质主要是蛋白质、维生素及微量元素。这些物质缺乏，影响了参与组织修复的各类细胞分裂、增殖，组织修复缓慢，降低机体抗感染能力，使得伤口愈合延迟。

（1）蛋白质：蛋白质参与伤口愈合的各个阶段。如果蛋白质缺乏，可减慢新血管的形成、成纤维细胞增殖和胶原合成，同时免疫力降低，组织修复缓慢，肉芽组织形成受阻，导致伤口延迟愈合。

（2）维生素：维生素 A 可以提高炎性反应，促进炎性细胞聚集，有助于胶原合成、上皮再生及血管形成。维生素 C 可以提高伤口抗感染强度，在创伤时易造成缺乏，降低了机体抗休克及抗感染的能力，另外能造成毛细血管的脆性增加，加大出血的风险。B 族维生素的主要作用是促进新陈代谢，增加伤口愈合的强度。

（3）微量元素：微量元素中锌是胶原形成的辅助因子，也是人体必不可少的。锌缺乏时会有食欲减退、味觉异常等表现，也会导致伤口引流量增加、免疫力下降、伤口愈合不良。在发生创伤及感染时都会影响体内锌的吸收。

3. 全身性疾病

（1）糖尿病：糖尿病患者易并发周围神经病变和血管性疾病，导致血液供应障碍；高血糖使细胞功能受损，直接影响细胞生长和减少蛋白质合成。因此，糖尿病患者容易出现伤口，且伤口愈合困难。

（2）尿毒症：肾功能不全使机体的解毒和排毒功能均降低，加之由于全身性营养不良，伤口血液及氧供应减少，伤口易停留在炎症期或增殖期，影响伤口的愈合。

（3）血液循环：血液循环系统功能障碍导致周围组织血液供应不足，组织中氧气的运输、营养物质的交换、废物的排出均受到阻碍，直接影响伤口愈合。

（4）恶性肿瘤：肿瘤组织生长快，消耗机体大量营养，导致营养平衡破坏及抗肿瘤治疗的影响、癌因性疲乏等，均导致伤口易感染且难愈合。

（5）贫血：血液携氧能力下降，导致周围组织缺氧影响伤口愈合。

4. 肥胖　广泛的皮下脂肪妨碍血液中的营养向伤口释放；脂肪组织血液供应少，易发生液化坏死；太多的脂肪组织还导致伤口张力增加，阻碍伤口局部血液循环，导致伤口不愈合。

5. 药物　非甾体类抗炎药如阿司匹林可抑制伤口愈合过程中的炎症反应；免疫抑制剂有增加伤口感染的机会，从而干扰伤口愈合的过程；大剂量类固醇激素能抑制免疫反应，因而延缓伤口的愈合。

6. 不良生活习惯 最常见的是吸烟。一方面吸烟者体内的一氧化碳增多，一氧化碳与血红蛋白结合降低氧的释放；另一方面，尼古丁使血管收缩，血流缓慢，易形成血栓，致微循环障碍。最终影响伤口愈合。

7. 心理状态 长期紧张、焦虑等社会因素，使神经内分泌系统失调，导致机体抵抗力下降，间接影响伤口的愈合。

（二）局部因素

1. 伤口感染 感染是伤口在愈合过程中最严重的干扰因素。伤口一旦发生感染，就会使炎症期延长，并影响肉芽组织的增殖，细菌附着于伤口繁殖，形成生物膜。形成的细菌生物膜对抗菌素耐药，引起伤口反复感染，伤口难以愈合。

2. 受损创面损伤程度及受损范围 伤口创面受损程度深、范围大，过度的炎症反应会导致局部细胞坏死，坏死组织是阻碍伤口愈合的因素，如果不及时处理会导致全身性感染，加重伤口愈合难度。

3. 伤口的部位 头部伤口因血液供应丰富，较肢体部位的伤口容易愈合；下肢肢体较上肢肢体血液供应差，因此，下肢肢体的伤口愈合也较上肢缓慢。

4. 伤口局部受压或牵拉 对于长期卧床或坐轮椅的被照护者，如果不能及时变换体位，那么作用于伤口局部的压力、剪切力及摩擦力均会使皮肤表面和深部血管、肌肉组织受到损伤，导致伤口延迟愈合。还有一些伤口需要局部制动，固定体位对于机体的神经、血管及肌腱的修复尤为重要。过早的活动会加重炎症期的渗出反应，损伤新生肉芽组织，伤口局部组织肿胀，进而影响伤口的愈合。

5. 伤口的局部处理措施 不恰当的伤口局部处理措施会影响伤口的愈合。了解、熟悉一些伤口相关知识，对不同类型伤口选择合适的居家护理方案很重要。同时还要保持良好的个人及家庭环境卫生，避免发生交叉感染。

6. 伤口的温度和湿度 实践证明伤口过于干燥会影响肉芽组织的再生及上皮细胞的移行。伤口的愈合遵循全新的愈合理论（湿性愈合）及新型敷料（闭合性敷料）。实验研究也证实了保持伤口局部温度37℃，可以提高伤口愈合速度。

第三节 伤口的评估

伤口的评估是一个动态过程，是伤口护理的第一步，也是关键的一步。实施居家照护时，掌握伤口评估的基本知识，客观准确的对伤口进行评估，帮助收集临床资料，对于医务人员制定有效的伤口护理计划，实施有效的干预措施并不断调整处理方案以促进伤口愈合，具有一定的临床意义。

一、整体评估

（一）了解被照护者的年龄、平时的用药情况

不同年龄人群的伤口愈口速度不同，随着年龄的增长，组织的再生能力减弱，伤口愈合的速度也减慢。另外，某些药物的使用，如类固醇激素、化疗药物及部分抗生素也会影响伤口的愈合。

（二）皮肤受损的原因

首先要了解被照护者的原发疾病。心脑血管系统包括高血压、冠心病、动脉粥样硬化、脑梗死等；内分泌系统最常见的是糖尿病及其并发症；下肢血管性病变包括动脉或静脉病变；长期卧床易发生压疮；手术后康复期伤口及肿瘤伤口。只有了解了这些基本情况，居家照护才能形成专业化。

（三）伤口持续时间

伤口的持续时间也反应伤口愈合的趋势。外科手术后伤口超过 5 天未愈合就有裂开的可能；急性伤口超过愈合期限，就转为慢性伤口。居家照护常见的是慢性伤口如压疮、糖尿病足部溃疡、下肢血管性溃疡、肿瘤伤口等。

（四）心理状态

了解被照护者的心理状态。如果对于自身伤口情况出现了担忧、焦虑，甚至产生恐惧、悲观等负面心理时，就会抑制机体的免疫功能，影响伤口的愈合。

二、局部评估

评估内容包括伤口的类型及位置、伤口基底颜色、伤口的测量、伤口的渗液情况和伤口周围皮肤的情况。

（一）伤口类型及位置

1. 伤口的类型　常见的急性伤口有手术切口、创伤及烧烫伤伤口。常见的慢性伤口有压疮、糖尿病足部溃疡、下肢血管性溃疡、肿瘤伤口等。

2. 伤口的位置　准确描述伤口的解剖位置为医生确定病因提供线索。如压疮好发于骨突受压处（骶尾部、耳廓等）、糖尿病足好发于足底、静脉性溃疡好发于小腿内侧及足踝上方、动脉性溃疡好发于肢体的末端。

（二）伤口基底颜色

前已述及，伤口创面分为红色、黄色、黑色及混合性颜色。

（三）伤口的测量

测量的原则：统一测量方法、统一测量单位为厘米（cm）。

1. 伤口的大小　是判断伤口愈合过程的重要依据。

（1）伤口长度：与身体的长轴平行，测出最长处为伤口的长（图1－15）。

（2）伤口宽度：与身体的长轴垂直，测出最宽处为伤口的宽（图1－15）。

（3）伤口深度：伤口垂直的最深深度。用无菌棉签放入至伤口最深处，标识出棉签与皮肤表面齐平处，然后测量棉签顶头到标识点的长度，就是伤口的深度（图1－16）。

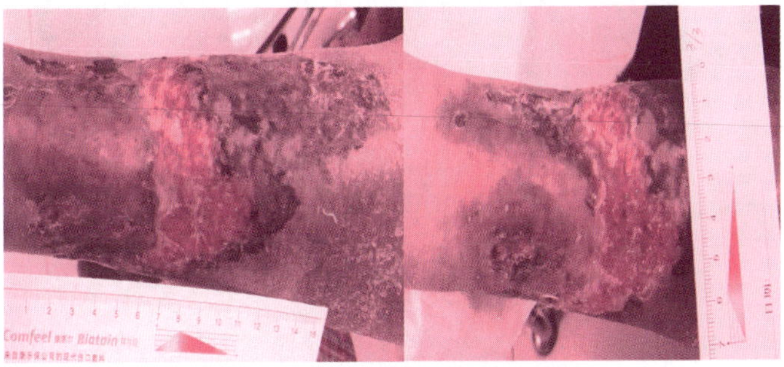

图1－15　伤口长度、伤口宽度

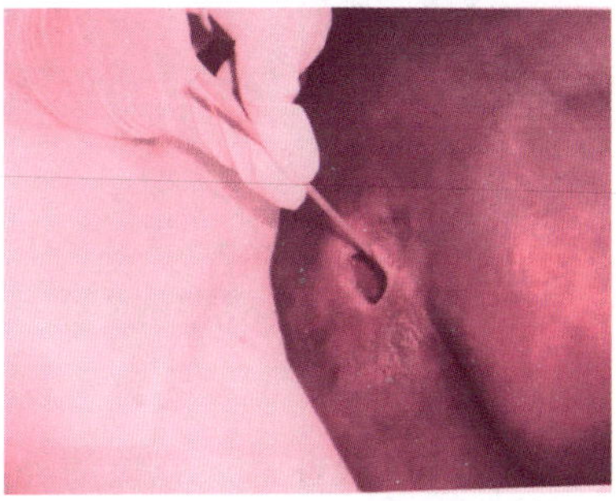

图1－16　伤口深度

2. 伤口大小的记录

（1）伤口的二维测量：用厘米制的尺子测量出伤口的长、宽并描述为长×宽，如3.5厘米×4.5厘米。

（2）伤口的三维测量：同样用厘米制的尺子测量伤口的长、宽，用测量深度的方法测量出伤口深度并描述为长×宽×深，如3.5厘米×4.5厘米×2.1厘米。

3. 伤口的潜行　深部组织被破坏后形成的伤口内潜行。潜行的测量方法与深度的测量方法相同，用棉签沿伤口四周逐一测量，记录时是以顺时针方向来描述。棉签可以探测到盲端的称为窦道，探测不到盲端并且与体内空腔脏器相通的称为瘘管。

（四）伤口渗液的观察

伤口的渗液是指由血管中渗透出来的液体及细胞留在组织或伤口床中。渗液的评估包括渗液量、性状及气味。

1. 渗液量

（1）无渗出：24 小时更换的纱布干燥。

（2）少量渗出：24 小时渗出量少于 5 毫升，更换 1 块纱布。

（3）中等渗出：24 小时渗出量 5—10 毫升，更换 1 块纱布，但不超过 3 块纱布（图 1－17）。

（4）大量渗出：24 小时渗出量大于 10 毫升，需要 3 块或更多纱布（图 1－18）。

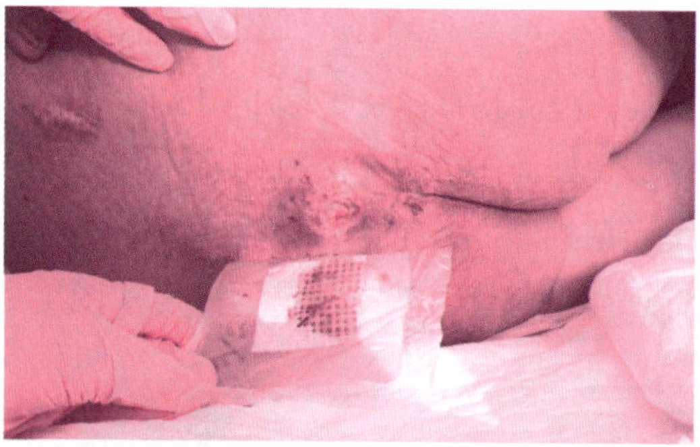

图 1－17　中等渗液

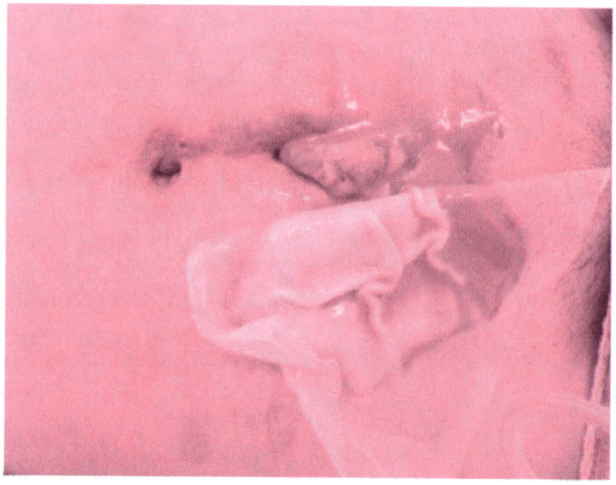

图 1－18　大量渗液

2. 渗液的性状

（1）血清样：清亮透明。

（2）血性：通常为红色（图 1－19）。

（3）浆液性：淡红色清亮液体（图 1－20）。

（4）脓性：黄绿色黏稠液体（图 1－21）。

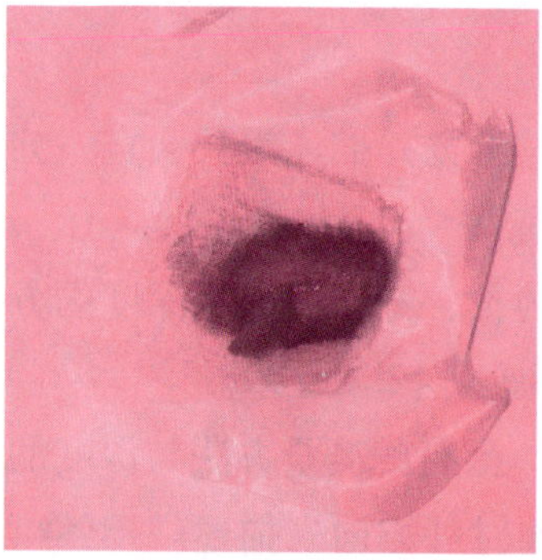

图 1－19　血性渗液

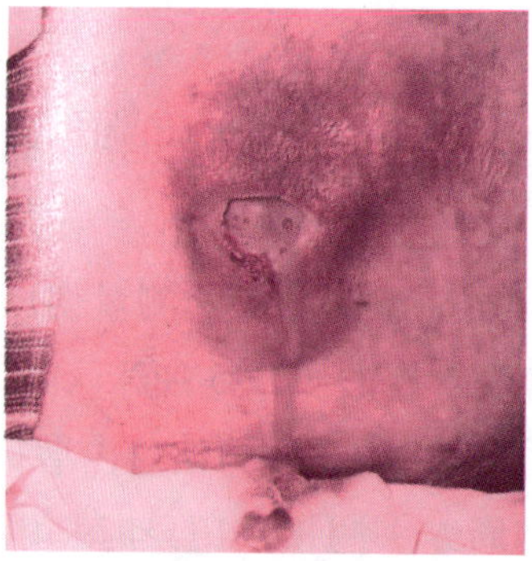

图 1－20　浆液性渗液

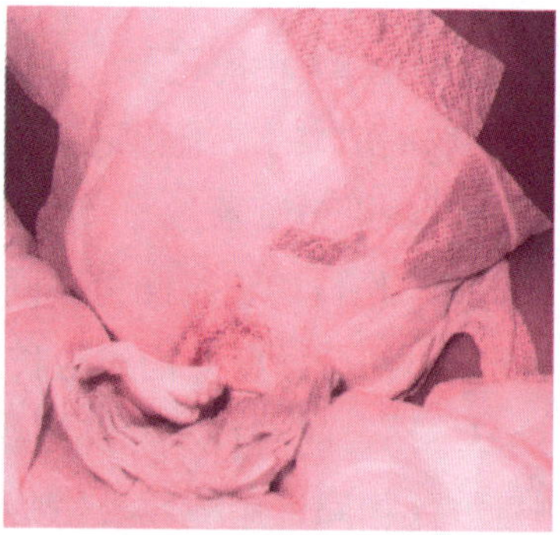

图 1－21　黄绿色渗液

3. 渗液的气味 血清样、血性及浆液性渗液通常无特殊气味，脓性渗液因伤口感染而产生臭味。

4. 渗液的管理 渗液在伤口愈合过程中有着积极的作用，但是一旦伤口渗液过多或过少、渗液中包含有害成分时，就会导致伤口愈合延迟。居家照护时，定时观察伤口敷料的渗出情况，及时发现异常，给予处理，改善被照护者的生活质量。在管理过程中主要是运用合适的伤口敷料、器具和伤口护理器具，照护者需要会观察、会记录，为医务人员提供可靠的数据，以制订更有效的治疗护理计划。

(1) 合理地选择敷料：根据伤口评估、渗液量及患者的情况，医务人员选择相应的伤口敷料。居家照护时，保证敷料的妥善固定，翻身或进行功能锻炼后观察敷料的固定情况；定时观察渗液渗出情况，按照规定时间到医院换药。如果敷料脱落或渗液量大致使敷料浸湿，及时到医院处理。

(2) 造口袋的使用：伤口或手术后引流管周围有持续渗液时，医务人员多是通过粘贴造口袋来收集渗出液。一方面减少了渗液对皮肤的刺激，提高舒适感，另一方面可以准确记录渗液量，为进一步治疗提供依据。重要的是除去了反复更换敷料的因素，节省了医疗费用，也减轻了患者的经济负担。居家照护时，需掌握倾倒引流液及更换造口袋的方法，并准确记录引流液的量。

(3) 负压封闭引流技术：该技术可以充分引流渗液，促进伤口愈合，为伤口愈合提供依据；降低更换敷料的频率，增加患者的舒适感。这种技术需要专业医务人员进行操作。居家照护时，定时观察引流的负压工作情况，保证外层敷料的妥善固定。

(五) 伤口周围皮肤情况

伤口周围皮肤情况包括周围皮肤的颜色质地、皮肤的温度及完整性。

1. 血液循环障碍 伤口周围皮肤颜色苍白、皮温低或是颜色变紫伴有色素沉着。
2. 渗出液浸渍 伤口周围皮肤呈苍白或灰白色。
3. 感染 周围组织红、肿、热、痛，有硬结。
4. 受压 周围组织充血、水肿、硬块、颜色改变。

三、伤口相关性疼痛的评估与护理

疼痛是一种由于组织损伤或有潜在的损伤给机体带来的不愉快感觉和情感体验。急性伤口是一种与直接症状相关的不愉快的体验；慢性伤口的相关疼痛是一个重要问题，它直接影响了患者的心理、生理、康复及伤口愈合等诸多问题。

（一）伤口相关性疼痛的分类

1. 急性疼痛　最近产生而且持续时间短的疼痛。

2. 慢性疼痛　指未对伤口进行处理时出现的疼痛，持续时间大于3—6个月。

（二）疼痛的原因和影响

伤口相关性疼痛的原因很多，包括感染、外伤、外科手术、肿瘤及潜在的损伤；同时对伤口的冷热刺激、敷料与伤口的粘连及摩擦，都是造成伤口疼痛的原因。

疼痛作为伤口的伴随症状，发生率高，而且也会给这类人群的生活、学习及工作带来不利影响。如持续疼痛可造成生活自理能力下降、活动受限、影响睡眠质量；疼痛使机体的免疫力下降，伤口愈合延迟；长期的疼痛还会导致心率加快、呼吸变浅变快，加重消化功能障碍、肾脏功能受损，严重时诱发多脏器的功能衰竭。

居家照护时，应该关注伤口疼痛的问题，关心、理解被照护者的痛苦，运用所掌握的照护方法，缓解他们的不良情绪，改善疼痛的症状。

（三）疼痛的评估方法

居家照护时，对被照护者的疼痛做出较准确的评估，一方面为专业医务人员提供可靠的数据，以便于制定行之有效的治疗护理方案；另一方面能给被照护者提供更专业、更有针对性的照护。

1. Wong－Banker 面部表情疼痛评分法　该方法适用于儿童、老年人及老年痴呆患者。用6种表情来表达疼痛的程度，从微笑到悲伤直至哭泣（图1－22）。

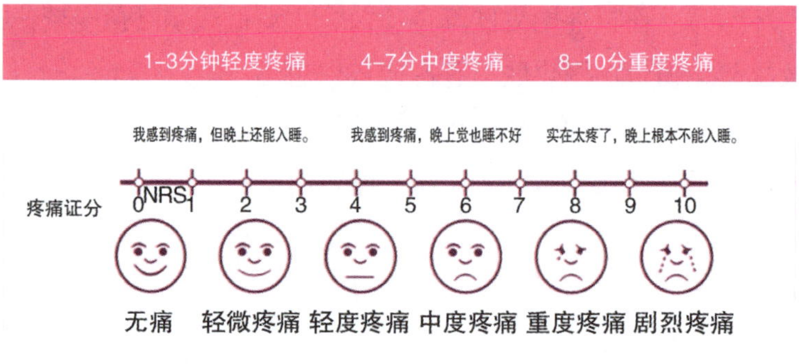

图1－22　Wong－Banker 面部表情疼痛评分法

2. 数字评分法　是目前国际上常用的方法。一条直线平均分为10份，用0—10的数字来代表不同程度的疼痛（图1－23）。

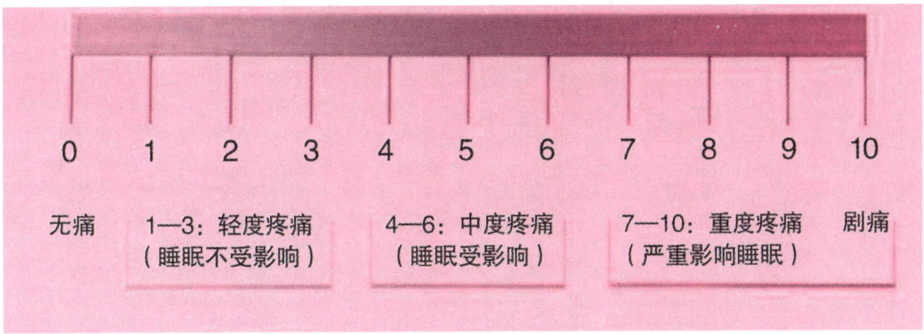

注：0 代表无痛，1—3 代表轻微疼痛，4—6 代表中度疼痛，7—10 代表重度疼痛。

图 1－23　数字评分法

（四）疼痛的居家护理

对于轻度疼痛者，照护时主要是在生活中多关心、体贴他们，协助其完成日常生活，减轻其焦虑不安的负面情绪。中、重度疼痛者，要请他们的家属也参与其中，使被照护者充分得到心理及社会的支持；根据医嘱督促按时服药，观察用药反应，必要时做好记录；还要用耐心和娴熟的照护技术取得他们的信任，以获取安全感。

第四节　伤口的清洗

伤口清洁对预防伤口感染至关重要，同时也使人舒适、促进伤口愈合。不同类型伤口对清洗溶液的要求也不相同。清洁伤口只需要使用普通的清洁溶液清洗，以保持伤口清洁，避免感染。感染伤口或污染严重的伤口需要消毒溶液清洗，达到杀菌或抑菌的目的，控制感染，促进伤口愈合。

理想的伤口清洗溶液时在伤口清洁时对伤口床的干扰最少，因此应具备对人体无毒、维持适当的伤口湿润环境、缓解伤口疼痛、有抗菌作用，并且易于使用、不影响使用伤口敷料，分为清洁溶液及消毒溶液两类。

一、伤口清洁溶液

（一）生理盐水

生理盐水是最常用的，也是与人体生理学最相符合的伤口清洁溶液，对活体组织无有害影响，且经济实惠无刺激。生理盐水无抗菌性，在感染伤口时只能用于消毒溶液清洗后的冲洗（图 1 – 24）。

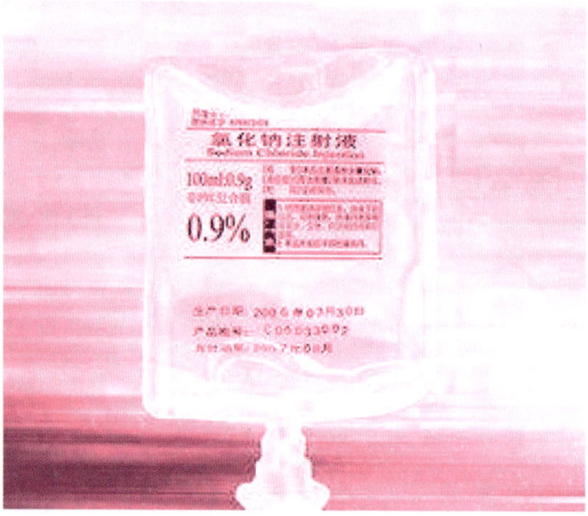

图 1 – 24　生理盐水

（二）灭菌注射用水

感染伤口会需要使用含银离子的敷料，清洁伤口时建议使用灭菌注射用水。如果使用生理盐水做清洁溶液，其中的氯离子会影响含银敷料中银离子的吸收。

（三）清水

饮用水或自来水，临床上较少用。但在院外尤其是野外，清水清洗伤口较常见。在野外发生意外创伤如烧烫伤、爆炸伤时，现场可先用清水清洗，降低创伤部位温度，清除污物，降低感染风险。这里需要注意的是，如果伤口有潜行或窦道时，为避免细菌进入机体深部组织，不可用清水冲洗。

二、伤口消毒溶液

（一）乙醇（75%）

乙醇为中效消毒剂，消毒速度快、无毒、对皮肤黏膜有刺激性，俗称酒精。易挥发、不稳定，保存时需加盖、避免高温及远离火源（图 1 – 25）。

（二）碘酊（碘酒）

碘酊是消毒防腐药，用于皮肤感染消毒。使用时注意外用，消毒后用 75% 乙醇脱碘，以免腐蚀皮肤（图 1 – 26）。

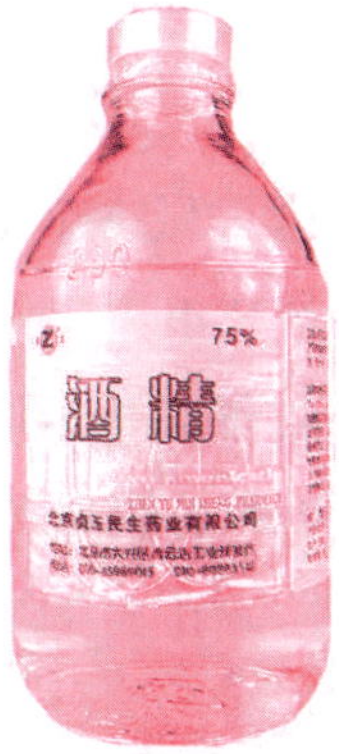

图 1－25　乙醇

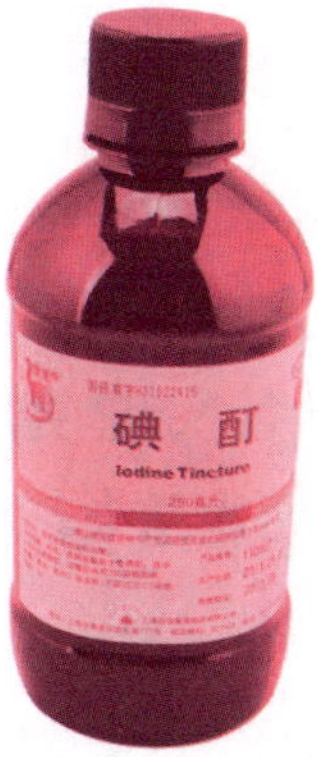

图 1－26　碘酊

（三）聚维酮碘（碘伏）

聚维酮碘是中效消毒剂，消毒速度快，低毒，对皮肤黏膜无刺激无黄染，稳定性好。可以用于口腔黏膜及创口黏膜消毒（图 1－27）。

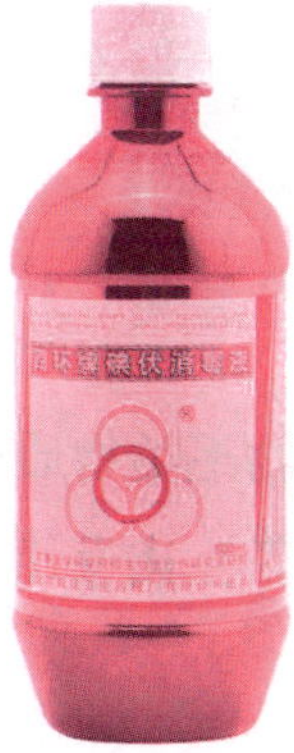

图 1－27　聚维酮碘（碘伏）

三、伤口清洗的方法

（一）机械擦洗

机械擦洗为传统的清洗方法，主要是用棉球或纱布配合一定量的清洗溶液对伤口进行擦洗。擦洗的目的是减少细菌分布，减少伤口中肉芽肿的形成。实施居家照护时如果需要对伤口进行擦洗，要特别注意棉球中的棉絮易残留在伤口内，应避免使用干棉球，擦洗后用纱布蘸干伤口表面；还应注意擦洗的力度，擦洗力度过大可引起伤口出血、疼痛。

（二）按摩（浸泡）、冲洗

这两种方法都需要在医院的专科诊室进行操作，在这里做一个了解。按摩或浸泡适用于有较大面积坏死组织的伤口，目的是软化和松动坏死组织。使用加热至37℃的冲洗液对伤口进行冲洗，能更加有效的清洁伤口，使伤口细菌数量明显减少，伤口达到洁净状态，预防再次感染。研究发现，冲洗是现今最为有效的清洗伤口的护理方法。

第五节　伤口敷料的种类及粘贴技巧

伤口敷料是处理伤口的材料，使用伤口敷料的目的是营造与皮肤相近的自然环境，能让伤口快速自然的愈合。20世纪60年代经英国科学家研究证实，湿性环境下伤口愈合速度比干性环境快1倍，从而产生了湿性愈合理论。理想的敷料具有保持伤口周围皮肤干燥、吸收渗液、清除坏死组织、避免及减少感染、控制气味的功能，并起到固定、止血、止痛的效果。

一、传统敷料

传统敷料是由天然植物纤维或动物毛类物质构成，如纱布、棉垫、各类油纱布等。这类敷料只是暂时覆盖伤口，容易与新生肉芽组织粘连，需在一定时间内更换，更换敷料时易损伤新生肉芽组织。

（一）纱布

纱布是最常见的传统敷料。这种敷料用料来源广泛，由棉花、软麻布和亚麻布加工而成（图1－28）。

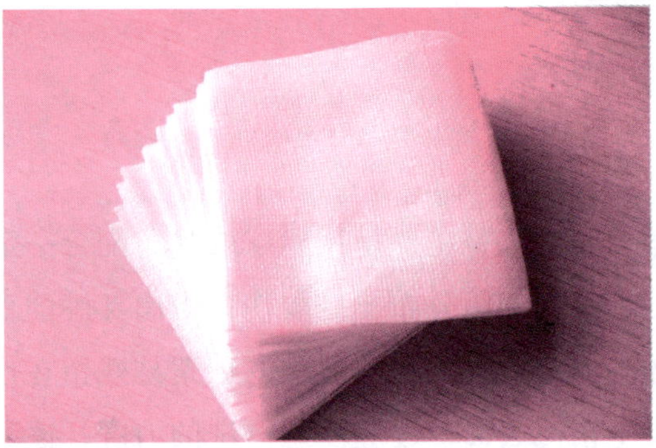

图1－28　无菌纱布

1. 特点　质地柔软；具有良好的吸收功能；同时可以保护创面、重复使用；可做填充；加之制作及应用简单、价格便宜，得以广泛使用。

2. 缺点　容易粘连创面，对创面的愈合无明显促进作用，更换敷料时易造成新生肉芽组织机械性损伤，外界微生物容易通过，增加感染的机会。

3. 用途　可作为外层敷料使用；可以填塞带有深腔、窦道的伤口；也可做为引流条使用。

（二）凡士林纱布

凡士林纱布是由传统纱布经石蜡油、羊毛脂等浸润而成（图 1－29）。

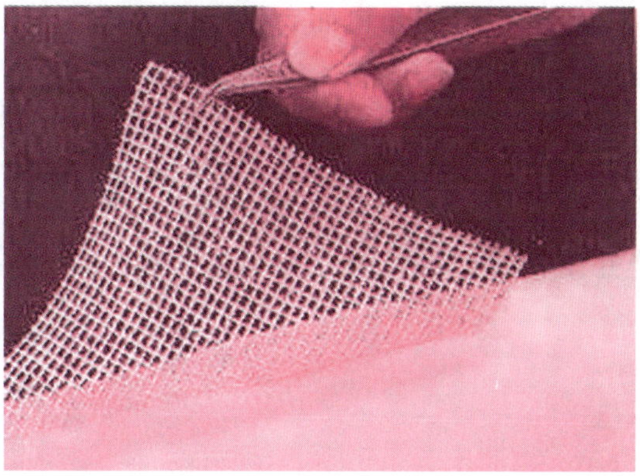

图 1－29　凡士林油纱

1. 特点　减少粘连；保持湿润环境，利于表皮生长；可有效地维持创面湿润，减少感染；可剪裁。

2. 缺点　无吸收功能，不能用于渗液量多的伤口；需要外层敷料固定。

3. 用途　用于烧、烫伤伤口；也可用于伤口的填塞、引流和止血。

（三）合成纤维纱布

1. 特点　经济、可吸收渗液、透气、有自黏性并且使用方便（图 1－30）。

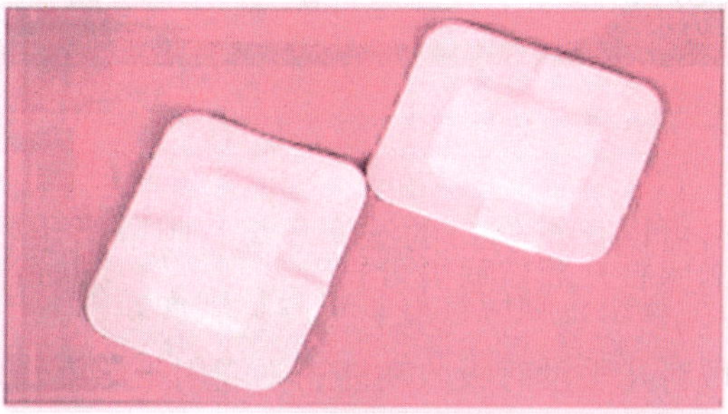

图 1－30　合成纤维

2. 缺点　是不适合渗液量多的伤口，周围黏胶有过敏现象。

3. 用途　大多数外科手术后伤口及切割伤和擦伤的伤口应用此类敷料，防止污染。

二、新型敷料

20 世纪 80 年代初，美国科学家经实验研究证明伤口的愈合是人体自身利用体内血红蛋白的氧合作用，而不是大气氧直接作用于伤口，改变了“伤口透气”的陈旧愈合理念。湿性愈合是利用敷料使伤口形成一个封闭或半封闭的状态，以保持湿润环境，促进细胞生长，加速伤口愈合，防止结痂。

理想的敷料有三大特点：①对于伤口而言，可以保持一个湿润愈合的环境；有一定吸收渗液的功能；保温，有利于伤口的血液循环；保护伤口，防止感染。②对于被照护者而言，减轻伤口所带来的疼痛；减少异味；更少更换敷料的次数以提升舒适感；价格便宜；治疗时间短。③对于医务人员而言，使用敷料时，操作简单，容易清洁；储存方便且安全。这里介绍临床上常见的几类新型敷料，以便在实施居家照护时会观察、懂使用。

（一）薄膜类敷料

薄膜类敷料是最常见的类型，制作薄膜的材料最常用的是聚氨酯类及硅橡胶类（图 1－31）。

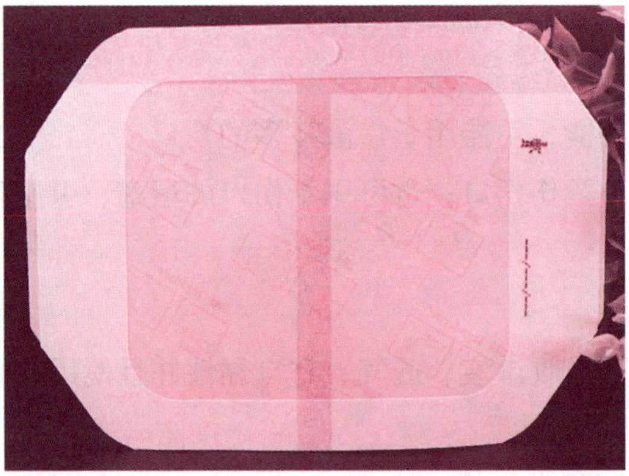

图 1－31　薄膜类敷料

1. 特点　此类敷料可以保持伤口的湿润环境；阻隔微生物及防止感染；具有黏性、使用方便、透明易于观察；顺应性好；可降低表面摩擦。

2. 缺点　薄膜类敷料几乎没有吸收功能；不能用于感染伤口；去除时如方法不正确易损伤伤口周围皮肤。

3. 用途　主要用于表浅伤口、少量渗液或无渗液的创面；临床上用于固定留置针、导管，保护创口，预防感染。

（二）水胶体类敷料

水胶体类敷料的材质主要由明胶、果胶和羧甲基纤维素钠混合而成，在混合的过程中掺入液体石蜡和橡胶粘合剂，易于粘贴（图1－32）。

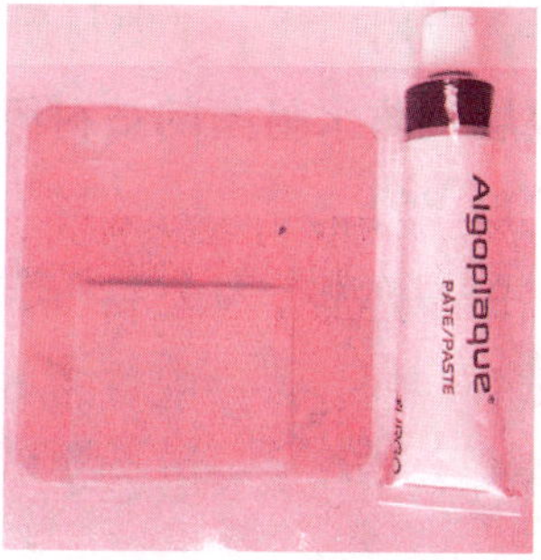

图1－32　水胶体类敷料

1. 特点　水胶体类敷料与伤口接触后水胶的微颗粒吸收伤口渗出物膨胀，形成温润的凝胶填充层，为伤口提供最佳的愈合环境；可以吸收少到中等量的渗液；更换无痛、加快愈合、防止感染；可以直接粘贴，不需要外层敷料固定。居家照护时由于水胶体敷料透明，更方便观察，并且有防水功能，不影响沐浴。

2. 缺点　水胶体类敷料比薄膜类敷料厚，应用时易卷边，几乎对水蒸气没有转送功能，吸收渗液后有污染伤口的风险。

3. 用途　适用于压疮早期预防及表皮擦伤的伤口，还用于慢性难愈合的创面如压疮、小腿溃疡等。

（三）水凝胶类敷料

水凝胶类敷料是以水及非粘连性的多分子聚合物所制成，含水量高（图1－33）。

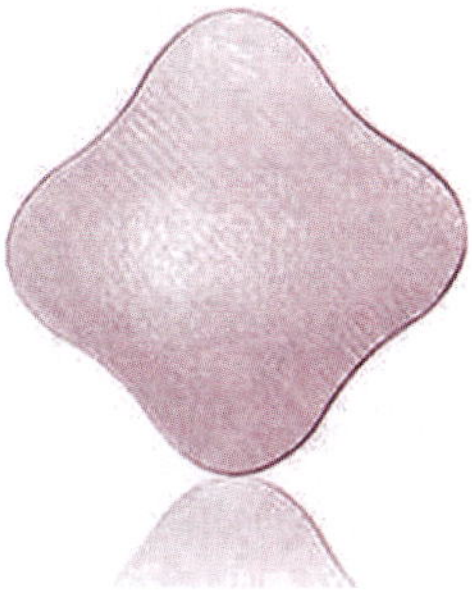

片状水凝胶

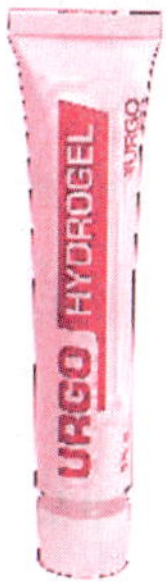

膏状水凝胶

图1－33　水凝胶类敷料

1. 特点　此类敷料不粘连伤口，更换敷料时不会对伤口表面造成二次损伤；维持湿性愈合环境，促进自溶清创；止痛。

2. 缺点　不能吸收渗液，容易浸渍伤口周围皮肤；需要外层敷料固定。

3. 用途　适用于黑痂清创、有坏死组织的伤口；感染伤口不易使用。

（四）海绵类敷料

海绵类敷料也称泡沫类敷料，应用广泛。主要材质是聚氨酯泡沫和聚乙烯醇泡沫，由防粘连伤口接触层、渗液吸收层及防水阻菌的被衬组成，具有多孔性，对伤口起到很好地保护作用（图 1－34、图 1－35）。

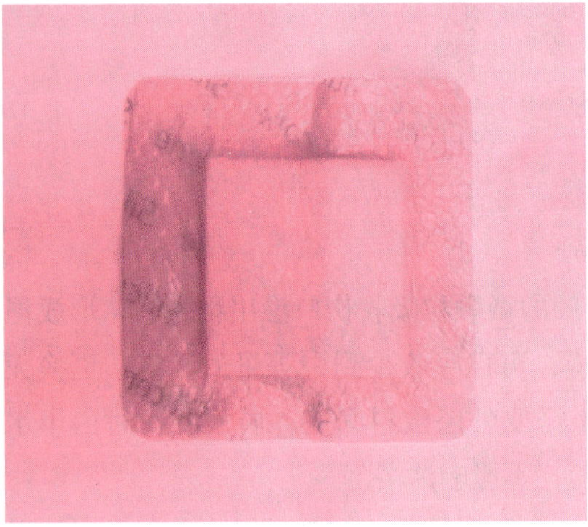

图 1－34　有边泡沫敷料

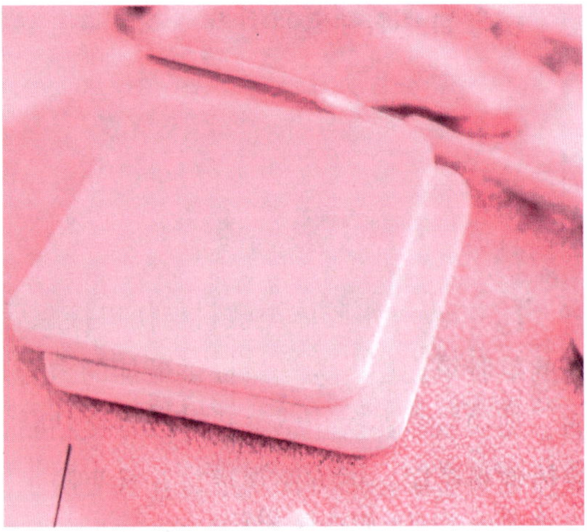

图 1－35　无边泡沫敷料

1. 特点　由于它快速强大的渗液吸收能力，既能保持伤口愈合的湿润环境，又减少了伤口周围皮肤的浸渍；敷料表面的半透膜可阻止外界微生物的侵入，防止交叉感染；使用方便，顺应性好，适合身体各部位；泡沫类敷料可制成不同厚度，缓冲压力。

2. 缺点　不适合用于干燥有结痂的伤口；非自粘性的泡沫敷料需要外层敷料固定；有自粘性粘边的泡沫敷料不适合裁剪。

3. 用途　适用于各种中到大量渗出的伤口；居家照护时可以作为压力性损伤的预防。

（五）藻酸盐敷料

藻酸盐敷料是一类从天然海藻类植物中提炼出的天然纤维，经过精细加工制成的高科技敷料，可吸收大于本身重量 17—20 倍的渗液（图 1－36、图 1－37）。

1. 特点　强大而快速的吸收能力，以保持伤口的湿性愈合环境；有止血的作用；顺应性好，不粘连伤口；可以填充带有腔隙和窦道的伤口。

2. 缺点　填充深部伤口，吸收渗液形成凝胶后，容易与伤口分泌物混淆；敷料在伤口内溶解不易取出；需要外层敷料固定。

3. 用途　适用于中等到大量渗液的伤口；出血及恶性肿瘤伤口；不适合渗液量少或干燥结痂的伤口；需要注意的是填充深部伤口前，先评估伤口的深度，以判断更换敷料时是否能取出。

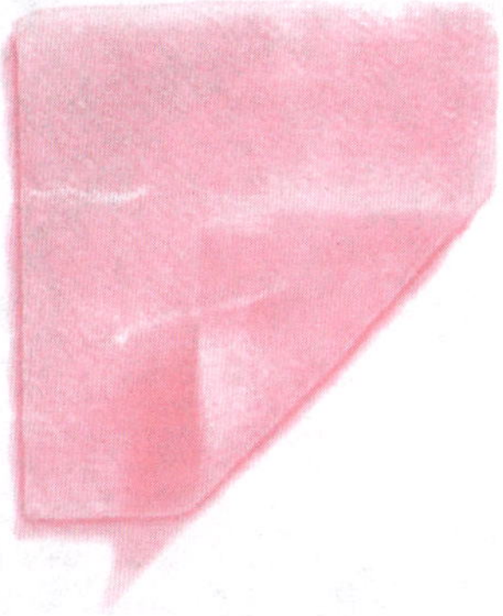

图 1－36　片状藻酸盐

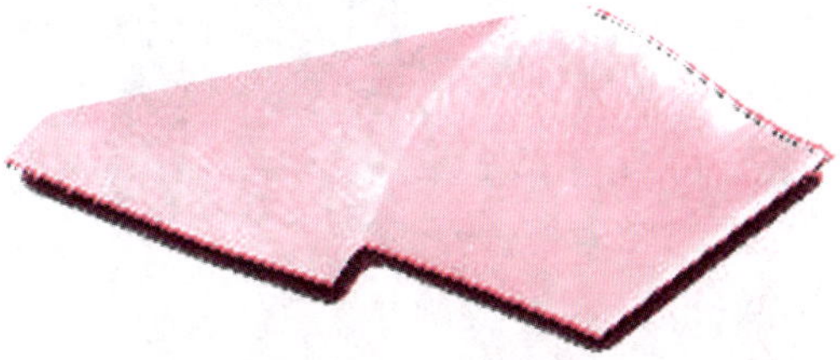

图 1－37　条状藻酸盐

没有一种敷料具有所有敷料的特点，也没有一种敷料适用于伤口愈合的所有阶段。居家照护人员需要了解常见新型敷料的特点，做好居家照护时的观察，必要时记录伤口的情况；掌握简单地更换敷料的方法，让被照护者舒适、安心地休养。

三、敷料的粘贴技巧

医用胶布种类多，起到固定的作用。但是胶布对人体皮肤是一种异物，较长时间的接触、摩擦及刺激可引起皮肤不适反应。同时由于身体某些部位的特殊性，敷料的固定较为困难，虽然可以用绷带等做外固定，但往往由于被照护者翻身、下床活动等情况导致敷料脱落。

（一）胶布的正确使用

1. 胶布的粘贴　正确的方法是将胶布平放于粘贴处，使之与皮肤贴妥，然后由胶布中央往两边用手指抹压胶布，保证胶布与皮肤粘贴处无张力。如果粘贴时只粘一侧，再加力粘贴另一侧，会引起皮肤张力或牵拉力而导致皮肤的损伤。

2. 胶布的揭除　揭除胶布时，一手轻按皮肤，一手缓慢以 180 度水平方向向伤口撕除，避免物理性损伤。当胶布粘有毛发时，顺毛发生长方向撕除。如果粘贴面积较大，先撕开敷料两侧的胶布，再整个移除，避免由一侧用力移走胶布造成物理性的皮肤伤害。

3. 胶布使用注意事项

（1）使用胶布固定时，需先从胶布卷上撕下要用的长度再按正确方法粘贴。避免胶布固定后再从胶布卷上撕下，这样就加大皮肤的张力，增加皮肤损伤的风险（图1－38）。

（2）避免将胶布贴于关节部位和皮肤病变部位。如不能避免，粘贴胶布时需要与身体纵轴垂直，避免重叠粘贴胶布（图1－39）。

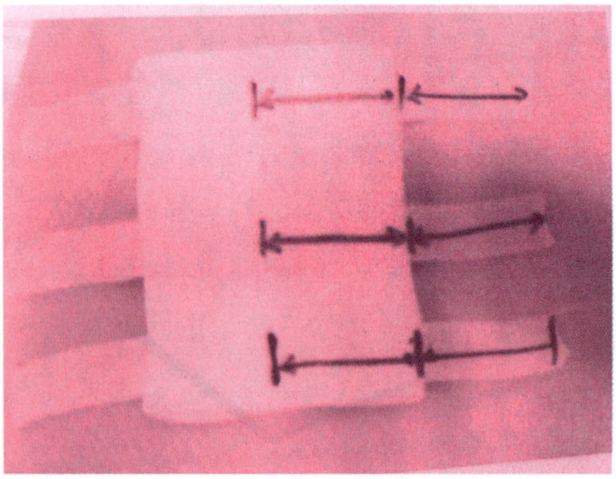

图1－38　胶布的粘贴

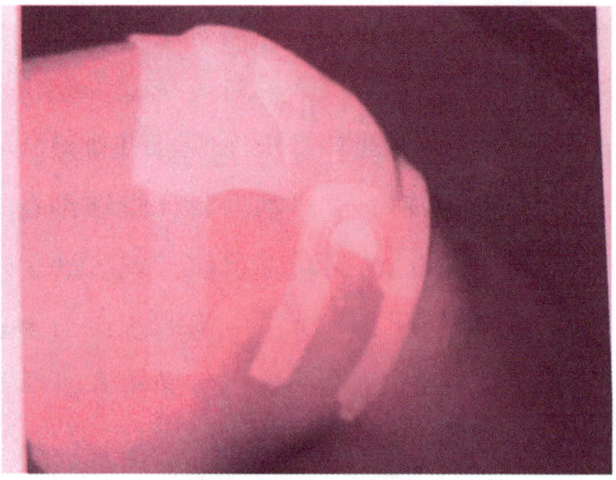

图1－39　关节部位的粘贴

（3）敷料两侧的胶布长度应是敷料宽度的一半，这样敷料的固定才稳妥。

（4）当胶布粘着皮肤不易揭除时，不可强行撕下，可用生理盐水或清水先浸湿粘胶，或使用专用溶解粘胶的液体擦洗胶布，使得胶布变得容易脱落后再揭除。

（二）敷料的固定

1. 自粘式伤口敷料的固定　从伤口中心粘贴敷料，用手将敷料向四周抹平，尽量避免留下空隙或产生皱褶。

2. 耳部的固定　将敷料一侧固定在耳廓背面，然后将另一侧沿耳廓形状顺势固定。如需要可适当剪开敷料方便粘贴（图1－40）。

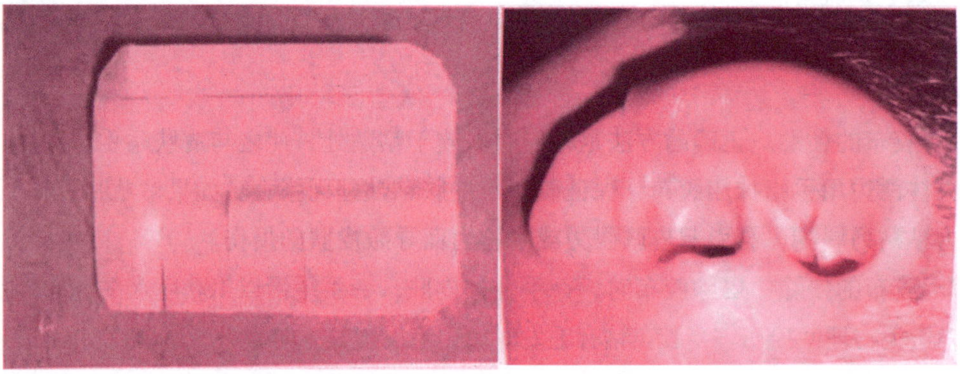

剪裁　　粘贴

图1－40　耳廓伤口敷料的剪裁及粘贴

3. 足跟部、肘部的固定 将敷料剪裁为图 1－41 的形状，剪开处可重叠粘贴至合适。居家照护时给予穿上袜子做外固定（图 1－41）。

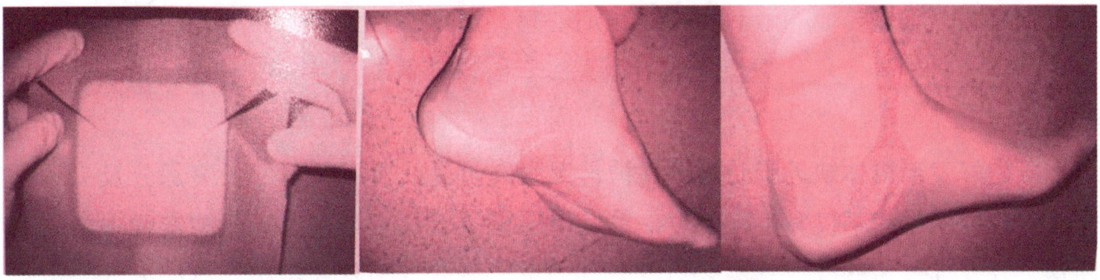

剪裁 粘贴 袜子固定

图 1－41 关节部位伤口敷料的剪裁及粘贴

4. 骶尾部的固定 是将敷料倾斜粘贴，敷料的一角对准臀裂方向（图 1－42）。

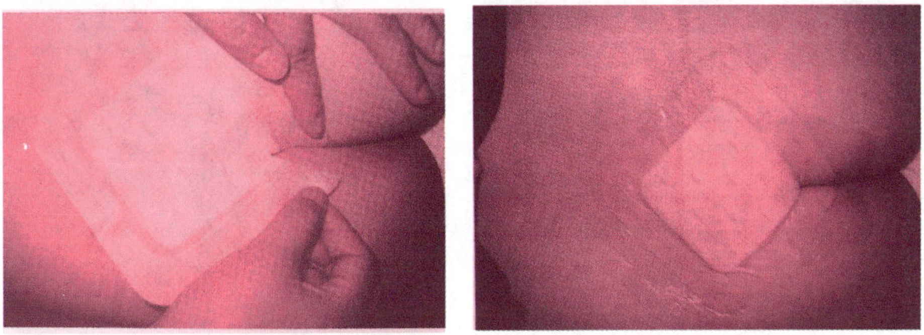

粘贴 剪裁

图 1－42 骶尾部的固定

第六节 压疮的居家护理

中国自 2000 年已进入老龄化社会，并且每年仍以 800 万人的速度增长。健康老龄化是指个人在进入老年期时躯体、心理、智力、社会、经济五个方面的功能仍能保持良好状态。老年人各器官的结构及功能随着年龄增长逐渐老化，适应力减退、抵抗力下降，发病率增加。压疮是活动障碍及慢性疾病的老年人常见的严重并发症之一，可能导致疾病恢复延期、严重感染甚至死亡。因此，压疮的居家护理也显得尤为重要。

一、压疮的概念

压疮（压力性损伤）指皮肤或深部组织由于压力或者压力混合剪切力及（或）摩

擦力作用引起局部损伤，常发生在骨隆突处。也可因医疗或其他器械的刺激造成皮肤和（或）软组织的局限性的损伤。

二、压疮的好发部位

压疮好发于机体缺乏脂肪组织保护、无肌肉包裹或肌层较薄的骨突部分及受压部位。实践证明压疮不仅发生于卧位，也发生于坐位，这一点在居家照护实践中要特别注意。好发部位为枕部、耳廓、肩胛骨、肘部、骶骨、坐骨、足跟、髂前上棘、足踝部（图 1－43）。

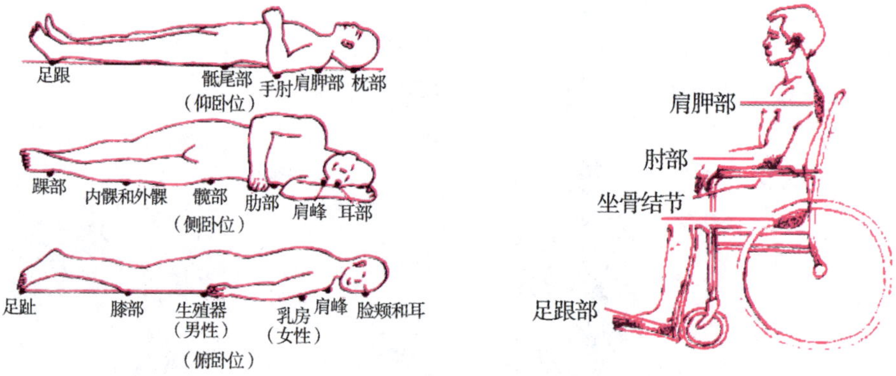

卧位　　　　坐位

图 1－43　压疮好发部位

三、压疮发生的原因及危害

（一）压疮发生的原因

引起压疮的主要原因是压力。过度的压力作用于皮肤上导致皮肤发生的病理变化。这些变化又与压力的强度、持续时间及组织的耐受性有关。

1. 外在原因　主要是压力、剪切力、摩擦力及潮湿刺激。当压力与剪切力同时存在时，压疮的风险会增大。

（1）压力：是压疮发生的首要也是最重要的原因，是代表物体垂直作用在单位面积上的力，与持续时间的长短有关。压力来自于自身的体重和附加于身体的压力。当外界压力大于毛细血管的压力（32 毫米汞柱）的时候，毛细血管开始闭合、萎缩，血液被阻断导致组织缺血和坏死，形成压疮。毛细血管最大的承压时间是 2—4 小时。平卧位足跟受压力为 50—94 毫米汞柱，侧卧位股骨大转子受压力为 55—95 毫米汞柱，如果坐在没有坐垫的椅子上，坐骨结节受压力为300—900毫米汞柱。因此，这些部位就成了压疮的好发部位。另外，学者们还认为压疮不仅由短时间的高压或长时间的低压所造成，反复短时间的低压也可形成压疮。

（2）剪切力：是引起压疮的次要原因，是横切方向上的机械力，作用于皮肤深层组织。剪切力是施加于相邻物体表面引起相反方向的进行性平行滑动的力量。当床头摇高30度以上（临床上称之为半卧位）或半卧位大于30分钟时，骶尾部产生向下滑行的倾向，与髋骨紧邻的组织跟着骨骼移动，而臀部皮肤表面受到床单的摩擦阻力，使皮肤和皮下组织无法移动，这种摩擦力产生向上的反作用力，就是剪切力，从而导致皮肤组织与皮肤相脱离使组织变形、毛细血管扭曲撕裂、血流下降，促使压疮形成。因此，得知剪切力更具危害力（图1－44）。

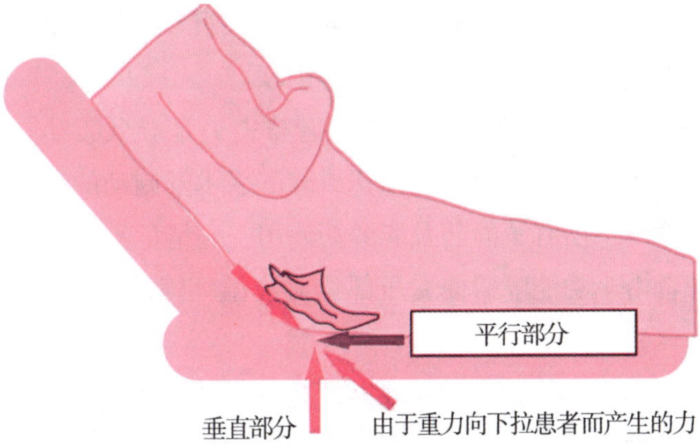

图1－44　剪切力

（3）摩擦力：摩擦力常发生于搬运被照护者动作不规范而拖拉时造成的。当两个物体接触时发生向不同方向的移动或相对移动时所形成的力就是摩擦力。当床单不平整多皱褶、有渣屑或皮肤潮湿、大小便清理不及时，产生的摩擦力就增大，被照护者皮肤受损的风险就增大了（图1－45）。

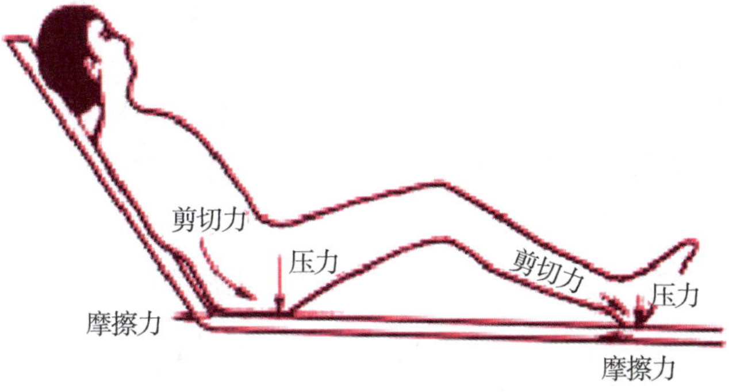

图1－45　摩擦力

（4）潮湿：潮湿是压疮危险因素评估中不可缺少的项目，也是引起压疮的另一重要因素。研究表明，潮湿皮肤比干燥皮肤发生压疮的概率高 5 倍。当皮肤受潮湿刺激后，表面弱酸性受到破坏，削弱了皮肤的屏障保护作用，有利于细菌繁殖。居家照护时应特别注意卧床者大小便失禁、出汗情况，如已有压疮或其他伤口时，还要注意伤口渗出情况。这些问题均可导致皮肤浸软、拉伸强度下降，造成皮肤松软，更容易受到摩擦力等外力的影响，从而引发压疮。

2. 内在原因

（1）年龄：随着年龄的增加，表皮变薄、皮肤干燥、皮下组织减少及感觉迟钝等生理性因素的改变，老年人更易受压力、摩擦力及剪切力的影响，压疮风险增大。国内外的研究均表明，压疮的发生率与年龄呈正相关，40 岁以上较 40 岁以下人群发生率高 6—7 倍，60 岁以上的老人是发生压疮的高危人群。居家照护老年人时，还应特别注意了解被照护者的活动能力、认知能力等因素。

（2）运动性因素：活动与移动能力的减退与丧失是导致发生压疮的重要因素之一。活动与移动能力的障碍大多是神经损伤或麻醉手术及制动的结果。因此，截瘫者、长时间手术、意识障碍，还有镇静药及麻醉药使用、病情危重者都有压疮的高风险性。主要原因是被照护者由于功能障碍使受压部位血液循环障碍，长时间受压致局部组织坏死，压疮发生。

（3）营养因素：研究证实，营养不良与压疮的发生密切相关，营养状况的水平在压疮的发生和发展过程中起着重要的作用。当机体因各种原因发生营养不良时，皮肤对外来性压力的感受性减弱，骨突处皮肤缺乏肌肉和脂肪组织的保护，发生缺血坏死。而营养过度或缺乏运动导致的肥胖同样因血液循环障碍和活动困难而易发生压疮。

（4）其他因素：包括心理因素、吸烟情况、体温情况均与压疮的发生及形成密切相关。在居家照护时，应了解被照护者的具体情况，取得其家属的理解和支持，给予合理的照护建议与指导。

（二）压疮的危害

从全球范围来看，压疮的发生率与 15 年前比较没有明显下降，预防和护理仍是难题。压疮的创面易发生感染，细菌通过血行传播引起败血症，还可直接蔓延或因血行传播引起骨髓炎导致压疮伤口难以愈合。

压疮的发生不仅降低了被照护者的生活质量，并且压疮的治疗与护理也消耗了巨大的医药资源。

四、压疮的分期

作为居家照护者，了解压疮的分期，有助于识别、判断及评估压疮的情况。一方面可以给予被照护者更专业的照护，同时也可为专业的医务人员提供治疗和护理的依据。2016 年 4 月，美国国家压疮顾问委员会将压疮的分期，由罗马数字更改为阿拉伯数字，各期压疮特点见表 1－1。

表 1－1　压疮分期

分　　期	临床表现	例　　图
1 期压疮	局部皮肤完好，出现指压不变白的红斑，不易被察觉。不包括紫色和栗色的变化，可能提示有深部组织损伤。可能会有皮肤温度、硬度及感觉的变化	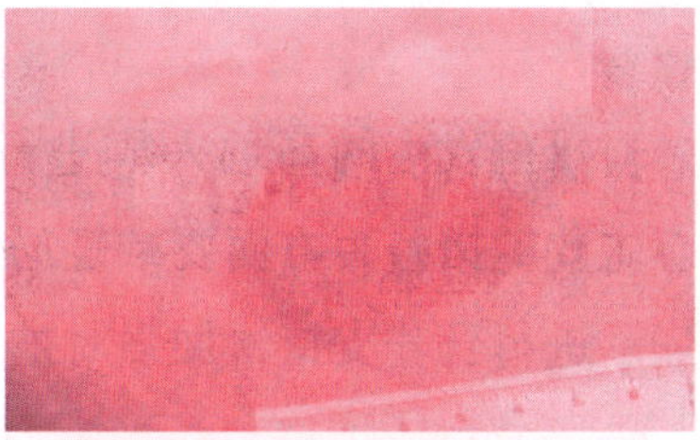
2 期压疮	部分皮层缺失，真皮层暴露。可有水疱，呈粉色或红色，无腐肉、结痂	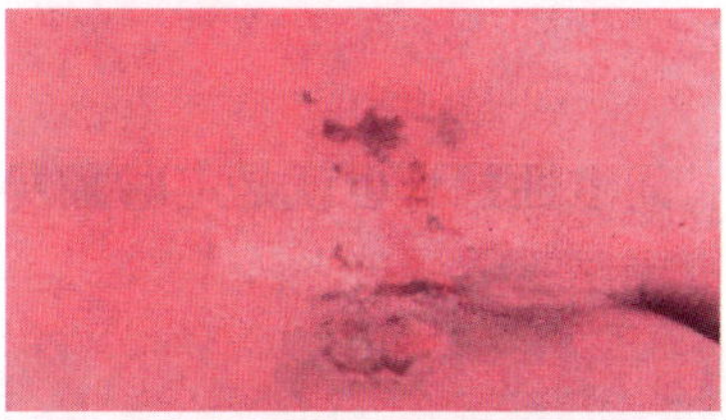
3 期压疮	全层皮肤、组织缺失，皮下脂肪可见，但骨骼、肌腱或肌肉无暴露，未涉及深部组织，可有潜行和窦道	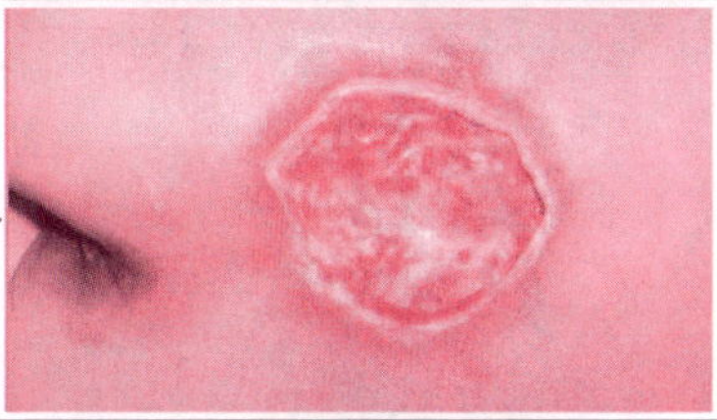
4 期压疮	全层皮肤、组织缺失，伴有骨骼、肌腱和肌肉外露，有潜行和窦道，可深及肌肉全层皮肤	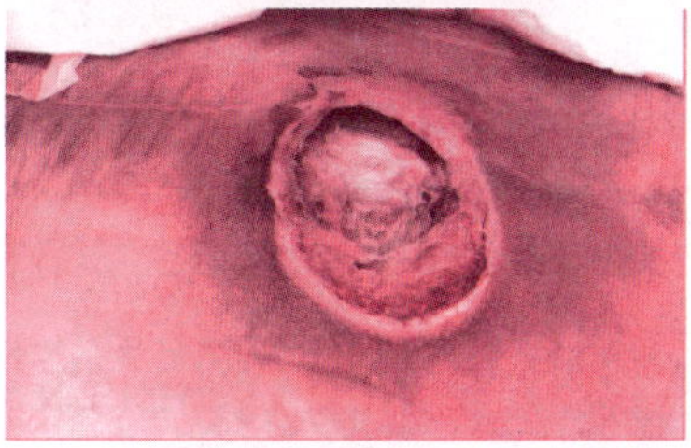
不可分期压疮	全层皮肤、组织缺失，伤口被腐肉和（或）焦痂覆盖，不能确定组织缺失的程度	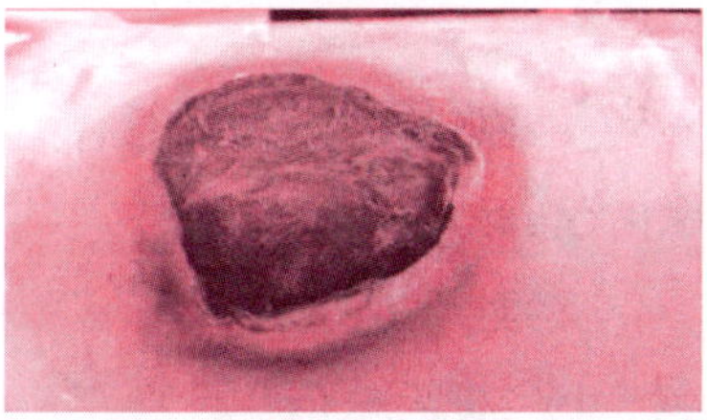

续表

分　　期	临床表现	例　　图
深部组织损伤	局部皮肤颜色改变，出现紫色、暗紫色或深红色或有血疱形成。伴有疼痛、硬块、皮温发凉或发热。伤口可能会演变被薄痂覆盖	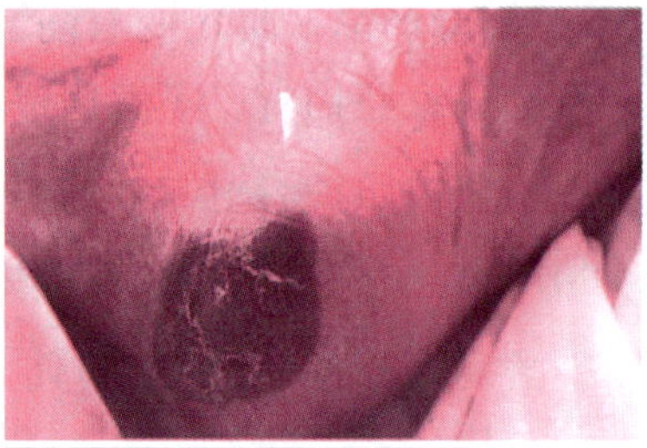

五、居家照护的预防及护理措施

对压疮发生的高危人群进行压疮预防措施的干预，能有效预防该人群的压疮发生。主要的措施一方面要减轻局部的压力、剪切力和摩擦力，另一方面还需保持皮肤干燥、进行营养支持，加强对被照护者及家属的健康教育。

（一）定时翻身

间歇性翻身也就是定时翻身，是最为简单且有效的预防皮肤长时间受压的主要措施（图 1－46）。

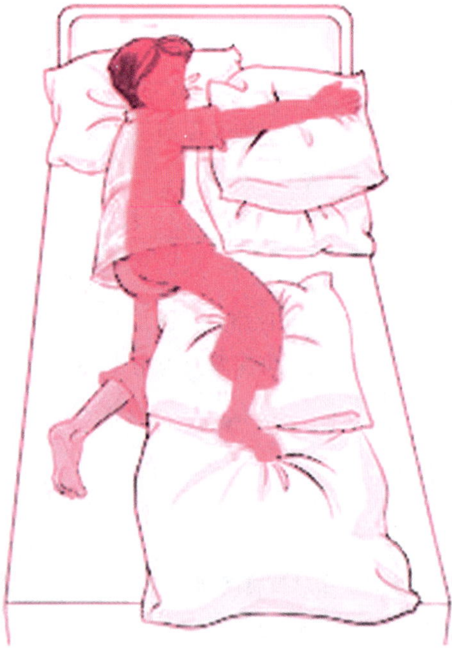

图 1－46　正确侧卧体位

1. 翻身间隔时间　一般情况下，有压疮发生的风险但不能主动翻身者在使用普通床垫时应每2小时变换一次体位，长期卧床者需根据可见性充血反应调整翻身间隔时间。居家照护时，需学会建立翻身的时间与体位表（表1－2）及观察可见性充血反应。可见性充血反应是2小时翻身时受压皮肤出现发红，如果发红处15分钟可消退就认为皮肤还可以承受2小时的压力，反之如果15分钟未消退，翻身时间相应调整为1小时。还需掌握正确的翻身方法，避免发生拖拉等动作，以减轻局部的压力和摩擦力。

表1－2　翻身时间与体位表

时　　间	体　　位
7:00—9:00	平卧位
9:00—11:00	右侧卧位
11:00—13:00	左侧卧位

2. 体位　侧卧30度体位（图1－47）。侧卧30度体位避开了身体骨突处部位，有利于压力分散和血液流动，从而减轻局部压力，避免压疮发生。当抬高床头30度时或坐轮椅时，骶尾部及坐骨结节处产生较大的剪切力，导致局部缺血，增加压疮发生的危险。一方面尽量避免被照护者长时间抬高床头，另一方面，如果病情需要保持半卧位时，要在被照护者的臀部下给予必要的支撑，以避免其向下滑行而产生剪切力。尽可能减少持续坐在椅子上的时间，一般不超过60分钟。坐轮椅的人间隔30分钟臀部抬离轮椅约30秒。

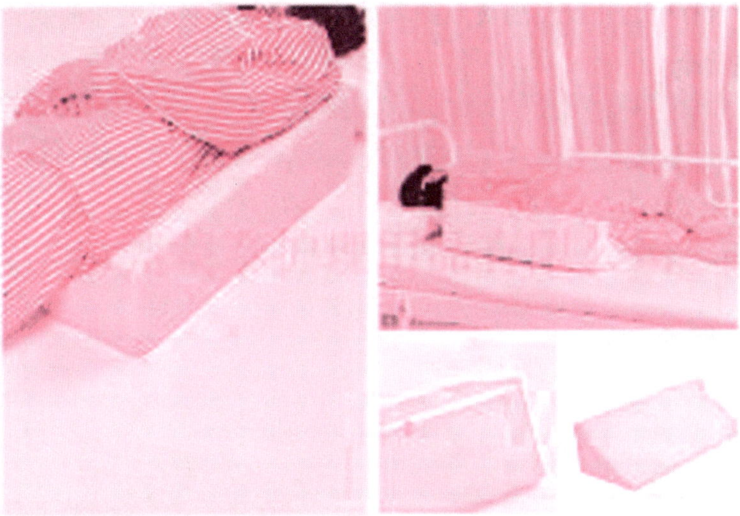

正面观　　背面观

图1－47　侧卧30度体位

（二）使用减压装置

根据作用部位，减压装置分为两种，局部及全身性的减压装置。各种减压装置的主要作用是使身体压力再分布，从而减轻身体局部的压力。特别需要强调的是以往经常使用的气垫圈不再建议使用，气垫圈在使用过程中导致局部循环障碍加重，促使局部压疮形成，尤其在一些水肿和瘫痪的人群中应避免使用。居家照护时应选择合适的减压装置并正确使用。

（三）皮肤护理

每天定时检查全身的皮肤状况，特别是骨突处受压皮肤的护理，对于压疮高危人群非常重要。每日清洁皮肤，保持皮肤清洁干燥。如有潮湿刺激，特别是粪水的刺激，一是要及时清洁更换，二是要正确使用失禁用品。同时不要盲目进行局部皮肤按摩，以免损伤皮肤。

（四）增加营养

营养不良是压疮发生的危险因素之一。合适的热量和蛋白质摄入可以预防压疮的发生。长期鼻饲的人给予注入机体各种营养物质，同时监测摄入与排出，保持机体营养的动态平衡。

（五）发现皮肤问题

居家护理过程中，一旦发现被照护者的伤口出现颜色、气味的变化及渗液增多，应及时到医院就诊。

第七节　下肢静脉性溃疡的居家护理

一、下肢静脉性溃疡的原因

（一）概述

在循环系统中，动脉将血液带出心脏，静脉将血液送回心脏，毛细血管连接动脉及静脉。在静脉系统中，毛细血管将血液输送至小静脉，再到大静脉，返回心脏。静脉系统主要由浅层静脉、深层静脉、穿孔静脉三大组别组成。静脉壁有三层，由内而外依次为内皮细胞层、平滑肌层、血管外层。另外，静脉有一个独特系统是静脉瓣膜，瓣膜的开口是向心方向，它的作用就是使血液向心脏方向流动。这些静脉瓣膜在深层静脉多，在小腿的数量比大腿多。还需提出的是腓肠肌，它对静脉循环是非常重要的，大约有90%静脉血是通过腓肠肌的收缩运动回流入心脏。腓肠肌的收缩活动对静脉回流占有重要地位。当发生截瘫或因病需长期卧床时，下肢肌肉失去活动能力，对静脉回流造成障碍。

静脉性溃疡是指因为静脉高压影响导致腿部或足部的开放性皮肤损伤，是一种因长期静脉功能不全所致的皮肤和皮下组织的严重营养代谢失常的临床表现。

下肢静脉性溃疡主要表现为小腿中下段及踝部皮肤出现的慢性皮肤溃疡。大部分人会有疼痛，甚至会影响睡眠及日常生活。如果伤口发生感染，疼痛加剧，伤口有脓性分泌物并伴有异味，治疗时间长，增加经济负担。

（二）静脉性溃疡的成因

1. 静脉血压高　由于瓣膜闭锁不全及腓肠肌泵功能受影响导致。瓣膜闭锁不全是由于先天性静脉或瓣膜软弱，或后天性如血栓综合征的影响；腓肠肌泵的作用是排空深层静脉血，从而减少下肢静脉血流量，导致静脉血液停滞、小腿肿胀。初期表现为足部及足踝部肿胀，如未及时治疗，则会因高静脉压而致瓣膜损坏加剧整个小腿肿胀。水肿会增加组织细胞与毛细血管的距离，阻碍氧气输送而致组织缺氧，形成溃疡。

2. 纤维蛋白套理论　纤维蛋白沉着于小腿组织内，围绕毛细血管，形成管套。这些纤维蛋白套好像屏障一样，阻碍氧气及营养进入组织细胞内，导致细胞死亡。

（三）静脉性溃疡的高危人群和危险因素

高危人群多见于长期从事站立职业及体力劳动者，如教师、交通警察、医护人员、营业员、厨师等。患有深静脉血栓、肥胖症、有吸烟史及缺少锻炼均是危险因素。

（四）临床表现

患侧肢体多有静脉曲张，小腿及足踝部水肿。长时间站立时，水肿明显，在腿部抬高和行走状态下水肿有缓解。在脚踝内侧的皮肤出现褐色及蓝灰色的色素沉着，伴有瘙痒、红斑、脱屑，如果在抓痒、蚊虫叮咬及外伤等原因下，局部皮肤破溃，极易发生溃疡。行走时间过长，下肢肿胀及疼痛明显。下肢静脉性溃疡一旦发生，不易愈合，愈合后也容易复发（图1－48）。

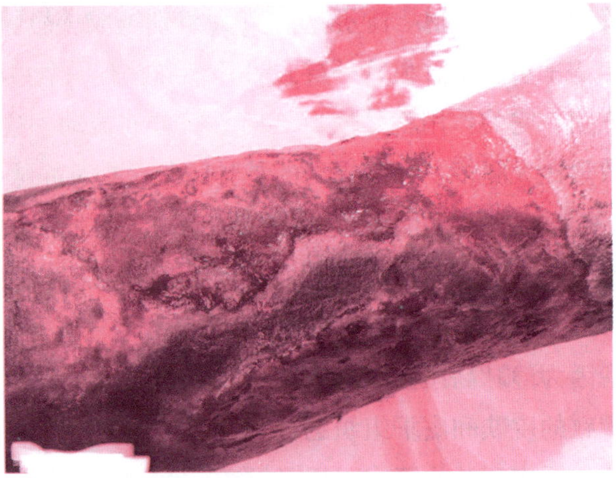

图 1－48　下肢静脉性溃疡

二、下肢静脉性溃疡的居家照护措施

（一）压力疗法

压力疗法是治疗静脉性溃疡最有效的方法。

1. 压力疗法的概念　足踝压力高于膝部压力，使静脉血液由小腿推进至心脏。

2. 压力疗法的作用　挤压静脉，加强瓣膜闭合；促进静脉血液回流，减少静脉及毛细血管充血；减少下肢肿胀；降低静脉压，使血流速度增快，营养及氧气输送增加，促进伤口愈合。

3. 压力疗法的方法　弹力性绷带、非弹力性绷带、间歇性气体力学压力疗法、压力袜。这里主要介绍弹力性绷带及压力袜的使用及注意事项。

（1）弹力性绷带使用要点：弹力绷带是一种带有弹性的特种绷带，有预防和利于消除水肿及下肢静脉曲张的作用，使用不当会出现并发症（图 1－49、图 1－50、图 1－51）。①要根据部位的不同（膝下或膝上）及个体下肢的粗细采用不同宽度的绷带，应做到松紧适宜，包扎后平整无皱褶，尤其是关节部位。②包扎弹力绷带应在每日早晨起床前进行，从脚部开始，逐渐向上缠绕，包扎到所需要的高度。需指出的是如已起床，应重新卧床，抬高肢体，使静脉血排空，然后再包扎。③包扎时应使相邻的两层绷带重叠三分之二左右，这样能保证平整，每晚入睡前去除绷带。④使用弹力绷带期间，应当每日观察肢体皮肤的色泽、患肢的肿胀情况，以便观察其效果。非手术治疗的下肢静脉曲张者，应长期坚持每天使用弹力绷带。⑤弹力绷带清洗时应避免使用热水，也不需要使用洗涤剂，清水清洗就可以。

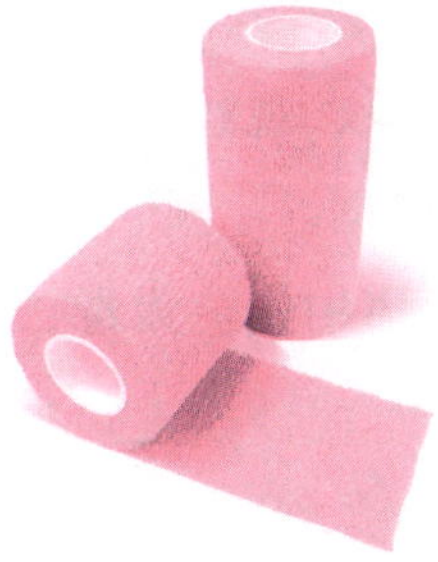

图 1－49 弹力绷带

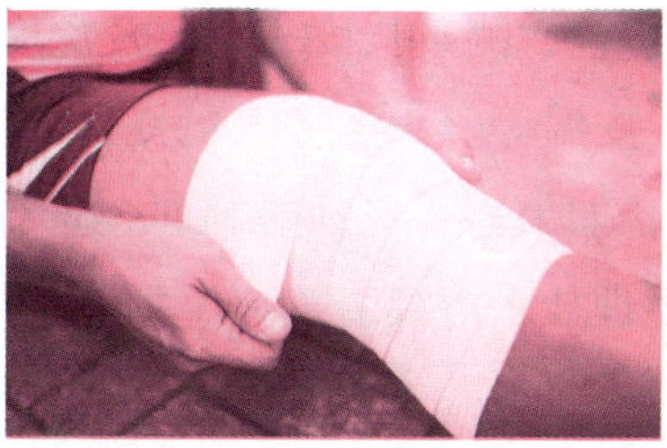

图 1－50 膝关节包扎

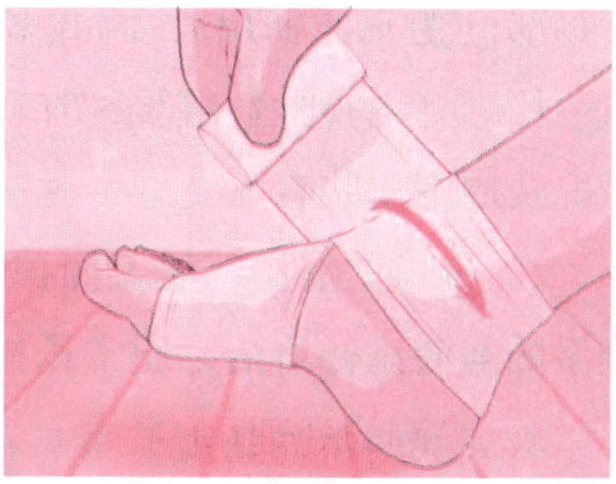

图 1－51 足部包扎

（2）压力袜穿着注意事项：压力袜可以帮助静脉血液回流至心脏，用以减低静脉高压及防止溃疡复发。①压力袜可以减少下肢水肿，帮助静脉溃疡愈合；静脉曲张者可防止静脉性溃疡形成；也可防止深静脉血栓形成；减轻淋巴液下肢水肿症状。②动脉血管性病变、下肢严重水肿、心脏病患者及糖尿病或风湿性关节炎患者是压力袜禁忌穿着者。③压力袜的穿着及去除需按照厂家指引以避免并发症的发生。压力袜需要3—6 个月更换，若有破损应立即更换。④压力袜穿着时间同弹力绷带，早上穿着后再下床，晚上睡觉前去除。预防下肢静脉性溃疡复发及减低淋巴性水肿的情况，需要长期治疗。⑤指导被照护者不活动时，抬高下肢，高于心脏水平，以利于静脉血液回流。⑥压力袜需用温水、中性洗涤剂手洗，避免拧干，用手挤干，阴凉处晾干。不能在阳光下晾晒（图 1－52）。

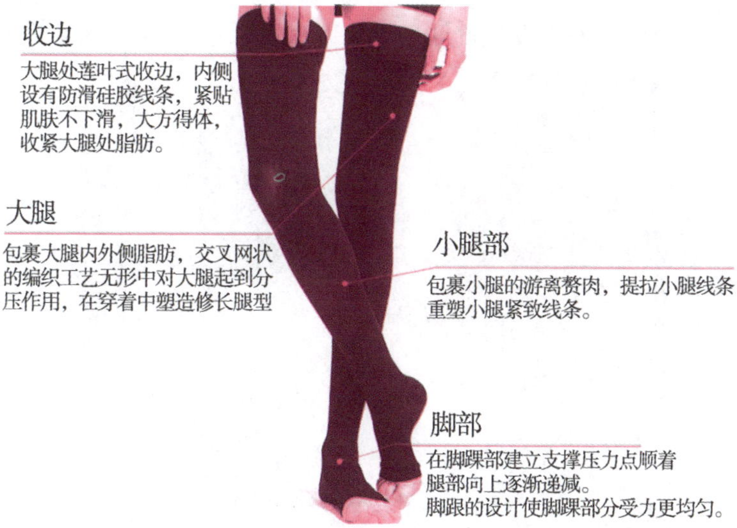

图 1－52 压力袜

（二）伤口护理

静脉性溃疡伤口的特点是伤口浅，有不健康的肉芽组织，形状不规则，渗液量多，溃疡部位在下肢下 1/3，因此多为污染伤口。

1. 伤口的评估　记录伤口的位置，测量长度、宽度及深度并记录，观察伤口渗出情况及周围皮肤有无发红、肿胀、皮温等。为医务人员提供治疗的依据。

2. 伤口的清洁　居家照护时，如果需要更换敷料时，选择 pH 值中性、无毒、无刺激的溶液进行清洁，通常选择生理盐水溶液。

3. 渗液的处理

（1）常用弹力绷带减少渗液量，不但可以促进静脉回流，同时还可以减低水肿。

（2）负压疗法也可以处理大量渗液，促进肉芽组织生长。此治疗方法需在医院由医生指导操作执行。

4. 敷料的选择　静脉性溃疡伤口换药需在医院换药室由医护人员操作。选择泡沫敷料、亲水性敷料等吸收渗液强的敷料。居家照护时需要观察渗液渗出情况，遵医嘱按时换药。

（三）生活指导

日常生活中养成抬高患肢的习惯，坐位时抬腿高于髋部水平，平卧时应高于心脏水平。避免长时间站立。有规律的进行踝关节及小腿的活动，以增加下肢静脉回流，减少下肢肿胀，减轻疼痛。饮食上避免辛辣刺激性及腌制品等高盐量食物，给予高维生素、高蛋白、低脂饮食。戒除烟酒。生活中还应注意清洁，保护局部皮肤，禁止抓挠，可以用润肤乳涂抹。如果发生皮肤破溃，及时到医院就诊（图 1－53）。

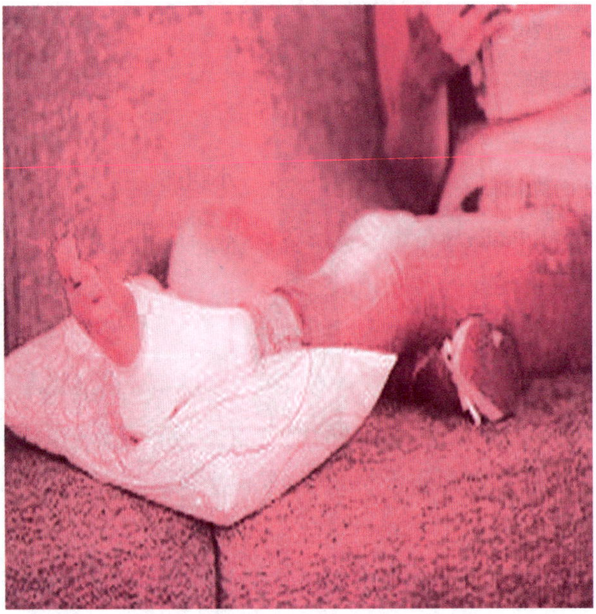

图 1－53　抬高患肢

第八节 糖尿病足的居家护理

一、概述

随着患病率的逐年增加，糖尿病已经成为世界性的公共卫生问题。据国际糖尿病联盟统计，全球范围内2015年糖尿病患者超过4亿人，其中中国接近2亿人。值得关注的是糖尿病相关并发症的发生率也在不断增加，糖尿病足是主要并发症之一，尤其是老年糖尿病患者的慢性并发症，更是致残、致死的主要原因之一。

（一）概念

1. 糖尿病是多病因的一类代谢性疾病，糖尿病足是其严重并发症之一，因局部神经异常和下肢远端外周血管病变而导致相关的足部感染、溃疡或深层组织破坏，严重者有截肢的危险。

2. 糖尿病成为继肿瘤、心血管疾病之后第三大威胁人类生命的疾病。4%—10%的糖尿病患者可患有糖尿病足。多数糖尿病足患者都伴有神经系统病变和血管病变。

3. 80%的糖尿病患者的足部溃疡由足部外伤引起，并发感染、溃疡，导致深层组织被破坏，最终截肢占到糖尿病足患者的85%。同时可以看到糖尿病足患者的经济负担是巨大的。

（二）糖尿病足的高危人群

高危人群是40岁以上的糖尿病患者、糖尿病史10年以上，男性患者居多。

（三）糖尿病足的易患因素

糖尿病病史超过10年、血糖值控制差；既往有糖尿病足部溃疡病史；有神经病变症状；吸烟；视力差；足部外伤后未处理；老年糖尿病者独居，缺乏照顾。

（四）临床表现

1. 早期　足部皮肤瘙痒、干燥、无汗及色素沉着，肢端感觉迟钝、麻木，行走时有脚踩棉花感，有时可出现间歇性跛行、静息痛。

2. 中期　肢端肌肉因营养不良出现萎缩、关节变形，出现弓形足、杵状趾等；影响动脉致动脉粥样硬化导致动脉搏动减弱或消失，肢端皮肤干裂、失去弹性。

3. 合并感染后　伤口局部形成红肿、水疱、血泡，严重者出现糜烂、溃疡（图1－54）。

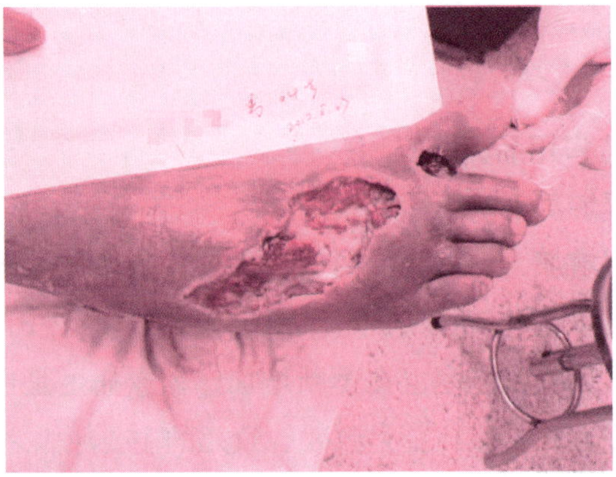

图1－54　糖尿病足

（五）糖尿病足部溃疡发生的原因

1. 糖尿病　糖尿病神经病变造成足部畸形，使局部受压，继而摩擦皮肤导致破损引起溃疡。

（1）糖尿病导致感觉神经、自主神经及运动神经纤维受到影响，发生进行性损害，最为常见。

（2）糖尿病导致大、小动脉粥样硬化及血栓形成，导致管腔狭窄、堵塞，血液黏稠度增加，微血管病变，最终致足部血液循环不良，出现缺血性溃疡或坏死。

（3）持续的高血糖状态使机体抵抗力下降，如果足部有伤口极易感染，进而形成溃疡、坏疽，甚至截肢。

2. 足部护理不当　足癣破溃感染、修脚及剪指甲造成外伤、足部干裂未处理造成皮肤裂伤、足部外伤后未及时处理致感染。

3. 其他　穿着新鞋过紧、鞋内有异物、冻伤、烫伤及动脉血栓都是诱发糖尿病足部溃疡的因素。

（六）糖尿病足部溃疡的分级（表1－3）

表1－3　糖尿病足溃疡分级（Wangner 分级）

等级	病　情　描　述
0 级	皮肤完整无开放性损伤，可有骨骼畸形
1 级	表皮损伤未涉及皮下组织
2 级	全层皮肤损害涉及皮下组织，可有骨骼、肌腱暴露

续表

等级	病 情 描 述
3 级	全层皮肤损害，伴有脓肿或骨髓炎
4 级	足部分坏疽（足趾或足前段）
5 级	全部足坏疽

（七）糖尿病足部溃疡的分型

1. 神经性溃疡　因神经系统病变引起局部感觉功能丧失，各种外伤因素致使局部溃疡形成。一般发生在足底表面或骨突畸形的表面等垂直重力及水平压力部位。无明显疼痛，可触及足背动脉搏动。

2. 缺血性溃疡　下肢及足部血管病变使得局部缺血从而导致组织坏死进一步出现溃疡形成。一般发生在细小或末梢动脉供血区域如足趾尖或足侧面。足背动脉搏动减弱或消失。

3. 神经缺血性溃疡　由于神经系统和血管病变共同影响而引发的溃疡形成。多发生在足趾尖或足侧面。

二、居家护理措施

糖尿病患者的自我观察和自我护理是预防糖尿病足的最关键措施。

（一）在医护人员指导下的自我护理

1. 足部观察要点　每天观察足部有无细小外伤、破损或是感染迹象，做好足部的保护包括选用合适的鞋、袜及皮肤清洁护理。

（1）每日在光线充足的环境下检查足部皮肤；清洗双足，尤其是趾指间并擦干。

（2）如果视力欠佳，请家人协助进行检查足部皮肤情况。

2. 控制血糖　听从医护人员及营养师等专业人士的指导，按规定用药及饮食治疗，定时监测血糖，将血糖控制在正常或基本正常的范围内。空腹血糖控制在3.9—7.2毫摩/升，餐后血糖控制在8.0—10.0毫摩/升，糖化血糖 $<7\%$。

（二）了解糖尿病足部溃疡的发生原因

1. 糖尿病病变　神经病变造成足部畸形，局部受压磨损导致破损引起溃疡。

2. 足部护理不当　足癣破溃感染、鸡眼处理不当造成损伤、修脚剪指甲造成外伤、足部干裂造成裂伤。

3. 吸烟　引起血液含氧量降低，肢端营养不良。

4. 鞋袜过紧　造成足趾挤压伤。

5. 缺乏日常生活护理知识　热水洗脚温度过高、泡脚时间过长；不合理使用热水袋、电热毯等保暖设备致烫伤。

（三）预防措施

1. 有足癣、鸡眼等问题者　建议去正规医院处理。

2. 老年人修脚、剪指甲　建议请他人帮忙。

3. 督促被照护者戒烟，以改善肢端的营养不良。

4. 足部护理

（1）清洗足部：坚持每日用温水清洗双足，注意水温，避免用过热的水泡脚；禁忌泡脚时间过长（图1－55）。

（2）擦脚：选择柔软吸水性好的毛巾，仔细擦干双脚及趾缝间，注意动作需轻柔。擦干后在脚面及脚底处皮肤涂抹护肤霜，趾缝间不需涂抹。

（3）剪趾甲的方法：用指甲钳沿直线剪，不要剪得过短，不要用剪刀、刀片修剪；剪好后可以用锉刀将趾甲边缘修磨光滑。有视力问题者，请他人协助剪趾甲。

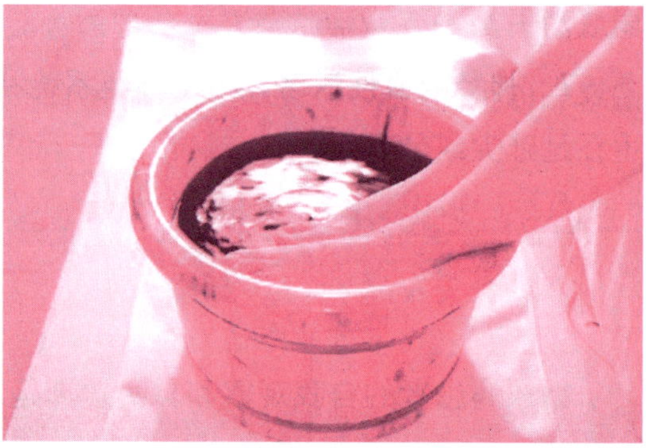

图1－55　清洗足部

5. 减轻足底受压　体重超标者在医务人员的建议下协助减轻体重；居家照护时根据被照护者的自身情况，限制其站立及行走的时间，如果在糖尿病足的急性期，应卧床休息并抬高患肢；对于已发生足部溃疡行动不便者，可以协助其正确使用拐杖、助行器、轮椅等器具；如果足部情况特殊，建议被照护者听从医务人员的指导，到专业鞋店制定个体化的鞋垫及鞋子，以达到减轻局部压力的目的。

6. 选择合适的鞋袜

（1）买鞋的注意事项：①购买最佳时间是下午以后，买鞋时以双脚中较大一只的码数为主。②鞋面选择柔软并且透气性好的质地，鞋头为圆形，鞋底柔软、厚实，鞋口是系带或拉扣，女士禁忌选择高跟鞋及尖头鞋。③外出时选择鞋头是封闭的，以免发生外伤，不穿凉鞋或拖鞋外出。

（2）穿鞋的注意事项：①新鞋首次穿着时间不宜过长；穿新鞋后仔细检查双脚是

否有水疱、破损及红肿，如有此类情况，说明此鞋不宜再穿着。②穿鞋前需仔细检查鞋底有无钉子、碎玻璃等尖锐异物；检查鞋内有无杂物；鞋内如果有开线或鞋垫有皱褶均应及时去除整理平整方可继续穿着。③禁忌赤脚穿鞋及走路（图 1－56）。

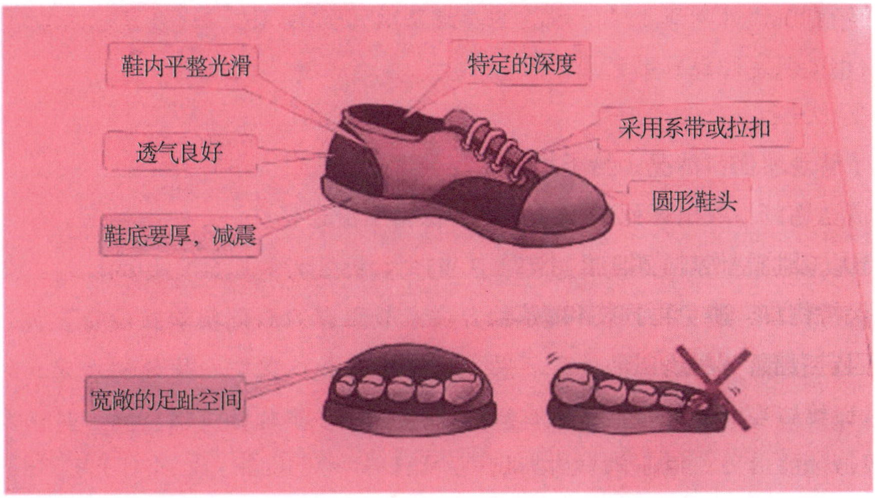

图 1－56　鞋子的选择

（3）穿袜子的注意事项：①选择浅色、棉质的袜子，足部有破损时能及时发现。②不穿弹性过强的袜子，以免影响血液循环。③不穿有破洞及反复修补的袜子，避免足部受到损伤。④每天更换袜子，保持足部的清洁干燥。⑤天气寒冷时穿着棉袜或毛袜保温，合理使用取暖设备，以免发生足部烫伤（图 1－57）。

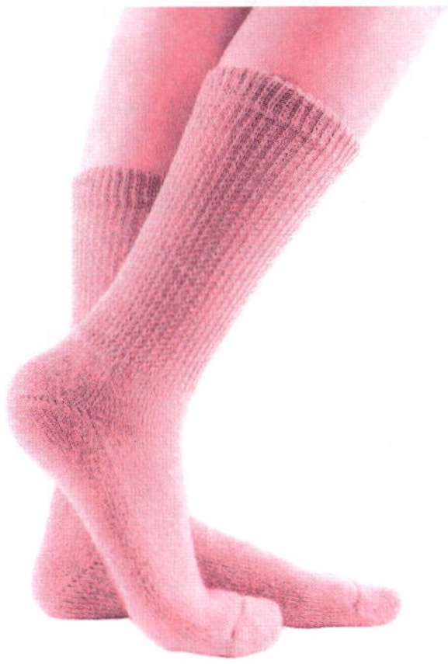

图 1－57　袜子的选择

第九节　伤口换药操作流程

【目的】

1. 了解观察伤口情况，给予相应治疗处理。
2. 清洁伤口，取出坏死组织及异物，保持引流通畅。
3. 预防及控制伤口感染。
4. 保护伤口，避免再损伤和感染。
5. 固定患部，保温。

【评估】

1. 意识状态，配合程度及营养状况。
2. 了解伤口部位、形成的原因、持续时间及曾经接受的治疗护理情况。

【准备】

1. 操作者准备　着装整齐，洗手、戴口罩。

2. 物品准备　换药包，无菌剪刀，无菌敷料，绷带或胶布，0.5%碘伏，生理盐水，垫巾，手消毒液，伤口尺。

3. 环境准备　室内温度22—26℃，关闭门窗，请其他人员离开房间。

4. 被换药者准备　摆放体位，取舒适安全体位。充分暴露伤口部位，必要时用诊帘或屏风遮挡。

【操作步骤】

1. 资料准备　核对信息，解释操作目的。

2. 揭除敷料

（1）伤口部位下铺垫巾，戴医用无菌手套。

（2）揭去外层敷料，持无菌镊揭去内层敷料，如分泌物与敷料粘连，用生理盐水湿润后再移除内层敷料。

3. 评估伤口

（1）伤口床评估。

（2）伤口边缘评估。

（3）伤口周围皮肤评估。

（4）疼痛评估（图1－58）。

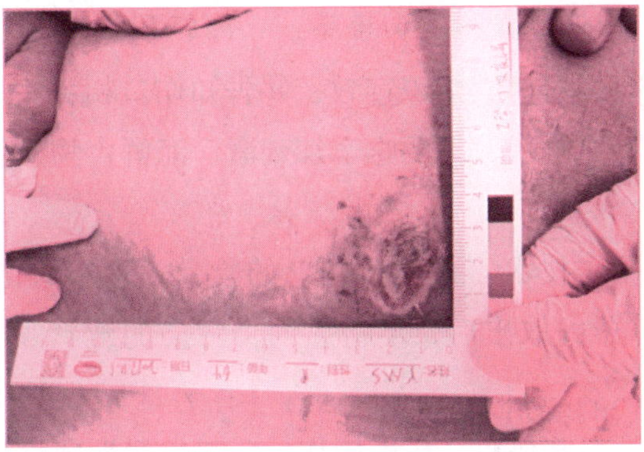

图1－58　评估伤口

4．皮肤消毒

（1）清洁伤口：0.5%碘伏棉球由内向外消毒至距伤口5厘米范围2次（图1－59）。

（2）感染伤口：0.5%碘伏棉球由外向内消毒2次（图1－60）。

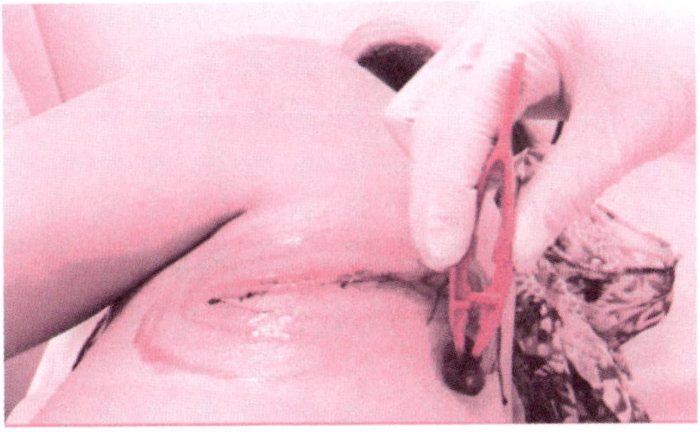

图1－59　清洁伤口消毒

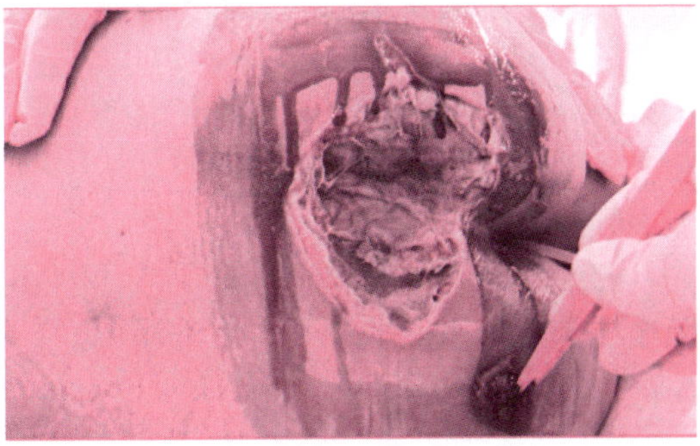

图1－60　感染伤口消毒

5．伤口处理

（1）缝合伤口：观察切口无渗出或感染后，给予伤口无菌敷料包扎。

（2）慢性伤口：清除伤口异物或坏死组织，生理盐水冲洗伤口。

6．敷料选择

（1）清创期：①渗出液少时选用水凝胶、水胶体类敷料。②中/大量渗出液时选用亲水纤维或藻酸盐类敷料，外层使用水胶体或泡沫敷料。

（2）生长期：①肉芽生长期选用藻酸盐类敷料、泡沫敷料。②上皮生长期选用水胶体类伤口敷料。

（3）感染伤口：①抗菌敷料选用亲水纤维银敷料、银离子藻酸盐、磺胺嘧啶银脂质水胶体料等填充伤口。②外层敷料选用无边泡沫敷料或纱垫。

7．伤口包扎　用无菌纱布吸干伤口渗液，将所选择的敷料根据伤口需要剪裁后填充伤口，覆盖外层敷料包扎固定。

8．其他　整理用物，洗手。

【健康教育】

1．知识宣教　进行伤口健康知识宣教，并告知伤口相关注意事项。

2．伤口愈合期　不要碰水，不要吃辛辣刺激、海鲜食物，伤口要定时换药。

【注意事项】

1．严格执行无菌操作技术　凡接触伤口的物品，均须无菌。防止污染及交叉感染，各种无菌敷料从容器内取出后，不得放回，污染的敷料须放入弯盘或污物桶内，不得随便乱丢。

2．换药次序　是先无菌伤口，后感染伤口，对特异性感染伤口，如气性坏疽、破伤风等，应在最后换药或指定专人负责。

3．特殊感染伤口的换药　如气性坏疽、破伤风、绿脓杆菌等感染伤口，换药时必须严格执行隔离技术。除必要物品外，不带其他物品，用过的器械要专门处理，敷料要焚毁或深埋。

第二章
造口的居家护理

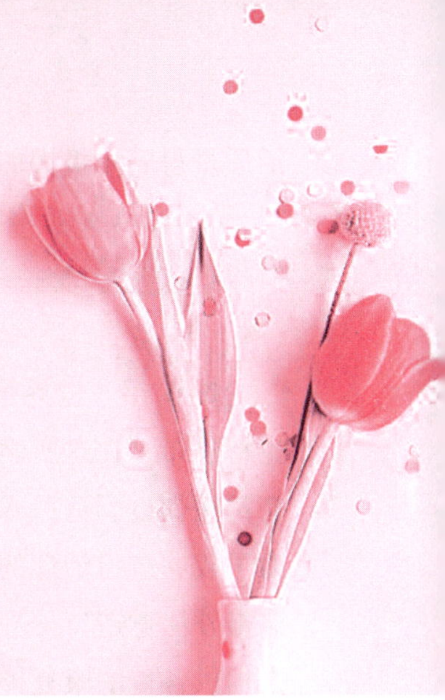

第一节 概 述

造口最常见的是回肠末端或结肠造口。早在古希腊时期，因战争频发，士兵腹部因外伤刺伤穿孔多，有的带有肠瘘存活，也称之为“自然造口”。现代造口术是有目的、有计划进行的，仅有二三百年历史。至今，全球每年因结直肠癌、外伤、炎症、先天性畸形需行造口手术的患者有数十万人。

一、造口的发展

1710 年，法国一名医生在一具男婴尸体上试行了结肠造口手术。1776 年，同样是法国的医生为一例直肠癌伴肠梗阻的患者实行了盲肠造口术。外科造口手术治疗由此开始。

1881 年，两名医生施辛格和马德隆发明了单腔造口手术，将近端结肠做人工肛门，将远端结肠缝合后放回腹腔，这是末端结肠造口术的开始。1883 年文森特·切尔米施行了首例联合直肠癌切除术，并做结肠造口。1908 年，迈尔斯总结前人经验的基础，将治疗直肠癌手术改进为腹会阴联合切除及永久性乙状结肠末端造口术。直至今日，Miles 手术依然是下端直肠癌外科治疗的经典标准手术方式。

19—20 世纪，外科医生虽然经过不断改进，但结肠造口手术基本没改变，乙状结肠和降结肠造口仍然是治疗直肠癌、严重的憩室炎、放射性肠炎等疾病的主要方式。随着肠造口治疗和造口护理用品的日益发展，造口人的生活发生了极大的变化，使生活质量得到了极大的提高。

二、造口护理的发展

1961 年，世界第一所造口治疗师学校成立。造口治疗师诺尔吉尔协助美国外科医生特恩布尔在这所学校培养了数百名的专业造口治疗师。有意思的是，造口治疗师最初都接受过肠造口术，直到 1976 年改为只接受具有护士资质的人员。特恩布尔医生致力于成立造口治疗的学术团队，促进造口治疗的学术发展。他指出施行造口手术后，需格外注意造口护理、预防和治疗并发症，开展造口人及其家属的心理咨询，为造口人提供各种的康复护理。

1978 年，诺尔吉尔等人成立了世界造口治疗师协会，正式会员是造口治疗师，副会员是医生和造口产品公司的人员。协会每两年召开一次世界性会议。协会的主要宗旨是在全球范围内推广规范的造口治疗，培训相关的造口专业护理人员，为全球的造口、伤口及失禁的人群提供专业、良好的服务。

中国的造口康复治疗起步晚。1988 年，第二军医大学附属长海医院喻德洪教授访问美国克利夫兰医学中心及造口治疗师学校回国后，在长海医院举办了首届“肠造口培训班”，成立了上海造口联谊会，由此揭开了造口康复治疗新的一页。1993 年，在诺尔吉尔的资助下，中国 2 名护理人员到澳大利亚的造口治疗师学校学习肠造口治疗，成为第一批造口治疗师。2000 年，广州和上海先后派出 4 名护理人员到中国香港学习 3 个月，此外也有护理人员到马来西亚、韩国等国家接受造口、伤口、失禁护理培训。

2001 年，由中山大学护理学院、香港造瘘治疗师协会和香港大学专业进修学院合办的中国第一所造口治疗师学校在广州成立，是中国造口护理发展史上的里程碑。之后的 15 年，截至 2016 年中国大陆共有造口治疗师学校 12 所，培养了千余名造口治疗师。中华护理学会组织成立了造口、伤口、失禁护理专业学术委员会，明确作为造口、伤口、失禁护理方面的临床专科护士的主要职责是负责肠造口的护理、预防和治疗肠造口并发症，负责慢性伤口和大小便失禁的护理，为特殊人群及家属提供咨询服务和心理护理。

第二节　造口的类型及护理

造口手术是一种治疗措施，既是挽救患者生命的需要，也是改善患者生活质量的手段。根据所患疾病和造口目的不同，分为肠造口和尿路造口。

一、肠造口

肠造口术是一种不得已而为之的常见外科治疗手段。肠造口的定义是用人为的方法将肠腔与体外直接相通，将开口缝合于腹壁切口上，以排泄粪便。需要行肠造口手术的疾病包括：低位直肠癌、肠外伤、肠坏死、肠梗阻、炎性肠病、家族性腺瘤性息肉病以及小儿先天性肛门闭锁、巨结肠和其他先天畸形等。

从造口的作用和临床治疗学意义上分析，常见的肠造口会选择在下消化道，特别是末段回肠和结肠。根据造口的位置可分为结肠造口和回肠造口。根据造口方式可分为单腔造口和袢式造口。根据治疗角度可分为永久性肠造口和临时性肠造口。永久性造口是指手术切除肛门或弃置肛门，通过肠造口永久性的替代肛门实现排便；临时性造口是指由于治疗和康复的需要，在手术后的一段时间内临时以肠造口替代肛门排便，治疗结束后将肠造口还纳。

（一）乙状结肠造口（单腔造口）

1. 概念　手术是将拟行造口的乙状结肠的近端拉出腹壁之外，再将肠壁外翻固定于腹壁形成的仅有一个开口的肠造口（图 2 - 1）。

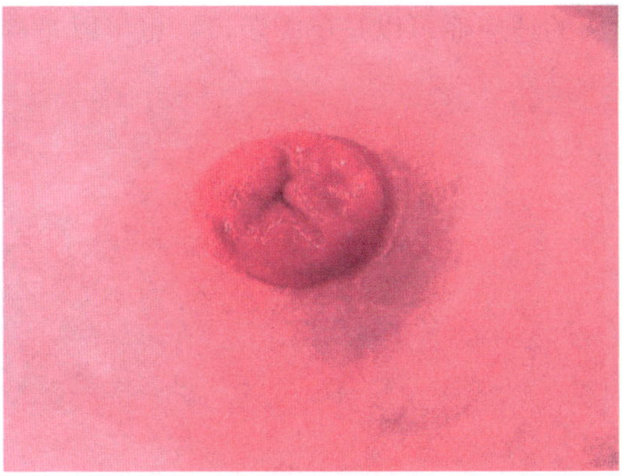

图 2 - 1　结肠造口

2. 造口位置　造口位置通常位于左下腹。

3. 特点　单腔造口多为永久性的造口。康复后排便性质为正常成形大便。

（二）横结肠造口（袢式造口）

1. 概念　手术是将拟行造口的横结肠提出切口外，将肠壁分层缝合，固定于腹膜和腹直肌前鞘后及皮肤。然后切开肠壁，形成袢式造口。袢式造口的开口有两个，分别为肠道的近端开口和远端开口。近端开口是大便的流出道，远端开口排出较少大便，主要是排出肠液和气体（图 2－2）。

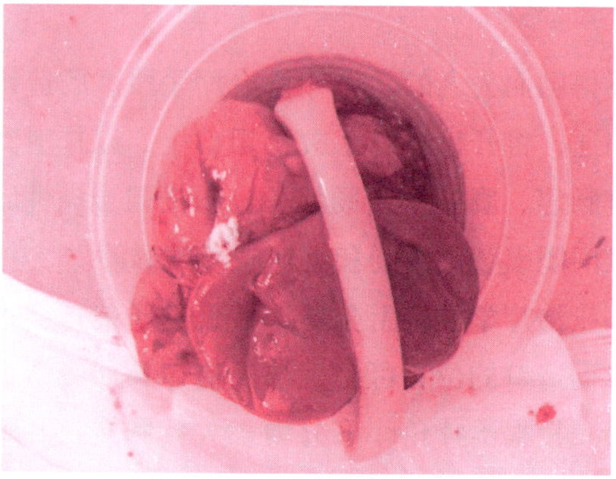

图 2－2　横结肠造口

2. 造口位置　造口位置通常位于左上腹。

3. 特点　袢式造口多为临时性造口。康复后排便性质为糊状软便。

（三）回肠造口

1. 概念　手术是将拟行造口的回肠拉出腹壁之外，将肠管断端的黏膜层外翻，与皮肤缝合。根据所患疾病的适应症可以是单腔造口，也可以是袢式造口（图 2－3）。

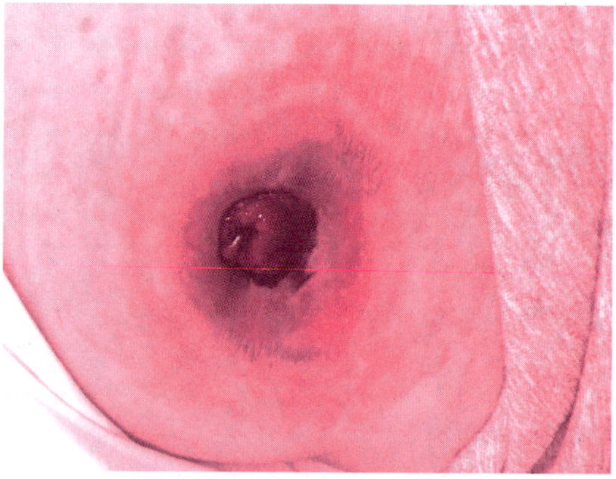

图 2－3　回肠造口

2. 造口位置　无论是单腔还是袢式造口，造口位置通常位于右下腹。

3. 特点

（1）回肠单腔造口：①溃疡性结肠炎、家族性腺瘤性息肉病或多发性大肠癌行全结肠直肠切除术，术后作为永久性肠道转流。②溃疡性结肠炎患者作为临时性肠道转流，利于病变部位愈合。

（2）回肠袢式造口：①低位直肠癌保留肛门手术，需要粪便转流以促进吻合口的愈合。目的是预防吻合口漏等相关并发症，是临时性造口也称之为预防性造口。②患者存在完全性肠梗阻等急症，需要临时转流粪便以降低吻合口漏的风险。③部分大肠癌晚期合并肠梗阻，或是肿瘤无法一期根治性切除，需要接受转化（化学治疗或放射治疗）治疗，选择做临时性造口恢复排便，完成转化治疗后再进行下一步治疗。④大肠癌术后出现吻合口漏等并发症，行临时性的造口手术，转流粪便。

（3）护理：回肠造口因解剖生理特性，排泄物为稀水样便，护理时应特别注意营养状况的观察及造口周围皮肤的护理，防止造口周围皮炎的发生。

（四）居家照护观察要点

1. 了解被照护者的一般情况　了解这些内容，有计划、有方法的与其沟通，协助其做好肠造口护理。如被照护者年龄、职业、生活规律，现病史，生活自理能力，家庭成员的情况。

2. 了解肠造口的类型　不同类型肠造口的排泄物性质是有区别的。了解被照护者的肠造口类型，有针对性的观察排泄物的性质、量及颜色，做好造口周围皮肤的护理。

3. 评估肠造口的位置　知晓肠造口的位置，在日常生活中如外出散步、适当的锻炼等活动时，注意提醒造口人保护造口，避免外界的撞击，引起不适症状。

4. 评估肠造口的外观

（1）造口的颜色：正常肠黏膜的颜色为牛肉红色，类似正常人口唇的颜色，有光泽，湿润。如果肠黏膜出现紫红色或是黑色，提示造口有缺血的情况（图 2－4、图 2－5）。

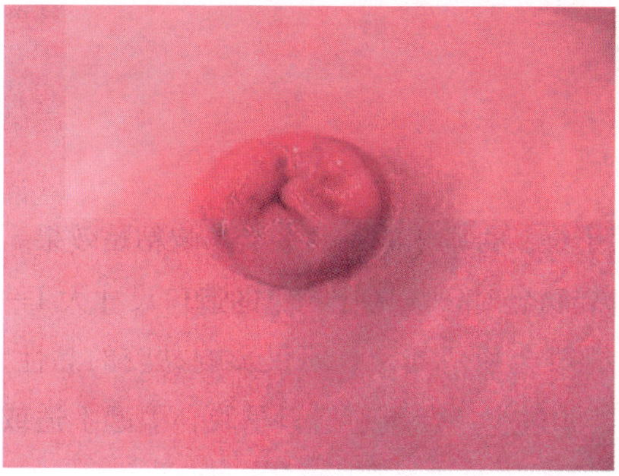

图 2－4　造口黏膜红润

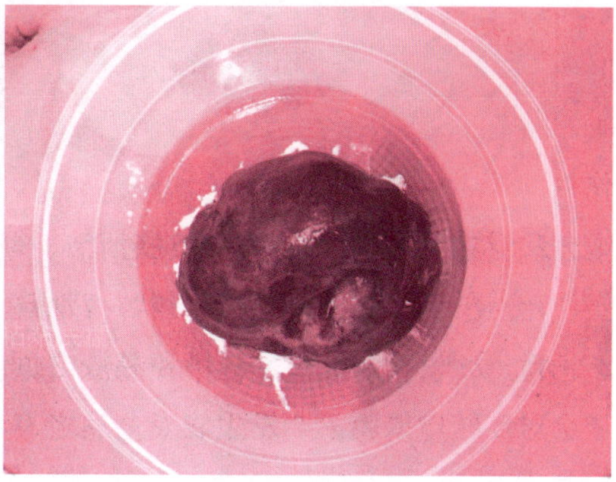

图 2－5　造口黏膜缺血

（2）造口的高度：正常肠造口的理想高度为造口高于周围皮肤 1—2 厘米。造口高度过高，会影响造口袋的佩戴；造口高度齐平于周围皮肤或是凹陷在周围皮肤之下，容易造成排泄物残留在造口周围，周围皮肤受到排泄物的刺激，发生刺激性皮炎，增加居家照护的难度。

（3）造口的模式：评估是单腔造口还是袢式造口。协助其选择合适的造口护理用品。

（4）造口的形状：造口的形状可以是圆形、椭圆形，或是不规则的形状。测量时应该以造口的基底部宽度为基准。对于规则的圆形，选择用造口专用测量尺进行测量；椭圆形的造口，测量造口基底部的最宽处及最窄处；不规则形的造口可以用描摹的方法来测量。准确的测量造口基底部的大小，剪裁合适于肠造口的造口底盘，最终保证正确佩戴造口用品，避免发生并发症。

5. 评估排泄物的性质

（1）手术后正常进食后：乙状结肠造口的排泄物为成形便；横结肠造口的排泄物为糊状软便；回肠造口的排泄物多跟饮食的性质有关，呈稀水样或是糊样便。根据排泄物性质的不同，决定造口底盘的更换频率，以免发生刺激性皮炎。

（2）如果造口人在肿瘤治疗期间：排泄物的性质会随着化学治疗用药剂量、不良反应及个体对药物的反应而发生改变。根据实际情况，选择合适的造口用品及辅助用品，减轻他们的心理负担，更好的应对治疗。

6. 观察造口周围皮肤　正常的造口周围皮肤应该是完整、无瘢痕，与相邻的皮肤颜色一致。如果造口周围皮肤出现红、肿、皮疹、水疱等情况，要及时查找原因，调整护理方案，情况无改善，及时就医（图 2－6）。

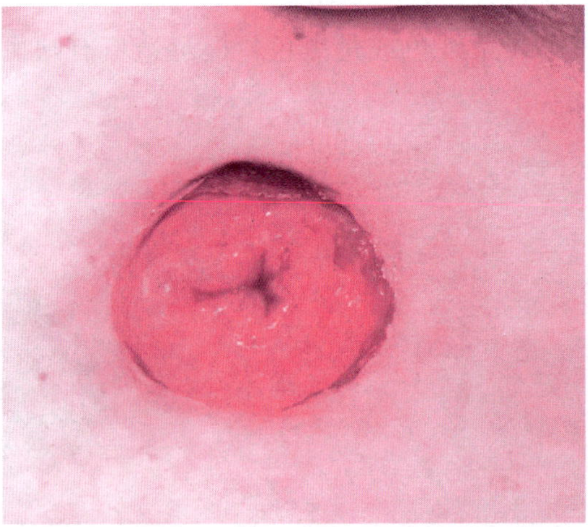

图 2－6　造口周围皮肤完好

二、泌尿造口

由于泌尿系统某一器官发生病变，不能从尿道正常排尿，需要手术将尿路直接或间接开口于腹壁、结肠与尿道等部位，取新的途径将尿液排出体外，医学上称之为尿流改道。尿流改道也可分为暂时性尿流改道和永久性尿流改道。

（一）肾造瘘

1. 概念　经皮在B超或是X射线辅助下穿刺、施行肾手术时放置造瘘管引流尿液（图2－7）。

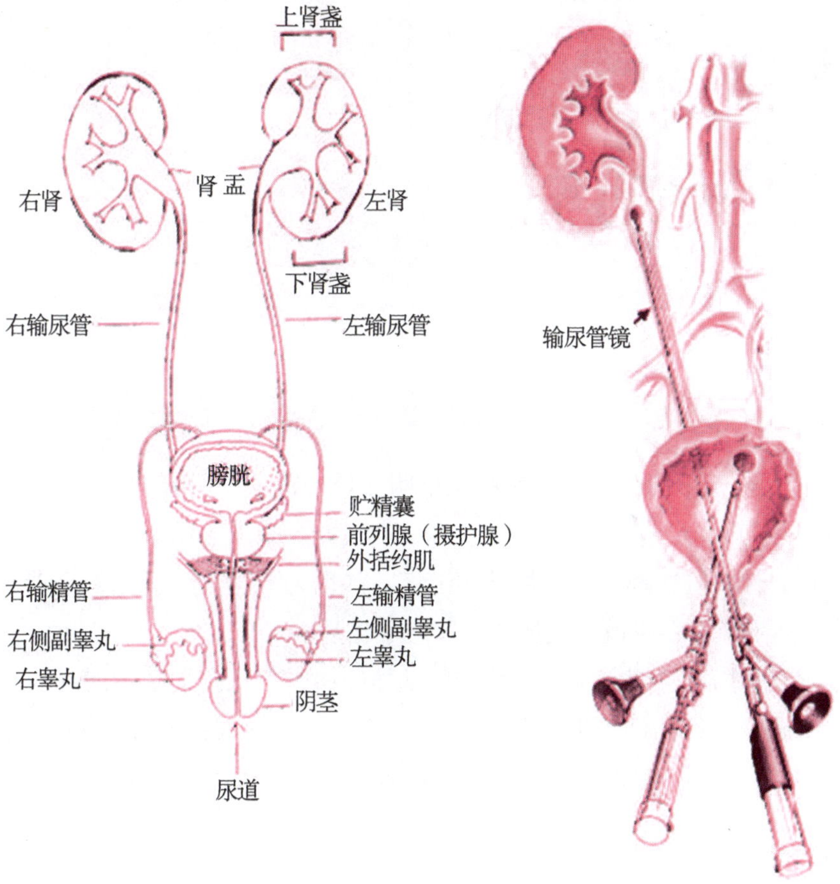

尿路解剖结构　　　　造瘘手术

图2－7　肾造瘘

2. 位置　患侧第12肋缘下与腋后线交点处为穿刺放置引流管处。

3. 特点

（1）临时性肾造瘘：梗阻性肾疾病暂时不能耐受手术或部分肾脏手术后需要暂时

改善肾功能，短期放置引流管充分引流尿液。

（2）永久性肾造瘘：因输尿管和膀胱病变（炎症、狭窄或肿瘤）无法进行根治性手术，需要永久性放置引流管引流尿液。

（3）引流管固定处敷料：每周更换一次，永久性肾造瘘引流管需遵医嘱到医院定期进行更换。

（二）膀胱造瘘

1. 概念　在耻骨上穿刺或开放性膀胱造瘘术，放置造瘘管引流尿液（图 2－8）。

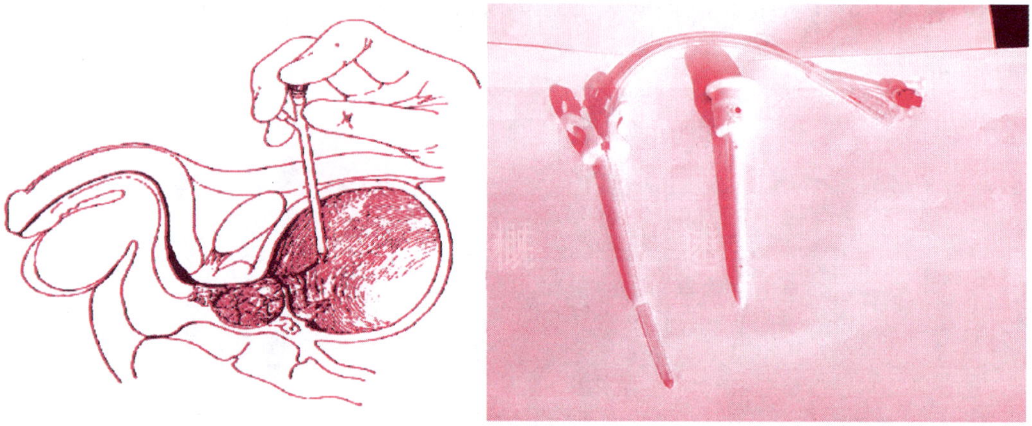

耻骨上穿刺　　　　造瘘器具

图 2－8　膀胱造瘘术

2. 位置　位于下腹部，在膀胱膨胀最明显处进行穿刺引流。

3. 特点

（1）临时性膀胱造瘘：急、慢性尿潴留，如前列腺增生、尿道结石等导尿管插入困难；急性前列腺炎、尿道炎或尿道、膀胱手术后。

（2）永久性膀胱造瘘：神经源性膀胱功能障碍、下尿路梗阻不能耐受手术。

（3）膀胱造瘘管：位于下腹部，日常生活中，穿脱衣裤时注意避免拖拽造瘘管，保持造瘘管引流通畅。长期带管者，遵医嘱前往医院定期更换造瘘管，定期进行膀胱冲洗。

（三）输尿管皮肤造口

1. 概念　将两侧输尿管并腔后或者分别直接在腹壁皮肤造口（图 2－9）。

2. 造口位置　位于左侧或右侧下腹部、双侧下腹部。

3. 特点

（1）永久性造瘘，需终生佩戴造口袋。

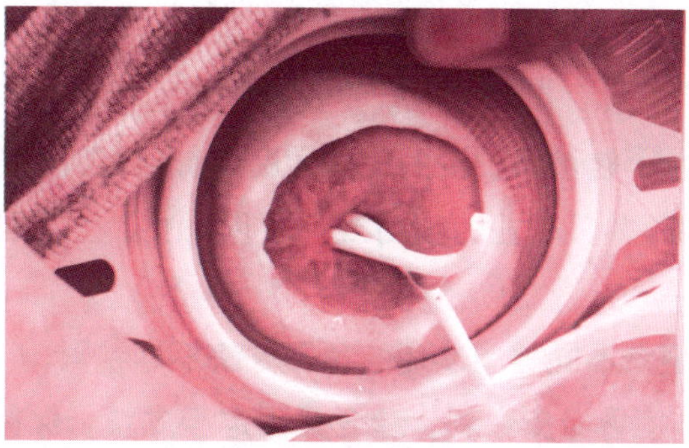

图 2－9 输尿管皮肤造口

（2）晚期膀胱恶性肿瘤、神经源性膀胱功能障碍反复感染及肾功能不全等无法耐受手术者。

（3）膀胱造瘘是一种简单、安全的术式。但是出现造口狭窄和逆行泌尿系统感染的风险较高。

（四）回肠膀胱造口

1. 概念　用丝线将拟作为“膀胱”的回肠逐层固定于腹膜及腹外斜肌腱膜，肠管外翻缝合于腹部皮肤，形成造口（图 2－10）。

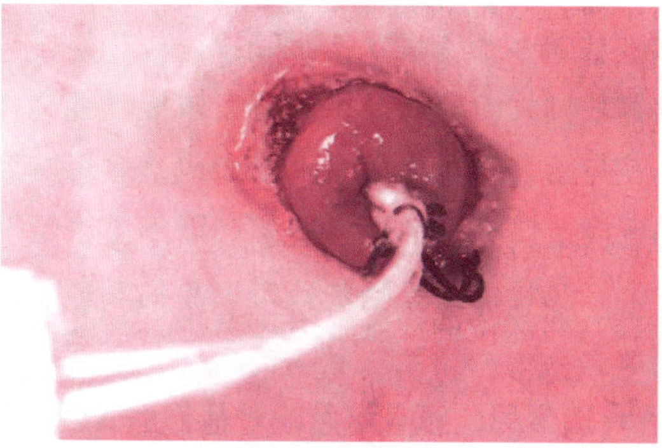

图 2－10 回肠膀胱造口

2. 造口位置　造口位置位于右下腹。

3. 特点

（1）主要用于治疗输尿管和膀胱疾病的一种经典的简单、安全的手术方式。

（2）是最常用的尿流改道方式之一，晚期并发症少。

（3）永久性造瘘，需要终身佩戴造口袋。

（五）居家照护观察要点

1. 了解基础情况　了解被照护者的一般情况，有计划、有方法的与其沟通，协助其做好肠造口护理。如年龄、职业、生活规律，现病史，生活自理能力，家庭成员的情况。

2. 了解造瘘的类型　不同类型造瘘的护理方法不尽相同。

（1）肾造瘘：①造瘘管经皮穿刺，缝合并固定于皮肤。保持造瘘管固定好，并引流通畅。②造瘘管外层敷料需每周更换一次；观察外层敷料是否粘贴牢固、有无渗出。③造瘘管连接的引流袋需每周更换一次，可以同敷料一并在医院处理。④长期放置造瘘管引流者按照专业医生要求需定期更换。

（2）膀胱造瘘：①保持造瘘管固定好，并引流通畅。②造瘘管外层敷料需每周更换一次；观察外层敷料是否粘贴牢固、有无渗出。③造瘘管连接的引流袋需每周更换一次，可以同敷料一并在医院处理。④长期放置造瘘管引流者按照专业医生要求需定期更换。⑤按照专业医生的要求定期进行膀胱冲洗，以保证尿液引流通畅，避免感染。

（3）输尿管皮肤造瘘：①需要粘贴造口袋收集尿液。②正确粘贴造口袋，定时排放尿液。③定期更换造口底盘，观察造瘘口周围皮肤情况。④合理使用造口辅助用品，预防并发症发生。

（4）回肠膀胱造瘘：①需要粘贴造口袋收集尿液，定时排放尿液。②正确剪裁、粘贴造口袋，造口底盘剪裁过大，容易发生渗漏，尿液侵蚀周围皮肤，导致刺激性皮炎；造口底盘剪裁过小，与肠黏膜摩擦，发生出血或直接影响肠黏膜血运，导致肠黏膜缺血、坏死。③定期更换造口底盘，观察造瘘口周围皮肤情况。④合理使用造口辅助用品，预防并发症发生。⑤观察回肠膀胱造口黏膜的颜色、高度及形状，方法同回肠造口，必要时做好记录。

3. 评估造瘘的位置　造瘘的位置直接影响着他们的日常生活。居家照护时，根据造瘘管或造口袋位置的不同，在保证引流通畅的原则下，合理舒适的为其选择固定造瘘管的位置，确保外出活动时管道安全。

4. 观察尿液的性质

（1）日常生活中，注意提醒造口人多饮水，如卧床生活不能自理者，需协助饮水，保证尿液引流通畅。

（2）按照医生要求，记录好尿量。

（3）尿液颜色改变，如红色、有絮状物等异常，应及时到医院就诊。

第三节　造口用品的种类及特性

近年来，结直肠癌发病率逐年上升、发病人群年轻化，每年有成千上万的患者需要接受造口手术。对于造口人来说，成功的手术不仅仅是再次给予了他们生命，更多的是关心造口手术后对生活质量的改善。因为造口没有控制能力，手术后是否有合适的造口用品来收集排泄物，并且能够没有异味，让造口人能走出家门，回归社会，这些都是值得研究的问题。目前有较多的生产厂家致力于开发生产多种类型的造口护理用品，使造口用品得到了迅速的改进与发展，质量也不断的得到完善，并且更多的考虑使用者的隐蔽性、舒适性、操作方便性等个性化需求，为改善造口人的生活质量起到至关重要的作用。

一、造口袋

第一个造口袋是在20世纪30—40年代生产出来的，而第一个尿路造口袋直到20世纪50年代才生产出来。早期的造口袋往往是由橡胶制造而成，体积巨大而且外观极不雅观。当时最大的问题是排泄物的渗漏和对橡胶的过敏，使用过程中没有舒适感。20世纪50年代，由于塑料造口袋的引进，使造口人在外观和安全性上有了很大的进步，很快就得到了广大医护人员和造口人的喜爱，从而开创了现在造口护理用品的先河。造口用品真正的革命性进展是在1972年水胶体粘合剂的发明，使得造口底盘具有良好的粘合性，同时具有吸收皮肤水分的能力，好的造口袋应具备防臭味、隐蔽、低敏及舒适等特点。目前，我国市场上的造口袋可分为粘贴型造口袋和非粘贴型造口袋两大类。

（一）粘贴型造口袋

1. 特点　造口底盘能与周围皮肤粘贴，可根据造口形状进行裁剪，能有效地防止排泄物渗漏到周围皮肤，对造口周围皮肤起到良好的保护作用。

2. 分类

（1）从结构上分为一件式造口袋、两件式造口袋。

（2）从底盘上分为平面底盘、轻微凸面底盘、凸面底盘。

（3）从功能上分为开口袋、闭口袋、抗反流尿路造口袋。

（4）从颜色上分为透明造口袋、不透明造口袋。

（5）从是否有碳片分为有碳片造口袋及无碳片造口袋。

表 2－1　粘贴型造口袋的分类及特点

产品分类		特　点	图　片
按结构	一件式	造口袋与底盘连成一体。造口袋直接粘贴于腹壁。底盘薄、柔软，与皮肤顺应性好。使用简单，一次性使用。造口袋开口处自带封条。分为有碳片和无碳片	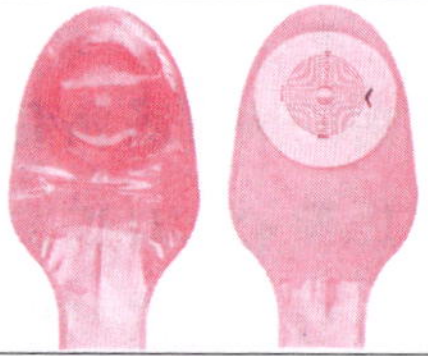
	两件式	造口袋和底盘分为两部分。底盘粘贴于腹壁，造口袋可以换下进行清洗，重复使用，价格较一件式造口袋贵。①两件式造口袋，又分为自黏式和环扣式。②环扣式造口袋可以根据体位变化而改变袋口的方向。③与底盘配用的造口袋有开口袋和闭口袋。④造口袋分有碳片和无碳片。碳片的主要作用是除臭及自动排气，造口袋不胀袋，避免手动放气	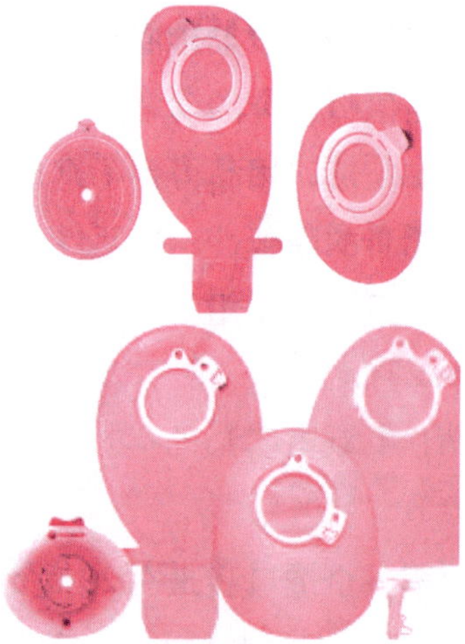
按功能	开口袋	造口袋底部有开口，自带封条。优点是方便排空排泄物及气体、可清洗、可重复使用	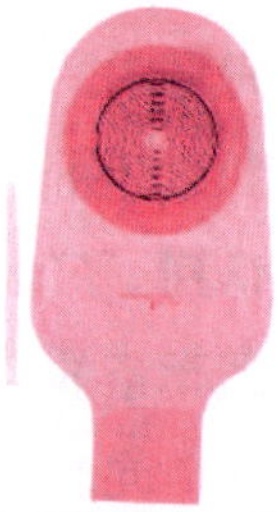
	闭口袋	造口袋底部无开口。优点是一次性使用，免洗，配合除臭碳片使用，可自动排气。适合康复期排便规律者使用	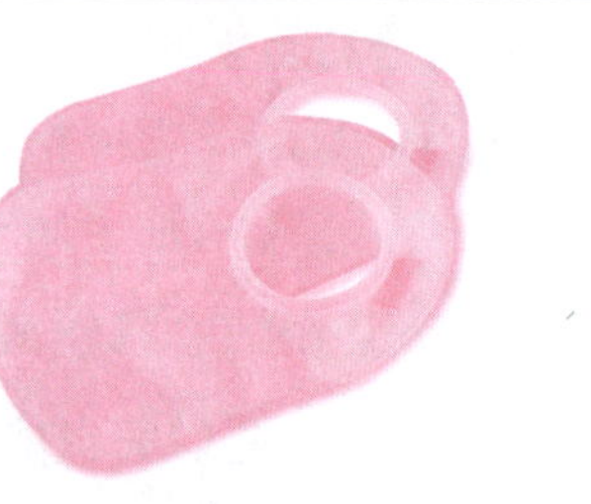
	尿路造口袋	造口袋底部开口接引流袋。袋体内抗反流设计，确保尿液顺利收集于造口袋内，减少排泄物在造口周围皮肤的残留，避免刺激性皮炎的发生	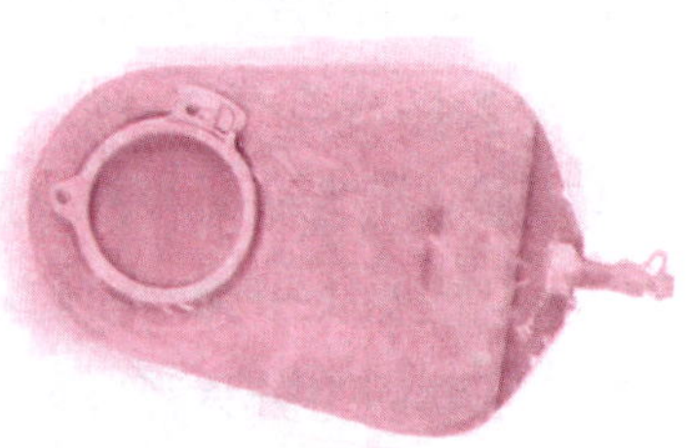

续表

产品分类		特　　点	图　　片
按颜色	透明袋	造口袋外观透明，方便观察造口黏膜和排泄物的情况。适合于造口手术早期及年纪大的造口人	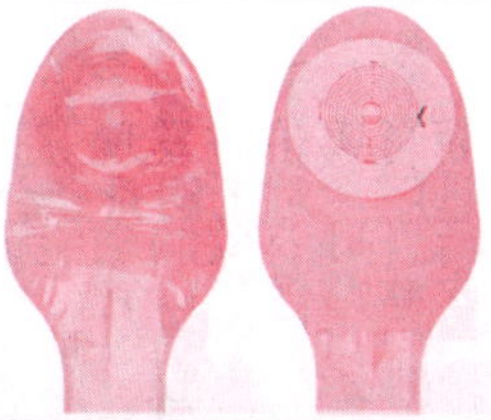
	非透明袋	造口袋外观呈肉色或有肉色无纺布材料覆盖。目的是避免直接看到排泄物，减少视觉上的刺激，缓解造口人的精神负担	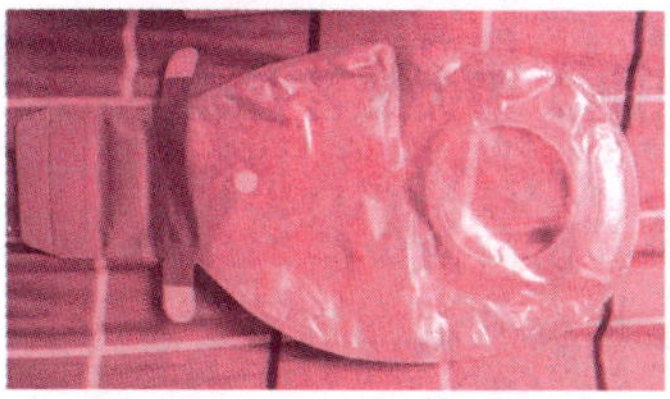
按黏胶	含氧化锌	粘贴性能强大。但吸水性差，皮肤顺应性差，揭除黏胶时容易损伤造口周围皮肤，造成机械性皮炎	
	含保护剂	粘贴性能好，同时具有一定的吸收功能，皮肤顺应性好。使用舒适、安全，但价格较贵	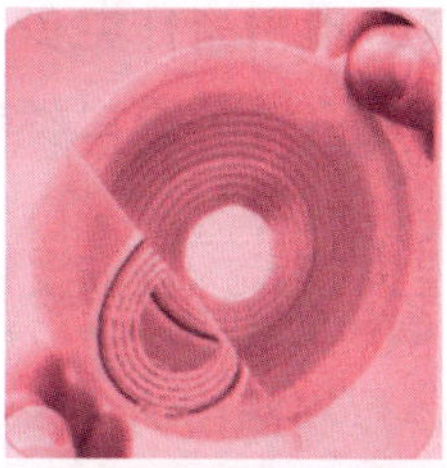
按底盘	平面底盘	底盘黏胶无高度。适合于造口黏膜高度正常、造口周围皮肤平坦的造口人	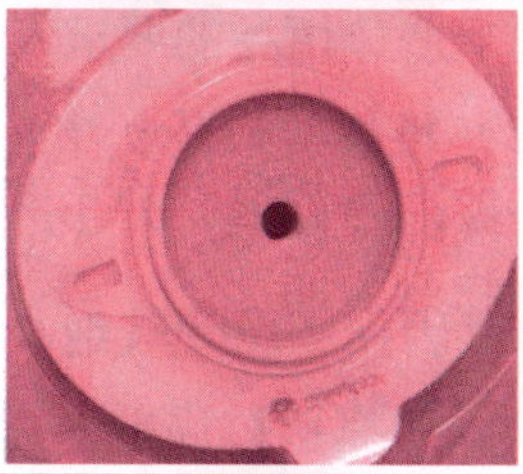
	凸面底盘	底盘黏胶向皮肤粘贴方向凸出一定高度。适合于造口与皮肤平齐、造口凹陷或回缩、造口位置低平的造口者。特别适用于液体排泄物造口，如泌尿造口、回肠造口	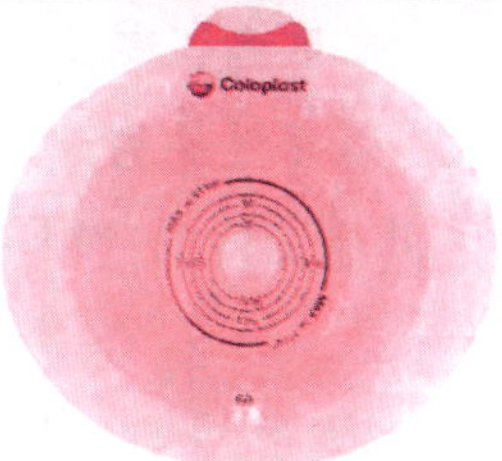
	轻微凸面底盘	底盘黏胶向皮肤粘贴方向凸出的高度介于前二者之间。适用于皮肤有皱褶、皮肤凹陷、瘢痕、造口平齐等要求佩戴更安全的造口人	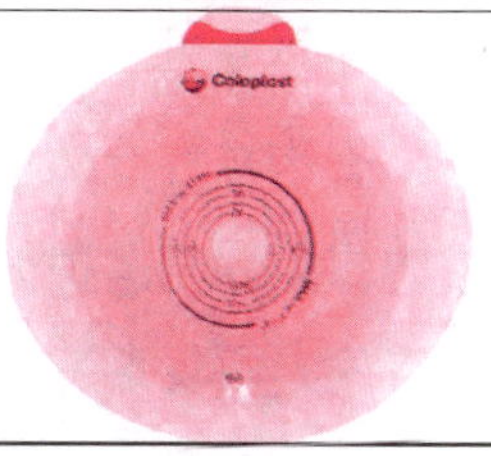

（二）非粘贴性造口袋

非粘贴性造口袋不直接粘贴于皮肤上，必须借助于腰带进行固定。特点是经济、可重复适用。对于医疗条件受限、经济欠发达地区及购买造口产品困难的造口人会考虑选择非粘贴性造口袋。但是由于此类造口袋密闭性差，基本没有隔臭功能，更是经常出现排泄物的渗漏，导致造口周围皮肤发生破溃、糜烂等，影响造口人的正常日常生活，心理及精神上都受到严重伤害。

20 世纪 90 年代以来，随着国内医护人员开始重视造口护理，护理人员不断参加造口、伤口及失禁护理的专业培训；与此同时，造口护理用品生产厂家也不断对于产品进行研发更新，开拓更广的市场。从而让更多的造口人得到更专业的护理和更安全、卫生、舒适的生活，降低了造口并发症的发生，提高造口人的生活质量。

（三）造口袋的选择原则

造口护理用品种类多，有各自的特点。医护人员会根据造口人的治疗阶段的不同，结合造口人自身的造口类型、造口周围皮肤特点、排泄物的性质及经济能力等情况，为造口人选择合适的造口护理用品。

1. 造口护理用品选择的总原则

（1）根据造口人的治疗阶段：术后早期、术后治疗期、治疗结束后恢复期、康复期，对于造口用品的要求及个体的需求均有区别。

（2）根据造口的类型：横结肠造口多是袢式造口，造口较大，同时又有支架管支撑，宜选用底盘大、柔软度好的一件式或二件式造口袋；回肠造口术后早期、回肠膀胱造口，因回肠肠管较细小，排泄物为水样，可选择具有抗反流功能的造口袋。

（3）根据造口周围皮肤情况：随着年龄的增长，皮肤也逐渐松弛，老年造口人选择相对柔软的底盘，减少对皮肤的刺激；还应知晓造口人皮肤的敏感性，皮肤容易过敏者，选择低敏性的底盘。

（4）其他：根据造口人的自身需求、对经济的要求等为其选择适合的造口护理用品。

2. 护理人员临床使用的选择原则

（1）手术后早期：此时造口人胃肠功能尚未恢复，造口黏膜还在水肿期。根据造口的类型、大小及造口的位置选择一件式或二件式透明的开口造口袋，造口袋不含碳片。透明造口袋方便医护人员观察造口的血运及水肿情况；开口造口袋方便倾倒排泄物；不含碳片方便观察造口是否有排气，以判断胃肠功能的恢复情况。

（2）手术后后期：此时胃肠功能基本恢复，逐渐进食，造口黏膜水肿减轻。为了避免造口人对排泄物的感官刺激，可选择半透明或不透明的一件式或二件式造口袋，造口袋可含有碳片，具有自动排气、除臭功能，方便造口人进行术后的功能锻炼。

（3）预出院期：此时胃肠功能恢复良好，进食基本正常，造口黏膜水肿逐渐消退。根据造口人的年龄、生活自理程度、照护者的情况、自身的经济能力、当地购买造口产品的情况等，为造口人选择适合的产品。

3. 居家照护时造口护理用品选择建议

（1）根据造口人自身情况：根据造口人的年龄、认知能力、生活自理能力，选择简单、安全并且容易操作的产品。

（2）根据造口人排泄物的性质对造口用品进行选择：由于食物、药物等因素的影响，可能会出现腹泻等胃肠功能失常的情况，此时可以选择使用二件式造口袋，方便倾倒排泄物、及时清理造口周围皮肤残留的排泄物，造口袋可清洗。既安全、又保证了卫生。

（3）卧床、生活不能自理的造口人，给予选择二件式透明环扣式造口袋：方便倾倒排泄物、及时清洁造口周围皮肤、定时观察造口黏膜及排泄物的情况；环扣式造口袋可以随体位的变化而改变袋口的方向，防止排泄物集聚在造口黏膜附近，侵蚀造口底盘，发生渗漏，浸渍造口周围皮肤，导致刺激性皮炎。

（四）造口袋储存的注意事项

康复期阶段，造口人基本回归家庭生活，病情及身体情况允许时，造口人会回归社会，重返工作岗位。主要问题是准备充足的造口用品，合理的储存，保证安全的使用，造口袋居家储存需注意以下事项。

1. 尽量避免一次性购买大量造口用品，根据自身造口的特点、排便的情况合理购买。
2. 将造口用品储存在室温、干爽的地方。
3. 避免将造口产品放在高温（40℃以上）或潮湿的地方。
4. 不能在阳光下晾晒。
5. 不能在冰箱等低温下保存。
6. 避免重物压迫造口用品。

二、造口辅助用品

由于造口人的腹部形态不同、造口类型不同、排泄物性质不同等因素，造口用品应使用更加安全，延长使用时间，更好的预防渗漏，保护和治疗造口周围皮肤并发症，提升舒适度，为造口人提供个性化的支持，满足个性化的需求，帮助造口人平稳的渡过出院后的难关。

1. 皮肤保护粉（图 2－11）。

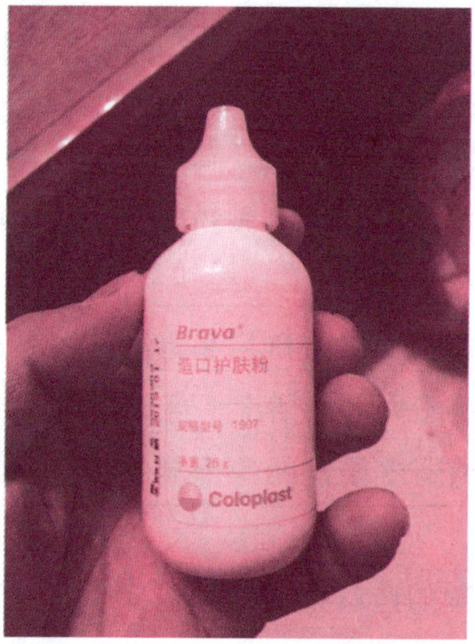

图 2－11　皮肤保护粉

（1）特点：消除造口周围皮肤发红、发痒等症状。能够吸收一部分排泄物，保持造口周围皮肤干燥，减少皮肤浸渍。

（2）用法：清洁造口周围皮肤后，用干纸巾擦干，喷洒少量皮肤保护粉在皮肤上并涂抹均匀，喷无痛保护膜，待干后粘贴造口底盘。

2. 皮肤保护膜（图 2－12、图 2－13）。

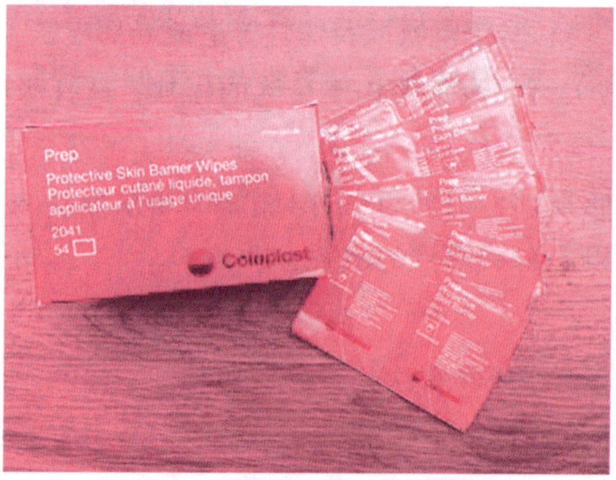

图 2－12　皮肤保护膜图（含乙醇）

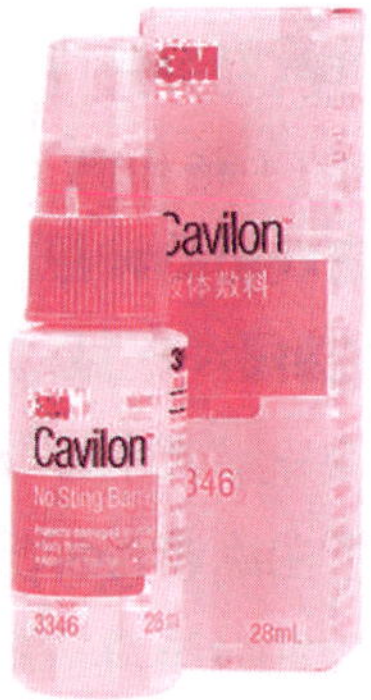

图 2－13　无痛保护膜（不含乙醇）

（1）特点：主要作用是保护皮肤，隔离造口底盘黏胶及排泄物对皮肤的刺激。有含酒精和不含酒精两种类型。

（2）用法：造口周围皮肤完好无破损，两种保护膜均可使用，清洁皮肤后擦干，直接涂抹或喷洒在皮肤上即可；如果造口周围皮肤出现破损，清洁皮肤后擦干，结合保护粉，应用不含酒精的保护膜，保护并治疗皮肤的症状。

3. 防漏产品　常用的有防漏膏和防漏贴环（图 2 – 14、图 2 – 15）。

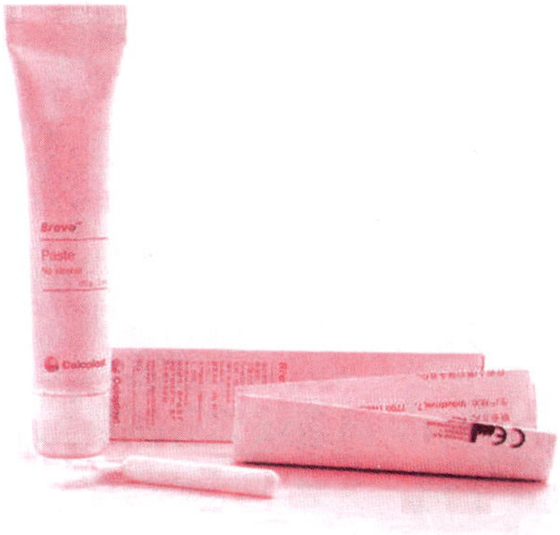

图 2 – 14　防漏膏

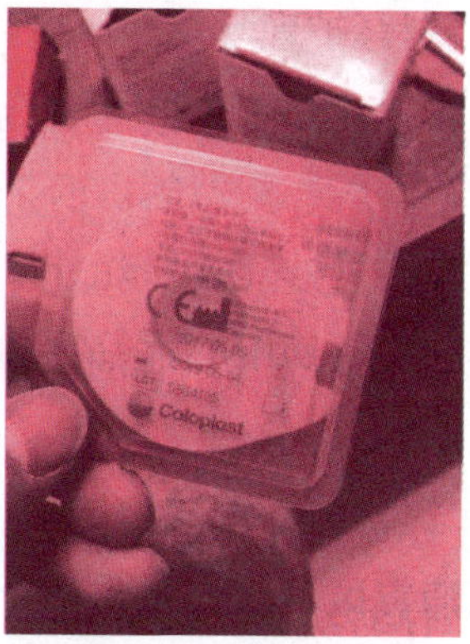

图 2 – 15　防漏贴环

（1）特点：防止排泄物的渗漏，用于皮肤有皱褶、造口排泄物呈水样。有防漏膏和防漏贴环两种类型。

（2）用法：将适量的防漏膏填充在皮肤的皱褶处；也可将防漏膏或防漏贴环直接放在造口底盘的相应位置，再将底盘粘贴于皮肤上。对于老年造口人来说，防漏贴环更方便使用。

4. 剥离剂　能够快速、彻底的清除皮肤上造口底盘所残留的黏胶。适合皮肤容易受损者（图 2 – 16）。

5. 腰带（图 2 – 17）。

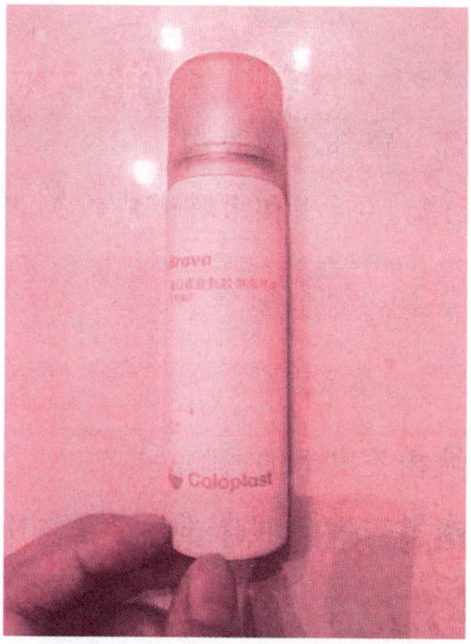

图 2 – 16　剥离剂

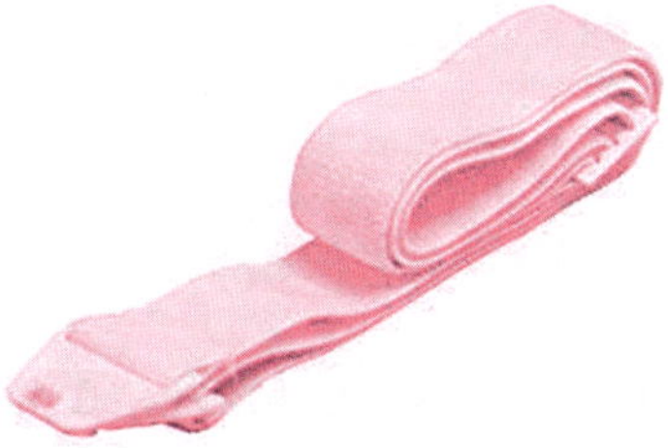

图 2 – 17　腰带

（1）特点：固定底盘，减少外力对底盘的影响，延长造口袋的使用时间。

（2）用法：与二件式环扣式造口底盘上的扣眼连接使用，调节合适的松紧度。

第四节　胃造口的护理

一、概念

胃造口是指在腹壁上做一个永久性或临时性的开口，将造瘘管直接插入胃内，流质饮食由胃造口的造瘘管灌注进胃内，使患者获得足够的营养。口腔病变、鼻咽部或食道、贲门部病变，不能经口腔正常进食；或吞咽困难及脑神经病变不能经口腔正常进食者均可以行胃造口（图2－18）。

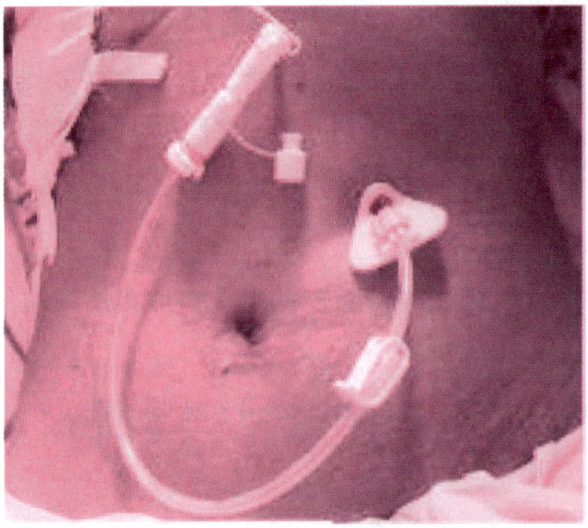

图2－18　经皮胃造口

二、居家观察要点

（一）学习掌握观察要点

向专业医护人员请教具体观察要点，遵医嘱进行观察，必要时记录特殊情况，并去医院就诊。

（二）胃造口造瘘管处渗漏情况

灌注时观察胃造口处有无食物外漏，加强周围皮肤管理，必要时去医院就诊。

（三）胃造口周围皮肤情况

灌注时观察胃造口有无发红、破损等情况发生，查找原因。

（四）造瘘管及敷料固定情况

定时检查造瘘管及外层敷料是否固定牢固，有无脱管或回缩。

（五）造瘘管通畅情况

灌注时观察是否顺利，有无堵塞等情况。

（六）胃肠功能情况

营养液灌注后，注意观察有无便秘、腹泻等胃肠功能失常的情况。

三、居家护理要点

（一）掌握护理方法

向专业医护人员学习护理的方法，掌握后实施居家护理。

（二）做好出入量记录

1. 每日做好记录灌注营养液的时间和量。
2. 每日记录排便，包括大便的次数、量及小便的量。
3. 每日进行出入量记录的总结。

（三）保护造口周围皮肤

1. 定期更换固定造瘘管处敷料，预防感染。
2. 在咨询医护人员后，可以使用皮肤保护膜和皮肤保护粉保护造瘘管周围处皮肤。
3. 如果置管处渗出液较多，周围皮肤发红、破溃，及时就诊。
4. 每次灌注营养液后，用温水或生理盐水清洗造口处皮肤。

（四）确保造瘘管固定妥当，保证造瘘管通畅

1. 每次灌注营养液时，观察造瘘管缝线的固定情况。

2. 对于卧床者，翻身前后均要检查造瘘管的固定情况。

3. 对于神志不清者、有躁动倾向者，咨询医护人员约束带的使用方法及注意事项，在征得家属的同意后，可以适当使用，确保造瘘管固定。

4. 灌注的营养液严格遵照医嘱执行，遵循数量由少到多，质量从淡至浓，循序渐进、均匀输入的原则。

5. 经造瘘管灌注药物时，注意需要完全研碎，注入后，再注入 20—30 毫升温水，确保药物抵达胃内，确保导管的通畅。

6. 每次灌注营养液后，也应再注入 20—30 毫升温水，以确保导管的通畅。注水后将导管返折并夹紧，防止胃内容物逆流。

7. 两餐之间可以经造瘘管注入温水 100 毫升。

（五）掌握营养液的正确灌注方法和营养液的合理储存

1. 灌注营养液时和灌注营养液 1 小时后，需采取半坐卧位。

2. 居家照护时，咨询医护人员意见后，尽量采用间歇性灌注。

3. 营养液最好现用现配，如果一次未用完，置于 4℃ 冰箱内冷藏，24 小时内用完。

4. 营养液灌注时应维持在 37—40℃。温度过高，损伤胃黏膜；温度过低，会引起腹胀、腹泻等胃肠功能失常。

（六）加强生活护理及心理护理

1. 生活能自理者，督促做好口腔清洁，按时漱口、刷牙，保持口腔卫生。

2. 对于卧床或神志不清者，要定时给予口腔护理以确保口腔的清洁。

3. 清醒者，多与之沟通，鼓励他们主动活动或加强肢体的功能锻炼，保持良好的情绪。

第五节　造口并发症的预防及护理

肠造口手术的目的是重建患者正常的排泄功能，或为治疗上所必要施行的外科手术方式，以期延长患者的生命。在行造口手术时，如果造口位置设定不当，术后伤口

感染、营养不良或造口产品选择不当，康复期时，由于饮食或活动不当等因素影响，都会引发造口及造口周围皮肤的并发症，导致护理困难，影响造口人的日常生活。

一、造口并发症的观察与护理

根据造口并发症发生的时间，分为早期并发症和晚期并发症。其中早期并发症是指发生在手术后30天内的并发症，包括造口皮肤黏膜分离、造口坏死、造口回缩；晚期并发症是指发生在手术30天之后，包括造口狭窄、造口脱垂、造口创伤、造口旁疝。早期造口并发症在住院期间医护人员已经给予治疗处理，出院后继续观察、定期到门诊复查；晚期并发症有一些是可以采取预防措施避免或减少发生的，有一些可以用正确的护理方法降低并发症所带来的不适。

（一）造口狭窄（图2－19）

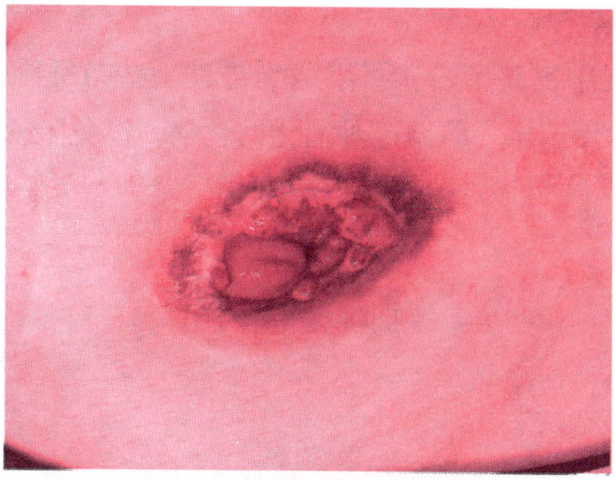

图2－19 造口狭窄

1. 特点

（1）造口缩窄或紧缩，直径小于1.5厘米，多见于单腔造口。

（2）浅度造口狭窄是狭窄发生在皮肤，外观皮肤开口小，难以看见肠黏膜。

（3）深度造口狭窄是狭窄发生在筋膜水平，造口外观正常，指诊时肠管周围组织紧缩，手指进入造口困难，造口内呈缩窄状。

（4）粪便变细，排出困难，排便时间延长，可伴有腹胀、腹痛等不适症状。

2. 严重程度分期

（1）轻度狭窄：排便费力但可以排便。

（2）中度狭窄：排便费力，需要借助手压腹部或使用药物协助方可排便。

（3）重度狭窄：排便困难，借助手压及使用药物均无效，常伴有腹胀、腹痛。

3. 护理要点　在造口狭窄的预防和治疗中，扩肛是最简单而有效的方法。居家照护时，需掌握正确的扩肛方法，也应告知造口人及其家属扩肛的重要性，取得配合。

（1）正确的扩张造口的方法：戴手套用小指涂润滑剂轻柔地进入造口，深度在2—3厘米，手指进入造口后停留。更换造口袋时每日进行1—2次，每次停留5—10分钟。

（2）扩肛的注意事项：①扩张造口时，动作要轻柔，顺应肠管走向，以免损伤黏膜引起出血。②如有疼痛不适时，暂缓扩张造口。③深度造口狭窄者，手指扩张时，指尖进入造口的深度应超过造口深部紧缩处。④手指扩张依次从小指、食指进行。⑤对于瘢痕体质的造口人，扩肛需长期坚持。

（3）轻度狭窄时按照正确方法扩肛：从小指开始，每日1—2次，每次最少5分钟。建议佩戴两件式造口用品，方便操作。

（4）中度狭窄时方法同轻度狭窄：建议佩戴两件式造口用品，观察排便有无改善。

（5）重度狭窄：如果小指无法通过狭窄处或已经出现肠道梗阻症状，建议及时就诊。

（6）饮食指导：轻中度狭窄者，可以适当进食一些粗纤维食物，保持大便通畅。重度狭窄者，应避免食用玉米、蘑菇等难消化的食物，以免阻塞造口。

（二）造口创伤（图2－20）

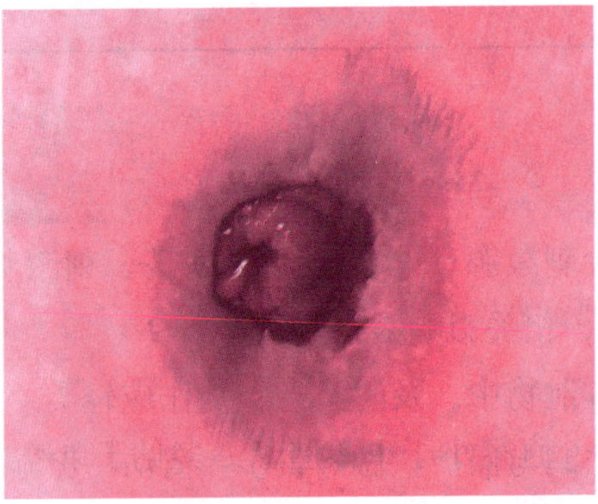

图2－20　造口出血

1. 特点

（1）造口创伤的发生通常是由于压力、摩擦及物理外力施加于造口黏膜上而造成的。

（2）造口创伤的造口黏膜呈现出裸露的暗红色的易损组织。

（3）造口创伤通常在创伤来源消除后能自行愈合。

2. 护理要点

（1）居家照护时，避免创伤发生的原因。

（2）保持地面清洁干燥，及时清理室内杂物。避免因地面湿滑或杂物而发生的行走障碍，碰撞造口，引发创伤。

（3）外出时，避免去人员繁多的闹市，以免发生行人的碰撞而损伤造口黏膜。

（4）避免系硬质腰带或穿过紧的衣裤，摩擦造口黏膜发生损伤。

（5）合理的进行体育锻炼，避免进行如篮球、足球等有身体撞击的运动。可以散步、慢跑、骑自行车等。

（三）造口脱垂（图 2－21）

1. 特点

（1）临床表现：造口肠袢，自腹部皮肤的高度突出，超过 3 厘米，有的长度可达数厘米甚至 10—20 厘米。

（2）好发造口类型：造口脱垂可发生于单腔或袢式造口；可发生于结肠、回肠或泌尿造口。

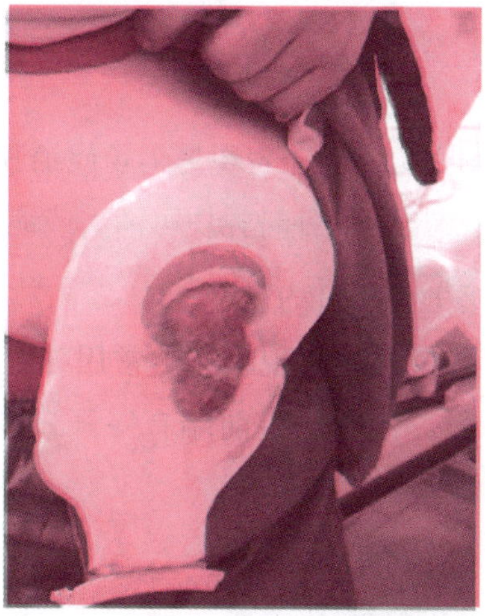

图 2－21　造口脱垂

（3）轻度脱垂：肠管外翻 1—2 厘米，黏膜水肿呈环形脱出，无痛感，一般可自行回缩。

（4）重度脱垂：表现为整个结肠肠管外翻脱出，伴有造口黏膜水肿、出血、溃疡等症状。

2. 病因

（1）由于手术时肠管固定于腹壁不牢固。

（2）回肠造口者因腹泻使肠蠕动过快，造成肠黏膜脱垂。

（3）腹部长期用力，如慢性咳嗽、便秘、用力排尿排便、提举重物等，造成腹压过高，导致肠管自造口处外翻、脱垂。

3．护理要点

（1）选择合适的造口用品：建议佩戴一件式造口袋，避免使用环扣式造口袋，以免卡环与脱出肠管的黏膜发生摩擦，导致肠黏膜出血、损伤。

（2）造口底盘中心孔的剪裁：按照突出肠管最大的直径为准。

（3）回肠造口者：注意合理饮食，避免排泄物过于稀薄，造成肠蠕动过快引发造口脱垂。

（4）泌尿造口者：保证每日的饮食量，避免用力排尿的动作。

（5）注意合理饮食：保证大便的通畅，避免长时间出现便秘或腹泻的情况。

（6）避免受压力：如剧烈活动、提举重物，治疗慢性咳嗽，降低腹部压力。

（7）脱垂肠管的一般处理：平卧后肠管可自行还纳者，脱垂后卧床，取平卧位，使肠管还纳。还纳后用腹带或束裤精细支持固定，定时放松，排空排泄物。

（8）肠管脱出严重者：建议去医院就诊处理。

（四）造口旁疝（图2－22）

1．特点

（1）造口旁疝是肠造口术后切口疝，表现是小肠或结肠经造口侧方脱出。外观在造口旁可见一肿块，肿块站立时突出，平卧时肿块可消失或缩小。临床上称“卧隐立现”。

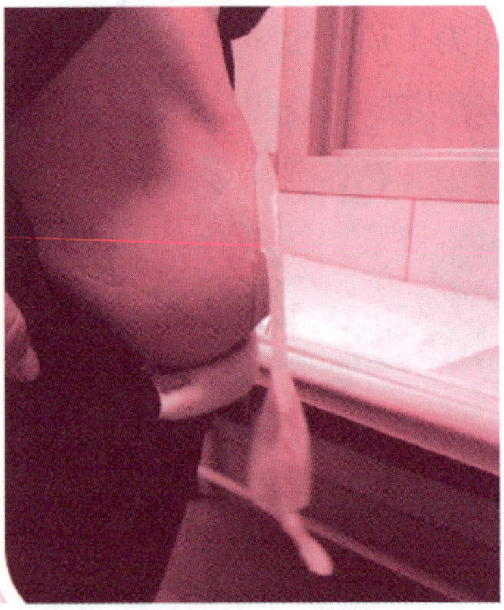

图2－22　造口旁疝

（2）随着生存期的提高，发病率呈上升趋势。

（3）永久性结肠造口发生造口旁疝最常见，尿路造口最少见。

（4）发生的主要原因是老年人腹部肌肉薄弱；术后体重短时间增长过快引起肌张

力下降；持续性的腹压增高，如慢性咳嗽、长期便秘、提举重物等。

（5）早期无明显体征，后期随着疝逐渐增大，站立位时患侧腹部突出明显，并伴有腹痛、腹胀、排便费力等症状。

2. 护理要点

（1）选择合适的造口用品，建议用一件式较柔软底盘的造口袋，佩戴造口腹带，支撑固定造口旁疝，缓解局部的不适症状。

（2）永久性乙状结肠造口行结肠灌洗者，应停止灌洗。

（3）手术后在保证营养摄取的同时，适当恢复运动，控制体重。

（4）居家照护时，避免让造口人提举重物，咳嗽是协助其用手按压造口部位。减轻腹压。

（5）建议造口人合理饮食，保证蔬菜和水果的摄取；根据自身情况，进行适合的体育锻炼，以增加肠蠕动，保持排便通畅。

二、造口周围皮肤并发症的观察与护理

造口手术后，造口人需要面临造口本身的并发症，还需要面临造口周围皮肤的并发症。造口周围皮肤受损，增加了造口护理的难度、增加了造口人的经济负担，同时增加了造口人精神的压力，严重时影响造口人的身心健康和生活质量。康复期，居家照护时，根据造口人造口的特点，定时观察排泄物性质的变化、有效清洁周围皮肤、正确更换造口底盘，预防造口周围皮肤并发症，提高造口人的生活质量。

（一）刺激性（粪水样）皮炎

1. 特点

（1）造口术后常见的并发症之一，是由于粪水经常刺激而引起周围皮肤红斑、溃疡等炎症（图 2－23）。

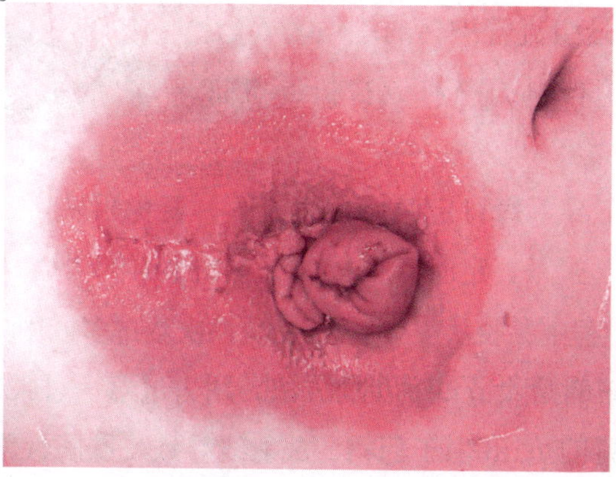

图 2－23 刺激性皮炎

（2）原因：①造口位置不理想、造口回缩等并发症。②造口底盘剪裁过大、造口底盘粘贴时间过长等不正确的使用方法。③回肠造口由于排泄物是含有丰富蛋白酶的小肠液，这些蛋白酶有腐蚀作用，接触皮肤后导致皮肤破溃。

（3）主要表现：①造口周围皮肤局部发红，有排泄物浸渍。②处理不及时，进而发展至皮肤破溃，有渗液。③造口人主诉造口周围皮肤发痒、疼痛明显，严重者出现出血、增生等症状。

2. 护理要点

（1）根据造口的特点选择合适的造口用品：造口回缩、凹陷者可以选择两件式凸面造口袋。

（2）配合使用造口辅助用品：①清水清洁皮肤，擦干。②周围皮肤均匀喷洒造口保护粉。③喷洒无痛保护膜，待干。④症状严重时，步骤②、③可重复1—2次。⑤造口底盘使用防漏膏或防漏贴环。

（3）正确裁剪造口底盘：一般造口底盘直径大于造口1—2毫米。

（4）根据排泄物性质改变造口底盘更换频率：回肠造口、泌尿造口建议底盘使用不超过3天；腹泻时随时更换；最长不超过7天。

（5）卧床休息：为了保证造口底盘与皮肤充分贴合，更换底盘后，建议卧床15分钟。避免因体位改变，底盘与皮肤未完全贴合而发生渗漏。

（二）机械性损伤（图2－24）

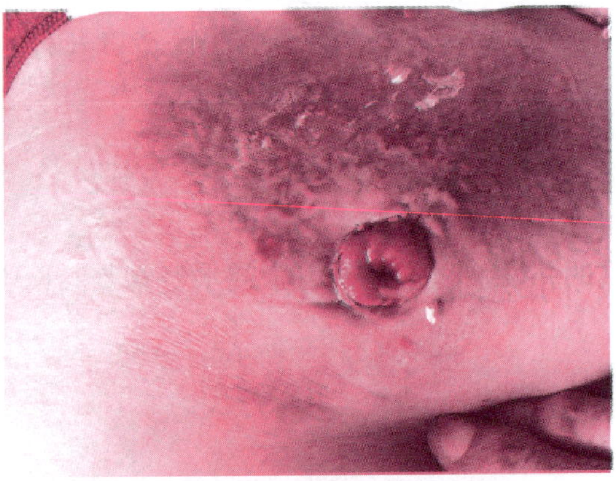

图2－24　机械性损伤

1. 特点

（1）造口袋更换过程中黏胶从皮肤上撕脱，更换次数过多或用力过大，出现表皮破溃。

（2）原因：①不正确揭除造口底盘的方法，用力过急、过大，导致表皮破溃。②造口底盘粘性过大，不易揭除。③由于药物、放射线导致皮肤脆性增大，容易受到损伤。

（3）主要表现：①揭除底盘时，表皮随底盘脱落，皮肤发红、破损。②造口人主诉疼痛、少量渗液。

2. 护理要点

（1）揭除造口底盘时动作需轻柔，掌握正确揭除底盘的方法。一手固定底盘周围皮肤，一手揭除底盘。

（2）在放射治疗阶段或皮肤敏感者建议应用剥离剂去除底盘黏胶，减少揭除底盘时对皮肤的刺激。

（3）建议选择柔软、粘性较小的造口底盘。

（4）配合使用造口辅助用品：①清水清洁皮肤，擦干。②周围皮肤均匀喷造口保护粉。③喷无痛保护膜，待干。④症状严重时，步骤②③可重复1—2次。

（三）尿结晶

1. 特点

（1）发生在泌尿造口黏膜或周围皮肤上的白斑。主要是由于尿液呈碱性时，磷酸盐发生沉积。而饮食中酸碱度的含量直接影响尿液的pH值（图2－25）。

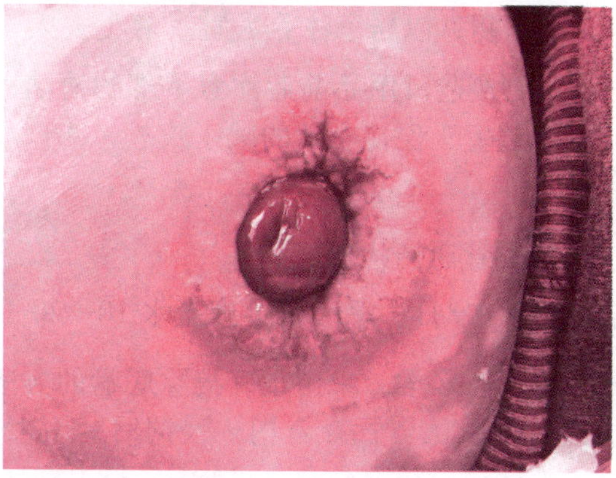

图2－25　尿酸结晶

（2）原因：①饮水量不足，尿液浓缩，碱性结晶聚集。②造口清洁方法不正确或清洁不及时。③饮食过多的碱性食物。

（3）主要表现：①造口黏膜或周围皮肤有片状或灰色的结晶附着。②皮肤发红、发痒、增生。③造口黏膜有少量出血，伴有疼痛。

2. 护理要点

（1）保证每日足够的饮水量，适当增加流质饮食。

（2）适当增加蛋类、瘦肉、核桃、花生等酸性食物的摄入，以酸化尿液。

（3）建议使用具有抗反流作用的造口袋，夜间接引流袋。避免尿液引流不畅，浸渍造口。

（4）清洁造口时，可以使用白醋与水按1:3的比例来清洗造口，再用清水清洁。

三、造口并发症的预防

造口并发症的发生，不仅增加了医护人员的负担，也增加了居家照护的难度及造口人的家庭、经济上的负担，更增加了造口人精神心理上的痛苦。预防胜于治疗，如何预防造口并发症，减轻造口人的痛苦及其家庭的负担是至关重要的。

（一）保证足够的营养

充足的营养，可以提供身体康复所需要物质，同时也提高机体的抗病能力。手术后，保证均衡饮食，给予高蛋白、高维生素、低脂的食物，避免刺激性食物，注意少量多餐。

（二）避免感染

手术后，身体尚未完全康复，以居家休养为宜。避免去人多嘈杂的场所；室内注意通风，保证空气的清洁；更换造口用品前后注意手部的清洁；造口用品有专门存放位置，以免发生感染。

（三）皮肤的保护措施

1. 造口底盘揭除的注意事项

（1）揭除造口底盘时动作需轻柔，掌握正确揭除底盘的方法。一手固定底盘周围皮肤，一手揭除底盘（图2－26）。

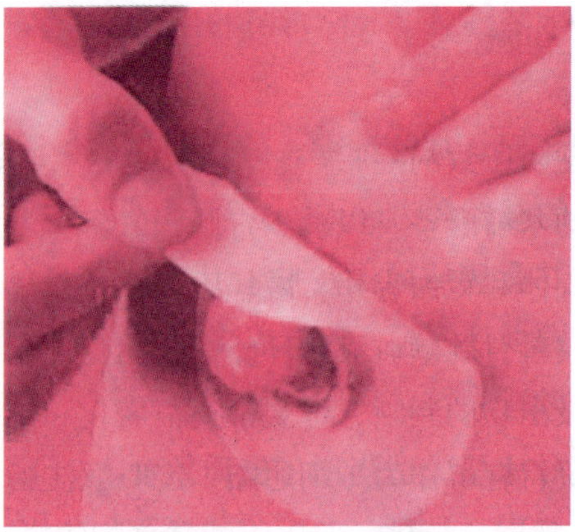

图2－26　环形揭除底盘

（2）在放射治疗阶段或皮肤敏感者建议应用剥离剂去除底盘黏胶，减少揭除底盘时对皮肤的刺激。

2. 造口周围皮肤的清洁方法

（1）手术后1—2周，如果造口旁有伤口未愈合，条件允许的情况下建议去医院的造口门诊进行处置。如果没有造口门诊，出院前向护理人员学习护理的方法。用生理盐水清洁，处理伤口，再粘贴造口用品。

（2）伤口完全愈合后，居家照护时，可用清水以环状方式由外向内清洁造口周围皮肤，擦干。清洗擦干时动作要轻柔，不可用力反复擦洗。如果皮肤上残留黏胶不易清洁，可用温水毛巾覆盖在皮肤上以软化后再清洁；或直接使用剥离剂去除黏胶。

（四）造口用品的使用指导

1. 造口袋的选择

（1）手术后早期易选用一件式或两件式透明造口袋，便于观察造口黏膜的情况。如造口水肿、造口出血等。

（2）老年造口人，建议使用一件式或黏贴性两件式造口袋，一次性使用，方便操作。对于视力欠佳、手部灵活度差的老年人，也可以选择可塑造口底盘，不用裁剪，使用方便。

（3）造口脱垂、造口旁疝建议使用底盘柔软的一件式造口袋。避免造口黏膜的损伤。

（4）有皮肤损伤的可以选用柔软度好、吸收渗液较强的造口底盘，以保护皮肤，促进损伤皮肤的愈合。

2. 造口底盘的剪裁

（1）一般造口底盘直径大于造口1—2毫米。裁剪过大，易发生排泄物渗漏，刺激皮肤，造成刺激性皮炎；裁剪过小，影响造口血运。

（2）造口底盘现用现剪，避免一次性裁剪多个造口底盘。

第六节 造口的康复护理

造口手术虽然可以治愈疾病，挽救生命，同时也给造口人的生活带来诸多的不便。首先，造口手术影响了一个人的外表，使人长期处于“失禁”的状态，造成自我形象失常；其次，对于手术之前的生活方式、人际关系，甚至于家庭关系都带来一定程度上的负面影响。

造口人不管在身体上还是在心理上，康复过程都是一个持续的适应过程。造口手术后的康复期，能否自我护理、能否参加社交活动、能否继续工作或学习等，都是造口人即将面临的生活问题。居家照护时，要鼓励造口人加强锻炼，协助其正确使用造口用品，注意关注其生活细节，耐心细心地帮助其解决问题，恢复他们对生活的自信，把造口所带来的不便降到最低。

一、饮食护理

造口人不能完全控制排便的过程，因此饮食就成为他们最关心的问题。要让造口人认识到，造口手术只是改变了排便的方式，他原有的消化功能并没有丧失，和普通人一样，每天都需要有均衡的饮食，进食足够的谷类、肉类、蔬菜和水果，吸收足够的营养，以维持身体的功能。如原有糖尿病病史、心脑血管疾病病史、肾病病史等需要特别限制的饮食外，也应遵循均衡膳食的原则。

（一）术后饮食注意事项

由于手术对肠道的创伤及全身麻醉对胃肠功能的抑制作用，术后早期应严格禁食；当造口功能逐渐恢复，出现排气、排便，饮食方可逐渐恢复。应遵循饮水—流质饮食—半流质饮食，逐渐向普通饮食过度。饮食应遵循少食多餐、定量饮食原则，防止暴饮暴食，影响造口的排泄功能。

1. 保证饮食营养的均衡　可以食用高蛋白、高维生素、高微量元素、低脂的饮食。

2. 少进食容易产气的食物　如豆类、萝卜、巧克力、韭菜、碳酸饮料、啤酒等。某些行为习惯如咀嚼口香糖、吸烟、进食时说话较多也能使肠道内气体增加。因肠造口没有括约肌控制粪便的排出，肠道产气过多，在造口袋内集聚致使造口袋胀鼓，影响腹部外观形象。另外，造口排气发出的声音也会使造口人很难堪而产生自卑心理。

3. 少进食容易产生异味的食物　如洋葱、大蒜、鱼类、蛋类、香辛类调味品等。不良气味的散发是造口人最头痛的问题。如果使用的是不具备隔臭功能的造口袋，会引来周围人的特殊注意，让造口人无法融入回正常的社交生活。日常生活中，可以适当减少产生异味食物的摄入，有条件的话，选择隔臭功能好的造口产品。

4. 少进食容易引起腹泻的食物　如豆类、辛辣食物、煎炸食品等。宜进食低纤维、少油炸的食物。在饮食上还应特别注意保证食物的新鲜、干净和卫生。造口手术后，由于肠道功能的不完整，造口人更容易发生胃肠道的不适。腹泻时，稀薄的粪水对造口周围产生刺激，还会引起电解质失常和脱水的情况。

5. 适量进食粗纤维的食物　粗纤维食物能促进肠蠕动，增加粪便量。对于有便秘的造口人，适当进食能帮助粪便的形成，减轻排便困难。但是如果进食过多，会造成大便量的增加，需要经常排放粪便或更换造口袋，以免影响造口人外出活动。造口狭窄者，本身造口出口窄小，大便排出费力，进食粗纤维食物后，易发生造口梗阻。富含粗纤维的食物有玉米、芹菜、南瓜、红薯等。还应注意进食粗纤维食物时要多喝水，保证充足的水分。

6. 避免进食容易引起便秘的食物　如巧克力、番石榴等；用些药物也会引起便秘，如氢氧化铝、碳酸钙及吗啡类等。保持大便的通畅对于造口人是非常重要的。粪便过硬，会引起造口黏膜出血；如果长期便秘，增加造口脱垂及造口旁疝的风险。居家照护时，督促造口人多饮水，合理饮食，保证蔬菜、水果的进食量；适当增加活动量，促进肠蠕动，改善便秘的症状。

（二）回肠造口饮食注意事项

回肠造口因解剖原因，造口的管径小，如果进食粗纤维食物过多，会造成粪便排出障碍，堵塞造口，给造口人增加痛苦，又增加居家照护的难度。在饮食上减少如坚果、菠萝、芒果、芹菜、冬笋、玉米等难消化食物的摄入；水果最好去皮食用；进食时仔细咀嚼；适当增加新鲜蔬菜和富含维生素 C 的水果，如橙子、柚子、山楂等的摄入。

回肠造口又因结肠切除后，影响了水分和无机盐的重吸收，排泄物呈稀水样便，量多，容易造成水和电解质失常。尤其在夏季，天气炎热、出汗多时，更易发生。居家照护时，要定时督促其饮水，每日的饮水量在2000毫升。还应注意造口人活动的情况，因电解质失调，引起乏力等症状，活动时要保证安全。

（三）泌尿造口饮食注意事项

泌尿造口者在饮食上应尽量避免食用辛辣刺激、油炸烤制等食物，其他没有特殊要求，保证均衡饮食即可。泌尿造口者为了防止泌尿系统感染和肾结石等并发症的发生，应保证每日的饮水量在2000毫升以上。还应多进食流质饮食，适当引用果汁，增加新鲜蔬菜和水果的摄入。

（四）化疗期间饮食注意事项

结直肠癌行造口手术后，很多造口人还需要后续的化学治疗。在治疗中，由于药物及心理的作用，多数人会发生味觉和嗅觉上的改变。化疗药物引发的恶心、呕吐等厌食症状，也会造成便秘或腹泻等不适。种种胃肠功能失常的表现，导致营养摄入不足，水、电解质失调。居家照护时，在饮食上注意清淡，保证营养的摄入，满足造口人的胃口，少食多餐，不强迫进食。必要时去营养科就诊，咨询专科建议，给予合理的饮食。良好的营养可以调动机体的免疫系统，减轻化疗的不良反应，确保完成治疗计划。

二、日常生活指导

（一）衣着

1. 出院后，造口人可以穿回自己的衣服，无需特殊制作购买。

2. 避免穿紧身衣、裤（裙），以免造口受到摩擦和压迫，影响造口黏膜的血运。

3. 男士避免穿系腰带的裤子。腰带可能会压迫造口，损伤造口黏膜。如果穿着西裤，可以用背带来代替。

4. 女士夏季穿着裙装时，可以选择带有碳片的造口袋。避免因造口排气导致造口袋胀鼓而带来的尴尬。

（二）沐浴

造口手术后，能否洗澡是造口人关注最多的问题。手术后，伤口痊愈、身体体力恢复，无论是粘贴造口袋时还是去除造口袋时，都可以正常洗澡。造口黏膜同口腔黏膜一样，不怕水，水分不会因洗澡由造口进入体内。洗澡时，应注意以下几点。

1. 洗澡最佳的方式是淋浴，尽量避免泡浴。长时间泡澡会影响造口黏膜，引发黏膜水肿；如果是佩戴造口袋泡澡，直接影响造口底盘的粘贴时间。

2. 洗澡时水温不易过热，水温过高，会烫伤造口黏膜。

3. 洗澡时，避免用淋浴喷头直接冲洗造口黏膜，以免造成黏膜的损伤。

4. 造口黏膜在洗澡时避免用毛巾或浴球直接擦洗，这样也会造成黏膜的损伤。

5. 回肠造口、泌尿造口者，建议佩戴造口袋洗澡。因排便无法控制，排泄物刺激皮肤，从而引起不适。

6. 如果是佩戴造口底盘洗澡者，洗澡后应即刻更换造口产品，避免因造口底盘的脱落带来不必要的麻烦。

（三）社交活动

鼓励造口人参加一般的社会活动。康复期居家照护时，只要造口人体力允许，陪伴他们适当外出，多与周围人沟通交往，参加造口人联谊会，与同是造口的人群一起交流分享生活上的小经验、小方法，激发他们重新生活的信心，也促进他们的康复。

（四）锻炼与运动

生命在于运动，只有运动才能保持健康的身体和良好的身材。造口人在加强营养的同时，还要控制体重，体重超标，会引发造口旁疝、造口回缩等并发症。因此，在康复期时，可以陪伴造口人进行一些力所能及的运动，如散步、慢跑、乒乓球、骑自行车等。适当的体育活动能提高机体的免疫力，促进康复。需要注意的是避免腹压增大的活动，如举重；避免有身体撞击的运动，如篮球、足球等。前者会因腹压增大带来造口旁疝的风险，后者则会因为撞击，误伤造口黏膜。

三、心理方面

所有经历过造口手术的人最常见的问题之一是情绪上的调整和适应。无论是暂时性的或是永久性的造口，本身就意味着自身躯体形象上的变化，从而导致各种负面的社会心理影响。在给造口人做居家照护时，除了掌握基本的造口护理知识和技术，还要更多一份关心、耐心去照护他们，让他们感受到需要与被需要，尊重他们，树立生活的自信。

（一）环境

1. 居家护理时，做到说话轻、动作轻，在家里营造一个安静、温馨的氛围，以舒缓造口人的心理压力。

2. 根据个体的家庭条件，为造口人设计一个更换造口用品时的相对私密的空间，放松心情，缓解焦虑情绪。

（二）情绪

1. 鼓励造口人走出家门，与周围人交流。
2. 参加造口人联谊会，与造口人士交流分享。
3. 独居老人，建议子女多关注老人，定期问候、探望。

第七节　造口袋更换流程

【目的】

1. 保持造口周围皮肤的清洁。
2. 帮助患者掌握正确护理造口的方法。

【评估】

1. 评估患者对造口护理方法和知识掌握程度。
2. 评估患者造口类型、造口的功能状。
3. 评估患者自理程度，以决定护理的方式。

【准备】

1. 操作者准备　衣帽整洁，洗手、戴口罩。
2. 物品准备
（1）造口用品包括造口底盘、造口袋。
（2）造口辅助用品包括造口粉、皮肤保护膜、防漏膏或防漏条。
（3）造口剪刀、造口尺。
（4）换药用品包括换药包、干棉签。
（5）居家护理用品包括垫巾、卫生纸、湿纸巾（或脸盆盛温水35—37℃、干湿软毛巾各一条）。
3. 环境准备　室内温度22—26℃、关闭门窗，请其他人员离开房间。
4. 造口者准备　摆放体位，患者取舒适体位，注意保暖。

【操作步骤】

1. 体位　协助造口者取舒适卧位，必要时使用屏风遮挡。
2. 揭除底盘　放置垫巾于身下，注意保暖。由上向下撕离已用的造口袋，并观察内容物（图2-26）。
3. 清洁造口
①用湿毛巾或湿纸巾沾温水擦洗造口及周围皮肤。②用干毛巾或卫生纸擦干造口及周围皮肤。③观察周围皮肤及造口的情况（图2-27）。

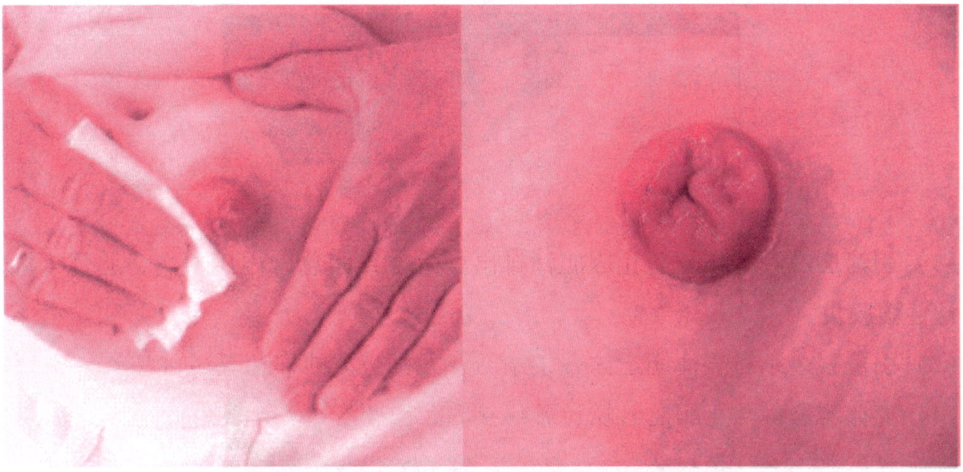

擦洗造口　　干燥造口

图 2－27　清洁造口

4. 测量造口

①使用造口尺测量造口大小，并且在底盘上标注。②如果造口形状不规则，需要多角度测量（图 2－28）。

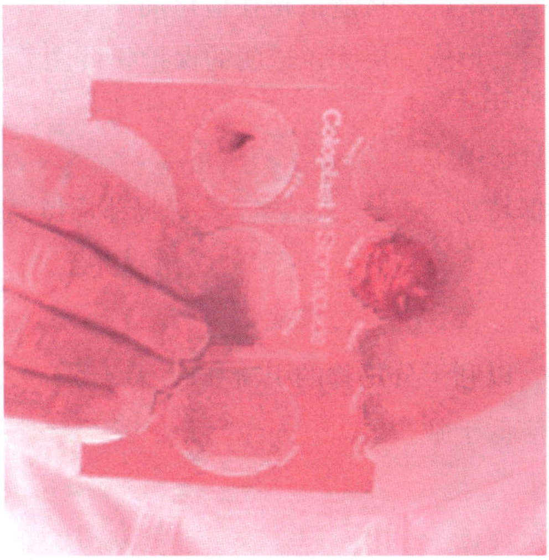

图 2－28　测量造口

5. 绘线，做记号（图 2－29）。

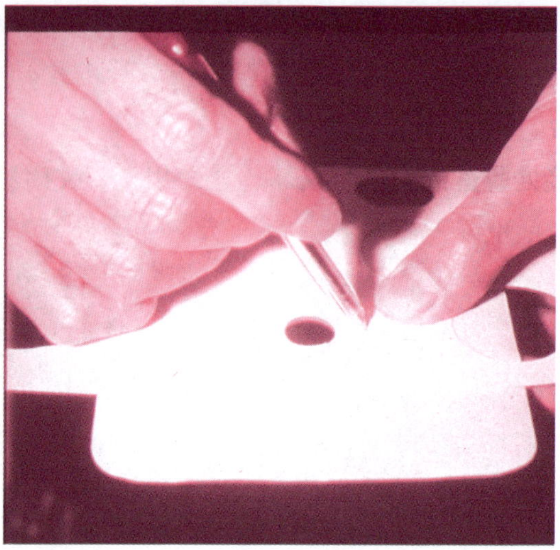

图 2－29　绘线，做记号

6. 裁剪底盘：①按照测量时标注的刻度裁剪底盘，底盘直径大于造口 1—2 厘米，注意用手捋平底盘内侧以免划伤造口黏膜，必要时可涂防漏膏、保护膜（图 2－30）。②涂抹造口粉和皮肤保护膜，有效的预防和治疗造口周围皮炎及周围皮肤浸渍，可以常规应用。涂抹方法是先用干棉签将造口粉在造口周围涂均匀，避免过多，30 秒后再涂抹皮肤保护膜，待干后，形成一层无色透明的保护膜（图 2－31、图 2－32）。

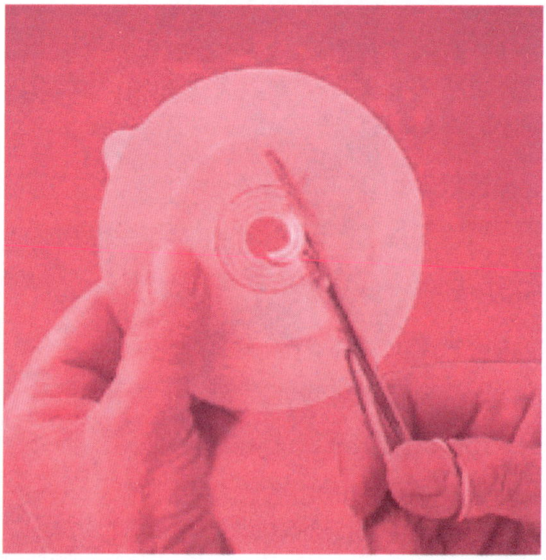

图 2－30　裁剪底盘

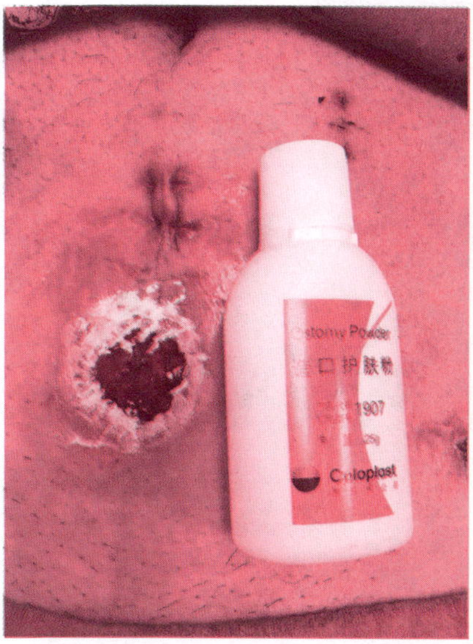

图 2-31　喷洒保护粉

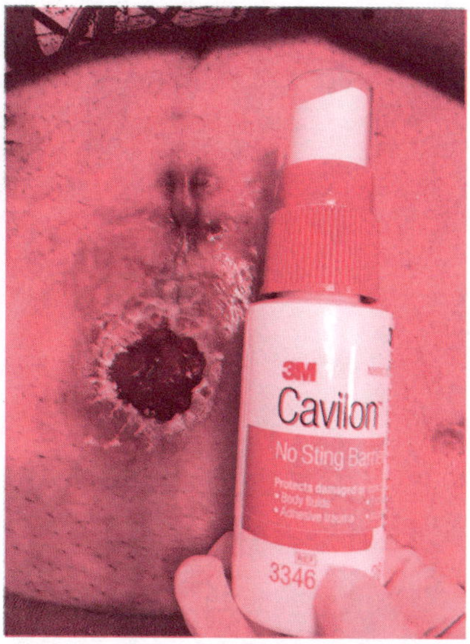

图 2-32　喷保护膜

7. 粘贴底盘　应用完附件产品后，迅速将裁剪好的底盘粘贴沿着造口黏膜紧密贴合，如果此刻有液体流出，需要擦干皮肤后再粘贴（图 2-33）。

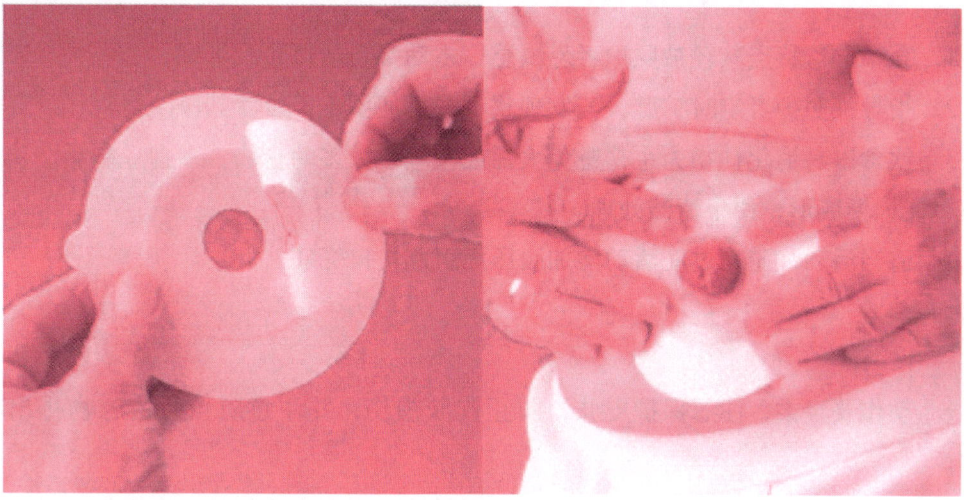

撕开薄膜　　　　贴底盘

图 2-33　粘贴底盘

8. 扣合造口袋

①撕去粘贴面上的纸，按照造口位置由下而上将造口袋粘贴。②用手往上按紧黏胶，夹好便袋夹，并且检查造口袋是否粘贴牢固（图 2-34）。

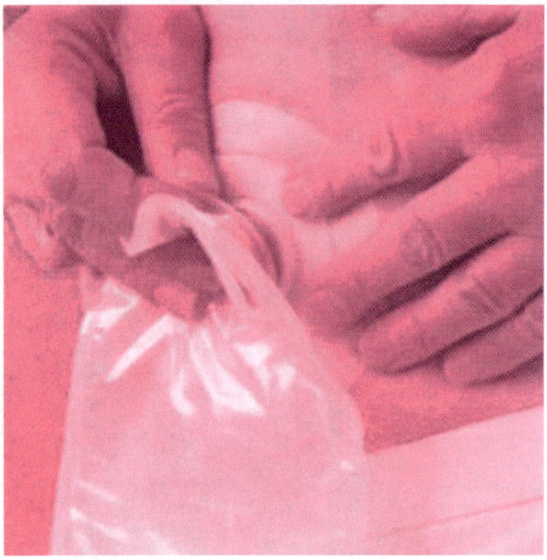

图 2－34 扣合造口袋

9. 更换造口袋后 整理用物，洗手。

【健康教育】

1. 介绍造口特点减轻被照护者恐惧感，主动参与造口自我管理。

2. 指导被照护者定时扩肛，若发现狭窄或排便困难，及时到医院复查。

3. 饮食以易消化食物为主，避免太稀或粗纤维太多的食物，多食豆制品、蛋、鱼类等，使大便成形，便于清洁处理。

4. 适当活动，避免过度活动增加腹压而引起造口旁疝。

【注意事项】

1. 动作要轻柔，注意保护皮肤，防止皮肤损伤，并注意防止袋内容物排出污染伤口。

2. 粘贴造口袋前应确定皮肤清洁、彻底干燥，否则未干的皮肤会影响粘贴效果。

3. 要正确测量造口大小形状，裁剪造口袋底盘时一般要比测量的造口尺寸大 1—2 毫米，如果尺寸过大，造口和黏胶之间的缝隙会积留粪液，不仅影响黏胶的黏性，还会对皮肤造成刺激，发生皮炎；反之，若尺寸过小，会压迫造口黏膜，引起不适或造口黏膜出血。

4. 造口袋一般可 3—5 天更换一次，避免频繁揭换，对皮肤产生过多刺激，若一旦出现渗漏则随时更换。

5. 使用造口辅助用品应当在使用前认真阅读产品说明书，如使用防漏膏，一定将造口袋由内圈向外圈粘贴后应持续按压 15—20 分钟，保证造口袋底盘与皮肤充分粘合（图 2 - 35）。

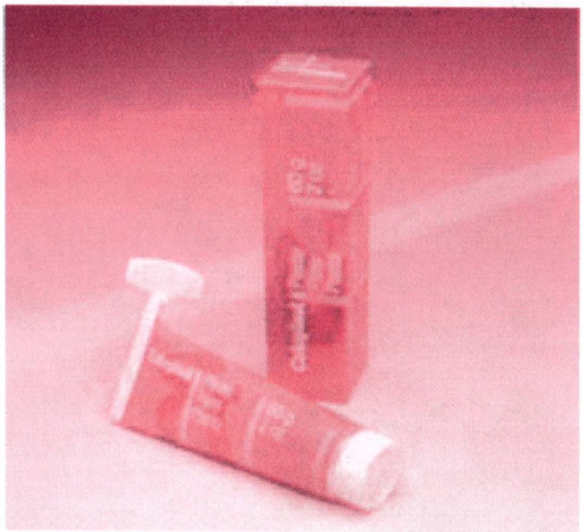

图 2 - 35　造口附件

第三章 失禁引发皮肤损伤的居家护理

第一节 概 述

一、失禁的概念

在无意识、无法控制的情况下，在不适当的场所有尿液或粪便排出称为失禁，可分为大便失禁和尿失禁（图 3－1、图 3－2）。

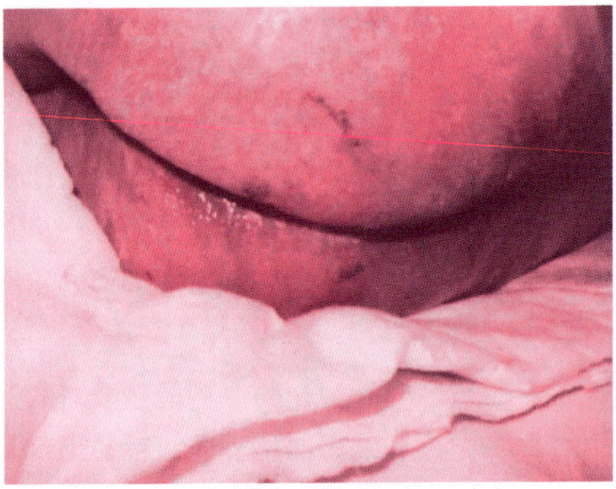

图 3－1 失禁性皮炎表现

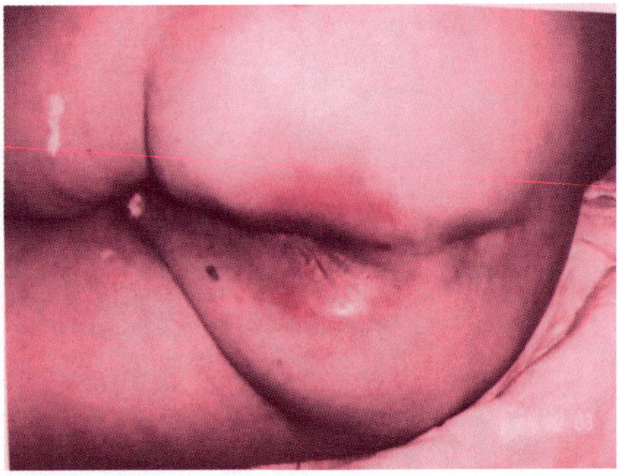

图 3－2 肛周皮肤受损情况

（一）大便失禁

1．概念 是指各种原因导致肛管括约肌失去对粪便及气体排出的控制能力，属于排便功能失常的一种。完全失禁者不能控制所有粪便及气体的排出；不完全失禁者可以控制干便的排出，但控制不了细便和气体的排出。大便失禁很常见，正常人群中发病率为2%左右。随着年龄的增加，大便失禁的发生率也随之增加，女性发病率远高于男性。在老年人及精神疾病患者中更常见。

2. 病因

（1）肠道推动力增加：由直肠或近段肠道的炎症性或功能性肠病导致的粪便不可控制排出，如溃疡性结肠炎、痢疾、感染性结直肠炎等。

（2）括约肌功能不全：各种外伤如产伤、肛门部手术等原因导致肛门括约肌损伤；或是因括约肌的神经支配受损如帕金森病、脊柱或马尾损伤等导致肛门括约肌失去了保存粪便和气体的能力。

（3）特发性大便失禁：无明显原因的括约肌去神经损伤。如习惯性排便紧张、神经卡压等。

（4）肛管直肠疾病：由于混合痔、直肠脱垂及环形内痔等原因，使肛门括约肌过度松弛导致括约肌功能障碍，引起大便失禁。

（5）先天性解剖异常：由于直肠、盆底肌等相关结构的胚胎发育异常，最终导致肛管直肠不同程度的解剖性及功能性畸形。如先天无肛门、无肛门括约肌。

3. 临床表现　不能随意控制排便和排气，气体、粪便不自主溢出污染内裤。由于会阴部和肛门周围皮肤经常受到粪水刺激，局部皮肤发生瘙痒、糜烂甚至溃疡等表现。尽管大便失禁不会直接威胁生命，可它却会给人们的精神上和肉体上带来无法言说的痛苦，同时也严重的影响人们的正常生活和工作。

（二）尿失禁

1. 概念　国际尿控协会将其定义为一种不自主地经尿道漏出尿液的现象。同时在描述时应明确其相关因素，比如尿失禁的类型、进展过程、严重程度、加重及缓解因素、对个人生活质量及精神方面的影响、自身的耐受程度等。尿失禁不是一类独立的疾病，它的发生有很多原因。

尿失禁的体征主要通过失禁者或医生的检查或记录来进行评估，如医生查体（腹压增加时尿液的漏出）、排尿记录、尿垫实验、症状评分和生活质量评估。通过对临床症状和尿失禁发生机制的研究，国际尿控协会将尿失禁分为压力性、急迫性、混合性及其他类型的尿失禁。女性尿失禁的发病率高于男性，老年人是尿失禁的高危人群，全球75岁以上的老年人有40%受尿失禁问题困扰。

2. 分型

（1）压力性尿失禁：指在用力、打喷嚏、咳嗽等腹压增加的情况下出现的不自主漏尿。女性人群中23%—45%有不同程度的尿失禁，其中50%左右为压力性尿失禁。女性较明显的相关危险因素有年龄、生育、盆腔脏器脱垂及肥胖等。男性压力性尿失禁则与手术或外伤有关，如前列腺癌根治术后出现的漏尿情况。

（2）急迫性尿失禁：是指与尿急相伴、或尿急之后立即出现的尿失禁现象。尿急是指一种突发、强烈，而且难以被延迟的排尿欲望。这种类型尿失禁的表现是在尿急出现时或之后出现的不自主的漏尿。男性中急迫性尿失禁是尿失禁的主要原因，占所有男性尿失禁患者的40%—80%，多由膀胱出口梗阻而导致膀胱过度活动引起。

（3）混合性尿失禁：是指漏尿症状既与尿急有关，又与打喷嚏、咳嗽或运动等腹压增加的行为有关。表现为具有压力性尿失禁的典型症状，并且伴有尿急。此类型尿失禁在男女性尿失禁患者中的比例大致都相当。

（4）其他类型：①充盈性尿失禁是指由于尿道梗阻和膀胱收缩无力等原因所导致的慢性尿潴留后，膀胱内压力超过正常尿道括约肌的阻力，尿液从尿道溢出。临床上以男性多见，常见病因是前列腺增生症和神经源性膀胱疾病等，并伴有长期慢性尿潴留病史。②尿道外尿失禁是指漏尿由于尿液从尿道以外的通道漏出而导致。以先天性原因常见，如尿道上裂、膀胱阴道瘘等。③神经源性尿失禁是指神经系统疾病所致的膀胱尿道功能障碍，由于神经控制机制失常而导致的不自主的尿液自尿道外口漏出，也是一种特殊类型的尿失禁，一般情况下均有明确的神经病变存在。

（三）失禁的危害

1. 大小便失禁，因长期粪便、尿液刺激被照护者的会阴部、肛周及臀部的皮肤，皮肤的抵抗力下降，导致这些部位的皮肤发炎、溃烂，严重者可导致感染。

2. 被照护者如卧床时间长，骨突处部位的组织在排泄物的刺激下还容易发生压疮。

3. 家庭护理失禁被照护者时，无论失禁的原因如何，对局部皮肤的护理非常重要。保持会阴部及臀部皮肤的清洁、保护及减压是主要的护理措施。

二、失禁的治疗

（一）尿失禁的治疗

尿失禁的治疗主要包括手术治疗和非手术治疗。非手术治疗方法包括生活方式指导、功能锻炼方法的指导和药物治疗。当非手术治疗不满意时，应考虑手术治疗。

1. 压力性尿失禁

（1）控制体重：肥胖是女性压力性尿失禁的主要危险因素，有效的降低体重有助于改善尿失禁的症状。做居家照护服务时，可指导被照护者进行体重的控制。

（2）盆底肌训练：首先教会被照护者正确地进行主动盆底肌收缩，并进行反复的练习。常用的训练方法有两种。①快速、有力的收缩盆底肌 2 秒并快速放松。②收缩盆底肌并保持 5—10 秒，然后放松 5—10 秒。初期时，指导被照护者每日用 3 种不同体位（仰卧位、坐位、站立双膝并拢体位）分别练习 2 次，每次练习时间在 15—30 分钟，之后根据被照护者实际情况循序渐进地增加盆底肌训练的次数。

（3）生物反馈：是借助置于阴道或直肠内的电子生物反馈治疗仪，监视盆底肌肉的肌电活动。这种方法需在医院相关科室由专业人员对尿失禁患者进行正确的训练并形成条件反射。

（4）药物治疗：药物治疗的主要作用原理是增加尿道闭合压，提高尿道关闭功能，常用药有度洛西汀、雌激素类等。居家照护时，指导被照护者遵医嘱按时按剂量服药，并观察药物的疗效及有无不良反应。

2. 急迫性尿失禁

（1）生活方式指导：指导被照护者进行膀胱训练，如养成延迟排尿及定时排尿的习惯。教会其盆底肌练习的方法，进行有效地练习以改善症状。

（2）药物治疗：常用的药物是 M 受体阻滞剂。主要的不良反应有口干、眼干、视力模糊、便秘及尿潴留等，照护时需有效观察有无不良反应，协助其做好日常生活。

3. 混合性及其他类型尿失禁的治疗需遵循医生建议的专业方法，在做居家照护时，指导被照护者遵医嘱进行功能锻炼、按时服药及定时复诊。

（二）大便失禁的治疗

大便失禁的治疗应根据不同发病原因来治疗，同样包括手术治疗和非手术治疗。这里介绍非手术治疗方法。

1. 饮食调节和排便　适用于治疗肛管直肠炎症。常用方法是多吃含纤维素高的食物，避免刺激性食物，使大便成型，消除肛管直肠炎症刺激带来的不适感。指导被照护者养成定时排便的习惯。

2. 肛门括约肌功能训练　研究发现参与功能训练的失禁人群除了有脊髓损伤的患者，成功率达 70%。运用这种方法治疗比较麻烦，要坚持锻炼，持之以恒，才会达到治疗效果。

3. 药物改变结肠功能　主要是应用一些能改变结肠运动、吸收及结肠内液体含量和增加直肠敏感性的药物。指导失禁者按时用药，协助观察药物的疗效。

4. 刺激肛门括约肌收缩　适用于神经性大便失禁者，主要方法是采用电刺激疗法和针灸疗法。这些方法均需在医院相关科室由专业医务人员进行操作。

三、失禁引发皮肤损伤的危险因素

失禁者存在的一些危险因素与皮肤损伤有关，主要包括以下几个方面。

（一）自我照顾能力不足

由于年龄的因素卧床、自我能力照顾不足，只是功能性尿失禁或腹泻引起的大便失禁，自己无法清理排泄物，以至于排泄物长期刺激会阴、肛周处皮肤，造成这些部位的皮肤损伤。

（二）活动能力减退

神经系统病变所致的偏瘫、外伤或手术后需卧床及重症肌无力者等各种原因造成活动能力减退，进而不能正常如厕，如果有大小便失禁的情况未及时清理，造成局部皮肤损伤。

（三）认知不足

如被照护者是认知功能障碍者，需评估认知能力程度。一般认为认知水平越低对排便的控制能力就越差，也就常常出现失禁。如老年痴呆者发生失禁是很常见的，是失禁治疗和管理中困难的对象，他们的局部皮肤护理就显得格外重要。

（四）营养不良

被照护者由于各种原因引起的营养不良，皮肤保护层减少，保护功能减弱，一旦发生大小便失禁，局部皮肤就容易受到伤害。

四、失禁引发皮肤损伤的原因

（一）皮肤完整性损伤

1. 当皮肤暴露于潮湿或刺激物时，如尿液及粪便会破坏皮肤的完整性。

2. 潮湿的皮肤，增加危害皮肤的角质层，如果穿着非棉质的化纤衣服或卧床于化纤的床单，加之不正确的移动，所产生的摩擦力可加剧皮肤的受损程度。

（二）皮肤保护功能的损伤

1. 正常皮肤表面的 pH 值在 3.5—6.5，平均在 5.0 左右，呈弱酸性，皮肤深部呈弱碱性。

2. 皮肤表面在汗液、皮脂和角质层的角蛋白的影响下，保持着生理性的弱酸性。这种弱酸性对抗着外部细菌的发育和繁殖。

3. 皮肤长期处于潮湿不清洁的环境中，使皮肤表面酸度上升、细菌增加，以致于皮肤防御功能下降，皮肤受损。

（三）破损皮肤上微生物的残留

1. 失禁者的局部皮肤长期处于潮湿状态，潮湿的皮肤有利于微生物附着于皮肤表面。一旦皮肤发生破损，某些微生物在潮湿的环境中极易引起皮肤的炎症，加剧皮肤的受损程度。

2. 如被照护者发生大小便双重失禁，皮肤受损危险大大增加，极易出现刺激性皮炎。双重失禁者粪便中的消化酶活跃，对皮肤更具损害性；消化酶中同时含有细菌的培养基，在损害皮肤的同时易造成皮肤感染。

（四）反复擦洗的机械性刺激所致皮肤损伤

1. 在照护失禁者过程中，为了保持失禁者局部皮肤的清洁，要经常为失禁者的会阴部及肛周和臀部皮肤进行清洗、擦拭，失禁次数多、清洗及擦拭的次数也多。

2. 在失禁状况未改善前，这样反复多次的擦拭就造成了皮肤物理机械性的刺激，导致失禁者皮肤的损伤。如果被照护者的局部皮肤的完整性已经受损，再加之擦拭，这样的皮肤更加容易受损。

3. 如果使用不当的清洁液，或者采用错误的擦拭方法进行清洁擦拭时，更增加了对皮肤的损伤。

第二节　失禁的居家护理

一、心理护理

无论是尿失禁者还是大便失禁者，都会有不同程度的排泄物流出，污染衣服、床单、被套及护理垫等，这种情况不仅使失禁者躯体上感到不舒适，还增加其家属及照护者更换家居用品的工作量，同时也增加了家庭的经济负担。对于失禁的处理不仅仅是失禁者一个简单的卫生方面的要求，他们会因自我感觉、自理能力下降又难以启齿来寻求帮助，逐渐产生烦躁和自卑的负面心理，进而表现为抑郁、焦虑、恐惧等负面情绪，而且害怕被发现。护理时应结合失禁者的自身情况，主动关心其日常生活，帮助其进行正确有效的功能锻炼，协助其按时服药，观察药物疗效，必要时配合专业人员做好记录。同时指导他们合理膳食，情况允许进行适当的体育运动以及可以参加一些力所能及的社交活动，保持良好的情绪，增强康复的信心。并且主动更换清洁污染的用物，为失禁者营造一个温馨、舒适的生活环境。

二、皮肤受损的评估

失禁者居家护理的主要目的是合理收集排泄物及臭味，记录排泄物的量，正确使用清洁液，运用护理方法保护皮肤，预防减少感染，使被照护者舒适，减轻被照护者的精神及经济负担，取得家属的认可。

（一）评估的目的

确定失禁者的皮肤受损的原因。观察是化学性（排泄物）还是物理性（擦伤）的刺激。

（二）化学性损伤

化学性损伤刺激源主要是尿液、粪便这些排泄物。受损皮肤主要位于皮肤暴露和受排泄物刺激的部位。局部表现为红疹、水肿、水疱的形成及脱屑。

（三）物理性损伤

物理性损伤多见于频繁失禁者。发生物理性损伤的主要原因是反复擦拭、移动卧床者方法不当及使用便盆不当所产生的摩擦力都能造成皮肤擦伤、破损。

（四）继发性感染

失禁频繁者会阴部、臀部及骶尾部皮肤由于是不通风透气的部位，且皮肤皱褶多，长期潮湿易引起真菌感染。在居家照护过程中，通过常规照护方法皮肤问题无改善，应建议前往医院皮肤科进行确诊。

三、刺激性皮炎的居家照护

（一）居家照护流程图（图3-3）

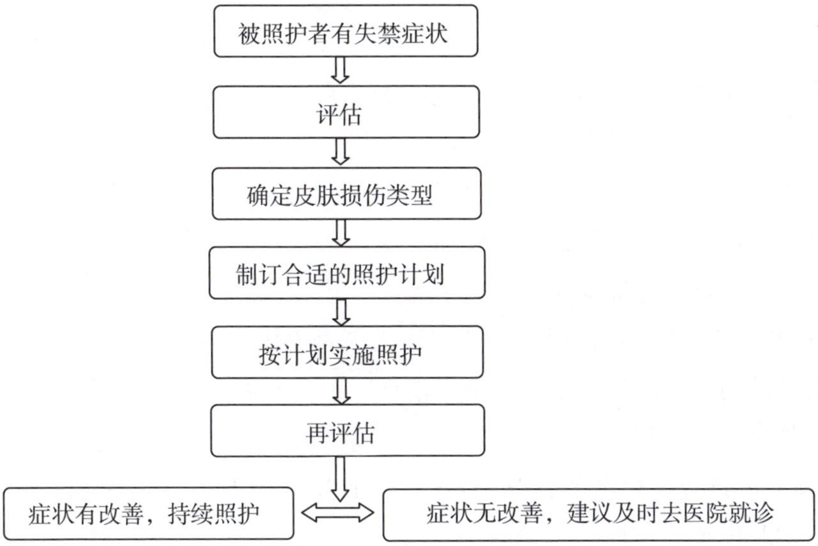

图3-3 居家照护流程

（二）居家护理措施

1. 保持通风 保持通风的环境对于失禁者的皮肤保护特别重要。通风的方法是自然通风，以保持会阴部、臀部皮肤干爽，切忌使用电吹风及烤灯等造成局部皮肤干裂，增加照护难度。另外，尿片的选择也非常关键，避免使用不透气的尿片，选择吸收强有透气功能的失禁用品。照护时还需注意的是尿片一旦潮湿应立即更换。

2. 隔离防护 这里的隔离防护指的是根据失禁者的会阴、肛周及臀部皮肤的情况选择不同的措施保护局部皮肤免受排泄物的刺激，减少因频繁失禁对局部皮肤造成的持续损伤。

（1）家庭隔离措施：油性保护剂是经济方便的方法，对排泄物起到一定的阻隔作用，可选择凡士林、氧化锌软膏。缺点是使用时会感觉不舒适，使用效果一般。

（2）医用隔离措施：皮肤情况严重者要及时去医院就诊，需学会掌握使用及更换方法。①赛肤润不适用已破损皮肤，能隔绝皮肤避免排泄物刺激，保护皮肤且有滋润皮肤的作用，使用时注意，清洁皮肤后将产品滴于掌心，双手揉搓后涂于肛周后臀部皮肤。②透明薄膜不适用破损皮肤，此产品无菌透明、透气防水，且柔软有弹性，贴于易受损部位起到隔离粪水的作用。缺点是排泄物流出后从边缘渗入后易卷边，更换时如果方法不当易引起机械性损伤。③伤口保护膜，清洁皮肤后喷洒伤口保护膜，在皮肤表面迅速形成一层透明薄膜，以阻隔粪便与尿液直接接触皮肤，避免细菌感染，达到保护局部皮肤的目的。皮肤保护膜包括含酒精和不含酒精两大类，应该注意的是含有酒精的保护膜对皮肤具有一定的刺激性，皮肤受损时可以选择不含酒精的伤口保护膜。

3. 清洁皮肤

（1）目的：清洁会阴、肛周及臀部的皮肤主要目的是不使尿液、粪水等排泄物浸渍与附着于这些部位的皮肤，避免局部皮肤受损及感染。

（2）清洁剂：家庭照护时使用温和的清水清洁，有条件的最好可以使用弱酸性的清洁剂清洗，以保护皮肤表面的弱酸性保护层。对于已有损伤的皮肤使用生理盐水比较合适，生理盐水可以保证皮肤的酸碱平衡。

（3）清洁要点：清洁皮肤时，动作需轻柔，避免用力过大损伤皮肤。家庭照护时建议使用质地较为柔软的毛巾或是湿纸巾清洁，禁止使用干燥而且质地较硬的纸巾进行擦拭。另外，在每次更换失禁护理用品后，需要用温水清洁并保持局部皮肤干爽。

4. 纸尿裤的选择　根据被照护者失禁评估情况选择大小合适的纸尿裤。实施家庭照护时建议被照护者的家属尽量选择吸水性、舒适性及具有一定隔臭作用的纸尿裤。定时检查纸尿裤的饱和程度及皮肤情况，发现皮肤异常及时给予干预，预防皮炎及压疮的发生。

5. 居家照护注意事项　居家照护时尽早发现失禁引起的皮肤问题，掌握正确的预防和护理方法。

（1）局部皮肤避免受压，按照正确翻身方法定时更换卧床姿势。

（2）保持床单及被套清洁、干燥，随时更换失禁护理用品，按照需要采取隔离防护措施。

（3）清洁皮肤时使用温水清洗的方法去除排泄物，尽量避免使用干燥的卫生纸擦拭，以免因用力擦拭造成摩擦进而损伤皮肤。

（4）搬动被照护者时，一定先将人抬起，不要用力拖拽，因拖拽产生的摩擦力可造成机械性的皮肤损伤。

四、大便失禁的饮食护理

饮食会影响胃肠道功能，不同的食物可以给失禁者带来不同的作用。因此，选择合适的食物，在一定程度上可以减轻失禁的严重程度。

（一）建议食用的食物

1. 主食类　如稀饭、米汤、面条等。

2. 水果类　如苹果、石榴、果汁等。

3. 蔬菜类　如胡萝卜、冬瓜、南瓜、豆腐等。

4. 其他　如酸奶、豆浆、藕粉等。

（二）不建议食用的食物

1. 含纤维高的食物　可以促进肠道蠕动，从而使大便失禁情况更加严重不受控制。

（1）蔬菜类：如菠菜、白菜、竹笋、茭白等。

（2）水果类：如菠萝、柠檬、柚子等。

2. 胀气的食物　如牛奶、豆类等，这类食物会导致肠蠕动增强，一旦发生肠内积气，会使大便失禁加剧。

3. 禁食含糖量高的食物　含糖量高的食物会在肠道内发酵，进而增加胀气的程度。

4. 蛋白质丰富的食物　如鸡蛋、鸭蛋等，过量食用使大便失禁加剧，同时加重排气的气味。

5. 脂类食物　如肥肉、奶油等，过多食用，增加排便的次数，加重失禁的程度。

6. 不易消化的食物　如蜜饯、松子等。

7. 其他　碳酸饮料、咖啡、浓茶、生冷和辛辣刺激性食物均不建议食用。

五、尿失禁的康复训练

（一）膀胱训练

膀胱训练是提醒失禁者不要过早的对尿急做出反应，有意识的延长排尿间隔，最后达到2.5—3小时排尿1次，逐渐使每次排尿量>300毫升。

1. 消除外界刺激　如关掉水龙头，避免听流水声。

2. 更换体位　屈腿站立，交叉双腿。

3. 压迫会阴部　坐在坚硬的物体上如椅子扶手或毛巾卷上。

4. 收缩盆底肌　努力保持30秒。

5. 思考一些其他的事情　以分散注意力，直到排尿感消退。

6. 垫脚站立　可对部分失禁者有一定帮助。

7. 膀胱训练一般训练　失禁者每小时排尿 1 次，在 2 次排尿间歇则必须控制和忍耐尿急感。

8. 准确记录　每次的饮水时间及种类，每次排尿的时间及尿量。

9. 制订护理计划　通过记录可以客观反映排尿情况，给医护人员制定治疗护理计划提供依据。

（二）盆底肌训练

盆底肌训练由专业的医务人员指导进行，居家照护者督促协助失禁者完成训练计划。

1. 快速、有力的收缩盆底肌 2 秒并快速放松。

2. 收缩盆底肌并保持 5—10 秒，然后彻底放松同样 5—10 秒的时间。

3. 督促失禁者每日在 3 种不同体位（仰卧位、坐位、双膝并拢体位）至少锻炼 2 次，每次 15—30 分钟。

六、失禁相关性皮炎的预防

（一）概念

失禁性相关皮炎是潮湿相关性皮肤损伤的一种，是大便失禁和（或）尿失禁患者常见的皮肤问题。2007 年定义为由于慢性或反复接触尿液或粪便，而导致皮肤出现红斑，伴或不伴有水疱、侵蚀或皮肤屏障作用缺失等为主要表现的炎症反应。

（二）主要表现

失禁性相关皮炎主要发生于会阴部、骶尾部、臀部、腹股沟、男性的阴囊、女性的阴唇、大腿内侧及后部出现不同程度的皮肤红斑、浸渍和水肿，皮肤结构的缺失和侵蚀，直至出现皮下伤口。

（三）失禁相关性皮炎的分级

1. 0 级　皮肤完好，无发红。有发生失禁性相关皮炎的风险。

2. 1 级　皮肤发红，完整，伴有红斑、水肿。有轻度发生失禁性相关皮炎的风险。

3. 2 级　皮肤发红，受损，伴有水肿、水疱、皮肤糜烂及剥脱，甚至发生感染。有中重度发生失禁性相关皮炎的风险。

（四）失禁相关性皮炎的高危人群

1. 大、小便失禁者　无论出现何种形式的失禁，均应引起照护师的注意及重视。

2. 腹泻频繁者　24 小时内出现 3 次以上无法控制的水样便者，尽管腹泻者可以感知有排泄物排出，但无法控制。

3. 其他　皮肤存在压疮或曾经出现压疮或失禁相关性皮炎，目前已经愈合者。

4. 留置尿管者　可有漏尿现象出现。

（五）失禁相关性皮炎的预防

1. 有效收集排泄物，减少皮肤浸渍于排泄物中的时间。根据排泄物性质的不同，应使用不同类型的工具有效收集排泄物。

（1）尿失禁者可以选择留置导尿管、指导使用尿套。

（2）大便失禁者使用一次性肛管、一件式造口袋、粪便收集装置。

2. 皮肤的护理

（1）清洗：及时清洗被排泄物浸渍的皮肤，缩短排泄物对皮肤造成刺激的时间。清洗时注意动作需轻柔，使用的毛巾、水盆要专人专用，定期更换。清洗液选择中性，接近皮肤 pH 值的清洗液。

（2）保护：选择带有滋润功能的皮肤保护用品，使皮肤角质层与潮湿环境或刺激物之间形成保护层。

（3）如果皮肤出现问题，及时去医院就诊。

（六）失禁相关性皮炎的护理

1. 饮食护理　选择清淡易消化的食物，避免食用辛辣刺激性食物。

2. 心理护理　及时处理排泄物，保持皮肤清洁干燥。适当活动，分散注意力。保持良好的情绪。

3. 清洁与体位　保持床单位的清洁，照护卧床者及时更换体位。

4. 失禁护理辅助用品的选择

（1）成人尿片、纸尿裤、护理垫：注意选择合适的尺码，关注失禁者使用的舒适度，评估吸水能力、隔水能力、是否保持皮肤干燥、粘贴的设计、防漏隔边的设计等。定时检查纸尿裤的饱和程度及皮肤情况。更换纸尿裤时清洗会阴部，发现异常及时给予干预措施。

（2）尿套：只适合男性尿失禁者，皮肤敏感者禁用。使用时将尿套套于阴茎上，再接尿袋。注意选择合适的尺码，需要每日更换。更换时清洗会阴，注意观察皮肤有无异常。连接尿袋后，要保持引流通畅，尿套及尿袋切勿打折。

（3）保鲜袋收集尿液：适用于男性脑卒中后卧床失禁者。经济、方便，便于家属及照护者掌握，降低感染机率。对于非持续性尿失禁者可根据小便规律选择套袋时间，一般间隔 30—60 分钟。每日清洁会阴部皮肤、阴茎、龟头及包皮 2—4 次，保持局部皮肤清洁干燥。保鲜袋系结时注意松紧度要适宜，留一指空间为宜，过紧影响阴茎的血液循环。对于长期套袋失禁者，每隔 2 小时观察一次，及时倾倒尿液。

（4）留置尿管：保持尿管引流通畅，避免扭曲打折。每日清洗尿道口 2 次，每周更换尿袋。如需锻炼膀胱容量，定时夹闭尿管，每 2 小时放尿一次。

第三节　失禁的皮肤护理流程

【目的】

1. 保持外阴部的清洁，促进舒适。
2. 去除分泌物和异味，预防感染。
3. 防止皮肤破损，促进伤口愈合。

【评估】

1. 评估失禁类型和频率及其他风险因素。
2. 检查皮肤的失禁相关性皮炎（包括皮肤褶皱）并进行鉴别诊断。
3. 评估并治疗失禁的可逆原因。

【准备】

1. 操作者准备　着装整齐，洗手、戴口罩。
2. 物品准备　一次性会阴垫、医用无菌手套、垃圾袋。
3. 环境准备　室内温度 22—26℃、关闭门窗，请其他人员离开房间。
4. 被照护者准备　取侧卧位，注意保暖。

【操作步骤】

失禁相关性皮炎的分型、表现及处理方法见表 3－1。

表 3－1　失禁相关性皮炎分型、表现及处理方法

分型	图　片	临床表现	处理方法
轻度	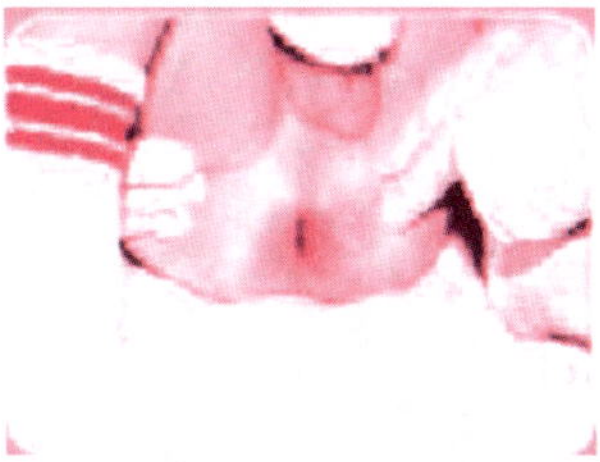	皮肤完整，有轻度发红和不适	1. 用生理盐水或较温和水清洗，用柔软的纸巾或毛巾擦干 2. 喷洒薄薄一层皮肤保护粉 3. 距创面 15 厘米处喷洒皮肤保护膜 4. 30 秒后再次喷洒皮肤保护粉和皮肤保护膜（反复三遍）
中度	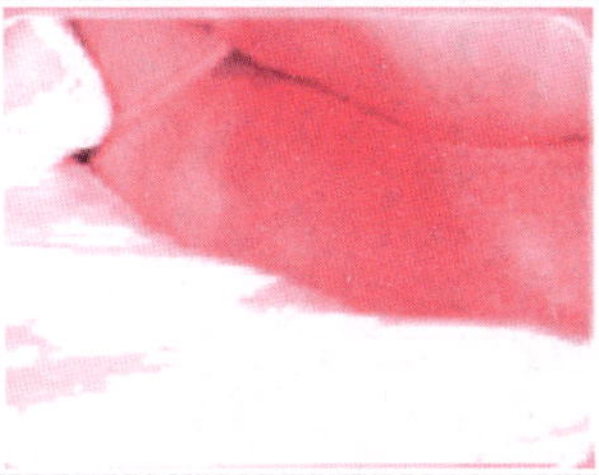	中度发红，皮肤剥脱，出现大小水疱或小范围部分皮层受损，伴有疼痛或不适	1. 用生理盐水清洗，用柔软的纸巾蘸干 2. 距创面 15 厘米处喷洒皮肤保护膜 3. 使用新型敷料及失禁相关用品
重度	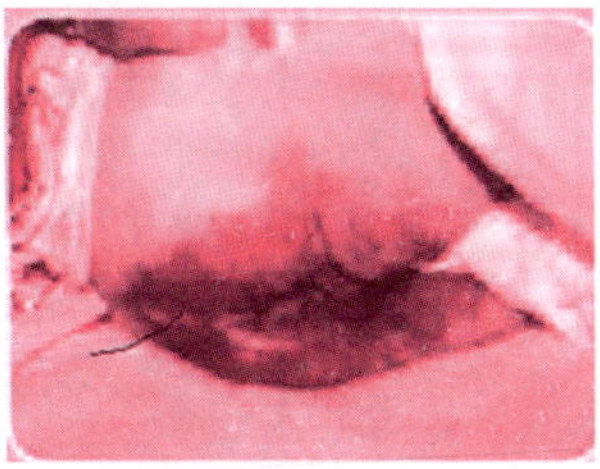	皮肤变暗呈深红色，出现大面积皮肤剥脱受损、水疱或渗出	1. 用生理盐水清洗，用柔软的纸巾蘸干 2. 距皮肤 15 厘米处喷洒皮肤保护膜 3. 使用新型敷料及失禁相关用品 4. 如合并真菌性皮炎，使用抗真菌制剂

【健康教育】

1. 要全面评估，减少刺激源（自理能力、病情、刺激物的强度、刺激物的持续时间、会阴部位皮肤状况、相关影响因素等）。

2. 减少皮肤浸渍于排泄物中，及时清理，动作应轻柔，不要用力擦洗。

3. 对皮肤的隔离、滋润与保护。做好三步：清洁、保湿、保护。持续性使用以清洁、保湿及应用皮肤保护剂的原则为基础的皮肤护理方案。

【注意事项】

离生殖器较近时应避开或封堵生殖器外口喷洒皮肤保护膜。每次喷洒应间隔 30 秒。

第四章
引流管的居家护理

第一节 概 述

一、外科引流的目的

外科引流是将器官、体腔或组织间潴留的体液排出体外或引离原处的方法。目的是排除脓肿或其他化脓性病变的脓液和坏死组织；预防血液、渗出液或消化液在体腔内蓄积；预防继发感染或组织的损害；促使手术野死腔缩小或闭合；解除胆道、消化道的梗阻症状。

二、常见引流管的类型

临床上应用的外科引流管种类很多，作用也不尽相同。多数引流管在出院前已经拔除，但也有引流管因病情需要或是其他原因，仍然需要留置一段时间。这里介绍几种常见的引流管。

（一）胃肠减压管

胃肠减压是利用负压吸引和虹吸的原理，将胃管自口腔或鼻腔插入，通过胃管将积聚于胃肠道内的气体及液体吸出，以降低胃肠道内压力，改善胃肠壁血液循环，有利于炎症的局限，促进伤口愈合和胃肠功能恢复的一种治疗方法。其适用范围很广，常用于急性胃扩张、肠梗阻、胃肠穿孔修补或部分切除术，以及胆道或胰腺手术后。

1. 常见类型　有橡胶胃管和硅胶胃管2种类型（图4－1）。

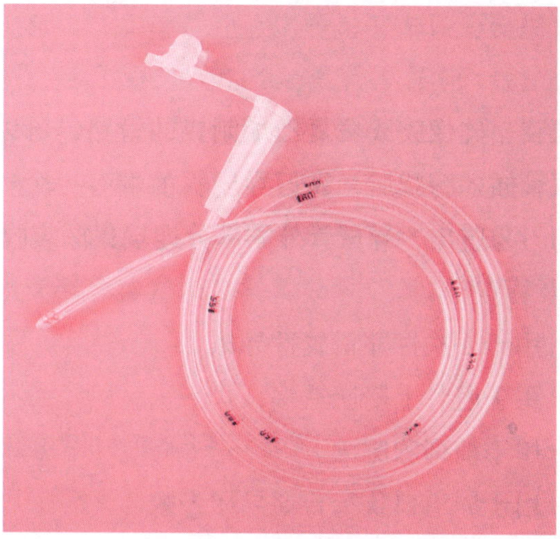

图4－1　硅胶胃管

2. 橡胶胃管的特点

（1）质地软，管子长度短，置管时易发生食道内盘曲，有窒息的风险。

（2）弹性差、有异味。

（3）不耐腐蚀、不良反应大。

（4）管道不透明，不便于观察引流液。

（5）置管后一次留置时间为1周。如继续留置，需重新置入新管。反复插管易导致鼻腔和食道黏膜机械性损伤，增加感染的机会。

（6）橡胶胃管前端只有一个开孔，对于需要鼻饲者来说，增加导管堵塞的风险。

（7）临床上基本被硅胶胃管所取代。

3. 硅胶胃管的特点

（1）表面光滑，软硬适度，减轻置管时的不适感，提高置管成功率。

（2）有弹性，无异味，不良反应小。

（3）长度合适，管道有明显的刻度，容易掌握置管的深度。外露部分较橡胶胃管长，更便于固定。

（4）耐腐蚀，置管后一次留置时间为4周。避免了反复插管，减轻痛苦，降低了费用。

（5）管道透明，方便观察引流液的情况。

（6）硅胶胃管前端为多个放射状排列小孔，直径相对于橡胶胃管大，便于灌注食物和引流。

（7）由于前端的开孔多，鼻饲时推注压力降低，缓解鼻饲时对局部胃黏膜的刺激。同时也使胃管的堵塞率大幅降低，从而提高生存质量。

（二）导尿管

导尿管是以天然橡胶、硅橡胶或聚氯乙烯制成的管路，可以经由尿道插入膀胱以便引流尿液出来。导尿管插入膀胱后，靠近导尿管前端有一个气囊固定导尿管，达到将管路留置在膀胱内而不易脱出，导尿管外露部分连接集尿袋收集尿液。

1. 导尿管的类型及特点

（1）普通导尿管　用于一次性非留置性导尿。

（2）蕈状导尿管　用于耻骨上膀胱造瘘。

（3）尖头导尿管　用于前列腺肥大。

（4）金属导尿管　用于尿道口狭窄普通导尿失败。

（5）气囊导尿管　用于长期留置尿管者，临床常用。

2. 导尿管的型号　按照外径的周长分为6—30F共13个型号。F数是外周长的毫米数，为法制单位。常用的成人导管的型号为12F、14F、16F、18F 4种。

（三）腹腔引流管

腹腔引流是在腹腔内放置一引流物将液体等从腹腔内引流到体外的一种外引流术。应用于普外科手术后，在切口内和腹腔内，常常要放置引流管，以引流出切口内、腹腔内积液，利于观察病情变化及切口的愈合。

1. 类型　有橡胶管和硅胶管两种。现临床上常用硅胶引流管。

2. 特点　硅胶导管质地软，带圆头，前端有一开口的吸引区，带有深度标记线，为一次性使用。

（四）胸腔闭式引流管

胸腔闭式引流是将引流管一端放入胸腔内，而另一端接入较低位置的水封瓶或密封的引流袋，以便排出气体或收集胸腔内的液体，使得肺组织重新张开而恢复功能。作为一种治疗手段，广泛地应用于血胸、气胸、脓胸的引流及开胸术后，对于疾病的治疗起着十分重要的作用（图4－2）。

1. 胸腔闭式引流术的分类

（1）肋间细管插管法（6—10F）：一般用于排出胸内积液、积气或抢救时应用。但因管径细，对于排出黏稠的积血或脓液等不适合。

（2）肋间粗管插管法（20—24F）：经肋间插入型号粗的管子，用于引流黏稠的液

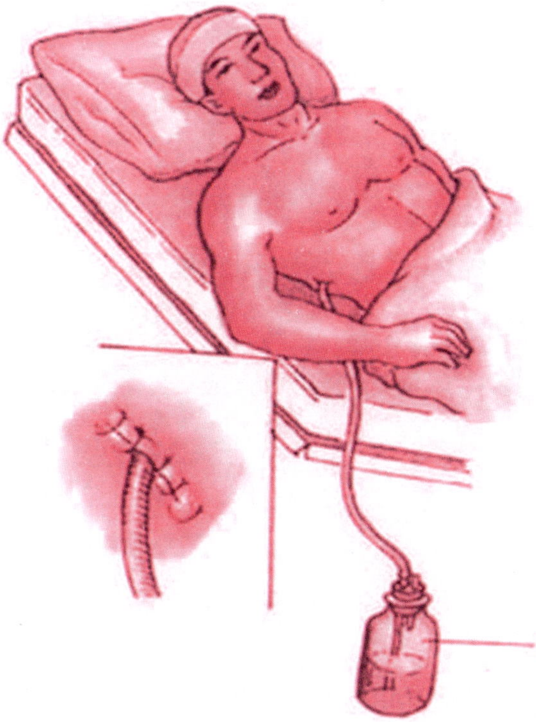

图 4－2 胸腔闭式引流管

体。但因管径粗，如长时间带管容易引起局部疼痛，增加不适感。

（3）经肋床插管法（28—40F）：经肋骨床插管，需切除一小段肋骨，可插入较粗的引流管。适用于脓液较稠且有胸内感染者，可长时间带管。因手术复杂，损伤也相对较大。

2. 引流装置的分类

（1）引流袋引流：引流管直接接于密封的塑料引流袋，多用于引流胸腔积液。

（2）水封瓶引流：可排出胸内积气、积液、积血及脓液。

（3）水封瓶负压吸引引流：能加大胸内负压，适用于胸内肺膨胀不良、残腔较大者。

（五）胆道 T 管

凡施行胆道手术均需放置一根 T 形橡皮管用于引流胆汁。T 形管的一端通向肝管，另一端通向十二指肠，由腹壁戳口穿出体外，接引流袋收集胆汁。主要作用是支撑胆道，防止胆道狭窄；预防胆汁渗漏（图 4－3）。

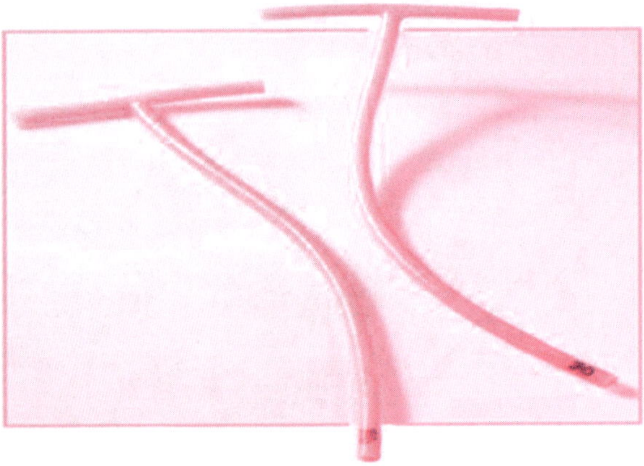

图 4－3　胆道 T 管

三、引流管居家护理原则

由于病情需要，有部分引流管在出院时未能拔除，需要继续留置，待情况允许时方可拔除。带管出院后，居家照护时要遵循以下原则。

（一）保证引流管妥善固定

1. 引流管固定位置应低于引流管放置点。

2. 被照护者处于卧位时，要考虑到其翻身和坐起时的需要，帮助其在翻身、坐起及下床活动时，先将引流管放置妥当后再变换体位，避免因抻拉过度导致引流管脱出。

3. 注意观察管道密封情况，特别是在变换体位后，应仔细检查引流管及接头处有无松动漏气。

（二）保持引流管引流通畅

1. 保持引流通畅是引流管护理的一项重要内容。

（1）变换体位后检查引流管有无打折、扭曲、受压，及时调整引流管的固定位置，确保引流通畅。

（2）在医护人员指导下每日定时挤捏引流管，避免阻塞。

（3）长期卧床者根据需要定时改换体位，如侧卧位或半坐卧位，以维持良好引流功能。

（4）引流袋放置位置应低于引流管置管处。

（5）定时检查引流的负压装置，保持负压装置的有效性。

2. 如何判断引流管是否通畅

（1）有持续的液体或气体引出。

（2）引流量突然减少或者被照护者有腹胀、呼吸困难等不适情况出现，应考虑管路是否脱出或堵塞。

（3）挤压引流管时感觉有阻力，应考虑管路是否发生堵塞。

（三）观察和记录引流液的量、颜色和性质

居家护理时，每日应注意观察引流液的量、颜色和性质，正确、及时和客观的记录所观察到的所有内容。一方面，所观察记录的内容如果有异常，应提醒被照护者及其家属要及时就医；另一方面，也为医护人员提供拔管的依据。

（四）定期更换引流管周围敷料及引流袋

1. 居家照护时注意保持引流管周围敷料的清洁和干燥，遵医嘱定期去医院更换外层敷料；如果有污染或潮湿应及时去医院更换，以防止引流管出口处感染。

2. 保持局部皮肤干燥，做好基本生活照护，防止皮肤破溃。

3. 遵医嘱定时更换引流袋，注意无菌操作。

4. 特别注意在协助被照护者变换体位时，引流袋的位置不能过高，以防止引流液逆流导致感染。

第二节　各种常见引流管居家护理要点

一、胃肠减压管

（一）留置目的

1. 解除或者缓解肠梗阻所致的症状。

2. 进行胃肠道手术的术前准备，以减少胃肠胀气。

3. 术后吸出胃肠内气体和胃内容物，减轻腹胀，减少缝线张力和伤口疼痛。

4. 促进伤口愈合，改善胃肠壁血液循环，促进消化功能的恢复。

5. 通过对胃肠减压吸出物的判断，可观察病情变化和协助诊断。

6. 长期禁食者，留置胃管可作为鼻饲通路，定时灌注肠内营养液。

（二）留置长度

1. 插入长度　成人经鼻插入为55—68厘米。这样能使导管侧孔完全达到胃内，胃液引流量增多，起到良好的减压效果。

2. 测量方法有2种　①是从前额发际至胸骨剑突的距离。②是由鼻尖至耳垂再到胸骨剑突的距离。

（三）胃液的特点

1. 正常胃液为无色透明的液体，有少量分布均匀的黏液。

2. 正常胃液的气味略带酸味，无其他臭味。

3. 正常胃液每日分泌量为1500—2000毫升。

（四）居家护理要点

1. 妥善固定

（1）胃管固定要牢固，防止变换体位时受压、移位或脱出。

（2）胃管深度要做好标记并记录。

（3）一旦胃管脱出应及时就医，切勿擅自自行插管。

（4）妥善固定胃肠减压装置，保持有效的减压状态。

2. 保持引流通畅

（1）居家照护时，确保胃管通畅状态。

（2）禁食者，冲洗胃管2次/日。每次用生理盐水10—20毫升冲洗，以保持管腔通畅。

（3）行鼻饲者，喂饲前需确认胃管在胃内。喂饲后，用15—20毫升的温水冲洗胃管，防止胃管堵塞。

（4）冲洗时避免用力过猛，避免损伤胃壁及黏膜，引起出血；若有阻力可先回抽胃液，如有胃液抽出表示胃管通畅，可再冲洗；若抽不出胃液且冲洗阻力大，应及时就医处理。

3. 定时观察引流液

（1）定时观察引流液颜色、性质和量，并记录24小时引流液总量。

（2）及时倾倒引流液，超过负压吸引器体积的2/3时应倾倒胃液，以免影响引流效果。

（3）观察胃液颜色，. 正常胃液为无色透明液体。如果出现混浊灰白色、棕褐色、咖啡渣样、黄色或黄绿色液体，应加强观察，及时就医。如短时间鲜红色液体吸出，量多，应停止胃肠减压并马上就医。

4. 做好居家生活照护

（1）胃肠减压期间应遵医嘱禁食、禁饮，一般应停服药物。如需胃内注药，注药后应夹管并暂停减压0.5—1小时。

（2）引流装置在医护人员指导建议下应定时更换1次。

（3）在医护人员的指导建议下，每日给予雾化吸入和插管鼻腔滴石腊油，以帮助痰液咳出和减少胃管对鼻黏膜的刺激，减轻咽喉部疼痛。鼓励其深呼吸，有效咳嗽排痰，预防肺部并发症。

（4）生活可自理者，每日清洁牙齿2—3次。卧床者，协助做好口腔护理。预防口腔感染和呼吸道感染，以保持口腔和呼吸道的湿润。

（5）观察胃肠功能恢复情况，鼓励协助被照护者多活动，有利于胃肠功能恢复。

（6）关注被照护者的心理变化，鼓励其适当做一些力所能及的事情，缓解压力及不良情绪。

二、导尿管

（一）留置特点

尿液是正常生理的产物，许多病变会使尿液在质和量方面发生改变，所以观察尿液是诊断疾病的重要依据。留置导尿是指在严格无菌操作下，将导尿管经尿道插入膀胱并保留在膀胱内，引流尿液的方法。

（二）留置目的

1. 为尿潴留者引流出尿液，减轻痛苦。

2. 协助临床诊断，留取未污染的尿液标本做尿培养；测量膀胱容量、压力及检查残余尿液；进行尿道或膀胱造影。

3. 缓解尿失禁者的痛苦；其他非侵入性措施如使用药物、尿垫等仍不能缓解且不能接受使用外部的集尿装置时，有效收集尿液。

4. 精确监测尿量。

5. 为膀胱肿瘤患者进行膀胱灌注化学治疗。

（三）留置长度

1. 成年女性插入尿道4—6厘米，见尿后再插入1—2厘米。

2. 成年男性导尿管插入20—22厘米，见尿后再插入1—2厘米。

（四）引流液特点

正常尿液为无色透明液体，每日量 1500—2000 毫升。

（五）居家照护要点

1. 妥善固定

（1）固定好各种导尿管及集尿袋，防止活动和翻身时引起牵拉、滑脱，致导管脱出。

（2）尿管与引流袋连接处的接口也需固定，应随时注意检查固定情况。

（3）居家照护时，对于意识障碍者，应需在医护人员的指导建议下，征得其家属的同意，适当约束双手，以防牵拉尿管引起尿道损伤出血，避免尿管被强行拉出，造成不必要的伤害。

（4）引流管固定时应低于耻骨联合，防止引流管扭曲、受压、折叠等造成引流不畅。

2. 保持引流通畅

（1）定时检查尿管是否通畅，避免堵塞，特别是活动、翻身前后，要检查尿管的引流情况。

（2）如病情需要居家照护时进行冲洗，首次一定是遵医嘱在医护人员的指导下完成。

（3）对于卧床者引流管的高度不要高于引流出口的皮肤。

（4）如发现引流不畅或完全无尿液流出，应仔细检查管道有无打折、扭曲等情况。经处理后状况无改善，及时就医处理。

（5）在翻身和活动时注意导尿管有无滑脱，连接管有无滑脱。一旦导尿管脱出，及时去医院处理。

3. 尿液的日常观察

（1）每日均需观察尿液的量、颜色和气味，并做好记录：①正常尿量 1500—2000 毫升/日。②尿量 > 2500 毫升/日为多尿。③尿量 < 400 毫升/日为少尿。④尿量 < 50 毫升/日为无尿。

（2）正常尿液为无色透明液体，若透明度出现异常，尿液混浊、沉淀或结晶，应给予加量饮水，如效果欠佳，及时就医检查。

（3）如果尿液颜色出现血尿（洗肉水色）、血红蛋白尿（浓茶或酱油色）、乳糜尿（乳白色）等变化，及时就医处理。

（4）倾倒尿液时，如果尿液气味异常，有氨臭味（感染）或烂苹果味（酮症酸中毒）出现，同样要及时就医检查。

4. 做好居家生活照护

（1）保持会阴部及尿道口的清洁，在医护人员的指导建议下，每日用碘伏棉球擦洗 1—2 次。

（2）遵医嘱定时更换尿袋 2 次/周。

（3）长期留置尿管者，应定时前往医院更换导尿管。更换时间听从医护人员的建议，每周更换一次尿管，硅胶导尿管可适当延长更换周期。

（4）鼓励被照护者多饮水，每天保持尿量在 2000 毫升以上，以达到自然冲洗尿路，膀胱自净作用。

（5）清淡饮食，适当加强营养，增强抵抗力。

（6）如果病情需要进行膀胱功能锻炼，遵医嘱每日给予夹闭导尿管，每 3—4 小时松管 1 次（用脱水药例外），记录每次的尿量。放松后需再次夹闭。

（7）鼓励生活能自理者完成日常生活，情况允许可适当进行社会活动，改善不良情绪。

三、腹腔引流管

（一）留置目的

1. 引流腹腔内渗液、渗血及积液等，避免渗液、血液积聚而继发感染。
2. 为腹腔有感染性疾病提供治疗途径。
3. 观察术后是否有出血和吻合口瘘等并发症出现；为胃肠道瘘、胆瘘、胰瘘者做持续负压吸引，减少消化液对周围组织的刺激和腐蚀。
4. 用于治疗及检查，如腹腔冲洗、腹腔灌注化疗等。

（二）留置长度

腹腔引流管的留置长度及留置部位根据手术的不同而各不相同，留置时间也不尽相同。

（三）引流液特点

正常情况下，腹腔引流液应为黄色或淡血性，每日的引流量 <500 毫升，可以是清亮或含有少量的絮状物。

（四）居家照护要点

1. 妥善固定

（1）妥善固定引流管及引流袋或负压吸引器，在协助翻身或下床活动时，避免引流管受压、扭曲或因牵拉而导致脱出。

（2）对于腹腔引流管所接引流袋可以使用小别针将引流袋别于床单边沿。带有多根引流管者，用胶布注明引流管名称并贴于引流管上方便辨认。

（3）确保引流管及引流装置的妥善固定，还可避免或减少因引流管的牵拉而引起的局部疼痛，增加舒适感。

2. 保持引流通畅

（1）各引流管妥善固定后应定期检查有无受压、扭曲或堵塞，以保持引流通畅。受压和扭曲者予解除。

（2）若管腔内有脓块、血凝块、异物等时，会发生引流不畅，可以每 30 分钟挤捏管道 1 次，防止管道堵塞出现引流物无法流出，如轻微堵塞者可由上至下挤压引流管，如仍不通畅应及时就医。

（3）如发现被照护者突然出现腹胀、伴发热等异常情况，应及时检查管腔有无阻塞或引流管脱出，并及时就医。

3. 引流液的观察

（1）定时观察引流液的颜色、性质、量及气味，并记录 24 小时的引流量。

（2）通常腹腔引流液为浅红色，后期为黄色清亮液体，每日引流量 <100 毫升。如短时间内引流出大量血性液体，提示有出血，迅速就医。

（3）如引流液有异味、出现混浊、黏稠、易凝固或沉淀现象时，应及时就医。

4. 疼痛的观察

（1）查找疼痛的原因。

（2）引流口处疼痛：①是因体位变化时引流管放置位置不妥造成，需妥善固定，放置在合适的位置可以缓解疼痛。②引流液渗漏造成对周围皮肤的刺激导致疼痛，及时更换外层固定的敷料，保持干燥。如持续渗出，应及时就医。

（3）如果是引流管周围局部固定点疼痛，持续不缓解，应迅速就医。

5. 做好居家生活照护

（1）保持引流管周围皮肤清洁干燥；及时观察引流管周围皮肤有无红肿、破损，引流液是否外漏或渗出等，并定时去医院更换外层固定敷料。

（2）腹腔引流管每 2—3 日转动导管 1 次，以免长期固定在一个位置，造成压迫皮肤继发性损伤。

（3）引流袋固定时应低于引流口，以防引流液倒流，发生逆行感染。

（4）鼓励被照护者自行完成日常生活，如身体状况允许，可以进行适当的室外活动，增强机体的抵抗力。

（5）按照医护人员的建议，可以进食低脂、低盐、高蛋白、高维生素等易消化的食物，避免刺激性食物，少食多餐原则。禁烟酒。

（6）注意被照护者的心理状态，适当多听广播、音乐等娱乐节目，缓解不良情绪。

四、胸腔闭式引流管

（一）留置目的

1. 排除胸膜腔内积液。
2. 排除胸膜腔内积气。
3. 恢复和保持胸膜腔负压，维持纵膈的正常位置，促使手术一侧肺迅速膨胀。
4. 发现胸膜腔内活动性出血、支气管残端瘘等适应征。

（二）胸腔闭式引流的原理

1. 当胸膜腔内因积液或积气形成高压时，胸膜腔内的液体或气体可排至引流瓶内。

2. 当胸膜腔内恢复负压时，水封瓶内的液体被吸至引流管下端形成负压水柱，阻止空气进入胸膜腔。

（三）留置位置

1. 引流液体　引流管放置于腋中线和腋后线之间的第 6—8 肋间。
2. 引流气体　引流管放置于锁骨中线第一或第二肋间。
3. 引流脓液　引流管的位置选在脓液聚集的最低处放置。
4. 上肺叶切除　放置两根引流管。上方一根是排气作用，下方一根是排出液体作用。

（四）引流液特点

1. 开胸术后正常引流液由深红色转为淡红色或血清样，以后逐渐趋于淡黄色。术后早期每小时应少于 100 毫升，24 小时内小于 500 毫升。

2. 引流液出现绿色或者咖啡色疑有吻合口瘘，引流液出现乳糜样改变（米汤样）

为乳糜胸（图4－4）。

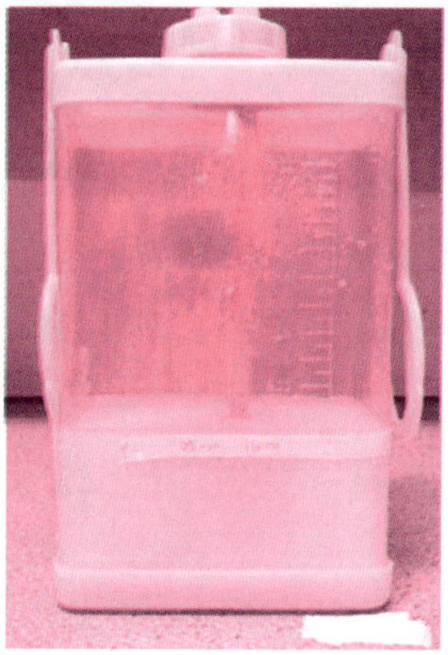

图4－4　乳糜样引流液

（五）居家照护要点

1. 妥善固定

（1）协助被照护者床上翻身或坐起活动时要注意保护引流管，避免引流管滑脱、打折及扭曲。也防止因翻身、摆动、牵拉等引起疼痛或引流管脱出。

（2）下床活动时，引流瓶位置应低于膝关节，并保持密闭，摆动幅度不可过大。

（3）照护卧床者时，定时检查引流装置是否处于密闭状态；引流管与引流袋连接处是否滑脱，必要时用丝线捆扎，防止脱开。

2. 保持引流通畅

（1）在居家护理时应注意，无论是何种体位情况下，均应保持引流管位置适当，引流瓶应低于引流管出胸腔处60厘米以上，避免引流管扭曲、折叠、受压。

（2）定时挤压引流管：①挤压时双手握住引流管10—15厘米处，前后相接。②前面一只手手心向上并贴近管壁，将引流管置于指腹与大鱼际之间。③另一只手在距前面一只手的下端4—5厘米处，阻断引流管。④前一只手快速用力挤压引流管，随后两只手同时松开，利用引流管内液体或空气冲击将堵塞引流管的物质冲出。如此反复。

3. 每日定时观察引流液的量、颜色、性状以及引流管的排气或排液情况，并准确记录。

4. 被照护者的体位安置

（1）携带胸腔闭式引流者，应给予半坐卧位，以利于呼吸平稳和引流通畅。

（2）居家照护时，鼓励、协助被照护者咳嗽、深呼吸或变换体位，以利于胸腔内液体、气体排出，促进肺扩张。

5．脱管的处理

（1）如引流管从胸腔内脱出，立即用手捏闭伤口处皮肤，用无菌纱布封闭伤口，马上前往医院进行救治。

（2）如引流管连接处脱落或引流瓶损坏，立即用夹子夹闭胸壁导管，需要去医院更换整个装置。

6．做好居家生活照护

（1）给予合适的体位，注意保持水封瓶应置于胸腔水平以下60厘米左右，且水封瓶始终保持直立。活动时避免抬高引流瓶使引流液逆流。

（2）在医护人员的指导建议下，鼓励、协助被照护者进行有效的呼吸锻炼，经鼻腔深吸气、再经收拢的两唇呼出，有利于肺扩张。

（3）定时给予叩背，鼓励咳嗽、咳痰，进行吹气球训练，均有利于肺的扩张。

（4）根据实际活动能力情况，适当进行运动锻炼，缓解不良情绪。

（5）保证休息，合理活动及营养均衡，可给予高蛋白饮食。

（6）指导患侧肢体功能锻炼，以利于肺复张（图4－5）。

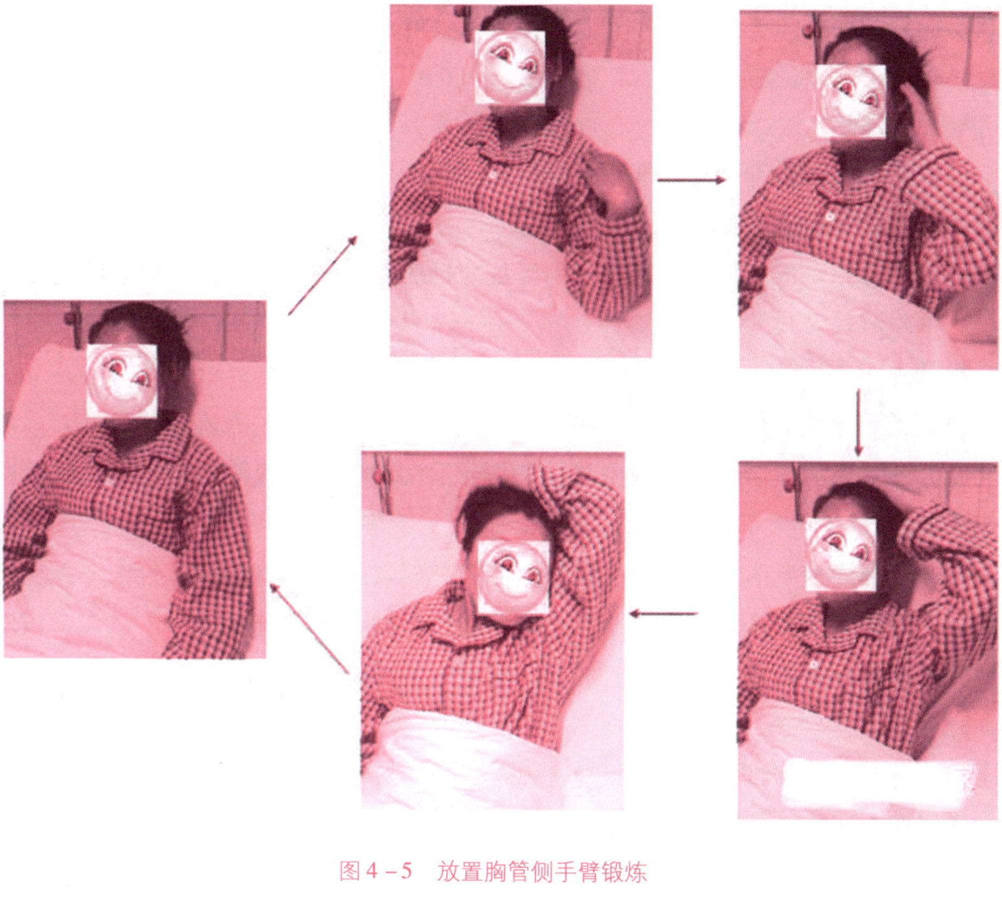

图4－5 放置胸管侧手臂锻炼

五、胆道 T 管

（一）留置目的

（1）引流胆汁和减压。防止因胆汁排出受阻导致胆总管内压增高，胆汁外漏而引起胆汁性腹膜炎。

（2）引流残余结石。使胆道内残余结石，尤其是泥沙样结石通过 T 管排出体外。

（3）支撑胆道。防止胆总管切口瘢痕狭窄，管腔变小，粘连狭窄等。

（4）经 T 管溶石或造影等。

（二）引流液的特点

正常情况下，成人每日分泌胆汁 800—1200 毫升，胆汁的颜色应为黄色或黄绿色，清亮无杂质。

（三）居家照护要点

1. 妥善固定

（1）将 T 管用胶布固定于腹壁皮肤，但不可固定于床上，以防因翻身、活动或搬动时，引流管受到牵拉而脱出。

（2）下床活动时，保持引流管和引流袋应低于腹部切口高度，避免胆汁逆流引起感染。

2. 保持引流通畅

（1）给予半坐卧位，以利于分泌物的引流。

（2）平卧时引流袋应低于腋中线，站立或活动时应低于腹部切口，以防胆汁逆流引起感染。

（3）卧床者应定时更换体位，防止引流管斜面紧贴组织造成引流不畅。

（4）避免 T 管受压、扭曲或折叠，经常给予挤捏，保持引流通畅。

（5）如有血块及小结石堵塞管腔时，应及时去医院就诊，进行相应处理。

3. 引流液的观察

（1）术后 24 小时内引流量为 300—500 毫升，恢复饮食后可达到每日 600—700 毫升，恢复期逐渐减少至每日 200 毫升左右。

（2）术后早期常呈淡红色血性或褐色、深绿色，有时可含有少量细小结石和絮状物。以后引流量逐渐增加，呈淡黄色，逐渐加深呈橘黄色，清亮。

（3）如果胆汁呈红色则提示胆道出血，胆道感染时胆汁则呈脓性，出现此类情况均需前往医院进行处理。

（4）如果胆汁突然减少或无胆汁引出，则提示引流管阻塞或脱出；如果胆汁引流过多，提示胆总管下段有梗阻，应立即去医院处理。

4. 做好居家生活照护

（1）定时观察 T 管处外层敷料固定情况及有无渗出。注意保护引流口周围皮肤，外层敷料有渗出时，及时给予更换。如果渗出较多，应去医院处理。

（2）长期置管者，每周需要去医院更换无菌引流袋 1—2 次。

（3）在医护人员的指导建议下，给予低脂、少油腻、高维生素的饮食，遵循少食多餐的进食原则。适当多饮水，烹饪方式以蒸煮为宜，尽量避免进食油炸类食品。

（4）适当进行室外运动锻炼，提高机体抵抗力，同时也可以缓解不良情绪。

（5）要注意观察被照护者有无异常情况。如有腹痛、恶心、呕吐、黄疸、白陶土大便、茶色尿液等不适症状，或伤口有红、肿、热、痛情况时应及时就诊。

第三节　引流袋更换流程

【目的】

1. 保证引流管通畅，维持有效引流。
2. 观察引流液的色泽、性质、量，为诊断护理提供依据。
3. 定期更换引流袋，防止患者发生管道逆行感染。

【评估】

1. 被照护者的一般情况，有无发热、腹胀、腹痛、恶心、呕吐等表现，留置 T 管者，查看全身皮肤巩膜情况，询问饮食情况。
2. 核对标识，观察引流管刻度、固定情况。
3. 观察引流管有无扭曲、折叠、受压或牵拽，引流是否有效。
4. 观察引流液的颜色、性状、量。
5. 观察引流管周围皮肤有无渗液，切口敷料有无渗血、渗液。
6. 携管者及家属对管道知识的掌握程度和合作程度。

【准备】

1. 操作者准备　着装整齐，洗手、戴口罩。

2. 物品准备

（1）一次性换药包（内置纱布、棉球、镊子）、无菌引流袋1个、无菌纱布1包。

（2）碘伏。

（3）别针1个、垫巾、一次性手套1副。

（4）止血钳、量杯、手消毒液。

3. 环境准备　室内温度22—26℃、关闭门窗，请其他人员离开房间。

4. 携管者准备　仰卧位，注意保暖。

【操作步骤】

1. 核对物品，解释目的，拉隔帘。

2. 暴露引流管接头，取垫巾置于引流管下方。

3. 打开无菌引流袋外包装袋取出新引流袋，检查引流袋质量，拧紧引流袋出口盖帽，将引流袋挂于床沿。

4. 戴手套，由近及远挤压引流管至引流袋处，以左手挤捏住，勿松手，右手拿止血钳夹住引流管微端上3—6厘米。

5. 取无菌纱布放于垫巾上。

6. 更换引流袋方法

（1）左手持托引流管，右手用碘伏棉球消毒引流管连接处，以接口为中心，环形消毒一圈。

（2）再向接口以上纵行消毒2.5厘米。

（3）再次以接口环形消毒一圈，向下纵行消毒2.5厘米。

7. 右手取镊子夹无菌纱布包住消毒过的接口处，用左手捏住连接处的引流管部分，分离引流管与引流袋，将引流管接口放于无菌纱布上。

8. 脱手套、手消毒。

9. 消毒引流管的横截面后取新的无菌引流袋头端，紧密连接引流管尾端，松开止血钳。

10. 由近端到远端挤压引流管，观察是否通畅，注明引流袋更换日期。

11. 将引流液倒入量杯中，测量引流量。

12. 整理用物，洗手。

【健康教育】

1. 向携管者讲解保持引流管通畅的重要性，利于观察引流液颜色、性质、量。

2. 避免引流管脱出、扭曲、折压等，固定好。

3. 定时挤压引流管，利于引流通畅。

【注意事项】

1. 同一人留置两根或两根以上引流管的要标识清晰，逐个更换。

2. 更换引流袋时每个面都逐一消毒到，1 个棉球不能往返消毒。

3. 更换引流袋时，注意观察置管伤口处情况，每天用碘伏棉签消毒 1—2 次，晾干后覆盖无菌纱布等敷料。

4. 分离引流管时不要用力过大，避免把引流管拔出，接新的引流袋时要接紧，避免脱出。

5. 引流管固定时注意引流管长度，避免牵拉。

6. 引流管保持通畅，避免打折、扭曲。

7. 注意观察引流液的颜色、性质和量，如有异常，及时就医。

8. 引流袋位置不能高于引流管口。

第五章
外周中心静脉导管置管居家护理

第一节　概　　述

外周中心静脉导管是作为一种治疗手段，自 1929 年由德国医生福斯曼应用于患者后，已有近 80 年的历史，但直到 20 世纪 90 年代后期才在中国开始使用。近年来，已经越来越多地应用于临床，是护理临床实践中的重要技术，广泛用于肿瘤患者化疗、全胃肠外营养输注、危重患者抢救、长期输液治疗等领域。因其留置时间长、操作简单、可以消除反复静脉穿刺的痛苦、保护静脉血管、降低治疗费用、提高患者生活质量等优势已经逐渐得到患者和医生的认可。外周中心静脉导管作为一项护理专项操作技术，在其应用过程中既给患者带来了福音，解决了患者长时间、高浓度、高刺激性液体输注的问题，同时又给患者带来了可能发生并发症的风险。因此，加强外周中心静脉导管置管期间的护理是减少并发症的重要手段之一。

一、概念

外周中心静脉导管是一种从周围静脉穿刺导入，且导管的末端位于中心静脉的深静脉置管技术。外周中心静脉导管是一条由高等级医用硅胶制成的柔软的、有弹性的导管，置管术需由经过专门培训后取得操作资质的护理人员进行操作。外周中心静脉导管是一项技术，内容包括置管、使用和日常护理（图 5－1）。

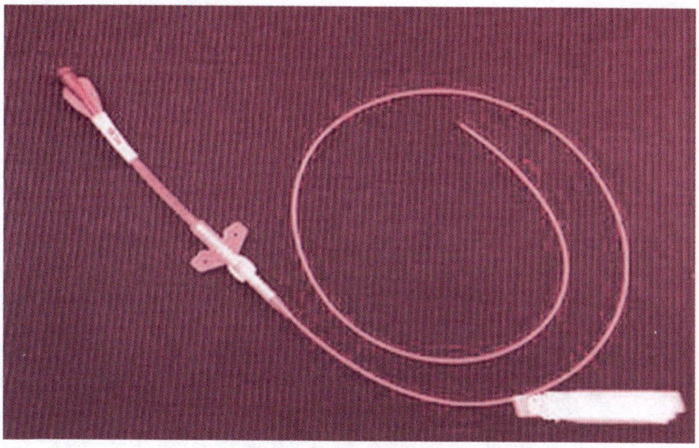

图 5－1　外周中心静脉导管管道

外周中心静脉导管置管是目前最安全的中心静脉输液工具之一，是一种安全、可靠的选择。它避免了因反复静脉穿刺所导致的机械性静脉炎或因化疗药物外渗导致的化学性静脉炎与组织坏死。但置管后也会存在并发症，因此，外周中心静脉导管置管者的居家照护十分重要。

二、穿刺静脉的选择

外周中心静脉导管置管通常选择在上肢肘窝部的贵要静脉、肘正中静脉或头静脉中的任意一条，其导管尖端位于上腔静脉或锁骨下静脉。需要选择弹性及显露性好的血管（图 5－2）。

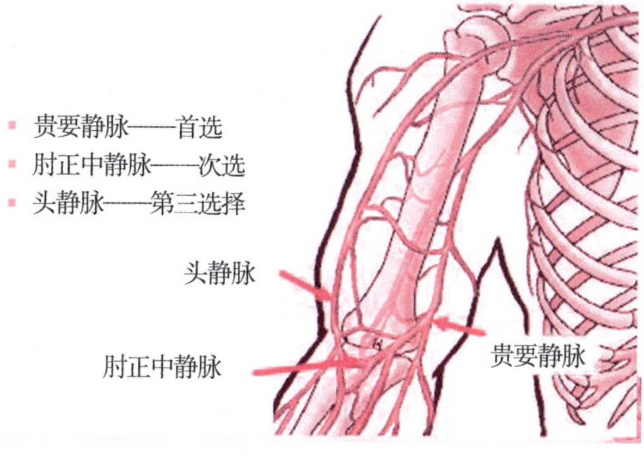

图 5－2　外周中心静脉导管静脉选择

三、外周中心静脉导管的优势

（一）操作的安全性

1. 外周中心静脉导管置管操作相对安全，由于导管的留置部位一般在上肢的肘横纹下两横指或上臂，这些部位既便于清洁，也不限制携管者的日常活动。

2. 外周中心静脉导管置管时因穿刺点在外周表浅静脉，不会出现血气胸、大血管穿孔、感染及空气栓塞等威胁生命的并发症，且血管的选择范围较大，穿刺成功率高。

3. 穿刺点远离呼吸道和生殖道，避免了人体常见定植菌污染，减少留置期间导管相关性感染的几率。

（二）留置长期性

1. 外周中心静脉导管的材料由特殊的聚氨酯制成，有良好的组织相容性和顺应性，导管非常柔软，不易折断，在体内可安全留置6—12个月的时间。

2. 美国输液护士协会推荐的留置时间为7天至1年。国内外文献均有报道，个别导管留置时间最长可达2年而没有并发症发生。通常情况下，如果导管留置期间无并发症、不影响使用，可以留置导管完成规定的治疗，而不必为了降低导管相关感染而更换导管，以发挥导管的临床价值。但导管的具体留置时间可根据临床需要、并发症的情况及产品说明书而定。

（三）适用的广泛性

外周中心静脉导管置管避免了因为治疗需要而进行的反复静脉穿刺，解决了慢性疾病者长期输液、肿瘤周期化学治疗、完全胃肠外营养及高渗药物输入时对血管的损伤，且住院和门诊患者均可使用，因此在临床上的应用日趋广泛。

（四）居家照护的可行性

近些年来国内社区护理日趋完善，携管者在病情平稳期间有回归家庭的强烈愿望，因此，需要有一种携带安全、护理方便的中心静脉导管。外周中心静脉导管置管后需要至少每周维护1次导管。携带外周中心静脉导管出院后，只要居家照护得当，不会增加导管相关并发症，可以延长导管留置时间，减轻痛苦和经济负担，更有利于提高生活质量和治疗信心。

四、外周中心静脉导管的分类

目前国内使用的外周中心静脉导管一般为硅胶或聚氨酯材质（图5-3）。

1. 按导管型号　可分为1.9F、3F、4F、5F及6F；其中成年人选择4F或5F导管；儿童选择3F导管；新生儿选择1.9F导管。

2. 按导管结构　分为前端开口式导管、三项瓣膜式导管。

3. 按导管功能　分为耐高压注射型外周中心静脉导管和非耐高压注射型导管。

4. 按管腔　分为单腔、双腔及多腔导管。

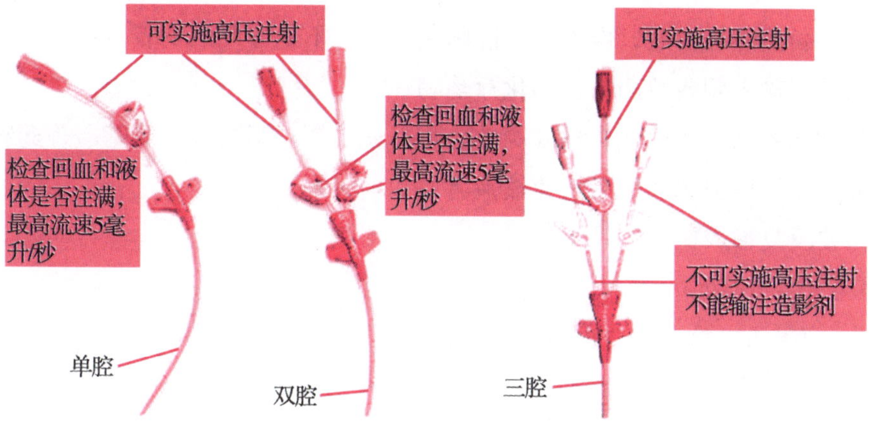

图5-3　外周中心静脉导管

五、外周中心静脉导管的特点

（一）前端开口式外周中心静脉导管

1. 特点　导管尖端为平口设计，送入导管前需要修剪导管前端。

2. 修剪方式　有导管专用切割器和剪刀两种。

3. 由于导管前端需要修剪，置入后容易发生血液反流进入导管，造成导管堵塞。

4. 需用肝素盐水封管。

（二）三向瓣膜式外周中心静脉导管

1. 特点　导管为蓝色硅胶材质导管，其尖端结构为三向阀设计。

2. 特有的三向瓣膜可以有效防止血液反流入导管，不易堵塞导管，同时可以防止空气由导管尾端进入体内。

3. 无需使用肝素盐水封管。

（三）耐高压注射型外周中心静脉导管

耐高压注射型外周中心静脉导管为聚氨酯材质导管，其耐高压管腔可进行造影剂的静脉推注，耐受最大压力为2068 千帕，加压快速大量补液可达最大输注速度5 毫升/秒，可监测中心静脉压。

六、外周中心静脉导管置管的适应证

1. 需要长期静脉输液，但外周浅静脉条件差，不易穿刺成功者。
2. 需反复输入刺激性药物，如化疗药物。
3. 长期输入高渗透性或黏稠度高的药物，如高糖、脂肪乳、氨基酸等药物。
4. 需要使用压力或加压泵快速输液者，如输液泵。
5. 需要反复输入血液制品者。

七、外周中心静脉导管置管的禁忌证

1. 身体条件不能承受插管操作，如凝血功能障碍、使用免疫抑制剂者慎用。
2. 已知或怀疑对导管成分过敏者。
3. 既往在预定插管部位有放射治疗史。
4. 既往在预定插管部位有静脉炎和静脉血栓史、外伤史。
5. 局部组织因素，影响导管稳定性或通畅者。

第二节　外周中心静脉导管维护技术

一、外周中心静脉导管维护三部曲

临床上使用的外周中心静脉导管其维护技术包括更换导管穿刺点敷料、更换输液接头及导管冲洗。A－C－L 三部曲是导管程序化维护的最佳实践标准。其目的是减少输液相关并发症、降低导管相关血流感染、维持导管功能状态。

1. A（Asses）　导管功能评估——抽回血是判断导管是否通畅的重要方法。

2. C（Clear） 冲管——脉冲式冲管技术。

3. L（Lock） 封管——正压封管技术。

二、影响外周中心静脉导管使用因素

以下情况的发生均能直接影响导管的功能，因此参与外周中心静脉导管维护的人员必须经过专业培训，同时提高携管者的依从性和配合度才能保证导管在治疗期间的顺利使用。

1. 常见导管故障 包括导管堵塞、导管脱出和导管破损。

2. 常见并发症 包括导管相关性感染、血栓、渗液、皮肤过敏和静脉炎。

三、外周中心静脉导管维护物品

（一）消毒剂

经常使用的消毒剂为1%—2%的碘酊、75%乙醇溶液。

（二）一次性外周中心静脉导管维护包

为了减少导管相关性血流感染，外周中心静脉导管维护应严格遵循无菌操作原则。目前国内各地均依据外周中心静脉导管维护操作规程和用物的需求，定制及使用一次性外周中心静脉导管维护包，实用、方便、可全程无菌操作（图5－4）。

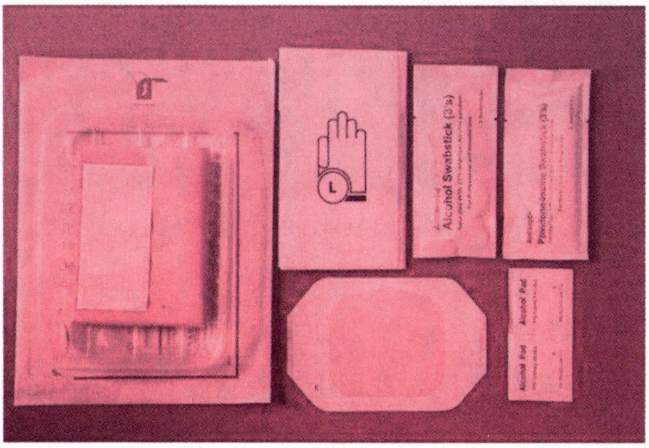

图5－4 外周中心静脉导管维护包

（三）纱布和贴膜

2016版美国输液护士协会指南建议穿刺点覆盖无菌纱布或透气、透明的敷料。目前临床上常用的外周中心静脉导管敷料有无菌纱布和透明或半透明贴膜。

1. 无菌纱布

（1）优点：能提供非密闭的保护屏障，舒适透气，吸收渗液，经济简单。

（2）缺点：不能直接观察穿刺点情况，导管固定难，容易造成导管脱出。

（3）更换频率：每 2 天更换 1 次，临床上一般用于临时固定或者有并发症时使用，如穿刺点出血、感染和过敏时应用。

2. 透明贴膜和水胶体透明贴

（1）特点：能提供密闭的保护屏障、阻隔外界的液体和微生物，有效固定导管，可直接观察穿刺点情况。

（2）缺点：透明贴膜无吸收功能，水胶体敷料只有少量吸收渗液的作用。当穿刺点出现渗出时，不宜选用。价格相比纱布贵。

（3）更换频率：每 5—7 天更换 1 次。如果穿刺点压纱布外覆盖贴膜则视为纱布，更换时间为 2 天。纱布或贴膜固定导管时出现潮湿、松动或者可疑污染，应及时更换。

（四）导管固定装置

1. 为了确保导管使用的安全性，更好地维护导管功能，选择合适的导管固定装置非常重要（图 5 – 5）。

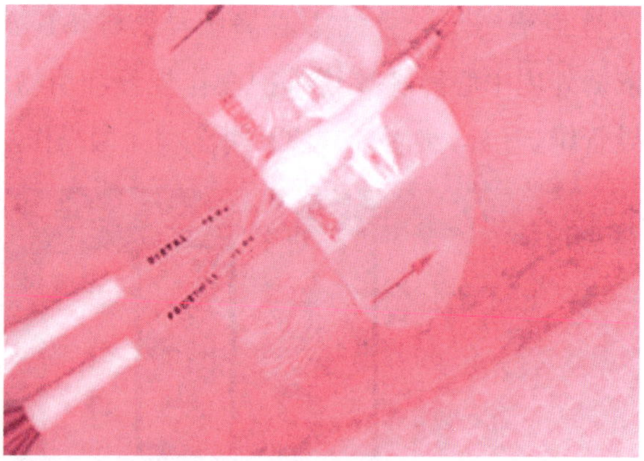

图 5 – 5　导管固定装置

2. 固定装置是替代了缝线来固定外周中心静脉导管，可降低缝线对皮肤的刺激所造成的感染。

3. 优点

（1）安全、牢固、经济。

（2）延长导管留置时间。

（3）降低因贴膜及胶布固定导管不牢固导致的脱管。

（4）无需缝合，可减少缝合固定带来的相关并发症。

（5）改善携管者在导管留置期间的舒适度和安全性。

（五）输液接头

1. 输液接头（图 5－6）是深静脉留置管路装置的一部分，连接导管底座和血管输液通路。

2. 输液接头分为有针接头和无针接头。

3. 目前外周中心静脉导管常规使用无针接头，导管底座每次连接输液通路之前用消毒溶液采用机械性摩擦的方法用力擦拭输液接头 5—60 秒。

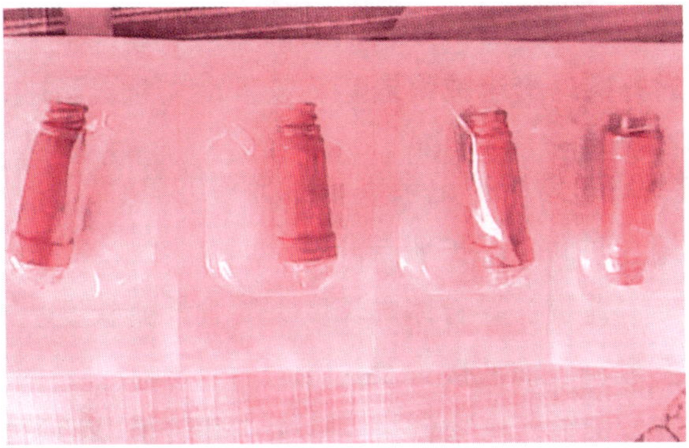

图 5－6　输液接头

（六）冲洗器装置和冲管液

1. 临床上使用的冲管液有预充式冲洗器和注射器抽吸 0.9% 氯化钠溶液。

2. 预冲式冲洗器一般选用为 10 毫升及以上的规格，冲管液的量最少为导管和附加装置容积的 2 倍。

3. 使用注射器冲洗导管时禁用小于 10 毫升的注射器，以免推注过程中因压强过大而造成导管爆裂的危险。

（七）维护手册

置管后每位携管者都持有一本维护手册（图 5－7①），全面及时记录携管者置管信息和维护情况，方便其在治疗期间及治疗间歇期维护时，医护人员了解外周中心静脉导管置管及维护情况。

1. 患者初次置管资料（图 5－7②）

（1）导管信息：①导管类型；②导管规格；③导管有效期；④导管批号。

（2）携管者信息：①穿刺日期；②穿刺前上臂臂围；③导管留置于体内的长度；

④导管的外露长度；⑤导管的穿刺部位；⑥导管到达的部位。

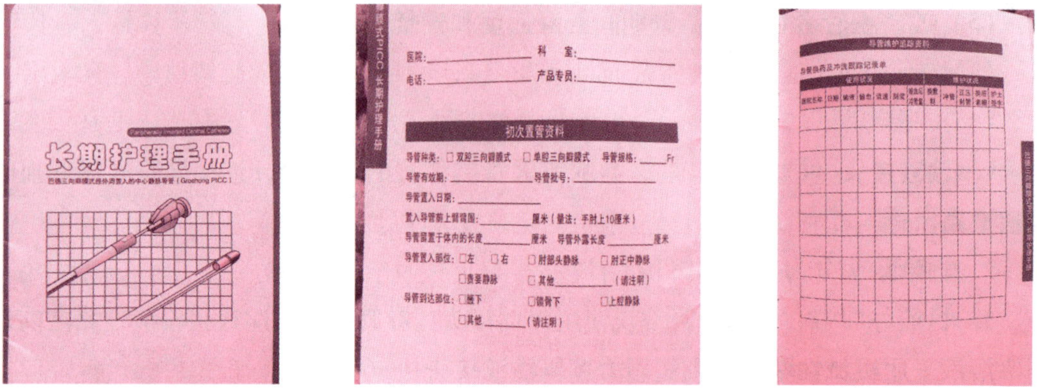

①　　　　②　　　　③

图 5－7　导管维护手册

2. 外周中心静脉导管日常维护记录单（图 5－7③）

（1）记录维护日期、时间、维护地点。

（2）记录置管侧上臂臂围、导管体内长度、导管外露长度。

（3）记录是否更换敷料、输液接头及封管。

（4）记录是否输液及输血，流速情况、输血后冲管量、护士签名等内容。

第三节　外周中心静脉导管维护原则

一、更换敷料的原则

（一）更换敷料的目的

1. 观察导管穿刺点及周围皮肤的情况。

2. 保持敷料清洁干燥，预防导管相关性感染等并发症。

3. 延长导管留置时间。

（二）更换敷料的频率

1. 穿刺 24 小时后首次更换敷料。

2. 常规每 5—7 天更换 1 次，包括导管固定翼、透明贴膜。

3. 如果应用无菌纱布敷料，常规每 48 小时更换 1 次。

4. 需要注意穿刺点上放置纱布敷料再覆盖透明贴膜应视为纱布敷料，每 48 小时更换1次。

（三）更换敷料的原则

1. 必须遵循无菌操作原则，更换敷料严格按照无菌操作技术执行。

2. 首次更换敷料的时间应在导管置入后第1个24小时，以后每5—7天更换1次。如果发现贴膜被污染（或可疑污染）、潮湿、卷边或贴膜部分脱落等情况或危及导管牢固时随时更换。

3. 更换穿刺点敷料应记录更换的时间。

（四）更换敷料的操作要点

1. 严格执行无菌技术和手卫生规范，戴无菌手套进行操作。

2. 透明贴膜覆盖的区域

（1）穿刺点应接近透明贴膜中心。

（2）整个外露导管必须覆盖在透明贴膜下。

（3）粘贴透明贴膜时一定要做到无张力粘贴，避免给携管者造成张力性皮肤损伤。

（4）敷料松动或潮湿时及时更换。

3. 避免将胶布直接粘贴到导管上，以防揭除时损伤导管。

4. 导管、皮肤、透明贴膜一定要三者合一，粘贴牢固，防止导管脱出。

5. 导管一旦脱出，禁止将其人为地移入体内，防止诱发导管相关感染。

6. 如果穿刺点有渗血、渗液，可在穿刺点处放置无菌纱布压迫止血及吸收渗液，但注意48小时换药。

7. 注意观察穿刺点有无红肿、疼痛、硬结、渗出物等感染迹象，一旦发现异常应及时处理。

8. 导管摆放位置合适，避免携管者活动时导管出现弯折的现象，以防导管受损出现断裂。

9. 标注置管时间、导管外露长度及敷料更换时间，以便随访管理。

10. 外周中心静脉导管维护人员经专业培训合格后方能从事外周中心静脉导管换药工作。

（五）更换敷料的注意事项

1. 严格无菌操作原则，粘贴无菌贴膜时必须戴无菌手套。

2. 必须使用10厘米×12厘米的大贴膜，完全覆盖住导管。

3. 外露导管避免粘贴在无菌贴膜外，以防导管打折或脱出；如果导管外露部分较长，摆放时注意不要重叠盘绕，以防导管受压影响其通畅性。

4. 最好使用白色固定翼固定硅胶导管，防止体外导管意外断裂进入体内。

5. 揭除贴膜时，切忌贴膜与皮肤角度过大，以防剪切力造成皮肤机械性损伤。

6. 消毒时注意动作轻柔，避免将导管带出体外，必要时先用胶布固定导管外连接部分。

7. 因各种原因，如出汗、渗血或渗液使敷料松动时应及时更换，如穿刺点渗血、渗液较多，可使用纱布敷料固定导管；切忌频繁更换带有黏胶的敷料，以防反复揭除黏胶造成皮肤机械性损伤。

8. 消毒剂必须完全待干，才能固定贴膜；切忌使用纱布擦掉消毒剂或用手及其他物品在消毒区域扇风。

9. 导管翼或较硬的外连接部位下面应垫上无菌纱布，以防造成压力性皮肤损伤。

10. 未经专业培训的人员维护导管容易出现脱出及感染的风险。

二、更换输液接头的原则

（一）更换输液接头的目的

1. 预防感染，防止接头或肝素帽上的细菌进入体内而引发导管相关血流感染的危险。

2. 延长导管留置时间。

（二）更换输液接头的时机

1. 我国静脉治疗操作指南规定正常情况下每5—7天更换1次（美国静脉输液护理学会指南规定不少于96小时更换1次）。

2. 输液接头或肝素帽可能发生损坏时。

3. 每次经由接头或肝素帽取血后或输血后及接头内有血迹。

4. 不管什么原因取下接头或肝素帽后。

（三）更换输液接头的注意事项

1. 更换输液接头时用消毒溶液采用机械性摩擦的方法用力擦拭输液接头5—60秒。

2. 如遇到有血液或者药液残留时应随时更换。

三、冲洗导管和正压封管的技术

（一）冲洗导管

1. 冲洗导管的目的

（1）保持导管通畅：把导管内残留的药液冲洗干净。

（2）减少药物之间配伍禁忌：防止不相容药物和液体的混合。

（3）防止血栓形成：冲洗反流至导管内的血液，以免引起导管堵塞。

2. 冲洗导管的时机

（1）治疗间歇期每5—7天1次。

（2）开始用药前和用药后。

（3）输注血液或血制品及输注静脉营养液后。

（4）输注两种不相容药物和液体之间。

（5）每次输液后，应该冲洗导管，以便清除导管腔内的药物，降低不相容药物之间接触的风险。

（6）抽血前后。

3. 冲封管液的选择

（1）预冲式冲管液。

（2）10—20毫升的0.9%生理盐水。

4. 冲管手法为脉冲式，即推一下停一下的冲洗手法。此手法可以使冲管液在导管内造成小漩涡，有力地将黏在导管壁上的内容物冲洗干净。

5. 冲封管的注意事项

（1）冲管液量原则为导管和附加装置容积的2倍。

（2）封管液的量为导管和附加装置的容量再加20%。

（3）禁用10毫升以下的注射器冲封管。

（二）正压封管技术

1. 封管的目的　防止血液反流到导管内，导致导管堵塞或潜在的感染。

2. 封管的手法　正压封管。在脉冲冲管剩余1—2毫升时边推注射器边旋转撤出注射器。

3. 最有效地防止导管堵塞的方法就是采用正确的脉冲冲管加正压封管的手法。维护人员必须重点练习冲封管手法，两种手法配合到位才能有效的预防堵管，确保导管功能状态。

第四节　外周中心静脉导管携管期间的居家护理

由于外周中心静脉导管显著的优越性，大大提高了置管人群的生活质量。与此同时，也由于置管者缺乏专业的护理知识，出院后对于留置的外周中心静脉导管的居家照护就会存在安全隐患，导致并发症的发生。

一、认识外周中心静脉导管

1. 了解置管的位置（图 5 – 8），置管后要帮助被照护者了解导管的使用期限、导管的置入长度，了解导管的基本知识。

2. 与医护人员确认外周中心静脉导管维护的地点及日期，并按时进行导管维护。

3. 导管日常的自我观察

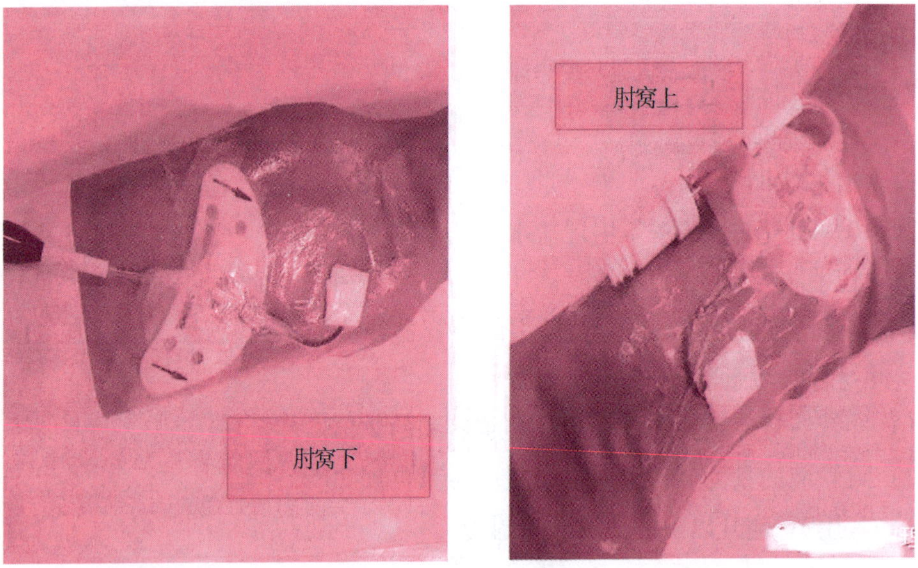

图 5 – 8　外周中心静脉导管位置

（1）观察穿刺点周围皮肤有无发红、肿胀、疼痛及有无分泌物渗出等异常情况。

（2）观察导管有无脱出或进入体内，导管外露部分在手臂弯曲时有无打折、导管有无破损。

（3）有无心慌等不适症状。

（4）观察导管外层贴膜有无出现潮湿、脱落或卷边等情况。

（5）如发现上述这些情况应协助被照护者去医院及时处理。

二、保持置管处敷料清洁

1. 首次置管后，协助被照护者按压穿刺点 20 分钟，直至不出血为止。

2. 首次导管维护时间是置管后 24 小时。按医护人员要求去医院进行更换贴膜。

3. 置管后 3 天内穿刺点少量出血属于正常情况。如果渗出较多，应及时去医院更换敷料。

4. 常规携带导管者，应保持置管处敷料清洁干燥（图 5－9），不要擅自取下无菌敷料。

5. 置管处敷料常规每周更换一次，包括导管固定器、透明贴膜。如果外层覆盖的是无菌纱布敷料，应常规每 48 小时更换 1 次。

6. 无菌透明贴膜有固定导管和保护穿刺点的作用，不应擅自撕下贴膜。如发现贴膜有卷曲、松动或贴膜下有汗液时，及时请专业人士更换。

7. 更换敷料必须在医院由专业护理人员严格按照无菌操作技术执行。

8. 更换穿刺点敷料应记录更换的时间。

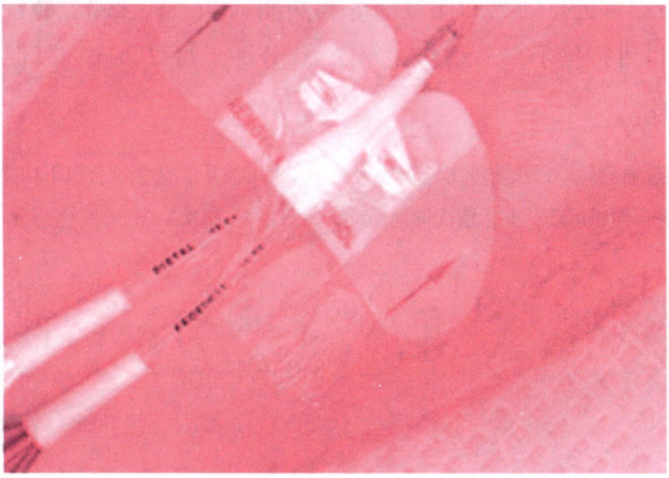

图 5－9　置管处敷料清洁

三、置管侧肢体的活动原则

1. 注意保护导管　帮助被照护者选择合适的上衣，衣服袖口不宜过紧，防止在穿脱衣服时把导管带出。衣服袖子应选择宽大的，可以将袖子沿缝线拆开，改造成衬衫的袖子的形式。也可以用弹力网套或剪一只弹力丝袜套在置管侧上肢加以保护（图 5－10）。

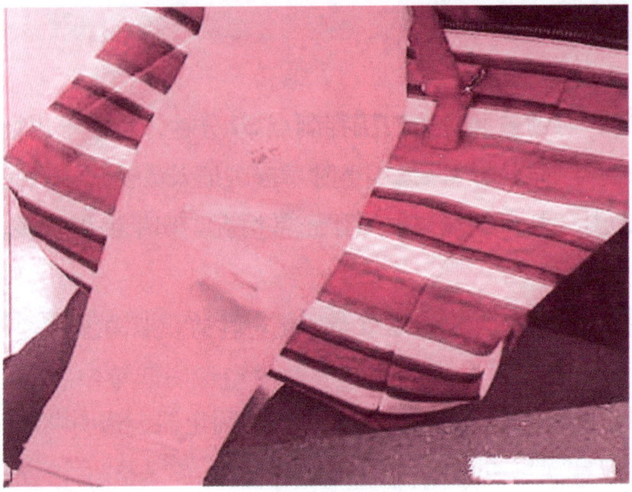

图 5－10　保护管道

2. 穿脱衣物时动作轻柔　穿衣服时先穿置管侧手臂，再穿健侧手臂；脱衣服时先脱健侧手臂，再脱置管侧手臂，肘部关节避免剧烈运动。

3. 协助被照护者进行适当的体育锻炼和功能训练　置管侧上肢轻轻握拳、旋转及上肢抬高运动，也可行抬手摸头动作，每次 10 分钟，每日 2 次，以促进患侧肢体血液循环（图 5－11）。

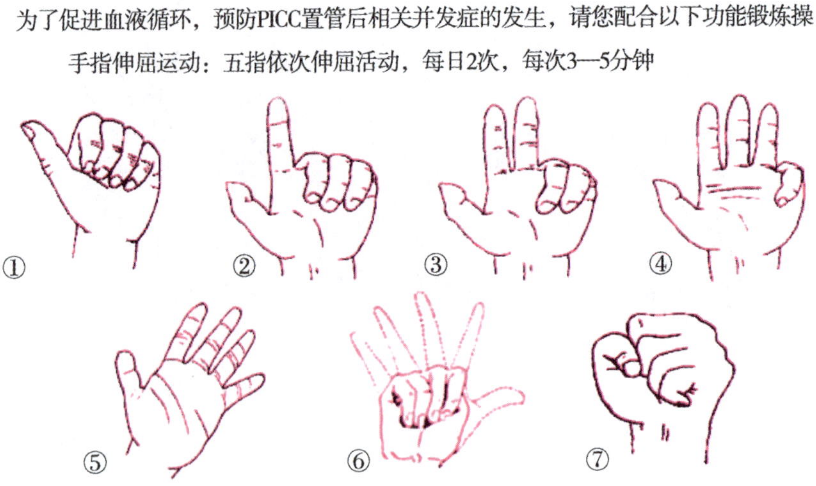

图 5－11　功能锻炼操

4. 置管侧肢体可进行日常活动及家务劳动　如进餐、洗碗、刷牙、扫地等。但应避免患侧肢体过度外展、旋转及屈肘运动。

5. 避免过重运动　避免置管侧肢体手臂提过重（小于 5 千克）的物体、拖地、举拐杖等动作。

6. 避免大范围活动　避免做引体向上、托举哑铃等持重锻炼以及大范围的手臂旋转活动。

7. 避免大幅度活动　不易做肩关节大幅度甩手运动，不宜游泳、打乒乓球及打网球。

8. 休息时　睡眠时，注意不要压迫导管；起床时不要用置管侧手臂用力撑着起床。

9. 避免污染　避免游泳、泡澡等会浸泡到无菌区的活动。

10. 避免其他治疗措施　置管侧上肢禁止测量血压及进行静脉穿刺。

四、沐浴的方法

1. 携带外周中心静脉导管者　洗澡时建议淋浴，严禁泡澡。

2. 保护置管侧肢体　协助被照护者淋浴前可以使用保鲜膜缠绕 2—3 圈包裹置管侧上肢，可以按照毛巾＋保鲜膜＋毛巾＋保鲜膜，最后用宽胶带固定，作为“临时袖套”，上下用胶布或皮筋扎紧，淋浴时举起置管侧手臂。淋浴后检查敷料有无浸湿，如有浸湿应请专业人员按照操作规程更换敷料（图 5－12）。

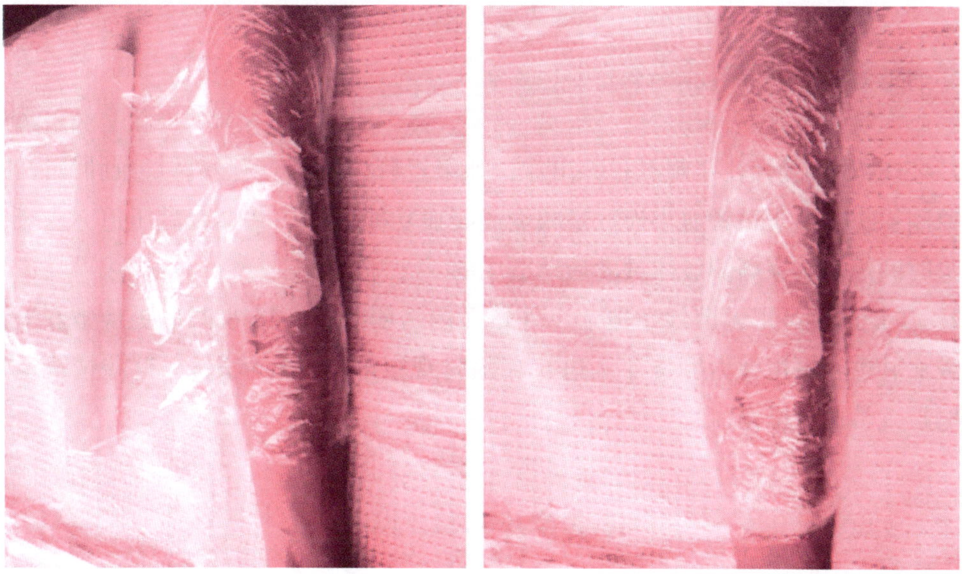

图 5－12　沐浴时管道保护

3. 沐浴时间不宜过长　以不出汗为宜，最好是在需要进行导管维护的前一天洗澡，以免浸湿穿刺处，出现感染。

五、定期维护管道

1. 携带外周中心静脉导管期间，要定期维护管路及更换敷料。春、秋、冬季至少每周更换 1 次，夏季应每周更换 2—3 次。

2. 维护导管由专业护士操作，维护内容包括更换正压接头或肝素帽、冲洗导管、清洁伤口、更换无菌敷料等步骤，冲洗导管时要注意禁止使用 10 毫升以下的注射器，以免压力过大损伤导管。

3. 出院后若不能及时回到原置管医院进行维护、治疗时，应携带外周中心静脉导管长期护理单及健康教育资料，由专业医护人员进行维护并记录。

4. 如果因为对透明帖膜过敏等原因而必须使用通透性更高的贴膜时，由医务人员来决定更换贴膜的时间间隔。

5. 冲管时间不能超过 7 天。

第五节　外周中心静脉导管携管期间常见问题的识别

一、置管处渗血、血肿

1. 定时观察置管处穿刺点有无出血，如果置管处穿刺点有渗血、血肿情况出现，查找原因：①是由于患者血小板数量减少或凝血功能异常。②穿刺后压迫方法不正确或压迫时间短。③穿刺侧肢体过度活动造成的。

2. 少量渗血可用无菌纱布覆盖，外贴无菌透明敷料，48 小时后更换敷料。出血较多或血肿患者可用弹力绷带加压包扎（随时观察末梢循环状况）。这些情况需在医院由医护人员进行操作。

二、置管处敷料异常

日常生活中应保持置管处皮肤的清洁干燥。无菌敷料或贴膜有固定导管和保护穿刺点的作用，如发现置管处无菌敷料或贴膜完整性受到破坏浸湿、松动、卷边、浮起等情况出现时应及时去医院更换（图 5 – 13）。

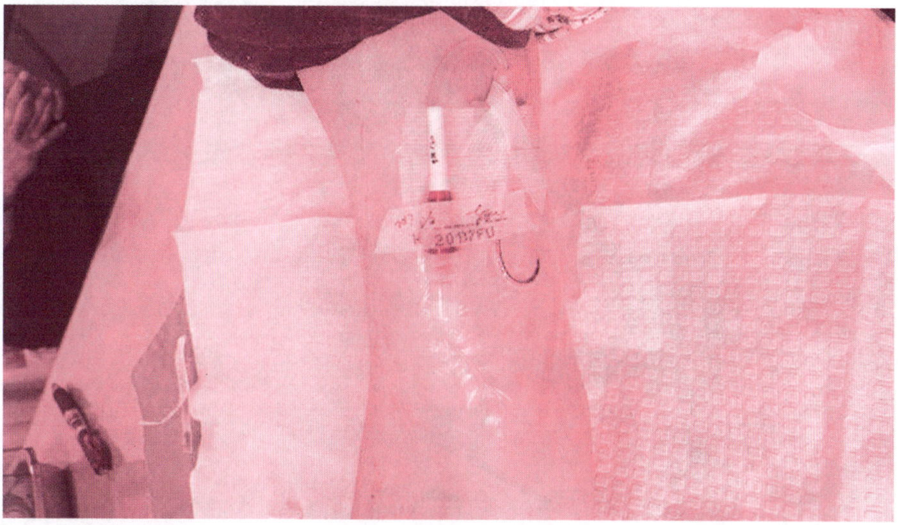

图 5－13 敷料松动

三、导管异常

（一）导管堵塞

1. 非血凝堵塞　可看到导管内有沉淀物，冲管或输入液体时阻力增加。

（1）原因：由于导管维护不当、脂肪乳类液体堵塞、药物沉淀、各类药物配伍禁忌。

（2）预防措施：主要是严禁输注有配伍禁忌的药物，输注血液及血制品或者脂肪乳等黏滞性药物后必需立即冲管，给予充分正确的冲洗导管。

2. 血凝堵塞　可看到部分或全部导管回血或输入困难。

（1）原因：由于导管末端位置不对或者发生易位、胸腔内压力增加、导管维护不当。

（2）预防措施：导管末端位置要保持正确，脉冲式正压封管，尽量减少可能致胸腔内压力增加的活动（如剧烈咳嗽、便秘等）。

（二）导管部分脱出或进入

管道均有刻度标示，注意观察管道的外露长度。如有脱出或进入，需去医院处理，必要时行 X 射线检查重新定位，切忌自行将脱出的导管送入体内（图 5－14）。

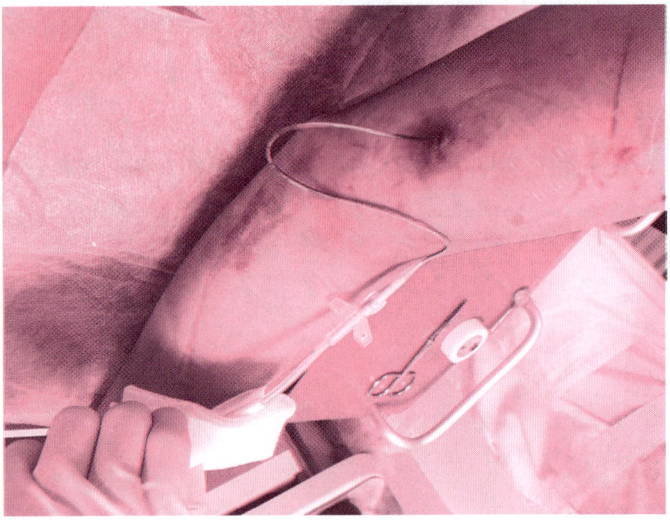

图 5－14　导管部分脱出

（三）导管完全脱出

按压穿刺口至不再出血（5 分钟），穿刺口局部用止血贴覆盖，将脱出的导管带回医院寻求护士帮助。

（四）导管漏液

如发现有漏液情况出现，可能是导管破裂，需立即去医院由专业医护人员给予相应处理。

（五）导管断裂

如发现导管完全断裂，不能用力拉扯导管，必须保持原位，立即用胶布固定好身体近端管道。用另一只手的拇指和食指反折导管并捏紧固定在手臂上（不要让导管滑进体内），马上到医院处理。

（六）输液接头

肝素帽或接头如有松动、脱落，可参考导管断裂处理方法进行处理。

四、导管相关感染

导管相关感染分为穿刺点局部感染和导管相关性血流感染。

（一）穿刺点局部感染

1. 临床表现　为穿刺点出现红、肿、热、痛及可见脓性分泌物（图5－15）。

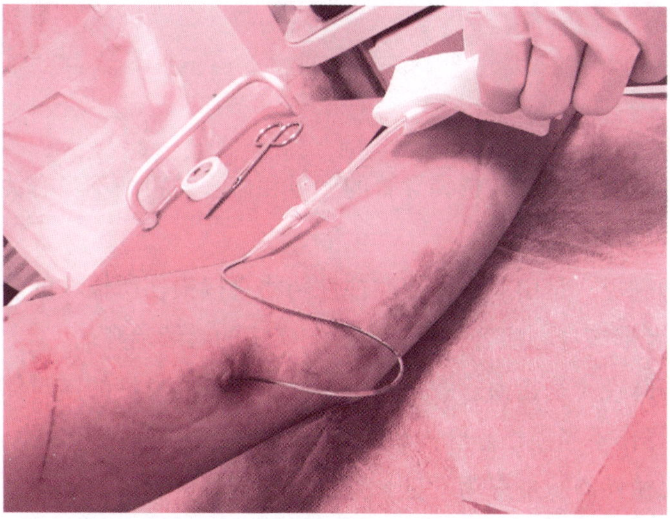

图5－15　穿刺点肉芽肿

2. 预防及处理措施

（1）按时维护。

（2）增强免疫力，避免交叉感染。

（3）加强个人卫生，保持贴膜及周围皮肤的清洁、干燥，勿擅自撕下贴膜；贴膜如有卷边、松动、潮湿及贴膜内有汗液时，应立即更换，天气炎热时尽量保持身体干爽，避免出汗。

（4）加强换药，局部应用碘伏湿敷、抗菌敷料。

（5）如有穿刺点感染时，需加强换药，穿刺点应用碘伏湿敷或抗菌敷料、物理治疗、穿刺点脓性分泌物做细菌培养、遵医嘱应用抗生素、必要时拔管。

（二）导管相关性血流感染

1. 如果出现不明原因的发热，体温升高（超过38°C）、寒战、低血压等感染症状，排除血管导管外没有其他明确的感染源时，可疑为导管性相关血流感染发生，应及时就医处理。

2. 预防及处理措施

（1）严格无菌操作及手卫生。

（2）控制留置导管的时间。

（3）防止污染的导管和液体进入体内。

（4）更换接头时，用力摩擦消毒接头5—60秒。

（5）及时处理控制穿刺点局部感染。

五、静脉炎

（一）分类

1. 机械性静脉炎　主要与选择导管的型号和血管的粗细不当有关，穿刺侧肢体过度活动有关。

2. 化学性静脉炎　是由刺激性或腐蚀性药物直接损伤所输注的静脉而引起的无菌性炎症。给携管者带来身心痛苦，同时也影响疾病的继续治疗。

3. 血栓性静脉炎　是指血管腔内发生急性非化脓性炎症的同时伴有血栓形成。主要与反复穿刺、操作不当损伤静脉内膜及封管技术不正确有关。

4. 其中以机械性静脉炎最为常见　是由于导管对血管壁的摩擦、撞击作用造成血管内膜的损伤，发生静脉炎症反应，表现为沿穿刺静脉走行的发红、肿胀、疼痛、局部硬结等症状。

（二）处理方法

1. 在医护人员指导下，协助携管者涂多磺酸黏多糖乳膏（喜辽妥），涂擦范围为贴膜上方沿静脉走向20厘米左右，宽10厘米左右，注意涂擦前用温水毛巾清洁涂擦区域的皮肤。

2. 肿胀部位使用如意金黄散加蜂蜜外敷。

3. 避免大幅度的活动及反复屈伸肘关节。

4. 在医护人员指导下使用水胶体敷料。

5. 遵医嘱进行物理治疗，红外线或微波治疗。

6. 抬高患肢，促进静脉回流。

六、血栓形成

（一）原因

血栓形成的原因是因为血管内膜损伤、血流速度缓慢及血液高凝状态。表现为携管者自觉置管侧肢体肿胀、疼痛、活动受限、皮温增高、皮肤颜色改变等；基础臂围增加 >2 厘米；也可以没有自觉症状。

（二）预防及处理方法

1. 热水泡手及脚，促进血液循环。

2. 根据病情建议每天饮水量大于1000毫升，以稀释血液。

3. 协助携管者坚持功能锻炼，每天坚持做握力球和拇指操，进行置管处肢体活动。

4. 输液及睡觉时保持舒适体位，尽量避免置管侧肢体受压，引起血流缓慢。

5. 避免在置管侧肢体扎止血带、测量血压。

6. 如有血栓发生，遵医嘱使用抗凝药物。

7. 血栓急性期不能拔管，以免产生活动栓子。

8. 抬高患肢超过心脏水平，促进静脉回流，减轻肿胀。

9. 避免挤压、按摩患肢，以防血栓脱落造成肺栓塞。

七、皮肤异常

置管后皮肤异常，常见为过敏性皮炎、机械性皮炎和接触性皮炎，表现为皮肤发红、丘疹、水疱伴瘙痒，严重时可有渗液、皮肤溃烂等症状（图5－16）。

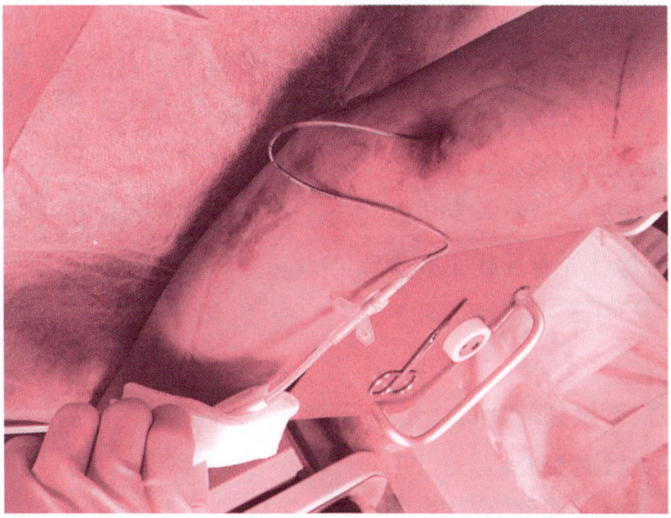

图5－16　周围皮肤红疹

（一）常见原因

1. 操作者去除贴膜手法不规范，缺乏保护皮肤意识。

2. 敷料更换太频繁。
3. 消毒剂未完全干透就将贴膜贴于皮肤上。
4. 放疗、化疗药物导致携管者机体内环境改变。
5. 携管者对导管材质、贴膜或消毒剂过敏。
6. 身体多汗、潮湿，汗液聚积在贴膜下刺激皮肤。

（二）预防及处理措施

1. 规范操作者撕除贴膜的手法。
2. 避免频繁更换敷料。
3. 消毒剂完全待干后才能覆盖贴膜。
4. 预防性使用皮肤保护剂。
5. 合理选择敷料和消毒剂，去除过敏原。
6. 尽量避免出汗、潮湿，保持置管处皮肤清洁干燥。
7. 如出现皮肤问题，使用纱布固定皮肤，最多每2日更换，注意妥善固定，防止导管脱落。
8. 对于严重过敏者，可遵医嘱口服抗过敏药物。

第六节　外周中心静脉导管置管维护流程

【目的】

保持外周中心静脉导管通畅，减少感染。

【评估】

1. 是否到了需要维护的时间。
2. 穿刺点有无渗血渗液。
3. 贴膜有无潮湿、卷边、污染、松动。
4. 导管有无破损、外露长度有无变化。

【准备】

1. 操作者准备　着装整齐，洗手、戴口罩。
2. 物品准备

（1）换药物品 包括一次性无菌换药包、导管固定器、输液接头、透明敷料、6 厘米 ×7厘米无纺布敷料、10 毫升生理盐水封管液。

（2）换药辅助用品 包括医用无菌手套 2 副、无菌纱球、碘棉签、干棉签、输液胶贴。

（3）消毒用品 包括 0.5% 碘伏、75% 乙醇。

（4）皮尺、垫巾、纸胶布、口罩（携管者备用）、油性笔。

（4）松节油、锐器盒、手消毒液、污物罐。

（5）外周中心静脉导管维护记录单。

（6）物品摆放使用顺序（由上至下）：输液接头→一次性换药包→无菌纱球→导管固定器→医用无菌手套 2 副→透明敷料→输液胶贴→无纺布敷料。

3. 环境准备 室内温度 22—26℃、关闭门窗，请其他人员离开房间。

4. 携管者准备 仰卧位，注意保暖。

【操作步骤】

操作步骤：更换输液接头→冲洗导管→更换导管固定器及透明敷料。

1. 洗手，戴口罩。

2. 查对无菌物品质量及有效期，给携管者戴口罩。

3. 在穿刺肢体下铺垫巾。

4. 用皮尺测量臂围（肘正中上方 10 厘米）。

5. 揭开固定输液接头的胶布并酌情用松节油去除胶痕，用 75% 乙醇消毒皮肤。

6. 更换输液接头

（1）用 10 毫升生理盐水注射器预冲新接头待用。

（2）卸下旧输液接头。

（3）用碘伏棉签摩擦消毒导管接头切面及外壁螺旋处 5—60 秒，并消毒导管接头下皮肤。

（4）连接新输液接头。

7. 冲洗导管

（1）抽回血，用 10 毫升生理盐水注射器脉冲式冲洗导管。

（2）实行正压封管（当封管液剩余 0.5—1 毫升时边推边撤。注：三项瓣膜式外周中心静脉导管用生理盐水即可；尖端开口式外周中心静脉导管应先用生理盐水脉冲式冲管，再用肝素盐水 3—5 毫升正压封管）。

8. 更换导管固定器及透明敷料

（1）一手拇指轻压穿刺点附近，另一手沿四周 0 度角拉透明敷料，最后自下而上

180 度角去除原有透明敷料。

（2）评估穿刺点有无红肿、渗血、渗液，体外导管长度有无变化。

（3）进行手消毒。

（4）打开一次性换药包，依次将无菌纱球、导管固定器放进换药包内。

（5）戴医用无菌手套。

（6）整理换药盘，换药包的两个小格分别放置 3 个纱球，将黄色垃圾袋放置于换药包右侧，折叠纱布于换药包上方。

（7）去除导管固定器，先将导管固定器锁扣打开，将导管移出，去除导管固定器。如导管固定器不易分离，可用乙醇浸润固定器背胶处，边浸润背胶边向上揭开。

（8）脱手套、再次手消毒。

（9）倒碘伏、酒精，用 0.5% 碘伏、75% 乙醇分别浸泡 3 个纱球。

（10）戴医用无菌手套。

（11）左手持纱布覆盖在输液接头上，提起导管，右手持无菌镊夹 75% 乙醇纱球，避开穿刺点直径 1 厘米去脂消毒 3 遍，遵循顺时针、逆时针交替原则。再取第 1 个碘伏纱球，以穿刺点为中心顺时针消毒皮肤导管至导管连接器翼形部分；取第 2 个碘伏纱球逆时针消毒皮肤导管，同时左手翻转导管；第 3 个碘伏纱球同第一个。消毒范围大于透明敷料面积，碘伏消毒面积小于乙醇消毒面积。

（12）预摆导管位置。

（13）待皮肤上的消毒液完全干燥，在预摆放固定器处涂抹皮肤保护剂，待干 10—15 秒。

（14）提起导管，将导管固定器翼上的缝合孔安装在导管固定器的支柱上，将纱布扔掉，将锁扣锁死，固定器上箭头指向穿刺点，合理摆放导管固定器，注意避免导管打折，保持导管通畅，依次撕除背胶纸，固定导管固定器并按压牢固。

（15）无张力贴透明敷料，放置后先捏牢导管，做好“塑形”，然后按压整片透明敷料，敷料完全覆盖导管及导管固定器。

（16）脱医用无菌手套。

（17）将纸胶布打两折，蝶形交叉固定导管与透明敷料；取一条无菌胶布固定蝶形交叉处上面，用带有面片的胶贴垫在接头下方皮肤上；取一条胶贴固定输液接头（不输液患者用 6 厘米 ×7 厘米无纺布敷料固定接头）。

（18）在透明敷料右下角标注更换日期。

9. 整理用物，洗手，填写外周中心静脉导管维护记录单。

【注意事项】

1. 禁止使用小于 10 毫升的注射器冲管、给药。

2. 要采用脉冲式正压封管，以防止血液反流进入导管。

3. 以0度角平拉方式拆除透明敷料，减少对皮肤损伤，最后自下而上去除敷料，防止将导管带离体位。

4. 勿用乙醇消毒穿刺点，以免引起化学性静脉炎。

5. 将体位导管放置呈弯曲状，以降低导管张力，避免导管移动。

6. 严格无菌操作，敷料要完全覆盖体位导管，以免引起感染。

7. 如有发现污染、多汗及透明敷料卷边时，应及时更换透明敷料。

主要参考文献

[1] 陈江华，王子明. 泌尿系统疾病. 北京：人民卫生出版社，2015.

[2] 陈孝平，汪建平. 外科学. 8 版. 北京：人民卫生出版社，2013.

[3] 胡爱玲，郑美春，李伟娟. 现代伤口与肠造口临床护理实践. 北京：中国协和医科大学出版社，2010.

[4] 蒋琪霞. 压疮护理学. 北京：人民卫生出版社，2015.

[5] 卫莉，赵玉洲. 造口并发症的防治. 郑州：河南科学技术出版社，2015.

[6] 汪辉，张晴，方汉萍，等. 慢性疼痛患者疼痛及应对策略的调查. 护理学杂志，2013（12）：9－11.

[7] 王泠，胡爱玲. 伤口造口失禁专科护理. 北京：人民卫生出版社，2018.